甲状腺病中医学术源流与研究

主　　编　陈如泉　左新河

副 主 编　向　楠　高天舒　燕树勋　邵迎新　华　川　闵晓俊　陈继东　裴　迅

编　　委　（以姓氏笔画为序）

左新河　华　川　向　楠　杜　鹃　李　姗　吴淑琼　闵晓俊　沈　峰
张振鄂　陈如泉　陈继东　邵迎新　周　云　周水平　赵　勇　徐文华
高天舒　高明松　陶冬青　裴　迅　谭　燚　潘　研　燕树勋

协编人员　（以姓氏笔画为序）

丁　伟　王　平　王艺杰　王孟龙　王翔宇　刘　建　刘娇萍　刘祖发
巩　静　李晓文　李　婵　杨　平　杨瑞霞　吴　东　汪　虹　陈　强
陈　林　张玉娥　张忠茂　张维丽　张　露　余　强　余欣然　肖　璟
武　帅　段雪云　秦　伦　涂晓坤　覃佐涛　董　艳　鲁剑梅　曾明星
潘拓方　潘立文　鞠鹏宇

人民卫生出版社

图书在版编目（CIP）数据

甲状腺病中医学术源流与研究 / 陈如泉，左新河主编 . —北京：
人民卫生出版社，2016
ISBN 978-7-117-23571-6

Ⅰ. ①甲… Ⅱ. ①陈… ②左… Ⅲ. ①甲状腺疾病－中医
疗法–研究 Ⅳ. ①R259.81

中国版本图书馆 CIP 数据核字（2016）第 248897 号

| 人卫智网 | www.ipmph.com | 医学教育、学术、考试、健康，购书智慧智能综合服务平台 |
| 人卫官网 | www.pmph.com | 人卫官方资讯发布平台 |

甲状腺病中医学术源流与研究

主　　编：陈如泉　左新河
出版发行：人民卫生出版社（中继线 010-59780011）
地　　址：北京市朝阳区潘家园南里 19 号
邮　　编：100021
E - mail：pmph @ pmph.com
购书热线：010-59787592　010-59787584　010-65264830
印　　刷：北京铭成印刷有限公司
经　　销：新华书店
开　　本：787×1092　1/16　印张：52
字　　数：1265 千字
版　　次：2016 年 12 月第 1 版　2016 年 12 月第 1 版第 1 次印刷
标准书号：ISBN 978-7-117-23571-6/R·23572
定　　价：128.00 元

前　言

　　甲状腺是人体重要的内分泌器官,具有调节人体生长、智力发育、物质代谢等极为重要的生理功能,对人体多种系统和腺体都有着重大影响。甲状腺疾病是一种常见的、多发的内分泌疾病,严重影响着人们的健康,甚至关系到一个民族的兴衰。

　　瘿病,古籍中又称瘿、瘿气、瘿瘤、瘿囊、影袋等。是以颈前喉结两旁结块肿大为主要临床特征的一类疾病。中医瘿病记载论述有着悠久的历史,历代医家在长期同疾病的斗争中积累了十分丰富的论述、方药及经验。瘿病类属于甲状腺病,但又不等于甲状腺病。对甲状腺疾病的认识最早起源于我国,三千多年前夏商时期的甲骨文就有"瘿之初文"记载。从先秦到近代,没有瘿病专著及专攻医家,相关论述与方药及诊治经验散见于中医内科、外科、经典、方书类以及医案医话类等著作中。本书运用文献学传统研究方法,通过古今文献资料收集,梳理了历代医家诊治瘿病的学术思想,收集防治瘿病的有效诊治方药,探讨其学术脉络和规律,发掘不同历史时期的主要特点,提高瘿病诊治学术水平。

　　本书编写以中医药理论体系为指导,以中医药理论及辨治经验为主体,充分体现中医药特色。结合现代医学甲状腺病诊断治疗,反映临床辨治方药的新思路、新经验、新进展,指导临床医疗实际。本书既详于中医瘿病学术流派基础理论体系,又详于临床实际诊疗及方药运用经验,并摘要反映了全国名老中医瘿病的主要学术思想、诊治经验及实验研究进展,展示了其实用性、科学性、继承性与创新性。全书共分十个篇章,第一篇为瘿病概论篇,叙述甲状腺病的中医病名的概念、古代文献记述,以及古今甲状腺病流行病学状况,提出甲状腺病中医药治疗特点与优势及其研究思路与方法。第二篇为瘿病源流篇,追溯了有关瘿病学术源流历史,分析其不同年代瘿病诊治特点,提出了瘿病学术发展阶段大致可分为先秦萌芽启蒙期、秦汉理论奠基期、隋唐方药汇集期、宋金元充实进展期、明清应用发展期和现代研究创新期共六个时期。第三篇为藏象经络篇,介绍了甲状腺的脏腑归属及功能特点、甲状腺病与五脏理论及诊治关系、经络理论与甲状腺病、甲状腺病中医学病因病机认识等内容。第四篇为辨证治疗篇,介绍了甲状腺病中医药辨证体系,论述甲状腺病从痰、从瘀、从虚、从火毒论治等理论及诊治问题,以及"治未病"学术思想与甲状腺病防治等。第五篇为中药方剂篇,分析古今瘿病常用药物的性味功效、临床应用、用量用法、功效比较、现代研究及方剂的组成、主治、方解配伍等相关方面内容。还阐述了软坚散结法、虫类药、子实类药物等在甲状腺病治疗中的应用。第六篇为富碘方药篇,重点介绍主要富碘中药、代表方剂的功效、主治、组成配伍及临床应用,同时介绍富碘方药实验研究情况。第七篇为临床治疗篇。将陈氏瘿病流派传承工作室及工作站的甲状腺病临床总结与研究资料进行了收集分类整理。对不同甲状腺病的概念、病因病机、辨证分型、治疗方药、临床应用等方面,进行了系统的整理研究,介绍常见甲状腺病的中医、中西医结合的临床诊治及研究进展,阐述了瘿病证治的经验。第八篇为特色疗法篇,重点介绍针灸疗法、按摩疗法、穴位贴敷、穴位注射、局部硬化、消融治疗、饮食疗法、五音疗法等特色治疗。第九篇为医家经验篇,搜集整理了当代名老中医对常见各种不同甲状腺病种诊治经验。第十篇为实验研究篇。介绍了各种甲状腺疾病的动物模型,以及有关方药实验研究与毒理研究,阐述其作用机制,为今后深入研究提供借鉴和参考。

书中以陈氏中医瘿病流派学术思想及临床经验与实验研究为主体,同时收载了辽宁中医药大学附属医院、河南中医药大学附属第一医院、武汉市中西医结合医院、襄阳市中医院、黄冈市中医院等各工作站的瘿病诊治经验与实验研究成果。

由于编者学识有限,书中难免存在疏漏之处,祈杏林贤达之士,予以垂教,则幸甚矣。

编　者

2016.9

目　　录

第五篇　中药方剂篇

第六篇　富碘方药篇

第七篇　临床治疗篇

本篇较系统地考证了瘿病之名称源流，提出了夏商时期的甲骨文就有"瘿之初文"的记载，详细叙述瘿字的含义及其不同的广义、狭义之意。搜集了古代文人与诗人对古代瘿病流行状况、发病环境及病状表现种种记述，探讨了瘿病名称继承与创新，提出了甲状腺病中医药治疗的特色与优势，以及中医药防治甲状腺病的研究思路与方法等学术观点。

第一篇　瘿病概论篇

第一节 瘿病之名称源流及考释

甲状腺病是临床常见的内分泌疾病中的一种,大多类属于中医学的"瘿"病,但瘿病之"瘿"字,其含义是什么? 来源及演变怎样? 与现代医学甲状腺病关系怎样? 现考证分析及含义叙述如下。

一、"瘿"字之源流

"瘿"字最早应当来源于"婴"字。婴之会意,从女,賏(yīng)。"賏",《说文》曰:"賏,颈饰也"。《篇海》中亦言:"连賏饰颈曰賏,女子饰也"。它是女子用的一种饰物,所以加上女字作为婴。朱骏声《说文通训定声》认为婴与賏为一字是也。《山海经·北山经》:"燕山多婴石"。注:"婴石就是指石头长得像玉,很有光彩"。颈部的装饰品最初用的是贝,后来才使用珠玉美石一类的东西,可做饰颈的美石名为婴石。颈部分有前后,前面名颈,后面名项,古人所称颈饰。既是前面的饰物,亦包括绕至后面的连缀贝玉等的饰物,即现代的项链一类装饰之品。可见,婴者,颈部装饰之物。从古代医家的典籍中不难发现,"瘿"之一字,所述之意为疾病,故其字外加"疒"部;所见之证候乃"形似樱桃",故其字内含"婴"形,其字音发"影"声。

1. 瘿者,缠绕、围绕之义也。瘿同婴,婴之义为绕也,由于颈饰是绕在颈部,状如缨挤或缨核而得名。古如婴怀(萦怀、牵挂在心)、婴意(挂心、在意)、婴纶(羁缚)、婴物(萦怀世务、纠缠于外界事物)、婴城坚守(绕城固守)、婴守(环城固守)、婴城(环城而守)、婴薄(环绕接近),所以引申婴有绕的含义。古代的思想家荀子所著的《富国》篇中言:"是犹使处女婴宝珠",注:"婴,系之于颈也"。《后汉书》这本史书传记当中的《卓茂传》有:"婴城者相望",注:"婴城的意思是以城自婴绕"。《文选》中的陆机《赴洛道中作》诗曰:"借问子何之,世网婴我身"等,皆是绕的意思。《淮南子·要略》:"是与天和相婴薄";《汉书·贾谊传》:"释斤斧之用,而欲婴以芒刃";《汉书·蒯通传》"必将婴城固守";《文选·司马迁·报任少卿书》:"其次剔毛发婴金铁受辱";刘熙《释名》:"瘿,婴也,谓婴之病状,有如贝壳编成之圈,佩于颈也。"

2. 瘿者,指累赘、多余的东西。《汉语大字典》解释"瘿"者:①囊状肿瘤。《辞源·瘿》云:"颈部囊状瘤子";《庄子·德充符》"瓮大瘿说齐桓公,桓公说之;而视全人,其脰肩肩。"生于颈部,包括甲状腺肿大等。②虫瘿。树木外部隆起如瘤者。北齐刘画《刘子·因显》:"夫樟木盘根钩枝,瘿节蠹皮,轮菌臃肿,则众眼不顾。"③指累赘、多余的东西。即有"触"、"加"等含义,亦都是自其初义逐步引申出来的。《荀子·强国》:"教诲之,调一之,则兵劲城固,敌国不敢婴也";《荀子·乐论》"民和齐则兵劲城固,敌国不敢婴也";《韩非子·说难》"说者能无婴人主之逆鳞,则几矣";又如:婴触(触犯)、婴罪(获罪)。

3. 瘿与靥,音同音近通用或谐声通用之义。靥即靥,形声,从面,厌声,本义为面颊上的微涡,酒窝儿,嘴两旁的小圆窝儿,如笑靥、酒靥。旧指女子在面部点搽妆饰,即古代妇女面颊上涂点的饰物,如"宫人正靥黄"。唐代王焘《外台秘要》有关于瘿病治疗的论述,提出了36个内服的处方,以使用海藻、昆布及鹿靥、羊靥的方剂为多。这里所述之"靥",显然不是面颊上的微涡或嘴两旁的小圆窝儿,也不是古代妇女面颊上涂点的饰物,牛、羊、鹿等动物,亦没有面颊上的微涡,或嘴两旁的小圆窝儿,这里的"膚"是指牛、羊、鹿等动物的甲状腺。

二、瘿病之含义

嬰字加病旁而变成"瘿"字,作为一种病名。所以在《释名·释疾病》中言:"瘿,嬰也,在颈嬰喉也。"瘿,在《说文》一书当中曰:"颈病也";《吕氏春秋·尽数》:"轻水所,多秃与瘿人";高诱注:"瘿,咽疾。"

1. 狭义之瘿病　是指人体多因郁怒忧思过度,气郁痰凝血瘀,结于颈前下部之肿大或肿块的一类疾病。汪悦主编的《中医内科学》中论述瘿病:"瘿病是由于情志内伤,饮食及水土失宜,以致气滞、痰凝、血瘀壅结颈前所引起的,以颈前喉结两旁结块肿大为主要临床特征的一类疾病。"周仲瑛主编全国高等中医药院校规划教材《中医内科学》对于瘿病是这样记述的:"瘿病是以颈前喉结两旁结块肿大为主要临床特征的一类疾病。古籍中有称瘿、瘿气、瘿瘤、瘿囊、影袋等名者。"西医学认为甲状腺是脊椎动物非常重要的腺体,属于内分泌器官。它位于哺乳动物颈部甲状软骨下方,气管两旁。人类的甲状腺形似蝴蝶,犹如盾甲,故名。瘿病主要就是指西医学中的甲状腺疾病。西医学中以甲状腺发生肿大为其主要临床表现的疾病包括单纯性甲状腺肿、甲状腺功能亢进症、甲状腺功能减退、甲状腺炎、甲状腺结节、甲状腺腺瘤、甲状腺癌等。

综上所述,狭义中医瘿病含义包括:①多因郁怒忧思过度,气郁痰凝血瘀壅结所致;②主要在颈前下方及两旁;③以肿大或结块为主要临床特征;④包括多种不同的甲状腺一类疾病。

2. 广义之瘿病　是指人体不同表层部位异常突起为主要表现的一类疾病。既包括颈部淋巴肿大、甲状腺肿大、软组织结节等在表皮下形成块状的一类病症,也包括人体其他表层部异常突起的结节肿块的一类疾病。即西医学理论中人体组织部位受病原刺激后,局部细胞增生,形成的各种赘生物。如筋瘿、血瘿不一定仅指甲状腺的颈前瘿块、青筋显露、结如蚯蚓者;或甲状腺的颈部瘿块,皮色呈紫红,其表面有交叉显露之赤脉红丝可见,肿块逐渐长者。还包含颈部结块肿大的淋巴结肿大如淋巴结炎、淋巴结核。颈部又如马刀侠瘿,又作侠瘿,又名疬串。最早见于《灵枢·痈疽》:"其痈坚而不溃者,为马刀侠瘿。"《灵枢·经脉》在论述足少阳胆经循行及其病证,指出:"缺盆中肿痛,腋下肿,马刀侠瘿。"东汉张仲景《金匮要略·血痹虚劳病脉证并治第六》"若肠鸣、马刀侠瘿者,皆为劳得之"。《中国医学大辞典》解释:"侠瘿,腑下或胁下所生之疮也"。后世医家大多认为,马刀侠瘿就是常说的发于颈腋部之淋巴结结核。其部位不一,生于腋下,类似马刀形的称为马刀,生于颈部的称为侠瘿。

3. 树木之瘿病　简称瘿木,又称影木,并不单指一种树木。即植物受病菌、昆虫、叶螨、线虫等寄生后,常形成结节凸起的一种特异组织,称之谓"瘿",它是泛指取自树木的树身、枝叶及树根生病所致的瘤样结节。或称为"瘿结"。虫瘿生在树腰或树根处,是树木病态增生的结果。剖开后木质纹理美观独特,是各种家具饰品及用品中的重要木材。

4. 昆虫之瘿病　昆虫之瘿病,简称虫瘿,是植物的组织在遭受到昆虫等一类生物取食或他们产卵时产生的一些分泌物的刺激,导致细胞的加速分裂和异常的分化而长成的一种比较畸形的瘤状物或者是突起,呈囊形、球形或圆筒形。其中由昆虫所引起的瘿称为虫瘿。

5. 瘿病之寓言

(1) 夷门的瘿人:夷门之瘿人,头没于肿,而瘿代为之元头,口、目、鼻、耳俱矣不能为用。

郢封人怜而为之割之,人曰:"瘿不可割也。"弗听,卒割之,信宿而死。国人尤焉,辞曰:"吾知去其害耳。今虽死,瘿亦亡矣!"国人掩口而退。语译:夷门有个脖子上长瘤的人,头淹没在肩胛之中,瘿取代脑袋成为了头,口眼鼻耳都不能起什么作用。郢地的封人怜悯他,为他割除瘤。人们说:"瘿不能割。"封人不听,最后还是割了,那人过了两夜就死了,都城里的人都怪罪他,他推卸责任说:"我只知道去掉他的病害,现在他虽然死了,瘿也没有了啊!"城里人听了,都捂着嘴笑着走开了。

(2) 南岐人之瘿:刘元卿(1544—1609),字调甫,号旋宇,一号泸潇,江西萍乡人,明代著名教育家。他从小发奋读书,隆庆四年(1570 年)在江西乡试中夺魁,后来在他人的推荐下,带着向朝廷的上书和文卷参加会试,但因"五策伤时,忤张居正",未获取录,还险遭杀身之祸。隆庆六年(1572 年)他创立复礼书院。万历二年(1574 年)再次参加考试,又没有被取录,于是绝意功名,回到家乡,研究理学,收徒讲学。著有《南岐人之瘿》:"南岐在秦蜀山谷中,其水甘而不良,凡饮之者辄病瘿,故其地之民无一人无瘿者。及见外方人至,则群小妇人聚观而笑之曰:'异哉,人之颈也! 焦而不吾类!'外方人曰:'尔垒然凸出于颈者,瘿病之也,不求善药去尔病,反以吾颈为焦耶?'笑者曰:'吾乡之人皆然,焉用去乎哉!'终莫知其为丑。"大意是南岐这个地方在四川的山谷中,这里的水甘甜却水质不好,凡饮用它的人都会患上颈瘤病,所以这里的居民都没有不得颈瘤病的。当看到有外地人来,就有一群小孩妇女围观取笑他,说:"外地人的脖子好奇怪,(脖子)细小,一点也不像我们。"外地人说:"你们的脖子那肿大是得了病,你不去寻找药来祛除你的病,怎么反而认为我的脖子是细小的呢?"取笑他的人说:"我们乡里的人都是这样的,不用去治的!"最终没有谁知道自己是丑的。

参 考 文 献

1. 汉·许慎.说文解字.北京:中华书局,2004
2. 佚名.山海经.王学典,编译.哈尔滨:哈尔滨出版社,2007
3. 战国·荀况.荀子.安继民,注译.郑州:中州古籍出版社,2006
4. 宋·范晔,晋·司马彪.古典名著普及文库:后汉书(上).长沙:岳麓书社,1994
5. 南北朝·梁萧.文选.上海:上海古籍出版社,1986
6. 汉·刘安.白话淮南子.吴广平,刘文生,译.长沙:岳麓书社,1998
7. 汉·班固.古典名著普及文库:汉书.长沙:岳麓书社,1993
8. 南北朝·梁·萧统.文选.上海:上海古籍出版社,1986
9. 余云岫.古代疾病名候疏义.北京:人民卫生出版社,1955
10. 汉语大字典编辑委员会.汉语大字典.武汉:湖北辞书出版社,1986
11. 战国·韩非.韩非子.秦惠彬,校点.沈阳:辽宁教育出版社,1997
12. 汉·刘熙.释名.北京:中华书局,1985
13. 汉·许慎.中国古代工具书丛编:说文解字注.清·段玉裁,注.天津:天津古籍出版社,1999
14. 战国·吕不韦.吕氏春秋.长春:吉林摄影出版社,2003
15. 汪悦.中医内科学.上海:上海中医药大学出版社,2006
16. 周仲瑛.中医内科学.长沙:湖南科学技术出版社,1988
17. 黄帝内经灵枢:附黄帝八十一难经.李生绍,陈心智,点校.北京:中医古籍出版社,1997
18. 汉·张仲景.金匮要略.于志贤,张智基,点校.北京:中医古籍出版社,1997
19. 谢观.中国医学大辞典.赖鸿铭,校.天津:天津科学技术出版社,2002

20. 明·谷泰.博物要览.北京:中华书局,1985
21. 明·刘基.《郁离子》寓言故事注译.赵国钧,注译.哈尔滨:黑龙江人民出版社,1984
22. 杨振中.历代文言小故事.上海:上海辞书出版社,2010

第二节　瘿病分类及病名规范化

中医病名规范化是关系到临床实践和中医教育的一项十分重要工作,关系到中医药学的深入研究和发展的问题,是一项科学性强而又十分艰巨的学术任务。瘿病命名与分类的规范化,直接关系到瘿病学术思想的传承与发扬,亦关系到瘿病临床证治及教学、科研工作。由于历史原因,中医瘿病病名存在着某些混乱现象,大多数瘿病名称的定义、内容以及中西医病名关系不甚一致,给后学者带来困难,以至于影响到中医临床教学及科研实际工作。

一、瘿病古代分类

瘿病初名见之于甲骨文,瘿病的初始分类始见于南北朝陈延之《小品方》,根据瘿病原因及临床表现不同,该书提出了"息气结瘿"与"饮沙水存瘿"两种,随后古今医家又有不同分类、瘿瘤鉴别以及不同瘿病类别的证候区别及治疗方药。《小品方·瘿瘤恶核恶肉恶脉气痛热疮等候第二十七》"瘿病者,始作与瘿核相似,其瘿病喜当颈下,当中央不偏两边也。乃不急腿然,则是瘿也。中国人息气结瘿者,但腿无核也。长安及襄阳蛮人,其饮沙水存瘿,有核瘰瘰耳,无根浮动在皮中,其地妇人患之。肾气实,沙石性合于肾,则令肾实,故病瘿也。北方妇人饮沙水者,产乳其于难,非针不出,是以比家有不救者,良由此也。"《小品方》一书,首先见于《隋书·经籍志》,而新、旧《唐书》亦均有著录。仅知为南北朝人陈延之所撰,其生平已无文献可考。此书对我国医学发展影响颇巨,唐代曾列为医学生必修课。在国外,日本延长五年,由政府定制的典籍规定。"凡医经应读时间……《小品》为三百十日……其中之博士,按大学博士之标准,供应酒食,并给灯油、赏钱……《小品》……按小经标准。"(藤原时平等探《延喜式》)按日本"延长"五年,为我国后唐明宗(李嗣源)天成二年(公元927年),距今已一千余年。《小品方》早为中外学者所重视,可见其学术价值非同一般。

隋代的太医博士巢元方在《诸病源候论》中,将瘿病分为血瘿、息肉瘿以及气瘿三种。书中又引用《养生方》中的内容:"诸山水黑土中,出泉流者,不可久居,常食令人作瘿病,动气增患。"这些可以说是将瘿病根据病因的不同分为两种,后来又演变为三种瘿,这是按病理、证候进行分类,显然有了一定的进步。后来逐渐发展为五种"瘿"。唐代孙思邈《备急千金要方》提出"石瘿"、"气瘿"、"劳瘿"、"土瘿"、"忧瘿"五瘿的名称;宋代赵佶《圣济总录·瘿瘤门》将"土瘿"称为"泥瘿",并说:"石与泥则因山水饮食而得之;忧、劳、气则本于七情"。古代明确提出五种不同瘿病的是宋代的医家陈无择,《三因极一病证方论·瘿瘤证治》则根据疾病局部证候的不同提出另一种分类法:"坚硬不可移者,名曰石瘿。皮色不变,即名。筋脉露结者,名筋瘿。赤脉交络者,名血瘿。随忧愁消长者,名气瘿"。瘿病分类名称,无论是从病因的角度分为石瘿、泥瘿、忧瘿、气瘿、劳瘿,还是依据局部表现不同分为石瘿、肉瘿、筋瘿、血瘿、气瘿等,均只表现了瘿病某一方面的特征。清代吴谦《医宗金鉴·卷七十二》不仅详述了瘿病的病因，认为该病"多外因六邪，荣卫气血凝郁；内因七情，忧恚怒气，湿痰瘀滞，山岚水气而成"，提出"诸证形状各异，皆五脏湿热邪火浊瘀各有所感而成，总非正气之所化也"。并且详细记载了对于不同证型的瘿病的分证治法，提出"夫肝统筋，怒气动肝，则火盛血燥，致生筋瘿、筋瘤，宜清肝解郁，养血舒筋，清肝芦荟丸主之。心主血，暴戾太甚，则火旺逼血沸腾，复被外邪所搏，致生血瘿、血瘤，宜养血、凉血、抑火、滋阴、安敛心神、调和血脉，芩连二母丸主之。脾主肌肉，郁结伤脾，肌肉浇薄，土气不行，逆于肉里，致生肉瘿、肉瘤，宜理脾宽中、疏通戊土、开郁行痰、调理饮食，加味归脾丸主之。肺主气，劳伤元气，腠里不密，外寒搏之，致生气瘿、气瘤，宜清肺气、调经脉、理劳伤、和荣卫，通气散坚丸主之。肾主骨，恣欲伤肾，肾火郁遏，骨无荣养，致生石瘿、骨瘤。石瘿海藻玉壶汤主之，骨瘤尤宜补肾散坚、行瘀利窍，调元肾气丸主之。"强调如果通过外科手段治疗，可能会出血过多，导致生命危险，提出"瘿瘤诸证，用药缓缓消磨，自然缩小；若久而脓血崩溃，渗漏不已者，皆为逆证，不可轻用刀针决破，以致出血不止，立见危殆"。

古代医家不仅重视瘿病的分类证治，还重视瘿与瘤的鉴别。在隋唐以后对于瘿病的认识逐渐变得丰富起来。对瘿病的鉴别及病因病机，提出了新的不同认识，例如《三因极一病证方论》说："瘿多着于肩项，瘤则随气凝结。"朱震亨《丹溪心法》说："或在项、在颈、在臂，在身如肿毒者多是湿痰流注作核不散。"明代李梴《医学入门·外科脑颈门》一书中也言到："旧分五瘿六瘤，惟薛立斋止言五瘤。盖瘿、瘤本共一种，皆痰气结成，惟形有大小，及生颈项、遍身之殊耳。"结合现代的临床实际上也表明了瘿和瘤虽然有一部分重叠的地方，但并不能将各种甲状腺肿大都归入甲状腺肿瘤。

二、瘿病的现代分类

若以临床表现为前提，结合西医学对有关甲状腺疾病的病因、病机认识，可分为以下类型：

（一）"气瘿"

"气瘿"相当于西医学的甲状腺功能亢进症、桥本甲状腺炎、单纯性甲状腺肿等疾病。中医的理论认为与患者的体质及情志失调、饮食偏嗜等有关。是气郁、痰结于颈前而形成的瘿肿，以烦躁易怒、心悸、汗出、突眼，或大便次数增多等为典型表现的病证。《实用中医内科学》指出："瘿气，是以颈前轻度或中度肿大，其块触之柔软光滑，无结无根，可随吞咽而活动，并见急躁易怒，眼球外突，消瘦易饥等为特征的颈前积聚之病证。"

（二）"痈瘿"

"痈瘿"或称"瘿痈"，是内有郁火，外感风热，邪毒结于颈前所致的以颈前瘿肿红肿热痛，甚至可化脓破溃为特征的病证。特征性症状是颈前瘿肿红肿热甚。为内有郁火、外感风热，邪毒结聚于颈前所致。具有中医外科学"痈"的一般特点。所以命名曰"痈瘿"。相当于西医学的急性化脓性甲状腺炎。中华人民共和国中医药行业标准 ZY/T001.1-001.9-94《中医病证诊断疗效标准》指出"瘿痈是内有郁火，外感风热邪毒，结于瘿囊而成。证见喉结两旁结块肿硬疼痛。相当于急性化脓性甲状腺炎"。

（三）"痛瘿"

"痛瘿"或称"瘿痛"，是体质因素加外感时毒、情志因素等所致。是风热时邪、温热邪毒留恋，气血痰瘀聚于颈前喉结部位导致的以颈前瘿肿剧烈疼痛为特征，日久可伴有虚损症状的病证。相当于西医学的亚急性甲状腺炎(简称亚甲炎),又称为 DeQuervain 甲状腺炎、也称肉芽肿性甲状腺炎或巨细胞性甲状腺炎。《内分泌代谢病中西医诊治》指出:"亚甲炎为感受风热、温热毒邪,或其他毒邪,入里化热,加之情志不畅,气郁化火,蕴结于颈前而成。"临床表现多为起病急骤,早期先有畏寒、发热、头痛、全身不适,而后出现颈前肿痛,牵及耳后,伴有咽痛,可伴发甲状腺功能亢进或甲状腺功能减退,因其以颈前疼痛为特殊表现,故而病名诊断以"痛瘿"或"瘿痛"。

(四)"石瘿"

"石瘿"是由于气郁、痰结、血瘀互结日久变成毒邪所导致的以颈前出现一侧或双侧结块,触摸的时候感觉凹凸不平,质地坚硬有根,可以随吞咽的动作而上下活动为特征的疾病。其发生的机制为在正气虚弱的基础上,气郁、痰结、瘀血聚结在颈前的地方,时间长了蕴结成毒邪所导致。故又称为"石瘿"。相当于西医学的甲状腺癌等一类的恶性肿瘤。宋代的医家陈无择在其《三因极一病证方论》中言道:"坚硬不可以移者,名曰瘿瘤"。与《内经》中所提到的"失荣"等有一定的相关性。所谓"失荣",它包括许多种恶性的肿瘤时间久了之后所导致的气血及阴阳的虚弱受损的病证,当然也包括"石瘿"的晚期虚损的证候。

(五)"肉瘿"

"肉瘿"是以颈前结喉正中附近出现半球形柔软肿块,能随吞咽而上下移动为主要表现的甲状腺良性肿块,包括了甲状腺腺瘤、结节性甲状腺肿、甲状腺囊肿。好发于青年及中年人,女性多见。由于情志抑郁,肝失条达,遂使肝郁气滞,肝旺侮脾,脾失健运,饮食入胃,不能化生精微,形成痰浊内蕴,湿痰留注于任、督,汇集于结喉,聚而成形,遂成本病。本病多见于 30~40 岁女性。在结喉正中一侧或双侧有单个肿块,呈圆形或椭圆形,表面光滑,质韧有弹性,可随吞咽而上下移动,生长缓慢,一般无任何不适,多在无意中发现。若肿块增大,可感到憋气或有压迫感。部分患者可发生肿物突然增大,并出现局部疼痛,是因乳头状囊性腺瘤囊内出血所致。巨大的肉瘿可压迫气管,使之移位,但少有发生呼吸困难和声音嘶哑者,有的可伴有性情急躁、胸闷易汗、心悸、手颤等症。极少数病例可发生癌变。

三、瘿病并发症的命名

瘿病除上述四种现代分类病名外,结合临床甲状腺病不同并发症或继发病症,还需进一步加以中医的疾病名称。如甲状腺功能亢进症,临床表现"心悸"症状突出,表现有甲亢心律失常、房颤、心衰者,可命名为"瘿气·心悸"。甲状腺功能亢进症,出现高热神昏,甚至厥脱危象者,则可称为"瘿气·温热病"。甲状腺功能亢进症,突眼症状突出者,可称为"瘿气·鹘眼凝睛"。中华人民共和国中医药行业标准 ZY/T001.1-94《中医病证诊断疗效标准》指出:"鹘眼凝睛是有痰湿凝滞、气血瘀阻、或热毒内攻所致双眼突出、凝视、白睛瘀滞红赤的眼病"。包括了甲状腺功能亢进所致的突眼。甲状腺功能亢进症合并有消瘦、消谷善饥、烦渴引饮者即合并糖尿病者,可称为"瘿气·食亦或中消"。如甲状腺功能亢进症合并胁肋胀痛、纳差即有血谷丙转氨酶、谷草转氨酶增高,或各项黄疸指数增高,可称为"瘿气·肝病或黄疸"。如甲状腺功能亢进症合并面色少华、乏力或血小板减少,皮肤紫斑出血等症状,可称为"瘿气·血虚"或"瘿气·肌衄"。甲状腺功能亢进症合并下肢胫前水肿或黏液性水肿者,可称为"瘿气·脚气"。甲状腺功能亢进症合并急、慢性肌病,见有缺钾而致周期性麻痹或眼睑下垂呈肌无力者,可称为"瘿气·痿证"。"瘿病·虚劳"是指颈前瘿肿基础上心肾阳虚、命火不足所致的倦怠乏力、畏寒肢冷、纳呆、大便不畅、脉迟、颜面肢体肿胀甚至发生昏迷为典型表现的病证。因其乃由瘿病发展而成,临床表现以酸软、倦怠、乏力、畏寒、纳呆、水肿等症状为主,属中医"虚劳"范畴,主要病机为脾肾阳虚、心肾阳虚,正常表现为多脏腑功能衰减。故称"瘿病·虚劳"。基本相当于西医学多种原因所致的甲状腺功能减退症,简称甲减。甲状腺功能减退症合并心包积液、心功能减退而肢体水肿者,或甲状腺功能亢进症合并心脏病肢体水肿者,可称"瘿病·水肿"。甲亢危象前期,纳减、恶心、呕吐、腹泻、发热等症状,或陷入昏迷,甚而死亡。由本病引起昏迷者又称为黏液性水肿昏迷。故称"瘿病·霍乱"、"瘿病·厥脱"或"瘿病·昏迷"。甲状腺功能减退症,地方性克汀病患者,出生后即有不同程度的智力低下、体格矮小、听力障碍、神经运动障碍及不同程度的甲状腺功能低下和甲状腺肿,可概括为呆、小、聋、哑、瘫,故国内有人称之为地方性呆小病。故称"瘿病·五迟五缓"。

四、瘿病命名规范化

中医瘿病命名规范化是一项十分迫切的工作,应根据一定的原则,并以一定的程序或方式加以固定,以适应临床实践及教学工作的需要。

(一) 分析瘿病名称源流

中医病名有的自确立没有发生变化,延续使用两千余年,这样病名都是得到普遍公认,无需变更之。然而,有的病名都有个变迁过程,应该考虑其源流,进行分析比较,然后统一确定一个病名。"瘿囊"是由于水土因素、饮食失宜、情志失调所致的以颈前肿块块形较大,弥漫对称,其状如囊,下坠至胸,触之光滑柔软为特征的疾病。该病名不仅指明了该病的发病部位,同时体现出了该病的查体特点。相当于西医学单纯性甲状腺肿,是以缺碘、致甲状腺肿物质以及甲状腺激素合成酶缺陷等所致的甲状腺肿大。明代李梴《医学入门·脑颈门·瘿瘤》称为"瘿囊"。清代沈金鳌《杂病源流犀烛·颈项病源流》也指出:"西北方依山聚涧之民,食溪谷之水,受冷毒之气,其间妇女,往往生结囊如瘿",均指出水土因素与饮食失调有关发病,盖因饮食失调伤脾,影响气血运行,痰湿阻滞气血,可成瘿病,是指地方性甲状腺肿。"瘿囊"在中医学文献中,又称"影袋"、"影囊",并与"土瘿"等密切相关。其中地方性甲状腺肿主要见于离海较远、海拔较高的山区,古又称"土瘿",即与水土相关的瘿肿。西医学所称甲状腺囊肿与古代之"瘿囊"是有不同含义的,西医学所称甲状腺囊肿是指在甲状腺中发现含有液体的囊状物,B超显示无回声的液平,穿刺见不同状况的液体,囊内容物性质可分为胶性囊肿、浆液性囊肿、出血性囊肿、混合性囊肿等,有的又分为部分性囊肿与完全性囊肿,一般不能从皮肤外观识别,而B超检查则可辨识。因此,也可以将B超检查确实甲状腺肿块有囊性病变者称之为瘿囊。甲状腺囊肿是一种比较常见的甲状腺疾病,它的症状并不是特别明显,患者也多是无意中发现颈部肿物,通常没有症状,只有当囊肿很大或囊肿内有出血时可能造成一些压迫的症状,如疼痛、吞咽困难、呼吸困难、声音沙哑等。

(二) 明确不同瘿病内涵

目前有诸多不同瘿病名称,我们明确不同病名的定义概念、临床表现、病因病机、病证鉴别、治疗方药、预后调养、中西医相关性等系统论述知识。"瘿瘤"指的是一种以由于气郁痰结血瘀所致的以一侧或双侧颈前的结块,形状比较像核桃,既可以变大也可以变小,既可以变软也可以变硬,甚至有核瘰为特点的病证。因为具有中医学瘿查体所见到的症状,所以可称为"瘿瘤"或"肉瘿"。一般相当于西医学的甲状腺的腺瘤和结节性的甲状腺肿等。也包括临床上经常见到的甲状腺的囊腺瘤、甲状腺的囊肿、结节性甲状腺肿囊性变等患者。隋代巢元方在其所著的《诸病源候论》一书中所谓"有核瘰瘰"就是针对"瘿瘤"的表现而言的。宋代严用和《济生方》一书中则讲到："夫瘿瘤者,多由喜怒不节,忧思过度而成斯疾焉,大抵人之气血,循环一身,常欲无留滞之患,调摄失宜,气凝血滞,为瘿为瘤",并强调情志方面的郁结以及气滞血瘀是"瘿瘤"这种病发生的基础。但在中医学的文献中,"瘿瘤"有时又称为"肉瘿"。如宋代的陈无择在其所写的《三因极一病证方论》一书当中将"瘿病"分为五种,其中"皮色之不变者,即名肉瘿",指的就是就是这种病证。中华人民共和国中医药行业标准ZY/T001.1-001.9-94《中医病证诊断疗效标准》也称甲状腺瘤为"肉瘿"。一般认为其发病多与情志有关,由于忧思郁怒、肝郁不达、脾失健运以致气滞痰凝而成。

（三）区别瘿病的病、证、症概念

病、证、症三者在前贤医家著作中,有时没有加以严格区别,而现今之临床实际,病、证、症三者概念应加以区别。"症"又称症状,一般是指患者自身觉察到的各种异常观象,或由医生的眼、耳、鼻、指等感觉器官所直接感知的机体病变的外部现象。"证"又称证候,是中医学特有的医学概念,是机体病理变化某一阶段的综合反映。能较集中地揭示病因、病位、病机、病性等内容,一定程度上表达了人体病变的特点和规律。"病"是致病因素,导致人体阴阳失调,气血逆乱,脏腑经络功能发生病理变化,呈现一系列异常变化的全过程。病、证、症三者有其严格界限与区别,又有相互联系。就症与病而言,病是本质,症是现象,就病与证而言,病统辖证,证从属于病。确定中医各科病名时必须严格区别三者概念,不能将某一症状当作一种证候,也不能将某一种证候当作一种病。如瘿病、瘿症与瘿证是有区别的,瘿之症与瘿病也有区别。周仲瑛主编的全国高等中医药院校规划教材《中医内科学》关于瘿病有如此论述："瘿病是以颈前喉结两旁结块肿大为主要临床特征的一类疾病"。瘿病不是一种证候,瘿病的甲状腺肿大、甲状腺结节等,可称之为瘿病的症状,不能称之为病,又如甲状腺结节与结节性甲状腺肿两者亦有区别,前者为甲状腺病的症状,后者为甲状腺的一种疾病。甲状腺功能亢进症见有眼突、颈肿、目赤、心悸、易怒、便结、脉弦、苔黄,为甲亢的肝火亢盛证,不能称之为气瘿肝火病或气瘿肝火症。

（四）可以确立瘿病新病名

中医学术随着科学发展也不断地得到发展。前贤医学根据自己的临床经验积累,不断创立新的病名。因此,中医病名实际上是一个扬弃创新的过程。对于那些不切合临床实际的病名将以扬弃,随着临床实际的需要,可以创立新的病名,如石瘿与甲状腺癌。不仅反映着中西医两者不同的概念,包含着不同的医学内容。石瘿是中医五瘿之一,主要是指以甲状腺触及坚硬肿块为主的一种病症,包含有甲状腺癌、纤维化性甲状腺炎等多种疾病,为了适应临床鉴别诊断需要,可以增立"瘿癌"的中医病名,专指西医学的甲状腺癌。西医学甲状腺结节包含有各种的甲状腺病（如碘缺乏病、各种甲状腺炎、甲状腺肿瘤等）,如可统称为中医"肉瘿"、"瘿瘤",为了适应临床鉴别诊断需要,可以增立"瘿结"或"结瘿"的中医病名,主要指西医学甲状腺结节与结节性甲状腺肿。

中医病名规范化必须保持中医特色,但随着医学的发展,某些疾病有了新的发展,增添了新的认识,中西医之间也是互相渗透的,有些中医病名可以根据临床实际应用情况,借鉴引用西医病名。癌病,虽然宋代《卫济宝书》就提出了"癌"之病症,作为痈疽五发之一,但当时认识的"癌"与西医学的癌症概念不同。

　　中医病名实际上是一个扬弃创新的过程。对于那些不切合临床实际的病名将慢慢弃用，随着临床实际的需要，可以创立新的病名，瘿病之中医病名应在学习继承前人经验基础上，结合现代临床实际，参考西医学甲状腺相关症状及疾病名称，制订新的中医病名原则，确定新的甲状腺病的病名。中医病名的确定必须力求准确，做到相对稳定，从病之名称每一个字，到某一疾病所附属范围，均不宜随意变更，这样有利于中医临床、教育和科研工作，对于继承发扬中医学具有深远意义。规范化病名确定后，从各种医学专著到临床实践，都必须使用规范化之病名。当然，各科疾病以病名规范化，有一个逐渐和反复修订的过程，有一个由易到难的过程。甲状腺病的中医病名规范化是一项十分艰巨的长期任务，有一个反复修订逐渐完善的过程。只要我们坚持不懈地努力，集思广益，一定能使瘿病的病名实现规范化、标准化任务。

参 考 文 献

1. 宋·陈言．三因极一病证方论．北京：人民卫生出版社，1957
2. 隋·巢元方．诸病源候论．黄作阵，点校．沈阳：辽宁科学技术出版社，1997
3. 明·李梴．医学入门．金嫣莉，校注．北京：中国中医药出版社，1995
4. 明·陈实功．外科正宗．韩平，点校．沈阳：辽宁科学技术出版社，1997
5. 清·沈金鳌．杂病源流犀烛．李占永，李晓林，校注．北京：中国中医药出版社，1994
6. 宋·严用和．济生方．北京：人民卫生出版社，1980

第三节　我国古代甲状腺肿流行状况

　　古代大量文字记述了甲状腺肿，大多为地方性甲状腺肿，本病是甲状腺病的主要病种之一，在中国有着悠久的流行历史，约在 3500 年前就已发现山区就有该疾病的流行记载，这些流行状况虽然没有具体数据，但通过古代大量文字记述就可大体了解地方甲状腺肿流行状况，对分析该病的病因、病状等情况以及预防治疗具有重要意义。现通过清代以前的不同朝代的诗文、地方志及有关医药论著的梳理分析，古代地方性甲状腺肿的流行地区，主要有秦巴山区、豫西山区、中条山区、太行山区、三峡地区、鄂西北山区、岷山山区、迭山山区、六盘山区、沂蒙山区等，这些是中国古代地方性甲状腺肿流行最严重的地区。现叙述如下：

一、秦巴山地区

　　秦巴山地区是中国古代地方性甲状腺肿流行最严重的地区之一，是指位于秦岭、巴山之间的狭长区域，包括秦岭北部地区、秦岭南部地区、大巴山区。秦岭是长江、黄河的分水岭，横亘在中国的中部。它西起嘉陵江，东与伏牛山相接，成自西向东走向，全长约 800km。巴山山脉亦称大巴山，巴山西起嘉陵江谷，东至湖北武当山。其山势成西北至东南走向，绵延约 300km。秦巴山区辖今秦岭伏牛山脉以南、长江以北、嘉陵江以东、京广线以西的广大地域。

　　秦巴山区地方性甲状腺肿流行在历史上堪称中国之最。《山海经·中山经》载鲁山县西苦山（即伏牛山区）上生长着一种"服之不瘿"的草，这大概是地方性甲状腺肿流行的最早记载。南北朝时期,郦道元《水经注·沔水》言:大巴山土谷"有盐井,食之令人瘿疾",宋元时期,《续元怪录》记载了金大定年间安康"巴躯"甲状腺肿,有"大如数斛之鼎,重不能行"的医案记述;王沂《草凉楼骚》委婉地叙述了大巴山区一位地方性甲状腺肿男吏的外貌特征:"少年跃马来,自云巴省使;累累囊中装,蛮毯杂珍贿;马鞍未及解,喘息汗如水;莫辨骊与黄,尘埃翳疮痏"(《伊滨集》卷2)"巴撩"、"巴躯"、"巴省使"等词语表明,大巴山区作为地方性甲状腺肿严重流行区几乎成了无人不晓的事实。直到明清时代,大巴山区依然是"无一人无瘿者"也。

二、三峡地区

三峡地区亦为历史上地方性甲状腺肿高发区。西段包括重庆至巫山的长江沿岸地区,东段包括宜昌至巴东的长江沿岸地区,历史记载这里地方性甲状腺肿流行十分严重。晋张华《博物志》卷1云"山居之民多瘿肿疾,由饮泉之不流者。今荆南诸山郡、东多此疾瘴。由践土之无卤者,今江外诸山县偏多此病也。""卢氏曰:不然也。在山南人有之,北人及吴楚无此病,盖南出黑水,水土然也。如是不流泉井界,尤无此病也,"唐宋文人对其地方性甲状腺肿流行情况多有记述。唐代杜甫《负薪行》以"至老双鬟只垂颈,野花山叶银钗并"之句十分隐晦地谈到奉节妇女患地方性甲状腺肿的情况;王龟龄《夔州》则以"夔州苦无井,俗瘿殊可怜"之诗,夔州古城,为历史名城,重庆奉节,古属夔州,从汉代起至20世纪初,奉节为巴东郡、巴州、信州、夔州、夔州府和江关都尉、三巴校尉等治地。一直为巴渝东北部政治、经济、文化和军事中心。县城永安镇,历代曾为路、府、州、郡治地,是一座历史悠久的名城。明确指出奉节多地方性甲状腺肿患者,且系饮长江水所致;宋代范成大更以其亲眼所见,说从重庆到秭归"山水皆有瘴,而水气尤毒,人喜生瘿,妇人尤多"。(《吴船录》卷下)。三峡地区的秭归县大丫隘一带,范成大《大丫隘》诗有"家家妇女布缠头,背负婴儿领垂瘤"之句;兴山县昭君台,范成大《昭君台》诗有"三峡女子,十人九瘿","人人有瘿如壶瓠"(《范石湖集》卷15~16)之句。宜昌市清初为彝陵州治所,清人茹《瘿木》诗云:'自我来彝陵,妇女瘿垂颈。山有不流泉,衣裁常阔领',(同治《施南府志·艺文志》)。宋代陆务观《将赴官夔府抒怀》有"但愁瘿累累,把镜羞自照"之句,郭印《夔州》有"女妇尽背篮,老弱多垂瘿"之句(祝穆、祝洙《方舆胜览》卷57《夔州》),范成大《夔州竹枝歌》有"瘿妇趁墟城里来,十千五五市南街"之句(《范石湖集》卷16),陆游《蹋碛》有"行人十有八九瘿,见惯何曾羞顾影"之句(《剑南诗稿》卷2),这些都是对奉节地方性甲状腺肿流行的真实写照。重庆宋代为恭州治所,范成大《恭州夜泊》云:"入峡初程风物异,布裙跣妇总垂瘿",《夔门即事》云:"人人恭南多附赘,山从夔子尽侵云",并云:"自东川入峡,路至恭州,便有瘿俗"(《范石湖集》卷19)。这些都是对重庆地方性甲状腺肿流行的客观描述。

三峡地区包括宜昌至巴东的长江沿岸地区,历史上地方性甲状腺肿高发区,流行十分严重。宋代范成大更以其亲眼所见,说从重庆到秭归"人喜生瘿,妇人尤多"。(《吴船录》卷下)。范成大《昭君台》诗有"三峡女子,十人九瘿","人人有瘿如瓠壶"(范石湖集卷15~16)。鄂西北山区,两晋南北朝时期,该地为荆州辖地,史载多瘿。《博物志·五方人民》言:"山居之民多瘿疾。"元代武当山"诸宫观庵,岩居者为瘿所厄。"

三、豫西山地区

豫西山地区包括崤山、嵩山、伏牛山、熊耳山地区,崤山或称二崤山、三崤山,《水经注》

记载“崤有盘崤、石崤、千崤之山，故名三崤；又分东崤山、西崤山，故名二崤”崤山山脉为秦岭山脉的支脉，位于河南省西部。战国时期，《山海经·中山经》载偃师县东南半石山有一种鱼，食者不瘿。偃师属嵩山地区，弘农、陕县、硖石居崤山之尾。唐宋诗文中，有人咏及陕县(今三门峡市)、硖石(今三门峡市、渑池县之间)等地有瘿病患者。王禹偁《硖石县旅舍》诗云：“处险人垂瘿，登山马砠碲”（《小畜集》卷6)。金元之际杨朝英曾任偃师、陕县县令，他在散曲中描述的“瘿累垂脖颈，一钩香饵钓斜阳”（《乐府新编阳春白雪》卷2)，这是该地区瘿病患者的写照，元代王沂《一百五日行》诗曰：“一百五日春昼迟，伊滨人家烟火微。相逢十九瘿累累，见惯何曾羞掩衣”（《伊滨集》卷4)。王沂曾在嵩州(今嵩县、伊阳县境)任职，此诗应是他对熊耳山区地方性甲状腺肿流行的真实记载。熊耳山区以汝州为中心，北及伊洛河流域，南到襄州(辖今襄樊、襄阳、南漳、谷城、宜城、老河口、丹江口诸县市)、邓州(辖今南阳、南召、镇平、邓州、内乡、西峡、淅川诸县市)的广大地区都是地方性甲状腺肿流行区。宋代洪迈《夷坚志》言洛阳管下寺“寺僧童仆，无一不病瘿”。据此可知，古代嵩山、崤山地区是地方性甲状腺肿流行区。《山海经·中山经》载鲁山县西苦山上生长着一种“服之不瘿”的草，鲁山县位于河南省中西部，伏牛山东麓，北依洛阳、南临南阳、东接平顶山。这大概是伏牛山区地方性甲状腺肿流行的最早记载。元明时期，伏牛山区地方性甲状腺肿患病率依然很高，如元王沂《过鲁山别贾尹公溥》述其所见情景是“行人十有八九瘿，女宽裁襟男阔领”（《伊滨集》卷4)；明正德《汝州志》甚至将“民多瘿疾”现象视为当地风俗而记入《风俗志》中，医家江瓘也说“汝州人多病颈瘿”。伏牛山东缘的郾城也有地方性甲状腺肿流行，元代医家张从政《儒门事亲》载有新寨(在今郾城)妇女“有瘿三瓣”的病案。宋代以后，有关记载逐渐多了起来。梅尧臣《咏汝州》：“主人少听我，为言风土殊。美哉面有颡，生此颈若壶”；张徽《寄汝海使召朝清》：“士女项如樗里子，莫传风土向图经”；王介甫《汝瘿和王仲仪》：“汝水出山险，汝民多疾病”，“女渐高掩襟，男大阔裁领”（正德《汝州志》卷7~8)；欧阳修《汝瘿答仲仪》“思余昔曾游，所见可惊愕。喔喔闻语笑，累累满城郭。伛妇悬瓮盎，娇婴包凫壳”（《欧阳修全集》卷3)。这些诗都反映，伏牛山腹地汝州(辖今汝州、汝阳、宝丰、鲁山、平顶山、叶县、襄城诸县市)地方性甲状腺肿严重流行的情形。熊耳山区宋代洪迈言洛阳管下寺“寺僧童仆，无一不病瘿”（《夷坚志》卷9)，欧阳修《汝瘿答仲仪》亦云汝州的瘿俗“接境化襄邓，余风被伊洛”，指出以汝州为中心，北及伊洛河流域，南到襄州(辖今襄樊、襄阳、南漳、谷城、宜城、老河口、丹江口诸县市)、邓州(辖今南阳、南召、镇平、邓州、内乡、西峡、淅川诸县市)的广大地区都是地方性甲状腺肿流行区。

四、中条山地区

中条山地区包括中条山、王屋山及太行山，位于山西南部。中条山为一大致东北到西南走向的长条形山脉，东接太行山，西隔黄河，与秦岭相望，北靠太岳山、南临黄淮平原。太行山区位于河北省与山西省交界地区，向南延伸至河南与山西交界地区。山脉北起北京市西山，南至濒临黄河的王屋山，呈东北至西南走向，绵延数百千米。中条山在《偶贡》称“雷首山”、《山海经》称‘甘枣山”。《山海经·中山经》言甘枣山上有兽，食之已(治)瘿，可知中条山区2000多年前就是地方性甲状腺肿流行区。至于王屋山区，沁水县直到明代还是地方性甲状腺肿高发区，公元1376年徐贲奉朱元璋之命问俗山西，撰有记行诗十四首，其中《泌水县》诗云：“风土殊可怪，十人五生瘿”(北郭集》卷2)。太行山东麓地区历史上这里地方性甲状腺肿流行比较严重。清代沈金鳌《杂病源流犀烛》记有其在河北宣化患地方性甲状腺肿事。《后汉书》载有真定王刘扬患地方性甲状腺肿想造反,因作"赤九之后,瘿扬为主"谶记事(《太平御览·疾病部三》),以及渤海王刘悝贬为瘿陶王事。真定为地方性甲状腺肿流行区,事属昭然;瘿陶为县也很可能是因为那里多瘿病患者之故。此外,南宋范成大出使金国路过望都县时,见到的情景是"县人多瘿,妇人尤甚",并说相邻的唐县地方性甲状腺肿患病率更高,望都县只不过染其风土罢了:"望都风土连唐县,翁媪排门带瘿看"(《范石湖集》卷12望都》)。东汉真定辖今河北正定、石家庄一带,瘿陶辖今河北宁晋、柏乡、隆尧一带,金朝唐县、望都即今河北唐县、望都,均在京广铁路沿线。《北史》载有李谐在顿丘罹患地方性甲状腺肿之事;元代张翥经过漳河边武安县徘徊店时,见到的情景是"山市人多瘿,沙沟地不毛"(《蜕集》卷2《九日抵武安县徘徊店》),杨维祯诗词中也有"元城老臣怒生瘿"之句。

五、鄂西北山区

鄂西北山区位于湖北省西北部,属鄂西山地的一部分。土地面积约三万六千多平方千米。境内山脉广布,峯峦重叠,谷深坡陡,且地处僻远,交通不便。陈延之《小品方》称:"长安及襄阳蛮人,其饮沙喜瘿"。

六、岷山山区

岷山是自中国甘肃省南部延伸至四川省西北部的一褶皱山脉,大致呈南北走向,全长约500km。岷山地区不仅是地方性甲状腺肿严重流行区,而且是地方性克汀病严重流行区。《太平寰宇记》卷84论述北宋初年的崛山地区的剑州和龙州"山高水峻,人多瘿、瘤、痴、聋,山水之气使然",这资料表明,这些地方是地方性甲状腺肿高发区,并伴有致人痴愚、聋哑的严重的克汀病。

七、迭山山区

迭山山区包括迭山及六盘山两地区,迭山在甘南藏族自治州南部迭部县北部,西南与四川若尔盖、南坪接壤,北与卓尼为邻,山体重叠连绵,高耸入云。六盘山又称陇山,地处宁夏南部固原市,位于西安、银川、兰州三省会城市所形成的三角地带中心。迭山地区,《山海经·西山经》言今甘肃武山、岷县境内的天帝山所产杜衡草"可以走马,食之已瘿";今甘肃迭部、碌曲境内的皋涂山所产数斯鸟"食之已瘿"。此外,《山海经·海外北经》所载位于积石山东"一手把缨"的"拘缨之国"也在这一带。据考证,"拘缨之国"实为"拘瘿之国"。以瘿名国,足见地方性甲状腺肿分布之广、患者之多。六盘山区六盘山古称陇山,是关中平原西北部最高的山脉,历史上这里也有地方性甲状腺肿流行。元代王沂《阳县》诗云:"春归蜀道海棠尽,地近陇山鹦鹉多;饮涧居民羞汝瘿,负盐游子和秦歌"(《伊滨集》卷8)。这首诗反映六盘山区的沿河流域在元代有地方性甲状腺肿分布。

八、沂蒙山区

沂蒙山区特指以山东省临沂市、日照市、江苏省连云港市为中心的广大地区,包括临沂市的三区九县,日照市的绝大部分,淄博市的沂源县,潍坊市的临朐县,济宁市的泗水县,枣庄市中区、峄城区、台儿庄区、山亭区部分,江苏省连云港市、邳州、新沂、赣榆、东海等县市的一部分地区等。魏魏八百里沂蒙,主要由沂山、蒙山、北大山、芦山、孟良崮等高山携带无数丘陵组成。直到解放初期,任乃强先生谈到该地区:"几于人人都长喉瘿。"春秋战国时,齐国首都临淄和鲁国首都曲阜就在山东泰山与沂蒙山麓。在先秦诸子著作中,《庄子·德充符》言"瓮盎大瘿见齐桓公"而齐桓公不嫌其丑;《庄子·大宗师》载有鲁国两人"以生为附赘县(悬)疣"之比喻。这里的大瘿、附赘、悬疣,都是指甲状腺肿。人们对地方性甲状腺肿见怪不怪,并以之喻事,说明当时泰山与沂蒙山麓地方性甲状腺肿患者比较多见。此外,《列女传》言"齐宿瘤者,东郭采桑之女,项有大瘤",此项瘤应即是瘿,可证汉代临淄一带仍有地方性甲状腺肿患者。直至唐代,王维《林园即事寄舍弟沈》还用"地多齐后溃,人带荆州瘿"来暗示地方性甲状腺肿在山东的古老。清代医家魏之琇也说山东多"虽非致命,大不美观"的地方性甲状腺肿患者,并具体提到沂蒙山西南麓的兰溪(今苍山县境)、兖州两处地名。

除上述地方性甲状腺肿流行地区外,古代南京、扬州、苏州等地有散发性甲状腺肿患者见于记载。南京是南朝首都,《南齐书·五行志》载:"京师有病瘿者,以火灸数日而差(瘥)"。《北史·郭衍传》载:开皇十年(公元590年),洪州(今南昌)总管与江都(今扬州)晋王谋夺太子位,恐人怀疑,便假托其妻患瘿而晋王妃有疗瘿之术,频繁往来南昌、扬州间。《明史·倪维德传》载有苏州名医倪维德治疗乡人"大与首同,痛不可忍"的亚急性甲状腺炎医案。

综上所述,我国古代地方性甲状腺肿分布范围十分广泛,呈现出"山地多于丘陵,丘陵多于平原,内陆多于沿海"的分布特点,主要原因有外环境缺碘、交通十分闭塞、经济十分落后、居民饮食习惯等。同时流行地区的尚鬼信巫的社会风俗也是导致地方性甲状腺肿猖獗的重要原因。地方性甲状腺肿流行对病区社会经济系统产生了严重危害。地方性甲状腺肿是影响儿童大脑发育和智力成长的大敌。现代随着交通条件和粮食结构大为改善,居民食用碘盐,还可食用外地含碘较多的商品食物,大大提高了碘的摄入量,从而减轻了地方性甲状腺肿的危害。

参 考 文 献

1. 佚名. 山海经. 王学典,编译. 哈尔滨:哈尔滨出版社,2007
2. 战国·庄周. 庄子. 韩维志,编注. 长春:吉林文史出版社,2004
3. 宋·范成大. 范石湖集. 北京:中华书局,1962
4. 南宋·洪迈. 夷坚志. 何卓,点校. 北京:中华书局,1981
5. 清·杨守敬. 水经注疏. 北京:科学出版社,1957
6. 元·吴镇,明·徐贲. 历代书家诗文集梅花道人遗墨北郭集. 台北:台湾学生书局,1970
7. 明·承天贵. [正德]汝州志. 上海:上海古籍书店,1963
8. 宋·欧阳永叔. 欧阳修全集. 北京:中国书店,1986
9. 宋·范成大撰. 范石湖集. 上海:上海古籍出版社,1981
10. 清·尹寿衡. 同治增修施南府志. 南京:江苏古籍出版社,2001
11. 林继中. 杜诗选评. 西安:三秦出版社,2004
12. 毕宝魁. 王维传. 沈阳:辽海出版社,2009
13. 宋·张孝祥. 于湖居士文集. 徐鹏,校点. 上海:上海古籍出版社,1980
14. 贾雯鹤. 夔州诗全集. 重庆:重庆出版社,2009
15. 南宋·范成大. 范成大诗选. 周汝昌,选注. 北京:人民文学出版社,1959
16. 胡光舟,周满江. 古诗类编. 南宁:广西人民出版社,1990

第四节　甲状腺疾病的流行病学状况

　　甲状腺疾病是内分泌疾病中的常见疾病,发病率增高趋势明显。目前,甲状腺疾病的发病率并没有随着生活水平的提高而下降,由于人们自我保健意识的提高,医学科学技术的发展,增加了多种疾病的检查手段,甲状腺疾病的检出率逐年增加。全球范围内超过三亿人患有甲状腺疾病,是内分泌领域第二大疾病,但公众对其知晓率甚低,亦缺少相关权威而全面的数据。甲状腺疾病在人群中散发,近几年其诊断率明显升高。由于受到地域、环境、遗传等因素的影响,某些甲状腺疾病具有一定的流行病学特征。

一、碘缺乏病

　　碘缺乏病(iodine deficiency disease,IDD)是由于人类生存环境中缺少人体必需的微量元素碘所造成的疾病。地方性甲状腺肿和地方性克汀病是两种为人熟知的碘缺乏病,是一种严重危害人民身体健康和下一代正常发育的地方病,是世界性的地方病。地方性甲状腺肿是一种主要由于地区性环境缺碘而引起的以甲状腺肿大为主要症状的地方病,俗称"大粗脖",多流行于山区与半山区,个别平原地区也有发生。地方性克汀病是在较严重的缺碘地方甲状腺肿病区出现的疾病,是地方性甲状腺肿的延续。地方性甲状腺肿可见于任何年龄的人,在新生儿中有甲状腺肿的也不少见。一般情况下,在出生后前几年摄入的碘大多能满足生理的需要而无甲状腺肿。随着年龄的增长,活动量的加大,生长发育迅速和青春发育期的到来,这时身体对甲状腺激素的要求增加,摄入的有限的碘已不能满足生理需要,因此就出现年龄越增加,甲状腺肿患病率越高的现象。从对儿童和青少年观察的结果看,女性的最高患病率多在 12~18 岁之间,男性多在 9~15 岁之间,但在重病区,此高峰可以后移。随着年龄的增长,男性至成年后逐渐下降,而女性由于有月经周期、怀孕、哺乳等生理因素,甲状腺肿患病率仍可保持一个较高的水平。在不同的地区,甲状腺肿患病率相差很大。在地方性甲状腺肿和地方性克汀病的地理分布上,山区多于平原,内陆多于沿海,乡村多于城市,农区多于牧区,而且越是山高沟深的地区,患病率越高。最严重的地方性甲状腺肿和地方性克汀病流行区都是内陆山区,如亚洲的喜马拉雅山,美洲的安第斯山,以及我国的天山、秦岭和燕山山脉等。在平原甚至沿海地方也可见到,但病情较轻,且多无地方性克汀病发生。1994年李健群等对黑龙江及内蒙古的三个重病区 7~14 岁学龄儿童进行智力测定,结果证实了病区缺碘儿童存在不同程度的智力低下,补碘可以明显促进儿童智力发育,提高儿童智力水平,并阐述了碘缺乏除导致地方性甲状腺肿、地方性克汀病、智力落后的发生与流行外,还可导致流产、早产、死胎、婴幼儿死亡率增加。

　　根据世界卫生组织 2003 年的资料,在当时 192 个成员国中,去掉没有相关数据的 66个国家,其中 54 个国家为碘不足(人群尿碘中位数 <100μg/L)。据最新估计全球受碘缺乏病威胁的人口约 15 亿,中国占缺碘危险人群的 40%,分布极为广泛。据一些综合资料,患病率的范围在 0.4%~90%。但某些个别的地方患病率高达 100%。地方性克汀病多出现于古老、严重的地方性甲状腺肿流行区,患病率波动范围为 0.01%~8.2%,但个别严重地区也

有高达 10% 以上。我国曾经是世界上碘缺乏病流行最严重国家之一,31 个省、自治区、直辖市除上海外,都曾有不同程度的地方性甲状腺肿流行,但以高山、坡地和远离海洋的内陆为主。根据 1988 年的统计结果,我国 29 个省、自治区、直辖市存在碘缺乏病,病区县达到 1570 个,3.75 亿人口生活在缺碘地区。1994 年的统计结果显示,中国生活在缺碘地区的人口有 7.27 亿,占全国总人口的 60%,31 个省、自治区、直辖市都受到不同程度的碘缺乏危害,全国有 1807 个县有碘缺乏病的流行,地方性甲状腺肿患者 799 万,典型的地方性克汀病患者 18.7 万。1995 年的儿童碘营养调查结果表明在一些经济比较发达的大城市,儿童尿碘也在 100μg/L 以下,甲状腺肿患病率存 5% 以上。这些调查结果足以说明,我国是世界上碘缺乏病流行比较严重的国家之一。

　　我国自 1975 年来,全国开展了大规模的防治研究工作。1991 年中国政府对全世界做出了 “2000 年消除碘缺乏病” 的郑重承诺。1994 年国务院颁布《中国 2000 年消除碘缺乏病规划纲要》并出台《食盐加碘消除碘缺乏危害管理条例》。1995 年全国范围内开展以 “全民食盐加碘” 为主题的碘缺乏病宣传防治活动。1996 年国务院颁布了《食盐专营办法》,正式在全国范围内施行食盐强制加碘,即除少数特殊地区外,由国家专营的食盐一律要求按标准加入碘(碘酸钾),未加碘的盐不准流通(凭有关疾病如甲亢的诊断书才能少量购买)。食盐强制加碘这些措施对防治碘缺乏病起到了关键性的、根本性的、革命性的作用。从 20 世纪 60 年代开始,我国即开展了对碘缺乏病的防治工作。到 80 年代初期开始在病区大规模供应碘盐,90 年代初期基本上控制了病区地方性甲状腺肿和克汀病的猖獗流行,不再发生典型克汀病,但是并没有完全消除碘缺乏病及其危害,碘营养不足的问题仍然存在。至 2000 年我国政府庄严宣布从国家水平上基本消除了碘缺乏病。

　　为巩固防治成果,全面实现消除碘缺乏病的目标,2001 年 4 月国务院办公厅发出《关于进一步加强消除碘缺乏病工作的意见》,并在同年制定的《中国儿童发展纲要(2001—2010 年)》中强调,全力推行食盐加碘消除碘缺乏病的综合防治措施,明确要求合格碘盐食用率达到 90% 以上。2004 年 9 月国务院办公厅发出的《全国重点地方病防治规划(2004—2010)》明确提出,到 2010 年,全国 95% 以上的县(市)要实现消除碘缺乏病目标,主要措施仍然是普及食用合格的加碘盐。2005 年 3 月国家有关部门在全国范围内联合开展了食盐市场秩序专项整治工作,严厉打击无照贩卖私盐,严格市场准入,严禁非碘盐、劣质碘盐和非食用盐流入市场。2005 年的检测数据表明,居民合格碘盐食用率达 90.2%(1995 年为 39.90%);儿童甲状腺肿大率为 5.0%(1995 年为 20.4%);尿碘中位数达 246.3μg/L。居民合格碘盐食用率、儿童甲状腺肿大率、尿碘中位数等三项指标都达到了国际消除碘缺乏病的标准,表明我国的消除碘缺乏病工作已经进入国际先进国家的行列。

　　由此可见,经过数十年来尤其是近十余年的不懈努力,通过食盐强制加碘,中国已经基本消除了碘缺乏病,碘缺乏病已经不再是威胁中国人健康的主要问题之一,也不是一种常见的疾病了,甚至在甲状腺疾病中所占的比例也已经非常少了。然而,由于一直以来,为了引起公众对碘缺乏问题的重视,为了推动加碘盐的普及,有关机构、专家、媒体对碘缺乏病的病因和危害进行了大量的、持续不断的宣传和报道,给公众造成了这样一种强烈的印象:碘缺乏病是一种很常见的、危害巨大的甲状腺疾病,以至于很多人在体检发现有甲状腺结节之后,想当然地以为是缺碘所致,然后就盲目地吃大量海带、紫菜等富含碘的食物或含碘的营养补充剂、含碘的保健品来补碘,这完全是错误的。实际上,很多甲状腺疾病(包括相当部分甲状腺肿大)与碘摄入过量有关。目前看来,与碘摄入过量有关的甲状腺疾病的发病率要远远超过碘缺乏病。在这种情况下,再加上食盐强制加碘,加碘盐的普及率很高(在城市里基本可达 100%),只讲碘缺乏的危害,不讲碘过多的危害,势必导致大家(尤其是甲状腺疾病患者)盲目补碘,对防治甲状腺疾病反而不利。

不可否认,加碘盐在少数偏远地区或特殊地区还没有百分之百地普及,在这些地区碘缺乏病(主要是西部一些地区)还没有被消除,但正确的做法应该是专门到这些地区去宣传碘缺乏病,强调补碘的重要性和紧迫性,应该让缺碘地区的人听到这些宣传;而不是相反,根本不缺碘,碘缺乏病已经消除的人群,在不断地接受碘缺乏病教育,而真正缺碘地区的人群(教育水平较低、地理位置较偏僻或媒体力量不足)反倒接受不到碘缺乏病教育。这种错位现象必须加以纠正,否则将人为地造成甲状腺疾病逐渐增加。

碘是合成甲状腺激素所必需的微量元素之一,摄入过量或不足均可引起疾病。由于机体经常摄入远远超过生理需要量的碘而造成的甲状腺肿大,称高碘性甲状腺肿。高碘性甲状腺肿可以分为地方性和散发性两种。地方性高碘性甲状腺肿是发生于近海地区的地方病,主要因为含碘高的水和食物所造成;散发性高碘性甲状腺肿,多为含碘药物所致,属于散发性甲状腺肿之一。首例碘致甲状腺肿是在 1938 年报道的,高碘性地方性甲状腺肿最早发现于日本的北海道地区,占人群的 6%~12%。我国是第一个发现高水源性高碘性甲状腺肿的国家,自 1978 年以来,在我国河北渤海沿海地区、新疆奎屯乌苏山前倾斜平原和山西省都发现了由于饮用含碘量较高的深井水引起的水源性高碘性甲状腺肿。发病率 3.0%~4.1%,水中含碘量在 66~2735μg/L,患者尿碘 1645μg/L 肌酐。在我国的山东省日照县还发现了食用海带盐及该盐制的咸菜引起的食物性高碘性甲状腺肿。患病率 3.17%~12.6%,盐中含碘量达 1089.2mg/kg,尿碘值为 672.5μg/g 肌酐。高碘性甲状腺肿最常见于渔民及其家属,他们平均每天摄碘 50~200mg,尽管甲状腺肿大很明显,但甲状腺功能是正常的,当停止摄碘 1~2 周后,尿碘、血清碘和甲状腺摄碘率都可恢复正常,少数患者甲状腺肿可明显消退。高碘引起甲状腺肿且散发分布为散发性甲状腺肿。据估计,甲状腺功能正常的人,长期服用药理剂量的碘,可有 3%~4% 发展为甲状腺肿,值得注意的是,用 1/10 000 碘盐和食品加碘防治缺碘性甲状腺肿,甚至普通碘防治都有人发生高碘性甲状腺肿。

流行病学资料表明,高碘性甲状腺肿从新生儿到 70 余岁的老人均可发生,但半数以上为 20 岁以下的年轻人;高碘性甲状腺肿女性发病率高于男性,发病高峰在 11~25 岁之间。用碘剂后出现甲状腺肿的时间,短者数周,长者达 30 年。在人群中当尿碘 <45μg/d 时,甲状腺肿大与尿碘成反比;当尿碘 >1000μg/d 时,甲状腺肿人与尿碘呈正相关,成 U 形曲线。饮水碘 >300μg/L 和(或)尿碘 >800μg/L 肌酐时,就会发生高碘性甲状腺肿。

二、亚临床甲状腺疾病

调查研究显示,男性及女性亚临床甲状腺疾病的患病率在 40%~50%。世界各地对亚临床甲减在普通人群中发病率的报道各有不同,大约在 1%~10.4%,并有逐年升高的趋势,随年龄增加而增加。有报道在老年人群中发病率为 5%~10%,而在大于 60 岁的女性中可达 20%(升高 2 倍),老年女性明显高于男性,大于 74 岁的男性中为 16%,与同年龄女性相近(21%)。在所有亚临床甲减的患者中,TSH 小于 10mU/L 的占 75%,甲状腺自身抗体阳性的占 50%~80%,也就是说大部分亚临床甲减患者甲状腺自身抗体阳性且其 TSH 水平仅轻度升高。英国东北部调查,成人妇女患病率为 7.5%,成人男性患病率为 2.8%,患病率也随年龄增长而增加。最常发生于 40 岁以上的妇女。合并其他自身免疫性疾病的人发病率高,特别是 1 型糖尿病患者。在美国,2% 孕妇有亚临床甲状腺功能减退症,其中 58% 甲状腺自身抗体阳性。总之,患病率女性高于男性,并随年龄而增加,甲状腺自身抗体阳性者及碘缺乏地区的人群患病率高。美国在无甲状腺疾病成年人中的研究显示,亚临床甲减的患病率为 4%~8.5%,患病率随年龄增长而升高;超过 60 岁的妇女中,患病率可高达 20%。在美国,对 2741 名 60 岁以上健康老人的调查结果显示,有 8%~14.5% 的老年人达到亚临床甲减(SCH)的生化标准。在新西兰,调查 211 名 65 岁以上的受试者,其中只有 1.8% 的 SCH。在瑞典,对 1442 名 60 岁以上乡村地区妇女调查,也只发现 0.9% 的 SCH。在英国,对 449 名 64 岁以上的老年人调查结果,发现其中 11.1% 的妇女和 5.9% 男子 TSH 水平升高。在美国,近期还对大湖地区疗养院 202 名男性与 71 名女性,平均年龄 81 岁的调查研究,发现 10.9% 的男性和 12.2% 的女性符合 SCH 标准,其平均 TSH 浓度为 9.21mU/L(超过正常上限的 4.5mU/L),其中 30% 的 TSH 升高 >10mU/L。在瑞士,对一所综合性医院的 945 名患者调查结果显示,其男女的 SCH 发生率与美国大湖地区相类似。

亚临床甲减是早期的甲状腺功能减退,每年 3%~18% 的患者会进展为甲减。Huber 等对 154 名妇女进行了 10 年的随访研究,以了解亚临床甲减的自然病程,结果显示 57% 的患者仍保持轻度甲状腺功能减退,34% 进展为临床甲减,9% 恢复正常。Vanderpump 等对亚临床甲减患者随访调查 20 年后发现:亚临床甲减患者中约 40% 发展为临床甲减,在妇女中 TSH 升高且过氧化物酶抗体(TPOAb)或甲状腺球蛋白抗体(TGAb)阳性者每年有 5% 进展为甲减(38 倍于 TSH 正常、抗体阴性的妇女),而仅抗体阳性或仅 TSH 轻度升高的每年也分别有 2.1% 和 2.6% 的人进展为甲减。Fatoureehi 等的研究还进一步显示,当患者的 TSH 值分别大于 6.0mU/L、7.0mU/L、9.0mU/L 时,进展为甲减的百分率将逐渐增高,相对应为 36%、48% 和 67%。这些研究相继指出老年人、女性、TSH 值升高明显(尤其是大于 20mU/L)、抗甲状腺抗体(TPOAB 或 TGAB)阳性、有头颈部外照射史及慢性锂治疗史等是亚临床甲减向甲减发展的危险因素,具有很强的预测价值。

在普通人群中,明显的甲状腺功能亢进症相对来说较常见,而对亚临床疾病流行病学的研究还很困难。已观察到的亚临床甲状腺功能亢进症的患病率随地区不同而变化,取决于饮食中碘的摄入以及甲状腺自身抗体的流行情况。非甲状腺疾病与亚临床甲状腺功能亢进症的鉴别也很困难,特别是在住院或年龄大的患者。有关亚临床甲亢发病率的报道尚有较大的分歧。有文献报道,亚临床甲亢的患病率在男性约为 2.8%~4.4%,女性为 7.5%~8.5%,60 岁以上女性达到 15%;我国学者报道的患病率为 3.2%。20 世纪 70 年代,whickkam 等采用放免法检测了英国东北地区部分人口的血样,他们发现,10% 的女性血中 TSH 低于 0.5mIU/L。近年来,日本、意大利和美国学者应用超敏 Tg 检测方法,分别研究了不同人群亚临床甲亢的发病情况,但其结果相差甚大。Potesta 等在对老人医院患者的研究中,发现男女亚临床甲亢的发病率分别是 0.2% 和 0.58%。美国 1988—1994 年第三次全国健康及营养状况调查中发现,年龄在 12~80 岁的人群中,明显的甲状腺功能亢进症占 0.5%,而亚临床甲状腺功能亢进症占 0.8%。有趣的是,非洲裔美国人中,自身免疫性甲状腺疾病以及血清 TSH 平均水平都较白人低。美国的最近一项研究则显示,2629 例正常个体中,亚临床甲亢的检出率达 16%。病例选择和实验设计的不同可能是造成上述差异的主要原因。事实上,性别、年龄以及食物中碘的含量都可以影响亚临床甲亢的发病率。

亚临床甲状腺疾病易发展成临床甲状腺疾病。据报道,研究者选取 2002 年北京城区 21~85 岁的体检人群 2196 人进行相关检查。2 年后以同样的方法对该人群进行再检查,随访率 74.9%。结果显示,亚临床甲减和亚临床甲亢的患病率分别为 3.7% 和 1.9%,年发病率分别为 1.72% 和 0.25%。2 年后,亚临床甲减者 22.4% 甲状腺功能转为正常,75.9% 维持原状,但有 1.7% 进展为临床甲减;亚临床甲亢者 73.3% 转为正常,6.7% 维持原状,16.7% 转为亚临床甲减,3.3% 发展为临床甲亢。研究者还发现,首次检测时血清促甲状腺素水平低于 0.15mIU/L 或高于 10mIU/L,是预测亚临床状况是否向临床状况进展的重要“分水岭”。研究证实,应激能增加甲状腺疾病的发病率。女性中患甲状腺疾病者是男性的 8 倍,但是发病机制尚未明了。亚临床甲状腺疾病的患病率随年龄的增加呈现上升趋势。女性甲状腺结节和亚临床甲减患病率明显高于男性;亚临床甲减患病率随年龄增加而升高。而男性亚临床甲亢患病率高于女性。性别和年龄是亚临床甲状腺疾病发生的危险因素。据研究者称对患者进行的细胞病理学分析提示,桥本甲状腺炎(hashimoto thyrioditis,HT)不仅是亚临床甲减的重要病因,也是亚临床甲亢的重要病因。

三、甲状腺结节

甲状腺结节与结节性甲状腺肿,有人将两者混为一谈,将出现甲状腺结节的各种甲状腺疾病都称为结节性甲状腺肿,将甲状腺结节等同于结节性甲状腺肿。实际上两者概念应有所区别,甲状腺结节是甲状腺病肿块证候的总称,结节性甲状腺肿是甲状腺疾病中一个独立的疾病。甲状腺结节是甲状腺病的一种表现形态,是指甲状腺内存在单个或多个结节的甲状腺病。常见的是单纯性结节性甲状腺肿、甲状腺腺瘤、甲状腺囊肿、亚急性甲状腺炎、桥本甲状腺炎和甲状腺癌等,甲状腺结核和硬化性甲状腺炎较少见。临床上各种甲状腺炎、甲状腺腺瘤或甲状腺癌等伴有的甲状腺结节,以及 Graves 病病程较久而形成的结节,有的也称为结节性甲状腺肿,但不是真正的结节性甲状腺肿。部分结节甲状腺肿可具有自主功能,或形成结节性甲状腺肿伴甲亢,即毒性结节甲状腺肿。没有出现自主功能即没有伴有甲亢的结节性甲状腺肿,称为非毒性的结节性甲状腺肿。因此,判断甲状腺结节的性质,得出正确的甲状腺病诊断是临床上十分重要的问题,以免造成误诊,给患者带来不必要的痛苦。

甲状腺结节是指甲状腺出现的局限性肿块。它是多种甲状腺疾病的体征之一,有时是甲状腺疾患的首要甚或唯一临床表现。甲状腺结节较常见,是一种分布广泛的世界性疾病。流行病学调查显示,在碘充足地区,通过触诊发现甲状腺结节的患者中,男性占 1%,女性占 5%。通过触诊可发现的一般人群的甲状腺结节,患病率占我国人口的 3%~7%,在普通人群中的患病率为 10%。儿童发生率为 0.2%~1.5%,每增 1 岁,其发生率至少升高 0.1%。成年人普通人群中的患病率多超过 10%。在美国成年人中甲状腺结节患病率为 4%~7%。美国报道甲状腺结节患病率最高的一项研究结果,是应用高清晰度超声,在随机选择的人群中,甲状腺结节的检出率高达 19%~67%。一般而言,女性患病率高于男性,男女之比,从 1∶1.2 到 1∶4.3 不等。甲状腺结节的患病率随年龄增长逐步上升。近年来,使用高分辨率超声普查检出甲状腺结节率更高。发现在女性人群中的发生率高达 20%~25%,男性为 17%~25%,超过 80 岁以上的老人几乎均存在甲状腺微小结节。有报道 820 例尸检中,甲状腺无结节者仅占 26%,甲状腺腺瘤占 33%,结节性甲状腺肿占 32%,甲状腺癌占 2.1%。一般认为,实性结节中恶性者为 20% 左右,而囊性结节为 2%~3%。通常认为孤立结节的恶性几率高,约为 10% 左右,而多发性结节仅 2% 左右。有研究发现,应用高清晰度超声检查对普通人群进行筛查时 30%~50% 的人群存在甲状腺结节。女性和老年人群更为多见。至于结节是单发多于多发,还是多发多于单发,资料报道甚有差异。

由卫生部国际交流与合作中心发起、中华医学会内分泌学分会与默克雪兰诺中国公司联合于 2009 年 3 月启动的调查,历时 1 年 5 个月,共选取北京、广州、上海等 10 个城市的 15181 位各种类型社区常驻居民,通过问卷、现场体检、B 超及空腹静脉非抗凝血、尿样本处理等多项检测获得的数据显示:甲状腺结节患病率为 18.6%,每 5 人中就有近 1 例患者。此次流行病学调查填补了国内疾病防治史上的空白,将对增加公众的甲状腺健康知识,提高就诊率、治疗率产生积极意义。

非毒性的结节性甲状腺肿通常为良性,但也有 2%~10% 发生恶变。它们共同的临床特征为:①高发病率:多结节性甲状腺肿是一种分布广泛的世界性疾病。数据表明发病率可高达 4%~7%,其中成年人发病率为 5%,未成年人发病率为 1.8%。②性别依赖性:多结节性甲状腺肿的发生与性别显著相关,表现为女性发病率远高于男性(约为男性的 4 倍);而有生育史妇女的发病率比无生育史女性高 2 倍。有人认为这可能是由于女性,尤其是有生育史的女性体内激素浓度较高或活性较强所致。这一推断尚未得到证实。③年龄依赖性:多结节性甲状腺肿的发病率随着年龄的增长而升高。尽管该疾病在青少年中罕见,但一旦出现,罹患恶性的几率却可达到 18% 甚至更高(36.6%)。

四、甲状腺功能亢进症

甲状腺功能亢进症(hyperthyroidism)是指体内甲状腺激素分泌过多所致的神经、心血管等系统兴奋性增高和代谢亢进为主要表现的一组内分泌疾病的总称。在甲状腺疾病中,甲亢多见,其发病率为 1%~2%;有报道大庆市流行病发病率的调查,甲亢患者占人群的 3.14‰,男性为 1.7‰,女性占 6.62‰。西方国家报道(Graves 病的患病率为 1.1%~1.6%。其中临床以弥漫性甲状腺肿伴甲亢(Graves 病,又称 Basedow's 病)最为常见,约占全部甲亢的 80%~85%;甲亢性心脏病的发病率占甲亢患者的 13.4%~21.8%,常发生于甲亢后 2~3 年;甲亢患者中 10%~15% 发生心房颤动,甲亢性心脏病发生心衰竭时有 30%~50% 与心房颤动并存。约有 1% 的 Graves 病患者伴发重症肌无力。甲亢合并肝损害发生率国内外文献报道不一,为 45%~90%。国外甲亢死亡病例尸检资料发现,90% 的患者合并有肝脏损害,20% 患者伴有黄疸、胫前黏液性水肿与 Graves 病同属于自身免疫病,约 5% 的 Graves 病患者伴发胫前黏液性水肿。甲亢伴有 Graves 眼病的发生率约为 43%。妊娠期妇女合并甲亢的发生率为 0.05%~0.4%,几乎均为 Graves 病;任何年龄均可发病,20~40 岁,发生率最高,女性较多见,男性与女性比例为 1:4~6。有作者观察发现,在人群当中,甲亢发病率为 0.5%~1%。甲亢患者在城市居民比在乡村人口中常见得多,随着人们生活和工作节奏的不断加快,甲亢发生率也在增加。

甲状腺功能亢进症患者以女性占大多数;发病高峰年龄有前移征象。有研究显示,在缺碘和适碘地区,食盐碘化后甲亢的发病率升高。沿海平原地区和山区在全民食用碘盐后甲亢发病率都有所上升,但山区的甲亢发病率上升程度较沿海平原地区更为显著,其机制为缺碘严重的山区居民甲状腺对碘的需求在食用碘化盐前长期处于碘饥饿状态,较沿海居民对碘的摄入敏感;全民食用碘盐后,缺碘被纠正,食盐加碘有效地提高了缺碘地区人群的碘营养水平。但是随着碘营养水平提高,由于甲状腺代偿作用,分泌大量的甲状腺激素,导致甲亢发病率上升,且山区较沿海甲亢发病率上升程度大。高碘地区亚临床甲亢的患病率低于缺碘和适碘地区的发病率;女性促甲状腺激素受体抗体(TRAb)阳性和 TSH 小于 0.01mU/L 是亚临床甲亢发展为临床甲亢的危险因素;碘摄入量对亚临床甲亢的发展和转归无影响。下丘脑 - 垂体性甲状腺功能亢进症包括垂体促甲状腺激素(TSH)瘤和垂体选择性甲状腺激素抵抗综合征(PHTH)两类,以血清甲状腺激素升高伴 TSH 正常或升高为基本特征,患者均有典型的甲亢表现,TSH 瘤的发病机制尚不明了,主要与 pit-1 基因异常有关,患者血中 TSH-α 亚单位明显增高。PRTH 主要源于甲状腺激素受体 β 基因突变,多数患者 TSH 对 TRH 刺激有反应。

五、甲状腺功能减退症

自 20 世纪 80 年代采用敏感的 TSH(S-TSH)测定法以来,甲减的诊断率提高了。人群总体患病率为 1%~10%,随着年龄的增长而增加,60 岁以上的女性患病率高达 20%;74 岁以上的男性患病率(16%)与同龄女性相仿。有的报道甲减可以发生在各个年龄,从刚出生的新生儿至老年人都可发生甲减,以老年为多见,随年龄增加其患病率增高。甲减发生率为 0.1%~0.2%,老年人可达 1.8%。男女患病之比为 1∶5。在非缺碘地区甲减患病率 0.3%~1.0%,缺碘地区的发病率还要高;60 岁以下可达 2%,新生儿甲减患病率 1∶7000~1∶3000。国外报道的临床甲减患病率为 0.8%~1.0%,发病率为 3.5/1000;我国报道的临床甲减患病率是 1.0%,发病率为 2.9/1000。行甲状腺次全切除及 ^{131}I 治疗 Graves 病,10 年的累积甲减的发生率分别为 40%~70%。含碘药物诱发甲减的发生率为 5%~22%,有临床观察显示,对产后甲状腺炎(PPT)患者随访 2 年,持续性甲减的发生率约为 20%;先天性甲状腺功能减退症(CH)发病率为 41.54/10 万。

据统计,目前约每 6 位女性就有 1 位正在被甲减问题所困扰。如患者处于妊娠期,流产概率和妊娠晚期胎儿死亡率均大幅增加,并极易导致新生儿智力发育受损和生长发育障碍,对母亲和孩子造成无法挽回的伤害。因此,女性在怀孕前应检查甲状腺功能,或向内分泌科医生咨询。若患有甲减,需通过药物调整甲状腺功能至正常水平,以保证新生儿智力的正常发育。本病经及时治疗,可明显好转,但大部分需终身用药。如治疗不及时,病情可逐渐加重,最终并发心脏病,昏迷而死亡。黏液性水肿昏迷死亡率过去高达 80%,近年由于人工呼吸机使用及 T_3、T_4 静脉注射,死亡率下降,但仍达 50%~60%。预后与伴随的疾病明显相关。

英国一个关于甲减的大规模长期流行病调查发现,自发性甲减每年的发病率女性为 3.5∶1000,男性为 0.8∶1000。甲状腺抗体阳性和 TSH 升高的女性,甲减发生率明显增加到 43∶1000。妊娠合并甲减最常见的原因是自身免疫性甲状腺病——慢性淋巴细胞性甲状腺炎(桥本甲状腺炎)。先天性甲状腺功能减退症呈散发性分布,进行新生儿筛查是发现此症的唯一有效手段,使病儿得到早期诊治。

六、亚急性甲状腺炎

亚急性甲状腺炎(SAT),简称亚甲炎,因其病程较急性化脓性甲状腺炎长,而又不及慢性淋巴性甲状腺炎那样迁延不愈,故称之为亚急性甲状腺炎。它又称病毒性甲状腺炎、急性非化脓性甲状腺炎、巨细胞性甲状腺炎、肉芽肿性甲状腺炎。De Quervain 1904 年和 1936 年两次报道并详细描述了本病,故称为 De Quervain 病。对本病的发病率没有准确权威的统计数字。据已报道的亚急性甲状腺炎发病中,是一种与病毒感染有关的自限性甲状腺炎,约占甲状腺疾病的 5%,其发病率大约为 Graves 病发病率的 1/8。各种年龄均有发病,但多见于20~60 岁,40 岁左右最为常见。女性较男性多,男女之比约为 1∶5。Iitaka 等报道本病 3344例,年龄 14~75 岁,发病高峰在 44~49 岁,男性 312 例,女性 3032 例,男女之比为 1∶9.7。本病多见于 30~50 岁成人,青年及老年患者也有,儿童罕见。女性发病率较男性为高,女与男的比为(3~6)∶1。过去有认为本病为甲状腺疾病中相对少见的,这可能在有些地区的确是罕见的,有些地区则可局部流行呈地方性。据估计,本病的发病率占所有甲状腺疾病的0.5%~2.0%。

七、慢性淋巴细胞性甲状腺炎

　　本病由日本桥本策(Hashimoto)于 1912 年首先报道,因此又称桥本病或桥本甲状腺炎(hashimoto's thyroiditis, HT)。因其发病与自身免疫机制密切相关,也称自身免疫性甲状腺炎,为自身免疫性甲状腺疾病中的一种。国外报道其患病率为 3%~4%;我国学者报道本病患病率为 1.6%,发病率为 6.9/1000;如果将不典型、未得到诊断的病例包括在内,女性人群的患病率高达 1/30~1/10;国内外报道女性人群的甲状腺过氧化物酶抗体(TPOAb)的阳性率为 10%。慢性硬化性甲状腺炎罕见,其发病率约为桥本甲状腺炎的 1/50。桥本甲状腺炎为甲状腺炎中最常见的临床类型。本病多见于女性,女性患者是男性的 15~20 倍,各年龄均可发病,但以 30~50 岁多见。常见的是男性患者的发病年龄较女性晚 10~15 岁。Hershman 等(1981)介绍,在人群中有 5%~10% 患慢性自身免疫性甲状腺炎。随着对本病认识的提高,发病率有增加。Pedersen 观察到人群中有 11.1%(352/3077)存在桥本甲状腺炎。北京协和医院曾统计 1980—1982 年来诊的病例数,3 年中病例数相当于过去 30 年总数的 4 倍。儿童病例也应引起重视,Harvin 等报道 5000 多名学龄儿童中,本病发生率为 1.2%,北京协和医院普查 5601 名学龄儿童中,19 名患有自身免疫性甲状腺炎(0.34%)。

　　桥本甲状腺炎早期的临床表现并不典型,或与其他甲状腺疾病或自身免疫性疾病合并存在,大致可分为以下临床类型:①桥本甲亢,有甲亢表现,即 Graves 病与桥本甲状腺炎合并存在,也可相互转化,患者有甲亢表现和实验室检查结果阳性。②假性甲亢,有甲亢症状,但甲状腺功能正常。③儿童型,约占儿童甲状腺肿 40% 以上,多见于 9~13 岁。甲状腺功能大部分正常,甲状腺抗体滴度较低,易误诊为非毒性或青春期甲状腺肿。部分出现甲减的患者可能影响生长发育。④伴发甲状腺肿瘤,常表现为孤立性结节,抗体滴度较高,病理学显示结节部分为甲状腺瘤或癌,其余部分为桥本甲状腺炎。⑤伴发其他自身免疫性疾病,HT 可伴发肾上腺功能减退、甲状旁腺功能减退、1 型糖尿病、性功能减退、恶性贫血、重症肌无力、自身免疫性肝病、系统性红斑狼疮等。⑥桥本脑病,本病严重而罕见,其病因有争论,但肯定与自身免疫有关。

八、无痛性甲状腺炎

　　在 20 世纪 70 年代初人们注意到一种新的甲状腺炎症类型,其命名不同,有称无痛性甲状腺炎,也有称寂静型甲状腺炎、无痛性亚急性甲状腺炎、亚急性非化脓性甲状腺炎、不典型("寂静")亚急性甲状腺炎、伴有甲亢能自然消退的淋巴细胞性甲状腺炎、高功能的甲状腺炎、亚急性淋巴细胞性甲状腺炎、自身免疫病和甲状腺炎,以及产后无痛性甲状腺炎等。有作者称无痛性甲状腺炎也是由自身免疫引起的。首先由 Hamburger 发现,当时称为潜在性亚急性甲状腺炎,以后随之有过多次报道,至今名称不甚统一,常用的名称为无痛性甲状腺炎(painless thyroiditis)或安静性甲状腺炎(silent thyroiditis)。

　　无痛性甲状腺炎可发生于各个年龄段,有报道从 4.8 岁至 93 岁。40 多岁是其中间数。如同大多数甲状腺疾病一样,女性较男性更易患病,为(1.5~3):1。美国、加拿大、欧洲和日本等国的报道均是如此。而散发和产后型的发生率却有很大的不同。在美国的费城、博克利及弗吉尼亚这些地区的所有甲亢原因中,无痛性甲状腺炎发生率低于 5%,而得克萨斯为15%,威斯康星为 23%。无痛性甲状腺炎发病有增加趋势,Nikolai 等报道 4 年增加了 255%。而产后甲状腺炎的发生率也显示有相似的差异,从丹麦或沙特阿拉伯无病例发现至威尔士的发生率高达 17%,当然这些差异也可能有评估方法不同的影响。其认为无痛性甲状腺炎及产后甲状腺炎是自身免疫性甲状腺炎的不同临床表现。病理改变呈淋巴细胞浸润而非肉芽肿瘤性改变。随着人们认识的不断提高,其发病率也在提高。国外一些中心统计在新近发生的甲状腺功能亢进症中该病超过 20%,占全部甲状腺炎的 5%~15%。无痛性甲状腺炎有一定地域差别,以往缺乏区供碘充足后发病率较高。

　　本病于 1975 年被确认,其发病原因主要与自身免疫及病毒感染有关,与产后无关,女性好发,男女比例为 1:(3~5),其发病率在以甲亢症状初诊的患者中占 5%~20%。本研究资料为 16.7%。与有关文献相符。在甲亢中仅少于 Graves 病,多于桥本甲状腺炎。SPT 的典型临床表现分 4 期:①甲状腺毒症期:由于甲状腺腺泡破坏,甲状腺激素逸出所致,一般全身症状与其他原因所致甲状腺毒症无异。但多为轻中度,也可伴白细胞减少,肝转氨酶升高和心房纤颤。症状持续数周至数月,可达 2~5 个月。50% 的患者甲状腺不大。50% 患者甲状腺轻度肿大,质地稍硬,无结节,无血管杂音。血清 TT_3、TT_4,FT_3 大多升高,也可有正常;FT_4 多升高,血清 TSH 均减低。甲状腺同位素扫描为摄碘或摄锝延迟。图像里弥漫或部分稀疏。伴有或不伴有本底增高。100% 患者 RAIU 低于正常。②正常甲状腺素血症期:持续数周。③低甲状腺素血症期:持续 1~6 个月,此两期临床症状分别呈相应甲状腺功能表现。血清TSH 于初期为低值,然后逐步升至正常和高值。同位素检查特点同 1 期。④恢复期:临床症状消失,血清甲状腺激素水平及同位素检查恢复正常,部分患者不经低甲状腺素血症期直接恢复,部分患者遗留永久性甲减。

九、产后甲状腺炎

　　本病又称产后甲状腺功能不全(PPTD),还称产后型无痛性甲状腺炎,是产后妇女常见的一种疾病。由日本 Amino 于 1976 年首先提出,与妊娠及分娩关系密切,流产后也有发生产后甲状腺炎的报道。本病是发生于产后的一种以淋巴细胞浸润为特征的自身免疫性疾病,通常发生于产后 1 年内,表现为暂时性或永久性甲状腺功能异常。1948 年,新西兰的家庭医生 Roberton 首次报道了 219 例妇女 483 次妊娠产后发生甲状腺疾病的情况。这些次妊娠的 36% 发生了产后甲状腺功能减退症。此后这个领域的研究沉寂了 20 多年。直到 20世纪 70 年代,日本大阪大学学者网野信行小组开始继续这个领域的研究。1982 年,网野信行小组的工作取得突破,发表在国际权威杂志《新英格兰医学杂志》。他们的对日本产妇前瞻性研究显示,产后甲状腺功能障碍在日本产妇的发病率是 5.5%;并首次提出了产后自身免疫甲状腺功能失调(PPTD)的新概念。此后,网野信行小组的工作一直处于这个领域的国际领先位置。目前国际上报道的 PPT 的发病率为 1.9%~16.7% 不等。由于受地域的区别、促甲状腺激素(TSH)的测定方法、随访的频度和随访的时间的影响,各国及地区报道的发病率有较大差异,泰国 1.1%,英国 16.7%,加拿大 6%(产后随访 3 个月),美国威士康新地区6.7%,纽约地区 8.8%,西班牙 7.8%。本病占甲亢的 3.6%~23%,有 4%~7% 妇女在产后 1 年内发病;半数以上在产后半月至 4 个月发病,以产后 6 周最多。

产后甲状腺功能不全(PPTD)的广义概念是指具有亚临床自身免疫甲状腺病的妇女,在妊娠因素的诱发下出现甲状腺功能异常(甲状腺功能亢进或甲状腺功能减退)。PPTD 中包括 PPT 和产后 Graves 病。两者的区别点在于 PPT 是自身免疫甲状腺炎的一个类型,是由于炎症破坏了甲状腺滤泡,甲状腺激素漏出所致;产后 Graves 病是 Graves 病的一个类型,其原因是血清甲状腺刺激性抗体(TSAb)刺激甲状腺细胞产生过多甲状腺激素所致。产后甲状腺炎其临床特征主要为产后 6 个月内出现暂时性甲亢和(或)甲减,^{131}I 摄取率降低,甲状腺过氧化物酶抗体(TPOAb)升高,及甲状腺病理呈淋巴细胞浸润性甲状腺炎改变。PPT 产生的甲状腺功能异常既不是 TRAb 刺激或抑制作用的结果,也不是毒性甲状腺瘤所致。

十、甲状腺癌

甲状腺癌占所有癌症的 1%,国外报道其发病率为 (0.5~10)/10 万。根据《中国十城市甲状腺疾病流行病学调查》的研究结果显示,我国甲状腺结节患病率为 18.6%,其中恶性结节即甲状腺癌占 5%~10%。甲状腺癌属于头颈部肿瘤,位居恶性肿瘤发病的第六位。头颈部肿瘤是人类最常见的癌症类型之一,包括颈部肿瘤、耳鼻喉科肿瘤以及口腔颌面部肿瘤三大部分。其中,甲状腺癌在头颈部肿瘤中占首位,约占 30%。近年来,甲状腺癌是目前发病率升高最快的恶性肿瘤之一,特别是低分化甲状腺癌的发病率也很高。

甲状腺癌在地方性结节性甲状腺肿流行区,甲状腺癌特别是低分化甲状腺癌的发病率也很高。据国际癌症学会资料统计,各国甲状腺癌的发病率逐年增加。甲状腺癌以女性发病较多,男女之比 1:2.58。以年龄计,从儿童到老年人均可发生,甲状腺癌较多发生于青壮年,其平均发病年龄为 40 岁左右。环境污染、电离辐射、精神压力、碘摄入量改变、桥本甲状腺炎发病率的升高,都可能是造成甲状腺癌发病率升高的原因,但仍需要有进一步前瞻性大样本多中心的研究。各种类型的甲状腺癌年龄分布亦异。在甲状腺恶性肿瘤中,腺癌占绝大多数,而源自甲状腺间质的恶性肿瘤仅占 1%;乳头状腺癌分布最广,可发生于 10 岁以下儿童至百岁老人,滤泡状癌多见于 20~100 岁,髓样癌多见于 40~80 岁,未分化癌多见于40~90 岁。据报道,B 超检查良性肿瘤符合率较高可达 80%~90%,而甲状腺癌的误诊率可高达 40%~60%。

总之,甲状腺病的流行病特征为:①高发病率:甲状腺病是一种分布广泛的世界性疾病。有的发病率(如甲状腺功能亢进症、桥本甲状腺炎、甲状腺癌等)呈明显上升趋势。②性别依赖性:多种甲状腺病的发生与性别显著相关,表现为女性发病率远高于男性。③年龄依赖性:不同甲状腺病的发病率具有年龄依赖性,如甲状腺结节随着年龄的增长而升高。④家族遗传性:诸如桥本甲状腺炎、甲状腺癌等都有遗传现象。

从上述甲状腺病疾病谱及发病率增加趋势,显示了加强甲状腺病防治研究的迫切性与必要性,要发挥中西医学各自特点与优势,积极采取各种防治措施,降低其发病率,提高治愈率,提高人们健康生活水平。

我国缺乏大规模流行病学调查和大规模病例统计分析是造成相关专家对疾病进展情况难以掌握的主要原因之一。由于过去对甲状腺疾病的流行病学研究往往集中在个别省市或地区,得到的数据难以代表我国甲状腺疾病的流行病学特征。因此,开展全国范围大规模流行病学调查,同时建立多种疾病的登记制度,对未来进行疾病回顾性分析和前瞻性研究都十分必要。

尽管诊断手段不断提高,使得甲状腺疾病诊断率逐渐升高,但依然没有真实反映甲状腺疾病患病人群的潜在规模。据介绍,甲状腺疾病作为内分泌领域的第二大疾病,女性发病是男性的6倍以上,40岁以上女性中约有20%患有甲状腺疾病,但治疗率在我国还不到2%。由于其症状隐匿,很多患者对自己的病情并不知晓。应当进行甲状腺疾病的知识教育,使广大民众,尤其是女性,对甲状腺疾病的症状和体征有更多的了解,以便能够及时发现并治疗疾病。

参 考 文 献

1. 田慧.我国甲状腺疾病的流行趋势和影响因素.中华老年多器官疾病杂志,2013,12(2):81-84

2. 滕卫平.碘营养与甲状腺疾病.内科理论与实践,2010,5(2):112-117

3. 黄勤,金若红,邹大进,等.碘摄入量增加后甲状腺疾病发病率的变化.中华流行病学杂志,2001,22(6):455-458

4. 徐莉锋,刘丹彤.石家庄市2565例健康职工的甲状腺结节患病调查.昆明医科大学学报,2012,33(3):131-132

5. 冷松,刘颖,刘海霞,等.大连市健康体检成人甲状腺结节流行病学研究.医学与哲学(临床决策论坛版),2011,32(4):22-24

6. 钱碧云,何敏,董淑芬,等.1981年至2001年天津市甲状腺癌的发病率和死亡率.中华内分泌代谢杂志,2005,21(5):432-434

7. 钱碧云,何敏,高明,等.2002—2006年天津市甲状腺癌发病率与26年间长期趋势分析.中华普通外科杂志,2011,26(4):275-278

8. 陈万青,张思维,郑荣寿,等.中国肿瘤登记地区2007年肿瘤发病和死亡分析.中国肿瘤,2011,20(3):162-169

9. 关海霞,滕卫平,扬世明,等.不同碘摄入量地区甲状腺癌的流行病学研究.中华医学杂志,2001,81(8):457-458

10. Amino N,Tada H,Hidaka Y,et al.Therapeutic controversy,Screening for postpartum thyroiditis.J Clin Endocrinol andMetabol,1999,84:1813-1821

第五节　甲状腺病中医药治疗的特色与优势

甲状腺病是临床常见病,西医学主要包括三个方面:①甲状腺功能异常:包括地方性甲状腺肿、甲状腺功能亢进症、甲状腺功能减退症等;②甲状腺炎性疾病:包括急性化脓性甲状腺炎、亚急性甲状腺炎、慢性淋巴性甲状腺炎、硬化性甲状腺炎等；③甲状腺肿瘤：包括甲状腺囊肿、甲状腺瘤、甲状腺癌等。近年来甲状腺疾病发生率日益增高，越来越受到人们的关注。如能以中医药理论为指导，用现代科学的手段研究中医，汲取中医和西医两方面的精华，加以有机地结合，有利于提高不同甲状腺病的治疗疗效。

一、甲状腺病中医药方面的悠久记载

甲状腺病类属于中医"瘿病"等。甲状腺疾病的认识最早发源于我国，夏商世纪的甲骨文就有"瘿之初文"记载，春秋战国时期，《淮南子·坠形篇》及《庄子》就有瘿疾的治疗预防记载。《吕氏春秋·尽数篇》"轻水所，多秃与瘿人"提出瘿病与地理环境有关。含碘药物治疗甲状腺病我国记载最早，晋代葛洪《肘后备急方》记载了运用海藻组成方剂，治疗瘿病。如该书中治瘿病的十个方剂，均用有含碘丰富药材海藻、昆布等组成，其中九个以海藻为君药。欧洲大约从 12~14 世纪开始用海草灰治疗甲状腺肿。1812 年有人从海草灰中分离出一种物质，命名为碘，并证实海草灰治疗甲状腺肿能使甲状腺肿消退的就是这种物质。《三国·魏略》记载有用手术治瘿的故事。"自愿令医割治，十人割瘿九人死。"最早进行了手术治疗的尝试。1910 年 Kocher 有关甲状腺外科手术的创造性成就，使他于 1909 年荣获了诺贝尔奖金，奠定了甲状腺外科的基础。使用动物甲状腺治疗疾病我国记载源于隋唐，这个时期含碘药物与动物甲状腺组织（靥）已普遍被用来治疗瘿肿，《外台秘要》记载治疗瘿病的方剂 36 首，其中用海藻或昆布的方剂 27 首，用羊、鹿甲状腺组织（靥）的方剂 6 首，用海藻、昆布与羊、鹿甲状腺组织（靥）的合用方剂 31 首。而 Marine（1910）阐明了碘缺乏与甲状腺肿的关系。20 世纪初期，是实验内分泌学的开始。采取两个主要手段，其一是切除动物的某个腺体，观察动物会出现什么症状或现象；其二是把腺体的提取物注射入切除腺体动物的体内，看它能不能纠正病态和恢复正常功能。1914 年 Kendall 纯化了结晶的甲状腺素。

二、迅速减轻临床症状，减轻患者痛苦

消除或减轻临床症状是中医药治疗甲状腺病的主要优势之一。如甲亢病主要指 Graves 病，表现为怕热、多汗、易倦、烦躁、无力、手抖、食欲亢进、体重减轻、便次增多、月经紊乱等症状，不同患者上述症状轻重、多寡不一。临床甲亢患者常可表现某一个或几个症状特别突出，有的患者不仅发病过程中，某些症状特别明显（如低热、多汗、食欲亢进、便次增多、月经紊乱等），影响患者的工作生活，即使使用西药抗甲状腺药物，甲状腺功能检测指标恢复正常，但还可存在某些症状，运用中医药理论作指导，抓住甲亢患者主要表现，进行辨证施治，常能迅速控制症状，缩短疗程，减轻患者痛苦。在治疗甲亢过程中，能缩短起效时间，缩短了控制症状所需的时间，迅速缓解症状，减少并发症的发生，减少西药的毒副作用，其消除甲状腺肿、降低心率、增加体重、消除疲倦等作用优于抗甲状腺药物。

甲状腺功能减退症常表现有便秘、畏寒等，大多属脾肾阳虚，使用温补脾肾之方药，有利于迅速改善上述症状，而且有利于加快甲减检测指标的恢复。半硫丸以温肾助阳，通阳泄浊为法，配合小剂量优甲乐片（左甲状腺素钠片），对证属肾阳虚的甲状腺功能减退症有明显疗效，能够明显改善患者畏寒、面色无华、神疲乏力、记忆力下降、腹胀、便秘等症状，升高 FT_3、FT_4，降低 TSH，降低血清中 TGAb、TMAb 滴度，显著减少优甲乐的替代剂量，快速有效地达到治疗目的。试验组和对照组无不良事件发生率。故我们认为，运用半硫丸治疗甲减有一

定的疗效。治疗后试验组与对照组的主要症状均有改善。两组比较,试验组的疗效明显优于对照组($P<0.05$),尤其对畏寒怕冷、腰膝酸软、便秘等症状的疗效显著,其有效率达 90% 以上。说明半硫丸对患者的临床症状有显著的改善作用,疗效优于优甲乐片。通过中医药辨证论治或综合治疗,一般很快可以消除或减轻症状,使患者可以像健康人一样地学习工作和生活,显著提高患者的生活质量。

三、发挥各自长处,提高临床疗效

甲亢患者的近期疗效以服用西药组明显,而远期疗效则以服用中药组显著。中西药同时服用,既克服了单纯用中药疗程长、见效慢的不足,又抑制了只使用西药复发率高的缺点,从而提高了甲亢患者的治愈率。有报道,缓解时间在 5 年以上者,西药组(40 例)仅有 5%(2/40);中药组(40 例)为 75%(30/40);中西医结合组(120 例)为 70%(84/120)。不难看出,中药组和中西医结合组远期疗效高,但是中药组见效慢(一般为 2~6 个月),西药组复发率高,中西医结合组则明显优于上述 2 个组。

对缓解期的甲亢患者,如何防止复发是我们应该重点研究的问题。有报道将西药组和中西医结合组在 1~5 年内的复发率做了比较:在不同的观察时间中,西药组复发率高于中西医结合组,总复发率为 95.0%(28/40),中西医结合组为 30.25%(36/119),$P<0.01$。说明中西医结合组复发率比较低,但复发问题仍然存在。从复发的诱因看,一是感染,所以必须重视和预防重症病毒性感冒的发生和治疗。二是精神刺激和紧张、劳累,所以要加强心理(精神)治疗。三是过食含碘食物,所以还要重视对患者的饮食治疗,对于发病和缓解期的患者都要按照甲亢的病证规律拟定出饮食原则,实行"辨证施食"和忌食辛辣、含碘等食物的饮食疗法。总之,对于甲亢患者的治疗,除了中西药合用,还应配合心理治疗、饮食治疗、气功治疗,对防止缓解期甲亢患者旧病复发必将起到积极作用。

有应用自制中药甲亢丸加 ^{131}I 治疗中、重度甲状腺功能亢进症(简称甲亢)1269 例,并与单独应用 ^{131}I 治疗甲亢的 1115 例做对照,A 组 1115 例,第一疗程治愈 367 例(占 32.9%)。第二疗程治愈 56 例(占 5.04)。B 组 1269 例,第一疗程治愈 424 例(占 63.9%),第二疗程治愈 34 例(占 2.69%)。结果提示,中西医结合治疗甲亢明显优于单独应用 ^{131}I 治疗,而且可以缩短疗程,减少 ^{131}I 的用量,减轻患者的经济负担。同时也说明笔者自制中药甲亢丸对 ^{131}I 治疗甲亢有很好的协同作用。

四、中医药亚临床甲状腺病防治特点与优势

亚临床甲状腺病的中医药干预治疗研究。亚临床甲亢、亚临床甲减、亚临床克汀病等是当前甲状腺病的研究热点,可以早期中医药干预治疗,旨在减少这些疾病向甲亢、甲减或克汀病方向发展。或有症状早期患者干预治疗,减轻症状,促进康复,或减少并发症的发生。临床常见的亚临床甲亢是一种以血中促甲状腺激素(TSH)降低,而甲状腺激素正常为基本特征的甲状腺疾病。随着 TSH 测定方法的改进,亚临床甲亢的检出率有明显增高的趋势。在治疗本病时,首先要确定患者的亚临床甲亢并非一过性的,如果 TSH 水平持续性受抑制,可应用很小剂量的抗甲状腺药物治疗,使血清 TSH 处于正常水平。亚临床甲亢患者应注意低碘饮食,防止过度疲劳,避免情绪波动。如果有合并心血管系统临床表现者,可酌情进行 β 受体阻滞剂治疗,减慢心率,减轻心肌肥厚,改善心肌舒张功能,预防心室重构。在亚临床

甲亢的治疗中,进行早期干预,可有效地防止骨质疏松、心脏病等疾患的发生,缩短了病程,同时可以阻止其向临床甲亢发展。

五、减轻西药不良反应,达到增效目的

在对于甲亢的治疗中,采用中药辅以小剂量的抗甲状腺西药治疗,可减轻抗甲状腺病西药损害肝脏引起肝功受损,以及抗甲状腺病西药损害血液系统引起白细胞减少等不良反应。有报道:在统计的采用中药辅以小剂量甲巯咪唑治疗的389例患者中,未见一例出现严重白细胞或粒细胞减少病例。同时这种治法能有效地防止单纯甲巯咪唑使用过量等致甲亢向甲减转化,减少和缓解甲亢恢复期突眼征与甲状腺肿大加重。究其缘由,可能是中药益气养阴的扶正效益,弥补了甲巯咪唑单纯拮抗甲状腺激素的合成、缺乏顾及整体的作用。

六、防治或减少甲状腺病并发症

治疗甲状腺病并发症是中医药最突出、最显著优势之一。各种不同甲状腺病均有不同并发症,有的并发症甚至危及患者生命。如Graves病甲亢可以并发甲亢危象、白细胞减少、肝功能损害、甲状腺相并性肾病等。中医药能延缓或逆转甲状腺病并发症,挽救生命。我们常用小剂量的复方甲亢片治疗亚临床甲亢。由湖北省中医院研制的复方甲亢片,由白芍、生黄芪、生地、玄参、钩藤、夏枯草、牡蛎等中药及小剂量甲巯咪唑组成,实验研究已经证实,复方甲亢片不仅能有效降低甲状腺功能,及时控制甲亢症状,而且在防治甲亢合并白细胞减少甚至粒细胞缺乏方面具有一定的优势。

参 考 文 献

1. 张政,吕艳芝.祖国医学对甲状腺肿的认识和治疗.中国地方病学杂志,1996,15(3):165-166
2. 陈如泉.甲状腺疾病中西医诊断与治疗.北京:中国医药科技出版社,2001
3. 聂有智,赵一鸣,李树庭.中西医结合治疗甲状腺功能亢进症近远期疗效分析.山东中医杂志,2000,19(8):48

第六节　中医药防治甲状腺病的研究思路与方法

传统中医药理论运用朴素的唯物论和自发的辩证法思想来解释人类生命的起源,阐述人体的生理、病理、病因,以及疾病的诊断、防治等基本理论知识,在指导临床实践及医学的发展中起着重要作用。由于历史条件所限,其认识方法还存在着一定局限性。随着现代科学技术的迅猛发展,多学科的相互渗透,中医药理论应朝着客观化、科学化及现代化的方向发展。在中医整体观、辨证施治的指导下,汲取中医和西医诊治甲状腺病的精华,加以有机结合,运用多学科手段,从器官、细胞、分子水平更深刻地认识人体甲状腺的生理病理,使甲状腺病基础理论有新突破和发展,更有效地指导临床实践,不断地提高诊治甲状腺病的疗效。

一、克服中医药治疗甲状腺病没有作为的观点

人们在评价中医药对甲状腺病的治疗作用时,常有人认为,西医学具有抗甲状腺药物、甲状腺素制剂等特效药物,中医药没有什么治疗效果,研究中医药没有什么意义。毋庸讳言,在绝大多数情况下中药治疗甲状腺功能亢进症等作用较为缓和,不如西药来得迅速、确切。但这并不能否定中医药对甲状腺病的治疗作用。即使仅仅改善症状也属有效治疗。我们要看到中医药治疗甲状腺病的有效性和优越性。

中医药治疗甲状腺病具有一定的优势,第一是作用温和而持久,第二是具有综合治疗作用。就碘缺乏病而言,应用丰富含碘中药,其防治该病的疗效是肯定的。弥漫性甲状腺肿伴甲亢即 Graves 病,中药疗效不及直接抑制甲状腺素合成的抗甲状腺药物,但中药具有减少抗甲状腺药物副反应、治疗甲亢合并症、迅速改善症状、减少该病复发等优越性。

二、正确评价中医药对甲状腺病的临床治疗疗效

人们在评价中医药对甲状腺病的治疗疗效时,要看到中医、中西医结合治疗甲状腺病的有效性和优越性。甲亢病中医、中西医结合治疗的优势与特点:①在治疗甲亢过程中,能缩短起效时间,缩短了控制症状所需的时间,迅速缓解症状,减少并发症的发生或治疗甲亢合并症,未见毒副反应或减少西药的毒副作用,消除甲状腺肿、降低心率、增加体重、消除疲倦的作用优于西药抗甲状腺药物,中西医结合治疗能增强抗甲状腺药物的疗效。②中西医结合治疗甲亢明显优于单独应用 ^{131}I 治疗,而且可以缩短疗程,减少 ^{131}I 的用量,减轻 ^{131}I 患者的甲减发生率。减少 ^{131}I 治疗甲亢危象的发生,提高 ^{131}I 治疗适应证及治愈率,显示有良好的协同作用。③甲亢患者的近期疗效以服用西药组为明显,而远期疗效则以服用中药组为显著。中西药同时服用,既克服了单纯用中药疗程长、见效慢的不足,又抑制了只使用西药复发率高的缺点,从而提高了甲亢患者的治愈率。山东省立医院分泌科赵家军教授在治疗弥漫性甲状腺肿伴甲状腺功能亢进(Graves 病)时,将抗甲状腺药物与中药免疫调节剂相结合,取得良好效果。研究者把 658 例 Graves 病患者分为两组,对其中的 132 例单独用抗甲状腺药物(对照组);其余的 526 例(结合组)除给予抗甲状腺药物治疗外,还给予调节免疫功能的中药(人参、黄芪、女贞子、三棱等)进行治疗,并对腹泻、大便次数明显增多的患者再加用抗生素(环丙沙星、氧氟沙星等)。结果表明,使用此种综合治疗可加快患者症状的缓解过程,甲状腺功能恢复正常时间对照组为(4.5 ± 2.7)个月,结合组为(2.9 ± 1.7)个月;复发率明显减少,两组分别为 23.6% 和 47.0%。此外,患者的突眼、甲状腺肿大明显减退,有的完全恢复正常。研究者应用核固红染色、TUNEL 标记、流式细胞仪检测,发现加用中药治疗后,可诱导 Graves 病患者甲状腺细胞凋亡,改善 Graves 病患者的免疫功能。研究者应用 ELISA 法测定 Graves 病耶尔森菌抗体阳性率及交叉吸收试验,发现 0:3 型耶尔森菌质粒 DNA 与人促甲状腺素(TSH)受体基因有高度同源性,为治疗 Graves 病并合理应用抗生素进一步提供了理论依据。桥本甲状腺炎西药除出现甲减进行替代治疗和激素治疗外,尚缺乏其他治疗手段与方法。而中药对该病体现出了作用全面的特点,具有活跃微循环、调节免疫功能、改善甲状腺功能、治疗并发症等诸多方面作用,可能具有防治控制该病发生、发展的潜在优势。

桥本甲状腺炎发病率呈上升趋势,西医学的治疗手段十分有限,还有药物的副作用问题,中医、中西医结合治疗方法不仅非常必要,更有不容忽略的优势。它从患者的局部病变

和全身症状着手;全面整体调节,又无明显毒副作用。有报道在治疗桥本甲状腺炎患者时,均加用适量甲状腺激素,4~6周后见效,疗程较短,疗效好,尤其对心脏病患者负担减轻。以中药为主,配合小剂量甲状腺激素,选用艾灸、外敷、手术等必不可少的综合治疗手段。既可缩短疗程,又能避免一些不必要的毒副反应。

对于中医药在甲状腺病临床治疗和科研方面的现状也必须一分为二地分析。首先从整个甲状腺病中医治疗领域的状况看,近年来,随着甲状腺病发病率的上升,尤其是Graves病与慢性淋巴性甲状腺炎等,患病者以20~40岁的青年居多,对他们的健康危害增大。甲状腺病的中医药防治及研究工作没有受到应有重视,应像从事糖尿病防治研究那样,形成了一支较强的专业队伍。将防治甲状腺病列入各种级别科研攻关课题或重点课题。我们也应该看到,中医对甲状腺病的医疗、科研存在着低水平重复、疗效不稳定的现象。主要表现在以下几个方面:一是辨证的单一性。往往只注意某种甲状腺病的辨证分型,究竟分哪几种证型,也是各家不一,也是学者莫衷一是。二是只注意某一种甲状腺病的治疗疗效,很少应用中药、中西医结合方法对合并症的研究。三是临床研究评价疗效方法,完全套用西医的思路与方法。怎么样体现中医药特点,应从减少药物副反应、治疗甲状腺病合并症、迅速改善症状、减少该病复发等方面,综合评价中医药疗效。

三、中医药治疗甲状腺病的思路和方法

1. 多方面、多层次研究甲状腺病　随着现代科学的发展,各学科之间的联系日趋紧密,单学科研究已不可能有太大的作为。中医学理论内涵的复杂性和多元性与其技术手段的相对落后并存的现实状况,为其实现中西医结合和中医技术跨越式发展奠定了基础和提供了空间。中西医结合只有面向现代和未来的基础学科及高科技领域,将中医学与西医学、系统科学、生物信息学、物理学、化学、细胞分子学、基因组学和蛋白质组学等现代学科有机地衔接起来,才能把学科建设推进到当代生命科学的前沿。甲状腺病发病原因比较复杂,并发症千奇百怪,无论是西医学还是中医学的治疗方法,单一运用都不能达到完美的效果。这就要求我们多方面、多层次研究甲状腺病。如对甲状腺病合并妊娠,存在着胎停、甲产、流产等不同的不良结局,可发挥中药保胎安胎的作用特点,运用中药保证胎儿正常生长发育、减少流产、保证正常生产、减少遗传因素及婴幼儿正常智能等方面进行研究。

2. 开展防治甲状腺病并发症的研究　甲状腺功能亢进症是多种原因引起的甲状腺素分泌增多,造成机体的神经、循环、消化等各系统兴奋性增高和代谢亢进为主要表现的疾病。合并有甲亢危象、甲亢心脏病、甲亢性肌病、甲亢性肝损害、甲亢血液病(如白细胞减少、血小板减少、粒细胞缺乏症等)、甲亢性皮肤病(如局限黏液性水肿、白癜风、脱发等)、甲亢性眼病、甲亢性骨病等。许多并发症西医药还缺乏有效治疗方法,我们可以发挥有效治疗方药,可以中医药的有效方药及特色,开展对甲亢病合并肝损害、白细胞减少、甲亢性眼病、甲亢性黏液性水肿等并发症的研究工作。

3. 发挥中医、中西医结合治疗甲状腺病的长处　中西药各有长短,这在甲状腺病的治疗上表现尤为明显。西药降低高甲状腺素血症治疗甲亢、直接补充甲状腺素治疗甲减等药物,作用迅速、直接、可靠,但同时存在作用时间短、欠稳定、复发率高、副反应较多、服药时间长的缺点。中药则与此相反,作用较稳定、持久,副反应较少,对于某些甲状腺病或并发症的病例可收意外之效。如亚急性甲状腺炎西药除激素治疗外,主要是对症治疗,激素治疗效果

迅速明显,但复发率高,高血压病、溃疡病、肝功能不良者均不适宜,而中药抗病毒,清热解毒、化痰活血、散结消瘿,辨证治疗,减轻症状,减少复发,具有一定的特点与优势。由此可见,在甲状腺病治疗中,中西药物具有明显的互补性。

有是证则用是药,此乃万古不变之真理。在辨证全面、准确的前提下,临床用药必然要与之相适应,这是甲状腺病中医治疗学发展的关键和落脚点。甲状腺病是一种慢性疾病,缠绵难愈,有的甲状腺病甚则需终生治疗。在漫长的病变过程中,无论疾病本身,还是药物治疗,都会使病机发生变化。甲状腺病辨证学的发展具有极大的余地,只要摆脱传统辨证思想的束缚,就一定能使甲状腺病的辨证分型不断完善,从而满足临床治疗的需要。

4. 探讨中医药治疗甲状腺病新的治疗方药　如桥本甲状腺炎、结节性甲状腺肿、单纯性甲状腺肿等,目前西药治疗大多使用甲状腺素等替代治疗,疗效不够确切,可根据中药理气、化痰、活血、消瘿等方药,进行临床及实验研究,探讨中医药治疗新方药。

甲状腺病的研究,既不能忽视治疗甲状腺病药物的开发,研制一种或几种高效、稳定、持久、副作用小的方药,另一方面找到针对并发症和合并症具有彻底治疗或完全阻止治疗方药。积极发现苗头,确定目标,确定主攻方向,最终取得成果。

发挥中医药诊治特点,全方位进行临床用药研究。中医药治疗甲状腺病,大多是以西医诊断,中药方剂辨证治疗,有的也用中西药同时治疗。治疗方法诸如辨证用药、复方制剂、单味药物、针灸治疗、局部外敷等。我们认为防治甲状腺病研究必须讲究科学性,要注重科学道德,提倡实事求是,杜绝一切虚假行为,真正为发扬中医药学做出贡献。其次要学习正确的科学研究方法。在临床研究上尽可能做到随机双盲对照,即使做不到双盲,也要尽量避免一些心理因素等影响。要有先进定量指标,才可做出统计分析。要提倡组织大量病例、多中心、统一指标、较长期的研究,而避免小单位低水平的重复。对于动物实验的模型要公认可靠,所有试剂或药盒必须合格,这样才能得到科学的结论。总之,只要用科学态度真正汲取中西医两方面的精华而加以结合,我们相信一定会出现新的成果。有一部分中药也做了动物实验以研究治疗甲状腺功能亢进症或甲状腺功能减退症或治疗各种慢性并发症的机制,取得了一些经验。结果有人认为中西药合用的治疗甲亢方药,效果优于单用西药或中药,两者可能有协同作用。只有在广泛用药的基础上才有希望发现新的有效药物或有效组方,使甲状腺病的中医治疗有一个新发展。

5. 深入研究中医药防治甲状腺病的作用机制　由于历史的原因,中医学至今仍以临床实践为主,科研相对落后。如果不借助现代科学知识对这些实践经验进行开发研究,甲状腺病的中医治疗就不会有质的飞跃,要实现实践与科研的有机结合,首先必须是医疗和科研机构的协调配合。有条件的医疗、科研单位主动承担起科学研究的责任,基层医疗单位提供自己的临床经验和方药。

我们的目标是克服临床与研究的不足,提高临床与研究水平。但回顾这几十年的研究工作,尚存在一些不足,主要问题是有些工作科学性不强。一是大量病例的临床疗效研究往往未设对照组,又缺少客观指标,常以患者主观症状改善即认为有效,病例数不多,未做统计分析,观察时间又不够长,缺乏随访观察疗效研究,因此所得结论不易被人重复。二是对有些的广告宣传往往言过其实误导患者,使得一些患者急不择医,轻信道听途说或虚假广告。轻则贻误病情、浪费钱财,重则危及生命,造成严重后果。三是近年来社会风气不正,在研究领域也出现了弄虚作假,少数论文中数字有不实之处,很难使人相信及重复。

　　甲状腺病可侵犯人体的任何系统和任何器官,而且病情复杂多端,个体差异性大,甲状腺病研究既需要一支高水平、高素质的研究团队,更需要医务工作者脚踏实地开展工作。要求我们具备全面的医学知识和丰富的临床经验,埋头苦干,扎实工作,才能实现我们的创新目标。

参 考 文 献

1. 陈光星,黄仰模,陈纪藩,等.中医药治疗甲亢甲状腺肿大的研究进展与思路广州中医药大学学报,1998, 15(增刊):56-58
2. 孙丰雷,程益春.消瘿片治疗甲状腺机能亢进症的临床及实验研究.山东中医药大学学报,1998,22(3): 206-210
3. 李晓苗,王莉,张南雁,等.甲亢和甲减患者T_3R的表达与中医辨证关系.第四军医大学学报,2001,22 (16):1512-1514
4. 邝秀英,廖世煌.辨治甲亢性甲状腺肿大的经验.辽宁中医杂志,2001,28(7):40
5. 林兰,李鸣镐.中药甲亢宁治疗阴虚阳亢型甲状腺功能亢进症的临床研究.中国中西医结合杂志,1999, 19(3):144
6. 王哲民,戴岐.辨治甲亢症经验.山东中医药大学学报,1998,22(2):134-135
7. 王洪泉,徐灿坤,王蕾.程益春教授治疗甲亢经验选粹.实用中医内科杂志,2003,17(3):162
8. 沈晓艳,刘晓玲,沈卫星.廖世煌治疗甲状腺机能亢进症经验.中医杂志,1999,(10):594-595

(陈如泉)

瘿病是以颈前喉结下方两旁结块肿大为主要临床特征的一类疾病。因在颈绕喉而生,状如缨络或樱核而得名。追溯有关瘿病历史记载与理法方药认识应用的发展过程,提出了大致经历了萌芽启蒙期、理论奠基期、方药汇集期、整理充实期、应用发展期和研究创新期六个时期。

第二篇 瘿病源流篇

第一节　先秦时期——瘿病学术的萌芽启蒙期

先秦时期(又称先秦时代)即中国秦朝以前(即公元前 221 年以前)时代的统称,是中国对古代历史所做划分的时间区间,泛指中国古代秦朝以前的历史时代,起自远古人类产生时期,直至公元前 221 年秦始皇统一六国为止。经历了夏、商、西周,以及春秋、战国等历史阶段。在这历史时期,中国医药学处于萌芽时期,存有瘿病起始、相关因素、防治药物、名人趣事等的不少记述,系统梳理该时期有关瘿病记述内容,有利于进一步中国医药学发掘、整理,为继承发扬中医药学术服务。

一、夏商甲骨文契刻"瘿"字初文

中国文字的雏形,大概可以追溯到新石器时代陶器上的象形文字符号。而真正意义上的传世中国文字,则要数夏商时代的甲骨文。由于甲骨文是在夏商时代用坚硬的契刀凿刻于龟甲或兽骨上,并在殷墟出土,故甲骨文又称为"契"、"契文"、"书契"、"殷契"、"殷文"等;又因当时刻写在甲骨上的文字内容主要为卜辞或与占卜祭祀有关的纪事,故又称"卜辞"、"贞卜文字"。甲骨文的出现填补了中国文字早期历史的空白,为研究汉字的起源和初级形态提供了最宝贵的资料。在辨识甲骨文中,已有瘿的记载,李实《甲骨文字丛考》一书,提出了"释瘿"之专节,该书认为甲骨文专著《文编》、《类纂》等专著,"收入附录,旧不识","未收此字,盖仅留一残文",均未收录"瘿"字。

该书认为甲骨文京都八四八字"🏃"字,为"瘿之初文","字当象人脖之长瘤之状",诚如《说文解字·病部》所述"瘿,颈瘤也"。这一记述论点,大大提前了瘿病记述年代,说明夏商时期甲骨文就有了瘿字初文,说明当时就有瘿病存在,纠正了过去许多书籍认为瘿病最早载于《山海经》,或《庄子》,或《吕氏春秋》,或《内经》等不同说法观点。

二、《山海经》有关瘿病记述

《山海经》是先秦重要古籍,是一部综合各种知识而显得庞杂的古籍,是一部富于神话传说的最古老的地理书。大约是从战国初年到汉代初年楚国和巴蜀地方的人所作,经西汉刘歆校书,才形成现在的书籍。全书共计 18 卷,包括《山经》5卷,《海经》8卷,《大荒经》5卷。内容包罗万象,主要记述古代地理、动物、植物、矿产、神话、巫术、宗教等,也包括古史、医药、民俗、民族等方面的内容。《山海经卷二·西山经》:"又西

释瘿

甲骨文的🏃(京都八四八)字,《文编》收入附录,旧不识。按甲骨文的颈字作🏃,卜辞为「疾颈(🏃)」,字与上出字明显不同。🏃字当象人脖子长瘤之状,字即瘿之初文。《说文》:「瘿,颈瘤也。」段注:「颈瘤则如囊者也。」瘤为圆形,甲骨文为了契刻之便,所契类似方形。《类纂》未收此字,盖仅留一残文。

(录自李实《甲骨文字丛考》)

三百五十里,曰天帝之山,上多棕、枏,下多菅、蕙。有兽焉,其状如狗,名曰溪边,席其皮者不蛊。有鸟焉,其状如鹑,黑文而赤翁,名曰栎,食之已痔。有草焉,其状如葵,其臭如蘼芜,名曰杜衡,可以走马,食之已瘿。"又载"天帝之山有草如葵,名曰杜衡,食之已瘿。"杜衡即杜葵,又名马蹄香,《本草纲目·草部·杜衡》言其可治"颈间瘿瘤之疾"。《山海经卷二·西山经》云"西南三百八十里,曰皋涂之山,蔷水出焉,西流注于诸资之水;涂水出焉,南流注入集获之水。其阳多丹粟,其阴多银、黄金,其上多桂木。有白石焉,其名曰礜,可以毒鼠。有草焉,其状如藳茇,其叶如葵赤背,名曰无条,可以毒鼠。有兽焉,其状如鹿而白尾,马脚人手而四角,名曰玃如。有鸟焉,其状如鸱而人足,名曰数斯,食之已瘿。"西南三百八十里,是座皋涂山,蔷水发源于此,向西流入诸资水;涂水也发源于此,向南流入集获水。山南面到处是粟粒大小的丹沙,山北阴面盛产银、黄金,山上到处是桂树。山中有一种白色的石头,名称是礜,可以用来毒死老鼠。山中又有一种草,形状像藳茇,叶子像葵菜的叶子而背面是红色的,名称是无条,可以用来毒死老鼠。山中还有一种野兽,形状像普通的鹿却长着白色的尾巴,马一样的脚蹄,人一样的手而又有四只角,名称是玃如。山中还有一种禽鸟,形状像鸱鹰却长着人一样的脚,名称是数斯,吃了它的肉就能治愈人脖子上的瘿病。

　　《山海经第五·中山经》:"中山经薄山之首,曰甘枣之山。共水出焉,而西流注于河。其上多枑木,其下有草焉,葵本而杏叶,黄华而荚实,名曰箨,可以已瞢。有兽焉,其状如(音灰)鼠而文题,其名曰(音耐),食之已瘿。"中央第一列山系薄山山系之首座山,叫做甘枣山。共水从这座山发源,然后向西流入黄河。山上有茂密的枑树。山下有一种草,葵菜一样的茎干杏树一样的叶子,开黄色的花朵而结带荚的果实,名称是箨,人吃了它可以治愈眼睛昏花。山中还有一种野兽,形状像狗样大鼠而额头上有花纹,名称是数斯,吃了它的肉就能治好人脖子上的赘瘤。

　　《山海经第五·中山经》:"又东二十七里,曰堵山,神天愚居之,是多怪风雨。其上有木焉,名曰天楄,方茎而葵状,服者不瘿。"这叙述了堵山这个地方,山上有一种方茎如葵花状的树木,人服食后不生长瘿病。在《山海经第八·海外北经》中记载了"拘缨之国在其东,一手把缨。一曰利缨之国。"郭璞曰:"缨,亦作瘿。"袁珂云:"缨,瘤也。多生于颈,其大者如悬瓠,有碍行动,故须以手拘之,此拘缨之国之得名也。"这里形象地描述了地方性甲状腺肿病,据考其方位,当在中原的北方,很可能即今天的晋陕甘北部一带。

　　总之,《山海经》虽然不是一部医学专著,但里面却蕴藏着不少医学内容。该书虽然没有系统完整的医药学理论体系,但为中医学理论体系的形成和发展起到了一定的先行作用,体现了当时的科学医学思想。书中已经记录了的38种疾病,其中就载有"瘿"病。列举了"数斯"、"杜衡"等鸟兽植物,食之可以"已瘿"、"不瘿",也就是说不仅可以治疗瘿病,而且可以预防瘿病。

三、《庄子》与《吕氏春秋》等著作的瘿病记述

　　汉·班固《汉书·艺文志》著录《庄子》五十二篇,但留下来的只有三十三篇,分为外篇、内篇、杂篇。其中内篇七篇,一般定为战国时期庄子著;外篇杂篇可能掺杂有他的门人和后来道家的作品。《庄子内篇·德充符第五》中记述道"闉跂支离无脤说卫灵公,灵公说之,而视全人:脰其肩肩。甕盎大瘿说齐桓公,桓公说之,而视全人:其脰肩肩。故

德有所长而形有所忘。人不忘其所忘而忘其所不忘,此谓诚忘。故圣人有所游,而知
为孽,约为胶,德为接,工为商。圣人不谋,恶用知?不斫,恶用胶?无丧,恶用德?不
货,恶用商?四者,天鬻也。天鬻者,天食也。既受食于天,又恶用人!"这里不仅记述
提出了瘿之病名,而且瘿病患者临床表现。又通过齐桓公与一个跛脚、伛背、缺嘴、患
有瘿病者交谈,说明卫灵公看待人间不应存在宠辱、贵贱、好恶、是非的观点,讨论了人
的精神世界。

　　公元前 2 世纪的吕不韦,为战国末年秦相,编著《吕氏春秋》,有八览、六论、十二纪共 20
余万言,汇合了先秦各派学说,"兼儒墨,合名法",故史称"杂家"。《吕氏春秋·季春纪第三·
尽数篇》中说:"轻水者,多秃与瘿病。"不仅记载了瘿病的存在,而且观察到瘿的发病与地理
环境(水质)密切有关。此外,《管子·地员第五十八》:"其种橿葛,秅茎黄秀惎目",即"惎目
谓谷实怒开也"。亦是致人生气瞪起眼睛比类而来的,类似于现甲状腺相关眼病的目睛突
出之病状。说明当时人们已意识到情志恼怒可以导致甲状腺疾病突眼。《淮南子·地形训
第十六》曰:"险阻之气多瘿"。说明了高山险恶之地多患现今甲状腺病。以上诸多记述,
载述先秦时期有并瘿病趣闻轶事、瘿病与地理环境关系以及情志恼怒所致甲状腺眼病之病
状等。

四、《五十二病方》的疣病与瘿病

　　马王堆帛书《五十二病方》是一部重要的医学文献,是我国考古界的一大发现。一般认
为该书为"帛书抄成不晚于秦汉之际,即应为公元前三世纪的写本"。该书自 1973 年底出土
以来,在湖南长沙马王堆出土了大量帛书,其中有一种久已亡佚的帛书,原书无题,因卷前有
五十二个病名目录,目录末又有"凡五十二"字样,遂定名为《五十二病方》。专家认为该帛
书的抄成不晚于秦汉之际,即应为公元前 3 世纪的写本,反映了以齐鲁为中心的我国东部地
区的医疗成就。有学者认为该书当为西周作品,也有推测帛书的作者为楚国人,成书年代可
能在战国晚期,帛书《五十二病方》自出土以后,引起了国内外学者的高度关注和重视,得到
文字学界、医学界的深入研究。《五十二病方》全文现存 462 行,约有 14 700 余字,由 283 个
病方组成,涉及 247 种药物,103 个病名(题目和内容),包括内科、外科、儿科、妇产科、五官科
等。药剂种类多,有汤剂、散剂、胶剂、丸剂等。治疗方法有外敷法、外涂法、熏法、药浴法、角
法、灸法、贬法等。

　　《五十二病方》中有疣病章节记述该病特点,即为"胡"状。因此,古时胡亦指赘生之物,
与疣一致。"疣其末大本小",即为疣的末端较大,而连着肌肤近端较小。该书中还记述
对疣的治疗方法,随疣项下,收入治方七个,其中祝由方占去六个。在六方中又有四方是
采取祝词,配合"磨"的方法,将疣用机械力量除掉。"细绳缠在疣的细蒂上,点燃绳的一
端,灸灼疣蒂。磨疣就掉"还用蒲草席灸灼疣蒂。有在朔日(初一即月复苏之日)用葵茎
摩擦疣十四次,口念祝由词后,再用茱萸的根,或者车前草的根摩擦十四次而去疣病。若
人生了较大的疣,前端大如马奶,根蒂部细小者,可取附子贴敷于疣的根部作麻醉,用细绳
牢固系在疣的根蒂,将绳一端点燃,当疣蒂感到灼痛时,立即将疣拔去,再用附子制作的药
物敷在伤口上。治疗中没有禁忌,是一种治疣有效的方法。另外还有祝由方法治疗疣病。
《五十二病方》随疣项下,收入治方七个,其中祝由方占去六个。在六方中又有四方是采取
祝词配合"磨"的方法将疣用机械力量除掉。

　　然而《五十二病方·尤》中所述"疣"病当为何病？各注家认识不一致，有认为现代的皮肤病即"尖锐湿疣"；有称"瘜肉"类疾病。细思考释，该书所述疣病主要为"瘿病"，即甲状腺病。首先，该书治疣第二治方中云"令疣者抱禾，令人嘑(呼)曰：'若胡为是？'应曰：'吾疣'。置去禾，勿顾。"《说文解字·月部》"胡，牛颔垂也。"《史记·封禅书》："鼎既成，龙垂胡髯下迎黄帝。"颜师古注："胡：谓颈下垂肉也"。这明指颈下垂肉，当为甲状腺肿也。其次，苏子瞻《荔子叹》："我愿天公令赤子，莫生尤物为疮疣"。龚胜生"细思诗意，此处'疮疣'实指甲状腺肿"。第三，古代诗文称疣病，即为甲状腺病。宋洪咨夔《随笔》："归州多瘿生昭君，鄂州多瘿生莫愁。造物何如等教瘿，尽令尤物不成尤。"《庄子内篇·大宗师》"彼以生为附赘县疣"，"若疣之自县，赘之自附。"疣者为赘生物，瘿字广义也包含着皮肤突起的赘生物，许多历史书籍述的"附赘"、"悬疣"等，都是指甲状腺肿。第四，由于历史久远，医学认识水平局限，在2300多年前的先秦时期，是否存在或已认识到"尖锐湿疣"、"瘜肉"等类疾病。查考隋唐时期的《备急千金要方》、《千金翼方》、《诸病源候论》等方书，有大量治疗瘿病方药，却未见有治疗"尖锐湿疣"、"瘜肉"等类疾病即疣病方药。综上所述，《五十二病方》中所述"疣"病，主要是指瘿病，即现今的甲状腺病。

　　总之，从先秦时期甲骨文、竹简、诸子百家的记述，说明了早在3500前的夏商时期甲骨文就有了瘿之初文，纠正了过去许多书籍认为瘿病最早于《山海经》、《庄子》、《吕氏春秋》、《内经》等不同说法。同时说明秦汉之前就有瘿病记述较为丰富，不仅记述有瘿的病状描述，说明了瘿病与山水地理有着密切关系，还记载了许多瘿病治疗及预防方法，当然这些治疗预防方法及方药，仅仅反映当时文化技术水平。具体临床实用价值还有待进一步考证。这亦说明我们在瘿病源流方面作了一些考释工作，有关医药学内容还值得进一步去发掘、整理，为继承发扬中医药学术服务。

参 考 文 献

1. 李实．甲骨文字丛考．兰州:甘肃人民出版社,1997
2. 许慎．说文解字．北京:中华书局,2004
3. 佚名．山海经．王学典,编译．哈尔滨:哈尔滨出版社,2007
4. 汉·刘安撰．白话淮南子．吴广平,刘文生,译．长沙:岳麓书社.1998
5. 战国·吕不韦．吕氏春秋．长春:吉林摄影出版社,2003
6. 龚胜生.2000年来中国地甲病的地理分布变迁.地理学报,1999,54(4):335-344

（陈如泉　　陈继东）

第二节　秦汉时期——瘿病学说的理论奠基期

　　秦汉时期是从秦王朝统一开始，止于东汉灭亡，即公元前221年至公元220年。战国末期，秦国逐渐强盛，相继剪灭六国，建立了中国历史上第一个封建专制主义中央集权的国家秦朝。在秦统一前的先秦时期，中国各地区人民在医疗上都积累了丰富的经验，形成了各自的医疗特色，但由于诸侯国之间的分争割据，风俗不同，语言文字差异等，医药文化的交流受到一定限制,秦汉的统一,为医药文化的交流和发展创造了良好的条件。西汉为汉高祖刘邦所建立,建都长安;西汉王朝(公元前 206—公元 8 年),沿袭秦制。公元 25 年,东汉为汉光武帝刘秀所建立,定都洛阳,史称东汉(公元 25—220 年)秦汉是中国医学史上承前启后、继往开来的发展时期。《黄帝内经》(简称《内经》)成书于西汉,奠定了中医学理论的基础。《黄帝内经》的著成,总结了战国以前的医学成就,并为战国以后的中国医学发展提供了理论指导。标志着中国医学由经验医学上升为理论医学的新阶段。《黄帝八十一难经》简称《难经》或《八十一难》,旧题秦越人撰,成书西汉末期至东汉之间,是一部以问难形式解释古医药的理论著作。西汉淳于意在继承前人学术经验的基础上,记录所诊治患者必详列姓名、身份、籍里、性别、病名、病因、脉证、诊断、治疗(方药、针灸、含漱药、窜药等)、预防等,反映了早期医案淳朴可鉴的学术风格,为后世医家书写医案树立了榜样。《神农本草经》又名《神农本草》,简称《本草经》,不少学者认为《神农本草经》成书当不早于东汉,是一部重要的药物学典籍。秦汉时期,经过无数医家的努力,特别是东汉张仲景《伤寒杂病论》中以六经论伤寒、脏腑辨杂病,形成了一套理法方药相结合的体系,建立了辨证论治的基本规范。确立了四诊、八纲、脏腑、经络、三因、八法等辨证论治的基本理论。

《内经》开创了中医学独特的理论体系,全面指导中医药学的理论原则和学术思想。在整体观、矛盾观、经络学、藏象学、病因病机学、养生和预防医学以及诊断治疗原则等各方面,都为中医学奠定了理论基础,具有深远影响。辨证论治是中医的基本特点之一,它始于《内经》,张仲景将其应用于临床,提出了"观其脉证,知犯何逆,随证治之"论述,为后世医家诊治疾病树立了典范。《金匮要略》、《伤寒论》也未见专门篇章记述瘿病症状及辨治,但仲景辨证施治思想及其方药,治疗各种不同甲状腺病证均有确切疗效。

一、《内经》与瘿病的相关理论研究

(一)藏象理论与瘿病

在中医学理论体系中,脏腑学说是其理论体系的核心。甲状腺是人体重要的内分泌腺,在中医理论体系中,既没有与它相对应的脏腑,也没有较系统的专门论述,然而中医脏腑理论与瘿病具有密切关系。《内经》系统而科学的中医理论奠定了中医理论基础,为瘿病生理病理阐述、辨证治法用药提供了理论依据及指导意义。

甲状腺是机体内重要的腺体组织之一,由甲状腺分泌的甲状腺素对中枢神经的作用结果正与中医肝主怒与喜抑郁的精神情志病理变化和临床表现相关。如甲状腺素分泌过多或甲亢时,可引起中枢神经兴奋性增高现象,出现患者烦热、躁动不安、易于激动、多言失眠、目赤眼突及面、颈、胸部皮肤微红润等,且多由各种精神因素如愤怒、惊吓、恐惧、悲伤等诱发。反之当甲状腺素分泌减少或甲减时,可引起中枢神经兴奋性降低现象,出现患者感觉迟钝,行为缓慢,表情淡漠,郁郁寡欢,慢言思睡等。甲状腺组织分泌甲状腺素的多少所产生的临床表现与中医所论肝主怒、喜抑郁的双重情绪变化正相符合。甲状旁腺是一种邻近甲状腺的组织,主要生理功能调节人体内钙的水平,从而维持机体神经肌肉组织的正常活动性,一旦甲状旁腺组织功能发生改变,临床则会出现一系列与中医肝之风病相似的表现。甲状旁腺功能低下的患者临床常出现手足搐搦等的症状,初期多有感觉异常,四肢刺痛、发麻、痉挛、僵直,小儿则有惊厥、状如癫证等症状。因肝主风,其荣在爪,此时症状皆属肝风病变证候,可给予平肝息风、镇肝息风、补血养肝等治法。由此可见,甲状腺相关病变与中医肝藏象病证及治法用药密切相关,指导甲状腺病理论阐述及具体治疗用药。

肾为先天之本,水火之脏,内寄真阴真阳,主藏精,有温润五脏之功能,为人身精髓之源泉。肾主水液,与膀胱相表里,膀胱气化亦赖肾气之强盛。肾气虚衰,膀胱气化失职,发为肿满;甲状腺功能减退症临床上多表现为肾阳亏乏、气血不足之神疲乏力、畏寒怯冷、少气懒言、面色不华、腰脊酸痛、面肢肿胀等一派虚寒之象。据相关实验报道显示,凡阳虚证患者,血清中甲状腺素含量偏低,源于甲状腺激素的分泌不足。人体生命活动与激素的调节是分不开的,由于甲状腺素的合成障碍,进而导致垂体前叶、性腺、胸腺、心、肝、脾等脏器组织的一系列病变。肾阳是功能活动的动力,也是人体生命的源泉。肾阳不足可随着病情的发展,还会出现脾肾阳虚、心肾阳虚、阴阳两虚、痰浊内停,类似于甲减的后期病变或多种并发症,如心包积液、黏液性水肿、心力衰竭等,最终导致肾气败绝,阴阳离绝之死候。

地方性克汀病,多属中医的"五迟"、"五软",是由胎禀不足,脾肾虚弱而致。可见其致病因素,一是先天不足,二是后天失养,但以先天禀赋不足为主。从体征上常见有呆、小、聋、哑、瘫。肾藏精主骨生髓、通脑、藏志、开窍于耳,而"脑为髓海",若肾精充沛则髓海有余,脑健耳聪,精神健旺。精血不充,不能上荣诸窍,脑海空虚,故见聋、呆诸症。肝为血海,"精血同源",若肝肾气旺、精血充足则筋骨强健,能行走站立,耳聪目明。肝肾不足,气血两亏,则筋骨失养。语言为智慧的表现,为心所主,心气不足,则智力不发达,言语迟缓。脾主肌肉、四肢,与胃为表里,脾胃为"后天之本,气血生化之源"。脾阳依赖于肾阳温煦滋养,肾阳不足能导致脾胃虚弱,脾失健运。脾肾两亏,则皮松肉弛,遍体衰弱,肌肉痿弱无力。故从中医学来说,地方性克汀病总由肝、脾、肾三脏亏损所致,其中以先天禀赋不足,肾气亏虚为其主要方面。

脾为后天之本,主四肢、肌肉。甲亢患者,脾气虚弱,运化无权则肌肉无以充养,故消瘦、神疲、乏力;体弱久病,正气虚损,脾气虚弱,肌肉失其气血濡养,则瘿病肌肉痿弱无力或眼睑下垂,甚则全身乏力,不能行走,呈现甲亢肌病等各种表现。或脾气虚弱,健运失职,湿浊下注则泄泻或下肢黏液性水肿。甲减患者,年深日久,阳气虚损,可出现肢肿、纳呆、便结、神疲等症。据观察,甲减患有肌无力者占61%,此为"脾主肌肉"之功能减退,且有32%~82%患者合并不同程度之贫血,此乃脾气虚弱,气血生化不足之征象。

甲状腺病除与肝、脾、肾三脏关系密切相关外,与肺、心两脏亦相关,《素问·灵兰秘典论》:"肺者,相傅之官,治节出焉"。肺主治节是对肺脏基本功能的高度概括,主要体现在肺主呼吸,调节全身气机,推动调节血液运行;肺的宣发肃降,治理和调节水液代谢。肺对其他脏腑有独特的辅助、协调作用,在病理状态时,肺与其他脏腑常相互影响,共同为病。《内经》对心生理功能有明确论述,如心主血脉、心主神明、心藏神、心为五脏六腑之大主等理论。这些理论阐述对甲状腺的生理病理理论及辨证治疗亦有指导意义。肝为心之母,所主的情志,是神的重要组成部分,心神往往易受情志因素影响。故《灵枢·口问》云:"心者,五脏六腑之主也……故悲哀愁忧则心动";另一方面则主疏泄而畅气机,主藏血而养诸脏,调血量而行气血,而气血又是神志活动的物质基础,神本于血而动于气,所以失眠的基本病机主要与心神不安相关,心神不安是失眠的重要病机。肝与心两脏生理相关,因而病理相联,若情志所伤,疏泄不及,肝气郁结,易累及心致神气。

(二) 病因病机与瘿病病因

《内经》虽未将"病"与"因"二字组合在一起构成一个术语,观《内经》全书,既有病因病机专篇,又有散在各篇的大量论述,大凡疾病的发生、病势的进退、病变的性质及证候的变化皆有可循之理,丰富和深化了《内经》的疾病理论。

1. 六淫外邪与瘿病　《素问·生气通天论》云:"因于露风,乃生寒热","春伤于风","夏伤于暑","秋伤于湿","冬伤于寒","四时之气,更伤五藏"。而"寒温不时","风雨不节","天地四时不相保"之类四时失序有害生物生化的气候尤其令人看重,如"春霜烈风","卒风暴起","久曝大旱","久阴淫雨","秋霜疾风","二月丑不风","三月戌不温","四月巳不暑","十月申不寒","至而不至","未至而至"等,皆为"失时反候,五治不分,邪僻内生,不能禁也"。人的生存又离不开生产生活、衣食住行,以及社会环境,这些方面的失度、失调,将有损于健康,甚至戕害生命。人在受到六淫之邪的感染之后,特别是暑热一类的邪气,常常能导致瘿病的诱发,有时甚至会使瘿病的病情加重。另外劳倦过度亦可诱发瘿病。

急性化脓性甲状腺炎,文献无确切病名,依据其局部肿胀、木硬、潮红、灼热、疼痛,定名为瘿痈。病机为风温、风火毒邪客于肺胃或肝胃郁热,积热上壅,夹痰蕴结,以致气血痰热凝滞于肺胃之外系喉结部。据文献报道,90%的急性化脓性甲状腺炎患儿发现有梨状窝瘘,另外全身或局部的细菌感染通过血行、淋巴管或临近的化脓性病灶侵入甲状腺也可引起急性化脓性甲状腺炎。

西医学对亚甲炎的病因尚未完全阐明,一认为与病毒感染有关。中医学认为本病由外感火热、情志郁滞、痰湿停滞所引起。其中"火"(热)、"毒"、"痰"为致病关键。根据少阳经脉循行颈下,为人体之半表半里、气血运行之枢纽。风热外犯,邪阳则见畏冷发热,寒热往来。表邪未罢故全身酸痛,里热则汗出不解,气机不和故胸脘闷、食欲下降,痰瘀交阻。

2. 饮食失宜与瘿病　《素问·平人气象论》有言:"人以水谷为本,故人绝水谷则死",可见饮食是人类赖以生存的物质基础,机体全靠饮食化生气血精微物质以资营养。合理且有节制的饮食可以维持和增进健康,减少疾病的发生,而饮食失当,又是导致疾病发生的重要因素。正如《素问·调经论》所言:"夫邪之所生也……得之饮食居处"。因此研究饮食与人体的关系,对于防治瘿病有着重要的意义。《素问·经脉别论》:"饮入于胃,游溢精气,上输于脾;脾气散精,上归于肺",说明人体脏腑器官由摄入饮食所化生的精微物质输布周流而得其营养。亦如《灵枢·营卫生会》:"中焦……蒸津液,化其精微,上注于肺,乃化而为血";《素问·六节藏象论》:"五味入口,藏于肠胃,味有所藏,以养五气,气和而生,津液相成,神乃自生",综上所述,《内经》虽未明言饮食与瘿病的关系,但其有关理论对减少瘿病的发生和治疗均有很好的启发和指引作用。

3. 情志因素与瘿病　中医学认为,本病的发生主要与情志及体质因素有关。《医学入门·脑颈部》载:"原因忧恚所生,故又曰瘿气,今之所谓瘿囊者是也。"《诸病源候论·瘿候》有"瘿者,由忧恚气结所生"的记载。中医学认为,精神情感对人体生理功能和病理变化起着重要的影响。《素问·疏五过论》说:"离绝菀结,忧恐喜怒,五脏空虚,血气离守。"就是说明精神情感的异常变化,能损耗内脏精气,使脏腑失调,气血功能紊乱,阴阳失常,导致疾病的发生。《太平圣惠方·治瘿初结诸方》指出:"夫瘿者,由忧恚气结所生也。"说明忧愁思虑、恼怒怨恨是造成"瘿气"发生的重要原因。

忧能伤肺,肺又主一身之气,与宗气并而积于胸中,上出喉咙,以贯心脉,推动卫气布散于周身。今肺为忧伤,则气留而不行,发生结滞。《灵枢·刺节真邪论》说:"宗气不下,脉中之血凝而留止"。这样气血不和,阴阳失调,产生凝滞,郁结于颈下,则发为瘿气。《灵枢·口问》

说:"心者,五脏六腑之主也……故悲哀愁忧则心动,心动则五脏六腑皆摇"。说明情感改变,尤其能影响心的功能活动。心主神志,又主血脉,忧虑伤心,损伤心气,心血既耗,阳气不足,鼓动无力,阴血不足,心失濡养,故心悸气短,脉细无力;心血虚,则血不养心,神不守舍,故症见失眠多梦,易于发惊;血属阴,心阴不足,虚火内扰,故烦热口燥;情志郁结,心火内发,阳加于阴,熏蒸津液,津液外泄则多汗。《素问·阴阳应象大论》说:"怒伤肝"。恚怒能使疏泄失常,气机条达之肝气发生抑郁或亢奋,肝主谋虑,今恚怒伤肝,肝失疏泄,气机郁滞而不能畅达,故精神抑郁,多疑善虑,肝脉布于两胁,并注入肺中,肝气郁滞,使气机病塞,经气迟滞而不得伸,故胸胁胀满,时欲太息,若气郁化火,气火上逆,故性情急躁易怒,甚或狂越;影响清窍,则头昏目眩,火犹神明,亦可见失眠、多梦、烦躁易惊;气火横逆,犯胃侮土,蕴结阳明,则胃热,"胃热则消谷,谷消则善饥",故胃的消烁迅速,能食善饥,胃火炽盛,又能耗竭胃阴,阴虚与燥热,又互为因果,阴虚源于热甚,热甚又因于阴虚,以致胃肠热结,耗散水谷之精微。加之脾为肝伤,脾虚不能化生精微,使肌肉失去营养,故虽然能食,但形体反而日加瘦减。肝郁气滞,日久化火,耗伤肝阴,肝主藏血,又主筋脉,肝血不足,血虚生风,木旺生火,风火相煽,以致肝风内动,故见头昏目眩,筋脉拘急,手足蠕动;肝的气血失调,影响肝的经脉,若冲任亏损,则月经失调,若气滞血瘀,则见乳房胀痛等。

忧思郁闷、恚怒怨恨等精神情感因素,均能使人体阴阳发生偏盛偏衰,使气血耗散,精气内损。气为阳,血为阴,阴生于阳,阳生于阴,最终导致阴阳两虚,发生烦躁心悸、失眠多梦、消瘦乏力,多汗、手足震颤、颈项肿大、头昏目眩等症状。上海曙光医院通过对 56 例甲亢患者的病症分析认为,甲亢症在于气阴不足,虚损是甲亢症状表现的重要因素。同时认为本病的形成与情志因素亦有密切相关,长期情志不畅,忿郁恼怒,或忧恚气结,即所谓"动气增患",可导致瘿病。《严氏济生方·瘿瘤瘰门·瘿瘤论治》云:"夫瘿瘤者,多由喜怒不节,忧思过度,而成斯疾焉。"

肝主疏泄,性喜条达。若长期情志不畅,或情绪骤变,致肝气郁结,肝郁则气滞,气滞则津液不运,凝结成痰,以致气郁痰凝壅结颈前而成本病。暴怒伤肝,疏泄无权或气郁日久化火,灼津成痰;日久痰火壅结于颈前,气血运行不畅,血脉瘀阻而成气郁、痰凝、血瘀之患。

中医学认为,肝主疏泄,性喜条达。七情不遂,肝郁气滞。恼怒伤肝,疏泄无权,气郁化火,火随气窜,上攻于头,故急躁易怒,面红目赤,口苦咽干,头晕,目眩;肝郁化火,肝火旺盛,灼伤胃阴,胃火炽盛,则消谷善饥;木旺乘土,脾失健运,大便溏泄;脾为后天之本,主四肢、肌肉,脾气虚弱,运化无权则肌肉无以充养,故消瘦、乏力;肝藏血,与冲脉相连,冲脉主月经,肝郁气滞,则月经不调、经少,闭经;肾阴不足,水不涵木,肝阴亏损,肝阳上亢,故手舌震颤;肝肾同源,肝阴亏耗,肾阴不足,相火妄动,扰动精室,故男子遗精,甚至阳痿;忧虑伤心,心肾阴虚,神失内守,故心悸心慌,失眠多梦;阴虚火旺,迫阴津外出或气阴不足,气虚不能固护津液,故自汗盗汗;阴虚内热,则怕热、低热、舌质红、脉细数。《医学入门卷之五·脑颈部》载:"原因忧恚所生,故又曰瘿气,今之所谓瘿囊者是也。"因此,可归纳为一是体质因素,素体阴虚,遇有气郁,极易化火,肝火亢盛,灼伤阴血。妇女以血为本,冲任隶属于肝,发育、妊娠、哺乳均与肝经气血密切相关,故本病以青中年多见。二是情志因素,精神抑郁,剧烈精神创伤,肝疏泄失常,肝郁气滞,气滞不能运行津液,津液凝聚成痰,痰气交阻颈前,瘿肿乃成;凝聚于目,则眼球突出。痰气搏结日久,气血运行受阻,气滞血瘀,痰瘀互结,病情日重。病初多实,以气郁为先,见有气滞、肝火、痰凝和血瘀;病久多虚,主要是阴虚、气虚、气阴两虚、阴虚火旺,病变涉及肝肾心脾等脏腑。临床上常虚实夹杂,治疗应标本兼顾。

4. 禀赋体质与瘿病　中医学对体质的认识,首见于《内经》,如《灵枢·寿夭刚柔》:"余闻人之生也,有刚有柔,有弱有强……有阴有阳……"《灵枢·论痛》:"筋骨之强弱,肌肉之坚脆,皮肤之厚薄,腠理之疏密,各不同……肠胃之厚薄、坚脆亦不等",这段文字明确论述了个体间普遍存在的差异。《内经》并结合阴阳五行学说将人分为阴阳二十五人,这成为后世体质分类的依据。最具代表性且已得到公认的中医体质概念,即指人体生命过程中,在先天禀赋和后天获得的基础上所形成的形态结构、生理功能和心理状态方面综合的、相对稳定的固有特质,是人类在生长发育过程中所形成的与自然、社会环境相适应的人体个性特征不同的体质对某些特定疾病的易感性亦不同,且会影响到患病后的预后和转归情况。古代医家对体质的分类可追溯到内经时代,如《灵枢·通天》以阴阳的多少为依据,将体质划分为太阴之人、少阴之人、太阳之人、少阳之人、阴阳和平之五种类型;《灵枢·逆顺肥瘦》篇则据人的个体形态、功能差异现象,把人划分为肥人、瘦人、常人、壮士四种类型,着眼于体形而将体质分为肥人、瘦人、常人三种类型等。后世医家在内经体质理论基础上,结合临床研究,从常见的病理状态进行分类,如张仲景在伤寒杂病论中记载从体质角度来看,人体常表现为强人、羸人、盛人、虚家、汗家、淋家等,这实为对病理体质的一种认识。

早在《内经》时代,医家已对体质在发病学的重要性进行了论述,如《灵枢·百病始生》载:"风雨寒热不得虚,邪不能独伤人……两虚相得乃客其形"。此说明内外因相合而发病,中医学认为发病无外乎正气、邪气两方面。正气不足是疾病发生的重要内在因素,邪气是发病的条件,如《素问·评热病论》所载"邪之所凑,其气必虚"。可见体质的盛衰强弱决定了是否发病。另外体质决定了个体对某些特定疾病的感易性,如《灵枢·五变》指出:"肉不坚腠理疏,则善病风";"五脏皆柔弱者,善病消瘅";"小骨弱肉者,善病寒热";"粗理肉不坚者,善病痹"。体质因素决定个体发病后证候类型的倾向性,如《医宗金鉴编辑伤寒心法要诀·伤寒经从阳化热从阴化寒原委》指出:"谓人感受邪气虽一,因其形藏不同,或从寒化,或从热化,或从虚化,或从实化,故多端不齐也。"疾病与体质的相关性可以为亚临床甲减的预防和治疗提供理论依据。

母有瘿疾,子女亦常可患瘿病,《柳州医话·按语八十五条》云:"余常见父母有肝病者而子女亦多有之,而禀乎母气者尤多。"这在古代已认识到瘿病"禀乎母气"所致,这与西医学认为甲状腺病与遗传有关相一致。素体阴虚之人,或肝郁化火伤阴,或产后气阴俱亏;或女子发育、哺乳期间,遇有气郁,极易化火,肝火亢盛,灼伤阴血,则更易罹患本病,所以本病以青、中年女性较为多见。通过改善和调理体质可以预防甲状腺病的发生。

5. 治则治法与瘿病　《内经》治疗学说是《内经》理论体系的重要组成部分,包涵着论治原则、治疗大法、治疗方法、治疗方药等部分组成。论治原则的意思是用于指导疾病治疗的总的原则;治疗大法的意思是在治疗原则的指导之下,医者结合不同病情所采用的主要的治疗法则;治疗方法的意思是在论治原则和治疗大法的指导之下所采用的治疗措施。《内经》这本书中认为中医治疗学说的形成来源于实践,是前人的经验积累和总结。奠定了中医治疗学说理论基础,已形成一个层次分明、结构较完善的理论体系。奠定了后世中医治疗学说的基本特色和基本方法。《内经》治则治法学说的理论研究取得了很大的进展,经过长达近两千多年时间的临床检验,而且经得起现代的科学实验研究的验证,并对中医的临床实践起着有效的指导作用,还为人们的健康大事做出了重要的贡献。

中医治疗疾病学是链接中医基础理论和临床各科诊治的中心环节。《内经》中的治疗学包涵着治疗原则、治疗法则及治疗方药等不同部分。诸如"治病求本"、"三因制宜"、"治未病"等总的治则，还有"调整阴阳"、"正治反治"、"扶正祛邪"、"标本缓急"、"治疗八法"等治疗法则。《素问·至真要大论》中"寒者热之，热者寒之，微者逆之，甚者从之，坚者削之，客者除之，劳者温之，结者散之，留者攻之，燥者濡之，急者缓之，散者收之，损者温之，逸者行之，惊者平之，上之下之，摩之浴之，薄之劫之，开之发之。"《素问·阴阳应象大论》指出："故因其轻而扬之，因其重而减之，因其衰而彰之。形不足者，温之以气；精不足者，补之以味。其高者，因而越之；其下者，引而竭之；中满者，泻之于内。其有邪者，渍形以为汗。其在皮者，汗而发之。其剽悍者，按而收之。其实者，散而泻之。审其阴阳，以别柔刚，阳病治阴，阴病治阳，定其血气，各守其乡，血实宜决之，气虚宜掣引之"。以上论述是在治疗原则、治疗法则指导下的具体应用，使其更具有可操作性。《内经》治疗学不仅提出了药治、刺灸、导引、按摩、外敷等各种不同的治病手段，《内经》十三方还提出了具体药物应用，包括了动物、植物、矿物三类不同药物；有汤剂、丸剂、散剂、膏剂、丹剂、酒剂等不同剂型；就用法来说，有内服、外用；就其功能来说，有用于治疗，有用于预防；这些方剂，不仅有其历史意义，某些方剂直至现在还有其实用价值，有着深远的影响。

二、《伤寒杂病论》与瘿病的相关理论研究

(一) 仲景倡导辨病辨证结合思想

对疾病进行辨证论治是中医这门学问最大的特点。《内经》这部古老的医书提出了治疗疾病的最基本的原则和治法，为中国医学的辨证论治这一伟大的基本理论奠定了坚实的基础。汉代张仲景首倡"辨病脉证并治"。东汉末年，张仲景继承与发展了《黄帝内经》的辨病、辨证论治的思想，重视在辨病的基础上辨证论治，奠定了病证结合论治的基础。《伤寒论》和《金匮要略》大多篇名冠以"辨某病脉证并治"，重视在辨病的基础上辨证论治。其中《伤寒论》倡"六经辨证"，提及病名约 40 种，先按六经病分类，再分析脉证，多为辨证论治，如桂枝汤证、大承气汤证、陷胸汤证等。《金匮要略》倡"脏腑经络先后病脉证治"，提出病名约 160 种，遵循着以病为纲、按病论述、据病立法、病分各类、逐类设证、因证制方、按方用药这样一种较为成熟的理法方药俱备的体例模式。均先讲辨病，后讲辨证，如百合病、疟病、肺痿、胸痹等。并重视疾病鉴别。

仲景《伤寒杂病论》论创立了辨病与辨证论治体系，奠定了中医诊治疾病的基础，诚为"启万世之法门"。通过对《伤寒杂病论》辨病与辨证论治的确切的含义、理论的本质、思维的方式和临床上运用规律方面的研究，深刻地理解辨证论与治辨病的科学性质，把握辨病和辨证论治综合进行运用的方法和思路，来弘扬仲景的伟大学术思想使之更好地为临床服务。

现在的医学家们从现代的辨证论治的思想方面进行入手，来剖析仲景病证结合诊治的理论体系，并进而突出辨病要与辨证论治结合在一起。如张氏就认为，辨证论治的体系，就一定应该要有通过辨证、辨病、辨症三个方面来进行治疗的层次。另有张氏认为，通过辨证来治疗疾病应该与通过辨病来治疗疾病结合在一起，通过辨病来治疗疾病的方法是抓疾病全过程中的最基本的矛盾，通过辨证来治疗疾病则是认识和解决疾病过程中某个阶段的主要的矛盾，这两种方法结合在一起才能够更加全面的诊断和治疗疾病。仲景首创了先辨病后辨证，辨病与辨证相结合的诊断模式。这种诊断体系既有助于全面地了解疾病的总体规

律,又能灵活地反映疾病某一阶段的具体情况,符合疾病动态发展的演变过程,掌握辨病与辨证相结合的诊断方法,具有提纲挈领、纲举目张的意义,对中医临床实践具有极大的指导意义。我们在瘿病的临床诊治过程中,遵循仲景辨证施治原则,结合 Graves 病甲亢的中医辨证论治特点,提出了主病辨证、主症辨证、微观辨证、分阶段辨证、兼夹病症辨证等。以解释该病通过辨证来进行治疗的规律,并用来拓宽传统的中医辨证的视野,和提高现代的中医对甲亢的诊断和治疗水平。

(二)仲景论述四诊合参思想

仲景根据脏腑经络、气血阴阳、精神津液等生理功能及其间的变化情况,以及六淫致病后的各种病态关联,时刻关注邪正盛衰;动态观察病情变化,以明疾病之所在,证候之进退,预后之吉凶,从而厘定正确之治疗措施。集理、法、方、药为一体,构成了完整的辨证论治体系。《伤寒论·辨发汗吐下后病脉证并治》言:"太阳病三日,已发汗,若吐,若下,若温针,仍不解者,此为坏病,桂枝不中与之。观其脉证,知犯何逆,随证治之。""观其脉证,知犯何逆"即"辨证"的过程,"随证治之"即"论治"的过程,是其辨证论治思想最集中的体现。为我们提出了诊治的基本法则,即运用望色、闻声、问病、切脉四种技法来审查疾病的变化情况;知犯何逆,就是判断病机变化的关键的地方,是实证还是虚证,是热证还是寒证,是里证还是表证,或者是虚实表里寒热错杂在一起;随证治之,就是依据所辨别的证候,来确立处方和用药。

(三)仲景从肝论治指导瘿病方药应用

肝藏象是中医五大藏象学说系统之一,在五脏之中占有重要地位。我们系统查阅中医肝藏象及瘿病相关古今文献,通过近十年来的五十多篇的相关文献,并运用文献学和统计学等相关的手段,系统梳理甲状腺病的辨证治疗方法、方药配伍规律、用药的特点,从相关的理论阐述以及临床的大量实践表明了甲状腺病与肝藏象的关系最为密切。提出了甲状腺病"从肝论治"的学术观点。

《内经》这部医学名著中记载了治疗肝病有三种方法,一是"酸入肝",二是"肝苦急,急食甘以缓之","肝欲散,急食辛以散之,用辛补之,酸泻之"。汉代的伟大医家张仲景以《内经》的学说作为确定治疗疾病方药最根本的方法,并且创立了许多治疗肝病的方法,如在《金匮要略》一书中的脏腑经络先后病脉证第一篇中就十分鲜明地提出"见肝之病,知肝传脾,当先实脾"的原则。酸味入肝,肝虚的话补之酸味;焦苦味能够入心,五行中心为肝之子,泻其子则能使令母实。甘味具有缓和的作用可以建立人体的中气,从而缓解肝病的传行和变化,故《难经·十四难》有"损其肝者,缓其中"之说。如酸枣仁汤,方中用酸枣仁,以酸味收之,补肝脏本体;用川芎的辛温来疏通条达肝气,使气血条畅;并用知母协助,来补水和泄热,达到除烦的效果;用茯苓和甘草两位药配合达到健脾宁心,调和中焦、培养脾气来旺肝血,全方乃治疗肝血不足、虚烦不眠的良好方剂。乌梅丸将乌梅作为君药,取其酸味入肝来养肝阴并敛肝气,并添加以黄连、黄柏二药泄热,最后配伍人参以健脾补土。融补肝、泻火、培土于一体。仲景依据《内经》的制方思想,运用气味学说的组方配伍规律来协苦调酸甘咸辛的组合,掀开了虚实补泻肝脏的配伍规律。他的配伍的原则在后世的许多治疗肝病的方剂中都有体现,如《太平惠民和剂局方》中记载的逍遥散,《医学正传》中的痛泻要方以及《医方集解》中的龙胆泻肝汤等。创制了众多治疗肝病的经典方药,实开后世治疗肝病之先河,又被后世医家不断补充、发挥。

《伤寒杂病论》记载了众多肝病治疗的方剂,药味精炼、配伍严谨、主治明确,是后世肝病用方的重要依据。如四逆散有透邪解郁,疏肝理脾之效,适用于肝脾气郁证。疏肝理气的方法是中医临床上经常使用的一种治法,在甲状腺病的治疗中起着非常重要之作用。中医的脏腑理论认为肝脏具有主疏泄的作用,人体一身之气机均由肝脏来进行疏导,如果肝气受到郁滞就会出现津液停滞,血液凝固,而且肝气郁滞过久会化火伤到人体的阴液。肝气郁滞所导致的停滞的津液上搏于颈项就会造成甲状腺的肿大,肝气郁结血液凝固郁滞于甲状腺则会形成结节和甲状腺的肿瘤。肝气郁结时间长了就会化火从而导致甲亢的发生,由此可知肝气郁结阻滞引发甲状腺病确实是甲状腺病的一个重要的病机。在治疗中,如果运用疏肝理气的方法对甲状腺病进行治疗,就会常常取得很好的治疗效果,从而印证了疏肝理气这一治疗法则在治疗甲状腺病的体系中的重要的地位。

(四) 仲景妇科证治指导瘿病临床实践

中医的经络学说认为人体的冲脉为血之海,其贮藏的血量主要依靠肝脏的疏泄功能来进行调节;奇经中的任脉为阴脉汇总,与肝的经脉是相通的。所以肝脏的疏泄就影响到冲任两脉的通利和协调。如果肝脏的疏泄功能正常,那么任脉的气血就通畅,冲脉的气血就会得到充盈,月经就会按时到来,不会影响到正常生育;如果肝脏的疏泄功能失常,则会导致冲任二脉失调,气血也会不和,从而导致月经的运行不畅通痛,甚至会发生痛经、经闭的症状,以及不孕等。中医理论认为血是妇女的生命之本,冲任之血隶属于肝,妇女的发育、妊娠、哺乳均与肝经的气血密切相关。《知医必辨·论肝气》中言:"五脏之病,以肝气居多,而妇人尤甚。""肝乃女之先天"的认识与人体甲状腺功能的病理变化密切相关,说明中医的肝与妇女月经病变之间是有一定的关联的,如果甲状腺素减少或甲减时,则会出现妇女同志情绪上的明显改变,也可能会有血崩、月经不调出现,少数甚至会有闭经的现象,虽然也能够怀上孩子,但比较容易流产。甲状腺素分泌过多或甲亢时,如果遇到情绪发生变化的时候,也会出现月经量的减少、月经的周期不规则以及闭经等一系列妇科疾病的现象。《金匮要略》专论妇人三篇是妇人疾病专篇成书的内容,奠定了中医妇科分科发展的基础。在妇人杂病篇中用来内服的方剂有十四首之多,而从肝进行论治者就有七首,占到了一半:小柴胡汤、红蓝花酒旋覆花汤、温经汤、胶艾汤、当归芍药散、抵当汤,涉及妇科温肝调经、养肝调经、活血调经等治则,体现了中医学从肝论治甲亢合并月经病的学术思想内涵。

参 考 文 献

1. 王洪图.内经.北京:人民卫生出版社,2000

2. 谢华.黄帝内经.北京:中医古籍出版社,2000

3. 李梴.医学入门.北京:人民卫生出版社,2006

4. 丁光迪.诸病源候论校注.北京:人民卫生出版社,1991

5. 简明中医词典.李经纬.北京:中国中医药出版社,2001

6. 明·李时珍.本草纲目.北京:人民卫生出版社,2010

7. 汉·张仲景.伤寒论.北京:人民卫生出版社,2005

8. 张长恩.《伤寒论》六经实质新探.北京中医,1983,(1):34

9. 张开银.辨证论治应与辨病论治相结合.湖南中医杂志1987,(3):34

10. 董正华. 辨病与辨证相结合是《伤寒论》的基本诊断模式. 陕西中医学院学报,2005,28(6):5-6
11. 曾庆善. 甲状腺功能减退症治疗体会. 光明中医,2002,17(5):18
12. 汉·张仲景. 金匮要略. 北京:人民卫生出版社,2005
13. 陈爱华,邵桃. 四七汤治疗桥本氏病 35 例疗效观察. 新中医,2003,35(12):31-32
14. 傅杰,龚淑芳. 甘麦大枣汤在甲亢病中运用体会. 江西中医药,2011,42(4):31
15. 叶明华. 小柴胡汤治疗亚急性甲状腺炎 30 例疗效观察. 云南中医中药杂志,2006,27(2):22-23

(陈如泉 吴 东)

第三节 隋唐时期——瘿病的方药汇集期

隋唐时期是我国医学发展中的一个承前启后的重要阶段。前后涌现了如巢元方、孙思邈、王焘等著名医学大家,也先后诞生了如《诸病源候论》、《千金方》、《外台秘要》等重要的医学综合性著作,这些著作不仅整理传承了许多秦汉医学的发展成就,也及时总结了当时医学发展的最新进展和认识,包括和域外医学交往的成果,显示了这一时期具有博采众家、兼容并取的开放式特点,以多种技术方法联合应用的治疗特点,以顾护脾肾后天之本为必由之路的养生理念,以发展新药创新时方和其他新技术手段的革新精神是这一时期瘿病证治的特点和成就。为其后中医学的鼎盛发展做出了理论上的储能和实践上的准备,为后世瘿病学说的形成和创立奠定了基础。

隋唐传承了晋魏时期瘿病诊治经验。晋代葛洪《肘后备急方》记载了运用海藻组成方剂,治疗瘿病。如该书中治瘿病的十个方剂,九个以海藻为君,一个以昆布为臣使。晋代《针灸甲乙经·气有所结发瘿瘤》曰:"瘿,天窗及臑会主之。瘤瘿,气舍主之。"这是针刺治疗瘿病最早记载。《三国·魏书》引《魏略》云:"达前在弘农,与校尉争公事,不得理,乃发愤生瘿。"还载有用手术治瘿的故事。"自愿令医割治,十人割瘿九人死。"可见已认识到瘿疾与情志有密切关系,并最早进行了手术治疗的尝试。

隋唐时期形成了我国的第一部病因证候学专著《诸病源候论》,第一部国家药典《新修本草》,第一部临床医学百科全书《备急千金要方》等重要医学文献。唐代著名医药学家孙思邈把多年收集的民间验方、自己的医疗实践经验,并结合前人的大量医药方面的文献研究,如经典的《素问》、《神农本草经》、《甲乙经》、《伤寒论》、《灵枢》、《脉经》、《僧深集方》、《肘后备急方》、《小品方》等书,分类编次,进行了全面总结,于唐高宗永徽三年,编集成我国最早的临床医学百科全书。《备急千金要方》是药王孙思邈在他八十岁以前的作品。他写这本书的目的,就像他在《备急千金要方》序文中所说的:"吾见诸方部帙浩博,忽遇仓卒,求检至难,比得方讫,疾已不救矣。"由于"人命至重,有贵千金",所以他"乃博群经,删裁繁重,务在简易,以为《备急千金要方》一部,凡三十卷。"《备急千金要方》这部著作一共有二百三十二门,方论合起来一共有六千三百余首。它收集了在唐代以前特别是在东汉以后许多的医家的一些医学理论和治病药方,经过细心的整理,将他们按照妇科、五官科、儿科、外科、内科、养生学、解毒急救学、食养学、按摩与导引科、明堂孔穴等的次序编写而成。在每一种疾病的门下,都是首先引用《内经》和唐代以前的一些有关医家的论述,或者是有关自己的见解,然后才分列出不同的证候和他自己所收集的一些方剂。《千金翼方》这本书是孙思邈为了补充《备急千金要方》这本书的不足之处后来才写的。《千金翼方》序记载"所以更撰《方翼》三十卷,共成一家之学。譬輗軏之相济,运转无涯。等羽翼之交飞,转摇不测";"贻厥子孙,永为家训"。这本书以妇科学、本草学、伤寒学、养性小儿学、辟谷学、疮痈学、退居学、杂病学、补益学、中风学、飞炼学、诊断学、针灸学及禁经学的次序编写而成。由于其中关于道家方面的内容比较多,除了本草学、伤寒学和一部分方剂学被后世所赞赏之外,其余的价值远远不能够和《备急千金要方》这本书进行比较。

隋唐时期,是我国封建社会相对稳定的时代,社会政治经济文化的发展,促进了医学的进步,医学理论进一步提高。因此,隋唐时期瘿病学术进入了新的发展期。

一、首先提出了瘿病分类

人的体质有阴阳虚实之别,因而感邪发病亦有不同,正如《灵枢·寿夭刚柔》:"人之生也,有刚有柔,有强有弱,有短有长,有阴有阳"。就瘿病而言,其本身发病就多与患者体质偏盛、情志水土等诸多因素有关,所以病后临床表现各有区别。历代医家对其辨证分型多从病因和症状方面着眼,分型各有千秋。根据瘿病不同病因及临床特点,隋唐时期首先将其分类,包括:①二瘿说,如《小品方》的息气结而成瘿和饮沙水而成瘿。②三瘿说:《诸病源候论》有血瘿、息肉瘿、石瘿3种。《崔氏方》另有水瘿、气瘿、石瘿。③五瘿说:《备急千金要方》中已有"五瘿"之称,并有石瘿、气瘿、劳瘿、土瘿、忧瘿之名。上述瘿病不同名称均以该病不同发生原因及临床表现特点而命名,如血瘿、息肉瘿、石瘿、水瘿、气瘿等。气瘿、劳瘿、土瘿、忧瘿等,主要是依据瘿病不同发病原因而命名。

二、阐述瘿病的病因病机及临床表现

隋唐时代,对瘿病的论述逐渐增多,并指出瘿病的病因、瘿病的临床表现,不同地域及病因会有不同的体征,唐代王焘《外台秘要三·瘿瘤咽喉病瘘》引《小品方》论瘿病,曰:"瘿病者,始作与瘿核相似,其瘿病喜当颈下,当中央不偏两边也。乃不急腌然,则是瘿也。中国人息气结瘿者,但垂腮追无核也。长安及襄阳蛮人,其饮沙水喜瘿,有核瘰瘰耳,无根浮动在皮中,其地妇人患之。肾气实,沙石性合于肾,则令肾实,故病瘿也。北方妇人饮沙水者,产乳甚艰难,非针不出,是以比家有不救者,良由此也"。指出其成因有二:即由"瘿者,由忧恚气结所生",亦曰:"由饮沙水,沙随气入于脉、搏颈下而成之"。"长安及襄阳蛮人,其饮沙水"初步阐述瘿病的发生与情志抑忧、地域水土失宜相关。瘿病的临床表现特点及不同瘿病的体征。"喜瘿有核瘰瘰耳","初作与樱桃相似,而当颈下也","皮宽不急垂捶捶然也","瘿病始作与樱核相似","中国人息气结瘿者,但垂捶捶无核也,无根,浮动在皮中"等。从瘿病的病因来进行分析,瘿病主要与正气不足、情志不畅和居处饮水水质有关,在诸类致病因素的作用下,使肝郁不舒,脾失健运,脏腑功能失调,经络阻滞,导致气滞、痰凝、血瘀等病理变化,生成的病理产物结于颈部,时间长了之后就形成了瘿病。其中肝脾不调,水湿内聚可以形成痰液;肝郁可以化火,或者导致阴虚火旺,灼伤津液成为痰;机体的正气不足,脏腑功能失去调节功能,就会引起气机方面的阻滞,津液的积聚也可以变成痰液;居处的饮水不好,使机体的运化不失常,水湿发生凝聚也可以变成痰液。可见瘿病是由于多种原因导致的痰液凝结于颈项部所导致的。且痰液一旦形成之后,既可阻滞人体的气机,影响脏腑的气机的升

降运动；又可以流注到经络，从而阻碍气血方面的运行，并且还具有"来去不定，聚散无常"等的特点，所以就有了"百病多由痰作祟"、"怪病多痰"的说法。古代的医学家们正是在认识到了瘿病的发生往往与痰液的凝聚有一定的相关性，所以才在治疗的过程中经常采用化痰软坚散结一类的药物，常用的药物有海蛤壳、海带、海藻、海粉、昆布、海蛤、蛤蚧、海螵蛸等。因为长时间的忿郁恼怒以及忧思郁虑，导致肝气失去了舒畅条达的功能，引起气滞痰凝壅结于颈部的前面而形成瘿病，并且瘿病患者的个体差异，又可表现各种不同证候，采用不同治疗方药。

三、讲究药用剂型、服药方法及饮食忌宜

隋唐时期不仅记述了瘿病治疗方药，还提出了瘿病治疗不同方药的剂型、服法：分别提出与使用了散剂、酒剂、丸剂、口含剂、外敷剂等多个不同剂型。《备急千金要方·解毒杂治瘿瘤》"以三年米醋渍小麦面，曝干，各捣为散合和，服一方寸匕，日四、五服"，"治下筛，酒服方寸匕"，"药含极乃咽之"，"醋渍含咽"，"以三年醋一升，溲面末，曝干，往反醋尽，合捣为散，酒服方寸匕"，"上六味，为末，蜜丸如小弹子大，含一丸咽津。""上十二味，治下筛，以羊髓脂为丸如梧子，日服三丸。""若疮湿即敷，若疮干猪脂和敷。""哎咀，以猪脂三升半，煎白芷黄去滓，稍以敷之，日三。"此外，提出了瘿病预后及服药禁忌："疗三十年瘿瘤"，"治二三十年瘿瘤"，"十年不瘥，致有漏溃，令人骨消肉尽，或坚或软或溃，令人惊悸，寤寐不安，身蜷缩"，"尽十具愈"，"禁姜、五辛、猪、鱼、生菜、大吹、大读诵、大叫语等"，"不得作重用方"。

四、记述了针灸治疗瘿病方法

《备急千金要方》、《千金翼方》集针灸治瘿之大成，列举条目众多。孙思邈《备急千金要方·解毒杂治瘿瘤》记载："瘿上气短气，灸肺俞百壮。瘿上气胸满，灸云门五十壮。瘿恶气，灸天府五十壮。"《千金翼》云：又灸胸堂百壮。瘿劳气，灸冲阳，随年壮。瘿，灸天瞿三百壮，横三间寸灸之。瘿气面肿，灸通天五十壮。瘿，灸中封随年壮，在两足跗上曲尺宛宛中。诸瘿，灸肩髃左右相对宛宛处，男左十八壮，右十七壮；女右十八壮，左十七壮，或再三，取瘥止。又，风池百壮，挟项两边。又，两耳后发际一百壮。又，灸头冲（一作颈冲）。头冲在伸两手直向前令臂著头对鼻所注处，灸之各随年壮。《千金翼》云：一名臂臑。凡肉瘤勿治，治则杀人，慎之。《肘后方》云：不得针灸。"

综上所述，隋唐时期对瘿病的病因病机论述、瘿病临床表现叙述、富碘中药及动物甲状腺治疗瘿病、针灸治疗方法、治疗瘿病方药记述等对现今甲状腺病诊治仍有参考意义。

参 考 文 献

1. 晋·皇甫谧．针灸甲乙经．王晓兰，点校．沈阳：辽宁科学技术出版社，1997

2. 西晋·陈寿．三国志．郑州：中州古籍出版社，1996

3. 唐·孙思邈．千金翼方．彭建中，魏嵩有，点校．沈阳：辽宁科学技术出版社，1997

4. 王洪图．内经．北京：人民卫生出版社，2000

5. 唐·王焘．外台秘要．北京：人民卫生出版社，1955

6. 胡军，李鼎．瘿病证治文献述评．浙江中医学院学报，17（2）：51-52

7. 唐·孙思邈．备急千金要方．鲁兆麟，主校．沈阳：辽宁科学技术出版社，1997

（陈如泉　吴　东）

第四节　宋金元时期——瘿病充实进展期

宋金元时期，随着社会经济的发展、科学技术的进步和医政设施的改进，医学各科都取得了突出的成就，成为中国医学史上承前启后的时期。宋代是中国历史上又一个经济文化繁荣昌盛的时代，是我国医学发展的一个重要时期。此时期随着科技的进步，政府也非常重视医学发展，是中医发展的重要历史时期。北宋以朝廷诏令广泛征集验方编修方书，如《圣济总录》、《太平惠民和剂局方》、《太平圣惠方》，史称"北宋三大方书"。

宋代因而涌现出了一大批儒医，如宋代医家朱肱、许叔微都是进士出身，当时著名的学者地理学家掌禹锡、光禄卿直秘阁林亿、国子博士高保衡等（以上皆非医药专家）均为"校正医书局"的重要组成人员，政治家王安石、文学家苏轼、科学家沈括皆通晓医学，著名的方书《苏沈良方》即为苏轼、沈括二人方书合编。儒医们或悬壶行医，济世活人，或研究经典，著书立说。宋代在医事管理、医学教育、医药理论等方面，为推动中医药的发展、繁荣中医药文化，对中医学的发展都做出了重大贡献。宋代革新了印刷技术，医学著作大量增多。一方面是国家系统校订、刊行了大批医书，另一方面是医家个人进行许多研究和著述。其中既有古医籍整理，也有方书的编著，还有专科著作。这对医学的推广与提高起了重要作用。

儒之门户分于宋，医之门户分于金元。后世将金元时代最有名的四位医家刘完素、李杲、张从正、朱丹溪合称为金元四大家，他们代表了这一时期医学理论发展的高峰。金元四大家学术的成就，改变了唐宋以来崇尚集方，推行成药，喜言温补，繁琐又僵化的局面，开创了辨证论治，攻邪治已病，泻火养正，百家争鸣，成一家之言的学术局面。金元时期独到见解的医家刘完素倡导"凡五志所伤皆热也"火热学说、朱丹溪主张百病中多有兼痰理论。金元医家的学术争鸣和理论创新，活跃了当时的学术气氛，改变了泥古不化的局面。宋金元时期，对瘿病"从火"、"从痰"论治的认识更加丰富，使瘿病的理论和医疗实践都有了新的发展。

一、医籍整理对瘿病的影响

古籍是我国重要的历史文化遗产，宋代统治者重视文化事业，体现在古籍整理方面的标志之一就是设立专门的古籍整理机构。除了设立崇文院统一负责各种书籍的整理外，还根据经、史、子、集等不同类别，进行分局整理，即设立专门的整理机构，集中整理同类书籍。宋仁宗时期，又专设"校正医书局"，这是世界上最早设立的医书校正机构。加强对医籍的整理工作。对其开展整理与研究的学者都有着极其深厚的文献学功底。校正医书局设立伊始，即遴选校理人才。宋代陈振孙在《直斋书录题解》中说："大凡医书之行于世，皆仁宗朝所校定也。按《会要》嘉祐二年，置校正医书局于编集院，以直集贤院掌禹锡、林亿校理，张洞校勘，苏颂等并为校正。"据《宋史》、《宋会要辑稿》、《宋刑统》等记载，北宋时期颁布的医药卫生诏令就有 200 余条。造纸术与印刷术的进步推广、政府组织的集体编纂、专门机构——校正医书局的校刊重修，使大量医书得以刊行流传，其中方药著作占了重要部分。方书有《神效普救方》(已佚)、《太平圣惠方》、《太平惠民和剂局方》、《圣济总录》等，本草著作有《开宝本草》、《嘉祐本草》、《本草图经》、《大观本草》等。受政府编书的影响，个人编写之作也不断涌现,如沈括的《苏沈良方》、许叔微的《普济本事方》、陈言的《三因极一病证方论》、张锐的《鸡峰普济方》、杨士瀛的《仁斋直指方论》、严用和的《济生方》、李迅的《集验背疽方》、陈自明的《妇人良方大全》、唐慎微的《经史证类备急本草》、寇宗奭的《本草衍义》等。这些官修与私撰的方药著作,或言简意赅,便于实用;或篇幅短小,内容精练;或纲目清晰,条分缕析;或久经历验,简便易行。不仅推动了宋代中医学的全面发展,也在语言上极大地丰富了医籍词汇,为中医文献语言研究留下了一份珍贵的遗产。

宋代医家所整理、校订、增注的医典籍以崭新的学术面貌被后世医家所广泛采用,并被视之为最可信赖的珍本,一直为历代医家所重视,为现代中医古籍整理与利用提供了有益的启示。其古籍整理研究的模式亦为当代所利用,如加强对中医古籍整理研究人才的培养、设立专门研究机构、加大对中医古籍整理的投入、提高中医古籍校勘水平,以及推动中医古籍的出版等。宋代校理中医古籍的方法,为后代研究整理中医古籍奠定了良好的基础。宋代整理校理若干种古医籍,所选底本有重要的学术代表性,体现了他们在精选择优方面所下的功夫。校正医书局所选古医籍如《素问》、《灵枢》、《难经》、《伤寒论》、《金匮要略》、《脉经》、《甲乙经》、《诸病源候论》、《备急千金要方》、《千金翼方》等书,都是最有代表性的临床学术名著,是学医者必当重点阅习的医籍。上述校整医籍中包含有许多瘿病方药内容,为瘿病学说传承起到了重要作用。

二、瘿病分类及相关阐述

瘿病分类:《小品方》的息气结而成瘿和饮沙水而成瘿。《诸病源候论》分为血瘿、息肉瘿、气瘿三种,是瘿病最早的分类。《崔氏方》另有水瘿、气瘿、石瘿。五瘿:《千金方》有石、气、劳、土、忧五种瘿。《备急千金要方》、《千金翼方》分为五瘿:石瘿、瘿气、土瘿、伏瘿、忧瘿。《圣济总录》分为:石瘿、泥瘿、劳瘿、忧瘿、气瘿,五瘿。南宋陈言撰《三因极一病源论论》,简称《三因方》,18卷,分为180门,录方1500余首。从全书的内容来看,虽然因为医方比重为大而类似方书性质,但理论性的论述也不少,其中比较突出的就是病因方面的"三因"学说。宋代陈言《三因极一病证方论·瘿瘤证治》主要根据瘿瘤局部症状的不同,明确提出了"五瘿"之说:"瘿多着于肩项,瘤则随气凝结,此等皆年数深远,浸大浸长。坚硬不可移者,名曰石瘿;皮色不变者,即名肉瘿;筋脉露结者,名筋瘿。赤脉交络者,名血瘿;随忧愁消长者,名气瘿。五瘿皆不可妄决破,决破则脓血崩溃,多致夭枉。"其对本病的分类更切合临床实际,后世医家多宗此分法。并强调治疗以内服药物为主,不可轻易施以刀针。

宋《圣济总录·瘿瘤门·诸瘤统论》首次提出,"妇人多有之,缘忧患有甚于男子也"。进一步指出,瘿病以山区发病较多,"山居多瘿颈,处险而瘿也"。并从病因的角度将瘿病作了分类和论述,"石瘿泥瘿劳瘿忧瘿气瘿是为五瘿,石与泥则因山水饮食而得之,忧劳气则本于七情,情之所至,气则随之,或上而不下,或结而不散是也"。对于瘿病证候的认识,描述曰:"瘿之初结,胸膈满闷,气筑咽喉,噎塞不通,颈项渐粗,囊结不解,若此之类,皆瘿初结之证也。"这时期人们已经认识到瘿肿较难治疗,应着眼于早发现早治疗。

宋代严用和《严氏济生方·瘿瘤·瘿瘤论治》:"瘿者,多结于颈项之间;瘤者,随气凝结于皮肉之中,忽然肿起,状如梅李子,久则滋长。医经所谓瘿有五种,瘤有六证。五瘿者,石瘿、肉瘿、筋瘿、血瘿、气瘿是也。六瘤者,骨瘤、脂瘤、脓瘤、血瘤、石瘤、肉瘤是也。治疗之法:五瘿不可决破,破则脓血崩溃,多致夭枉。六瘤者,脂瘤可破,去脂粉则愈;外五证,亦不可轻易决溃,慎之!慎之!"严氏不仅接受了陈氏石瘿、肉瘿、筋瘿、血瘿、气瘿的五瘿分类之学术观点,赞同瘿瘤不可轻易手术决破,否则可导"脓血崩溃,多致夭枉"。对瘿瘤也作了详细的论述,其曰:"夫瘿瘤者,多由喜怒不节,忧思过度,而成斯疾焉。大抵人之气血,循环一身,常欲无滞留之患,调摄失宜,气凝血滞,为瘿为瘤。"并且较详细地从瘿与瘤的不同病因、病机及不同临床表现,对识辨两种不同临床疾病的证治,具有重要指导意义。

三、瘿病方剂的蒐集

宋代的时候由政府控制药品方面的贸易,药品属于国家的专利,制止商人的投机行为,《局方》里的药方由宋代的政府组织进行编修并颁发给全国,各地方的药局均需要按照政府的要求来配制成药来销售。药物的炮制和加工以及发售均由官方统一进行掌控,这样就必然要制定出相应的炮制与配方的规范,所以《局方》就应运而生,且不断地得到增加补充、修改装订和推广应用。该书是由宋代的政府部门组织编成并颁行的我国第一部成药制剂方面的手册。《局方》最初的时候是"熟药所"的配方手册,在元丰年间的时候太医局将其刊印出版称为《太医局方》。在南宋绍兴二十一年的时候,更名为《太平惠民和剂局方》。后来又经过多次的修订和补充到淳祐年间的时候才定型,而且此书的出版发行对当时的医药学界产生了巨大的影响。《太平圣惠方》简称《圣惠方》,成书于宋淳化三年,是我国历史上由国家编写的第一部方书,亦是宋代第一部官修的大型方书。对于病证、病机、方剂和药物都有论述。该书所收方剂,包括两汉以来迄于宋初时各代的名方。所选用的药物品种繁多,而且有些是前代所罕用或不用的。《太平圣惠方·治瘿初结诸方》除集录了29个治疗瘿方剂之外,提出宜早疗之,便当消散也。并指出"咽喉中壅闷"是瘿的早期证候,认为"皆是由脾肺壅滞,胸膈痞塞,不得宣通,邪搏于咽颈,故令渐渐结聚成瘿"。

《圣济总录》的完整的名称为《政和圣济总录》,是在北宋政和年间的时候由宋徽宗赵佶诏令敕撰的一部大型的官修方书。全书共有200卷,收集的方子达到2万余首,内科、外科、妇科、儿科、五官科、养生科、杂治科、祝由符禁科等无所不包,理法方药等类容齐全完备,比较全面地反映了北宋时候医学发展的水平。《圣济总录》这部书最突出的特点就是在编次分类方面"以病分门",主要按病证不同系统分为66门,门下再细分,首创了以病证分门为主的分门编次体例。《太平圣惠方》中国宋代官修方书,简称《圣惠方》。刊于淳化三年的时候。这部医学方面的巨著广泛的收集了宋代以前的医药方书以及民间的验方,内容非常的丰富。全书一共有一百卷,一千多门(类),方子一万多首。在每门的前面都冠以医家巢元方所写的《诸病源候论》的有关理论,然后罗列方药,以证型来归纳方子,以论系证,每门按类进行分叙各科病证的病因、病理、证候以及方剂的适应证和禁忌证、药物的使用剂量,方药随证候进行变换,药物随方子进行组合,用药的基本法则、理论、法则、方法、药物俱全,临床应用十分的便利和实用,基本上全面系统地反映了北宋初期以前的医学方面的发展水平。是一部理论与实际相联系,具有理论、法则、方剂、药物的完整体系的一部医方著作,非常有临床的实用价值,影响也极大。

四、半硫丸的临床应用及实验研究

(一)半硫丸的组方功效及用法用量

半硫丸为《太平惠民和剂局方》之方,由半夏、硫黄两味中药等量研细末,加适量生姜汁制成的丸剂。该丸药具有温肾助阳，通阳泻浊的功效。方中硫黄补命门真火、壮肾阳。古代医家称本品为火之精，并把它与大黄一起称为"将军"，是因为"大黄苦泻之力雄，硫黄热补之力伟"，又配以半夏合降中焦之气使谷气下行，肾气温壮，真阳充盛，加强了肾主下元，司二便的功能。古代制丸方法：将半夏、硫黄同生姜汁同煮，入干蒸饼末捣匀，放臼内杵数百下，丸如梧桐子大，每服 15~20 丸，食前空腹时，温酒送下，妇人醋汤下。近代治丸方法：上药研为细末，用生姜 120g 打汁，和冷开水泛丸如绿豆大，每用 3~6g，温开水送下。关于硫黄的用量，丸药时一般可用 1.5~3g，近人多在汤药中加半夏 6~12g，另用硫黄粉 1g 冲服。总之，用量不可过大，且服用时应忌含各种禽兽的血，如鸡血、猪血、羊血等。

（二）半硫丸的临床应用

古人多用本方治疗老年人阳虚冷秘之证，亦可用于阳虚腹泻。当代名中医岳美中、路志正、刘渡舟等均曾运用半硫丸治疗老年性便秘，且取得良好效果，但都十分重视辨证论治，反对滥用硝、黄。张惠珍等应用理中汤合半硫丸加减治疗脾肾阳虚型便秘 50 例，治疗组结果显示有效率达 92%。现代医家主要使用半硫丸治疗甲状腺疾病。

（三）半硫丸的实验研究

硫黄有一定的毒性，主要表现在两个方面，一是生的硫黄中含有砷等有毒的杂质；另一方面是硫在肠道中可以形成硫化氢。针对如何去除硫黄的毒性，古人采用了许多比较有用的炮制方法，至今仍保留的有将硫黄与豆腐一起煮至呈黑色或墨绿色为度，将硫黄与豆腐一起煮的目的是利用豆腐中的蛋白质来沉淀部分砷、铁、硒等杂质，从而使药物得到纯净，从而达到降低硫黄的毒性，同时还可以使硫在加热的时候不至于逸失和氧化。所以半硫丸经此炮制后，是比较安全的。甲减的时候血清的 SIL-2R 水平会明显的低于正常（$P<0.01$），经过半硫丸的治疗后明显的升高（$P<0.01$）。半硫丸可以升高血清 SIL-2R 水平的作用机制可能为：①半硫丸能够升高血清的甲状腺激素，从而刺激 T 淋巴细胞的活化和增殖；②半硫丸还可能增加胸腺等免疫器官的内分泌活性，胸腺激素可以在体外通过 T 细胞刺激 SIL-2R 的表达；③可能使 T 淋巴细胞膜的转化增加从而升高血清 SIL-2R 的水平。从半硫丸治疗方面的反应来看，支持甲状腺的功能状态对调节甲状腺疾病患者的血清 SIL-2R 的水平起主要作用的观点。

五、瘿病医案记实及临床诊治经验

《本事方》还记载了瘿病的案例："宋，王钦若状貌短小，项有附疣，时人目为瘿相。"南宋张杲《医说·卷九》云："华亭有一老僧，昔行脚河南管下，寺僧童仆，无一不病瘿。时有洛僧共寮，每食取携行苔脯同餐，经数月，僧项赘尽消。若未尝病，寺徒仆叹诃，乃知海崖咸物，能除是疾。"《医说》此文是引《癸辛杂识》的，著者周密亦是宋人。《医说》所载可以说是距离知道碘的作用"只隔一尘"了。但由于时代的局限性，只能用咸能软坚散结的理论加以概括。金代张子和的《儒门事亲·瘿》首倡将海带、海藻、昆布等海生植物"投之于水瓮中常食"，以令瘿消之法。早在七八百年前，已知利用改善饮水水质来防治本病，是十分可贵的。元代朱丹溪将"先须断厚味"作为治疗瘿病的前提，受到后世医家的推崇。金代张子和在《儒门事亲》中提出将海藻、昆布、海带投入水中常食，可预防瘿病。

参 考 文 献

1. 宋·陈言.三因极一病证方论.北京:人民卫生出版社出版,2007
2. 宋·赵佶.圣济总录,北京:人民卫生出版社,1982
3. 宋·严用和.严氏济生方.北京:人民卫生出版社出版,1980
4. 宋·王怀隐.太平圣惠方.北京:人民卫生出版社出版,1958
5. 刘完素.素问病机气宜保命集.北京:人民卫生出版社,1998
6. 金·李杲.脾胃论.北京:人民卫生出版社,2005
7. 元·朱丹溪.丹溪心法.北京:人民卫生出版社,2005
8. 宋·王怀隐.太平惠民和剂局方.北京:人民卫生出版社出版,2007
9. 清·黄宫绣.本草求真.北京:中国中医药出版社,1997
10. 明·李时珍.本草纲目.第2版.北京:人民卫生出版社,2010
11. 南宋·张立.医说.北京:中国中医药出版社,2009
12. 元·朱丹溪.丹溪心法.北京:人民卫生出版社,2005
13. 金·张子和.儒门事亲.北京:人民卫生出版社,2005

（陈如泉　吴　东）

第五节　明清时期——瘿病的应用发展期

明清时期是中国历史上最重要的阶段,也是医书演变的关键阶段。在秉承宋金元传统文化的同时,吸纳了西方的文明成果。在中医药学领域,继承和总结前人成果的基础上有了进一步的发展,辨证论治的方法更加广泛地运用于临床。这一时期出现了一些综合性医书,如李梴的《医学入门》、王肯堂的《六科证治准绳》、张介宾的《景岳全书》和清代张璐的《张氏医通》、沈金鳌的《沈氏尊生书》以及明清政府主持编修的《普济方》、《医宗金鉴》等,这些著作大都汇集了前代及当时中医学术体系的所有内容,对基础理论研究和临证各科证治经验做了系统的整理。各种综合性医药著作及明代陈实功《外科正宗》、清代祁坤的《外科大成》等外科专著,大量汇集了有关瘿病的理论、病因病机、辨证分型、治疗方药等有关内容,对瘿病的认识,基本上属于补充和完善的过程,这一时期可以说是古代瘿证治发展的成熟时期。一方面,医家们对前人的瘿病辨治成果进行全面整理和总结;另一方面,不少医家还结合自己的临床经验和心得,在前人基础上做了进一步的发挥。

一、深入阐述瘿病理论及鉴别证治

明代实功《外科正宗·瘿瘤》对瘿和瘤有这样的描述:"瘿者阳也,色红而高突,或蒂小而下垂;瘤者阴也,色白而漫肿,亦无痒痛,人所不觉。"从中可以看出,他所谓的"瘿"并不全是现在意义上的甲状腺疾病,他在整篇论述中也并未将瘿、瘤分清。此外明代还有许多著作论述了瘿病,如李梴的《医学入门》,但他认为"盖瘿、瘤本共一种,皆痰气结成,惟形有大小,及生颈项、遍身之殊耳"。明代李梴的《医学入门卷之五·脑颈部》对"瘿"之证做了如下描述:

"瘿、瘤所以两名者,以瘿形似樱桃,一边纵大亦似之,槌槌而垂,皮宽不急。原因忧患所生,故又曰瘿气,今之所谓影囊者是也。"在病因及病机方面,强调了情志因素:"原因忧患所生"。清代陈士铎《石室秘录卷一·礼集·碎治法》曰:"瘿瘤不同,瘿者连肉而生,根大而身亦大;瘤者根小而身大也。即瘤之中又各不同,有粉瘤,有肉瘤,有筋瘤,有物瘤。筋瘤不可治,亦不必治,终身十载,不过大如核桃。粉瘤则三年之后,彼自然而破,出粉如线香末,出尽自愈,亦不必治也。"

《医宗金鉴》将气、血、肉、筋、石五瘿,与五脏病变相对应而详述其病机;然而明清以后的医家,许多是将此三者相互结合而论。清代吴谦《医宗金鉴编辑外科心法要诀·发无定处上·瘿瘤》指出:"夫肝统筋……(筋瘿)宜清肝解郁,养血舒筋,清肝芦荟丸主之。心主血……(血瘿)宜养血、凉血、抑火、滋阴、安敛心神、调和血脉,芩连二母丸主之。脾主肌肉……(肉瘿)宜理脾宽中,疏通戊土,开郁行痰,调理饮食,加味归脾丸主之。肺主气……(气瘿)宜清肺气、调经脉、理劳伤、和荣卫,通气散坚丸主之。肾主骨,恣欲伤肾,肾火郁遏,骨无荣养,致生石瘿骨瘤。石瘿宜海藻玉壶汤主之"。

明代徐春甫《古今医统大全·瘿瘤候》在提到瘿瘤时说到:"五瘿六瘤其状各异。五瘿者,一曰肉瘿,其肉色不变,软硬中和;二曰筋瘿,其筋脉露呈;三曰血瘿,其赤脉交接,如缠红丝;四曰气瘿,忧愁肿甚,喜乐渐消,随气消长;五曰石瘿,其中坚硬如石,不能转移是也"。并提出瘿瘤的治法:"治瘿瘤以削坚开郁行气为本。"

明代李梴的《医学入门·脑颈部》对"瘿"之证做了如下描述:"瘿、瘤所以两名者,以瘿形似樱桃,一边纵大亦似之,椎槌而垂,皮宽不急。原因忧患所生,故又曰瘿气,今之所谓影囊者是也。"在病因及病机方面,强调了情志因素:"原因忧患所生"。此外,沿袭了陈言症状分类的方法,曰:"筋脉呈露曰筋瘿,赤脉交络曰血瘿,皮色不变曰肉瘿,随忧愁消长曰气瘿,坚硬不可移曰石瘿,瘿之名有五者,此也。"清代林佩琴《类证治裁卷之八·瘰疬结核瘿瘤马刀论治》论曰:"瘿有五:筋瘿者,筋脉呈露……血瘿者,赤脉交络……肉瘿者,皮色不变……气瘿者,随忧思消长……石瘿者,坚硬不移"。《外科证治全书卷四·发无定处证·瘿瘤》:"大者为瘿,小者为瘤。瘿证蒂小而下垂,瘤证顶小而根大。瘿多生于肩项两颐,瘤则随处可生。瘤证易治,瘿证鲜有瘥者"。

上述著作不仅对瘿病病因病机、临床表现、瘿病分型、瘿瘤鉴别等做了深入阐述与补充,提出了瘿瘤临床表现特点、鉴别要点、不同预后及其手术割治注意事项,分析丰富了病因病机相关内容,也为现今的临床辨治应用提供了宝贵经验。

二、突出瘿病痰瘀论治

痰和瘀是人体内气血津液不归正化所变生的病理产物,为有害的致病因子。既可因病而生,也可停积致病,故其为病相当广泛,可以表现于许多疾病之中,反映出一定的证候特点。因此,历代医家倡"百病兼痰","久病从瘀治"的说法。甲状腺病,病之初起多因情志内伤,木失舒达,气机郁结,而致脾运失健,津液无以敷布输送,凝聚为痰,壅结颈部而成。若病延日久,气滞痰壅,血行不畅,瘀阻于内,其病日深,其症益甚,则成瘀积之状。而气、痰、瘀三者之间,又是相互关联,互为因果的。气滞则血瘀痰壅,痰凝则气滞瘀阻。血瘀则积痰碍气,三者互结则病益深,三者渐化则病趋愈。朱丹溪云:"痰夹瘀血,遂成窠囊。"如《古今医鉴·瘿瘤》曰:"夫瘿瘤,皆因气血凝滞,结而成之。瘿则喜怒所生,多着于肩项,皮宽不急,搋搋而垂是也";《寿世保元·瘿瘤》:"夫瘿瘤者,多因气血所伤而作斯疾也。大抵人之气血循环,无滞瘿瘤之患。如调摄失宜,血凝结皮肉之中,忽然肿起,状如梅子,久则滋长。"

《普济方卷·瘿瘤门·瘿病咽喉噎塞》:"夫瘿病咽喉噎塞者,由忧恚之气,在于胸膈,不能消散,传于肺脾……今二经为邪气所乘,致经络否涩,气不宣通,结聚成瘿。"《疡医大全·颈项部·瘿瘤门主论》引《百效全书》曰:"夫瘿瘤皆因气血凝滞,结而成之。瘿则喜怒所生,多着于肩项,皮宽不急,垂垂而重者是也。"《外科证治秘要·失营、马刀、瘿瘤》:"瘿瘤乃五脏瘀血浊沫痰滞而成。"清代林佩琴《类证治裁·瘰疬结核瘿瘤马刀论治》亦载有"玉壶散、破结散、化瘿丹、人参化瘿丹、消瘿散"等8个方,其中大部分现在还在临床使用。张锡纯在《医学衷中参西录·药物·三棱莪术解》中主张用活血化瘀之药治疗,认为三棱、莪术"为化瘀血之要药",治瘀血积久过坚硬者,其能消坚开瘀,"虽坚如铁石亦能徐徐消除,而猛烈开破之品转不能建此奇功"。

三、重视火毒病邪致病

明代陈实功《外科正宗·瘿瘤论》:"夫人生瘿瘤之症,非阴阳正气结肿,乃五脏瘀血,浊气痰滞而成,为五脏失调。"认为瘿之病因病机乃由五脏瘀血、浊气、痰滞而成。《杂病源流犀烛·颈项病源流》曰:"其症皆隶五脏,其原皆由肝火。"《类证治裁·瘰疬痰核瘿瘤马刀论治》:"更有瘿瘤初生,如梅李状,皮嫩而光,渐如杯卵。瘿生肩项,瘤随处皆有,其症属五脏,其原由肝火。"魏玉璜《柳州医话》云:"余常见父母有肝病者,其子女亦多有之,而禀乎母气者尤多。"叶天士在论述肝火勃逆引起咯血之症时云:"此非虚损,由乎体禀木火,嗔怒拂逆,肝胆相火扰动阳络故也。"上述所载,足以说明前人也注意到肝火的发生与遗传、患者的体质有关。临床上,甲状腺功能亢进症的某些肝火型患者,往往其父母亦患同样病症,这与西医学认为甲亢病为遗传病,颇相暗合。气郁化火之机制是由于肝为刚脏,性喜条达,内寄相火,在正常情况下,相火者,少火也,藏之于内,温养脏腑,病无所生。若情怀悒郁而不遂,相火郁遏而不伸,使生理之少火变成壮火,从而形成肝火。因此,叶天士《临证指南医案·郁》中指出:"老年情志不适,郁则少火变壮火。"《谢映卢得心集医案·诸痛门·肝郁胁痛》中亦云:"寡居多郁,郁则少火变成壮火。"除情志抑郁化火者外,恼怒太过,五志之气与肝胆内之相火交并,气火交逆于上,或怒动肝阳化火,形成肝火。《叶天士医案精华·中风》中亦云:"兼因平昔怒劳忧思,以致五志气火交并于上"。由此可知,气郁化火之机制,主要是情志抑郁或嗔怒太过与肝胆相火失常所致,是甲亢肝经火热证的主要病因病机。

外邪停着,清代陈士铎《石室秘录·礼集·碎治法》:"瘿不同,形亦各异,然皆湿热之病也。"清代沈金鳌《杂病源流犀烛·颈项病源流》:"然西北方依山聚涧之民,食溪谷之水,受冷毒之气,其间妇女,往往生结囊如瘿"。湿热化火,多为时邪湿热内侵,或脾胃运化功能失常,湿浊内生,郁而生热,湿热之邪,停留肝胆,蕴结不解,热化火化,形成肝火。肝胆湿热既可直接化成火毒,或湿热内郁,肝失条达,肝气郁结,以致肝火。如临床上某些甲亢患者合并肝功不良、黄疸或重症肝炎,常为湿热壅阻,湿不能发泄,热不能宣达,湿得热而益深,热因湿而愈炽,乃成火热熏蒸的狂躁、出血等肝火之见证。外感六淫之气在一定的条件下,风、寒、暑、湿、燥、火六淫之邪可直接侵袭肝经,郁遏肝经,清代柯琴《伤寒论翼·六经正义》说:"厥阴之地,相火游行之区也,其本气则为少火。若风寒燥湿之邪,一入其境,悉化为热,即是壮火。"甲亢患者肝经火热病证常可由于六淫之火热病邪而诱发或加重病情,或引动甲亢病证复发。

综合因素,清代吴谦《医宗金鉴编辑外科心法要诀·发无定处上·瘿瘤》认为瘿病"多外因六邪,荣卫气血凝郁;内因七情,忧恚怒气,湿痰瘀滞,山岚水气而成",提出"诸证形状各异,皆五脏湿热邪火浊瘀,各有所感而成,总非正气之所化也"。《医学入门·脑颈部》称:"总皆气血凝滞而成惟忧恚耗伤心肺,故瘿多着颈项及肩"。高秉钧的《疡科心得集·辨瘰瘿瘤论》的病机探究,如"若怒动肝火,血涸而筋挛者,自筋肿起,按之如筋……劳役火动,阴血沸腾,外邪所搏而为肿者……若郁结伤脾,肌肉消薄……若劳伤肺气,腠理不密……劳伤肾水,不能荣骨而为肿者……"清代邹岳《外科真诠》亦提出"瘿瘤……多外因六邪,营卫气血凝郁,内因七情,郁恚怒气湿痰瘀滞,山岚水气而成。"清代许克昌《外科证治全书卷四·发无定处·瘿瘤》则认为"诸书虽有五瘿、六瘤之名类,要皆七情六欲,脏腑受伤,经膜乖变,气凝阻逆所致"。清代祁坤《外科大成·不分部位大毒·瘿瘤》曰:"夫瘿瘤者,由五脏邪火浊气,瘀血痰滞,各有所感而成"。

四、创制瘿病防治方药

明清时期对于瘿病的治疗用药方面,总的特点是:内服药的剂型是以散、丹、丸为主;外用药则是以膏、酒、洗剂为主。另一特点是,在内服药的活血化瘀方药中增加了通窍药,而服从于活血化瘀、养血舒筋、培元补肾等三大配方原则。另外还对药味进行了由博而约的衍变,使方药更加简练适用。如明清时期在治法组方创制了许多治疗瘿病的方剂,如海藻玉壶汤、活血消瘿汤、十全流气饮等,至今临床仍为习用。

明清时期,瘿病的治疗不仅局限于化痰消瘿药物,治疗方法更加多样化。《本草纲目·草之七·黄药子》明确指出黄药子有"凉血降火,消瘿解毒"的功效,并记载了在用黄药子酒治疗瘿病时,"常把镜自照,觉消便停饮"以免过量的用药方法,以及"以线逐日度之,乃知其效也"的观察疗效的方法。还记载了"自然铜贮水瓮中,逐日饮食,皆用此水,其瘿自消,或火烧烟气,久久吸之亦可",通过金属改变水质达到消瘿的目的。这一时期辨证论治发挥的更加充分。李梴《医学入门·脑颈部》指出:"瘿瘤或软或硬,无痛无痒,体实者,海藻散坚丸、海带丸;痰火盛者,舐掌散、神效开结散。此皆化痰行气破坚之剂,久虚者不可妄服。虚者:筋瘤,肾气丸,或八物汤加山栀、木瓜(炒黑)、龙胆草,肝火盛者,间以芦荟丸暂服";陈实功《外科正宗·瘿瘤论》:"初起,元气实者,海藻玉壶汤、六军丸;久而元气虚者,琥珀黑龙丹、十全流气饮。"

陈实功《外科正宗》是一部代表明代以前包括明代在内外科学成就的重要文献。在辨证论治方面,他将瘿病分为了初期之实证和病久之虚证两大类,指出"初起自无表里之症相兼,但结成形者,宜行散气血。已成无痛无痒,或软或硬色白者,痰聚也,行痰顺气。已成色红坚硬,渐大微痒微疼者,补肾气,活血散坚……已破流脓不止,瘤仍不消,宜健脾胃为主,佐以化坚……溃后瘿肿渐消,脾弱不能收敛者,补肾气,兼助脾胃"。并以此拟定出海藻玉壶汤、活血消瘿汤、十全流气饮等有效方剂。由这些可以知道明代的时候在对瘿病进行辨证论治的方面又前进了一步,已经不再单单依靠海藻类等含碘药物了,明代的本草著作从侧面也反映了这一变化。李时珍的《本草纲目》在《证类本草》的基础上添加了自然铜、浮石、黄药子、白杨皮、柳根、蜣螂丸、淡菜、紫菜、龙须菜共九味治疗瘿病的药物。明代王肯堂《证治准绳·疡医·瘿瘤》,同样沿袭了陈言的"五瘿"分类法,并且在论及"五瘿"时提到:"在颈项间,皮宽不急,累累而垂者是也。宜破结散、消疬丸、海藻丸、昆布丸、黄药酒、藻药散,兼以针灸法同施,方有效;及常服复元通气散、蜡矾丸,自然缩小。"

　　清代《医宗金鉴》对瘿病的认识同明代医著基本保持一致,没有太大进展。除《医宗金鉴》外,还有一些著作论述了瘿病,如林佩琴《类证治裁·瘰疬结核瘿瘤马刀论治》:"瘿瘤其症属五脏,其原由肝火"。沈金鳌在其《杂病源流犀烛·颈项病源流》中阐述道:"瘿瘤者,气血凝滞,年数深远,渐长渐大之证";"盖人怒动肝邪,血涸筋挛,又或外邪搏击,故成此二证。惟忧患耗伤心肺,故瘿多着颈项及肩。惟有所劳欲,邪乘经气之虚而住留,故瘿随处皆有。陈文治曰:"自筋肿起,按之如筋聚之状,而或有赤缕,名曰筋瘤,属于肝也宜六味丸,或四物汤加山栀、木瓜。"高秉钧的《疡科心得集·辨瘰瘿瘤论》的病机探究,如"若怒动肝火,血涸而筋挛者,自筋肿起,按之如筋……或因劳役火动,阴血沸腾,外邪所搏而为肿者……若郁结伤脾,肌肉消薄……若劳伤肺气,腠理不密……若劳伤肾水,不能荣骨而为肿者"。

　　明代李时珍《本草纲目》在瘿瘤疣痣篇中提出治疗瘿药物 60 余种。分类计算草部 25 种,菜谷部 7 种,果木部 7 种,土石部 7 种,介鳞部 6 种,兽人部 8 种。按药物来源及功效特点分成以下类别,以探讨中药治疗甲状腺疾患的应用规律。①动物甲状腺类:应用动物甲状腺治疗甲状腺疾病如地方性甲状腺肿等,早在晋唐时期如孙思邈《千金方》及王焘《外台秘要》等书中已有大量记载,《本草纲目》共列鹿、羊、牛、猪、牦牛靥共计 5 种,提出:"鹿靥,并消瘿气结核,羊靥、牛靥并酒浸,炙香,含咽。猪靥,焙末酒服或酒浸炙亩。牦牛靥,烧服,消瘿。"详细叙述各种动物甲状腺的炮制服用方法。②富含碘类中药:《本草纲目》书中列出的有海带、海藻、昆布、海苔、紫菜、舵菜等药物。这类中药治疗瘿病是历代相传的治疗方法,其中以海带、海藻、昆布、海苔、紫菜、龙须菜等最为常用,古碘量依次为海带＞海藻＞昆布。其次为紫菜,乃日常食品,多做汤类,龙须菜则是一种海产品,李时珍称其治"瘿结热气,利小便"。李时珍称:"淡菜生海藻上,故治瘿与海藻同功",又称其可"消瘿气"。元朱震亨云:"凡瘿结积块之疾,宜常食紫菜,乃成能软坚之义。""海蛤壳在唐甄权《药性本草》称治"项下瘿瘤"。蛤蜊李时珍称可"消瘿核,散肿毒"。马刀又名马蛤,李时珍用于"消水瘿、气瘿、痰饮"。牡蛎,李时珍称可"消疝瘕积块,瘿积结核"。淡菜也是一种海产品,别名海蛤、东海夫人。海螵蛸又名乌贼骨,李时珍称其可治疝消瘿"。总之,海蛤壳、蛤蜊、马刀、牡蛎,淡菜均为贝壳类,在中医治瘿病方面十分常用,主要取其软坚散之功效。海浮石虽非贝壳类,但亦产于海中。李时珍称其"消瘤瘿结核疝气下气,消疮肿",以上为含碘类中药,应用其治疗地方性甲状腺肿、地方性克汀病确有疗效。现代研究认为碘剂虽然能抑制甲状腺素的释放,但不能抑制甲状腺素的合成,长期使用可能对甲状腺功能亢进症不利,也有人认为中药可能含有某些成分,不能等同于现代碘剂的药理作用,或是能克服碘的弊病而对甲状腺功能亢进症发挥疗效,不过仍"慎用为宜"。③清热、解毒类中药:原书计列出有白头翁、木通、连翘、夏枯草、漏芦、离鬲草等药物。白头翁有清热、消肿毒等作用,近年来有用白头翁治疗甲状腺功能亢进症者。连翘、夏枯草则为中药清热解毒、消肿散结之常用品,经常用于治疗瘿瘤瘰疬,具有明显的抗炎消肿功能漏芦通乳,本为治疗乳腺疾患的药物,但同样具有清热解毒、消肿之效,治疗甲状腺炎性病变,用于甲状腺肿、甲状腺炎症、甲状腺肿瘤等。土瓜又名王瓜,土瓜根性味苦寒,有小毒,是常用的中草药,具有解毒散瘀消肿的作用。赤小豆历代认为可清热毒,散恶血;李时珍认为"治一切痈疽疮疥及赤肿不拘善恶,但水调涂之,无不愈者",木通在唐代甄权《药性车草》中称"主治项下瘿瘤"。当然,现在发现关木通之毒性后,在临床上应使用川木通为宜。南方离鬲草是一种草药,在唐代陈藏器《本草拾遗》中称"生人家阶庭湿处,高三二寸……江东有之，北土无也"。李时珍谓其"辛、寒、有小毒，治瘰疬丹毒小儿客热，大腹痞满，痰饮膈上热"。④化痰散结类中药：书中列出的有桔梗、贝母、黄药子、射干、常山、松萝、瓜蒂、海蛤、蛤蜊、马刀、牡蛎、海浮石 12 种，此类中药治疗瘿病时也常用。中医学认为，瘿病多因气郁痰凝，痰气结聚而成，贝母治瘿主要用浙贝母，可化痰散结。瓜蒂和常山口服时有催吐作用，临床上不常用。射干乃利咽散结之品，同样可用于甲状腺肿引起之咽喉不利之症状。松萝在《本草纲目》中别名松上寄生，谓其"苦、甘、平、无毒，治项上瘿瘤痰热"。本品为松萝科松萝属植物破茎松萝及长松萝的丝状体，具有清热化痰、清肝、解毒、通络、止痛作用，有抗菌抗炎作用"。桔梗宣肿利咽，可作为辅助用药。最为常用的药物为黄药子，性味苦、平，具有明显的消瘿破结的功效，含有多种甾体皂苷和双萜类化合物，对地方性甲状腺肿、甲状腺腺瘤及囊肿均有很好的疗效，但具有一定毒性，不宜长期使用，以避免发生肝损害。⑤活血化瘀类中药：原书中列出杜衡、丹参、当归、瞿麦、三棱、自然铜共 6 种。杜衡又名马蹄香、土细辛，辛温有小毒，能祛风散寒止痛活血解毒；丹参在李时珍看来能治恶疮疥癣，瘿赘肿毒丹毒，而当归能和血补血，排脓止痛，为外科常用药；三棱李时珍称其"能破气散结，故能治诸病，其功可近于香附而力峻，故难久服"。而自然铜则可破积聚，消瘀血，并久已用于治项下气瘿。蜣螂丸即蜣螂转丸，又名土消，唐代陈藏器《本草拾遗》中用此"烧存性酒服，治项瘿"；近代研究发现，丹参、当归等药物有抗炎、抗纤维化、调节免疫功能等作用，并发现当归与黄药子配伍应用时可降低黄药子产生的肝脏毒性。因此，活血化瘀类中药在用于甲状腺类疾病方面的作用，有待于进一步深入研究。⑥其他类中草药：书中列出有，玄参、天门冬、小麦、山药、败壶芦、橙、荔枝、白杨皮、柳根、针砂、问荆、牛蒡根、螵蛸 13 种。玄参滋阴降火，消肿解毒，可用于甲状腺瘤的治疗。天门冬甘寒滋阴降火，一方面有抗炎，抗肿瘤作用，另外对甲状腺功能亢进症患者的阴虚火旺症状（如心悸多汗、多食、震颤等）亦多采用。晋代陈延之《小品方》中则用小麦治"项下瘿气"。香附、橘、荔枝乃理气开郁消瘿之常用药；橙之一物，古人认为可"疗瘿气，发瘰病"，近代则用其皮，荔枝李时珍认为可"情瘰疬瘤赘，赤肿疔毒"；白杨皮李时珍称其"煎水酿酒，消瘿气"。并引《崔氏方》记载，可治"项下瘿气"，针砂即真刚砂，李时珍称其可"平肝气，散瘿"；杨仁斋《直指方》中用此物浸水缸中饮其水，十日一按，半年可消，治"项下气瘿"；问荆常用于利水消肿之用，其亦有活血化瘀之功效。

　　以上这些药物，目前具体治疗机制尚不明确，许多为古人经验之谈，尚需进一步研究和探讨。

五、丰富瘿病外治法

　　清代陈士铎《石室秘录·礼集·碎治法》："碎治法最奇。人有病腹中癥结，或成虫形、鸟形、蛇形，各药不愈……而外显奇形，如瘿如瘤之类，必须割去瘿瘤，去其乌鹊，始能病愈。然此犹是节外生枝，虽动刀圭，无伤内脏，用生肌之药敷上，即如无病之人。独是脑内生虫，必须劈开头脑，将虫取出，则头风自去。至于腹中龟蛇鸟虫之类，亦必割破小腹，将前物取出，始可再活。第术过于神奇，不便留方，存此说以见医道之奇有如此。论其治法，先用忘形酒，使其人饮醉，忽忽不知人事，任人破劈，绝不知痛痒，取出虫物，然后以神膏异药，缝其破处，后以膏药贴敷，一昼夜即全好如初。徐以解生汤药饮之，如梦初觉，而前症顿失矣。自青囊传后，华君获罪之后，失传者数千载矣，今再传术远公，终不敢以此等术轻授，使远公再犯也。前车可鉴，勿再重求。子既以瘿瘤之类再请，吾不敢秘，再传子以全活人可也。"

　　清代陈士铎《石室秘录·礼集·碎治法》:"瘿瘤不同,瘿者连肉而生,根大而身亦大;瘤者根小而身大也。即瘤之中又各不同,有粉瘤、有肉瘤、有筋瘤、有物瘤。筋瘿不可治,亦不必治,终身十载,不过大如核桃。粉瘿则三年之后,彼自然而破,出粉如线香末,出尽自愈,亦不必治也。肉瘿最易治,用水银一钱,儿茶三钱,冰片三分,硼砂一钱,麝香三分,黄柏五钱,血竭三钱,各为细末。将此药擦于瘤之根处,随擦随落,根小者无不落也。物瘤则根大,最难治。不特而动,无故而鸣,或如虫鸣,或如鸟啼。必须用刀破其中孔,则物自难居,必然突围而出。后用生肌神药敷之,则瘤化为水,平复如故矣。病不可测,非理可谈,故《内经》不言,然世未尝无此病也。生肌散开后:人参一钱,三七根末三钱,轻粉五分,麒麟血竭三钱,象皮一钱,乳香去油一钱,没药一钱,千年石灰三钱,广木香末一钱,冰片三分,儿茶二钱,各为绝细末,研至无声为度。修合时须用端午日,不可使一人见之。

　　瘿不同,形亦各异,然皆湿热之病也。由小而大,由大而破,由破而死矣。初起之时,即宜用小刀割破,略出白水,以生肌散敷之立愈。倘若失治,渐渐大来,用药一点,点其陷处,半日作痛,必然出水。其色白者易愈,黄者、红者皆难愈。然服吾药,无不愈也。点药:用水银一钱,硼砂一钱,轻粉一钱,鹊粪一钱,莺粪一钱,冰片五分,潮脑五分,绿矾一钱,皂矾一钱,麝香三分,为绝细末。用针刺一小孔,然后乘其出血之时,将药点上,则粘连矣。约用一分,以人乳调之,点上大如鸡豆子。一日点三次,第二日必然流水。流水之时,不可再点,点则过痛,转难收口矣。三日后必然水流尽,而皮宽如袋,后用煎方,自然平复如故。煎方开后:人参三钱,茯苓五钱,薏仁一两,泽泻二钱,猪苓一钱,黄芪一两,白芍五钱,生甘草一钱,陈皮一钱,山药三钱,水煎服。十剂全消入故。但忌房事一月,余无所忌。若犯房事,必破不能收口,终身成漏矣。"

　　《外科证治全书·发无定处·瘿瘤》:"大者为瘿,小者为瘤。瘿证蒂小而下垂,瘤证顶小而根大。瘿多生于肩项两颐,瘤则随处可生。瘤证易治,瘿证鲜有瘥者。瘿证内用开结散、内府神效方,外用蛛丝缠法,或甘草缩法,缓缓消磨亦能缩愈。切勿轻用刀、针,致血出不止,立见危殆。"对于瘿病的治疗方法方面,历代的医学家们几乎已经达成了一项共识,那就是基本上都不主张进行外科的手术治疗这种方式,如陈言《三因极一病证方论·瘿瘤论治》云:"五瘿皆不可妄决破,决破则脓血崩溃,多致夭亡";杨士瀛《仁斋直指方论·瘿瘤》云:"瘿瘤两者,虽无痛痒,最不可决破,决破则脓血崩溃,渗漏无已,必致杀人";清代的沈金鳌在他所写的《杂病源流犀烛·颈项病源流》这本书中也说到"(瘿)谓皆不可决破,破则脓血必崩溃,而多致夭枉",皆为逆证,不可轻用刀针决破,以致出血不止,立见危殆。且提出"如破,宜桃花散、止血药"的补救方法;吴谦《医宗金鉴编辑外科心法要诀·发无定处·瘿瘤》还提出:"瘿瘤诸证,用药缓缓消磨,自然缩小,若久而脓血崩溃,渗漏不已者,皆为逆证,不可轻用刀针决破,以致出血不止,立见危殆。"

六、瘿病医案记述

　　中医医案是中医医家临床实践的临床思维活动及辨证论治过程的真实记述,是中医理、法、方、药综合运用的具体反映。中医药学历史悠久,蕴藏着丰富的临床经验,历代医家十分注重医案的总结和整理。我们整理和研究历代名老中医医案,对总结医家学术思想、整理诊疗方案、挖掘有效方药、提高临床诊疗水平、开拓临证思路有着非常重要的意义。进行这些研究有利于传承和发扬他们极具个性化的学术思想和诊疗技能,有利于促进中医药事业的学术传承与发展。

现收集明清医家诊治瘿病医案共 20 则,记录有气瘿、石瘿、劳瘿、瘿痈、肉瘿等不同病案。阐明了气滞痰凝血瘀壅结颈前是瘿病的基本病机,有郁热壅积、热盛肉腐致瘿痈。明清时候的医学家们分别采用以疏肝理气、化痰散结、活血化瘀、清热泻火、益气养阴的方法,并结合不同的证候来进行遣方和用药。有的还配伍外治法,或配合中成药治疗,做到内外合治、汤剂与成药合治,提高疗效。

疏肝理气法:忿郁恼怒日久,导致肝气郁滞,津失输布,凝聚成痰,壅结颈前而成瘿。《丁甘仁医案·气瘿案》云:"王左,肩膊肿大如盆,名曰气瘿,难治之证也,治宜调营顺气。"《临证指南医案·疮疡》:"某,气郁痰核。夏枯草、生香附、丹皮、山栀、连翘、郁金、赤芍、橘红"从所收集的医案可以看出,明清时代的医家多用香附、陈皮、橘红、郁金等疏肝理气之品。香附入肝经,为理气开郁之品,被称为"气病之总司"。郁金气味寒凉,易伤胃中生气,叶天士多用干荷叶边,升发脾胃之阳气。橘红和陈皮的使用频率相同。瘿病因郁引起者甚多,叶天士认为"盖郁症全在病者能移情易性",故叶氏极其重视怡悦心志在瘿病中的治疗作用。

化痰散结法:瘿病初期多为痰凝而致,故化痰软坚,消瘿散结类药物为治疗瘿病的必用之品。《临证指南医案·疮疡》:"糜(氏)颈项结核,腹膨足肿。肝木犯中,痰气凝滞:夏枯草(三两)、牡蛎(二两)、泽泻(一两半)、茯苓(二两)、半夏(炒,二两)、厚朴(一两半)、橘红(一两)、神曲(一两半)、生香附(一两)水磨汁泛丸"。清代瘿病医案中多用昆布、海藻、夏枯草、川贝母、土贝母、半夏、白芥子等。其中夏枯草与土贝母或川贝母配伍应用出现的频率最高。夏枯草为阴药,久用易伤胃家,故叶氏用谷芽、干荷叶边来顾护胃气。川贝母主要用于治疗火痰、燥痰、热痰。因此夏枯草与川贝母配伍多用于因性情急躁或久郁化火的气火结瘿之证。在叶氏医案中海藻、昆布常配伍应用,多用于肝胆火炎,灼痰凝络所致气瘿。

活血化瘀法:瘿病气滞痰凝日久,则血行不畅,而形成痰结血瘀之候。清代医家多用牡丹皮、川芎、木莲、紫降香等活血化瘀之品。其中应用频率最高的是牡丹皮,牡丹皮善化凝血而破宿症,泄郁热而清风燥,故牡丹皮多用于瘿病血分热瘀之证。川芎为血中之气药,但因其过于走散,易于耗伤人体正气,多服久服则令人卒暴死。基于瘿病日久气滞痰凝血瘀的病机,活血化瘀之品多与理气化痰之品配伍以达到理气化痰、活血消瘿的目的。

清肝泻火法:忿郁恼怒,痰气互结,气郁日久易于化火,"沈(氏),素有痰火气逆,春令地中阳升,木火化风,上引巅顶,脑热由清窍以泄越。耳鸣鼻渊甚于左者,春应肝胆,气火自左而升也。宜清热散郁,辛凉达于头而主治。羚羊角、黑山栀、苦丁茶、青菊叶、飞滑石、夏枯草花,又照方去滑石,加干荷叶、生石膏。"故清代医家多用山栀子、连翘、羚羊角、犀角(现用水牛角代)等清热泻火,以治疗瘿病属肝火旺盛之证者。其中山栀使用频率最高,叶天士喜用山栀子,是因为其专泻肝中之火,其余泻火,必借他药引经而后泻之。犀角属阴,其性喜走而不喜守,具大寒之性,非大热者不可滥用。如叶氏用之治疗瘿病肝火旺盛之证伴有出血者。肝火横逆犯胃,导致胃火亢盛,则可用生石膏、知母等清泻胃火。

滋补肾阴法:瘿病日久化火,耗伤阴津,导致阴虚火旺,其中以肝肾阴虚最为常见,滋阴药中使用频率最多的是生地黄,养肝则阿胶、生地黄、白芍。肝病必犯土,故多用石斛、玉竹、沙参等以清补胃阴。瘿病气滞痰凝血瘀日久,耗伤气血,故需益气养血之品,扶助正气,其中茯苓使用频率最高。此时病性由实转虚。在所收集的医案中,益气养血滋阴之品使用频率虽低,但药物数量多于其他类药物。

　　清利咽喉法:对于颈项瘿肿过大压迫咽喉致水谷难下者,则多用桔梗、射干、牛蒡子等清利咽喉、消肿散结来治疗瘿病伴随咽喉肿痛甚至阻痹者。其中桔梗较其他药物使用频率高,与其载药上行的特性密切相关。射干、牛蒡子在于清热解毒而利咽,旋覆花、紫菀在于降气化痰而利咽。

　　综上所述,通过对清代治疗瘿病的 20 则医案分析,发现清代医家在治疗瘿病时,化痰软坚类和理气疏肝类药物使用频率最高,益气养血滋阴类药物使用频率虽低但药物数量多,活血化瘀类药物使用频率最低,可以看出气滞痰凝是瘿病最基本的病机,疏肝理气、化痰软坚是治疗瘿病之根本。益气养血滋阴类药物扶助正气,在瘿病日久耗伤气血阴津时是非常必要的。

参 考 文 献

1. 明·陈实功 . 外科正宗 . 北京:人民卫生出版社,2007
2. 李梴 . 医学入门 . 北京:人民卫生出版社,2006
3. 清·陈士铎 . 石室秘录 . 北京:人民军医出版社,2009
4. 清·吴谦 . 医宗金鉴 . 北京:人民卫生出版社,2006
5. 明·徐春甫 . 古今医统大全 . 北京:人民卫生出版社,1991
6. 清·林佩琴 . 类证治裁 . 北京:人民卫生出版社,2005
7. 清·许克昌 . 外科证治全书 . 北京:人民卫生出版社,1961
8. 明·龚信 . 古今医鉴 . 北京:中国中医药出版社,1997
9. 明·龚廷贤 . 寿世保元 . 河北:天津科学技术出版社,1991
10. 张锡纯 . 医学衷中参西录 . 北京:人民卫生出版社,2006
11. 清·沈金鳌 . 杂病源流犀烛 . 北京:人民卫生出版社,2006
12. 清·叶天士 . 临证指南医案 . 北京:人民卫生出版社,2006
13. 清·谢映庐 . 谢映庐得心集医案 . 北京:学苑出版社,2011
14. 清·陈士铎 . 石室秘录 . 北京:人民军医出版社,2009
15. 高秉钧 . 疡科心得集 . 北京:人民卫生出版社,2006
16. 陆拯 . 近代中医珍本集 . 第 2 版 . 杭州:浙江科学技术出版社,2003
17. 胡晓峰 . 中医外科伤科名著集成 . 北京:华夏出版社,1997
18. 李时珍 . 本草纲目 . 第 2 版 . 北京:人民卫生出版社,2010
19. 明·王肯堂 . 证治准绳 . 北京:人民卫生出版社,1991
20. 宋·陈言 . 三因极一病证方论 . 北京:中国医药科技出版社,2011
21. 宋·杨士瀛 . 仁斋直指方论 . 福州:福建科学技术出版社,1989
22. 丁甘仁 . 丁甘仁医案 . 上海:上海科学技术出版社,2001
23. 胡方林,陈大舜 . 古代文献治疗瘿病方剂的用药规律 . 中医药学刊,2006,24(7):1270-1272

(陈如泉　吴东)

第六节　现代时期——甲状腺病的研究创新期

　　随着振兴中华民族文化时代潮流的到来,近年来在中医学界当中兴起了对中医学术流派进行研究的热潮。溯其原由,可能是中医学界内有识之士认识到学术流派曾经在中医的学术发展史上起到过极其重要的作用,也有可能是意识到当前中医学术流派的发展日趋衰退,一些比较具有特色的诊疗经验正在慢慢失传,从而引发了危机感的缘故。中医学术流派的形成与发展、争鸣与渗透,是促进中医学术传承发展、临床疗效稳步提高、理论体系不断完善的重要推动力,是中医学术特色的重要体现形式。深入开展中医学术流派研究,既可有力带动中医相关学科发展,促使优秀人才成长,同时对中医学术传承与发展以及新时期有效保持中医学特色优势具有重要意义。学术流派作为中医的学术思想和临床经验代代相传的主要载体之一,对其进行研究是继承和发扬中国传统医学的重要途径之一。

一、中医瘿病流派学说的研究

中医瘿病记载论述有着悠久的历史,历代医家在长期同疾病的斗争中积累了十分丰富的经验。但从先秦到近代,没有瘿病专著及专攻医家,相关论述及诊治经验,散见于中医内科、外科、经典、方书以及医案医话类著作之中。随着医学科学的发展,人类疾病谱的不断改变,甲状腺病的发病率不断提高,中医甲状腺病的理论、临床及实验研究不断取得新进展。

(一)中医学术流派的概念

学派、医派、流派,是中医学术流派的研究中三个十分重要的概念,《辞海》中对"学派"一词所作的解释为:"一门学问中由于学说师承的不同而形成的不同的派别",而"流派"指的是学术或文艺等方面的派别。《辞海》中没有医派的定义,结合目前相关的文献资料方面的研究,可被认为是对特定医学流派的一种概称。从三个名词的定义中,可以了解到三者都是针对具有某种特定的学术观点的派别而言的。流,有变化流动的意思。因此,流派可以被看作是学派变化和发展的结果。简而言之,学派是指以学术观点为核心的学术派别,没有地域和时间方面的限制;流派则反映的是学派在特定的时间和地域等因素影响下的发展和变化;医派则反映的是一种或多种学派在特定的时期和地域流行和发展的变化。

中医药学有着数千年的历史,在其漫长的发展过程当中,不断涌现出大量著名的医学专家,他们在各自的学术上均独领风骚,别树一帜,与其众多的弟子和传人,一起形成了众多的医学流派。那么究竟什么是中医的学术流派? 现代的学者给出的比较明确的定义为,中医学术流派是中医学在其长期的历史发展过程中所形成的具有自身独特的学术思想或学术主张,以及独到的临床诊疗技艺,并且具有清晰的学术传承脉络和一定程度的历史影响与公认度的学术派别。

(二)瘿病学说著作不断兴起

在瘿病学术专著方面,1986年伍锐敏的《甲状腺疾病的中医治疗》是甲状腺病中医领域第一本专著,由人民卫生出版社出版,随后许芝银主编《甲状腺疾病中医治疗》、陈如泉主编《甲状腺疾病的中西医诊断与治疗》、刘艳骄等主编《甲状腺疾病的中西医结合治疗学》、黄祥武《甲亢甲减》、李赛美等编写《甲状腺机能亢进症中西医诊疗与调养》、高天舒《实用中西医甲状腺病学》等中医、中西医结合的专著不断问世,推动了甲状腺病的中医、中西医结合诊疗及学术水平的发展与提高。临床方面开展了老中医诊治经验整理、各种不同甲状腺病临床病例总结、各种古今专病专方及药物的临床观察报道,《中药新药甲状腺功能亢进症(毒性弥漫性甲状腺肿)的临床研究指导原则》、《中药新药亚急性甲状腺炎的临床研究指导原则》、《瘿病眼病、瘿痛的中医诊疗方案及临床路径》制订等各种文献报道与会议交流,推动了学术及临床水平提高。实验研究方面应用现代科学方法,采用各种不同的实验动物模型,进行了各种不同甲状腺病治疗方药的药理作用机制实验研究,取得了可喜的成就,开辟了新的思路和方法,推动了中医药及中西医结合对甲状腺病的临床与实验研究的新进展。我们继续深入研究中医瘿病流派学说思想,充分发挥中医药学诊治甲状腺病的特色与优势。

二、努力传承发展瘿病学说

(一)系统研究整理瘿病学说思想与经验。

要继续深入收集先秦至现代瘿病相关文献,深入梳理瘿病的学术思想、辨证施治等方面经验,深入探讨甲状腺病诊治规律。继续吸取古今医家用药经验,进一步探寻了古今医家防治各种甲状腺病的遣方用药特点,继承整理编辑出版新的甲状腺病方面专著,如《中医瘿病方药学》、《甲状腺病养生调理》、《甲状腺结节及肿瘤的中西医诊断与治疗》、《甲状腺炎的中西医诊断与治疗》等系列专著,提高中医、中西医结合诊治甲状腺病学术水平。

(二)深入研究瘿病治疗药物应用特点。

情志内伤、饮食及水土失宜、体质因素是瘿病的主要病因;气滞、痰凝、血瘀、火旺是瘿病的基本病机。情志内伤则致肝郁,肝郁则气滞,脾伤则气结,气滞则化火,脾虚则酿生痰湿,痰气交阻,血行不畅,则火、气、血、痰壅结,而成瘿病。

按照目前高等中医药院校使用中药学教材分类,历代医家所用治疗瘿病药物,基本上涉及各种类别药物。浙江中医药大学吕瑞硕士研究生毕业论文《中医古籍中治疗瘿病的用药规律研究》统计,在收集的 100 本文献中,筛选出历代治疗瘿病的方剂,共录得成方 241 首,用药品种共 180 种,药物类别 19 类,用药总频数为 1640 次。241 首成方中有103 首为丸剂,初步发现了历代瘿病的证治用药规律:宋代以前治疗瘿病以化痰药、清热药、补益药、解表药最为常用;宋金元时期以化痰药、清热药、补益药、解表药最为常用;明代化痰药、补益药、清热药、理气药最为常用;清代以化痰药、补益药、清热药、利湿药最为常用。在本次研究所收录的全部方剂中,以化痰药、清热药、补益药、解表药最为常用,使用最多的药物是化痰药。180 种药物归属肝经的最多。胡方林、陈大舜从电子出版物《中华医典》的光盘当中收集到的历代文献中,治疗瘿病的方剂有 300 首,包含药物达到 149种,从中探讨治疗该病的用药规律。发现历代医家多选用化痰散结、疏肝理气、活血散瘀、清热泻火之类的药物,而益气滋阴类的药物在其使用的频率上比理气化痰软坚类的药少得多。

从治疗瘿病各类药物中,使用频率居前五位的是化痰类药物、清热类药物、理气类药物、活血化瘀、补虚类药物。其中化痰类药物所占的比例最高,占到 41.8%。这与瘿病的病因病机特点有关,瘿病主要与人体的正气不充足、情志不舒畅和居处饮水的水质不好有关,在这些致病因素的作用之下,引起肝气郁结不畅达,脾的运化功能失常,脏腑的功能失去正常的调节功能,经络受到了阻滞,导致了比如气滞、痰凝、血瘀等一些病理方面的变化,病理产物结于颈部,日久成瘿。其中肝脾失调,水湿内聚可成痰;肝郁化火,或阴虚火旺,灼津成痰;正气不足,脏腑功能失调,气机阻滞,津液积聚成痰;居处饮水不宜,机体运化失常,水湿凝聚成痰。可见瘿病是多种原因导致痰凝结于颈项部所致。且痰一旦形成之后,既可阻滞气机,影响脏腑气机的升降;又可流注经络,阻碍气血的运行,并且具有"来去无定,聚散无常"的特点,故有"百病多由痰作祟"、"怪病多痰"之说。古代医家正是认识到瘿病的发生多与痰凝有一定的关系。

在治疗中所使用化痰药物中,以化痰软坚散结的海产品药物使用较为突出,常用药有海藻、昆布、海带、紫菜、海蛤粉、海螵蛸、牡蛎等。这类药物大多属于富碘药物。这与2000年以前地方性甲状腺肿即碘缺乏病广泛流行有关。

古代医家在治疗瘿病的临床实践中,还运用了羊靥、猪靥、鹿靥及黄牛食系等动物的甲状腺,这些动物的甲状腺即是含甲状腺素的药物。现代医学证明,用这类动物甲状腺治疗地方性甲状腺肿即碘缺乏病是有效的。随着科学技术发展,这类动物甲状腺治疗药物,已逐渐被现代化学合成甲状腺激素药物所代替。

(三)多方面、多层次研究甲状腺病

甲状腺病发病原因比较复杂,并发症千奇百怪,无论是现代医学还是中医学的治疗方法,单一运用都不能达到完美的效果。这就要求我们多方面、多层次研究甲状腺病:①发挥中医药治疗的优势点,如对甲亢合并妊娠病患者,发挥中药保胎安胎的作用特点,进行甲状腺病妊娠围产期相关研究。②以辨证与辨病相结合方法,进行防治甲状腺病并发症研究。③开展针刺、外治、中药调理等特色疗法,综合治疗甲状腺病,加速疾病好转乃至痊愈,促进患者身心健康的康复。④探索中医药治疗某些甲状腺病新的治疗方药,如桥本甲状腺炎、结节性甲状腺肿等,进行临床及实验研究,探讨中医药治疗新方药。⑤亚临床甲状腺病的中医药干预治疗研究。

发挥中医、中西医结合治疗甲状腺病的优势与特色:①采用综合治疗措施;②减少治疗甲状腺病西药物副反应;③治疗甲状腺病合并症;④迅速改善症状提高疗效;⑤减少甲状腺病复发等。制订完善中医、中西医结合常见甲状腺病的诊疗指南或路径,以循证医学方法作指导,选择临床诊疗优势病种和突破点,进行多中心、统一指标、较长期的研究,避免低水平的重复,不断提高临床疗效。

三、甲状腺病的中医药治疗的实验研究

近年来,报道了许多新的治疗甲亢、甲减、甲状腺炎、甲状腺结节等方药,进行了许多实验研究,在一定程度上揭示了中药治疗甲状腺病的作用机制。在实验研究方面,近几年也取得了可喜的成就,治疗甲亢有关方药的实验研究表明:①中药能较明显降低甲状腺素片所致的甲亢大鼠的血清 T_4 的水平,一方面减弱甲状腺激素的靶器官、靶组织对甲状腺激素的反应,另一方面加速对已进入血循环的甲状腺素的降解。②中药能降低甲亢大鼠的基础代谢率,抑制 T_4 向 T_3 转化及(或)同时提高机体对 T_3 的代谢清除率,并通过抑制甲状腺素对受体蛋白的分解作用,改善全身情况等多方面途径而起到对肝细胞液糖皮质激素受体(GCR)的保护作用。③对甲亢时过高的肾上腺素 α_1 受体的亲和力有一定程度的纠正作用,并减弱了外周组织对肾上腺素的生物效应。④益气养阴泻火方能减少 T_3 所致的甲亢大鼠肝细胞核 T_3R 含量、RNA 聚合酶和 Na^+-K^+-ATP 酶活性,并降低肝和全血三磷酸腺苷(ATP)水平。表明本方可能是通过多途径、多层次发挥作用,从而达到改善甲亢大鼠能量代谢的功效。⑤益气养阴方能使 T_3 所致的甲亢大鼠血清 T_3 水平明显降低,血清胆固醇含量显著增加;可提高周围血白细胞数,使体重增长基本正常,其作用显著优于甲巯咪唑治疗的西药对照组。我们也应该看到,这些研究的对象仍然局限在益气、养阴、活血药物的范围内,而这些药物抗甲状腺方药作用的有限性,决定了这些研究难以取得突破性的发现。⑥针刺治疗的实验研究:有

人应用针刺(气瘿、间使、内关、足三里、三阴交)加减,结合小剂量甲巯咪唑(每日 10mg)治疗47 例甲状腺功能亢进症患者,发现经治疗后 OKT4/OKT8 值和 TGA、MCA 均有明显下降,认为针药结合疗法可能是通过改善机体的免疫功能,关键是调整 T 细胞亚群比例关系而治疗甲亢的。有人采用单克隆抗体 APAAP 法检测 28 例甲状腺功能亢进症结果显示:甲状腺功能亢进症患者 CD4 值升高,CD4/CD8 比值降低,与正常值对照均有显著性差异($P<0.01$),认为甲亢患者存在免疫状态的紊乱和内环境失稳。对 21 例甲亢肾阴虚患者治疗观察发现,其外周血中 NK 细胞活性明显低于正常人($P<0.01$)。

甲亢病的实验研究已较广泛开展。目前大部分实验研究尚限于指标测定、机制推测探讨阶段,对于药物作用的靶点效应产生机制缺乏明确的研究阐述,机制研究有待深入。要结合临床实际,努力筛选研究出治疗本病及其合并症的有效方药。随着分子生物学的发展,基因技术的广泛使用,通过分子生物学方法,找到疾病发生的基因改变及药物作用的靶点已成为近来药理学研究的热门话题,这也为甲亢药物研究的深入开展和作用机制的明确阐述提供了良好契机。

近年来,开展了助阳药对阳虚动物模型的实验研究,对中药治疗甲减的机制做了初步的探讨。①温补肾阳中药不是直接作用于甲状腺,而是通过间接作用改善甲状腺功能。有认为,温补肾阳药由于不含甲状腺素成分,其作用机制不同于激素的替代疗法,非通过甲状腺的直接补充作用,而是通过机体的整体调节,促进全身组织细胞代谢功能,或通过改善垂体 - 甲状腺轴的功能促进甲状腺自身的分泌功能而起治疗作用。有认为,补肾药物的作用机制,可能是增进全身代谢,改善残存的甲状腺组织功能,以及调节下丘脑、神经递质和神经激素,从而使垂体生长激素细胞对生长激素释放的反应得到改善。②温肾助阳药具有提高甲状腺素的作用。我们通过对半硫丸治疗家兔实验性甲减的观察,发现经半硫丸治疗的家兔血清 T_3、T_4 均明显升高,TSH 有所下降。证实温肾中药可以鼓动阳气使机体活动增加,具有抵抗甲状腺素下降的作用。③从病理形态学研究入手,发现肾阳虚大鼠通过参附汤治疗以后,各内分泌腺、胸腺、脾脏及心、肝等器官组织的病理改变均有不同程度的改善。由此表明,补肾之中药不仅能改善甲减的阳虚征象,而且可以逆转病理,进一步肯定了中药治疗甲减的效果。④温补肾阳药能增加心脏及脑等组织 β 受体的数目。有给小鼠服用抗甲状药物甲硫氧嘧啶造成甲减模型,其耗氧量和脑 β 受体 RT 值均低于正常动物,助阳药淫羊藿煎剂可使此变化恢复至正常水平。此研究提示淫羊藿煎剂对小鼠甲减模型脑 β 受体和耗氧量的变化具有调节作用,可能为其助阳的生化机制之一。有观测到甲状腺切除术后复制的甲减阳虚兔模型心、肾 β 受体的最大结合容量明显低于正常动物,温补肾阳中药能增加心脏等组织中β 受体的数目,使病变获得不同程度的改善。β 受体在阳虚证的发病机制和助阳药治疗作用上可能具有十分重要的意义。

近年来有研究表明,温肾助阳方药除了可以纠正甲减阳虚兔的低体温和慢心率外,同时对昼夜节律的异常变化也有纠正作用,但其作用机制不清,有待进一步研究。这为从时间医学方面寻求温阳药对甲减治疗机制开辟了新的思路和方法。

甲状腺病研究是一项艰苦细致的工作,还需要一支高水平、高素质的医疗队伍,需要脚踏实地开展研究工作。要求我们具备全面的医学知识和丰富的临床经验,埋头苦干,扎实工作,通过大胆细致的探索,一方一证的积累,一代、两代甚至几代人的艰苦努力,实现我们的科学梦。

参 考 文 献

1. 洪净,吴厚新.对中医学术流派传承发展中一些关键性问题的思考.中华中医药杂志,2013,6:1641-1643
2. 刘桂荣,李成文,戴铭.中医学术流派概说.中医药学报,2013,41(6):1
3. 李萍,赵树明.中医学术流派与《黄帝内经》的渊源.长春中医药大学学报,2012,1:7-8
4. 朱现平.中医学传承体系的形成.中华医史志,1991,21(4):207-209
5. 唐仕勇.中医现代学派的形成与特征之我见.湖南中医学院学报,1994,14(3):11-14
6. 王永炎,张志斌,张志强,等.关于加强中医学术流派的建议.中医杂志,2011,52(14):1171-1172
7. 孟庆云.论中医学派.医学与哲学,1998,19(8):432-433
8. 王鹏,王振国,刘更生,等.当代中医学术流派研究与传承发展.中医杂志,2013,(10)
9. 余瀛鳌.对学术流派要学而不泥.中国中医药报,2011-07-25(4)

（陈如泉）

在中医学理论体系中,脏腑学说是其理论体系的核心。经络理论是建立在脏腑学说的重要组成部分,始终贯穿着中医学的整个体系之中。经络理论阐述了经脉在机体的内外联系规律,把体表与内脏、四肢百骸有机地联系成一个整体。甲状腺是人体重要的内分泌腺,在中医理论体系中,尚没有较为准确相对应的器官系统。脏腑经络篇,主要探讨了论甲状腺的脏腑归属及功能特点,提出了甲状腺属奇恒之腑的学说观点,具有主生长发育、主碘的储藏、主精微运化、主情志活动、主骨骼坚韧等重要功能。阐述了甲状腺病分别从肝、肾、心、脾、肺五脏证治理论应用的学术观点,提供了甲状腺具体病例临床诊治验案,指导着甲状腺病的临床病例诊治。

第三篇 藏象经络篇

第一节　论甲状腺的脏腑归属及功能特点

在中医学理论体系中,脏腑学说是其理论体系的核心。它依据其功能特点,将脏腑分为三类,即五脏(包括心、肝、脾、肺、肾)、六腑(包括胃、大肠、小肠、三焦、膀胱、胆)、奇恒之腑(包括脑、髓、骨、脉、胆、女子胞),表明脏腑是内脏的总称,依据形态结构及生理功能特点分为脏、腑、奇恒之腑三大类。脏者,是胸腹腔中内部组织比较充实的实体性脏器,主要有“藏精气”的功能;腑者,是胸腹腔中内部组织中空的囊状或管腔性脏器,共同承担着“传化物”的作用;奇恒之腑者,是机体内形态中空似腑,功能藏阴精似脏的异于常态的腑。甲状腺是人体重要的内分泌腺,在中医理论体系中,尚没有较为准确相对应的专用名称,没有较系统的专门论述,它属于脏腑组织中的哪一类? 它的生理功能怎样? 与哪些脏腑经络相关?

一、奇恒之腑的特点

奇恒之腑是中医藏象学说的一个重要组成部分,包括脑、髓、骨、脉、胆、女子胞。除胆为六腑之一外,其余均无表里配合,亦无五行配属,而与脏腑、经络有着密切的联系。奇恒之腑的特点:其一,所谓“奇恒”,即“异于平常”的意思。奇相对于恒而言,恒者,常也,恒无偶义。顾名思义,奇恒之腑乃既不同于五脏,又不同于六腑的一类。奇恒之腑是有其各自的形态和功能特点,虽然在形态上均有“管腔中空”的特点而与六腑相似,但其功能却是‘藏精’而近似乎脏。其二,奇恒之腑与脏藏精的生理功能特点相类同。而区别于“泻而不藏”的六腑。如脑为髓海,内藏脑髓,脑髓由精微汇聚而成。“骨者,髓之府”(《素问·脉要精微论》),内含骨髓,骨髓由肾精所化。诚如朱文锋老师所言,作为奇恒之腑的“髓”,当指脊椎管,内含脊髓、脊液,系人体精微津液的一部分。胆为中精之府,职司贮藏胆汁,胆汁清净,乃肝之余气所化,又称“精汁”。脉为血之府,是周身气血循环运行之道路。女子胞出纳精气,蕴藏气血,且为胎儿孕育之所。可见,相对于“传化之腑”而言,奇恒之腑是蓄藏阴精,以藏为主的。其三,《灵枢·胀论》云:“脏腑之在胸胁腹里之内也,若匣匮之藏禁器也,各有次舍,异名而同处。夫胸腹,脏腑之郭也。”明确指出脏腑位于人体胸腹腔内,“脏”贮藏的是对人体弥足珍贵的“精气”,“腑”则仅储藏、传送水谷之物。奇恒之腑有的在胸腹腔内,如胆、女子胞;有的则不在胸腹腔内,如脑、髓、骨、脉。

二、甲状腺属于奇恒之腑

甲状腺不属于脏,也不属于六腑,乃属于奇恒之腑。首先,甲状腺形态独特。甲状腺是人体内最大的内分泌腺,呈 H 形,分左右两叶,中间为峡部,左右两叶呈锥形,每叶分上、下两极。甲状腺的血液供给量甚大,是人体血液供应最丰富的器官,正常人经过甲状腺的血流量为每分钟每克组织 4~6ml,比脑、肾供血量还要多,约等于肾血流量的 3 倍。经过整个腺体的血流量约为每分钟 100~150ml。其次,甲状腺是人体内最大的内分泌腺,甲状腺滤泡上皮细胞分泌甲状腺激素,甲状腺激素包括甲状腺素和三碘甲状原氨酸。甲状腺激素的前体物质为一碘酪氨酸和二碘酪氨酸。此四种化合物的结构,①3- 碘酪氨酸(MIT);②3,5- 二碘酪氨酸(DIT);③3,5,3,- 三碘甲腺原氨酸(T_3);④甲状腺素 3,5,3,5,- 四碘甲腺原氨酸(T_4)。是人体生长发育、代谢的重要内分泌激素,是人体重要精气物质,类似五脏所藏之精气。然而甲状腺所分泌的甲状腺激素又直接影响到胃、大肠的功能。甲状腺功能亢进时可引起食纳亢进,大便次数增多或泄泻。类似奇恒之腑似脏非脏、似腑非腑之特点。其三,碘是人类生存必需的微量元素之一,人体内含碘总量约为 20~50mg,相当于 0.5mg/kg 体重。碘在人体内不能自主合成,也不能在体内通过代谢消失。机体通过每日膳食得到所需要的碘,并由尿液排出其原形。甲状腺具有浓集碘化物的能力,甲状腺是摄取细胞外液中碘化物的重要器官,正常甲状腺中含大量碘,约 5000~8000μg,占全身总碘量的 80% 左右。甲状腺每日释放一定数量的甲状腺激素(主要为 T_4 及 T_3),甲状腺激素在外周组织中降解代谢释出的碘再回到细胞外液中,甲状腺除释放有机碘化物(T_4、T_3)外,还释放一部分无机碘化物到细胞外液中。每日甲状腺向细胞外液摄取和释放的碘量相近。正常人甲状腺内碘的更新率很慢,每日 1%~2%,甲状腺每日释放的碘中约 2/3 为甲状腺激素中所含碘,约 1/3 为无机碘化物。细胞外液中碘化物的更新率很快(即碘化物不断地被清除和补充),每日要更新数次。人体每日排出的碘量和摄入的碘量相仿。极少量的碘化物由皮肤和呼气排泄,绝大部分(90% 以上)由肾脏排泄。碘化物几乎全部经肾小球滤出,滤出的绝大部分在肾小管内重吸收。正常成人肾脏对碘化物的廓清率约为 35~40ml/min,每日尿碘排泄量约为 150μg。一小部分碘(约10μg),主要以有机碘形式由粪便排泄。其四,人体整个甲状腺牢固地附着在气管上,随吞咽上下移动。它不像五脏六腑处于胸胁腹里之内。与脑、髓、骨、脉等奇恒之腑相类似不在胸腹腔内。

三、甲状腺与脏腑经络关系

奇恒之腑虽异于五脏六腑,但它们并不是孤立的,而是与五脏有着密切的关系,在功能上相互配合的。同样甲状腺与其他奇恒之腑一样,它没有相对应的脏腑,与其他脏腑又具有密切关系。

肾为先天之本,水火之脏,内寄真阴真阳,有温润五脏之功能,为人身精髓之源泉。甲状腺功能减退症多表现有肾阳亏乏、气血不足之神疲乏力、畏寒怯冷、少气懒言、面色不华、腰脊酸痛、面肢肿胀等一系列临床表现。实验研究表明,肾阳虚证患者血清中甲状腺素含量偏低,表明甲状腺激素的分泌不足。地方性克汀病多属中医的"五迟"、"五软",是由胎禀不足,脾肾虚弱而致。可见其致病因素,一是先天不足,二是后天失养,但以先天禀赋不足为主。从体征上常见有呆、小、聋、哑、瘫。"肾藏精主骨生髓、通脑、藏志、开窍于耳",而"脑为髓海",若肾精充沛则髓海有余,脑健耳聪,精神健旺。精血不充,不能上荣诸窍,脑海空虚,故见聋、呆诸症。从中医学来说,地方性克汀病总由肝、脾、肾三脏亏损所致,其中以先天禀赋不足,肾气亏虚为其主要方面。

肝主怒、喜郁的特性与人体甲状腺相关,甲状腺是机体内重要的腺体组织之一,由甲状腺分泌的甲状腺素对中枢神经作用结果,正好与中医肝主怒与喜郁的病理变化和临床表现相关。甲状腺组织分泌甲状腺素的多少所产生的临床表现与中医所论肝主怒、喜郁矛盾的双重情绪变化正相符合。肝与五脏在生理上相互联系,如水生木、木生火、金克木、木克土;在病理上互相影响,如肝木乘脾、木火刑金、水不涵木、木郁化火生风等。由于所累脏腑不同,临床表现亦不相同,因此治疗瘿证要根据临床表现的不同而辨证施治。但瘿病形成的主要原因是郁怒伤肝,肝失疏泄所致。因此针对这一病机,确立了从肝论治的原则。

　　奇经八脉是经络系统的重要组成部分,是与十二正经不同而别道奇行的八条经脉,即督脉、任脉、冲脉、带脉、阳跷脉、阴跷脉、阳维脉、阴维脉。冲脉,《说文》曰:"冲,通道也"。是指纵横交错之大道,说明冲脉在人体中分布最广从功能而言,《集韵》言:"冲,要也"。说明冲脉为总领诸经气血之要冲,脏腑经络之气血都汇聚于冲脉,故能转输调节周身气血,因此有"经络之海"和血海之称。带脉,《辞源》释云:"束衣的带子……围于腰间,结在前面,两头垂下,称为绅",形象地描述了带脉的循行特点,围腰一周,束腰而前垂。而《广雅》曰:"带,束也",说明带脉具有约束诸脉的功能。跷脉之"跷",足跟也,跷脉即起于足跟。杨玄操认为十二正经就像地面的河流,奇经八脉实际上就是地下水系统,或者说就是水库,就是人体气血的缓冲池。在十二正经气血较盛时,奇经八脉吸收管辖区域的多余的气血存于内;在十二正经气血较虚时,它则供出所贮存的气血,这就是奇经八脉的"蓄溢"功能。《难经》中说:"沟渠满溢,流于深湖……八脉隆盛,入于八脉而不环周"。八脉和十二正经之间的气血是"环周"的,八脉的气血由十二正经而来,同时亦可以在需要时流向十二正经,有"蓄"有"溢",这才是"蓄溢"的真正含义。《内经》中多次提到"上工平气","平人","经脉匀平",这个"平"字是平衡之意,而经络之间的蓄溢功能是实现经络平衡的基础。手足同名经脉之间要平衡,表里二经之间要平衡,一条经的上下段要平衡,不同名的经脉间也要平衡。通过奇经八脉来调节全身经络系统的整体平衡就是八脉运用的精华所在。

　　奇恒之腑与奇经的关系除胆外,奇恒之腑一般不与十二正经直接相连。但它与部分奇经有连属关系。通过奇经的作用,沟通与十二正经及其他脏腑的关系。这方面主要是脑与督脉、跷脉及女子胞与冲、任、督、带诸脉的关系。《素问·逆调论》曰:"肾不生,则髓不能满"。脑髓系肾脏精气所化,又赖肾脏精气充养,故脑功能的正常与否,取决于肾脏的功能状态。而将脑与肾脏联系在一起的,就是督脉。《难经·二十八难》云:"督脉者,起于下极之俞,并于脊里,上至风府,入属于脑"。督脉本身也有支脉络肾贯心。可见督脉是脑、脊髓与肾脏相联系的通路,对于维持脑的生理功能至关重要。督脉可反映脑、髓、肾的功能状况。现代针灸临床常取督脉穴治疗脑及某些精神失常的病证,就是脑与督脉关系在临床上的具体运用。

　　"冲脉、任脉皆起于胞中",任脉在少腹部与足三阴经相会,能调节全身之阴经,故称为"阴脉之海"。冲脉与肾脉并行,职司调节十二经气血,故有"血海"之称。二脉在保障女子胞功能正常中发挥重要作用。十二经脉的气血充盈,溢入冲任二脉,经过冲任的调节,下达胞宫,形成月经。幼年时,由于肾气未盛,冲任未通,故月事不行;年届七七后,肾脏渐衰,冲任不足,渐见经乱、经闭,此均为生理之象。如冲任失调,则会导致月经不调、崩漏、经闭及不孕、胎漏、堕胎、小产等病证,故调理冲任为妇科疾病之治疗大法之一。由此可见,奇经八脉是脏腑经络的重要组成部分,它的功能与病变,直接影响到脏腑经络,与甲状腺亦有直接或间接的关系,甲状腺病导致月经不调、不孕、胎漏等病症,亦应从有关奇经八脉进行证治。

四、甲状腺的主要生理功能

　　1. 主生长发育　甲状腺所藏精气,与人体生长发育密切相关。有关资料显示,甲状腺肿者,不论男女其青春发育期都有所推迟。我国现有智力残疾达1000多万人,其中绝大部分是因缺碘所致。高碘对儿童的身体发育亦有一定的影响。动物实验显示,雄鸡在摘除甲状腺后,出现睾丸小而无精子,鸡冠变小,失去雄鸡特有的羽毛。摘除甲状腺的母鸡产蛋量下降等。缺碘在人体则可对妇女月经造成紊乱,影响胎儿的正常孕育与分娩,易发生死胎、流产、妊娠期延长、分娩期延长及胎衣滞留等,亦易造成婴儿生长发育不良等。中医认为,"五迟"多属于先天胎禀不足,肝肾亏损,后天失养,气血虚弱所致。"五软"是由胎禀不足,脾肾虚弱而致。可见其致病因素,一是先天不足,二是后天失养,但以先天禀赋不足为主。从体征上常见的呆、小、聋、哑、瘫来看,多因肝肾不足,脾肾两亏所致。肾藏精、主骨生髓、通脑、藏志、开窍于耳,而"脑为髓海",若肾精充沛则髓海有余,脑健耳聪,精神健旺,肝为血海,"精血同源",若肝肾气旺、精血充足则筋骨强健,能行走站立,耳聪目明。肝肾不足,气血两亏,则筋骨失养。语言为智慧的表现,为心所主,心气不足,则智力不发达,言语迟缓。脾主肌肉、四肢,与胃为表里,脾胃为"后天之本","气血生化之源"。脾阳依赖于肾阳温煦滋养,肾阳不足能导致脾胃虚弱,脾失健运。脾肾两亏,则皮松肉弛,遍体衰弱,肌肉痿弱无力。故从中医学来说,地方性克汀病总由肝、脾、肾三脏亏损所致,其中以先天禀赋不足,肾气亏虚为其矛盾的主要方面。

2. 主碘的储藏 机体内甲状腺中的碘以无机碘、一碘酪氨酸和二碘酪氨酸、甲状腺素、三碘甲状腺原氨酸、含甲状腺素的多肽、甲状腺球蛋白及其他含碘化合物的形式存在。含碘氨基酸与其他氨基酸以肽键结合的形式形成甲状腺球蛋白,这是甲状腺内唯一的含碘蛋白质。甲状腺球蛋白的主要成分是其腺胞腔中胶状质内的糖蛋白,它构成甲状腺激素的贮存形式,并占甲状腺总碘量的90%左右。甲状腺具有浓集碘化物的能力,正常甲状腺中含大量碘,占全身总碘量的80%左右,剩余的碘分布在肌肉、血液、皮肤、胸腺、肾上腺等处。人体每日排出的碘量和摄入的碘量相仿。极少量的碘化物由皮肤和呼吸排泄,绝大部分(90%以上)由肾脏排泄。每日尿碘排泄量约为150μg,一小部分碘(约10μg),主要以有机碘形式由粪便排泄。

3. 主精微运化 甲状腺功能减退时,新陈代谢降低,氧耗量减少;而甲状腺功能亢进时则新陈代谢及氧耗量增高。细胞的基本氧化过程及最低热量产生并不需要甲状腺激素的参与调节。甲状腺激素能使细胞氧化速率增加,热产量增多。给予动物一次大剂量的T_4后,经过数小时的潜伏期,整个机体的代谢开始增高,持续数天,再逐渐降至原来的水平。T_3潜伏期比T_4短,其作用消失较快,但促进组织耗氧的作用较强。在休息及静止状态下,机体总热量的产生或氧耗中近一半是由甲状腺激素的作用,甲状腺全部切除后或黏液性水肿时,基础代谢率减低约40%,此时机体仍能生存一个时期,但氧化的水平显著降低了。

甲状腺激素能够促进体内蛋白质的合成,活化生物酸,调节酶的活力,促进钙、磷在骨质中的代谢,刺激组织氧的消耗,抑制甲状腺刺激激素(TSH)的合成和释放,减慢氨基酸由细胞内释出,促进糖和脂肪的代谢,促进胡萝卜素转化维生素A,刺激红细胞生成因子介入红细胞的生成过程等。机体的能量转换率与释放热量在甲状腺功能亢进时增高,在甲状腺功能减弱时减少甚至降至正常水平以下。当机体摄入碘不足时,可使甲状腺分泌受到限制,基础代谢率降低;补充碘或用甲状腺激素治疗能够使其恢复正常。

甲状腺激素对蛋白质的代谢起着深刻的影响,甲状腺激素对蛋白质的代谢作用因所用剂量、体内是否缺乏甲状腺激素而有区别。大剂量的甲状腺激素促进蛋白质的分解,小剂量可促进蛋白质的合成。当机体缺乏甲状腺激素时,补充此激素可促进蛋白质的合成;当机体不缺乏甲状腺激素时,给予过多的激素或甲状腺激素分泌过多会使蛋白质,特别是骨骼肌的蛋白质大量分解,致尿中尿素排泄增加。此外,甲状腺激素还有调节蛋白质分解及合成的能力,如食物中含有足量的蛋白质,则甲状腺激素促进蛋白质分解,如含量不足则促进其合成。

甲状腺激素对蛋白质合成的影响很可能是此激素其他生理作用的基础,因为酶是蛋白质,甲状腺激素的许多生理效能都是通过酶的作用而实现的。

4. 主情志活动　机体长期严重缺碘,可对神经系统造成严重的影响,出现精神发育迟缓、聋哑、生长迟缓、神经异常、身材矮小、智力低下及甲状腺功能减退等。动物实验显示,严重缺碘组与对照组相比,其脑的重量、脱氧核糖核酸与蛋白质合成明显减少,同时伴有小脑成熟延缓,海马区和大脑半球运动区成熟延缓等现象。

甲状腺激素对中枢神经系统的兴奋性有很大的影响,表现在甲状腺功能亢进时兴奋性增强,出现急躁易怒、多言多语、烦躁不安,失眠多梦等;而甲状腺功能低下时兴奋性减低,表现出感觉迟钝、少言寡语、行动缓慢、昏昏欲睡等。甲状腺激素对中枢神经系统的发育及功能的影响甚为重要。在胚胎发育期及出生早期,甲状腺激素缺乏对脑组织的损害远较其他组织严重。甲状腺激素对大脑皮质的成熟有着特殊的作用,呆小症患儿智力发育迟缓、愚笨。用甲基硫脲嘧啶、手术切除甲状腺或用同位素毁坏甲状腺造成实验动物呆小症,可观察到大脑形态学的改变,如神经纤维束髓鞘形成迟缓,神经细胞普遍地成熟延迟;大脑皮质神经元的体积减小,脑的生长率减低,大脑皮质中轴突数字减少,皮层中琥珀酸脱氢酶活力显著降低。

甲状腺功能低下患者有感觉迟钝、行为过缓、说话缓慢、嗜睡等兴奋性降低的情况。脑电图波显著延迟或消失。这可能与脑血管阻力增加、脑血流量减少、脑对氧的利用不足、神经细胞对血液中营养成分吸收减少等因素有关。甲亢时患者常有烦躁不安、易激动、多言、失眠等兴奋增强的表现,甚至可有精神失常、延髓麻痹等。甲亢患者脑电图可不正常。

5. 主骨骼坚韧　《素问·宣明五气》中指出:"肾主骨为五脏所主之一。"《素问·六节藏象论》亦指出:"肾其充在骨",说明骨的生长、发育、修复有赖于肾中精气的充养。临床上运用温肾、补肾法对于小儿囟门迟闭、骨软无力、骨质增生都有较好的疗效。所以《素问·灵兰秘典论》说:"肾者,作强之官,伎巧出焉。"而现代生理学研究表明,骨的生长发育除有赖于物质原料的补充外,还受甲状旁腺、甲状腺旁细胞及垂体生长激素的调节,以及受维生素 D_3 的调节这些物质的作用又与肾的功能有关。体内只有肾皮质细胞的微粒上含 1- 羟化酶,它可使维生素 D 衍变的 25 羟骨化醇转化为 1,25- 二羟骨化醇,成为维生素 D 的真正活性形式,以促进钙磷代谢,从而影响骨的生长发育。

甲状腺激素过多时,可引起钙、磷代谢紊乱。甲亢时患者呈负氮平衡,并有钙、磷的丧失。血钙、血磷一般正常,少数患者血钙可增高。尿钙、磷排量增多是由于大量甲状腺激素时骨骼吸收(溶解)加速,骨骼的更新率加速可发生骨质稀疏,甚至有纤维囊性骨炎。甲状腺激素能促进细胞形态上的分化;促进软骨骨化,使骨化中心出现并发育,使鼻框轮廓发育,也可促进牙齿发育。

参考文献

1. 张效霞,杨庆臣. 奇恒之腑考辨. 北京中医药大学学报,2003,26(1):22-23
2. 孙迎节. 试论奇恒之府. 陕西中医,1987,8(10):450-451
3. 黄帝内经素问. 北京:人民卫生出版社,1979
4. 陈如泉. 甲状腺疾病的中西医诊断与治疗. 北京:中国医药科技出版社,2001

(陈如泉)

第二节　甲状腺病从肝论治的理论述析

中医藏象学说，是通过对人体外部生理、病理现象的观察，来探求人体内部各脏腑组织的生理功能、病理变化及其相互关系的理论体系。肝藏象是其中最复杂、最多变、生理病理影响范围最大的系统，在五脏之中占有重要地位。因此，提出甲状腺病"从肝论治"的学术观点，探讨肝脏的生理、病理与甲状腺相互影响关系，对甲状腺病诊治具有重要的理论和临床现实意义。

一、甲状腺病从肝论治的理论依据

（一）中西医对肝认识之异同

西医学认为肝脏是人体最大、功能复杂的重要腺体器官。肝脏主要分为右叶和左叶，作为结构和功能的基本单位是肝小叶。肝脏是身体新陈代谢的枢纽，参与糖、蛋白质和脂肪代谢，并具有解毒、造血、凝血和免疫屏障功能，它作为消化腺具有分泌胆汁、合成多种重要生物活性物质的功能。西医解剖学的肝虽然不能等同于中医的"肝"，但并非没有联系，甲状腺位于颈前下方软组织内，紧抱于喉和气管的前面、侧面、而肝经"上贯膈，布胁肋，循喉咙之后，上入颃颡"。甲状腺正位于肝经所过之处，中医学把甲亢的病理渊源多归结于肝火，所谓"瘿之为病，其症皆隶五脏，其源皆由肝火"（沈金鳌《杂病源流犀烛》）。《中医杂志》曾邀请全国十三位当代中医专家开展了"甲状腺机能亢进证治"的专题笔谈，也多从肝郁化火，阴虚阳亢论治。气有余便是火，阳有余则亢为害，甲亢责之肝阳亢害有余。从西医学对甲亢病的认识来看，本病并发症较多，也涉及心血管系统、消化系统、神经系统、血液系统等多个系统疾病。在某种意义上看，这与中医对于肝的病变认识，有一定相类似之处，为临床诊治研究提供了参考与提示。由于中医是从整体观念来认识肝脏的生理活动和病理变化，故中医对肝的概念比西医的肝脏更为广泛，还包括了西医学的神经系统、内分泌腺、血液和生殖腺等多个系统的功能。而其主要方面具备有很多相似性。由于中、西医学理论体系不同，不能等量齐观，中医以整体观念为指导，应用辨证论治观，其生理功能，并不局限于某一系统或脏器，而且强调脏腑之间的相互关系。也就是说，必须从藏象学说的整体观念去看待肝脏在生命运动中的作用。

（二）前贤医家十分重视从肝论治

在五脏病变中，前贤提出了肝为诸脏之"贼"的学术思想，清代沈金鳌《杂病源流犀烛》曰："肝……若亢与衰，则能为诸脏之残贼"。强调了肝之为病或亢或衰，均可累及诸脏。李冠仙在《知医必辨》中则说得更透彻："人之五脏，唯肝易动而难静。其他脏有病，不过自病，亦或延及别脏，乃病久生克失常所致。唯肝一病即延及他脏"。并作了形象的比喻："肝为将军之官，如象棋之车，任其纵横，无敢当之者"。考之临床，确多见肝病有冲心犯肺、乘脾犯胃，以及病久及肾等种种病理变化，远较他脏为多。诚如《临证指南医案》所说："盖肝者，将军之官，善干于它藏者也"。"五脏之病，肝气居多"，是因为肝气不但可以化火、化风，或造成血不荣肝、荣筋，或导致乘脾、犯胃、冲心、及肾等病变。《读医随笔》云："医者善于调肝，乃善治百病。"岳美中指出：临床所见杂病，肝病十居六七。王孟英说："外感从肺而起，内伤由肝而生"。《知医必辨》曰："五脏之病，肝气居多，而妇人尤甚。"随着人类社会的发展，与社会精神心理因素密切相关的心身性疾病已跃居发病和死亡之首。在五脏六腑中，肝最为要，内伤杂病，肝病首当其冲。中医学对此类疾病的发病和论治首责于肝。

(三)甲状腺病症注重从肝论治

中医学认为肝主疏泄，其性刚强，喜条达而恶抑郁；凡精神情志之调节功能，与肝密切相关。肝脉起于足大趾，上行环阴器，过少腹，挟胃，属肝络胆，贯膈布胁肋，循喉咙，连目系，上巅顶。肝主藏血，有贮藏和调节血量的作用，肝主筋，司全身筋骨关节之屈伸。肝开窍于目，目受肝血滋养而视明。从上述肝主疏泄与精神情志的关系、肝脉循喉咙与甲亢病变部位颈前肿大表现特点、肝开窍于目与甲亢眼突等，都说明甲状腺与肝关系密切。因此，中医肝经循行部位及生理功能特性为甲状腺病从肝论治提供了理论依据。

在西医学理论中，肝脏在甲状腺激素代谢中有着重要作用，而甲状腺激素也对肝脏也有很大影响，它可使肝糖原缺乏，故可伴发或诱发糖尿病，甲亢患者可有肝功能异常，甚至肝大或有肝实质性改变，甚至黄疸，可能与甲状腺激素直接影响肝脏有关，甲亢治愈时，上述改变可消失。

肝、甲状腺综合征(hepato-thyroid 综合征)于 1960 年首先由 McConkey 等报道。系指同时患有慢性甲状腺炎和慢性肝炎的一组病征。临床多见于 40 岁以上的女性，有慢性甲状腺炎的表现：甲状腺呈弥漫性肿大，有时可触及小结节，多无压痛，甲状腺功能大体是正常的，甲状腺抗体检查阳性，甲状腺活体组织检查有弥漫性或局灶性甲状腺炎改变。又有慢性肝炎表现：肝脾大、蜘蛛痣、腹水。有人测门静脉压，发现脾大并非门脉高压所致，有时轻度黄疸，肝功能 SGOT、SGPT 增高，碱性磷酸酶升高，血清铁、胆固醇呈低值，血中抗肝抗体阳性，肝活体检查，门脉区域有高度的纤维化伴大量淋巴细胞浸润，有时形成淋巴滤泡，有时呈坏死后肝硬化样的纤维化表现。

甲状腺与肝病可同时发生，也可先后发生，常伴有其他免疫表现。两者在临床上并存发病的机制尚不清楚，从病理组织学检查发现，肝脏有明显淋巴细胞浸润，其变化的特征有从慢性活动性肝炎向肝硬化发展和过渡的倾向，推测肝炎病毒是初发因素，病毒颗粒与受损肝细胞的蛋白质相结合形成复合抗原，与抗体产生的自身免疫反应；慢性甲状腺炎，特别是桥本甲状腺炎属自身免疫性疾病，故认为两者很可能都是由于免疫功能失调而发生的，同时针对两个脏器的免疫攻击所致的自身免疫病。

二、基础理论研究

(一)肝脏的解剖形态与经脉循行

《难经·四十二难》中记载："肝重四斤四两，左三叶，右四叶，凡七叶"。《难经集注》说："肝者，据大言之，则是两叶也。若据小言之，则多叶矣。"王清任《医林改错》说："肝四叶，大面向上，后连于脊，肝体坚实"。《难经·四十二难》说："胆在肝之短叶间，重三两三铢，盛精汁三合"。古代文献如王冰注《黄帝内经素问》、《难经》、章潢的《图书编》、滑寿的《十四经发挥》都有描述，赵献可的《医贯·形景图说》中的记载比较全面："肝色紫赤，有二布叶一小叶，重二斤四两，其脏在右肋右肾之前，并胃，著脊之第九锥，在膈膜下。肝短叶中附胆。其系上络于心络。"

肝的经脉是足厥阴肝经,其循行路线为:起于足大趾爪甲后丛毛处,下至足大趾外侧端(大敦穴),沿足背向上,至内踝前一寸处的中封穴,向上沿胫骨内侧前缘,在内踝上八寸处交出足太阴脾经之后,上行过膝内侧,沿大腿内侧中线进入阴毛中,绕阴器,抵少腹,上行至章门穴,循行至期门穴入腹,挟胃两旁,属肝,络胆。向上穿过膈肌,分布于胁肋部,沿喉咙之后,向上进入鼻咽部,上行连于目系,出于额,直达头顶部,与督脉交会于巅顶百会穴。分支:从目系分出,下行于颊里,环绕在口唇之内。分支:从肝分出,穿过膈肌,向上注入肺中,交于手太阴肺经。足厥阴肝经与足少阳胆经为表里,肝经在日月穴附近与胆经相联络。足厥阴经筋,其分布基本与经脉循行路线相同,足厥阴皮部,为足厥阴经脉循行路线及其附近的体表部位。足厥阴脉络,从踝上蠡沟穴处分出,走向足少阳经;其支脉经胫骨处上行至阴部。

综上所述,历代医家对于肝脏解剖形态记载描述,与现代解剖学所描述的部位和右叶大、左叶小、胆附其下的状态,基本一致。肝的经脉循行部位广泛,该经脉"注入肺中","其系上络于心络","交出足太阴脾经","夹胃两旁","绕阴器","其脏在右肋右肾之前"等,与五脏关系密切。还值得提出的现今甲状腺异位的部位与肝之经脉循行部位有一定相关性。正常甲状腺位于颈前部,甲状软骨和气管软骨环的前面和两侧。异位甲状腺为一种少见的先天性疾病,是胚胎时期甲状腺下移过程中发生甲状腺原基位置异常,不正常的移动而形成异位甲状腺。可发生于甲状腺下降途中的任何部位,常见于颈前、舌根、喉及气管内。它可上起舌根,下达横膈,一般位于舌根,上颈部(舌骨上、下),喉气管内及纵隔等靠近中线位置。以舌甲状腺最为多见,偶尔深入到纵隔或心包内。还可偶见于脊髓及卵巢内,也可见于颌下腺、腮腺等部位,非常罕见于肾上腺、脾脏及双重异位甲状腺。这与肝之经脉"沿喉咙之后,向上进入鼻咽部","向上穿过膈肌","抵少腹","络于心络"等具有相对一致性。甲状腺独特的解剖部位和生理特点对甲亢发病有重要影响。十二经脉中,除手厥阴心包经和足太阳膀胱经外,其余十经均以正经或经别或筋经循甲状腺而上行头面,并相互交汇,奇经八脉中除带脉和阳维脉外亦均经过甲状腺,因此甲状腺为五脏六腑之气血津液运行上下的通道,也是诸多经脉气血交结汇聚的重要场所。故任一脏腑功能失常或气血失和,均可能影响甲状腺的生理功能,进而影响到全身的功能变化,甲状腺本身的病变也可影响全身任一脏腑组织功能。

(二)肝的生理功能特性

1. 肝主疏泄 所谓肝主疏泄,是指肝脏疏通、宣泄、条达、升发的生理功能,具有舒畅情志、条达气血、健脾开胃、调畅肝脉、疏利水道、调理冲任的功能。具体表现以下几方面:

(1)调畅气机:肝主疏泄直接影响气机调畅,所以肝的疏泄功能协调着气血的正常运行。肝的疏泄功能正常,气血和调。肝的疏泄功能异常,一方面表现为疏泄不及,使气机郁结,若气行阻滞,则胸胁、两乳或少腹胀痛不适;若血行瘀阻,则胸胁刺痛,或成癥积、肿块。另一方面表现为升发太过,令肝气上逆,可见面红目赤、头目胀痛、烦躁易怒,血随气逆,可见吐血、咯血,甚而薄厥。

甲状腺是机体内重要的腺体组织之一,在机体基础代谢中发挥着重要作用,由甲状腺分泌的甲状腺素对中枢神经作用结果,正好与中医肝主怒与喜郁的病理变化和临床表现相关。如甲状腺素分泌过多或甲亢时,可引起中枢神经兴奋性增高现象,出现患者烦热、躁动不安、易于激动、多言失眠、目赤眼脱及面、颈、胸部皮肤微红润等,且多由各种精神因素,如愤怒、惊吓、恐惧、悲伤等诱发,此与中医所谓的肝主怒、肝阳亢盛情况基本相似。当甲状腺素分泌减少或甲减时,可引起中枢神经兴奋性降低现象,出现患者感觉迟钝、行为缓慢、表情淡漠、郁郁寡欢、思睡以及面浮肢冷、贫血等,此与中医所谓肝喜郁、肝阳不足的情况基本相似。甲状腺组织分泌甲状腺素的多少所产生的临床表现与中医所论肝主怒、喜郁矛盾的双重情绪变化正相符合。而人体内这种与中医肝相似,具有影响双重情绪变化的脏器与组织,也仅有甲状腺。从这个意义上说,中医的肝包括了甲状腺组织。

(2)调节情志:人的精神情志活动,除了由心所主之外,还与肝的疏泄功能密切相关。肝的疏泄功能正常,气机调畅,气血和调,则精神愉快,心情舒畅。若肝的疏泄功能失常,气机失调,就可引起情志的异常变化,常表现为抑郁和亢进两方面。肝气抑郁则见胸胁胀满、郁闷不乐、多疑善虑等;肝气亢盛则急躁易怒、失眠多梦、头胀头痛、目眩头晕等。另外,情志活动异常,又常常影响肝的疏泄,导致肝气郁结和疏泄太过的病变,故有"郁怒伤肝"之说。

甲状腺病与肝密切相关。甲亢患者往往长期情志抑郁或紧张,或突遭剧烈的精神创伤,导致肝失疏泄,气机郁滞,津液不能正常输布,停聚为痰,气滞痰凝,郁久化火而致变端丛生。肝主疏泄,心主神志,肝藏血,心主血,人动则血运于诸经,人静则血归于肝经,心肝两脏息息相关。肝火上灼于心,心火炽盛,形成心肝火旺之证。火热亢盛,肝气冲逆则表现为烦躁、易激怒或情绪极不稳定;热扰神明则心悸、失眠多梦;肝火上炎则面热目赤,口苦而干;火热内盛,灼迫津液外出则见汗出;肝火移于胃,胃热中消,则见多食消瘦。脾的正常运化,亦有赖肝的疏泄功能。唐容川《血证论》指出"木之性主于疏泄,食气入胃,全赖肝木之气以疏泄之,而水谷乃化,设肝之清阳不升,则不能疏泄水谷,渗泄中满之证,在所不免"。肝气犯脾,脾失健运则便溏,消瘦。肝火亢盛无制,热极生风,肝风内动则出现肢体震颤的症状,正如叶天士所言:"斯肝木失其常性,从中变火,攻冲激烈,升之不熄为风阳"。气机郁滞,津液之输布失常,凝而化为痰浊;或气郁日久而化火,生热伤阴,炼液为痰;或肝旺乘脾,脾失健运,聚湿成痰,痰气交阻,随肝气上逆搏结颈前而成瘿肿。肝开窍于目,肝经夹痰火上攻于目则成突眼。心肝火旺,内有蕴热,故舌红苔黄而脉弦数。

(3)促进消化:肝的疏泄功能正常,是保持脾胃升降协调的重要条件,肝失疏泄,可致脾胃升降失常,影响其纳运功能。肝主疏泄与肝脏在物质代谢中的作用为肝属木,且"土得木而达","食气入胃,散精于肝",说明消化吸收需要肝气的资助,食物入胃,经过消化吸收后产生的精微,通过肝脏的疏泄作用而敷布它脏。肝的疏泄还调节着胆汁的分泌与排泄,帮助脾胃对食物消化吸收,肝气郁结,影响胆汁的分泌与排泄,可出现口苦纳呆,甚或见黄疸等。肝气温和,具有升、动、散的功能,失于疏泄,会出现气机不畅的症状,对脾胃运化及情志也有影响。肝失疏泄就会导致其他脏腑功能失调,引发疾病。若肝疏泄失常,则易导致脾胃病。既可出现胃气不降的嗳气脘痞、呕恶纳减的肝胃不和症状,又可出现脾运不健的脘胀、便溏腹满等肝脾不调症状,也可出现胆汁郁遏的目黄、口苦、胁痛的黄疸病症。这与西医学所说的肝脏是机体的化学工厂,肝从胃肠道吸收许多物质后,需经肝内代谢、合成或分解成所需营养物,敷布于全身,供机体所用,以及肝分泌胆汁,促进食物消化的功能是相符的。甲状腺对胃肠道的作用:肠蠕动受甲状腺激素的影响,甲状腺激素过多时蠕动加速,故大便次数增多;甲状腺激素不足时,肠蠕动减慢,出现便秘。此中作用可能是由于甲状腺激素可影响胃肠道平滑肌细胞对神经递质的敏感性。

(4)疏通水道:水液的运行有赖于气的推动,肝主疏泄,调畅气机,通利三焦,疏通水道。若肝失疏泄,三焦气机阻滞,水道不利,水液不行,可见痰饮、水肿等病变。如甲亢合并胫前水肿,中医学没有本病病名的记载,早期即表现为湿性濡滞,湿胜则肿,故湿脚气者,两足浮肿。如湿郁化热,湿热壅阻经脉,则肿而且痛,局部发红。风湿邪毒袭于下肢,络脉失宣,气血痹阻,则疼痛、麻木、重着、酸软,皮色瘀黯。总之,本病病理因素主要是风湿邪毒壅阻经脉。类似于中医"脚气"等疾病范畴,主要是外邪风湿毒邪侵袭,侵袭下肢筋脉,以致壅阻经络,气血周流失畅,导致下肢肿胀不适或皮肤结节,局部发红,或伴红色斑块。舌红边有瘀点,舌体瘦小苔少,脉细数。

(5)调理冲任:冲脉为血海,其血量主要靠肝的疏泄来调节;任脉为阴脉之海,与肝经脉相通。肝的疏泄影响着冲任二脉的通利协调。肝的疏泄正常,则任脉通利,冲脉充盈,月经应时,孕育正常;肝失疏泄,则冲任失调,气血不和,可致经行不畅、痛经、经闭、不孕等。妇女以血为本,冲任隶属于肝,发育、妊娠、哺乳均与肝经气血密切相关,所以本病以青、中年女性较为多见。《知医必辨》:"五脏之病,肝气居多,而妇人尤甚。""女子以肝为先天"的认识与人体甲状腺相关如上所述,甲状腺功能改变中怒郁矛盾相反的情绪变化明显,中医的肝包括甲状腺,正好与古人认为女子以肝为先天的女子生理活动与病理变化相关。且甲状腺病变又以女子为多见,男女之比约为1∶4。甲状腺作为肝的一部分,不仅能说明中医的肝与妇女情绪改变相关联,同时也可说明中医的肝与妇女月经病变的关联,如甲状腺素减少或甲减时,可导致妇女情绪上的较大改变,也可有月经不调、血崩、少数有经闭现象,虽尚能怀孕,但较易流产。甲状腺素分泌过多或甲亢时,遇情绪变化之时,也可出现月经减少、经期不规则、闭经等妇科疾病现象。

2.肝主升发　肝主升发不仅影响肝之疏泄功能,还包含肝能影响到人体生长发育。《素问·四气调神大论》:"春三月,此为发陈,天地俱生,万物以荣……"藏气法时,春三月阳气始发,内孕生升之机,万物皆因有春之生气方可有生、长、化、收、藏。肝气通于春,肝的生升之机主一身之气的生发,肝气升发,则诸藏之气方能得以启迪,五藏安和,生机不息。"凡脏腑十二经之气化,皆必藉肝胆之气以鼓舞之"。故肝木少阳春生之气,是脏腑生发之源。少阳春生之气在人体具体表现为相火,相火源于肾而寄生于肝。叶天士云:"肝者,将军之官,相火寄内。"相火者,一阳之少火也,为人体生命活动之动力。《素问·五常致大论》:"木曰敷和","敷和之纪,木德周行,阳舒阴布,五化宣平。其气端,其性随,其用曲直,其化生荣,其类草木,其政发散,其候温和,其令风,其藏肝","发生之纪,是谓启陈,土疏泄,苍气达,阳布和美,阴气乃随,生气淳化,万物以荣"。肝在五行属木,木曰敷和,敷和者,敷布和柔也。肝为少阳之脏,为阳和之气始生之处,人身之阳气有赖于肝气的生发、冲和、敷布而使五脏平和。

甲状腺激素对生长发育有明显的作用,是正常生长及骨骼发育所必需的因素之一。在人体生长发育过程中,甲状腺激素不仅与垂体的生长激素起协同作用,还可影响垂体生长激素的合成。在动物实验中发现,动物被切除或破坏甲状腺后,生长可以完全停止,给予甲状腺激素治疗后,生长可以恢复。在儿童患甲状腺功能减退病时,患儿生长发育明显减慢,身高明显矮于同龄儿童。如果不用甲状腺激素治疗,最终身高很低,如果及时给予甲状腺激素治疗,生长发育速度可以明显加快,可以使身高达到正常人的高度。

甲状腺激素对中枢神经系统的发育及功能的影响甚为重要。在胚胎发育期及出生早期,甲状腺激素缺乏对脑组织的损害远较其他组织严重。甲状腺激素对大脑皮质的成熟有着特殊的作用,呆小症患儿智力发育迟缓、愚笨,用甲基硫脲嘧啶、手术切除甲状腺或用同位素毁坏甲状腺造成实验动物呆小症,可观察到大脑形态学的改变,如神经纤维束髓鞘形成迟缓,神经细胞普遍地成熟延迟;大脑皮质神经元的体积减小,脑的生长率减低,大脑皮质中轴突数字减少,皮层中琥珀酸脱氢酶活力显著降低。

甲状腺功能低下患者有感觉迟钝、行为过缓、说话缓慢、嗜睡等兴奋性降低的情况。脑电图波显著延迟或消失。这可能与脑血管阻力增加、脑血流量减少、脑对氧的利用不足、神经细胞对血液中营养成分吸收减少等因素有关。甲亢时患者常有烦躁不安、易激动、多言、失眠等兴奋增强的表现,甚至可有精神失常、延髓麻痹等。甲亢患者脑电图可不正常。

3. 肝主风动　　肝主动的特性乃是在五行理论构建五脏体系的前提下,将自然界空气流动所产生的风,以及风的吹拂而致物体摇动、飘动现象。动有生理和病理之分,生理之动指肢体的运动、活动。筋指筋膜、肌腱、韧带等组织,人身之筋具有约束骨骼,构成关节,有利于肢体骨节的屈伸运动,故曰"宗筋者主束骨而利机关者也"(《素问·痿论》)。全身之筋皆赖肝之精血的濡养。肝血充足,筋膜柔韧,屈伸自如。可见肢体的运动与肝主筋功能密切相关,肝主筋的生理作用是肝主动理论发生的基础。病理之"动",有"动之太过"和"动之不足"两方面。所谓"动之太过"是指在病理状态下,患者的肢体、筋肉出现了非生理性的、不应有的"动"。结合临床实践,异常之"动"又有"显性之动"(即客观症状的"动")和"隐匿性动"(即主观感觉之"动")。前者如突然昏倒,四肢抽搐(或曰瘛)、肢体震颤抖动、筋惕肉瞤等;后者如肌肤麻木、瘙痒、症状游走不定、蚁行感、头晕、目眩等。

中医学中虽无瘿病风动论述,但有不少类似本病症的记载,且这病症归属于风,与肝病密切相关。本病大抵可归属于中医学"痉"、"痫"等病症范畴。"肝主身之筋膜",为风木之脏,肝风内动,筋脉不能任持自主,随风而动,牵动肢体及头颈颤抖摇动。其中又可分为肝阳化风、血虚生风、阴虚风动、瘀血生风、痰热动风等不同病机。如若郁怒伤肝则肝气郁结,化火生风,风阳暴张,风动痰升,上冲头部,或侵扰四肢,窜经入络,扰动筋脉;或肝郁日久,气滞血瘀,瘀血阻络,筋脉失养而动风为颤;素体阴虚,或年老久病,或劳欲太过,以致肝肾阴虚,阴不制阳,水不涵木,木失滋荣,虚风内作,扰动筋骨;或热病久羁伤阴,阴液枯涸,筋脉失养,虚风内动;脾胃受损,运化失职,津液不化,停聚为痰湿,痰湿阻滞,经气不得畅行,或痰热互结而化生内风,扰动筋脉;或脾气虚衰生化无权,气血亏虚,筋脉失养而发颤证。本疾的发生,主要是由于失天之气不足,精血耗伤,将养失度,以致脾肾两亏,精气血化生之源不足。或因手术误伤,失血过多,血虚则肝无所藏,肝主筋,肝血亏虚,则筋失濡养,故发生手指屈而不伸之症;肾阴亏损,可引起肝阴不足,肝阳失所御制,亦而生风,风阳内动,气血逆乱,筋脉拘挛而发本症。另外,脾虚运化失常,还易致精微不布,痰浊内聚,肾虚水无所主,泛而生痰,此时或遇肝肾阴虚肝风火动,或遇心肝郁热引动肝风,痰则随风而动,风痰上扰,蒙闭心神清窍,闭塞经脉络道,形成神昏、全身抽搐、口吐涎沫等痫样发作。甲亢患者两手细颤、肢体震颤等分别为肝火风动、或肝肾阴虚风动所致。

4. 肝主情志精神　　《素问·宣明五气》云:"肝藏魂。"《灵枢·本神》亦云:"肝悲哀动中则伤魂,魂伤则狂忘不精","肝藏血,血舍魂","随神往来者谓之魂","夫心藏神,肺藏气,肝藏血,脾藏肉,肾藏志,而此成形"(《素问·调经论》)。"肝者,罢极之本,魂之居也"(《素问·六节藏象论》)。历代医家对魂的见解不一。有认为"魂是一种精神活动,于睡眠及夜梦有关",其代表有张介宾、唐宗海、许叔微等。有人认为"魂是和神极难区分的,是神的一种,在某种意义上可以理解为魂就是神"。唐容川云:"昼则魂游于目而能视",认为魂与视觉关系密切。方药中先生说:"魂的作用就是人体在心的指挥下所表现出来的正常兴奋或抑制作用"。认为魂与精神情绪的调节有关。孔颖达云："精神性识,渐有知觉,此则气之神也",又云："形之灵曰魂,气之神曰魂",认为魂是后天发展形成的精神功能活动。唐宗海云："魂不强者虚怯",认为人之魂的强弱与勇怯有关。《灵枢·天年》说："神气舍心,魂魄毕具,乃成为人"。可见,魂与魄是人类精神活动的基本组成部分。魂是潜于神之中的,魄是隐于精之中的。正如《灵枢·本神》所说："随神往来者谓之魂,并精而出入者谓之魄"。潜于神之中则受神的控制,随神生灭往来,是一种潜意识;;精凝而为形,隐于精之中则为形体官窍之用。《内经》认为肝藏魂,肝在五行属木,魂为木之精。《灵枢·本神》说："肝藏血,血舍魂",以魂归血藏为论,故后世医家有云："魂昼日游于目,夜则归于肝"。

　　肝为风木之藏,为将军之官,同气相求,魂藏于肝理所当然,情志过极,可以损伤脏腑,以肝而言,怒伤肝的情况最多,这是由于大怒气上而不能下,积于胁下而伤肝。情志失畅,肝气郁结也很常见。反之,肝病也可出现某些情志失常的情况,如"怒伤肝","精气并于肝则忧","肝气虚则善恐,如人将捕之","肝实则怒","肝实热者梦怒"等。肝藏魂,《内经》中将血与魂联系起来,指出"肝藏血,血舍魂",说明了肝血乃神魂之物质基础。而所谓的魂,则是肝中阳气在精神活动方面的一种表现,肝病而出现的"魂散",即是肝内受风邪,魂散而不守所导致的。肝"喜条达,恶抑郁",肝主疏泄,调理气机和调节精神情志是肝脏性喜条达而恶抑郁理论发生为基础。中医理论常运用人类心理活动中的"喜"、"恶"来类比人体内脏、甚至精微物质的生理特性。应具有的特征或功用为"喜",不应当出现的特征或作用为"恶",用"恶"反衬"喜","喜"和"恶"所表达的意境方向是同一的。"喜条达,恶抑郁"理论也指肝对精神情志的调节作用。"人有五脏化五气,以生喜怒悲忧恐"(《素问·阴阳应象大论》),肝通过疏泄气机的核心作用,影响五脏精气的转运输送,由此调节发生于五脏的情感活动。情感活动的发生,是心接受外界事物刺激。"所以任物者谓之心"(《灵枢·本神》)的前提下,心神支配各脏精气的转输及调配,"精气并于心则喜,并于肺则悲,并于肝则忧,并于脾则畏,并于肾则恐"(《素问·宣明五气》)。五脏精气是人体发生情感活动的物质基础,肝通过疏泄气机,气机活动促进五脏精气的转输与调配。因此肝气条达,气机通畅而不抑郁,五脏精气能顺利地进行转输,人在接受外界刺激后能有正常适宜的情感活动。倘若肝失于疏泄,气机运行不畅而抑郁,必然会影响到五脏精气的转输,就会有相应的情感异常的症状,诸如闷闷不乐、情绪低落、沉默寡言、长吁短叹等。

　　《素问·灵兰秘典论》曰："心者,君主之官也,神明出焉。肺者,相傅之官,治节出焉。肝者,将军之官,谋虑出焉。""将军"是古代军队统率的官名,后成武官专称。职能为抵御外敌侵犯,捍卫国体安全。肝性刚易怒,并易触犯、干犯,产生攻击性行为,既可进攻,又可防卫,和将军的性格特征有相通之处。其中"肝者,将军之官,谋虑出焉"是对肝主要生理功能的高度概括,即将肝对人体所起的生理作用比喻为"将军"。肝在人体生命活动中,犹如率兵作战之将军,志怒气急,刚悍用强,在君主之心的统领下,协调脏腑,调和气血,共同完成各种生理活动。《内经》把肝在体内所起的作用比喻为"将军",也喻含了肝对人体的生命活动具有重要的协调作用,肝对内能够疏导和协调全身各脏腑组织的生理功能;对外能够抗御外邪,防止疾病的发生,以维持生命活动的正常进行。如《黄帝内经素问注证发微》曰："肝属木,木主生发,故为将军之官,而谋虑所出,犹运筹帷握之中也"。因此,肝内行升发疏泄之职,能调和脏腑气血,促进各脏腑功能的正常发挥,协调脏腑关系。外能抵御诸邪,安内攘外,犹统帅三军之将,内而屯兵,外而征战,协助心君,运筹帷幄之中,而决胜于千里之外,故以"将军"

喻之。

《素问·灵兰秘典论》云："肝者，将军之官，谋虑出焉"，"胆者，中正之官，决断出焉"。《素问·六节藏象论》云："凡十一脏，取决于胆也。"肝为阴木，胆为阳木；"阴为阳基，阳为阴统"，故曰"十一脏取决于胆"。胆受肝之余气而成，"经曰十一脏取决于胆，肝胆一气也"（《读医随笔》）。肝为将军之官，谋虑决断，无不由之，实际上是十一脏取决于肝。肝性条达，有疏泄情志之功能。肝主疏泄则七情畅达，精神神志正常。可见出谋虑、疏情志、主决断皆是肝主神的重要表现。

所谓"肝为刚脏"是指肝气易升易动，所发生的病证多有暴急猛烈特点。这一特性乃是肝主升、主动、体阴用阳诸特征的综合体现。肝赖所藏阴血而滋养，如若肝失其所养，疏泄失常，极易产生升动太过的病理变化，如肝气上逆、肝火上炎、肝阳上亢、肝风内动等，临床上除有头痛、头晕、目眩等症状外，常有烦躁、暴怒、筋脉拘挛、抽搐、角弓反张，甚则突然昏倒，这都是肝气刚强暴急特征的病理体现，治疗时应当根据其为"刚脏"的特性，以滋阴、养血、柔肝为治本之法，清代林佩琴对此深有体会，他在《类证治裁·肝气论治》中指出："肝为刚脏，职司疏泄，用药不宜刚而宜柔，不宜伐而宜和。"可谓是对肝为"刚脏"理论运用的经验之谈。

5. 肝主藏血　《灵枢·本神》说："肝藏血"。肝具有储藏血液、调节血量、防止出血的功能。肝体阴者为藏血之脏，血为阴，故其体为阴。《素问·五脏生成》曰："人卧血归于肝"。王冰注释说："肝藏血，心行之，人动则血运于诸经，人静则血归于肝脏"。清代唐容川在《血证论·藏腑病机论》中云："肝主藏血焉，至其所以能藏之故，则以肝属木，木气冲和条达，不致郁遏，则血脉得畅。"唐氏从肝调节血脉而论，侧面阐述了肝藏血的机理。恽铁樵在《生理新语》中言："惟肝含血管最富，故取生物之肝剖之，几乎全肝皆血……故肝为藏血之脏器"，可见是解剖证实了肝藏血。现代研究已证实肝脏的血液供应非常丰富，血液经门静脉、肝动脉两套血管系统流入，流入的血量占心输出量的1/4，整个肝脏系统包括静脉系统可贮存全身血容量的55%。人静卧时，肝脏血流量可增加25%，当人体活动时，肝脏至少可提1000~2000ml血液来保证足够的心脏排出量。肝血窦中含有大量的血液。说明肝脏有贮存血液之功，更具有调节血量之能。血浆凝血因子是止血过程不可缺少的，而凝血因子大多数在肝脏内合成，这些凝血因子的半衰期均甚短，当肝细胞坏死时，凝血因子可迅速减少，造成凝血障碍。与此同时，肝脏又能对已经活化的凝血因子及时适当地清除，以避免过度凝血。肝脏又是纤维蛋白溶酶原合成的场所，急、慢性肝病均可出现纤维蛋白溶酶原量的减少和质的障碍。严重肝脏病更能体现肝藏血功能紊乱（肝失藏血）的后果，如门脉高压是慢性肝病最常见的而且是致命的并发症，它导致胃及食管静脉曲张的发生和发展、曲张静脉出血、腹水、肾功能不全、门-体（短路）脑病、脾功能亢进和肝肺综合征。肝脏在胚胎时期能制造红细胞，出生后虽然不再产生铁、铜和抗恶性贫血因子。但仍有间接参与造血的功能。此外，肝脏还有合成和贮存与凝血有关的因子，如合成凝血因子Ⅰ（纤维蛋白原）、Ⅱ（凝血酶原）、Ⅴ、Ⅶ、Ⅸ及Ⅹ，其中Ⅱ、Ⅶ、Ⅸ和Ⅹ的合成需要维生素K参与，肝脏通过淋巴液吸收维生素K_1和维生素K_2，通过血液吸收维生素K_3和维生素K_4，当肝脏受损时，就会出现血妄行或凝血不良。上述说明古代中医学家对肝与血液的密切关系已有相当深刻的认识。

肝脏不独能藏血，亦能生血。《素问·六节藏象论》："肝者，罢极之本……以生血气。"肝脏具有生发血气之功能。"饮食入胃，散精于肝"，脾胃运化之水谷精微乃肝生血之物质基础。人类肝脏在胚胎第8~12周为主要造血器官，至成人时其造血功能虽由骨髓代之，但肝脏病变常引起血液学的变化,如红细胞的质(形态改变及溶血)和量(贫血)的变化,白细胞减少、血小板减少等。肝能生血又能藏血,故有血海之称。"血者,神气也",生藏于肝,布行于心肺,经血脉运行全身,以濡养人体五脏六腑四肢百骸。近年来,国外学者注意到亚铁血红素是血液执行生理功能的重要组成成分,肝脏不仅是除血液系统外第一大含亚铁血红素的器官,而且也是调节亚铁血红素含量的最重要器官。亚铁血红素具有多种生理功能,能够调节下丘脑促性腺激素和促肾上腺皮质激素释放激素等功能,在神经内分泌网络中发挥着非常重要的作用。李平教授提出"亚铁血红素是'肝藏血主疏泄'的新物质基础"的科学假说,开展"从肝论治"肝脏病证的疗效及机制研究,取得了良好的实验和临床治疗效果。

综上所述,中医学的肝与西医学的肝有相同之处,肝主藏血包括肝化生贮藏血液,调节血量,防止出血、滋生血液等方面。

甲状腺激素不足时,造血功能减退,骨髓生成活力降低,发生贫血;甲状腺功能亢进时骨髓可呈增生,但一般无红细胞增多症,血清铁浓度降低,与组织对铁的需要增加有关。临床和实验研究结果表明,甲状腺激素可以通过直接或间接的作用刺激骨髓红细胞生成,即甲状腺激素直接刺激血红蛋白趋向于降低,部分患者的血红蛋白降低,动物实验和人体研究证明,投入甲状腺激素可以使动物和人发生贫血或血红蛋白下降。多数甲亢或伴有贫血的患者红细胞体积低于正常或呈低水平,甲亢控制后,贫血纠正或血红蛋白上升,红细胞体积也增大,而且铁指标呈动态变化,部分甲亢或伴贫血的患者也显示有缺铁的证据,表现为血清铁及铁饱和度下降,总铁结合力增高,铁动力学显示血浆铁清除时间缩短,铁转换增速,有人认为缺铁的原因和铁利用障碍有密切关系。甲亢时胃酸缺乏或不足有关。部分甲亢性贫血表现为大细胞性:其原因可能在于维生素 B_{12} 和(或)叶酸代谢异常。有资料表明甲亢患者血浆维生素 B_{12}、叶酸清除显著加速。推测甲亢发生恶性贫血与胃壁细胞抗体及内因子抗体引起维生素 B_{12} 吸收不良有关。有认为,甲亢时红细胞生成正常或亢进,如红细胞寿命正常不引起贫血,如红细胞寿命缩短,则因有效造血降低而引起贫血。

三、中医肝脏与甲状腺的相关性

(一) 甲状腺与中医肝脏的生理病理相关性

中医学认为肝主疏泄,其性刚强,喜条达而恶抑郁;凡精神情志之调节功能,与肝密切相关。肝脉起于足大趾,上行环阴器,过少腹,挟胃,属肝络胆,贯膈布胁肋,循喉咙,连目系,上巅顶。肝主藏血,有贮藏和调节血量的作用,肝主筋,司全身筋骨关节之屈伸。肝开窍于目,目受肝血滋养而视明。从上述肝主疏泄与精神情志的关系、肝脉循喉咙与甲亢病变部位颈前肿大表现特点、肝开窍于目与甲亢眼突等,都说明甲状腺与肝关系密切。甲状腺正位于肝经所过之处,中医学把甲亢的病理渊源多归结于肝火,所谓"瘿之为病,其症皆隶五脏,其源皆由肝火",甲状腺功能亢进证治也多从肝郁化火,阴虚阳亢论治。气有余便是火,阳有余则亢为害,甲亢责之肝阳亢害有余。从西医学对甲亢病的认识,本病并发症较多,也涉及心血管系统、消化系统、神经系统、血液系统等多个系统疾病。在某种意义上看,这与中医肝的病变认识,有一定相类之处,为临床诊治研究提供了参考与提示。

西医学研究证明肝病常伴有明显的甲状腺激素代谢紊乱,甲状腺疾病也常引起肝脏形态和功能的异常,慢性肝炎、自身免疫性肝病、肝硬化等诸多肝病患者均有亚临床甲状腺功能异常和下丘脑-垂体-甲状腺轴功能异常,甲状腺黏液性水肿患者的肝脏也可有肝中央小叶充血性纤维化和间质水肿,以致肝功能异常。西医学认为肝脏是 T_4 转化成 T_3 最重要的场所,80% 的 T_4 在肝脏内转化为具有高度活性的 T_3、不活动的逆 T_3(rT_3) 和一系列其他可能具有活性的代谢产物。活化 T_3 被肝脏释放到血液内,在血液内于肝脏内合成蛋白质如白蛋白、前白蛋白和甲状腺素结合蛋白结合,转运到靶器官。甲状腺激素也可在肝细胞内与蛋白质结合,储存在细胞内,肝脏对甲状腺素结合球蛋白(TBG)的合成甲状腺素的代谢、转化、排泄以及作为甲状腺素的作用器官都十分重要。在体内与甲状腺结合的特异性蛋白有两种,即甲状腺素结合球蛋白(TBG)和甲状腺素前清蛋(TBPA),TBG 对甲状腺素亲和力强,正常情况下,绝大部分的甲状腺与 TBG 非价结合只有游离型甲状腺素才能进入靶组织细胞,发挥生物学效应,而结合型的甲状腺没有生物活性作用。T_3、T_4 的降解也主要在肝细胞内完成,肝脏摄取的 T_4 20% 氧化脱氨后降解,或葡萄糖醛酸化从胆道排出,释放出游离甲状腺素,再从小肠吸收。肝脏疾病时可出现总 T_4 升高,TBG 升高、rT_3 升高,在甲状腺功能亢进中有 T_3 和 T_4 增加。而甲亢眼部表现为眼球突出,眼眶周围及眼睑肿胀,球结膜水肿,角结膜干枯症等。从西医学角度表明甲状腺激素与肝脏亦具有相关性。

(二)甲状腺与神经情志病变的相关性

肝藏魂,主怒,具体来说魂与神密切相关。神是谓人的精神活动。包括思维、意识活动。"随神往来者谓之魂",神虽为心脑元神所统摄,但离不开肝的疏泄。肝主疏泄为气机之枢,对情志起着重要的枢调作用,肝的疏泄正常,则气机调畅,气血和调,心情疏畅,百病不生。正如《素问·上古天真论》:"虚邪贼风,避之有时,恬淡虚无,真气从之,精神内守,病安从来。"概括地论述了发病与情绪关系。在病因方面,中医认为甲状腺病与情志神经为病密切相关。《诸病源候论·瘿病》说:"瘿者,由忧患气结所生";《济生方·瘿病论治》说:"夫瘿瘤者,多由喜怒不节,忧思过度,而成斯疾焉"。《医学入门·瘿病》载:"瘿气……由忧虑所生",这些均阐明瘿病与情志内伤相关。在一般情况下,正常的情绪变化不一定致病。但是突然的或剧烈的或长期的精神刺激,使情绪反应过于强烈和持久,导致人体肝的疏泄功能失常,肝气为病,扰乱气血和脏腑的功能活动,导致阴阳失调而发病。

中医的肝包括了甲状腺组织肝主怒、喜抑郁与人体甲状腺的相关性:甲状腺是机体内重要的腺体组织之一,由甲状腺分泌的甲状腺素对中枢神经作用结果,正好与中医肝主怒与喜抑郁的病理变化和临床表现相关。如甲状腺素分泌过多或甲亢时,可引起中枢神经兴奋性增高现象,出现患者烦热、躁动不安、易于激动、多言失眠、目赤眼突及面、颈、胸部皮肤微红润等,且多由各种精神因素如愤怒、惊吓、恐惧、悲伤等诱发,此与中医所谓的肝主怒、肝阳亢盛情况基本相似。反之当甲状腺素分泌减少或甲减时,可引起中枢神经兴奋性降低现象,出现患者感觉迟钝,行为缓慢,表情淡漠,郁郁寡欢,慢言,思睡以及面浮肢冷、贫血等,此与中医所谓肝喜抑郁、肝阳不足的情况基本相似。甲状腺组织分泌甲状腺素的多少所产生的临床表现与中医所论肝主怒、喜抑郁矛盾的双重情绪变化正相符合。而人体内这种与中医肝相似具有影响双重情绪变化的脏器与组织也仅有甲状腺,从这个意义上说,中医的肝包括了甲状腺组织。

甲状腺是机体内重要的腺体组织之一,肝主疏泄与精神情志相关,决定于人对精神刺激所持的态度,而肝失疏泄,气机紊乱,则是情志病发病机制的关键。情志致病直接影响肝的病变,并可延及其他脏,内脏有病也可能出现相应的情绪反应,成为内伤病的主要病因。西医学认为,人体的神经体液调节系统,通过复杂的反馈机制维持着体内各方面的微妙的动态平衡,其中神经系统是起主导作用的,保持人与外环境平衡的一种应答反应。各种精神刺激,都会干扰神经调节系统的工作状态,引起一定范围的波动,如果反应太强烈,超过了该系统的调节范围,或该系统调节失灵,就会破坏人体内、外环境的相对平衡状态,于是表现为疾病。例如强烈的精神刺激是导致甲状腺功能亢进症的重要因素。

(三) 肝主风动与甲状腺旁腺相关性

中医的肝包括了甲状旁腺组织。甲状旁腺是一种邻近甲状腺的组织,主要生理功能是调节人体内钙的水平,从而维持机体神经肌肉组织的正常活动性,一旦甲状旁腺组织功能发生改变,临床则会出现一系列与中医肝病变相似的表现。甲状旁腺功能低下的患者临床常出现手足搐搦等似风行的症状,初期多有感觉异常,四肢刺痛、发麻、痉挛、僵直,小儿则惊厥,状如癫证等,时常或见皮肤粗糙、色素沉着、毛发脱落、指甲脆软、萎缩脱落和白内障等,因肝主风,其荣在爪,开窍于目,此时人们往往据此认定此类病证属肝病,如肝风证,而给予平肝息风、镇肝息风、补血养肝等治法。

肝与五脏在生理上相互联系,如水生木、木生火、金克木、木克土;在病理上互相影响,如肝木乘脾、木火刑金、水不涵木、木郁化火生风等。由于所累脏腑不同,临床表现亦不相同,因此治疗瘿证,要根据临床表现的不同而辨证施治。但瘿病形成的主要原因是郁怒伤肝,肝失疏泄所致。因此针对这一病机,确立了从肝论治的原则。

(四) 甲状腺与肝开窍于目关系

肝在五脏中为一个独立的脏器,然而它与全身的关系尤为密切,与眼则不可分离。如《素问·金匮真言论》曰:“肝,开窍于目。”《素问·五脏生成》曰:“肝,受血而能视。”《灵枢·脉度》曰:“肝气通于目,肝和则目能辨五色矣”等论著,都阐述了肝与目的关系,故认为肝为藏血养血之脏,肝气旺盛,血流通畅,上荣于目,则目光精明。一方面,通过目之视五色而为肝之谋虑决断提供信息;另一方面,肝神又可通过目睛体现出来。肝目有神则活动灵敏,精采内含,目光炯炯;失神则活动迟钝,目无精采,目暗睛迷。“凡病之目能识人者轻,睛昏不识人及目直视、歪视、戴眼反折……为神气已去”(《医原》)。肝气通于目、肝得血则能视、阴血虚则目干涩而头昏眩,肝血养筋、阴血虚则筋失所养、则肢体手指蠕蠕而动。肾主腰膝,精水通于瞳神,阴精不足,在下则腰膝酸软,在上则视物昏花。心肾水火既济,肾水无以上潮则心火浮动、则心烦、惊悸、不眠、健忘、神疲,诸症齐作。证属肝病,如肝风证,而给予平肝息风、镇肝息风、补血养肝等治法。

甲状腺相关眼病的病因病机复杂,早期可因外邪侵袭或长期忧思、郁怒、悲伤等情志损伤,导致肝郁气滞,气机不利,行津不畅,停而成痰。气滞又可引起血行不利而形成瘀血。气郁往往易化风化火,引得肝经风、火上逆,夹痰夹瘀上壅肝窍而形成突眼,此时病情尚轻。随着病情的发展,肝郁久之必横逆犯脾,脾虚生痰助湿;又肝郁化火日久,火热耗伤气阴,穷及于肾,肾阴日见不足;同时血受热则煎熬成瘀,血瘀亦进一步加甚,痰瘀互结更剧,使得突眼逐渐严重。因此,可认为甲亢突眼的发生大多与肝在窍为目,肝与本病关系密切。长期忧思郁虑或猝暴悲怒,可致肝郁气滞,肝气横逆犯脾,脾失健运,津液不归正化而凝聚成痰,肝火夹痰上冲,聚集于目案而球外突。情致不遂而肝气郁结,郁久化火伤阴;或素体阴虚,水不涵木,肝阳过亢,心肾不交,而心火妄动;心肝脾肾功能失调,故而郁火、气滞、痰凝、湿聚、血瘀,诸般内邪夹缠上至肝窍形成本病。

五脏六腑之精气皆上注于目,而肝由于藏血,目得血而能视。从经络上亦表明肝经上络于目,故肝与目更有密切关系。西医学研究已得到验证,肝脏的窦周间隙(狄氏腔)内有一种贮脂细胞,具有贮存维生素 A 和维生素 E 的功能,维生素 A 分子又名视黄醇,是合成感光物质——视紫红质的重要原料,后者有感受黯光和弱光的作用,故肝病时维生素 A 减少,就会影响到黯适应的视物能力而发生"雀盲症"。中医学能在两千年前了解到肝与目的关系,确是一个了不起的成果。甲状腺病变在中医常辨证为肝病临床上一些甲状腺病变常辨证为肝病,如瘿病是一种甲状腺组织改变,中医对此多辨证为肝气郁结。甲亢时临床多辨证为阴虚肝郁、肝阳上亢,治以滋阴平肝潜阳法。

(五) 甲状腺与生殖相关

甲状腺对性腺功能的影响早就受到人们的注意。临床与动物实验均证实正常的甲状腺功能对于正常的生殖功能具有重要的意义。在女性,甲状腺功能低下可以发生各种程度的卵巢活动改变,表现为不同类型的月经不规则,早期往往月经出血增加,而晚期则月经出血减少,然后经闭不育,一旦受孕也很易流产。甲亢症时,以月经稀少或经闭较为多见。从动物实验中看到甲状腺功能不足,卵巢即萎缩,动情周期延长或缺如,卵泡发育停滞,附性器官退化,生殖能力显著降低。在男性,严重的甲减症如克汀病患者,睾丸、阴茎、阴囊发育不全,睾丸不降,副体征不出现或不明显。可有性欲下降,精子数下降。血清睾酮、雌二醇升高,促性腺激素对血清睾丸反应减弱。基础血浆促黄体生成激素(LH)及促黄体生成激素释放激素(LHRH)的 LH 反应较正常人高。在动物实验中看到甲状腺丧失时,睾丸曲细精管发生退行性变化,但如给动物喂饲甲状腺干粉,也可引起睾丸活动紊乱,睾丸重量减轻,精子产生减少,睾酮分泌降低。

甲状腺对性腺功能的影响,可能通过三个途径:①改变卵巢对促性腺激素刺激的反应;②影响了垂体促性腺激素的释放;③由于代谢方面的全身性影响,而使卵巢产生非特异性的变化。男性甲亢患者偶有男性乳腺发育,可能由于肝脏对雌激素的结合及排泄障碍,使之在体内潴留,或是由于脑垂体的泌乳激素分泌增加之故。

甲状腺功能正常时,卵巢功能才可能正常。甲状腺功能减退的儿童,性腺发育常延缓,在成年妇女,可出现不排卵,常因黄体功能不全而出现子宫出血或闭经。甲状腺功能减退患者水清除率减低,可能与加压素活力增加有关,亦可能与肾的血流动力学异常有关。甲状腺激素对泌乳量有调节作用,在于促进血液循环的增加,使乳汁的前身物质得到充分供应,而且直接加强乳腺细胞的代谢,但对乳腺组织的发育及泌汁的产生无直接调节作用。

妇女以血为本,冲任隶属于肝,发育、妊娠、哺乳均与肝经气血密切相关,所以本病以青、中年女性较为多见。《知医必辨》:"五脏之病,肝气居多,而妇人尤甚。""女子以肝为先天"的认识与人体甲状腺相关如上所述,甲状腺功能改变中怒郁矛盾相反的情绪变化明显,中医的肝包括甲状腺正好与古人认为女子以肝为先天的女子生理活动与病理变化相关。且甲状腺病变又以女子为多见,男女之比约为 1∶4。甲状腺作为肝的一部分,不仅能说明中医的肝与妇女情绪改变相关联,同时也可说明中医的肝与妇女月经病变的关联,如甲状腺素减少或甲减时,可导致妇女情绪上的较大改变,也可有月经不调、血崩,少数有经闭现象,虽尚能怀孕,但较易流产。甲状腺素分泌过多或甲亢时,遇情绪变化之时,也可出现月经减少、经期不规则、闭经等妇科疾病现象。

甲状腺病变在中医常辨证为肝病临床上一些甲状腺病变常辨证为肝病,如瘿病是一种甲状腺组织改变,中医对此多辨证为肝气郁结。甲亢时临床多辨证为阴虚肝郁、肝阳上亢,治以滋阴平肝潜阳法。甲减时临床多辨证为肝郁、肝阳不足,治以疏肝解郁。《灵枢·寿夭刚柔》云:"人之生也,有刚有柔,有弱有强,有短有长,有阴有阳。"后世《伤寒总病论》云:"凡人宗气各有胜衰,素疾各有寒热……素有热者,多变阳胜阴虚之疾。"可见,体质因素在中医病因病机制论中占有重要的地位,体质的阴阳偏颇决定机体疾病状态时阴阳失衡的发展方向。甲亢发病以女性多见。女子属阴,有余于气,不足于血,有余于气则肝气易郁易滞,不足于血则肝血不足,情绪也易于抑郁。故"女子以肝为先天,阴性凝结,易于怫郁"(《临证指南医案》),"女子郁怒倍于男子"(《妇人大全良方》)。女性的这些生理特点易于引起气郁痰结、肝郁化火等病理变化而患此病。甲亢多发病于中青年,概因此年龄阶段气血充实,泪气偏盛,遇情志刺激,气机不畅,易有化火之变。

　　甲减时临床多辨证为肝郁、肝阳不足,治以疏肝解郁。《灵枢·寿夭刚柔》云:"人之生也,有刚有柔,有弱有强,有短有长,有阴有阳。"后世《伤寒总病论》云:"凡人宗气各有胜衰,素疾各有寒热……素有热者,多变阳胜阴虚之疾。"可见,体质因素在中医病因病机制论中占有重要的地位,体质的阴阳偏颇决定机体疾病状态时阴阳失衡的发展方向。甲亢发病以女性多见。女子属阴,有余于气,不足于血,有余于气则肝气易郁易滞,不足于血则肝血不足,情绪也易于抑郁。故"女子以肝为先天,阴性凝结,易于怫郁"(《临证指南医案》),"女子郁怒倍于男子"(《妇人大全良方》)。女性的这些生理特点易于引起气郁痰结、肝郁化火等病理变化而患此病。甲亢多发病于中青年,概因此年龄阶段气血充实,泪气偏盛,遇情志刺激,气机不畅,易有化火之变。

参 考 文 献

1. 叶百宽.中医肝脏生理病理的现代实验研究述评.北京中医药大学学报,1996,19(5):2-8

2. 赵棻.甲状腺机能亢进症证治.中医杂志,1987,(1):16

3. 马玉兰.浅谈《金匮要略》治肝之法.天津中医学院学报,2003,20(1):8-9

4. 韩宁.论《金匮要略》肝病证治.山东中医药大学学报,1998,22(4):275-276

5. 卓鹏伟.张锡纯论治肝病的特点探析.江苏中医,2006,27(9):65-66

6. 崔斌.张锡纯肝虚论治特色浅探.山东中医,1997,16(9):389-390

7. 卢良威.论肝为诸脏之"贼".浙江中医学院学报,2001,25(4):3-4

8. 吴正治,郭振球.肝脏生理病理述要.山东中医药大学学报,1999,23(2):95-98

9. 周立.试论人体系统的特征.自然信息,1985,(1):16

10. 谢建军.从肝论治甲亢5法.中医杂志,2006,47卷增刊:202-203

11. 余惠民.从肝论治甲状腺机能亢进症.广西中医药,1986,9(5):23-25

12. 王志红.从肝论治甲亢浅识.实用中医内科杂志;2000,14(3):38-39

13. 李瀚曼.肝藏象肝脏中心说.世界中医药,2011,6(1)11-13

14. 钱静,刘勇钢.甲状腺与肝脏疾病关系研究进展.世界华人消化杂志,2009,17(12):1167-1170

15. 何芳,苏劲波,蒋建家.甲状腺功能亢进症合并肝损害112例临床分析.福建医药杂志,2006,28:23-25

16. 高绪文,李继莲.甲状腺疾病.北京:人民卫生出版社,1999

17. 魏华,路洁.路志正教授治疗甲状腺机能亢进症的用药经验.广州中医药大学学报,2004,21(5):407-409

18. 宋镇星,蒋成友.从肝论治甲亢体会.辽宁中医杂志,2004,31(9):751-752

19. 胡剑北.中医肝脏实体研究.中国中医基础医学杂志,2004,10(1):16-19

20. Tsiftsoglou A,Tsamadou A, Papadopoulou L.Heme as key regulator ofmajormammalian cellular functions.

molecular, cellular, and pharmacological aspects. PharmacolTher, 2006, 111(2): 327-345

21. W ijayantiN,KatzN, Immenschuh S. Biology ofheme in health and disease. Frontiers inMedicinalChemistry, 2006, 3: 705-708

（陈如泉）

第三节　甲状腺病从脾论治的理论及证治

藏象理论是中医基础理论的核心内容,而脾藏象理论又是藏象理论的重要组成部分。脾在五脏之中占有重要地位。因此,提出甲状腺病"从脾论治"的学术观点,探讨脾脏的生理、病理与甲状腺相互影响关系,对甲状腺病诊治具有重要的理论和临床现实意义。

一、脾的生理功能

中医文献中关于脾的形态、大小、色泽、重量、位置描述,《素问·玉机真脏论》说:"脾为孤脏,中央土以灌四旁"。《医学入门》说:"微着左胁于胃之上"。脾的大小,《难经·四十二难》说:"脾重二斤三两,扁广三寸,长五寸,有散膏半斤。"脾的形态《类证活人书》:"(脾)象马蹄,内包胃脘"。《医林改错》:"脾中间有一管,体相玲珑。易于出水,故名珑管。脾之长短与胃相似"。脾的颜色《医事启源》说:"脾者,其色赤紫,其形如牛舌,其质如肉"。通过对历代文献的梳理,可以发现古人对脾的解剖实体的认识主要还是落实在今之脾脏。中医脾并非单指原先的解剖脾,而是一个功能的集合。与胃、肉、口等组织器官密切联系,构成"脾系统",共同完成中医脾的生理功能;病理上也表现为系统内各组织器官的病变和功能的异常。可见,其概念内涵和外延非常宽泛,具有整体性、模糊性的特点。

中医学认为脾位于中焦,与胃相表里,主肌肉四肢,开窍于口,其华在唇,外应于腹。脾为后天之本,气血生化之源。脾气主升,以升为健,喜燥而恶湿;其生理功能是主运化,升清和统血。然心血的化源,肺气的充沛,肾精的滋养,肝血的归藏,均与脾胃运化水谷精微关系密切。清阳上升,浊阴下降,才能使营卫协调,五脏安和。"善治脾胃,可安五脏"。"中土为四运之轴,上输心肺,下益肝肾,外灌四旁,充养营卫,脾胃一健,则谷气充旺,可令五脏皆安"。

1. 脾主运化　包括运化水谷精微和运化水液两个方面,即是指对食物的消化和吸收,并转输其精微物质以及对水液的吸收、转输和布散作用。脾主升清,一是将水谷精微物质上输于心、肺,通过心肺的作用化生气血,以营养全身,二是主升提,以维持机体内脏的正常位置。脾与西医学消化系统的功能相近。饮食物经脾、胃消化吸收后,须赖于脾的运化功能,才能将水谷转化为精微物质,并依赖于脾的转输和散精功能,将水谷精微布散于全身,从而使五脏六腑、四肢百骸等各个组织、器官得到充足的营养,以维持正常的生理功能。西医学认为食物在胃肠道经吸收的葡萄糖、蛋白质、脂类以及其他电解质等全部经门静脉输送到肝脏(游溢精气,上输于脾),这些物质在肝脏转化(变化精微物质)后,再经循环系统传输到全身各组织,整个过程与胰、胃、小肠、大肠、肝都有参与其中,因而脾的生理功能包括以下几个方面:

(1) 运化水谷：指对饮食的消化、吸收。饮食入胃，脾助胃将水谷化为精微，后经过脾的转输和散精功能，将水谷精微布散全身，以营养五脏六腑及各组织器官。故称"脾为后天之本"、"气血生化之源"。若脾运化功能失常，可出现食欲不振、腹胀、便溏等。

(2) 运化水液：指脾对水液的吸收、转输和布散作用。脾将饮食水谷中的水液，清者吸收散精于肺而布散全身；多余或含浊的水液，通过脾的运化、肺的通调、肾的气化共同作用，而排出体外。若脾的运化水液的功能减退，水湿停滞，可产生湿、痰、饮等病理产物，出现痰饮、喘咳、泄泻、水肿等。

(3) 主升清气：升，指上升；清，指水谷精微等营养物质。脾主升清主要指脾对水谷精微具有吸收并上输到心肺、头目，以及维持脏器位置相对稳定的生理功能。脾主升清理论导源于《内经》，"清阳出上窍，浊阴出下窍；清阳发腠理，浊阴走五脏，清阳实四肢，浊阴归六腑"（《素问·阴阳应象大论》）；"饮入于胃，游溢精气，上输于脾，脾气散精，上归于肺"（《素问·经脉别论》）。脾气的运行特点，以上升为主，故称"脾气主升"、"脾以升为健"。水谷精微等营养物质，称之为"清"。脾气将水谷精微上输于心、肺、头、目，通过心肺的作用化生气血以营养全身。脾气的升举，还具有防止人体内脏下垂的作用。若脾不升清，可出现神疲乏力、头目眩晕、腹胀腹泻、脱肛或内脏下垂等病证。

2. 脾主统血　统，有统摄、控制之意。即脾有统摄或控制血液在脉管中正常运行而不致溢于脉管之外的功能。血液能否正常运行，一方面取决于脾气的固摄作用，脾能统血，是由于脾为气血生化之源，气能摄血。如脾气健运，则气血充盈，气的固摄作用健全，血液不致外溢。若脾失健运，脾气的固摄功能减退，血不归经而导致出血，称为"脾不统血"，多见于慢性出血的病证。另一方面也与血液本身能否静守有关。如果脾气健旺，生血充盈，阴血则能得以静守而不逸于脉外。西医学中，血液的凝固和止血是一复杂的生物化学连锁反应过程，过程中需要有系列凝血因子参与。目前凝血因子大多数是在肝内合成。一旦肝脏功能受损，必将影响各凝血因子的合成，从而影响血液的凝固和止血，导致出血，也正如"脾不统血"。因此脾的这一功能与西医学的肝脏的功能相似。

3. 脾在体合肉、主四肢　脾主运化，为气血生化之源，全身的肌肉、四肢都要依赖脾所运化的水谷精微来充养。因此，肌肉的丰满或瘦削、四肢的运动正常与否，与脾气的盛衰密切相关。脾气健运，营养充足，则肌肉丰满、壮实，四肢轻劲有力。脾开窍于口，是指食欲、口味与脾的运化功能有关。脾气健运，食欲旺盛，口味正常。脾之液为涎，涎为口津，可润泽口腔，帮助吞咽和消化。脾主志为思，思为脾之志。思虑过度，所欲不遂，可导致气滞、气结，影响脾的运化和升清。脾之华在唇，口唇的色泽能反映出脾主运化的功能和化生气血的状况。脾气健运，则口唇红润有光泽。脾在腑合胃足太阴脾之经脉属脾络胃，故脾与胃相表里。《灵枢·经脉》对其做了如下描述："脾足太阴之脉，起于大指之端，循指内侧白肉际，过核骨后，上内踝前廉，上踹内，循胫骨后，交出厥阴之前，上膝股内前廉，入腹，属脾，络胃，上膈，挟咽、连舌本，散舌下。其支者，复从胃，别上膈，注心中。"足太阴脾脉起于大趾内侧之端，止于脾脏，旁络胃腑，贯胃，入于脾脏，挟咽喉，布舌下；从胃别出之支脉注入心，在心中与手少阴相交。

甲状腺与胃肠道之间存在多种关联，脊椎动物甲状腺来自原始前肠。成人甲状腺生理功能依赖于甲状腺素的肝内储存、代谢及释放，以及肠道对碘化物及甲状腺激素的吸收，两者均具有意义的肠肝循环。此外，甲状腺激素影响消化道不同部位的结构和功能。甲状腺功能亢进（甲亢）是常见的内分泌系统疾病，它的临床表现涉及多个系统，令人注目而熟悉的是心血管、眼、皮肤等病变。其实甲亢与消化系统的生理病理均有关联，多表现消化系统的一些症状和体征，并发若干消化系统疾病。

从众多现代研究资料分析，中医的"脾"是以消化系统为主的多系统的功能综合单位。"脾"与消化、吸收过程有着直接而密切的关系，但它并不能完全等同于消化、吸收的全过程。它的功能与西医学中的消化系统、血液系统、神经内分泌系统、免疫系统的部分功能有着密切的联系。从西医学观点，根据有关资料，脾的本质涉及以下 3 个方面：①直接方面：主要是包括消化系统及水盐、能量代谢直接有关的一切器官系统；②间接方面：主要是指肌肉组织、血液系统和免疫功能，这两者的物质基础来源于正常的消化吸收和物质代谢，并且是后者功能活动的场所和体现；③调节方面：主要指大脑皮质-皮质下中枢-自主神经系统，丘脑-垂体-肾上腺系统及环化酶-环核苷酸系统，它们调节和保证消化吸收、能量代谢的正常功能和动态平衡。

中医学认为"脾为之卫"，即指"脾"具有统率机体防御能力的功能。"四季脾旺不受邪"，"脾胃所伤，百病由生"，充分说明了中医免疫学思想，强调了脾虚与机体免疫状态密切相关。现代研究发现，脾虚证患者及动物模型中，有不同程度的神经内分泌学和免疫学指标改变，机体免疫状态低下，提示"脾"与神经内分泌免疫调节环路有一定联系。从神经内分泌免疫调节环路入手，探讨脾虚证本质的进一步研究表明：甲状腺激素能促进脾淋巴细胞活化增殖和调整 IL-1 和 IL-2 产生的调节免疫功能的作用，并经由神经内分泌免疫调节环路，调整脾虚时免疫功能低下状态至正常状态，改善和促进脾虚的免疫功能和造血功能，使机体维持自稳态。甲状腺激素对免疫系统有刺激作用，能增强体液免疫。脾虚时，机体免疫状态低下，则机体的防卫能力减退。甲状腺激素由甲状腺合成，而甲状腺又是下丘脑-垂体-甲状腺轴重要环节。垂体前叶分泌 TSH，它刺激甲状腺产生甲状腺激素，同时甲状腺素（T_4）和三碘甲状腺原氨酸（T_3）决定 TSH 基础代谢率，并通过负反馈机制来调控 TSH 合成，T_3 和 T_4 抑制 TRH 对 TSH 的刺激作用。这一切，已被纳入脾虚证神经内分泌免疫调节环路研究内容。据此，脾虚证与垂体-甲状腺轴激素变化可能有密切关系。

实验研究表明，了解脾虚时垂体-甲状腺轴功能有无改变，以期进一步了解甲状腺激素对免疫系统，乃至整个神经内分泌免疫调节环路的作用可能的机制，为阐述"脾为之卫"提供新的资料，拓展脾虚证实质的内涵。脾虚时，血清 TT_3、TT_4、FT_3、FT_4 以及下丘脑 TRH、垂体 TSH 水平显著低于正常组。血清 TRH、TSH 水平显著高于正常组（$P<0.01$）。而健脾四君子汤治疗，可明显升高血清 TT_3、TT_4、FT_3、FT_4 以及下丘脑 TRH、垂体 TSH 水平，使血清 TRH、TSH 水平恢复正常，而上述指标与正常组无显著差异（$P>0.05$）说明"脾"与下丘脑-垂体-甲状腺轴有密切关系，健脾益气可以使机体脾虚状态下异常甲状腺激素、TRH、TSH 水平恢复正常。

二、甲状腺病从脾论治的病因病机

首先，瘿病发生，与水土地域有关，地处偏僻，水土不宜，或感山岚水气，年深日久，正气虚损，脾气虚弱，可出现肢肿、纳呆、便溏、神疲等证，出现虚实夹杂的局面。诚如《名医类案》记载："汝州人多病颈瘿，其地饶风池，沙入水中，饮其水生瘿。"其次，七情郁结，长期情志不畅，忿郁恼怒，或忧患气结，即所谓"动气增患"，可导致瘿病。忧思过度，脾胃受伤，脾失健运，气血津液运行失常，日久可导致脾气亏虚，气血乏源，或痰湿内阻。《济生方》云："夫瘿瘤者,多由喜怒不节,忧思过度,而成斯疾焉。"若七情郁结长期不解,如所慕不遂,怨无以伸,怒无以泄等,则使肝失条达之性、肝郁横逆,伤及脾胃,脾失健运,痰浊内生。痰气交阻于咽颈,始则咽梗如有炙脔,继则颈粗胀闷,结为瘿肿。再则禀赋体质,母有瘿疾,子女亦常可患瘿病,《柳州医话》云:"禀乎母气者为多"。素体虚弱,感受外邪,损及内脏:禀赋脾胃薄弱,体质不强,邪气乘虚而入,病邪缠绵不解,使脏腑功能日渐受损而发病。这已认识到瘿病"禀乎母气"所致,这与西医学认为甲状腺病与遗传有关相一致。瘿病日久,气机久塞,真元之气无以流动,或如陈实功所云:房欲劳伤,忧恐损肾,致肾气衰弱等,均导致阳气虚弱,阴邪无制多累及心。脾、肾三脏,若脾气衰者,则腹胀纳呆,便溏、乏力、肢肿,胫酸足软等症。

随着社会生活节奏的加快,人们精神压力加重,或不能按时饮食,或饮酒过度,过食辛辣油腻,皆可导致脾胃受伤。正如金·李杲《兰室秘藏·饮食劳倦门》中云:"今时之人,去圣人久远则不然,饮食失节,起居失宜,妄作劳役,形气俱伤,故病而后药之,是治其已病也。推其百病之源,皆因饮食劳倦而胃气、元气散解,不能滋荣百脉,灌溉脏腑,卫护周身之所致也。"可见脾胃功能失常是甲状腺病形成重要原因之一。脾胃为后天之本,胃主受纳,腐熟水谷;脾主运化,输布水谷精微。若脾胃功能正常,则气血生化有源,且水谷精微输布、转化也有条不紊;若脾胃功能异常,化源不足,升降失司,清浊不分,则身重肢倦,形体日削,进而导致本病的发生。《素问·示从容论》云:"四肢解墯,此脾精之不行也",且脾主肌肉四肢。因此,脾胃与人体四肢活动、肌肉功能以及疲劳的发生有着密切的关系。这一机制在《素问·太阴阳明论》更有精辟论述:"今脾病不能为胃行其津液,四肢不能得到水谷之气,气日以衰,脉道不利,筋骨肌肉,皆无气以生,故不用焉。"脾胃之变也可导致机体它变,再致本病发生,正如李东垣《脾胃论》所云:"脾胃俱旺,则能食而肥;脾胃俱虚,则不能食而瘦或少食而肥,虽肥而四肢不举。"即肥胖之后又可进一步损伤脾胃功能,纳化更加受损,从而进一步加重甲状腺病及其并发症的发生与发展。

总之,甲状腺病主要由于情志内伤、水土失宜、体质因素和外邪侵袭等原因所致。患甲状腺病与年龄、性别、婚育情况、是否食用海鲜、是否食用海产品、常忧虑、急躁易怒、失眠、情绪波动大、工作性质、工作压力、吸烟有显著相关。结果表明:经常食用海鲜、脑力劳动者、工作压力大、情志内伤,气机郁滞,壅滞于颈;或水土失宜,脾失健运,湿聚生痰,痰凝气滞,痰气交阻于颈;或先天遗传体质因素,阴亏虚火灼液生痰,痰凝血瘀,痰血交阻于颈。气滞、痰凝、血瘀是甲状腺病的基本病理变化,气虚、阴虚是发病之本。

三、甲状腺病从脾论治的主要病证及方药应用

1. 甲亢病脾气虚弱证的病机及临床表现　甲亢病其病机为本虚标实,本虚多为气阴两虚,标实为火、痰和瘀。其病位主要在心、肝、脾、肾等脏。气阴两虚是甲亢的病机之本,正气亏虚是疾病发生的内在因素。一方面素体肾阴亏虚,肾精不足精不能化气;或虚火耗气,久则气阴双亏。另一方面素体脾气亏虚,不能化水行津,气(阳)病及阴,久则亦可成气阴两虚,再则情志刺激引动肝火或肝郁化火,火邪伤气耗阴,亦能成气阴两虚。气虚津液不化,聚而成痰;血行缓慢,停而成瘀。阴虚生内热,虚火又可炼液成痰,熬血成瘀;痰瘀互结蕴积化热,又可耗气伤阴,形成恶性循环。而本病临床以气阴两虚者为多见,所以气阴两虚为本病病机之本。

甲亢属自身免疫性疾病,病因主要是正气衰竭,肾水不足。水亏火旺,火旺伤气即"壮火

食气"，火旺伤阴则阴不复，而阴虚甚又累及阳，即阴损及阳，常累及心、肝、脾三脏，心火旺则心悸，善忘，肝火旺则急躁震颤。甲亢患者的阴损及阳主要表现在脾阳受损，脾阳虚则健运失司，因而纳谷不化，大便溏薄，并易生湿痰，湿痰上逆于颈则出现甲状腺肿大或抑及结块，湿痰上逆于双目则出现突眼、睑肿。依据甲亢益气养阴的主要法则，可常用的太子参、党参之类以补脾气、养胃阴才能获得较好的效果，这不仅说明了益气养阴法治疗甲亢有显著的临床疗效，而且也证实了"阳生阴长"的中医理论具有广泛的指导意义。

2. 甲亢肌病脾气虚弱证的病机及临床表现　脾主四肢、肌肉，早在《内经》中就有"脾主身之肌肉"的论述。因脾为气血生化之源，全身肌肉都要靠脾胃所运化的水谷精微来营养，才能使肌肉发达、丰满、健壮。脾失健运，气血生化不足，势必导致四肢肌肉运动与抗疲劳所需能量的合成和供应障碍，往往出现四肢困倦乏力，不耐劳作，肌肉消瘦，甚至痿弱不用等病理表现。临床上此类病证大多从脾论治。甲亢周期麻痹发病机制不明，一般认为是钾的代谢和分布异常所致。甲亢患者对儿茶酚胺敏感性增强，交感神经兴奋，胰岛素醛固酮分泌增多，加强对钾的利用。在高糖饮食、劳累等诱因的作用下，血钾迅速转移到细胞内，出现细胞外低钾而发病。本病属于中医学中痿证。病因为外邪或脏腑内伤，如饮食不节、过食肥甘、损伤脾胃、内生湿热、阻碍运化导致脾运不输，筋脉肌肉失养发生痿证。发病与正气不足有关。中医辨证主要责之于脾，由于脾气不足运化无力，不能将精微物质输送到四肢。以治其本，重在补益脾胃。认为甲亢周期麻痹治疗，积极控制甲亢是关键，针药结合穴位注射、可迅速控制甲亢周期麻痹症状与体征。具有疗效高、复发率低、副反应小和改善神经内分泌免疫代谢、调节免疫平衡等特点。

3. 甲亢病皮肤病脾气虚弱证的病机及临床表现　有报道，90%的甲亢患者出现全身多汗，尤其手掌、足底多汗症；有17%的患者出现毛发细软，失去正常的卷曲，有少数病例出现脱发；有1%~7%甲亢病例出现片状白斑。可见甲亢合并皮肤表象是很常见的。甲亢合并皮肤病变涉及中医的"汗证"、"白斑病"、"脱发"、"脚气"等多个中医病症。多因脾气虚弱、毛孔开张、腠理不固所致；或因情志内伤、肝气郁结、气机不畅、局部气血失和、血不荣肤发为白斑病。胫前水肿是甲亢特有的皮肤病理损害，其发病率约为2%，其黏液性水肿多呈局限性发生，因多见于胫骨前，所以一般也称胫前黏液性水肿，是毒性弥漫性甲状腺肿特异性的皮肤特征。甲亢局限性黏液性水肿，亦称为甲状腺毒性黏蛋白沉积症。是 Graves 病特有的皮肤症状，因其发生在胫骨下段前部，故又称为"胫前黏液性水肿"。局限性黏液性水肿常与突眼伴发，少数严重者最后可发生肥大性骨关节病（Graves 肢端病）。本病在 Graves 病中约占5%，常与浸润性突眼同时或先后发生。中医学没有本病的记载，类似于中医"脚气"等病名范畴，主要是外邪风湿毒邪侵袭，侵袭下肢筋脉，以致壅阻经络，气血周流失畅。早期即表现为湿性濡滞，湿胜则肿，故湿脚气者，两足浮肿。如湿郁化热，湿热壅阻经脉，则肿而且痛，局部发红。风湿邪毒袭于下肢，络脉失宣，气血痹阻，则疼痛、麻木、重着、酸软，皮色瘀黯。甲亢脾气虚弱而多汗、乏力或胫前肿胀者，药用黄芪、太子参、白术等药物。甲亢合并白斑散布，伴有性情烦躁不安、胸胁胀痛、夜眠不安、苔薄舌紫、脉弦细等症状，治宜佐以理气活血。药物选用柴胡、当归、白芍、香附、郁金、丹皮、地龙、白蒺藜、丹参、益母草、川芎、莪术、紫草、浮萍草。甲亢合并白斑色黯、病久伴有头昏耳鸣、腰酸肢软、苔薄舌淡、脉沉细等症状。治宜滋补肝肾，药用熟地、枸杞子、菟丝子、桑椹、旱莲草滋阴益肾；生黄芪、当归、白芍、首乌益气养血柔肝。

4. 甲状腺相关眼病脾气虚弱证的病机及临床表现　甲亢性眼病可以发生在甲亢症状出现之前,也可与甲亢同时出现,或是甲亢治疗中,甲亢被控制后数月、数年之久再现,或甲亢症状经治缓解,而突眼加重或经久不消。从中医而论,甲状腺相关眼病脾气虚弱证多属目疾中的"神目自胀证"、"状如鱼胞证"。向下偏斜者称"坠睛"、"坠睛眼"等范畴。本病多喜怒不节,七情过极,忧思气结,肝失疏泄,肝气郁结,肝木侮土,脾虚失健,痰湿内盛。脾虚湿瘀内阻,临床表现为眼球突出,胞睑肿胀,眼胀多泪,口淡乏味,少气懒言,大便稀薄,舌淡胖,苔白,脉细弱。治宜健脾化痰,祛风通络,正容汤(《审视瑶函》)加减。

5. 甲减高脂血症的重要病机及临床表现　脾主运化,主升清,为后天之本,气血生化之源。《素问·经脉别论》说:"饮入脾胃,游溢精气,上输于脾,脾气散精,上归于肺,通调水道……"说明水谷精微的运化输布,无不在于脾,当然也包括了血中膏脂的生成与转输。血中膏脂来源于水谷精微,对人体有濡润、补益、充养的作用。膏脂的生成与转输有赖于脾的生理功能。脾失健运是甲减高脂血症发病的重要病机。李东垣说"脾受胃禀,乃能熏熟五谷"。说明脾虚运化无力,或清气不升,浊阴独留而为痰浊,或脾不散精,精微不布,聚津为湿,聚湿为痰。过多的痰湿不能及时转化和排泄,留而不去,即成痰浊,阻碍脾胃的运化功能,使脾虚更甚,加重脂浊生成,又能直接浸淫血脉,形成动脉粥样硬化等心脑血管疾病。

西医学采用甲状腺制剂替代治疗甲减伴有高脂血症,而以中药配合小剂量甲状腺素治疗,既能够尽早的改善症状,缩短疗程,同时又减少了单用大剂量甲状腺素治疗引起的副作用。所以在临床治疗轻微甲减时,采用归脾丸配合小剂量甲状腺素,疗效明显优于单纯甲状腺素替代治疗,把中医辨证与西医辨病治疗有机结合起来,取长补短,标本兼治,故获良效。

6. 亚临床甲减脾气虚弱证的病机及临床表现　轻微甲状腺功能减退(以下简称轻微甲减),分别称为亚临床甲减、甲减前期和甲状腺储备功能低下。是指血清促甲状腺素(TSH)升高,游离甲状腺素(FT_4)正常的甲减症。最早 Bastenie 等将有自身免疫性甲状腺炎的证据和蛋白结合碘略低的患者归类为临床前期黏液性水肿。此后,轻微甲减属于中医学虚劳范畴,其临床辨证以心脾两虚证多见,年迈体衰,劳倦思虑太过,伤及心脾。伤于脾则食少纳呆,化源不足,营血亏虚;伤及心则心血不足,心神失养。如《医家四要病机约论》所谓:"曲运神机则劳心……意外过思则劳脾。"治宜选用归脾丸,补养心脾,以生气血。方中以党参、黄芪、炒白术、炙甘草、大枣甘温补脾益气;当归甘辛温养肝血,生心血;茯苓、酸枣仁、龙眼肉甘平养心安神;远志交通心肾而定志宁心;木香理气醒脾,以防益气补血药滋腻滞气,有碍脾胃运化功能。诸药合用,共奏益气补血、健脾养心之功。

7. 甲状腺功能减退症脾气虚弱证的病机及临床表现　甲状腺功能减退症属于中医"虚劳"范畴,通常认为是脏腑元阳虚损,功能衰退,精血化生不足,气血生化无源,机体失去濡养所致。临床发现亦有许多脾虚肝郁型的患者,平素脾胃虚弱,且肝木横克脾土,故出现一系列脾失运化,胃失受纳之征,肝气郁结,郁滞不通,则见循经部位,胁肋部出现胀痛或窜痛;故而面色㿠白、神疲乏力、记忆力下降、睡眠差。以健脾和胃、疏肝解郁方调理脏腑气机,协调机体平衡。方中黄芪、党参健脾益气为君药;郁金、元胡疏肝解郁为臣药;白术、茯苓等健脾化湿,陈皮、木香、厚朴、鸡内金和胃理气消食,白芍柔肝疏肝,夜交藤养血安神共为佐药;甘草调和药性为使药。全方共奏益气健脾,疏肝解郁之效。有报道观察结果表明,通过上述方药3个月治疗后,26例患者的临床症状得到缓解,复查各项甲状腺指标均恢复正常,说明本法对脾虚肝郁型患者可能起到促进甲状腺组织分泌的作用。

四、甲状腺病从脾论治的治法用药

脾为后天之本,主四肢、肌肉。甲亢患者脾气虚弱,运化无权则肌肉无以充养,故消瘦、神疲、乏力;体弱久病,正气虚损,脾气虚弱,肌肉失其气血濡养,则瘿病肌肉痿弱无力或眼睑下垂,甚则全身乏力,不能行走,呈现甲亢肌病等各种表现。或脾气虚弱,健运失职,湿浊下注则泄泻或下肢黏液性水肿。甲减患者,年深日久,阳气虚损,可出现肢肿、纳呆、便结、神疲等症。据观察,甲减患者有肌无力者占 61%,此为"脾主肌肉"之功能减退所致。且有32%~82% 患者合并不同程度之贫血,此乃脾气虚弱,气血生化不足所致。甲状腺病从脾论治的主要证型及治法用药如下。

1. 脾气虚弱型 并有低热,食欲不振,四肢乏力,气短头晕,情绪不稳,失眠多梦维迟钝,胸闷喜太息等,舌淡胖有齿痕,脉弦细。治当补脾益肺,方用补中益气汤加减。

2. 心脾两虚型 并有神倦乏力,心悸,健忘,少寐多梦,面色萎黄,食少纳呆,腹胀便结,气短神怯或有皮下出血,经少经闭,舌淡嫩、苔白、脉细弱。治当健脾养心,方用归脾汤加味。

3. 肝脾不调证 并有神疲乏力,胸胁胀满,喜太息,精神抑郁或心烦易怒,口苦咽干,纳食减少,腹胀便溏,苔白、脉弦。治当健脾疏肝,方用柴胡疏肝散加香砂六君子汤。

4. 脾肾阳虚型 并有神疲乏力,面色苍白,形寒肢冷,腰酸膝冷,腹部冷痛,下利清谷,或五更泄泻,面浮肢肿,阳痿遗精,宫寒不孕,带下清稀,舌淡胖,苔白滑,脉沉细等。治当补肾温脾,方用金匮肾气丸加味。

5. 脾虚湿阻型 并有不思饮食,四肢倦怠,腹胀便溏,或四肢肩背等局部疼痛,舌苔白腻,腹部按之柔软,脉缓或虚。治当健脾祛湿,方用升阳益胃汤加减。

甲状腺病一般病程较长,治疗效果较差,因此应精确辨证,综合治疗。其中抓住主症——疲乏,病因主要为烦劳过度,饮食不节,病位在五脏,重点在脾,辨证应以脾气虚为总纲,治疗当以健脾为主。另外,本病属社会 - 心理 - 生物医学疾病,心理、社会因素在治疗中占有重要地位。因此,应进行身心治疗,鼓励患者树立战胜疾病的信心,适当参加群体活动,如太极拳、气功等,调节精神,流畅气血,有利康复。

五、甲状腺病从脾论治病案举例

病案 1:程某,女,31 岁。初诊时间:1998 年 3 月 7 日。主诉:发现甲亢 7 年。现病史:患者 7 年前发现甲亢,间断发作,近来左眼睑下垂,视物时眼睛作胀,纳食一般,无多汗心慌,月经正常,大便干,小便可。既往史:无。望、闻、初诊:左眼睑明显下垂,手颤(−),甲状腺Ⅰ~Ⅱ度肿大,BR(−),心律齐,HR 90 次 / 分。舌脉:脉细数,舌苔薄白。辨证分析:气阴不足,肌失所养。中医诊断:瘿病,痿证。西医诊断:甲亢伴眼睑下垂。治法:补脾益气,养阴补肾,佐以升提。方药:炙黄芪 30g,党参 15g,炒白术 10g,炙升麻 10g,柴胡 10g,枸杞 15g,山药 24g,旱莲草 24g,菊花 10g,茺蔚子 12g,地龙 10g,炙甘草 10g。14 剂,每日 1 剂,水煎服。复方甲亢片,每次 5 片,每日 3 次,甲巯咪唑,每次 5mg,每日 3 次,10% 氯化钾口服溶液每次 10ml,每日 3 次。

1998 年 4 月 30 日复诊,仍眼睑下垂,稍有心慌,无多汗,纳食一般,脉弦数,舌苔薄白。方药:炙黄芪 30g,太子参 15g,丹参 15g,炙升麻 10g,女贞子 10g,枸杞 12g,山药 24g,旱莲草 24g,桔梗 10g,制黄精 24g,炙甘草 10g,党参 15g。14 剂,每日 1 剂,水煎服。

1998 年 5 月 24 日复诊,服上药,病情明显缓解,眼睑下垂较前大有好转,已基本恢复正常,自觉症基本消失,无心慌、纳食亢进等症状,二便如常,脉细舌苔白,停服甲巯咪唑。中药继服上方,隔日 1 剂。

1998 年 6 月 4 日查 T_3、T_4、TSH 正常,TGA,MCA 阴性。

病案 2:李某,女,53 岁,1999 年 9 月 23 日初诊。主诉:两侧下肢小腿出现结节 2 年余。患者 1997 年 7 月无明显诱因出现两小腿下 1/2 胀痛,发痒,以后上述症状逐渐加重,查 FT_3 5.04pg/ml(2.30~4.20pg/ml),FT_4 1.46ng/dl(0.8~2.0 ng/dl),TSH 0.10μIU/ml(0.30~5.50IU/ml),TMAb 24.21%(<15%),TGAb 8%(<10%)。查体:血压 120/70mmHg,突眼(+),手颤(+),甲状腺不肿大。心率 72 次/分,心律整齐,两下肢肿胀,小腿下 1/2 多发结节,色素沉着呈紫黯色,以右下肢小腿为甚。中医诊断:①瘿病;②脚气。西医诊断:①甲亢合并胫前黏液水肿;②甲状腺相关眼病。脉细缓,舌苔薄白,边有齿印。证属脾气虚弱,痰血瘀阻,结于下肢。治宜益气利湿,活血化瘀。以防己黄芪汤加减:生黄芪 30g,木防己 15g,苍术 12g,川牛膝 15g,泽泻 15g,茯苓 24g,鸡血藤 30g,独活 10g,地龙 15g,当归 12g,益母草 24g,泽兰 15g。每日 1 剂,水煎服。消瘿甲亢片,每次 5 片,每日 1 次,以上方加减。2000 年 9 月 23 日,服药近 1 年,两下肢结节缩小,局部颜色变淡。继以原方化裁,另配蜈蚣 30g,水蛭 20g,共研细末,装 0 号胶囊,每日 2 次,每次 1 粒。并用曲安奈德注射液 40mg,肌内注射,每周 1 次。2001 年 9 月 15 日,肌内注射 2 月后改为每 2 周 1 次,继改为每月 1 次,半年后停止肌内注射曲安奈德注射液。患者 3 个月后两下肢结节明显减轻,2004 年 5 月 31 日随访,患者经中西结合治疗,两下肢肿胀及结节消失,局部皮肤稍呈淡黯色,偶有局部胀痛。

病案 3:熊某,男,21 岁。2004 年 5 月 6 日就诊。主诉:眼突 3 个月。现病史:2003 年 1 月因眼睑下垂、咀嚼无力,吞咽困难就诊于天门市,诊断为"重症肌无力",服"溴吡斯的明"治疗,2003 年 10 月停药。近 3 个月来,出现眼突、心慌、畏光、流泪,大便 1 次/日。既往史:既往体健,否认甲状腺病家族病史。一般检查:神色:正常,体态:正常,面色:正常,胫前水肿:无,手颤:中,眼睑肿胀:(有)双眼闭合不全,凝视:(无),露白:(无),眼睑挛缩:(无)突眼(双,中),肿大:(有),分度:I度,质地:软。心率 84 次/分,心律齐。辅检:2004 年 4 月 29 日甲功:FT_3 8.34pmol/L(3.5~6.5pmol/L),FT_4 28.17pmol/L(11.5~22.7pmol/L),TSH 0.01mIU/L(0.35~5.5mIU/L),TgAb<0.3,TmAb<0.2。血常规:WBC $11.56×10^9$/L。诊断:西医诊断:Graves 病,合并症:TAO 甲亢肌病。中医诊断:瘿病,目珠突出,痿证。主证:气阴不足。方药:炙黄芪 50g,党参 12g,山药 30g,黄精 20g,炙升麻 10g,旱莲草 20g,女贞子 15g,生地黄 15g,知母 10g,夏枯草 15g,赤、白芍各 15g,炙甘草 10g。15 剂,水煎服,每日 1 剂。复方甲亢片每次 5 片,每日 3 次,维生素 B_4 每次 1 片,每日 3 次,氯化钾缓释片每次 1 片,每日 1 次。

2004 年 6 月 15 日复诊:诉诸症明显好转,仍有流泪。望、闻、切:突眼(+)、眼睑下垂,手抖(+),甲肿I度、质软,HR 80 次/分,律齐,予继服上药。

2004 年 7 月 29 日复诊:诉眼睑下垂未见明显好转,眼角分泌物多。望、闻、切:突眼(+)、眼睑下垂、双睑闭合不全、手抖(−)、甲肿I度、质软,HR 84 次/分、律齐,脉弦。复查甲功:FT_3 3.4pg/ml(1.9~5.8pg/ml),FT_4 1.3ng/dl(0.7~1.99pg/ml),TSH 1.47mIU/L(0.3~5mIU/L)。方药:炙黄芪 50g, 党参 15g,山药 30g,黄精 30g,生地黄 20g,旱莲草 30g,女贞子 20g,炙升麻 12g,知母 12g,炙甘草 15g,夏枯草 15g,茺蔚子 12g,决明子 12g。15 剂,水煎服,每日 1 剂。复方甲亢

片每次 5 片,每日 3 次,补达秀每次 1 片,每日 1 次,溴吡斯的明每次 20mg,每日 3 次。

2006 年 1 月 5 日复诊:诉双眼胀痛,内眼角有红色胬肉,分泌物多,纳可,二便调。望、闻、切:一般可,突眼(+)、凝视(+)、双睑闭合不全,手抖(±),甲肿Ⅱ度,质韧,HR80 次 / 分,律齐。2005 年 1 月 6 日甲状腺功能:FT$_3$ 3.6pg/ml(1.9~5.8pg/ml),TSH 4.74mIU/L(0.3~5mIU/L)。方药:生黄芪 50g,太子参 15g,山药 30g,黄精 20g,丹参 15g,炙升麻 12g,茺蔚子 12g,菊花 10g,炙甘草 10g。十四付,水煎服,每日 1 剂。复方甲片片每次 5 片,每日 1 次,氯化钾缓释片每次 1 片,每日 1 次,溴吡斯的明每次 60mg,每日 3 次。

病案 4:聂某,女,22 岁,初诊时间:2005 年 1 月 13 日。主诉:颈肿 5 年余。现病史:患者 5 年前患甲亢,2004 年 11 月前往同济医院复查,确诊为"亚临床甲减",未曾服药。现无明显不适。既往史:无。望、闻、切诊:一般可,手颤(-),突眼(-),甲状腺Ⅱ度肿大,质软,心律齐,HR 72 次 / 分。舌脉:脉细弦,舌苔薄白。实验室检查及特殊结果:甲功:FT$_3$ 3.28pg/L(2.57~4.43pg/L),FT$_4$ 11.93ng/L(9.32~17.09ng/L),TSH 7.69mIU/L(0.07~4.2mIU/L)。中医诊断:虚劳。证型:脾肾不足,阳气虚损。西医诊断:亚临床甲减。方药:淫羊藿 15g,补骨脂 15g,肉苁蓉 15g,生首乌 30g,桑椹子 30g,当归 15g,桃仁 10g,郁金 10g,炙黄芪 20g,枸杞 10g,陈皮 10g。15 剂,每日 1 剂。

2005 年 2 月 1 日复诊,病情好转,未诉特殊不适。望、闻、切诊:一般可,手颤(-),突眼(-),甲状腺Ⅱ度肿大,质软,心律齐,HR 70 次 / 分。舌脉:脉细弦,舌苔薄白。治法:坚持服上药。

2005 年 8 月 9 日复诊,病情好转,未诉特殊不适。望、闻、切诊:一般可,手颤(-),突眼(-),甲状腺肿大不明显,质软,心律齐,HR 70 次 / 分。舌脉:脉细弦,舌苔薄白。复查甲功:正常。予优甲乐每次 25μg,每日 1 次继服。

2005 年 9 月 8 日复诊,病情好转,时有便秘,余无不适。望、闻、切诊:一般可,手颤(-),突眼(-),甲状腺肿大不明显,质软,心律齐,HR 70 次 / 分。舌脉:脉细弦,舌苔薄白。复查甲功正常,予停药观察。

参 考 文 献

1. 朱凌凌,童瑶,陈慧娟,等. 脾的中西医学比较研究. 浙江中医杂志,2006,41(1):1-6
2. 颜兵,苏永华. 中医脾与西医学对应脏腑的关系探讨. 安徽中医学院学报,2008,27(1):8-11
3. 陈勇鸣. 甲亢从脾论治体会. 实用中医药杂志,2000,16(8):42
4. 夏天,李刚,王宗仁,等. 脾虚大鼠下丘脑 - 垂体 - 甲状腺轴功能的变化. 安徽中医学院学报,2001,20(4):8-11
5. 赵立明. 中西医结合治疗甲亢并低钾性周期性麻痹 11 例. 辽宁中医杂志,2003,30(8):662

(陈如泉)

第四节　从肾论治甲状腺疾病经验

甲状腺疾病类属于中医"瘿病"范畴,瘿病虽早期实证居多,但由于为长期慢性病,久病由实致虚,常见气虚、阴虚等虚证或虚实夹杂证,而虚劳更是以虚证为其主证。陈教授认为,各种不同甲状腺疾病的患者,在其病程的特有时期或阶段,均存在不同程度上的虚证表现,肾为五脏根本,虚证多有元气亏乏、阴阳虚损病证,且甲状腺疾病发病多与禀赋体质有关,故从肾论治甲状腺疾病具有特殊而重要的意义。

一、理论依据

(一)生理功能

肾为阴中之阴,肾藏精,主生长、发育、生殖,天癸充盛,精气泻溢,月事以时下,"阴阳和,故能有子";亦主脏腑气化,元气发于肾,循行周身,推动脏腑、经络、形体、官窍生理活动:肾主骨生髓通脑,"为作强之官,伎巧出焉",齿为骨之余,其华在发;主水液代谢,调节尿液排泄,上承脾气散精、肺气宣肃之津液,发挥"下焦如渎"的作用;又主纳气,为生气之根,肺之呼吸有赖于肾的纳气作用以保持一定的深度。西医学则认为,甲状腺激素主要作用是促进机体物质和能量代谢,促进组织分化、生长发育,尤其对胎儿及婴幼儿脑和骨的发育尤为重要,甲状腺激素对维持性腺正常功能及维持呼吸中枢的动力等均有重要作用,对精子功能、受精卵着床及胚胎发育亦有重要作用。对降低肾小管对钙、磷重吸收,从上述生长发育、生殖内分泌、物质和能量代谢、生命活动等方面,说明肾与甲状腺的生理功能之间关系密切。

(二)病因病机

中医理论认为,瘿病发病与禀赋体质因素有密切关系,《柳州医话》即云:"禀乎母气者居多",妇女经带胎产特殊生理特点,又多情志、饮食等致病因素,更易罹患甲状腺疾病。夏氏等对甲亢、甲减中医体质类型调查分析,认为甲亢最常见的体质依次为气郁质、阴虚质、气虚质等,甲减最多见的体质为气虚质、阳虚质等。素体阴虚之人,痰气郁滞易于化火,更加伤阴,而致阴虚火旺,或壮火食气,而见气阴两虚。甲减的主要病机是肾阳虚,肾阳虚可表现为下丘脑垂体甲状腺轴功能提前衰老,实验研究报告甲减多有甲状腺激素低下,故肾阴虚是甲减潜在病机,阴损及阳,表现虚寒之象,分析甲减体质类型中阴虚质也较常见。

(三)临床表现

甲亢是阴虚火旺证,患者常见形体消瘦,心悸,失眠,潮热,多汗,好动,肢颤,伴消渴、眩晕等证候。甲减多有肾阳虚性虚劳表现,多见畏寒、肢冷,动作迟缓,健忘失聪,神情淡漠,毛发脱落,心动迟缓,纳食减少,肌肉萎弱,腰以下水肿,性欲减退,闭经、不孕等。若小儿先天性甲减,可表现为五迟、五软,呆小聋哑,筋骨萎弱,智力低下,发育迟缓,并或天癸迟至,月事不至。瘿病劳伤,患者年老体衰,久病劳倦,乏力、神疲、怕冷、嗜睡、性欲减退,阳痿滑精,月经不调,不孕早产,夜尿频多,健忘失聪,足跟作痛,或有尿闭、水肿、怔忡、胸痹等病证。

二、证治分型

(一)肾虚主证型

1. 肾阳虚证　主要表现为畏寒肢冷,面色㿠白,腰膝酸冷,小便清长,夜尿频多,或小便不利,肌肤浮肿,腰以下为甚,性欲减退,阳痿滑精,带下清冷,宫寒不孕,舌淡苔白,脉沉迟或沉细。

临床主要见于成人甲减。治疗从温补肾阳入手,多选用济生肾气丸、右归丸加减,常用淫羊藿、补骨脂、巴戟天、菟丝子等。肾阳虚证随病情发展,可兼有脾阳虚、心阳虚证。若脾肾阳虚、乏力、神疲、纳差,加黄芪、山药、陈皮;心肾阳虚,心悸、胸闷、气短,加炮附子、桂枝、茯苓,阳虚较甚,形寒、肢冷、脊柱发凉,加红参、鹿茸、干姜,水湿泛溢,面部、四肢肿胀,加薏仁、车前草、益母草、泽兰。甲减肾中阴精亏乏,化阳不足,故经方时可配伍滋阴药以阴中求阳,选用枸杞、黄精、生地、当归等。

2. 肾阴虚证　主要表现为形体消瘦,五心烦热,潮热盗汗,头晕耳鸣,咽干口燥,或心悸,失眠多梦,遗精早泄,经少、闭经、崩漏,舌红少苔,脉细数。

临床可见于典型甲亢患者,或气阴两虚,或阴虚阳亢。据统计,在甲亢的中医主要证型中,阴虚阳亢占 73.4%,气阴两虚占 14.29%,常用二至丸、六味地黄丸加减药物。如墨旱莲、女贞子、生地、枸杞、山茱萸、鳖甲等。若气阴两虚、气短、乏力、大便溏薄,加黄芪、太子参、山药、薏仁;若阴虚火旺、盗汗、口干、心悸、失眠,加浮小麦、知母、麦冬、夜交藤。肝肾阴虚,虚阳上浮,肝风内动,眩晕、肢颤加牛膝、钩藤、石决明、鳖甲。

3. 肾精亏虚证　主要表现小儿生长发育迟缓,囟门迟闭,身材矮小,智力低下,筋骨痿软,男子精少不育,女子经闭不孕,成人早衰,腰膝酸软,发脱齿松,健忘失聪,动作迟缓,舌淡,脉弱。

临床多见于先天性甲减,禀赋体质不足,或年老体衰,虚劳症状明显,阴阳俱损者。小儿治疗当早期及时补充甲状腺激素。肾主骨生髓通脑,中医治以填精充髓,可用左归丸、右归丸等加减,常用药物紫河车、龟胶、鹿茸、巴戟天、淫羊藿等。甲亢、甲减伴脑神经病变、精神失常、骨代谢障碍可试用此法。

4. 肝肾阴虚证　主症有视物昏花眼胀干涩,头晕目眩,健忘耳鸣,腰膝酸软,形体消瘦,或舌颤、手抖,心悸、失眠,舌红少苔,脉细弦数等。常用二至丸、一贯煎加减,多选用生地、白芍、枸杞、菊花、山茱萸等。甲状腺病兼夹症情配伍不同药物,如眼突、口渴口苦、目赤、多食善饥、苔黄、脉弦者,常配伍清肝火药,如龙胆草、栀子、夏枯草等肢体颤抖之肝风证候明显者,常配伍选用钩藤、生石决等平肝息风药;肾阴不足,心肝阴虚,心悸、失眠、心烦不得眠,用酸枣仁汤加减,或加麦冬、夜交藤、柏子仁等。目突、眼胀、流泪者,常配伍石决明、决明子、密蒙花、茺蔚子、青葙子等。

5. 脾肾阳虚证　主症有形寒肢冷,神疲乏力,腰膝酸冷,小便清长,夜尿频数,或小便不利,面浮肢肿,少腹冷痛,宫寒不孕,阳痿滑精,舌淡胖,边有齿痕,脉沉细等。多以理中汤、右归丸加减,药物常用干姜、党参、山药、补骨脂、益智仁等。若脾虚明显,乏力、肢倦、肌肉萎弱,眼睑下垂,多重用黄芪、太子参,并加升麻、葛根。水饮内停,肢体肿甚,小便短少,加薏仁、车前草、泽兰等。

6. 心肾阳虚证　主症有心悸怔忡,胸闷气短,形寒肢冷,尿少身肿,唇甲青紫,舌淡黯,或有瘀点,苔白滑,脉微弱或涩。临床选用真武汤、参附汤等加减,药用桂枝、附子、人参、淫羊藿等。水饮凌心,肢肿、气喘,加茯苓、车前子、薏仁。瘀血阻滞,心胸疼痛,唇甲青紫,脉涩,加红花、川芎、丹参等。

(二) 肾虚兼夹实证

瘿病气滞、痰凝、血瘀互结,日久耗损正气,由实致虚,脏腑虚衰,病久及肾,且瘿病发病与禀赋体质有关,素体阴虚之人易于罹患甲亢。"邪之所凑,其气必虚",甲亢患者常有火毒、阴伤并见,早期实证病理产物不易消除,正气日益耗损,至中后期出现明显虚象时仍有较多实证表现,常有虚实火杂证候,故在理气、化痰、祛瘀等治法的同时。甲减以阳虚为患,阳气不足,水湿、痰饮、瘀血等阴邪停积,易继发多种病变。水饮内停,泛滥三焦,凌心射肺,则胸闷、气短、呼吸不畅、心悸、胸痹;水停中焦,纳食减少,脘腹痞胀,痰湿内蕴,传化不能,腹胀、便秘;水泛下焦,肢体浮肿,小便短少。阳气不足,血脉运行不畅,气机郁滞,痰饮、瘀血内阻为患,不通则痛,胸痹、心悸、脘痞、腹痛、头痛、眩晕、肢体麻木,半身不遂等。治疗多温阳益气为主,佐以利水、化痰、祛瘀、通络等法。方如真武汤、生脉散、血府逐瘀汤等,常用淫羊藿、补骨脂、郁金、浙贝母、川芎、水蛭等。

三、临证要点

(一) 辨病与辨证结合

甲状腺功能减退症(简称甲减),包括临床甲减、亚临床甲减和自身免疫性甲状腺疾病。临床发现,妊娠合并甲减是导致不良妊娠结局的原因之一。当母体甲状腺功能失调时,就可能出现甲减的相关临床表现,还可能导致低体质量儿、早产、流产、胎盘早剥、死胎、胎儿神经系统发育障碍等不良妊娠结局。属于中医学"胎动不安"、"滑胎"、"胎萎不长"、"虚劳"等范畴。中医认为,先兆流产合并甲减多由先天禀赋不足,后天积劳内伤,久病失调,或饮食不节、情志不遂等所致,病位涉及肾、脾、胞官,病机关键在于一个"虚"字,尤以脾肾阳虚为甚,兼及气血亏虚,肾阳虚肾为先天之本,肾藏精,主生殖,胞络者系于肾,肾的功能正常,是维持正常妊娠和胎儿发育的必需条件。"阳主动而阴主静,阳主化气,阴主成形",肾阳是人体诸阳之本,生命活动的源泉,五脏之阳皆取之于肾阳,才能发挥正常的功能活动,所以肾阳虚是先兆流产合并甲减的病机之根本。《医学衷中参西录》言:"男女生育,皆赖肾之作强,肾旺自能荫胎,肾气盛则胎元固,自无胎漏、胎动不安之虑"。若肾虚根弱,冲任不固,胞脉失养,系胎无力,则胎元不固,出现胎动不安、堕胎,甚至滑胎。肾阳虚证证见妊娠期腰酸腹痛,或伴阴道少量出血,色黯淡,畏寒肢冷,表情淡漠,反应迟钝,头晕耳鸣,面色晦黯,两膝酸软,小便清长,或曾屡有堕胎,舌淡,苔白,脉沉细而滑。治以补肾助阳,固冲安胎。药用补肾安胎饮(《中医妇科治疗学》)加减,方中菟丝子、补骨脂、紫河车补肾助阳而益精气;续断、杜仲、狗脊补肾强腰,安胎止痛;益智仁温肾缩小便;阿胶、艾叶养血暖官,止血安胎;黄芪、白术、山药、人参益气载胎。当归、熟地黄、白芍补血和血;阿胶、苎麻根养血止血安胎。

临床甲减、亚临床甲减可导致排卵功能障碍而不孕,即指卵泡不能发育成熟,或成熟后不能排出者,在不孕症约占29%。中医辨证常属于肾虚型,肾阴不足,阴水不充,无以滋养,卵则无以发育成熟。正如《石室秘录》中所说:"肾水亏者,子宫燥涸,禾苗无雨露之需,亦成萎亏。"治宜温肾养血法,肉苁蓉、菟丝子、枸杞子、熟地黄、何首乌、山茱萸、当归等,使天癸盛,冲任固,促进卵泡发育成熟。并在排卵期加入行血活血之品,根据患者血瘀的程度,选用活血药物,轻症者用丹参、赤芍、泽兰等平和之品;较重者以三棱、莪术、桃仁、红花等破血行瘀之品;重症者以水蛭、䗪虫、全蝎等搜剔入络之品,以促卵泡破裂排卵。

(二) 平补肾阴肾阳

在应用补肾药时,注重阴阳平和,应用补肾法时,常以女贞子、旱莲草、枸杞子、熟地黄、何首乌等滋阴药与淫羊藿、锁阳、仙茅等补阳药相偕而出,以达"阴中求阳"、"阳中求阴"、"阴平阳秘"之妙。用药还须寒热平调,因甲状腺病症多需长期服药,若长期应用附子、肉桂等辛热之品,易耗竭真阴,易致口干、咽痛、便秘等上火之症;若寒凉太过易出现胃脘胀满、腹泻等败胃之弊。如在治疗甲亢阴虚时,在生地、龟板、玄参等寒凉药中佐以党参、砂仁、黄芪等温中健脾之品,相辅相成,疗效更佳且无弊端。甲减肾阳亏虚病症时,多用辛甘温热平和之品,以温补肾阳,如淫羊藿、菟丝子、益智仁、巴戟天等,亦不可一派熟地、龟胶等滋腻血肉厚味之品,过用滋腻易于伤阳,故临证需平补肾阴肾阳,以使阴阳互资互用。

(三) 注意脏腑同补

人之发病多表现不同脏腑虚实变化,治疗时也是多脏腑同治。甲亢阴虚证时,滋补肝肾之阴,如山茱萸、枸杞,补肝以条达气机,气血舒畅,疾病向愈;可佐以滋肺阴之品,如麦冬、沙参,子病补其母,利于滋阴;若见心悸、失眠,配伍养心阴之品,如柏子仁、夜交藤。甲减肾阳虚基础上可表现脾肾阳虚、心肾阳虚,有病情轻重之别,根据病情分别予以温阳健脾,如干姜、党参、黄芪,或温通心阳,如桂枝、炮附子等。

(四) 辨识虚实兼夹证候

既然甲亢早期以实证居多,中后期可见虚实夹杂,组方时区分不同病理阶段,以泻实为主,同时注意有无阴伤、气伤之象,以兼顾虚实多证表现。甲减以温补阳气为常法,若水饮、痰湿、瘀血较重,亦当"急则治其标",以利水、化痰、祛瘀为急。强调治疗甲状腺病应补肾时当兼顾标本治法。应在治本的同时顾及其标,标本兼治。临床上患者情况各异,症状变化无常,应当综合调治,组方应围绕主证,有的放矢,用药须多方考虑,杂而不乱。尤其对首诊患者减轻患者的某些症状很有必要,使之树立继续治疗的信心。在甲亢阴虚辨证主方的基础上加用兼夹标证药物,常可使临床疗效明显提高。如兼失眠,加用茯神、夜交藤以养心安神;兼肾虚尿频、夜尿多,加用益智仁、桑螵蛸以固肾缩尿等。

(五) 治法方药作用机制

甲亢中医辨证各家分型不同,但多数均有阴虚火旺、气阴两虚等证型。如魏子孝治甲亢以滋阴、降火、解郁为主,常视滋阴为最关键;于延寿采用阶段疗法,在第二阶段清热、滋阴、散结,气阴双补、软坚散结;潘文奎擅用补气法治疗甲亢,结合病程经过,认为发病初期敛阴潜阳,后期滋阴补肾。此外,临床上甲亢而见心阴不足,心火偏亢,心悸、失眠,可配伍滋阴药以交济水火。甲亢或抗甲状腺药物致白细胞减少,气血亏虚,多用滋阴、养血方药治疗。早年冯氏等研究滋阴泻火药虽甲状腺功能指标无显著变化,但能明显改善甲亢患者的临床症状和体征。王氏对芪精平亢汤治疗Graves病甲亢临床观察,结合文献资料,以药对女贞子、墨旱莲滋补肝肾,能有效改善甲状腺免疫状态,促进T淋巴细胞生成,抑制合成甲状腺激素,消除临床症状,改善甲状腺血液循环和新陈代谢,消除增生肿大,并能升高白细胞,消除甲巯咪唑所致粒粒细胞细少的副作用。

甲减的基本病机为肾阳虚,亦多见脾肾阳虚,各家病机认识较为一致,治法多从温阳补肾、健脾益气等组方遣药。徐氏等总结温阳补肾药治疗甲减的机制,即整体调节,改善免疫功能,改善下丘脑调控功能和肾上腺皮质功能活动,促进代谢,升高体温、心率,增加心肾 β 受体数目,保护病变组织器官,可能影响微量元素的变化,不同于替代治疗。秦氏等研究蛇床子、淫羊藿有效成分提取物,对丙硫氧嘧啶所致甲减动物模型的作用,结果显示两者既能拮抗丙硫氧嘧啶的甲状腺抑制作用,又能促进丙硫氧嘧啶所致甲减小鼠体内甲状腺激素水甲的提高,具有补肾壮阳的作用。

四、典型病案

病案 1(肾阳虚型):王某,女,56 岁。患甲状腺功能减退症 1 年余,近 1 个月来浮肿逐渐加重,尿少便难,腹胀纳少,畏寒肢冷,周身乏力,少言欲睡;舌黯淡胖大,苔白腻,脉沉迟无力。查体:神志清,精神差,皮肤粗糙,周身浮肿,面色苍白,甲状腺Ⅱ度肿大,质软,心率68次/分,律齐,未闻及杂音。心电图提示低电压,窦性心动过缓;甲状腺扫描显示有凉结节,甲状腺B超显示回声偏低,质地不均。化验:空腹血糖5mmol/L;T_3 15ng/dl,T_4 1.0μg/dl,TSH 69μIU/ml,胆固醇270mg/dl,甘油三酯182mg/dl。中医辨证属阳虚湿盛,治宜温阳益气,燥湿化痰,利水消肿。方药:人参9g,黄芪60g,白术15g,茯苓30g,茯苓皮30g,猪苓30g,陈皮9g,椒目15g,车前子(包煎)30g,干姜10g,桂枝10g,熟附子12g,淫羊藿15g,白芍12g,大黄6g,炙甘草9g。水煎服,每日一剂,7剂后水肿明显减轻,复诊时上方去大黄、猪苓、椒目,加炒山药15g,当归12g,石菖蒲9g,莪术12g。继服药1个月后,除双下肢轻度浮肿外,其余部位水肿均已消退,诸症基本缓解。复查T_3 67ng/dl,T_4 2.5μg/dl,TSH 20μIU/ml,胆固醇220mg/dl,甘油三酯165mg/dl。继用上方加减化裁配成丸剂服用,随访1年余,病情稳定。

　　按:患者久病,神疲乏力,面色苍白,少言欲睡,畏寒肢冷,乃脾肾阳气不足,气血乏源形成的虚寒症状;周身浮肿,皮肤粗糙,腹胀纳少,尿少便难,则由脾肾阳虚,不能运化水谷津液所致;舌黯淡胖大,苔白腻,脉沉迟无力,亦为脾肾亏乏,水湿内蕴之象。患者脾肾阳虚,水湿内盛,故治以温阳益气,利水化湿。方用干姜、附子、桂枝、淫羊藿温补脾肾,人参、黄芪、白术、茯苓、陈皮、白芍健脾理气,诸药同用温阳化湿,益气消肿,以治其本;患者水肿较甚,配伍茯苓皮、猪苓、椒目、车前子、大黄,逐水化湿,分消水饮,以治其标。整体而言,全方既注重脾肾阳虚,又兼顾利水祛湿,标本同治。

　　病案2(肾阴虚型):付某,女,39岁。因2个月前开始出现心悸,呈阵发性,每于情绪改变时加重,曾至心血管科就诊,查动态心电图提示有频发早搏,甲状腺功能示FT_3、FT_4、TSH均正常,TPOAb、TGAb偏高,考虑为桥本甲状腺炎,予以左甲状腺素钠片12.5μg/qd,口服1个月后症状改善不明显,仍觉心慌,遂来我科就诊,复查甲状腺功能FT_3 4.29pg/ml,FT_4 1.75ng/dl,TSH 0.035μIU/ml,TGAb 350IU/ml,TPOAb 377.91U/ml。现已自行停服相应药物。查体:一般可,眼突(-),手颤(-),甲状腺I度肿大,质中,无压痛,心率100次/分,律不齐,可闻及早搏,无杂音。舌红苔薄白,脉细数。西医诊断:桥本甲状腺炎合并药物性亚临床甲亢,中医辨证为肝肾阴虚,治以滋补肝肾,佐以活血。方药如下:旱莲草15g,女贞子15g,枸杞15g,黄精15g,郁金10g,桃仁10g,赤芍10g,鬼箭羽10g,黄芪20g,丹参15g,益母草15g,泽泻10g,每日1剂,水煎服。半月后复诊,诉偶有心慌,余无明显不适。查体:一般可,甲状腺I度肿大,心率80次/分,律齐。舌红苔薄白,脉细。方药仍以原方继服半月,病情至今未再反复。

　　按:患者病久,现症仅诉心悸症状,根据"久病入肾"理论,辨证为肝肾阴虚。患者为中年女性,情志多有不遂,肝郁化热,消耗阴液,而出现肝肾阴虚,肾虚无以上济心火,肝木病及其子,则心火偏亢,发为心悸,肝郁不疏,故发作呈阵发性,每于情绪改变时加重。故陈教授治以滋补肝肾,佐以活血。方用旱莲草、女贞子、枸杞、黄精滋补肝肾,配以郁金、桃仁、赤芍、丹参、鬼箭羽、益母草活血疏肝,宁心定悸;考虑病久,佐用黄芪益气,兼顾气阴,泽泻泄浊,以防滋腻。全方补泻同用,兼及肝肾阴虚和血滞不畅,方证相应,为"治病求本"的典范。

参考文献

1. 白耀.甲状腺病学基础与临床.北京:科学技术文献出版社,2003
2. 夏仲元,王琦,郭琪,等.甲亢和甲减中医体质类型调查分析.北京中医药大学学报,2010,33(4):28

3. 陈如泉.陈如泉教授医论与临床经验选萃.北京:中国医药科技出版社,2007

4. 高亮,高德.阴虚阳虚与甲状腺功能陕西中医.1984,5(8):37

5. 陈如泉.甲状腺疾病的中西医诊断与治疗.北京:中国医药科技出版社,2001

6. 沈松法.益气养阴泻火药对甲亢大鼠能量代谢的影响.上海中医学杂志,1991,(9):46

7. 王淑美,张文亮,李荣亨.芪精平亢汤治疗 Graves 甲亢临床观察.中国中医急症,2006,1:(2)

8. 徐灿坤,李德强,曲竹秋.温阳补肾法治疗甲状腺功能减退症机理研究进展.中医药信息杂志,2005,12 (8):107

9. 秦路平,石汉平,郑水庆,等.OstHol 和 Tcariin 对甲减小鼠血清甲状腺激素的影响.第二军医大学学报,1998,19(1):48

10. 刘庆平,朱瑞增自拟甲亢方治疗甲状腺机能亢进症 40 例.山西中医,2000,16(3):20

(陈继东　张忠茂)

第五节　甲状腺病从心论治探讨

心为中医五脏之一,位于胸中,两肺之间,膈膜之上,外有心包卫护。心主宰人体整个生命活动的作用,与甲状腺的生理功能、病理变化及其相关证候治疗方药有着密切关系,故提出甲状腺病从心论治的学术观点,现叙述如下。

一、心的生理特性与甲状腺功能

(一) 心为"君主之官"与甲状腺生理病理

心称之为"五脏六腑之大主",主宰人体各脏腑形体官窍的生理功能。只有当心主血脉的功能正常,全身各脏腑形体官窍才能发挥其正常的生理功能,使生命活动得以继续。中医学认为心位于胸中,在五行属火,为阳中之阳,故称为阳脏,又称"火脏"。火性光明,烛照万物。说明心以阳气为用,心之阳气有推动心脏搏动,温通全身血脉,兴奋精神,以使生机不息的作用。心脉畅通,固需心阳的温煦和推动作用,但也需心阴的凉润和宁静作用。心阳与心阴的作用协调,则精神内守,既无亢奋,也无抑郁。若心的阳气不足,失于温煦鼓动,既可导致血液运行迟缓,瘀滞不畅,又可引起精神委顿,神识恍惚;心阴不足,失于凉润宁静,可致血行加速,精神虚性亢奋。

甲状腺是一个体小但功能强大的器官。甲状腺最重要的生理功能是制造甲状腺激素,甲状腺激素在体内各种作用的发挥,离不开一个重要的结构——甲状腺激素核受体(TRs),TRs 又由 TRα、TRβ 两种不同基因编码及不同亚型,TRs 分子在结构上又有 6 个不同功能区域。甲状腺激素与 TRs 结合后,继发一系列反应,从而产生生物学效应。甲状腺激素的效应大多数是通过其与核受体结合,调节基因转录和蛋白质表达而实现。甲状腺制造出来的激素被释放到血中,随着血液循环到达全身各处,跟那些专门结合甲状腺激素的受体结合,我们身体里的几乎每个细胞上都有甲状腺激素受体。甲状腺激素与受体结合后,能发挥什么样的作用,取决于受体是在什么组织上。由此可见,甲状腺具有十分重要的作用,而作用发挥又需要心脏循环运输作用,将甲状腺激素运输全身各处,使人体各组织发挥各种生物学效应。心脏主要由心肌细胞、成纤维细胞、内皮细胞及血管平滑肌细胞组成,其中大部分蛋白质和 mRNA 构成了心肌细胞。T_3 是对心肌细胞起生物学效用的甲状腺激素的分子形式如同其他细胞一样,有证据表明心肌细胞膜上有 T_3 特异性转运蛋白。在心肌细胞中并不能检测到 T_4 向 T_3 的转化。T_3 进入心肌细胞后,到达细胞核并与甲状腺激素核受体 TRs 结合,发挥对多种靶基因表达的调控作用,使维持心肌细胞正常功能的相关蛋白得以正常表达,实现甲状腺激素对心脏的生理效应。

甲状腺激素对心血管系统亦有明显的作用。甲减症时心脏肿胀,心率减慢,收缩无力,结心输出量降低,心电图上可见 QRS 低电压。当使用甲状腺素治疗时,上述现象均见好转。反之甲亢时,心脏的兴奋性增高,心率加快,心输出量增加。再加此时因产热增强,末梢血管扩张,血管阻力降低,结果患者脉压增大,循环时间缩短。甲状腺激素分泌越多,基础代谢越高,心率就越快,脉压也越大。目前认为甲状腺激素对心脏生理功能的影响,主要是通过以下几个方面:①增加心肌的耗氧量;②增强儿茶酚胺对心肌的作用;③心肌细胞膜上有一种甲状腺激素的受体,甲状腺激素与之结合后,进入细胞内,从而使心跳加快与增强;④对周身代谢的兴奋作用,使组织需氧量增加,对散热的需要增加。

(二) 心主血脉与甲状腺功能

心主血脉主要包含着主血液与主血脉两个方面,即指心气推动和调控血液在脉管中运行,流注全身,发挥营养和滋润作用。人体各脏腑器官、四肢百骸、肌肉皮毛以及心脉自身,皆有赖于血液的濡养,才能发挥其正常的生理功能,以维持生命活动。血液的运行与五脏功能密切相关,其中心的搏动泵血作用尤为重要。而心脏的搏动,主要依赖心气的推动和调控作用。心气充沛,心阴与心阳协调,心脏搏动有力,频率适中,节律一致,血液才能正常地输布全身,发挥其濡养作用。若心气不足,心脏搏动无力,或心阴不足,心脏搏动过快而无力,或心阳不足,心脏搏动迟缓而无力,均可导致血液运行失常。此外,心主血的另一内涵是心还有生血的作用,即所谓"奉心化赤"。人们的饮食水谷经脾胃之气的运化,化为水谷之精,水谷之精再化为营气和津液,营气和津液入脉,经心火(即心阳)的作用,化为赤色血液,即《素问·经脉别论》所谓"浊气归心,淫精于脉。"清唐宗海《血证论》说:"火者,心之所主,化生为血液以濡养周身。"可见,心有总司一身血液的运行及生成的作用。

心主脉,是指心气推动和调控心脏的搏动和脉管的舒缩,使脉道通利,血流通畅。脉为血之府,是容纳和运输血液的通道。营气与血并行于脉中,故《灵枢·决气》说:"壅遏营气,令无所避,是谓脉。"血液能正常运行,发挥其濡养作用,除心气充沛外,还有赖于血液的充盈和脉道的通利。血液是供给人体各脏腑形体官窍营养物质的载体,心血的充盛,使心主血脉的生理功能得以正常发挥。脉道通利,是指脉管富有弹性并畅通无阻。脉管的舒缩与心气的推动和调控作用有关。心阳与心阴协调共济,则脉管舒缩有度,血流通畅,既不过速而致妄行,又不过缓而致瘀滞。如此血液方能在经脉中流行不止,循环往复,人体各脏腑组织器官才能源源不断地获得血液供给的营养。只有心气充沛,心阴与心阳协调血液才能在脉管中正常运行,周流不息,营养全身,呈现面色红润光泽,脉象和缓有力等征象。若心气不充或阴阳失调,经脉壅塞不通,舒缩失常,不能正常地输送血液,人体得不到血液濡养,常见心悸怔忡或心胸憋闷疼痛唇舌青紫,脉细涩或结代等症。心、脉、血三者密切相连,构成一个血液循环系统。心与脉直接相连,形成一个密闭循环的管道系统。心气充沛,心脏有规律的搏动,脉管有规律的舒缩,血液则被输送到各脏腑形体官窍,发挥濡养作用,以维持人体正常的生命活动。

甲状腺对心血管系统的作用,直接关系全身血液运行、血脉通畅及其生血功能,适量的甲状腺激素为保证正常的心血管功能所必需。当甲状腺功能减低时,甲状腺激素缺乏,会出现心率缓慢,心排血量降低,皮肤、脑及肾血流量均明显降低,肾小球滤过率、肾小管分泌功能亦降低。当甲状腺功能亢进时,甲状腺激素分泌过多,出现心率加快,心肌收缩力加强,心排血量增加。组织由于耗氧量增加而相对缺氧,以致外周小血管舒张,阻力降低,皮肤和肌肉的血流量增加,但肝、肾、脑血流量无明显改善。甲状腺激素对心脏有正性肌力作用和正性频率作用,使心排血量增加;甲状腺激素还使血管舒张,降低血流阻力,增加血流量。甲状腺激素使收缩压升高,舒张压降低,脉压加大。近年来发现,心脏不仅是一个血液循环的器官,亦是人体内一个重要的内分泌器官,心脏和血管受全身神经、激素细胞因子的支配和调节,同时会产生和分泌多种激素和血管活性物质,如心钠素、血管紧张素、儿茶酚胺、前列腺素、内皮素等,直接作用于心脏血管影响局部或全身的血循环,同时通过血循环运送到各子系统、器官,发挥生物活性。

(三) 心主神志与甲状腺功能

人体之神,有广义与狭义之分。广义之神,是整个人体生命活动的主宰和总体观;狭义之神,是指人的精神、意识、思维、情感活动及性格倾向等。心所藏之神,既是主宰人体生命活动的广义之神,又包括精神意识思维情志等狭义之神。心藏神,又称主神明或主神志,是指心有统师全身脏腑、经络、形体、官窍的生理活动和主司精神、意识、思维、情志等心理活动的功能。故《素问·灵兰秘典论》说:"心者,君主之官也,神明出焉。"人体的脏腑、经络、形体、官窍,各有不同的生理功能,都必须在心神的主宰和调节下,分工合作,共同完成整体生命活动。心神正常,则人体各脏腑的功能互相协调,彼此合作,全身安泰。因此,心神通过驾驭协调各脏腑之气以达到调控各脏腑功能之目的。心为神明之脏,主宰精神意识思维及情志活动,如《灵枢·本神》说:"所以任物者为之心。"心是可接受外界客观事物并作出反应,进行心理、意识和思维活动的脏器。这一复杂的精神活动实际上是在"心神"的主导下,由五脏协作共同完成的。由于心为藏神之脏,君主之官,生之本,五脏六腑之大主,故情志所伤,首伤心神,次及相应脏腑,导致脏腑气机紊乱。血是神志活动的物质基础之一,如《灵枢·营卫生会》说:"血者,神气也。"心血,即在心脏与血脉中化生和运行的血液,心血充足则能化养神而使心神灵敏不惑,而心神清明,则能驭气以调控心血的运行,濡养全身脏腑形体官窍及心脉自身。

甲状腺激素对中枢神经系统的影响不仅表现在发育成熟,也表现在维持其正常功能,也就是说神经系统功能的发生与发展,均有赖于适量甲状腺激素的调节。甲状腺激素的过多或过少直接关系着神经系统的发育及功能状况。在胎儿和出生后早期缺乏甲状腺激素,脑部的生长成熟受影响,最终使大脑发育不全,从而出现以精神、神经及骨骼发育障碍为主要表现的呆小病,甲状腺激素补充的越早越及时,神经系统的损害越小;否则,可造成不可逆转的智力障碍。对成人,甲状腺激素的作用主要表现在提高中枢神经的兴奋性,甲亢时患者常表现为神经过敏、多言多虑、思想不集中、性情急躁、失眠、双手平伸时出现细微震颤等;甲亢危象则可出现谵妄、昏迷。但在甲状腺功能减退时,则可见记忆力低下、表情淡漠、感觉迟钝、行动迟缓、联想和语言活动减少、嗜睡等。对成人来说,兴奋性症状或低功能性症状都是可逆的,经治疗后大都可以消失。

二、心病主要证候

心居上焦,为阳中之太阳。心中之阳,五行属火,赖阴液之滋养与制约。如甲亢患者,常心阴亏虚,心火必盛,火热内扰,则烦而不宁、口舌生疮,治必于甘寒以养阴之同时,佐以苦寒以降泻亢盛之心火。常佐以镇静安神,或养心安神。甲减患者以心动过缓、脉沉迟缓为主要见症,此乃心阳不振之临床表现,故病初虽不涉及心脏,但基于肾阳衰微,心阳不振,心肾阳虚而进一步加重临床阳虚之见症。甲减的主要病机是肾阳虚,肾阳是功能活动的动力,也是人体生命的源泉。肾阳虚为导致甲减病的直接因素,随着病情的发展,还会出现脾肾阳虚与心肾阳虚及痰浊内停。肾阴阳两虚往往出现于甲减病的后期,正气大衰,阴阳两伤是病理变化的最后转归,在其病机演化过程中,最终导致肾气败绝,阴阳离绝之死候。

1. 心气虚证　是指甲状腺病患者心神不安,气行无力,血运迟滞而出现心悸怔忡,气短乏力,活动后尤甚,兼见胸闷不适,神疲自汗,面色㿠白,舌淡苔薄,脉细数、或细弱、或结代等一系列症状。本证常见于甲状腺功能亢进症、甲状腺功能减退症、甲亢心脏病、甲减心脏病及见有甲状腺病其并发症患者。

随着甲状腺的疾病不同,心气虚之临床特点,又不尽相同。如甲亢心气虚证者,常见心悸、气促、心动过速,重者常有心律失常、心脏扩大、心力衰竭等表现。心律失常以早搏常见,阵发性或持续性心房纤颤或心房扑动、房室传导阻滞等也可发生。甲状腺危象可有脉象虚大无力,或脉细数无力的心气虚脱证。还可兼夹心脉瘀阻之病症。

甲状腺病的心气虚证,虽病位主要在心,亦涉及脾、肾等脏及其他兼夹证候,烦劳过应,忧思伤少,导致脾气虚弱。脾虚则精气不得输布周身,脾失运化,气血生化无源,终致心失所养而出现心脾两虚之候。久病失于调治,或禀赋不足,疾病迁延不愈,导致肾气不足之证,病久脏腑功能失调,气血亏虚,以致气血不运,瘀血内生,瘀血不去又碍新血生成,从而出现虚中夹瘀、心脉瘀阻之候。

甲状腺病的心气虚证主要表现:一是由于心气不足,影响了血脉运行,出现局部及全身气血不足的病症。二是心气不足,血脉运行不畅,而脉象结代等症。三是精神意识思维活动方面,包括了神志、情志、语言等功能的障碍。如《灵枢·本神》曰:"心气虚则悲"、"神伤则恐惧自失"。四是心气虚之重症若不能及时救治或病情发展,易引起心气虚脱或心阳虚脱,症见昏晕不省,目合口开,面白汗出,四肢逆冷,脉微细欲绝等。

2. 心阳虚损证　甲状腺病心阳虚损是心脏阳气不足,气血失于温运而出现的一系列症状的概称,是指心脏功能低下而兼寒象的病变。主要临床表现为:心悸,心中空虚,惕惕而动,心胸憋闷,形寒肢冷,气短息促,自汗,面色㿠白,倦怠无力,舌淡苔白,或舌体胖嫩,脉细弱或结代或迟等,同时可伴有甲状腺肿大或甲状腺结节。乃心中阳气不足,气血运行减弱所致。心阳虚证常见于甲状腺功能减退症、亚临床甲减、甲亢合并心衰、甲减心脏病等疾病。

心阳虚证是大多为心气虚证的基础上发展转变而来。心悸、气短、自汗、倦怠无力为两者共有的主证,但两者尚有不同。从病因而论,心阳虚证,或因心气、心阴大伤,气虚可以及阳,阴损亦可及阳,以致神不守舍;或脾肾素虚,不能蒸化水津,聚液成饮,饮邪上逆,损伤心阳;或思虑劳心过度,心阳受损;或营血亏虚,阴精暗耗,阴不敛阳,心阳越虚;或禀赋不足,脏气虚弱病后失调,均可导致心阳虚证。心阳虚证与心肾阳虚证,两者都有形寒肢冷、心悸、头晕等共同证候。但心肾阳虚证,多因心阳虚或肾阳虚,渐致心肾阳虚,临床表现为心阳虚和肾阳虚两证并见,其特点为心悸、气喘、头目眩晕、畏寒怕冷、小便不利、腹痛下利、脉沉或沉微。盖心肾阳虚,鼓动无权,下焦寒水不化,而致水邪上泛,则心悸、耳鸣、头目眩晕,阳虚不能温煦肌肉则筋惕肉𥆧,阳虚不能温养肢体,则形寒肢冷。心阳虚证常因气滞、血瘀、痰浊凝聚而致与心阳痹阻。在正常情况下,气、血、津液是运行不息的。一旦发生病理变化,气、血、痰浊三者任何一种痹阻心脉,均可引起心阳痹阻不通,以心胸憋闷疼痛甚至绞痛,唇舌青紫为主症。

甲状腺病心阳虚证在不同甲状腺病的并发症中的临床表现各具特点,治法亦各异。心阳虚弱的病机演化过程中常伴有几种情况,一是由于阳气不足,无力推动血行,导致血瘀,产生疼痛,故心阳虚证常兼见心痛、舌紫黯等症;二是气为血帅,气行则血行,心阳不足,其气亦弱,气弱运行无力则气滞,多伴有胸闷作痛等症;三是由于心阳不足,不能温化水饮,导致痰饮内停,常见胸闷、发憋、气短等症,如水气上逆,则引起头眩。当心阳虚趋向恶化时,阳气暴脱,可出现大汗淋漓、四肢厥冷,脉微弱欲绝等心阳虚脱的证候。治宜温通心阳,方用桂枝甘草龙骨牡蛎汤(《伤寒论》)。若甲减伴胸痹病中出现心阳虚证,表现为胸闷、发憋、气短、疲乏,甚则作痛等症,多因痰浊阻遏胸阳,胸阳不通,气血失畅,心脉痹阻所致,治宜温中散寒,方用栝蒌薤白半夏汤(《金匮要略》)等方药。若甲减心脏病兼见心阳虚脱证,治宜温阳益气固脱,方用四逆汤合参附汤加减。

3. 心阴虚证　心阴虚证即心阴不足证,是指心阴亏虚,津液耗损等阴血不足的证候。多因内伤七情,五志化火,火热伤阴,或由热病、久病耗伤阴液所致。主要临床表现为:心悸,怔忡,健忘失眠,多梦,五心烦热,咽干舌燥,低热,盗汗,舌红少津,脉细数等。心阴不足者当以补益心阴之法治之。甲状腺病心阴虚证常见于甲亢合并心律失常等诸多种心脏病,或与其他甲状腺病的证候并见。如甲亢的气阴两虚、肝肾阴虚证等。

本证在不同甲状腺疾病中的临床表现各不相同。如心悸、怔忡而出现心阴虚证,则表现为心中动悸不安,胸闷不舒,虚烦失眠,多梦,口燥咽干,舌红少津,脉细数。心阴虚常兼夹有虚火者,多见内热之象,以低热、盗汗、颧红、脉细数,甚者出现心中动悸不能自主,惕惕若惊,心痛阵作,五心烦热,脉结代等症状为特点。若甲状腺病心阴不足,营血不充,内不能充养脉道则致心律失常。治宜养阴补心,方用生脉散(《内外伤辨惑论》)和当归补血汤(《内外伤辨惑论》)合方。若甲亢伴不寐者出现心阴虚证,临床表现为心悸、五心烦热、不易入睡、舌红、脉数等特点。心阴虚证,在病机演化过程中,因血不养肝,临床往往兼夹心肝同病的症状,以心悸、手颤为特征,显示肝阴不足,肝风内动之证候。

甲状腺病心阴亏损,法当补益心阴。常用生地黄、玄参、麦门冬、阿胶之药组合成方,如加减复脉汤、补心丹、酸枣仁汤、真珠母丸等即体现此种配方法度。由于心阴不足所表现的主要证候是心神不安而呈失眠、多梦、惊悸,故本类方剂常在补养心阴的基础上配伍补心气,安心神的人参、茯神,养心安神的酸枣仁、柏子仁,镇心安神的龙骨、牡蛎。清心安神的琥珀、朱砂、珍珠母、石决明等平肝潜阳药物,体现养心安神法则。心阴不足之证,常常兼见心气虚损。因为,无论内伤外感,都易损伤心气,所以这类方剂多配补心益气的人参、甘草之类。如果阴虚阳亢的征象显著,呈阴虚火旺的时,单用补养心阴法是不能取效的。此种情况,应当补其不足之阴,泻其有余之阳,心阴不虚,阳不亢,才能使阴阳相对协调。常为养阴清热或清心安神法则,古典医籍亦称为"补心体、泻心用"。温热学家则谓为泻南补北。如黄连阿胶汤、安神丸都是治疗心脏阴虚阳亢或水亏火炽的方剂。

4. 心血亏损证　多因甲状腺病久病体虚,生化不足,或因失血,或过度劳神,损伤心血所致。主要临床表现为:心悸、怔忡、心烦失眠、多梦、易惊、健忘、头目昏眩,面色少华、唇舌色淡、脉细弱。

补益心血是根据心血亏虚的主要治法。针对血虚原因,拟定补养心血法则。这类方剂常在选用地黄、当归、白芍等补血药的基础上,配伍一组补气健脾药物。因为血生于脾而养于脾,配此有补气生血之意。此外,还常配伍养心安神的五味子、枣仁、柏子仁,开心益智的远志、菖蒲等药物。

甲状腺病心血虚证在不同疾病中临床表现各具特点,治法亦不尽相同,必须加以辨析。若甲状腺功能亢进症病中心血虚证多为甲亢合并贫血病症,表现为心悸、善忘、心烦、少寐、头晕、苔净、脉细数等症,多因心血不足、营血亏损、血脉不充所致,治宜养阴补血,方用四物汤加酸枣仁、柏子仁、远志等滋养心神的药物。甲状腺功能亢进症不仅可引起白细胞减少和血小板减少症,还可引起贫血。过去曾认为甲亢引起贫血较少,对其病因的认识也不多。近年来,发现甲亢患者发生贫血的并不少见,对其病因的认识也渐趋增多。各家报道甲亢性贫血患者占甲亢的 8%~57%,甲亢性贫血一般为轻至中度,可以表现为小细胞性、正细胞性或大细胞性贫血,骨髓均呈增生性改变。甲亢患者发生哪一种类型的贫血,可能取决于不同的发病机制,一般以小细胞性贫血最为多见。而有研究发现,甲亢患者甲亢期尽管尚达不到贫血的诊断标准,但血红蛋白、红细胞体积趋向于降低和变小,甲亢状态纠正后血红蛋白及红细胞体积随之提高和增大。多数甲亢或伴有贫血的患者红细胞体积低于正常或呈低水平,甲亢控制后,贫血纠正或血红蛋白上升、红细胞体积也增大,而且铁指标呈动态变化,提示甲亢性贫血和铁代谢异常有关。其次甲状腺功能减退症合并贫血,可见心血不足证:表现有面色萎黄,倦怠乏力,头晕,心悸,气短,少气懒言,食少纳呆,失眠多梦,舌淡苔薄白,脉细,治以益气补血,方用归脾汤或八珍汤加减,药用党参、黄芪、白术、当归、熟地、陈皮、炒枣仁、炙甘草、大枣等。再则甲状腺病合并或继发再障贫血、原发性血小板减少症继发贫血等,亦可出现心血虚证。值得指出的是甲状腺病合并贫血,单纯的心血不足证少见,常见为心脾不足、脾肾亏虚、继发贫血而出现为心血亏虚证。

5. 心经热盛　是指心经气分热盛的病理改变。常见心悸、烦热、躁动不安、夜寐多梦、面赤目红、口舌生疮、小便黄赤灼热,舌尖红绛,脉数有力。常见甲状腺功能亢进症心胃火旺或心肝火旺患者。

甲亢病心火亢盛患者,常因忧思郁虑或忿郁恼怒,肝气失于条达,气机郁滞,郁而化热;郁火可引动君火,以致心肝火旺;若木火横逆,犯胃侮土,蕴结阳明,则胃火亢盛;在甲亢的发病过程中,一般新病或发病初期以实证、热证为主,实证、热证中又以肝郁蕴热、胃火炽盛、心火亢盛多见。甲状腺激素产热效应的生理意义在于使人体能量代谢维持在一定水平,调节人体的体温稳定。当外界温度降低时(如入冬时),甲状腺激素分泌增加,产热增多,可保持体温不降。反之,气温升高时(入夏时),甲状腺激素分泌减少,使产热减低,可保证体温不受外界温度增高的影响。大剂量的甲状腺激素可因产热量增加而使体温轻微增高。产热效应也激活了散热机制,所以可见到皮肤血管扩张,汗腺分泌增加,故皮肤经常湿润。

心经热盛,可以出现神志异常而嬉笑不休。《素问·调经论》说:"神有余则笑不休,神不足则悲。"《灵枢·本神》亦说:"心藏脉,脉舍神,心气虚则悲,实则笑不休。《灵枢·经脉》又说:"心主手厥阴心包络,是动则病手心热,面赤目黄,嬉笑不休。此证多因五志化火,炼液为痰,痰火胶结,从少阳三焦上阻清窍,神为火邪所扰,脑为痰浊所蔽,失去清明宁静之常,以致嬉笑不休,可见于甲亢合并精神病患者。此种疏泄太过之证,首当凉肝、镇肝、柔肝以调理肝的疏泄,如用凉血散血的犀角地黄汤之类治热盛出血;用镇肝熄风汤之类治肝风上扰,均系通过治肝收到治心效果。根据上述病机,选用栀子、黄芩、黄连之属,清心泻火,挫其嚣张之势;胆星、半夏、姜汁、竹沥、蜀漆、甘遂之属,涤痰泄浊,开其壅蔽之窍;大黄、芒硝之属,釜底抽薪,为痰火辟其下行之路,俾痰火不扰神明之府而嬉笑不休之疾庶几可愈。如加味黄连解毒汤、蜀漆大黄汤、礞石滚痰丸、控涎丹之类。可以选用。

6. 水气凌心证　多指心肾阳虚、水饮内停、阻遏心阳引起,以心悸气短为主要特征的一系列症状的概称,多因脾肾阳虚或心肾阳虚所致。主要临床表现为:心悸眩晕,恶心呕吐,形寒肢冷,气短,小便不利,胸脘痞满,渴而不欲饮,舌苔白腻,脉沉弦或细滑。甲状腺病的水气凌心证,在不同疾病中的临床表现各具特点,治法亦不尽相同。若甲减合并心包积液者可出现水气凌心证,临床表现头晕、呕吐、心悸、胸脘痞满、舌质淡、苔薄或腻、脉沉弦或滑等特征,多因水饮内停,中焦运化失职,饮上逆所致,治宜温中化饮利水,方用苓桂术甘汤(《伤寒论》)。若甲亢心衰心悸病中出现水气凌心证,临床表现心悸、气短、胸闷、形寒肢冷、舌质淡苔白、脉沉等特点,多因脾肾阳虚,不能蒸化水液,停聚为饮,上凌于心所致,治宜益气温阳行水,方用桂枝甘草龙骨牡蛎汤(《伤寒论》)。若在咳喘病中出现水气凌心证,临床表现为咳喘、气短、心悸、小便不利,甚则肢体浮肿,舌质淡舌体胖,脉沉细,系阳虚水逆,凌心及肺所致,治宜温阳利水,方用真武汤(《伤寒论》)。

甲亢心脏病伴心力衰竭是指由不同病因引起心脏收缩功能障碍,心排血量减少,在循环血量与血管舒缩功能正常时不能满足全身代谢对血流的需要,从而导致的一种具有血流动力学异常和神经激素系统激活两方面特征的临床综合征。根据其症状表现不同,分属于中医心悸、喘证、痰饮、水肿等病范畴。其病机主要有血脉瘀阻、水气凌心、气阴两虚、脾肾阳虚、心阳暴脱。心衰的通用治法是温阳,随证合用宣清肃肺、活血化瘀、阴阳并补诸法。轻证用春泽汤或参附汤或四逆汤合五苓散,茯苓、猪苓,用至30g以上,还可加车前草30g;心脾肾阳虚,血瘀水停者,用真武汤或四逆汤合五苓散或苓桂术甘汤,加桃仁、红花、苏木;兼阴虚者合用生脉饮,需清肺者合葶苈大枣泻肺汤化裁。对难治性心衰注意调整气、血、水的关系。具体药物应用上选择某些具有双重双向作用的药味,如活血利水选益母草、泽兰、泽泻、马鞭草等。心肾阳虚是慢性心功能个全发病的根本,采用温阳补气法治疗切中病机,同时采用病证结合的方法。治疗左心衰竭重在益心肺与补肾纳气。前者用于心肺气虚,治宜保元汤、补肺汤、养心汤、生脉散、独参汤;后者用于肾不纳气,选用参蛤散、人参胡桃汤、参附汤、大补元煎,治疗右心衰竭多宜温阳利水或活血化瘀。心肾阳衰之证用真武汤合五苓散、济生肾气丸、参附龙骨牡蛎救逆汤,心肝血瘀证予桃红四物汤、补阳还五汤、血府逐瘀汤、膈下逐瘀汤、大黄䗪虫丸等。

甲状腺病按心衰程度辨证论治。心衰Ⅰ度辨证属虚证、心脾气虚或气血两虚,治以培补为主,常用归脾汤、补心丹、肾气丸。心衰Ⅱ度辨证同本虚标实,心脾肾阳气亏虚,痰饮水湿痰血内盛,治以培补心脾肾,兼化痰利水,活血祛瘀,常用实脾饮、真武汤、生脉饮、五皮饮、血府逐瘀汤。心衰Ⅲ度辨证属本虚已极,邪实为患,痰饮阻肺,水气凌心,痰血瘀阻,肺气壅塞,治以温阳利水,攻补并用,真武汤加减,或泻肺利水益气,急则治标,葶苈大枣泻肺汤加减。正气极度虚衰,实邪滞留不散而成顽疾,自拟泻肺利水、益气活血基本方,用葶苈子、桑白皮、黄芪、党参、丹参、赤芍等药物。

7. 心神不宁证　人之寤寐,由心神控制,而营卫阴阳的正常运作是保证心神调节寤寐的基础。每因饮食不节,情志失常,劳倦、思虑过度及病后、年迈体虚等因素,影响气血阴阳规律地运动,心神不安,不能由动转静而导致不寐病证。失眠是经常不能获得正常睡眠为特征的一类病证。主要表现为睡眠时间、深度的不足,轻者入睡困难,或寐而不酣,时寐时醒,或醒后不能再寐,重则彻夜不寐,常影响人们的正常工作、生活、学习和健康。甲状腺病常伴有心神不宁的失眠、心烦、心悸等病症,如甲状腺病喜怒哀乐等情志过极,均可导致脏腑功能的失调,或由五志过极,心火内炽,心神扰动而不寐。或由情志不遂,肝气郁结,肝郁化火,邪火扰动心神,神不安而不寐;老年甲状腺病,年迈体虚,久病血虚,年迈血少,引起心血不足,心失所养,心神不安而不寐,正如《景岳全书·不寐》中说:"无邪而不寐者,必营气不足也,营主血,血虚则无以养心,心虚则神不守舍"。亦可因年迈体虚,阴阳亏虚而致不寐。若素体阴虚,兼因房劳过度,肾阴耗伤,阴衰于下,不能上奉于心,水火不济,心火独亢,火盛神动,心肾失交而神志不宁。如《景岳全书·不寐》所说:"真阴精血不足,阴阳不交,而神有不安其室耳。"

(1) 肝火扰心心神不宁证　多由甲亢病情志不遂,肝气郁结,郁而化火,上扰心神所致。主症:不寐多梦,甚则彻夜不眠,急躁易怒。兼症:头晕头胀,目赤耳鸣,口干而苦,不思饮食,便秘溲赤。舌脉:舌红苔黄,脉弦而数。治法:疏肝泄热,镇心安神。代表方:龙胆泻肝汤加味。本方有泻肝胆实火,清下焦湿热之功效,适用于肝郁化火上炎所致的不寐多梦,头晕头胀,目赤耳鸣,口干便秘之症。胸闷胁胀,善太息者,加香附、郁金、佛手、绿萼梅以疏肝解邪。若头晕目眩、头痛欲裂,不寐欲狂,大便秘结者,可用当归龙荟丸。

(2) 心脾两虚心神不安证　多为甲状腺病心脾两虚,气血亏损,心神失养,神不安舍所致。主症:不易入睡,多梦易醒,心悸健忘,神疲食少。兼症:头晕目眩,四肢倦怠,腹胀便溏,面色少华。舌脉:舌淡苔薄,脉细无力。治法:补益心脾,养血安神。代表方:归脾汤加减。本方益气补血,健脾养心,适用于不寐健忘,心悸怔忡,面黄食少等心脾两虚证。若心血不足较甚者,加熟地、芍药、阿胶以养心血;不寐较重者,加五味子、夜交藤、合欢皮、柏子仁养心安神、或加生龙骨、生牡蛎、琥珀末以镇静安神。兼见脘闷纳呆、苔腻,重用白术,加苍术、半夏、陈皮、茯苓、厚朴以健脾燥湿,理气化痰。若产后虚烦不寐,或老人夜寐早醒而无虚烦者,多属气血不足,亦可用本方。

(3) 心肾不交失眠证　多有各种甲状腺病肾水亏虚,不能上济于心,心火炽盛,不能下交于肾,心肾失于交通。主症:心烦不寐,入睡困难,心悸多梦。兼症:头晕耳鸣,腰膝酸软,潮热盗汗,五心烦热,咽干少津,男子遗精,女子月经不调。舌脉:舌红少苔,脉细数。治法:滋阴降火,交通心肾。代表方:六味地黄丸合交泰丸加减。前方以滋补肾阴为主,用于头晕耳鸣,腰膝酸软,潮热盗汗等肾阴不足证,后方以清心降火,引火归原。用于心烦不寐,梦遗失精等心火偏亢证。若心阴不足为主者,可用天王补心丹以滋阴养血、补心安神。心烦不寐,彻夜不眠者,加朱砂、磁石、龙骨、龙齿重镇安神。

甲状腺病所致心神不宁的失眠等症,首先重视精神调摄。《内经》云:"恬淡虚无,真气从之,精神内守,病安从来。"积极进行心理情志调整,克服过度的紧张、兴奋、焦虑、抑郁、惊恐、愤怒等不良情绪,做到喜怒有节,保持精神舒畅,尽量以放松的、顺其自然的心态对待睡眠。反而能较好地入睡。其次更讲究睡眠卫生,建立有规律的作息制度。和从事适当的体力活动或体育健身活动,增强体质,持之以恒,促进身心健康。其次养成良好的睡眠习惯,晚餐要清淡,不宜过饱,更忌浓茶、咖啡及吸烟,睡前避免从事紧张和兴奋的活动,养成定时就寝的习惯。另外,要注意睡眠环境的安宁,床铺要舒适,卧室光线要柔和,并努力减少噪音,去除各种可能影响睡眠的外在因素。

总之,甲状腺病神志不宁多为情志所伤、饮食不节、劳倦、思虑过度、久病、年迈体虚等因素引起的脏腑功能紊乱,气血失和,阴阳失调,阳不入阴而发病,病位主要在心,涉及肝、胆、脾、胃、肾,病性有虚有实,且虚多实少。其实证者,多因肝郁化火,痰热内扰,引起心神不安所致,治当清肝泻火,清化痰热,佐以宁心安神;其虚证者,多由心脾两虚,心肾不交,引起心神失常所致,治当补益心脾,滋阴清热,交通心肾,益气镇惊,佐以养心安神。

三、甲状腺病从心论治的治则方药

1. 温阳益气法 是通过甘补温通以补益心气,振奋心阳,改善阳气虚弱的一种治法。适用于心阳不足之心悸、短气、动则尤甚、胸闷、自汗、脉虚无力或结代。代表方剂如养心汤、炙甘草汤。

2. 滋阴养血法 是通过甘润滋补以养心血、滋心阴、增补心阴(血)亏少的一种治法。适用于心血心阴匮乏,心神失养的心悸怔忡、虚烦少寐、健忘多梦,舌红,脉细数。代表方剂如天王补心丹。

3. 通阳散结法 是通过甘温宣通,祛痰散结,以振心阳、宣心气、开痰结、除胸痹的一种治法。适用于心阳不振,痰阻气结的胸痹,胸满而痛,或胸痛彻背,喘息咳唾,短气,舌苔白腻,脉沉弦。代表方剂如枳实薤白桂枝汤。

4. 镇潜安神法 是通过重镇潜降以平潜亢阳,镇纳心神,使神藏心安的一种治法。运用于心阳偏亢,心不藏神的心烦神乱、失眠多梦、怔忡惊悸、耳鸣头眩,舌红,脉弦数。代表方剂如珍珠母丸、磁朱丸。

5. 清心豁痰法 是通过清心泻火、荡涤痰涎以开豁扰心蒙窍之痰热的一种治法。运用于痰火内扰,上蒙心窍的癫狂、惊悸、胸膈痞满、大便秘结,舌苔黄厚,脉滑数有力。代表方剂如礞石滚痰丸。

6. 开窍醒神法 是通过芳香开窍以宣通心窍,启闭醒神,促使神明复苏的一种治法。适用于温邪逆传心包,蒙蔽心神的神昏谵语、高热烦躁、口渴尿赤,舌红苔黄腻,脉数。代表方剂如安宫牛黄丸、至宝丹。

7. 清心泻火法 是通过苦寒清利以泻心火,导心热下移于小肠的一种治法。适用于心经火盛之心胸烦热、口舌生疮、口渴面赤、小便赤涩,舌红,脉细。代表方剂如导赤散。

8. 清心凉血法 是通过咸寒清心,凉血解毒,以治泄心营热毒的一种治法。适用于热邪内传心营,身热夜甚,神烦少寐,或有谵语,或吐衄发斑,舌绛而干或起刺,脉数。代表方剂如清营汤。

9. 通利血脉法 是通过辛散活血以促进血行,消散血脉凝滞的一种治法。适用于心血瘀阻,血行不畅的胸痛痛如针刺,舌绛紫黯,脉涩。代表方剂如失笑散、丹参饮、活络效灵丹。

10. 补肝养心法 是通过酸甘滋补肝血使肝血充盈,心血充旺以育养心神的一种治法。适用肝血不足,血不养心之虚烦不眠、心悸盗汗、头目眩晕、咽干口燥,脉弦细。代表方剂如酸枣仁汤。

11. 泻心清金法　是通过苦寒清心火以撤烁肺之焰,护肺之气阴,恢复肺清肃润降功能的一种治法。适用于心火亢席,肺热伤津,肺失清肃之心烦、口渴、咳嗽、咯痰黏稠、咽喉不利、小便短赤,舌红苔黄少津,脉细数。代表方剂如黄芩知母场。

12. 补脾养心法　是通过补益脾胃之气,激发生血之源,使后天脾胃化生阴血以育养心神的一种治法。适用于思虑过度,劳伤心脾,脾气亏损,心血不足,心神失养的心悸怔忡、健忘失眠、盗汗、食少体倦、面色萎黄,舌淡苔薄白,脉细缓。代表方剂如归脾汤。

小结:甲状腺病从心论治,必须首先治疗甲状腺病,控制甲状腺病症状,使甲状腺功能恢复正常。其次,要结合甲状腺病患者的中医不同证候,辨证施治。再次,根据不同证候,灵活选方用药。

参 考 文 献

1. 胡冬裴. 中医心藏象理论及辨证论治发展历史勾勒. 山东中医药大学学报,2006,30(3):225-228
2. 胡冬裴. 中医心藏象理论规律研究. 上海中医药大学学报,2007,21(4):16-19
3. 柳红芳,陈玮鸿,高宏杰. 甲状腺功能亢进症中医证候分布规律的研究. 国际中医中药杂志,2012,32(6):527-528
4. 高莹,郭晓蕙. 老年人甲状腺功能异常与心血管疾病. 中华老年多器官疾病杂志,2013,12(4):263-267

(陈如泉)

第六节　陈如泉教授从肺论治甲状腺病

中医学藏象理论体系是中医基础理论的核心内容。肺藏象理论体系是藏象理论体系的重要组成部分。在藏象理论中,肺脏生理系统由肺叶、肺系、肺经及相合的皮毛、大肠等五个部分组成。肺脏位于膈上,与心同居胸中,其位最高,为五脏六腑之盖,故有华盖之称。鼻为肺之外窍,喉为肺之门户,由气管与肺相连,成为大气呼吸出入之通路,适应吐故纳新的功能需要,肺藏象与呼吸系病症治疗具有直接的关系。皮毛属于体表最外一层,是防御外邪的屏障。汗孔有泄汗、散气以调节呼吸和津液代谢的作用。肺脏以肺本脏为中心,与腑、志、液、体、窍,共同构建系统成肺藏象理论体系。然而肺系生理功能及病变与瘿病即甲状腺病亦有密切关系,历代诸多医家及在现今临床实践,也重视瘿病与肺藏象关系,故陈如泉教授提出了从肺论治甲状腺疾病的学术观点。

一、古代医家论述肺与瘿病

《杂病源流犀烛·瘿病论治》:"此疾宜补脾肺,滋心肾,令木得水而敷华,筋得血而滋润,多有可生。"清代吴谦《医宗金鉴》:"肺主气,劳伤元气,膜里不密,外寒搏之,致生气瘿,宜清肺气,调经脉,理劳伤,和荣卫。《普济方·诸疮肿·瘿病咽喉噎塞》:"夫瘿病咽喉噎塞者,由忧愤之气,在于胸膈,不能消散,传于肺脾。故咽之门者,胃气之道路,喉咙者,肺气之往来。今二经为邪气所乘,致经脉否涩,气不宣通,结聚成瘿。在于咽喉下,抑郁滞留,则为之出纳者,噎塞而不同。"以上各家阐述,阐述了肺与瘿病的"噎塞而不通"等症状及其病因病机。由于

"劳伤元气"，"忧患耗伤"，"经络否涩，气不宣通"等造成瘿病。李时珍十分重视藏象经络学说，倡导用藏象学说说明药物主治病症及作用机制，通过脏腑功能，解释药物功效，较为中肯贴切，便于后学理解使用。《本草纲目》云："瘿有五：气，血，肉，筋，石也。夫靥属肺，肺司气。故气瘿之证，服之或效。"这里李时珍创造性地提出，靥者即现今的甲状腺也，与肺主气关系密切，情志抑郁，气潭阻滞，颈部肿大，质地柔软，气瘿之证，可从肺治之，可获良效。在临床实践中，诸如单纯性甲状腺肿，毒性弥漫性甲状腺肿伴甲亢、桥本甲状腺炎初期等疾病，以颈前下部肿大、质软的表现为主者，大多与肝、肺两脏有关。《济生方》云："夫瘿瘤者，多由喜怒不节，忧思过度，而成斯疾焉"。《诸病源候论》有"瘿者，由忧愤气结所生"的记载。中医学认为，精神情感对人体生理功能和病理变化有着重要的影响。《素问·疏五过论》说："离绝菀结，忧恐喜怒，五脏空虚，血气离守"。就是说明精神情感的异常变化，能耗伤内脏精气，使脏腑失调，气血功能紊乱，阴阳失常，导致疾病的发生。《太平惠民和剂局方》指出："夫瘿者，由忧愤气结所生也"。说明忧愁思虑，恼怒怨恨是造成"瘿气"发生的重要原因。肝主怒，喜郁与人体甲状腺相关，甲状腺是机体内重要的腺体组织之一，由甲状腺分泌的甲状腺素对中枢神经作用的结果，正好与中医肝主怒与喜郁的病理变化和临床表现相关。同时肝主疏泄气机与肺主气功能亦有密切关系，肝主升发，肺主肃降。肝与肺的生理联系主要体现在人体气机升降的调节方面。"肝生于左，肺藏于右"。肝气从左升发，肺气由右肃降。肝气以升发为宜，肺气以肃降为顺。此为肝肺气机升降的特点所在。肝升肺降，升降协调，对全身气机的调畅和气血的调和起着重要的调节作用，古人称为"龙虎回环"。肺气充足，肃降正常，有利于肝气的升发，肝气疏泄，升发条达，有利于肺气的肃降。可见肝升与肺降，即相互制约，又相互为用。病理状态下，肝肺病变可相互影响。如肝郁化火，或肝气上逆，肝火上炎，可耗伤肺阴，使肺气不得肃降，而出现咳嗽、胸痛、咳血等肝火犯肺证。另一方面，肺失清肃，燥热内盛，也可伤及肝阴，致肝阳亢逆，而出现头痛、易怒、胁肋胀痛等肺病及肝之候。因此，气瘿之病症，病位主要在肝，与肺亦有密切关系，李时珍提出气瘿治肺论，是有理论依据的。临床上诸如亚急性甲状腺炎初中期、单纯性甲状腺肿、毒性弥漫性甲状腺肿伴甲亢、桥本甲状腺炎初期、甲状腺相关眼病眼睑肿胀、毒性弥漫性甲状腺肿合并胫前水肿等病症，常选配苏叶、荆芥、防风、防己等药物，宣散肺气，有利于甲状腺病各种病症的消除，每获得良效。

二、从肺论治在甲状腺病领域应用

（一）甲状腺肿大常宜宣散肺气

气为生命之本，百病皆生于气。肺者主气，司呼吸，主治节，朝百脉。通过宣发肃降的运动形式参与人体多项生理活动，其气贯百脉而通五脏，助心行血；与水谷精气相合而化生精气；调节气机与肝升降相因，通调水道以助肾行水。肺主气功能失调不仅能导致全身气机的失调而且易于形成痰、瘀等病理产物。现代研究表明，肺气虚时，患者血液中的微量元素、自主神经功能、内分泌功能均有不同程度的改变，故在此基础上，甲状腺疾病亦可从肺论治。

肺主气，从广义来说，不仅包括一身之气机，也包含了一身之分属到各脏腑的部分，肺正是通过对气的直接或者间接的调理作用来实现其主治节的功能。甲状腺肿大，常见颈前作胀，胸闷，患者情绪易激动，肿块大小可随喜怒消长乃肝气不舒痰结血瘀交结于颈前，《素问·刺节论》："肝生于左，肺藏于右。"肝气左升，肺气右降，升降相因，才能使气机条畅，同时，肝火上炎又可耗伤肺阴。因此，在理气疏肝，化痰散结的同时，佐以宣肺以助肝条畅气机。组方常以半夏厚朴汤或者四七汤为基础,针对其气滞、血瘀,痰结的偏重进行相应加减。常用半夏、厚朴、苏叶、防风、荆芥等药物。

病案:张某,男,34 岁,初诊时间:1998 年 10 月 27 日。主诉:发现颈部肿块 20 余天。现病史:患者本月发现颈部肿块大如鸡卵,不痛,无特殊不适,纳可,二便调。既往史:无甲状腺病家族史。望闻切诊:神志清楚,语声清晰,面色如常,右侧颈部可触及肿块,如鸡卵大,约 3cm×3cm 无触痛,心律齐,HR:72 次 / 分,舌脉:脉细缓,舌苔薄白。实验室检查及特殊结果:本院细胞学穿刺提示:抽出 10ml 棕褐色液体,甲状腺胶样囊肿。辨证分析:气痰凝滞,瘀血内阻,结于颈部。中医诊断:肉瘿。西医诊断:甲状腺囊肿。治法:疏肝理气,活血化瘀,消瘿散结。处方:法半夏 12g,厚朴 10g,橘叶 12g,郁金 10g,猫爪草 15g,山慈菇 12g,赤芍 15g,莪术 15g,瓦楞子 24g,炒白芥子 12g,三棱 10g,薏仁 15g,蜣螂虫 5g,14 剂,水煎服,每日 1 剂。局部硬化治疗。1998 年 11 月 29 日,病史同前,右侧肿块较前缩小,稍有压迫,不痛。体检:一般可,手抖(-),左侧颈部肿块 1cm×1cm,质软,心律齐,HR:72 次 / 分,脉细缓,苔薄白。予上方加生黄芪 20g,7 剂。1998 年 12 月 15 日经服药及局部治疗后,甲状腺囊肿大消,无痛痒,舌淡嫩,苔微黄腻,脉弦细缓,继上方加生黄芪 15g,露蜂房 10g,14 剂。后随访肿块消失未复发。

上述方药,橘叶、郁金疏肝解郁行气,法半夏燥湿化痰合厚朴辛开苦降调畅气机,薏仁健脾利湿排脓,猫爪草、山慈菇、白芥子化痰散结消瘿,瓦楞子消痰化瘀,软坚散结,气滞痰结日久影响血液运行故用赤芍、三棱、莪术,蜣螂虫活血祛瘀,逐瘀通经,则气畅血行,痰去积消,共成疏肝理气,活血化瘀,消瘿散结之剂。二诊在原方基础上加黄芪,恐药多攻伐多用伤正,又健脾扶助正气以助攻邪。三诊则效不更方,攻补兼施,肿块渐消矣未见复发。

(二)辛凉宣肺清热解毒治疗亚急性甲状腺炎初期

肺主表,化生卫气以抗御外邪。《医旨绪余·宗气营气卫气》:"卫气者,为言护卫周身,温分肉,肥腠理,不使外邪侵犯也。"亚急性甲状腺炎初起患者往往有外感病史,除常见的颈部疼痛外,尚有发热、咽痛,或白睛充血等表现,乃风热袭表,肺卫失宣,病位尚浅,但此过程为时短暂,往往迅速入里化热,故此时可在清热解毒的基础上加入辛凉宣肺之品,通达玄府,解表达邪,使邪热外散里结,以复肺卫外之能。常用银翘散加减,陈教授在组方之时无论是病之初起还是已入里化热,都十分注意连翘的运用,因其入肺,味苦性寒,不仅能清热解毒,消肿散结,还能疏散风热,疏表清里,内外兼顾。

亚急性甲状腺炎在临床上简称"亚甲炎"。本病近年来逐渐增多,临床变化复杂,可有误诊及漏诊,且易复发,导致健康水平下降。本病目前认为属于自限性疾病,一般认为本病的预后良好,可以自然缓解。但在临床过程往往有许多患者症状较重,特别在急性期患者症状较重,生活质量明显下降,且在缓解后数月内还有可能再次或多次复发,而且本病早期病多急骤,呈发热,伴以怕冷、寒战、疲乏无力和食欲不振。应用激素以非类固醇抗炎药亦不能缓解。

病案:患者,女,36 岁,2010 年 10 月 8 日初诊,患者面红目赤,情绪急躁,颈前疼痛,曾被某医院诊断为亚甲炎,经泼尼松、阿司匹林治疗后缓解,两天前突然出现发热、怕冷、乏力、失眠、不思饮食,患者服用抗生素及小剂量激素无效,现症见:颈前疼痛、发热、怕冷、乏力。实验室检查 FT$_4$ 104.5pmol/L,FT$_3$ 10.4pmol/L,TSH 0.03IU/ml 吸碘率降低,血沉:25mm/h,舌质红,苔薄黄,脉浮数。四诊合参当属中医学瘿病,辨证风温初期,热毒内盛,治以:辛凉解表,清热解毒,予以银翘散加减。处方:银花20g,连翘20g,桔梗15g,牛蒡子12g,薄荷10g,芦根20g,野菊花20g,地丁20g,蒲公英20g,黄芩15g,玄参15g,麦冬15g,赤芍10g,玄胡15g,夏枯草15g,生甘草12g。服上方7剂后,颈前疼痛、发热、怕冷、乏力、烦躁易怒、失眠多梦基本消失,守上方继服14剂,上述不适症状消失,患者陆续复诊3次,随症加减,2个月后甲状腺功能正常,病情告愈。

此例患者自身为一诊所医生,由于误诊及疾病迁延日久,耗气伤阴,虽然临床表现为风温初起,但仍应配以凉血生津之品,故以银翘散为底方,采用辛凉解表,清热解毒,行气止痛之法。方中银花连翘既有辛凉透邪,清热之功,又具有芳香辟秽解毒之效,薄荷、牛蒡子辛凉之性疏风清热而利咽喉,芦根清热生津,桔梗引药上行,荆芥、豆豉属辛温之品,故在本方中去之,加玄胡、川楝子行气活血止痛,由于患者热毒明显,故加野菊花、地丁、蒲公英、黄芩、玄参、麦冬、赤芍、丹皮、夏枯草清热解毒生津,用药精当,收到了较好的效果。

(三)宣肺化痰利水治疗甲状腺相关眼病眼睑肿胀

《素问·经脉别论》:"饮入于胃,游溢精气,上输于脾,脾气散精,上归于肺,通调水道,下属膀胱,水精四布,五经并行。"内经将肺主行水的功能概括为通调水道,气行则水行。肺脏从多个环节参与水液的输布与代谢,《类经·藏象类》:"上焦不治则水泛高原,中焦不治则水留中脘,下焦不治,则水乱二便,三焦气治,则脉络通而水道利。肺为水之上源。"《金匮要略》倡导腰以上肿从肺论治,如越婢加术汤、防己黄芪汤之类。现代研究发现肺的通气可以影响人体抗利尿激素的分泌和释放,并通过通气的深度和压力改变肾的泌尿功能。甲状腺相关眼病见眼睑浮肿肺脾气虚,水液失治,治疗时可在健脾益气的基础上佐以宣肺之品以开提肺气,上焦得通则下焦得利,共同完成对水液的运化。

病案:王某,女,46岁,甲亢伴甲状腺相关眼病复诊,现服复方甲亢片4片,每日2次,诉眼胀畏光流泪较前减轻,余未诉特殊不适,突眼(+),上睑浮肿,甲肿Ⅱ度,质软,无压痛,心率90次/分,律齐,舌淡,苔白。甲功示:FT_3 9.66pmmol/L(3.5~6.5pmmol/L),FT_4 18.95pmmol/L(11.5~22.7pmmol/L), TSH 0.009μIU/ml(0.55~4.78μIU/ml)。辨证属脾气虚弱,土不制水,(中药颗粒剂)黄芪2袋,荆芥1袋,防风1袋,泽泻1袋。30剂,每日1剂。另复方甲亢片4片,每日2次。复诊:患者未诉特殊不适,眼睑浮肿较前明显减轻,上方去荆芥,加白术1袋,15剂。后眼睑浮肿消失未再出现。

黄芪主入脾肺,能补脾益气,益卫固表,利尿消肿,乃益气健脾要药,脾气健运则水湿无由以生,防风、荆芥皆为宣肺散邪之品,上焦得宣则肃降有权,复肺通调水道之职,土旺金生,而肺气充足又可助脾行水,更加泽泻去水利湿,方简力专,复诊上方加白术,则黄芪白术共健脾胃,合防风又有玉屏风之意益卫固表,肺脾同治,则水精四布,五经并行,归其正化。

(四)温阳宣肺利水治疗甲减肢体水肿

甲状腺功能减退,辨证主要在脾在肾,乃脾肾阳虚,失于温运,日久出现形寒怕冷、心悸、甚至水肿的表现。治疗常从脾肾入手,温肾健脾,利水消肿。然水肿一证责之于肺、脾、肾三脏,病理变化为肺失通调,脾失传输,肾失开阖。治疗在健脾温肾,利水消肿的同时佐以宣肺,开鬼门,洁净腑,提壶揭盖,通调水道,此时,较之常规的治疗方,往往收效更快。甲状腺功能减退性心脏病多属中医心悸,怔忡、喘证、胸痹、心痛等范畴。属于脾肾阳虚,水湿蓄积,血运瘀阻,水湿泛滥。主要是通过机体的整体调节,增进全身组织细胞代谢功能,促进患者残存的甲状腺恢复功能,改善垂体-甲状腺轴功能,促进甲状腺的自身分泌功能,使甲状腺功能及代谢显著改善。

病案:胡某,女,32岁。1996年6月30初诊。患者无明显诱因出现全身非凹陷性浮肿2个月,以双下肢为甚,伴乏力,畏寒,纳差。甲状腺CT示:甲状腺增大,密度减低;甲状腺穿刺检查可见红细胞,淋巴细胞和少许腺泡细胞;甲状腺功能6项结果:T_3 1.0nmol/L,T_4<26nmol/L,rT_4>0.16nmol/L,TSH>81μIU/ml,甲状腺球蛋白抗体(TGA)4.4%,甲状腺微粒体抗体(TMA)1.3%。北京协和医院诊断为:桥本甲状腺炎所致的甲状腺功能减退。治疗给予左甲状腺素钠终身替代治疗。近半月自觉浮肿等症状加重,遂求治于中医。刻诊:面色㿠白,全身浮肿以双下肢为甚,腰部冷痛酸重,四肢厥冷,怯寒神疲,舌质淡胖,苔白,脉沉细。中医辨证为水肿(肾阳虚寒型),给予真武汤加减处方:茯苓10g,生姜皮10g,白术10g,附子15g,黄芪15g,泽泻10g,桂枝10g,甘草6g,水煎服,每日1剂,左甲状腺素钠每日服用1次,每次100μg。15日后浮肿消失,其他症状明显减轻。上方去泽泻、茯苓,生姜皮改为生姜,加巴戟天、淫羊藿各10g,左甲状腺素钠减为50μg。继续服药15日,诸证消失。停服左甲状腺素钠,继服上方10剂以巩固疗效。随访2年甲状腺功能恢复正常,未复发。

《景岳全书·肿胀》云:"凡水肿等证,乃肺脾肾三脏相干之病。盖水为至阴,故其本在肾,水化于气,故其标在肺,水惟畏土,故其制在脾。今肺虚则气不化精而化为水,脾虚则土不制水而反克,肾虚则水无所主而妄行。"水肿发病机制与肺、脾、肾三脏密切相关,故治疗也应该着重从肺、脾、肾三脏辨证施治。本例之水肿,以双下肢为甚。腰膝以下,肾气主之,肾阳衰微,阴盛于下,故腰以下肿甚,腰为肾之府,肾虚水气内盛,故腰痛酸重,肾阳疲惫,命门火衰,不能温养肢体,故四肢厥冷,怯寒神疲,阳气不能温煦于上,故面色㿠白,舌质淡胖苔白,脉沉细乃肾阳衰微,水气内盛之象。真武汤功效温阳利水,为治肾阳虚寒水肿的代表方剂。方中附子大辛大热入肾经,温壮肾阳,化气行水药为主,巴戟天、淫羊藿温阳补肾助附子以治本。黄芪、茯苓、白术补气健脾渗湿为辅,桂枝、生姜皮通阳宣肺行气消肿,泽泻加强制水之力,甘草既可助附子温阳化气,又可助茯苓温中健脾。诸药合用,共成温肾暖脾,宣肺利水之剂,药到病除。

(五)温肾润肠治甲减便秘

肺与大肠乃表里之脏,体现在肺气宣发升提大肠摄纳的津液,肺气肃降助糟粕下行,肺阴濡养防止大肠燥化太过,肺肾之阳温运调节大肠开阖。甲减便秘,多属脾肾阳虚,肾主二便失司,肾阳不足,不仅其温运乏力,或可致肺气不足,失于肃降,可加重便秘,而肺气充足又可肃降肺气以利大肠的传导。因此在温阳通便的同时配伍润肺补气之品,共助大肠传导。

病案:张某,女,66岁。甲减患者,现症见口干口苦,双侧肋间隐痛,纳寐可,大便干,小便可,现口服优甲乐每日1片,一般可,眼突(-),甲肿不显,手抖(-),HR 75次/分,律齐,舌红,苔黄,少津,脉细。辨证属肾精不足失于濡养。针对因虚致实的本质,治以温阳益精,润肠通便。肉苁蓉20g,补骨脂15g,菟丝子15g,枸杞15g,火麻仁15g,生首乌30g,夜交藤30g,炙黄芪30g,生熟地各15g,茯苓15g,陈皮10g,厚朴10g。15剂,每日1剂。复诊,患者未诉特殊不适,大便质软,每日1次。继服上方15剂,每日1剂。

甲减患者由于脾肾阳虚,常常导致体内多种物质代谢过程缓慢,而便秘是其中出现最多的一种,一定程度上影响了患者的生活质量。首乌、熟地、枸杞、肉苁蓉、补骨脂补肾益精,养血润肠通便,尤适于年老精枯液损、肠道失养者,又用火麻仁等功专润燥滋阴,行气通便之品,以助大肠传导,则肠道得濡,糟粕可去也。

(六) 滋补肝肾润肺治疗肝肾阴虚甲亢

甲状腺功能亢进,临床以实者居多,表现为肝火旺盛或兼有气滞、痰结、血瘀之象。病久则由实转虚,出现心悸,虚烦少寐,汗出,咽干,两目干涩,头晕目眩,倦怠乏力等表现,证属气火内结日久,耗伤心肝之阴,治疗当以滋养肝肾为主,肝藏血,肾藏阴,乙癸同源,精血互生,俾肝肾之阴充足,则一身之阴亦足。木能生火,肝火上炎,或可扰乱心神,耗伤心气心阴,出现心悸,虚烦不寐的表现,同时肝肺相及,肝火旺盛又可侮肺刑金,耗伤肺阴,久病则及肾,肾阴亦不足,出现一副阴虚火旺之象,故治疗在滋养肝肾,宁心安神的同时,佐以滋阴润肺,其意有二,一者,金水相生,润肺以助肾养阴;两者,肺气健旺既可防止肝火克伐,又能肃肺降气以折木火之上炎。

病案:刘某,女,49岁。初诊时间2005年9月27日。主诉:消瘦,乏力,多汗3个月。现病史:患者3个月前开始明显消瘦,伴乏力,多汗。于2005年8月在武汉钢铁总医院住院治疗,诊断为"甲亢",予以葛根素静滴、普萘洛尔口服,甲巯咪唑5mg,每次2片,每日3次,9月中旬出院,因未改善来我院门诊求治。

查体:一般可,全身皮肤、黏膜及巩膜未见黄染,HR:118次/分,律齐,突眼(-),手抖(-),甲肿II度,质软。舌红,苔白,脉沉数。2005年9月20日甲状腺功能检查:FT_3 5.38pg/ml(1.45~3.48pg/ml),FT_4 2.94ng/ml(0.71~1.85ng/ml),TSH 0.000μIU/ml(0.49~4.67μIU/ml),TGAb 108.70U/L(0.0~34.0 U/L),TMAb 5.70U/L(0.0~12.0 U/L)。2005年9月20日血常规示:WBC $6.2×10^9$/L,Hb 140g/L;肝功能示:谷丙转氨酶127U/L;ECG示:窦性心动过速,V_1、V_2导联呈RSR(QR):右室传导延迟,中度ST压低。西医诊断:Graves病合并肝功能不良;中医诊断:瘿病。病机分析:气阴不足兼夹瘀热。治以养阴益气,助以解毒。旱莲草20g,女贞子15g,丹参20g,生黄芪30g,郁金10g,麦冬10g,炙甘草10g,夏枯草15g,赤芍20g,白花蛇舌草20g,败酱草15g,15剂,水煎服,每日1剂;复方甲亢片,每次5片,每日3次。

2005年9月28日复诊,甲亢病史如前,心慌稍减,纳食尚可,二便调,舌红,脉弦细。全身皮肤,巩膜未见黄染,突眼(-),手抖(-),甲肿I度,质软,HR:80次/分,律齐,继服上药。

2005年10月10日甲功检查示:FT_3 2.05pg/ml, FT4 0.78ng/ml,TSH 5.843μIU/ml,TGAb 92.10U/L,TMAb 141.80U/L。肝功能示:谷丙转氨酶46U/L,谷草转氨酶48U/L,碱性磷酸酶181U/L,r-谷转肽氨酰酶62U/L。处理:中药辨证处方,旱莲草15g,女贞子12g,黄芪30g,麦冬10g,太子参15g,黄精20g,白花蛇舌草20g,败酱草15g,夏枯草20g,郁金10g,生甘草10g,7剂,水煎服,每日1剂;复方甲亢片每次5片,每日2次;左甲状腺素钠每次25μg,每日1次;肌苷片0.2g/片,每次2片,每日3次。

2005年12月15日复诊,未诉特殊不适。予复方甲亢片每次5片,每日1次,连续巩固服用6个月,甲状腺功能及肝功能均正常,停药观察。

甲状腺功能亢进症大多数中医学"瘿病"的范畴。本病病位在肝脾肾,肾藏精,精血乃人体所必需的物质,精血充足,机体不病,精血虚损,百病丛生。治多以女贞子、旱莲草、生地、玄参滋补肾水,补肾气,填肾髓,益智慧。虚则补其母,肾阴亏虚者,常用麦冬、天冬、沙参等润养肺阴,增强滋补肾阴的作用。对气阴两虚的甲亢患者重用黄芪,临床证明确有显著的治疗效果,它不仅能较快地改变临床症状,而且对降低T_3、T_4的含量和改善亢进的甲状腺功能均效果显著,因为甲亢是人体甲状腺激素抗体引起,为原发性器官特异性自身免疫性疾病,所以重用黄芪降低血清中T_3、T_4是通过调节机体自身免疫功能而实现。实践证明应用益气养阴法治愈的甲亢患者,复发率低,疗效持续时间长。因此用益气养阴的方药治疗甲状腺功能亢进值得进一步探索。诸药合用,共成滋阴、润肺、益气之剂。根据临床经验,甲亢患者常见心烦易怒心肝火热之象明显,火邪亢盛,可在辨证治疗用药的同时,选用黄芩、黄连、栀子、夏枯草、龙胆草、石膏等。同时适当的配伍生地、白芍等药物,使清中有敛,清中有柔,曲直并举,不使药力偏颇。若兼有肝胆湿热毒邪内蕴而肝功受损,则加白花蛇舌草、败酱草、茵陈等清湿热,解毒邪。在甲亢治疗中,适当配合小剂量甲巯咪唑,我们认为一是奏效迅速,作用强,维持时间久,二是方便,便宜,副作用小,患者容易接受,同时也起到急则治标的目的。使病情尽快得到控制,充分发挥中药治本的作用。另外甲亢治疗病情稳定,汤剂改用丸剂服用。一是巩固疗效,使疾病不再复发,一是防滋腻太过,阳中求阴之意。

三、小结

甲状腺病具体治肺法则及方药极为丰富,归纳其基本治法,可概括为宣、理、清、温、补、泻、敛、润八法。甲状腺疾病从肺入手,是整体观念在甲状腺疾病中的体现。临证时,或一法单用,或两法相参,或者多法并用,可随症施治之。“从肺论治”的辨证理论,常作为辅助治疗,因此在治疗时要注意与脏腑辨证等相结合,在临床中,甲状腺肿大常宣散肺气,用苏叶、荆芥、防风等;亚急性甲状腺炎初期可清宣肺热,药用桑叶、菊花、柴胡、连翘、银花等;甲状腺相关眼病眼睑浮肿时可辅以宣肺行水,用麻黄、苏叶等;甲减便秘则可润肺通便酌加桃仁、火麻仁等药物。肺者主气,其气宣肃有常,不仅一身之气疏利畅达,亦可助他脏扶正达邪。因此,从肺入手论治甲状腺疾病时,临床不可拘泥于肺,应注意肝脾肾之辨,重视气滞、痰凝、血瘀等邪实,方可圆机活法,融会贯通,这并非另辟蹊径,而是我们辨证思维的进一步深化与拓展。

参 考 文 献

1. 胡继红,吴承玉. 从肺论治现代疾病的相关性研究. 中医药信息,2011,28(3):4-5
2. 张金波,孙广仁. 肝气郁结证从肺论治的理论探讨. 中国民族民间医药,2008,(2):63-64
3. 张启明. 中医肺与西医学组织器官的相关性研究. 辽宁中医杂志,2003,30(9):713-714
4. 王庆兰. 肺系疾病藏象学说现代研究. 时珍国医国药,2006,17(9):1779-178

（陈如泉　李晓文）

第七节　经络理论与甲状腺的相关性研究

经络理论是建立在脏腑学说基础上的重要组成部分,它是人体各器官功能的综合反映,始终贯穿着中医学的整个体系之中,是中医学整体观的重要体现。经络理论阐述了经脉在机体的内外联系规律,把体表与内脏、四肢百骸有机地联系成一个整体,使纷繁复杂的、抽象的经脉现象升华为经络理论,成为中医学理论的核心,并一直有效地指导着临床。人是一个有机的整体,是靠经络联系在一起的,天人相应也是由经络实现的,机体的自组织调节能力是由经络的通畅与否和经气的多少决定的,这是疾病自愈的前提和根本保证。

瘿的病位在颈前结喉两侧,颈前乃属任脉之所主。任脉起于少腹中极穴之下,沿腹和胸部正中线直上,抵达咽喉,再上至颊部,经过面部进入两目。且颈前亦属督脉之分支,盖督脉其少腹直上者,贯脐中央,上贯心,入喉。而任督两脉皆系于肝肾,且肝肾之经脉皆循喉咙。所以颈前部位与任、督、肝、肾经络有一定的联系。如气瘿的成因,除由于长期饮食沙水(缺碘之水)外,情志不畅、肝气郁结亦为发病原因之一。瘿病有时伴有月经紊乱,两手震颤、突眼、心悸等。与冲任不调、肝木失养、肾阴不足等有关。因此在瘿病的辨证过程中,结合病位的经脉所属,对指导治疗有一定的意义。

一、神经 - 内分泌 - 免疫网络与甲状腺相关性

经络是人有机体中各系统结构的功能组合,它既不独立于任何一子系统,也不是各系统功能的相加,是存在并独立于各系统之间,与各系统有着密切的联系(特别是神经和心血管系统),系统结构之间的分离,即经络的功能结构也消失,经络的结构性、功能性是各解剖系统之间的结构和功能是密切联系的,人体各解剖系统之间的密切关系和不可分性是经络系统存在的物质基础和功能基础。神经 - 内分泌 - 免疫网络由 Besedovsky 于 1977 年提出,神经、内分泌、免疫系统各司其职,又相互协调,相互制约,是保持机体内环境稳定的基本条件,成为机体自稳的整合和调控系统,三个系统进行信息沟通的生物学语言是各种神经递质、神经肽、细胞因子、激素等,其细胞表面都有接收这些分子语言的受体,同时也能分泌这些信息分子,从而使三大功能系统形成人体稳态机制的多维立体网络结构,机体内所有细胞、组织无一不受这个网络系统的调节和控制,它们既是这个系统的成员,亦接受这个系统的调节,以适应周围环境的变化,维持机体的正常生理功能,发挥防病和抗病的作用。在这个信息交换系统中,神经、内分泌、免疫三大系统相互影响、相互协调、相互制约,共同调节机体的功能活动,保持内环境的稳定。经络系统是一个独立的系统,同时又与机体的神经系统、内分泌系统、免疫系统有着紧密的联系,除了在功能上相互交叉,作用上相互影响外,经络通路与神经 - 内分泌 - 免疫网络在更高的层次上形成了一个新的结构体系——经络 - 神经 - 内分泌 - 免疫网络,对机体的免疫功能发挥着特殊调节作用。经络 - 神经 - 内分泌 - 免疫网络是指由人体经络系统、神经系统、内分泌系统、免疫系统共同组成的一个网络状的结构和功能体系。在这网络体系中,各子系统均有其独立的结构、通路和功能,同时各子系统又纵横交叉,形成新的更高层次的结构、通路和功能,且互相影响、相互作用,产生特定的信息和物质,并通过一定的传输形式到达一定的部位,发生特定的作用。在这一体系中,腧穴是信的反应点和接收点,经络系统主要输送和传布信息神经系统则是其输转信息的中心和枢纽;内分泌系统负有整合信息、交换物质的功能,而免疫系统则是针灸作用的效应组织、器官和信息反馈调节系统。

二、体表经络穴位病理反应诊察的认识

经络辨证主要是根据《灵枢·经脉》所载十二经脉的病症,及《难经·二十九难》所载奇经八脉的病症而加以概括。外邪既可通过经络传入脏腑,内脏病变亦可循经络反映于体表,因此,根据患者体表某一部位所出现的疼痛等症状或体征,则可明确辨别其为某经、某脏、某腑的病变。正如《灵枢·卫气》所说:"能别阴阳十二经者,知病之所生"。脏腑辨证,是根据

脏腑的生理功能和病理表现,对疾病证候进行分析归纳,借以推究病机,判断病变的部位、性质、正邪盛衰情况的一种辨证方法。在临床实践中,有些疾病表现错综复杂,有时某一症状或体征不仅不能反映出疾病的本质,且往往可误导医生的诊查思路,所以运用经络脏腑辨证及中西医结合的综合方法以做出正确的疾病诊断,愈具其重要性和必要性。

中医学认为:脏腑为本,经络为标;经络内属于脏腑,外络于肢节。有诸内必形诸外,视其外应以知其内脏。说明机体内部病变可通过经络穴位表现于外,而诊察现于外的各种病理反应又可帮助诊断内部疾患。大量实验研究及临床观察报道也证实了脏腑有病,可在相关的经络穴位上表现为异常。现代医学研究也证明,经络穴位就是内脏病理生理状态在体表的功能感应点。通过对临床瘿病患者体表经络穴位的诊察可知瘿病患者体表经络病理反应多表现为心经、肝经、心包经、大肠经、胃经、三焦经、小肠经的异常,并且以心、肝二经出现异常数居首位,在瘿病经络变化上与其他多数经比较具有特异性。说明瘿病本身与心、肝二经及其脏腑的关系最为密切。在病理反应诊察中体会到,体表经络穴位病理反应主要表现在肘、膝关节以下的郄穴、络穴,五腧穴中的井穴、经穴、合穴和背俞穴部位,也常反应在肘、膝关节以下的某段经络上。因甲亢症全身新陈代谢旺盛,影响身体功能方面比较广,故出现三焦经较高的异常数。小肠经支脉从缺盆循颈上颊,是动则病为咽痛、颔肿不可以顾,故小肠经异常数也较高。心包代心受邪、代心行令,且手厥阴经别,上循喉咙,出耳后,合少阳完骨之下。所以心包经也为主要反应经脉。颈部又属于足阳明经的分野,手阳明经支脉从缺盆上颈,足阳明经支脉下人迎,循喉咙,入缺盆,故大肠经、胃经变动异常也较多见。甲状腺激素的生理作用也可能为经络变动的原因之一。甲状腺激素对心血管系统影响较大。维持心脏正常功能必须有适量的甲状腺激素。甲亢症时,甲状腺激素过多,使心率加快,心肌收缩力增强,心输出量增加,严重时还可导致心房纤颤、心音改变、心脏扩大,甚至发生心力衰竭。心脏功能性或器质性病变,脏病及经,可导致心经、心包经异常。甲状腺激素对肝脏也有很大影响,激素过多时可造成肝糖原缺乏。据临床统计,约有 36% 的甲亢患者有不同程度的肝损害(比如黄疸、转氨酶升高、肝大),认为与甲状腺激素直接影响肝脏有关,故也可导致肝经异常。甲状腺激素对胃肠道作用也比较明显。甲亢患者因胃肠蠕动增强,故有多食、大便次数增多或腹泻之症,因此也可导致胃经、大肠经、小肠经的异常。另外,因甲状腺激素的广泛作用,影响身体功能方面比较广,故也可致三焦经较高的异常数。说明了经络诊察结果与瘿病中医四诊辨证的一致性,说明经络诊察方法是有效的、可行的、实用的。经络诊察方法以其灵敏性、实用性、科学性的特点为中医诊断疾病提供着客观化指标。

三、甲亢三阴交穴伏安特性的变化

甲亢患者病机多与肝、脾、肾、心等脏功能异常相关,而三阴交穴为肝、脾、肾三经的交会穴,该穴位应该能较灵敏反映出甲亢患者的病理改变,但在正常人和甲亢患者的惯性面积对比及增减程面积对比中虽然反映出一定的规律,增程和减程面积为正常人大于甲亢患者;惯性面积则为甲亢患者大于正常人。但是均不具有统计学意义,这可能与样本数不多有关,为了能更好地提取出伏安曲线中的有关信息,我们对不同电流扫描点的电阻再进行统计分析,结果发现在增程电流扫描过程中各扫描电流点的电阻值甲亢患者与正常人比较差异均无统计学意义。而在减程电流扫描过程中大部分采样电流点上电阻值的差异具有统计学意义,其中三阴交穴左侧有 14 个点(占 70%)。右侧有 15 个点(占 75%);三阴交对照点左侧有

3个点(占15%),右侧有14个点(占70%)。总体呈现出穴位显著性大于对照点,右侧大于左侧的特点。

经穴电学特性的研究多年来一直受到许多学者的关注,我们以往的研究证实,人体穴位电阻具有非线性和惯性特征。并推测穴位可能具有储能和释能的作用,与穴区能量代谢有关。甲状腺激素是调节机体能量代谢的主要激素,其分泌发生异常时,会导致机体能量代谢的异常。从而引起穴位能量代谢的变化。这种变化是否引起穴位伏安特性的变化? 本研究观察临床常见的甲状腺功能亢进患者三阴交穴伏安特性的变化。

四、甲状腺病与任督冲脉的相关性

瘿的病位在颈前结喉两侧,颈前乃属任脉之所主。任脉起于少腹中极穴之下,沿腹和胸部正中线直上,抵达咽喉,再上至颏部,经过面部进入两目。且颈前亦属督脉之分支,盖督脉其少腹直上者,贯脐中央,上贯心,入喉。而任、督两脉皆系于肝、肾,且肝、肾之经脉皆循喉咙。所以颈前部位与任、督、肝、肾经络有一定的联系。如气瘿的成因,除由于长期饮食沙水(缺碘之水)外,情志不畅、肝气郁结亦为发病原因之一。瘿病有时伴有月经紊乱、两手震颤、突眼、心悸等,与冲任不调、肝木失养、肾阴不足等有关。因此在瘿病的辨证过程中,结合病位的经脉所属,对指导治疗有一定的意义。

瘿气之病,乃情志不畅,气血乖逆、正虚邪踞所致。良由任督冲三脉为情志抑郁,气血违和,造成运行障碍,阴阳偏颇而成。盖任脉自胞中发出后,脉气沿会阴前循曲骨,上毛际,循胸腹正中线上咽喉。"督脉虽行于背,而别络自长强走任脉者,则由少腹直上贯脐,中贯心,入喉……"(《奇经八脉考》),冲脉则起自胞中,上达胸中,"其上者,出于颃颡"(《灵枢·逆顺肥瘦》),且"冲脉任脉皆起胞中……其浮而外者,循腹右上行,会于咽喉"(《灵枢·五音五味》是知任督冲脉为情志抑郁,气血瘀滞,循经而结于喉颈,故甲状腺肿大。"督脉生病治督脉……其上气有音者治其喉中央,在缺盆中者"(《素问·骨空论》)。喉两侧及颏部,甲状腺也,气血瘀滞于甲状腺致其血管扩张,血流量增多加速而产生之血管杂音或震颤,当治在督脉。"督脉,虚则头重高摇之"(《灵枢·经脉》)由督之阴气亏损,冲任阴血不足,无力上达巅顶,故甲亢者多见头晕头痛,冲任阴血亏虚,心肝失濡,风阳煽动,筋脉失养,是以精神过敏、烦躁易怒,焦虑激动,多猜善疑,失眠喜忘,双手发生细震颤,诸神经系统症状层出。"冲脉任脉……血气盛则充肤热肉,血独盛则澹渗皮肤"(《灵枢·五音五味》)。盛,邪气盛。盛邪鼓动气血,外发肌肤,则现怕热多汗,皮肤温暖湿润,手掌、面、颈、腋下皮肤红润多汗。皆由邪郁冲任,阴亏阳浮,所见之一派高代谢率症群。更有甚者,易饥善食,亦系太冲亏虚,劫掠后天之源,脾胃虽大食自救,然冲阳煽动,徒有消耗而不养肉之故。甲亢患者,常有紫癜,乃冲任阴血亏虚,血不循经而外溢之候。心动过速、心律不齐、心音亢进或杂音,心脏肥大及动脉收缩压增高,脉压增大,亦为常见之症,在临床上多表现为胸闷、气急、气短、心悸、心慌、脉弦细而结化。良由"冲脉……气不顺则膈塞逆气、血不和则胸腹里急"(《类经·九卷》。冲任阴血亏损,不但不能充养心脏,而且瘀阻而成。督脉"上颐环唇而入于目之内眦",任脉"循面入目,至两目下中央",冲脉出鼻上窍,脉气上贯巅顶。是知三脉俱行统于目。而脏腑之精华赖之灌注于目而为之视,所谓"渗诸阳,灌者精。"瘿者任督冲受邪,精华不能渗灌,眼系失养,是以睑隙增宽、少瞬而凝视,目失所养,是以眼突、眼球向内聚合欠佳,上下视均受影响等眼征叠起,甲亢者性腺功能影响,常有经少、闭经、阳痿诸症,良由任、督、冲亏虚,精血乏源所致之两性疾病。

任、督、冲所运载输化的是先后二天之精血津气,而脏腑经络为邪所踞,亦必随经渗入奇经,形成瘀滞。所以,由任、督、冲所致之甲亢症,其虚者乃精气津血之亏,其实者乃气血湿痰之瘀,然实因虚致,乃先无以输化渗灌而后致霧霈亡行,结而为瘀,故其治疗大法当宜通补。而通者乃畅通流通之意,非为通下,补则宜针对或者之虚和其程度而调补之,以平为期。大法以补为主,以通为用,可选鳖甲、熟地、白芍、当归、枣仁、百合等大补阴血,佐以石菖蒲、郁金、香附、橘叶等疏肝行气、寓通于补而复奇经之功能。

参 考 文 献

1. 黄和,马臣.经络脏腑辨证临床应用体会.中医临床研究,2010,2(15):111-112
2. 付义,陈冰.神经-内分泌-免疫(NEI)网络研究促进中西医交融.中华中医药学刊,26(4):821-822
3. 王霆,沈雪勇,魏建子,等.甲状腺机能亢进患者三阴交穴伏安特性.上海针灸杂志,2008,27(4):39-41
4. 朱晓珉.经络实质研究之我见.中国中医药现代远程杂志,2008,6(7):706-707
5. 姚军,王居易,杨会道.中医瘿病经络诊察的临床研究.中国针灸,2000,(10):607-608

（陈如泉　　周水平）

第八节　甲状腺病病因病机研究

甲状腺病的病因病机是研究各种不同甲状腺病发生原因、致病特点、病理因素及其病理机制,是甲状腺病的中医学理论体系的重要组成部分,结合西医学甲状腺病病因及生理病理成果,探讨各种不同甲状腺病的病因病机所致病证的临床表现特征,以使更好地指导各种不同甲状腺病的诊断与防治。

一、地域水土环境

《诸病源候论·养生方》曰:"诸山黑土中出泉水者,不可久居,常饮食,令人瘿病"。《名医类案》记载:"汝州人多病颈瘿,其地饶风池,沙入水中,饮其水生瘿。""华亭有老僧,昔行脚河南管下,寺僧童仆,无一不患瘿。"以上论述说明瘿病发,与水土地域有关,现代医学已证明是因碘缺乏病、高碘性甲状腺肿等水土地域密切相关。碘缺乏病是由于人类生存环境中缺少人体必需的微量元素碘所造成的疾病。地方性甲状腺肿和地方性克汀病是人们熟知的碘缺乏病。主要由于地区性环境缺碘而引起的以甲状腺肿大为主要症状的地方病,俗称"大粗脖",多流行于山区与半山区,个别平原地区也有发生。地方性克汀病是在较严重的缺碘地方甲状腺肿病区出现的疾病,是地方性甲状腺肿的延续。高碘性甲状腺肿是由于机体经常摄入远远超过生理需要量的碘而造成的甲状腺肿大,称高碘性甲状腺肿。地方性高碘性甲状腺肿是发生于近海地区的地方病,主要因为含碘高的水和食物所造成;散发性高碘性甲状腺肿,多为含碘药物所致,属于散发性甲状腺肿之一。我国是第一个发现高水源性高碘性甲状腺肿的国家,在我国河北渤海沿海地区、新疆奎屯乌苏山前倾斜平原和山西省都发现了由于饮用含碘量较高的深井水引起的水源性高碘性甲状腺肿。在我国的山东省日照县还发现了食用海带盐及该盐制的咸菜引起的食物性高碘性甲状腺肿。

二、七情郁结因素

长期情志不畅,忿郁恼怒,或忧恚气结,即所谓"动气增患",可导致瘿病。《济生方》云:"夫瘿瘤者,多由喜怒不节,忧思过度,而成斯疾焉。"《诸病源候论》有"瘿者,由忧恚气结所生"的记载。中医学认为,精神情感对人体生理功能和病理变化起着重要的影响。《素问·疏五过论》说:"离绝菀结,忧恐喜怒,五脏空虚,血气离守。"就是说明精神情感的异常变化,能损耗内脏精气,使脏腑失调,气血功能紊乱,阴阳失常,导致疾病的发生。《太平圣惠方》指出:"夫瘿者,由忧恚气结所生也。"说明忧愁思虑,恼怒怨恨是造成"瘿气"发生的重要原因。现代医学研究表明甲状腺功能亢进症、甲状腺功能减退症、桥本甲状腺炎甲状腺肿瘤等多种甲状腺病与情志因素密切相关。甲亢病发生、复发均与神经精神因素有关。医学研究表明:长期的精神创伤,强烈的精神刺激,如悲哀、惊恐、恚愤、紧张、忧虑等常可促发甲亢。有人发现在战争年代和自然灾害地区甲亢的患病率显著增加。有人统计 365 例甲亢患者的发病因素中,80% 均有精神刺激。新近国外有人研究了相关日常生活事件和甲亢发病之间的关系,对新诊的 208 例甲亢患者与 320 例的对照组进行了比较,结果表明,甲亢患者在发作前 12 个月内经历了较多的紧张性事件。对于桥本甲状腺炎,中医学认为长期忧思抑郁或恼怒气结,既影响肝之疏泄而气机不畅,又损伤脾之运化,使气机郁滞,气不行津,凝聚成痰,壅于颈前,则成瘿病。久之血行受滞,瘿肿加甚,并可随情志消长,病久甚则损气伤气,出现肝郁气虚,脾肾亏虚之象。现代医学研究亦表明各种精神刺激和创伤都可成为本病的诱发因素。

三、禀赋体质因素

母有瘿疾,子女亦常可患瘿病,《柳州医话》云:"禀乎母气者为多。"这在古代已认识到瘿病"禀乎母气"所致,这与现代医学认为甲状腺病与遗传有关相一致。临床上经常遇到家族性 Graves 病,同卵双胎相继患 Graves 病的达 30%~60%,异卵仅 8%~9%;家谱调查中除发现甲亢外,还可有各种甲状腺疾病以及 Graves 病患者的双亲有时发现有 TSI 阳性结果,这些都说明 Graves 病是一种遗传疾病。遗传方式可能为常染色体隐性遗传,也可能为常染色体显性遗传,但也有人认为是多基因遗传。有国外报道,Graves 病的同胞姐妹患病较对照组要高 20 倍;在 Graves 病患者的母、姨中要比对照组高 6 倍。近年来在研究人类白细胞膜上组织相容抗原(HLA 抗原)中,Graves 病与特定的 HLA 抗原有关。现代医学研究提示桥本甲状腺炎患者的家族成员,自身免疫性疾病患者较多,甲状腺疾病和甲状腺抗体阳性率都高于普通人群,说明可能由于遗传缺陷,机体免疫功能先天不足,不能有效支持保护自身组织,而致自身免疫过程。碘缺乏病、甲状腺癌等的发生可能亦与遗传因素有关。甲状腺髓样癌患者有明显的家族集中性,5%~10% 有阳性家族史,表明患者存在着甲状腺癌的遗传易感性。

四、感受六淫之邪

六淫之邪,尤其是暑热之邪,往往能诱发瘿病,或加重瘿病的病情。另外劳倦过度亦可诱发瘿病。中医药学没有亚急性甲状腺炎的病名。根据其临床表现及特点,应归于中医"瘿病",宋《三因极一病证方论》明确指出本病为外感六淫侵袭所致:"此乃外因寒、热、风、湿所成也"。现代医者冯建华认为,本病的发病与外感风湿、疫毒之邪有关。由于风湿、疫毒之邪侵入肺卫,致卫表不和,肺失宣肃,而见发热、恶寒、咳嗽、咽喉肿痛、汗出、头痛、周身酸楚。风温夹痰结毒,壅滞于颈前,则见瘿肿而痛,结聚日久以致气血阻滞而不畅,导致痰瘀毒邪互结,则见瘿肿坚硬而痛。近代研究证明:甲亢病是在遗传的基础上,因感染、精神创伤等应激因素而诱发。桥本甲状腺炎亦与感染因素有关,对具备遗传基因的患者,一旦感染病毒,可以间接诱发甲状腺细胞出现 HLA-DR,从而引发一系列的抗原产生、抗体形成和细胞破坏。此外,某些革兰阴性球菌感染也会伴有甲状腺自身抗体产生。近年来对感染因子与自身免疫性甲状腺病做过许多研究,提出细菌或病毒可通过三种可能机制启动自身免疫性甲状腺疾病发病。①分子模拟:感染因子和促甲状腺激素受体间在抗原决定部位有酷似的分子结构,引起针对感染因子的抗体与自身促甲状腺激素受体间发生交叉免疫反应。②感染因子直接作用于甲状腺和 T 淋巴细胞,通过细胞因子,诱导主要组织相容性复合体(MHC)、人类白细胞抗原(HLA-DR)在甲状腺细胞表达,而 T 淋巴细胞提供自身抗原作为免疫反应对象。③感染因子产生超抗原分子,诱导 T 淋巴细胞对自身组织起反应。

五、放射及手术损伤

给予实验大鼠口服 ^{131}I 或甲状腺 X 线照射,均可诱发甲状腺癌,且 X 线照射比口服碘更容易导致甲状腺癌。甲状腺放射性损伤可使甲状腺细胞发生突变,同时放射性甲状腺组织破坏,使甲状腺激素分泌减少,TSH 分泌增加,大量的 TSH 有利于突变细胞的生存和增殖,而产生甲状腺癌,放射性损伤对人类也同样具有致癌作用。青少年时期用 X 线照射头颈部或上胸部治疗扁桃体炎和胸腺肿大,甲状腺癌的发生率明显增加。Winship 收集 562 例儿童甲状腺癌患者,其中 80% 有放射性照射史。然而,^{131}I 对人类的致癌作用远较动物为弱,大量的统计资料表明人类行甲状腺放射性 ^{131}I 检查和治疗后,甲状腺癌发病率无增加,可能是人类应用 ^{131}I 剂量对致癌作用不适宜,微量检查不足以致癌,治疗剂量又太大。

1986 年 4 月 26 日,世界上最严重的核事故在前苏联切尔诺贝利核电站发生。引起核爆炸,其威力相当于 500 颗美国投在日本的原子弹。放射性物质泄漏,污染了欧洲的大部分地区。乌克兰共有 250 多万人因切尔诺贝利而身患各种疾病,其中包括 47.3 多万名儿童。1992 年乌克兰官方公布,已有 7000 多人死亡于本事故的核污染。在 0~18 周岁的儿童暴发甲状腺癌病例超过了 5000 例。

六、疾病并见与继发

甲亢是一种自身免疫性疾病,存在针对自身组织抗原的抗体,可同时伴有其他自身免疫性疾病,如重症肌无力、类风湿关节炎、系统性红斑狼疮、特发性血小板减少性紫癜、恶性贫血、萎缩性胃炎等。甲状腺组织成分可作为自身抗原刺激机体产生相应抗体,形成免疫复合物,继而使肾脏出现自身免疫性病变。已有报道发现 Graves 病患者肾小球基底膜有甲状腺球蛋白免疫复合物沉积,并同时测得患者血浆甲状腺球蛋白免疫复合物增高及补体降低,并表明 Graves 病患者可同时伴有免疫性肾小球损害。从而导致血尿、蛋白尿。有人报道 Graves 病患者可同时伴有免疫性肾小球损害,从而导致血尿、蛋白尿。有人报道 Graves 病患者尿畸形红细胞发生率 14.71%,为肾损害标志之一,称为 Graves 病相关性肾炎。因此,甲亢患者如有少尿、浮肿,应想到合并肾炎可能,尽快做相关检查以明确。初诊的甲亢患者亦应做尿常规检查,以便及时发现肾损害,及早合理治疗。

结节性甲状腺肿是由于患者长期处于缺碘或相对缺碘以及生甲状腺肿物质的环境中,引起甲状腺弥漫性肿大,病程较长后,滤泡上皮由普遍性增生转变为局灶性增生。有的部分则出现退行性变,最后由于长期的增生性病变和退行性病变反复交替,腺体内出现不同发展阶段的结节而形成结节性甲状腺肿。桥本甲状腺炎合并甲状腺功能亢进症,两者可发生于同一个患者身上,可能是由于桥本甲状腺炎在 LATS 等自身抗体的长期作用下,使甲状腺激素分泌过多,甲状上皮出现增生变化,当甲状腺的变性相和增殖相共存时,则易转为甲状腺功能亢进症。在桥本甲状腺炎的长期病程中,体液免疫与细胞免疫状态的不均衡,可分别出现兴奋性抗体或抑制性抗体占优势,从而出现甲状腺功能亢进、甲状腺功能减退或甲状腺炎的临床表现。桥本甲状腺炎与甲状腺功能亢进症的合并出现可能出现疾病发展的不同阶段,也可能导致自身免疫性疾病不同类型的临床过程。

甲状腺与肝脏疾病之间存在密切的关系。甲状腺疾病可以引起肝功能异常,甲亢患者感染戊型病毒性肝炎时,可引起严重的临床过程,有别于单纯戊型病毒性肝炎,严重肝脏疾病可影响血清甲状腺激素甚至促甲状腺激素水平,病毒性肝炎患者在应用干扰素抗病毒治疗时及治疗后,都应注意监测患者甲状腺情况。由于肝脏疾病发病率较高,因此我们尤应意识到,在临床医师潜心诊治患者肝脏疾病时,需注意甲状腺与肝脏疾病之间的相互影响。

亚临床甲亢可分为暂时性和持续性。暂时性亚临床甲亢主要见为各种甲状腺炎,包括亚急性甲状腺炎、产后甲状腺炎、胺碘酮所致甲状腺炎等;应用左甲状腺素治疗甲减是导致亚临床甲亢最常见的原因。

七、药毒损伤

早在 1985 年,Fentiman 等在用 IFN 治疗乳腺癌患者时就认识到 IFN 和甲状腺疾病间的关系。此后相继有不少学者报道,使用 IFN 的患者发生甲状腺疾病的比例较高。前瞻性研究显示,超过 40% 丙型肝炎患者在 IFN 治疗中产生甲状腺自身抗体,约 15% 发展为临床型甲状腺疾病。由于重叠了 IFN 治疗中常见不良反应的症状,甲状腺功能异常的诊断又往往被延迟,从而导致严重并发症的发生。

甲状腺病的病因病机在中医学"三因致病"及脏腑经络学说指导下,结合各种不同甲状腺病的病因病机特点,突出了水土环境因素、情志失调因素、外感六淫因素、禀赋遗传因素等,结合临床实际发病状况,提出了手术及放射损伤、疾病继发及合病等因素,尤其依据明清及现代医家观点,提出了痰浊、瘀血等继发性因素,指出了火邪、气滞、痰凝、血瘀是甲状腺病的基本病理变化特点,气虚、阴虚、阳虚是甲状腺病发病之本,肝、肾、脾三脏是甲状腺病的主要脏器,间有兼夹气郁化火导致肝火亢盛而性急易怒;或胃火旺、消谷善饥而消瘦;或心神失养,心神不宁而心悸;或阴虚风动而手颤、肢抖;或先天脾肾亏虚,发育不良而五迟、五缓。值得指出的是像碘缺乏病现代医学在发病病因、病理机制、碘盐防治方面取得巨大成效,我国大多数省份基本消灭了地方克汀病,没有发现新的地方克汀病,地方甲状腺肿防治亦基本得到普及与控制。但是像甲状腺功能亢进症、桥本甲状腺炎、甲状腺癌等,它们的发生和发展是一种复杂、长期、逐渐进行的过程,其发病的确切机制目前尚不清楚。有待于我们发挥中医药理论指导作用,应用现代科学技术与方面,进一步深入探讨其发病原因及机制。

参 考 文 献

1. 林兰,倪青,张润云.甲状腺机能亢进症的病因学研究——附 266 例临床报告.辽宁中医杂志,1999,26 (10):448-449

2. 庞健丽,刘鹏,周卓宁,等.Graves 病易患体质关系的研究及病因病机的探讨.中国民间疗法,2013,21(7): 61-62

3. 王喜.甲状腺功能亢进症病因病机及治疗思路探析.光明中医,2008,23(02):141-142

4. 陈如泉.甲状腺疾病的中西医诊断与治疗.北京:中国医药科技出版社,2001

（陈如泉　周水平）

中医学的一个基本特点是辨证施治，是中医学普遍应用的科学诊治方法。中医学的辨证，就是对于错综复杂的疾病现象，通过中医的望、闻、问、切四诊，结合西医学的望、触、叩、听和实验室等仪器检查得到的结果，寻找关键，审察病因，探求病机，从而得出治疗的依据，证是决定治疗的前提和依据，是疾病的原因、部位、性质，以及致病因素和抗病能力相互斗争情况的概括。辨证治疗篇阐述了张仲景在甲状腺病领域辨病、辨证、选方、用药的学说与经验，提出了甲状腺功能亢进症的系统辨证观，叙述了甲状腺病领域的"治未病"，从虚、从痰瘀论治的学术观点，介绍了甲状腺病中某些疾病证候研究的情况，从而丰富了甲状腺病领域的辨病与辨证相结合的诊治观。

第四篇 辨证治疗篇

第一节　仲景学说指导瘿病的临床辨治

辨证论治是中医学基本特点之一,《内经》提出了疾病的基本治则及治法,为中医学辨证论治的基本理论奠定了基础,东汉末年张仲景"勤求古训,博采众方",在继承《内经》、《难经》等古典医籍的基础上,结合自己的临床实践,著成《伤寒杂病论》一书,该书集理、法、方、药为一体,构成了完整的外感病及内伤杂病的辨证论治体系。我们在瘿病的临床诊治过程中,遵循仲景辨证施治原则,结合各种甲状腺病的中医辨证论治特点,应用张仲景方药,取得较好疗效。

一、仲景辨证思想与瘿病的治则

辨证论治是中医这门学问最大的特点。《内经》这部古老的医书提出了治疗疾病的最基本的原则和治法,为中医学的辨证论治这一伟大的基本理论奠定了坚实的基础,仲景根据脏腑经络、气血阴阳、精神津液等生理功能及其间的变化情况,以及六淫致病后的各种病态关联,时刻关注邪正盛衰;动态观察病情变化,以明疾病之所在,证候之进退,预后之吉凶,从而厘定正确之治疗措施。集理、法、方、药为一体,构成了完整的辨证论治体系。《伤寒论》15 条言:"太阳病三日,已发汗,若吐、若下、若温针,仍不解者,此为坏病,桂枝不中与之。观其脉证,知犯何逆,随证治之。""观其脉证,知犯何逆"即"辨证"的过程,"随证治之"即"论治"的过程,是其辨证论治思想最集中的体现。为我们提出了诊治的基本法则,即运用望色、闻声、问病、切脉四种技法来审查疾病的变化情况;知犯何逆,就是判断病机变化的关键的地方,是实证还是虚证,是热证还是寒证,是里证还是表证,或者是虚实表里寒热错杂在一起;随证治之,就是依据所辨别的证候,来确立处方和用药。伤寒,是泛指由外邪引起的,以发热为主要临床表现的一类疾病,属于《内经》"热病"范畴。《伤寒论》深入探讨了外感热病的六经辨证论治体系。《金匮要略》大论对杂病的辨证论治,揭示杂病的诊治规律。事实上热病六经辨证与杂病脏腑辨证具有密切联系。同时仲景《伤寒杂病论》论创立了辨病与辨证论治体系,奠定了中医诊治疾病的基础,诚为"启万世之法门"。通过对《伤寒杂病论》辨病与辨证论治的确切的含义、理论的本质、思维的方式和临床上运用规律方面的研究,深刻理解辨证论与治辨病的科学性质,把握辨病和辨证论治综合进行运用的方法和思路,来弘扬仲景的伟大学术思想,使之更好地为临床服务。

现在的医学家们从现代的辨证论治的思想方面入手,来剖析仲景病证结合诊治的理论体系,并进而突出辨病要与辨证论治结合在一起。辨证论治的体系,一定要有通过辨证来治疗疾病,通过辨病来治疗疾病,以及通过辨症来进行治疗疾病三个方面的层次。仲景首创了先辨病后辨证,病病与辨证相结合的诊断模式。这种诊断体系既有助于全面地了解疾病的总体规律,又能灵活地反映疾病某一阶段的具体情况,符合疾病动态发展的演变过程,掌握辨病与辨证相结合的诊断方法,具有提纲挈领、纲举目张的意义,对中医临床实践具有极大的指导意义。

二、仲景经方与瘿病的治疗

（一）苓桂术甘汤治疗甲减心脏病或并有心包积液

甲减是临床比较常见的一种内分泌系统的疾病,心血管系统的异常是其最明显的表现。甲减发生的时候,由于甲状腺素的分泌不足,心肌许多酶的活性会受到抑制,心肌的儿茶酚胺受体也会减少,心肌也可突发非特异性的病理改变。由于全身的水、钠发生潴留,心包的毛细血管多糖沉积也会导致渗透性增高,血浆蛋白将会漏至到腔腺和淋巴导致引流不畅而致心包发生积液。本病归属于中医的虚劳、水肿和痰饮等虚证的范畴。其主要的病机为心肾的阳气虚弱,导致鼓动乏力,以致气化失司,引发水饮、痰浊以及瘀血等阴邪发生滞留。中医的病机学说认为"甲减"的主要病机乃肾阳虚,而肾阳是人体生命活动的源泉。且与人体生命活动和激素的调节密不可分,由于甲状腺的合成受到阻碍,进而导致性腺、心、胸腺、肝和脾等一系列脏器组织发生病变,临床上产生的症状和体征,也与肾阳虚的症状相似。肾阳虚为是导致"甲减"病发生的直接原因,伴随着病情的进一步发展还会出现脾肾阳虚和心肾阳虚。而肾阴阳两虚往往出现在甲减病的后期,患者体内正气大大衰竭,阴阳两伤是病理变化最后的转归。在其病机的变化过程之中,最终会导致肾气的败绝、阴阳的离绝而出现死候。治疗当遵"阳中求阴,阴中求阳"的治则,急挽重危之阳气、阴精。当采用温补心阳、通脉利水的方法来进行治疗。予以加味苓桂术甘汤,方中桂枝和淫羊藿用来温补心肾的阳气;茯苓、白术以及干姜同用温脾化湿,佐以桂枝来化气行水;丹参配以党参和薤白来补益心阳和温通心脉;炙甘草辅以桂枝寓辛甘化阳之意。有人亦强调临床辨证要点应始终抓住肾阳虚;在治疗时突出温补肾阳,振奋阳气,健脾祛湿,温通心阳,补肾益气,多以右归丸、金匮肾气丸、苓桂术甘汤、济生肾气丸之类方取效。有学者认为中西医结合治疗与单用甲状腺素替代治疗相比,临床症状的改善会更快,尤其对于一些老年患者,还有对甲状腺素不能耐受的患者,同样能获得满意疗效,由此可见,中西医结合治疗能够很好地改善甲减性心脏病的临床症状以及甲功的水平,并且能够使甲状腺激素使用量减少,缩短疾病的病程,是治疗甲减性心脏病的一种有效的方法,同时也启发我们甲减性心脏病的中医药治疗机制有待进一步探究和研究。

苓桂术甘汤治疗甲减合并心包积液案:

患者黄某,男,65岁,2013年3月15日初诊。

主诉:咳嗽、气喘1个月。患者于1个月前无明显诱因开始出现咳嗽、气喘,咳痰少量,伴有畏寒、乏力,无下肢水肿、咳血等不适。体检:一般可,双肺呼吸音减弱,心率66次/分,心音低钝,甲状腺稍显。舌苔微黄,脉沉细。检查甲状腺功能示甲状腺功能减退,心脏彩超示心包积液,胸片示胸水。中医诊断为瘿病,脾肾阳虚证;悬饮,脾阳虚痰饮内停证,西医诊断为甲减合并心包积液。予以优甲乐,每次75μg,每日1次。中药处方:茯苓30g,桂枝10g,炒白术10g,杏仁10g,淫羊藿10g,细辛3g,干姜5g,炙甘草5g,黄芪15g,葶苈子10g,10剂,水煎服,每日1剂,分2次温服。

2013年3月25日二诊,诉服药后咳嗽气喘减轻,仍有怕冷、乏力,甲状腺功能检查示甲状腺功能减退,舌黯红,苔薄白,脉沉细。优甲乐照前继服,中药上方去杏仁,加巴戟天15g,泽兰15g,黄芪改为30g。15剂,水煎服,每日1剂,分2次温服。

2013年4月12日三诊,诉咳嗽、喘气明显好转,快速行走时则喘气,怕冷明显好转,复查甲状腺功能恢复正常,心脏彩超示心包积液量较前减少,胸水消失。中药处方守上方加益母草 15g,枳壳 10g,15 剂,水煎服,每日 1 剂,分 2 次温服。后照前方化裁调理渐愈。

按:《金匮要略·痰饮咳嗽病脉证并治》言:"其人素盛今瘦,水走肠间,沥沥有声,谓之痰饮。饮后水流在胁下,咳唾引痛,谓之悬饮。饮水流行,归于四肢,当汗出而不汗出,身体疼重,谓之溢饮。咳逆倚息,短气不得卧,其形如肿,谓之支饮。"患者咳嗽、喘息来诊,乏力、畏寒,胸片示胸水,心脏彩超示心包积液,脉沉细,当属"悬饮"范畴。凡水肿等症,乃肺、脾、肾三脏相干之病,患者脾阳亏虚,痰饮内停,上干于肺,则见咳喘。故当温阳助运以除痰饮。"心下有痰饮,胸胁支满,目眩,苓桂术甘汤主之","夫短气有微饮,当从小便去之,苓桂术甘汤主之,肾气丸亦主之"。《伤寒论》第 67 条云:"伤寒若吐、若下后,心下逆满,气上冲胸,起则头眩,脉沉紧,发汗则动经,身为振振摇者,苓桂术甘汤主之"。本方原用于脾阳亏虚,饮停心下之痰饮,证同治亦同,故陈教授以此方补脾制水以利小便,土旺生金利肺,方以茯苓健脾利水,桂枝辛温通阳,两者配伍,温阳化饮,白术燥湿健脾,甘草和中益气,并予以干姜、细辛温肺化饮,杏仁宣肺,葶苈子泻肺平喘消肿,黄芪补脾,淫羊藿温肾壮阳,补先天以养后天,则咳喘渐消。

(二)半夏厚朴汤及甘麦大枣汤治疗甲状腺病伴情志病变

中医学早在《内经》就已经对情志致病有了较为明确的认识,指出了七情失常对脏腑的损伤,记载了狂、惊、嗜睡、失眠、太息等情志疾病的发病情况和辨证,并以生铁落饮治疗狂证。至张仲景的《伤寒论》和《金匮要略》,不仅记载了大量外感和内伤疾病中的情志变化,提出"百合病"、"脏躁"等具体情志病的名称,而且还根据辨证制定了方剂,为后世情志病症的治疗奠定了基础。

半夏厚朴汤最早记载于张仲景的《金匮要略·妇人杂病脉证并治》:"妇人咽中如有炙脔,半夏厚朴汤主之。"是治疗"梅核气"的组方。该方由半夏、厚朴、生姜、茯苓以及苏叶五味药所组成。其中半夏辛温,入肺胃燥湿化痰,可降逆散结;厚朴辛苦温,可行气开郁,两药配伍辛苦温燥,痰气并治;茯苓可渗湿健脾,助半夏除生痰之源;生姜辛散郁结,宣散水气,既助半夏除痰,又解半夏之毒;苏叶芳香行气,可理肺疏肝,行气开郁散结。五药合用具有行气散结和降逆化痰之功效,且兼具和胃、理肺以及疏肝之功效。在临床中以此方为主方,加味化裁治疗瘿病取得了比较理想的治疗效果。桥本甲状腺炎属中医药学瘿病范畴。中医学认为本病的发生多由七情内伤所致,喜怒不节,忧思过度,损伤肝气,肝郁气滞,气滞痰凝,痰气壅结颈前而成本病。本方加减治疗桥本甲状腺炎,在改善症状、缩小甲状腺体积、降低抗甲状腺抗体方面疗效明显。特别对单纯甲状腺功能正常的桥本甲状腺炎患者,具有明显抑制其进一步加重的作用。现代药理研究表明,紫苏、茯苓、陈皮均具有调节机体免疫功能的作用,这一作用可能是其降低抗甲状腺抗体的主要原因。而抗甲状腺抗体的存在,特别是高滴度抗体的存在表示异常免疫活动仍在进行,其结果必然导致病情加重。本研究提示我们对病程较短,存在高抗甲状腺抗体,特别是单纯甲状腺功能正常的桥本甲状腺炎患者可以使用本方治疗。

1. 半夏厚朴汤治疗单纯性甲状腺肿大

徐某,女,35 岁,2008 年 5 月 26 日初诊。主诉:颈前肿大半年。患者半年前无明显原因自觉颈前增粗,曾于某医院查甲状腺功能正常,诊断不明。近来仍颈肿较前增粗,自觉颈部不适,咽部如有物阻,咯吐不出,吞咽不下,每遇情绪波动时明显,伴有胁肋部疼痛;无心慌、怕热等现象,纳食一般,睡眠可,二便如常,月经周期紊乱,经行时乳房胀痛。体检:无突眼、手颤;甲状腺Ⅱ度肿大,质软,无压痛,表面未扪及结节;心肺无异常,舌红苔薄黄微腻,脉弦滑。中医诊断:瘿病,辨证属气郁痰凝,治宜疏肝解郁,理气化痰。处方:半夏15g,厚朴10g,茯苓10g,浙贝10g,柴胡15g,陈皮10g,郁金10g,橘叶10g,香附10g,延胡索10g。7剂,每日1剂,水煎服。二诊,药后诸症缓解,颈肿缩小,上方加青皮10g,继服15剂;三诊,药后颈肿进一步缩小,咽部无明显不适之感,继服30剂。服完后,颈肿完全消失,随访1年,未见复发。

按:单纯性甲状腺肿大属于中医"气瘿"范畴,《医学入门》载:"瘿气,今之所谓瘿囊者是也,由忧虑所生"。《诸病源候论·瘿候》曰:"瘿者,由忧恚气结所生"。《济生方·瘿病论治》:"夫瘿瘤者,多有喜怒不节,忧思过度,而成斯疾焉"。中医学认为本病的发生与精神刺激、七情内伤相关。若因情志长期抑郁不畅,肝气失于疏达,气机郁滞,肝气郁结,则肝之脉络则失于宣通,气血运行不畅,津液凝聚为痰,痰气互结于颈前则渐发为瘿肿。痰湿与气滞互为因果,气为痰滞,痰因气结,久病入络,瘀血内停,痰、气、瘀血相结,故后期常伴结节等表现。

本例从其主症、舌脉之象上述分析,实属肝气郁结,气滞痰凝之证。其症类如《金匮要略》所载之"妇人咽中如有炙脔",即后世所称"梅核气"。本病多由七情郁结,痰凝气滞,上逆于咽喉之间所致。咽中如有炙脔,谓咽中有痰涎,表现为咽中自觉有物梗阻,咽之不下,咯之不出。本病多发于女子,因女子以肝为先天,以冲任二脉为用,而冲任又隶属于肝,因此肝气盛衰皆可致瘿肿发病或加重,并常随情志变化而消长。故陈教授在治疗上多用半夏厚朴汤加减以疏肝解郁,理气化痰。方中半夏功擅化痰散结,降逆和胃,厚朴长于行气开郁,下气除满,两者相配,痰气并治;茯苓渗湿健脾,脾运湿去,痰无由生;柴胡、郁金、陈皮疏肝解郁;香附、橘叶疏肝行气,散结消肿;延胡索行气止痛;浙贝化痰散结。诸药合用,共奏疏肝行滞,散结化痰之功,气顺痰消,则咽中自爽。

2. 甘麦大枣汤治疗甲亢合并精神抑郁验案

甘麦大枣汤出自《金匮要略》,由甘草、淮小麦、大枣三味药组成,主治妇人心阴不足致脏躁,精神恍惚,悲伤欲哭,不能自主,呵欠频作,甚则言行失常。瘿病多因情志致病,以五志过极,郁而化火而生,易伤脏腑之阴,而以心、肝、肾阴耗伤为主。甲亢病机在于七情郁结,神明受扰,五志过极,郁而化火,消烁脏腑阴精。临床症状以消瘦、多食易饥、急躁易怒、心慌心悸、失眠多梦、多汗为主。甘麦大枣汤一方,与甲亢病机相合。若甲亢以气郁、心肝阴虚为主,心阴不足,心神失养,而见失眠症状,故选此方与酸枣仁汤相合,以养心柔肝。如若甲亢病程较长,以气阴两虚为主。汗为心之液,久病及肾,故以心、肝、肾阴耗损为主,故选生脉散合甘麦大枣汤益气养阴,佐以黄精、枸杞子养肝肾阴。甲亢病中,对于临床症状改善疗效确切,甘麦大枣汤养心柔肝效佳,临床应用得当,疗效显著,故不可因其方小力弱药平而小视之。

曾某,女,61岁。2001年6月26日初诊。

主诉:甲亢病史1年,精神抑郁半年。患者1999年12月因心慌、乏力、纳亢、腹泻至当地医院诊治,诊断为甲亢,予以甲巯咪唑每日3次,每次10mg,腹泻好转,近半年来患者情志抑郁,无由焦虑,常追问琐事,睡眠欠佳,每晚只睡1~2小时,乏力。体检:一般可,突眼(-),手颤(-),甲肿不显,心率90次/分,律齐。舌红苔微黄中有裂纹,脉细。辅助检查:FT$_3$正常,FT$_4$↑,TSH↓,中医诊断为瘿病,心脾两虚证,郁证;西医诊断为甲亢合并精神抑郁,予以复方甲亢片每日2次,每次5片。中药处方:甘草15g,淮小麦30g,大枣10枚,夜交藤30g,酸枣仁20g,郁金12g,远志10g,夏枯草15g,朱茯神12g,旱莲草15g,14剂,每日1剂,水煎服,分两次温服。

2001 年 8 月 14 日二诊,患者诉服药后睡眠好转,精神好转,睡眠可持续 3 小时,体检:一般可,突眼(−),手颤(−),甲肿不显,心率 84 次 / 分,律齐,舌红苔微黄,中有裂纹,脉细。辅助检查:FT_3↓,FT_4 正常,TSH 正常,继予以复方甲亢片每日 2 次,每次 5 片,另予甲状腺片每日 1 次,每次 20mg,中药守上方去夏枯草,加五味子 10g,丹参 15g,14 剂,水煎服,每日 1 剂,分 2 次温服。后以上方化裁继续调理病情明显好转。

按:患者乏力、寐差、情志抑郁,舌红苔微黄中有裂纹,脉细。为心脾气血两虚,兼有肝郁化火之证。"心者,君主之官,神明出焉",心藏神,脉舍神,血濡之。情志不遂,暗耗阴液,心气血亏虚,神不守舍;脾胃为后天之本,气血生化之源,脾虚则气血生化乏源不能上承于心,神失所养,则可见精神情志异常,寐差。肝者,将军之官,调畅情志,情志不遂,与肝失条达、肝气郁滞有关。舌苔微黄,为内有郁火之象。《金匮要略·妇人杂病脉证并治》云:"妇人脏躁,喜悲伤欲哭,象如神灵所作,数欠伸,甘麦大枣汤主之",本病为心脾亏虚兼有肝郁化火证,选用甘麦大枣汤,方中小麦养心安神,甘草、大枣甘润补中缓急,《本草别录》载甘草"通血脉,利血气",以养心血;夜交藤、酸枣仁、朱茯神、远志养心安神,远志尚可开窍醒神以复神智;郁金疏肝行气,肝郁得解则情志渐复,夏枯草清肝散结,内泄郁火,诸药相伍,气血足,气机畅,郁火清则神志得安。

(三)小柴胡汤加减治疗亚急性甲状腺炎

亚急性甲状腺炎是甲状腺炎症性疾病中较常见的一种,以 20~30 岁女性多见。亚甲炎的临床表现初期不典型,目前认为病毒感染与其发病有关,患者可能有病毒易感性基因,在发病前数周或数月常有上呼吸道感染病史,继而表现为甲状腺部位的压痛、肿大、疼痛拒按。本病有自限性,病程的时间长短不一,可有数周甚至半年以上。复发率可以达到达11%~49%,另外 10% 的亚甲炎患者有可能会出现永久性的甲减。

一般认为,亚甲炎属于中医"瘿痛"的范畴。多由于情志不舒畅,或者是感受了风热邪气所引起。它的病理变化大多认为是体内的热毒太过壅盛,并且感受了风热毒邪,留在了颈前的这个部位。或者是由于在情志不遂的情况下,郁结之气转化为火邪,火热之邪互结于颈部。进而火热或热毒之邪伤及人体的阴津,又导致阴虚火气旺以及虚热扰内的证候。如果延误了治疗的时机或拖得时间过长,就会导致脾肾阳虚。根据它的临床发作特点可以采用多种方法来进行辨证治疗。在疾病的初期阶段会出现寒热往来或恶寒发热的现象,颈前的肿块会慢慢肿起来,而且碰到之后会感到非常疼痛,这个时候可以采用清热解表、散结止痛的方法进行治疗,临床上多以银翘散进行加减;到了疾病的中期阶段,颈部前面的肿块会变硬,而疼痛和发热的现象会逐渐减轻,一般肝郁化火型和热毒壅盛型多见于这个时期,治疗的方法治以清肝散结、止痛消肿为主,以小柴胡汤合金铃子散进行加减。疾病的后期阶段就会出现甲减,这个时候会怕冷、浮肿、腹胀,以疼痛较前进一步减轻和颈部的结较前进一步肿时,治以散结消肿,温阳化痰,以阳和汤加减。有报道采用中药小柴胡汤治疗亚急性甲状腺炎,并与西药泼尼松治疗该病 30 例作对比观察,疗效满意,2 组临床疗效比较治疗组治愈 21例,好转 8 例,无效 1 例,总有效率 96.67%;对照组治愈 20 例,好转 8 例,无效 2 例,总有效率 93.33%。2 组比较差异无显著意义($P>0.05$)。根据本病临床表现,属中医学"瘿病"、"伤寒少阳证"范畴,主要因邪犯少阳,留于半表半里之间,以致枢机不利成病。治以和解少阳,方用小柴胡汤。方中柴胡为少阳专药,轻清升散,疏邪透表,故为君药;黄芩苦寒,善清少阳相火,故为臣药。《神农本草经》称柴胡推陈致新,黄芩主治诸热,两者配合,一散一清,共解少阳之邪。半夏和胃降逆,散结消痞,为佐药,助君、臣药攻邪之用;党参、甘草为佐,生姜、大枣为使,既扶正以助祛邪,又实里而防邪人。如此配合,以祛邪为主,兼顾正气。临床观察显示,小柴胡汤与西药疗效相当,而且疗程较短,无副作用。

病案:刘某某,女,54 岁。1997 年 8 月 26 日初诊。

右侧甲状腺肿块疼痛半年余。右侧颈部肿块,按之疼痛,肿块随吞咽上下可以移动,时有多汗,时作燥热,纳食较多,曾在他院服用激素等药物,疗效不稳定,时轻时重,二便正常,月经已绝止。舌苔薄白,脉细弦滑。甲状腺肿块约 2cm×2cm,按之压痛,质地较硬。γ 照相提示:甲状腺位置正常,右叶下极摄 ^{131}I 功能降低,分布低于正常组织,左叶正常。结论:甲状腺右下极凉结节。血沉 30 分钟 12mm;60 分钟 35mm,外周白细胞计数 $7.17×10^9$/L,FT$_3$ 5.93pmol/L(3.18~ 9 .22pmol/L),FT$_4$ 21.46pmol/L(5.56~25.60pmol/L),TSH 3.24μIU/ml (<10μIU/ml)。

中医诊断:瘿病。西医诊断:亚急性甲状腺炎。

辨证分析:此为肝经郁热,痰血瘀阻,治宜清肝郁热,化痰活血。方药为柴胡 10g,黄芩 10g,丹参 30g,赤芍 30g,郁金 12g,制香附 12g,三棱 10g,莪术 10g,生牡蛎 30g(另包先煎),夏枯草 15g,浙贝母 10g,炙甘草 6g,7 剂,每日 1 剂,中等煎,分 2 次服。

9 月 9 日继上方半月后,局部疼痛消失,仅有口干,余无不适,上方加太子参 30g,麦冬 10g,五味子 6g。

9 月 23 日服上药 14 剂后,肿块缩小,近日咳嗽,咯白痰,咽干,纳食可,大便稀,3 ~4 次 / 日,继上方加减化裁。柴胡 10g,制香附 12g,郁金 12g,炮甲珠 10g,苡仁 30g,炒白术 10g,杏仁 10g,浙贝母 10g,炙甘草 6g,14 剂,每日 1 剂,分 2 次服。另加活血消瘿片,每次 4 片,每日 3 次。

11 月 6 日服用上方加减治疗后,颈部肿块已消失,偶感咽喉不舒,有时心慌,纳可,眼球不突出,甲肿(-),心肺检查未发现异常。心率 80 次 / 分。

12 月 2 3 日症状消失,甲状腺功能正常,γ 照相提示:甲状腺位置、形态、大小正常,放射核素分布均匀,其他未见异常改变。结论:甲状腺显影正常。

中医学没有亚甲炎的病名,根据其临床表现及特点,应类属于中医学"瘿病"、"外感热病"、"瘿痛"等范畴。关于本病的论述,古代论述甚少,但也可以见到相类似记载。宋代《三因极一病证方论》明确指出本病为外感六淫侵袭所致:"此乃外因寒、热、风、湿所成也"。现代医家认为本病的发病与外感风温、疫毒之邪和内伤七情有关。由于风湿、疫毒之邪侵入肺卫,致卫表不合,肺失宣肃,而见发热、恶寒、咳嗽、咽喉肿痛、汗出、头痛、周身酸楚。风温夹痰结毒,壅滞于颈前,则见瘿肿而痛,结聚日久以致气血阻滞而不畅,导致痰瘀毒邪互结,则见瘿肿坚硬而痛。情志内伤,肝气郁结,气郁化火,肝火上炎,扰乱心神,可见心悸、心烦、失眠。肝阳上亢,阳亢风动可见双手颤抖、急躁易怒等。肝失疏泄,冲任失调,故女子可见月经不调、经量稀少等。若反复不愈,病程日久者,可出现阴盛阳衰之证,如怕冷、神疲懒动、多寐、声低懒言、虚浮等症。

本病的病因为风温或风热,病机多为肝郁热结,气滞血瘀。患者起病每因外感时邪,失治误治,病邪郁久化热,遂成发病之患。若平素性躁易怒,则气机失于调畅,气滞血行不畅,与热邪互结于颈项,气郁热结,血瘀阻滞经络,经气不畅而致疼痛。故患者初起多有外感之症,而后则出现颈部疼痛,心烦易怒,口苦咽干等症。

西医治疗"亚甲炎"常规应用肾上腺皮质激素,减轻症状较快,但副作用较大,中医药治疗该病的疗效是肯定的。我们就是在辨证求因论治的基础上确定了清肝活血的治疗大法,因为甲状腺疾病即是中医瘿病,多发在颈部结喉处,系肝经所行路线,肝气不疏则郁而化火,可见发热口干,急躁易怒,舌红脉数之症。气滞必须血瘀,阻于经络,故疼痛明显,局部肿大,必得活血药方消,所以以清肝活血为基本法,再根据不同患者,不同病情配合化痰、养阴、止痛之法,证之于临床,取效满意。

此外,《金匮要略》指出:"夫诸病在脏,欲攻之,当随其所得而攻之。"本条指出,甲状腺病多与体内的痰、水、瘀血、宿食等相结合有关,此时祛邪,就应"随其所得"。甲状腺肿大有气郁、痰结、瘀阻的不同,临证时,就应相应使用疏肝行气、化痰、祛瘀等治法。对于甲状腺肿大不均匀,并触及结节,且质地较硬的,若兼咽中有痰,胶结难咯,伴心烦、口干、大便干结,舌红苔白或苔黄且干,是为痰瘀内结,痰热内盛者,应清热软坚化痰,选用小陷胸汤加玄参、浙贝、牡蛎、海浮石、猫爪草等。若甲状腺肿大质地坚硬,兼有疼痛如针刺,面色晦黯,舌黯有瘀点或瘀斑,苔白者,此为瘀血偏甚,当攻逐瘀血,此时可用桂枝茯苓丸加丹参、郁金、三棱、莪术、穿山甲等加强活血通络散结之力。

(四)茵陈蒿汤治疗甲亢合并肝脏损害

黄疸一病多与湿邪有关,故有"无湿不成疸'之说,本方所治即为湿热黄疸,阳明病属里热实证,其主证有发热汗出,乃因热势向外宣透而不能发黄,但是由于热与湿合,湿热郁遏熏蒸,胆汁不循常道,身必发黄,色如橘子色而鲜明,若浸淫肌肤,下注膀胱,而使面目、小便俱黄。因无汗则热不得外越,小便不利则湿不得下泄就构成了湿热内盛的条件湿热内蕴,故发热。不能布津上承则口渴。湿邪壅滞,脾湿不运,则腹微满。谷气不化,故不欲饮食或恶心欲吐。湿热胶结不解,出现但头汗出,齐颈而还,身体无汗。影响肝胆疏泄,胆汁外溢,于是肌肤发黄。瘀热在里而渴饮水浆,此又更加助长湿邪,且腑气不通,故大便秘结或不爽,小便不利。舌苔黄腻,脉滑数,均是湿热之象。汪昂说:"黄者,脾胃之色也。热甚者身如橘色,汗如蘗汁。头为诸阳之会,热蒸于头,故但头汗而身无汗。夫热外越则不里郁,下渗则不内存,今便既不利,身又无汗,故郁而为黄内有实热故渴,热甚则津液内竭,故小便不利。凡瘀热在里,热入血室,及水结胸,皆有头汗之证,乃伤寒传变,故与杂病不同。湿在经则日晡发热,鼻塞,在关节则身痛,在脏腑则濡泄,小便反涩,腹或胀满,湿热相搏则发黄。干黄,热胜色明而便燥;湿黄,湿胜色晦而便溏。又黄病与湿病相似,但湿病在表,一身尽痛,黄病在里,一身不痛"(《医方集解·利湿之剂》)。

黄疸有阳黄、阴黄之分,阳黄责之于湿热,阴黄责之于寒湿。本证既是湿热郁蒸,故当清热利湿退黄。茵陈蒿疏利肝胆,芳香化浊,为清除湿热、退黄疸主药,乃方中君药。杨时泰云:茵陈蒿"发陈致新,与他味之逐湿热者殊,而渗利为功者,尤难相匹……黄疸湿气胜,则如熏黄而晦,热气胜,则如橘黄而明,湿固蒸热,热亦聚湿,皆从中土之湿毒以为本,所"茵陈皆宜"(《本草述钩元》)。茵陈芳香又能醒脾,清热又能利胆,而黄疸之因主要责之肝胆脾胃,故黄疸之治,茵陈为第一要药,加栀子祛除湿热,清泄三焦,通调水道,利湿热自小便而出,为方中臣药。仲景用栀子、茵陈,正取其利小便而除湿热也。大黄清除瘀热,推陈致新,使湿热壅遏毒邪从大小便而出,是为佐药。由于湿热瘀毒在此证中四者同时并存,大黄则对此四者同时兼顾,且通腑泄热利湿,给湿热以出路。又大黄走血分,与栀子相伍,能凉血泄热,以防脾胃肝胆瘀热发黄后动血。三药皆为苦寒,寒能清热,苦能除湿,泄热通腑,清热利湿退黄,排除瘀毒,使湿清热除,则黄疸消退。本方药仅 3 味,虽均能清热利湿退黄,因以茵陈蒿为君药,且重用,故以茵陈蒿为方名。本方配伍特点是,清热利湿药与清热泻火药、泻火通便药合用,使瘀热从二便而出。且方中三药均能清利湿热而利小便,故原书方后云:"小便当利,尿如皂荚汁状,色正赤,一宿腹减,黄从小便去也。"

病案:李某,男,40 岁,2009 年 7 月 16 日初诊。患者 10 年前因自觉心慌、怕热多汗、消瘦于某医院诊断为甲亢,间断服用 PTU 治疗。1 周前,自觉右胁下疼痛,纳呆食少,体倦乏力。近 2 天来,感恶心欲吐,厌食油腻,口中干苦,时觉心中烦闷,腹部胀满,尿少色黄,大便秘结。否认肝炎病史。查体:巩膜及皮肤轻度黄染,突眼(-),甲状腺无明显肿大,心率 86 次 / 分,律齐,手颤(+),腹部胀满,肝于肋缘下可触到 1cm,脾未触及。舌红苔黄腻,脉弦数。实验室检查:FT_3 6.7ng/dl, FT_4 2.6ng/dl,TSH 0.13μIU/ml,ALT 42U/L,AST 44U/L,ALP 123U/L,Tbil 26μmol /L,Dbil 12μmol/L。西医诊断:甲亢合并肝脏损害,中医诊断:气瘿,黄疸。证属阳黄(热重于湿证),乃湿热内蕴,熏蒸肝胆,胆汁外泄所致。治法:清热利湿,利胆退黄。处方:茵陈 20g,栀子 10g,生大黄 6g,柴胡 6g,郁金 10g,黄芩 10g,陈皮 10g,茯苓 15g,苡仁 30g,泽泻 10g,车前草 10g,半夏 10g,竹茹 10g,苍术 10g。服药 3 剂后,尿量增多,大便质硬成行,半月后黄疸显减,腹胀减退,明显好转。后以原方加减,连服 50 剂后,黄疸消退,肝脾回缩,腹胀消除。复查甲状腺功能正常,肝功能示:ALT 28U/L,AST 20U/L,ALP 96U/L,Tbil 10.3μmol/L,Dbil 5.7μmol/L。

按:甲亢与肝有着极其密切的关系。甲亢的病理变化复杂,累及脏腑恒多,重责于肝、心、脾、肾,尤为肝脏,正如王孟英云"外感从肺而起,内伤由肝而生"。甲亢引起肝脏损害为甲亢常见的并发症,其临床案例国内外文献多有报道,国外文献报道约 90% 的甲亢患者合并有肝脏损害,20% 患者伴有黄疸。黄疸的病理因素多以湿邪为主,正如《金匮要略·黄疸病脉证并治》云"黄家所得,从湿得之。""诸病黄家,但利其小便。"《素问六元正纪大论》曰:"溽暑湿热相搏……民病黄瘅而为胕肿。"故其治疗大法,主要为化湿邪,利小便。元代朱震亨的《平治会萃》亦有"治湿不利小便非其治也"的论述。

本例患者从临床症状及舌脉表现来看,当属甲亢之肝火亢盛证,兼有湿热俱盛之黄疸。其发病多为火毒为患,湿邪郁滞脾胃,壅阻中焦,脾胃失健,肝气郁滞,疏泄不利,久则化热,熏蒸肝胆,以致肝胆失疏,胆汁外溢肌肤所致。此时对证治疗除甲亢病常用的清肝泻火之法,还需注重对其采用清利湿热之法,亦可理解为黄疸为"标"证,甲亢为"本"证,急则治标,缓者治本。黄疸虽有阳黄、阴黄之别,但甲亢患者多以阴虚火旺为主,故湿邪常从热化,湿热交蒸,发为阳黄。湿热阳黄,因湿邪与郁热蕴结肝胆,热不得外越,湿不得下泄,胆液不循常道而外溢,郁蒸于肌肤,上染于目,故一身肌肤俱黄。湿热内郁,下行之路不畅,则尿少色黄;口渴,苔黄腻,脉弦数皆为湿热郁结之象。总之本证以湿热郁结,邪无出路为主要病机。故陈教授在治疗时以发越其郁遏、通其郁滞、清利清热之茵陈蒿汤为主方加减,配以清泻肝火之丹栀逍遥散。用药时重用茵陈为君药,以其最善清利湿热,利胆退黄,长于治疗"通身发黄,小便不利",且其芳香舒脾而能透表畅气,是为治黄疸之要药;栀子清热燥湿,并利三焦,引湿热下行;大黄泄热清火,通利二便,三药合用,使湿热从二便分消,则黄疸自退;柴胡、陈皮疏肝行气解郁,苡仁、泽泻健脾燥湿;郁金行气化瘀;黄芩清热降火;半夏、竹茹清热化痰;苍术燥湿运脾。各药相伍既治其标证(黄疸之阳黄),亦解其本证(肝火亢盛),标本兼治则诸症自消。

（五）炙甘草汤治疗甲亢合并房颤

炙甘草汤出自医圣仲景《伤寒论》177条,方药组成为炙甘草、生姜、人参、生地黄、桂枝、阿胶、麦门冬、麻仁、大枣,该方益气滋阴,通阳复脉,历来为治疗"脉结代,心动悸"之要方。近年来,炙甘草汤因治疗效果显著,药物作用稳定,无明显毒副作用等特点,被广泛应用于对心律失常的治疗。对炙甘草汤相关临床试验文献报道进行分析讨论研究。统计结果显示:有心电图诊断的共906例,其中室早、房早和房颤最多,分别占26.27%、20.31%和11.81%,共计58.39%。表明炙甘草汤治疗心律失常参考西医学心电图最多见于室早、房早和房颤三种疾病,从发病特点来说均属于快速性心律失常,探讨其中医学临床机制也完全符合炙甘草汤主治滋阴为主的方剂特点,认为炙甘草汤具有养心气、益心血、滋心阴、通心脉之功。一般来说,心律失常以快率为主者,多为气血不足兼有热象,以慢率为主者为阳气虚损兼有寒象。所以中医典籍也有"结脉皆因气血凝",治疗重在行气和血,"代脉都因元气虚",重在补益,治气阴虚的文献记载。

病案:患者,陶某,男,69岁,2012年6月29日初诊。

主诉:心慌、多汗1周。患者1周前无明显诱因出现心慌、怕热、多汗、乏力、体重减轻,纳寐可,二便调。体检:一般可,突眼(-),手颤(-),甲状腺Ⅰ~Ⅱ度肿大,质软,心率90次/分,律不齐,房颤律。舌淡红,苔黄,脉结代。辅助检查甲状腺功能示FT_3↑,FT_4↑,TSH↓,心电图示房颤。中医诊断为气瘿,心悸。辨证为气阴两虚证。西医诊断为甲亢合并房颤。予以甲巯咪唑片,每日3次,每次10mg;中药予以补气养阴通脉方剂,全方如下:炙甘草15g,生地15g,党参10g,旱莲草15g,女贞子10g,丹参15g,甘松10g,茯苓15g,夏枯草15g,15剂,水煎服,每日1剂,分2次温服。

2013年7月25日复诊,诉心慌、怕热、多汗减轻,睡眠欠佳,体检心律齐,查甲状腺功能示FT_3、FT_4正常、TSH↓,心电图正常。舌淡红,苔薄白,脉细。中药上方去夏枯草,加茯神15g,郁金10g。15剂,每日1剂,水煎服,分2次温服。后心慌有反复,在上方基础上化裁调理数月,后来诊半年未发。

按:《伤寒论》第177条言:"伤寒,脉结代,心动悸,炙甘草汤主之。"心脏气血阴阳不足,心阴血亏虚则脉道失充,心气、心阳不足则脉道鼓动无力,心失所养则见心动悸。临证当根据心气、心阴血、心阳亏虚的偏重加以化裁。本证心慌、乏力、怕热、多汗,舌淡苔黄脉结代,为心气心阴不足,陈教授以炙甘草汤证辨之要旨,取原方炙甘草、生地、党参、茯苓补气健脾充气血之源,旱莲草、女贞子滋养阴液,甘松归心脾经,补气助心行血,现代研究其有抗心律作用,丹参通血脉以养心,活血中使补药补而兼通,夏枯草清泄郁火散结消瘿。诸药相伍,气阴得充,心脏得养则脉渐复常。

（六）防己黄芪汤治疗甲亢胫前黏液性水肿

张仲景用本方一治"风湿",一治"风水",水之与湿异名同类,湿为水之渐,水为湿之积。因此,两者只有程度上的差异,并无实质上的不同,故可一并治之。风湿与风水,有表虚与表实之不同,本方所治,乃表虚不固外受风邪,水湿郁于肌表经络之间所致。肺主气,外合皮毛,又主表;脾主运化水湿,亦主肌肉,此病多由平素脾肺不足,脾虚则失运,水湿不行而内蕴;肺虚则表不固,腠理疏松。一旦感受风邪,与水湿相搏于肌表,脉浮主风主表,风客皮毛,是以脉浮;水湿阻于肌腠,经络不和,足以身重;肺虚表弱,卫阳不固,肌腠空疏,是以汗出恶风;小便不利,乃水湿内停,脾虚不运所致;舌淡苔白乃脾肺不足之明证。

本方为表虚不固，外受风邪，水湿郁于肌表经络而设。外受风邪，水湿在表，法当汗解，然其人表虚卫阳不固，腠理疏松，不任其汗，若用药强汗，必重伤其表；表虚当同，然其人水湿内停，邪阻肌表，固表则风邪不除，水湿不去，反有闭门留寇之弊。只有益气固表与祛风行水除湿并投，方为合拍。方中重用黄芪，既可益气固表以扶正，又可利水消肿以祛邪。《本草求真》言其"为补气诸药之最。"《本草思辨录》亦曰："黄芪从二焦直升至肺，鼓其阳气，疏其壅滞，肺得以通调水道，阴气大利，此实黄芪之长技。"防己大辛苦寒，通行十二经，祛风利水，除湿止痛。《本草求真》曰："防己辛苦大寒，性险而健，善走下行，长于除湿、通窍、利道，能泻下焦血分湿热及疗风水要药。"防己与黄芪相配，一补气，一利水，扶正祛邪，邪正兼顾，使利水而不伤正，扶正而不留邪，共为君药。白术健脾祛湿，既助防己祛水湿，助黄芪益气固表，为臣药。芪、术相配，一健脾气，一补肺气，相得益彰。甘草益气健脾，培土制水，使脾气健运水湿不留，且可调和诸药；姜、枣和脾胃，调营卫，共为佐、使，诸药合用，邪正兼顾，共奏益气祛风，健脾利水之功。服后坐被上，以被绕腰以下，乃温令微汗出，使风邪得除，卫阳得周，脾气健运，水湿通利，于是风湿、风水之表虚证悉得痊愈。"服后如虫行皮中"，正是卫阳振奋，风湿欲解之佳兆。

本方以防己祛风除湿，黄芪益气固表，共为君药，又制为汤剂，故名"防己黄芪汤"。本方配伍特点，是补气与利湿兼施，脾肺双补，使利水而不伤正，扶正而不留邪。

病案：路某，男，70岁，2011年8月4日初诊。

主诉：双下肢皮肤紫黯肿胀伴乏力2个月。患者双下肢膝盖以下全紫黯肿胀，脚踝处有凹凸不平结节，甲状腺肿大不明显，伴乏力、多汗，偶有心慌，舌红，苔白，脉细结代。辨证属于气虚血瘀。治以补气利水，活血化瘀。处方：黄芪30g，汉防己15g，水蛭5g，毛冬青30g，泽兰15g，益母草15g，茯苓15g，水红花子15g，炒白芥子10g，猫爪草15g，怀牛膝15g，甘草5g，15剂，每日1剂。

二诊：双下肢水肿较前变薄好转，结节缩小，下肢偶有瘙痒，乏力，舌红，苔白，脉细结代，上药继服，15剂。

三诊：下肢紫黯水肿明显好转，部分紫黯水肿已消退，舌红，苔黄，脉细。上方去猫爪草、茯苓，加土鳖虫12g，皂角刺10g，连翘15g。继续调理。

按：患者乏力、双下肢皮肤紫黯肿胀、多汗、心悸、舌红苔白、脉细结代均为气虚血瘀之象，气为血之帅，气虚行血无力则成血瘀之证。方用防己黄芪汤化裁治疗。《金匮要略》痉湿暍病篇及水气病篇载"风湿（水），脉浮，身重，汗出，恶风者，防己黄芪汤主之。"原用于治疗表卫不固，感受风邪，水湿弥漫肌表之证。临证不必拘于脉浮之表证，凡属气虚水停之证皆宜，陈教授谨守病机，知常达变，"血实者，宜决之"，故用水蛭、毛冬青、泽兰、益母草、牛膝，活血通络，茯苓、水红花子利水消肿，白芥子、猫爪草散结消肿。诸药补气活血散结，补泻兼施，标本兼顾，证机相合，则病渐向愈。

（七）酸枣仁汤治疗甲亢伴心悸失眠

阴阳的动态平衡，不仅维持人体脏腑功能的生理活动，而且主管人的睡眠与工作。正常人的入睡，为阳与阴交，阴阳互相协调，处于静（相对的）状态。《类证治裁·不寐》曰："阳气自动而之静则寐；阴气自静而之动则寤，不寐者病在阳不交阴也"。简言之"阳入于阴则寐，阳出于阴则醒"。由于某种原因，阴阳不能相交——即阴阳失交，影响阴阳不交的原因有两个方面；一为营血不足，阴虚不受阳纳，二为邪气（痰、火、湿痰）扰乱，以致阳盛不得入于阴，都属阴阳失交导致失眠。从生理上,心为五脏六腑之大主,心藏神,神得气血滋养,才能统帅其他脏腑的功能活动。同时神气血的滋润才能心神安宁,心神安宁就能入睡。在病理情况下,若气血不足,或心脏本身虚弱,或受邪(痰火)等干扰,均可使心不藏神,以致心神不得安宁而失眠。故《景岳全书》论不寐中指出:"寐阴,神其主也。神安则寐,神不安则不寐;其所以不安者,一由邪气之扰,一由营气之不足耳,有邪者多实,无邪者皆虚"。血受藏于肝,则肝体柔和,血统摄于脾,则生化之源不息。如果脾虚气血生化乏源,形成肝脾气血不足,血不养心。肝宜疏泄条达,一旦肝气郁结则疏泄不畅,气郁化火,心肝火旺,上扰心神。胃主受纳,其气下行为顺,饮食不节,宿食停滞,胃气不和,湿痰上扰。肾阴亏虚,虚火上炎,扰及心神。心与肾的关系较为密切,原因是心肾相交,水火互济则能入睡,反之则失眠,故重点在于心、肾两脏。　不寐治疗应掌握的三个原则:①注意调整脏腑气血阴阳。如补益心脾,应佐以少量醒脾运脾药,以妨碍脾;滋阴降火,交通心肾,其引火归原的肉桂用量宜轻;益气镇惊,常须健脾,慎用滋阴之剂;疏肝泄热,注意养血柔肝,以示"体阴用阳"之意;清热化痰,不宜选用五味子、酸枣仁、夜交藤之类养血安神药物,以避酸收敛邪之弊。"补其不足,泻其有余,调其虚实",使气血调和,阴平阳秘,脏腑功能得以恢复正常。②强调在辨证论治基础上施以安神镇静。安神的方法,有养血安神,清心安神,育阴安神,益气安神,镇惊安神,安神定志等不同,可随证选用。③注意精神治疗的作用。消除顾虑及紧张情绪。保持精神舒畅,在治疗中起重要作用。

病案:张某,女,50岁。2008年9月2日初诊。患者于1年前自觉心慌、怕热汗多、消瘦,睡眠变差,于外院检查甲状腺功能亢进症,服用西药治疗至今,甲状腺功能控制尚可,但诸症无明显好转,故前来中医院求诊。诊见患者形体消瘦,神思恍惚,诉平时自觉心悸气短,头目晕眩,昏昏欲睡,遇事易惊,咽干口燥,睡眠浅,平素入睡困难,易醒,多梦,醒后难以再次入睡。纳食一般,二便尚可。体检:甲状腺无明显肿大,手颤(−),心率80次/分,心律齐。舌红,苔薄黄,脉弦细。甲状腺激素检查示:FT_3 2.6ng/dl,FT_4 1.25ng/dl,TSH 1.36μIU/ml。陈教授根据其症状体征辨证为肝血不足,虚热扰神证,治以清热除烦,养血安神。处方:酸枣仁30g,茯苓15g,川芎10g,知母10g,党参10g,麦冬10g,远志15g,当归10g,白芍15g,柏子仁15g,夜交藤30g,夏枯草10g,玄参10g,生地15g,五味子10g,炙甘草6g。

按:甲亢属于中医学"瘿病"范畴,一般认为,本病初起多实,以气郁为先,兼见气机郁滞,肝火亢盛;病久由实致虚,尤以阴虚、气虚为主,气阴亏虚,虚实夹杂。甲亢易引起心悸、失眠等神经精神症状,因甲亢多由火热之邪为患,火热为阳邪,易扰心神,故火热之邪入于营血,尤易影响心神,引起心神不宁而致心烦、失眠;火热之邪亦伤津耗气,消灼煎熬津液,中医学有"津血同源"之说,血为阴液,甲亢迁延日久在消灼津液的同时亦可损耗肝血,致肝血亏虚,虚热内扰,若肝血小足,血不养心,魂不守舍亦可致心悸不安、虚烦不寐。清代尤怡在《金匮要略心典》中曾说:"人寤则魂寓于目,寐则魂藏于肝。虚劳之人,肝气不荣,则魂不得藏,魂不得藏故不得眠。"

本例患者属肝血不足,虚热扰神之证。患者甲亢病史一年有余,病之初期,肝火亢盛,火热之邪伤津耗气,损伤阴液,病情迁延日久,在气阴亏虚的同时亦可损耗肝血,致肝血不足;肝主藏血,血又舍魂,若肝血不足,血不能上荣于心,心失所养,魂不守舍则致心悸不安,虚烦失眠;此案患者头目晕眩,昏昏欲睡,遇事易惊,咽干口燥,舌红脉弦细等皆属肝血不足,阴虚内热之征。治则补血调肝,养心安神,清热除烦,使肝血足,心神宁,虚烦除,则诸症得解。故用药时重用酸枣仁,以其性味甘平,入心肝之经,养血补肝,宁心安神;茯苓安神宁心;知母滋阴清热;川芎调畅气机,疏达肝气;生地、麦冬、玄参滋阴清热;党参、当归、白芍养血滋阴;夜交藤、柏子仁宁心安神。正如尤怡所说:"酸枣仁补肝敛气,宜以为君。而魂既不归,容必有浊痰燥火乘间而袭其舍者,烦之所由作也。故以知母、甘草清热滋燥;茯苓、川芎行气除痰,皆所以求肝之治,而宅其魂也。"整方以酸收为主,辛散为辅,兼有甘缓,一则养肝血以宁心神,一则清内热以除虚烦。共奏养血安神、清热除烦之功。

（八）真武汤治疗甲状腺功能减退症

甲状腺功能减退症,系由甲状腺激素合成、分泌或生物效应不足所致的全身性的内分泌疾病。甲减在中医学中无专门病名,基于甲减临床主要表现为元气亏乏,气血不足,脏腑受损的症状,故多主张应归属于"虚劳"范畴。陈教授认为本病之病因多由先天禀赋不足,胎中失养,体质不强,肾阳亏虚;或久病不愈或失血过多,脾肾失养,阳气不足;或放疗之后,伤于气血,脾肾亏虚,诸多因素致使全身功能不足而发为本病。甲减的主要病机是肾阳虚,肾为先天之本,肾中元阳衰微,阳气不运,气化失司,开阖不利,以致水湿、痰浊、瘀血等阴邪留滞。甲减的病理改变主要表现为脾肾阳虚、心肾阳虚、痰浊内停。肾阴阳两虚往往出现在甲减的后期,正气大衰,阴阳两伤是病理变化的最后转归,在其病机演变过程中,最终导致肾气败绝、阴阳离绝之死候。治疗宜循"阴中求阳,阳中求阴"的治则。陈教授据此病机在治疗上以温阳益气、化气行水为法,用真武汤合五苓散加减。药用附子、桂枝温壮肾阳;生姜散寒行水,黄芪、茯苓、猪苓、白术健脾利水;佐以白芍敛阴缓急,并利小便,以制附子、桂枝等药温燥之性。陈教授在临证之中惯用枸杞,一则取其滋补肝肾之效,二则有"阴中求阳"之意。临床上甲减也多兼夹他证。若其病日久,肾阳逐步衰微,元气受损,肾水影响心火,心阳亏虚,可见心动过缓、脉沉迟缓、心界扩大等证属痰饮内停而中阳不足者,方用葶苈大枣泻肺汤合苓桂术甘汤;若兼见喘息咳唾、胸痛短气之胸痹,方用瓜蒌薤白白酒汤宣痹通阳、豁痰利气;若见辨证论治,诸方各用,攻补兼施,临证多见良效。

病案:李某,女,50岁。患者甲状腺功能亢进症经[131]I治疗13年,现因浮肿、尿少、胸闷憋气、不得平卧、心悸喘咳、畏寒肢冷、纳少、尿少便难来诊。查体:表情淡漠、呆板,反应迟钝,面色萎黄;甲状腺不大,颈静脉充盈,皮肤粗糙,周身浮肿,下肢为甚;心界扩大,心音低钝,心率62次/分,心律不齐,心尖部及主动脉瓣区可闻及Ⅱ级收缩期杂音;双肺底闻及湿性啰音;腹软,肝右肋下3指,轻度触痛;脾左肋下可及,无触痛;舌黯淡、舌体胖大,苔白;脉沉细,结代。心电图示完全性右束支传导阻滞、冠状动脉供血不足、室性早搏;心脏多普勒示中等量心包积液;腹部B超示肝脾大。生化检查:血清FT_3 1.5ng/dl(1.8~4.8ng/dl),FT_4 0.5ng/dl(0.7~1.99ng/dl),TSH 50μIU/ml(0.3~5μIU/ml),胆固醇200mg/dl,甘油三酯170mg/dl。处方:黄芪60g,人参9g,白术12g,桂枝10g,茯苓30g,茯苓皮30g,干姜10g,熟附子15g,葶苈子12g,山茱萸10g,五味子9g,枸杞10g,车前子(包煎)30g,桃仁10g,红花9g,大枣5枚,炙甘草9g。水煎服,每日1剂;并配合甲状腺片,每日20mg口服。服药后患者尿量增多,半月后可以平卧,6周后症状缓解,复查超声心动图示有少量心包积液,腹部B超肝脏正常、脾脏稍大。化验FT_3、FT_4、TSH均正常,血脂亦有降低。继服中药3个月后,改服金匮肾气丸以巩固疗效。

人有生老病死,机体老化是不可避免的,加之老年人常患有多种慢性疾病,迁延不愈,以及药物的损害,加速了老年机体退行性改变的进程。机体退行性变,使得老年人下丘脑-垂体-甲状腺轴的调节功能下降。当这种调节功能下降到一定阶段,就可能出现亚临床甲减的症状。老年亚甲减属于中医学"虚劳"、"水肿"范畴,脾肾阳虚是本病基本病机。虚实错杂是本病的病机特点。《素问·上古天真论》指出:"丈夫五八肾气衰……七八肝气衰",说明人体随着肾气的充盛逐渐发育成长,随肾气的衰弱而衰老,故老年亚甲减多责之于肾。临床观察发现老年亚甲减多见虚寒的表现,而肾阳虚是虚寒的关键,故肾阳虚是老年亚甲减之根本。脾为后天之本、气血生化之源,主运化水谷,脾气亏虚,久则阳气必损,气血生化乏源,水液代谢失调,故怕冷、贫血、乏力、纳差、肢肿等亚甲减非典型症状、体征夹杂而至。气有推动血液运行和津液输布的功能,而阳虚是以气虚为基础的,故脾肾阳虚必然导致血液运行和津液的输布障碍,进而产生痰饮水湿、瘀血等病理产物。同时,这些病理产物又会加重脾肾阳虚。痰饮水湿、瘀血等病理产物和脾肾阳虚互为因果交织在一起使本病病机呈现虚实错杂的特点。真武汤由炮附子、茯苓、白术、白芍、生姜等组成。方中炮附子温肾阳;茯苓、白术温脾阳而益气行水;白芍阴柔以制白术、炮附子之燥,生姜和营卫且散水气。诸药合用,益气健脾、温肾行水,标本兼治,补泻同施,故用其治疗老年亚甲减能取得满意的疗效。另外,现代药理研究发现:温肾助阳药及益气药可使亚甲减患者的低代谢状态有所提高,使其畏寒肢冷、神疲乏力、浮肿、嗜睡、纳差等临床症状得以缓解。真武汤具有利尿,改善阳虚小鼠物质代谢及调节免疫功能,兴奋机体的垂体-肾上腺皮质轴,提高肾上腺皮质功能,对抗自由基氧化,促进自由基消除,减少脂质过氧化物LPO形成,减少全身性耗氧,提高机体应激能力,延缓机体衰老等作用。这些作用可能是真武汤整体调节,改善老年亚甲减及其并发症的基础。临床观察表明,真武汤加减治疗老年亚甲减可以改善患者临床症状,控制实验室指标,其疗效显著。笔者体会到老年亚甲减在治疗方面只可缓图收功,不可急功近利;真武汤中附子有小毒,使用炮附子为佳,且当久煎,并从小剂量开始应用。

参考文献

1. 汉·张仲景.伤寒论.北京:人民卫生出版社,2005

2. 张长恩.《伤寒论》六经实质新探.北京中医,1983,(1):34

3. 张开银.辨证论治应与辨病论治相结合.湖南中医杂志,1987,(3):34-29

4. 董正华.辨病与辨证相结合是《伤寒论》的基本诊断模式.陕西中医学院学报,2005,28(6):5-6

5. 王洪图.内经.北京:人民卫生出版社,2000

6. 王庆其.王庆其医话医案集.北京:人民卫生出版社,2011

7. 秦越人.难经.北京:科学技术文献出版社,1999

8. 清·李冠仙.知医必辨.南京:江苏科学技术出版社,1984

9. 刘静远.中医名谚阐释.成都:四川科学技术出版社,2009

10. 曾庆善.甲状腺功能减退症治疗体会.光明中医,2002,17(5):18

11. 汉·张仲景.金匮要略.北京:人民卫生出版社,2005

12. 陈爱华,邵桃.四七汤治疗桥本氏病35例疗效观察.新中医,2003,35(12):31-32

13. 傅杰,龚淑芳.甘麦大枣汤在甲亢病中运用体会.江西中医药,2011,42(4):31

14. 叶明华.小柴胡汤治疗亚急性甲状腺炎30例疗效观察.云南中医中药杂志,2006,27(2):22-23

(陈如泉　陈继东)

第二节 陈如泉教授甲状腺功能亢进症辨证体系的认识

辨证论治是中医学诊断和治疗疾病的主要方法,是中医学的核心理论体系。在临床疾病诊治过程中,大多首先掌握疾病主要证型,这是疾病辨证论治的基础;然而随着临床实践深入及科学技术的不断进步,先进的科学技术成果不断被现代中医所借鉴与应用。原有的以疾病主证辨治,已难以适应临床需要,需进一步的提高和发展。陈如泉教授结合 Graves 病甲亢的中医辨证论治,提出了主病辨证、主症辨证、微观辨证、分阶段辨证、兼夹病症辨证等。以阐明该病辨证施治的规律,拓宽传统中医辨证的视野,提高现代中医对甲状腺功能亢进症的诊疗水平。

一、主病辨证体系

甲亢病的中医主病辨证分型目前尚未统一,陈如泉教授认为应从临床实际出发,便于临床应用,可以分为主病辨证与兼证辨识进行辨证施治。

(一)主病辨证

1. 肝火亢盛型 目赤、目胀、目珠突出,烦躁易怒,性情急躁,口苦而渴,皮肤发痒,甲状腺肿大,舌苔黄,脉弦数,常见于典型甲亢患者或神经精神型甲亢患者。

2. 气阴两虚型 多汗乏力,头晕心悸,腰膝酸软,急躁易怒,手颤,甲状腺肿大,眼突,舌苔薄白、舌质红、脉细数,多见典型甲亢患者。

3. 阴虚阳亢型 两目胀痛或迎风流泪,或目珠突出,手足震颤,腰膝酸软。咽喉干燥,或低热,性情急躁,甲状腺肿大,舌红少苔,脉弦细数,常见于典型甲亢病患者。

4. 脾气虚弱型 眼睑肿胀,或眼睑下垂,或目珠突出、乏力、自汗,或大便泄泻,或下肢痿弱无力,甲状腺肿大,质软,舌苔白,舌质胖嫩,脉细缓。常见于淡漠型甲亢患者或肌病型甲亢患者。

(二)兼证辨识

1. 胃火炽盛证 食欲亢进、食后易饥、怕热、汗出、口渴即饮、形体消瘦、大便秘结、舌苔黄、脉洪数。多见典型甲亢患者或甲亢合并糖尿病者痰气郁结证:甲状腺肿大明显,质地较韧,或兼有颈部结节、肿块,呈多个或单个,质地较硬或较韧,或眼突明显,舌质黯红、紫色或瘀点、瘀斑。多见于毒性结节性甲状腺肿或甲亢伴有结节患者。

2. 肝风内动证 手颤,甚则手足抖动不安,肢麻,双目干涩,或视物模糊。舌红少苔,脉弦数,多见典型甲亢患者。

3. 肝郁气滞证 甲状腺轻度弥漫性肿大、质软,颈部胀痛不适,情绪易激动,或郁郁寡欢,胸闷不适,女子乳房作胀或胀痛或有积块,月经不调,多见轻度初期甲亢患者。

甲亢病属慢性内分泌疾病,病程较长,变化较多,可两证或兼证数见,在临床上宜根据患者的主要表现,抓住主要证候,随证施治,不宜胶柱鼓瑟,一成不变。

二、主症辨证体系

陈如泉教授认为甲亢病主要病证的同时,往往某些症状较为突出,应结合患者主症及其临床表现特点,进行本病主病辨证的基础上,辅于主症辨证。

(一)甲状腺肿大

陈如泉教授指出甲亢患者大多表现有大小、质地不同的甲状腺肿大,这是甲亢病的常见证候,主要由于气滞、血瘀、痰凝导致。气滞痰凝证者,多见甲状腺柔软,无结节,可随情志变化而增大或缩小,常见于弥漫性甲状腺肿合并甲亢初期患者。痰血凝滞证者,往往甲状腺肿大,质地较韧,或有结节,常见于毒性结节性甲状腺肿患者者或甲亢兼有结节者。对于甲状腺质地坚硬,表面不规则,不活动,可见甲状腺癌合并甲亢,应结合同位素扫描、细胞学穿刺、CT 及超声波检查等诊断及治疗。

(二)心悸

陈如泉教授常指出心慌是甲亢患者最常见的症状,约有 90% 以上患者均有这种证候,是评价甲亢病轻重、评估疗效的重要指标。临床上有心之阴血不足、心气不足、心火亢盛等不同证情。心肝火旺证者,多为心火亢盛、心神受扰、心神不宁所致,除心悸、心烦等症状外,还伴有易怒、目赤等肝火证候;心气虚证者,多为除心气不足、心神失养之心慌症状外,常伴有乏力,自汗等气虚症状;心阴虚证者,多为心之阴血不足,心神失养,除心神不安之心悸外,常伴有低热、咽干、舌红少苔、脉细数等阴血不足之象。

(三)多汗

陈如泉教授常教导说,甲亢多汗症大多为气虚不固证,多为气虚卫外不足,津液不能内守而溢出所致。然而本病多汗,除多见气虚多汗证外。尚有肝火炽盛证,多为肝火内盛,津液受迫而外溢造成汗出,两腋下汗出,伴有易怒、目赤等肝火证。阴虚火旺证,多为虚火内灼,逼津外泄所致,主要表现夜寐盗汗或有自汗,五心烦热,或兼午后潮热,两颧色红,口渴,舌红少苔,脉细数。治宜滋阴降火、固表止汗之法。

(四)眼突

陈如泉教授指出,本病症中医学称之为"目珠突出症"或"鹘眼凝睛"、"鱼睛不夜"等,是甲亢病较为难治的并发症。本症有痰血凝滞证,为痰凝血瘀邪聚于目所致,常表现为目珠突出,转动受限,视物重影等症;肝火亢盛证者,除目珠突出外,伴有目赤胀痛,严重者角膜溃疡、混浊,甚则坏死穿孔。有肝肾阴虚证者,则表现目珠突出,多泪,视物模糊,甚则失明。有脾虚痰凝证者,多为痰湿凝眼所致目珠突出不明显,而眼睑肿胀较甚,兼有畏光多泪,乏力、肢肿等证候。

(五)多食消瘦

陈如泉教授认为,本证候大多为胃热炽盛证,因肝火过旺,移热于胃,胃热消谷则多食善饥。肌肉日消,体重下降,身体日渐消瘦。少数患者为肝肾阴虚证,为肝肾阴虚,阴亏火旺,虚火上蒸肺胃,虚火消谷善饥而不甚,阴精亏耗太过,肌肉无以充养,亦可形成形体消瘦。此外,还有脾气虚弱证者,为脾虚大便泄泻,影响水谷精微之吸吸运输,肌肉营养受限,可促使体重减轻,身体瘦弱。

(六)大便次数增多

陈如泉教授指出:常有医者将甲亢患者大便次数增多或腹泻,误认肠炎而治之。实际上,甲亢所致泄泻与慢性肠道感染性疾病有所不同。甲亢患者大便次数增多有虚实两端,治法迥异,宜细致分辨。属脾气虚弱证者,大便质地溏稀,伴有乏力、自汗、懒言等气虚证候。属火热炽盛证者,为肝胃火旺,迫及肠道,肠道蠕动增亢而致大便次数增多,而不泄泻稀溏,大便多呈软便,并伴有肝胃火热之征兆。因此,对于甲亢患者除询问大便次数外,必须查问大便质地。

(七) 月经不调

甲亢多为女性患病,常有月经不调。月经提前或一月二至,或月经量少,甚则经闭不行。若月经量多色鲜红,月经提前而行者,多属肝经有热,扰动冲任,迫血妄行,当以清肝凉血为主治之。有月经量少,行经期短,甚则经闭不止,多属肝肾亏虚,精血不足,冲任不调所致。有月经前后不定期伴有痛经、乳房作胀等症,多属肝郁气滞证。

陈如泉教授指出除上述主要症状辨证外,还两手颤抖,有属肝火动风或属肝肾阴虚,阳亢风动。皮肤瘙痒者,有属甲亢病所致,或有抗甲状腺药物所致。诸痛痒疮,皆属于火,多属肝火所致,也有阴血不足,血虚生燥而成。总之。甲亢患者主症辨证宜细析辨治。

三、分阶段辨证体系

陈如泉教授认为甲亢病还可分阶段辨证用药。一般分为 3 个阶段,即称早、中、晚三期治疗:第一阶段即甲亢初期可见有肝郁气滞证;第二阶常见肝火亢盛证段;第三阶段气阴两虚。他认为还要在三个阶段基础上,结合病情的轻、中、重及兼夹病症辨治,甲亢早期多以火旺重为主,阴血亏虚为轻;中期多以阴虚与火、痰、湿、瘀等并重,晚期则以气阴两虚为重,兼有火、痰、湿、瘀。此外,甲亢诊治还要以中医理论指导的原则,结合西医抗甲状腺药物治疗三阶段情况,进行辨证治疗。

四、微观辨证体系

陈如泉教授认为在甲亢病辨证治疗过程中,随着现代医学对疾病发生的病因机制研究的深入,运用已经掌握的现代医学新近理论及经验,指导临床实践,提高疗效。他列举甲亢突眼,认为甲亢病在发生甲状腺自身免疫性损害的同时,体内也产生了针对眼部组织的自身抗体。针对眼部组织的抗体可以引起眼部组织的损害。眼部组织主要有以下病理性改变:

1. 眼球后间隙脂肪和结缔组织增生堆积　出现水肿和炎症性细胞如淋巴细胞、浆细胞、巨噬细胞、肥大细胞浸润、表现为这些软组织体积增大,从而引起眼压增大,遂使眼球向外突出。随着病情发展,眼肌发生纤维性增生,肌肉变得僵硬,收缩能力减弱甚至完全丧失。大多为痰血瘀阻于眼眶所致,治宜在结合整体辨证基础上,重视化痰活血药使用,或选加水蛭、蜣螂虫等虫类搜剔药物。

2. 眼部发生炎症性变化　主要表现为眼部充血、眼肌体积明显增大,在急性期尤为显著,突眼也随之发生。主要表现有眼结膜充血、流泪、怕光、眼睑肿胀。多为肝火上炎,上扰眼目,治宜清肝泻火明目,重视清热解毒、凉血活血药使用,并配合局部眼科药物点眼,以利于病情控制 。

3. 眼睑部肌肉痉挛收缩　眼睑退缩是 Graves 病的常见眼部改变之一,它可伴有或不伴有眼球突出。眼睑退缩不仅影响外观。还可以造成暴露性角膜炎等眼部疾患。Graves 病的眼睑退缩原因尚不十分清楚,目前有以下几种观点:①交感神经兴奋使 Müller 肌过度收缩;②提上睑肌及其腱膜因变性、增厚而挛缩;③提上睑肌与轮匝肌和眶隔粘连;④下直肌纤维化和挛缩形成下隐斜,从而造成反应性提上睑肌与上直肌混合部过度收缩。方中祛风通络、息风活络之药物,常以蜈蚣、全蝎、僵蚕、地龙等活络通痹;或用防风、秦艽、蝉蜕以助祛风通络,舒筋缓急治之。

4. 眼外肌麻痹亦是甲状腺相关眼病常见病症之一 可引起病斜视、复视、上睑下垂等症状。根据不同的症状中医有不同的命名,如以眼位偏斜为主的称为"目偏视"或"神珠将反";如以复视为主的称为"视一为二";如合并上睑下垂则称为"睑废"。 中医称眼肌为眼带,本病以脾气亏虚为本,风痰瘀阻为标,病位在脏属脾,在眼属眼带,乃本虚标实证,认为本病多因脾胃虚弱,阳气下陷,内有郁热,外受风邪,肌腠疏开,脉络失畅,风邪客于眼睑所致,故确立益气健脾、祛风化痰、活血化瘀治法,既不悖古人之意,又切合临床实际。

甲状腺功能亢进症随着不同病情变化可累及肝脏,引起肝功能异常、肝大,甚至发生黄疸、肝硬化等,统称为甲亢合并肝损害。甲亢合并肝损害颇为常见,有以下不同可能性:①甲亢本身致肝功能损害,多与病程较长和甲亢未控制有关;②由于抗甲状腺药物引起肝功受损;③甲亢合并自身免疫性肝炎;④甲亢合并病毒性肝炎。甲亢性肝病分为肝细胞型和胆汁淤滞型两种,甲亢合并肝损害的药物性肝功不良者,表现为 ALT、AST、γ-GT 增高异常者,可选联苯双酯,也可选用水飞蓟片、甘利欣、齐墩果酸、古拉定等。如甲亢合并肝损害的直、间接胆红素增高者,多选用茵栀黄软胶囊,也可用消炎利胆片。病情较急且危重者,可选甘利欣、茵栀黄注射液。

五、甲亢兼夹病症辨治体系

陈如泉教授认为甲亢病辨证治疗过程中,还必须注意兼夹病症辨治体系,不断总结兼夹病症辨治体系规律,提高辨证治疗水平,提高临床疗效。

甲亢伴发心脏病变多属中医"怔忡"、"心悸"、"水肿"等范畴。临床上以心之阴血不足、心气不足、心火亢盛或心阳衰虚、水气凌心所致。除参照心悸症辨证施治外,还有心衰之心阳衰虚,常伴有畏寒、肢冷、水肿等水气凌心之象,常用真武汤等加减化裁。配伍车前子、泽泻等利水消肿之品。必要时配伍赤芍、红花、桃仁等活血之品。甲亢合并心房纤颤是甲亢最常见的心律失常表现。可用炙甘草汤加用苦参、甘松等治之。甲亢危象多属中医"温热病"、"神昏"等疾病范畴,甲亢危象早期(先兆期)表现有呕吐、泄泻等症状,类属于中医"霍乱"等疾病。根据临床不同表现可分为下列不同情况进行辨证治疗。①湿热蕴结中焦:症见恶心、呕吐、泄泻、身热不退、时或谵语,舌苔黄腻,脉濡滑而数。证由外感湿热之邪,壅遏中焦,升降失司所致。湿热郁蒸不解,蒸酿痰浊,蒙蔽心窍,心神失守而致昏迷。②热闭心包昏迷:症见高热昏迷,烦躁不宁,谵妄,或昏愦不语,循衣摸床,撮空理线,便秘溲赤,或伴衄血、斑疹,舌质红绛,脉洪数。由温病邪热鸱张,内闭心包,扰乱神明所致。③暑邪内闭昏迷:症见突发昏仆,不省人事,无汗或汗出不止,面赤烦闷气粗,舌红苔黄,脉洪大或数,证由暑热内闭,神明失守所致。治宜清暑开窍辟秽,方用玉枢丹,送服王氏清暑益气汤。若暑热炽盛、引动肝风,亦可出现身热、昏迷不清,牙关紧闭,甚或角弓反张等症。

甲亢性周期麻痹。该病多属中医痿证范畴,多为脾胃虚衰,生化之源不足,肌肉失其充养则成气虚之痿;症见面色萎黄,短气懒言,食少纳差,稍增食则脘胀,时渐见下肢痿软乏力,甚则肌肉瘦削,苔薄,脉软,治宜补脾益气为主,方用补中益气汤加减。若久病脾肾亏虚,精血亏损,不能充养筋骨,形成气阴两虚者。治宜补益脾气、滋养精血,补益肝肾。选用生脉散合两至丸加减。若阴阳俱亏,当重用血肉有情之品以填补,选用右归丸、右归饮加减。同时配合针刺治疗,可以提高疗效。

甲亢合并血液病。见有贫血、血小板减少以及白细胞减少等,如贫血患者表现有气血两虚者,当补益气血,可用十全大补汤、八珍汤等治之。如合并血小板减少者,可根据血热妄行证、脾肾两虚证不同,分别使用犀角地黄汤、玉女煎、大补元煎等不同方剂加减化裁。如合并粒细胞缺乏症可按温病卫气营血的辨证分型,分别选用银翘散、清营汤、玉女煎等不同方剂加减化裁。白细胞减少,可按"虚劳"脏腑辨证分型方法,依据气血亏虚、脾肾两虚等不同证型,分别选用十全大补汤、八珍汤、大补元煎等不同方剂加减化裁。中药可根据不同病情,结合临床不同证型,进行不同的治疗。

甲亢合并糖尿病多属于中医"消渴"、"瘿病"等范畴,可根据两种不同病情,结合临床不同证型,进行不同的治疗。如见有甲亢继发糖尿病,病情轻者,甲亢病情控制后,糖尿病亦随之消失,多以治疗甲亢为主辨证施治。若甲亢诱发糖尿病,形成甲亢糖尿病并存,往往病情较重,甲亢与糖尿病同时治疗,多需及时配合使用胰岛素治疗。口渴、燥热等症状明显,多为阴虚燥热,可选用玉女煎等加减,适当配伍消瘿散结药物。

还有甲亢性骨代谢紊乱,依据"肾主骨"的理论,药用女贞子、枸杞、杜仲、菟丝子、补骨脂、鹿角胶等治疗。甲亢性腹泻多属脾虚或肝脾失调可用参苓白术散或痛泻要方加减治疗。

六、小结与体会

本文结合甲状腺功能症辨证治疗内容,详细阐述了主病辨证、主症辨证、微观辨证、兼夹病症辨证,阐述各自的辨证治疗特点与相互之间的关系。主病辨证是甲亢中医辨证论治的基础;主症辨证是甲亢中医辨证的主要组成部分;微观辨证是甲亢中医辨证论治发展的必然,弥补了主病辨证、主症辨证的不足,是现代中医辨证论治体系的特征,体现了现代中医与时俱进的观念,加深了对中医病证的实质认识。分阶段辨证治疗与兼夹病症辨证论治是主病辨证、主症辨证的补充。各种辨证治疗相对独立,又相辅相成,共同构成了甲状腺功能亢进症的中医辨证论治体系。值得指出甲亢的辨证体系目前尚不一致,尚没有形成共识的诊治规范。甲亢病包含疾病较广,除 Graves 病外,还有多种不同类型甲亢,有待于结合临床实际,辨病与辨证相结合,不断总结完善,不断提高辨证施治水平。

参 考 文 献

1. 王吉庆.甲状腺功能亢进症的中医辨治.中国农村医学,1995,23(6):59-60
2. 简任佑.甲状腺功能亢进症中医辨证的初步研究.广州:广州中医药大学,2002
3. 成肇智,刘琼,傅蔷.毒性弥漫性甲状腺肿分期证治.中医药通讯,2003,2(2):67-68
4. 姜浩.辨证治疗甲状腺机能亢进症30例临床疗效观察.北京中医学院学报,1984,(6):15
5. 陈鸣钦.甲亢中医辨证论治.福建医药杂志,1980,(2):45
6. 郭宝荣,冯建华,张娟,等.愈瘿片治疗甲状腺功能亢进症的临床研究.山东中医药大学学报,2000,24(2):97
7. 罗善友.中医辨证分型治疗甲状腺机能亢进症26例.福建中医药,1991,(4):21

(陈继东　陈如泉)

第三节　简述甲状腺病从虚辨治

甲状腺病是临床常见疾病,大多属中医学瘿病范畴。临床上常表现为不同脏腑亏虚,虚实兼夹,治疗上采用补虚扶正为主的治疗方法,往往能收到比较满意的疗效。因此,探索甲状腺病与气血阴阳及脏腑亏虚的内在联系,对于指导临床有着重要的现实意义。临床上甲状腺病的不同病种、不同的阶段或整个病程中,可以表现为不同脏腑亏虚,或虚实兼夹。治疗上采用补虚扶正为主的治疗方法,或配伍其他不同治法联合用药。"虚则补之"为中医虚证论治的总法则,为甲状腺病虚证论治起到了指导作用。陈教授主要从脾、肾、肝、心分析了不同甲状腺疾病的病因、病机及临床表现,并针对不同的状态确立其治疗原则和方药。

一、瘿病与虚证病机的相关性

中医学没有甲状腺功能亢进症、甲状腺功能减退症等病名,但甲状腺病涉及心、肝、脾、肺、肾等五脏亏虚,或由先天禀赋不足,胎中失养,体质不强而肾阳亏虚;或久病不愈,或失血过多而脾肾失养,阳气不足;或手术、同位素治疗以后,伤于气血,脾肾亏虚等,诸多因素致使全身功能不足而发为本病,其病位重在脾肾。

(一) 肾虚

人之禀赋异常,也是甲状腺病的重要原因之一。中医学认为甲亢病变主要在肝,临床上常见本病的遗传现象,其父母患甲亢者,其子女也患之。患者严某,他家有四人患有甲亢病,其母亲及兄妹三人均确诊患之,其就诊兄妹两人均表现为肝肾阴虚,肝阳上亢之候。甲减患者常因先天不足或瘿病日久,导致阳气虚弱,阴邪无制,多累及心、脾、肾三脏。肾为先天之本,甲减有始于胎儿期、新生儿期者,可见胎儿生长偏小,或成五迟、五缓,与肾虚关系密切。临床主症为元气亏乏,气血不足之发育迟缓、神识痴呆、神疲乏力、畏寒怯冷等。成人甲减,还可见记忆力减退、毛发脱落、性欲低下等症,也是肾阳虚的表现。据实验报告,凡阳虚证患者,血清中甲状腺素含量偏低,也反证了甲减患者必具阳虚之表现。但甲减所表现的虚寒征象乃是源于甲状腺激素的分泌不足,故本病实与肾之阴精不足亦有关联,肾阴虚也可以成为甲减内在之病理因素。

(二) 脾虚

脾为后天之本,主四肢、肌肉。甲亢患者脾气虚弱,运化无权则肌肉无以充养,故消瘦、神疲、乏力;体弱久病,正气虚损,脾气虚弱,肌肉失其气血濡养,则瘿病肌肉痿弱无力或眼睑下垂,甚则全身乏力,不能行走,呈现甲亢肌病等各种表现。或脾气虚弱,健运失职,湿浊下注则泄泻或下肢黏液性水肿。甲减患者,年深日久,阳气虚损,可出现肢肿、纳呆、便结、神疲等症。据观察,甲减有肌无力者占61%,此为"脾主肌肉"之功能减退。且有32%~82%患者合并不同程度之贫血,此乃脾气虚弱,气血生化不足所致。同时甲减妇女常有月经紊乱,严重时引起持续大量失血,均系脾不统血之征象。

(三) 肝虚

乙癸同源,肝体阴而用阳。甲亢患者情志抑郁,肝郁久而化热,亢热烁阴,或恣欲伤肾,肾火郁遏,暗耗阴精,则肝肾同病。肝气通于目、肝得血则能视、阴血虚则目干涩而头昏眩,肝血养筋、阴血虚则筋失所养、则肢体手指蠕蠕而动。肾主腰膝,精水通于瞳神,阴精不足,在下则腰膝酸软,在上则视物昏花。心肾水火既济,肾水无以上潮则心火浮动、则心烦、惊悸、不眠、健忘、神疲,诸症齐作。

(四) 心虚

心居上焦,为阳中之太阳。心中之阳,五行属火,赖阴液之滋养与制约。如甲亢患者,常心阴亏虚,心火必盛,火热内扰,则烦而不宁、口舌生疮,治必于甘寒以养阴之同时,佐以苦寒以降泻亢盛之心火。心藏神,心阴亏虚,心火必旺,火扰心神,则心烦少寐。心神不宁,故滋阴泻火多佐以镇静安神,或养心安神。甲减患者以心动过缓脉沉迟缓为主要见症,此乃心阳不振之临床表现,乃因"肾命不能蒸运,心阳鼓动无能"所致,故病初虽不涉及心脏,但基于肾阳衰微,心阳不振,心肾阳虚而进一步加重临床阳虚之见症。甲减的主要病机是肾阳虚,肾阳是功能活动的动力,也是人体生命的源泉。肾阳虚为导致甲减病的直接因素,随着病情的发展,还会出现脾肾阳虚与心肾阳虚及痰浊内停。肾阴阳两虚往往出现于甲减病的后期,正气大衰,阴阳两伤是病理变化的最后转归,在其病机演化过程中,最终导致肾气败绝,阴阳离绝之死候。

(五) 五脏虚

地方性克汀病中医认为:"五迟",多属于先天胎禀不足,肝肾亏损,后天失养,气血虚弱所致。"五软"是由胎禀不足,脾肾虚弱而致。可见其致病因素一是先天不足,二是后天失养,但以先天禀赋不足为主。从体征上常见的呆、小、聋、哑、瘫来看,多因肝肾不足,脾肾两亏所致。"肾藏精主骨生髓、通脑、藏志、开窍于耳",而"脑为髓海",若肾精充沛则髓海有余,脑健耳聪,精神健旺。精血不充,不能上荣诸窍,脑海空虚,故见聋、呆诸症。肝为血海,"精血同源",若肝肾气旺、精血充足则筋骨强健,能行走站立,耳聪目明。肝肾不足,气血两亏,则筋骨失养。语言为智慧的表现,为心所主,心气不足,则智力不发达,言语迟缓。脾主肌肉、四肢,与胃为表里,脾胃为"后天之本,气血生化之源"。脾阳依赖于肾阳温煦滋养,肾阳不足能导致脾胃虚弱,脾失健运。脾肾两亏,则皮松肉弛,遍体衰弱,肌肉痿弱无力。故从中医学来说,地方性克汀病总由肝、脾、肾三脏亏损所致,其中以先天禀赋不足、肾气亏虚为其矛盾的主要方面。

中医学中虽无甲旁减的病名,但有不少类似本病的记载。如宋代《幼幼新书》就有"抽搐"的记载。清代《医宗金鉴》则认为:"肘臂伸缩名为抽,十指开合搦状成",并明确指出了此证乃内外风合而发病。鉴此,本病大抵可归属于中医学"痉"、"痫"等证范畴。本疾的发生,主要是由于失天之气不足,精血耗伤,将养失度,以致脾肾两亏,精气血化生之源不足。或因手术误伤,失血过多,血虚则肝无所藏,肝主筋,肝血亏虚,则筋失濡养,故发生手指屈而不伸之症;肾阴亏损,可引起肝阴不足,肝阳失所御制,亦而生风,风阳内动,气血逆乱,筋脉拘挛而发本症。另外,脾虚运化失常,还易致精微不布,痰浊内聚,肾虚水无所主,泛而生痰,此时或遇肝肾阴虚肝风火动,或遇心肝郁热引动肝风,痰则随风而动,风痰上扰,蒙闭心神清窍,闭塞经脉络道,形成神昏、全身抽搐、口吐涎沫等痫样发作。

总之,正气亏虚是疾病发生的内在因素。气阴两虚是甲亢的病机之本,禀赋不足,素体亏虚之人易患甲亢。如素体肾阴亏虚,肾精不足精不能化气,或虚火耗气,久则气阴双亏。火热、痰浊、瘀血是甲亢病机之标。阴虚火旺炼液成痰,痰瘀互结,聚于颈前日久成瘿。甲减为一慢性疾病,临床多表现为元气亏乏、气血不足,脏腑虚损的阳虚证候。阳虚生寒,患者临床症状与典型的肾阳虚证表现一致,故一般认为肾阳虚为甲减的主要病机,肾阳不足是其关键,病变又常涉及心脾两脏,可兼痰浊、瘀血的病理改变。

二、甲状腺病从虚论治的方药运用要点

"虚则补之"是中医治疗疾病的一个基本法则,在甲状腺病诊治过程中,要全面掌握中医的基本理论,要深刻理解中医的补法运用,了解不同甲状腺病之间虚证的共性与个性,体验选药组方原则和治疗思路,熟练掌握、灵活运用中医的补益方药配伍与加减变化,以达到取得良好疗效的目的。

(一)温补肾阳方药配伍与应用

配伍温补肾阳之品,不要以补肾阳之桂附为补肾阳方中主要部分,因肾主藏精而恶燥,水中之火虚,水寒不温,则阴亦虚,若以温肾阳如附子、肉桂等辛燥之品为主,则易劫真阴,以致无阴,则阳无以长而阳虚愈甚。补肾阳方剂主要以温肾壮阳平补为主,适当配伍补肾阴之品,以填精温肾阳,水中补火为特点。

(二)补肾养阴方药配伍与应用

肾阴乃人体阴液之根,对脏腑组织起濡养和滋润作用。肾阴亏虚,无以滋润或不能制阳则虚热内生,出现眩晕耳鸣,腰膝酸软,手足心热等症,以阴虚则内热为病机特点。临证处方选药以滋阴填精之品,如熟地、山药、枸杞、龟胶等为主,须配伍甘寒清润药物,如生地、龟板、麦冬、知母等进行组方配伍。另外若单以寒凉之品滋阴则易于伤阳,无阳则阴无以生,阴愈虚衰则火愈旺。故补肾阴,补阴配阳,填精滋阴,补而兼清,则滋肾阴而不伤阳,阴与阳共施,虚热自除,体现了阴虚者补而兼清的治疗原则。因此补肾养阴方药的配伍以填精必佐清润,精中求阴,补而兼清为其组方特点。

(三)补益五脏与补脾、补肾之先、后天根本

甲状腺病运用补益剂治疗五脏虚损之证时,又有以下两种不同的形式:①直接补益法:即直接补益虚弱的脏器;②间接补益法:即根据脏腑相生的关系补益虚损脏器所赖以资生之脏。具体运用方法大致有两类:①根据五行相生理论,采用"虚者补其母"的方法:如肺气虚者补其脾,即培土生金;脾阳虚者补其命门,即补火生土;肝阴虚者补其肾,即滋水涵木等。②通过补脾或补肾以间接补养虚损之脏:其理论依据是肾为先天之本,肾中阴阳为五脏六腑阴阳之根本。如《医原·五行生克论》卷上说:"肾中真阳之气,氤氲煦育,上通各脏腑之阳;而肾中真阴之气,即因肾阳蒸运,上通各脏腑之阴"。因此,宋代许叔微说:"补脾不如补肾"(《本事方》)。而脾为后天之本,乃气血生化之源,五脏六腑之气血阴阳皆有赖于脾所运化的水谷精微的不断充养方能保持充沛不衰,故明代薛己强调"补肾不若补脾"(《明医杂著》)。上述两种理论各自从不同角度强调了补脾与补肾的重要性,均有其理论依据及实际应用价值,但若各执一端,则有失偏颇,故具体运用时,须因证制宜。此外,补法又有峻补、平补之分,对病势急迫,如暴脱之证,宜用峻补,急救危亡;对一般病势较缓,病程较长的虚弱证,则宜用平补。峻补时宜药味少而剂量大,使其药力专而牵制少;平补则剂量不宜过重,常配合健脾和胃,调气和血之品,使补中寓通,补而不腻滞,通而不伤正,有利于长期服用以调补虚弱。

(四)甲状腺病大多不宜纯补

甲状腺病所表现的虚证,属纯虚者少见,常可兼夹火、痰、瘀等证,无论邪盛抑或正虚,总

有病邪为害方能导致疾病,只是久病或禀赋素弱之人多表现出气血阴阳的不足,这就需要以补为主,即用补法。在使用补法时,当区别轻重缓急与兼夹病邪状况,大多不宜纯补。如甲亢病初起多实,病久则可见虚证或虚实夹杂之证。初期多为气机郁滞,痰气凝结于颈前所致,或由肝火亢盛、瘀血阻滞而成,此多为实证。故可见急躁易怒、纳亢等症。病久不愈而成气虚、阴虚、气阴两虚等证。由于本病常属本虚标实之证,以气郁、痰凝、血瘀壅结为标,以气阴亏虚为本,以滋养阴血、补益元气为主,分别配伍疏肝解郁、理气化痰、活血祛瘀。

三、瘿病从虚辨治的治法用药

(一) 益气养阴法

气阴两虚是甲亢患者中最常见的证型,素体肾阴亏虚,肾精不足精不能化气;或虚火耗气,久则气阴双亏;情志刺激引动肝火或肝郁化火,火邪伤气耗阴,亦能成气阴两虚。常见症状有心悸、甲状腺肿大、畏热、多汗、焦急易怒、食欲亢进、体重减轻、乏力、突眼等。常以二至丸合生脉饮加减,常用药物有旱莲草、女贞子、黄芪、太子参、白芍、麦冬等。陈教授认为气阴两虚是甲亢的病机之本,益气养阴之法可贯穿于治疗甲亢的全过程,养阴制阳,维持阴阳平衡。

(二) 益气补脾法

这是治疗甲亢病气阴两虚证及甲减脾肾阳虚证常用治疗法则。甲亢患者常有自汗、乏力、下肢瘦弱无力等症情。常以补中益气汤加减,临床上重用黄芪,有人认为甲亢常见气阴两虚,阴虚阳亢,黄芪升提阳气,是否会加重阳亢之势。陈教授认为,黄芪升提多因配伍柴胡、升麻,单用黄芪则重在补益元气,况且气阴两虚患者,以益气之黄芪与滋阴药如生地、白芍、旱莲草、女贞子等配伍使用,滋阴药可制约黄芪升提。临床上,气阴两虚甲亢患者使用黄芪并未见副作用。

(三) 补益气血法

气血两虚证是甲状腺病的证候之一,多见于甲状腺功能减退症所致贫血患者,多为甲减久病不愈,饮食劳倦内伤,形成气血两方面亏损,乃致气血两虚证。甲亢及甲状腺癌晚期等疾病亦可见到该证候。肺脾气虚,肺气不足,脾气不运,则神疲乏力、呼吸气短、纳谷减少;气血不足,血不养心,故心悸失眠;气血不足,无以上荣头目与肢体,故头晕眼花、面白无华、唇甲色淡;气血不足,冲任亏虚,故妇女月经量少色淡;舌质淡而胖,脉细弱而无力,均属气血两虚之证候。常用十全大补汤加减,常用药物有党参、黄芪、炙甘草、熟地、当归、紫河车等。便溏肢冷明显者,加补骨脂、淫羊藿等;脘腹胀满者,加砂仁、陈皮。

(四) 滋补肝肾法

本法多用于甲亢阴虚患者,常见形瘦、神萎、乏力、口渴、尿少、便秘、五心烦热、潮热盗汗、舌红少苔、脉细数等阴虚内热病证。以二至丸、六味地黄丸等加减。甲亢为慢性内分泌疾病,疗程较长,长期甘寒滋腻易致胃纳呆滞之现象,陈教授常用旱莲草、女贞子等平淡补肾之品。据虚则补其母之法则,常配伍麦冬、沙参等养肺之品,虚火较甚者配伍黄柏、知母等药物。

运用补阴法,可按五脏辨证。有阴虚见证,又见心悸、健忘、失眠多梦、面红等心阴不足病证,常用生地、二冬、玄参、五味子、丹参等补阴养心;阴虚同时见虚劳久咳、干咳痰少或痰中带血、气短声嘶等肺阴不足,可与麦冬、玉竹、天花粉等配伍;若同时见口干咽燥、不思饮食(或饥不欲食)、便干等胃阴不足之证,可与麦冬、玉竹、生地等配伍;若同时见头晕耳鸣、两目干涩、胁肋疼痛、手足蠕动、腰膝酸软、遗精少寐等肝肾阴亏,可予二至丸、杞菊地黄丸滋补肝肾;若阴伤较甚,可配合三甲复脉、大定风珠等汤方治之。

(五) 养心复脉法

本法适用于气虚血少而致心悸、短气、舌淡苔少、脉结代或虚数诸症。西医学甲状腺功能亢进合并心脏疾病引起的各种早搏、心动过速等心律失常可按本法治之。在中医文献中通称"惊悸"、"怔忡"或"脉结代"等。

由先、后天各种因素损伤心之气血,使心阴不足,心体失养而见心动悸;心阳不振,脉气不相接续而见脉结代。可予炙甘草甘温益气,配桂枝、人参、大枣补心气,助心阳;生地、麦冬、麻仁、阿胶补养心阴,诸药合用,共奏益心气,养心血;振心阳,复血脉之效,即补心法。方如炙甘草汤。

(六) 温补脾肾法

甲减患者临床上多表现为元气亏乏、气血不足,脏腑虚损的阳虚证候,常见畏寒肢冷,面色萎黄,肢体虚肿,食少纳呆;或性功能减退、阳痿不举;或妇女宫寒不孕,带下清稀,阳虚生寒等症,一般认为脾肾阳虚为甲减的主要病机,属中医"虚劳"范畴。对于甲减体虚而兼有寒象的阳虚病证,取药性温热的补益药或温里药与补益药同用,常用右归饮或右归丸加减。常用淫羊藿、补骨脂、肉苁蓉、菟丝子、枸杞子等药。陈教授强调在服用温肾助阳等药的同时,当酌配滋补肾阴之品,以防温燥伤阴之弊。

(七) 温补心肾法

该法用于心肾阳虚的患者,是以肾阳不足及心阳衰微之证并见的证候,临床除形寒肢冷等阳虚表现外,以水肿、心动过缓、脉来沉迟微弱为主要脉证,多见于甲状腺功能减退的患者。以真武汤合保元汤加减,常用药物有肉桂、黄芪、人参、甘草、干姜、附子、薤白、桂枝、仙灵脾等;身肿甚者,加茯苓、苡仁、车前子等。

(八) 填精补髓法

用于小儿肾气虚弱证,多见于先天性甲状腺功能减退症患儿即克汀病患儿,为小儿先天肾精化生之气不足,肾阳不能蒸化肾阴,以致生长发育功能障碍等临床表现,属中医"五迟"、"五软"等证的范畴,治以补命门,壮肾阳,填精髓,常以左归丸合右归丸加减。陈教授认为这类病症乃先天不足所致,非一般补药所能奏效,须用厚味滋腻之品如紫河车、羊肉、阿胶、鹿茸、龟胶等栽培精血,充养形质,以温厚热醇之品如巴戟天、肉苁蓉、淫羊藿、肉桂以鼓舞阳气。强调立迟、行迟、齿迟以补肾养血为主,发迟则补气养血为先。临床上要注意填精补髓法,用药多属滋腻,脾胃虚弱者慎用,必要时可加入健脾之品,如砂仁、陈皮、木香等,以芳香醒脾。运用滋补法,须时时顾护脾胃功能,若脾弱运迟者,宜先调理脾胃或在滋补剂中佐以健脾助运之品。

参 考 文 献

1. 张勇. 《理虚元鉴》中虚证治疗特色浅析. 河南中医,2003,23 (2):16-17
2. 黄巧枝. 补益脾肾法在内科病症的应用. 新中医,1994, (8):15-16
3. 梁军,张洁玉. 补肾填精方治疗甲状腺功能减退症 126 例. 中国中医药科技,2001,8 (4):210
4. 李民,邱玲. 从补益方剂看中医补法的运用. 成都医药,2002,28 (5):288-289
5. 徐建忠. 补益脾肾法临床应用体会. 安徽中医临床杂志,2002,14 (1):47-48

(向　楠)

第四节 甲状腺病从痰瘀辨治认识及临床应用

甲状腺病是常见的内分泌疾病,属中医"瘿病"等范畴,病机多认为虚实夹杂,本虚标实,与气郁、痰凝、血瘀有关。从大量文献研究及临床实践上发现,各种不同的甲状腺病患者,在所患疾病的某一时期或整个疾病过程中,可存在不同表现、不同程度的"痰瘀"表现。

痰与瘀是人体内气血津液不归正化所变生的病理产物,为有害的致病因子。既可因病而生,也可停积致病,故其为病相当广泛,可以表现于许多疾病之中,反映出一定的证候特点。因此,历代医家倡"百病兼痰"、"久病从瘀治"之说,作为审证求因、探讨病机、指导治疗的依据。

一、甲状腺病痰瘀病变的古代医家论述

甲状腺病,病之初起多因情志内伤,木失疏达,气机郁结,而致脾运失健,津液无以敷布,凝聚为痰,壅结颈部而成。若病延日久,气滞痰壅,血行不畅,瘀阻于内,其病日深,其症益者,则成瘀积之状。正如严用和《济生方》所述:"夫瘿瘤者,多由喜怒不节,忧思过度,而成斯症焉。大抵人之气血,循环一身,常欲无滞留之患,调摄失宜,气凝血滞,为瘿为瘤。"清代沈金鳌云:"瘿瘤者,气血凝滞,年数深远,渐长渐大之症。"可见,气滞、痰涎、血瘀为其罗病之由。如明代陈实功《外科正宗》云:"人生瘿瘤之证……乃五脏瘀血,浊气、痰滞而成。"而气、痰、瘀三者之间,又是相互关联,相互因果的。气滞则血瘀痰壅,痰凝则气滞瘀阻。血瘀则积痰碍气,三者互结则病益深,三者渐化则病趋愈。朱丹溪云:"痰夹瘀血,遂成窠囊。"

二、甲状腺病痰瘀证的病因病机

甲状腺病的痰瘀病变作为"瘿病"的基本病理因素,历来未有争议。依据中医理论结合临床实践不难发现,许多不同的甲状腺病病理因素演变的必然结果便是"痰瘀"。甲状腺病痰瘀互结证具体病因病机如下。

(一) 气郁形成痰瘀

《丹溪心法·六郁》云:"气血冲和万病不生,一有怫郁,诸症生焉,故人生诸病多生于郁,诸郁终致气郁血郁"。气血两者,关系密切,情志和瘀血可互为影响。"气为血帅,血随气行,气机畅达则血脉流通,气机阻塞则血亦凝滞。同样,血瘀则气亦受其影响。《济生方》卷4指出:"人之气道贵乎顺,顺则津液流通,决无痰饮之患",忧思恼怒,肝失条达,气郁痰凝;因此,人们常视气滞为引起痰瘀的重要原因之一。化痰活血法的大旨在于,对于气滞血瘀患者能通过此法疏理气机,脾气行血亦行,复与活血化瘀药共同,达到使血脉畅通之目的。《素问·生气通天论》指出:"大怒则形气绝,而血菀于上,使人薄厥……"《素问·调经论》:"血有余则怒,不足则恐"。并指出预后的严重性:"血之与气,并走于上,则为大厥,厥则暴死,气复反则生,不反则死"。这很像因情志过激诱发的"中血脉"的脑卒中。

(二) 寒凝痰瘀内生

阳虚不能温煦,气化失运,水液不化而成痰。阳虚则外寒,血又遇寒则凝,故阳虚血瘀者,每多见之。瘿病日久,气机久塞,真元之气无以流动。造成甲状腺功能减退症之脾肾阳虚,

寒凝于内,气血凝滞。《素问·八正神明论》:"天寒日阴,则人血凝泣,而卫气沉"。《素问·调经论》:"寒独留,则血凝泣,凝则脉不通,其脉盛大以涩,故中寒。"并指出"中寒瘀血"是血瘀证的一种类型。

(三)阴虚痰血瘀阻

禀赋不足,素体阴虚,阴虚血少,血行不畅,可形成阴虚血瘀,正如《读医随笔》云:"阴虚血必滞"。阴虚内热炼液生痰,形成痰瘀互结证。毒性结节性甲状腺肿伴甲亢或 Graves 病患者常见肝肾阴虚,兼夹痰凝血瘀现象,肝气通于目,肝得血则能视,阴血虚则目干涩而头昏眩,肝血养筋,阴血虚则筋失所养,则肢体手指蠕蠕而动。胁为肝之分野,肝络涩滞,则胁痛隐隐不休。肾主腰膝,精水通于瞳神,阴精不足,在下则腰膝酸软,在上则视物昏花。心肾水火既济,肾水无以上潮则心火浮动,则心烦、惊悸、不眠、健忘、神疲,诸证齐作。

(四)脾虚痰滞血瘀

劳倦过度,伤及正气,或素质有偏差之处,以致水谷不化精微,反为痰浊;如阳虚气弱,或肥胖之体形盛而气虚者,则气不化津而为痰,由于气血与津液同源,中医有"痰瘀同源","痰瘀同病"的说法。痰饮和瘀血均为人体受某种致病因素作用后所形成的病理产物,这些病理产物又能作为致病因素引起多种病证,从某种意义上说,"血瘀"在早期,也可视为"痰浊"。在运用活血化瘀法不力时采用"化痰降浊"法。在后阶段"痰瘀"重于"血瘀",量变是缓慢的,当量变积累到一定程度时,必然出现质变,而成为"痰浊"。这就是古人所说的"顽痰"、"老痰"、"死痰"。其中痰饮是由水湿津液代谢障碍所形成,而瘀血则是由气血失调导致血行不畅,或血离经脉所酿成。痰证和血瘀证无论在发病机制、临床证候等方面均有着一定的内在联系,但两者毕竟是不同的证候,不容混淆。"痰血同瘀"不可避免地运用"痰瘀同治"的法则,单纯利用"活血化瘀"法是不够的。

总之,甲状腺病主要与正气不足、情志不畅和居处饮水水质有关。在诸类致病因素的作用下,使肝郁不疏,脾失健运,脏腑功能失调,经络阻滞,导致气滞、痰凝、血瘀等病理变化,病理产物结于颈靥,日久成瘿。瘿瘤之因,虽有气滞、痰凝、血瘀之别,但其发病之内在因素即是人体正气虚弱。疾病的发生与人体的正气有着密切的关系。由于正气不足,以致病邪乘虚而入,结聚于经络、脏腑,导致气滞、痰凝、血瘀等病理变化,酿成瘿瘤之病。《内经》云:"邪之所凑,其气必虚",又云:"两虚相得,乃容其形。"由此说明正气虚弱是形成瘿瘤的内在原因。因此,在治疗时要注意正气的盛衰,衡量"正"、"邪"之间关系。若邪实正盛,则以祛邪为主。若邪实正虚之证,切不可专事攻邪,恐正气无以敌邪,旧病不去,正气益虚,新邪又生。当在祛邪之中增入扶正之品,使其正气渐复有祛邪之力。

三、甲状腺病痰瘀论治的病理环节

人禀阴阳二气,则煎熬津液为痰;气失其温和而过于寒,则津液凝聚而亦能为痰,故痰实为水火之产物,皆由脏腑阴阳失调,三焦气化不宣所导致。

(一)气血津液运行障碍是痰瘀生成的基础

甲状腺病主要由于情志内伤、水土失宜、体质因素和外邪侵袭等原因所致。情志内伤,气机瘀滞,壅滞于颈;或水土失宜,脾失健运,湿聚生痰,痰凝气滞,痰气交阻于颈;或先天遗传体质因素,阴亏虚火灼液生痰,痰凝血瘀,痰血交阻于颈。总之,气滞、痰凝、血瘀是甲状腺病的基本病理变化。

痰乃津液变生的病理产物,是津液不归正化的结果,有有形、无形之分。有形之痰是指排出人体之外,视之可见、触之有物、或听之有声的痰;无形之痰指反映有痰的一组特异性症状、体征,是具有中医特色的病理学说。由于痰之生成,无不因于气机郁滞,故其为病随气升降,无处不至,所涉病证广泛,症状复杂,部位无定,病情较重,变幻多端,系疑难怪证之源,故先贤有"百病中多有兼痰者"(《丹溪心法》),"痰在人身……凡有怪症,莫不由兹"(《锦囊秘录》)等说。

(二) 脏腑功能失调是痰瘀生成之本

人以五脏为中心,气血津液的生化有赖于脏腑正常的生理活动,而气血津液的病变乃是脏腑病变的结果。津液成痰主要关系到肺脾肾,而涉及肝;因"肺为贮痰之器","脾为生痰之源","肾为痰之本"。血凝成瘀则以心肝为主,病及肺脾,因"恶血必归于肝","瘀血不离乎心"。由于脏腑与五体、七窍之间是一个统一的有机整体,故脏腑肢体骨节经络皆可见痰瘀同病证候。但因诸脏各有其独特的生理功能和病理变化,故痰瘀同病的具体表现尚有多端,当针对病位病证特点辨治。

肺居上焦,主气,有布散通调水津的作用,如肺气郁滞,治节不行,则津液停而成痰。脾属中焦,主运化,升清降浊,使水谷变生精微,输布充养周身,运输排泄水湿外出,若湿困太阴,脾虚不运,则转输失调,津液停积而为痰。肾处下焦,属水,主五液,职司开合,分清泌浊,管理水液的蒸化排泄,若火衰水亏,蒸化失常,则津液亦可成痰,故清代陈修园说:"痰之成,气也,贮于肺。痰之动,湿也,主于脾。痰之本,水也,原于肾"。《圣济总录》亦说:"三焦者水谷之道路,气之所终始也,三焦调适气脉平匀,则能宣通水液,行入于经,化而为血,若三焦气塞,脉道壅闭,则水饮停滞,不得宣行,聚成痰饮"。指出痰的生成主要是因肺、脾、肾三脏运化水液的功能失调,以及肝气失于疏泄等,导致气化失宣,经脉络道壅闭,津液失于流行,不能成为气血,反而积聚为痰。

(三) 痰瘀互结凝滞是瘿病病理主要环节

瘀血是血液凝滞或血脉运行不畅所致的病理产物,又可进而引发各种各样病证,不仅可以导致常见病、多发病,还能形成疑难重证,如《证治准绳》说:"百病由污血者多",唐宗海说:"一切不治之症,总由不善去瘀之故",均指出疑难病应注意从瘀论治。痰、瘀虽然各具特有的征象,但因均为津血不归正化的产物,同源异物,故在病理状态下,又有内在的联系,往往互为因果,胶结难解。既可在同一病因作用下,同时影响津血的正常输化导致痰瘀同生。另一方面,亦可表现为痰瘀互生。痰浊阻滞脉道,妨碍血液循行,则血滞成瘀。瘀血阻滞,脉络不通,影响津液正常输布,或离经之血瘀于脉外,气化失于宣通,以致津液停积而成痰,导致瘀与痰互结同病。故可认为,痰阻则血难行,血凝则痰易生;痰停体内,久必化瘀,瘀血内阻,久必生痰。在病变过程中可以互相因果为病。故在瘿瘤的形成、演变中,应充分重视"痰夹瘀血"这一病理机制。有资料表示,痰证患者有较突出的血液流变学改变,其所反映的血浆流动性降低,聚集性增高和成分异常。体现了中医关于津液成痰的理论和痰的物质性。同时,痰证患者血液流动性降低,聚集性增高的血液流变性改变,反映了"痰中夹瘀"和"痰可致瘀"的现象,为临床运用除痰祛瘀法治疗瘿病提供了有力的依据。

四、甲状腺病"痰瘀证"典型临床表现

根据症状和体征可分为下列方面:①甲状腺不同程度的肿大:从甲状腺疾病的症状分

析,甲状腺疾病多数有甲状腺肿大,且皮色不变,不红不热,多是痰饮内聚的表现。可能标志着局部存在有形之痰瘀征象。由于体质、兼夹病邪之不同,甲状腺肿大程度与质地而有区别,伴有甲状腺功能状况亦不一致。如桥本甲状腺炎患者,甲状腺肿大多质韧如橡皮,有的不伴有甲状腺功能变化的疾病,不一定有全身症状,有的伴畏寒怕冷,气短乏力,此乃阳气虚弱,寒盛痰凝所致。②不同程度的甲状腺局部疼痛:"瘀阻脉络,不通则痛"。亚急性甲状腺炎发病初期表现除有咽痛或上呼吸道感染症状,以及轻度或中度发热外,甲状腺部位疼痛,可向下颌、耳、牙床及枕骨部放射,可因咳嗽、吞咽、转头使疼痛加剧,触诊有明显压痛。甲状腺癌有颈部单发瘿肿,质硬、固定、间有疼痛,可伴胸闷气憋,或声音嘶哑,呼吸困难,吞咽障碍。桥本甲状腺炎及 Graves 病等亦可见甲状腺肿大、局部胀感不适,压痛不适,甚或疼痛。③甲状腺病结节:"瘀血在经络,脏腑之间,结为癥瘕"。各种甲状腺病大多表现甲状腺肿大,或结节、肿块。既可以是单发,也可以多发。有的质软,或质韧,或质硬,且固定不移。④Graves眼病:表现有眼球突出,眼球运动受限,眶内肿胀使眼睑鼓起,严重时可使眼睑外翻膨出;眼部异物感或疼痛,CT 检查可见眼外肌呈梭形肿胀,肌腹增粗似瘤;眼眶内结缔组织增生纤维化视力,均表现有血瘀证候。⑤神经精神症状:常见的甲状腺功能亢进症及甲状腺功能减退症均可见有各种精神神经症状,甚则有精神病表现。如淡漠型甲亢可见神情淡漠抑郁,表情淡漠,对周围事物漠不关心;有的甲亢患者可见有精神紧张、兴奋多动、急躁易激动,甚至躁狂。甲减患者可见精神思维活动迟钝,回答问题迟缓。"瘀血攻心,则心痛、头晕、肢体麻木、烦梦不宁、神气昏迷、不省人事。"⑥局部体表肌肤异常:Graves 病胫前黏液性水肿,多见于小腿胫前下段,有时可延及足和膝部,也可见于面部、上肢等。起病初期是紫红色皮损,继之增厚变韧,最后呈树皮样改变。皮肤及甲床色素沉着,但黏膜很少发生色素沉着。

综上所述,不同甲状腺病往往以上述某一种症状或体征为主要表现,或同时合并一种或一种以上痰瘀的其他症状和体征。甲状腺病临床表现或病理生理状态都具有较为典型的"痰瘀证"的症状和体征,符合中医典文献中"痰瘀证"的范畴。经用现代医学研究方法证实其中大部分确有"痰瘀"的实验室证据,即分别具有血流动力学障碍、血液流变学异常及血液凝固性增高。

五、甲状腺疾病痰瘀论治的治则要领

甲状腺疾病属中医"瘿病"的范畴,它以颈部漫肿或结块,逐渐增大,缠绵难消为特点,其病机以痰凝瘀滞为主。据此,历代中医对该类疾病的治疗以化痰为先,如著名的海藻酒、海藻玉壶汤、四海舒郁丸,无不以化痰药为主要组成。

(一) 首审痰瘀的有无及主次

甲状腺病从痰瘀辨治,并非所有甲状腺病均存在痰瘀征象。首先当审痰瘀的有无主次。有的甲状腺功能亢进症初期或轻症患者,可以表现为甲状腺没有任何肿大,但有心慌、怕热、多汗、乏力、食纳亢进、体重减轻、手颤等症状,甲状腺功能检测异常,TT_3、TT_4、FT_3、FT_4 高于正常,TSH 低于正常,甲状腺功能亢进症诊断无疑。中医辨证多属气阴两虚证,但没有痰瘀证候。临床上亚临床甲亢、亚临床甲减初发病者,亦常没有痰瘀证候。

甲状腺病存在痰瘀证候,尚需分清两者先后及主次关系,辨其偏瘀血、偏痰结、偏虚、偏实、偏寒、偏热、偏气滞的不同。一般可参考病程长短、甲状腺肿大有无结节肿块,加以区别。由于痰瘀相伴为患,在具体治疗时,应确定化痰与祛瘀的主从或是痰瘀并治。治痰治瘀虽然

主次有别,但痰化则气机调畅,有利于活血;瘀去则脉道通畅,而有助于痰清。此即所谓"痰化瘀消,瘀去痰散"之意。若痰瘀并重则当兼顾合治,分消其势,使其不致互相狼狈为患。同时应注意不可孟浪过剂,宜"中病即止",以免耗伤气血阴阳,变生坏病。选药以平稳有效为原则,慎用毒猛辛烈之品。

在实践中体会到疗效的关键在于掌握"和血"、"活血"、"破血"的原则。"和血"即调和气血、疏通脉络法,所用之药必活血兼养血,活血兼调气,不寒不热、不壅不破,如对甲亢证属肝郁气滞、血瘀轻证者加用当归、川芎、丹参、丹皮、郁金、赤芍、鸡血藤等。"活血"即行血,其作用介于"和血"和"破血"之间,如对甲亢属痰瘀壅结者常加用川芎、蒲黄、红花、五灵脂、郁金、三七、穿山甲、大黄、姜黄、益母草、泽兰、牛膝、乳没、鬼箭羽等。"破血"即破血逐瘀,用于瘀血重证,如对甲亢属痰凝血瘀、病久瘀血较重者常加用三棱、莪术、桃仁、水蛭、穿山甲等。此外,在治疗过程中,也可配合静脉点滴具有活血化瘀作用的中药制剂如丹参注射液、三七总苷注射液、川芎嗪注射液等疗效会更好。

(二) 治以疏肝理气为先

痰是津液留聚所成,津液赖气化以宣通,故痰之病变与气滞密切相关,所谓"行则为液,聚则为痰,流则为津,止则为涎,顺于气则安,逆于气则重"。若气机失调,则津液停积而为痰;既停之后,又复阻碍气化功能,因此治痰必先理气,"善治痰者,不治痰而理气,气顺则一身之津液,亦随气而顺",自无停积成痰之患。进一步来看,导致气滞之因多端,"气之为病不一,故痰之为病亦不一,必本其所因之气,而后可治其所结之痰"。因此,还当辨其气滞之因,采取相应措施。

当然,在理气的同时,治痰亦不可偏废,如痰积已深,阻滞气机,气不得顺,又宜先逐已盛之痰,痰去则气自可顺。《医统》有言:"有理气而痰自顺者,治其微也,有逐痰而气方畅者,治其甚也,两者皆治痰之要也,不可偏废者也。但看痰与气,孰轻而孰重,故施治有可急而可缓,故曰逐痰理气,有所先后"。说明痰随气滞者,予以施治。

(三) 治痰常兼治火

痰的形成多由气滞,气之与火,本属一源,"元气盛者火必实,元气虚者火必虚"。若气实火盛,则势必煎熬人体阴液而成痰,气虚火衰,不能运布津液亦可凝而为痰,故前人认为治痰"须辨火之微甚,明气之盛衰,则痰火自可相安于无事"。如气火偏盛而成痰者,治宜清降;气火偏虚而生痰者,又当温补。

在气火偏盛偏衰的主次关系上,一般均以火盛为多见,因在生理情况下,"痰之未病,即身中真阴也,火之未病,即身中真阳也",在病理情况下,"气病多从火化","痰得火而沸腾,火得痰而煽炽",故方书有"痰即有形之火,火即无形之痰"的论点,将痰归属于阳邪(相对的),认为"凡痰因火动者,宜治火为先",无论因热而生痰,或因痰而生热,均当清化,用药不宜温燥,以免助火生痰,同时,还当根据邪正虚实分别处理,若实火煎熬成痰,治以苦寒泻火,阴虚燥热生痰,治以甘寒清热,火降则痰自平。

(四) 不同治法选药配伍

从甲状腺疾病的治疗上分析,各种甲状腺疾病的治疗多离不开化痰法,历代文献中所记载的治疗甲状腺疾病的方药,多以化痰软坚为主,海藻、昆布、海带、海蛤壳、瓦楞子等药物几乎每方必用。近年来,对治疗甲状腺功能亢进是否用含碘中药材展开了讨论,目前临床上一般慎用海藻、昆布等。对于甲状腺功能亢进症的治疗,还是常常使用贝母、半夏、夏枯草、白芥子等化痰之品,说明甲状腺疾病治疗中化痰药常用。诚然,化痰法用于治疗甲状腺疾病必须根据病情辨证,与其他治法结合、配伍,并不是单独使用即可奏效,如甲状腺功能亢进常用清肝化痰或养阴化痰;甲状腺功能减退常用健脾化痰或温阳化痰;甲状腺肿大或肿块常用理气化痰、破瘀化痰或化痰软坚等。

(五) 注意内外兼治

"肉瘿"相当于西医学的甲状腺腺瘤及结节性甲状腺肿;中医多责之于忧思郁怒,痰浊凝于经隧。颈前肉瘿,皮色如常,扪之柔韧而光滑,随吞咽上下移动,或咽喉作梗,或胸部窒闷,或自觉仅数天,或迁延日久。既适用于内治,也可用于外治;如报道控涎丹内服,该方既能单独应用,也可配伍汤剂。由于控涎丹内服对胃肠道有一定的副反应,如呕恶、腹痛、腹泻等,故对部分甲亢患者,老年、孕妇、伴有慢性胃肠疾病者,应慎用或不用。具体服用宜从小剂量开始,视症情与体质壮实与否,酌情逐渐增加,本方配制以姜汁泛为丸,意在止呕散结,如用米饮送服可减轻呕恶。外治具体使用法是:甘遂、大戟、白芥子各等份,先将白芥子略炒至嫩黄色,候冷,然后将以上各药同放在铁船内,碾成粗末,纸包放在石灰缸中收藏,用时将药末、黄酒调成糊状,涂于患处,外盖纱布,胶布固定,每日一换,一般敷后常皮肤色红。市售的控涎丹亦可研末调涂。王氏等报道用外敷消瘿膏治疗甲状腺肿32例,其中甲状腺腺瘤3例,甲状腺囊肿2例。消瘿膏由生半夏、黄药子、乳香、没药、白芷、生天南星、穿山甲等药加工成极细末后,按规定比例加5%氮酮精液及赋形剂调制成,同时据甲状腺肿面积大小,取1层纱布涂膏敷患部覆盖塑料薄纸封闭,外以纱布3层包压,胶布固定,2天一换,以局部湿润温暖为度。观察结果表明,总有效率达84.4%。

六、甲状腺疾病痰瘀辨治的常用治法与药物

(一) 理气化痰法

适用于发病常与精神因素有关,症状随情志波动而变化,甲状腺肿大,质软,无压痛,伴喜叹息,胸胁胀痛,舌苔薄白,脉弦滑,如单纯性甲状腺肿大、结节性甲状腺肿大等,常用方剂有逍遥散、四海舒郁丸等。常用药物有柴胡、香附、青皮、陈皮、郁金、海藻、昆布、八月札、法半夏、枳壳等。

(二) 破瘀化痰法

适用于甲状腺肿块质硬,或肿块表面有结节感,无明显其他全身症状,或妇女痛经,经色黯红有血块,舌质紫黯,或有瘀点瘀斑,脉濡涩。如甲状腺腺瘤、甲状腺腺瘤囊化等。常用方剂有桃红四物汤、活血散瘿汤、血府逐瘀汤等。常用药物有桃仁、红花、赤芍、川芎、丹参、三棱、莪术、当归、乳香、没药、石见穿等。对瘿瘤的治疗,组方选药还必须酌加虫类搜剔通络之品,如穿山甲、全蝎、土鳖虫、水蛭、蜈蚣等,以使结穿络通,增强疗效,促进瘿瘤消散解体。如内消片由斑蝥、全蝎、蜈蚣、甲片四味药组成,前三者均有毒性,其中以斑蝥为最,均入肝经,都具攻毒化痰、化瘀散结之作用,甲状腺良性肿瘤由肝郁气滞痰凝所致,故而在治疗上有效,每片斑蝥含量当为10mg,蜈蚣1g,全蝎1g,且每日不能超过3片,儿童减半。

(三) 清肝化痰法

适用于甲状腺肿块突然增大,可有疼痛,或甲状腺肿大,质尚软,伴有心悸、手抖,或突眼,怕热,口干苦,或便干溲黄,舌质红苔黄,脉弦数。如甲状腺功能亢进、甲状腺腺瘤囊肿出血、亚急性甲状腺炎急性期等。常用方剂有柴胡清肝饮、龙胆泻肝汤、消瘿汤(《寿世保元》)

等。柴胡、连翘、黄芩、山栀、龙胆草、夏枯草、车前子、贝母、山慈菇、海藻、昆布等。

(四) 健脾化痰法

适用于素体脾虚,罹患甲状腺肿大或肿块,伴有面色少华,纳谷不振,腹胀便溏,舌质淡红苔薄腻,脉细滑。如单纯性甲状腺肿、桥本甲状腺炎、亚急性甲状腺炎恢复期、甲状腺腺瘤等。常用方剂有四君子汤、异功散、二陈汤、参苓白术散等。常用药物有党参、白术、茯苓、陈皮、法半夏、砂仁、木香、枳壳、怀山药、炙甘草等。

(五) 养阴化痰法

适用于甲状腺肿大,伴心悸,多汗,怕热,手抖,五心烦热,或甲状腺肿块患者,长期服用破血化瘀或温燥化痰之剂,舌质红少苔,脉细数。如甲状腺功能亢进症、桥本甲状腺炎伴甲亢等。常用方剂有一贯煎、镇肝熄风汤等。常用药物有太子参、沙参、麦冬、五味子、生地、白芍、玄参、牡蛎、龙骨、龟板、鳖甲等。

(六) 温阳化痰法

适用于甲状腺肿硬如橡皮或甲状腺肿块质硬,无痛感,皮色不变,伴畏寒怕冷,面色无华,甚或面浮足肿,舌质淡,苔薄白,脉沉。如甲状腺功能减退、桥本甲状腺炎、亚急性甲状腺炎反复发作期等。常用方剂有阳和汤、桂附八味丸等。常用药物有熟地、当归、肉桂、麻黄、白芥子、炮姜、补骨脂、山萸肉、鹿角片、巴戟天、仙茅、仙灵脾等。

(七) 化痰软坚法

适用于甲状腺肿块质地坚实,或有囊性感,不红不热,无明显自觉症状,舌苔薄腻,脉滑。如单纯性甲状腺肿、结节性甲状腺肿、甲状腺腺瘤、甲状腺腺瘤囊化等。常用方剂有四海舒郁丸、海藻玉壶汤、昆布丸、藻药散、化瘿丹等。常用药物有海藻、昆布、海蛤壳、贝母、法半夏、青皮、山慈菇、牡蛎等。

七、体会

1. 古人云:"百病乃有痰作祟"。《丹溪心法》曰:"痰之为物,随气升降,无处不到","凡人身上、中、下有块者,多是痰"。甲状腺疾病多以甲状腺肿大或肿块为主要症状,尤其是不伴有甲状腺功能改变的疾病,如甲状腺腺瘤、甲状腺腺瘤囊化等,临床辨证无全身症状可辨,就局部症状而言,视为有形之痰是常理,因此,化痰法是治疗甲状腺疾病的基本方法。

2. 现代药理报道海藻、昆布都含丰富的碘,吸收入血液及组织后,能促进病理产物和炎性渗出物的吸收,并能使病态的组织崩溃和溶解。这可能就是自古以来,临床频繁使用海藻、昆布类化痰药治疗甲状腺疾病,并有良好疗效的原因。

3. 以化痰药为主治疗甲状腺疾病,必须根据病情辨证,恰当地选择清热化痰或温化寒痰的药物,或通过配伍实现温化或清化。如海藻、昆布性寒,用于治疗阳虚痰凝时,需与鹿角片、肉桂等温阳药同用;如白芥子、皂角刺性温,用于治疗热痰或阴虚证时,需与夏枯草、黄芩等性寒药物配伍。这样才符合辨证施治,在临床上往往使用化痰药有各自的经验用药,而分清寒热,往往是取得疗效的关键。

参 考 文 献

1. 陈如泉.甲状腺病证治体会述要.湖北中医杂志,1997,19(4):3

2. 陈如泉.甲状腺疾病中西医诊断与治疗.北京:中国医药科技出版社,2001
3. 唐英.消瘿汤加减治疗甲状腺良性肿块 273 例.广西中医药,1994,17(1):21
4. 毛荣康.甲状腺囊腺瘤治疗四法.江苏中医,1992,13(3):109
5. 刘叔林.消瘿散结方治疗甲状腺瘤.四川中医,1992,(5):40-47
6. 姬云海.理气消瘿汤加减治疗甲状腺瘤 58 例.北京中医,1994,(1):40
7. 刘伟忠.中西医结合治疗甲状腺囊肿.中华现代中西医杂志,2004,2(3):242
8. 曹牛.理气清热药散结软坚法治疗甲状腺囊肿 33 例.中医药研究,1995,(1):36
9. 郗美华.自拟消瘿汤配合针刺治疗甲状腺瘤囊性变.辽宁中医杂志,1999,26(8):365
10. 陈智民.中西医结合治疗甲状腺囊肿临床研究.中国中西医结合杂志,1997,17(3):172
11. 王礼启.穿刺配服药酒治疗甲状腺囊肿 23 例.四川中医,1999,17(4):25
12. 刘臣,韩盾.瘿平散治疗甲状腺腺瘤、甲状腺囊肿 27 例.中国中医药杂志,2004,2(3):159
13. 李玉英,谢建兴,王玺坤.中西医结合治疗甲状腺癌 45 例疗效观察.新中医,2001,3(9):39-40
14. 李云馨.馨甲灵散治疗甲状腺肿瘤.中医药研究,1991,(6):32
15. 郑斐璇.软坚汤治疗甲状腺肿瘤 106 例疗效分析.新中医,1990,(1):31-33
16. 戴莲仪.中西医结合治疗甲亢疗效观察.浙江中西医结合杂志,2000,10(12):731
17. 黄文慧,王丽杰,汪天翔,等.中西医结合治疗甲亢 1269 例疗效观察.现代中西医结合杂志,2002,11(3):232
18. 刘春红.中西医结合治疗甲亢突眼 36 例总结.湖南中医杂志,2001,17(3):9
19. 胡杏生.血府逐瘀汤加味治疗甲亢 20 例.山东中医杂志,1993,(2):21
20. 陈如泉.慢性淋巴性甲状腺炎 30 例临床分析及辨证治疗.现代中医杂志,1993,7:1

(左新河)

第五节　甲状腺功能亢进症从火毒辨治探讨

　　甲状腺功能亢进症(简称甲亢)是指体内甲状腺激素分泌过多所致的人体神经、心血管等系统兴奋性增高和代谢亢进为主要表现的一组内分泌疾病的总称。该病属于中医学"瘿病"、"心悸"、"中消"、"肝火"等病范畴。近年来,随着对甲亢病临床实践的发展和现代病理机制研究的深入,以及对传统火毒病邪认识的深化,我们体会甲亢病患者多存在不同程度的"火毒病邪"表现,故提出甲亢病从"火毒"辨治之思路。

一、火毒病邪的含义与特点

(一) 火毒的含义

　　热者火之渐,火为热之甚,火热炽盛可以形成毒。毒的本义是指毒草,《说文解字》释:"毒,厚也,害人之草。"厚者程度重之意。中医学中称有"邪盛谓之毒"的观点。《素问·五常政大论》王冰注:"夫毒者,皆五行标盛暴烈之气所为也。"尤在泾言:"毒,邪气蕴结不解之谓。"毒邪与一般意义上的邪在程度深浅上有明显不同,凡引起机体严重的阴阳气血失调,具备一定特点和特殊症状的邪,称之为"毒邪"。西医学毒物学观点认为,凡有少量物质进入机体后,能与机体组织发生某些作用,破坏正常生理功能,引起机体暂时或永久的病理状态,就称该物质为毒物。在医学中对毒的概念涉及病因、病机、诊断、治疗、处方用药等多方面。在甲状腺功能亢进症方面,从"火毒"的角度对生理、病理、治疗等诸方面进行认识、分析,这对于临床的中医诊治具有重要意义。

(二) 火毒病邪特性

甲亢病的火毒病邪的识别和分辨主要依据其临床表现特征,基本有以下5点。

1. 火热性　毒犯机体,正气奋起抗毒,正邪相搏,化火生热。亦可因六淫之邪外袭入内,郁久不解,变生热毒。毒邪致病,多属火属热,邪变为毒,多从火化,火性炎上,易袭阳位,故毒之为病,多呈火热证候。瘿病外来毒邪或内生火热之病症,可见有发热烦渴、动血吐衄、红肿发斑,甚则昏迷等火热毒之证候,如甲亢危象患者。

2. 广泛性　甲亢病火毒致病的病变具有广泛性。临床表现多样,可累及多部位,侵犯不同的脏腑、经络,导致多种疾病的发生。肝脉起于足大趾,上行环阴器,过少腹,挟胃,属肝络胆,贯膈布胁肋,循喉咙,连目系,上巅顶。本病火毒凝聚于目,则眼球突出、红肿疼痛。肝火过旺,心肝火旺,心神不宁则心悸、怔忡。肝火亢盛,移热于胃,胃热则消谷善饥,且形体消瘦。

3. 复杂性　甲亢火毒病邪与一般意义上的病邪有明显不同。邪气偏盛或蕴结日久,与痰、血相搏,化为痰毒、瘀毒等,病损涉及多脏器、多系统。既有外周躯干症状,又有内在脏腑病变;既有机体的疾病表现,又有精神情志的改变;病理属性既兼风火,又涉及痰瘀等。

4. 难治性　甲亢火毒致病,耗气劫阴,瘀血凝痰,损伤脏腑,久滞入络,形成邪盛正衰之势,可致病情迁延日久,缠绵难愈。毒邪内伏,营卫失和,气血亏损,脏腑败伤,甚则兼夹变证蜂起,病多深重难愈,治疗难度较大,用常法进行治疗,疗效较差,且易复作,难以根除。

5. 凶险性　甲亢病也可出现某些凶险病兆,如失治误治,兼感外邪,变证丛生,火毒病邪可内陷心包,扰乱心神,形成甲亢危象,起病急、来势猛、病危重,易伤及生命。其病情多呈急、危、疑难之象。证候表现险恶,多传变迅速,变化多端,表现重笃,死亡率颇高。

二、甲亢病从火毒论治的依据

甲状腺病类似于中医"瘿病",但甲状腺病不等于中医瘿病。中医学称甲状腺肿为"瘿",并将"瘿"分为石、肉、筋、血、气五瘿,没有与甲亢相对应的病名,但根据甲亢的临床主症特点可属于瘿病范畴。近年来,随着对甲亢病临床实践的发展和现代病理机制研究的深入,甲亢患者多存在不同程度的"火热毒邪"表现,运用清泻火毒等论治思路。有临床报道,采用黄连素联合抗甲状腺药物治疗甲亢获得满意疗效。我们亦曾以龙胆泻肝汤加减治疗甲状腺功能亢进症18例,6例症状消失,甲状腺功能恢复,11例症状明显减轻或消失,甲状腺功能检测好转,仅1例无效。

(一) 甲亢病发生与火毒病邪密切相关

《杂病源流犀烛》曰:"其症皆隶五脏、其原皆由肝火。"《医宗金鉴》所曰:"怒气动肝则火盛血燥,或暴戾太甚则火旺逼血沸腾、复被外邪所搏。"魏子孝老中医认为:"本以阴虚为主,渐及气虚,标为无形之邪、有形之邪兼见,表现为气、血、痰、火四郁,一般始于气郁而盛于火郁。"彭履祥也认为:"本病多由情志不遂,肝郁化火而诱发。肝火横逆,势必燔灼心肺脾胃阴津。"或情志抑郁,郁而化火,外受内化,内生渐起骤然加重者,常会对气血阴阳及脏腑造成极大损害。由此并可进一步增加内毒的化生,以及痰浊瘀血等病邪产物的堆积。后者与毒的胶结被滞血络,一方面可使邪毒顽恶难解、病邪深伏、病势缠绵;同时又可加重对正气的损伤,形成恶性循环。毒邪蕴积,毒入血络,毒瘀阻络,这正是瘿病毒邪致病顽恶深伏的原因。

（二）甲亢病常有火热毒邪侵犯之临床表现

甲亢病主要由于情志内伤,气机瘀滞,壅滞于颈;或先天遗传体质因素,阴亏虚火灼液生痰,痰凝血瘀,痰血交阻于颈。气滞、痰凝、血瘀是甲状腺病的基本病理变化,气虚、阴虚是发病之本,可兼夹气郁化火导致肝火亢盛而性急易怒、目赤肿痛;肝火移胃,而胃火旺,则消谷善饥而消瘦;心火亢盛,心神不宁而心悸;或阴虚火旺风动而手颤、肢抖。

（三）治疗瘿病常用解毒方药

从病程上看大致是由肝郁而化火,因火盛而伤阴。甲亢之火,以肝胃心火为主,当治有侧重,不可概以龙肝泻肝汤统治。壮火食气,肝木乘脾,脾阴受损,若已见明显乏力之症状,此时切勿过用苦寒,窒碍气机。夏枯草苦、辛、寒。归肝、胆经。清肝火,散郁结。《神农本草经》:"夏枯草……散瘿结气。"本品用于痰火郁结所致的瘿瘤;甲亢肝火上炎致目赤肿痛,目珠疼痛。白头翁《神农本草经》称治"瘿气",张山雷《本草正义》云:"寒热癥瘕,积聚瘿气,有由于血热瘀滞者,苦辛泄散,而入血分,则癥瘕积聚瘿气可消。"黄药子苦,寒。归肺、肝经。散结消瘿,清热解毒,凉血止血。本品有散结消瘤之功,主要用于治瘿瘤。亦可与赤芍、丹参、王不留行、鬼箭羽等伍用,用以治疗多种甲状腺肿块、结节。刘树民等总结《古代文献中治疗甲状腺肿大疾病的用药规律》认为,古代医家多运用龙胆草、栀子、黄芩、夏枯草等苦寒药物以泻其火,用以治疗肝火旺盛,烦躁易怒型瘿病。如《外台秘要》中的 5 个治瘿的方剂,和《圣济总录》中的 4 个方剂都运用了龙胆草等清泻肝火的药物。古代医家运用清热泻火药时,注重明辨实邪所居部位而斟酌用药,同时注意以阴济阳及顾护阴液。如心经有热,以黄连、栀子、莲子心、水牛角等直折心火;若热在肺胃,渴饮多食,消瘦便频,常用生石膏、知母、黄连、黄芩等;若热在肝经,见头晕目眩,烦躁易怒者,当清泻肝火,常用龙胆草、夏枯草、决明子等。另外,在古代医籍中运用清热泻火药同时,又选用了通草、木通、淡竹叶等,利小便,使热邪随小便而解;同时选用白头翁、连翘、水牛角、松萝等清热解毒以消瘿散结。

（四）甲状腺激素的生热效应

甲状腺激素对机体的代谢、生长发育、组织分化及多种系统、器官的功能都有影响,其作用部位可在细胞核,也可在线粒体或细胞膜上,作用广泛,机制复杂。甲状腺激素的生热效应,是指甲状腺激素能使绝大多数组织的耗氧率增加,产热增多,但其对不同器官、组织的生热效应强度不同,心、肝、肾和肌肉受甲状腺激素的影响较大,而脑、肺、性腺、脾等重要器官的耗氧率基本不受其影响。1mg 甲状腺激素可增加产热 1000 千卡,使基础代谢率提高 2.8%。即使在休息、禁食状态下,机体总热量的产生或氧耗量中近一半是由甲状腺激素作用的结果。

人体体温的调节依靠神经及内分泌系统相互协调完成,甲状腺激素在其中起主要作用。当寒冷作用于机体时,通过中枢神经系统使脑垂体 TSH 分泌增加,甲状腺的分泌活动加强,甲状腺激素能促进氧化,使机体产生热量增加。炎热时则甲状腺的分泌活动减弱,但炎热对甲状腺功能的影响不如寒冷那么显著。当患有甲亢时,产热增加,基础代谢率升高,患者出现低热多汗喜凉怕热等症状。

（五）Graves 病感染发病因素的认识

近年来对感染因子与自身免疫性甲状腺疾病做了许多研究,其中关于结肠炎耶尔森菌(YE)的较多。研究发现在一些 Graves 病患者中存在着亚临床持续性耶尔森菌感染。YE 抗体检出率很高,此菌存在可结合 TSH 的位点,抗 YE 的抗体能够与人甲状腺腺细胞膜的 TSH

受体发生交叉反应,并产生类似促甲状腺激素受体抗体作用的抗体,从而刺激甲状腺功能,导致 Graves 甲状腺肿大和甲亢的发生。有人认为甲状腺病毒感染可能会引起甲状腺抗原表达的改变,引发自身免疫过程。另外,还有些研究认为感染人类泡沫病毒、人甲状腺细胞病毒等可能参与了 Graves 甲状腺肿的发生,其导致的自身免疫机制亦有待于进一步研究。在古今医籍中记载用白头翁等治疗瘿病,是否与抑杀肠道耶尔森菌有关,值得深入研究。

三、火毒邪来源与病机特点

火热病证临床极为常见,因而成为历代医家研究的重点,如金元四大医家中,刘完素、李东垣、朱丹溪 3 位均从不同方面重点探讨火热病机。火热病证形成有外感与内生之别,前者系感受外界六淫、戾气之邪而成,属外感热病之类,而内生火热系由于脏腑功能失调、情志过度变化、气血津液亏虚或代谢运行障碍等诸多因素造成。内火可单独亢烈为病(如内伤发热证即是),或可兼夹于他证之中。乃指元气或脏腑之气的虚衰而导致的内火亢盛。《素问·阴阳应象大论》有:"壮火之气衰,少火之气壮。壮火食气,气食少火;壮火散气,少火生气",此即论述气与火的生理、病理联系,"少火",乃指温养人体脏腑组织肌肤百骸,使之发挥正常功能,与元气相互为用,相互制约,若这一关系失调,平衡打破,元气虚衰失去对少火的制约作用,"少火"亢逆则变成"壮火",亦即"邪火"。情志的过度变化导致脏腑功能失调而产生的内火,如大怒、大喜、过思、过悲等。刘完素的"五志过极皆为热甚"说即是。刘氏非常重视五志过极产生内伤火热,"五脏之恋者,怒喜悲思恐也。若五志过度则劳,劳则伤本脏,凡五志所伤皆热也"。究其机制,刘氏多从五行生克关系进行论述,如"恐则伤肾而水衰,心火自甚","将息失宜而小火暴甚,肾水虚衰不能制之,则阴虚阳实而热气沸腾"。而朱丹溪认为"五脏各有火,五志激之,其火随起",即五志的过度变化可直接激起五脏之火。然而无论如何,五志化火还与气血的郁滞有密切关系。结合甲亢的致病因素,我们也可以发现,甲亢发病与火热毒邪密切相关。归纳起来主要有以下方面:

(一) 水土毒邪

如《诸病源候论·养生方》曰:"诸山黑土中出泉水者,不可久居,常饮食,令人瘿病"。《名医类案》记载:"汝州人多病颈瘿,其地饶风池,沙入水中,饮其水生瘿。""华亭有老僧,昔行脚河南管下,寺僧童仆,无一不患瘿。"以上论述说明瘿病发,与水土地域有关,现代医学已证明是因高碘或缺碘均可导致发生或继发甲亢病。

(二) 六淫毒邪

感受六淫之邪,尤其是暑热之邪,往往能诱发瘿病,或加重瘿病的病情。甲亢病情有一定季节性,往往春季、夏季可使本病发作或加重,这与春季风温病邪、夏季暑热之邪有关,风温、暑热之邪,引动体内之肝郁胃热,积热上壅,痰热蕴结,气血凝滞而成。

(三) 郁火生毒

长期情志不畅,忿郁恼怒,或忧患气结,即所谓"动气增患",可导致瘿病。《济生方》云:"夫瘿瘤者,多由喜怒不节,忧思过度,而成斯疾焉。"大怒而火起于肝,即《医宗金鉴》所曰:怒气动肝则火盛血燥,或暴戾太甚则火旺逼血沸腾、复被外邪所搏而生瘿病危象。清代喻嘉言在《寓意草·辨黄鸿轩臂生痈疔之症并治验》亦指出:"外因者天行不正之时毒也,起居传染之秽毒也。内因者醇酒厚味之热毒也,郁怒横决之火毒也。"

外来火毒病邪与内生火毒病邪的关系,内毒和外毒相互作用,使病情变得更加凶险、顽恶。在临床上许多疾病都是内毒和外毒相互作用于人体而引起一系列病理变化的。甲状腺功能亢进症患者原可以是肝胆实火旺盛之体,可以见火毒之证候,得不到及时诊治,蕴结内生火毒,每当春夏之季,可以兼感风温毒邪或暑热毒邪,外来温热毒邪引动内生火毒,形成温热毒邪入侵营血,引起甲亢危象等危重症情。

四、辨证治疗

(一) 辨治要点

1. 辨火毒病邪之有无　我们提出甲亢从火热辨治,并非所有的甲亢患者均有火热毒邪,千篇一律地使用清热泻火解毒方药,旨在重视火热毒证的辨治,尤其是及时抓住不同的火热毒病证,及时发现隐性的、潜在的火热毒证,准确地使用不同的清热、泻火、解毒方药或配伍其他方药,提高临床疗效。

2. 火毒病邪之轻重　温、热、火三者同一属性。温为热之渐,火为热之极,火热炽盛成毒,其区别有程度的不同。外感六淫可入里化热;五志过极,脏腑偏胜,亦可化火。火热毒证有多种,根据其临床表现,可以区别其在气分与血分之异,实热与虚热之分,具体何脏与何腑之别。甲状腺病多属火热毒邪,外感温热少见。

3. 火毒病邪之出路　因毒而生的炎症,内科治疗主要有两个方面。一是用针对毒邪的药物直接解除之,包括用清、消、汗、下、吐等方法使各邪从汗液、痰液、尿液及消化道排出体外;二是增强和调节机体自身的技毒能力,以抵御毒邪对人体损伤的治法,即扶正祛邪法。人体在正常生理情况下有一套动态的、立体的、完善的排泄火毒系统。其中脏腑器官本身的功能完善和彼此之间的功能协调,是产生内生之毒和排出内存之毒的物质基础之一。

4. 火热病证之内外之分　火热病证临床极为常见,因而成为历代医家研究的重点,火热病证形成有外感与内生之别,前者系感受外界六淫、戾气之邪而成,届外感热病之类,而内生火热系由于脏腑功能失调、情志过度变化、气血津液亏虚或代谢运行障碍等诸多因素,造成使脏腑功能紊乱、阴阳气血、脉道失调,导致机体内环境失衡,从而产生超越阴阳平衡的、机体又不能及时排解的、能够败坏机体组织功能的有害物质。内火可单独亢烈为病(如内伤发热证即是),或可兼夹于它证之中。甲亢火毒多系内生,但与外来火热之邪亦有关系,即外来火热之邪可引动或加重内生火毒病邪。

(二) 常见证型

1. 肝火亢盛证　目赤、目胀、目珠突出,烦躁易怒,性情急躁,口苦而渴,头痛眩晕,皮肤发痒,甲状腺肿大,舌苔黄,脉弦数常于典型甲亢患者或神经精神型甲亢患者。

2. 胃火炽盛证　突出表现为食欲亢进、食后易饥、怕热、汗出、口渴即饮、形体消瘦、大便秘结,舌苔黄、脉数。多见典型甲亢患者或甲亢合并糖尿病者。

3. 心肝火旺证　目珠突出,烦躁易怒,性情急躁,口苦而渴,心悸汗出,怵惕不安,心烦不寐。甲状腺肿大或不肿大,舌红,脉细数或结代。多见甲亢合并心脏病者。

4. 火毒伤肝证　胁痛,口苦,胸闷纳呆,恶心呕吐,目赤或目黄、身黄、小便黄赤,舌苔黄腻,脉弦数。多见甲亢合并肝功受损者。

5. 火毒迫肠证　顽固性腹泻,大便呈糊状或不消化食物,每天如厕 4~20 余次不等,消瘦,舌苔黄,脉弦数。多见甲亢性腹泻患者。

6. 火扰心神证　精神障碍,易兴奋、失眠、多梦、易惊。注意力不集中,或情绪低落,悲哀易哭,精神抑郁,或易怒、谵妄,被害妄想。舌苔黄,脉弦数。多见甲亢性精神病患者。

7. 火毒郁目证 单侧或双侧眼球突出,白睛红赤,胞睑肿胀,眼胀眼痛,羞明多泪或目涩;伴甲状腺肿大,舌红,苔黄,脉弦数。多见甲亢性突眼急性期患者。

8. 火毒伤及营血证 高热,食纳差,恶心,呕吐,躁动,谵妄昏睡,昏迷,舌质红绛,脉细数。多见甲亢危象患者。

9. 阴虚火旺证 甲状腺肿大,或目珠突出目胀头昏,手足震颤,腰膝酸软。咽喉干燥,或低热,性情急躁,舌红少苔,脉弦细数,常见于典型甲亢病患者。

(三) 具体治法配伍用药

1. 疏散火毒 毒邪致病猛烈善变,损伤性大,应当及时救治。甲亢病中火毒郁结于人体之目,必用药物方可解散之,在邪有化毒趋势时,一味苦寒解毒,反致热毒难解,应酌用解毒之品,达到未"毒"先防的目的,可选用清轻宣透又兼解毒功效的药物,如金银花、连翘、菊花、薄荷、牛蒡子、僵蚕等,防止病邪深化而不致遏邪伤正。若邪已成毒,当及时应用解毒方药。火郁特甚,还可加入黄芩、栀子等苦寒清泄;气郁而导致火郁者,可加入柴胡、香附等行气解郁;因血瘀而致者,可加丹皮、赤芍等活血化瘀;若甲亢肝火目赤肿痛等证,可配伍决明子、青葙子、密蒙花、决明子、千里光等清肝明目之品。决明子平肝阳、益肝阴,疏散风热、润肠通便之功,治肝阳上亢之头痛、头晕,风热目赤,肝阴不足之目昏目暗及肠燥便秘等证。青葙子长于泻肝火,明目退翳,略有平肝阳之功。主治肝火目赤,目生翳障及肝阳上亢之头晕头痛。密蒙花长于清肝养肝,治肝热实证,肝虚虚证之目疾皆用之。千里光长于清热解毒,明目去翳,用于甲亢热邪上扰之目赤疼痛、两目生翳、迎风流泪等症。

2. 清热解毒 适用于甲亢火毒内炽之热深毒重证。临床主要表现目突、红肿、热痛、发热烦渴,或躁扰狂乱,舌红苔黄,脉数等。以清热解毒药为主,常用药物如金银花、连翘、蒲公英之类。在配伍方面,约有如下几个方面:①配化痰散结药,如橘红(陈皮)、贝母之类,僵蚕既能疏风,又可化痰,亦常选用。热毒壅聚,发为痈疽或大头瘟,局部肿硬,配伍上述药物有助于及时消散。②肝胆火毒可表现口苦、胁痛、纳差,或黄疸、肝功不良等,可配伍白花蛇舌草、虎杖、败酱草等。在清热解毒同时还具有其他作用,如虎杖在清热解毒同时有活血化瘀作用。史大卓教授认为,清热解毒药的药理作用,能作用很多病理环节,这是其治疗现代难治病的药理基础。运用七叶一枝花、金银花、忍冬藤、败酱草、蒲公英等中药,能抑制核酸及蛋白质的合成,具有抗菌、抗病毒,增强免疫力,调节内分泌的功能。

3. 清热泻火 热毒化火而上犯于目,目赤、口苦、心烦、溲赤、舌红苔黄、脉弦数,投以龙胆草、黄芩、黄连、山栀苦寒折热。甲亢危象,营分热毒内伏,症见高热神昏,则投生石膏、知母、生地、羚羊角、水牛角之属。黄芩苦、寒。清热、燥湿、泻火解毒。用于甲亢怕热汗出,胃火炽盛,消谷善饥,消瘦,心烦,烦躁易激等高代谢综合征,黄柏又有退虚热、制相火功效。常与知母相须为用,并配地黄之类养阴药滋肾阴,泻相火,治疗甲亢伴骨蒸盗汗等症。用于治疗甲亢怕热,汗出,食多,消瘦,心烦,易怒等高代谢综合征。龙胆草有清热泻火、燥湿的作用,用于甲亢怕热、急躁、目赤肿痛等症。因本品尚有清肝息风的作用,故可用于甲亢有手抖动、舌颤动之症。本品配黄柏、黄芩、黄连等可治疗甲亢高代谢综合征。

4. 苦寒通下法 实用于阳明火热燥结,或火毒药于胃肠,上、中二焦火邪炽盛,咽喉肿痛,口舌生疮,腹胀便秘等症。使火毒从下泄而解,即古人所谓"釜底抽薪"的治法。代表方剂如三承气汤等,以荡涤胃肠火热燥结之症。

5. 甘寒清火法 甲亢肝胃火旺，胃火炽盛，症见口渴引饮，食欲亢进，食纳易饥，治宜甘寒清泄，用生石膏、知母、芦根之属凉而泄之。代表方剂如白虎汤，清阳明壮热，即可以散胃中实火。

6. 凉血解毒法 甲亢病之初，为忧思郁怒，气滞内结，久则成形之时夹兼并痰瘀内结，肿块质韧变硬，但仍局限。加乳香、没药、灵脂、三棱、莪术、王不留行、急性子等。海带、海藻、海蛤粉、海螵蛸，化痰软坚，并含丰富的碘成分，可在方中加柴胡、青皮、贝母、夏枯草等。实用于甲亢火毒扰乱神明，或火毒攻心，以致神昏谵语等症。毒热内盛，迫血妄行所致血证，用犀角地黄汤、泻心汤之类清热凉血解毒。清开者，用于痰热闭窍、神昏、舌謇，用清芳灵通、豁痰开闭之品，如至宝丹、安宫牛黄丸、清开灵等。瘀毒并见者宜合用犀黄丸以解毒化瘀。代表方剂如安宫牛黄丸、紫雪丹、至宝丹等。以清心开窍，解毒宁神。

7. 滋阴降火法 实用于真阴亏竭，水不制火以致虚火内炎之症，即王太仆"壮水之主以制阳光"的治法。代表方剂如知柏地黄丸、大补阴丸等，治疗甲亢阴虚火旺，午后潮热等症。肝肾阴虚，骨蒸潮热；或阴虚火扰，发热盗汗等。常配伍滋阴清热药，如生地、鳖甲、知母等。清虚热药，如青蒿、地骨皮、秦艽、银柴胡、胡黄连之类为主组方，并因虚热之生，每因阴虚，伍用上述药物，既可滋阴补虚，又能清退虚热，标本兼顾。

8. 扶正托毒 主要适用于正气虚弱，解毒无力的病变阶段。阴液、元气是机体抗毒的物质基础，气阴亏损，正气衰弱，抵抗毒邪之力随之减弱，对直接解毒的药物适应性降低，毒性火热，必伤气阴，尤以阴为甚，所以毒邪内陷，气阴衰竭显著时，单纯用祛毒的方法很难达到解毒的目的，当选用人参、黄芪、甘草等药物。因此在疾病的过程中，如正气虚损，则主要以养阴、益气之剂扶助正气，增强机体自身的抗毒能力，从而达到扶正祛邪的双重目的。

9. 以毒攻毒 中医学认为这是"毒气结聚，邪气留恋"之顽疾，主张以毒攻毒治之。应用一些具有毒性中药应掌握药物炮炙，在安全剂量范围内进行用药。传统古籍记载治疗瘿病方中有用雄黄者；另有文献报道有红娘虫、狼毒等以毒攻毒中药。另外临床常用山慈菇、葶苈子、白芥子、猫爪草、生南星等一般称之有小毒的中药，化痰软坚解毒，治疗甲亢及其合并症。

参 考 文 献

1. 陈如泉.甲状腺疾病的中西医诊断与治疗.北京：中国医药科技出版社，2001
2. 贾锡莲，李沛霖，熊湘明，等.消瘿颗粒剂对甲状腺功能亢进症模型大鼠心率、肛温及血清T_3、T_4的影响.河北中医，2002，24(8)：632-635
3. 于俊生，王砚琳.痰瘀毒相关论.山东中医杂志，2000，19(6)：323-325
4. 赵家军，倪语星，金静芬，等.O：3型耶尔森氏菌致免疫兔甲状腺变化的实验研究.中华生物学和免疫学杂志，1997，17(4)：251-254
5. 陈春荣，赵家军，许曼音，等.小肠结肠炎耶尔森氏菌致GD病作用的实验研究.中华内分泌代谢杂志，1998，14(3)：159-162
6. 田焕云，田鲁.黄连素联合抗甲状腺药物治疗甲状腺机能亢进疗效观察.中国中西医结合杂志，2003，23(5)：385
7. 陈如泉.龙胆泻肝汤加减运用83例临床报道.科研通讯.龙胆泻肝汤研究专辑，1983，(2)：1
8. 刘树民，罗明媚，李玉洁.古代文献中治疗甲状腺肿大疾病的用药规律.中医药信息，2003，20(2)：61

（向 楠）

第六节　"治未病"思想在防治甲状腺疾病中的应用

治未病,就是预防疾病的发生和发展,防患于未然。中医"治未病"的学术思想起源于两千多年前中医理论的奠基之作——《黄帝内经》。正如《素问·四气调神论》所云:"是故圣人不治已病治未病,不治已乱治未乱,此之谓也。夫病已成而后药之,乱已成而后治之,譬犹渴而穿井,斗而铸锥,不亦晚乎。"《素问·刺热》记有:"病虽未发见赤色者刺之,名曰治未病。"《灵枢·逆顺》曰:"上工,刺其未生者也;其次,刺其已衰者也……故曰:上工治未病,不治已病,此之谓也。""治未病"学术思想是中医理论体系中重要的组成部分,其有三层含义:一是未病先防,强调了预防疾病的重要性;二是既病防变,强调要根据疾病的现状及其传变规律和发展趋势,早期预见性地合理治疗,以控制疾病的发展和传变;三是已病防复,包括病后调摄,要采取各种措施,防止疾病的复发。中医学"治未病"思想是中医学临床实践的重要指导思想之一,后世历代医家继承和发挥了这一学术思想。笔者以"治未病"思想作指导,结合西医学病因病理的认识,就"治未病"思想在防治甲状腺疾病中的应用,谈几点体会。

一、"未病先防"与甲状腺疾病的预防

古代医家对瘿病的预防早有认识。张子和曾提出将海藻、昆布"投入水瓮中常食",以改善饮用水质来防治瘿病的方法,足见古代前贤非常重视瘿病的未病先防。另外,历代医家还创制了许多防治瘿病的方剂,如葛洪《肘后方》载"海藻酒"治瘿,南北朝《僧深集方》载"五瘿丸",是用含甲状腺素的动物脏器防治瘿病的较早方药。另如海藻玉壶汤、十全流气饮等,至今临床仍为习用。在碘缺乏地区用碘化食盐;少食芥菜、萝卜、大豆、竹笋、洋葱等致甲状腺肿的食物,可预防地方性甲状腺肿的发生;防止细菌、病毒感染,可预防因感染导致的亚急性甲状腺炎。

在甲状腺疾病的预防中,必须时时保持精神愉快。调畅情志,移情易性;合理饮食,起居有常;扶助脾胃,增强体质等。《诸病源候论·瘿候》说:"瘿者,由忧恚气结所生",说明情志因素在甲状腺疾病发病中具有重要作用。正如《素问·上古天真论》所说:"恬淡虚无,真气从之,精神内守,病安从来?"病位在肝经循行部位。系因情志不舒、肝气郁结、条达不畅,气滞、痰凝、血瘀三种病理产物结于颈前而成。七情发而中节,而保证人体气机通畅,气血和平,则可以减少甲状腺病的发生。《外科正宗·瘿瘤论》说:"瘿瘤之症非阴阳正气结肿,乃五脏瘀血、浊气、痰滞而成。"中医理论认为,脾为生痰之源,若饮食不节,则脾胃损伤,痰浊内生,阻滞气机,可诱发瘿瘤之症。所以,建立合理的饮食习惯,谨合五味,剔除不良嗜好,也是预防甲状腺疾病的重要措施。对于先天禀赋不足,脾胃虚弱或后天劳倦过度导致脾胃虚弱者,应当积极采取扶助脾胃的措施,配合太极拳、太极剑、气功及其他适宜的体育运动等,提高自身免疫功能和抗病能力。

甲亢是一种自身免疫性疾病,因为发病机制尚未完全阐明,所以还未找到预防甲亢的有效药物或方法。近年研究认为,甲亢是在遗传的基础上,由于应激因素的参与而发病的。因此,预防本病的发生,主要应从避免应激因素着手。常见的应激因素有细菌感染与病毒感染

所致的某些疾病;长期的精神创伤或强烈的精神刺激,如忧虑、悲哀、惊恐、紧张等。少数患者发病与过度疲劳、外伤、妊娠、摄入过多的含碘食物(如海带、海鱼、海蜇皮)及含碘药物(如胺碘酮、复方碘液、碘化锌等)。患者只要做到饮食有节、起居有常、不妄劳作、心情舒畅,坚持适当的体育锻炼,就能增强机体的免疫功能,对预防甲亢的发生也有一定的积极意义。

二、"既病防变"与甲状腺疾病的治疗

若疾病已经发生,则应早期确诊,早期治疗,以防止疾病发展和并发症的发生。在治疗过程中,及时控制甲状腺疾病的发展传变,对治疗甲状腺疾病至关重要。例如,慢性淋巴性甲状腺炎(又称桥本甲状腺炎)是一种自身免疫性疾病。从病理观察可以发现,甲状腺实质内弥漫性淋巴细胞浸润、浆细胞浸润,甲状腺滤泡萎缩,胶状物减少,同时有滤泡上皮增生,嗜酸性变及间质纤维化,是一个慢性渐进性的过程。在这个过程中,由于甲状腺滤泡逐渐破坏,甲状腺素分泌减少,反馈性引起 TSH 增高,TSH 不断刺激滤泡上皮增生,可以导致癌变。桥本甲状腺炎属中医瘿病范畴,病位在肝经循行部位。系因情志不舒、肝气郁结、条达不畅,气滞、痰凝、血瘀三种病理产物结于颈前而成。桥本甲状腺炎患者之所以易患甲状腺癌,中医认为多由于"气"、"痰"、"血"交阻于颈前所致,本病早期多见气虚、阴虚,病久多见阳气虚衰之证,尤以脾肾阳虚证多见。有些患者在病程早、中期可并发甲状腺功能亢进症,表现为气阴两虚证,日久可转化为甲状腺功能减退症,以脾肾阳虚为主。因此笔者在疾病末期以温补脾肾、软坚散结为主,药用党参、熟地、鹿角片、麻黄、白芥子、防己、丹参、仙茅、仙灵脾、甘草等,灵活加减,标本兼治,可有效预防本病向癌瘤发展。

随着激素测定技术的日益发展,许多内分泌疾病(如亚临床甲状腺功能紊乱)能在早期阶段即可发现。尽管亚临床甲亢或亚临床甲减不一定伴有临床症状和体征,但越来越多的报道提示,亚临床甲亢或甲减不仅是进展为显性甲亢和甲减的危险因素,而且还有不少隐患,诸如骨代谢异常、心脏疾患、血脂代谢异常,以及脑部疾患等。因此,在亚临床甲状腺疾患的防治中,及时控制发展转变显得尤为重要。

临床常见的亚临床甲亢是一种以血中促甲状腺激素(TSH)降低,而甲状腺激素正常为基本特征的甲状腺疾病。随着 TSH 测定方法的改进,亚临床甲亢的检出率有明显增高的趋势。治疗时,首先要确定患者的亚临床甲亢并非一过性的,如果 TSH 水平持续性受抑制,可应用很小剂量的抗甲状腺药物治疗,使血清 TSH 处于正常水平。笔者常用小剂量的复方甲亢片治疗亚临床甲亢。由湖北省中医院研制的复方甲亢片由白芍、生黄芪、生地、玄参、钩藤、夏枯草、牡蛎等中药加小剂量甲巯咪唑组成。实验研究结果证实,复方甲亢片不仅能有效降低甲状腺功能,及时控制甲亢症状,而且在防治甲亢合并白细胞减少甚至粒细胞缺乏方面,也具有一定的优势。亚临床甲亢患者应注意低碘饮食,防止过度疲劳,避免情绪波动。如果有合并心血管系统临床表现者,可酌情进行 β 受体阻滞剂治疗,以减慢心率,减轻心肌肥厚,改善心肌舒张功能,预防心室重构。在亚临床甲亢的治疗中,进行早期干预,可有效地防止骨质疏松、心脏病等疾患的发生,缩短病程,阻止其向临床甲亢发展。

若亚临床甲亢已转化为临床甲亢,可采用中药辅以小剂量甲巯咪唑进行治疗,以防止甲亢并发症的发生及向其他疾病传变。有报道表明,在采用上述方法进行治疗的 389 例患者中,未见 1 例出现严重白细胞或粒细胞减少。这种治法能有效防止单纯甲巯咪唑使用过量导致甲亢向甲减转化,并能减少和缓解甲亢恢复期突眼征与甲状腺肿大加重。这可能与中

药具有益气养阴扶正作用,能弥补甲巯咪唑单纯拮抗甲状腺激素合成有关。

三、"已病防复"与甲状腺疾病的调理

"已病防复"是指甲状腺疾病经过治疗后,病情得到有效控制,处于缓解阶段或近期治愈阶段,在此期间采取相应措施,预防原发病的复发。

受多种因素的影响,在甲状腺疾病中甲亢的复发率较高。临床上常用中医药配合小剂量抗甲状腺药物进行治疗。

根据中医学"已病防复"的理论,甲亢病的善后调理要注意以下几个方面:

第一,要合理用药以防止甲亢复发。首先,应禁用或慎用易诱致甲亢复发的药物,主要是碘制剂和含碘较多的中药,如海藻、昆布等;其次,要坚持服药治疗一段时间,可将药物加工成丸、散或胶囊剂,继续服用。

第二,要注意饮食禁忌。少食或不食海带、紫菜等含碘量较高的海产品,少食浓茶、葱、蒜等刺激性食物,以及油腻的食物,以免诱发甲亢的复发。

第三,注意调摄精神,保持乐观心态,节制各种不良情绪,消除不健康的心理状态。

除此以外,还可应用药膳的调养。如脾胃虚弱者,选用猪肚莲子羹;脾阳不足者,用糯米、红枣、鲜姜各适量,同煮成粥,经常食用;胃阴不足者,用炒扁豆、玉竹、党参、乌梅、熟地适量,水煮至豆熟后,加适量白糖食用;气血两虚夹瘀者,用鸡1只,加当归15g,黄芪60g加水炖烂后,食鸡肉,饮鸡汤,每周1~2次。

多发于青中年女性的亚急性甲状腺炎(亚甲炎),临床以发热、周身乏力、甲状腺肿大且明显疼痛和压痛为特征。目前大多数学者认为,亚甲炎系病毒感染所致,常在呼吸道感染或腮腺炎后并发。因此,在亚甲炎得到控制后,应加强锻炼,增强体质,提高抗病能力,少与流感或流行性腮腺炎的患者接触,以防止亚甲炎复发。采取中西医结合方法治疗亚甲炎,既可减少激素用量,缩短疗效,减轻激素副反应,又可迅速改善症状,达标本兼顾之效。如在采用西药治疗的同时,服用雷公藤片,病愈后继服10~30天,或配服中药猫爪消瘿汤、龙胆解毒汤等,可均巩固疗效,防止复发。

总之,中医"治未病"思想体现了中医学预防为主的精神,是中医预防医学和治疗学的精髓,充分体现了中医学整体联系和发展变化的思维特点。临床实践表明,依据"治未病"理论并结合现代医学认识,用于防治甲状腺疾病,具有十分重要的指导意义。

参 考 文 献

1. 陈如泉. 甲状腺疾病的中西医诊断与治疗. 北京:中国医药科技出版社,2001
2. 陶冬青,杨家耀. 浅谈桥本氏病发生发展与中医肝肾的关系. 江苏中医药,2005,26(6):5-6
3. Helfand M. Screening for subclinical thyroid dysfunction in nonpregnant adults:A summary of the evidence for the V.S Preventive Service Task Force[Miscellaneous Article]. Annals of Internal Medicine 2004,140(2):128
4. 陈福琴,邵倩. 甲状腺素对老年亚临床甲状腺功能减退症患者血脂和骨代谢的影响. 中华老年医学杂志,2003,22(7):408
5. 刘超,蒋须勤. 亚临床甲亢. 江苏医药杂志,2000,26(4):294-295

(裴 迅 陈如泉)

第七节　软坚散结法在甲状腺病治疗中的应用

　　软坚散结法是中医重要的治法之一,属于"八法"中消法的范畴。《素问·至真要大论》指出"坚者软之","坚者削之","结者散之",确立了后世软坚散结法的理论依据和应用原则。该法则的治疗范围颇为广泛,用之得当往往收效满意。

　　软坚散结法亦是瘿病治疗的常用法则,所用药物是古代医家治疗瘿病的常用药物,大多散见于活血、化痰、理气、清热等诸多治疗瘿病方药之中。然而软坚散结法的含义、主治病证、治疗瘿病方药配伍、现代研究等,古今中医文献对其尚无系统的论述,现阐述如下。

一、软坚散结法的含义及适应病症

　　软坚散结的定义,坚者,坚硬、坚固之义。结者,结聚、结块之谓。《简明中医辞典》谓:"软坚散结是指治疗浊痰、瘀血等结聚而形成结块诸证的方法。"举凡人体痰、血、水及肠中糟粕等有形实邪结聚而成坚硬的结块,用药使之变软和消散,可统称软坚散结。软坚散结和活血化瘀不尽相同,软坚散结主要作用于局部的结聚或结块,使之渐消缓散,而活血化瘀作用于血行涩滞不畅引起的局部或全身的瘀血证。

　　软坚散结法临床应用十分广泛,概括起来有:①腹内癥瘕:如用于腹内癥积、肿块、及妇科包块等;②颈部瘿瘤:如各种甲状腺结节、肿瘤等;③各种瘰疬:如颈部淋巴结炎、淋巴结核、淋巴瘤等;④乳癖乳岩:如乳腺增生、乳腺癌等;⑤痈肿阴疽:如痈、疽、疔、疖之化脓性病或寒性脓疡等;⑥脏腑结石:用于胆系结石、泌尿系结石、胃结石等;⑦燥结便秘:用于便坚硬如球,干燥难解,特别是虚人、老年人习惯性便秘等;⑧骨痹疼痛:如颈椎、腰椎、各种关节病等所致骨质增生症;⑨癃闭疝痛:如前列腺增生肥大,睾丸附睾慢性炎症、肿瘤等。此外还可用于血管病变(如动脉粥样硬化、结节性血管炎等)、耳鼻喉科疾患(如鼻息肉、声带息肉、声带小结等)、皮肤科疾患(如瘢痕结节等)等疾病。

二、软坚散结法在甲状腺病领域应用

　　软坚散结类药物是古代医家治疗瘿病的主要药物,以海藻、昆布、黄药子为代表,《神农本草经》提出海藻"主瘿瘤气",《本草经疏》中记载昆布"东垣云瘿坚如石者,非此不除"。《本草纲目》明确指出黄药子有"凉血降火,消瘿解毒"的功效,并记载在用黄药子酒治疗瘿病时"常把镜自照,觉消便停饮"及"以线逐日度之,乃知其效也"的疗效。古之医家认为瘿病大多为痰作祟,治疗不离化痰散结法,常用海藻、昆布、紫菜等,如海藻丸、昆布丸、海藻玉壶丹等,《备急千金要方》、《千金翼方》、《外台秘要》中用海藻、昆布的方剂就有27个之多。现代医学证明,上述富碘中药仍为治疗碘缺乏病甲状腺结节肿大最有效的软坚散结中药药物。

　　软坚散结法在甲状腺病领域,除用于治疗碘缺乏病甲状腺结节肿大以外,仍用于各种甲状腺疾病。①毒性结节性甲状腺肿伴甲亢或 Graves 病伴有结节者;②各种甲状腺炎:如急性化脓性甲状腺炎初期表现红肿热痛者、桥本甲状腺炎伴有结节肿块者、慢性纤维性甲状腺炎、结节性亚急性甲状腺炎;③各种甲状腺肿瘤:如甲状腺瘤与囊腺瘤、甲状腺囊肿、甲状腺

癌等；④结节性甲状腺肿；⑤甲状腺疾病合并症：如甲亢合并胫前黏液性水肿、甲减合并动脉粥样硬化等患者。

随着现代医学的发展与应用，对某些甲状腺疾病或并发症的病因认识的深入，扩大了软坚散结方药的使用范围。如甲状腺相关眼病是一种自身免疫性疾病，在成人组眼眶疾病中约占20%，列为第一位。其中74.4%的患者伴有眼外肌受累。病理检查显示眼外肌水肿，淋巴细胞浸润及肌肉纤维化等，最终导致眼球活动障碍，使患者不得不长期处于一种上抬或低头的代偿头位，给患者带来难以言状的痛苦。实际上甲状腺相关眼病炎症、水肿、纤维化病变，为软坚散结方药应用提供了依据。因此，多种甲状腺病虽然医者四诊未发现结节肿块，而现代医学影像检查证明有不同程度结节肿块存在，大多亦适用于软坚散结方药治疗，扩大了软坚散结方药使用眼界。

三、软坚散结药物治疗甲状腺病分类

常用的软坚散结药物种类很多，根据治疗作用可以分为以下几类。

1. 软坚散结药物　　主要有海藻、昆布、黄药子、牡蛎、瓦楞子、海浮石、鳖甲等。昆布、海藻、海带三者均为咸寒之品，归肝、胃、肾经。均具有清热消痰，软坚散结及利水消肿之功，主治痰火郁结而致的痰核、瘰疬、瘿瘤以及腹中包块、睾丸肿痛，为治疗瘿瘤之要药。三者常相须为用，相互作用无明显差异。现代研究三者均含碘化物，可以治疗因碘摄入不足导致的甲状腺肿大症。动物实验证实，尚有轻微短暂的降血压作用。三者比较而言，昆布、海带性较滑利，软坚散结之力比海藻强。黄药子苦，寒，归肺、肝经。散结消瘿，清热解毒，凉血止血。本品有散结消瘤之功，主要用于治瘿瘤。亦可与赤芍、丹参、王不留行、鬼箭羽等伍用，用以治疗多种甲状腺肿块、结节。本品久服、多服引起胃肠道反应，如呕吐、腹痛、腹泻等。并对肝脏有一定的影响，故凡脾胃虚弱和有肝脏疾患的患者慎用，不可久服，掌握好剂量，注意复查肝功能。药理研究表明，黄药子能够减轻肿大甲状腺的重量，增加腺组织和血清蛋白结合碘，从而治疗缺碘食物所致及原因不明的甲状腺肿，对大鼠自发性甲状腺肿亦有改善作用，但对硫氧嘧啶和磺胺嘧啶等抗甲状腺药物造成的甲状腺肿无效。

海浮石、海蛤壳、瓦楞子三药均为咸、寒。均能化痰、软坚、散结之功效。均治痰邪所致的瘿瘤等病症。但海浮石入肺、胃经。长于清肺化痰，软坚散结。配牡蛎、贝母、海藻能增其清痰火、软化坚结之功。使瘰疬消，瘿瘤散，痰化火清，疾病自然痊愈。凡是久咳痰稠黏结块，或痰留经络而致瘰疬、瘿瘤等结块性病变，皆可治疗。海蛤壳，苦、咸，寒。入肺、胃、肾经。本品味咸，能软坚散结，以治痰邪所致的瘰疬、痰核、瘿瘤等结块痰病。瓦楞子除清痰、软坚、散结，治疗瘿瘤、瘰疬、痰核之外，又有化痰软坚消肿，兼能制酸止痛。用于顽痰、癥瘕等病症。

在选用软坚散结药物组方时，还常使用药物，如鳖甲性味咸寒，具有软坚散结之功效，常用于癥瘕、积聚等的治疗。《本草新编》谓："鳖甲善能攻坚，又不损气，阴阳上下有痞滞不除者，皆宜用之"。说明鳖甲在攻除坚积的同时不损耗正气，当痰瘀共病时，机体的气血阴阳已有不同程度的消耗，用之可免祛邪伤正之虞。醋炙鳖甲可增加软坚散结之功效。药理研究证实，鳖甲能抑制结缔组织增生，故可消散肿块，配以海藻、昆布散结化痰、破积软坚。牡蛎性味咸寒，可软坚散结化痰，常用其治疗痰火郁结、痰湿留滞的瘿肿及结节肿块。

2. 化痰软坚药物　　如山慈菇、天南星、白芥子、贝母等。山慈菇、天南星、白芥子三药均重在化痰，具有化痰软坚功效，可用于甲状腺炎、结节性甲状腺肿、甲状腺瘤、甲状腺癌等病

症。山慈菇甘、微辛,寒。有小毒。化痰力较强,兼有泻火解毒功效,《本草正义》:"山慈菇味甘微辛,能散坚消结,化痰解毒,其力颇峻。"《本草新编》云:"山慈菇,玉枢丹中为君,可治怪病。大约怪病多起于痰,山慈菇正消痰之药,治痰而怪病自除也"本品可用于结节性甲状腺肿、甲状腺瘤、甲状腺癌等病症。可与三棱、莪术、黄药子或龙葵、石见穿、蛇莓等药物配伍使用。天南星苦,辛,温,有毒,归肺、肝、脾三经。制南星善于燥湿化风痰,用于气痰凝滞的甲状腺肿及甲状腺结节等病症。生南星外敷能散结消肿止痛,用于治疗亚急性甲状腺炎、甲状腺肿瘤。南星与猪、牛胆汁,制成胆南星,有清热化痰、息风定惊作用,可用于甲亢危象,痰热蒙闭心窍,症见神昏窍闭、抽搐等。白芥子味辛,性温,归肺、胃经。化痰逐饮,散结消肿《本草纲目》:"利气豁痰,除寒暖中,散肿止痛。治喘嗽反胃,痹木脚气,筋骨腰节诸痛。"本品善于化痰散结消肿,治气痰凝滞所致甲状腺肿及甲状腺肿瘤。有报道以本品为主组方,中西医结合治疗甲亢,不仅缩短了控制症状所需时间,而且能控制甲状腺肿大,提高疗效。

贝母分川贝母、浙贝母、土贝母。川贝母苦、甘,微寒。浙贝母苦,寒。归肺、心经。化痰止咳,清热散结。川贝、浙贝皆有清热散结的功效,然浙贝清热散结力优,临床最为常用。以浙贝用于甲状腺腺瘤,常配合夏枯草、海藻、昆布、莪术等品应用。还可治阳热痈疡肿毒,《本草正》谓其"较之川贝母,清降之功,不啻数倍",本品不仅能清降,而且能散郁结,治疗阳热之痈肿更增其力。浙贝母清热之力为优,土贝母则为葫芦科植物假贝母之块茎,味苦、性凉,土贝母解毒之效力著。故治痰核、瘰疬、瘿瘤等因痰所致痈疽肿毒初起未溃之症宜用土贝母。

3. **活血散结药物**   本类药物有的通过活血化瘀作用而达到散结消肿块之疗效;有的活血化瘀作用较强而兼有活血散结消瘿作用,如三棱、莪术、穿山甲、皂角刺、毛冬青、水红花子等。

蓬莪术苦,辛,温,归肝、脾经。行气止痛,破血祛瘀。京三棱苦,辛,平,入肝、脾二经,行气止痛,活血祛瘀。二药皆辛散苦泄,既能入血分破血祛瘀,散结消瘿;又可行气消积止痛,功效相似,常相须同用。三棱软坚散结、消除坚积之功优于莪术,而行气止痛之力则逊之。莪术行气消积止痛力胜,而破血散瘀之力不及三棱。

穿山甲咸,微寒,归肝、胃经,活血,通络,消肿。主要用于甲状腺肿大明显,结节、肿块、眼突出之症。穿山甲性善走窜,行散,能通经络而达病所,善活血、消肿。可配三棱、莪术、蜣螂虫、石见穿,以破瘀消肿。急性化脓性甲状腺炎未溃破局部肿痛,或亚急性甲状腺炎局部疼痛者,可配伍乳香、没药、玄胡索等药物。鬼箭羽苦,寒,归心、肝经,破血通经。活血化瘀通经活络之力较强,可用甲状腺肿大、结节、肿块等症,常与王不留行、赤芍、桃仁、急性子等药物配伍。必要时可与浙贝、瓜蒌皮、猫爪草等化痰药配伍。

皂角刺辛,温,归肝、胃经,消肿排脓,活血消肿,其性锋锐,能直达患处,消散坚癥囊结。可用于甲状腺结节、肿块等症。水蛭、䗪虫二药皆入肝经血分,功用相似,同为破血逐瘀、消癥散结之要药。常相须伍用两者作用猛烈,均有小毒,故孕妇当忌用。水蛭味苦咸,功专破血消癥,散瘀力较强,但作用缓慢而持久。䗪虫味咸性寒,破血消癥功近水蛭,而药力缓和。用于甲亢胫前水肿、结节、肿块,局部皮肤紫褐、胀痛之证。其他如蜈蚣、蜣螂虫等虫类药也有破血逐瘀消瘿之功效。

4. **清热散结药物**   本类药物可通过清热解毒作用而使甲状腺热毒瘀滞肿块消除。而有的药物既有清热作用,又有散结消肿功效。当然由甲状腺部位热毒瘀滞轻重、病症差异,所选药物亦不同。常用药物如夏枯草、玄参、元明粉、蒲公英、连翘、紫背天葵等。夏枯草苦,辛,寒,归肝、胆经,清肝火,散郁结。用于痰火郁结所致的瘿瘤。甲亢肝火上炎致目赤肿痛,目珠疼痛。《神农本草经》:"夏枯草主寒热、瘰疬、鼠瘘、头疮、破癥,散瘿结气、脚肿湿痹。"连翘味苦,平,无毒。既能清热解毒,又可疏散风热,主寒热鼠瘘痈肿,恶疮瘿瘤,结热蛊毒。连翘清泻心火力强,善治上焦诸热证之高热烦躁,神昏谵语又能散结消肿,治疗郁火壅结之瘰疬、痰核等证。蒲公英苦、甘,寒,归肝、胃经。本品有清热解毒、利湿、消肿、散结的功效。常用本品配伍紫花地丁、黄柏、黄芩等治疗急性化脓性甲状腺炎及亚急性甲状腺炎症状者。白头翁,味苦,温,无毒。该药除用治湿热痢疾外,还主治癥瘕积聚,瘿病。《本草纲目》云:"治瘿气。"玄参凉血和养阴之力不及生地黄。但苦寒泄降,既能凉血养阴,又可泻火解毒,还能软坚散结。为滋阴降火、解毒散结之要药。赤芍苦,微寒,归肝经,清热凉血,祛瘀止痛。本品能清血分郁热,又能凉血祛瘀而散肿,并能泻肝火。青黛泻肝火力较大,长于清肝凉血解毒。适用于火热疮毒、热毒发斑、咳血吐血、小儿惊痫。用于肝热证。青叶胆苦,寒,归肝、胆、膀胱经,清热解毒,利湿退黄。《云南中草药》:"清肝胆湿热,除胃中伏火。治肝炎,泌尿系感染。"本品可用于甲亢肝火亢盛、目赤肿痛者,或甲亢合并湿热黄疸或肝功能不良者。败酱草味辛、苦,性寒,归胃、大肠、肝经。功效清热解毒、消痈排脓、祛瘀止痛。《本草分经》:"除痈肿结热。"可治急性化脓性甲状腺炎。芒硝味咸、苦,性寒,归胃、大肠经。功效泄热通便、润燥软坚、清水消肿。《药性论》:使,味咸,有小毒。能通女子月闭,癥瘕,下瘰疬,黄疸病。《景岳全书》云:朴硝味苦咸辛,气寒。阴也,降也,有毒。其性峻速。咸能软坚,推逐陈积,化金石药毒,去六腑壅滞胀急,大小便不通,破瘀血坚癥实痰,却湿热疫痢,伤寒胀闭热狂,消痈肿排脓,凡属各经实热,悉可泻除。

5. 行气散结药物　如橘核、荔枝核、青皮等。本类药物有通过行气解郁作用而使甲状腺瘀滞肿块消除。而有的药物既有行气解郁作用,又有散结消肿功效。如青皮、橘核、莪术等。青皮苦、辛,温,归肝、胆、胃经。疏肝、破气、散结。主要用于甲亢之颈粗、乳房胀痛等病症。青皮性较峻烈,治疗甲亢之甲状腺肿大明显等证,可与三棱、莪术、郁金配伍使用,皆取本品破气散结之功。

橘核辛、苦,温,归肝、胃经。破气,散结,疏肝行滞。主要用于治疗甲亢之甲状腺肿大,眼球突出之证。本品疏肝行滞,破气散结,用以治疗甲亢之颈粗、目突时,常伍用川楝子、香附、夏枯草等,皆取其破气散结之功。橘叶为橘树的叶片。味辛、苦,性平,归肝经。能行气疏肝,消肿散结。可用于胁肋胀痛、乳房肿痛等证。常与瓜蒌、青皮等配伍,如橘叶瓜蒌散。橘核为橘的种子,味辛、苦,性平,归肝经。能行气、散结、止痛。用于睾丸肿胀作痛、疝气肿痛等证。单用为末服,或与川楝子、海藻、桃仁等配伍,如橘核丸。八月札苦,平,归肝、胃经。疏肝,理气,散结。本品可用于治疗瘿瘤。用于甲亢之气滞血瘀,痰热互结所致的甲状腺肿大,眼球突出之证,常与象贝、牡蛎、夏枯草、三棱、莪术、龙骨等伍用。刺蒺藜苦、辛,温,归肝、肺经。疏理肝气,调理郁滞,祛风止痒。用于甲状腺疾病肝郁气滞之甲状腺肿大,多呈弥漫性肿大,质软,或伴有胁肋胀痛、乳房胀痛等症,可与柴胡、枳壳、香附、郁金等同用。气血瘀滞之甲状腺结节、甲状腺瘤等,也可与赤芍、三棱、莪术等活血化瘀药配伍使用。

6. 消食软坚药物　这类药物既能助消化、消食积,也有调节血脂,治疗甲减合并高脂血症、动脉粥样硬化等。如鸡内金、山楂等。山楂酸、甘,微温,入足太阴、阳明经,能消积散瘀,破气化痰。《得配本草》:"消积散瘀,破气化痰。"鸡内金味甘,性平,归脾、胃、小肠、膀胱经,功效运脾消食。《医学衷中参西录》:鸡内金"其善化瘀积","若再与白术等分并用,为消化瘀积之要药。"

四、软坚散结法治疗甲状腺病的药物配伍

(一) 活血散结消瘿法

营行脉中,卫行脉外,营血在脉管中运行不休,周而复始。当机体在致病因素如寒凝气滞、气虚等作用下,则导致血行不畅,壅遏于经脉之内,或瘀积于脏腑组织器官之中,或血液不循常道,离经之血不能及时消散或排出而停留于体内,凝滞而结,日久而成积聚、癥瘕等。在治疗上可用活血化瘀散结法。运用该法选药,应考虑药性的寒热温凉,对于寒凝血瘀者,或瘀积日久伤阳而伴内寒者应选用性温化瘀药如川芎、红花、莪术、三棱、皂角刺、苏木、九香虫等;对于血瘀蕴积化热而致瘀热互结者应选用性寒之化瘀药,如丹参、穿山甲、王不留行、石见穿、地鳖虫等。运用化瘀散结药常配伍行气药如郁金、枳实、枳壳、厚朴、荔枝核、乌药、橘核、小茴香、甘松等。对于气虚者可配伍人参、太子参、黄芪、党参等,若瘀血日久伤阴者应配伍白芍、生地黄、制黄精、制首乌、桑椹子等。

(二) 解毒散结消瘿法

瘿瘤发病的机制之一是邪毒瘀结于体内,其邪毒分为两种。其一,是外受毒邪入侵,日久化热,蕴积于脏腑组织器官,待正虚之时而发为顽症;其二,是情志失调,气血运行失常,而致五脏六腑之蓄毒内生,久而瘀结所致。其邪毒根据成因及病机变化可分为毒热互结、毒与湿热互蕴和寒毒内积等。在治疗上可用解毒消肿散结法。对于毒热互结者应用清热解毒消肿散结法,常用药有山慈菇、山豆根、白花蛇舌草、半枝莲、蛇莓、壁虎、七叶一枝花、马齿苋、天葵子、龙葵、蜀羊泉、石上柏、半边莲、蒲公英、冬凌草等。毒与湿热互结者可配伍运用土茯苓、薏苡仁、红蚤休、黄芩、苦参、栀子、夏枯草、丹皮等。寒毒内积者则应配伍运用祛寒之品如附片、干姜、吴茱萸、仙灵脾、巴戟天、小茴香等。治疗寒毒内积时,可选用性温之品的解毒散结药,如蜈蚣、凤仙花、急性子、露蜂房等,其中蜈蚣性温,消肿通络散结,有小毒,不宜长期使用;急性子与凤仙花同属于一植物,全草称为凤仙花,种子称急性子,性味辛温,有小毒,具有祛风止痛、活血破血、消肿软坚的作用,内服剂量不宜过大,常用量为3~9g。使用以上药物应特别注意剂量选择,剂量过大则易苦寒伤胃而影响疗效的发挥,或造成肝肾代谢、排泄的负荷过大而致功能的损害;剂量过小或疗程过短则难以发挥消肿散结的作用,同时用药量的大小也有个体差异,应结合具体患者辨证用药为宜。

(三) 化痰软坚消瘿法

中医学认为痰凝郁结在肿瘤的病机中起重要作用。脾为生痰之源,肺为贮痰之器,肺主通调水道,脾主运化水湿,若肺脾失调,则水湿不化,津液郁滞化痰,痰邪停聚于脏腑、经络、组织之间而引起复杂的病理变化,从而出现多种复杂的临床症状,所以古代医籍有"诸般怪症皆属于痰"之说。在证候上常见有痰核乳癖、瘰疬气瘿、无名肿物、阴疽肿块等。在治疗上常用化痰软坚散结药,如天南星、全瓜蒌、海藻、昆布、贝母、猫爪草、黄药子、半夏等。临床应用时应根据痰邪性质及气血阴阳失调情况辨证选药,对于寒痰为患者,选用温化寒痰药如制南星、化橘红、橘络、旋覆梗;痰热互结者,选用浙贝母、胆南星、海藻、昆布、海蛤壳、猴枣、冬瓜子等。伴有脾气虚者,应配伍健脾化痰方,如二陈汤等,常用药物有茯苓、白术、党参、怀山药、白扁豆;伴有肾阳虚者,治疗可配伍选用温肾之品,常用药物有仙灵脾、巴戟天、制附子、干姜、鹿角片、肉苁蓉、仙茅、熟地黄、海马、葫芦巴、沙苑子、益智仁等;伴有肝郁气滞者,配伍疏肝解郁、行气化滞之品,常选用药物有玫瑰花、绿萼梅、荔枝核、橘核、甘松、九香虫、佛手、

八月札、娑罗子、荷梗、枳实、石菖蒲、沉香等。

（四）化浊散结消瘿法

中医认为，湿邪为患是肿瘤发病的机制之一。湿邪成因一为外受，一为内生。外受者大都因寒湿之邪久居脏腑组织或湿热之邪入内侵入组织器官而蓄积日久，造成湿浊聚而不散，毒湿瘀互结发为甲状腺囊肿或囊腺瘤等。内生者由于脾胃虚弱，以致水湿不能运化，水湿聚于内，久蓄成毒，湿毒互结，泛滥浸淫而生瘤。在治疗上应把握湿浊瘀毒互结之本质，灵活运用祛湿化浊散结之法。其一是利水除湿法，适用于湿浊内积伴有水湿浸淫者，临床上常用的利水除湿抗肿瘤药有石韦、猪苓、汉防己、萆薢、薏苡仁、瞿麦、陈葫芦壳等。其二是祛风除湿法，在祛风除湿抗肿瘤药中，常选用九节风、蜈蚣、木瓜、五加皮、凤仙花、菝葜。其中九节风《分类草药性》记载："治一切跌打损伤，风湿麻木，筋骨疼痛。"《陆川本草》云："接骨，破积，止疼。"菝葜甘温，具有祛风湿、利水道、消肿毒之功，临床上可用于治疗关节疼痛、肌肉麻木、水肿、肿毒、瘰疬、泄泻等，《品汇精要》记载其功效"散肿毒"，《医林纂要》谓其"缓肝坚肾，清小肠火，化膀胱水，治恶疮，毒疮，虫毒"，临床常用于消化道肿瘤，其用量为 10~30g。其三为清热除湿法，常用药物有田基黄、虎杖、黄芩、黄柏、黄连、龙胆草、苦参、夏枯草等。使用该类药物应注意顾护脾胃，因苦寒之品易伤胃气，必要时可伍怀山药、炙甘草、黄芪等健脾养胃之品。

（五）健脾散结消瘿法

劳倦过度，伤及正气，或素质有偏差之处，以致水谷不化精微，反为痰浊；如肥胖之体形盛气虚者，则气不化津而为痰由于气血与津液同源，中医有"痰瘀同源"、"痰瘀同病"的说法。痰饮和瘀血均为人体受某种致病因素作用后所形成的病理产物，这些病理产物又能作为致病因素引起多种病证，从某种意义上说，"血瘀"在早期，也可视为"痰浊"。在运用活血化瘀法不力时采用"化痰降浊"法。在后阶段痰瘀重于"血瘀"，原因是当量变积累到一定程度时，必然出现质变，而成为"痰浊"。这就是古人所说的"顽痰"、"老痰"、"死痰"。其中痰饮是由水湿津液代谢障碍所形成，而瘀血则由气血失调导致血行不畅或血离经脉所酿成。痰证和血瘀证无论在发病机制、临床证候等方面均有着一定的内在联系，但两者毕竟是不同的证候，不容混淆。"痰血同瘀"不可避免地运用"痰瘀同治"的法则，单纯利用"活血化瘀"法是不够的。适用于素体脾虚，罹患甲状腺肿大或肿块，伴有面色少华，纳谷不振，腹胀便溏，舌质淡红苔薄腻，脉细滑。如单纯性甲状腺肿、桥本甲状腺炎、亚急性甲状腺炎恢复期等。常用方剂有四君子汤、异功散、二陈汤等加减。常用药物有党参、白术、茯苓、砂仁、木香、枳壳、怀山药、陈皮、法半夏、白芥子等。

（六）养阴散结消瘿法

禀赋不足，素体阴虚，阴虚血少，血行不畅，可形成阴虚血瘀，正如《读医随笔》云："阴虚血必滞"。阴虚内热炼液生痰，形成痰瘀互结证。如毒性结节性甲状腺肿伴甲亢或 Graves 病患者常见肝肾阴虚，兼夹痰凝血瘀现象者，可用养阴散结消瘿之法，适用于甲状腺肿大或甲状腺肿块，伴心悸，多汗，怕热，手抖，五心烦热，患者，舌质红，少苔，脉细数。常用方剂有一贯煎、镇肝熄风汤等。常用药物有沙参、麦冬、玄参、牡蛎、鳖甲、贝母、瓜蒌皮、山慈菇等。

（七）温阳散结消瘿法

阳虚不能温煦，气化失运，水液不化而成痰。阳虚则外寒，血又遇寒则凝，故阳虚血瘀者，每多见之。瘿病日久，气机久塞、真元之气无以流动。造成甲状腺功能减退症之脾肾阳虚，寒凝于内，气血凝滞。《素问·八正神明论》云："天寒日阴，则人血凝泣，而卫气沉"。《素问·

调经论》："寒独留,则血凝泣,凝则脉不通,其脉盛大以涩,故中寒。"并指出"中寒瘀血"是血瘀证的一种类型。适用于甲状腺肿硬,如橡皮或甲状腺肿块质硬,无痛感,皮色不变,伴畏寒怕冷,面色无华,甚或面浮足肿,舌质淡,苔薄白,脉沉。如甲状腺功能减退、桥本甲状腺炎等。常用方剂有阳和汤、桂附八味丸等加减。常用药物有肉桂、麻黄、炮姜、补骨脂、鹿角片、巴戟天、仙茅、仙灵脾、法半夏、白芥子等。

以上分别论述了软坚散结法的临床选药,但临床上由于甲状腺病机错综复杂,所以具体运用时各种方法可以互相配合使用以发挥更好的疗效。

五、小结与讨论

1. 软坚散结法及其方药是诊治甲状腺病的主要大法,辨证治疗、选方用药有其独到特点,与活血化瘀法及其方药是有所不同的。这与甲状腺解剖生理特点有一定关系。甲状腺的血液供给量甚大,是人体血液供应最丰富的器官,正常人经过甲状腺的血流量为每分钟每克组织 4~6ml,比脑、肾供血量还要多,约等于肾血流量的 3 倍。经过整个腺体的血流量约为每分钟 100~150ml。正常人的甲状腺在约 1 小时内可廓清全部血容量。因此,治疗甲状腺病突出了软坚散结法及其方药的应用。

2. 软坚散结法在甲状腺病的临床应用应注意药物选用与灵活配伍。①气滞者,应配伍疏肝理气,消肿散结;②血瘀者,当化瘀活血散结;③痰凝者,当化痰软坚散结;④湿阻者,祛湿化浊散结;⑤阴虚者,当滋阴降软坚散结;⑥阳虚者,当温阳散结消瘿。

3. 运用软坚散结法应该辨证与辨病相结合,明确不同甲状腺病的结块肿大特点,明确甲状腺病西医学疾病诊断,掌握不同甲状腺病相互兼夹、演变、预后规律,恰当地选择不同治疗方法。同时应学习掌握不同甲状腺病的病因病理变化特点,学习了解中医药研究新观点、新思路、新进展。

4. 甲状腺病大多病程较长,大多服用药物治疗时间亦较长。应用软坚散结、活血化瘀、涤痰散结等方药,还应注意药物毒性及其副反应。

参 考 文 献

1. 李玲 . 软坚散结法临床应用 . 中国中医急症,2007,16(3):365-366
2. 戴玉 . 洪子云运用自拟软坚散结汤治疗外科疑难证的经验 . 山西中医,1988,4(4):3-4
3. 崔鹏,高天舒 . 常用软坚散结中药及复方碘含量的测定 . 中华中医药学刊,2007,25(7):1396-1398
4. 曹牛 . 理气清热软坚散结法治疗甲状腺囊肿 33 例小结 . 中医药研究,1995,(1):29
5. 朱晓燕,杨东,王丽 . 软坚散结法在中医外科疾病中的应用 . 云南中医中药杂志,2008,29(6):62-63

(陈如泉)

第八节　老年甲状腺病的临床特点与辨治

老年人甲状腺病并不罕见,是老年人的常见病,在内分泌疾病中居第二位,仅次于糖尿病。据报道认为对年过 65 岁的老年人甲亢发生率为 0.7%~6.0%,亚临床甲亢患者约有

7.1% 会进展为临床甲亢。我国北京医院 1980 年报道 60 岁以上老年人患甲亢者占同期甲亢的 4.7%,女性与男性比例为 3.5:1。有认为老年人甲亢占甲亢患者的 10%~17%。在高龄人群(平均年龄 78 岁)的随访发现:血清 TSH 偏低会使患痴呆和阿尔茨海默病(Alzheimer 病)的风险增加 3.5 倍。老年女性(>65 岁)发生髋骨和椎骨骨折的风险增加 3~4 倍。老年人群中甲状腺功能减退症的发病率自 2%~7% 不等,亚临床甲状腺功能减退症的发病率更高,有观察发现 60 岁以上女性检出率高达 20%,75 岁以上男性检出率达 16%,年龄越大发病率越高。近年来老年甲状腺病有增加趋势。原因:①近年生活水平的提高,人们对自我保健意识的增强;②医疗技术的进步,普及体格检查;③经济发展,老年人退休后再就业的增加,生活节奏加快,社会压力增加;④环境污染及各种含碘食品的增加,是否与食用碘盐有关;⑤随着年龄增长,甲状腺功能逐渐低下,甲状腺滤泡数量、甲状腺摄碘功能以及甲状腺激素的敏感性也随年龄增长而下降。

一、老年人甲状腺病特点

(一)缺乏典型表现

老年甲状腺疾病的表现与年轻人相比有很大差别,老年性甲状腺功能亢进症往往缺乏典型表现,患者年龄越大其典型症状和体征越少,年龄越大甲状腺功能减退的表现越不典型,老年性甲状腺功能减退症多表现为厌食、体重减轻、水肿、心包积液、衰弱及活动减少等,易与老龄化衰老相混淆。亚临床甲状腺功能减退表现更为隐匿,甲状腺结节增多。

(二)误诊率增高

老年性甲状腺功能亢进症以体重减轻和乏力淡漠为突出,老年人甲亢起病不易辨认,有些甚至和成人甲亢表现完全相反,误诊率达 50% 以上,常误诊为冠心病、急性胃肠炎等,有时误诊时间达数年之久。

(三)并发症增多

老年甲状腺功能亢进症易发生心房颤动,进而发展为心力衰竭引起早期死亡。心房颤动也使栓塞性脑卒中的危险性增大。老年甲状腺功能减退症并发高血压和高脂血症,而高血压和高脂血症又是冠心病重要的危险因素,心肌梗死和心力衰竭是甲状腺功能减退症的严重并发症。亚临床甲状腺疾病对老年人群是骨质疏松、高脂血症、心血管事件、精神与神经异常的潜在致病因素。

(四)临床表现差异性大

成人甲亢甲状腺弥漫性肿大者(Graves 病)居多,占 90% 左右,结节性肿大者较少见。老年甲亢却不同,多为结节性肿大。甲状腺肿大是成年人甲亢的主要体征,但老年甲亢甲状腺多不肿大。突眼也是成年甲亢常见的体征,约占 34%。老年甲亢却甚少且轻微。老年甲亢其消化系统症状不是食欲亢进,而是食欲减退。由于食欲减退,且见腹泻便频,患者常见恶病质状,易误诊为癌症。往往被忽略而误认为胃癌或其他消化道疾病。高代谢表现成人甲亢极为明显,而老人甲亢高代谢综合征较少。有时表现表情淡漠,眼神呆滞,无明显情感的起伏,对周围事物无兴趣,不关心,精神活动迟钝,回答问题迟缓,或有短时间的注意力不集中,有明显忧郁状态。

二、老年甲状腺病的临床表现

(一)老年性甲亢特殊表现

1. 淡漠型甲亢　青年人患甲亢多表现有活动过度、易激动,这在老年患者不但不多见,与之相反,淡漠型甲亢常见,无精神神经激动紧张,反而呈抑郁状态,原来典型甲亢表现被掩匿,易被误诊。

2. T_4甲亢 绝大多数甲亢患者均有 T_3、FT_3 和 TT_4、FT_4 同时升高。而在一些老年患者中可有 T_4、FT_4 升高而 T_3、FT_3 正常,称为 T_4 甲亢。发病机制推测甲状腺 T_4 转变为 T_3 减少或受抑制。

3. 老年甲亢易伴随其他疾病 如老年甲亢易伴高血压症,骨质疏松也较为常见。老年甲亢患者,尤其是绝经期妇女,骨骼脱钙可甚为明显,可表现为骨质疏松和病理性骨折,这在青年人是罕见的。老年甲减亦易并发心血管病、肾病、认知功能障碍、糖尿病等。

(二) 老年性甲减特殊表现

1. 详细询问病史 常有甲状腺手术、甲亢 [131]I 治疗、桥本甲状腺炎病史和家族史等病史。

2. 临床表现 甲减的症状主要表现为代谢率减低和交感神经兴奋性下降,例如畏寒、乏力、手足肿胀感、嗜睡、记忆力减退、少汗、关节疼痛、便秘等症状。临床体检可以发现皮肤干燥、粗糙、脱皮屑、皮肤温度减低、水肿、毛发稀疏干燥、跟腱反射时间延长、脉率缓慢等体征。

3. 甲状腺功能检测 血清 TSH 和总 T_4(TT_4)、FT_4 是诊断甲减的第一线指标。血清 TSH 的高于正常范围,总 T_4(TT_4)、FT_4 低于正常,如果老年患者血清 TSH 水平在正常值的高限,则需要 3~6 个月后复查 TSH 水平。亚临床甲减 TSH 的高于正常范围,总 T_4(TT_4)、FT_4 在正常范围。

4. 甲状腺过氧化物酶抗体(TPOAb)、甲状腺球蛋白抗体(TgAb) 是确定原发性甲减病因的重要指标和诊断自身免疫甲状腺炎的主要指标。亚临床甲减患者如果伴有血清 TPOAb 阳性,则进展为临床甲减的风险显著增加。

(三) 老年性甲状腺结节特殊表现

1. 甲状腺结节是老年人最为常见的甲状腺病,随着年龄的增大,其发生率逐渐增加。超声检出率为 50%~70%,临床触诊 10% 有甲状腺结节。

2. 老年人甲状腺结节大多没有任何症状,少数患者可有颈部胀痛,或咽喉部不适感或梗阻感,可伴有吞咽困难或呼吸困难。

3. 单发结节患者比例少于多发结节患者,随年龄增大多发结节比例逐渐增加。

4. 小结节患者比例大于大结节患者,随年龄增大的大结节患者比例逐渐增加。

5. 超声检查囊实性结节最为多见,全实性结节其次,全囊性结节最少见。

6. 甲状腺结节可以伴有 FT_3、FT_4、TSH、TGAb、TPOAb 异常,可伴有甲亢、甲减、亚甲亢、亚甲减、桥本甲状腺炎可能。

(四) 老年性甲状腺癌特殊表现

1. 患侧甲状腺可触结节,表面不平、质硬、无压痛。多年存在的甲状腺结节突然迅速增大,性质坚硬、表面凹凸不平、随吞咽上下活动度减小,继之出现各种压迫症状,如吞咽困难、声音嘶哑、呼吸困难等。

2. 甲状腺癌的结节肿块多为单发,少数为多发。随着高频 B 超的应用,许多微小结节也能被发现。

3. 甲状腺癌结节的内部 90% 的甲状腺结节内部可为低回声,周边边界不清,形态欠规整,或成蟹足样,肿物周围无或无完整的声晕(暗环),结节多富血管。

4. 微钙化是诊断甲状腺癌特异性最高的指标,尤其对乳头状腺癌可高达 90% 以上。年轻患者(小于 40 岁)单发结节,发现钙化者,恶性的可能性增加 4 倍。

三、老年性甲状腺病治疗

(一) 老年甲亢治疗

1. 抗甲状腺药物治疗老年甲亢是国内目前最常用的疗法,用药种类及观察方法与成人甲亢基本相同,但老年的剂量比成人要略小。经治疗多数可缓解、治愈,对于复发者需继续治疗。反复发作及结节者,可采用长程小剂量维持疗法。

2. 放射性碘治疗是老年甲亢较常用的方法,简单、可靠,治愈率较高,但毒性结节性甲状腺肿疗效较差。放射性碘治疗较容易造成永久性甲状腺功能减退,少数在摄入 ^{131}I 后,偶可引起甲亢危象,临床要提高警惕。为防止不良反应,对老年甲亢最好使用抗甲状腺药物先行控制甲亢,停用 1 周后再进行放射核素治疗。

3. 亚临床甲亢目前许多学者趋向于不同年龄段采用不同的治疗方法,青年人 TSH 0.1~0.4mIU/L 者可定期随访,TSH<0.1mIU/L 治疗确实有益时,给予 β 受体阻滞剂或抗甲状腺药物;对于老年人或绝经后妇女,TSH 水平是 0.1~0.4mIU/L 或是 <0.1mIU/L,均采取更加积较的态度进行治疗,以减少房颤的发生,降低心血管的风险。而对于外源性的亚临床甲亢,更多是强调避免将 TSH 水平抑制得过低,同时联合应用 β 受体阻滞剂补充钙剂等治疗方案。

4. 老年甲亢常合并症较多,应根据具体病情,加强对症治疗和支持疗法,如合并心衰,应在积极使用抗甲状腺药物同时,进行抗心衰治疗(如选用西地兰、地高辛等)。老年甲亢如甲状腺肿大明显,且有压迫症状或伴有结节疑癌变时,可采用手术治疗。

5. 中医辨证施治老年性甲亢,可以根据中医辨证施治特点进行治疗或中西结合治疗。

(1) 气阴两虚证:表现有心慌、烦躁、乏力、多汗、手颤、脉细数、舌质红少苔,多为气阴两虚,可用二至丸合生脉散加减治疗。

该病证患者多属中医之"心悸、怔忡"范畴,患者已近古稀之年,元气不足,气血运行渐乏,食欲差,脾失健运、化源衰少。气血不足,则见神疲、乏力、消瘦。气阴两虚,气血不足,心神失养,心脉失养,出现心悸,脉结代。肝阴不足,筋脉失养,肝风内动出现两手微颤。舌红少苔乃属多为气阴两虚之象。可选用旱莲草、女贞子、山萸肉、生地黄、枸杞子等滋养肝肾;党参、黄芪、炙甘草等药物益气健脾;酸枣仁、远志、丹参、生龙牡等药物宁心安神定悸,可酌情配伍西药抗甲状腺治疗。

(2) 脾虚不运证:表现有腹泻、纳差、乏力、消瘦,脉弱、舌苔白,治宜补中益气汤或参苓白术散加减。

该病证患者多属中医"泄泻"范畴。多为脾气虚弱,肝失条达,横逆犯脾,失其健运,出现泄泻。泄泻使水谷精微流失,化生之源减少则见消瘦。可给予炙黄芪、白术、怀山药、党参、薏苡仁健脾补虚;白芍、甘草养血柔肝,达到疏肝柔肝、健脾止泻;柴胡、枳壳、陈皮疏肝理气、条达气机,同时配合西药抗甲状腺治疗,使得病证兼顾,疗效满意。

(3) 阴虚肝郁证:表现有表情淡漠、眼神呆滞,精神活动迟钝;回答问题迟缓、失眠、胸闷、颈部结节肿大,舌苔薄白,脉细弦。治宜一贯煎与逍遥散加减。

患者年龄正值"天癸竭、地道不通",肾阴匮乏,阴液不足,加之情志抑郁,而致阴虚肝郁,表情淡漠,眼神呆滞。肝阴不足,肝魂不藏,神志不宁,出现心烦、失眠、心悸。肾阴不足,肝木失养,肝风内动,则两手微颤。可选用生地、山萸肉、枸杞、怀山药等滋补肝肾;钩藤、白芍等养肝阴,平息肝风,珍珠母重镇安神,郁金、胆南星、天竺黄等疏肝化痰宁神。西药抗甲状腺药物治疗,药证相宜,收效满意。该病证患者多属中医"瘿病"、"郁证"、"心悸"等范畴。上述不同证型,病情控制后,可制成丸剂或膏剂调补。

(二) 老年甲减治疗

1. 替代治疗　药物合成的左甲状腺素钠(L-T$_4$)是进行激素替代治疗的主要药物。甲状腺片是动物甲状腺的干制剂,因其甲状腺激素含量不稳定和 T$_3$ 含量过高,已较少使用。

2. 甲状腺激素替代治疗的剂量取决于患者的病情、年龄、体质和个体差异。老年患者需要较低的剂量,大约 $1.0\mu g/(kg \cdot d)$。老年人甲减患者 T$_4$ 的代谢速度减慢,需要更长的时间达到激素水平的稳定状态,进行剂量调整的时间周期不应短于 4~6 周。如果怀疑伴有缺血性心脏病,起始剂量宜小,调整剂量宜慢,防止诱发和加重心脏病。

3. 甲状腺激素起始剂量和达到完全替代剂量所需时间要根据年龄、体质和心脏状态决定。>50 岁患者服用左甲状腺素钠片之前,应常规检查心脏状态。通常从 25~50μg/d 开始,每天 1 次口服,每 1~2 周增加 25μg,直至达到治疗目的,一般最终替代治疗剂量是 75~150μg/d。左甲状腺素钠片最好饭前服用,与其他药物的服用间隔应当 >4 小时。因为一些药物和食物会影响 T$_4$ 吸收和代谢。例如肠道吸收不良、氢氧化铝、碳酸钙、考来烯胺、硫糖铝、硫酸亚铁、食物纤维添加剂等均可影响小肠对左甲状腺素钠片的吸收;苯巴比妥、苯妥英钠、卡马西平、利福平、异烟肼、洛伐他汀、胺碘酮、舍曲林、氯喹等药物可以加快 L-T$_4$ 清除。甲减患者同时服用这些药物时,需要增加左甲状腺素钠片用量。雄激素等药物则需要降低左甲状腺素钠片用量。

4. 服用左甲状腺素钠片可能诱发或加重心脏疾病。老年甲减患者左甲状腺素钠片过量可能导致的不良反应还包括骨质疏松症和肌肉功能受损。

5. 亚临床甲减的治疗一直存在争论。亚临床甲减分为 2 种情况,第一种是 TSH>10mU/L,主张给予左甲状腺素钠片替代治疗,治疗的目标和方法与临床甲减一致,替代治疗需要定期监测 TSH 浓度。第二种是 TSH 介于 4~10mU/L 之间,不主张给予左甲状腺素钠片治疗,定期监测 TSH 变化。对 TSH 4~10mU/L 伴有 TPOAb 阳性的患者,要密切观察 TSH 的变化,这些患者容易发展成为临床甲减。

6. 辨证分型

(1) 肾阳虚:畏寒,面色㿠白,腰膝酸冷,小便清长或遗尿,浮肿,以腰以下为甚,阳痿滑精,女子带下清冷,舌淡苔白,尺脉沉细或沉细。治以温补肾阳;常用右归丸加减。

(2) 脾肾阳虚:形寒肢冷,面色㿠白,消瘦神疲,上腹冷痛,下利清谷,五更泄泻,腰酸膝冷,小便频数,淋沥不尽,夜尿频繁,或小便不利面浮肢肿甚或水臌胀满,阳痿遗精,妇女宫寒不孕,带下清稀。舌质胖,边有齿痕,脉沉迟而弱。治以温肾健脾;常用附子理中凡合二仙汤加减。

(3) 心肾阳虚:形寒肢冷,心悸怔忡,尿少身肿,身倦欲寐,唇甲青紫,舌质淡黯或青紫,苔白滑,脉沉微。治以温补心肾,利尿消肿;常用真武汤合苓桂术甘汤加减。

(4) 阴阳两虚:畏寒倦卧,腰膝酸冷,小便清长或遗尿,口干咽燥但喜热饮,眩晕耳鸣,男子阳痿、遗精滑精,女子不孕,带下量多,舌质淡红,舌体胖大,舌苔薄白,尺脉细弱。治以温肾滋阴,调补阴阳;常用金匮肾气丸加减。

综上所述,肾阳虚为导致"甲减"、"亚甲减"病的直接原因,随着病情的发展还会出现脾肾阳虚与心肾阳虚。肾阴阳两虚往往出现于甲减病的后期,正气大衰,阴阳两伤是病理变化的最后转归。在其病机变化过程中,最终导致肾气败绝,阴阳离绝之死候。临床上根据其辨证施以温阳补肾、温补心肾、温肾健脾、利水消肿、温肾滋阴、调补阴阳等法则治疗,每取良好效果。

中医药优点:根据西医治疗本病的方法主要采用甲状腺激素替代治疗。采用中药治疗或中西合治,可减少甲状腺激素用量,缓解老年甲减的各种自觉症状,减轻甲状腺激素的副反应,辅助治疗心绞痛、骨质疏松等并发症,可获得满意疗效。

(三) 老年甲状腺结节治疗

甲状腺结节是临床常见病、多发病,并不是所有甲状腺结节均需手术,甲状腺良性结节常可保守治疗,只有诊断甲状腺癌的患者才必须手术。

1. 甲状腺良性结节的治疗 临床最常见的甲状腺良性结节是结节性甲状腺肿,大多数结节性甲状腺肿不需治疗,或可保守治疗。保守治疗的方法是:①定期随访;②定期随访加小剂量甲状腺素(优甲乐 $25\sim50\mu g/d$)。

2. 中医辨证治疗 甲状腺结节一般可分气滞痰凝证、痰血瘀滞证、阴虚痰瘀证、阳虚瘀结证、肝火瘀结证,分别使用疏肝解郁、化痰活血、养阴散结、温阳散结、清肝散结等方法治疗。

3. 局部外治方法 根据中医辨证治原则,可配制外用散结消瘿膏(贴)等外治疗法。

4. 激光光凝治疗 超声引导下经皮激光光凝治疗是近年采用的新方法。据报道,应用超声引导下经皮激光光凝治疗甲状腺单个冷结节,一次治疗可使结节缩小 46%,使压迫症状明显改善。

5. 在以下情况下可考虑手术 ①肿瘤压迫气管食管;②甲状腺结节坠入纵隔;③甲状腺结节伴甲亢;④怀疑有癌变;⑤患者思想顾虑过重。

手术方法可以根据甲状腺结节的部位、数量大小行全甲状腺切除术、甲状腺腺叶切除术、甲状腺次全切除术及甲状腺结节切除术。

(四) 老年甲状腺癌的治疗

甲状腺癌的治疗主要是外科手术,目前对甲状腺癌的手术方法尚有争议。手术原则是原发病灶位于一腺叶的,行腺叶切除术 + 峡部切除术 + 中央区淋巴结清扫,病灶位于两侧腺叶的行全中状腺切除 + 中央区淋巴结清扫,病灶位于峡部的行峡部切除术 + 气管前淋巴结清扫,对颈侧区淋巴结转移的同时行功能性颈部淋巴结清扫术,对临床无颈部淋巴结转移的患者,可暂不行颈部淋巴结清扫术。约有 10% 的患者随访期间出现颈部淋巴结转移,当出现转移时再行清扫术并不影响预后。

无论是保守治疗还是手术治疗所有的患者,均需长期随访使用药物保守治疗的患者,除了了解结节的变化,还要注意甲状腺功能及甲状腺素的毒副作用。甲状腺素除了对心脏的毒性作用以外,还会引起缺钙现象,老年人尤其老年妇女常有骨质疏松症,故在长期服药期间要注意补钙。甲状腺恶性肿瘤术后,要定期复查甲状腺功能、超声、胸片,必要时要检查增强 CT、MRI,有条件的可做 PET-CT 检查,可以及早发现复发或转移。

参 考 文 献

1. 罗敏,陈澍,董莲萍.老年甲亢 52 例临床特点分析.实用医学杂志,2000,16(7):592
2. 李凤玲.老年人甲亢 29 例分析.右江民族医学学报,1998,20(2):34
3. 王芳,文建华.亚临床甲减现代研究进展.中西医结合研究,2010,2(1):44-46
4. 姜军,周艳.老年甲状腺功能减退症诊治进展.实验老年医学,2008,22(4):244-246
5. 王卫民.老年甲状腺功能减退症的临床特征与治疗策略.中国实用医药,2013,8(5):41-42
6. 闫宛春,高奎山.老年人甲状腺功能异常流行病学研究现状.中国老年医学,2011,31(1):367-369

(陈如泉)

第九节　甲状腺功能亢进症的中医证候学临床研究

甲亢是临床上常见的甲状腺疾病,对人类危害极大,如今甲亢发病率均有上升的趋势,且女性较男性更多发。中医治疗甲亢方面有明显优势。中医临床各家对于甲亢的辨证分型各执己见,但又各有特色。因此,笔者研究了甲亢中医证型的分布规律,为临床治疗提供一点新的思维和见解。

一、研究目的和内容

通过临床调查,对甲亢患者的性别、年龄、临床表现和中医证型等进行统计分析,研究甲亢的中医证型分布规律,同时归纳出甲亢患者的主要症状,为甲亢的中医辨证和中医临床治疗提供客观指导。

二、研究对象和方法

1. 诊断标准

(1) 西医诊断标准:参照 2008 年中华医学会内分泌学分会制定的《中国甲状腺疾病诊治指南》,甲亢诊断标准为:①临床高代谢的症状和体征;②甲状腺体征:甲状腺肿和(或)甲状腺结节,少数病例无甲状腺体征;③血清激素:TT_4、FT_4、TT_3、FT_3 增高,TSH 降低,一般 $<0.1mIU/L$。

(2) 中医证候诊断标准:参照卫生部 2002 年颁布的证型标准《中药新药临床研究指导原则(试行)》中"中药新药治疗甲状腺功能亢进的临床研究指导原则"所制定的证型标准,并加入文献中的辨证分型标准。具体辨证标准如下(辨证时以主症和舌苔脉象为准,次症可以参考)。

1) 肝肾阴虚证

主症:腰膝酸软,耳鸣耳聋,消瘦,五心烦热,乏力,健忘,失眠,遗精,女子月经量减少,闭经。

次症:盗汗,头晕,脱发,口干渴。

舌脉:舌红少苔,脉细数。

2）痰火内扰证

主症：甲状腺肿大，目胀多泪，烦躁易怒，口黏，口臭。

次症：心悸不宁，多食消瘦，恶热多汗，少寐多梦，手指震颤，倦怠乏力。

舌脉：舌质红，苔黄腻，脉滑数。

3）心肝火旺证

主症：甲状腺肿大，头晕目眩，目胀多泪，心悸不宁，烦躁易怒，手指震颤，口苦，舌痛，胸胁胀痛。

次症：多食消瘦，恶热多汗，少寐多梦，倦怠乏力，口渴多饮。

舌脉：舌质红，舌苔薄黄少津，脉弦数。

4）脾虚湿重证

主症：甲状腺肿大，大便稀溏，次数增多，身重乏力。

次症：多痰，口淡乏味，少气懒言，面色㿠白。

舌脉：舌淡胖苔白，脉细弱。

5）脾肾阳虚证

主症：年龄大于 60 岁，甲状腺肿大，肿块质软，腰膝酸软，便溏，畏寒肢冷，颜面浮肿，足肿。

次症：表情淡漠，神呆，神疲乏力，纳差，腹胀，头晕，目眩，大便量多。

舌脉：舌边有齿痕，苔薄白，苔薄腻，脉沉细弱迟。

2. 纳入标准

（1）符合中华医学会内分泌学分会制定的《中国甲状腺疾病诊治指南》中甲亢的诊断标准（2008）。

（2）年龄在 14~70 周岁。

（3）调查对象同意调研。

3. 排除标准

（1）妊娠或哺乳期妇女。

（2）合并心血管、脑血管、肝、肾或造血系统等原发性疾病、精神病患者。

（3）有甲亢危象的患者。

（4）甲状腺显著肿大压迫邻近器官者。

（5）垂体型甲亢。

（6）研究者认为不适合入组的其他情况。

4. 统计分析　对甲亢患者进行中医证候四诊信息采集表进行审查，核对无误后，采用 EXCEL 2003 软件录入信息，建立数据库后进行统计分析。

5. 操作流程　本调查所采集样本来自辽宁中医药大学附属医院内分泌科门诊和辽宁省武警消防总队医院甲状腺专科门诊，均为甲亢患者，采集日期自 2011 年 3 月至 2011 年 10 月，共入选符合条件的甲亢患者 101 例。我们对患者的一般情况、病史、症状、舌脉、体格检查等进行了统计，归纳了甲亢的中医证候分布特点和主要症状。

三、结果

1. 性别组成　男性患者 25 例，占 25%，平均年龄 39.12 岁，女性患者 76 例，占 75%，平均年龄 40.57 岁,合计 101 例。总数平均年龄 40.2 岁,女性比男性发病年龄偏高,女性比男性发病率高。

2. 年龄组成 从年龄分布来看,41 岁≤年龄≤50 岁所占比例最大,占 26%;其次为 31 岁≤年龄≤40 岁,占 22%,再次为 21 岁≤年龄≤30 岁和 51 岁≤年龄≤60 岁,各为 19%,四者之和占 86%;而 61 岁≤年龄≤68 岁和 14 岁≤年龄≤20 岁的比例都很低,分别为 5% 和 9%。甲亢的高发年龄为 21~60 岁。

3. 病程情况 从病程分布来看,患病 1 年≤病程≤10 年所占比例最大,占 54%;其次为病程≤1 年以下占 36%;前两者之和占 90%,说明新诊断和发病不久的患者占多数。11 年≤病程≤20 年,占 5%;21 年≤病程≤30 年,占 3%;病程≥30 年以上占 2%。

4. 职业分布调查 患者职业以职员(23%)、农民(24%)、个体从业者(15%)为主,三类人群总和占总数的 62%。绝大多数都是脑力劳动重或者体力劳动重的职业,而且这些患者在发病前都有长期熬夜工作的经历,这三种职业中女性为 45 例,占这三种职业的 73%。

5. 甲亢家族史调查 入选病例中明确有甲亢家族史者共 21 例,占总人数的 21%。女性 16 例,占本组的 76%。男性 5 例,占本组的 24%,其中 21~60 岁的女性为 15 例,占本组的 71%。

6. 饮食偏好调查 偶尔吃海带紫菜类海物的患者 46 例,占总数的 46%;经常吃海带紫菜类海物的患者 39 例,占总数的 38%,食用海带紫菜等海物的患者占总数的 85%。不吃海带紫菜类海物的患者 16 例,占 15%。说明海带紫菜类的饮食偏好可能是本病的一个发病因素。

7. 甲亢中医证候分析 甲亢的证候以阴虚证为多。按出现频率大小依次为肝肾阴虚证(58%)、心肝火旺证(24%)、脾虚湿盛证(9%)、脾肾阳虚证(7%)、痰火内扰证(2%)。FT_4>4 倍正常值上限的这组中,肝肾阴虚证(44%)、心肝火旺证(31%),两者占本组的 75%。FT_4<4 倍正常值上限这组中,肝肾阴虚证(60%)、心肝火旺证(22%),两者占本组的 82%。

8. 主要症状调查 甲亢的临床常见症状很多,出现频率依次为烦躁(95%),心悸(92%),手震颤(92%),乏力(91%),消瘦(88%),甲状腺肿(84%),健忘(83%),多汗(82%),肌肉软弱无力(82%),口干渴(79%),恶热(78%)等,以上均是甲亢常见的临床表现。

四、结论

1. 甲亢的中医证候分布 按出现频率大小依次为肝肾阴虚证、心肝火旺证、脾虚湿盛证、脾肾阳虚证、痰火内扰证。无论病情轻重,肝肾阴虚证和心肝火旺证都是最主要的证型,而且都是以肝肾阴虚证为主。

2. 甲亢的主要症状 为烦躁、心悸、手震颤、乏力、消瘦、甲状腺肿大、健忘、多汗、肌肉软弱无力、口干渴等。

参 考 文 献

1. 周铭 . 魏子孝教授治疗甲状腺机能亢进症经验 . 四川中医,2008,26(3):5
2. 李伟 . 疏肝散结汤联合甲巯咪唑治疗甲状腺机能亢进症 25 例 . 河南中医,2009,29(10):1001

3. 孙国胜,张京峰.孙六合教授针药并用治疗甲亢的经验.中医药学刊,2005,23(11):1948

4. 滕青玫.中西医结合治疗甲状腺机能亢进症 80 例.江西中医药,2009,40(321):53

5. 刘学军.中西医结合治疗甲状腺机能亢进症的疗效分析.中国医疗前沿,2010,5(9):39

6. 郑姜钦,吕绍光,李红.中西医结合治疗甲状腺功能亢进症 44 例分析.中医药学刊,2003,21(7):1168

7. 毛建平.中西医结合治疗弥漫性毒性甲状腺肿的临床诊治体会.中国民族民间医药,2009

8. 吴晓霞,卢子杰,贾红声,等.治疗原发性甲状腺机能亢进症经验.江西中医药,2002,33(2):6

9. 邓铁涛.跟名师学临床系列丛书.北京:中国医药科技出版社,2010

10 Michael T,Mc Demott.美国最新临床医学问答——内分泌学.第 2 版.唐代屹,译.北京:海洋出版社,1999

11. 赵建民.甲状腺机能减退症伴发 2 型糖尿病 2 例治验.山西中医,2002,18(1):33

12. 冯鑫.李赛美辨治内分泌疾病经验.辽宁中医杂志,2003,30(9):699

(高天舒　陈强　张露)

第十节　原发性甲状腺功能减退症的中医证候学研究

甲状腺功能减退症是临床上常见的甲状腺疾病,对人类危害极大,如今甲减发病率有上升的趋势,且女性较男性更好发。中医治疗甲减方面有明显优势。中医临床各家对于甲减的辨证分型各执已见,但又各有特色。因此,笔者研究了甲减中医证型的分布规律,为临床治疗提供一点新的思维和见解。

一、研究目的

探讨原发性甲状腺功能减退症的临床常见的中医证候学分型。

二、研究内容和方法

方法:本研究的病例来源于 2011 年 3 月至 2012 年 3 月辽宁中医药大学附属医院、盛京医院、大连市友谊医院、营口市中心医院的门诊和病房共四家医院,共搜集病例 67 例,符合纳入标准者 65 例,根据其临床症状,进行中医辨证,观察证型的规律。

1. 纳入标准

(1) 符合甲减的诊断,其年龄在 16~69 岁,病程在 1~12 个月,未进行任何治疗干预。符合 TSH 升高,桥本甲减,本病可以有轻、中度的贫血,血清总胆固醇、心肌酶谱可以升高。

(2) 调查对象知情同意。

2. 排除标准

(1) 妊娠或哺乳期妇女。

(2) 合并严重的心、脑、肾、肝、肺功能不全者、精神病患者。

(3) 中枢性甲减。

(4) TH 不敏感综合征。

(5) 黏液性水肿昏迷者。

3. 诊断标准

(1) 西医诊断标准

1）参照 2008 年中华医学会内分泌学分会制定的《中国甲状腺疾病诊治指南》,原发性甲状腺功能减退症诊断标准为:结合患者病史及相关临床症状,主要都以 TSH、TT_4、FT_4 为一线指标,原发性甲减血清 TSH 升高,TT_4、FT_4 均降低。亚临床甲减仅 TSH 升高,TT_4、FT_4 正常。

2）根据甲状腺功能减低的程度分类:临床甲减、亚临床甲减。

3）原发性甲减病因分类:自身免疫性、甲状腺手术后、抗甲状腺药物治疗、甲状腺功能亢进 ^{131}I 治疗。

（2）中医诊断标准:通过所调查病例的临床症状和体征,四诊合参,以中医基础理论、中医诊断学为基础,结合《中药新药临床研究指导原则》、中华人民共和国国家标准中医临床诊疗术语证候部分（GB/T l6751.2—1997）总结出以下 6 种中医证型。

（1）脾胃气虚证

主症:胃脘隐痛、腹胀、食少纳呆,便溏。

次症:神疲懒言,倦怠乏力,面色萎黄或淡白,舌淡苔白,脉缓弱。

（2）脾阳虚证

主症:腹胀食少,腹痛喜温、喜按,畏冷肢凉。

次症:大便稀溏,或下肢水肿,或妇女带下量多,舌淡苔白润,脉沉迟无力。

（3）脾肾阳虚证

主症:畏寒肢凉,面色㿠白,腰腹冷痛,久泻久痢。

次症:完谷不化,浮肿少尿,动作迟缓,嗜睡健忘,耳聋耳鸣,舌淡胖,苔白滑,脉沉迟无力。

（4）阳虚水泛证

主症:水肿,下肢为甚,小便不利。

次症:腰膝酸软冷痛,畏寒肢冷,腹部胀满,神情淡漠,健忘,或心悸气短,舌淡胖,苔白滑,脉沉迟无力。

（5）痰湿血瘀证

主症:胸闷脘痞、胀痛或刺痛,或肌肤肿硬、麻木或肌肤甲错。

次症:头身困重,疲乏嗜睡,口中黏,舌淡紫或有斑点,苔滑腻,脉弦涩。

（6）肝郁气滞证

主症:胸胁或少腹胀闷窜痛,情志抑郁或易怒,善太息。

次症:咽部异物感,或瘿瘤、瘰疬,妇女乳房胀痛,月经不调,痛经甚至闭经,舌淡红苔薄白,脉弦。

对符合上述原发性甲减标准的病例,通过望、闻、问、切,系统观察原发性甲减患者的全身症状和体征,分轻、中、重三种程度,逐一记录,然后累计出各种典型症状和体征出现的频率,除外原发于其他疾病引起的症状和体征。证型诊断标准:各个证型主症具备 2 项,次症具备 2 项以上即可确诊,如有重叠以症状或体征轻重来区分。

三、调查结果

1. 调查显示食少纳呆、倦怠乏力、面色萎黄或淡白、畏寒肢冷这四个症状占有的比例最高,其中食少纳呆有超过 90% 的比例,而倦怠乏力、面色萎黄或淡白、畏寒肢冷等症状占 80% 以上,所调查患者中大多因为出现上述症状来就诊。舌象是以舌质淡为主,同时舌苔以薄白为主,脉象以沉缓弱为主,以上症状体征基本归属于脾胃气虚证及脾阳虚证。

调查还显示患者多以脾胃气虚证最多,其次为脾阳虚证,其中仅有 TSH 异常的 29 例亚临床甲减患者有 26 例证型分类是脾胃气虚证,1 例脾阳虚证。总体来看证明所有原发性甲状腺功能减退的患者中以脾胃气虚的患者最多,并且亚临床甲减偏于气虚,临床甲减偏于阳虚,而且发现脾胃的功能失调是疾病的主要病机。

2. 一般资料统计结果　男 18 例,女 47 例。年龄 19~69 岁(20 岁以下 1 例,21~30 岁 3 例,31~40 岁 9 例,41~50 岁 16 例,51~60 岁 17 例,60 以上 19 例)平均 48.75 岁。5 例长期饮酒史。很少吃海带和海鲜食品的 28 例,偶尔吃的 27 例,经常吃的 10 例。有直系家族史患者 6 例,59 例无直系家族史。合并其他系统疾病统计,显示所收集的病例中合并有 2 型糖尿病 18 例,合并高血压病 13 例,合并痛风 3 例,合并血脂异常症 36 例。可见 2 型糖尿病和血脂异常症与原发性甲减有一定的相关性。

四、分析讨论

原发性甲减在中医学中并无对应病名,根据其临床的表现一般将其归属于"虚劳"、"水肿"等范畴。从中医角度来讲,气是推动和维持人体生命活动的最基本物质,故气虚的人会有类似原发性甲减低代谢的表现。气又有先后天之分,先天所生之元气、肾气是生命活动的原动力,后天脾胃之气是维持生命活动之气,先后天互为补充。《素问·举痛论》曰:"百病生于气也"。李东垣《脾胃论·脾胃盛衰论》曰:"百病皆由脾胃衰而生也"。高天舒教授经过长期的临床治疗经验,认为原发性甲减初期"肝郁及脾,脾气虚弱"为重要病机。我们通过对所调查的临床患者进行系统的中医辨证,对本病进行证候学研究发现,患者多为脾胃气虚证,尤其是亚临床甲减的患者,而临床甲减的患者证型多为脾阳虚证,后期可发展为脾肾阳虚和阳虚水泛,而痰凝、血瘀是疾病发展过程中形成的病理产物。气具有温煦功能,气虚日久必累及阳气,所致脾阳虚,脾虚不能运化水谷精微,聚湿生痰,日久又阻滞经络,形成痰湿血瘀等病理产物。尤其对亚临床甲减的患者,为甲减的初期,基本上都以脾胃气虚为病变基础。脾气虚,痰湿生,痰湿又可困脾,致使病情迁延难愈,脾气不健,又可传变他脏,所致脾肾阳虚、阳虚水泛,加重病情。故脾胃气虚为原发性甲减主要病机。所以我们在临床治疗上以益气健脾温阳为主,其中健脾胃之气贯穿治疗的始终,初期益气健脾为主,中后期健脾温阳为主。甲减是由于 TH 不足所致的全身性低代谢综合征,其中 TH 合成障碍是一重要原因,碘作为 TH 合成的原材料,碘摄入的不足是导致疾病发生的主要原因。但该情况一般不见于成人,多属于呆小症和幼年型甲减。本调查发现有一部分患者经常进食海带或海产品,碘摄入量相对较多,仍然患有原发性甲减。一般认为,碘甲减属于原发性甲减中的一种特殊类型,它的发生一般可能与相关基础疾病有关,如非毒性甲状腺肿、慢性淋巴细胞性甲状腺炎等。本研究发现很多原发性甲减的患者合并有 2 型糖尿病,两者有一定的相关性。国外有研究表明糖尿病患者甲功异常的发生率较高。首都医科大学提出亚临床甲减会影响葡萄糖的代谢,2 型糖尿病的患者合并亚甲减会使其 C 肽水平升高,血糖水平降低,并且会随着亚临床甲减的病情加重而血糖降低更明显。还有一项研究通过甲状腺超声证实了糖尿病与甲状腺之间确实是存在联系的,他们的研究结果表明那些控制不良的及伴有并发症的糖尿病患者(包括 1 型糖尿病和 2 型糖尿病),患者的甲状腺体积明显大于正常人,并且这些患者的甲状腺结节及甲状腺肿的发生率较高。通过调查研究验证了原发性甲减可以引起血脂异常,临床观察以胆固醇和低密度脂蛋白升高为主。TH 促进游离脂肪酸的利用,使脂肪分解增加,

TH 能够促进胆固醇和磷脂的形成,又能促进其降解和排泄,故在甲减的患者此作用相反。所调查的 5 例痰凝血瘀证的患者,均有胆固醇升高的改变,可见对并发血脂异常的患者,临床治疗上通过以"健脾益气为本,化痰逐瘀为标"可能会取得更好的疗效。目前对原发性甲减的中医诊治研究相对较少,大部分都偏于临床经验治疗的探讨,尤其在证候学上没有统一的标准,中医各家对其也各抒己见,大多偏向于阳虚的论治。但该病发病缓慢,大多患者症状不明显,很多患者仅以乏力、纳呆等脾胃气虚的症状就诊,指导我们临床上早期治疗,从脾论治,可取得较好的疗效。笔者也是尝试通过此项研究对原发性甲减的诊断及治疗提供一点思路。

五、结论

原发性甲状腺功能减退症临床上证候学分型以脾胃气虚证为主。

参 考 文 献

1. 邓铁涛. 跟名师学临床系列丛书. 北京:中国医药科技出版社,2010
2. Michael T,Mc Demott. 美国最新临床医学问答——内分泌学. 第 2 版. 唐代屹,译. 北京:海洋出版社,1999
3. 赵建民. 甲状腺机能减退症伴发 2 型糖尿病 2 例治验. 山西中医,2002,18(1):33
4. 冯鑫. 李赛美. 辨治内分泌疾病经验. 辽宁中医杂志,2003,30(9):699

(高天舒　陈　强　鞠鹏宇)

第十一节　亚临床甲状腺功能亢进症患者的中医体质学研究

一、研究目的

研究亚临床甲状腺功能亢进症患者中医体质的分布规律。为延缓亚临床甲状腺功能亢进症患者的病情进一步发展、改善临床症状、降低复发率、指导中药辨证治疗提供临床依据。

二、研究对象及方法

1. 临床资料

(1) 一般资料:选 40 例辽宁省中医院内分泌科门诊及病房亚临床甲亢患者为调查对象,男性 7 例,女性 33 例,年龄为 18~78 岁,平均年龄 48.2 ± 18.3,病程维持在亚临床甲亢期 1 个月或及以上,其中桥本甲状腺炎 13 例,Graves 病 24 例,亚急性甲状腺炎 3 例。

(2) 纳入标准:符合中华医学会内分泌学会 2008 年制定的"中国甲状腺疾病诊治指南"中亚临床甲亢的诊断标准,亚临床甲亢是指血清 TSH 水平低于正常值下限,而 FT_3、FT_4 在正常范围,不伴或伴有轻微的甲亢症状。

(3) 排除标准:严重心、脑、肾疾病,严重原发性疾病,精神病患者。

2. 方法

(1) 甲状腺功能测定:空腹抽取静脉血,分离血清后采用化学发光免疫分析法。检测血清游离三碘甲状腺原氨酸(FT$_3$)、游离甲状腺素(FT$_4$)、促甲状腺素(TSH)、甲状腺过氧化物酶抗体(TPOAb)、甲状腺球蛋白抗体(TGAb)。

(2) 调查方法:包括一般状况调查、中医体质量表调查、症状体征调查,由本人问卷,填写《中医体质分类与判定表》后计算判定进行体质分析中医体质,量表由 60 余个条目的问题组成,包含平和质、气虚质、阳虚质、阴虚质、瘀血质、痰湿质、湿热质、气郁质、特禀质 9 个亚量表,每个亚量表包含 7~8 个条目。各个条目是"没有"、"很少"、"有时"、"经常"、"总是" 5 级中选择合适的答案,各个条目是 1~5 的 5 段计分法。原始分为各个条目分值相加。转化分数 = [(原始分 − 条目数)/(条目数 ×4)] × 100。计算原始分及转化分,依据标准判定体质类型。

(3) 判定标准:依据中华中医药学会《中医体质分类与判定》(ZZYXH/T157−2009)进行判断。平和质为转化分 ≥ 60 分,其他 8 种体质分均 <30 分;若平和质转化分 ≥ 60 分,其他 8 种体质分均 <40 分为"基本是"。偏颇体质为转化分 ≥ 40 分为"是",30~39 分为"好像是"。其中转化分越高,某种体质的倾向性就越明显。

平和质(A 型)

总体特征:阴阳气血调和,以体态适中、面色红润、精力充沛等为主要特征。

形体特征:体形匀称健壮。

常见表现:面色、肤色润泽,头发稠密有光泽,目光有神,鼻色明润,嗅觉通利,唇色红润,不易疲劳,精力充沛,耐受寒热,睡眠良好,胃纳佳,二便正常,舌色淡红,苔薄白,脉和缓有力。

心理特征:性格随和开朗。

发病倾向:平素患病较少。

对外界环境适应能力:对自然环境和社会环境适应能力较强。

气虚质(B 型)

总体特征:元气不足,以疲乏、气短、自汗等气虚表现为主要特征。

形体特征:肌肉松软不实。

常见表现:平素语音低弱,气短懒言,容易疲乏,精神不振,易出汗,舌淡红,舌边有齿痕,脉弱。

心理特征:性格内向,不喜冒险。

发病倾向:易患感冒、内脏下垂等病,病后康复缓慢。

对外界环境适应能力:不耐受风、寒、暑、湿邪。

阳虚质(C 型)

总体特征:阳气不足,以畏寒怕冷、手足不温等虚寒表现为主要特征。

形体特征:肌肉松软不实。

常见表现:平素畏冷,手足不温,喜热饮食,精神不振,舌淡胖嫩,脉沉迟。

心理特征:性格多沉静、内向。

发病倾向:易患痰饮、肿胀、泄泻等病,感邪易从寒化。

对外界环境适应能力:耐夏不耐冬,易感风、寒、湿邪。

阴虚质(D 型)

总体特征:阴液亏少,以口燥咽干、手足心热等虚热表现为主要特征。

形体特征:体形偏瘦。

常见表现:手足心热,口燥咽干,鼻微干,喜冷饮,大便干燥,舌红少津,脉细数。

心理特征:性情急躁,外向好动,活泼。

发病倾向:易患虚劳、失精、不寐等病;感邪易从热化。

对外界环境适应能力:耐冬不耐夏;不耐受暑、热、燥邪。

痰湿质(E 型)

总体特征:痰湿凝聚,以形体肥胖、腹部肥满、口黏苔腻等痰湿表现为主要特征。

形体特征:体形肥胖,腹部肥满松软。

常见表现:面部皮肤油脂较多,多汗且黏,胸闷,痰多,口黏腻或甜,喜食肥甘甜黏,苔腻,脉滑。

心理特征:性格偏温和、稳重,多善于忍耐。

发病倾向:易患消渴、中风、胸痹等病。

对外界环境适应能力:对梅雨季节及湿重环境适应能力差。

湿热质(F 型)

总体特征:湿热内蕴,以面垢油光、口苦、苔黄腻等湿热表现为主要特征。

形体特征:形体中等或偏瘦。

常见表现:面垢油光,易生痤疮,口苦口干,身重困倦,大便黏滞不畅或燥结,小便短黄,男性易阴囊潮湿,女性易带下增多,舌质偏红,苔黄腻,脉滑数。

心理特征:容易心烦急躁。

发病倾向:易患疮疖、黄疸、热淋等病。

对外界环境适应能力:对夏末秋初湿热气候,湿重或气温偏高环境较难适应。

血瘀质(G 型)

总体特征:血行不畅,以肤色晦黯、舌质紫黯等血瘀表现为主要特征。

形体特征:胖瘦均见。

常见表现:肤色晦黯,色素沉着,容易出现瘀斑,口唇黯淡,舌黯或有瘀点,舌下络脉紫黯或增粗,脉涩。

心理特征:易烦,健忘。

发病倾向:易患癥瘕及痛证、血证等。

对外界环境适应能力:不耐受寒邪。

气郁质(H 型)

总体特征:气机郁滞,以神情抑郁、忧虑脆弱等气郁表现为主要特征。

形体特征:形体瘦者为多。

常见表现:神情抑郁,情感脆弱,烦闷不乐,舌淡红,苔薄白,脉弦。

心理特征:性格内向不稳定、敏感多虑。

发病倾向:易患脏躁、梅核气、百合病及郁证等。

对外界环境适应能力:对精神刺激适应能力较差;不适应阴雨天气。

特禀质(I型)

总体特征:先天失常,以生理缺陷、过敏反应等为主要特征。

形体特征:过敏体质者一般无特殊;先天禀赋异常者或有畸形,或有生理缺陷。

常见表现:过敏体质者常见哮喘、风团、咽痒、鼻塞、喷嚏等;患遗传性疾病者有垂直遗传、先天性、家族性特征;患胎传性疾病者具有母体影响胎儿个体生长发育及相关疾病特征。

心理特征:随禀质不同情况各异。

发病倾向:过敏体质者易患哮喘、荨麻疹、花粉症及药物过敏等;遗传性疾病如血友病、先天愚型等;胎传性疾病如五迟(立迟、行迟、发迟、齿迟和语迟)、五软(头软、项软、手足软、肌肉软、口软)、解颅、胎惊等。对外界环境适应能力:适应能力差,如过敏体质者对易致过敏季节适应能力差,易引发宿疾。

三、结果

1. 40例亚临床甲亢患者中气郁质10例(25%)、阴虚质8例(20%)、气虚质7例(17.5%)、阳虚质1例(2.5%)、平和质14例(35%)。

2. 该40例患者中单纯体质为11例(27.5%),一种兼杂体质的为22例(55%),两种兼杂体质及其以上的为7例(17.5%)。

3. 10例气郁质患者中多兼杂气虚质、阴虚质,分别为4例(40%)、2例(20%);阴虚质多兼杂气虚质,为3例(37.5%);气虚质多兼杂阴虚质和阳虚质,各为3例(42.86%);平和质多兼杂气郁质和阴虚质,分别为5例(35.71%)、4例(28.57%)。同时,亚临床甲亢患者体质男女分布为:气郁质1男9女、阴虚质1男7女、气虚质3男4女、阳虚质1女、平和质2男12女。

四、分析讨论

亚临床甲亢的患病率男性为2.8%~4.4%,女性为7.5%~8.5%,60岁以上女性达到15%;我国学者报道的患病率是3.2%。本病主要的不良结果是:①发展为临床甲亢;②对心血管系统影响:全身血管张力下降、心率加快、心输出量增加、心房纤颤等;③骨质疏松:主要影响绝经期女性,加重骨质疏松,骨折发生频度增加;④老年痴呆;⑤低血钾麻痹。亚临床甲亢的治疗,对本病的治疗意见不一,主要是针对病因治疗:①亚临床甲亢是由于服用过量甲状腺素引起,则减少甲状腺素的用量;②甲状腺炎所致的亚临床甲亢为暂时性,予以β受体阻滞剂对症治疗;③结节性甲状腺肿伴亚临床甲亢者外科手术为最佳方案;④放射性碘或甲状腺手术后的亚临床甲亢,大多为一过性,需随访观察,必要时可考虑使用抗甲状腺药物;⑤有些Graves病早期的患者可能转归正常呈自限性,故早期治疗的风险可能大于益处,建议暂不治疗,但应密切随访。但Graves病药物治疗缓解期仍需维持抗甲状腺治疗。因为垂体-甲状腺轴功能的恢复一般都滞后于甲状腺激素的恢复。疾病的不同体质类型研究,揭示了疾病发生发展的内在本质特征,对疾病与体质关系的研究,为从改善体质入手,恢复患者的病理状态提供依据。体质形成于先天,定型于后天,体质的稳定性是相对的,而不是一成不变,这就意味着体质具有动态可变性,每一个体,在生长壮老的生命过程中也会因内外环境中的诸多因素影响而使体质发生变化。本研究发现,气郁质、阴虚质是亚临床甲亢患者的常见体质类型。以气郁质最为多见,10例(25%)1男9女,气郁质是长期情志不畅、气机郁滞而形成的以性格内向不稳定、忧郁脆弱、敏感多疑为主要表现的体质状态。亚临床甲亢发病及病情变化与情绪因素有密切相关。亚临床甲亢患者的性格对外部刺激较为敏感、强烈。在病程的不同阶段多伴有抑郁、焦虑等情绪。如朱丹溪《丹溪心法·六郁》所言："气血冲和,万病不生,一有怫郁,诸病生焉。故人身诸病,多生于郁"。中医辨证施治治以疏肝解郁、理气化滞。方用逍遥散、柴胡疏肝散加减。常用药物:柴胡、香附疏肝理气;川芎疏肝开郁,行气活血;陈皮理气行滞和胃;白芍、当归、甘草养血活血,滋阴柔肝,缓急止痛;薄荷助柴胡疏肝而散郁热。阴虚质占较多比例,分别为 8 例(20%)1 男 7 女。体质决定证候的倾向性,甲亢患者临床上常常表现为肝郁气滞、阴虚火旺、气阴两虚证候与这些体质特征相关,唐代王冰创立治阴虚要"壮水之主,以制阳光",朱丹溪提出"阳常有余,阴常不足"之论。治以滋补肾阴,壮水制火。方用六味地黄丸、大补阴丸等加减。常用药物:熟地滋阴补肾,填精益髓;山茱萸、女贞子、山药滋补肝肾,健脾补虚;泽泻、丹皮、茯苓利湿泄浊,清泄相火,淡渗脾湿。气虚质7 例(17.5%)3 男 4 女,本研究发现老年男性亚临床甲亢患者多见于气虚质。对于气虚质的治疗,王琦提出气虚体质的用药宜忌:宜补气健脾,忌苦寒克伐。匡氏提出倦质(气血两虚质)的调治法则:益气生血健质法。并且给出了饮食宜忌:宜肉类,尤其羊肉、五香粉、生姜、大枣、赤小豆、龙眼、蜂乳。忌凉菜、冰淇淋等冷饮。张惠敏认为同为气虚质的不同个人其调治方法也不宜相同,应视五脏之气的盛衰、兼夹体质的不同、年龄性别的差异、地域气候的不同而定,不宜一概而论;阴虚质则治以滋阴降火,宁心柔肝,方以天王补心丹或一贯煎加减。同时,体质在发病中的作用不仅关系着疾病的发生还体现在疾病的转归上,亚临床甲亢患者多见于平和质 14 例(35%)2 男 12 女,属体质强壮,正气充足,抗邪能力强,但多有阴虚质、气郁质等体质倾向,患者气郁日久化火,火热内盛,耗伤阴津,导致阴虚火旺之候,久之耗气伤阴而至气阴两虚。亚临床甲亢患者是多种体质兼杂,这种虚实夹杂的体质,必导致证候类型的虚实兼夹,提示我们在对患者的辨证论治,体质调理过程中要综合考虑,并为亚临床甲亢干预治疗提供依据。

五、结论

1. 亚临床甲亢患者的常见中医体质类型是气郁质、阴虚质等。

2. 亚临床甲亢患者多为兼杂体质,即见气虚质、阴虚质等虚弱体质倾向,又见气郁质等实性体质。

参 考 文 献

1. 陆再英. 内科学. 北京:人民卫生出版社,2008

2. Shrier DK.Burman KD.Subclinical hyperthyroidism:controversies inmanagement.AM Fam Physican.2002,65:431-438

3. 王琦. 中医体质学. 北京:人民卫生出版社,2005

4. 王琦.9 种基本中医体质类型的分类及其诊断表述依据. 北京中医药大学学报,2005,28(4):1-9

5. 夏仲元. 甲亢和甲减中医体质类型调查分析. 北京中医药大学学报,2010,33(4):280-282

6. 匡调元. 中医体质病理学. 上海:上海科学普及出版社,1996

7. 张惠敏. 气虚体质的研究进展(综述). 北京中医药大学学报,2004,27(1):14-16

(高天舒　陈强　王孟龙)

第十二节　甲减及亚临床甲减的中医体质类型的调查研究

一、研究目的

调查甲状腺功能减退症(简称甲减)及亚临床甲状腺功能减退症(简称亚临床甲减)患者的体质学特点,为临床辨证治疗提供理论依据。

二、研究内容及方法

1. 临床资料　选择 69 名 2009 年 5 月至 2009 年 12 月在辽宁中医药大学附属医院内分泌科门诊及住院的新诊断或治疗恢复期的甲减及亚临床甲减患者作为调查对象。甲减 25 例,亚临床甲减 44 例。男性 22 例,女性 47 例,年龄 18~75 岁(46.17 ± 10.12),病程 1 个月 ~20 年,平均(5.62 ± 5.31)年。

2. 纳入标准

(1) 符合中华医学会内分泌学会 2008 年制定的"中国甲状腺疾病诊治指南"中甲减、亚临床甲减的诊断标准:甲减是指血清 TSH 水平高于正常值上限,而 TT_4、FT_4 低于正常值下限。亚临床甲减是指血清 TSH 水平高于正常值上限,而 T_3 或 T_4 在正常范围。

(2) 18 周岁以上。

(3) 对调查知情同意。

3. 排除标准

(1) 18 周岁以下。

(2) 亚急性甲状腺炎、产后甲状腺炎、结节性甲状腺肿、甲状腺腺瘤、甲状腺癌。

(3) 心、肝、肾功能严重损害者;(心功能 3~4 级,ALT 和(或)AST 超过正常上限 1.5 倍,肌酐超过正常上限)。

(4) 恶性肿瘤及血液病者。

(5) 有精神疾病者,不能很好合作者。

(6) 未获得知情同意者。

4. 测定方法　甲状腺功能测定:抽取静脉血(空腹),分离血清后采用化学发光免疫分析法。检测项目为:FT_3(血清游离三碘甲状腺原氨酸)、FT_4(游离甲状腺素)、TSH(促甲状腺素)。TPOAb(甲状腺过氧化物酶抗体)、TGAb(甲状腺球蛋白抗体)。

5. 调查方法　调查内容为患者一般情况、甲状腺疾病患病情况、中医体质量表的填写这 3 部分。中医体质量表包括 60 多个条目的问题,其中包含平和质、气虚质、阴虚质、阳虚质、气郁质、湿热质、痰湿质、瘀血质、特禀质 9 个亚量表构成,每个亚量表包含几个条目的问题。各个条目是从"总是"、"经常"、"有时"、"很少"、"没有"5 级中选择针对自身的适当答案,各个条目是 1~5 分的计分法。由调查医师根据具体方法计算原始分及转化分,判定其体质类型时依据上述标准。

6. 辨证分型标准 依照中华中医药学会《中医体质分类与判定》的标准进行判断。转化分大于等于 60 分为平和质,分数低于 30 分为其他 8 种体质;若转化分大于等于 60 分的平和质,而其他 8 种体质分均低于 40 分定为"基本是"。大于等于 40 分的转化分为"是"定为偏颇体质,"好像是"定为 30~39 分。计算而得的标准分越高,倾向于某种体质就越明显。

体质分类内容如下:

平和质的特征为:形体适中、健壮匀称,精力充沛,面色、唇色红润有光泽,头发光泽稠密,目光有神,嗅觉正常,食欲、睡眠良好,二便正常,舌淡红,苔薄白,脉和缓有力。性格开朗,与人随和。对外界自然、社会环境适应能力较强,平素患病较少。

气虚质的特征为:精神不振,易疲劳、气短、常自汗、语声低,舌淡红边有齿痕,脉弱。性格内向。不耐受外界邪气,易患感冒、内脏下垂等病,得病后恢复缓慢。

阴虚质的特征为:大多体形偏瘦,口咽干燥、手足心热或五心烦热,大便干燥,小便短赤,舌红少津,脉细数。性情急躁,外向,活泼好动。耐冬不耐夏,不耐受热、暑、燥邪,感邪易从热化,易患虚劳、不寐等病。

阳虚质的特征为:平素精神不振、畏寒、怕冷、肢冷,舌淡胖嫩,脉多沉或迟。性格多内向、沉静。耐夏不耐冬,感邪后易从寒化,易感风、寒、湿邪,易患痰饮、泄泻、肿胀等病。

气郁质的特征为:形体多为瘦者,神情抑郁、烦闷、忧虑、脆弱,舌淡红,苔薄白,脉弦。性格内向敏感,不稳定、多虑。对精神刺激的适应能力较差;不适应阴雨天气。易患脏躁、郁证、百合病、梅核气等。湿热质的特征为:大多形体适中或偏瘦,满面油光、口苦、口干或口臭,大便黏滞不爽或燥结难下,舌苔黄厚腻,脉象滑数。容易心烦,易于急躁。对夏末秋初的湿热气候、湿重或温度偏高环境较难适应,易患热淋、疮疖疔疖、黄疸等病。

痰湿质的特征为:大多形体肥胖,满面油光、多汗,腹部肥胖、松软,胸闷,痰多,口黏苔腻,脉象滑。性格偏温和、善于忍耐,多稳重。对湿气重的环境适应能力差,易患消渴、胸痹、中风等病。

血瘀质的特征为:以肤色晦黯、容易出现瘀点或瘀斑,舌质紫黯或有瘀斑瘀点,脉涩。易心烦,健忘。不耐受寒邪,易患癥瘕或痛证、血证等。

特禀质的特征为:过敏体质者常见鼻塞、喷嚏、咽痒、哮喘、风团等;患遗传性疾病者有先天性、垂直遗传、家族性特征;患胎传性疾病者具有母体影响胎儿个体生长发育及相关疾病特征。对外界环境适应能力差,如过敏体质者对易致过敏季节适应能力差,易引发荨麻疹、哮喘、花粉症及食物或药物过敏等;遗传性疾病如血友病、先天愚型等;胎传性疾病如胎惊、五软、五迟、解颅等。

三、结果

1. 一般情况 本调查患者中甲减 25 例,亚临床甲减 44 例。有甲状腺病家族史者 18 例,占 26.09%。经过 ^{131}I 治疗后导致甲减的 3 例,占 4.35%;桥本甲状腺炎所致甲减 11 例,占 15.94%。

2. 中医体质分布情况

证型 n(例)	构成比例(%)
平和质 12	17.39
气虚质 22	31.88
阳虚质 18	26.08

阴虚质 0	0
痰湿质 3	4.35
血瘀质 1	1.45
湿热质 2	2.90
气郁质 7	10.15
特禀质 4	5.80
合计 69	100

从中医体质的分布情况可以认为:气虚质 31.88% 和阳虚质 26.08% 为甲减及亚临床甲减的常见中医体质类型。

四、分析讨论

现代中医体质研究从临床应用角度,比较有代表性的有:田氏将体质分为 12 种;王琦将体质分为 9 种;匡调元与何裕民将体质分为 6 种。另有学者针对不同性别、年龄人群,分别作体质分型。如陈慧珍将妇女体质分为 7 种类型:正常质、阴虚质、阳虚质、气血虚弱质、痰湿质、肾虚质、瘀滞质。而以王琦等研究的体质 9 分法较为成熟,中华中医药学会亦采用此种分型,所以本调查采用此方法进行。体质是由遗传性和获得性因素所决定的,甲减以亚临床甲减有一定的遗传倾向。本调查结果显示,甲减及亚临床甲减患者有甲状腺病家族史者占 26.09%,充分反映了体质的遗传特征。已有文献报道使母体甲状腺功能低下,可使发育子代鼠的甲状腺激素神经递质和腺苷系统相互作用,而使子代鼠甲状腺功能低下。从而更加证明甲减及亚临床甲减在体质上具有遗传性的特征。本调查结果还显示:甲减及亚临床甲减患者以气虚质 31.88% 和阳虚质 26.08% 为主,这可能是本病发生的重要中医病理基础。阳虚为本病发病主要病因,各位医家早有论述。肾阳虚衰,即命门火衰,或兼有脾阳、心阳不足;病位涉及肾、脾、心、肝四脏。甲减及亚临床甲减有先天不足者,始于胎儿时期者,由于肾为先天之本,可见其与肾虚关系密切。其临床主症除了畏寒、神疲、怕冷、倦怠等,还可见反应迟钝、记忆力下降、头发、眉毛脱落等症,也是肾阳虚的表现。先天不足,则后天亦有损耗。脾为后天之本,为气血生化之源,脾主肌肉、主四肢,亦主统血。所以甲减及亚临床甲减患者多见贫血、面色㿠白、月经紊乱,甚至持续大量失血,均为脾阳不足之表现。又因"肾阳不能蒸运,心阳则鼓动无能"而常见患者心动过缓,脉沉迟缓的心肾阳虚之象。而本研究气虚质也占大多数,主要源于现代对甲状腺疾病的认识程度不断提高,2010 年 8 月中华医学会内分泌学分会公布了中国首次 10 个城市居民甲状腺疾病流行病学调查结果。调查表明,甲减患病率已从 3.8% 升高到 6.5%,亚临床甲减患病率从 2.9% 升高到 5.6%。以往人们只是对严重的甲减才有所重视,在这之前的亚临床甲减及轻度甲减表现未有认识。中医认为气是构成人体和维持人体生命活动的基本物质,是物质和功能的统一。气虚则其推动、温煦、防御、固摄、气化作用均低下,在不同脏腑则有其不同的临床主症。气虚为阳虚之渐,阳虚为气虚之甚。如果气虚而温煦功能减弱,则可出现畏寒肢冷、脏腑功能衰退、血液和津液的运行迟缓等寒性病理变化。在相当一部分甲减发展成阳虚型之前就已被诊断,并对其进行体质学研究,因此气虚质也占多数。西医学对甲减患者的治疗多采用甲状腺激素替代疗法,这使得多数患者的病情得到缓解。但临床中我们发现,该方法存在着诸多的局限性,不少患者仍会出现副反应,即使起步采用小剂量药物,患者仍有不适感觉,有的甚至出现心慌、汗出、面色潮红等症状。另有一些患者虽长期服用替代量的 L-T$_4$,效果仍不能令人满意,临床症状仍不能缓解。调查中发现:1/3 患者的激素补充替代治疗情况不够理想,有 1/3 被调查者曾间断自行停药,原因是由于未遵医嘱或记忆力下降所致。国外研究显示甲减患者用标准化甲状腺激素替代治疗并没有达到理想健康状态。对于有持续症状存在的患者,目前一致认为合理调整左甲状腺素钠的用量至血清 TSH 浓度在参考值的下限范围可期望达到症状的改善,但缺陷在于易导致亚临床甲亢或轻度甲亢。而中医治疗本病就有明显优势,对于症状的改善有良好疗效。吾师根据甲减的病因病机规律以补中益气汤为主方(原方由黄芪、人参、白术、陈皮、升麻、柴胡、甘草、当归组成)加减用药,加入夏枯草、莪术、浙贝母、连翘、王不留行等几味药,临床中治疗甲减,得到良好的疗效。方中以黄芪为君药,加重用量,取其补中益气,升阳固表举陷之效;人参、白术、炙甘草性甘温以补中,与黄芪共用,以增加补气健脾之效;人体清阳不升,则浊阴难降,加入陈皮调理气机,陈皮还有理气和胃之效,使方中药物补而不滞;方中配伍当归取其养血和血之意;方中佐以升麻、柴胡之升散、轻清之品,目的在于引胃气而上,化生气血。在此基础上加入夏枯草清泻肝火以消散瘿肿,此为消散瘿肿结聚之气的要药。莪术,由于其既入气分又入血分,功善破散瘀血以化积消癥;浙贝母,其性苦寒,功在清热化痰以消散瘿结。连翘,功善清心泻火,亦能散结消瘿;王不留行,活血通经,有消肿止痛、活血消瘿之功效。以上诸药合用,可升清阳、健脾胃,化痰结、散瘿肿,亦能使元气内充,补其虚损之气,则瘿肿可消,以上诸症可除。另一方面,西医学认为:原发性甲状腺功能减退,其病因可能是甲状腺的自身免疫所引起的。甘草与黄芪均为补气药,甘草的主要成分之一甘草甜素有肾上腺皮质激素样作用,具有抗变态反应等效果,所以能消除在治疗甲减时单纯服用甲状腺素片引起的变态反应等副作用,黄芪具有明确的强心作用和免疫调节作用。人参是增强人体抵抗力的有效药物,其成分中苷原与甘草成分中甘草次酸,共同对下丘脑-垂体-甲状腺轴产生兴奋作用,在下丘脑的作用下产生促甲状腺激素释放激素,刺激垂体产生血清促甲状腺素,再刺激甲状腺滤泡合成甲状腺激素,共同作用于甲状腺系统。除此之外它还具有兴奋中枢神经系统、肾上腺皮质、性腺的作用,除了可调节的作用还可以使其功能恢复。人参在此基础上合用中等剂量甲状腺素片使甲状腺激素水平逐渐稳步上升,所以甘草人参汤和中等剂量甲状腺素片合用有协同作用。

五、结论

本研究显示,气虚质及阳虚质是甲减及亚临床甲减的主要体质类型。

参 考 文 献

1. 王琦 . 中医体质学说 . 北京:中国医药科技出版社,1995,69-85
2. 王琦 .9 种基本中医体质类型的分类及其诊断表述依据 . 北京中医药大学学报,2005,28(4):1
3. 匡调元 . 中医体质病理学 . 上海:上海科学普及出版社,2000,288-329
4. 何裕民 . 体质研究——现时代中西医学的最佳交融点 . 医学与哲学,1996,17(6):288
5. 陈慧珍 . 妇女体质分型与临床意义 . 广西中医药,1988,11(1):25
6. Ahmed, O. M.Abd El-Tawab, S. M.Ahmed, R. G. Effects of experimentallyinduced maternal hypothyroidism and hyperthyroidism on the development of ratoffspring: I. The development of the thyroid hormones-neurotransmitters and adenosinergic system interactions.Int J Dev Neurosci.2010,28(6), 437-454

7. 孙中华,金香,高影.68 例甲状腺功能减退症患者的激素补充替代治疗情况调查分析.中国妇幼保健,2006,21(13)1798-1780

8. Saravanan P,Chau F,Roberts N,et al.Psychological well-being in patientson 'adequate' doses of L-thyroxine results of a large,controlled communityquestionnaire study.Clin Endocriol(Oxf),2002,57:577-585

9. Lindsay RS, T of AD.hypothyoidism.Lancet 1997,349:413

10. 迟妍.补中益气汤加味治疗原发性甲状腺功能减退症经验.中国优秀硕士学位论文全文数据库,2010

11. 韩玲,陈可冀.黄芪对心血管系统作用的实验研究进展.中国中西医结合杂志,2000,20(3):236

12. 苏建华.甘草人参汤治疗甲状腺机能减退症 92 例.中医杂志,2002,43(6):448-449

（高天舒　陈强　王艺杰）

第十三节　100 例甲状腺结节患者中医体质及证候的调查研究

一、研究目的

通过对甲状腺结节患者中医体质及证候的调查,探讨甲状腺结节患者体质及证候类型的分布规律,分析中医体质与证型之间的关系,为临床防治本病提供更有效的依据。

二、研究方法

1. 临床资料

（1）病例来源:辽宁中医药大学附属第一医院、大连市友谊医院、大连市中心医院于 2010 年 3 月到 2011 年 2 月门诊及住院患者,一共 100 例,其中女性 69 例,男性 31 例,年龄为 20~80 岁之间。

（2）纳入标准:经 B 超诊断确诊的甲状腺结节患者,血清甲状腺素水平正常,除甲状腺功能减退和甲状腺功能亢进的患者,并获得患者的知情同意。

（3）排除标准

1）可能为恶性甲状腺肿瘤的患者。包括有颈部放射线治疗史,有甲状腺髓样癌或 MEN2 型家族史;结节增长迅速,且直径超过 2cm 伴持续性声音嘶哑、发音困难、吞咽困难和呼吸困难;结节质地硬、形状不规则。

2）因文化程度等原因不能进行问卷调查者。

3）伴有其他严重疾病者。

2. 调查方法　调查内容包括患者的一般情况调查,中医体质类型调查和证候调查。一般情况包括姓名、年龄、BMI、性别、甲状腺结节家族史、烟酒史、平素饮食、情绪及其他部位是否发现相似结节等自然情况,以及结节的彩超表现,包括结节体积、数量、活动度等,制作成统一的调查问卷。中医体质类型采用《中医体质分类与判定表》计算判定进行体质分析中医体质,量表由 67 条目的问题组成,包含平和质、气虚质、阳虚质、阴虚质、痰湿质、湿热质、瘀血质、气郁质、特禀质 9 个亚量表构成,每个亚量表包含 7~8 个条目。患者依据近一年的体验和感觉进行作答。例如,有关平和质亚量表的条目包括:①您精力充沛吗? ②您容易疲乏吗？③您说话声音低弱无力吗？④您感到闷闷不乐、情绪低落吗？⑤您比一般人耐受不了寒冷（冬天的寒冷，夏天的冷空调、电扇等）吗？⑥您能适应外界自然和社会环境的变化吗？⑦您容易失眠吗？⑧您容易忘事（健忘）吗？各个条目是"没有"、"很少"、"有时"、"经常"、"总是"五级中选择合适的答案。原始分为各个条目分值相加。转化分数＝［（原始分－条目数）/（条目数×4）］×100。由调查医师计算原始分及转化分，结合《中医体质分类与判定》（ZZYXH/T157—2009）进行判断。平和质为转化分≥60分，其他8种体质分均<30分；若平和质转化分≥60分，其他8种体质分均<40分为"基本是"。偏颇体质为转化分≥40分为"是"，30~39分为"好像是"。其中转化分越高，某种体质的倾向性就越明显。证候调查中的甲状腺结节中医证型参考中国中医药出版社《中医内科学》国家药监局《中药新药临床临床研究指导原则》及相关文献资料，确定气郁痰阻型、肝火旺盛型、心肝阴虚型、脾虚痰盛型、痰瘀互结型五种为常见证型。结合《中医临床诊疗术语》（GB/T16751）确定每种证型常见症状，制定中医证型调查表，由专门的中医师通过问卷调查的形式，记录患者的不适症状及舌苔脉象，然后得出每个人的中医辨证分型结果。最后通过统计学方法处理调查结果。

三、结果

1. 一般情况分布　100例甲状腺结节患者中，男性31例（31%），女性69例（69%）；年龄分布为20~29岁5例，30~39岁8例，40~49岁16例，50~59岁21例，60~69岁24例，70~79岁26例；甲状腺结节体积>1cm者62例，<1cm者38例；BMI>24者38例，BMI<20者11例，BMI在20~24者51例；具有甲状腺结节家族史者11例；其他部位发现结节者9例，烟酒史者26例。

2. 甲状腺结节患者中医体质类型分布　在100例患者中，阳虚质25例，在9种体质类型构成中占25%；气虚质22例，占22%；阴虚质20例，占20%；气郁质13例，占13%；痰湿质9例，占9%；平和质7例，占7%；瘀血质3例，占3%；湿热质1例，占1%。

3. 甲状腺结节患者证候分布　证候分布以脾虚痰盛型居多，共32例，占32%；其次为心肝阴虚型28例，占28%；气郁痰阻型16例，占16%；肝火旺盛型13例，占13%；痰瘀互结型6例，占6%；无明显证型者5例，占5%。

四、分析讨论

1. 甲状腺结节患病的一般规律　被调查患者中，首先女性明显多于男性，表明女性较男性甲状腺结节的发病率更高。未发现体重与甲状腺结节的发生相关。再次，数据明显显示随着年龄的增加，甲状腺结节的发病率也显著增加，表明年龄可能为甲状腺结节的一个危险因素，这也与相关的流行病学调查结果一致。体质和证型在不同性别、年龄以及病情程度中分布相同。

2. 甲状腺结节的中医体质分布原因　阳虚质、气虚质、阴虚质三种体质的人是易患甲状腺结节的体质类型。体质是对个体身心特性的概括，是个体生命过程中，在遗传性和获得性因素所作用下，表现在形态结构、生理功能和心理活动方面综合的、相对稳定的特性，主要包括体态、质能、气质三方面。这种特质反映在生命活动过程中某些形态和生理特性方面，对自然、社会环境的适应能力和对疾病的抵抗能力方面，及发病过程中对某些疾病的易患性和病理过程中疾病发展的倾向性等方面。体质具有个体差异性、群类趋同性、动态可变性和相对稳定性等特点。甲状腺结节患者出现阳虚质、气虚质、阴虚质等情况，既可以是原发性改变,也可为病久导致的继发性改变。气是构成人体和维持人体生命活动的最基本物质。气为血之帅,气虚无力推动血液循环;气虚固摄作用减弱,血液不寻常道,导致血瘀发生;脾为后天之本,气血生化之源,脾胃虚者气虚、阳虚多见。脾气虚则不能运化痰湿,气虚血瘀,痰湿与瘀血相结,导致本病发生。痰属阴,脾阳虚不能运化寒痰,寒痰阻滞气机,痰气交阻,导致气行不畅。或肾阳虚弱,血失温运,血脉凝滞而成血瘀。气虚为阳虚之渐,阳虚为气虚之甚,两者常相互影响并存。气郁、血瘀郁久化热,或是素体阴虚之人,外热与内虚杂合而病,更易出现阴虚。叶天士所说"久病入络",阴虚不能制火,虚火灼络,导致出血,亦为瘀血。气候变暖,人们生活条件显著改善,好食肥甘厚腻酿湿,导致体内生热,热必伤阴,出现阴虚。瘿病初以实证较多,久病可由实证变为虚证,以致出现气虚、阴虚等虚实夹杂之证。

3. 甲状腺结节中医体质与证候分布的关系　在同样的致病因素的作用下,常会发生不同的病理过程,出现不同的证型,这些差异常常是以体质因素作为基础的。不同的体质产生不同性质的代谢过程,使临床表现、病理变化出现许多差异。《素问·经脉别论》曰:"诊病之道,观人勇怯骨肉皮肤,能知其情,以为诊法也。"张介宾在辨证时指出:"当辨因人因证之别。盖人者,本也;证者,标也。证随人见,成败所由。故因人为先,因证次之。"需要注意的是,体质的特征具有相对的稳定性,属于生理范畴,本身不构成疾病。而证是在某一特定的情况下,身体出现的病理特征,属于暂时性的,病理范畴疾病痊愈后就会消失。所以体质和证有着本质的区别,但同时,体质和证有着密切的联系。体质具有影响机体对某些疾病的易感性和病变过程中的倾向性的特点,而证也在疾病过程中体现了体质的特点,只不过在不同情况下,两者各占的主次地位不同。辨证就是要求既注重体质背景,又要掌握病变特点。本调查也显示体质与证的本质相同性,脾虚证多指脾气虚和脾阳虚,可以解释体质上气虚质和阳虚质的分布特点。但本调查中痰湿体质并未像前两者体质占有较多的比例,表明了在脾虚痰盛证型中,脾虚为主,痰盛位次的不同地位,这种虚实夹杂,以虚为主的特点也与中医对甲状腺结节的认识相符。其次,阴虚体质与心肝阴虚型也在本病中占有重要地位,两者在本质上具备相似性。综上所述,体质与证型的关系,既是互相依存,又能互相补充。

4. 临床意义　疾病的产生往往是受到内外因作用下,机体的自稳调节发生紊乱而出现的异常生命现象。内因在某种程度上反映了机体的体质状况,不同的体质往往导致疾病的不同变化。证是疾病过程中某一阶段的本质表现,辨证施治为中医重要治疗方法,以往治疗上大多是根据四诊资料,总体辨证治疗。但本病归类辨证论治相互错杂而不统一,临床上在本病的治疗时证型标准不统一,所以如何辨证分型仍然是一个值得探索和研究的问题。另外,部分甲状腺结节患者就诊时无特殊不适,临床医生经常是无证可辨。中医对于甲状腺结节的认识,一直十分强调体质因素的影响。本研究明确甲状腺结节的高发体质和多发证型,既能在临床中"未病先防",同时"辨体论治"为甲状腺结节的诊治提供了新思路,也是中医个体化治疗的一种重要体现,并且也是中医理论"治未病"思想的重要组成部分。《素问·四气调神大论》提出:"圣人不治已病治未病,不治已乱治未乱。"张仲景注重养生使"人能养慎,不令邪风干忤",重视提高机体对病邪的抗御能力,对甲状腺结节的防治具有独特的指导意义。

五、结论

1. 年龄与甲状腺结节的患病率呈正相关,年龄越大,患病率越高。

2. 女性发病率高于男。

3. 阳虚质、气虚质、阴虚质是甲状腺结节患者中的主要体质类型。

4. 甲状腺结节患者证候分布以脾虚痰盛型和心肝阴虚型为主。

5. 中医体质与证型存在内在一致性。

参 考 文 献

1. 冯尚勇,朱妍,张真稳,等.江苏社区人群甲状腺结节的流行病学研究中华内分泌代谢杂志,2011,27(6):492-494

2. 王琦.中医体质学.北京:中国医药科技出版社,1995

3. 匡调元.人体体质学:中医学个性化诊疗原理.上海:上海科学技术出版社,2003

4. 孙理军.中医解读人的体质.北京:中国中医药出版社,2008

（高天舒　陈 强　潘拓方）

中医药治疗甲状腺疾病有着数千年的历史，古今历代许多医家的反复实践，不断充实和发展，记述了治疗甲状腺病的一系列中药与方剂，积累了许多宝贵经验和成果。为了传承中医药学治疗甲状腺病的应用经验，本中药方剂篇收载了一系列诊治甲状腺病的常用中药，依次对药物名称、出处、科属、炮制、性味、归经、功效、临床应用、功效比较、用量用法、现代研究等项目进行叙述。本篇收录了历代重要医籍记载的治疗甲状腺病的代表性方剂，依次对方剂名称及出处、药物组成、功效主治、临床运用等方面进行编写。所录方剂还有从国内公开发表的，省级以上的专业杂志所报道的，治疗甲状腺病的新方药，力求反映中医治疗临床诊治甲状腺病的新成果。

第五篇 中药方剂篇

第一节 解表类中药及代表方剂

一、解表类中药

麻黄（《神农本草经》）

麻黄为麻黄科植物草麻黄、木贼麻黄和中麻黄的草质茎。

性味归经：味辛、微苦，性温。主归肺、膀胱经。

功效：发汗解表，宣肺平喘，利水消肿。

临床应用：本品发散风寒，治疗风寒表证，用于外感风寒所致恶寒发热、无汗、头痛、身痛、脉浮紧等。宣肺平喘用于肺气壅遏所致喘咳症。

本品利水消肿用于水肿兼有表证之风水水肿证，其性辛散，在上有开宣肺气之功，又能走膀胱而利水，能宣能降是其特点。甲状腺相关眼病眼睑肿胀明显者，可使用本品宣肺利水之功效。有用麻黄提取物治疗桥本甲状腺炎。

本品散寒通滞，本品常用于甲状腺病中的桥本甲状腺炎及亚急性甲状腺炎的阳虚寒凝或伴结节之病证。诚如明代张介宾《景岳全书》所云："或兼温药以助阳，可逐阴凝之寒毒。"清代张璐《本经逢原》："破癥坚积聚者，表里兼治，非神而明之，难效其法也。"

用量用法：3~10g。生麻黄发汗力强，解表多用；炙麻黄发汗力缓，喘咳多用。

使用注意：麻黄对中枢神经系统有兴奋作用，以麻黄碱作用最强，能兴奋肾上腺素能神经，使心率加快，心肌收缩力增强，心输出量增加；能收缩血管，使血压上升，甲状腺功能亢进者慎用。

桂枝（《神农本草经》）

桂枝为樟科植物肉桂的嫩枝。

性味归经：味辛、甘，性温。归心、肺、膀胱经。

功效：发汗解肌，温通经脉，助阳化气。

临床应用：本品发散风寒，治疗风寒表证用于外感风寒所致恶寒发热、无汗或有汗而不畅等病证。

本品温通经脉，可用于甲状腺病中的甲状腺功能减退症之寒凝经脉所致的寒痹疼痛诸症，心肾阳虚，营血虚衰，所致脉结代、心动悸者。如桂枝甘草汤，以扶心阳。

本品通阳化气，本品常用于甲状腺功能减退症的阳虚寒凝或伴心包积液等病证。诚如清代周岩《本草思辨录》："苓桂术甘汤。痰饮者，寒饮也。心阳不足，痰饮得以窃据膈间……以桂甘益心阳而化泄之，此治寒饮之主方也。"

用量用法：3~10g。水煎服。

现代研究：实验研究表明桂枝有扩张血管作用，可明显增加冠脉循环，并对外周血管有扩张作用，增强血液循环。桂枝有保护心缺血再灌注损伤的作用。

紫苏(《名医别录》)

紫苏为唇行科植物紫苏的叶与茎。

性味归经:味辛、温。归肺、脾、胃经。

功效:发散风寒,行气宽中。

临床应用:本品发散风寒治疗风寒表证用于外感风寒兼有气滞之胸闷不舒、恶心呕吐等病症,本品性温散寒,解表之力较缓和。清代姚澜《本草分经》:"辛温而香。入气分,兼入血分。利肺下气,发表祛风,宽中利肠,散寒和血。"

本品行气宽中,用于肝胃气滞、气机郁滞之病证,常配半夏、陈皮等;还可用治各种甲状腺病初期情志郁结、痰凝气滞之甲状腺肿大,常与化痰、行气之半夏、厚朴等同用,即半夏厚朴汤。

因其行气又能安胎,治疗甲状腺病妊娠恶阻气滞而胎动不安之证,常配砂仁、陈皮等同用。

本品紫苏叶偏于解表散寒、行气和胃;紫苏梗则长于理气宽胸、止痛安胎。通常所用紫苏包含其叶与梗。

用量用法:3~10g。水煎服。

荆芥(《神农本草经》)

荆芥为唇行科植物荆芥的地上部分(茎、叶及花穗)。

性味归经:味辛、微温。归肺、肝经。

功效:发散风寒,解毒透疹,炒炭止血。

临床应用:本品发散风寒,治疗风寒表证,如头痛、身痛等病症,本品药性平和,微温不燥,芳香轻扬,长于疏散风邪。明代李时珍《本草纲目》:"其功长于祛风邪,散瘀血,破结气,消疮毒。盖厥阴乃风木也,主血,而相火寄之,故风病,血病,疮病为要药。其治风诸家皆赞之。"

本品善能祛风止痒,解毒透疹,常用于皮肤瘙痒。本品与刺蒺藜、蝉蜕、防风等配伍,用于服用抗甲状腺药物过敏患者。如荆防败毒散加减。

本品治风兼治血者,以其入风木之脏,即是藏血之地,故并主之。清代陈士铎《本草新编》:"荆芥,味辛、苦,气温,浮而升,阳也,无毒。能引血归经,消头目之火,通血脉,逐邪气,化瘀血,除湿痹,破结聚,散疮痈。治产后血晕有神,中风强直,亦能见效。"

用量用法:3~10g。水煎服。

防风(《神农本草经》)

防风为伞形科植物防风的干燥根。

性味归经:辛、甘、微温。归膀胱、肝、脾经。

功效:祛风解表,胜湿止痉,止泻止血。

临床应用:本品发散风寒,既可用于风寒表证,如头痛、身痛,常配荆芥、羌活等药同用,如荆防败毒散;亦可用于风热表证。因其发散作用温和,亦用于肌表不固、汗出者。常配黄芪、白术同用,如玉屏风散。其辛而微温,甘缓不峻不燥,故前人称为"风药中润剂"。

本品祛风止痒,可用于风邪闭郁肌表而皮肤瘙痒,常与薄荷、蝉蜕等同用;可用于服用抗甲状腺药物过敏患者。

本品善祛全身风寒湿邪,作用较平和。用于甲状腺病患者伴风寒湿痹、肢节疼痛者。甲状腺相关眼病患者,眼睑肿胀明显呈脾虚湿盛者,亦可配伍防风、荆芥等药,即"风能胜湿"之意也。

荆芥、防风均微温而不燥,能解表散寒、止痒,常同用,如荆防败毒散。荆芥质轻透散,更偏走上焦,发汗之力较防风强,炒炭能止血;防风胜湿止痛,祛风止痉,乃风药中润剂。

用量用法:3~10g。水煎服。

牛蒡子(《名医别录》)

牛蒡子为菊科植物牛蒡的干燥成熟种子。

性味归经:味辛、苦,性寒。归肺、胃经。

功效:疏散风热,解毒透疹,利咽消肿,滑肠通便。

临床应用:本品疏散风热,用于风热表证、温病卫分证或温病初起,发热、咽喉肿痛等证,常与薄荷、金银花等同用,如银翘散;本品发散之力不及薄荷。本品还有透疹止痒功效,用于热毒内盛而致用于皮肤瘙痒,常与薄荷、蝉蜕等同用。

本品利咽散结、清热解毒,用于风热或热毒所致咽喉肿痛及头面部热毒病证,急性化脓性甲状腺炎及亚急性甲状腺炎初起,颈部肿痛明显,常与连翘、板蓝根等配伍同用,如普济消毒饮。

本品润肠通便,治肠燥便秘,用于火毒内结所致大便不通,可与清热、泻下通便药同用。因其富含油脂,能濡润大肠,通导大便。

用量用法:3~10g。炒用可使其苦寒及滑肠之性略减。脾虚便溏者慎用。

现代研究:牛蒡子有抗菌、抗病毒作用。有抗肾病变作用。有增强免疫功能的作用。有抗肿瘤、降血糖、降眼压作用。

蝉蜕(《名医别录》)

蝉蜕为蝉科昆虫黑蚱羽化时脱落的皮壳。

性味归经:甘,性寒。归肺、肝经。

功效:疏散风热,利咽,透疹止痒,退翳明目,祛风止痉。

临床应用:本品疏散风热,用于风热表证的温病卫分证,症见发热咳嗽以及温病初起,常配薄荷、连翘等同用。其疏散作用较弱,一般作解表药用之很少。

本品透疹止痒,治风热外束、麻疹不透、风疹瘙痒等病症,可与牛蒡子、升麻等散风透疹药同用;常与荆芥、防风等药同用,治疗抗甲状腺药物皮肤过敏瘙痒等病症。

本品祛风解痉,治疗肝风内动证,既可祛外风,又能息内风。与全蝎等配伍使用治疗甲状腺相关眼病之眼睑退缩,即睑筋挛缩。

本品还有退翳明目、利咽开音作用,用于肝经风热所致目赤肿痛、眼生翳障,常配菊花、草决明等同用。或用于风热或肺热所致的声音嘶哑、咽喉肿痛,乃开音要药。

用量用法:3~10g,治破伤风用量宜大,常用至15~30g。

使用注意:《名医别录》有"主妇人生子不下"的记载,故孕妇当慎用。

现代研究:蝉蜕有镇静、抗惊厥作用。有解热镇痛作用。有抑制免疫与抗过敏作用。有降低毛细血管通透性的作用。蝉蜕煎剂有阻断颈上交感神经节传导的作用,可显著减缓家兔心率。

菊花(《神农本草经》)

菊花为菊科植物菊的头状花序。

性味归经:味辛、甘、苦,性微寒。归肺、肝经。

功效:疏散风热,平肝明目,清热解毒。

临床应用:本品疏散风热,用于风热表证或温邪犯肺所致发热、咳嗽、咽痒等症,常配菊花、薄荷等同用,如桑菊饮。其性能功用与桑叶相似,善治头面部疾患,作用平和。

本品清肝明目,用于风热或肝火上炎所致病症。常用甲状腺相关眼病急性期之目赤肿痛等病症,常配菊花、决明子等同用;亦可平抑肝阳,治疗甲状腺功能亢进症的肝阴不足,视力减退、视物昏花、眩晕、头痛、烦躁易怒等病症,本品清热解毒,善清肝热,为明目要药。清代张璐《本经逢原》:"菊得金水之精英,补水以制火,益金以平木,为去风热之要药,故《神农本草经》专主头目风热诸病,取其味甘气清,有补阴养目之功。"清代叶桂《本草经解》菊花:"肝开窍于目,风炽火炎,则目胀欲脱;其主之者,制肝清火也。"

用量用法:6~15g。黄菊花偏于疏风清热,白菊花偏于清肝明目。

现代研究:菊花对心血管系统有扩冠、强心作用。菊花煎剂能扩张冠脉,减轻心肌缺血状态,也可加强心肌收缩力,增加耗氧量。菊花有解热抗炎、镇痛作用。有抗病原微生物作用。有抗衰老、抗氧化作用。

桑叶(《神农本草经》)

桑叶为桑科植物桑的干燥老叶。

性味归经:味苦、甘,性寒。归肺、肝经。

功效:疏散风热,清肺润燥,清肝明目。

临床应用:本品疏散风热,用于风热表证,或温邪犯肺所致发热、咳嗽、咽痒等证,常配菊花、薄荷等同用,如桑菊饮。本品疏散风热较为缓和。

本品清肝明目,用于风热或肝火上炎所致病症。常用甲状腺相关眼病急性期之目赤肿痛等病症,常配菊花、决明子等同用;亦可平抑肝阳,治疗甲状腺功能亢进症的肝阴不足,视力减退、视物昏花、眩晕、头痛、烦躁易怒等病症,本品清肝兼能平肝,作用不强。

用量用法:6~12g。清肝热宜生用,清肺热宜炙用。

现代研究:桑叶有解痉、抗病原微生物、抗炎、降血糖、降低血压、降血脂以及利尿作用。

升麻(《神农本草经》)

升麻为毛茛科植物大三叶升麻、兴安升麻或升麻的干燥根茎。

性味归经:味辛、微甘,性微寒。归肺、脾、胃、大肠经。

功效:发表透疹,清热解毒,升阳举陷。

临床应用:本品疏散风热,用于外感表证发热,不论风寒、风热,均可使用。因具有升散特性,发表力较弱。

本品透发疹毒,清热解毒,用于治麻疹初起外有风热,内有热毒,疹点透发不畅。还用于热毒所致齿痛口疮、咽喉肿毒、温毒发斑等多种病证,尤善清解阳明热毒,凡头面部热毒疾患为首选。

本品升举阳气,可用于甲状腺病伴有重症肌无力的眼睑下垂等病症,用于中气不足、气虚下陷的脘腹坠胀、脱肛、胃、子宫、肾等脏器脱垂,多与黄芪、柴胡等药同用,如补中益气汤。本品升提作用好,能引脾胃清阳之气上升。

用量用法:3~6g。发表透疹、清热解毒宜生用,升阳举陷宜炙用。

现代研究:升麻对中枢神经系统有抑制作用,并可降低大鼠正常体温,对伤寒、副伤寒混合疫苗所致的大鼠发热有解热作用,对小鼠有镇痛作用,有抗菌、抗炎、护肝作用,对艾滋病病毒有抑制作用。升麻煎剂对正常离体家兔子宫有兴奋作用,并对肠痉挛有一定抑制作用。

柴胡(《神农本草经》)

柴胡为伞形科植物柴胡或狭叶柴胡的干燥根或全草。

性味归经:味苦、辛,性微寒。归肝、胆经。

功效:解表退热,疏肝解郁,升举阳气。

临床应用:本品解表退热,用于外感表证及少阳证发热,无论风热、风寒,均可使用。用于亚急性甲状腺炎的肝经郁热病证,常与黄芩同用,如小柴胡汤。本品性升散而疏泄,有较好的退热作用,乃治少阳病证之要药。

本品升举阳气,用于气虚下陷所致内脏下垂,如胃下垂、脱肛、子宫下垂以及久泻等证,可用于甲状腺病伴有重症肌无力的眼睑下垂等病症,常配黄芪、升麻等同用,如补中益气汤。

本品疏肝解郁,用于甲状腺病情志抑郁,肝气郁滞致胁肋或少腹胀痛、妇女月经失调、痛经等证。还可退热截疟,治疗疟疾。

用量用法:3~10g。解表退热宜生用,疏肝解郁宜醋炙,升阳可生用或酒用。

现代研究:实验研究表明本品具有解热镇痛、抗炎、抗菌、抗病毒、护肝利胆、抗过敏、降血脂、增强免疫功能等作用。

葛根(《神农本草经》)

葛根为豆科植物野葛或甘葛藤的干燥根。

性味归经:味甘、辛,性凉。归脾、胃经。

功效:解肌退热,生津止渴,升阳透疹,止泻,解酒。

临床应用:本品疏散风热,用于外感表证发热,无论风热、风寒,均可选用。本品生津止渴,用于热病口渴、消渴的阴液不足以及气阴两虚等病证。本品升发清阳,能生津。可用于甲亢及糖尿病的津伤口渴病症。本品透发麻疹用于麻疹初期,透发不畅,疹出不畅,常配升麻等同用,如升麻葛根汤,尤以兼有津伤口渴者为宜。

本品升阳止泻,治脾虚泄泻、湿热痢疾,用于甲亢脾虚泄泻,常配党参、白术等同用,若湿热泻痢,常配黄连、黄芩等。本品可鼓舞脾胃清阳之气上升,以治疗泻痢。

功效比较:葛根、柴胡、升麻,均能解表退热,升阳举陷。柴胡、升麻升阳,主治内脏下垂;葛根升阳善治泻痢。柴胡尚能疏肝解郁,配黄芩和解少阳。升麻清热解毒,透疹。葛根生津止渴,透疹。

用量用法:6~15g。解表退热、透疹、生津宜生用,升阳止泻宜煨用。

现代研究：葛根有扩张冠脉血管和改善心肌缺血缺氧状态的作用。有降压和抗心律失常作用。有改善脑血循环、抗氧化、降血糖、降血脂、抗缺氧、抗流感病毒感染、抗乙醇损害、保肝等作用。

二、代表方剂

银翘散（《温病条辨》）

组成：银花一两，连翘一两，荆芥穗四钱，淡豆豉五钱，苦桔梗六钱，薄荷六钱，牛蒡子六钱，生甘草五钱，竹叶四钱组成。共杵为散，每服六钱，鲜苇根汤煎。

现代用法：本方多作为作汤剂，加芦根水煎服。或制成片剂、或制成颗粒剂。

功效：辛凉透表，清热解毒。

主治：亚急性甲状腺炎或急性化脓性甲状腺炎初起，甲状腺局部疼痛拒按或局部红肿疼痛，伴发热无汗，或有汗不畅，微恶寒，头痛口渴，咳嗽咽痛，舌尖红，苔薄白或薄黄，脉浮数者。

方解：本方所治证属温病初起，风热之邪在表，治宜辛凉解表，清热解毒。方中金银花、连翘辛凉轻宣透泄散邪，清热解毒为君药，配以薄荷辛凉散风清热，荆芥穗、淡豆豉辛散透表、解肌散风，薄荷、荆芥穗、淡豆豉共为臣药，牛蒡子、桔梗以清热解毒，而利咽喉；竹叶、芦根清热除烦生津止渴，牛蒡子、桔梗、竹叶、芦根，同为方中佐药；以甘草调和诸药为使药。诸药相合共成辛凉解肌、宣散风热、除烦利咽的作用。临床上常用以治疗风温袭表、温病初起热毒较盛者，可用治风温之邪侵于肺卫者，亦可用于亚急性甲状腺炎初起见有风热表证者。凡外感风寒证，或气阴亏虚者，均不宜用。

人参败毒散（《太平惠民和剂局方》，又名为败毒散）

组成：人参（去芦）、柴胡（去苗）、甘草（爁）、桔梗、川芎、茯苓（去皮）、枳壳（去穰，麸炒）、前胡（去苗，洗）、羌活（去苗）、独活（去苗）各三十两组成。为粗末，每服二钱，水一盏，入生姜、薄荷各少许同煎七分，去滓，不拘时候，寒多则热服，热多则温服。

功效：益气解表，散风祛湿。

主治：外感风寒湿邪，正气不足，憎寒壮热，头痛项强，身体烦疼，无汗，胸膈痞满，鼻塞声重，咳嗽有痰，苔白腻，脉浮软者。

方解：本方所治证属正气不足，外感风寒湿邪，治宜益气解表，疏风化湿。方用羌活、独活为君药，祛风胜湿，解表止痛；柴胡、薄荷、川芎疏风散邪，共为臣药，配合君药以解表疏风；佐以前胡、桔梗、枳壳、茯苓理气化湿，人参扶正健脾使以甘草调中和药。诸药同用，益气扶正，祛风化湿。故吴崑说："培其正气，败其邪气，故曰败毒"。

临床上用治正气不足，感冒风寒湿邪者，也用于疮疡、痢疾等病证初起，见上述症状者。现亦用于感冒流行性感冒等症如上所述者。若外感风热，及气阴亏虚者不宜用。

荆防败毒散（《外科理例》）荆芥、防风、人参、羌活、独活、前胡、柴胡、桔梗、枳壳、茯苓、川芎、甘草各一钱。水二钟，煎八分，食远服。功能疏风解表，败毒消肿。主治抗甲状腺药物皮肤药物性反应，皮肤红疹或风团，瘙痒，一切疮疡时毒，肿痛发热，左手脉浮数者。

普济消毒饮（《普济方》）

组成：黄芩半两，黄连半两，橘红一钱，玄参一钱，生甘草一钱，连翘、黍黏子各三钱，板蓝根一钱，马勃一钱，白僵蚕（炒）七分，升麻七分，柴胡七分，薄荷叶、桔梗各二钱（一方无薄荷，有人参二钱，一方橘红、玄参、生甘草、柴胡各二钱，连翘一钱，薄荷一钱）。上药共为细末，制成用汤调，时时服之，或制成蜜为丸噙化之。

现代用法：为饮片作汤剂水煎，分 2 次服。

功效：清热解毒，疏风散邪。

主治：亚急性甲状腺炎或急性化脓性甲状腺炎初起，甲状腺局部疼痛拒按或局部红肿疼痛。症见恶寒发热，咽喉不利，舌燥口渴，舌红苔薄白或兼黄，脉浮有力。

方解：本方出自《东垣试效方》，原名普济消毒饮子，简称普济消毒饮。本方所治证属感受风热疫毒之邪，壅于上焦，攻冲头面所致。风热疫毒宜清解，故以清热解毒为主，因病位在上，病势向外，又宜因势利导，故以疏散上焦之风热为辅。方中重用黄连、黄芩清泄上焦热毒为君药，牛蒡子、连翘、薄荷、僵蚕疏散上焦风热为臣药，玄参、马勃、板蓝根，桔梗、甘草清利咽喉，并增强清热解毒作用，陈皮理气而疏通壅滞，使气血流通而有利于肿毒消散共为佐药；升麻、柴胡升阳散火疏散风热，使郁热疫毒之邪宣散透发，并协助诸药上达头面，共为使药。诸药合用，使疫毒得以清解，风热得以疏散。

据报道，本方煎剂对甲型、乙型链球菌、肺炎双球菌、金黄色葡萄球菌、白色葡萄球菌有较好的抑菌作用，对其他细菌亦有不同程度的抑菌作用，现临床上床用于治疗急性腮腺炎、急性扁桃体炎、颌下腺炎、头面部蜂窝织炎及淋巴结炎伴淋巴管回流障碍等。

小柴胡汤（《伤寒论》）

组成：柴胡半斤，黄芩三两，人参三两，半夏（洗）半升，甘草（炙）三两，生姜（切）三两，大枣（擘）十二枚组成。七味，以水斗二升，煮取六升去滓，再煎取三升，温服一升，日三服。

功效：和解少阳。

主治：亚急性甲状腺炎初起，甲状腺单侧或两侧局部疼痛，或两侧交替疼痛拒按，或有肿块。或口苦、咽干、往来寒热，胸胁苦满，默默不欲饮食，心烦喜呕，舌苔薄白，脉弦。此外如疟疾、黄疸、妇人产后或经期感受风邪，见有上述少阳证者。

方解：本方所治证属邪在半表半里，少阳失和所致。故治宜和解少阳。方中柴胡清透少阳半表之邪从外而解为君药；黄芩清泄少阳半里之热为臣药；人参、甘草扶正达邪，半夏降逆和中止呕为佐药；生姜助半夏和胃，大枣助参、草益气，姜枣相合，又有调和营卫的作用为使药。诸药合用可使上焦得通，津液得下，胃气因和，身濈然汗出而解。

临床用于亚急性甲状腺炎之肝经郁热证，以甲状腺单侧或两侧局部疼痛为主，或伴有甲状腺结节，或发热，心烦喜呕，胸胁苦满，舌苔薄白，脉弦为辨证要点。皆可选用本方加减治疗，服本方后，若见汗出是外邪去，表里已和的正常现象。

（陈如泉　裴迅）

第二节 清热类中药及代表方剂

一、清热类中药

黄芩(《神农本草经》)

黄芩为唇形科植物黄芩的干燥根。

性味归经:苦,寒。归肺、胆、胃、大肠经。

功效:清热,燥湿,泻火解毒。

临床应用:本品苦寒、燥湿、泻火,并能解毒。用于甲亢肝胆胃火炽盛的怕热、汗出、消谷善饥、消瘦、心烦、烦躁易怒等证候,可与龙胆草、夏枯草、黄连、栀子等配伍,治甲状腺病肝经实热及心肝火热证。清代张锡纯《医学衷中参西录》:"味苦性凉,中空象肺,最善清肺经气分之热……又善入脾胃清热……又善入肝胆清热,治少阳寒热往来。兼能调气,无论何脏腑,其气郁而作热者,皆能宣通之。又善清躯壳之热,凡热之伏藏于经络散漫于腠理者,皆能消除之。"

用法用量:5~15g。煎服或入丸散。清热多用生黄芩。

现代研究:黄芩有抗炎、抗过敏、护肝利胆、降血压、抗氧化、抗血栓形成、止血、利尿、抗内皮细胞损伤、抗放射损伤等作用,还有增强免疫、抗肿瘤等作用。

黄连(《神农本草经》)

黄连为毛茛科植物黄连、三角叶黄连或云连的干燥根茎。

性味归经:苦,寒。归心、肝、胃、大肠经。

功效主治:清热燥湿,泻火解毒。

临床应用:用于甲亢心火炽盛、心神不宁而引起的心烦,易激易怒,汗出怕热。黄连苦寒泻火,直折上炎之火势。又以泻心经实火见长。治甲亢胃火炽盛,消谷善饥,多与石膏、知母等伍用。若甲亢心火亢盛,烦躁不眠,可与黄芩、栀子等配伍。若甲亢烦渴多饮汗出等,常配伍天花粉、生地、黄芪等伍用,以清热、生津、益气、敛汗。

用法用量:3~10g,煎汤或入丸散。

注意事项:本品大苦大寒,过量或服用较久,易致败胃。脾胃虚寒、脾虚泄泻之证忌用。

黄柏(《神农本草经》)

黄柏为芸香科植物黄柏(关黄柏)和黄皮树(川黄柏)除去栓皮的树皮。

性味归经:苦,寒。归肾、膀胱、大肠经。

功效:清热燥湿,泻火解毒,退虚热。

临床应用:本品有退虚热,制相火功效。常与知母相须为用,明代李时珍《本草纲目》:"古书言黄柏佐知母,滋阴降火,有金水相生义。黄柏无知母,犹水母之无虾也。"并配地黄之类养阴药滋肾阴,泻相火,治疗甲亢伴骨蒸盗汗等症。亦可用于治疗甲亢怕热,汗出,食多,消瘦,心烦,易怒等高代谢综合征。

功效比较:黄芩、黄连、黄柏三者均为苦寒之品,均具清热燥湿、泻火解毒之功。主治湿热诸证和热毒诸证。临床应用时,三者常相须为用。如《外台秘要》黄连解毒汤,三黄同用,治甲状腺病实热火毒之证。黄芩清热燥湿,泻火解毒之力不及黄连,但善于清上焦肺火,泄肝胆肠中湿热,且能清热安胎、利尿、止血。黄连大苦大寒,清热燥湿,泻火解毒之力较黄芩、黄柏强。长于清心火而除烦,清胃热而止呕,清肠中湿热而止泻痢。黄柏清热燥湿,泻火解毒之力不及黄连,但善于除下焦湿热和泻肾火,清虚热。主治下焦湿热诸证及肾阴虚骨蒸潮热证。

用法用量:6~10g,煎服或入丸散。

注意事项:本品大苦大寒,易损胃气,脾胃虚寒者忌用。

龙胆草(《神农本草经》)

龙胆草为龙胆科植物条叶龙胆、龙胆、三花龙胆或坚龙胆的干燥根及根茎。

性味归经:苦,寒。归肝、胆、胃经。

功效:清泻肝火,清泄湿热。

临床应用:本品清泻肝胆实火,用于甲亢及甲状腺相关眼病的肝火上炎的怕热、急躁、目赤肿痛等症。因本品尚有清肝息风的作用,故可用于甲亢有手抖动、舌颤动之症。本品配黄柏、黄芩、黄连等可治疗甲亢高代谢综合征,用以清热、除烦。配钩藤、菊花等,可治疗甲亢手抖舌颤之症,用以清肝息风。

本品清热燥湿,用于甲状腺病兼夹湿热黄疸,多与茵陈蒿、栀子等清热利湿退黄药同用。治湿热下注、阴痒阴肿、妇女带下黄臭、男子阴囊湿痒肿痛及湿疹瘙痒,常与黄柏、苦参等清热燥湿药同用,还可煎汤外洗。

用量用法:3~6g。外用适量。

使用注意:虚寒证忌用。胃气虚者服之多呕,脾气虚者服之多泻,故脾胃病患者忌用。另外,龙胆草不宜大量或长期使用。

苦参(《神农本草经》)

苦参为豆科亚灌木植物苦参的根。

性味归经:苦,寒。归肝、胆、胃、大肠、膀胱经。

功效:清热燥湿,杀虫止痒。

临床应用:本品清热燥湿,用于甲状腺病伴有湿热蕴结之黄疸、带下、湿疹、湿疮,可配伍黄柏、地肤子等清热除湿药,内服与外用皆宜。兼清热利尿,湿热蕴结之小便淋涩热痛等。

本品杀虫止痒,用于疥癣、湿疹、皮肤瘙痒、阴痒等,可单用或配枯矾、黄柏、蛇床子等同用,一般是外用,可煎汤外洗。

用量用法:3~10g,外用适量。皮肤病使用本品,多煎汤熏洗,或煎水坐浴。

使用注意:虚寒证忌用。本品苦寒易败胃伤津,不宜过用。反藜芦。

栀子(《神农本草经》)

栀子为茜草科植物栀子的干燥成熟果实。

性味归经:苦,寒。归心、肺、胃、三焦经。

功效:泻火除烦,清热利湿,凉血解毒。

临床应用:本品清热泻火,用于甲亢肝胃火旺,火热炽盛,而见热病心烦,躁扰不宁。常需配伍黄连、黄芩、黄柏、连翘心等泻火除烦。元代朱丹溪《丹溪心法》:"山栀子仁大能降火,从小便泄去,其性能屈曲下降,人所不知,亦治痞块中火邪。"明代缪希雍《本草经疏》:"栀子,清少阴之热,则五内邪气自去,胃中热气亦除。"

用法用量:3~10g。焦栀子凉血止血。栀子炭收敛止血。姜栀子和胃止呕。

注意事项:食少纳差,脾虚,便溏者忌用。

现代研究:栀子有保肝利胆、抗炎、抗病原微生物作用。

夏枯草(《神农本草经》)

夏枯草为唇形科植物夏枯草的带花的果穗。

性味归经:苦,辛,寒。归肝、胆经。

功效:清泄肝火,消散郁结。

临床应用:本品清肝火,散郁结,用于甲亢肝火上炎致目赤肿痛、目珠疼痛,以及痰火郁结所致的瘿瘤。《神农本草经》:"夏枯草主寒热、瘰疬、鼠瘘、头疮、破癥,散瘿结气、脚肿湿痹。"泄肝火,清头目,可单用,也可配伍石决明,菊花等药同用。

本品可单用煎服或熬膏服,并可涂患部。

用法用量:10~15g,煎服。

注意事项:低血压者剂量亦小。

现代研究:夏枯草有降血压、降血糖、抗病原微生物、抗炎、抑制免疫功能等作用。

石膏(《神农本草经》)

石膏为硫酸盐类矿物硬石膏族石膏,主含含水硫酸钙($CaSO_4 \cdot 2H_2O$)。

性味归经:味甘、辛,性大寒。归肺、胃经。

功效:生石膏清热泻火,除烦止渴;煅石膏收敛生肌,止血。

临床应用:本品有较强的清热泻火的作用,用于热在气分,大热、烦渴,脉洪大实热亢盛之证,常与知母相须为用,用于甲状腺功能亢进症,肝胃火旺盛的食欲亢进、消瘦、烦渴、多汗、目赤等病症。若邪热入血,致气血两燔者,常与丹皮、玄参同用,以获气血两清之效。若甲亢或伴糖尿病唇干口燥,欲得饮水止渴者,可配乌梅伍用,以解唇干口燥之症。

用法用量:15~60g,内服宜生用,入汤剂宜打碎先煎。

注意事项:脾胃虚寒及阴虚内热者忌用。

现代研究:石膏有解热、止渴、抗病毒、利尿、利胆、镇静、解痉等作用。

知母(《神农本草经》)

知母为百合科植物知母的干燥根茎。

性味归经:苦、甘,寒。归肺、胃、肾经。

功效主治:清热泻火,滋阴润燥。

临床应用:本品清热泻火,用于温热病热入气分及肺胃热盛,症见高热、汗出、心烦、口渴、脉洪大或身热、咳嗽、痰黄等证候。本品治甲亢肺肾阴虚、阴虚火旺之低热、心烦等证,多与黄柏相伍为用,治阴虚津伤而见口渴多饮之证,多与天花粉,五味子伍用。

用法用量:6~12g。

注意事项:本品性质寒润,能滑肠,脾虚便溏者不宜用。

现代研究:知母及知母皂苷元能明显增加 T_3 所至甲亢小鼠体重,使升高的脑、肾 β 受体(βAR)最大结合容量(RT)降低并趋于正常水平。同时能降低甲亢模型的耗氧率。此外,知母还可使甲亢小鼠降低的脑 M 胆碱受体(MchoR)RT 值升高,升高的 βAR-cAMP 系统反应性降低至趋向正常。知母对 βAB-cAMP 系统的向下调节和对 MchoR 的升高作用,可能是其发挥滋阴疗效的重要机制。

天花粉(《神农本草经》)

天花粉为葫芦科植物栝楼或日本栝楼的块根。

性味归经:甘、微苦,微寒。归肺、胃经。

功效:清热生津,消肿排脓。

临床应用:本品清热生津,亦可用于甲亢或消渴病的胃热口渴等热盛伤津之症,常与石膏、知母等药同用。亦用于甲状腺病伴干燥综合征之口干、眼干、皮肤干燥、阴部干燥,或干咳、痰少而黏等症,常与清肺润燥及养肺阴药沙参、麦冬等同用。

本品活血排脓,可用于急性化脓性甲状腺炎的热毒炽盛,瘀血阻滞之红肿热痛者,内服、外敷均可,本品可促使脓液排除,未成脓者可使之消散,已成脓者可使之排脓。

用量用法:10~15g。外用适量。

使用注意:虚寒证忌用。不宜与乌头类药材合用。

现代研究:天花粉有抗肿瘤作用。对免疫功能有影响。天花粉对血糖有影响。天花粉提取物可使饿兔的肝糖原和肌糖原含量增加,对于正常家兔及四氧嘧啶糖尿病兔未见有降血糖作用。天花粉有抗菌、抗病毒作用。对溶血性链球菌、肺炎双球菌、白喉杆菌、柯萨奇 B_2、麻疹、单纯疱疹病毒Ⅰ型和乙型肝炎病毒均有抑制作用。天花粉有抗艾滋病毒作用。

金银花(《名医别录》)

金银花为忍冬科植物忍冬、红腺忍冬、山银花或毛花柱忍冬的干燥花蕾或初开的花。

性味归经:味甘,性寒。归肺、心、胃经。

功效:清热解毒,疏散风热。

临床应用:本品清热解毒,用于急性化脓性甲状腺炎的疮痈初起,红肿热痛热毒等,配伍蒲公英、野菊花等同用,如五味消毒饮,本品解毒作用好,为疮痈要药。

本品疏散风热,用于亚急性甲状腺炎病初起,头痛、发热、口渴、咽痛。常与连翘相须为用,如银翘散。本品善走表,其气味芳香,轻宣疏散,乃治疗风热表证要药。

用量用法:10~15g。清热解毒、疏散风热多用生品;凉血止痢,多炒炭用。金银花露,作小儿夏季的清凉饮料。

使用注意：气虚疮疡脓清者忌用。

连翘（《神农本草经》）

连翘为本犀科植物连翘的干燥果实。

性味功效：味苦，性微寒。归肺、心、小肠经。

功效：清热解毒，消肿散结。

临床应用：本品能清热解毒，用于急性化脓性甲状腺炎及亚急性甲状腺炎的疮痛初起红肿热痛，常与蒲公英、金银花等同用。本品解毒作用好，长于清泻心火，有"疮家圣药"之称。

本品消肿散结好，用于痰火郁结所致甲状腺肿、瘰疬、痰核，常与夏枯草、贝母等同用。

金银花、连翘，均能清热解毒，疏散风热。金银花偏清热解毒，炒炭后止血止痢。连翘能消肿散结，利尿。

用量用法：10~15g。

使用注意：气虚疮疡脓清者不宜用。

白蔹（《神农本草经》）

白蔹为葡萄科藤本植物白蔹的块根。

性味归经：苦、辛，微寒。归心、脾、肝经。

功效：清热解毒消肿。

临床应用：本品可用于急性化脓性甲状腺炎疮痛初起者，可与蒲公英、金银花、连翘、黄连等清热解毒药煎水内服。亦可用及亚急性甲状腺炎的初期患者。可煎服，或研末外用，或鲜品捣敷。初起者可消散；脓成未溃者可促进排脓；溃后不敛者可敛疮生肌。本品敛疮生肌，用于足皲裂，水火烫伤。可单用本品研末外敷；亦可与地榆等份为末外用。若疮疡、甲状腺癌及急性化脓性甲状腺炎，溃后不敛，可与白及、孩儿茶共研细末，撒疮口，以生肌敛疮。

用量用法：煎服，4.5~9g。外用适量，煎汤外洗或研成极细粉末敷于患处。

使用注意：脾胃虚寒及无实火者忌服，反乌头。

现代研究：含黏质和淀粉。水浸剂体外试验对同心性毛癣菌、奥杜盎氏小芽胞癣菌、腹股沟和红色表皮癣菌等皮肤真菌有不同程度的抑制作用。

蒲公英（《新修本草》）

蒲公英为菊科多年生植物蒲公英或同属数种植物的全草。

性味归经：苦、甘，寒。归肝、胃经。

功效：清热，解毒，利湿。

临床应用：本品有清热解毒、利湿、消肿、散结的功效。常用本品配伍紫花地丁、野菊花、蚤休、黄柏、黄芩等治疗急性化脓性甲状腺炎及亚急性甲状腺炎症状者。

用法用量：10~30g，煎服或外用。

注意事项：用量过大，可出现缓泻。

紫花地丁（《本草纲目》）

紫花地丁为堇菜科植物紫花地丁的干燥全草。

性味归经:苦,辛,寒。归心、肝经。

功效:清热解毒。

临床应用:用于治疗急性化脓性甲状腺炎而出现颈部红肿、热痛、化脓等症状者。常选用本品配伍蒲公英、连翘、黄芩等,用来消肿散结,清热解毒。

用法用量:1~16g。外用适量。

注意事项:本品苦寒,脾胃虚寒者慎用。

蚤休(《本草纲目》)

蚤休为百合科多年生植物七叶一枝花及同属多种植物根茎。除去须根,洗净晒干,切片。

性味归经:苦,微寒,小毒。归肝经。

功效:清热解毒,消肿止痛,凉肝定惊。

临床应用:蚤休有较强的清热解毒作用,为治外科热毒之证要药,故凡痈肿疔疮及一切无名肿毒,见红肿热痛者,单味内外兼用即可取效。急性化脓性甲状腺炎及亚急性甲状腺炎肿痛明显,或与金银花、黄连、赤芍、甘草等同用,可增强解毒消肿之力。若火毒盛者,可加配大黄、紫花地丁、野菊花等泻火解毒药。蚤休苦寒入肝经,能清肝热,定惊痫。凡高热神昏抽搐及小儿发热惊痫均适用。

此外,蚤休还可用于恶性肿瘤,每加入复方中应用。如与夏枯草、山豆根等同用治甲状腺癌。

用法用量:内服:煎汤,3~10g;研末,每次1~3g。外用:适量,磨汁涂布、研末调敷或鲜品捣敷。

使用注意:虚寒证,阴证外疡及孕妇禁服。

野菊花(《本草拾遗》)

野菊花为菊科植物野菊的头状花序。

性味归经:苦、辛,微寒。归肝、肺经。

功效:清热解毒,清泻肝火。

临床应用:本品清热解毒,急性化脓性甲状腺炎及亚急性甲状腺炎局部红肿热痛明显,常与蒲公英、金银花等同用,如五味消毒饮;本品善解毒,清热解毒之力强于菊花,为治热毒疮痈之良药。

本品清泻肝火,既可用于风热上攻或肝火上炎之目赤肿痛,多与疏散风热、清肝明目之菊花、决明子等同用。也用于甲亢肝阳上亢之头痛眩晕,目赤肿痛,常与清肝、平肝之夏枯草、钩藤等同用。

菊花、野菊花为同科植物,均能清热解毒,用于各种热毒病证,如疮疡、咽喉肿痛。野菊花的作用强于菊花,治疗热毒病证也较常用。

用量用法:10~15g。外用适量。

白头翁(《神农本草经》)

白头翁为毛茛科植物白头翁的根。

性味归经:苦,寒。归大肠经。

功效:清热解毒,凉血止痢。

临床应用:《神农本草经》曰白头翁治瘿气,清代严洁《得配本草》:"苦寒。入手足阳明经血分。治热毒血痢……消瘿瘤瘰疬。"文献记载及临床试用,本品却可治疗瘿气。本品清热解毒,用于疮痈肿毒、痔疮肿痛等热毒证,内服或捣敷局部均有效,常与蒲公英、连翘等同用。

本品凉血止痢,为治痢之良药。用于湿热痢疾和热毒血痢,常与清热燥湿止痢之黄连、秦皮同用,如白头翁汤。

用量用法:6~15g。外用适量。

使用注意:虚寒泻痢者忌服。

白花蛇舌草(《广西中药志》)

白花蛇舌草为茜草科植物白花蛇舌草的全草。

性味归经:微苦、甘,寒。归胃、大肠、小肠经。

功效:清热解毒。

临床应用:白花蛇舌草具有抗癌作用。根据现代的使用情况来看,可以治疗多种癌症,如肺癌、肝癌、食管癌、胃癌、膀胱癌、甲状腺癌、淋巴肉瘤等。

本品清热解毒,用于热毒壅盛的疮痈肿毒、咽喉肿痛等症,可单用鲜品捣烂外敷,亦可与清热解毒药蒲公英、野菊花等配合内服。本品利湿通淋,用于膀胱湿热所致小便不利、湿热淋证,小便淋沥涩痛,常与利水通淋药石韦、车前草等配伍。

用量用法:15~60g。外用适量。

生地黄(《神农本草经》)

生地黄为玄参科植物怀庆地黄或地黄的根。

性味归经:甘、苦,寒。归心、肝、肾经。

功效:清热凉血,养阴生津。

临床应用:本品养阴生津,用于治疗甲亢阴虚内热或气阴两虚证,症见心悸、怕热、口干、舌绛等邪热伤阴之证。常与元参、生地、丹皮等配伍,用来治疗甲亢,增强清热养阴、生津止渴的作用。

本品清热凉血,可用于温热病热入营血之身热、神昏、斑疹出血等证候。

用法用量:10~30g,煎服或以鲜品捣汁入药。

注意事项:本品性寒而滞,脾虚湿滞、腹满便溏者不宜用。

现代研究:生地黄有降血糖、抗炎、抗过敏、止血等作用。生地可使甲亢模型升高的 β 受体(βAR)结合位点数 RT 降低并趋于正常,cAMP 系统对 β- 受体激动剂的反应性降低,并使减少的 M 胆碱受体(MchoR)增多,呈现了双向调节作用。能降低 T_3 所至甲亢模型的耗氧量,增加体重并趋于正常,使脑肾上腺素 β- 受体的最大结合容量趋于正常。

玄参(《神农本草经》)

玄参为玄参科植物玄参的干燥根。

性味归经:苦、甘、咸,寒。归脾、胃、肾经。

功效:清热,养阴,解毒。

临床应用:本品养阴生津,用于甲亢阴虚发热、骨蒸劳热,多与清虚热、退骨蒸之品知母、地骨皮等同用。本品软坚散结,用于痰火郁结之甲状腺肿大、结节等病症。配浙贝母、牡蛎等药物,本品咸寒软坚,对于赘生物有效果。本品清热凉血,用于温热病热入营血,身热口干、神昏舌绛,常与清营凉血之生地黄、连翘配伍,如清营汤。

功效比较:生地黄、玄参两者均具有清热凉血、养阴增液之功。主治温热病热入营血而致的身热、口干、斑疹、夜寐不安、神昏、吐血、舌绛等。治消渴证者与黄芪、山药、知母等配伍使用;但两者各有特点,生地黄凉血和养阴作用较玄参强,既长于凉血止血,又善养阴生津,为凉血止血、养阴增液之要药。玄参凉血和养阴之力不及生地黄。但苦寒泄降,既能凉血养阴,又可泻火解毒,且能软坚散结。为滋阴降火、解毒散结之要药。凡热毒实火证和阴虚内热证均可配用。

用法用量:10~15g。煎服或入丸散。

注意事项:本品性寒而滞,脾胃虚寒,胸闷少食不宜用,脾虚大便溏薄者不宜用。反藜芦。

现代研究:本品有明显的降血糖、降血压、抗菌、解热、镇痛、镇静、抗惊厥等作用。

牡丹皮(《神农本草经》)

牡丹皮为毛茛科植物牡丹的干燥根皮。

性味归经:苦、辛,微寒。归心、肝、肾经。

功效:清热凉血,活血散瘀。

临床应用:本品清热凉血,常用来治疗甲亢邪热迫津外泄,怕热、心烦、颈粗、多汗、手抖之证。常与生地、熟地、黄芩、黄连等配伍使用。用于热入血分血热妄行之吐血、衄血、斑疹,常与清热凉血之生地黄等同用。本品入血分,凉血不留瘀,活血不妄行。

本品活血化瘀,用于瘀滞经闭、痛经、月经不调、癥瘕积聚、跌扑损伤等多种瘀血证,对血瘀血热者最宜。

用法用量:6~12g。煎服或入丸散。

注意事项:血虚有寒,甲亢已孕欲保胎及月经过多者不宜用。

赤芍(《神农本草经》)

赤芍为毛茛科植物芍药或川芍药的干燥根。

性味归经:苦,微寒。归肝经。

功效:清热凉血,祛瘀止痛。

临床应用:本品能清血分郁热,又能凉血祛瘀而散肿,并能泻肝火。用于甲亢颈粗、眼突、畏热、汗出、口干、舌红之证。常与生地、红花、桃仁、三棱、莪术、黄芩、黄连等配伍使用,用来治疗甲亢诸症以及瘿瘤肿痛。此外,甲亢出现肝热目赤,亦可与龙胆草、木贼草等配伍使用。

牡丹皮、赤芍两者均为苦寒之品,既能清热凉血,又可活血行瘀,有凉血不留瘀,活血不妄行的特点。主治温热病热入营血而致的发热、斑疹、舌绛及血热妄行而致的吐血、衄血、尿便血,赤芍凉血作用不及牡丹皮,但散瘀止痛之功优于牡丹皮,偏于清肝火、行血中瘀滞而重在行瘀,故以活血散瘀止痛为见长,只用于血分实热证。

用法用量:10~15g,煎服或入丸散。

注意事项:兼虚寒性腹痛忌用。反藜芦。

青蒿(《神农本草经》)

青蒿为菊科植物黄花蒿的地上部分。

性味归经:苦、辛,寒。归肝、胆、肾经。

功效:清退虚热,清热解暑,截疟。

临床应用:本品清退虚热,乃退虚热要药。用于甲亢肝肾阴虚、虚火内扰所致的骨蒸潮热、五心烦热、盗汗等,常与鳖甲、知母、地骨皮等同用。本品长于清透阴分伏热。还用于热病后期,余热未清,邪伏阴分所致的夜热早凉、热退无汗或低热不退等,常与鳖甲、牡丹皮等同用,如青蒿鳖甲汤。本品截疟乃治疗疟疾要药。

用量用法:6~12g。不宜久煎。鲜品加倍,可绞汁服。用于截疟,可用至60g。

使用注意:脾胃虚弱、肠滑者忌服。不宜久煎。

地骨皮(《神农本草经》)

地骨皮为茄科植物枸杞的根皮。

性味归经:甘、微苦,寒。归肺、肝、肾经。

功效:凉血清热,清泄肺热。

临床应用:本品清泄肺热,尤善除肺中伏火,又可泻肾经浮火,用于邪热袭肺,肺气失降,肺络损伤之咳嗽气喘、痰中带血、虚火牙痛等。

本品凉血清热,尤善退虚热,用于甲亢阴虚发热,骨蒸盗汗,低热不退等,配鳖甲、知母等,如清骨散。

用量用法:6~15g。

使用注意:外感风寒发热或脾虚便溏者不宜用。

银柴胡(《本草纲目》)

银柴胡为石竹科植物银柴胡的根。

性味归经:甘、微苦,微寒。归肝、胃经。

功效:退虚热,清疳热。

临床应用:本品清退虚热,用于甲亢阴虚发热证,症见骨蒸劳热,潮热盗汗,常与胡黄连、地骨皮等清退虚热药配伍,如清骨散。还用于小儿疳积发热,常与健脾消食药鸡内金及驱虫药使君子等配伍同用。

用量用法:3~10g。

使用注意:外感风寒、血虚无热者慎用。

白薇(《神农本草经》)

白薇为萝藦科植物白薇或蔓生白薇的干燥根及根茎。

性味归经:咸,寒。归胃、肝、肾经。

功效:清热凉血,通淋解毒。

临床应用：本品清热凉血，既能退虚热，又能清实热。还可清泄肺热而透邪。用于甲亢阴虚发热，或产后虚热及热病后期，余邪未尽，夜热早凉，或阴虚发热，骨蒸潮热，常与地骨皮、知母、青蒿等同用。

本品还有利尿通淋、解毒疗疮作用，用于血热毒盛的疮痈肿毒、毒蛇咬伤及咽喉红肿疼痛，常与金银花、桔梗同用。内服、外敷均可。

用法用量：5~10g。煎服。

使用注意：脾胃虚寒、食少便溏者不宜服用。

二、代表方剂

白虎汤（《伤寒论》）

组成：知母六两，石膏一斤，碎，绵裹，甘草二两，炙粳米六合。右四味，以水一斗，煮米熟汤成，去滓。温服一升，每日三服。

功效：清泄胃热，清热生津。

主治：胃火炽盛证，症见甲亢，食纳亢进，食后易饥，或目赤肿痛，烦渴欲饮，脉滑数，舌苔黄。

方解：邪入阳明，故反恶热，热越故汗出，因邪热灼其津液，故渴欲饮水，邪盛而实，故脉洪大，病犹在经，故兼浮滑。然火炎土燥，终非苦寒之味所能治。经曰：甘先入脾。又曰：以甘泻之。以是知甘寒之品，乃泻胃火、生津液之上剂也。本方以石膏为主药，取其性味辛寒，既透解肌表，以清除外感之邪，又可生津止渴，以制阳明经里之胃热，且能镇静除烦，可谓一举三得。但由于胃家之实热，非苦寒不能胜，所以用知母配合石膏，一则泻肺胃之热，二则以知母之凉润，滋养内耗之阴；又恐热灼胃中，且防石膏辛寒过甚，故用甘草、粳米养胃，益气和中。

本方不但清里热，而且还可以发表，不仅治阳明气分热，而且还有清肺泻肾火的作用。可用于甲亢胃火实热，或甲状腺相关眼病急性期之肝胃火旺证。

清肝芦荟丸（《外科正宗》）

组成：川芎、当归、白芍、生地（酒浸捣膏）各60g，青皮、芦荟、昆布、海藻、甘草、牙皂、黄连各15g。

用法：上为末，神曲糊为丸，如梧桐大，每服80丸，以白滚粥汤食前食后送服。

功效：清肝解郁，养血舒筋。

主治：肝气郁结，肝火郁滞证。症见瘿瘤，颈生肿块，灼热作痛，颈前下部甲状腺肿大，或伴有头晕头痛，心烦易怒，大便干，小便赤，舌质红，脉弦数。

方解：本证是临床常见证候之一。因恼怒伤肝，肝气郁结，日久化火，气火上逆所致；或血虚肝郁，气滞痰凝，结为瘿瘤。其证属实，病位在肝，往往涉及心、胃等脏腑。常见头痛昏胀，耳鸣如潮，面红耳赤，口苦咽干，胁肋疼痛，烦躁易怒，失眠多梦，或吐血、衄血，吞酸，便秘尿赤，舌边红，苔薄黄，脉弦数。盖肝火最横，肝火一动，每夹诸经之火相持为害，方中芦荟、黄连二味，苦寒清热泻火，清泻心肝之火，为方中之君药。痰血瘀结留于颈前，则生瘿瘤肿块，昆布、海藻、牙皂三药，软坚散结消瘿为方中臣药。然火旺则而易致血虚，方中川芎、当归、白芍、生地四味养血活血,青皮疏肝理气,通行气滞,上述归、芎、芍、地,青皮为方中佐药,甘草调和诸药为中之使药。本方可用于毒性结节性甲状腺肿之肝火亢盛兼夹痰血凝滞于颈部者。

泻火平甲煎(《中国中西医结合杂志》)

组成:龙胆草、栀子、柴胡、黄芩各12g,夏枯草、麦冬、枣仁各15g,昆布、牡蛎、玄参、生地各21g。

用法:每日1剂,水煎2次,合并药汁,分2次服。

功效:滋阴泻火,软坚化结。

主治:主治甲状腺功能亢进症之肝火亢盛证。

方解:甲状腺功能亢进症属于中医学"瘿气"范畴。若治疗中肝火不折,则阴伤更甚,故以龙胆草、栀子、柴胡、黄芩、夏枯草苦寒以泻其火;阴液不滋,火邪欲炽,故以玄参、麦冬、生地、枣仁甘寒以滋其阴;痰气相交,非咸不化,故以昆布软坚化结;配以甘草,相反之性达相成之用。肝火得平,阴液以滋,痰气以化,诚虚实兼顾,标本同治之法。

加减:四肢颤抖明显者加天麻、钩藤;腰膝酸软者加枸杞、山萸肉;大便溏泻者加炒山药、白术。

临床运用:本组50例,2个疗程后评定疗效。结果:痊愈(临床症状及体征全部消失,T_4、T_3在正常范围内)15例,基本痊愈(症状消失,T_4、T_3恢复正常,甲状腺肿大或眼球突出尚未恢复原状)17例,有效(临床症状及体征大部分消失,T_4、T_3基本接近或有时略高于正常,甲状腺肿大、眼球突出稍有减轻)11例,无效(治疗3个疗程,症状、体征及T_4、T_3无明显改变)7例。总有效率86%。

抑亢丸(任继学方)

组成:珍珠母50g,紫贝齿、刺蒺藜各25g,天竺黄20g,生地黄、沉香、生白芍、莲子心各15g,黄药子、香附各10g,羚羊角2g(单煎)。

功效:清肝泻火,化痰消瘿。

主治:肝郁气滞化火之甲状腺功能亢进症。症见心悸而烦,怕热多汗,口渴,多食而瘦,腹泻,两目怒视而如脱,舌赤,苔黄而干,脉弦数。

方解:羚羊角、生地黄、白芍平肝清热;黄药子、天竺黄化痰以消瘿疾;沉香、香附、刺蒺藜疏肝达郁,理气散结;紫贝齿、莲子心、珍珠母潜镇肝阳收敛神气,安神定魄。

加减:若神疲乏力兼气虚加太子参30g以益气;口渴甚者加沙参15g,天门冬20g,黄精12g以生津止渴;心烦失眠加茯神15g,柏子仁12g安神定志;肝郁甚而喜太息,随情志不稳而症状加重者加柴胡、清半夏各15g以疏肝解郁,涤痰散结。

内消瘰疬丸(《疡医大全》)

组成:夏枯草八两,元参、青盐各五两,海藻、川贝母、薄荷叶、天花粉、海粉、白蔹、连翘(去心)、熟大黄、生甘草、生地、桔梗、枳壳、当归、硝石各一两。共磨细,酒糊丸,桐子大,临卧白汤送下三钱。

功效:清肝化痰,软坚散结。

主治：用于肝经火旺之瘰疬、瘿瘤而未溃破者。

方解：本方所治证属情志不遂，肝火郁结，煎液成痰，滞于经络之瘰疬、瘿瘤而未溃破者。方中夏枯草能清肝火，散结气，消瘰疬，为方中君药；玄参滋阴降火，软坚散结；川贝母化痰散结，清热润肺；海藻、海粉、青盐软坚消痰，清热利水，共为臣药；天花粉、生地清热凉血；连翘、白蔹解毒散结；熟大黄清血分瘀热，薄荷叶宣透肝经郁火，桔梗开肺祛痰，枳壳下气解郁，硝石软坚散结，当归养血和血，共为佐使药，以加强清肝散结、软坚化痰之功。甘草反海藻，本方二药同用，取其相反相成，既缓散结之性使不伤气，又合寒药而为生津润燥之用，使肝气舒，郁火清，痰结消，瘰疬得以消散，故名内消瘰疬丸。

五味消毒饮（《医宗金鉴》）

组成：金银花三钱，野菊花、蒲公英、紫花地丁、紫背天葵子各一钱二分，水二盅，煎八分，加无灰酒半盅，再滚二三沸时，热服，渣如前法再煎服，被盖出汗为度。本方制成注射液，供静脉滴注用。

功效：清热解毒，散结消肿。

主治：治疗急性化脓性甲状腺炎、亚急性甲状腺炎之红肿热痛，发热恶寒，舌红脉数者。

方解：本方所治证属热毒蕴蒸、气血壅滞肝经之急性化脓性甲状腺炎、亚急性甲状腺炎。方中银花清热解毒，消散痈肿为主药；紫花地丁、紫背天葵子、蒲公英、野菊花均为清热解毒，治疗疮痈疔毒之要药，以为辅佐；加酒少量以助药势，行血脉为使。煎后热服，药借酒势，通行周身，盖被取微汗，使留于肌表的毒邪随汗而出，可加强消散疗毒之功。药仅五味，效力专一，服法得宜，如此一清一汗，清中寓散，共奏清热解毒，消散肿毒之效。

如意金黄散（《外科正宗》）

组成：天花粉上白十斤，黄柏色重者、大黄、姜黄、白芷各五斤，紫厚朴、陈皮、甘草、苍术、天南星各二斤。

以上共为咀片，晒极干燥，用大驴磨连磨三次，方用密绢罗厨筛出，磁坛收贮，勿令泄气。凡遇红赤肿痛，发热未成脓者，及夏月火令时，俱用茶汤同蜜调敷；如微热微肿及大疮已成，欲作脓者，俱用葱汤同蜜调敷；现多用凡士林、如意金黄散4∶1，调匀成膏涂敷。

功效：清热解毒，消炎定痛。

主治：急性化脓性甲状腺炎、亚急性甲状腺炎之红肿热痛。

方解：凡遇红赤肿痛，发热未成脓者，乃风热、湿热、血热三者交感而生。方中黄柏燥湿泻火解毒为主；大黄解毒凉血祛瘀；姜黄破血通经，消肿止痛；白芷、天花粉解毒消肿排脓；陈皮、厚朴行滞消肿；苍术燥湿辟秽，逐皮间风水结肿；天南星燥湿散结，消肿止痛；甘草泄热解毒。诸药同用，共收解毒排脓，消肿止痛之效。

仙方活命饮（《校注妇人良方》）

组成：白芷、贝母、防风、赤芍药、当归尾、甘草节、皂角刺(炒)、穿山甲(炙)、天花粉、乳香、没药各一钱，金银花、陈皮各三钱(《医方集解》无赤芍药)组成。上用酒一大碗，煎五七沸服。现用法为水煎服，或水、酒各半煎服。

功效：清热解毒，消肿溃坚，活血止痛。

主治:急性化脓性甲状腺炎初起,红肿焮痛,或身热微恶寒,舌苔薄白或微黄,脉数有力。

方解:本方所治痈疮肿毒,证属热毒壅结,气血瘀滞所致。治宜清热解毒,理气活血,消肿止痛。方中以银花清热解毒,为君药;归尾、赤芍、没药、乳香活血散瘀以止痛,陈皮理气以助血行,气血通畅则邪无滞留之所,为臣药;防风、白芷疏风散结以消肿,贝母、天花粉清热排脓,散结消肿,穿山甲、皂角刺穿透经络,溃坚排脓,甘草清热解毒,共为佐使。诸药合用,以使热清毒解,气行血畅则肿消痛止。脓未成者,服之可使消散;脓已成者,服之可使外溃。加酒煎服,因酒性善走,既能活血又能协助诸药直达病所。正如《医方集解》所说:"加酒者,欲其通行周身,使无邪不散也。"

据实验研究,本方对乙型链球菌有高度抑制作用,对葡萄球菌抑制也很强,对大肠杆菌及绿脓杆菌无效。临床上凡痈疮肿毒,属于阳证而体实者均可使用本方,以患部红肿焮痛,舌苔薄白或微黄,脉数有力为辨证要点。现临床上亦多用于多种化脓性炎症。如蜂窝组织炎、脓疱疮、疖肿、深部脓肿、化脓性扁桃体炎、乳腺炎、阑尾脓肿等属于热毒实证者。本方只用于疮疡未溃之前,疮疡已溃之后不可用。

犀黄丸(《外科证治全生集》)

组成:乳香、没药末各一两,麝香一钱五分,牛黄三分。

取黄米饭一两为丸,每服三钱,热陈酒送服。患生上部临卧服,下部空心服。

功效:清热解毒,活血止痛。

主治:用于痈疽疔毒、瘰疬、流注、甲状腺癌等。

方解:此方为临床常用名方。其主治诸症,多由火郁、痰瘀、热毒壅滞而成。方中牛黄清热解毒、化痰散结。麝香芳香开窍、通经络、行气滞、散瘀血、消痈疽肿毒。乳香、没药活血化瘀、消肿定痛。黄米饭调养胃气,以防诸药寒凉碍胃;以酒送服,是用其活血行血以加速药效。本品纯中药制剂,是抗癌中成药的经典名方,经大量的临床验证疗效确切,被誉为中药抗癌"第一药"。本品由牛黄、麝香、乳香、没药四种名贵药材组成,具有抗菌消炎,抗病毒,抗结核,镇静止痛,止血消肿,抗癌以及增强机体抗病能力的作用。

(陈如泉 裴 迅)

第三节 补益类中药与代表方剂

一、补益类中药

人参(《神农本草经》)

人参为五加科植物人参的根。

性味归经:甘、微苦,平。归肺、脾、心经。

功效:大补元气,补脾益肺,生津止渴。

临床应用:人参味甘微苦,性平偏温,其功重在大补正元之气,以壮生命之本,适于元气欲脱、气脱亡阳之证。进而有补脾益肺、生津止渴、安神增智及扶正抗邪之功。气旺生血,气旺阳自强,故男女一切虚证,阴阳气血诸不足均可应用,为虚劳内伤第一要药。

在甲状腺病中的应用:用于甲状腺病脾气虚弱、生化无力者,表现为倦怠无力,食欲不振,可配伍白术、茯苓、甘草等健脾药同用,若兼见甲亢患者口渴,汗多,脉大无力,可配伍知母、黄芪、麦冬、五味子等同用。患者并发甲亢性心脏病伴有心衰出现脾肾阳虚证,症见肢体颜面浮肿,呼吸短促,行动乏力,动则气喘,脉虚自汗,可配伍附片、干姜、淫羊藿等同用。若兼见心神不安,失眠多梦等证,则可与当归、炒枣仁、龙眼肉配伍使用。

用法用量:5~10g。宜文火另煎,将参汁兑入其药物汤内饮服。研末吞服,每次 1~2g,日服 2~3 次。若甲亢患者气虚欲脱,则可大剂量(15~30g)煎汁分数次灌肠。

使用注意:实证、热证而正气不虚者忌用。反黎芦,畏五灵脂,恶皂荚,故均忌同用。服人参不宜喝茶和吃萝卜,以免影响药力。

现代研究:人参对高级神经活动的兴奋和抑制过程均有增强作用。能增强神经活动过程的灵活性,提高脑力劳动功能。对多种动物心脏均有先兴奋,后抑制,小量兴奋,大量抑制的作用。能兴奋垂体肾上腺皮质系统,提高应激反应能力。有抗休克,抗疲劳,降低血糖,促进蛋白质 RNA、DNA 的生物合成,调节胆固醇代谢,促进造血系统的功能,减轻辐射对造血系统的损害等作用。能增加机体免疫功能。能增强性腺功能,有促性腺激素样作用。此外,尚有抗过敏、抗利尿及抗癌等作用。人参的药理活性常因机体功能状态不同呈双向作用,因此,认为人参是具有"适应原"样作用的典型代表药。

黄芪(《神农本草经》)

黄芪为豆科植物蒙古黄芪或膜荚黄芪的根,生用或蜜炙用。

性味归经:甘,微温。归脾、肺经。

功效:健脾补中,升阳举陷,益卫固表,利尿,托毒生肌。

临床应用:黄芪甘温,主补脾肺之气而升举中阳,脾肺气充,则肌表固密、水湿得运、生肌托疮,且气旺又利于生血、统血、行血。脾肺气虚及中气下陷所致诸证均为常用,还能补气以生血;补气以摄血;补气以行滞;补气生津以止渴,堪称补益元气之长。

在甲状腺病中的应用:本品有补益脾肺之气,固表敛汗,用于甲状腺病脾气虚弱之证,症见心慌气急、气短乏力、多汗等证。可配伍人参、白术、煅龙牡等。用以治疗气虚,表虚汗出多汗,心悸气短,脉软乏力等证。可配伍浮小麦、山萸肉、五味子等敛汗固表之品。若见甲亢四肢无力、两下肢不能行走或眼睑下垂等,可配伍党参、升麻、柴胡、桔梗等药物。

用法用量:10~15g。大剂量可用至 30~60g,补气升阳宜炙用,敛汗固表多生用。

使用注意:本品补气升阳,易于助火,又能止汗,故表虚邪盛或气滞湿阻不宜使用。

现代研究:本品具有增强机体免疫功能、利尿、抗衰老、保肝、降压作用。能消除实验性肾炎尿蛋白,增强心肌收缩力,还有促雌激素样作用和较广泛的抗菌作用。其中膜荚黄芪皂苷甲具有降压、稳定红细胞膜、提高血浆组织内 cAMP 的含量、增强免疫功能、促进再生肝DNA 合成等多种作用。黄芪多糖具有提高小鼠应激能力、增强免疫功能、调节血糖含量、保护心血管系统、加速遭受放射线损伤机体的修复等作用。

党参(《增订本草备要》)

党参为桔梗科植物党参、素花党参或川党参的根。

性味归经:甘,平。归脾、肺经。

功效:补脾肺气,补血,生津。

临床应用:该品为临床常用的补气药,功能补脾益肺,效近人参而为较弱,适用于各种气虚不足者,常与黄芪、白术、山药等配伍应用;如血虚萎黄及慢性出血疾患引起的气血两亏的病症,配补血药如熟地、当归等。

在甲状腺病中的应用:用于甲状腺病患者中气不足出现的四肢倦怠,肺气虚弱引起的气短胸闷等证。多与白术、黄芪伍用;若兼脾虚运化无力,大便次数增多,可配伍黄芪、山药、黄精、薏苡仁等同用。

功效比较:人参、党参、黄芪三药,皆具有补气及补气生津、补气生血之功效,且常相须为用,能相互增强疗效。然又各具特点:人参作用较强,被誉为补气第一要药,并具有益气救脱、安神增智、补气助阳之功。党参补气之力较为平和,专于补益脾肺之气,兼能补血。黄芪补益元气之力不及人参,但长于补气升阳、益卫固表、托疮生肌、利水退肿,尤宜于脾虚气陷及表虚自汗等证。

用法用量:10~30g,入汤剂。

使用注意:有实邪者忌服。反黎芦,不宜同用。

现代研究:党参能调节胃肠运动、抗溃疡、增强免疫功能;对兴奋和抑制两种神经过程都有影响;党参皂苷还能兴奋呼吸中枢;对动物有短暂的降压作用,但又能使晚期失血性休克家兔的血压回升;能显著升高兔血糖,其升血糖作用与所含糖分有关;能升高动物红细胞、血红蛋白、网织红细胞;还有延缓衰老、抗缺氧、抗辐射等作用。

太子参(《中国药用植物志》)

太子参为石竹科植物异叶假繁缕的块根,生用。

性味归经:甘、微苦,平。归脾、肺经。

功效:补气健脾,生津润肺。

临床应用:本品补气益脾,用于脾气虚弱、胃阴不足的食少倦怠。能益脾气,养胃阴。常配山药、石斛等同用。但其补益脾气之力不及党参,补气益阴生津之力均弱于西洋参。

在甲状腺病中的应用:用于甲亢脾虚,倦怠乏力,心悸自汗,虚烦失眠,肺虚津亏口渴等证。本品有近似人参的益气生津,补益脾肺的作用,但药力较弱,是补气药中一味清补之品。常用于久病体虚或小儿甲亢病患者,治疗多汗、心悸、虚烦、失眠。配伍黄芪、党参、白术治疗倦怠乏力,配伍天花粉、石斛治疗津伤口渴等。

功效比较:人参、党参与太子参三者皆味甘,归脾肺经,均能补脾益肺,生津止渴。不同之处在于:人参味甘、微苦性微温,补益力量强,善于大补元气,为补虚扶正固脱的要药;党参味甘性平,补气生津之功与人参相似而药力较缓,为补中益气的良药,并能养血;太子参味甘微苦性平,补气之力不如党参,生津作用较党参为好,为补气药中一味清补之品。常用治病后气津两伤,气阴不足之证。

用法用量:10~30g,入汤剂。

注意事项:本品补气力弱,不可单独用,宜与其他药伍用,以增强补气之力。

现代研究:本品含氨基酸、多糖、皂苷、黄酮、鞣质、香豆素、甾醇、三萜及多种微量元素等。太子参对淋巴细胞有明显的刺激作用。

白术(《神农本草经》)

白术为菊科植物白术的根茎,生用或土炒、麸炒用。

性味归经:甘、苦,温。归脾、胃经。

功效:健脾益气,燥湿利水,止汗,安胎。

临床应用:白术甘温益气,苦温除湿,主入脾胃,功专益脾气,除脾湿,进而有固表、止汗、止泻、利水、消痰之功。凡脾虚湿盛所致诸证,均为常用之品。白术有补气健脾和安胎之功。常配砂仁同用。

在甲状腺病中的应用:用于甲状腺病患者中气不足出现的四肢倦怠,肺气虚弱引起的气短胸闷等证。多与党参、黄芪伍用。

功效比较:白术与苍术皆味苦性温,主归脾胃经,均能燥湿健脾,脾虚湿盛的大便溏泄、水肿、带下、痰饮等证,两者常相须为用。不同之处在于:白术味甘,长于补脾,燥性不及苍术,故补脾益不足,治疗脾弱的虚证多用白术;苍术则味又辛,长于运脾,燥性过于白术,故运脾泻有余,治疗湿盛的实证多用苍术。

用法用量:6~12g。入汤剂,炒用可增强补气健脾止泻作用。

注意事项:本品性偏温燥,热病伤津及阴虚燥渴者不宜。

现代研究:白术对肠管活动有双向调节作用,当肠管兴奋时呈抑制作用,而肠管抑制时则呈兴奋作用;有防治实验性胃溃疡的作用;有强壮作用;能促进小鼠体重增加;能明显促进小肠蛋白质的合成;能促进细胞免疫功能;有一定提升白细胞作用;还能保肝、利胆、利尿、降血糖、抗血凝、抗菌、抗肿瘤。白术挥发油有镇静作用。

山药(《神农本草经》)

山药为薯蓣科多年蔓生草本植物薯蓣的块茎,生用。

性味归经:味甘,性平。归脾、肺、肾经。

功效:补脾养胃,生津益肺,补肾涩精。

临床应用:本品性味甘平,能补脾益气,滋养脾阴。多用于脾气虚弱或气阴两虚证,消瘦乏力,食少,便溏;或脾虚不运,湿浊下注之妇女带下。本品又能补肺气,兼能滋肺阴,其补肺之力较和缓。本品还能补肾气,兼能滋养肾阴,对肾脾俱虚者,既补后天亦有助于充养先天。本品既补脾肺肾之气,又补脾肺肾之阴。

在甲状腺病中的应用:可用于甲状腺疾病脾胃虚弱证,症见食少便溏,气短咳嗽,肢倦乏力,可与党参、白术、白扁豆等健脾药同用。

用法用量:煎服,15~30g。麸炒可增强补脾止泻作用。

注意事项:湿盛中满,或有积滞、有实邪者不宜。

现代研究:山药含薯蓣皂苷、薯蓣皂苷元、胆碱、植酸、止权素、维生素、甘露聚糖等。具有滋补、助消化、止咳、祛痰、脱敏和降血糖等作用。

白扁豆(《名医别录》)

白扁豆为豆科一年生缠绕草本植物白扁豆的种子。生用或炒用。

性味归经:甘,微温。入脾、胃经。

功效:补脾和中,化湿。

临床应用:本品能补气以健脾,兼能化湿,药性温和,补而不滞,适用于脾虚湿滞、食少、便溏或泄泻,本品作为人参、白术等药物的辅助,能健脾化湿以和中,性虽偏温,但无温燥助热伤津之弊。

在甲状腺病中的应用:可用于甲状腺疾病脾虚湿盛证,症见腹泻便溏,多与党参、茯苓、白术等药同用健脾利湿。

用法用量:煎服,10~15g。炒后可使健脾止泻作用增强,故用于健脾止泻及作散剂服用时宜炒用。

现代研究:白扁豆水煎剂对痢疾杆菌有抑制作用;其水提物有抗病毒作用,而且对食物中毒引起的呕吐、急性胃炎等有解毒作用;尚有解酒毒、河豚中毒的作用;血球凝集素 B 可溶于水,有抗胰蛋白酶活性;血球凝集素 A 不溶于水,可抑制实验动物生长,甚至引起肝区域性坏死,加热可使其毒性大减。

当归(《神农本草经》)

当归为伞形科植物当归的根。切片生用,或经酒拌、酒炒用。

性味归经:甘、辛,温。归肝、心、脾经。

功效:补血调经,活血止痛,润肠通便。

临床应用:本品甘温质润,为补血要药,本品既能补血、活血,又能调经,亦为妇科要药。用于心肝血虚的面色萎黄、眩晕、心悸,或用于血虚或血虚而兼有瘀滞的月经不调,痛经,经闭等症。当归亦能养血润肠通便。用于血虚肠燥便秘。常配火麻仁、肉苁蓉等同用。

在甲状腺病中的应用:当归补血之功较佳,善能补血、活血调经,为妇科诸证要药。又可补血柔肝止痛、润肠通便。治血虚有寒之腹痛、肠燥便秘等证。用于甲亢、甲减伴有贫血血虚患者,症见头昏、失眠、心悸、面色少华以及妇女月经不调等症。用于补血,常与熟地、制首乌、桑椹子等补阴血药同用;气血亏虚者与补气药黄芪、党参等同用。用于甲亢患者血虚肠燥便秘者,可配伍生首乌、郁李仁等同用。

用法用量:煎服,5~15g。补血用当归身,破血用当归尾,和血(即补血活血)用全当归。酒制能加强活血的功效。

注意事项:湿盛中满、大便泄泻者忌服。

现代研究:当归挥发油和阿魏酸能抑制子宫平滑肌收缩,而其水溶性或醇溶性非挥发性物质,则能使子宫平滑肌兴奋。当归对子宫的作用取决于子宫的功能状态而呈双相调节作用。正丁烯酰内酯能对抗组胺 - 乙酰胆碱喷雾所致豚鼠实验性哮喘。当归有抗血小板凝集和抗血栓作用,并能促进血红蛋白及红细胞的生成;有抗心肌缺血和扩张血管作用,并证明阿魏酸能改善外周循环;当归对实验性高脂血症有降低血脂作用。对非特异性和特异性免疫功能都有增强作用。当归对小鼠四氯化碳引起的肝损伤有保护作用,并能促进肝细胞再生和恢复肝脏某些功能的作用。此外,还有镇静、镇痛、抗炎、抗缺氧、抗辐射损伤及抑制某些肿瘤株生长和体外抗菌作用等。

熟地黄(《本草拾遗》)

熟地黄为玄参科植物地黄的块根,切片或炒炭用。

性味归经:甘,微温。归肝、肾经。

功效:补血养阴,填精益髓。

临床应用:本品为补血要药。用于血虚萎黄,眩晕,心悸失眠,月经不调,崩漏等症。本品能补精益髓为滋阴主药,用于肾阴不足或肝肾精血亏虚的潮热骨蒸、盗汗、遗精、消渴。

在甲状腺病中的应用:用于甲亢、甲减患者伴有贫血血虚之证,症见面色萎黄、头昏、头晕、心悸失眠、女性患者月经不调等病症。如肾阴不足出现的潮热,盗汗,口渴,腰酸腿软等证,可用生地黄或生熟地同用。并可配伍当归、制首乌、桑椹子、白芍等药物;若见有甲亢肝肾阴虚出现潮热、盗汗、口渴、腰酸腿软等症,可伍用山萸肉、知母、黄柏等药物。

用法用量:煎服,10~30g。

注意事项:本品性质黏腻,较生地黄更甚,有碍消化,凡气滞痰多、脘腹胀痛、食少便溏者忌服。重用久服宜与陈皮、砂仁等同用,防止黏腻碍胃。

现代研究:地黄能对抗连续服用地塞米松后血浆皮质酮浓度的下降,并能防止肾上腺皮质萎缩。地黄煎剂灌胃能显著降低大白鼠肾上腺维生素 C 的含量。可见地黄具有对抗地塞米松对垂体 - 肾上腺皮质系统的抑制作用,并能促进肾上腺皮质激素的合成。六味地黄汤对大鼠实验性肾性高血压有明显的降血压、改善肾功能、降低病死亡率的作用。六味地黄汤明显对抗 N- 亚硝基氨酸乙酯诱发小鼠前胃鳞状上皮细胞癌的作用。

白芍(《神农本草经》)

白芍为毛茛科植物芍药的根。一般生用,或酒炒、清炒用。

性味归经:苦、酸,微寒。归肝、脾经。

功效:养血敛阴,柔肝止痛,平抑肝阳。

临床应用:本品有养肝阴,调肝气,平肝阳,缓急止痛之效。用于肝阴不足,肝气不舒或肝阳偏亢的头痛、眩晕、胁肋疼痛、脘腹四肢拘挛作痛等证。本品并有养血调经及敛阴和营止汗之效。用于血虚或阴虚有热的月经不调,崩漏等症及阴虚盗汗及营卫不和的表虚自汗证。

在甲状腺病中的应用:本品益阴养血,滋润肝肾,偏于清补,兼能止血止痛。生白芍多用于平肝,炒白芍多用于养血敛阴。常用于甲亢肝肾阴虚患者症见腰膝酸软、疲乏无力等患者。可配伍当归、制首乌、桑椹子等药物。治疗甲亢肝阳上亢引起的头痛、头晕、失眠、手抖、肢体颤动,以及四肢拘挛作痛。可配伍钩藤、菊花、生石决明等药物平肝息风。

功效比较:当归与白芍皆为常用的补血药,均能补血调经,都可用治血虚面色萎黄,眩晕心悸,月经不调,经闭痛经等症,两者常相须为用。不同之处在于:当归,味甘辛,性温,既能补血,又能活血,兼能散寒,为补血要药和妇科调经要药。且当归善于补血活血而止痛。同时,当归又能润肠通便,也可用治血虚肠燥便秘。白芍则味苦酸甘,性微寒,善于养血敛阴,故血虚、阴虚有热者最为适宜。且白芍善于养血柔肝,缓急止痛。同时白芍又能平抑肝阳,敛阴止汗。

用法用量:煎服,5~15g;大剂量 15~30g。

注意事项:阳衰虚寒之证不宜用,反藜芦。

现代研究:本品所含芍药苷有较好的解痉作用,对大鼠胃、肠、子宫平滑肌呈抑制作用;并有一定的镇静、镇痛、抗惊厥、降压、扩张血管等作用。白芍与甘草同用,能治中枢性或末梢性肌痉挛,以及因痉挛引起的疼痛,如腹痛、腓肠肌疼痛。白芍总苷对小鼠免疫应答具有调节作用;有增强心肌营养性血流量的作用;白芍醇提物对大鼠蛋清性、甲醛性急性炎症及棉球肉芽肿等几种炎症模型均有显著抑制作用。白芍煎剂对某些细菌和致病真菌有抑制作用。

何首乌(《日华子本草》)

何首乌为蓼科植物何首乌的块根。切片,晒干或微烘,称生首乌;若以黑豆煮汁拌蒸,晒后变为黑色,称制首乌。

性味归经:苦、甘、涩,微温。归肝、肾经。

功效:制用补益精血;生用解毒,截疟,润肠通便。

临床应用:制首乌能补血养肝,益精固肾,乌须发,强筋骨。用于血虚而见头昏目眩,心悸失眠,萎黄乏力,肝肾精血亏虚的眩晕耳鸣,腰膝酸软,遗精崩带,须发早白等证。

生首乌有截疟、润肠、解毒之效。用于体虚久疟,肠燥便秘及痈疽、瘰疬等证。

在甲状腺病中的应用:用于甲亢患者精血亏虚,头昏头晕、视物不清、腰酸腿软、肠燥便秘之证。制首乌能补肝肾,益精血,兼能收敛,不寒、不燥、不腻,故为滋补良药。治甲亢患者精血亏虚出现的头晕、视物不清、腰酸腿软,可配当归、枸杞、菟丝子、熟地等,治甲亢肠燥便秘,宜生用,可伍用当归、郁李仁、火麻仁等。

用法用量:煎服,10~30g。

注意事项:大便溏泄及湿痰较重者不宜用。

现代研究:何首乌对实验性家兔血清胆固醇的增高有抑制作用,能减轻动脉内膜斑块的形成和脂质沉积,从而缓解动脉粥样硬化的形成;对离体蛙心有兴奋作用,并有减慢心率及增加冠脉流量的作用;能增强免疫功能;主要为增强网状内皮系统吞噬功能和细胞免疫;还有强壮神经,健脑益智作用;使动物血糖先升高后降低;促进红细胞的生成;促进肠管蠕动呈泻下作用等。生首乌经炮制后,糖含量增加,结合蒽醌衍生物含量降低,游离蒽醌衍生物含量显著增加,故泻下作用不再出现。

阿胶(《神农本草经》)

阿胶为马科动物驴的皮,经漂泡去毛后熬制而成的胶块。以原胶块用,或将胶块打碎,用蛤粉炒或蒲黄炒成阿胶珠用。

性味归经:甘,平。归肺、肝、肾经。

功效:补血,滋阴,润肺,止血。

临床应用:本品为补血之佳品,用于血虚萎黄,眩晕,心悸等。常与熟地黄、当归、黄芪等补益气血药同用。本品止血作用良好,常用于多种出血证。对出血而兼见阴虚、血虚证者,尤为适宜。

在甲状腺病中的应用:甲亢合并白细胞减少的患者可用补血生血的阿胶、龙眼肉等,甲亢肝肾阴虚证表现为失眠多梦、烦躁易怒、自汗盗汗等,可用阿胶与桑椹、枸杞等补益肝肾药同用,甲减气血亏虚证表现为血虚萎黄,眩晕,心悸等,可用阿胶与熟地、当归、黄芪等补益气血药同用。

功效比较:熟地、阿胶、何首乌三者均归肝、肾经,均具良好的滋阴补血之功,能入肝补血、入肾滋阴,常相须伍用,为滋阴补血之要药。但三者各具特点:熟地味甘,性微温,质润气厚,既能补血,又善滋阴,且能生精益髓,为补益肝肾、培元固本之要药。阿胶性甘平,长于补肝血、滋肾明、润肺燥,为补血滋阴止血之要药。何首乌长于补肝肾、益精血,滋阴补血之力不及熟地、阿胶,但不腻不燥。生品补益力弱,有润肠截疟、解毒疗疮之功。制首乌性质温和,长于补肝肾、益精血。

用法用量:5~15g。入汤剂宜烊化冲服。

注意事项:本品黏腻,有碍消化。脾胃虚弱者慎用。

现代研究:阿胶能促进血中红细胞和血红蛋白的生成,作用优于铁剂;改善动物体内钙平衡,促进钙的吸收和在体内的存留;预防和治疗进行性肌营养障碍;可使血压升高而抗休克。

龙眼肉(《神农本草经》)

龙眼肉为无患子科植物龙眼树的假种皮。烘干或晒干,除去壳、核,晒至干爽不黏,贮存备用。

性味归经:甘,温。归心、脾经。

功效:补益心脾,养血安神。

临床应用:本品用于思虑过度,劳伤心脾,而致惊悸怔忡,失眠健忘,食少体倦,以及脾虚气弱,便血崩漏等。本品能补心脾、益气血、安神,与人参、当归、酸枣仁等同用。

在甲状腺病中的应用:甲亢合并白细胞减少的患者可用补血生血的阿胶、龙眼肉等,甲状腺疾病心脾两虚证,可与人参、当归、酸枣仁等同用。

用法用量:煎服,10~25g,大剂量30~60g。

注意事项:湿盛中满或有停饮、痰、火者忌服。

现代研究:龙眼肉提取液可促进生长,增强体质。可明显延长小鼠常压下耐缺氧存活时间,减少低温下死亡率。

麦门冬(《神农本草经》)

麦门冬为百合科多年生草本植物沿阶草的块根。

性味归经:甘,苦,大寒。归肺、肾经。

功效:清肺降火,滋阴润燥。

临床应用:本品有滋润肺肾、益胃生津、养阴清心、除烦安神、清泄肺热、润燥作用。用于肺阴不足,而有燥热的干咳痰黏、劳热咳嗽等。或用于胃阴虚或热伤胃阴,口渴咽干,大便燥结等。亦可用于心阴虚及温病热邪扰及心营,心烦不眠,舌绛而干等。

在甲状腺病中的应用:常用于甲亢患者阴虚火旺而致舌干、口渴、燥咳及肠燥便秘等证。可与天门冬、生地伍用,以生津止渴,泻火通便。

用法用量:6~15g,入汤剂。

现代研究:麦冬含多种沿阶草甾体皂苷、β-谷甾醇、氨基酸、多量葡萄糖及其葡萄糖苷等。能增强网状内皮系统吞噬能力,升高外周白细胞,提高免疫功能;能增强垂体肾上腺皮质系统作用,提高机体适应性;有抗心律失常和扩张外周血管作用;有降血糖作用;体外实验对多种细菌有抑制作用;注射麦冬注射液能明显提高小鼠耐缺氧能力。

天门冬(《神农本草经》)

天门冬为百合科多年生攀援草本植物天门冬的块根。

性味归经:甘、苦,寒。归肺、肾经。

功效:滋补肾阴,清降虚火,生津润燥。

临床应用:本品能养阴清肺润燥,用于阴虚肺热的燥咳或劳嗽咳血。还用于甲状腺功能亢进症肾阴不足,阴虚火旺的潮热盗汗、遗精,内热消渴,肠燥便秘等症。明代倪朱谟《本草汇言》:"天门冬,润燥滋阴,降火清肺之药也。"《典术》有:"服食天门冬治瘿除百病"。

用量用法:煎服,6~12g。

功效比较:麦冬、天门冬两者,均能滋阴润肺,然滋阴之力,以天门冬为佳;麦冬补阴而不黏腻,能养胃阴,这是天门冬所不及。麦冬清养肺之阴,多去心用;专清心火而滋阴,多连心用。

现代研究:本品含天门冬素、黏液质、β-甾醇及5-甲氧基甲基糠醛及多种氨基酸等。有镇咳祛痰作用;对急性淋巴细胞型白血病、慢性粒细胞型白血病及急性单核细胞型白血病患者的脱氢酶有一定的作用,具抗肿瘤活性;对多种细菌有抑制作用。

石斛(《神农本草经》)

石斛为兰科多年生常绿草本植物环草石斛及同属多种植物的鲜茎或干茎。

性味归经:甘,微寒。归胃、肾经。

功效:养胃生津,滋阴除热。

临床应用:本品甘凉清润,主入胃肾,作用在中、下二焦,既清胃热生津止渴,又滋肾阴退热明目,为津伤口渴,阴虚目暗良药。用于甲亢患者肺胃阴不足引起的舌干口渴等证。可伍用生地、麦冬、花粉等养阴清热以治烦渴;与沙参、麦冬、玉竹等同用,治疗胃阴不足,津亏口渴。与熟地、枸杞、牛膝等药同用,治疗肾阴亏损,腰膝软弱。

本品善治胃家虚火虚热以致伤津劫液,金钗石斛清胃热养胃阴较佳,鲜石斛清热生津力更强,川石斛养胃阴生津液之力较逊,霍山石斛珍贵价高昂。

用法用量:6~15g。鲜品15~30g。入汤剂宜先煎。

注意事项:本品能敛邪,使邪不外达,故湿热病不宜早用;又能助湿,湿邪未化者忌服。

现代研究:本品含石斛碱、石斛胺碱、石斛次碱、石斛星碱、石斛因碱,及黏液质、淀粉等。石斛碱有一定的止痛退热作用,与非那西丁相似但较弱。石斛煎剂内服,能促进胃液分泌,可助消化;还有增强代谢、抗衰老等作用。

玉竹(《神农本草经》)

玉竹为百合科多年生草本植物玉竹(葳蕤)的根茎。切段生用或炙制用。

性味归经:甘,微寒。归肺、胃经。

功效:养阴润肺,益胃生津。

临床应用:本品能养阴润肺,用于甲亢阴虚肺燥的干咳少痰,常与沙参、麦冬、川贝母等同用。本品能益胃生津,用于热病伤津,烦热口渴及消渴等。可用于阴虚外感,养阴而不恋邪,如治阴虚外感风热加减葳蕤汤。

用法用量:煎服,6~12g。

现代研究:本品含铃兰苦苷、铃兰苷、小奈酚苷、槲皮醇苷和维生素 A、黏液质等。有强心、升压作用;与党参合用,能改善心肌缺血;有类似肾上腺皮质激素样作用;并有降血脂和降血糖作用。

百合(《神农本草经》)

百合为百合科多年生草本植物百合或细叶百合的干燥肉质鳞片。

性味归经:甘,微寒。归肺、心经。

功效:润肺,清心,安神。

临床应用:本品能养阴清肺润燥止咳,用于肺阴虚的燥热咳嗽及劳嗽久咳,痰中带血等。能清心安神。用于热病余热未清,虚烦惊悸,失眠多梦等。

用于甲亢阴虚患者,虚烦惊悸、失眠多梦之证。常配知母、生地黄同用,如百合知母汤、百合地黄汤。

用法用量:10~30g,入汤剂。

注意事项:本品为寒润之品,便溏及中寒者忌用。

现代研究:百合含秋水仙碱等多种生物碱及淀粉、蛋白质、脂肪等。煎剂对氨水引起的小鼠咳嗽有镇咳作用,并能对抗组织胺引起的蟾蜍哮喘。此外,尚有耐缺氧作用。

鳖甲(《神农本草经》)

鳖甲为鳖科动物鳖的背甲。

性味归经:咸,寒。归肝经。

功效:滋阴潜阳,软坚散结。

临床应用:本品滋阴清热,潜阳息风。用于阴虚发热,阴虚阳亢,阴虚风动等证,为治阴虚发热的要药。能软坚散结。用于癥瘕、积聚、疟母等。如鳖甲煎丸。

用于甲亢患者阴虚阳亢,虚风内动引起的舌颤手抖、颈粗、目突等症。

用法用量:10~30g,先煎。滋阴潜阳宜生用,软坚散结宜醋炙用。

注意事项:脾胃虚寒,食少便溏及孕妇忌用。

现代研究:鳖甲含动物胶、角蛋白、碘质及维生素 D 等。能抑制肝、脾之结缔组织增生,提高血浆蛋白水平,及抗肿瘤等作用。

龟板(《神农本草经》)

龟板为龟科动物乌龟的背甲及腹甲。以砂炒后醋淬用。

性味归经:咸,寒。归肝经。

功效:滋阴潜阳,软坚散结。

临床应用:本品既能滋补肝肾之阴而退内热,又可潜降肝阳而息内风。用于阴虚内热,阴虚阳亢及热病阴虚风动等证。能滋补肾阴以固冲任,又性寒清热,兼能止血,用治阴虚血热,冲任不固的崩漏、月经过多等。

本品用于甲亢患者阴虚阳亢,虚风内动引起的舌颤手抖、颈粗、目突等证。能益肾健骨,补血滋阴,用于先天甲状腺功能减低之生长发育不良,小儿囟门不合、智能低下等症。

功效比较:龟板入肾滋阴,鳖甲入肝以清热,对甲亢肝肾阴虚有虚热者,可两者同用之。唯龟板滋阴力较强,鳖甲兼有软坚散结之长。

用法用量:先煎,10~30g。滋阴潜阳宜生用,软坚散结宜醋炙用。

注意事项:脾胃虚寒,食少便溏及孕妇忌用。

现代研究:龟板包括龟上甲、龟下甲,能降低甲亢大鼠血清三碘甲腺原氨酸(T_3)、甲状腺素(T_4)水平,减慢心率,升高痛阈,降低血浆皮质醇含量及尿17-羟类固醇含量,升高血清IgG含量,降低血浆黏度,还能降低整体耗氧量及红细胞膜上Na^+、K^+-ATP酶活性,升高血糖,增加体重,使饮水量减少,尿量增加,降低血浆环磷酸腺苷(cAMP)含量。同时可使血清微量元素铜值下降,锌值不变,铜/锌比值降低。

山茱萸(《神农本草经》)

山茱萸为山茱萸科落叶小乔木山茱萸的果肉。

性味归经:甘、酸,微温。归肝、肾经。

功效:补益肝肾,收敛固涩。

临床应用:山茱萸酸温质润,其性温而不燥,补而不腻,既能补肾益精,又能补肾助阳。故既可补阴,又可补阳,补益之中又可固肾涩精,用于大汗虚脱、神疲衰惫者,为补益肝肾之要药。

用于甲亢肝肾阴虚之腰膝酸软、头晕目眩、自汗盗汗,常配伍熟地、麦冬、何首乌、山药等;本品补肝肾,敛精汗,补肝肾阴之力不及收敛之功能,虚体汗多时,无论是甲亢气虚自汗或阴虚盗汗,均可重用此药一味,甚则30~60g,煎汤顿服,疗效良好。

用法用量:煎服:4.5~9g;或入丸、散。

使用注意:本品温补收敛,故命门火炽,素有湿热及小便淋涩者忌服。

现代研究:含山茱萸苷、酒石酸、苹果酸、没食子酸、皂苷、鞣质等。在体外对金黄色葡萄球菌、志贺氏痢疾杆菌有抑制作用。在试管内对堇色毛癣菌有不同程度的抑制作用。山萸肉体外试验能杀死腹水癌细胞。有升高外周白细胞的作用。流浸膏对麻醉犬有利尿与降压作用。山茱萸苷有较弱的兴奋副交感神经的作用。

女贞子(《神农本草经》)

女贞子为木樨科常绿乔木植物女贞的成熟果实。

性味归经:甘、苦,凉。归肝、肾经。

功效:补养肝肾,明目。

临床应用:本品能补养肝肾之阴,作用和缓,补而不腻,为肝肾阴亏良药。本品补阴之功不及熟地,但补而不腻,常与其他补养肝肾药配用,以本品与旱莲草合用,加入桑椹,效力尤著。

用于甲亢肝肾阴虚的目黯不明,视力减退,须发早白,腰酸耳鸣及阴虚发热等。

用法用量:煎服,9~15g。

现代研究:本品含齐墩果酸、甘露醇、葡萄糖、棕榈酸、硬脂酸、油酸、甘油酸等。有增强免疫功能,升高外周白细胞,增强网状内皮系统吞噬能力,增强细胞免疫和体液免疫的作用;对化疗或放疗所致的白细胞减少有升高作用;有强心、利尿及保肝作用;并有止咳、缓泻、抗菌、抗癌等作用。

旱莲草(《新修本草》)

旱莲草为菊科一年生草本植物鳢肠(金陵草)的全草。

性味归经:甘、酸,寒。归肾、肝经。

功效:养肝益肾,凉血止血。

临床应用:本品平补肝肾之阴,既能滋养肝肾之阴,又兼凉血止血,可用于甲亢肝肾阴虚所致的头昏目眩、牙齿松动、须发早白等证。常与女贞子、桑椹等药配伍应用。若甲亢或抗甲状腺药物,合并血小板减少,兼见血热或阴虚内热所致的多种出血证。选用本品尤为适宜,可与生地、仙鹤草、侧柏叶等配伍使用。

用法用量:煎服,15~30g。外用适量。

现代研究:本品含皂苷、烟碱、鞣质、维生素 A、鳢肠素及多种噻吩化合物等。粉末外敷有良好止血作用。有增强免疫、抗突变和保肝的作用。

桑椹子(《新修本草》)

桑椹子为桑科落叶灌木桑树的干燥果穗。

性味归经:甘寒,入肝、心经。

功效:滋补肝肾、滋阴养血

临床应用:本品甘寒清润,其性平和,补而不腻,主入肝肾,功善滋阴养血,生津润燥,适于肝肾阴血不足,及津亏消渴、肠燥等证。常用于甲亢阴血亏虚的头晕耳鸣,目黯昏花,失眠,须发早白,遗精等。可配制何首乌、女贞子、墨旱莲等同用。

用法用量:煎服,10~15g。

现代研究:本品含糖,鞣酸,苹果酸及维生素 B_1、B_2、C。桑椹油脂肪酸,主要为亚油酸和少量硬脂酸等。有增强免疫,激发淋巴细胞转化的作用。

枸杞(《神农本草经》)

枸杞为茄科落叶灌木植物宁夏枸杞的成熟果实。

性味归经:甘寒,入肝、肾经。

功效:补肾益精,养肝明目。

临床应用:本品甘平质润,主入肝肾,滋补肝肾、滋阴养血,有补肝肾,益精血,明目,止渴之效。长于平补阴阳,为滋补佳品。用于甲亢肝肾不足,腰酸遗精,及头晕目眩,视力减退,内障目昏,消渴等。治肾虚遗精,常配熟地黄、沙苑子、菟丝子等;治肝肾阴虚,视力模糊,常配菊花、地黄等;治消渴,可配生地、麦冬、天花粉等同用。

用法用量:煎服,10~15g。

现代研究:本品含甜菜碱、多糖、粗脂肪、粗蛋白、硫胺素、核黄素、胡萝卜素、抗坏血酸、尼克酸及钙、磷、铁、锌等元素。具有升高外周白细胞、增强网状内皮系统吞噬能力,有增强细胞与体液免疫的作用;对造血功能有促进作用;还能抗衰老、抗肿瘤、保肝及降血糖等。

黄精(《别录》)

黄精为百合科多年生草本植物滇黄精或黄精或囊丝黄精的根茎。

性味归经:甘,平。归脾、肺、肾经。

功效:滋肾阴,润肺燥。

临床应用:本品甘平,长于平补上、中、下三焦气阴,既能滋阴,又能益气,能气阴双补,为平补肺、脾、肾三经的良药,为肺、脾、肾气阴亏虚所常用,且作用和缓,适于久服滋补。可用于甲亢肾虚精亏的头晕,腰膝酸软,须发早白及消渴等。

用法用量:煎服,10~30g。

现代研究:黄精含黏液质、淀粉及糖分。囊丝黄精的根茎含吖啶-2-羧酸、天门冬氨酸、高丝氨酸、洋地黄糖苷及多种蒽醌类化合物。黄精具有增强免疫功能、抗衰老、耐缺氧、抗疲劳、增强代谢、降血糖、强心等作用。对多种细菌和皮肤真菌有抑制作用。

沙参(《本草汇言》)

沙参为伞形科多年生草本植物珊瑚菜的干燥根。

性味归经:甘,微寒,归肺、胃经。

功效:养阴清肺,益胃生津。

临床应用:本品有养胃阴、清胃热、生津液之功。用于胃阴虚或热伤胃阴,津液不足的口渴咽干,舌质红绛,胃脘隐痛、嘈杂、干呕等。常配麦冬、石斛等同用。沙参甘凉清润,如入肺胃,善清肺胃之热而生津润燥,凡甲亢肺胃阴虚燥热之证,本品均为常用。

功效比效:南北沙参功效相近。北沙参滋阴的作用较好,肺胃阴伤者尤为多用。南沙参本品滋阴之力不及北沙参,而兼能祛痰,益气,肺热阴虚的燥咳,痰黏不易咯出者。此外,其鲜者,其清热养阴生津作用较干品为佳,多用于热病伤阴之证。

用法用量:煎服,10~15g。

现代研究:北沙参含生物碱、挥发油及淀粉等。乙醇提取物有降低体温和镇痛作用;水浸汁在低浓度时对离体蟾蜍的心脏能加强收缩,浓度增高则出现抑制直至心室停跳,但可以恢复。

鹿茸(《神农本草经》)

鹿茸为脊椎动物鹿科梅花鹿或马鹿等雄鹿头上尚未骨化而带茸毛的幼角。切片后阴干或烘干入药。

性味归经:甘、咸,温。归肾、肝经。

功效:补肾阳,益精血,强筋骨,调冲任,托疮毒。

临床应用:本品甘温补阳,甘咸滋肾,禀纯阳之性,具生发之气,故能壮肾阳,益精血。用于肾阳虚,精血不足,而见畏寒肢冷、阳痿早泄、宫冷不孕、小便频数、腰膝酸痛、头晕耳鸣、精神疲乏等症。本品兼能固冲任,止带下。与乌贼骨、龙骨、川断等同用,可治崩漏不止,虚损赢瘦。本品补阳气、益精血而达到温补内托的目的。

在甲状腺病中的应用:先天性甲状腺功能减退症肾气虚弱证,治以补命门,壮肾阳,填精髓,常以右归丸加减。这类病症乃先天不足所致,非一般补药所能奏效,须用鹿茸、紫河车、羊肉、阿胶、龟胶等精血之品,以充养形质。

用法用量:研末吞服,1~2g,或入丸、散。

注意事项:服用本品宜从小量开始,缓缓增加,不可骤用大量,以免阳升风动,头晕目赤,或伤阴动血。凡发热者均当忌服。

现代研究:大剂量鹿茸精使心缩幅度缩小,心率减慢,并使外周血管扩张,血压降低。中等剂量鹿茸精引起离体心脏活动明显增强,心缩幅度增大,心率加快,结果使心脉搏输出量和百分输出量都增加。鹿茸具有明显的抗脂质过氧化作用及抗应激作用。

淫羊藿(《神农本草经》)

淫羊藿为小檗科植物淫羊藿和箭叶淫羊藿或柔毛淫羊藿等的全草。生用或以羊脂油炙用。

性味归经:辛、甘,温。归肾、肝经。

功效:补肾壮阳,祛风除湿。

临床应用:本品有温肾壮阳、益精起痿之效,用于肾阳虚的阳痿、不孕及尿频等症。本品还能补肝肾,强筋骨,祛风湿。用于肝肾不足的筋骨痹痛,风湿拘挛麻木等证。

在甲状腺病中,本品可用于甲减肾阳虚衰所致的阳痿、遗精、尿频、腰膝酸软、神疲体倦等症。一般用治肾虚阳衰诸证,常与其他补肾壮阳药如仙茅、巴戟天、肉苁蓉等配伍。风湿痹痛兼见筋骨痿软,能行走者,可与杜仲、巴戟天、桑寄生等祛风湿、健筋骨药合用。

用法用量:煎服,3~15g。

注意事项:阴虚火旺者不宜服。

现代研究:淫羊藿能增强下丘脑-垂体-性腺轴及肾上腺皮质轴、胸腺轴等内分泌系统的分泌功能,淫羊藿提取液能影响"阳痿"模型小鼠DNA合成,并促进蛋白质的合成,调节细胞代谢,明显增强动物体重及耐冻时间,淫羊藿醇浸出液能显著增强离体兔心冠脉流量,淫羊藿煎剂及水煎乙醇浸出液给兔、猫、大鼠静注,均呈降压作用。

巴戟天(《神农本草经》)

本品为茜草科植物巴戟天的根。切片或盐水炒用。

性味归经:辛、甘,微温。归肾、肝经。

功效:补肾助阳,祛风除湿。

临床应用:本品有温肾壮阳益精之功。用于肾阳虚弱的阳痿,不孕,月经不调,少腹冷痛等。既可补阳益精而强筋骨,又兼辛温能除风湿。用于肝肾不足的筋骨痿软,腰膝疼痛,或风湿久痹,步履艰难。

在甲状腺病方面应用:本品用于甲减肾阳亏虚之畏寒肢冷、阳痿、腰膝酸软、尿频遗尿等症,常与肉苁蓉、菟丝子、覆盆子配用;腰膝酸软或疼痛,常与杜仲、续断等配用。

用法用量:水煎服,5~15g。

注意事项:阴虚火旺及有热者不宜服。

现代研究:本品能显著增加小鼠体重,延长小鼠游泳时间;乙醇提取物及水煎剂有明显的促肾上腺皮质激素样作用。

仙茅（《海药本草》）

本品为石蒜科植物仙茅的根茎。切片生用，或经米泔水浸泡切片。

性味归经：辛，热。有毒。归肾、肝经。

功效：温肾壮阳，祛寒除湿。

临床应用：本品有补肾壮阳和止遗溺之效。用于肾阳不足，命门火衰的畏寒肢冷、阳痿精冷、遗尿尿频。本品既能补肝肾，强筋骨，又能祛寒湿，暖腰膝，除痹痛。用于肾虚腰膝酸软、筋骨冷痛，或寒湿久痹。还用于脾肾阳虚的脘腹冷痛、泄泻等。能补命门之火以温煦脾阳而止冷泻。

在甲状腺病中的应用：本品能补肾壮阳，适用于甲减肾阳不足、命门火衰所致的畏寒肢冷、腰膝酸软等症。常与淫羊藿、菟丝子配伍，共奏补肾壮阳之功。用于甲减脾肾阳虚所致的脘腹冷痛、少食腹泻等证。甲减肾阳不足、筋骨不健、伴有风湿者，可与淫羊藿、独活、杜仲、桑寄生配伍。

功效比较：巴戟天、淫羊藿与仙茅皆属辛温补阳常用之品，主入肾经，同具有补肾阳、强筋骨、祛风湿之功。但又各具特点，其中淫羊藿性温而不热，又入肝经。补肾阳、强筋骨之功较强，温散风湿而通痹之力尤佳，又长于治风湿痹痛偏于寒湿较重者，兼能止咳喘。巴戟天功似淫羊藿，但质地较柔润，温而不燥，补而不滞。补肾阳之力不及淫羊藿、仙茅，但逐寒湿、强筋骨之功较佳。仙茅辛热燥烈，功似淫羊藿，为补肾阳之峻剂。又可温运脾阳，治脾肾阳虚之食少冷泻、脘腹冷痛等证。兼能祛风湿，治寒湿痹病等。

用法用量：煎服，5~15g。或酒浸服，亦入丸、散。

注意事项：阴虚火旺者忌服。燥烈有毒，不宜久服。

现代研究：仙茅醇浸剂有抗高温，耐缺氧等适应原样作用，以及镇静，抗惊厥，雄性激素样作用，并能增强免疫功能。仙茅有升高小鼠红细胞膜 Na^+-K^+-ATP 酶活性的作用。

肉苁蓉（《神农本草经》）

本品为列当科植物肉苁蓉的带鳞叶的肉质茎。切片生用，或酒制用。

性味归经：甘、咸，温。归肾、大肠经。

功效：补肾助阳，润肠通便。

临床应用：本品有补肾阳、益精血、暖腰膝之功。补阳而不燥，滋而不腻，既能温肾阳，又能滑肠。用于肾阳不足，精血亏虚的阳痿，不孕，腰膝酸软，筋骨无力。

在甲状腺病中的应用：本品可用于甲减畏寒肢冷、大便秘结等症。常与淫羊藿、锁阳、生首乌、火麻仁、当归等温肾药、润肠药同用。

用法用量：煎服，10~15g。

注意事项：本品能助阳、滑肠，故阴虚火旺及大便泄泻者不宜服。肠胃实热、大便秘结亦不宜服。

现代研究：肉苁蓉对阳虚和阴虚动物的肝脾核酸含量下降和升高有调整作用。有激活肾上腺，释放皮质激素的作用，可增强下丘脑 - 垂体 - 卵巢的促黄体功能，提高垂体对 LRH 的反应性及卵巢对 LH 的反应性，而不影响自然生殖周期的内分泌平衡。肉苁蓉水提液能显著增加脾脏和胸腺重量，增强腹腔巨噬细胞吞噬能力，提高淋巴细胞转化率和迟发性超敏反应指数。

补骨脂(《药性论》)

本品为豆科植物补骨脂的成熟果实。生用,炒或盐水炒用。

性味归经:苦、辛,温。归肾、脾经。

功效:补肾壮阳,固精缩尿,温脾止泻,纳气平喘。

临床应用:本品有温补命门,补肾强腰,壮阳,固精,缩尿之效。用于肾阳不足,命门火衰,腰膝冷痛,阳痿,遗精,尿频等。本品能补肾阳以暖脾止泻。用于脾肾阳虚泄泻。兼能补肾阳而纳气平喘。用于肾不纳气的虚喘。

在甲状腺病中的应用:本品可用于甲减肾阳不足、命门火衰所致的腰膝冷痛、小便频数、遗尿、性功能减退等症。常与菟丝子、淫羊藿、枸杞子配伍。

用法用量:煎服,5~15g。

注意事项:本品性质温燥,能伤阴助火,故阴虚火旺及大便秘结者忌服。

现代研究:复方补骨脂冲剂对垂体后叶素引起的小鼠急性心肌缺血有明显的保护作用,补骨脂对由组胺引起的气管收缩有明显扩张作用,补骨脂酚有雌激素样作用,能增强阴道角化,增强子宫重量,补骨脂是通过调节神经和血液系统,促进骨髓造血,增强免疫和内分泌功能,从而发挥抗衰老作用。

菟丝子(《神农本草经》)

本品为旋花科植物菟丝子或大菟丝子的成熟种子。生用,或煮熟捣烂作饼用。

性味归经:辛、甘,平。归肾、肝、脾经。

功效:补肾益精,养肝明目,止泻安胎。

临床应用:本品既能补肾阳肾阴,又有固胎、缩尿、止带、补脾止泻之效。用于脾肾虚泻,常配人参、白术、补骨脂等同用。用于肝肾不足的胎动不安。常与川续断、桑寄生、阿胶配伍应用。酒浸外涂,对白癜风亦有一定疗效。

在甲状腺病中的应用:本品既能补肾阳,又可益阴精,适用于甲减肾虚阳痿、小便频数,以及肾虚腰痛等证,配伍枸杞子、覆盆子、五味子等;用于甲亢肝肾不足、两目昏花,可与熟地、菊花、天麻等配伍使用;亦可配伍枸杞子、菊花之类养肝明目药。

用法用量:煎服,10~20g。

注意事项:本品为平补之药,但偏补阳,阴虚火旺,大便燥结、小便短赤者不宜服。

现代研究:菟丝子水煎剂能明显增强黑腹果蝇交配次数;菟丝子灌胃对大鼠半乳糖性白内障有治疗作用;菟丝子水煎剂连续灌胃 1 个月,能明显增强小鼠心肌组织匀浆乳酸脱氢酶的活性,对心肌过氧化氢酶及脑组织的乳酸脱氢酶和过氧化氢酶活性有增强趋势。

沙苑子(《神农本草经》)

本品为豆科植物扁茎黄芪的成熟种子。生用或盐水炒用。

性味归经:甘,温。归肝、肾经。

功效:补肾固精,养肝明目。

临床应用:本品甘温补益,兼具涩性,似菟丝子平补肝肾而以收涩见长。常以本品补肾固精缩尿,用于肾虚腰痛、阳痿遗精、遗尿尿频、白带过多。如《外台秘要》即单以本品治肾虚腰痛。常以本品养肝肾明目,与枸杞子、菟丝子、菊花等同用。

在甲状腺病中的应用:可用于甲状腺疾病肝肾阴虚证,症见视物不明、头晕眼花,可与菟丝子、枸杞子等药同用。

功效比较:菟丝子、沙苑子二药均味甘质润,入肝肾二经。同具补益肝肾、固精缩尿、明目之功。但又各具特点:菟丝子不温不燥,补肾阳之功较沙苑子为优,兼能温脾止泻、安胎止漏。沙苑子性温味涩,功似菟丝子,而固涩之力气胜。长于养肝益精明目,善治肝胃不足、精血亏损之视物不明、头晕眼花等证。

用法用量:煎服,10~20g。

注意事项:本品为温补固涩之品,阴虚火旺及小便不利者忌服。

现代研究:沙苑子能显著延长小鼠游泳时间,显示沙苑子有抗疲劳作用。沙苑子总黄酮有降压作用和明显降低血清胆固醇、甘油三酯及增加脑血流量的作用,并能改善血液流变学指标。

二、代表方剂

肾气丸(《金匮要略》)

药物组成:干地黄八两,薯蓣四两,山茱萸四两,泽泻三两,茯苓三两,牡丹皮三两,桂枝一两,炮附子一两。

用法:上八味,末子,炼蜜为丸,梧子大,酒下十丸,加至二十五丸,日再服。或混合研细,炼蜜和丸,每丸至15g,早晚各服1丸,开水送下。

功效主治:温补肾阳。治肾阳不足,腰痛脚软,下半身冷感,少腹拘急,小便不利,或小便反多,尺脉沉细,舌质淡而胖。

方解:方中重用干地黄滋阴补肾为君药,辅以山萸肉养肝涩精,山药补脾而益精血。又用泽泻清泻肾火,并防熟地黄之滋腻;牡丹皮清泄肝火,并制山萸肉之温;茯苓淡渗利湿,以助山药之健运,共为佐使药。六药互相配合,补中有泻,寓泻于补,相辅相成,是通补开合之剂六味地黄丸。方中加以附子、桂枝之辛热,助命门以温化阳气。诸药相伍,补肾填精,温肾助阳,为阴中求阳之治。诸药合用,补而不腻,温而不燥,为温补肾阳之良方,常用于甲减肾阳亏虚等病症。

右归丸(《景岳全书》)

药物组成:大怀熟地八两,炒山药四两,山茱萸(微炒)三两,枸杞(微炒)四两,炒鹿角胶四两,制菟丝子四两,杜仲(姜汁炒)四两,当归三两,肉桂二两、渐可加至四两,制附子二两渐可加至五六两。

用法:上方将熟地蒸烂杵膏,加炼蜜丸,桐子大,或丸如弹大,每嚼服二三丸,以滚白汤送下,其效尤速。现代用法:配作蜜丸服,每丸约重15g,早晚各服1丸,开水送下。或按原方用量比例酌情增减,水煎服。

功效主治:温补肾阳,填精补血。主治肾阳不足,命门火衰。久病气衰神疲,畏寒肢冷;或阳痿遗精;或阳衰无子;或大便不实,甚则完谷不化;或小便自遗;或腰膝软弱,下肢浮肿等。

方解：方中桂、附加血肉有情的鹿角胶，均属温补肾阳，填精补髓之类；熟地、山茱萸、山药、菟丝子、枸杞、杜仲，俱为滋阴益肾，养肝补脾而设；更加当归补血养肝。诸药配伍，共具温阳益肾，填精补血，以收培补肾中元阳之效。

甲状腺功能减退症可归属于中医学瘿劳、虚劳、水肿、痰湿范畴。中医学认为系因先天不足、瘿病失治或手术切除后等病变而致。其主要病机为脾肾阳虚，脾、肾为先后天之本，有相互滋生和制约的整体关系，在病理情况下可以互为影响转化。故《难经》有"上损及下，下损及上"的论点。脾虚不运，化源衰少，气血亏虚，脏腑组织失其充养，肾失所藏，可致肾虚阳衰；肾阳虚则脾失温煦，又加重了脾阳虚，终致脾肾阳气俱虚。脾肾阳气虚衰，机体失其温煦，功能低下，气化失职，水液不布，或留而泛溢，或停而为痰，以致出现甲状腺功能减退的一系列症状。按照本病的病机特点，其治疗方法应为脾肾双补，重在温阳益气。故采用《景岳全书》右归丸加味治之。本方温补肾阳、填精补髓并用。

阳和汤（《外科证治全生集》）

药物组成：熟地一两、肉桂一钱去皮研粉，麻黄五分，鹿角胶三钱，白芥子二钱，姜炭五分，生甘草一钱。

用法：水煎服。

功效主治：温阳补血，散寒通滞。主治一切阴疽、贴骨疽、流注、鹤膝风等属于阴寒之证。皮色不变、不热、舌淡苔白、口不渴、脉沉细或迟细。适用于亚急性甲状腺炎表现阳虚痰凝证者。

方解：方中重用熟地温补营血，针对血虚之"本"。又恐草木之品补力不足，根据"形不足者温之以气，精不足者补之以味"的治则用血肉有形之品，鹿角胶生精补髓，养血助阳，强壮筋骨为辅，二药相伍，于大补阴血之中寓"阴中求阳"之意。本方用姜炭、肉桂、麻黄、白芥子等温热之品为佐，姜炭、肉桂散寒温经，二药均入血分，可引熟地，鹿角胶直达病所，姜又入脾，脾主肌肉，故二药温经通脉使经络、血脉、肌肉得温，而寒邪驱除。麻黄辛温宣能可发越阳气，以驱散在皮表之寒邪。白芥子去痰除湿，麻黄、白芥子合用能使血气宣通，使熟地，鹿角胶滋腻之品补而不滞。

参芪二夏汤［广西中医药，1997，（1）：32］

药物组成：太子参 30g，黄芪 40g，白术、夏枯草、制半夏各 10g，山药、麦冬、女贞子、白芍、生地各 15g，黄芩 12g，甘草 6g。

用法：水煎服，每日 1 剂，2 个月为 1 个疗程，最多连服 3 个疗程。加西药甲巯咪唑 10mg 每日 3 次，2 个月后逐渐减量维持。

功效主治：益气养阴，清热，化痰散结。主治甲状腺功能亢进症的气阴不足证。

方解：本方采用益气养阴，清热、化痰散结之法。方中以黄芪、白术、山药补气健脾；太子参、麦冬、女贞子、白芍益气养阴柔肝；生地、黄芩滋阴清热；夏枯草、半夏清肝、化痰散结。加减：心悸、失眠者，加酸枣仁、远志各 10g；易饥多食者，加生石膏 40g，川黄连 6g；手颤者，加石决明 20g，钩藤 10g。

四参定律汤 ［河南中医,1997,(6):353］

药物组成:西洋参(另炖)、五味子、炙甘草各 10g,丹参、生龙牡各 30g,苦参 25g,玄参 20g,黄连、柏子仁各 15g。

用法:上药水煎 2 次取汁兑和,分 3 次口服,每日 1 剂,20 天为 1 个疗程。

功效主治:益气养阴,清热燥湿,养心安神。主治甲亢引起的心房纤颤。

方解:四参定律汤用西洋参益气养阴;丹参、苦参、玄参活血、燥湿、清热;黄连清心火安神;柏子仁、五味子滋心养肝;生龙牡平肝定悸;炙甘草养心调律。诸药合用,泻中有补,补中寓行,无苦寒伤胃之弊。其中苦参、黄连重用疗效快速。本方用于治疗甲亢性房颤实为对证之治,药证合拍,故收良效。

加减:肝肾阴虚者加枸杞子、熟地、山茱萸各 10g;颈前肿块明显者加夏枯草、浙贝各 10g;手抖严重者加钩藤、白蒺藜各 10g。

甲亢合剂 ［浙江中医杂志,1997,(5):704］

药物组成:天冬、麦冬、玄参、川黄连、生地、北沙参、花粉、酸枣仁各 60g,丹参、牡蛎、黄芪各 75g,黄药子 50g。

用法:上药煎熬加工成合剂 500ml。每次口服 20~30ml,每天 3 次。3 个月为 1 个疗程。

功效主治:益气养阴,散结消瘿。主治甲状腺功能亢进症。

方解:方中黄芪为益气固本之品,能明显改善机体的免疫功能．对机体内分泌代谢有平衡调节作用;生地、花粉、玄参养阴生津;丹参、牡蛎活血化瘀,散结消瘿;沙参、麦冬养阴润燥;川黄连、酸枣仁养胃清心,敛阴止汗;黄药子凉血化瘀,消瘿散结。诸药合用,共奏益气养阴,散结消瘿之效。

临床运用:60 例患者均确诊为原发性甲状腺功能亢进症。经 1 个疗程治疗后,显效(临床症状基本消失,甲状腺功能指标及血白细胞计数值降至正常)4 例,占 75%;有效(临床症状有改善,甲状腺功能明显好转,或原用西药停用或减量)10 例,占 16.7%;无效 5 例,占 8.3%。总有效率为 91.7%。其中 19 例仅用甲亢合剂口服,未加服其他任何药物。经治疗后甲状腺功能全部恢复正常者 35 例,明显好转。

甲亢消煎剂 ［新中医,1992,(7):53］

药物组成:太子参、黄芪、麦冬、夏枯草各 15g,五味子、浙贝、山慈菇各 6g,生牡蛎 30g,玄参、酸枣仁、赤芍各 12g,猫爪草 20g。

用法:水煎服,每日 1 剂,分 2 次温服,或制成丸药,每次服 10g,每日 2~3 次,观察治疗时间平均为 3 个月。

功效主治:清热泻火,益气养阴,化痰散结。主治甲状腺功能亢进症。

方解:中医认为甲亢的发生多由于心肝阴虚,虚火内扰,加之肝郁气滞,疏泄失职,津聚为痰所致。甲亢消煎剂以太子参、黄芪、麦冬、五味子益气养阴;牡蛎、玄参、浙贝、猫爪草、山慈菇、夏枯草清热养阴,化痰消瘿;酸枣仁、五味子养心安神;赤芍活血化瘀兼理肝郁。临床观察,甲亢消能有效地控制症状,缩小瘿肿,降低 T_4、T_3。

临床运用:本组 40 例。其中,$T_3 \geq$ 正常值 23 例,$T_4 \geq$ 正常值 17 例。结果:显效(症状体征改善,T_4、T_3、或吸 ^{131}I 率降至正常)26 例;有效(症状体征减轻,T_4、T_3、吸 ^{131}I 率下降近正常)13 例,无效(症状、体征、实验室检查无改善者)1 例。总有效率 97.5%。

甲元灵[中西医结合杂志,1988,(12):739]

药物组成:煅龙骨、煅牡蛎、怀山药、旱莲草、夏枯草、紫丹参各 15g。

功效主治:滋阴潜阳,软坚散结,活血化瘀。主治肝肾阴虚夹痰阻血瘀之甲状腺功能亢进,证见眼突,甲状腺肿大,心悸,善饥多食,或月经紊乱等;舌红,少苔,脉弦细数。

方解:本病的病机其标在肺胃热炽,其本在肝肾阴虚,亦可兼夹痰阻血瘀。病变所累及的主要脏腑为肝、心、脾、胃、大肠、肾。治疗时采用抓主证的方法,以滋阴潜阳、软坚散结,佐以活血化瘀为法。方中旱莲草滋补肝肾,夏枯草、龙骨、牡蛎平肝潜阳,软坚散结;怀山药益气健脾;丹参活血化瘀,全方合用则有滋阴潜阳、软坚散结及活血化瘀之功。

加减:如肝阳上亢明显者加龙胆草 12g,生地黄 5g 清泄肝火;肝郁气滞加柴胡、白芍各12g,钩藤 15g 疏肝解郁;肝肾阴虚甚加知母 15g,黄柏 12g 滋阴清热;痰湿凝滞加浙贝母 15g,陈皮 12g 燥湿理气化痰散结;气阴两虚加黄芪 20g,太子参 30g,女贞子 12g 以益气养阴。

(裴迅 陈如泉)

第四节 化痰类中药与代表方剂

一、化痰类中药

半夏(《神农本草经》)

半夏为天南星科植物半夏的块茎。

性味归经:辛,温。有毒。归脾、胃、肺经。

功效:燥湿化痰,降逆止呕,消痞散结;外用消肿止痛。

临床应用:本品味辛性温而燥,为燥湿化痰,温化寒痰之要药。有较强的化痰散结的作用。用于治疗瘿瘤、痰核、肿毒等,治疗甲亢颈粗、眼突之症。半夏能辛散消痞,散结化痰,常与昆布、海藻、浙贝母等软坚散结药同用,亦可同时配伍赤芍、王不留行等活血化瘀药,收效较著。

本品内服能消痰散结,外用能消肿止痛。治瘿瘤痰核,常配昆布、海藻、贝母等。

用法用量:煎服,3~10g。炮制后姜半夏长于降逆止呕,法半夏长于燥湿且温性较弱,半夏曲则有化痰消食之功,竹沥半夏能清化热痰,主治热痰、风痰之证。外用适量。

使用注意:不宜与乌头类药材同用。其性温燥,阴虚燥咳、血证、热痰、燥痰应慎用。对甲亢患者同时患有血证、热痰等证者忌用或慎用。

现代研究:本品可抑制呕吐中枢而止呕,各种炮制品对实验动物均有明显的止咳作用。半夏的稀醇和水浸液或其多糖组分、生物碱具有较广泛的抗肿瘤作用。半夏有显著的抑制胃液分泌作用,水煎醇沉液对多原因所致的胃溃疡有显著的预防和治疗作用。半夏蛋白、多糖、生物碱均具有抗肿瘤作用,可治疗甲状腺肿瘤。

天南星(《神农本草经》)

天南星为天南星科植物天南星、异叶天南星、或东北天南星的块茎。

性味归经:苦、辛,温。有毒。归肺、肝、脾经。

功效:燥湿化痰,祛风解痉;外用散结消肿。

临床应用:本品性温而燥,有较强的燥湿化痰之功。用于气痰凝滞的甲状腺肿及甲状腺结节等病症。生南星外敷能散结消肿止痛,用于治疗亚急性甲状腺炎、甲状腺肿瘤。南星与猪、牛胆汁制成胆南星,有清热化痰、息风定惊作用,可用于甲亢危象痰热蒙闭心窍,症见神昏窍闭、抽搐等。

功效比较:半夏、天南星药性辛温有毒,均为燥湿化痰要药,善治湿痰、寒痰,炮制后又能治热痰、风痰。然半夏主入脾、肺,重在治脏腑湿痰,且能止呕。天南星则走经络,偏于祛风痰而能解痉止厥,善治风痰证。

用法用量:煎服,3~10g,多制用。外用适量。

使用注意:阴虚燥痰及孕妇忌用。

现代研究:本品煎剂具有祛痰及抗惊厥、镇静、镇痛作用;水提取液对肉瘤 S180、HCA(肝癌)实体型、子宫瘤 U14 有明显抑制作用;生物碱氯仿部位能对抗乌头碱所致的实验性心律失常,并能延长心肌细胞动作电位的有效不应期。

白芥子(《新修本草》)

白芥子为十字花科植物白芥的种子。

性味归经:辛,温。归肺、胃经。

功效:温肺化痰,利气,散结消肿。

临床应用:本品辛温,能散肺寒,利气机,通经络,化寒痰,逐水饮。本品温通经络,善散"皮里膜外之痰",又能消肿散结止痛。治痰湿流注所致的阴疽肿毒,常配鹿角胶、肉桂、熟地等药,以温阳化滞,消痰散结。

在甲状腺病中的应用:本品祛痰通络、利气散结的功效,能祛皮里膜外之痰,对甲状腺肿大伴有颈部胀痛不适者尤宜。白芥子生用,可用于甲状腺炎、淋巴结炎等。

用法用量:煎服,3~6g。外用适量,研末调敷,或作发泡用。

使用注意:本品辛温走散,耗气伤阴,久咳肺虚及阴虚火旺者忌用;消化道溃疡、出血者及皮肤过敏者忌用。用量不宜过大。

现代研究:本品小剂量能引起反射性气管分泌增加,而兼祛痰作用,白芥子苷水解后的产物白芥油有较强的刺激作用,可致皮肤充血、发泡。白芥子粉能使唾液分泌,淀粉酶活性增加,小量可刺激胃黏膜,增加胃液胰液的分泌,大量催吐;水浸剂对皮肤真菌有抑制作用。

猫爪草(《中药材手册》)

猫爪草为为毛茛科植物小毛茛的块根。秋末或早春采挖,除去茎叶及须根,洗净晒干,生用。

性味归经:甘、辛,微温。归肝、肺经。

功效:化痰散结,解毒消肿。

临床应用:本品味辛以散,能化痰浊,消郁结,又有解毒消肿之效,宜于痰火郁结之瘰疬痰核,内服外用均可,多配伍夏枯草、玄参、僵蚕等药用。

在甲状腺病中的应用:本品善于化痰散结,解毒消肿,可用于甲状腺结节、肿块,如甲状腺肿瘤等,可与山慈菇、夏枯草、黄药子、蛇莓等配伍使用。

用法用量:煎汤,9~15g。外用适量,捣敷或研末调敷。

现代研究:本品含小毛茛内酯、原白头翁素、二十烷酸、肉豆蔻酸十八烷基酯、豆甾醇、β-谷甾醇、葡萄糖、阿拉伯糖、半乳糖,还含有油类及植物碱。

川贝母(《神农本草经》)

川贝母为百合科植物川贝母、暗紫贝母、甘肃贝母或梭砂贝母的鳞茎。前三者按不同性状习称"松贝"和"青贝",后者称"炉贝"。夏、秋二季采挖,除去须根,粗皮,晒干,生用。

性味归经:苦、甘,微寒。归肺、心经。

功效:清热化痰,润肺止咳,散结消肿。

临床应用:本品性寒味微苦,能清泄肺热化痰,又味甘质润能润肺止咳,尤宜于内伤久咳、燥痰、热痰之证。本品能清化郁热,化痰散结。治痰火郁结之瘰疬,常配玄参、牡蛎等药用;治热毒壅结之乳痈、肺痈,常配蒲公英、鱼腥草等以清热解毒,消肿散结。

在甲状腺病中的应用:川贝、浙贝皆有清热散结的功效,然浙贝清热散结力优,川贝长于止咳化痰。用于甲状腺腺瘤、甲状腺结节、甲状腺囊肿痰瘀互结证,可与玄参、牡蛎等药配伍。

用法用量:煎服,3~10g;研末服,1~2g。

注意事项:不宜与乌头类药材同用。脾胃虚寒及有湿痰者不宜用。

现代研究:贝母总生物碱及非生物碱部分,均有镇咳作用;川贝流浸膏,川贝母碱均有不同程度的祛痰作用。此外,西贝母碱还有解痉作用;川贝碱、西贝碱有降压作用;贝母碱能增加子宫张力;贝母总碱有抗溃疡作用。

浙贝母(《轩岐救正论》)

浙贝母为百合科植物浙贝母的鳞茎。

性味归经:苦,寒。归肺、心经。

功效:清热化痰,散结消痈。

临床应用:本品苦泄清解热毒,化痰散结消痈,治痰火瘰疬结核,可配玄参、牡蛎等;治瘿瘤,配海藻、昆布;治疮毒乳痈,多配连翘、蒲公英等,内服外用均可。

在甲状腺病中的应用:浙贝偏于散结,清热散结作用好,开泄力强,其散结消肿,治疗瘰疬、瘿瘤的作用强于川贝母。浙贝母因散结作用较强,故而在甲状腺疾病中应用较多,常与其他化痰散结药物配合使用。

功效比较:贝母具清热化痰,开郁散结之功,而在实际应用中,川贝母与浙贝母是有区别的。在甲状腺病治疗中多选用浙贝母。因川贝长于止咳,止咳化痰作用好,润肺力尤优,为止咳要药。

用法用量:煎服,3~10g。

注意事项:不宜与乌头类药材同用。脾胃虚寒及有湿痰者不宜用。

现代研究:浙贝母碱在低浓度下对支气管平滑肌有明显扩张作用。浙贝母碱及去氢浙贝母碱有明显镇咳作用,还有中枢抑制作用,能镇静、镇痛。此外,大剂量可使血压中等程度降低,呼吸抑制,小量可使血压微升。

瓜蒌(《神农本草经》)

瓜蒌为葫芦科植物栝楼和双边栝楼的成熟果实。生用,或以仁制霜用。

性味归经:甘、微苦,寒。归肺、胃、大肠经。

功效:清热化痰,宽胸散结,润肠通便。

临床应用:本品甘寒而润,善清肺热,润肺燥而化热痰、燥痰。用治痰热阻肺,咳嗽痰黄,质稠难咯,胸膈痞满者,可配黄芩、胆南星、枳实等。本品能利气开郁,导痰浊下行而奏宽胸散结之效。治痰气互结,胸阳不通之胸痹疼痛,不得卧者,常配薤白、半夏同用,治痰热结胸,胸膈痞满,按之则痛者,则配黄连、半夏。

在甲状腺病中的应用:瓜蒌皮能利气散结以宽胸,用于甲状腺肿大或甲状腺性心脏病心慌、胸闷等证。若甲状腺肿大、质软之气滞痰凝者,可配伍香附、郁金、陈皮等药物。瓜蒌仁润燥滑肠,适用于甲减肠燥便秘,常配火麻仁、郁李仁、生首乌等同用。

功效比较:本品入药又有全瓜蒌、瓜蒌皮、瓜蒌仁之分。瓜蒌皮之功,重在清热化痰,宽胸理气;瓜蒌仁之功重在润燥化痰,润肠通便;全瓜蒌则兼有瓜蒌皮、瓜蒌仁之功效。

瓜蒌性寒而润,对痰热互结所致的胸膈作痛及胸痹之证尤宜;白芥子温燥性烈,故对寒痰壅滞之胸胁痞满、咳嗽气喘之证适宜。此外,两药又能治疮疽,但瓜蒌性寒,主治阳疮痈肿、内痈等证;白芥子性温,善祛皮里膜外痰涎,善治阴疽肿痛等证。

用法用量:煎服,全瓜蒌 10~20g。瓜蒌皮 6~12g,瓜蒌仁 10~15g,打碎入煎。

注意事项:本品甘寒而滑,脾虚便溏者及寒痰、湿痰证忌用。不宜与乌头类药材同用。

现代研究:本品所含皂苷及皮中总氨基酸有祛痰作用;瓜蒌注射液对豚鼠离体心脏有扩冠作用;对垂体后叶引起的大鼠急性心肌缺血有明显的保护作用;并有降血脂作用。对金黄色葡萄球菌、肺炎双球菌、绿脓杆菌、溶血性链球菌及流感杆菌等有抑制作用。瓜蒌仁有致泻作用。

天竺黄(《蜀本草》)

天竺黄为禾本科植物青皮竹或华思劳竹等杆内分泌液干燥后的块状物。

性味归经:甘,寒。归心、肝经。

功效:清热化痰,清心定惊。

临床应用:本品治小儿痰热惊风及中风痰壅、痰热癫痫,常配麝香、胆南星、辰砂等,治热病神昏谵语,可配牛黄、连翘、竹叶卷心等。用本品以清热化痰,治疗痰热咳喘,常配瓜蒌、贝母、桑白皮等药用。

在甲状腺病中的应用:用于甲亢危象高热,神昏之证候。常与黄芩、黄连、黄柏、菖蒲、胆南星等配伍使用,以增强清热、清心、定惊之力。

用法用量:煎服,3~6g;研粉冲服,每次 0.6~1g。

注意事项:脾胃虚寒者慎用。

现代研究:本品所含的竹红菌乙素具有明显的镇痛抗炎作用,提高痛阈强度要优于消炎痛。竹红菌甲素对革兰阳性菌有很好的抑制作用,对培养的人癌细胞和小鼠移植性实体肿瘤有显著的光动力治疗作用。

黄药子(《滇南本草》)

黄药子为薯蓣科植物黄独的块茎。

性味归经:苦,寒。有毒。归肺、肝经。

功效:化痰散结消瘿,清热解毒。

临床应用:本品能化痰软坚,散结消瘿,《斗门方》治项下气瘿结肿,单以本品浸酒饮;亦可与海藻、牡蛎等配伍同用。本品能清热解毒,可单用或配其他清热解毒药同用。

在甲状腺病中的应用:黄药子用于治疗甲状腺肿大、甲状腺结节等甲状腺疾病,可与海藻、牡蛎等配伍同用,但黄药子有毒,并对肝肾有一定损害,因此,临床应谨慎使用黄药子,严格控制用量和使用时间。

用法用量:煎服,5~15g;研末服,1~2g。外用,适量鲜品捣敷,或研末调敷,或磨汁涂。

注意事项:本品有毒,不宜过量。如多服、久服可引起吐泻腹痛等消化道反应,并对肝肾有一定损害,故脾胃虚弱及肝肾功能损害者慎用。

现代研究:黄药子对缺碘所致的动物甲状腺肿有一定的治疗作用。水煎剂或醇浸物水液对离体肠管有抑制作用,而对未孕子宫则有兴奋作用,此外有止血作用。水浸剂体外对多种致病真菌有不同程度的抑制作用。能直接抑制心肌,醇浸物水液的抑制作用较水煎剂强。

山慈菇(《本草拾遗》)

山慈菇为兰科植物杜鹃兰、独蒜兰或云南独蒜兰的干燥假鳞茎。前者习称"毛慈菇",后两者习称"冰球子"。

性味归经:甘、微辛,凉。归肝、脾经。

功效:清热解毒,涤痰散结。

临床应用:本品味辛能散,寒能清热,具有清热解毒,消痈散结之效。常与雄黄、朱砂、麝香等解毒疗疮药合用,治疗痈疽发背,疔疮肿毒,瘰疬痰核等病症,内服外用均可。

在甲状腺病中的应用:本品可用于结节性甲状腺肿、甲状腺瘤、甲状腺癌等病症。可与三棱、莪术、黄药子或龙葵、石见穿、蛇莓等药物配伍使用。本品有解毒散结消肿之功,近年来本品广泛地用于癥瘕痞块和多种肿瘤。若与蚤休、丹参、栀子、浙贝母、柴胡、夏枯草等制成复方,对甲状腺瘤有较好疗效。

用法用量:煎服,3~9g。外用适量。

注意事项:正虚体弱者慎用。

现代研究:据报道,用山慈菇与猫爪草、海藻、黄药子、木蝴蝶同用,治疗甲状腺囊肿(《实用临床中药手册》)。此外还多用于急性扁桃体炎、口腔炎、淋巴结核及蛇虫咬伤等。

苦杏仁(《神农本草经》)

苦杏仁为蔷薇科植物山杏的成熟种子。夏季采收成熟果实,除去果肉及核壳,晒干,生用或炒用。

性味归经:苦,微温。有小毒。归肺、大肠经。

功效:止咳平喘,润肠通便。

临床应用:本品主入肺经,味苦降泄,肃降兼宣发肺气而能止咳平喘,为治咳喘之要药,随证配伍可治多种咳喘病证。本品质润多脂,味苦而下气,故能润肠通便。常配柏子仁、郁李仁等同用。

在甲状腺病中的应用:主要用于甲状腺疾病合并咳嗽,风寒咳喘,胸闷气逆。

用法用量:煎服,3~10g,宜打碎入煎,或入丸、散。

注意事项:阴虚咳喘及大便溏泻者忌用。本品有小毒,用量不宜过大;婴儿慎用。

现代研究:本品所含苦杏仁苷口服后,在下消化道分解后产生少量氢氰酸,能抑制咳嗽中枢而起镇咳平喘作用。在生成氢氰酸的同时,也产生苯甲醛,后者可抑制胃蛋白酶的活性,从而影响消化功能。苦杏仁苷及其水解生成的氢氰酸和苯甲酸体外试验均证明有微弱抗癌作用。苦杏仁油对蛔虫、钩虫及伤寒杆菌、副伤寒杆菌有抑制作用,且有润滑性通便作用。此外,苦杏仁苷有抗突变作用,所含蛋白质成分还有明显的抗炎及镇痛作用。

葶苈子(《神农本草经》)

葶苈子为十字花科植物独行菜或播娘蒿的成熟种子。前者称"北葶苈",后者称"南葶苈",生用或炒用。

性味归经:苦、辛,大寒。归肺、膀胱经。

功效:泻肺平喘,利水消肿。

临床应用:本品苦降辛散,性寒清热,专泻肺中水饮及痰火而平喘咳,常佐大枣以缓其性。本品泄肺气之壅闭而通调水道,利水消肿。治腹水肿满属湿热蕴阻者,配防己、椒目、大黄。

在甲状腺病中的应用:葶苈子能消痰散结疗疮,用于甲状腺肿大及甲状腺结节,近文献报道本品可用于治疗甲状腺功能亢进症。甲减合并心包积液、肢肿、气喘等症,可与苓桂术甘汤合用化裁。

用法用量:煎服,5~10g;研末服,3~6g。

注意事项:肺虚喘咳,脾虚肿满者慎服;不宜久服。

现代研究:两种葶苈子提取物,均有强心作用,能使心肌收缩力增强,心率减慢,对衰弱的心脏可增加输出量,降低静脉压。尚有利尿作用。葶苈子的苄基芥子油具有广谱抗菌作用,对酵母菌等20种真菌及数十种其他菌株均有抗菌作用。葶苈子在很低剂量,即可发挥显著的抗癌效果。

二、代表方剂

消瘰丸(《医学心悟》)

药物组成:玄参、牡蛎、贝母各四两。

用法:方由玄参(蒸)、牡蛎(煅,醋研)、贝母(去心蒸)各四两组成共细末,炼蜜为丸每服三钱开水送下,日二服。

功效主治:清热化痰,软坚散结。主治瘰疬痰核,咽干,舌红脉弦滑者。

方解:本方所治证属肝肾阴亏,肝火郁结,灼津为痰,痰火凝聚而成瘰病,治当清热消痰,软坚散结,兼顾肝肾之阴,清降虚火。方中以玄参益阴除热,凉血散结牡蛎软坚散结,贝母清热消痰。三药合用,可使火平热清痰化结消,则瘰病自除。

临床运用:本方主治瘰病、痰核、瘿瘤属痰火结聚者。现临床上对单纯性甲状腺肿、甲状腺功能亢进症、甲状腺炎及急性单纯性淋巴结炎而舌红、脉细弦数者,均可用本方加减治疗。

参芪二夏汤 [广西中医药,1997,(1):32]

药物组成:太子参 30g,黄芪 40g,白术、夏枯草、制半夏各 10g,山药、麦冬、女贞子、白芍、生地各 15g,黄芩 12g,甘草 6g。

用法:水煎服,每日 1 剂,2 个月为 1 个疗程,最多连服 3 个疗程。加西药甲巯咪唑 10mg,每日 3 次,2 个月后逐渐减量维持。

功效主治:益气养阴,清热,化痰散结。主治甲状腺功能亢进症。

方解:该病多因情志内伤,气机郁滞,痰气壅结,郁久化火所致。本方采用益气养阴,清热、化痰散结之法。方中以黄芪、白术、山药补气健脾;太子参、麦冬、女贞子、白芍益气养阴柔肝;生地、黄芩滋阴清热;夏枯草、半夏清肝,化痰散结。

加减:心悸、失眠者,加酸枣仁、远志各 10g;易饥多食者,加生石膏 40g,川黄连 6g;手颤者,加石决明 20g,钩藤 10g。

白芥子复方 [中西医结合杂志,1988,(7):438]

药物组成:

【Ⅰ号方】白芥子 40g,生地、丹皮、夜交藤各 20g,胆草 15g。

【Ⅱ号方】白芥子 40g,生地、丹皮、黄芪、夜交藤各 20g,麦冬 15g。

用法:1 日 1 剂,水煎服,亦可做成蜜丸吞服。肝火旺盛型用Ⅰ号,肝肾阴虚型用Ⅱ号。服药期间合用小剂量抗甲状腺药物。

功效主治:【Ⅰ号方】祛痰散结,清热泻火,解毒宁心,主治肝火旺盛型甲亢。症见怕热、多汗、纳亢、口干、目赤,舌红、苔黄浊,脉弦有力等。

【Ⅱ号方】兼补肝肾不足,主治肝肾阴虚型甲亢。症见头昏、多梦、思睡、纳差、耳鸣、胸闷,舌红苔少,脉细数症状。

临床运用:陈智民等用白芥子Ⅰ、Ⅱ号复方分别治疗肝火旺盛到和肝肾阴虚型甲亢,结果 54 例患者经 1 年半连续治疗,治愈 40 例,显效 5 例,有效 6 例,总有效率为 94.4%。

山珍冲剂 [新中医,1992,(5):28]

药物组成:山慈菇、黄药子、猫爪草、海藻、屈头鸡、海蛤壳、莪术、郁金、千层纸各等分。

用法:上药烘干研粉,每次服 10g,每日服 3 次,3 个月为 1 个疗程。一般 2 个疗程后,决定疗效。

功效主治:消痰散结,理气化瘀。主治甲状腺良性肿块。

方解:甲状腺肿块属于中医"瘿瘤"范畴,多为肝气郁结,气滞痰凝所致。方中重用山慈菇、黄药子,取其化痰解毒,软坚散结,是化痰散结的主药;屈头鸡、海蛤壳等化既生之痰,猫爪草、海藻以散其既成之结;郁金、千层纸等理气之品以调畅气机,再则痰与血同属阴,易于交结凝聚,故除痰散结中加入化瘀之莪术也属必需,全方组成以消痰散结为主,又可理气化瘀,痰消结散,肿块可消。

临床运用:本组 212 例中,其中有 187 例行 ^{131}I 扫描,诊为冷结节者 61 例,凉结节者 50 例,温结节者 42 例,热结者 34 例,B 超检查 125 例,提示实质性肿块 103 例,液性平段者 22 例;B 超检查 67 例,提示甲状腺瘤及囊肿 56 例,结节性甲状腺肿 9 例,甲状腺炎 2 例。经治疗后,痊愈(临床症状及检查肿块消失,扫描及超声波检查正常)75 例,占 35.38%;有效(临床及物理检查证实肿块缩小 1/2 以上,肿块质地变软,症状改善)109 例,占 51.42%;无效 28 例,占 13.2%。

消瘿合剂［江西中医药,1993,（1）:36］

药物组成:牡蛎500g,夏枯草、制半夏、广郁金、炮山甲、海藻、昆布各150g,贝母、陈胆星、当归、三棱、莪术各200g,赤芍 300g,广陈皮100g。

用法:上药水煎,煎至 1000ml,分装密封,供口服。每日 3 次,每次 30ml。

功效主治:软坚化痰,活血化瘀。主治甲状腺良性肿块。

临床运用:本组 98 例,其中单发结节 64 例,多发结节 23 例,甲状腺囊肿 11 例。结果:治愈或基本治愈(肿块完全消失或明显缩小)75 例,好转(肿块缩小 1/2 左右)13 例,无效 10 例。总有效率 89.7%。

黄马散结汤［中国中药杂志,1997,（2）:121］

药物组成:黄药子、海马、川芎、莪术、制香附各 10g,半夏 12g,夏枯草 15g,海藻、昆布、生牡蛎各 30g。

服用方法:水煎服,每日 3 次,每次 100ml,2 个月为 1 个疗程。根据病情,服 1~2 个疗程。

功效主治:软坚散结,理气化痰,活血祛瘀。主治甲状腺腺瘤。

加减:胸闷气憋者加合欢皮、葛根;咽痛者加桔梗、玄参;肝肾阴虚者加女贞子、旱莲草。

临床运用:本方加减治疗甲状腺腺瘤。45 例中,经 1 个疗程治愈 20 例,经 2 个疗程治愈 15 例,总治愈率为 77.7%;显效 3 例,有效 2 例,无效 5 例,总有效率为 88.9%。

（裴　迅　陈如泉）

第五节　疏肝理气类中药与代表方剂

一、疏肝理气类中药

青皮（《本草图经》）

青皮为芸香科植物橘及其栽培变种的幼果或未成熟果实的干燥果皮。

性味归经:苦、辛,温。归肝、胆、胃经。

功效:疏肝破气,消积化滞。

临床应用:本品治肝郁气滞之胸胁胀痛、乳房胀痛或结块,常配柴胡、郁金、香附等;若气滞甚者,可配槟榔或枳实等同用。用治气滞血瘀之癥瘕积聚,久疟痞块等,多与三棱、莪术、丹参等同用。

在甲状腺病中的应用:主要用于甲亢之颈粗、乳房胀痛等病症。青皮能疏肝、破气,且性较峻烈。治疗甲亢之甲状腺肿大明显或伴结节等证,可与三棱、莪术、郁金配伍使用,皆取本品破气散结之功。

用法用量:煎服,3~9g。醋炙疏肝止痛力强。

功效比较:陈皮、青皮两者皆可理中焦之气而健胃,用于脾胃气滞之脘腹胀痛,食积不化等症。但陈皮性温而不峻,行气力缓,偏入脾肺,长于燥湿化痰,用于痰饮停滞肺胃之咳嗽气喘、呕哕、腹痛、泄泻;青皮性较峻烈,行气力猛,苦泄下行,偏入肝胆,能疏肝破气,散结止痛,消积化滞,主治肝郁乳房胀痛或结块,胁肋胀痛,疝气疼痛,食积腹痛,癥瘕积聚等症。

现代研究:本品所含挥发油对胃肠道有温和的刺激作用,能促进消化液的分泌和排除肠内积气;其煎剂能抑制肠管平滑肌,呈解痉作用。此作用强于陈皮。本品对胆囊平滑肌有舒张作用,有利胆作用。其注射液静注有显著的升压作用,对心肌的兴奋性、收缩性、传导性和自律性均有明显的正性作用。其挥发油中的柠檬烯有祛痰、扩张支气管、平喘作用。

枸橘(《本草纲目》)

本品为芸香科枳属植物枳未成熟的果实,其叶也供药用。

性味归经:辛、苦,温。归肝、胃经。

功效:破气,散结,疏肝行滞。

临床应用:主治胸胁胀满,脘腹胀痛,乳房结块,疝气疼痛,睾丸肿痛,跌打损伤,食积,便秘,子宫脱垂。

在甲状腺病中的应用:本品疏肝行滞,破气散结,用以治疗甲亢之颈粗、目突时,常伍用川楝子、香附、夏枯草、橘核等,皆取其破气散结之功。

用法用量:3~10g。入煎剂。

使用注意:本品破气力较强,气虚患者慎用。

现代研究:有抗病毒作用,降低心肌氧耗量,显著增加脑血流量,降低脑血管阻力的作用,利尿作用,增强小肠平滑肌紧张程度和位相性收缩功能,能使子宫收缩节律增加。

附药:

1. 橘核　为橘的种子。性味苦,平。归肝经。功能理气散结,止痛。适用于疝气疼痛、睾丸肿痛及乳房结块等。亦用于肝郁痰凝气滞的甲状腺病肿大、结节等证候。煎服,3~10g。

2. 橘叶　为橘树的叶。性味辛、苦,平。归肝经。功能疏肝行气,散结消肿。适用于胁肋作痛、乳痈、乳房结块等。亦常用于甲状腺病的颈部肿大、结节等证候。煎服,6~10g。

木香(《神农本草经》)

本品为菊科植物木香、川木香的根。主产于云南、广西者,称为云木香;主产于四川、西藏等地者称川木香。生用或煨用。

性味归经:辛、苦,温。归脾、胃、大肠、胆、三焦经。

功效:行气止痛,健脾消食。

临床应用:本品主治脾胃气滞,脘腹胀痛,可单用本品或配砂仁、藿香、陈皮等同用;在甲状腺病中的应用:若甲减脾虚气滞、脘腹胀满、食少便溏,可与党参、白术等同用。也可用于甲状腺病所致局部瘀血肿痛及瘀血阻滞所致局部刺痛。可与郁金、柴胡、川楝子、延胡索等配伍使用。

用法用量:煎服,1.5~6g。生用行气力强,煨用行气力缓而实肠止泻,用于泄泻腹痛。

现代研究:木香对胃肠道有兴奋或抑制的双向作用,能促进消化液分泌,木香单味药能通过胃肠蠕动加快、促进胃排空,明显拮抗大鼠急性胃黏膜损伤,溃疡抑制率达100%;有明显的利胆作用;有松弛气管平滑肌作用;并能抑制链球菌、金黄色与白色葡萄球菌的生长;有利尿及促进纤维蛋白溶解等作用。

川楝子(《神农本草经》)

川楝子为楝科植物川楝树干燥成熟果实。生用或炒用。

性味归经:苦,寒。有小毒。归肝、胃、小肠、膀胱经。

功效:行气止痛,杀虫。

临床应用:本品苦寒降泄,能清肝火,泄郁热,行气止痛。每与延胡索配伍,用于肝郁气滞或肝郁化火胸腹诸痛。川楝子配伍延胡索、半夏、厚朴、郁金、浙贝母等疏肝理气,清热化痰,活血散结,行气止痛。

在甲状腺病中的应用:用于肝失疏泄,气机不利,郁而化火,炼液成痰,痰气交阻,血液运行不畅,凝而成瘀,痰、气、瘀三者交阻于颈前,形成的瘿肿、结节或肿痛。

用法用量:煎服,4.5~9g。外用适量。炒用寒性减低。

注意事项:本品有毒,不宜过量或持续服用,以免中毒。又因性寒,脾胃虚寒者慎用。

现代研究:本品所含川楝素为驱虫有效成分,有松弛奥狄氏括约肌,收缩胆囊,促进胆汁排泄的作用;能兴奋肠管平滑肌,使其张力和收缩力增加;川楝子对金黄色葡萄球菌、多种致病性真菌有抑制作用;尚有抗炎、抗癌作用。

荔枝核(《本草衍义》)

荔枝核为无患子科植物荔枝的成熟种子。生用或盐水炙用。用时打碎。

性味归经:苦、甘,微寒。归肺、心经。

归经:行气散结,散寒止痛。

临床应用:本品治肝气郁结、肝胃不和之胃脘疼痛,可与木香研末服,若甲状腺病的肝郁气滞血瘀之痛经及产后腹痛,可与香附研末服,或酌加川芎、当归、益母草等同用。

在甲状腺病中的应用:常与夏枯草、橘核、青皮、川楝子等配伍,用于甲状腺疾患证属痰气郁结之症,治疗甲状腺病结节肿块、或伴乳房结块等病症,常与橘核、青皮等配伍。

用法用量:煎服,4.5~9g。或入丸、散剂。

现代研究:本品所含 α-亚甲环丙基甘氨酸给小鼠皮下注射,有降血糖作用;荔枝核水或醇提取物、荔枝核油具有调血脂和抗氧化作用,能降低动物血清总胆固醇(TC)及甘油三酯(TG);能对抗 ALX 所致的自由基损伤,提高抗氧化酶 SOD 活性;有对抗鼠伤寒沙门氏菌的诱变作用;荔枝核水提取物对乙型肝炎病毒表面抗原有抑制作用。

香附(《名医别录》)

香附为莎草科植物莎草的干燥根茎。生用,或醋炙用。

性味归经:辛、微苦、微甘,平。归肝、脾、三焦经。

功效:疏肝解郁,调经止痛,理气调中。

临床应用:本品为疏肝、行气、解郁之要药,常用于肝气郁结月经不调、痛经、胁肋胀痛,多与柴胡、川芎、当归等同用;若治乳房胀痛,多与柴胡、青皮、瓜蒌皮等同用。

在甲状腺病中的应用:用于单纯性甲状腺肿、青春期甲状腺肿,早期多为肝郁气滞及体内摄碘相对不足而导致的甲状腺代偿性肿大。患有甲状腺疾病的女性患者,伴有闭经、月经先后不定期、月经量异常、痛经等,在治疗中多可加用香附疏肝解郁、调经止痛,效果良好。

功效比较:木香与香附均有理气止痛之功,并能宽中消食,均用于治疗脾胃气滞、脘腹胀痛、食少诸症,两者可配伍应用。但木香药性偏燥,主入脾胃,善治脾胃气滞之食积不化,脘腹胀痛,泄痢里急后重,兼可用于治疗胁痛、黄疸、疝气疼痛,为理气止痛之要药;香附性质平和,主入肝经,以疏肝解郁、调经止痛见长,主治肝气郁结之胁肋胀痛、乳房胀痛、月经不调、癥瘕疼痛等症,为妇科调经之要药。

用法用量:煎服,6~9g。醋炙止痛力增强。

注意事项:气虚无滞、阴虚血热者忌用。

现代研究:5%香附浸膏对实验动物离体子宫均有抑制作用,能降低其收缩力和张力;其挥发油有轻度雌激素样作用;香附水煎剂可明显增加胆汁流量,并对肝细胞功能有保护作用;其水煎剂有降低肠管紧张性和拮抗乙酰胆碱的作用。

佛手(《滇南本草》)

佛手为芸香科植物佛手的干燥果实。生用。

性味归经:辛、苦,温,归肝、脾、胃、肺经。

功效:疏肝解郁,理气和中,燥湿化痰。

临床应用:本品主治肝郁气滞及肝胃不和之胸胁胀痛,脘腹痞满等,可与柴胡、香附、郁金等同用。

在甲状腺病中的应用:用于甲状腺疾患证属肝气郁结型,症见精神抑郁,双乳胀痛,喜太息,月经不调。常与郁金、川楝子、青皮等配伍。

用法用量:煎服,3~9g。

现代研究:佛手醇提取物对肠道平滑肌有明显的抑制作用;有扩张冠状血管,增加冠脉血流量的作用,高浓度时抑制心肌收缩力、减缓心率、降低血压、保护实验性心肌缺血;佛手有一定的平喘、祛痰作用;佛手多糖对多环节免疫功能有明显促进作用,可促进腹腔巨噬细胞的吞噬功能,明显对抗环磷酰胺所致的免疫功能低下。

玫瑰花(《食物本草》)

玫瑰花为蔷薇科植物玫瑰的干燥花蕾。生用。

性味归经:甘、微苦,温。归肝、脾经。

功效:疏肝解郁,活血止痛。

临床应用:主治肝郁犯胃之胸胁脘腹胀痛,呕恶食少,可与香附、佛手、砂仁等配伍。

在甲状腺病方面应用:可用治甲状腺病肝气郁滞所致的月经不调,经前乳房胀痛,可与当归、川芎、白芍等配伍。

本品能行气解郁,活血散瘀,用以治疗甲亢之眼球突出、心慌、甲状腺肿大等时,可适当配伍佛手、郁金、三棱、莪术等药。

用法用量:煎服,1.5~6g。

现代研究:玫瑰油对大鼠有促进胆汁分泌作用;玫瑰花对实验性动物心肌缺血有一定的保护作用。

刺蒺藜(《神农本草经》)

刺蒺藜为蒺藜科植物蒺藜的果实。主产于河南、河北、山东、安徽等地。秋季果实成熟时采收。割下全株,晒干,打下果实,碾去硬刺,除去杂质。炒黄或盐炙用。

性味功效:辛、苦,微温。有小毒。归肝经。平肝疏肝,祛风明目。

在甲状腺病中的应用:本品用于甲状腺疾病肝郁气滞之甲状腺肿大,多呈弥漫性肿大,质软,或伴有胁肋胀痛、乳房胀痛等症,可与柴胡、枳壳、香附、郁金等同用。气血瘀滞之甲状腺结节、甲状腺瘤等,也可与赤芍、三棱、莪术等活血化瘀药配伍使用。

刺蒺藜善于疏散,宜用于风邪袭于肌肤之风疹、瘙痒。用于甲亢患者服用抗甲状腺药物所致的药物反应,症见风疹瘙痒,常与蝉衣、苦参、白鲜皮等同用。

用法用量:煎服,6~9g;或入丸、散剂。外用适量。

注意事项:孕妇慎用。

现代研究:蒺藜水浸液及乙醇浸出液对麻醉动物有降压作用;其水溶性部分有利尿作用;蒺藜总皂苷有显著的强心作用、有提高机体免疫功能、强壮、抗衰老等作用;蒺藜水煎液有降低血糖作用;水提取物有抗过敏作用。

二、代表方剂

四海舒郁丸(《疡医大全》)

药物组成:青木香15g,陈皮、海蛤粉各9g,海带、海藻、昆布、海螵蛸各60g(俱用滚水泡去盐)。

用法:上药为细末,每服9g,用酒或水调下,1日3次,沉在碗底的药滓,敷颈上,愈后用黄药子4两,生酒3大壶,煮三炷香(约30分钟),放窨内七日,以去火毒,早晚任饮数杯,以除病根。

功效主治:理气舒郁,化痰软坚,散结破瘿。七情抑郁不伸,肝脾气郁不舒所致之气瘿(甲状腺肿),结喉之间,气结如胞,可随喜怒消长,甚则饮食嗌碍者。

方解:本方所治证属七情不遂,肝气郁结,气郁化火,灼津成痰,痰气凝结而成气瘿,方中青木香行气解郁,散结消肿,陈皮理气化痰,燥湿和中,二药相伍,有疏肝解郁,理气化痰之功;海带、海藻、昆布、海蛤粉清热化痰,利水消肿,软坚散结;海螵蛸咸温善能舒营气,破瘀血,敛新血,行中有收。合诸药共奏行气化痰,软坚散结之效。黄药子苦平,凉血降火消瘿解毒煮酒服,能治瘿瘤结气,故愈后继服,可以根除气瘿。本方适用于肝气不舒,气郁化火,灼津成痰之气瘿、瘰疬。亦可配合逍遥散服用,能加强疏肝解郁,破瘿消瘰之力。

十全流气饮(《外科正宗》卷2)

药物组成:香附9g,陈皮、赤茯苓、乌药、川芎、当归、白芍各12g,青皮6g,炙甘草6g,木香3g

治疗方法:姜3片,枣2枚,每日1剂,分2次口服,10天为1个疗程。食远服。

功效主治:疏肝健脾,理气活血。治疗气瘿、肉瘤,皮色不变,日久渐大。

方解:忧郁伤肝,思虑伤脾,致脾气不行,逆于肉里,乃生气瘿肉瘤。治宜疏肝健脾,理气活血,方以陈皮、白芍、木香疏肝健脾,赤茯苓、乌药理气消肿,香附、川芎、当归、青皮理气活血。

疏肝软坚汤(《中国中西医结合杂志》1992,(10):611)

药物组成:木香5g,柴胡、当归、丹皮、制香附、丹参、蛇六谷各10g,夏枯草15g,昆布、海藻各20g,海蛤壳30g。

用法:水煎服,每日1剂。10天为1个疗程,共观察3个疗程,每疗程间隔3天。3个疗程无效者,转手术治疗。

功效主治:疏肝理气,软坚散结。主治甲状腺单发结节。

方解:方以木香、柴胡、香附疏肝理气,丹参、丹皮、当归、蛇六谷化痰散积,行瘀消肿,夏枯草、昆布、海藻、海蛤壳软坚散结消瘿。

临床运用:本组36例,治愈(结节消失)15例(41.7%),观察6个月无复发。好转(结节缩小)5例(13.9%)。无效16例(44.4%)。治愈15例中,治疗1个疗程者1例,2个疗程者9例,3个疗程者5例。

甲瘿汤(《中医杂志,1983,(9):34》)

药物组成:黄药子9g,柴胡、三棱、莪术各10g,沙参、郁金、石菖蒲各15g,夏枯草、首乌藤各30g,生牡蛎30g。

用法:每日1剂,水煎服。1个月为1个疗程。

功效主治:疏肝理气,活血化瘀,祛痰散结。主治甲状腺瘤及甲状腺囊肿。

方解:方以柴胡、沙参柔肝疏肝,黄药子、石菖蒲、生牡蛎化痰散结,三棱、莪术、郁金、首乌藤活血通络。

临床运用:本组154例,甲状腺瘤88例,甲状腺囊肿66例。经治疗甲状腺瘤治愈34例,基本治愈13例,显效34例,无效7例。总有效率92%。甲状腺囊肿治愈51例,基本治愈5例,显效9例,无效1例。总有效率98.5%。有效病例中,服中药剂数最少者5~7剂,最多者10~62剂。随访观察0.6~1年者105例,复发者仅2例。

(裴迅　陈如泉)

第六节　活血化瘀类中药与代表方剂

一、活血化瘀类中药

莪术(《药性论》)

莪术为姜科植物蓬莪术,或温郁金、广西莪术的根茎。蓬莪术主产于四川,广东、广西;切片生用或醋制用。

性味归经:辛、苦,温。归肝、脾经。

功效:破血行气,消积止痛。

临床应用:本品既破血祛瘀,又消肿止痛,适用于气滞血瘀、食积日久而成的癥瘕积聚以及气滞、血瘀、食停、寒凝所致的诸般痛证,常与三棱相须为用。

在甲状腺病中的应用:本品辛散苦泄,温通行滞,既能破血祛瘀,又能行气止痛。用于甲亢患者气滞血瘀所致的颈粗疼痛,眼球突出、胀痛以及甲状腺结节等病证。

用法用量:煎服,3~15g。醋制后可加强祛瘀止痛作用。外用适量。

使用注意:孕妇及月经过多者忌用。临床治疗中部分患者可见头晕、恶心、面部潮红、呼吸困难、胸闷。个别有发热、发绀、心慌、乏力等或一过性谷丙转氨酶升高。

现代研究:莪术挥发油制剂对多种癌细胞既有直接破坏作用,又能通过免疫系统使特异性免疫增强而获得明显的免疫保护效应,从而具有抗癌作用。温莪术挥发油能抑制多种致病菌的生长;1%莪术油对动物醋酸性腹膜炎有抑制作用,对小鼠局部水肿、炎症有抑制作用。莪术油有明显的抗胃溃疡作用。水提液可抑制血小板聚集,促进微动脉血流恢复,完全阻止微动脉收缩,明显促进局部微循环恢复;莪术水提醇液对体内血栓形成有抑制作用。

三棱(《本草拾遗》)

三棱为黑三棱科植物黑三棱的块茎。切片生用或醋炙后用。

性味归经:辛、苦,平。归肝、脾经。

功效:破血行气,消积止痛。

临床应用:本品既破血祛瘀,又消肿止痛,适用于气滞血瘀、食积日久而成的癥瘕积聚,与莪术基本相同,常相须为用。然三棱偏于破血,莪术偏于破气。

在甲状腺病中的应用:本品可用于甲状腺病患者颈粗、结节、肿块,或伴局部疼痛等症,可与王不留行、鬼箭羽、赤芍、桃仁、急性子等药物配伍。必要时可与浙贝、瓜蒌皮、猫爪草等化痰药配伍。用于甲亢患者气滞血瘀,症见颈粗,眼球突出、胀痛。常与谷精草、决明子等同用。

功效比较:京三棱味苦,其性平,为辛散之药,入肝、脾血分。为血中之气药,长于破血中之气,以破血通络;蓬莪术苦辛温香,入肝、脾气分,为气中血药,善破气中之血,以破气消瘀。二药伍用,气血双施,活血化瘀,行气止痛。京三棱破血作用比蓬莪术强,蓬莪术破气之力大于京三棱,二药合用,功力倍增,散血瘀破气结而疗甲亢之颈粗眼突。三棱、莪术皆辛散苦泄,入肝、脾经。既能入血分破血散瘀消癥,又可入气分行气消积止痛,功效相似,常相须同用。主治血瘀或血瘀气滞所致的经闭、痛经、产后瘀阻腹痛、癥瘕、跌打瘀肿疼痛等证,近代配用治子宫颈癌、宫外孕、肝脾大等,有一定疗效。

使用注意:孕妇及月经过多忌用。

现代研究:三棱水提物能显著延长凝血酶对人纤维蛋白的凝聚时间;水煎剂能显著抑制血小板聚集,降低全血黏度;能明显延长血浆凝血酶时间和白陶土部分凝血时间;能抗体外血栓形成,并使血栓时间延长,血栓长度缩短,血栓重量减轻,能使优球蛋白时间缩短。水煎剂对离体家兔子宫有兴奋作用。

刘寄奴(《新修本草》)

刘寄奴为菊科植物奇蒿的全草。切段入药。

性味归经:苦,温。归心、肝、脾经。

功效:散瘀止痛,疗伤止血,破血通经,消食化积。

临床应用:本品治疗血瘀经闭,瘀滞肿痛,可单用研末以酒调服;亦可配桃仁、当归、川芎等。

在甲状腺病中的应用:用于瘀血阻滞所致的甲亢患者颈粗、眼球突出。本品味苦,性温,破血通络止痛,常配川芎。川芎味辛,性温,活血祛瘀,通络止痛,为血中之气药,二药合用,破血散瘀之力增强。本品可研末,醋调外敷肿大之甲状腺。

用法用量:煎服,3~10g。外用适量,研末撒或调敷,亦可鲜品捣烂外敷。

使用注意:女性患者经期及孕期忌服。

现代研究:本品可加速血液循环,解除平滑肌痉挛,促进血凝作用;煎液能增加豚鼠灌脉流量,对小鼠缺氧模型有明显的抗缺氧作用。水煎液对宋内氏痢疾杆菌、福氏痢疾杆菌等有抑制作用。

川芎(《神农本草经》)

川芎为伞形科植物川芎的根茎。用时切片生用或酒制。

性味归经:辛,温。归肝、胆、心包经。

功效:活血行气,祛风止痛。

临床应用:本品辛散温通,能祛风通络止痛,祛风止痛之力较强,又可治血瘀气滞的风湿痹痛。本品善治血虚头痛。若治肝郁气滞之胁痛,常配柴胡、香附,如柴胡疏肝散。

在甲状腺病中的应用:用于甲亢患者肝郁气滞,瘀阻目颈之络脉,所致颈粗、目突、胸闷心悸之证。本品辛香行散,温通血脉,既疏肝开郁而止怒,又能活血化瘀而退颈粗、目突。实有通达气血的功效。每与丹参、赤芍等配伍,可增强活血散瘀,行气止痛之功;配伍三棱、莪术,活血祛瘀之力更强。

用法用量:3~9g。煎汤或入丸散。外用可研末醋调外敷颈部甲状腺肿大处。

使用注意:阴虚火旺,多汗,热盛及无瘀之出血证和孕妇慎用。

现代研究:川芎嗪能扩张冠状动脉,增加冠状动脉血流量,改善心肌的血氧供应,并降低心肌的耗氧量;川芎嗪可扩张脑血管,降低血管阻力,显著增加脑及肢体血流量,改善微循环;能降低血小板表面活性,抑制血小板凝集,预防血栓的形成;所含阿魏酸的中性成分小剂量促进,大剂量抑制子宫平滑肌;水煎剂对动物中枢神经系统有镇静作用,并有明显而持久的降压作用;可加速骨折局部血肿的吸收,促进骨痂形成;有抗维生素 E 缺乏作用;能抑制多种杆菌;有抗组胺和利胆作用。

丹参(《神农本草经》)

丹参为唇形科植物丹参的根。生用或酒制用。

性味归经:苦,微寒。归心、心包、肝经。

功效:活血调经,祛瘀止痛,凉血消痈,除烦安神。

临床应用:本品药性平和,能祛瘀生新,有"一味丹参功同四物"之说。善能通行血脉,祛瘀止痛,广泛应用于各种瘀血病证。

在甲状腺病中的应用:治疗甲状腺病瘀血阻滞所致的月经不调、痛经经闭、癥瘕积聚、产后瘀阻等证。

功效比较:川芎、丹参二药,均入心包、肝经,同具较好的活血祛瘀、调经止痛之功。主治血瘀所致的月经不调、经闭痛。丹参性寒,又能凉血,可用于血热瘀滞;川芎性温味辛,又能行气,可用于寒凝气滞血瘀。

用法用量:煎服,5~15g。活血化瘀宜酒制用。

使用注意:反藜芦,孕妇慎用。

现代研究:本品能扩张冠脉,增加冠脉血流量,改善心肌缺血,促进心肌缺血或损伤的恢复,缩小心肌梗死范围;能提高耐缺氧能力,对缺氧心肌有保护作用;能改善微循环,促进血液流速;能扩张血管,降低血压。能改善血液流变性,降低血液黏度,抑制血小板和凝血功能,激活纤溶,对抗血栓形成;能保护红细胞膜。能调节血脂,抑制动脉粥样硬化斑块的形成。能保护肝细胞损伤,促进肝细胞再生,有抗肝纤维化作用。对中枢神经有镇静和镇痛作用。具有改善肾功能、保护缺血性肾损伤的作用。

泽兰(《神农本草经》)

泽兰为唇形科植物毛叶地瓜儿苗的地上部分。野生,润透,切段,干燥后生用。

性味归经:苦、辛,微温。归肝、脾经。

功效:活血调经,祛瘀消痈,利水消肿。

临床应用:本品为妇科经产瘀血病证的常用药,常配伍当归、川芎、香附等药用。若血瘀而兼血虚者,则与当归、白芍等同用以活血补血。本品活血,兼能利水。对瘀血阻滞、水瘀互结之水肿尤为适宜。

在甲状腺病中的应用:可用于甲亢胫前水肿、结节、肿块,局部皮肤紫褐、胀痛之证。亦用于甲状腺囊肿、或甲状腺病妇女血滞经闭、痛经等证。

用法用量:煎服,10~15g。外用适量。

使用注意:血虚及无瘀滞者慎用。

现代研究:本品水煎剂能对抗体外血栓形成,有轻度抑制凝血系统与增强纤溶活性的作用。全草制剂有强心作用。

益母草(《神农本草经》)

益母草为唇形科植物益母草的地上部分。生用或熬膏用。

性味归经:辛、苦,微寒。归心、肝、膀胱经。

功效:活血调经,利水消肿,清热解毒。

临床应用:本品活血调经,为妇科疾病要药,治血滞经闭、痛经、月经不调,可单用熬膏服;亦可配当归、丹参、川芎、赤芍等药用。本品尤宜用于水瘀互阻的水肿。可单用,亦可与白茅根、泽兰等同用。用于血热及瘀滞之血淋尿血,可与车前子、石韦、川木通同用。

在甲状腺病中的应用:本品长于活血祛瘀、消除水肿,有较强的利尿作用。治疗甲亢胫前水肿、结节、肿块,局部皮肤紫褐、胀痛之证,常与泽兰、牛膝、川芎、三棱、莪术、毛冬青等配伍,以增强消瘀散结之力。

功效比较:益母草、泽兰二药均具活血祛瘀,利水消肿之功,为妇女经产诸证之良药。但又各具特点,其中益母草苦降微寒,长于活血祛瘀,调经止痛。善治血瘀所致的月经不调、经闭、痛经、产后瘀阻恶露不尽、癥瘕等证,其利尿之力较泽兰强,兼可清热解毒,凉血消肿。泽兰微温,有行而不峻、祛瘀而不伤正为其特点。似益母草而力弱。凡瘀血阻滞,经行不利者,不论寒热,用之皆宜。兼能利水消肿。

用法用量:10~30g,煎服;或熬膏,入丸剂。外用适量捣敷或煎汤外洗。

使用注意:无瘀滞及阴虚血少者忌用。

现代研究:本品煎剂、乙醇浸膏及所含益母草碱对多种动物的子宫有兴奋作用;对小鼠有一定的抗着床和抗早孕作用。益母草碱小剂量使离体肠管紧张性弛缓,振幅扩大;大剂量则振幅变小,而频率增加。益母草有强心、增加冠脉流量和心肌营养性血流量的作用,能减慢心率,对抗实验性心肌缺血和心律失常,缩小心肌梗死范围。粗提物能扩张血管,有短暂的降压作用。对血小板聚集、血栓形成以及红细胞的聚集性有抑制作用。益母草能改善肾功能,益母草碱有明显的利尿作用。

附药:茺蔚子,为益母草的种子。夏秋成熟时采收。生用或炒用。味甘,性微寒。功效与益母草相似,能活血调经,又可凉肝明目。可用于甲亢肝热目赤肿痛或生翳膜等证。常与青葙子、决明子等同用。若肝血不足、瞳孔散大者不宜用。用量4~10g。

王不留行(《神农本草经》)

王不留行为石竹科植物麦蓝菜的成熟种子。晒干生用或炒用。

性味归经:苦,平。归肝、胃经。

功效:活血通经,下乳消痈,利尿通淋。

临床应用:本品具"三通"特点,能通经、通乳、通淋。用于经行不畅、痛经及经闭。治疗产后乳汁不下常用之品,常与穿山甲等同用。活血利尿通淋,善治多种淋证,常与石韦、瞿麦、冬葵子等同用。

在甲状腺病中的应用:可用于甲状腺病甲状腺肿大、结节、肿块等症。本品善于通利血脉,行而不住,上通乳汁,下通经闭。常与泽兰、牛膝、川芎、三棱、莪术、毛冬青等配伍,以增强消瘀散结之力。常配黄药子、夏枯草、瓜蒌等化痰软坚药。

用法用量:煎服,5~10g。外用适量。

使用注意:孕妇慎用。

现代研究:本品水煎剂对小鼠有抗着床、抗早孕作用,对子宫有兴奋作用,并能促进乳汁分泌。王不留行的水提液和乙醚萃取液具有抗肿瘤作用。

郁金(《药性论》)

郁金为姜科植物温郁金、姜黄、广西莪术或蓬莪术的块根。生用,或矾水炙用。

性味归经:辛、苦,寒。归肝、胆、心经。

功效:活血止痛,行气解郁,清心凉血,利胆退黄。

临床应用:本品既能活血止痛,又能行气解郁,善治气滞血瘀之病证,常与木香配伍,气郁倍木香,血瘀倍郁金。若治肝郁气滞之胸胁刺痛,可配柴胡、香附等药用。若治心血瘀阻之胸痹心痛,可配瓜蒌、薤白、丹参等药用;若治肝郁有热、气滞血瘀之痛经、乳房作胀,常配柴胡、栀子等药;若治癥瘕痞块,可配鳖甲、莪术等。

在甲状腺病中的应用:郁金能活血祛瘀,止痛作用明显,又能行气解郁,疏泄肝气郁结,常与柴胡、香附、丹参之类的药物配伍,以治甲状腺肿、甲状腺结节、甲状腺肿瘤等气滞血瘀证候。如甲亢性肝病,肝区疼痛、脘腹胀满、甚则出现黄疸者,可使用于甲亢合并肝功不良、黄疸等。郁金兼有利胆退黄的作用,常和茵陈、栀子、枳壳等同用,以治黄疸。清代汪昂《本草备要》云:"行气解郁;泻血破瘀。凉心热,散肝郁。"

用法用量:煎服,5~12g;研末服,2~5g。

使用注意:畏丁香。

现代研究:郁金有保护肝细胞、促进肝细胞再生、去脂和抑制肝细胞纤维化的作用,能对抗肝脏毒性病变。姜黄素和挥发油能促进胆汁分泌和排泄,减少尿内尿胆原;煎剂能刺激胃酸及十二指肠液分泌。水煎剂能降低全血黏度,抑制血小板聚集,醇提物能降低血浆纤维蛋白含量。水煎剂、挥发油对多种皮肤真菌有抑制作用,郁金对多种细菌有抑制作用,尤其对革兰阴性菌的作用强于对革兰阳性菌。郁金也有一定的抗炎止痛作用。此外郁金还有抗早孕的作用。

鬼箭羽(《日华子诸家本草》)

鬼箭羽为卫矛科植物卫矛的具翅状物的枝条或翅状附属物。

性味归经:苦,寒。归心、肝经。

功效:破血通经,解毒消肿,杀虫。

临床应用:本品破血散瘀,善治癥瘕结块,心腹疼痛,闭经,痛经等病症。

在甲状腺病中的应用:本品活血化瘀通经活络之力较强,可用甲状腺肿大、结节、肿块等症,常与王不留行、赤芍、桃仁、急性子等药物配伍。必要时可与浙贝、瓜蒌皮、猫爪草等化痰药配伍。用于甲状腺病妇女瘀血经闭、瘀血痛经、乳房结块,可与当归、桃仁、红花,柴胡、香附等配伍。

用法用量:煎服,4.5~9g;或入丸、散。外用煎水熏洗。

使用注意:孕妇忌服。

现代研究:叶含表无羁萜醇、无羁萜、槲皮素、卫矛醇。种子油中含饱和脂肪酸、油酸、亚油酸、亚麻酸、己酸、乙酸、苯甲酸等。动物试验,水提液有降低血糖、尿糖及增加体重的作用;

给糖尿病人口服,每日 0.1~1.0g,有降低血糖的作用。

皂角刺(《本草衍义补遗》)

皂角刺为豆科植物皂荚的干燥棘刺。全年均可采收,干燥,或趁鲜切片,干燥。

性味归经:辛,温。归肝、胃经。

功效:消肿排脓,活血消肿。

临床应用:用于痈疽疮毒初起或脓成不溃之证以及皮癣、麻风等。

在甲状腺病中的应用:本品可用于瘿痈未溃,疮肿疼痛,常与山甲、银花、甘草等同用;痈疽脓成不溃者,常与黄芪、当归、川芎、山甲配伍。其性锋锐,能直达患处,消散坚癥囊结。可用于甲状腺结节、囊肿、肿块等。

用法用量:煎服;3~9g,或入丸、散。外用:醋煎涂,研末撒或调敷。

使用注意:痈疽已溃不宜服,孕妇忌服。

现代研究:体内实验,对浊鼠肉瘤 -180 有抑制活性的作用。煎剂用平板打洞法,对金黄色葡萄球菌和卡他球菌有抑制作用;水浸剂 60g/kg 灌胃对肉瘤 -180 的抑制率为 32.8%。

血竭(《新修本草》)

血竭为棕榈科植物麒麟竭的果实及树干中渗出的树脂。打碎研末用。

性味归经:甘、咸,平。归肝经。

功效:活血定痛,化瘀止血,敛疮生肌。

临床应用:本品善于活血定痛,治跌打损伤,筋骨疼痛,常配乳香、没药、儿茶等药用;治产后瘀滞腹痛、痛经、经闭及其他瘀血心腹刺痛。适用于瘀血阻滞,血不归经的出血病证,如外伤出血,血痔肠风等。治疮疡久溃不敛之证,可单用本品研末外敷。

在甲状腺病中的应用:本品可用于甲状腺病所致瘀血肿痛及瘀血阻滞所致局部疼痛及痛经、腹痛等症。

用法用量:内服多入丸、散,研末服,每次 1~2g。外用适量,研末外敷。

使用注意:无瘀血者不宜用,孕妇及月经期忌用。

现代研究:本品水煎醇沉液能明显降低红细胞压积,抑制血小板聚集,防止血栓形成,能显著缩短家兔血浆再钙化时间。有镇痛作用。能促进创面愈合,兼有防腐、保护作用。体外对多种皮肤真菌有不同程度的抑制作用。水提液对金黄色葡萄球菌、白色葡萄球菌及多种致病真菌有不同程度的抑制作用。

红花(《新修本草》)

红花为菊科植物红花的筒状花冠。阴干或微火烘干。

性味归经:辛,温。归心、肝经。

功效:活血通经,祛瘀止痛。

临床应用:本品是妇产科血瘀病证的常用药,常与当归、川芎、桃仁等相须为用。亦可配伍赤芍、延胡索、香附等以理气活血止痛。治疗癥瘕积聚,常配伍三棱、莪术等药。

在甲状腺病中的应用:用于甲状腺病妇女瘀血经闭、瘀血痛经、乳房结块,可与当归、桃仁、柴胡、香附等配伍。也可用于甲状腺病所致瘀血肿痛及瘀血阻滞所致局部刺痛。

用法用量:煎服,3~10g。外用适量。

使用注意:孕妇忌用。有出血倾向者慎用。

现代研究:本品有轻度兴奋心脏、降低冠脉阻力、增加冠脉流量和心肌营养性血流量的作用;保护和改善心肌缺血,缩小心肌梗死范围;红黄色素分离物能对抗心律失常;煎剂、水提液、红花黄色素等能扩张周围血管、降低血压。能抑制血小板聚集,增强纤维蛋白溶解,降低全血黏度。注射液、醇提物、红花苷能显著提高耐缺氧能力,对缺血乏氧性脑病有保护作用。煎剂对子宫和肠道平滑肌有兴奋作用。红花黄色素对中枢神经系统有镇痛、镇静和抗惊厥作用。此外,红花醇提物和水提物有抗炎作用;红花黄色素有免疫抑制作用。

桃仁(《神农本草经》)

桃仁为蔷薇科植物桃或山桃的成熟种子。生用或炒用。

性味归经:苦、甘,平。有小毒。归心、肝、大肠经。

功效:活血祛瘀,润肠通便,止咳平喘。

临床应用:本品活血祛瘀,治瘀血经闭、痛经,常与红花相须为用,并配当归、川芎、赤芍等;治瘀血蓄积之癥瘕痞块,常配桂枝、丹皮、赤芍等药用,或配三棱、莪术等药。本品兼能润肠通便,治肠燥便秘,常配伍当归、火麻仁、瓜蒌仁等。还有止咳平喘之功效,治咳嗽气喘,常与杏仁同用。常用于甲状腺病妇女瘀血经闭、瘀血痛经、乳房结块等病症。

功效比较:二药均入心肝二经血分,同具较强的活血祛瘀之功。一般认为,少量活血,多用则破血。但各具特点,其中桃仁苦甘性平,又归肺、大肠经。活血祛瘀之力不及红花,而长于活血消痈。兼能润肠通便。红花辛散温通,功专血分,长于活血祛瘀、通经止痛,广泛地适用于各种瘀血阻滞的病证。

用法用量:煎服,5~10g,捣碎用;桃仁霜入汤剂宜包煎。

使用注意:孕妇忌用。便溏者慎用。本品有毒,不可过量。

现代研究:桃仁提取液能明显增加脑血流量,增加犬股动脉的血流量,降低血管阻力,改善血流动力学状况。提取物能改善动物的肝脏表面微循环,促进胆汁分泌。可使小鼠的出血及凝血时间明显延长,煎剂对体外血栓有抑制作用,水煎液有纤维促进作用。桃仁中含45%的脂肪油可润滑肠道,利于排便。桃仁能促进初产妇子宫收缩及出血。水煎剂及提取物有镇痛、抗炎、抗菌、抗过敏作用。桃仁中的苦杏仁苷有镇咳平喘及抗肝纤维化的作用。

乳香(《名医别录》)

乳香为橄榄科植物乳香树及其同属植物皮部渗出的树脂。可打碎生用,内服多炒用。

性味归经:辛、苦,温。归心、肝、脾经。

功效:活血行气止痛,消肿生肌。

临床应用:本品善于活血止痛,专治跌打损伤,瘀血疼痛,常配没药、血竭、红花等药同用;本品兼能行气,治疗气滞血瘀之诸痛证。

在甲状腺病中的应用:可用于甲状腺肿大、结节、肿块、疮肿疼痛等症,也用于甲状腺病妇女瘀血经闭、瘀血痛经、乳房结块和气滞血瘀之痛证。亦可配没药、麝香、雄黄以解毒消痈散结。

用法用量:煎服,3~10g,宜炒去油用。外用适量,生用或炒用,研末外敷。

使用注意:胃弱者慎用,孕妇及无瘀滞者忌用。

现代研究:乳香有镇痛、消炎、升高白细胞的作用,并能加速炎症渗出排泄,促进伤口愈合;所含蒎烯有祛痰作用;乳香能明显减轻阿司匹林、保泰松、利血平所致胃黏膜损伤及应激性黏膜损伤,减低幽门结扎性溃疡指数及胃液游离酸度。

没药(《开宝本草》)

没药为橄榄科植物没药树或其他同属植物皮部渗出的油胶树脂。内服多制用,清炒或醋炙。

性味归经:辛、苦,平。归心、肝、脾经。

功效:活血止痛,消肿生肌。

临床应用:没药的功效主治与乳香相似。常与乳香相须为用,治疗跌打损伤瘀滞疼痛,痈疽肿痛,疮疡溃后久不收口以及一切瘀滞痛证。

药效比较:乳香偏于行气、伸筋,治疗痹证多用。没药偏于散血化瘀,治疗血瘀气滞较重之胃痛多用。

在甲状腺病中的应用:可用于甲状腺肿大、结节、肿块、疮肿疼痛等症,也用于甲状腺病妇女瘀血经闭、瘀血痛经、乳房结块和气滞血瘀之痛证。

用法用量:煎服,3~10g。外用适量。

使用注意:同乳香。

现代研究:没药对离体子宫先呈短暂的兴奋,后呈抑制现象;含油脂部分具有降脂、防止动脉内膜粥样斑块形成的作用;水浸剂对多种真菌有抑制作用,挥发油能轻度抑制霉菌;有局部刺激作用,能兴奋肠蠕动。

二、代表方剂

活血散瘿汤(《外科正宗》)

药物组成:白芍、当归、陈皮、川芎、半夏、熟地、人参、茯苓、丹皮各一钱,红花、昆布、木香、甘草节各五分,青皮、肉桂各三分。

用法:水二钟,煎八分,量病上下服,再饮酒一小杯。

功效主治:活血益气,化痰散瘿。治瘿瘤已成,日久渐大,无痛无痒,气血虚弱者。

方解:本方以人参、茯苓、木香、青皮、肉桂益气调气,熟地、白芍、当归、川芎、丹皮、红花养血活血,陈皮、半夏、茯苓、昆布化痰消瘿。全方合奏活血益气,化痰消瘿之效。

加减:如颈部肿势明显加重,同时伴有神疲乏力,动则气短,呼吸不利,胸闷喉紧,声音嘶哑者,可于原方减去红花、肉桂,随症选加厚朴、瓜蒌、石菖蒲、射干、马勃、藏青果等。

六军丸(《外科正宗》)

药物组成:蜈蚣(去头足)、蝉衣、全蝎、僵蚕(炒去丝)、夜明砂、穿山甲各等分。

用法:上药共研末,神曲糊丸,如粟米大,朱砂为衣。每次9g,饭后服,酒送下。

功效主治:疏通经络,破瘀消肿。治肿块坚硬的瘿瘤(甲状腺癌、甲状腺瘤等)。

方解:本方所治瘿瘤肿块坚硬,病机实为瘀血阻络,治当疏通经络、破瘀消肿,故用血肉有情之品蜈蚣、全蝎、穿山甲、夜明砂活血化瘀、疏通经络,以蝉衣、僵蚕化痰散结利咽。

琥珀黑龙丹(《外科正宗》)

药物组成:琥珀、血竭各30g,京墨、炒五灵脂、海带、海藻、南星(姜汁炒)各15g,木香10g,麝香3g。

用法:上药共研细末,炼蜜为丸,每丸重3g,金箔为衣。每次1粒,每日2~3次,黄酒送服。

功效主治:破瘀消肿,化痰软坚。治疗石瘿、肉瘿。

方解:本方治疗痰瘀互结之石瘿、肉瘿。五灵脂、血竭、京墨、琥珀活血化瘀,海带、海藻软坚散结消瘿,南星化痰散结,木香、麝香行气化痰,软坚散结。

活血化痰汤[广西中医药,1994;(2):21]

药物组成:川芎6g,海藻、昆布、半夏、陈皮各10g,连翘12g,夏枯草、当归、炮山甲、山慈菇、生山楂各15g,生牡蛎30g。

加减:痰凝甚者加胆南星、白芥子、海蛤壳、瓜蒌皮;血瘀者加三棱、莪术、丹参、赤芍;气滞者加制香附、枳壳、八月札、厚朴。

用法:上药水煎,1日1剂,分2次口服。

功效主治:理气解郁,化痰软坚,活血散结。主治甲状腺良性肿块。

方解:郁金、陈皮行气解郁;川芎、当归、炮山甲活血化瘀。山慈菇、半夏化痰散结;海藻、昆布软坚散结消瘿、连翘、夏枯草清热散结;生山楂、生牡蛎消瘿软坚。

临床运用:本组共273例。其中32例为做过手术又复发者;B超提示:囊肿96例,结节177例;^{131}I扫描示:热结节62例,温结节98例,凉结节67例,冷结节46例。经治疗后,痊愈(^{131}I扫描、B超证实肿块消失者)142例,基本痊愈(经B超证实肿块比原来小2/3以上者)66例,好转(经B超证实肿块比原来小1/2左右者)43例,无效(服药2个月无变化者)22例。

金附棱术汤[上海中医药杂志,1985;(7):26]

药物组成:香附、郁金、青皮、三棱、莪术、白芥子各10g,山慈菇、全瓜蒌各15g,白花蛇舌草、八月札各20g,海蛤壳、牡蛎各30g。

加减:甲状腺肿块质地较硬、病程较长者加桃仁、鬼箭羽、石见穿、皂角刺、穿山甲、乳香、没药等破瘀攻坚,或乌贼骨、煅瓦楞等咸寒软坚;大便燥结难行者,可重用瓜蒌,或加用生大黄,既可通腑,又可化瘀;如年老体弱,或虽年轻力壮,但久服后出现神倦、乏力、面色少华等虚弱症状者,应攻补兼施,加用炙黄芪、党参、当归、黄精等益气补血之品;妇女在经期去三棱、莪术,改用丹参、赤芍,以防破瘀之力过猛,经血过多。

用法:上药水煎服,1日1剂,分2次口服,以3个月为1个疗程。

功效主治:破瘀散结。主治甲状腺肿块。

方解:方以香附、郁金、青皮、八月札,疏肝理气;三棱、莪术行气活血,白芥子、山慈菇、全瓜蒌化痰散结;海蛤壳、牡蛎化痰软坚散结。白花蛇舌草清热解毒。

临床运用:本组116例中,治愈(临床检查肿块消失,并经扫描及A超检查证实,症状基本消失)50例,占43.1%,有效(临床检查肿块缩小一半以上,症状明显改善)42例,占36.2%;无效(肿块缩小不明显,或无变化,症状无明显改善,或中转手术)24例,占20.7%,总有效率

79.3%。其中肿块消散最短者17天,最长者263天,平均87天。

滋阴活血汤[实用中医内科杂志,1994;(3):18]

药物组成:生地黄、女贞子、香附各12g,牡丹皮、山茱萸、龟甲、五味子、郁金、䗪虫各10g,丹参30g,白芍18g,王不留行20g。

用法:上药水煎服,1日1剂,分2次口服,以3个月为1个疗程。

功效主治:滋阴活血。主治甲状腺肿块。

方解:本方以生地黄、女贞子、山茱萸、龟甲、五味子、白芍滋阴清热,香附、郁金疏肝理气;牡丹皮、䗪虫、丹参、王不留行活血散瘀。

临床运用:然后根据辨证加味治疗甲亢病者38例:甲状腺Ⅱ°以上肿大加昆布、黄药子;心悸明显重用山茱萸,加党参、黄芪;心肝火旺加黄连、天花粉、竹叶;胃阴耗伤加沙参、阿胶、麦门冬。日煎服1剂,20日为1个疗程,治疗2~4个疗程,结果痊愈21例,好转12例,无效5例,总有效率为81.84%。

软坚化瘤汤(《肘后全集方》)

药物组成:海藻12g,三棱6g,莪术6g,青皮5g,香附9g,玄参12g,浙贝母10g,山慈菇10g,黄药子10g,瓜蒌30g,蜈蚣1~4条。

用法:上药水煎服,1日1剂,分2次口服,以3个月为1个疗程。

功效主治:消瘿散结,用治瘿瘤(甲状腺腺瘤)。

方解:方以三棱、莪术、蜈蚣活血化瘀;青皮、香附疏肝理气,玄参、海藻软坚散结消瘿,浙贝母、山慈菇、黄药子、瓜蒌行气化痰,解毒消肿。

头号虚痰丸(《朱仁康临床经验集》引《章氏经验方》)

药物组成:斑蝥末30g,炮山甲250g(研末)。

用法:用糯米粽,捣烂成糯米浆,用糯米浆加药末捣和为丸,如绿豆大。每服1~2丸,开水送下。不可多服,不要嚼碎。

功效主治:内消肿核。治痰核、瘿瘤、阴疽、无名肿毒。

方解:以斑蝥、山甲合用,奏活血祛瘀、消肿散结之效。

使用注意:有泌尿系统病者禁服,服丸后如发生小便刺痛、尿闭或尿血等情况,应立即停服,并服生鸡蛋清可解。(《中医方剂大辞典》)

瘿瘤蚤休汤[湖北中医杂志,1996;(1):19]

药物组成:穿山甲、蚤休、法半夏、半枝莲、桔梗、浙贝、黄药子、山慈菇、夏枯草各10g,海藻、王不留行、昆布各12g,牡蛎20g。

用法:每日1剂,水煎2次,混合后再煎取300ml汁,早晚饭后服,30天为1个疗程。

功效主治:理气软坚化痰,清热祛瘀散结。主治甲状腺腺瘤。

方解:穿山甲、王不留行活血祛瘀,蚤休、半枝莲、黄药子、山慈菇、夏枯草清热解毒消肿,半夏、桔梗、浙贝化痰散结,海藻、昆布、牡蛎软坚散结消瘿。

临床运用:本组48例中,痊愈37例,其中1个疗程痊愈者12例,2个疗程痊愈者16例,

3个疗程痊愈者9例,均经3个月后随访无复发;好转(肿块缩小)9例;无效2例。

七味汤[河南中医 1997;(6):354]

药物组成:酸枣仁12g,生地、皂角刺、黄芪、海藻各10g,独活10g,红花5g,海龙(研末冲服)3g。

用法:水煎2次,取汁混匀后,分2次口服,每日1剂,6周为1个疗程,治疗期间停服其他药物。

功能主治:益气,活血,散结。主治散发性甲状腺肿。

方解:方以皂角刺、海藻、海龙消肿软坚散结,独活、红花活血;酸枣仁、生地、黄芪益气养阴。

临床运用:临床运用本组共31例,全部为女性,年龄最小13岁,最大33岁;病程最短2个月,最长12年;甲状腺功能基本正常。治疗结果:治愈(甲状腺肿完全消退)8例,显效(甲状腺肿明显消退)12例,有效(略有消退)6例,5例无效。总有效率83.87%。

(裴　迅　陈如泉)

第七节　祛湿类中药与代表方剂

一、祛湿类中药

泽泻(《神农本草经》)

泽泻为泽泻科植物泽泻的干燥块茎。麸炒或盐水炒用。

性味归经:甘,寒。归肾、膀胱经。

功效:利水消肿,渗湿,泄热。

临床应用:本品治疗水湿停蓄之水肿、湿热淋证及痰饮停聚,清阳不升之头目昏眩。对肾阴不足,相火偏亢之潮热,则与地黄、山茱萸、牡丹皮同用。

在甲状腺病中的应用:甲状腺疾病患者多有肢体浮肿的表现,多病久失养或误治失治,伤及阳气,气化失司,津液运行不畅,水湿、痰饮停聚肢体所致。可用本品治甲状腺疾病阳虚水泛或脾虚湿盛等证的肢体或眼睑浮肿等病症。

用法用量:煎服,5~10g。

现代研究:本品有利尿作用,能增加尿量,增加尿素与氯化物的排泄,对肾炎患者利尿作用更为明显。有降压、降血糖作用,还有抗脂肪肝作用。对金黄色葡萄球菌、肺炎双球菌、结核杆菌有抑制作用。

木通(《中华人民共和国药典》)

木通为马兜铃科植物东北马兜铃干燥藤茎。除去粗皮,晒干,洗净润透,切片,晒干,生用。

性味归经:苦,寒。有毒。归心、小肠、膀胱经。

功效:利尿通淋,清心火,通经下乳。

临床应用:本品治疗膀胱湿热、小便短赤、淋沥涩痛,以及心火亢盛的口舌生疮,心烦尿赤等证候。亦用于血瘀经闭、乳汁短少或不通;本品还能利血脉,通关节,治疗湿热痹痛。

在甲状腺病中的应用:用于甲状腺疾病心火亢盛者,症见心胸烦热、心神不宁,口舌生疮,或见心火移热小肠之小便短赤、淋沥涩痛。

用法用量:煎服,3~6g。

使用注意:目前常用的木通品种有关木通,即马兜铃科植物东北马兜铃干燥藤茎;川木通,即毛茛科植物小木通和绣球藤的藤茎;白木通即木通科植物白木通的藤茎;淮通即植物淮通马兜铃的木质茎或根。历代所用为木通科植物白木通,关木通有毒对肾脏会产生损害。孕妇忌服。

现代研究:本品有利尿和强心作用,对痢疾杆菌、伤寒杆菌及某些皮肤真菌有抑制作用。

茯苓(《神农本草经》)

茯苓为多孔菌科真菌茯苓的干燥菌核。取之浸润后稍蒸,及时切片,晒干;或将鲜茯苓按不同部位切制,阴干,生用。

性味归经:甘、淡,平。归心、脾、肾经。

功效:利水消肿,渗湿,健脾,宁心。

临床应用:本品可用治寒热虚实各种水肿、脾虚湿盛泄泻。治痰饮之目眩心悸;饮停于胃而呕吐者,多和半夏、生姜合用。治若心气虚,不能藏神,惊恐而不安卧者,常与人参、龙齿、远志同用。

在甲状腺病中的应用:用于各种甲状腺病心脾两虚,气血不足之心悸、失眠、健忘等证候,多与黄芪、当归、远志、酸枣仁、夜交藤等同用;或用于甲状腺病并发甲亢性心脏病心衰出现脾肾阳虚证,症见肢体颜面浮肿等证候。

用法用量:煎服,10~15g。

使用注意:虚寒精滑者忌服。

现代研究:茯苓煎剂、糖浆剂、醇提取物、乙醚提取物,分别具有利尿、镇静、抗肿瘤、降血糖、增加心肌收缩力的作用。茯苓多糖有增强免疫功能的作用。茯苓有护肝作用,能降低胃液分泌、对胃溃疡有抑制作用。

通草(《本草拾遗》)

通草为五加科植物通脱木的干燥茎髓。切片,生用。

性味归经:甘、淡,微寒。归肺、胃经。

功效:利尿通淋,通气下乳。

临床应用:本品尤宜于热淋之小便不利,淋沥涩痛,与石淋、血淋,以及产后乳汁不畅或不下。

在甲状腺病中的应用:用于甲状腺疾病湿热下注者,症见小便短赤、淋沥涩痛,或用于甲状腺疾病水湿停蓄之水肿等症。

用法用量:煎服,6~12g。

使用注意:孕妇慎用。

现代研究:通草有利尿作用,并能明显增加尿钾排出量,有促进乳汁分泌等作用。通草多糖具有一定调节免疫和抗氧化的作用。

防己(《神农本草经》)

防己为防己科植物粉防己及马兜铃科植物广防己的干燥根。前者习称"汉防己",后者习称"木防己"。切厚片,生用。

性味归经:苦、辛、寒。归膀胱、肺经。

功效:祛风湿,止痛,利水消肿。

临床应用:本品苦以燥湿,寒以清热,治湿疹疮毒,可与苦参、金银花等配伍。治疗风湿痹证湿热偏盛者。尤宜于下肢水肿,小便不利者及风水、身重、汗出、恶风者。

在甲状腺病中的应用:用于甲状腺疾病之湿热水肿证,常用于甲状腺功能亢进症治胫前肿胀、皮肤色褐,结节肿块等证候。

功效对比:汉防己与木防己均有祛风湿、利水之功。但汉防己偏于利水消肿,木防己偏于祛风湿止痛;若症偏于下部,湿重于风者,多用汉防己;症偏于上部,风重于湿者,多用木防己。

用法用量:煎服,4.5~9g。

使用注意:本品大苦大寒易伤胃气,胃纳不佳及阴虚体弱者慎服。

现代研究:粉防己能明显增加排尿量。总碱及流浸膏或煎剂有镇痛作用。粉防己碱有抗炎作用;对心肌有保护作用,能扩张冠状血管,增加冠脉流量,有显著降压作用,能对抗心律失常;能明显抑制血小板聚集,还能促进纤维蛋白溶解,抑制凝血酶引起的血液凝固过程;可使正常大鼠血糖明显降低,血清胰岛素明显升高;有一定抗肿瘤作用;对免疫有抑制作用;有广泛的抗过敏作用。

赤小豆(《神农本草经》)

赤小豆为豆科植物赤小豆或赤豆的干燥成熟种子。晒干,生用。

性味归经:甘、酸,平。归心、小肠经。

功效:利水消肿,解毒排脓。

临床应用:本品用于水肿胀满、脚气浮肿等症。亦用于湿热黄疸轻症及疮疡肿毒之症,可配赤芍、连翘等煎汁内服。

在甲状腺病中的应用:配伍猪苓、泽泻等用于甲状腺疾病之水肿胀满等症。

用法用量:煎服,9~30g。外用适量,研末调敷。

现代研究:药理学研究表明,赤小豆具有抗氧化、降血糖、降血脂等作用。

车前子(《雷公炮制药性解》)

车前子为车前科植物车前或平车前的干燥成熟种子。生用或盐水炙用。

性味归经:甘,微寒。归肝、肾、肺、小肠经。

功效:利尿通淋,渗湿止泻,明目,祛痰。

临床应用:本品治疗水湿停滞水肿及湿热下注于膀胱而致小便淋沥涩痛者,尤宜于脾虚湿盛泄泻。若肝肾阴亏,两目昏花,则配熟地黄、菟丝子等养肝明目药。

在甲状腺病中的应用:取其通利小便之效,常用于甲状腺疾病伴水肿症。

用法用量:煎服,9~15g。宜包煎。

使用注意:肾虚遗滑者慎用。

现代研究:本品有显著利尿作用,还能促进呼吸道黏液分泌,稀释痰液,故有祛痰作用。对各种杆菌和葡萄球菌均有抑制作用。车前子提取液有预防肾结石形成的作用。

海金沙(《嘉祐本草》)

海金沙为海金沙科植物海金沙的干燥成熟孢子。生用。

性味归经:甘、咸,寒。归膀胱、小肠经。

功效:利尿通淋,止痛。

临床应用:本品利水通淋,治热淋、膏淋等病症。本品又能利水消肿,治疗水肿。

在甲状腺病中的应用:用于甲状腺疾病伴湿热水肿及甲状旁腺功能亢进所致结石病症。

用法用量:煎服,6~15g。宜包煎。

使用注意:肾阴亏虚者慎服。

现代研究:海金沙含高丝氨酸,咖啡酸,香豆酸,脂肪油。煎剂对金黄色葡萄球菌、绿脓杆菌、福氏痢疾杆菌、伤寒杆菌等均有抑制作用。海金沙还有利胆作用。

藿香(《名医别录》)

藿香为唇形科植物广藿香的地上部分,切段生用。

性味归经:辛,微温。归脾、胃、肺经。

功效:化湿,止呕,解暑。

临床应用:本品用于寒湿困脾或湿浊中阻所致的脘腹痞闷,少食作呕,神疲体倦等症。治暑月外感风寒,内伤生冷而致恶寒发热,头痛脘闷,呕恶吐泻暑湿证者。

在甲状腺病中的应用:用于甲状腺疾病脾虚湿盛之脘腹痞闷、恶心呕吐者。

用法用量:煎服,5~10g。鲜品加倍。

使用注意:阴虚血燥者不宜用。

现代研究:含挥发油约1.5%,挥发油能促进胃液分泌,增强消化力,对胃肠有解痉作用。有防腐和抗菌作用,此外,尚有收敛止泻、扩张微血管而略有发汗等作用。

茵陈(《神农本草经》)

茵陈为菊科植物滨蒿或茵陈蒿的干燥地上部分。生用。

性味归经:苦、辛,微寒。归脾、胃、肝、胆经。

功效:利湿退黄,解毒疗疮。

临床应用:本品治湿热内蕴的身目发黄,小便短赤之阳黄证;若脾胃寒湿郁滞,阳气不得宣运之阴黄,多与附子、干姜等配用。可用于湿热内蕴之风瘙瘾疹,湿疮瘙痒,可单味煎汤外洗,也可与黄柏、苦参、地肤子等同用。

在甲状腺病中的应用:用于甲亢合并肝损害所致肝功能异常、黄疸指数增高及黄疸等病症。

用法用量:煎服,6~15g。外用适量。煎汤熏洗。

使用注意:蓄血发黄者及血虚萎黄者慎用。

现代研究:茵陈含挥发油、香豆素、黄酮、有机酸、呋喃类等成分。药理作用研究显示茵陈有显著利胆作用,并有解热、保肝、抗肿瘤和降压作用。其煎剂对人型结核菌有抑制作用。乙醇提取物对流感病毒有抑制作用。水煎剂对 ECHD11 病毒有抑制作用。

二、代表方剂

藿朴夏苓汤(《医原》卷下)

药物组成:杜藿香 6g,真川朴 3g,姜半夏 4.5g,赤茯苓 9g,杏仁 9g,生苡仁 12g,白蔻仁 1.8g,猪苓 4.5g,淡香豉 9g,泽泻 4.5g。

用法:上药水煎服,1 日 1 剂,分 2 次口服。

功效主治:健脾化湿,理气和中。治疗瘿病脾虚湿盛,脘腹痞闷、恶心呕吐者。

方解:方以香豉、藿香芳化宣透以疏表湿,使阳不内郁;藿香、白蔻仁、厚朴芳香化湿;厚朴、半夏燥湿运脾,使脾能运化水湿,不为湿邪所困。再用杏仁开泄肺气于上,使肺气宣降,则水道自调;茯苓、猪苓、泽泻、苡仁淡渗利湿于下,使水道畅通,则湿有去路。

防己黄芪汤(《金匮要略方论》)

药物组成:防己一两,甘草(炒)半两,白术七钱半,黄芪(去芦)一两一分组成。

用法:上锉麻豆大,每抄五钱匕,生姜四片,大枣一枚,水盏半,煎八分,去滓温服,良久再服。服后当如虫行皮中,从腰下如冰,后坐被上,又以一被绕腰下,温令微汗。

功效主治:益气祛风,健脾利水。主治甲状腺病胫前黏液性水肿。症见两下肢小腿肿胀,或皮肤呈褐黑色,局部结块,或肿胀,舌质淡苔白,脉缓。

方解:方中重用黄芪补气固表,扶正以祛邪为君药;臣以防己祛风利水,与君药相配,利水消肿之力更强,且利水而不伤正;佐以白术、甘草健脾燥湿,白术与黄芪相配,益气固表之力更大;使以生姜、大枣调和脾胃。诸药共用,相得益彰,表虚得固,风邪可除,脾气健运,水道通利,则表虚水肿,风湿痹证自愈。

现临床上用本方治疗甲状腺病心源性、肾源性和营养不良性水肿属气虚湿重者。对于慢性风湿性关节炎属体虚湿痹者,亦可用本方加减治疗。

茯苓桂枝甘草大枣汤(《伤寒论》)

组成:茯苓半斤,桂枝(去皮)四两,甘草(炙)二两,大枣(擘)十五枚组成。

用法:上四味,以甘澜水一斗,先煮茯苓,减二升,纳诸药,煮取三升,去滓,温服一升,日三服。

功效主治:温通心阳,化气行水。主治甲状腺功能减退症心脏病伴有心包积液,心悸,怕冷,面部或下肢水肿。

方解:本方所治证属心肾阳虚,水饮内停心包所致,方中重用茯苓渗湿利水,使水湿渗利于下,并能宁心定悸;桂枝则化气利水,以加强茯苓行水之力,一则温壮心阳,以调补心阳之虚;更用炙甘草益心气,通心脉,配桂枝以加强温通心阳之效;大枣和中健脾,养心宁神。诸药合用,共奏温阳、化气、利水之效,使心阳复,水饮去。本方重在化气行水,适用于水饮内停,心阳虚弱之证,则非本方所宜。现临床上亦用治神经衰弱,神经官能症之心悸、失眠等属心阳虚有水饮者。

(裴 迅 陈如泉)

第八节 泻下类中药及代表方剂

一、泻下类中药

大黄(《神农本草经》)

大黄为蓼科植物掌叶大黄、唐古特大黄、药用大黄的根及根茎。

性味归经:苦,寒。归大肠、脾、胃、肝、心经。

功效:泄热通肠,凉血解毒,逐瘀通经。

临床应用:本品泻下攻积可用于大便秘结,胃肠积滞,积滞泻痢。用于热结便秘最为适宜,常与芒硝相须为用,如大承气汤。若寒积便秘配伍附子、干姜等同用,如温脾汤。其泻下通便,荡涤积滞作用强,为攻下导滞之要药。

本品清热解毒,用于多种里热病证,无论有无便秘,均可应用。如甲状腺功能亢进症脏腑火热证之目赤、咽喉肿痛、牙龈肿痛等病症。如甲亢肝功损伤,出现胆红素增高的湿热黄疸,常配茵陈、栀子同用,如茵陈蒿汤。

用量用法:5~15g。生用泻下力强,久煎则泻下力减弱,故入汤剂应后下,或用开水泡服;酒制大黄泻下力较弱,偏于活血;大黄炭偏于止血。

使用注意:脾胃虚弱者慎用。妇女怀孕、月经期、哺乳期应忌用或慎用。习惯性便秘者慎用。

现代研究:大黄有泻下作用,大黄蒽醌苷是其产生泻下作用的主要成分。有保肝利胆、抑制胰酶的分泌、抗炎、抗感染等作用。

芒硝(《名医别录》)

芒硝为硫酸盐类矿物芒硝族芒硝经加工精制而成的结晶体。

性味归经:咸、苦,寒。归胃、大肠经。

功效:泄热通便,润燥软坚,利水消肿。

临床应用:本品泻下软坚通便,用于胃肠实热积滞之证,为治里热燥结的要药,常与大黄相须为用,如大承气汤。

本品清热解毒,用于甲亢相关眼病急性期的咽喉肿痛、口舌生疮,目赤及疮疡肿痛等症。治目赤肿痛,以芒硝置豆腐上化水,外用滴眼。外用具有良好的止痒作用,用治皮肤瘙痒。

用量用法:10~15g,冲入药汁内或用开水溶化后服,不入煎剂。

使用注意:孕妇禁用。不宜与三棱、硫黄同用(十九畏)。

火麻仁(《神农本草经》)

火麻仁为桑科植物大麻的果实。

性味归经:甘,平。归大肠、脾、胃经。

功效:润肠通便,润燥杀虫。

临床应用:本品润肠通便,用于甲减津血不足的肠燥便秘证。燥热便秘较甚者,配伍大黄、厚朴等同用,本品质润多脂,略有滋养补虚作用。

用量用法:10~15g。打碎入煎剂。

郁李仁(《神农本草经》)

郁李仁为蔷薇科落叶灌木欧李、郁李或长柄扁桃的成熟种子。

性味归经:甘、苦,平。归大肠、脾、小肠经。

功效:润燥滑肠,下气利水。

临床应用:本品润肠通便,用于甲状腺病肠燥便秘,常配火麻仁、柏子仁等同用,如五仁丸。

功效比较:火麻仁、郁李仁均润肠通便,用于肠燥便秘。因肠燥便秘多见于老年人、久病、产后、身体亏虚者,火麻仁性缓,兼能滋养补虚,泻中有补。郁李仁性润滑降,润下通便作用强于火麻仁。此药乃滑肠之品。又能利水消肿无补益之性,泻而无补,用治实证为佳。

用量用法:6~12g,打碎入煎剂。

使用注意:孕妇慎用。

松子仁(《开宝本草》)

松子仁为松科乔木红松等的种仁。

性味归经:甘,温。归肺、肝、大肠经。

功效:润肠通便。

临床应用:本品润肠通便,用于甲状腺病津枯肠燥便秘之证。可配火麻仁、柏子仁等同用。本品润肺止咳,用于肺燥咳嗽。本品松子仁含有油脂,其通便作用强,要强于麻仁、郁李仁。但由于本身又是食物,所以作为药物并不常用。

用量用法:5~10g,煎服,或入膏、丸。

使用注意:脾虚便溏、湿痰者禁用。

二、代表方剂

济川煎(《景岳全书》)

药物组成:淡苁蓉四钱,淮牛膝二钱,绿升麻五分,蜜炙,油当归三钱,福泽泻一钱五分,枳壳七分,蜜炙。

用法:水一钟半,煎七分,食前服。

功用:温肾益精,润肠通便。

主治:肾虚便秘。可用于甲状腺功能减退症之大便秘结,小便清长,腰膝酸软,舌淡苔白,脉沉迟。

方解：方中用肉苁蓉温肾益精，暖腰润肠，为君药；当归养血润肠，牛膝补肾壮腰，性善下行，为臣药；枳壳宽肠下气而助通便，此用升麻，是由于其入阳明清宣升阳轻阳得升，浊阴自降，有欲降先升之妙。肾虚气化失职，水液代谢失常，故用泽泻甘淡泄浊，又入肾补虚，配合枳壳，使浊阴降则大便通。

本方适用于甲减、老年人肾虚以及产后血虚之便秘。苁蓉配牛膝，苁蓉味甘气微温，养五脏益精气，补肾强阴而性柔润，牛膝味甘性微寒，滋肾养肝，强筋壮骨而性主下泄。两者相辅相成，以图根本；当归配枳壳，一辛润以补肝体，一辛散以泄肝用；升麻配泽泻，一升清气以输脾土，一降浊阴而泄火府。其构思之巧，配伍之精，堪为后学取法焉。

温脾汤（《备急千金要方》）

药物组成：人参、附子、芒硝、甘草各二两，大黄五两，当归、干姜各三两。

用法：以水七升，煮取二升半，分三服，临熟下大黄。

功用：攻下寒积，温补脾肾。

主治：甲状腺功能减退症的阳虚寒积，便秘，腹痛，脐下绞痛，手足欠温，苔白不渴，脉沉弦而迟。

方解：本方证治系由属脾肾阳气虚衰、冷积内结所致。以附子温补脾阳，祛除寒邪；大黄泻下，攻逐积滞大黄性虽寒，但有附子之辛热，则去性存用。芒硝、当归润肠软坚；干姜温中助阳；人参合甘草益气补脾，且甘草又能调和诸药。本方诸药合用，有寓温补于攻下的配伍特点。本方可用于甲减病程迁延日久。阳虚湿困，颈部肿胀，形寒肢冷，面色少华，精神倦怠，食少便溏或周身浮肿，舌淡胖、苔白滑，脉沉迟。

（陈如泉　裴迅）

第九节　温里祛寒类药物及代表方剂

一、温里祛寒类药物

附子（《神农本草经》）

附子为毛茛科植物乌头子根的加工品。

性味归经：辛、甘，大热。归心、肾、脾经。有毒。

功效：回阳救逆，补火助阳，逐风寒湿邪。

临床应用：本品回阳救逆，用于亡阳证之四肢厥冷、冷汗自出、脉微欲绝，配伍干姜、甘草用，治亡阳兼气脱者，配入补元气之人参同用；治脾肾阳虚、寒湿内盛所致脘腹冷痛、大便溏泄，配党参、白术等。本品药力颇强，能助心阳以通脉，补肾阳以益火，挽救散失之元阳，为"回阳救逆第一品药"。本品补火壮阳上助心阳、中温脾阳，下补肾阳，凡心、脾、肾诸脏阳气衰弱并均可选用。

本品可用于甲状腺功能减退症及甲亢心衰等脾肾阳虚及亡阳厥逆证。治甲减肾阳不足、命门火衰所致宫寒不孕、腰膝冷痛、月经不调、夜尿频多者,配肉桂、鹿角胶等同用,如右归丸。也可用甲状腺病伴寒痹疼痛。既温散止痛,又逐风寒湿邪,止痛力强,乃治寒痹要药。

用量用法:3~15g,本品有毒,宜先煎0.5~1小时。

使用注意:辛热燥烈,易伤阴动火,故热证、阴虚阳亢及孕妇忌用。反半夏、瓜蒌、贝母、白蔹、白及。内服须炮制,内服过量或炮制、煎煮方法不当,可引起中毒。

现代研究:实验研究表明,附子有明显的强心和升高血压作用,可加强心肌收缩力,增加收缩幅度,加快收缩频率,并有抗心律失常、抗休克作用。附子可扩张外周血管,对急性心肌缺血有保护作用,能明显延长小鼠耐缺氧时间。附子对机体免疫功能有一定的提高作用。附子能刺激局部皮肤、黏膜和感觉神经末梢,先兴奋产生瘙痒与灼热感,继而产生麻醉感,丧失知觉,有一定的局麻作用。附子所含的去甲乌药碱成分能明显降低家兔肾血流量,使尿中钠排泄减少,而对尿量和钾的排泄无明显影响。附子中的乌头碱对依赖钙调蛋白的环核苷酸磷酸二酯酶有拮抗作用。

干姜(《神农本草经》)

干姜为姜科植物姜的干燥根茎。

性味归经:辛,热。归脾、胃、肾、心、肺经。

功效:温中散寒,回阳通脉,燥湿消痰,温经止血。

临床应用:本品主要作用于中焦,散寒而运脾阳,为温暖中焦之主药。无论外寒内侵的实寒证,还是阳虚寒从内生的寒证,均可使用。本品用于脾胃虚寒之脘腹冷痛、食欲不振或呕吐泄泻,常配伍补脾益气之人参、白术,如理中丸。本品回阳救逆,与附子相须为用,力量不及附子,既助附子回阳救逆,又能降低其毒性,如四逆汤。

本品可用于甲状腺功能减退症及甲亢心衰等脾肾阳虚及亡阳厥逆证。治甲减脘腹冷痛、食欲不振或呕吐泄泻,常配伍补脾益气之人参、白术等药物。本品温肺化饮,其上能温肺散寒以化饮,中能温脾阳以绝生痰之源。用于甲减寒饮喘咳之形寒背冷、痰多清稀等症。

用量用法:3~10g,本品有毒,宜先煎0.5~1小时。

使用注意:阴虚内热、血热妄行者忌用。

现代研究:干姜能提高心率,增强离体心脏自主活动,对心脏血管运动中枢及呼吸中枢均有兴奋作用,还能使血管扩张,促进血液循环。能抑制胃液酸度和胃液分泌,有抗缺氧作用。

肉桂(《神农本草经》)

肉桂为樟科常绿乔术肉桂的干燥树皮。

性味归经:辛、甘,热。归肾、脾、心、肝经。

功效:补火助阳,引火归原,散寒通经,活血止痛。

临床应用:本品补火壮阳,用于肾阳不足、命门火衰之畏寒肢冷、腰膝冷痛、夜尿频多、阳痿宫寒等,配鹿角胶、附子等同用,如右归丸。本辛甘而热,益阳消阴,功效与附子相似,为补火壮阳要药。

本品散寒止痛、温经通脉,用于阳虚寒凝、血滞痰阻之阴疽、流注等。本品能温通血脉,促进血行,消散瘀滞为寒凝血滞之要药。本品引火归原,用于肾阳虚,虚阳上浮之面赤咽痛、心悸、失眠、脉微弱者。

本品可用于甲状腺功能减退症、甲亢心衰,桥本甲状腺炎及亚甲炎后期等脾肾阳虚所致甲减脘腹冷痛、食欲不振或宫寒不孕,常配伍补脾益气之人参、白术等药物。

用量用法:1~5g,宜后下。

使用注意:阴虚火旺、里有实热郁火、血热出血及孕妇忌用。畏赤石脂。

现代研究:肉桂醛能增强离体心脏的收缩力,改善心肌供血,对心肌有保护作用。肉桂对冠脉和脑血管有短暂扩张作用。预防静脉或动脉血栓的形成。对免疫系统有促进作用,对肾上腺皮质功能有保护作用,对内分泌系统有一定的影响。

吴茱萸(《神农本草经》)

吴茱萸为芸香科落叶灌木或乔木吴茱萸、石虎或疏毛吴茱萸的干燥近成熟果实。

性味归经:辛、苦,热。有小毒。归肝、脾、胃、肾经。

功效:散寒止痛,降逆止呕,助阳止泻。

临床应用:本品散寒止痛,用于甲减寒凝诸痛及气滞疼痛,尤以中焦虚寒,寒上逆之厥阴头痛、干呕、吐涎沫、苔白、脉迟者为宜,配伍生姜等同用,如吴茱萸汤。本品疏肝下气燥湿止呕,用于肝郁、肝胃不和之胁痛、口苦、呕吐者,配黄连用,如左金丸。

以本品研末,用米醋调敷足心(涌泉穴),还治口疮和高血压等。

用量用法:1~5g。外用适量,煎汤洗,研末干掺或调敷。

现代研究:吴茱萸有明显的抗胃溃疡、止吐、止泻作用,小剂量对离体肠表现出兴奋作用,大剂量表现出抑制作用,有较强的抗胃黏膜急性损伤的作用,并有一定的保肝作用。

二、代表方剂

真武汤(《伤寒论》)

药物组成:茯苓、芍药、生姜切各三两,白术二两,附子一枚炮、去皮、破八片。

用法:上五味,以水八升,煮取三升,去滓。温服七合,日三服。若咳者,加五味子半升,细辛、干姜各一两;若小便利者,去茯苓;若下利者,去芍药,加干姜一两;若呕者,去附子加生姜,足前成半斤。

功效:温补脾肾。

主治:甲状腺功能减退症的脾肾阳虚证及甲亢心脏病心衰阳虚水肿者。症见畏寒肢冷,小便不利,水肿,心悸、四肢沉重疼痛者。

方解:甲减的主要病机是肾阳虚,肾为先天之本,肾中元阳衰微,阳气不运,气化失司,开阖不利,以致水湿、痰浊、瘀血等阴邪留滞。用附子之辛热,壮肾之元阳。白术之苦燥,建立中土。生姜之辛散,佐附子以补阳,于主水中寓散水之意。茯苓之淡渗,佐白术以健土,于制水中寓利水之道焉。而尤妙在芍药之酸收,仲景之旨微矣。盖人之身,阳根于阴,若徒以辛热补阳,不少佐酸收之品,恐真阳飞越矣,以制附子温燥之性。用芍药者,是亟收阳气归根于阴也。

(陈如泉　裴迅)

第十节 镇静安神类药物及代表方剂

一、镇静安神类药物

磁石(《神农本草经》)

磁石为氧化物类矿物磁铁矿的矿石。开采后,除去杂石,选择吸铁能力强者入药。

性味归经:辛,咸,寒。归肝、心、肾经。

功效:潜阳安神,纳气平喘。

临床应用:本品具有平肝潜阳,镇静安神,纳气平喘的功效,用于甲亢患者阴虚阳亢或心火亢盛所致的烦躁不宁、心悸、失眠、头昏、头痛、目胀、眼花、视物不清等证。

在甲状腺病方面应用:用于治疗甲亢交感神经兴奋之心动过速、心动悸不安者,常与代赭石、珍珠母、龙齿、黄连、生地、黄芩等同用。用于治疗甲亢气阴不足、心血瘀阻、心神不宁,而见心动悸、脉结代者,可与党参、炙甘草、地黄、丹参、苦参等配伍使用。

用法用量:10~30g。入汤剂。入丸散,每次用1~3g。生者有吸铁力者效佳,呆者无吸铁力者效差。

注意事项:因吞服后不易消化,故入丸散,不可多服。脾胃虚弱者慎用。

现代研究:常用于哮喘、神经性头痛、癫痫、冠心病、高血压、白内障等。

酸枣仁(《神农本草经》)

酸枣仁为鼠李科落叶灌木或小乔木酸枣的种子。秋季果实成熟时采收。

性味归经:甘,平。归心、肝经。

功效:养心,安神,敛汗。

临床应用:本品能养心阴、益肝血而宁心安神,属于滋养性安神药。本品治虚烦不得烦为肝之阴血不足,黄连治心中烦不得卧,为心火有余。本品熟者补肝胆,治肝胆虚而不眠;生则泻肝胆,治肝胆有热而好眠。

在甲状腺病方面应用:可用于甲亢高代谢综合征出现的汗出、心动过速、心悸、失眠诸证,可配伍当归、白芍、何首乌等。肝虚有热之虚烦失眠,常配知母、黄柏、黄芩等。

用法用量:10~18g。亦可研末,睡前吞服,每服1.5~3.0克。

注意事项:阳虚喜睡者慎用。

现代研究:含桦脂醇、白桦脂酸、酸枣皂苷、维生素C等。煎剂有镇静作用;对动物有降温、镇痛及降低血压作用。

合欢皮(《神农本草经》)

合欢皮为豆科落叶乔木植物合欢的树皮。

性味归经:甘,平。归心、肝经。

功效:安神解郁,活血消肿。

临床应用:本品有安神解郁的功效。用于甲亢之心神不定,甲状腺肿大,眼球突出,失眠等证。用于治疗甲亢阴虚阳亢见有烦躁不安、易激易怒、健忘失眠等证,常与柏子仁、黄芩、珍珠母、煅龙骨、煅牡蛎等同用。本品又有活血消肿之功,甲亢患者之甲状腺肿大、突眼等证,亦可配伍三棱、莪术、红花等使用。

用法用量:10~15g,入煎剂。

注意事项:本品气缓力微,需重用久服。

现代研究:现代常用于神经衰弱,关节和慢性劳损性疼痛等。

珍珠母(《海药本草》)

珍珠母为珍珠贝科动物珍珠贝和马氏珍珠贝,或蚌科动物几种河蚌贝壳的珍珠层。

性味:咸,寒。归经:归肝、心经。

功效:平肝潜阳,清肝明目。

临床应用:用于甲亢肝阴不足,肝阳上亢引起的头昏头痛、烦躁失眠、目赤羞明等证。常与白芍、生地、炒栀子、黄芩、炒枣仁等伍用。用于治疗甲亢目突患者证见肝热目赤、肿痛、羞明者,常与石决明、千里光、青葙子、密蒙花、茺蔚子等同用。

用法用量:15~30g,入汤剂。

注意事项:本品应先煎。胃寒者慎用。石决明之功效与之相似,可以代用。

现代研究:主含碳酸钙(90%以上),另含碳酸镁、磷酸钙、角蛋白及甘氨酸、丙氨酸、苯丙氨酸、亮氨酸等二十余种氨基酸。还有铜、铁、镁、锰、锶、钛、锌等多种微量元素。口服粉剂,有中和胃酸及收敛作用,此与本品含碳酸钙等盐类有密切关系。

柏子仁(《神农本草经》)

柏子仁为柏科常绿乔木植物侧柏的种仁。

性味归经:甘,平。归心、肾、大肠经。

功效:养心安神,润肠通便。

临床应用:本品有与酸枣仁相类似的养心安神之效,用于甲亢阴血不足、心神失养的惊悸怔忡、虚烦不眠之证,常与酸枣仁、五味子、茯神等同用。肝胆虚之失眠选用枣仁,心血虚之失眠选柏子仁。柏子仁油多质润,有润肠通便之效,适用于甲减阳虚血少的肠燥便秘,常可与生首乌、松子仁、郁李仁等同用,以加强其润下作用。

用法用量:9~18g。

灵芝(《神农本草经》)

灵芝为多孔菌科植物灵芝(赤芝)或紫芝的子实体。

性味归经:甘、微苦,微温;心、脾、肺、肝、肾经。

功效:养心安神,补气益血,止咳平喘。

临床应用:《神农本草经》赤芝“主胸中结;益心气,补中,增慧智不忘,久食轻身不老,延年神仙”紫芝“主耳聋,利关节,保神,益精气,坚筋骨,好颜色,久服,轻身不老延年。”本品可用于甲亢心气虚或心血虚所致的失眠多梦、心惊怔忡、健忘呆滞等证,单用或配龙眼肉、远志等同用。

用法用量:3~15g。

夜交藤(《本草纲目》)

夜交藤为蓼科多年生蔓生草本植物何首乌的蔓茎,又叫首乌藤。

性味归经:甘,平。归心、肝经。

功效:养心安神,祛风通络。

临床应用:本品可用于甲亢阴虚血少所致的虚烦不眠、心悸等证,可与柏子仁、枣仁、远志等同用。

用法用量:9~30g。

功效比较:酸枣仁、柏子仁、灵芝、远志四者均为甘平之品,归心经。具有养血益阴,安神定志之功。主治心血不足,心肾不交,心脾两虚所致的心悸怔忡、失眠多梦、神魂不宁等证。常相须为用。但各有特点,其中酸枣仁养血安神作用强于其他药物,历代视之为养心阴、益肝血、安神、敛汗之良药。柏子仁质润,亦具滋养阴血之功。养心安神之力不及酸枣仁,又入肾、大肠经,具有滑肠益肾,润肠通便之功。灵芝既能养心安神,又可补气补肺、纳气平喘。除治疗心血不足,心气虚所致的失眠多梦、惊悸、怔忡外,又可治疗肺虚久咳,肺肾两虚之喘咳等证。远志辛苦微温,归心、肝、肺经,其性善宣泄通达,既能助心气,交接水火,使心肾相交以安神益智;又善豁痰利窍,开通心气,使神魂自宁,为祛痰开窍安神之佳品。兼能消痈散结。

二、代表方剂

酸枣仁汤(《金匮要略》)

药物组成:酸枣仁二升,甘草一两,知母二两,茯苓二两,芎䓖二两。

用法:上五味,以水八升,煮酸枣仁,得六升,纳诸药,煮取三升,分温三服。

功效:养血安神,清热除烦。

主治:用于甲状腺功能亢进症之虚烦不得眠,心悸盗汗,头目眩晕,咽干口燥,脉弦或细数等症。

临床应用:本方所治之虚烦失眠,乃由肝血不足,血不养心,阴虚内热所致。治宜养肝血安心神,佐以清热除烦。

方解:方中酸枣仁养肝血、安心神为君药。川芎条畅气血,疏达肝气,与酸枣仁相配伍,一酸收,一辛散,相反相成以达养血调肝安神之效。茯苓健脾宁心,助酸枣仁以安心神;知母清热除烦,又能缓和川芎之辛燥,共为辅佐药。使以甘草和中缓急。方用枣仁生心血,养肝血,所谓以酸收之,以酸补之是也。顾肝郁欲散,散以川芎之辛散,使辅枣仁通肝调营,所谓以辛补之。肝急欲缓,缓以甘草之甘缓,防川芎之疏肝泄气,所谓以土葆之。诸药合用,以达养血安神,清热除烦之效。本方为治甲亢患者肝血不足,虚火内扰心神之虚烦失眠的常用方。现临床上亦常用于神经衰弱而见烦躁失眠、心悸。

天王补心丹(《摄生秘剖》)

药物组成:人参去芦,白茯苓去皮,玄参炒,丹参炒,远志去木炒,桔梗各五钱,五味子烘,当归身酒洗,麦门冬去心,天门冬去心,柏子仁炒,酸枣仁炒,各二两,生地黄四两,酒洗上为末。

用法:炼蜜丸如椒目大,白滚汤下。

功效:滋阴清热,补心安神。

主治:甲状腺功能亢进症之阴亏血少的失眠、心悸诸证。症见虚烦心悸,夜寐不安,精神衰疲,梦遗健忘,不耐思虑,大便燥,口舌生疮,舌红少苔,脉细而数。

方解:方中生地滋阴清热,为方中君药;玄参助生地壮水以制火;天冬、麦冬滋水之上流,增阴液以清虚火,使心神不为虚火所扰,丹参、当归补血养心,使心血足而神自安;人参、茯苓益心气而安心神;柏子仁、远志宁心安神,共为臣药;五味子、酸枣仁酸收以敛心气,使心气平则神自宁为佐药;桔梗载药上行,朱砂为衣取其入心以安神共为使药。诸药合用共成滋阴养血安神之剂。现临床上亦用于神经衰弱、甲状腺功能亢进,症见眩晕不寐,心悸怔忡,舌红少苔属阴亏血少者,均可用本方加减治疗。本方由较多养阴滋腻之品组成,对于脾胃虚寒、胃纳欠佳、湿痰留滞者均不宜长期服用。

孔圣枕中丹(《备急千金要方》)

药物组成:龟甲、龙骨、远志、石菖蒲各等分。

用法:上药为末。食后服方寸匕,一日三次。

功效:滋阴降火,宁心安神。

主治:思虑过度,阴虚火旺,以致健忘多梦,心悸怔忡,头晕失眠,遗精盗汗等症。

临床应用:阴虚火旺,心肾不交所致。故治宜相配,达到降火宁神的目的。

方解:方中龟板、滋(肾)阴降火,龙骨镇心安神,远志、菖蒲既能安神益智,又能祛痰利窍,合龟板、龙骨具交通心肾,镇心安神之效。临床常用于甲亢或神经衰弱属于阴虚火旺而见健忘怔忡,失眠多梦者。

甘麦大枣汤(《金匮要略》)

药物组成:甘草三两,小麦一升,大枣十枚。前三味,以水六升,煮取三升,温分三服。

功效:补养心气,宁心安神。

主治:妇人脏躁,喜悲伤欲哭,像如神灵所作,数欠伸。甲状腺病情志失常见有上述症状者。

临床应用:脏躁一症,指喜悲伤欲哭,精神恍惚,烦闷急躁,或作痉挛,或惊狂如癫痫,种种神态失常状态,以妇人较为多见,即非妇人亦多有之。

方解:脏躁,多由肝气抑郁和心气不足所致,治宜和中缓急,养心宁神。方中甘草甘缓和中,以缓急迫,深合内经"肝苦急,急食甘以缓之"之意;小麦甘寒,补养心气,兼能宁神;大枣甘平,补益中气,坚志除烦;三药相配,共奏甘润缓急,养心宁神之效。

(陈如泉 裴迅)

第十一节　清肝明目类中药及代表方剂

一、清肝明目类中药

谷精草(《开宝本草》)

谷精草为谷精草科植物谷精草的干燥带花蕾的头状花序。

性味归经:甘,平。归肝、胃经。

功效:疏散风热,明目退翳。

临床应用:谷精草轻浮上行之力较强,善于散头面风热而明目退翳,并长于除星翳(角膜所致的点状斑翳)。用于风热目赤和各种翳障。

本品用于治疗甲状腺相关眼病急性期,症见目赤肿痛,羞明多泪,眼球作胀,可与荆芥、龙胆草、赤芍等配伍使用。

功效比较:谷精草明目作用类似菊花,但菊花偏于辛凉,兼有疏散风热作用。而谷精草偏于辛甘平,偏于疏风明目作用。

用法用量:6~15g。复方煎服。

注意事项:脾胃虚寒者慎用。

木贼草(《嘉祐本草》)

木贼草为木贼科植物木贼的地上干燥部分。

性味归经:味甘、微苦,性平。归肺、肝、胆经。

功效:疏风散热,明目退翳。

临床应用:木贼入肝、胆二经,其性升浮,能疏散肝经风热而消翳障,为眼科所常用。木贼轻浮外散之力较强,既能散风热、明目退翳,又可止泪。用于治风热而致的目赤、翳障,与菊花、白蒺藜、决明子配用。主治甲亢肝经风热,目赤肿痛,热泪时流,渐生翳膜,常与菊花、白蒺藜及防风等同用,以散风热。若老人甲亢眼病肝肾两虚,风邪外袭,冷泪时流,迎风更甚,目无痛感,常与生地、旱莲草、女贞子等同用。

功效比较:木贼与谷精草均能疏风热、退目翳。主治风热目赤肿痛、头痛、多泪、目生翳膜等症。但木贼兼益肝胆、通窍止泪。又治肝虚之目疾。谷精草长于疏散头面风热,退星翳。治多种翳障证。

用法用量:内服煎汤,3~10g;或入丸、散。外用适量,研末撒。

使用注意:气血虚者慎服。明代缪希雍《本草经疏》:"目疾由于怒气,及暑热伤血暴赤肿痛者,非其所任。"明代倪朱谟《本草汇言》:"多服损肝,不宜久用。"

青葙子(《神农本草经》)

青葙子为苋科一年生草本植物青葙的成熟种子。

性味归经:苦,微寒。归肝经。

功效:清肝泻火,明目退翳。

临床应用:青葙子苦寒沉降,善泻肝火,清肝明目,并能平肝阳。用于肝火上炎而致的目赤肿痛、目生翳膜、视物昏花,与车前子、决明子、大黄等配用。治疗甲亢、眼突患者,伴有目赤、目胀、肿痛,视物昏暗不清,常与草决明伍用。

功效比较:决明子既清泄肝火、平肝阳,又能疏散风热,而且在清热中略有补肝肾之功,为明目之佳品。凡肝经郁火,头痛目赤或肝肾阴亏,目暗不明均可用之。又兼有润肠通便之功。密蒙花清肝热、退目翳之功较为缓和。为味甘微寒之品,清中有补,既可清热,又能养肝阴,故不论虚证、实证皆可配用。夜明砂为肝经血分药,有清肝、散瘀、明目功效,除治疗肝热目赤外,又善治雀目内外翳障、疳积及跌打损伤瘀阻疼痛等证。

用法用量:3~15g,煎服。

注意事项:本品清热力量较强,且有扩瞳作用,伴有青光眼及低血压者忌用。

千里光(《本草图经》)

千里光为菊科多年生草本植物千里光的全草。

性味归经:苦,寒。归肝、肺、大肠经。

功效:清热解毒,明目去翳。

临床应用:用于甲亢热邪上扰之目赤疼痛、两目生翳、迎风流泪等症,可配伍龙胆草、黄芩、生石决明、草决明、茺蔚子、青葙子等使用。若甲亢服药过敏,皮肤瘙痒、红斑者,可用本品。清热利湿,杀虫止痒。可配伍地肤子、白藓皮、苦参、防风等药物。

用法用量:煎服,9~15g,(鲜品15~30g)。外用煎水洗、捣敷或熬膏涂。

使用注意:脾胃虚寒泄泻者忌服。

现代研究:含毛茛黄素、菊黄质、对羟基苯乙酸、水杨酸、香草酸、氢醌、胆碱等。体外抑菌试验证明,千里光对革兰阳性及阴性细菌有明显抑制作用。以对福氏痢疾杆菌、志贺氏痢疾杆菌及卡他奈氏球菌为敏感。其原生药水煎剂对金黄色葡萄球菌、伤寒杆菌、甲型及乙型副伤寒杆菌、八叠球菌、绿脓杆菌、脑膜炎双球菌等有较强的抑制作用。对钩端螺旋体具有强烈的杀灭作用。在体外对阴道滴虫有一定的抑制作用。

决明子(《神农本草经》)

决明子为豆科一年生草本植物钝叶决明或决明的成熟种子。

性别归经:甘、苦、咸,微寒,归肝、大肠经。

功效:清肝明目,通便。

临床应用:本品苦寒泄热,甘咸益阴,既能清泄肝火,又兼益肾阴,为明目佳品,虚实目疾,均可应用。用于肝经实火,目赤肿痛,羞明多泪者,常与夏枯草、栀子等同用;若风热上攻,头痛目赤者,常与菊花、桑叶等同用;若肝肾阴亏,目暗不明者,常与沙苑子、枸杞子等同用。本品性质凉润,又有清热润肠通便之效。用于内热肠燥,大便秘结,常与火麻仁、瓜蒌仁等同用。

在甲状腺病中的应用:主要是取其清肝明目之功。甲亢中最常见的Graves病,患者多合并TAO,症见不同程度的突眼、眼胀、眼肿、畏光、流泪、视物模糊或重影、双眼闭合不全等。

甲状腺病中的相关眼病多由肝经郁火所致,肝胆火盛,循经上扰,致经脉闭阻,血壅气滞,故而目赤目痛。决明子苦能泄热,咸能软坚,甘能补血,又能升散风邪,能清泄肝经郁火,历来为治目赤肿痛的要药。对甲亢伴有眼部胀感、畏光、流泪、视物模糊等其中一个或多个症状的患者,以及 TAO 患者,均可使用。

用量用法:一般用量为 10~15g,多煎服,用于通便不宜久煎。

使用注意:因其性凉质润,具通便作用,气虚便溏者不宜应用。

二、代表方剂

菊花散(《太平惠民和剂局方》卷七)

药物组成:由菊花(去梗)六两,白蒺藜(炒,去刺)、木贼(去节)、羌活(去芦不见火)、蝉蜕(去头、足、翅)各三两组成。

用法:为细末,每服二钱,食后临卧,茶清调下。现用饮片,水煎服。

功效:清热散风,退翳明目。

主治:风热上攻,眼目赤肿,昏暗羞明,隐涩难开,攀睛胬肉,或痒或痛,渐生翳膜,及暴赤肿痛。

临床应用:本方所治证属风热上攻眼目,治宜清热疏风,明目退翳。

方解:本方用菊花为君药,散风清热,凉肝明目,羌活、蝉蜕为臣药,散风清热;白蒺藜、木贼为佐药,清热凉肝,疏风明目,茶为使药,明目散风,清利头目。合而用之,功可清热散风,退翳明目,消肿止痛。

现临床上治疗风热上攻,目赤羞明,肿痛生翳者。亦用于甲亢突眼急性期伴急性结膜炎见有目赤、肿痛、流泪、羞明等症状者。若肝肾阴血亏虚而目糊,视物不清者不宜用。

密蒙花散(《太平惠民和剂局方》)

药物组成:密蒙花(净)、石决明(用盐同东流水煮一伏时,漉出研粉)、木贼、刺蒺藜(炒去尖)、羌活(去芦)、菊花(去土)各等分组成。

用法:为细末,每服一钱,食后,腊茶清调下,日二服。现用法为饮片,水煎服。

功效:疏风散热,明目消肿。

主治:风热攻注,两眼昏暗,羞明多眵,隐涩流泪难开,或痒或痛,或生翳膜,视物不清,或久患偏头痛,牵引两眼,渐觉细小,昏涩隐痛,或暴赤肿痛。

临床应用:本方所治证属风热攻注于目,治宜疏风清热,明目消肿。

方解:方用密蒙花为君药,祛风清热消肿止痛;羌活、菊花,散风清热为臣药,合君药则辛透疏散风热,解肌发表消肿明目;佐以木贼、刺蒺藜疏风清热;石决明平肝清火,配合君药以疏散风热而止泪,消肿止痛而明目,故可治疗风热攻注,双目昏暗羞明者。若肝肾阴血不足而引起的目暗、视物不清者不宜。

明目地黄丸(《审视瑶函》)

药物组成:熟地黄(焙干)四两,生地黄(酒洗)、山药、泽泻、山茱萸(去核,酒洗)、牡丹皮(酒洗)、柴胡、茯神、当归身(酒洗)、五味子(烘干)各二两组成。

用法：上为细末炼蜜为丸，如桐子大，每服三钱，空心盐汤送下。忌萝卜。亦可作汤剂，水煎服，但用量按原方比例酌减。

功效：滋阴补肾，益精明目。

主治：肾虚阴亏，目暗不明，视物昏糊不清，视力减退。

临床应用：本方所治证属肾虚阴亏所致，治宜补肾滋阴，益精明目，壮水之土，以制阳光。

方解：方中重用熟地滋阴补肾，滋阴则火自降补肾则精自生。配用生地以增强熟地滋阴之力。山药益脾固精，以培万物之母。当归身养血补虚，使目得血而能视。山茱萸补肝肾，益精血，五味子养五脏，强阴益精，二味均有明目之效，丹皮清泄肝火，使山茱萸补而不涩。泽泻泄肾利湿，使熟地补而不腻。茯神养神而生明照之精，柴胡升阳引药上行，归于精明之窠。诸药合用，共奏补肾明目之效。本方为眼科常用方，临床以肾虚目暗不明，视物昏糊，视力减退为辨证要点。现常用本方治疗玻璃体混浊、视神经萎缩等眼科疾患属肾虚阴亏者。

（陈如泉　裴迅）

第十二节　敛汗固表类中药及代表方剂

一、敛汗固表类中药

浮小麦（《本草蒙筌》）

浮小麦为禾本科植物小麦的干燥瘪瘦的果实，各地均产。以水淘之，浮起者为佳。

性味归经：味甘，性凉。归心经。

功效：除虚热，止汗。

临床应用：本品用于甲状腺病的气虚自汗及阴虚盗汗。善于益气除热止汗，且有一定扶正祛邪之功，然其止汗之力温和，用量要稍大，方能奏效。又可养心安神，治妇人脏躁证，配伍炙甘草、大枣等，如《金匮要略》甘麦大枣汤。本品可用于甲状腺功能亢进症的气阴两虚所致的盗汗、自汗。同黄芪、牡蛎、麻黄根配伍，以益气固表止汗；阴虚者则配知母、黄柏、龟板之类以清热滋阴、敛汗。用于阴虚发热，或骨蒸劳热。浮小麦有益气养阴除热之功。临床常与生地、白薇、地骨皮等养阴清热药、配伍，以增强疗效。

用法用量：内服煎汤，15~30g；或研末。止汗宜微炒用。

现代研究：本品含淀粉、蛋白质、维生素等。临床观察有止汗及镇静作用。

麻黄根（《别录》）

麻黄根为麻黄科多年生草本状小灌木草麻黄木贼麻黄或中麻黄的根。立秋后采挖。

性味归经：甘，平。归心、肺经。

功效：止汗。

临床应用：本品用于甲状腺功能亢进症治自汗、盗汗症。麻黄根性收涩，入肺经而行于表分，功专止汗而无扶正之效，内服外用，有较强的止汗效果。以其与牡蛎共研细粉外扑，亦治虚汗不止。本品专用于止汗,无论气虚自汗;阴虚盗汗均可应用,重者须随证配伍适当药物。

本品可用于甲状腺功能亢进症治自汗、盗汗症。阴虚盗汗,常配五味子、山茱肉、牡蛎等;治气虚自汗则常配以黄芪、白术等药。

用法用量:3~9g。

使用注意:有表邪者忌用。

现代研究:本品含生物碱。其中有升压成分麻黄根素,降压成分麻黄根碱甲和乙。除对血压的影响外,麻黄根浸膏尚可使蛙心收缩减弱,对肠管、子宫等平滑肌呈兴奋作用。

糯稻根须(《中华本草》)

糯稻根须为禾本科一年生草本植物糯稻的干燥根须。

性味归经:甘,平。归心、肝经。

功效:止虚汗,退虚热。

临床应用:本品糯稻根入心、肝、胃经,既能养阴敛汗,又可退虚热。用于自汗、盗汗,单用煎服有效。适用于甲亢气虚自汗、阴虚盗汗证,单用或配牡蛎、浮小麦、白芍等应用。兼能益气,但作用较弱。此外,还可退虚热,适用于甲亢等病而兼有潮热、盗汗等虚热者,但单用则力弱。

用量:30~60g。

五倍子(《本草拾遗》)

五倍子为漆树科植物盐肤木、青麸杨或红麸杨叶上的虫瘿主要由五倍子蚜寄生而成。

性味归经:酸、涩,寒。归肺、大肠、肾经。

功效:收敛固涩、敛肺降火。

临床应用:本品功专收敛,从而达到固精止遗、收敛止血、固表止汗、涩肠止泻等作用,本品收敛固涩,可用于自汗、盗汗,可与五味子、浮小麦等同用。久泻久痢,常与诃子、五味子同用。可用治遗精、滑精、崩漏、便血、痔疮等证。外用又能治湿疮流水、溃疡不敛、疮疖肿毒、肛脱不收、子宫下垂等,可单味或配合枯矾研末外敷或煎汤熏洗。本品敛肺降火,可用于热灼肺络之咳嗽、咯血,常与藕节、白芨等同用。五倍子性寒,兼入肾经,收敛作用尤强,又有降火化痰、固精、敛汗、止血等功。

可用甲状腺功能亢进症合并糖尿病,可收涩水谷精微从尿排泄。

用法用量:3~10g。入丸散,每次 1~1.5g,外用适量。

莲子(《神农本草经》)

莲子为睡莲科植物莲的种仁。

性味归经:甘、涩,平。归脾、肾、心经。

功效:补脾止泻,益肾固精,养心安神。

临床应用:本品补脾止泻,可用于老年性甲状腺病胃肠型脾虚泄泻、食欲不振者,可单用本品,或与茯苓、白术等同用,如参苓白术散。本品益肾固精止带,可用于甲状腺病肾虚不固,遗精滑精,及女子肾虚带下症。

本品养心安神,治疗甲状腺病心肾不交之虚烦,心悸失眠者,常与酸枣仁、茯神等药配伍,如归脾丸。

功效比较:莲子、芡实、莲须、金樱子诸药均味甘涩性平,入肾经,同具有固肾涩精缩尿之功。常相须配用,主治肾虚相关不固之遗精、遗尿、尿频、带下等。然又各具特点,其中莲子又入心、脾二经,既能补益,又可收涩,功似芡实,然尤善健脾,兼能养心益肾,善治脾虚泄泻及心肾不交、心火亢盛之证。芡实既能收敛固涩,又具补脾祛湿止泻之功。莲须既能涩肠止泻,又长于清心固肾、涩精止血。尤善治梦遗滑精、尿频遗尿、带下等,配伍山萸肉、覆盆子、牡丹皮、龙骨、山药等。金樱子味酸,又入膀胱经、大肠经。功专固涩下焦,有较好的收敛作用,又长于治疗体虚下元不固所致的遗精、尿频、白带、泻痢等证,单用有效,也可配伍白术、山药等。

用法用量:10~15g,去心打碎用。治疗心肾不交之虚烦不宜去心。

桑螵蛸(《神农本草经》)

桑螵蛸为螳螂科昆虫大刀螂、小刀螂或巨斧螳螂的卵鞘。

性味归经:甘、咸,平。归肝、肾经。

功效:固精缩尿,补肾助阳。

临床应用:本品固精缩尿,用于甲状腺病患者肾虚不固之遗精滑精、遗尿、尿频、白浊,常与五味子、龙骨配伍,如桑螵蛸丸。乃治肾虚尿频遗尿要药。本品补肾助阳,用于肾虚阳痿,常与肉苁蓉、菟丝子等药同用,作用平和。

功效比较:螵蛸、益智仁、覆盆子三药皆入肾经,既能固精缩尿,又可补肾,为常用的补肾固涩之品。然三者又各有特点,其中桑螵蛸甘咸性平,功专于下,为补肾助阳之良药。长于治下焦虚冷之遗尿、尿频,肾阳虚之阳痿。益智仁既能温补肾阳,又可温脾止泻,摄涎唾,为一味能补能收、标本兼治之品。覆盆子甘补酸收,微温而不燥、既长于固精缩尿、补肾助阳,又可补肝肾而明目。

用量用法:3~10g。

使用注意:阴虚火旺、内有湿热的遗精、小便短数者忌用。

现代研究:均具收敛、抗利尿及一定程度的强壮作用。

二、代表方剂

玉屏风散(《丹溪心法》)

药物组成:由黄芪一两,白术一两,防风一两(《医宗金鉴》将三药均作等分)组成。

用法:上制为散,每服三钱,水一钟半,姜三片,煎服。现用法除作为粗末煎汤外,亦可用颗粒剂中服,用量按原方比例酌量。

功效:益气固表止汗。

主治:表虚自汗,以及虚人腠理不密,易于感冒,汗出恶风,面色㿠白,舌质淡苔薄白,脉浮缓。

临床应用:甲亢或甲减的气虚自汗证,以及甲状腺病气虚易感风邪者。

方解:本方是治疗气虚自汗的代表方剂。方中黄芪益气固表,用为君药。臣以白术补气健脾,配伍黄芪。以补脾而助气血之源,使气充血旺则卫表得固而汗可止。佐以防风走表而祛风邪,合黄芪、白术以益气散邪。且黄芪得防风,固表而不致留邪;防风得黄芪,祛邪而不伤正,实系补中有疏,散中寓补之意。故李东垣说:"黄芪得防风而其功益大,取其相畏而相使也。"本方补散兼施,以补为主,若气虚自汗不止者,加党参、浮小麦、麻黄根、牡蛎以加强补气固表作用。

牡蛎散(《太平惠民和剂局方》)

药物组成:黄芪(去苗、土),麻黄根(洗),牡蛎(水淬浸,刷去土,火烧通赤)各一两(《世医得效方》有知母)组成。

用法:上三味为粗散,每服三钱,水盏半,小麦百余粒(《三因极一病证方论》有葱白三寸,《世医得救方》有薤白三寸),同煎至八分,去渣热服,日二服,不拘时候。现用法为作汤剂,水煎服,用量按原方比例酌减。

功效:固表止汗。

主治:甲状腺病体虚卫外不固的自汗症患者,症见自汗,夜卧尤甚,久而不止,身体消瘦,心悸惊惕,短气烦倦,脉虚弱。

临床应用:本方所治自汗、盗汗是由于体虚卫气不固,又复心阳不潜,阴不内守所致。

方解:方中牡蛎收敛止汗,敛阴潜阳,为君药。臣以黄芪益气固表,麻黄根止汗,以增强敛汗固表之功。佐以小麦养心阴。诸药合用,益气固表,收敛止汗,使卫气得固,营阴内守,而病可愈。本方亦常用于病后、妇人产后身体虚弱,或肺痨之自汗或盗汗。

当归六黄汤(《兰室秘藏》卷下)

药物组成:当归、生地黄、熟地黄、黄柏、黄芩、黄连各等分,黄芪加一倍组成。

用法:上为粗末,每服五钱水二盏,煎至一盏,食前服。小儿减半服。

功效:滋阴清热,固表止汗。

主治:阴虚火旺证伴见盗汗者。

临床应用:甲状腺功能亢进症的阴虚火旺迫津外出所见盗汗症患者。

方解:用当归、生地黄、熟地黄以滋阴养血,配伍黄芩、黄连、黄柏之苦寒泻火,以治盗汗之本。"然此方之妙,则在于苦寒,寒则胜热,而苦复能坚之"。对于"阴愈虚则火愈动,火愈动则汗愈出"者,甚为适宜。尤妙在大苦大寒之中倍加黄芪以固表止汗,使之相得益彰,以收滋阴清热,固表止汗之功。故李东垣称其"治盗汗之圣药也"。若汗出过多者、加麻黄根、浮小麦、糯稻根、瘪桃干或龙骨、牡蛎等固涩之品。李时珍说:"当归六黄汤加麻黄根,治盗汗甚捷。"本方性味苦寒者居多,若脾胃虚弱,纳减便溏者,则不宜。

(陈如泉 裴迅)

第十三节 陈如泉运用子实类药治疗瘿病经验举隅

陈如泉教授博览群书,善于采用中西结合疗法治疗甲状腺相关疾病,尤其注重中草药的选用,其喜用果实种子类药。在选用过程中,陈教授既遵循药物的性味归经及功效主治,又适当结合现代药理研究,其处方遣药简小而精当,每获良效。

一、瘿病病因病机

瘿病是由于情志、饮食及体质等各种因素作用于机体,导致肝气郁滞,疏泄失常,甚则郁久化火,或气滞痰阻。日久又可变生瘀血,而痰结血瘀之处往往在肝胆经脉循行之处。《灵枢·经脉》:"胆足少阳之脉,起于目锐眦,上抵头角,下耳后循颈","肝足厥阴之脉……布胁肋,循喉咙之后,上入颃颡,连目系",故临床常见瘿病患者目珠突出、颈前肿大等。而病至后期,往往表现为气阴两虚,或虚实夹杂之症。西医学中甲状腺功能亢进、甲状腺结节、甲状腺炎、甲状腺瘤等多归属此类。而甲状腺功能减退则更多表现为脾肾阳虚的证候,故而将其归类于虚劳范畴。

二、常用果实种子药

(一) 理气化痰消瘿

①川楝子:清代张璐《本经逢原》:"川楝苦寒性降,能导湿热下走渗道……而不知其荡热止痛之用……"②莱菔子:清代《医林纂要》:"熟用,下气消痰,攻坚积。"朱丹溪曾言:莱菔子治痰,有冲墙倒壁之功。"③紫苏子:明代贾所学《药品化义》:"苏子,子主降,味辛气香主散,降而且散,故专利郁痰。"④白芥子:明代李时珍《本草纲目》:"利气豁痰,除寒暖中,散肿止痛"。明代贾所学《药品化义》:"痰在皮里膜外非此不达。"⑤橘核:清代汪昂《本草备要》:"行肝气,消肿散毒。"⑥荔枝核:清代汪昂《本草备要》:"入肝肾,散滞气,辟寒邪"。⑦葶苈子:《神农本草经》:"主癥瘕积聚,结气,饮食,寒热,破坚。"⑧刺蒺藜:《神农本草经》:"久服,长肌肉,明目。"《本草求真》:"宣散肝经风邪,凡因风盛而见目赤肿翳……服此治无不效"。⑨薏苡仁:明代李时珍《本草纲目》:"薏苡仁,阳明药也,故能健脾益胃……上能胜水除湿,故泄痢水肿用之。"临床见颈前肿大,辨证属痰气瘀阻而无结节者,陈教授常用三子养亲汤加穿山龙、橘叶等药物,若见甲状腺囊肿者,又加用瞿麦及薏苡仁。

(二) 活血化瘀消瘿

①王不留行:唐代甄权《药性论》:"治风毒,通血脉"。《本经疏证》:"可见其能使诸血不旁流逆出,其当顺流而下者,又能使之无所留滞,内而燧道,外而经脉,无不如之"。②急性子:清代叶天士《本草再新》:"治诸恶疮,败一切火毒"。《本草正义》:"治外疡坚块,酸肿麻木,阴发大症,研末熬膏贴患处,极能软坚消肿"。③桃仁:《神农本草经》:"主瘀血,血闭癥邪"。症见颈前肿大,辨证属痰血瘀阻伴有结节者,陈教授常选用上述活血药,并配合鬼箭羽、郁金、猫爪草及浙贝母等,酌加土鳖虫、水蛭或蜣螂虫等虫类药搜剔络脉。

(三) 疏肝明目

①茺蔚子:明代缪希雍《本草经疏》:"茺蔚子……此药补而能行,辛散而兼润者也。目者,肝之窍也,益肝行血故明目益精"。②青葙子:唐代甄权《药性论》:"治肝脏热毒冲眼,赤障青盲翳肿。"清代张德裕《本草正义》:"其子苦寒滑利,善涤郁热,故目科风热肝火诸症统以治之"。③决明子:《神农本草经》:"主青盲,目淫,肤赤,白膜,眼赤痛,泪出,久服益精光。"清代黄宫绣《本草求真》:"决明子,除风散热。凡人目泪不收,眼痛不止……故为治目收泪止痛要药"。④车前子:唐代甄权《药性论》:"能去风毒,肝中风热,毒风冲眼目,赤痛障翳"。症见视物不清、重影及畏光流泪,陈教授除用上述药外,又常根据病情加减用药,目珠明显突出

者,用水蛭、浙贝母、泽泻等;眼突日久难治者,重用黄芪或少量使用制马钱子;病涉及眼睑,如上睑退缩者,用钩藤、僵蚕;上睑下垂者,选黄芪、葛根;眼睑浮肿者,择防风、蝉蜕而用。

(四) 养肝滋肾

①女贞子:明代李时珍《本草纲目》:"强阴,健腰膝,变白发,明目"。清代汪昂《本草备要》:"益肝肾,安五脏……明耳目"。②枸杞子:明代缪希雍《本草经疏》:"为肝肾真阴不足,劳乏内热补益之要药……故服食家为益精明目之上品"。③桑椹子:明代兰茂《滇南本草》:"益肾脏而固精,久服黑发明目"。明代缪希雍《本草经疏》:"为凉血补血益阴之药"。④五味子:清代汪昂《本草备要》:"性温。五味俱备,酸咸为多,故专收敛肺气而滋肾水。益气生津,补虚明目"。甲亢属气阴两虚者,常见双眼干涩、眼胀、乏力及自汗、盗汗等,陈教授常以此类药配合大剂量黄芪、二至丸及八珍汤加减而用。

(五) 温脾补肾壮阳

①菟丝子:《神农本草经》:"久服明目。轻身延年。""主续绝伤,补不足,益气力肥健"。清代张璐《本经逢原》"菟丝子去风明目,肝肾气分药也"。②沙苑子:明代倪朱谟《本草汇言》:"沙苑蒺藜,补肾涩精之药也……能养肝明目,润泽瞳仁……乃和平柔润之剂也"。③补骨脂:宋代刘翰《开宝本草》:"主五劳七伤",明代缪希雍《本草经疏》:"补骨脂,能暖水脏,阴中生阳,壮火益土之要药也。"④吴茱萸:明代缪希雍《本草经疏》:"吴茱萸,辛温暖脾胃而散寒邪,则中自温,气自下,而诸证悉除。"

甲减属脾肾阳虚者,常见怕冷、形体肥胖或大便秘结,陈教授常同时使用巴戟天、淫羊藿、续断及黄芪等,见大便难者,肉苁蓉、生首乌、桑椹子亦可用之。

(六) 清热解毒

①连翘:《神农本草经》:"主寒热,鼠瘘,瘰疬,痈肿,恶创,瘿瘤"。②龙葵子:唐代甄权《药性论》:"明目。"唐代苏敬《唐本草》:"疗疔疮"。宋代苏颂《本草图经》:"治风,益男子元气,妇人败血"。③栀子:《神农本草经》:"主五内邪气;胃中热气,面赤;酒齇鼻,白癞、赤癞、疮疡"。④牛蒡子:明代贾所学《药品化义》:"牛蒡子能升能降,力解热毒……诸毒热壅,马刀瘰疬,颈项痰核"。

亚甲炎患者常以发热及颈部剧痛拒按,陈教授治此,独有妙方,用小柴胡汤加减,除加上述子实药外,还用玄胡、土贝母、蚤休及郁金等。

三、经验体会

配伍用药

临床运用果实种子类药并非单味使用,而是需与其他药相互配合使用才能更好地发挥其疗效。陈教授常将理气药与化痰、活血药同用,疏肝凉肝药中不忘滋养肝体,滋补肝肾药中少佐平补肾阳之菟丝子、沙苑子,温补脾肾药中少佐平补肾阴之枸杞子、桑椹子,滋养阴血药中加用黄芪,温壮肾阳药中同用暖肝药等。

1. 内服与外用结合　陈教授治病不拘一法,常常中西药合用,内外并治,其自制有复方甲亢片、消瘿甲亢片、活血消瘿片及各种外用消瘿膏等。其中复方甲亢片用于辅助或替代西药抗甲状腺药物来控制甲亢症状,降低 FT_3、FT_4,提升 TSH,同时还能减少西药带来的不良反应;消瘿甲亢片用于甲亢伴有甲状腺肿大者;活血消瘿片用于结节性甲状腺肿大者。其研制的外用消瘿膏用于甲状腺肿大或长有结节者,理气消瘿膏用于气滞痰阻型,散结消瘿膏用于痰血瘀阻型,温阳消瘿膏用于脾肾阳虚型。

2. 结合现代药理研究　陈教授不仅辨病辨证施药,更能结合现代药理研究创制新法,例如三子养亲汤能明显抑制小鼠甲状腺吸碘率,与甲基硫氧嘧啶有协同作用,从而抑制甲状腺功能;女贞子及枸杞子具有升高白细胞、促进和调节免疫功能及护肝降酶等作用;连翘有广谱抗菌作用,并有抗炎及解热功效,其煎剂有抗肝损伤作用等。

(董　艳　陈如泉)

第十四节　虫类药在瘿病领域的应用

虫类药是动物类药的一部分,是指药用某种动物的干燥全体、除去内脏的动物体或部分动物的分泌物、排泄物、生理或病理产物以及虫类加工品。虫类药在我国应用有着十分悠久的历史,历代本草对虫类药都有许多详细的记载。几千年来,虫类药和植物药、矿物药一样,为人民的卫生健康事业做出了巨大的贡献。近年来,现代医学加大了对虫类药物的药理研究,其对某些疾病的治疗作用日渐突出,一些虫类药物在临床治疗有了新的突破。

一、虫类药应用的历史沿革与治瘿梗概

虫类药具有独特的生物活性,历代医家都十分重视。早在春秋战国时期,《山海经》146种治病药物中,已有83种动物类药物。《五十二病方》中记载了虫类药达16种。《神农本草经》记载虫类药28种,占全书所载药物的8%以上。张仲景《伤寒杂病论》中运用有虫类药的下瘀血汤、抵当汤、鳖甲煎丸等方剂,法度严谨、立方精良,对后世虫类药的应用起着示范和推动作用,表明汉代时期对虫类药的使用就已经积累了宝贵经验。此后,在东晋葛洪的《肘后方》、唐代孙思邈的《千金方》、王焘的《外台秘要》、宋代许叔微《本事方》等书中,将虫类药更广泛地应用于内、外、妇、儿各科,所用品种都有所增加。明代李时珍全面总结了药物的治疗经验,在《本草纲目》中记载的虫类药达107种,占动物药(444种)的24%,使虫类药的应用得到了很大的拓展。清代叶天士《临证指南医案》中89门中,运用虫类药治疗的有积聚、疟、痹、疝、头痛、胃痛、疮疡、痘、痫痉厥等9门。清代的温病医家杨栗山、王孟英、吴鞠通以及善用活血化瘀方药的王清任等,他们敢于创新,广泛应用虫类药治疗各种疾病。近代善用虫类药的医家则以张锡纯、章次公等为代表,为后世留下了宝贵的经验。国医大师朱良春教授所著《虫类药的应用》,是国内第一部来源于临床实践,专述虫类药临床应用的著作。总之,中医药界非常重视虫类药的应用与研究,不仅广泛应用于内外各科的常见病、多发病,而且还用于恶性肿瘤、血液病、结缔组织病及内分泌疾病等疑难杂症、沉疴痼疾,使虫类药的应用别开生面,大大地拓展了它的应用范围,积累了丰富经验,取得了令人瞩目的成就。

明代陈实功《外科正宗》更进一步揭示瘿之发病,乃五脏瘀血、浊气、痰滞而成,治疗上提出虫类药为主药的六军丸;久而元气虚者,琥珀黑龙丹、十全流气饮等。尤其是活血散瘿方,以补益为主,辅以理气活血化瘀,补中寓攻,为治瘿又开一大法门。《外科证治全书》提出瘿瘤属性:大者为瘿,小者为瘤。瘿证蒂小而下垂,瘤证顶小而根大。瘿多生于肩项两颐,瘤则随处可。瘤证易治,瘿证鲜有瘥者。瘿证内用开结散、内府神效方,外用蛛丝缠法,或甘草

缩法,缓缓消磨亦能缩愈。切勿轻用刀、针,致血出不止,立见危殆。

概括中医传统治瘿特点:①使用含富碘的药物:中医学是世界上最早使用富碘的海藻、昆布治疗瘿病。《外台秘要》36 种治瘿方,含有海藻。昆布类占 27 首。②使用动物甲状腺:中国在世界上应用最早,《外台秘要》就有此类的方剂 6 首。③理气化痰,软坚散结:如《外科正宗》治瘿瘤主方 12 首,有 2/3 应用此法。④活血化瘀:尤以《外科正宗》为代表,所载治瘿方,突出以虫类药为主组方治疗瘿病。

二、瘿病常用虫类药的功效与主治

目前瘿病临床常用虫类药的功效及主治特点如下:

水蛭咸,苦,平,有毒。归肝、膀胱经。功效主治:破血通经,逐瘀消癥。本品功擅破血逐瘀,其力较猛。张锡纯赞誉水蛭“在破血药中功列第一”,“只破瘀血而不破新血”。认为“破血药多伤气血,惟水蛭味咸、破血而不伤气,专入血分,又因为水之精华生成,故最宜生用,甚忌火炙”。本品用于甲亢结节、肿块,或胫前水肿、局部皮肤紫褐、胀痛以及甲亢突眼之眼外肌增粗等病症。

斑蝥辛,热;有大毒。归肝、胃、肾经。破血逐瘀,攻毒散结。明代大医学家李时珍在《本草纲目》称斑蝥,性味辛、寒有大毒,有主治寒热、鬼疰蛊毒、鼠瘘、疮疽、蚀死肌、破石癃、血积、伤人肌、治疗癣、堕胎、治瘰疬、通利水道、疗淋疾、傅恶疮瘘烂、治疝、解疔毒,治狂犬病等功效。本品全虫或提取物,可用于甲状腺结节、甲状腺瘤、甲状腺囊肿及甲状腺癌等。

蜣螂虫咸寒,有小毒,归胃、肝、大肠经。破血逐瘀、攻毒通便、息风定惊。常用治惊痫癫狂、大便秘结、淋病、癌症、肝脾大及前列腺增生等。仲景用蜣螂仅见治癥瘕之鳖甲煎丸方。方中蜣螂之用,如清代黄元御《长沙药解》谓:“蜣螂善破癥瘕,能开燥结,《金匮要略》鳖甲煎丸用之,治病疟日久结为癥瘕,以其破癥开结也。”李时珍《本草纲目》称本品“治瘿病”。常用本品治疗甲状腺结节、甲状腺瘤、甲状腺囊肿、甲状腺癌以及甲状腺炎症所致结节等病症。

䗪虫咸,寒,有小毒。归心、肝、脾三经。有破血逐瘀、消癥破坚、续筋接骨之功。䗪虫破血消癥功近水蛭,而药力缓和。《神农本草经》载䗪虫“治血积癥瘕,攻坚、下血闭”。明代李时珍《本草纲目》云其“行产后血积,折伤瘀血”。可用于治疗甲状腺病的甲状腺肿大、甲状腺结节、甲状腺瘤、甲状腺囊肿等病症。

蜈蚣辛,温。有毒。归心、肝二经,具有息风止痉、攻毒散结、通络止痛之功效,《医学衷中参西录》对蜈蚣特性及功用也有详细记载,谓其“走窜之力最速,内而脏腑,外而经络,凡气血凝聚之处皆能开之。”本品是主治肝风内动,痉厥抽搐病证之药。从临床疗效来看,蜈蚣通络作用在甲状腺病治疗中发挥较多。诸如蜈蚣等虫类药,既可引经入络,又可活血消肿。甲状腺疾病病位居上,日久多有气血周流不畅,非虫类药不能达病所。用于甲状腺腺瘤、甲状腺囊肿、结节性甲状腺肿、甲状腺病眼睑退缩等病症。

全蝎辛,平,有毒。归肝经。息风止痉,解毒散结,通络止痛。全蝎属平性,不论寒证、热证均可随证配用,更有平息肝风、散结消肿之特点。经验指出,息风止痉单用本品即可,如属重症,全蝎、蜈蚣两者合用,可增强息风止痉之功。临床常用于甲状腺病眼球突出及眼睑退缩、甲状腺肿大、手颤等病症。

僵蚕又名天虫,咸、辛,平。归肝、肺、胃经。息风止痉,祛风止痛,化痰散结。用于惊痫抽搐、风中经络、口眼歪斜。亦用于风热头痛，目赤，咽肿或风疹瘙痒，或用于痰核、瘰疬、结核。常用于甲状腺相关眼病的目赤肿痛、眼睑肿胀、眼睑退缩等病症。

地龙咸，寒。归肝、脾、膀胱经。通经活络，清热息风，平喘，利尿。长于通络止痛，适用于多种原因导致的经脉阻滞、血脉不畅、肢节不利。性寒清热，尤适用于关节红肿疼痛、屈伸不利之热痹。也用于中风后遗症，肺热哮喘，高热惊痫，以及热结膀胱的小便不利。可用于甲状腺病的胫前水肿及肢端肥大症，肢体麻木、皮肤紫褐等病症。

蜂房又名露蜂房，甘，平。归胃经。攻毒杀虫，祛风止痛。本品质轻且性善走窜，能祛风止痛、止痒而奏效。常用于风湿痹痛，亦用于风疹瘙痒，疮疡肿毒，乳痈，瘰疬，顽癣瘙痒，癌肿。本药物可用于甲状腺病的急性化脓性甲状腺炎、亚急性甲状腺炎、抗甲状腺药物皮肤过敏、甲状腺癌等病症。

穿山甲咸，微寒。归肝、胃经。活血，通络，消肿。本品药性善走窜，行散，能通经络而达病所，善活血，消肿。清代张锡纯在《医学衷中参西录》曰："穿山甲……凡血凝、血聚为病皆能开之。"主要用于甲状腺肿大明显、各种甲状腺炎症所致结节肿块等病症。如急性化脓性甲状腺炎未溃破局部肿痛或亚急性甲状腺炎局部疼痛者。

虻虫苦，微寒，有小毒，归肝经，破血逐瘀，散积消癥。"临床治疗癥瘕痞块，常选用搜剔破瘀之力较强的虫类药，以达到破瘀血、消肿块的目的。正所谓"治癥瘕，草木远不如灵感之物为猛，欲逐瘀消坚、通络散结，水蛭、虻虫、䗪虫等虫类药不可少。"本品可用于甲状腺结节肿块，除内服外，还可用于外治之法。

蛤蚧、海马、龟板、鳖甲。蛤蚧，明代李时珍《本草纲目》曰："补肺气，定喘止渴，功同人参"，是一味温补肺肾之品。海马，明代李时珍《本草纲目》曰："暖水脏，壮阳道，消癥块。"是一味甘温壮阳，补肾益气之品。明代李时珍《本草纲目》载龟板："补心、补肾、补血……观龟甲所主诸病，皆属阴虚血弱"。鳖甲咸寒，滋阴潜阳，软坚散结，正是这些血肉有情之品，它的补益扶正作用较本草类峻烈，针对性也强，体现了虫类药物在食补药疗方面的特殊作用。可用于甲状腺病阴虚或阳虚，或阴阳两虚病症，鳖甲软坚散结之功，还可用于毒性结节甲状腺肿见有阴虚证者。

总体而言，甲状腺结节肿块是甲状腺最常见的一种病症，可表现在多种甲状腺疾病上，包括甲状腺退行性变、炎症、自身免疫性甲状腺病、损伤性及新生物等多种病变。凡虫类药多具有破血活血、化痰散结、解毒止痛的作用。实验研究表明，大多虫类药物均有镇痛、抗炎、消肿、调节免疫的作用。如蜈蚣的醇提取物对人体肝癌细胞有抑制作用，对蟾蜍的离体心脏、家兔肠管及子宫有抑制作用，对血管有暂时的扩张作用，对蟾蜍的神经肌肉标本有麻痹作用；具有显著抑制实验性前列腺增生的作用。露蜂房水提取液对巴豆油诱发的小鼠耳廓肿胀有明显的抑制作用，对蛋清所致的足垫肿胀、棉球诱发的肉芽组织增生均有显著的抑制作用。

三、瘿病虫类药的配伍应用

甲状腺结节大多归属于中医"瘿瘤"病的范畴，其发病之内在因素，即是人体正气虚弱。在正气虚弱基础上，情志抑郁，肝郁气滞，脾失健运，痰湿内生，气血瘀滞，血脉瘀阻，凝结颈前，以气、痰、瘀、虚四者合而为患。瘿瘤之症，在以脏腑辨证的基础上，审证求因，精辨病机，仔细辨别邪正盛衰、气血失常，合理配伍应用虫类药物。

1. 瘿病虫类药的功效分类　治疗瘿病常用虫类药,根据不同药效特点,分类阐述如下:①攻坚破积消瘿药:机体的脏器发生病理变化,形成癥积肿块。甲状腺结节多类属瘿瘤之属,除用咸寒海产品药物软坚散结消瘿外,常用攻坚破积消瘿之法。古今医家常选用水蛭、蜈蚣、虻虫、斑蝥等虫类药物治疗。此类药物作用峻烈,"取虫蚁迅速飞走诸灵"以"松透病根"。②破血化瘀散瘿药:甲状腺结节常为机体的循环瘀滞或代谢障碍,出现痰血瘀滞,形成甲状腺局部结节肿块,常用破血活血化瘀之方药,除上述攻坚破积之水蛭、虻虫、水蛭、斑蝥等药物外,常用功效稍次之虫类药。如蛴螬虫、䗪虫、穿山甲等。③息风止痉治瘿药:风病的范围很广,病情变化比较复杂,概言之,有外风与内风两类。外风是由六淫之首的风邪侵入人体所引起,内风是由于脏腑功能失调所致,即《素问·至真要大论》所云:"诸风掉眩,皆属于肝",以及"风从内生"之类。外风与内风有时又相互诱发或兼夹为病。甲状腺病中的甲亢肢体震颤、甲亢突眼的眼睑退缩、甲状旁腺功能减退抽搐等症,均为肝风内动之表现,依据"虫类搜风"之理,如全蝎、蜈蚣、僵蚕、地龙、蝉蜕等药物,都具有搜风止痉作用。本类药物除息风止痉外,还有攻毒散结、通络止痛之功效。④壮阳补肾益瘿:有些虫类药,为补益之品,无攻邪之力,甚则为纯补之品。蛤蚧、海马、龟板、鳖甲,体现了虫类药物在食补药疗方面的特殊作用。可用于甲状腺病阴虚或阳虚,即阴阳两虚病症,鳖甲软坚散结之功,还可用于毒性结节甲状腺肿见有阴虚证者。

2. 瘿病虫类药配伍使用　瘿病虫类药的功用除攻坚破积、活血祛瘀、息风定惊、补益培本外,有的还有宣风泄热、搜风解毒、行气和血、消痈散肿、收敛生肌等方面功效。值得指出的是上述虫类药的功效主治,并非虫类药所独有,并非皆为攻邪之品。古今医家还根据不同病证,选配用不同药物治疗甲状腺病。①配伍富碘中药:如碘缺乏病甲状腺肿大结节者,可以海产品富碘中药为主与虫类药配伍,如消瘿散《证治准绳·疡医》。组成:海藻(酒洗)、海带(酒洗)、昆布(酒洗)、海马(酒制)、海红蛤、石燕(各煅)、海螵蛸各一两。上为末。清茶送下。主治瘿气。②配伍疏肝理气药:如甲状腺结节、炎症初期,或单纯性甲状腺肿等病症时,可以疏肝理气药为主与虫类药配伍,如复方牡蛎汤,功效理气解郁、活血祛瘀、化痰散结,主治甲状腺腺瘤。方中药物以疏肝理气药与化痰散结药配伍为主,加用僵蚕、海马等虫类药,共治30例中,治愈8例,显效13例,有效6例,无效3例。总有效率为90%。有效病例中,疗程最短20天,最长3个月。③配伍滋阴补肾药:甲亢伴甲状腺肿大多为气阴两虚兼夹痰血瘀阻,治宜补益气阴,佐以化痰活血、散结消瘿。如三甲散结汤,疏肝理气、育阴潜阳、软坚散结。方中以生地、玄参、党参、黄芪等益气阴为主,配伍穿山甲、䗪虫、鳖甲、龟板等软坚散结、活血消瘿。治疗44例,结果:治愈(症状基本消失,基础代谢率、T_4、T_3均在正常范围,不需手术,随访半年以上无复发者)4例(54.5%),好转(症状明显改善或已基本消失,基础代谢率、T_4、T_3已降至正常或接近正常,但半年内可有复发或需手术治疗者)20例(45.5%)。总有效率100%。④配伍化痰药:甲状腺结节大多为痰血瘀滞、凝结于颈部所致,治疗时常用虫类药配伍化痰药,如半夏、浙贝母、瓜蒌皮、白芥子、山慈菇、穿山龙等。如消瘿散《扁鹊心书·神方》,全蝎三十个(去头足),猪羊靥各三十个(炙枯),枯矾五钱。上为末,炼蜜为丸,如梧桐子大。每服五十丸,饴米糖拌吞,或茶饮之。主治气瘿。⑤配伍活血药:临床用于治疗甲状腺病的甲状腺肿大明显、甲状腺结节肿块等病症,常配伍三棱、莪术、桃仁、红花等,用以逐瘀消肿,增强消散瘿病积块之功效。如《外科正宗》六军丸可治甲状腺癌瘤已成未溃者,不论年月新久,并宜服之。　方中以蜈蚣去头足,蝉蜕、全蝎、僵蚕、夜明砂、穿山甲以上各等分为细末,神曲糊为丸粟米大,朱砂为衣,每服三分,食远酒下。苏州中医医院方致和氏用软坚化痰攻消剂治疗甲状腺囊肿28例,甲状腺腺瘤22例,药用黄药子、海藻、昆布、当归、夏枯草、陈皮、蛤壳、桃仁;心悸加枣仁、远志、灵磁石;多梦少寐加合欢皮、天王补心丹;痰多加半夏、白芥子、土贝母;体虚加党参、地黄;震颤加煅牡蛎、石决明;肿块坚硬加三棱、莪术、炙甲片。配用药内消片(甲片、斑蝥、蜈蚣、全蝎),黑追龙丸(斑蝥粉做成绿豆大小药丸),小金丹(市售成药),治疗结果,总有效率88%。《朱仁康临床经验集》引《章氏经验方》。斑蝥(炒干,研极细末)60g,制法:先用糯米粽捣烂成糯米浆。另将斑蝥末放石臼内,逐次加入糯米浆,捣至适可做丸为度,捻成荞麦子大小丸药(比芥菜子略大)晒干备用。每日服一丸,开水吞服(不可嚼碎),不可多服。又有头号虚痰丸,以斑蝥末30g,炮山甲250g(研末)。制法用糯米粽,捣烂成糯米浆,用糯米浆加药末捣和为丸,如绿豆大。每服一至二丸,开水送下。不可多服,不要嚼碎。功用:内消肿核。主治:痰核、瘰瘤、阴疽、无名肿毒。宜忌:有泌尿系统病者禁服,服丸后如发生小便刺痛、尿闭或尿血等情况,应立即停服,并服生鸡蛋清可解。(《中医方剂大辞典》)

3. 瘿病虫类药配对使用 在临床上单味虫类药的药力不足时,可采用两三味药配合使用。合理配伍,发挥协同效应,效果更好。临床运用中,常用的药对如下:①全蝎配蜈蚣:全蝎乃治风要药,蜈蚣搜风通络止痛之功胜于全蝎,两者相须配伍,祛风通络以止痛,解毒散结以消肿,相得益彰,甲状腺相关眼病初起,眼睑肌炎症痉挛较重,眼睑退缩明显,常将全蝎配蜈蚣使用。②土鳖虫配穿山甲:两者均能逐瘀散结活血,张锡纯言穿山甲"走窜之性,无微不至,故能宣通脏腑,贯彻经络,透达关窍,凡气血凝聚之处,皆能开之"。两者配伍,协同增效。③水蛭配土鳖虫:甲状腺相关眼病眼外肌肿大纤维化增粗明显,痰血瘀阻较盛,常水蛭配土鳖虫使用,并配伍浙贝母、泽泻等药物。④蝉蜕配僵蚕:僵蚕善于通络止痛,蝉蜕长于祛风化痰,两者合用,有祛风、化痰、通络治甲状腺相关眼病眼睑肿胀明显之病症。

4. 虫类药物诊治甲状腺眼病 甲状腺相关眼病(TAO)是 Graves 病常见的并发症之一,类属于中医"目珠突出","鹘眼凝睛",或"鱼睛不夜"。《银海指南》曰:"鹘眼凝睛者,阴阳不和,火克金也。"《灵枢·经脉》说:"足厥阴之脉······连目系"。《灵枢·脉度》说:"肝气通于目,肝和则目能辨五色矣。"目为肝之窍,甲状腺相关眼病的病本在肝,肝主藏血上奉于目,肝主疏泄调畅气机。本病的发生乃情志不遂,疏泄失畅,气郁化火,复受肝火炽灼,目无所养,则目赤胀痛,畏光流泪,视力减退;或肝气郁久化热,痰火互结。循肝脉而上结于目,则眼球外突,眼睑肥厚,闭合不全;或肝气不疏,影响脾运,"见肝之病,知肝传脾"。脾虚水湿聚而成痰,气滞痰凝,痰湿壅滞于目而胞睑肿胀,结膜水肿。目为宗脉之所聚,若气机失调,气血运行无力,血行不畅,瘀滞经络,目睛瘀滞,则眼交兼见有异物感、刺痛,甚则失明。可见痰和瘀是本病主要的病理因素。

甲状腺相关眼病的治疗,在辨证论治的基础上,可用虫类药为主配方或辨证处方中选加虫类药。本病病本在肝,虫类药大多入肝经,如水蛭、地龙、全蝎、蜈蚣等,入络引经,通达病所。"怪病多由痰作祟,顽疾必兼痰和瘀",痰瘀凝滞肝窍而为本病,元代朱丹溪《丹溪心法》:"痰之为物,随气升降,无处不到"。欲拔凤根,必当除痰和瘀。清代吴鞠通《温病条辨》言:"以食血之虫,飞着走络中气分,走着走络中血分,可谓无微不入,无坚不破。治疗非一般草木所能达,当用虫类药剔凝痰通经络。"且虫类多有辛、甘、咸味,辛"能散、能行",具有行气行血、通经络的作用;甘"能补",又多为血肉有情之品,具有滋补肝肾作用;咸"能软","咸走血",具有通经活血、化痰散结的作用。本病眼球后间隙脂肪和结缔组织增生堆积,多为痰血瘀阻于眼眶。在辨证选用赤芍、牡丹皮、浙贝母、丹参等活血化痰之品时,还用水蛭、蜣螂虫等。中医学认为久病多瘀,久病入络,本病可发生于甲亢症状出现的同时、之前或之后,病史较长,"病初气结在经,病久血伤入络",络脉凝滞,瘀阻脉道。虫类具有行窜之性,可搜风剔络,剔除滞痰凝瘀,叶天士"病久则邪正混处其间,草木不能见效,当以虫蚁搜逐,以搜剔络中混处之邪"。眼睑部肌肉痉挛收缩及眼外肌麻痹,常以全蝎、蜈蚣、地龙等活络通痹,蝉蜕等祛风通络。全蝎、蜈蚣走窜以祛风通络。张秉成在《成方便读》中云:"全蝎色青善走者。独入肝经,风气通于肝,为搜风之主药"。清代张锡纯在《医学衷中参西录》中指出:"蜈蚣走窜之力最速,内而脏腑外而经络,凡气血凝聚之处皆能开之"。地龙因其有走窜之性,善于息风止痉,通经活络。蝉蜕入肝经,善疏散肝经风热,治甲状腺相关眼病的眼睑肿胀等病症。

5. 虫类药治疗结节性甲状腺肿　结节性甲状腺肿的病因病机与血瘀、痰凝密切相关。我们选用虫类药为主的活血消瘿方治疗本病 90 例,随机分为 2 组:试验组(n=45,予以活血消瘿方口服)和对照组(n=45,予以优甲乐片口服),3 个月为 1 个疗程,共 2 个疗程。结果试验组总有效率 2 个疗程为 90.2%,1 个疗程为 73.2%;对照组:总有效率 2 个疗程为 47.5%,1 个疗程为 37.5%;两组比较均有显著性差异($P<0.05$)。显示试验组总有效率高于对照组。临床机制研究显示:活血消瘿方可以通过适度下调结节性甲状腺肿患者血清 VEGF、IGF-I 水平及上调血清 TGF-β_1 水平,抑制甲状腺滤泡及组织的增生。活血消瘿方可能通过下调血清可溶性 Fas 受体(sFas)水平和上调血清可溶性 Fas 受体配体(sFasL)水平,诱导甲状腺细胞凋亡来缩小甲状腺肿及结节,从而达到治疗结甲的目的。活血消瘿方可能通过适度升高血清 IL-1β、TNF 和 IL-6 水平,诱导甲状腺细胞凋亡,抑制甲状腺滤泡的增生,从而调整甲状腺细胞增生与凋亡的平衡达到治疗目的。

四、常用虫类药动物体分类、用量及禁忌

虫类药物种类繁多,疗效卓著,临证应用除辨证准确、配伍精当外,还应对其剂量及禁忌有所了解。现将常用虫类药的动物体分类、用量及禁忌按类别分述如下:

1. 昆虫类药物　虻虫,汤剂一般用 1.5~3g,丸、散剂用 0.03~0.06g,孕妇忌用。䗪虫,汤剂一般用 6~12g,丸、散剂用 1~2g,凡无瘀滞者及孕妇慎用。斑蝥,内服每日用 0.06~0.15g,不可过量,外用适量。孕妇及体弱者禁用。蝉蜕,透表托疹用 3~6g;祛风定惊可用 30~60g;无风热、表虚多汗及孕妇忌用。蜂房,汤剂每日用 6~12g;散剂每次用 2~3g,每日 2 次。外用可根据需要而定。凡肾功能不良禁用。

2. 软体动物类药物　僵蚕,汤剂用 3~18g,散剂、颗粒用 1~3g。凡血虚而无风热客邪者忌用。

3. 环节动物类药物　地龙,汤剂每日用 9~15g;丸、散剂用 1~2g。凡脉弱而便溏者及孕妇慎用。水蛭,汤剂一般用 2~4g。丸、散剂用 0.6~1.3g。凡素体亏虚亦无瘀滞者及孕妇禁用。

4. 节肢动物类药物　全蝎,丸、散剂、颗粒剂一般每次用 1~3g,大剂量用至 9~12g。凡血虚生风者忌用,孕妇慎用或忌用。蜈蚣,汤剂用 3~6g,散剂、颗粒剂用 1~2g,外用适量。血虚及孕妇忌用。

5. 小型爬行脊柱动物类药物　蛤蚧,入药多做丸剂用之,每次约服 0.4~0.7g,每日 2~3

次。凡阴虚肺燥，或喘嗽由痰饮所致，或相火炽盛者，均应慎用。海马，汤剂用 3~9g，散剂、颗粒剂，用 1~3g，外用适量。孕妇及阴虚火旺者忌用。鳖甲，汤剂用 10~30g，熬膏或入丸、散用。入煎剂宜先煎、久煎。龟板，汤剂用 9~24g，熬膏或入丸、散用。入煎剂宜先煎、久煎。

五、虫类药治瘿运用体会

使用虫类药物治疗瘿病，应注意以下事项：

1. 辨证正确，选药得当　需要强调的是，甲状腺病病因病机复杂，病程日久。使用虫类药治疗瘿病时，应辨证精准、选药得当，注意配伍、剂量、疗程，特别是毒性较大的如斑蝥、虻虫等，使用时应谨慎，以"祛邪而不伤正，效捷而不猛悍"为原则，以免损伤正气。一般常用的草药力量不易达到病所，而虫类药之走窜搜剔则有耕田耙地之功，疏流开渠之效，只要在辨证施治的基础上加入一两味或数味虫类药，即能提高疗效。

2. 熟谙药性、合理配伍　要熟悉虫类药之药性，结合证型药性合理用药。叶天士主张"明辨虚实，攻补互济"。他认为，"病久入络"及"久病延虚"，故借虫蚁血中搜逐，以攻通邪结。且攻邪须兼养正。其针对不同病情及虚实状况，常采用攻补互济之法。虫类药其性多为辛平或甘温，但息风搜风之药，其性多燥，宜配伍养血滋阴之品，如地黄或麦冬等。攻坚破积之品多为咸寒，应配伍辛温养血之品，如当归、桂枝等，这样才能制其偏性而增强其疗效。虫类药多性燥，当配以养血滋阴的当归、生地黄、熟地黄、女贞子、枸杞子、鸡血藤、白芍、丹参等以制偏胜。

3. 胆大心细、注意禁忌　大凡虫类药均属破气耗血伤阴之品，过用易伤正，宜中病即止；尤其是体弱多病、月经量多、血虚肾亏、小儿及肝肾功能衰退者慎用，勿犯虚虚之戒。历代本草中形象记载了虫类药因其破血之烈会引起"堕胎"，列为妊娠禁忌的事实。如《别录》曰水蛭能"堕胎"。《本草经疏》亦言其"跌仆消瘀堕胎烈"之说。针对虻虫，《日华子》曰："破癥结，消积脓，堕胎。"明代刘文泰《本草品汇精要》曰："妊娠不可服，服之堕胎。"虫类药因含有较多的动物异种蛋白。对于过敏体质者，服用可有过敏现象，如皮肤瘙痒、斑疹，甚则恶心呕吐、头晕头痛，应立即停服，并用抗过敏的徐长卿、地肤子、白鲜皮等煎汤内服，多可缓解，对于极个别严重者，应中西医结合治疗以缓解之。

4. 注意剂量，慎选剂型　大多数虫类药物均具有毒性，故需严格控制各种虫类药的使用剂量，注意炮制方法和服用方法，以免中毒；虫类药的服用，应尽可能制成丸、散、片或颗粒剂使用。这样，既节省药材、提高疗效，又可减少患者不必要的恐惧心理，并且便于服用。

六、展望

虫类药具有破积消癥、活血祛瘀、宣风泄热、搜风剔络、消痈散肿、生肌收敛、行气和血、补益培本等独特的功效和治疗作用，因其为血肉之品，有情之物，性喜攻逐走窜，通经达络，搜剔疏利，无处不至，又与人类体质比较接近，容易吸收和利用，效用佳良而可靠，起到挽澜之功，乃草木、矿石之类所不能比拟。

虫类药是祖国药物的重要组成部分，人类对虫类药的认识，经过了漫长的岁月，其应用有着悠久的历史。今后应从多个方面展开研究，发掘古籍文献，进行整理；积极临床研究，扩展其应用范围。充分利用现代生物技术，多角度、多途径、多靶点探寻虫类药的作用机制，开发新的有效药物，供临床广泛使用，提高临床疗效，更好地为患者服务。

参 考 文 献

1. 高想.虫类药的应用历史与展望.中华中医药杂志,2010,25(6):807-809
2. 赵勇.陈如泉教授虫类药治疗甲状腺相关眼病经验.光明中医,2011,26(12):2411-2412
3. 潘峰.朱良春教授运用虫类药经验点滴.江苏中医药,2007,(7):16-17

(陈如泉)

第十五节 陈如泉教授辨治甲状腺病常用药对举隅

陈如泉教授在甲状腺疾病诊治领域经验丰富,临证灵活遣方用药,且善用药对。

一、相须配伍的药对

(一)夏枯草 + 黄芩 + 栀子

夏枯草味辛、苦,性寒,归肝、胆经。本品苦寒入肝经,善清泻肝火明目,味辛能散结消肿。明代李时珍《本草纲目》云:"夏枯草治目珠疼至夜则甚者,神效。"黄芩味苦性寒,归胆、肺、脾、胃、大肠、小肠经。本品性味苦寒,清热燥湿,泻火解毒,凉血止血。明代张介宾《本草正》云其:"清上焦之火,消痰利气……退往来寒热"。栀子味苦性寒,归心、肺、三焦经。本品苦寒,清热泻火除烦,清利下焦肝胆湿热。三药配对,既能清肝泻火明目,又能清利湿热。三者同用,适用于肝火亢盛所致甲状腺功能亢进症及甲状腺相关眼病,亦可用于湿热下注所致胫前黏液水肿等。

(二)淫羊藿 + 补骨脂

淫羊藿味辛、甘,性温,归肝、肾经。本品辛甘性温燥烈,长于补肾壮阳,为温肾壮阳之要药。民国张山雷《本草正义》谓:"淫羊藿,禀性辛温,专壮肾阳。"补骨脂味苦、辛,性温,归肾、脾经。本品苦辛温燥,善壮肾阳,暖脾阳。明代缪希雍《本草经疏》云:"补骨脂,能 暖水脏,阴中生阳,壮火益土之要药也。"二药配对,相得益彰,可补肾阳,暖脾阳,培补先、后天之本,适用于脾肾阳虚所致的亚临床甲减、甲减、桥本甲状腺炎等。

(三)旱莲草 + 女贞子

旱莲草味甘、酸,性寒,归肝、肾经。本品甘寒能补益肝肾之阴,凉血止血。张山雷《本草正义》云其"入肾补阴而生长毛发,又能入血,为凉血止血之品。"女贞子味甘、苦,性凉,归肝、肾经。本品性偏寒凉,补益肝肾之阴,乌须明目。明代李时珍《本草纲目》谓其"强阴,健腰膝,变白发,明目"。二药配对,相须为用,相得益彰,长于补益肝肾之阴,适用于肝肾阴虚所致的甲状腺功能亢进症、亚临床甲亢、甲状腺相关眼病等。

(四)青皮 + 橘皮

青皮味苦、辛,性温,归肝、胆、胃经。本品辛散温通,苦泄下行,具有疏肝理气、散结止痛之功。明代倪朱谟《本草汇言》云:"青橘皮,破滞气,削坚积之药也。"橘皮味辛、苦,性平,归肝经。味辛能散能行,苦能泄,功可疏肝行气,散结消肿。二药相须为用,疏肝理气,散结消瘿,适用于肝郁气滞所致甲状腺肿大、甲状腺结节、甲状腺腺瘤等。

(五) 黄芪 + 太子参

黄芪味甘微温,归脾、肺经。本品甘温,善入脾肺经,可补脾肺之气,为补中益气要药。清代张锡纯《医学衷中参西录》谓其"能补气,兼能升气"。太子参味甘微苦而性平,归脾、肺经。功能益气养阴,气阴双补。二药相须为用,可益气养阴,适用于气阴两虚所致的 Graves 病、桥本甲状腺炎等。

(六) 天葵子 + 土贝母

天葵子味甘、微苦、微辛而性寒,归肝、脾、膀胱经。本品苦寒,功能清热解毒,消肿散结,利水通淋。《增订治疗汇要》谓:"能软坚。"《湖南药物志》云:"清热解毒,消肿止血,敷乳毒,治腹痛,水肿、目赤肿痛、犬咬伤。"土贝母苦而微寒,归脾、肺经。本品味苦能泄,善散结毒、消痈肿。二药相须为用,功能清热解毒,散结消瘘,适用于肝郁气滞、热毒壅结所致的亚急性甲状腺炎等。

二、表里相配的药对

柴胡 + 黄芩

柴胡味苦、辛,性微寒,归肝、胆经。本品辛散苦泄,善于祛邪解表退热,疏散少阳半表半里之邪;又善条达肝气,疏肝解郁。明代兰茂《滇南本草》云其:"行肝经逆结之气,止左胁肝气疼痛"。黄芩味苦性寒,归胆、肺、脾、胃、大肠、小肠经。本品性味苦寒,清热燥湿,泻火解毒,凉血止血。二药配对,柴胡散半表半里之外邪,黄芩清半表半里之里邪,柴胡升清阳,黄芩降浊火。二药相合,升清降浊,调和表里,和解少阳,清少阳之邪热甚妙。柴胡又长于开郁,黄芩又善于泄热,两药配伍,既可疏调肝胆之气机,又能清泄内蕴之湿热。二药同用,适用于肝郁蕴热所致之亚急性甲状腺炎、甲状腺功能亢进症、桥本甲状腺炎等。

三、动静结合的药对

(一) 浙贝母 + 水蛭

浙贝母味苦性寒,归肺、心经。本品苦泄,长于清热化痰,散结消痈。明代张介宾《本草正》谓其:"最降痰气,善开郁结,止疼痛,消胀满,消肝火,明耳目"。水蛭味咸、苦而性平,归肝经。本品咸苦入血,具有行窜之性,破血逐瘀力强。《神农本草经》云:"主逐恶血;瘀血月闭,破血瘕积聚,无子;利水道。"二药配对,一动一静,动静结合,既能化痰消瘘,又能活血散结。中医学有"痰瘀同源"、"痰瘀同病"之说,二药同用,适用于痰结血瘀所致之甲状腺相关眼病等。

(二) 僵蚕 + 钩藤

僵蚕味咸、辛而性平,归肝、肺、胃经。本品既能息风止痉,又能化痰定惊,味辛行散,能搜风剔络,味咸能软坚散结。清代周岩《本草思辨录》云:"僵蚕,味辛气温而性燥,故治湿胜之风痰。"钩藤味甘,性凉,归肝、心包经。本品性凉入肝、心包二经,既能清肝热、平肝阳,又能息风止痉。明代李时珍《本草纲目》谓其治"大人头旋目眩,平肝风,除心热"。二药配对,动静结合,皆入肝经,常用于甲状腺病眼睑部肌肉痉挛收缩所致的突眼症。

四、阴阳相济的药对

枸杞子 + 菟丝子

枸杞子味甘性平,归肝、肾经。本品能滋肝肾之阴,为平补肾精肝血之品。明代缪希雍《本草经疏》谓其"为肝肾真阴不足,劳乏内热补益之要药"。菟丝子味辛、甘而性平,归肝、肾、脾经。本品辛以润燥,甘以补虚,为平补阴阳之品。功能补肾益精,养肝明目。二药配对,阴阳相济,补肾益精,适用于肾阳亏虚或脾肾阳虚所致之甲减、亚临床甲减、桥本甲状腺炎等。

五、气血相合的药对

(一)香附 + 郁金

香附味辛、微苦、微甘而性平,归肝、脾、三焦经。本品主入肝经气分,芳香辛行,善散肝气之郁结,味苦疏泄以平肝气之横逆,故为疏肝解郁、行气止痛之要药。明代李时珍《本草纲目》云本药"乃气病之总司,女科之主帅也"。明代张山雷《本草正义》曰:"香附辛味甚烈,香气颇浓,皆以气用事,故专治气结为病。"郁金味辛、苦,性寒。归肝、胆、心经。本品味辛能行能散,既能活血又能行气,味苦能泄,入肝经血分以清肝凉血。明代倪朱谟《本草汇言》云:"郁金清气化痰,散瘀血之药也。"二药配对,一入肝经气分,一入肝经血分,既能疏肝行气,又能清肝活血,适用于肝郁气滞血瘀所致的甲状腺结节、桥本甲状腺炎、亚急性甲状腺炎、甲状腺功能亢进症等。

(二)延胡索 + 川楝子

延胡索味辛、苦而性温,归心、肝、脾经。本品辛散温通,为活血行气止痛之良药。明代李时珍《本草纲目》云:"延胡索,能行血中气滞,气中血滞,故专治一身上下诸痛,用之中的,妙不可言。盖延胡索活血行气,第一品药也,川楝子,味苦性寒,归肝、胃、小肠、膀胱经。本品苦寒降泄,能清肝火,泄郁热,行气止痛。二药配对,相反相成,气血并调,一行气分之滞,一行血分之瘀,气行有助血行,血行有助气行。两者同用,适用于气滞血瘀所致的亚急性甲状腺炎等。

(赵　勇　　陈如泉)

第十六节　夏枯草及其组方在治疗瘿病中的应用

瘿病是指以颈前喉结两旁结块肿大为主要临床特征的一类疾病。早在春秋战国时期就有关于瘿病的记载,《吕氏春秋》曰:"轻水所,多秃与瘿人。"《释名·释疾病》曰:"瘿,婴也,在颈婴喉也。"书中明确指出瘿病位于颈前部,即是甲状腺所在的部位。西医学中部分甲状腺相关疾病类似于本病范畴。中医学认为,瘿病主要由于情志内伤、水土失宜、体质因素和外邪侵袭等所致,气滞、痰凝、血瘀结于颈前而为病。对于瘿病的治疗,最早见于《神农本草经》,如夏枯草"主寒热、瘰、鼠、头创,破癥,散瘿,结气,脚肿,湿痹。轻身。"现在对于夏枯草治疗甲状腺相关疾病的应用也较多。

一、夏枯草的性味、归经及功效

夏枯草，"此草夏至后即枯"而得名，最早见于汉代《神农本草经》，"味苦，辛，寒，主寒热；瘰疬；鼠瘘；头疮；破癥；散瘿结气；脚肿湿痹；轻身。一名夕句，一名乃东。"梁代陶弘景《本草经集注》："味苦、辛、寒，无毒。"明代兰茂《滇南本草》载有："味辛微苦，性寒。入肝经。除肝热，治肝风，暴赤火眼，目珠夜胀痛……开肝郁，行肝气。"明代陈嘉谟《本草蒙筌》："味苦、辛，气寒。无毒。"明代李时珍《本草纲目》曰："苦、辛，寒，无毒……震亨曰：本草言夏枯草大治瘰，散结气。有补养厥阴血脉之功，而不言及。"清代卢之颐《本草乘雅半偈》记载："夏枯草辛寒，无毒。"清代汪切庵《本草易读》记载："辛，苦，微寒，无毒。散瘿破癥，平瘰治。止目睛之夜疼，解脚气之肿满。"清代汪昂《本草备要》："夏枯草补阳，散结，消瘿，辛苦微寒，气禀纯阳。补肝血，缓肝火，解内热，散结气。治瘰疬湿痹，目珠夜痛。"清代叶桂《本草经解》："夏枯草气寒，禀天冬寒之水气，入足太阳膀胱寒水经；味苦辛无毒。"清代黄宫绣《本草求真》："夏枯草专入肝。辛苦微寒。"清代吴仪洛《本草从新》："散结、消瘿、明目。辛苦微寒。缓肝火，解内热，散结气。治瘰疬鼠瘘，瘿瘤瘰坚，乳痈乳岩，目珠夜痛。"清代徐大椿《神农本草经百种录》："味苦辛寒。主寒热，瘰疬，鼠瘘头疮，火气所发。破癥散瘿结气，火气所结。"清代张志聪《本草崇原》："气味苦辛寒，无毒……破癥瘕瘿结气者，禀金气而内削其坚积也。"清代张秉成《本草便读》："虽禀纯阳之气，味仍辛苦而寒；独走厥阴，能解肝家郁火；功专散结。"清代陈其瑞《本草撮要》："夏枯草味苦辛。入足厥阴经。"清代凌奂《本草害利》："夏枯草辛苦微寒，缓肝火，解内热，散结气，治瘰疬、鼠瘘、瘿瘤、乳痈、乳岩，目珠夜痛，能散厥阴之郁火故也。"清代姚澜《本草分经》："夏枯草辛苦微寒，散肝经之郁火，解内热散结气消瘿，治目珠夜痛，久服伤胃。"清代沈金鳌《要药分剂》："味苦辛。性寒。无毒。入肝、胆二经。为散结解热之品。"元代李杲《珍珠囊补遗药性赋》："夏枯草最治头疮，瘰疬瘿瘤同可觅。"《药鉴》："夏枯草破痈坚瘿瘤结气，散瘰鼠头疮。"清代包诚《十剂表》："夏枯草苦辛寒入肝肾和血脉散结气养阴破癥散瘿消肿。"清代徐大椿《药性切用》："辛苦微寒，入厥阴而缓肝解热，散结消瘿。"明代龚廷贤《寿世保元》："夏枯草苦，瘰瘿瘤，破散结，湿痹能瘳。"明代李梴《医学入门》："夏枯草味苦辛寒，鼠头疮瘿结团，明目破癥除气，能消湿痹又滋肝。"清代冯兆张《冯氏锦囊秘录》："夏枯草，味辛苦而性微寒，散结气而解内热，补肝血缓肝火，破癥坚瘿瘤，散瘰疬鼠瘘，寒热并治，湿痹兼却，更治目珠疼痛"。清代顾靖远《顾松园医镜》："夏枯草，辛苦寒，入肝经。治目痛羞明，有补养肝血除热之功。消瘰痈毒。辛能散结，苦寒能下泄除热。"明代张介宾《景岳全书》："夏枯草味微苦、微辛，气浮而升，阴中阳也。善解肝气，养肝血，故能散结、开郁，大治瘰疬，鼠瘘，乳痈瘿气，并治头疮、目疾。"清代黄元御《玉楸药解》："凉营泄热、消肿散坚、治瘰疬瘿瘤，扑伤，血崩带下，白点汗斑诸证。"

由此可见，历代医家对夏枯草的记载较多，认为夏枯草辛、苦、寒，无毒，归肝、胆经。其功效主要有：清肝热，调肝气，解肝郁，补肝血，明目，散结消瘿，解毒消肿。其中有 17 处之多直接载有治疗瘿病的功效，另有《名医别录》、《本草经集注》、《新修本草》、《本草品汇精要》、《本草经解》、《本草崇原》、《图经本草》、《证类本草》等著作所记载主治功效均继承《神农本草经》之经验。

二、组方特点

在历代方书中，记载夏枯草治疗瘿病的方剂主要是明清医家。明《痰火点雪》："治结核瘰疬瘿瘤神方,用海带、海藻、昆布、海螵蛸、海石各一两,紫背天葵晒干二两,夏枯草晒干二两,连翘带子二两,贝母一两,桔梗一两,天花粉一两,皂角刺五钱,俱为细末,炼蜜为丸梧子大,每食后滚白汤下百丸。"《证治准绳·疡医》之"结核"篇记载:海藻连翘汤,治诸般结核,瘰马刀,瘿瘤痰核。白茯苓、陈皮(去白)、连翘、半夏(姜制)、黄芩(酒拌,炒)、黄连(酒炒)、南星(姜制)、牛蒡子(炒)、柴胡、三棱(酒炒)、莪术(酒炒)、僵蚕(炒去丝)、昆布、海藻、羌活、防风、桔梗、夏枯草、川芎、升麻,上生姜、薄荷煎,食后服。"瘿瘤"篇:通气丸,治瘿气。海藻、海带、昆布、夏枯草、木通(各一两)、诃子、薄荷(各五钱)、杏仁(少许),上为末,炼蜜丸如芡实大。每用一丸,嚼化。兼灸,以泄瘿气方效。昆布散,治瘿气,去风火郁滞,散痰气壅结。防风、荆芥、黄连(酒炒)、昆布、海藻、海粉、羌活、升麻、连翘、青皮、胆星、贝母、牛蒡子(炒)、夏枯草、沉香、香附子、抚芎、黄芩(酒炒),上薄荷煎服,或末、或丸俱可。痰多加南星、半夏,又宜灸天突穴,为妙。《种福堂公选良方》记载有医案:"沈,兀坐目注针鼐,少阳气火上升,阳明气血因热怫逆,遂有结瘿瘰之累。前医不明干;生鳖甲、牡丹皮、川贝母、香附、谷芽、夏枯草花。"《万氏秘传外科心法》:"治瘿瘤方,即气颈也。又方:螵蛸、昆布、海金砂、冬花、木香、水晶石、海带、夏枯草各五钱,海马一个,石燕一两。共为末,再用黄药引,酒送下。"《临证指南医案》记载:"吴(三八)脉弦涩数。颈项结瘿。咽喉痛肿阻痹。水谷难下。此皆情志郁勃……都是郁勃热气上升。气有余便是火。治宜清上。羚羊角、夏枯草、青菊叶、栝蒌皮、杏仁、香附、连翘、山栀,又苦辛清解郁勃。"《临证指南医案·卷八》亦有记载:"王,脉左数右长。颈项结瘿。时衄。(瘿)生地(三两)、丹皮(一两半)、犀角(二两)、生夏枯草(一两半)、生钩藤(一两半)、黑山栀(二两)、土贝母(二两)、生薄荷(五钱)。 陈,躁急善怒。气火结瘿。烁筋为痛。热郁化风。气阻痹塞。则腹鸣脘胀。苟非开怀欢畅。不能向安。土贝母、山栀、栝蒌皮、郁金、白芥子、海藻、昆布、夏枯草。"《叶天士医案精华·五窍》记载:"性情躁急……结成瘿核。夫东垣升阳散火。丹溪总治诸郁。咸取苦辛为法。然药乃片时之效。得能久安。以怡悦心志为要旨耳。连翘心、土贝母、海藻、昆布、黑山栀、川芎、小生香附、郁金、羚羊角、夏枯草、干荷叶边、青菊叶汁泛丸,苦丁茶煎汤送。"《冯氏锦囊秘录》中"外科大小合参卷十九·瘰瘿瘤大小总论合参(附梅核)"记载:夏枯草膏,用夏枯草,不拘多少,锅内煮烂,去渣,取汁熬膏,贴之。《类证治裁·瘰结核瘿瘤马刀论治》附方夏枯草散:夏枯草(六钱)、甘草(一钱)研末。每服二钱,茶清下。 其组方特点为:①紧扣病机,标本兼顾:夏枯草治疗瘿病的组方中,夏枯草既与理气、活血、化痰类中药配伍,如柴胡、沉香、香附、木香、青皮、郁金、薄荷、川芎、三棱、莪术、海藻、昆布、贝母、茯苓、桔梗、半夏、胆星、瓜蒌、白芥子等,又与软坚散结消瘿之品合用,如连翘、鳖甲、黄药子、昆布、海带等,与生地、夏枯草、鳖甲等养血滋阴之品扶助正气。②内服与外用结合,丸散膏汤剂型多样:隋代巢元方《诸病源候论》曰:"瘿者由忧患气结所致。"有的医家采用汤剂或丸散剂内服,多以理气化痰、软坚散结为基本治则。丸者,缓也。散着,散也。本病病程较长,用丸散剂宣畅气机,调和气血。外用膏剂有化痰祛瘀散结的作用。有实验表明,外敷消瘿膏与西药甲状腺片作用相似,能显著减轻甲状腺重量,使甲状腺的细胞由增生状态恢复至正常结构,并能调整甲状腺功能。亦有与灸法内外合治。③多与清热泻火解毒方药配伍:如连翘、黄连、川木通、山栀等清泻心火,黄芩等清肺胃之火,菊花、丹皮、栀子等清肝泻火,紫背天葵、黄连、黄芩、连翘等清热解毒。本病多有情志不遂,肝郁化火而诱发。"气有余便是火","壮火失气",故治宜清热泻火解毒之法。④调畅情志、疏肝气,清肝火:王肯堂、叶天士等医家都认为本病与情志有关,"此皆情志郁勃","气火结瘿",用柴胡、薄荷、青皮、香附、郁金、荷叶等疏达肝气,夏枯草、菊叶、栀子、羚羊角等苦辛清解郁勃,海石、石燕、水晶石、鳖甲等矿石重镇之药,以降上逆之肝火,沉香等引肝火下行,生地、丹皮等济以柔之。⑤治痰在肺与脾,必以肝为先:"善治痰者,不治痰而理气",脾为生痰之源,用陈皮、半夏、茯苓、贝母等健脾化痰,肺为储痰之器,肺为咽喉之门户,诃子、冬花、桔梗、杏仁、牛蒡子等利咽喉之痰涎。当然也分清寒热,辨证选取白芥子、皂角刺等温化寒痰,贝母、南星等清化热痰药物。⑥夏枯草多与海藻、昆布等富碘类中药配伍,以软坚散结消瘿。

三、临床应用及疗效

张丽萍等用甲亢灵治疗甲状腺功能亢进症 74 例,甲亢灵由太子参、麦冬、五味子、夏枯草、黄芪、玄参、牡蛎、酸枣仁、浙贝母、赤芍、猫爪草等中药加甲巯咪唑制成,超声观察发现甲亢灵组较西药组治疗后甲状腺有明显缩小,甲状腺上动脉(STA)改变更为显著,与正常人更为相近,甲亢所特有的"火海征"逐渐消失。钟丽娟观察清肝汤合甲巯咪唑治疗甲状腺功能亢进症 60 例,清肝汤由夏枯草 12g,栀子 9g,黄芩 9g,连翘 15g,玄参 15g,土贝母 15g,香附 9g,郁金 9g,生地 12g,白芍 12g,黄芪 12g,柴胡 12g,甘草 5g 等组成,结果显示治疗组总有效率 96.67%,治疗后在改善烦躁易怒、心悸不宁、多汗怕热、多食方面有极显著性差异,$P<0.01$,在改善消瘦,颈部肿大,目胀流泪,神疲乏力,大便次数方面有明显差异,$P<0.05$,治疗组治疗前后甲状腺肿大,突眼征积分的比较有显著性差异,$P<0.01$,治疗后组间比较有显著性差异,$P<0.01$,改善免疫指标方面,治疗后组间比较差异具有极显著性,$P<0.01$。刘桂芳等用夏枯草汤加减(药物组成:夏枯草、酸枣仁各20g,浙贝母、炒栀子各15g,桃仁、红花各10g,生地30g 等)治疗甲状腺功能亢进症 80 例,结果表明夏枯草汤加减在治疗眼征、甲状腺肿有明显优势。陈跃星用消瘿丸(玄参、牡蛎、浙贝母、柴胡、白芍、丹皮各10g,夏枯草、山药各15g,甘草6g)加味方治疗初发毒性弥漫性甲状腺肿 32 例,显示治疗组总有效率为 93.75%,对照组总有效率为 81.25%,两组病例治疗后高代谢综合征改善及 FT_3、FT_4 降低,治疗组均优于对照组,同时治疗组甲状腺肿和眼征的减轻也好于对照组。张振榆等观察消瘿汤治疗甲状腺功能亢进 100 例,其药物组成:海藻、昆布、夏枯草、丹参、牡蛎、元参各15g,青皮、浙贝、蛤粉、香附、柴胡各10g,三棱、莪术、木香、桃仁、红花各6g,结果治愈 60 例,有效 36 例,无效 4 例,总有效率 96%。高允珊以益气养阴、化痰疏气为法治疗甲状腺功能亢进症,药物组成:黄芪30g,党参20g,生地黄15g,山药15g,沙参15g,麦冬15g,夏枯草30g,香附10g,半夏10g,治疗前后甲状腺功能均有显著改善($P<0.01$),对 TGAb、TMAb 有显著降低($P<0.05$)。陈如泉观察复方甲亢片治疗 Graves 病 42 例,复方甲亢片由白芍、黄芪、生地、玄参、钩藤、夏枯草、牡蛎等中药及小剂量甲巯咪唑组成,治疗结果显示复方甲亢片能显著降低 FT_3、FT_4,升高 sTSH;并且能降低血中 TGAb、TMAb 滴度;下调血 sFas,防止白细胞减少。章文平等用瘿气灵治疗毒性弥漫性甲状腺肿 80 例,瘿气灵由太子参、黄芪、麦冬、五味子、夏枯草、酸枣仁、牡蛎、浙贝母、猫爪草、玄参、赤芍等中药加甲巯咪唑 1mg 制成片剂,治疗组临床控制 21 例,显效 13 例,有效 6 例,无效 0 例,总有效率为 100%。杨坤等辅以夏枯草口服液治疗桥本甲状腺毒症 56 例,与对照组相比治疗组甲状腺功能恢复快,甲状腺球蛋白抗体(TGAb)和甲状腺过氧化物酶抗体(TPOAb)明显下降,甲状腺明显缩小。

周卫惠等加用夏枯草消瘿膏外敷治疗亚急性甲状腺炎 60 例,总有效率93.3%,治疗组在疼痛缓解时间、甲状腺触诊压痛阴性时间均较对照组缩短,其组成为夏枯草、牛蒡子、三棱、香附、黄药子、牡蛎(剂量比例为3:1:1:2:1:2)。杨坤等用夏枯草口服液辅助小剂量泼尼松治疗亚急性甲状腺炎58例,夏枯草组退热时间、甲状腺疼痛、压痛消退时间、甲状腺肿胀消退时间、治疗1周后血沉下降率及复发率降低程度,均明显优于泼尼松组。郑黎等观察夏枯草口服液配合土豆泥外敷治疗亚急性甲状腺炎44例,结果示联合用药组甲状腺疼痛,压痛缓解时间,甲状腺肿胀消退时间及复发率明显降低。张美华等应用夏枯草口服液辅助小剂量泼尼松及甲状腺素片治疗亚急性甲状腺炎35例,结果显示夏枯草组退热时间、甲状腺疼痛、压痛消退时间、甲状腺肿胀消退时间及复发率降低程度均明显优于泼尼松组。曹羽等用夏枯草联合吲哚美辛治疗亚急性甲状腺炎23例,结果23例患者中,治愈21例,显效1例,有效1例。总有效率100%。唐改如观察疏肝养阴活血汤(药物组成:夏枯草12g,柴胡12g,黄芪20g,桑椹12g,何首乌12g,紫河车12g,当归15g,川芎9g,丹参9g,甘草6g)合优甲乐对桥本甲状腺炎60例,总有效率93.33%,治疗组在改善颈部肿大、面目浮肿等方面明显优于对照组。任建民等观察夏枯草口服液辅助治疗桥本甲状腺炎甲状腺功能减低110例,取得良好的临床效果。徐洁等用益气养阴活血方(黄芪12g,何首乌9g,柴胡9g,桑椹子15g,夏枯草15g,紫河车15g,川芎9g,丹参9g,甘草5g等)治疗桥本甲状腺炎60例,发现益气养阴活血方可改善甲状腺肿大,改善患者的血清甲状腺素水平,特别在改善甲状腺抗体(TPOAb、TGAb)水平,其临床治疗的总有效率为93.33%。杨坤等运用夏枯草口服液治疗不同甲状腺功能状态甲状腺肿大,分别观察经典治疗组和联用夏枯草口服液治疗组,在甲亢组、甲减组、甲肿组三组治疗前后甲状腺彩超检查甲状腺大小,结果显示,经典治疗组和联用夏枯草口服液治疗组甲状腺均有不同程度缩小,但以联用夏枯草口服液治疗组为明显。

劳丹华等观察夏枯草膏治疗结节性甲状腺肿54例,结果大部分病例结节有不同程度缩小,少数病例结节消失(均为小结节,直径<1cm),总有效率达66.7%,取得较满意的疗效。何秀明等用消瘤汤(柴胡6g,生牡蛎、白芍、鳖甲各15g,夏枯草、海藻、昆布各12g,玄参、三棱、桃仁、浙贝母、炒穿山甲各10g,甘草3g)治疗甲状腺肿瘤66例,结果如下:治愈20例,占30.3%;显效29例、占43.9%;有效11例、占16.6%;无效6例;占9%;总有效率为91.0%。司富春等整理发表的中医诊治甲状腺肿瘤(腺瘤和癌)文献,发现甲状腺腺瘤药物夏枯草居首,使用134次,占4.3%,甲状腺癌药物夏枯草第二位,使用15次,占3.6%。另外,还有疏肝消瘿汤、益气消瘿汤、甲宁、自制消瘿糖浆、消瘿汤、复方甲亢宁、甲亢汤、自拟夏玄平肝汤等验方组成也有夏枯草。综上可见,夏枯草及其组方在治疗甲状腺功能亢进症、亚急性甲状腺炎、桥本甲状腺炎、结节性甲状腺肿、甲状腺瘤等甲状腺疾病方面应用较多,取得较好疗效。

四、作用机制

单味夏枯草或与它配伍在治疗瘿病运用较广,究其作用机制尚没有统一的认识,单味夏枯草治疗甲状腺相关疾病的机制报道也较少。据现代研究,夏枯草中含有三萜类化合物、甾醇类化合物、苯丙素类化合物、黄酮类化合物、香豆素类化合物、有机酸、挥发油、糖等化学成分,有降压及降血脂、降糖、抗菌抗病毒、抗炎与免疫抑制、抗肿瘤、等生物活性。张王峰等研究发现夏枯草可上调甲状腺癌K1细胞NIS基因表达,增强其摄碘率,认为K1细胞NIS基因表达、摄碘能力的提高是夏枯草诱导细胞分化的结果。杜宏道等认为夏枯草能够不同程度地抑制人甲状腺癌细胞系SW579的生长,可促进SW579细胞凋亡。张静等发现夏枯草可在G0/G1期阻滞人甲状腺癌细胞系SW579的增殖,使S期细胞比率降低;在一定范围内,夏枯草的浓度越高、作用时间越长,对肿瘤细胞生长的抑制作用越强,凋亡率也越高。李蓓等研究夏枯草、浙贝提取物对体外培养 TAO 眼眶成纤维细胞的影响,结果认为夏枯草、浙贝对 TAO 的治疗作用可能是通过抑制眼眶成纤维细胞的增生、在 IFN2γ 刺激下 HA 的分泌和 ICAM21 的表达而实现的。任建民夏枯草口服液辅助甲状腺片治疗桥本甲状腺炎甲状腺功能减低 55 例,能显著降低患者甲状腺球蛋白抗体、甲状腺微粒抗体,作用强度显著高于甲状腺片对照组;升高游离三碘甲状腺原氨酸、游离甲状腺素,降低血清促甲状腺素,作用的与甲状腺片对照组相似;说明夏枯草口服液具有较好的免疫调节作用。章文平等认为瘿气灵对 Graves 病细胞凋亡水平的作用较甲巯咪唑更显著,能使下降的细胞凋亡恢复正常。方邦江等发现复方甲亢汤对甲状腺激素具有明显的降低作用,推测复方甲亢汤的作用机制可能是加速血液循环中甲状腺激素的降解或(和)减弱甲状腺激素靶器官、靶组织对甲状腺激素的反应。

五、小结

　　夏枯草作为一味具有悠久用药历史的中药,古今医家用其治疗瘿病取得了较好疗效。我们可以发现古代记载单味夏枯草"消瘿"的功效较多,治疗瘿病的组方中应用较少。而现代研究中,临床应用多在组方中,单味夏枯草治疗瘿病的疗效机制的研究较少,值得广大中医药科研工作者进一步探讨。现有中成药夏枯草胶囊、夏枯草颗粒、夏枯草口服液等在治疗瘿病中疗效确切,应该重视其机制研究。王继光观察夏枯草合剂对 3 种肝损伤模型小鼠的保肝作用,结果发现夏枯草合剂有对抗 CCl4 肝损伤,对 BCG+LPS 所致的肝损伤有明显保护的作用,可显著对抗 D GaIN—LPS 造成的肝损伤。另据前文所述夏枯草有降糖的作用,因此夏枯草及其组方在甲亢并肝损害、甲亢合并糖尿病、甲亢性突眼等甲亢并发症中亦有研究价值。

参 考 文 献

1. 张丽萍,赵萍,廖世煌.甲亢灵治疗甲状腺机能亢进症的超声观察.广州中医药大学学报,2001,18(3):211-214
2. 钟丽娟.清肝汤合他巴唑治疗甲状腺功能亢进症的临床研究.湖北中医学院,2007
3. 刘桂芳,高彦彬.夏枯草汤加减治疗甲状腺机能亢进症临床观察.山西中医,2007,23(6):22-23
4. 陈跃星.消瘿丸加味方治疗初发毒性弥漫性甲状腺肿 32 例.陕西中医,2011,32(9):1160-1161
5. 张振榆,张伟.消瘿汤治疗甲状腺机能亢进 100 例.陕西中医,2008,29(3):307-308
6. 高允珊.益气养阴法治疗甲状腺功能亢进症临床观察.广西中医药,2005,28(3):23-24
7. 陈如泉.陈如泉教授医论与临床经验选萃.北京:中国医药科技出版社,2007
8. 章文平,黄仰模,张静,等.瘿气灵对毒性弥漫性甲状腺肿的治疗作用及其机制探讨.广州中医药大学学报,2008,25(3):200-203
9. 杨坤,廖有乔等.辅以夏枯草口服液治疗桥本甲状腺毒症患者的疗效观察.中国医师杂志,2008,10(10):1414-1415
10. 周卫惠,唐爱华.加用夏枯草消瘿散外敷治疗亚急性甲状腺炎疗效观察.广西中医药,2008,31(5):15-16
11. 杨坤,廖有乔.夏枯草口服液辅助小剂量强的松治疗亚急性甲状腺炎.郧阳医学院学报,2008,27(1):64-65

12. 郑黎,程长明,郑清.夏枯草口服液配合土豆泥外敷治疗亚急性甲状腺炎的临床观察.山西医药杂志,2011,40(7):722-723

13. 张美华,刘忠伟,杜菊香.夏枯草口服液治疗亚急性甲状腺炎的临床效果.临床合理用药,2011,4(4):53-54

14. 曹羽,陈建飞.夏枯草联合吲哚美辛治疗亚急性甲状腺炎23例.中国中西医结合外科杂志,2009,15(3):288-290

15. 唐改如.疏肝养阴活血汤合优甲乐治疗桥本氏甲状腺炎的临床疗效观察.湖北中医学院,2009

16. 任建民,吴茂红.夏枯草口服液辅助治疗桥本氏病甲状腺功能减低的临床观察.中日友好医院学报,2006,20(5):315

17. 杨坤,郭昆全,吴海燕,等.夏枯草口服液在不同甲状腺功能状态甲状腺肿大患者中的应用.中国中西医结合杂志,2007,27(1):37-39

18. 劳丹华,康志强.夏枯草膏治疗结节性甲状腺肿疗效观察.广西医学,2005,27(8):1255-1256

19. 何秀明.消瘤汤治疗甲状腺肿瘤66例.光明中医,2006,21(7):85-86

20. 左新河.常见病中西医最新诊疗丛书甲状腺功能亢进症.北京:中国医药科技出版社,2010

（赵　勇　陈如泉）

第十七节　治疗甲状腺结节常见中成药的辨证选用

甲状腺结节类属于中医学"瘿瘤"的范畴,主要因情志失调、水土失宜、体质因素等引起气机郁结、瘀血阻滞、痰浊凝滞及气、痰、血交阻颈前而成。遣方用药有一定规律性,主要以理气化痰、活血化瘀、软坚散结为主。目前治疗甲状腺结节的常见中成药有平消片、小金丸、西(犀)黄丸、消瘿五海丸、五海瘿瘤丸、夏枯草胶囊、大黄䗪虫丸、内消瘰疬丸等。在处方时不能笼统地选取,须以中医理论为指导,在辨证论治的基础上,结合中成药组方配伍特点,病-证-药相统一,恰当选取。本文就以上中成药的特点进行初步分析,结合甲状腺结节常见临床辨证分型,为临床处方用药提供参考。

一、常见中成药

小金丸(小金胶囊)源于清代王洪绪《外科证治全生集》,原名小金丹。方由木鳖子150g,制草乌150g,麝香30g,枫香150g,地龙150g,五灵脂150g,制乳香75g,制没药75g,当归75g,香墨12g组成,具有散结消肿、化瘀止痛的功效,长于温通、止痛。其病机特点为寒湿痰瘀,阻于经络,原治痰气凝滞所致的瘰疬、瘿瘤、乳岩、乳癖。

平消片(平消胶囊)为当代时方。由郁金、马钱子、仙鹤草、五灵脂、白矾、硝石、干漆、枳壳等药物组成,具有活血化瘀、止痛散结、清热解毒、扶正祛邪之功效,对毒瘀内结的肿瘤具有一定的缓解症状,缩小瘤体,抑制肿瘤生长,提高人体免疫力,延长患者生命的作用。该药长于祛邪、解毒,多用于热毒炽盛、癌毒蕴结、虚实夹杂者。

西(犀)黄丸亦出自《外科全生集》,方由犀黄15g,麝香75g,乳香500g,没药500g组成,其主要功效为消坚化结、解毒散痈、消肿止痛。本方突出以清热解毒药与豁痰散结药为主,活血祛瘀药为辅,以达清解热毒,痰化瘀散肿消的目的。其病机特点为火郁痰凝,血瘀气滞。

为治疗"乳岩"、"瘰疬"、"痰核"、"肺痈"之名方。

消瘿五海丸出自《古今医鉴》,云其"治瘿瘤、瘰疬、乳核胀痛……"方由夏枯草500g,海藻150g,海带150g,海螺150g,昆布150g,蛤壳150g,木香25g,川芎25g组成,具有消瘿软坚、破瘀散结的功效,偏于咸软温通行散,原治脂瘤、气瘿。

五海瘿瘤丸由海藻100g,昆布100g,海螵蛸100g,海带100g,海螺100g,海蛤壳100g,夏枯草100g,川芎75g,白芷50g,木香10g组成,具有软坚消肿、消痰散结之功效,原治痰核、瘿瘤、瘰疬、乳核。

夏枯草胶囊是《中国药典》品种夏枯草膏的改进剂型,源于《证治准绳》,由夏枯草50g和红糖20g组成,具有清肝明目、散结消肿的功效。以肝郁化火,痰凝血瘀为主治特点,原治火热内蕴所致的头痛,眩晕,瘰疬,瘿瘤,乳痈肿痛。以夏枯草为主要成分的剂型还有夏枯草颗粒、夏枯草片、夏枯草口服液。

大黄䗪虫丸出自张仲景《金匮要略》,方由大黄300g,䗪虫30g,黄芩60g,桃仁60g,杏仁60g,芍药120g,干地黄300g,干漆30g,虻虫60g,水蛭60g,蛴螬60g,甘草90g组成。《金匮心典》指出:"润以濡其干,虫以动其瘀,通以去其闭。"本方针对劳损正伤,阴血亏损,瘀血内停病机。具有活血消癥,祛瘀生新之效,原治正气虚损,瘀血内停之干血劳。

内消瘰疬丸出自《医学启蒙》,方由夏枯草240g,玄参240g,青盐150g,天花粉30g,甘草30g,白蔹30g,当归30g,海藻30g,枳壳30g,桔梗30g,贝母30g,大黄30g,薄荷30g,连翘30g,海粉30g,硝石30g,生地30g组成。具有软坚散结,化痰消瘰之功,病机为气郁化火,痰凝瘀滞,原治气郁化火,痰凝瘀滞而致的瘰疬、痰核、瘿瘤,或肿或痛,皮色不变。

二、辨证分型

明代陈实功《外科正宗》中指出:"夫人生瘿瘤之症,非阴阳正气结肿,乃五脏瘀血、浊气,痰滞而成。"宋代陈无择《三因极一病症方论·瘿瘤证治》中记载:"坚硬不可移者名曰石瘿;皮色不变,即名肉瘿;筋脉露结者,名筋瘿;赤脉交络者,名血瘿;随忧愁消长者,名气瘿。"由于甲状腺结节几乎涉及所有甲状腺疾病,任何甲状腺疾病都可能以甲状腺结节的形式存在。对于本病的辨证分型,不同学者意见不一。如林兰教授将甲状腺结节分为气滞痰凝、痰热瘀结、阴虚阳亢、气阴两虚和阳虚痰凝五个证型。程益春教授则分为气滞痰凝、气血瘀结、痰瘀互结三个证型。李中南主任认为,对于甲状腺结节性等无明显症状的患者疏肝解郁、健脾化痰、佐以软坚散结之剂;对于伴月经不调的甲状腺肿块应配以疏肝理气、调理冲任之法;甲状腺结节伴有甲状腺功能亢进者应以养阴清热、理气化痰、佐以软坚散结之品;伴有甲状腺功能减退者则应以健脾化痰温肾、理气活血。对于亚急性甲状腺炎伴结节的患者应以清热解毒为主,佐以软坚散结之品。唐汉钧将甲状腺结节的论治分为五个类型,对于甲状腺腺瘤、囊肿、结节性甲状腺肿等无明显自觉症状的患者辨证为气滞痰凝;对于单纯性甲状腺肿、青春期甲状腺肿、更年期伴月经不调的甲状腺肿块患者辨证属肝郁气滞、冲任不调;对于甲状腺肿、甲状腺腺瘤伴甲亢症状者辨证为气滞痰凝、阴虚内热型;对于急性甲状腺炎、局部肿痛明显、发病急骤者辨证属于火热内蕴、痰凝气滞证;对于甲状腺肿块如甲状腺腺瘤、甲状腺囊肿、结节性甲状腺肿等质较硬久治不愈的患者证属血瘀气滞痰凝型。

三、从病 - 证 - 药相结合论治

(一)肝郁化火证

甲状腺功能亢进症病位主要在肝,患者多存在不同程度的肝火旺盛表现,辨证属肝郁化火,治宜清肝泻火,夏枯草胶囊或夏枯草口服液、夏枯草片、夏枯草颗粒等具有清肝泻火、散结消瘿之功,故适用于 Graves 病伴有结节及毒性结节性甲状腺肿等。

(二)阳虚痰凝证

桥本甲状腺炎属于本虚标实之证,脾肾阳虚为其本,局部邪实为其标,因气血失和,气滞、痰凝、血瘀结于颈前,病情迁延,耗伤正气,脾肾易亏,多有虚寒见证。辨证当属阳虚痰凝。小金丸及小金胶囊有温通祛瘀、化痰散结、消肿止痛效果,故适合于桥本甲状腺炎伴有结节者等。

(三)毒瘀内结证

甲状腺肿瘤多由气、痰、瘀、毒、虚所致,肿瘤局部炎症、感染、癌性毒素的释放在机体可表现出热毒征象。辨证属瘀热互结、邪毒内盛证,平消片长于祛邪、解毒,故适合甲状腺癌性结节、甲状腺腺瘤、甲状腺囊肿等。亚急性甲状腺炎、急性化脓甲状腺炎多为肝郁热结、气滞血瘀、热毒内结,治疗当以清热解毒、泻肝理气兼以活血为主。西(犀)黄丸可清热解毒、豁痰散结、活血祛瘀,适用于急性化脓性甲状腺炎、亚急性甲状腺炎等结节肿痛者等。

(四)痰瘀互结证

甲状腺结节发病是一个慢性过程,病初多不为患者察觉,至求医之时,一般已成疾日久,病理改变主要以痰凝血瘀为主,辨证属痰瘀互结证。消瘿五海丸、五海瘿瘤丸有软坚消肿、消痰散结之功效,用于痰瘀互结所致瘿瘤。碘缺乏病是人体缺少必需的微量元素碘所造成的疾病,治疗当要补充碘盐,两者均含有大量富碘中药,尤其适合碘缺乏病致结节。

(五)正虚血瘀证

中医学认为,邪之所凑,其气必虚。多数医家强调治疗甲状腺结节须扶助正气。甲状腺结节手术治疗后多属气阴两虚,正气虚耗,伴有复发者兼见痰凝血瘀,治疗宜扶正与祛邪兼顾。大黄䗪虫丸能破血逐瘀、补虚扶正,适用于甲状腺结节及术后复发者等。

(六)气滞痰凝证

单纯性甲状腺肿、青春期甲状腺肿多因七情郁结,郁久化热,灼津成痰,气、痰、瘀血相搏结而为肿块,久则入络,后期常伴结节等表现,辨证属气滞痰凝证,治当消积软坚、理气化痰。内消瘰疬丸能软坚散结、化痰消肿、理气泻火解毒之功,可用于单纯性甲状腺肿、青春期甲状腺肿等伴有结节者。

四、结语

甲状腺结节是甲状腺疾病的常见临床表现。随着内分泌医生和影像学医生对甲状腺疾病的不断提高和检查手段的日益敏感和精确,临床上发现患有甲状腺结节的患者越来越多。目前,西医对甲状腺结节的治疗主要有定期随访、甲状腺激素抑制治疗、手术、放射性碘治疗、酒精介入治疗、激光凝固治疗以及高频超声消融治疗。然而,各有不同的副作用和不足。因此,中医药治疗是目前治疗甲状腺结节的理想选择。临床上用于治疗甲状腺结节的中成药品种繁多,因此,使用时要依据中医理论为基础,熟知组方配伍特点,辨证与辨病相结合,

形成病 - 证 - 药相统一,恰当选取。首先当明确西医诊断,辨明中医证候,恰当地选用有关中成药。如甲状腺结与甲状腺功能亢进并存者,当首先明确是甲状腺功能亢进伴有结节,还是甲状腺结节致甲状腺功能亢进状态。其次,在诊治过程中,还要注意观察病情变化,如结节性甲状腺肿患者需定期复查甲状腺彩超及甲状腺功能,观察甲状腺结节的变化及有无恶变,及时选择手术治疗等,如以免延误病情。再次,合理选用含碘中药。随着我国碘盐的普及,缺碘导致甲状腺结节者越来越少,持续大量使用含碘浓度高的中药,反而有促使甲状腺激素储存的弊端。最后,依据患者病情、体质及剂型特点等,可以选择不同剂型,如夏枯草胶囊、夏枯草口服液等。根据病情需要,在药效互补及增效减毒原则下,恰当联合应用。在临床上治疗甲状腺结节时,恰当辨证选用中成药,不仅可以保证疗效,还能减轻患者经济负担,切不可"对号入座",一病一药。

参 考 文 献

1. 吴淑琼 . 活血消瘿方治疗结节性甲状腺肿的临床疗效及其作用机制研究 . 武汉:湖北中医药大学,2010

2. 曹羽 . 小金胶囊治疗甲状腺结节 86 例临床观察 . 北京中医药大学学报,2009,16(2):36

3. 王孝文 . 平消胶囊治疗结节性甲状腺肿 40 例疗效观察 . 当代医学,2009,15(36):150

4. 何欣,黄立中 . 犀黄丸临床应用及实验研究进展 . 湖南中医药导报,2003,9(4):82-84

5. 秦树光,杨宝良,李建军,等 . 五海瘿瘤丸联合左甲状腺素治疗单纯性甲状腺疗效观察 . 中国基层医药,2009,16(1):45-46

6. 刘婧茹,王清 . 夏枯草胶囊对桥本甲状腺炎患者自身抗体及 Th17 细胞的影响 . 中国老年学杂志,2012,32(24):5413-5415

7. 闫俊杰 . 大黄䗪虫丸临床应用进展 . 北京中医药大学学报,2000,23(5):75-77

8. 杨芬 . 内消瘰疬丸联合抗结核药物治疗颈部淋巴结结核 40 例疗效观察 . 中医药导报,2012,18(8):103-104

9. 李鸣镝,魏军平,倪青 . 林兰教授辨治甲状腺结节的经验 . 国际中医中药杂志,2012,34(10):938-940

10. 孙世宁 . 程益春教授治疗良性多发性甲状腺结节的经验 . 广西中医药杂志,2011,34(5):44-45

11. 赵华 . 李中南治疗甲状腺结节经验 . 河南中医,2012,32(4):504-505

12. 汝丽娟,唐汉钧 . 甲状腺肿块内服治疗五法 . 上海中医药杂志,1986,(8):12-14

13. 杨平 . 清肝泻火方对 Graves 病大鼠炎性因子及相关蛋白表达的影响 . 武汉:湖北中医学院,2009,66-68

14. 华川,许芝银 . 温瘿消治疗桥本甲状腺炎的实验研究 . 江苏中医药,2003,24(8):52-54

15. 吴敏华,陈亚男,刘艳清 . 周维顺主任医师治疗甲状腺癌经验 . 河南中医,2007,27(2):22

16. 江树舒,吴敏 . 从瘀热辨治甲状腺癌术后验案 2 则 . 江苏中医药,2013,45(5):44-45

17. 王志兴,陈如泉,鲁新华 . 中西医结合治疗亚急性甲状腺炎 67 例分析 . 中医药学刊,2002,20(3):342-343

18. 王志兴,陶冬青 . 陈如泉诊治结节性甲状腺疾病的经验 . 中医杂志,2002,43(8):574-575

19. 刑丽婧,曾洁,郑敏,等 . 扶正疏肝法治疗甲状腺结节 50 例临床观察 . 中医杂志,2013,54(5):398-414

20. 仇莲胤,阙华发 . 中西医结合治疗甲状腺结节研究述评 . 中医学报,2012,27(4):489-491

（赵 勇 左新河）

第十八节 陈如泉教授运用风药治疗甲状腺病经验

一、风药的概念

风药概念出自张元素《医学启源》中"药类法象"的理论,取法天地五运之象的"风升生",是指具有风木属性、味之薄者。风药之名首见于李东垣《脾胃论》,云:"味之薄者,诸风药是也,此助春夏之升浮者也。"风药具有生长、生发、条达、舒畅等特性,能够调节脏腑、畅达气血。至清代徐大椿《神农本草经百种录》中提出:"凡药之质轻而气盛者,皆属风药。"当代国医大师颜德馨教授指出:"所谓风药,乃指味辛性轻之品。"

近年来,对风药的概念有延伸。郑国庆等认为,风药是指在传统中医理论指导下,功能祛除、疏散外风或平息、搜剔内风,主要用以治疗风病的药物。并把风药分为6类:①祛风类:功能发散风寒,如羌活、防风、独活等;②疏风类:功能宣散风热,如薄荷、蔓荆子、刺蒺藜、柴胡等;③息风类:功能平息内风,如天麻、钩藤等;④搜风类:多为虫类搜风,如蜈蚣、全蝎、僵蚕等;⑤其他类:功能祛除风邪,如杏仁、姜黄等;⑥特殊类:如黄芪、桔梗等,《神农本草经》言黄芪"主大风"。

二、风药用于甲状腺病的机制

本文中所论述的风药仍沿用祛风解表、祛风除湿等治疗内风的概念。风药用于治疗甲状腺病在古代医家就有体现。明代《证治准绳·疡医》中记载治疗瘿瘤的海藻连翘汤方中,选用了连翘、牛蒡子、柴胡、防风、羌活等风药,治瘿气的昆布散方中亦用防风、荆芥、羌活、升麻、连翘、炒牛蒡子、薄荷等风药。陈如泉教授认为,风药配伍组方具有辛散理气、宣泄透散、活血行血、胜湿、升阳等作用,能通过多层次、多途径、多靶点而起到综合疗效。

1. 辛散理气 李东垣认为:"凡治风之药皆辛温,上通天气,以发散为本。"《素问·阴阳应象大论》云:"风气通于肝"、"郁而达之"。肝为风木之脏,性喜条达而恶抑郁。风药应肝条达之性,同气相求,彰显肝木升发之象,畅达肝气而顺应肝木之曲直。甲状腺位居肝经,病变以肝为主,当然疏肝气、散肝郁是治疗甲状腺病的原则,也是遵古人"顺气为先"之旨。

2. 宣散透邪 肝郁化火,火郁于内,此时应遵"火郁发之"之旨。风药具有轻灵向上的特点,轻而扬之,开宣汗道、因势利导,使郁火有泄越之机、透散之路。风药性善上行,走而不守,常用于引药上行和引药达表。甲状腺病位居表居上,治疗宜向上向外,风药的宣散透邪特点能达到目的。

3. 活血行血 风药入肝,宣畅气机,气行则血行。黄淑芬提出:"治血先治风,风去血自通。"风药善行主散,气味轻薄,开泄宣通,能畅达阳气,流通血气,使气血周流,气达则血行亦畅,瘀血亦除。现代研究亦证实了风药的活血通络作用。风药长于调理气血是其治病的重要方面。陈实功在《外科正宗》云:"夫人生瘿瘤之症,非阴阳正气结肿,乃五脏瘀血,浊气痰滞而成。"因此,风药活血行血的特点,起到消瘿散结的功用。

4. 风药胜湿 《脾胃论》云:"诸风药皆能胜湿。"风药轻扬善行,走窜发散,散湿最速。

风药辛香之性,辛能散湿,香可醒脾,燥可化痰。风药还能开泄腠理,使湿邪从表而解。湿聚成痰,痰湿壅结,随气流窜,可表现为甲状腺肿、眼突、胫前肿等。《丹溪治法心要》曰:"外湿宜表散,内湿宜淡渗"。风药具有宣通之性,能升发阳气、振奋气化、疏调气机,故能胜痰湿之邪。

5. 升阳举陷　脾胃为气机升降的枢纽,人之清浊之气皆从脾胃化生。脾胃气虚,则清阳不升,浊阴不降。风药具有升发清阳的功效,"陷者举之",举陷以利脾土清阳之气升发、敷布。李东垣补中益气汤、张介宾举元煎即用升麻、柴胡、防风等,"以引元气之升"。陈教授认为,甲亢周期性麻痹、甲亢肌病等往往是因脾虚阳气不升。因此,运用风药升阳举陷之功切合病机。

三、甲状腺病临床应用

1. 甲状腺相关眼病　甲状腺相关眼病(TAO)是一种器官特异性自身免疫性疾病,临床表现为突眼、睑裂增宽、上眼睑挛缩、复视、结膜炎症(红、畏光、流泪、充血及水肿等)、角膜溃疡、视神经功能受损及视力障碍。《素问·至真要大论》云:"诸湿肿满,皆属于脾。"陈教授认为,TAO眼睑浮肿乃脾虚痰湿壅盛所致,治疗宜健脾祛湿化痰,常配伍荆芥、防风、苏叶、羌活等风药,一是能祛风胜湿,杜绝痰浊生成;二是病位居上,"巅顶之上,唯风药可到",发散透邪,遵"因而越之"之旨。若伴有迎风流泪,则加用刺蒺藜、桑叶、密蒙花等。TAO炎性活动期,表现为结膜充血、水肿等,在清肝泻火方药中佐以防风、桑叶、菊花、连翘等升散之品,使郁火除,而无助热之弊。TAO合并重症肌无力,表现眼睑下垂者,则为脾虚清阳下陷,可用升麻、葛根等升提清阳。

案例:某女,42岁。患者1年前确诊Graves病,现服用甲巯咪唑片(10mg/d),诉双眼时有胀感,眼睑浮肿,无重影,无畏光流泪。查体:突眼(-),双上眼睑浮肿,球结膜无充血,眼球活动度可,露白(-),甲状腺I度肿大,心肺腹(-)。舌质淡红,舌头薄白,脉弦细。甲状腺功能:FT_3 3.23pg/ml,FT_4 1.22ng/dl,TSH 1.179μIU/ml。西医诊断:Graves病,甲状腺相关性眼病。中医诊断:瘿病,鹘眼凝睛,气阴两虚兼脾虚痰湿证。方药:复方甲亢片,每天2次,每次5片,口服;黄芪免煎颗粒2袋,荆芥免煎颗粒1袋,泽泻免煎颗粒1袋,车前子免煎颗粒1袋,苏叶免煎颗粒1袋,温水冲服。

2. 抗甲状腺药物性皮疹　药物性皮疹是抗甲状腺药物常见副作用之一,属于中医"药毒疹"的范畴。陈教授认为,药物性皮疹为先天体质因素,感受药物毒邪,化热生风,风热燔营灼血,蕴于肌肤腠理而发病,表现为皮肤瘙痒、皮疹、红斑等。风为阳邪,善行而数变,"治风先治血,血行风自灭"。陈教授治疗以清热凉血,祛风止痒为法,常以犀角地黄汤化裁,配伍防风、连翘、刺蒺藜、忍冬藤等风药。生地清热凉血,养阴生津;丹皮清热凉血,活血祛瘀;赤芍清热凉血,祛瘀止痛;丹参活血凉血,祛瘀止痛,诸药合用,使热清血宁而无耗血之虑,凉血止血而无留瘀之弊。配伍风药,一是祛风止痒,二是清热凉血,三是宣散透邪,引邪外出。

案例:某女,27岁。桥本甲亢患者,起初服用丙硫氧嘧啶片(300mg/d)治疗,服药1周时出现全身散在皮疹,皮肤瘙痒,在外院改服甲巯咪唑片(20mg/d)治疗,服药9天后再次出现皮疹伴皮肤瘙痒,现自行停药2天。症见:全身皮肤散在皮疹,皮肤瘙痒,双上肢及颈部可见抓痕。查体:甲状腺I度肿大,质地软,HR 90次/分,舌质红,舌苔薄黄,脉弦。中医诊断:瘿气,药疹,阴虚血热证。西医诊断:桥本甲亢,药物性皮炎。方药:复方甲亢片,每天1次,每次1片,每 3 天递增 1 片,依据病情调整剂量。中药方:生地 15g,赤芍 15g,丹皮 15g,防风 10g,连翘 15g,忍冬藤 15g,苦参 15g,白鲜皮 10g,刺蒺藜 10g,甘草 10g,每日 1 剂,水煎分次服。

3. **桥本甲状腺炎**　桥本甲状腺炎是甲状腺最常见的炎性疾病。其临床表现繁杂多样,典型症状为甲状腺弥漫性肿大、质韧如橡皮,峡部较甚,病理学以广泛的淋巴细胞或浆细胞浸润、形成淋巴滤泡为特征。陈教授喜用紫苏子、牛蒡子、荆芥等风药治疗本病。这类药物多轻清上升,向外趋表,可通过开泄腠理而达邪外出,且多入肺,可助之宣降。风药辛散宣通,疏肝理气,调节全身气机;气行则血行,风药有活血化瘀之功,有利于消除甲状腺肿,增强疗效。

案例:某女,34 岁。确诊桥本甲状腺炎患者,现已停药半年,自觉颈肿较前加重,无畏寒乏力,月经提前 10 余天,经期正常,经量少。查体:甲状腺Ⅱ度肿大,质地韧,HR 75 次 / 分。查甲功:FT_3 2.98pg/ml,FT_4 1.04ng/dl,TSH 13.305μIU/ml,彩超:甲状腺弥漫性肿大。西医诊断:桥本甲状腺炎(甲状腺功能减退)。中医诊断:瘿气,痰凝血瘀证。方药:左甲状腺素钠片(25μg/d);活血消瘿片,一天 3 次,一次 4 片;黄芪 30g,郁金 15g,橘叶 15g,玫瑰花 15g,水蛭 10g,莪术 15g,丹皮 10g,赤芍 15g,丹参 15g,猫爪草 15g,苏叶 10g,茯苓 15g,法半夏 10g,山慈菇 15g,莱菔子 15g,炙甘草 10g,,每日 1 剂,水煎服。

4. **胫前黏液性水肿**　胫前黏液性水肿是 Graves 病的一种皮肤表现,多发生于胫骨前中下部分,常呈对称性,皮损表现为典型的结节和斑块,病理上可见黏蛋白沉积。胫前黏液性水肿类属于中医学"水肿"、"脚气"的范畴。主要是感受风湿毒邪,侵袭下肢筋脉,以致壅阻经络,气血周流失常。陈教授认为,水湿、热毒、痰浊、瘀血是本病主要病理因素,水湿、瘀血贯穿于本病始终。陈教授在辨证论治的同时,常用汉防己、防风、苍术、独活等风药,一是风药辛香,祛风胜湿;二是疏散外邪,透邪外出,使水湿毒邪有出路;三是散湿化痰,活血消肿。

案例:某男,60 岁。患者确诊 Graves 病(^{131}I 治疗后),甲状腺相关眼病,胫前黏液性水肿。现症见:双眼胀,视物模糊,无重影,双下肢肿胀,大便秘结,小便可。查体:甲状腺无明显肿大,眼突(+),眼球活动度可,双眼结膜充血,HR 74 次 / 分,双下肢胫前水肿,呈结节状,皮肤色素沉着。查甲状腺功能在正常范围。方药:左甲状腺素钠片(25μg/d);黄芪 20g,汉防己 10g,益母草 15g,泽泻 10g,毛冬青 30g,木瓜 15g,怀牛膝 15g,丹参 15g,蜈蚣 2 条,赤芍 10g,决明子 10g,泽兰 15g,每日 1 剂,水煎服。

5. **亚急性甲状腺炎**　亚急性甲状腺炎多由甲状腺的病毒感染引起,以短暂疼痛的破坏性甲状腺组织损伤伴全身炎症反应为特征。常有上呼吸道感染的前驱症状,表现为肌肉疼痛、咽痛、疲劳等。陈教授认为,亚急性甲状腺炎的基本病机为肝郁化火,加之外感风热毒邪所致。以六淫致病论,风性善行而数变,游走不定。本病常先发于一侧,后转至另一侧,有游走不定的特点。《素问·举痛论》说:"怒则气上",怒伤肝,肝郁气滞,日久化为火热,热毒伤津耗气,津液、血液运行不畅,则痰浊、瘀血交阻于颈前。陈教授认为,本病初期宜疏散风热,解表透邪,清热止痛,用银翘散加减,药选金银花、连翘、薄荷、牛蒡子、荆芥、桔梗、柴胡、黄芩、川楝子、延胡索、板蓝根等。此时,用大队的风药,既能疏散风热,解表透邪,又能疏肝理气,清热凉血。

案例:某男,42 岁。患者半月前因感冒后出现左侧颈前疼痛,于 1 周前在我院诊断为"亚急性甲状腺炎,伴有亚临床甲状腺功能亢进,甲状腺结节",予以中药方治疗。现症见:左侧颈前疼痛,时有咳嗽,无痰,颈前异物感,无发热,无声音嘶哑,二便调,睡眠可。查体:左侧甲状腺Ⅱ度肿大,质地中等,压痛(+),无波动感,肺(-),HR 96 次 / 分。中医诊断:痛瘿,外感风热兼化火证。方药:柴胡 10g,黄芩 10g,忍冬藤 15g,蚤休 10g,桑叶 10g,浙贝母 10g,菊花 10g,天葵子 10g,制乳香 10g,制没药 10g,玄胡 10g,夏枯草 15g,牛蒡子 15g,前胡 10g,甘草 5g,每日 1 剂,水煎服。活血消瘿片,一天 3 次,一次 4 片。

四、小结

风药具有升、散、行、透、窜、动等多种特性,在临床广泛用于循环系统、神经系统、消化系统、呼吸系统等内科疾病及外科、皮肤科疾病。风药虽在方中多为佐使之类,但运用得当可有画龙点睛的作用。陈教授认为,风药用于治疗甲状腺病不是单一作用,往往是协同综合性作用的结果。现代药理研究认为,风药具有抗肿瘤、抗氧化、降血压、降血糖、改善微循环、抗血小板聚集、抗炎、镇痛、免疫调节等作用。风药用于治疗甲状腺病可能与其调节免疫、抗氧化、抗炎等机制有关。李杲言:"病去勿再服,以诸风药损人元气而益其故也。"因此,陈教授强调,风药运用当中病即止,不可过多、过久服用。

参考文献

1. 牛英硕,郭伟星 . 风药运用于心血管疾病作用浅析 . 山东中医杂志,2014,33(6):427-429
2. 郑国庆 . 风药性能谈 . 吉林中医药,2000,23(1):58-59
3. 黄淑芬 . 试论治血先治风 . 中医杂志,1997,37(1):9
4. 黄文强,彭宁静,吕德,等 . 风药活血作用及其抗大鼠肝纤维化的实验探索 . 辽宁中医杂志,2013,40(3):584-585
5. 杨振华 . 从玄府理论试论糖尿病肾病的病机及风药应用 . 广州中医药大学学报,2014,31(3):476-478
6. 郭祖文,林玩福,杨学 . 风药在妇科疾病中的运用 . 上海中医药杂志,2012,46(1):79-81
7. 李要远,萧百圆,贺用和 . 风药抗肿瘤的研究进展 . 中国中药杂志,2011,36(23):3375-3379
8. 周德生,王仙伟 . 风药在脑血管病中作用机制的研究进展 . 辽宁中医杂志,2012,39(5):951-953
9. 张文宗,王振涛,张会超 . 风药在冠心病中应用的理论探讨 . 中国实验方剂学杂志,2011,17(5):267-269
10. 黄汉英,黄基荣,何光伦 . 截敏祛风 2 号方对变异性鼻炎大鼠黏膜组胺影响的实验研究 . 中国中医基础医学杂志,2015,21(6):675-676

(赵　勇　左新河)

第十九节　中成药在桥本甲状腺炎中的应用

桥本甲状腺炎(HT)是由遗传和环境因素共同作用而引起的器官特异性自身免疫性疾病,以体内生成特异性甲状腺自身抗体和甲状腺组织大量淋巴细胞浸润,最后导致甲状腺组织结构破坏和甲状腺功能低下为主要特点。HT 占甲状腺疾病的 7.3%~20.5%,多见于女性。HT 是原发性甲状腺功能减退症最常见的原因,同时也是引发儿童非地方性甲状腺肿的最主要原因。目前尚缺乏有效的治疗方法。中医药治疗本病在改善临床症状、降低抗体水平、调节机体免疫功能等方面有自身优势。临床上用于治疗 HT 的中成药品种繁多。我们认为，中成药的应用需以中医基础理论为前提，辨证与辨病相结合，熟知各药的组方配伍特点，使病 - 证 - 药相统一，恰当选取。

一、免疫调节类

1. 金水宝胶囊　金水宝胶囊为国家一类新药发酵虫草菌粉 Cs-4 胶囊制剂，具有与天然虫草基本一致的药理作用，目前广泛运用于免疫相关性疾病。现代研究证明该药能改善细胞内、外氨基酸的代谢，可改善细胞内线粒体呼吸功能，使其能量产生增加，增强巨噬细胞吞噬能力，提高机体的白蛋白，加速病损细胞修复，具有调节免疫功能及内分泌激素，清除氧自由基，提高超氧化物歧化酶及降低过氧化物酶作用。研究证明，金水宝胶囊能降低 HT 患者甲状腺球蛋白抗体（TgAb）及甲状腺过氧化物酶抗体（TPOAb）水平，改善自身免疫反应。曾氏等还发现，金水宝对甲状腺自身抗体的影响存在明显的量效关系。中医学认为，虫草有补肾益肺、止血化痰的作用，临床用于辨证属气虚证的 HT 患者疗效更佳。

2. 百令胶囊　百令胶囊是冬虫夏草菌种经低温发酵研制而成的纯中药制剂，同金水宝胶囊成分一致。虫草真菌可对机体的免疫器官、免疫细胞、免疫分子乃至基因水平进行不同层次的调节。研究表明，百令胶囊具有双向免疫调节作用。临床研究证实，百令胶囊可有效降低自身抗体水平，改善免疫反应。黄虹等研究发现，百令胶囊对 Graves 病治疗后 CD4+、CD4/CD8、IFN-γ 较对照组更下降明显，CD8$^+$T 细胞亚群数、IL-4 水平升高更明显，表明该药能有效的调节 GD 患者细胞免疫，降低自身抗体水平。

3. 雷公藤多苷片　雷公藤多苷片由中药雷公藤制成。雷公藤，有祛风湿、杀虫解毒、消肿止痛、活血通络的作用，临床广泛用于自身免疫性疾病，有"中草药激素"之称。雷公藤多苷片治疗 HT，能有效降低 TgAb、TPOAb 水平，还能使局部胀感、疼痛减轻或消失，使甲状腺肿或甲状腺结节缩小、变软或消失。研究证实，雷公藤对 HT 的自身免疫紊乱有明显调节作用。有学者认为，雷公藤多苷片能直接对抗炎症介质，且对体液免疫及细胞免疫均有抑制作用。我们认为，因其苦寒清热力强，对于热毒内蕴、顽痰凝瘀的 HT 患者较适合，如痛性桥本甲状腺炎或 HT 合并亚急性甲状腺炎患者。

4. 火把花根片　火把花根片是采用我国西南地区特有的卫矛科植物昆明山海棠，经特殊工艺而制成，含有生物碱、内酯、萜类等成分。昆明山海棠提取物能诱导 T 细胞凋亡，从而抑制机体细胞免疫。王氏等研究发现，火把花根片治疗 HT 患者可降低 TgAb、TPOAb 水平，与对照组（泼尼松组）比较，疗效相当。亦有报道，火把花根片联合丙硫氧嘧啶片治疗 GD 可明显降低自身抗体水平，并可有效地抑制其回升。昆明山海棠，能祛瘀通络、续筋接骨、祛风湿，其辛散苦燥温通，能"行十二经络"。我们认为，对于寒湿闭阻、瘀血阻络的 HT 患者，疗效更佳，如脾肾阳虚型桥本甲减。

5. 右归胶囊　右归胶囊、右归丸均出自《景岳全书》，由肉桂、附子、鹿角胶、菟丝子、山茱萸、杜仲、枸杞子、熟地、山药、当归等组成，有补肾助阳的作用。右归胶囊和右归丸更适用于肾阳虚的桥本甲减患者。实验研究证明，右归胶囊能显著提高肾阳虚模型大鼠辅助性 T 细胞的数量、减少 Treg 细胞和 CD8+T 的数量、增强 NK 细胞的活性，从而增强肾阳虚模型大鼠的获得性免疫功能。右归丸能改善和调节 B 淋巴细胞的功能，促进体液免疫。吴素琴等采用右归丸、硒酵母联合左甲状腺钠治疗甲减患者，TgAb、TPOAb 均有明显下降。

6. 白芍总苷胶囊　白芍总苷是从白芍干燥根中提取的有效成分,有效部位含有芍药苷、羟基芍药苷、芍药花苷、芍药内酯苷、苯甲酰芍药苷等。中医学认为,白芍具有养血敛阴、柔肝缓急、止痛等功效。白芍总苷的药理及临床研究发现,其可以在多个环节影响自身免疫疾病的细胞免疫、体液免疫以及炎症过程,可以减轻自身免疫性炎症。目前临床广泛类风湿关节炎、系统性红斑狼疮有确切疗效。孙科等以白芍、夏枯草等组成的解毒散结消瘿汤联合左甲状腺素治疗桥本甲状腺炎,治疗组在总有效率、TGAb、TMAb 改善均优于对照组($P<0.05$)。

7. 香菇菌多糖片　香菇菌多糖片临床多用于免疫功能低下的疾病。香菇菌多糖是天然产物香菇菌丝中提取的一种多糖肽,b-D 葡萄糖残基为主链,葡萄糖残基为侧链的葡聚糖,其多糖部分以 b-D 葡聚糖为主。肽由天门冬氨酸等 18 种氨基酸组成,可增强或抑制体液免疫和细胞免疫功能。陈成邦等在常规给予抗甲状腺药物或左甲状腺素替代治疗的基础上加用香菇菌多糖片治疗自身免疫性甲状腺炎,结果显示治疗后 TPOAb、TGAb 滴度较治疗前显著下降,且下降幅度明显大于对照组,差异均具有统计学意义($P<0.05$),这说明香菇菌多糖片通过免疫调节治疗自身免疫性甲状腺炎有效。

二、散结消瘿类

1. 夏枯草胶囊　夏枯草胶囊源于《证治准绳》,由夏枯草和红糖组成。因夏枯草具有清热泻火明目、散结消肿的作用,以肝郁化火、痰凝血瘀为主治特点,原治火热内蕴所致的头痛、眩晕、瘰疬、瘿瘤、乳痈肿痛,适合用于以甲状腺肿大为特征的实热证 HT 患者。杨氏等用夏枯草胶囊治疗单纯甲状腺自身抗体异常的 HT 患者,结果发现能显著降低 TgAb、TPOAb水平。魏静等研究发现,夏枯草胶囊联合优甲乐治疗 HT,可提高临床疗效,改善甲状腺功能,降低自身免疫反应和 Th17 细胞水平。我们认为,夏枯草胶囊既有免疫调节作用,又能散结消瘿,促进甲状腺细胞凋亡。刘新宇等研究认为,夏枯草水体液能抑制甲状腺细胞 NO 生成,提示增强甲状腺细胞碘的摄取是通过抑制 NO 合成来实现的。来源于夏枯草的中成药品种还包括夏枯草口服液、夏枯草颗粒、夏枯草片等。

2. 小金胶囊　小金胶囊和小金丸都源于清代王洪绪《外科证治全生集》,由木鳖子、制草乌、地龙等组成,原治痰气凝滞所致瘰疬、瘿瘤等。其具有散结消肿、化瘀止痛之功,临床广泛用于治疗甲状腺疾病。曹羽应用小金胶囊治疗甲状腺结节 86 例,总有效率为 97.7%。秦树光等研究发现,小金丸联合甲状腺素片治疗甲状腺肿大结节的有效率优于对照组($P<0.05$)。陈晓雯在西药及中药方基础上,配合小金丸治疗 HT,能有效缩小甲状腺肿。陈如泉教授认为,针对寒湿痰瘀的病机特点,该药适合用于阳虚痰凝的结节型桥本甲状腺炎,尤其联合 $L-T_4$ 治疗桥本甲减合并结节者。

3. 通心络胶囊　通心络胶囊在临床多用于心脑血管疾病。该药由全蝎、蝉蜕、水蛭、人参、蜈蚣、土鳖虫、赤芍、冰片等组成,具有益气活血、通脉疏络的作用。通心络胶囊联合小剂量 $L-T_4$ 片治疗 HT,能够使甲状腺激素水平上升,降低 TSH,对降低 TgAb、TPOAb 水平也有一定作用。李莉等运用通心络胶囊联合桂附八味丸甲状腺功能减退,取得较好疗效。研究证明,通心络胶囊能加快血流速度,改善区域微循环。因此,我们认为通心络胶囊更适合气虚血瘀的 HT 患者。

三、结语

临床中能用于治疗桥本甲状腺炎的中成药还有很多,如桂枝茯苓胶囊、鳖甲煎丸、逍遥丸、柴胡疏肝丸、控涎丸、平消片等,以及一些医院的自制中成药。但尚缺乏多中心、大样本的临床随机对照试验提供循证医学证据,需要进一步的临床和实验研究。依据 HT 的临床特点及药物研究,可分为免疫调节类和散结消瘿类。当然,两者不是绝对分开的,如夏枯草制剂既有免疫调节作用,又能散结消瘿。尽管治疗 HT 的中成药种类多,必须将辨病、辨证、药物组方配伍特点结合,合理用药。中成药使用的有效性首先在于准确辨证。只有依据中医药理论,以中医辨证思维来指导中成药的应用,才能发挥中成药多靶点治疗的优势。

参考文献

1. 杨敏,都昌吉,王引萍,等.桥本甲状腺炎患者外周血调节性 B 淋巴细胞和抑制性 T 细胞亚群的免疫改变.中华内分泌代谢杂志,2015,31(5):427-433
2. 曾慧妍,赵玲,王璟霖,等.金水宝胶囊对桥本甲状腺炎自身抗体的影响及量效关系.广州中医药大学学报,2014,31(3):357-360
3. 宋士玉,张苑青,陈加华,等.金水宝胶囊治疗自身免疫性甲状腺炎 36 例分析.井冈山医专学报,2002,9(3):35-36
4. 谭丽玲.金水宝胶囊对桥本甲状腺炎过氧化物酶抗体免疫调节的疗效观察.海南医学院学报,2012,18(6):777-778,781
5. 丁保金,邱相君.虫草真菌对机体的免疫调节作用.中国临床药理学与治疗学.2004,9(1):17-19
6. 王苏娅,孟雪芹,陈江华,等.人工培养冬虫夏草(百令胶囊)免疫抑制作用细胞因子及可溶性细胞间黏附分子-1 调控机制探讨.中国中西医结合杂志,2001,21(6):152-153
7. 罗敏,顾燕云,李果,等.百令胶囊对自身免疫性甲状腺疾病(AITD)免疫调节作用.中国中医基础医学杂志,2006,12(4):261-262
8. 刘宝忠,张花,杨坤,等.百令胶囊对自身免疫性甲状腺炎患者自身免疫性抗体的影响.医药导报,2009,28(6):727-728
9. 黄虹,杨丕坚,李舒敏,等.百令胶囊对 Graves 病患者 T 淋巴细胞亚群的影响.中国实验方剂学杂志,2013,19(20):296-299
10. 程如林,高寅香,叶正宝,等.雷公藤多甙片和甲状腺素片治疗慢性淋巴细胞性甲状腺炎疗效观察.中西医结合杂志,1988,8(11):676
11. 华川,许芝银.雷公藤治疗桥本甲状腺炎实验研究.实用中医药杂志,2003,19(8):397-399
12. 燕树勋,王颖,彭扣芝,等.雷公藤治疗自身免疫性甲状腺疾病.中医学报,2000,25(3):576-577
13. 周强,甄仲,刘超,等.单味中药治疗甲状腺功能亢进的机制研究概况.辽宁中医杂志,37(S1):343-345
14. 王彩玲,李海珍,侯钦芝.火把花根片治疗桥本甲状腺炎 35 例临床观察.山东中医药大学学报,2007,31(4):306-307
15. 周卫惠.火把花根片联合丙基硫氧嘧啶片对 Graves 病患者甲状腺抗体的影响.辽宁中医药大学学报,2008,10(3):5-6
16. 赵敏,周安方,徐安莉,等.右归胶囊对肾阳虚大鼠免疫功能影响的实验研究.湖北中医药大学学报,2013,15(1):18-20
17. 章育正,张雅琴,姚颂一,等.右归丸对免疫细胞的调节作用.上海中医药杂志,1985,(6):47-48
18. 吴素琴,邹耀武.硒酵母片联合右归丸、左甲状腺素钠治疗原发性甲状腺功能减退症 60 例疗效观察.河

北中医,2012,34(8):1177-1180

19. 周强,栗占国.白芍总苷的药理作用及其在自身免疫性疾病中的应用.中国新药与临床杂志,2003,22
    (11):687-691

20. 孙科.解毒散结消瘿汤联合左甲状腺素治疗桥本甲状腺炎随机平行对照研究.实用中医内科杂志,
    2015,29(8):98-100

（赵　勇　左新河）

甲状腺疾病类属于中医学"瘿病"的范畴，古代医家常把富碘中药列入治疗甲状腺病的主要用药，早在晋代就已出现用海藻等富碘药物治疗瘿病的记载。而中医历代医家在论治甲状腺类疾病的过程中，较多地应用海藻、昆布等富碘中药，发挥其软坚散结等作用。随着现代药理的深入研究和发展，关于富碘中药治疗甲状腺病的争议较多。富碘中药篇详细介绍了碘与甲状腺病的关系，介绍了常用富碘中药的性味功效、主治配伍、用量用法、现代研究。介绍了常用富碘中药为主的组成方剂的功效主治及方解配伍关系，介绍了有关富碘中药现代方药实验研究情况。旨在提高当今医家对富碘方药认识水平，科学地应用富碘方药治疗甲状腺病。

第六篇　富碘方药篇

第一节　碘与甲状腺病

碘是人体的必需微量元素,是第二个被人类确认的生命元素。碘的原子序数是 53,在卤族元素中原子量最大,显示出金属性质,是一种活泼的稀有元素,属于强氧化剂。常温下呈黑色或蓝黑色,碘难溶于水,但易溶于酒精、氯仿、苯和其他烃类溶剂。应用碘制剂治疗甲状腺病,在公元 4 世纪葛洪的《肘后方》中,首先记载了海带可以治疗瘿病(甲状腺肿)。公元 5 世纪,欧洲开始用海藻灰治疗甲状腺肿。至 1811 年,法国化学家 Courto 用海藻灰处理硝酸钙产生硝酸钾的过程中发现了碘元素,才认识到海洋植物治疗甲状腺肿是碘在发挥作用。1830 年,Prevost 发现饮水中缺碘可以导致甲状腺肿。1831 年,法国医师 Boussingauit 首次采用在食盐中加碘的方法防治地方性甲状腺肿。1914 年 Kendall 通过实验分离出甲状腺素。1929 年,瑞士等国家开始以法律的形式规定在食盐中加入碘以防治地方性甲状腺肿。1942年,Hamilton 等人开始把放射性碘用于甲状腺肿的治疗。自从 1948 年以来,世界卫生组织、联合国儿童基金会、世界粮农组织都积极地支持世界各国地方性甲状腺肿的防治工作。1986 年 3 月,在尼泊尔的加德满都成立了国际控制碘缺乏疾病委员会(ICCIDD)。同年 5 月,在日内瓦召开的世界卫生大会上,一致通过了控制和预防碘缺乏疾病的决议,表明了各国政府决心采取措施来防治碘缺乏所致的疾病,以保障人类的健康。

一、碘在人体内储存量、储存形式及吸收与排泄

正常人体内约含碘 20~50mg,平均 30mg 左右。正常成人每日所需甲状腺激素的量是相对稳定的,合成这些激素所需的碘大约为 50~75μg,按照碘的供应量应为生理需要量的 2 倍,世界卫生组织(WTO)推荐儿童每天摄入碘 90~100μg。成人对碘的需要量约为 100~150μg。孕妇为 200μg。同时,为了避免碘过量,每天摄入的碘也不要超过 1000μg。进入体内的碘可以为以下三种形式之一:①无机碘化物;②元素性碘;③有机碘结合物,甲状腺具有浓集碘化物的能力,正常甲状腺中含大量碘,占全身总碘量的 80% 左右,剩余的碘分布在肌肉、血液、皮肤、胸腺、肾上腺等处。碘主要有三种形式存储:

1. 甲状腺中的碘　机体内甲状腺中的碘以无机碘、一碘酪氨酸和二碘酪氨酸、甲状腺素、三碘甲状腺原氨酸、含甲状腺素的多肽、甲状腺球蛋白及其他含碘化合物的形式存在。含碘氨基酸与其他氨基酸以肽键结合的形式,形成甲状腺球蛋白,这是甲状腺内唯一的含碘蛋白质。甲状腺球蛋白的主要成分是其腺胞腔中胶状质内的糖蛋白,它构成甲状腺激素的贮存形式,并占甲状腺总碘量的 90% 左右。

2. 血液中的碘　血液中的碘以无机和有机的形式存在。无机碘主要存在于血浆之中,而有机碘主要形式是与血浆蛋白结合的甲状腺素,只有很少一部分呈游离状态存在于血清之中。碘化物分布在细胞外液中,浓度很低,碘化物还分布在红细胞内,红细胞内和血浆内碘化物的比率约为 1:1.8。

3. 组织中的碘　组织中的碘亦是以无机的和有机结合的两种形式存在。一般情况下,组织内无机碘的含量极低。组织中的有机碘部分构成与蛋白质结合的甲状腺素,还存在三

碘甲腺氨酸等其他化合物,肌肉中的碘浓度虽不及甲状腺中浓度的千分之一,但由于肌肉数量大,其总体含碘量占体内第二位,在甲状腺功能减退时碘含量下降,甲状腺功能亢进时增高。

唾液、胃液有强大的浓集碘的能力。在正常情况下,唾液及胃液中的碘在消化道内被重吸收,再回到细胞外液中。碘主要随食物、饮水摄入,主要在小肠吸收。有时还可随药物、造影剂等进入体内。每日碘摄入量与环境状况、饮水及食物中的含碘量有关。在某些特殊情况下,可经皮肤及肺进入体内。人体每日排出的碘量和摄入的碘量相仿。过量的碘绝大部分(90% 以上)由肾脏排泄。每日尿碘排泄量约为 150μg,一小部分碘(约 10μg),主要以有机碘形式由粪便排泄。极少量的碘化物由皮肤和呼气排泄。

二、碘在人体内的主要生理功能

(一) 对机体代谢的影响

碘是甲状腺激素的必需成分,T_4 中含碘量为 65% 左右,T_3 中含碘 68% 左右。甲状腺激素能够促进体内蛋白质的合成,活化生物酸,调节酶的活力,促进钙磷在骨质中的代谢,刺激组织氧的消耗,抑制甲状腺刺激激素(TSH)的合成和释放,减慢氨基酸由细胞内释出,促进糖和脂肪的代谢,促进胡萝卜素转化维生素 A,刺激红细胞生成因子介入红细胞的生成过程等。机体的能量转换率与释放热量在甲状腺功能亢进时增高,在甲状腺功能减弱时减少甚至降至正常水平以下。当机体摄入碘不足时,可使甲状腺分泌受到限制,基础代谢率降低;补充碘或用甲状腺激素治疗能够使其恢复正常。

(二) 对生长发育的影响

缺碘可以对儿童的智力造成不良的影响已经得到公认。有关资料显示,甲状腺肿者,不论男女其青春发育期都有所推迟。我国现有智力残疾达 1000 多万人,其中绝大部分是因缺碘所致。高碘对儿童的身体发育亦有一定的影响。

(三) 碘对神经功能的影响

机体长期严重缺碘,可对神经系统造成严重的影响,出现精神发育迟缓、聋哑、生长迟缓、神经异常、身材矮小、智力低下及甲状腺功能减退等。动物实验显示,严重缺碘组与对照组相比,其脑的重量、脱氧核糖核酸与蛋白质合成明显减少,同时伴有小脑成熟延缓、海马区和大脑半球运动区成熟延缓等现象。甲状腺激素对中枢神经系统的兴奋性有很大的影响,表现在甲状腺功能亢进时兴奋性增强,出现急躁易怒、多言多语、烦躁不安,失眠多梦等;而甲状腺功能低下时兴奋性减低,表现出感觉迟钝、少言寡语、行动缓慢、昏昏欲睡等。

(四) 对生殖与性腺的影响

动物实验显示,雄鸡在摘除甲状腺后,出现睾丸小而无精子,鸡冠变小,失去雄鸡特有的羽毛。摘除甲状腺的母鸡产蛋量下降等。缺碘在人体则可对妇女月经造成紊乱,影响胎儿的正常孕育与分娩,易发生死胎、流产、妊娠期延长、分娩期延长及胎衣滞留等,亦易造成婴儿生长发育不良等。

三、碘相关的甲状腺病

(一) 碘缺乏病

这是内分泌系统中最常见的一种甲状腺疾病,主要是因机体缺碘引起甲状腺代偿性增生肿大,1983年,第四届亚洲营养学年会上有学者提出用"碘缺乏疾病"(碘缺乏杂乱)替代过去的甲状腺肿。本病主要是因高原山区的食物与饮水缺碘,导致人们每日摄入的碘过少,不能满足机体生理所需,故发生本病。缺碘性甲状腺肿的发病率与当地的饮水、食物及土壤中的含碘量成反比。其他致病因素如黄豆、萝卜中的硫脲类致甲状腺肿物质,对氨水杨酸、磺胺类药物等,均能抑制甲状腺激素的合成,血液中的甲状腺激素浓度下降,反馈刺激脑垂体前叶分泌促甲状腺激素(TSH)增多,导致甲状腺代偿性增生肿大,从而发生本病。

1. 缺碘性地方性甲状腺肿　多无明显自觉症状,一般可见甲状腺轻、中度肿大,甲状腺功能可正常,亦有表现甲状腺功能不足者。本病发病缓慢,多见于发育期青少年和妊娠哺乳期妇女,婴幼儿及成年人亦可见本病。主要症状是颈前渐渐隆起,脖子增粗,甲状腺由小渐至鸡蛋大、拳头大,甚至发展至小儿头颅大。早期呈弥漫性肿大,质地柔软,继续发展则逐渐坚硬,并出现大小不等的结节。如果结节囊性变后并发出血,则可突然增大并出现疼痛等症状。

2. 地方性克汀病　这是碘缺乏对人类损害最严重的一种疾病,它主要是在胚胎期的脑发育临界阶段,即妊娠3个月至出生后2年内,由于碘缺乏导致甲状腺素不足,以致脑发育不全所引起。而且这种损伤即使在以后碘缺乏得到纠正,也常常是不可逆转的。临床上把地方性克汀病分为神经型、黏肿型和混合型三种。神经型的特点是智力低下及神经综合征,如听力、语言和运动神经障碍等。黏肿型的特点是黏液性水肿,这是甲减的表现,另外还有不同程度的身体发育障碍、性发育障碍及克汀病形象等。混合型则兼具上述两类症状。我国的地方性克汀病主要是神经型和一些混合型。其主要症状可概括为:呆、小、聋、哑、瘫。

3. 亚临床克汀病　是指亚临床型克汀患者,其主要特征为轻度智力落后,有轻微的神经损伤、体格发育落后或激素性甲状腺功能低下,发生的原因可能是脑发育临界期轻度缺碘所致。本病对儿童的智力影响较大,应受到重视。

4. 新生儿甲减　新生儿甲减是胚胎期甲减的继续。其主要表现是血清 T_4 降低,TSH升高。在经济发达的国家,新生儿甲减的发生率是1/4000。我国部分地区新生儿甲减发病率为0.033%。有些重病区在未补碘前,受检婴儿中甲减者高达69.2%左右,补碘后降至20%,3年后恢复至正常。新生儿甲减可能是在孩子生后仍然保持胚胎期甲减的表现。新生儿甲减常是发展成克汀病的一个重要因素,如果及早发现,并且及早采用甲状腺素进行治疗,则可明显减弱脑发育落后的状况。

(二) 高碘甲状腺肿

高碘甲状腺肿是指碘的摄入量大大超过人体生理需要量后所形成的甲状腺肿,是近年来才认识的一种地方病。在日常生活中,人们对于缺碘性甲状腺肿已有一些了解,但对于高碘甲状腺肿,特别是地方性高碘甲状腺肿并不是十分熟悉。20世纪60年代初,日本北海道海滨居民中已报道患有此病,因长期摄食昆布引起高碘地方性甲状腺肿,学生中患病率为6.6%,个别地方达到25%。我国20世纪70年代前无高碘甲状腺肿报道,70年代初,已有人注意到在河北省渤海湾海滨渔民中有较多的甲状腺肿患者。从1978—1982年经过一系列调查后,发现在我国渤海湾的滨海地区,北起河北省的子牙河口,南到山东省的黄河河口,近海70~80km的低洼平原上均有大量的甲状腺肿患者,甲状腺肿患病率为30%~41.1%。该病主要原因是饮用深层高碘水所致,其含碘量达每升0.5~1mg,故称为水源性高碘甲状腺肿。在山东省黄海之滨的日照县发现因食用海带盐与海带盐腌制的咸菜所引起的食物性高碘甲状腺肿,其甲状腺肿患病率为 18.75%。其发病机制一般认为高碘甲状腺肿是由于碘抑制了蛋白水解酶,以致存贮在甲状腺内与甲状腺球蛋白结合的 T_3 与 T_4 不能释放到血液循环中来,导致血液循环中的甲状腺激素水平降低,因而反馈性地引起垂体的 TSH 分泌增高,最后导致甲状腺肿大。但是,我国的流行病学调查显示,高碘甲状腺肿患者并无血清 T_4 降低及 TSH 升高的现象。动物实验证明,在高碘甲状腺肿模型形成的过程中,既无血清 T_4 降低和 TSH 升高的现象,亦无因受 TSH 刺激所致甲状腺细胞增生增殖的改变。因而我国学者认为高碘地方甲状腺肿的发病机制,不是通过垂体 - 甲状腺轴的反馈系统,而主要是因为合成较多的甲状腺激素郁积在甲状腺腺泡腔中,形成了以胶质大腺泡为特点的高碘甲状腺肿。

(三) 高碘性甲状腺功能亢进症

高碘甲亢是指碘诱发的甲亢。1820 年 Coindet 用每日 250mg 剂量的碘治疗甲状腺肿患者时,发现 150 例患者中有 6 例出现甲亢类似的症状。1858 年,法国进行碘防治甲状腺肿的试验时,曾因发生甲亢而使碘防治工作受阻。1910 年 Kacher 称此为碘甲亢。至 1957 年,Stanbury 在实验室条件下确证碘可诱发甲亢。1987 年,英国著名甲状腺学家 R.Hall 在英国居民碘摄入量增加后曾预言:"以后的 10 年内,碘致甲状腺功能亢进(iodine induced thyrotoxicosis,IIT) 变得更为常见,特别在结节性甲状腺肿人群中;应用抗甲状腺药物控制 Graves 病将更为困难;甲状腺功能亢进症的复发率增加,但是术后甲状腺功能减退症变得罕见;放射碘治疗甲状腺功能亢进症的剂量需要增加;甲状腺癌和甲状腺功能亢进的类型可能发生改变;碘的过度暴露可能增加人群中的自身免疫甲状腺病(AITD)的发病率。"

病因病理:当甲状腺自调节功能的碘抑制功能丧失的时候,甲状腺自调节碘抑制的功能丧失,加之甲状腺内的自主功能性的结节,当补充过量碘剂之后,甲状腺不能控制其碘转运和有机化的过程,患者发生甲状腺功能亢进,这就是碘致甲状腺功能亢进症。碘甲亢与诱发遗传易感性个体亦有关系。

碘致甲状腺功能亢进症机制未能肯定,可能为:①高碘时,甲状腺的内环境稳定功能发生障碍,高浓度碘对甲状腺不能正常地发挥其抑制甲状腺激素的效应,以致甲状腺激素合成过多引起甲亢;②部分单纯性或缺碘性甲状腺肿的患者 TSH 处于代偿性分泌过盛状态,当获碘充分后,在 TSH 的刺激下,甲状腺激素超过正常限度,也可致甲亢;③有一些患者可能有潜在甲亢,或者甲状腺内有自主功能腺瘤或结节,当获碘充分后,激发与过多合成甲状腺激素而致甲亢;④对乙胺碘呋酮诱发甲状腺毒症不仅其含高碘,同时它是呋喃衍生物,分子电荷有些类似甲状腺素,而是它能直接改变甲状腺外的 T_4 代谢即减少循环中 T_4 向 T_3 的转化,导致血中 T_4 升高,产生甲亢。

(四) 高碘致甲状腺功能减退

由慢性摄取碘诱发甲状腺功能减退并不少见。美国近年来慢性淋巴细胞性甲状腺炎合并甲状腺功能减退或甲状腺肿的发生率在增加,被认为是由于食物和药物中碘量的增加所致。高碘致甲状腺功能减退也容易发生在既往有 ^{131}I 或手术治疗的 Graves 病患者,但并非所有的患者都会引起高碘致甲状腺功能减退,这可能是本身有潜在的碘有机化障碍,放射性治疗加剧了碘有机化障碍。胎儿与新生儿也容易发生碘致甲状腺功能减退。美国和加拿大居民碘的摄入量逐年增高,伴见桥本甲状腺炎的发病率逐渐升高。中国医科大学碘致甲状腺疾病课题组从 1999 年 4 月开始对辽宁省、河北省三个不同碘摄入量农村社区(平均 MUI 分别为 $103\mu g/L$,$374\mu g/L$,$615\mu g/L$)进行甲状腺疾病横断面调查。调查结果显示:碘摄入量增加主要导致临床甲状腺功能减退症、亚临床甲状腺功能减退症显著增加。3 个地区的临床甲减患病率分别为 0.27%（MUI 103μg/L）；0.95%（MUI 374μg/L）；1.96%（MUI615μg/L）。即 MUI 615μg/L 地区的临床甲状腺功能减退症患病率分别是 MUI 103μg/L 地区的 7.3 倍；MUI 374μg/L 地区的临床甲状腺功能减退症的患病率是 MUI 103μg/L 地区的 3.5 倍；3 个地区的亚临床甲减患病率分别为 0.91%，2.9%，6.05%。MUI 615μg/L 地区的 MTF 的患病率是 MUI 103μg/L 地区的 6.6 倍；MUI 374μg/L 地区 MTF 的患病率是 MUI 103μg/L 地区的 3.2 倍。目前普遍认为随碘摄入量增加，临床甲减和亚临床甲减的患病率均显著增加；引起临床甲减的主要原因是自身免疫甲状腺炎。

高碘致甲状腺功能减退的发生机制与高碘致甲状腺肿的机制相似，只是程度更严重，或同时合并其他甲状腺功能紊乱，如合并慢性淋巴细胞性甲状腺炎，肿大的甲状腺功能不能代偿至正常，以致发生了功能减退。先天性或获得性甲状腺的碘有机化缺陷，使高碘致甲状腺功能减退的危险性大大增加，碘有机化缺陷引起的单纯性甲状腺肿患者最可能发生高碘致甲状腺功能减退。

对于碘诱发和加重 AITD 的机制有多种解释。Weetman 等发现，碘可以刺激 B 细胞产生免疫球蛋白；碘可以刺激巨噬细胞的活性，使其吞噬甲状腺球蛋白的能力和递呈抗原的能力增强；碘可以增加甲状腺球蛋白分子的碘的含量，使其抗原性增加；碘还可以刺激甲状腺上皮细胞转变为抗原递呈细胞（APC）。Bagchi 近期在对 OS 鸡的研究中发现：碘首先导致甲状腺上皮细胞的损伤，甲状腺球蛋白等抗原和 IL-1a、IL-6、IL-8 等细胞因子释放，造成免疫损伤。

（五）碘与其他甲状腺病

人体甲状腺具有多灶性自主生长的倾向，实验研究表明：鼠如增加碘的摄入，还可促进甲状腺细胞过度增生，甚至发生肿瘤。有报道把 4 周龄的易患桥本甲状腺炎的 BB/W 鼠分两组，一组给予含 0.05%NaI 水饲养，另一组给予蒸馏水作对照，10 周后发现 NaI 水饲养组甲状腺组织在发生桥本甲状腺炎的基础上伴有不同程度的甲状腺细胞异常增生，而没有形成正常的甲状腺滤泡，并随桥本甲状腺炎病变的程度加重，甲状腺细胞增生也越明显，其机制尚不明确。故高碘不仅诱发桥本甲状腺炎，还有增加甲状腺癌发生的可能性。中国医科大学碘致甲状腺病课题组从 1999 年 4 月开始对辽宁省、河北省三个不同碘摄入量农村社区（平均 MUI 分别为 103μg/L，374μg/L，615μg/L）进行甲状腺疾病横断面调查。调查工作历时 1 年 2 个月，行程 1 万余 km。问卷人口 16 400 人，采样人口 4500 人。耗资 140 万元。调查中一个惊人的发现是 MUI 614μg/L 地区（河北省黄骅市歧口乡）发现甲状腺癌 10 例，另外两个地区（MUI 103μg/L，374μg/L）未发现甲状腺癌病例。该地区所有的甲状腺癌都发生在 1994 年以后，其中 1999—2000 年发生 5 例。全部病例皆为乳头状甲状腺癌。这个地区甲状腺癌的平均年发病率为 13.12/10 万，显著高于国际上（1~4）/10 万的平均发病水平。

四、关于科学补碘

随着世界各国食盐碘化的逐步普及，碘过量的危险已经引起 WHO 和国际控制碘缺乏病理事会（ICCIDD）的高度重视。目前普遍认为：碘过量对甲状腺疾病有如下影响：①甲亢：在中、重度碘缺乏地区补充碘剂可以导致甲亢的发病率显著增加。②甲减：随碘摄入量增加，临床甲减和亚临床甲减的患病率均显著增加；引起临床甲减的主要原因是自身免疫甲状腺炎。引起亚临床甲减的原因三分之一与自身免疫有关,三分之二与碘过量抑制有关。③甲状腺癌:碘入量增加导致乳头状甲状腺癌的发病率增加,但是对甲状腺癌总发病率有无影响尚无结论。在2001年分布的一份最新报告中,他们首次摒弃了多年来坚持的"每天1000μg的碘摄入量对健康成年人是安全的"的观点,提出了估价碘营养状态的尿碘标准,根据这个标准,成年人安全、有效的碘摄入量为150~300μg/d(按每天1500ml尿量计算)。丹麦甲状腺流行病学研究专家提出更加保守的标准,他提出成年人安全的碘摄入量范围应当是120~220μg/d。在这个剂量范围,不仅IDD得到有效控制,甲状腺功能亢进症和甲状腺功能减退症都能控制在最低的发病率。

碘对甲状腺功能具有双向作用,低碘和高碘均可诱发甲状腺疾病。消除碘缺乏病和预防高碘甲状腺病是全民食盐碘化的出发点和归宿。实行区域化、个性化补碘方针是当务之急。做到高碘地区停供碘盐;尿碘偏高地区或基本实现消除碘缺乏病地区供应低碘盐或无碘盐;低碘地区或尚未消除碘缺乏病地区食用高碘盐;已经实现消除碘缺乏病的地区既供应低碘盐也供应无碘盐,让群众自由选择;三类人群,即甲状腺功能亢进患者、自身免疫甲状腺炎患者及自身抗体阳性患者不食用碘盐。所有地区都必须以平价盐为基本盐,适当辅以营养类盐,改变目前有些无碘盐供应点买不到平价盐的现状。

通过流行病学调查和基础研究发现,不同程度的碘过量对机体可导致不同程度的损害。碘缺乏人群,如果补碘过量易发生一过性甲状腺功能亢进的发病率增高;与碘营养适宜地区相比,人群严重碘过量时,可出现以甲状腺功能低下(甲减)为主要危害的甲状腺疾病谱的改变。但未发现碘过量对人脑发育的明显不利影响。人的摄碘安全范围相对较大。只有在长期严重碘过量时才会因失代偿而出现甲状腺肿、甲减和脑发育受损等危害。对碘敏感或有自身免疫性甲状腺疾病的个体,碘过量可诱发或加重自身免疫反应的病理过程。研究证实,我国为消除碘缺乏危害,保护下一代人群的正常脑发育而实施的食盐加碘策略是正确的,碘缺乏对健康的危害作用要远大于碘过量。

依据学龄儿童的MUI评价碘营养状态的标准:

尿碘中位数(μg/L)		碘摄入量、碘营养状态及副作用
<20	不充足	严重碘缺乏(severe)
20~49	不充足	中度碘缺乏(moderate)
50~59	不充足	轻度碘缺乏(mild)
100~199	充足	适量(optimal)
200~300	超足量	易感个体有发生IIH危险
>300	过量	发生IIH、AITD的危险

参 考 文 献

1. 陈祖培,阎玉芹.碘与甲状腺疾病研究的最新进展与动态.中国地方病学杂志,2001,20(1):72-73
2. 滕卫平.再论碘对甲状腺病的影响.中华内分泌代谢杂志,2001,17(2):69-70
3. 宋峻,宓敏,施爱珍.碘与甲状腺疾病.上海预防医学杂志,2004,16(9):428-429

(陈如泉)

第二节　富碘类中药与代表方剂

一、富碘类中药

海藻(《神农本草经》)

海藻为马尾藻科植物羊栖菜或海蒿子全草。

性味归经:苦、咸,寒。肝、胃、肾经。

功效:消痰散结,利水消肿。

临床应用:本品能消痰软坚以散结,可用于痰火凝结所致的瘿瘤。治瘿瘤结肿,常与昆布、夏枯草、海蛤等同用。现代常用于地方性甲状腺肿大、单纯性甲状腺肿等。

用法用量:煎服,4.5~9g;浸酒或入丸、散。

使用注意:脾胃虚寒蕴湿者忌服。反甘草。

现代研究:含藻胶酸、甘露醇、钾、碘等,所含碘化物可预防和纠正由于缺碘所引起的甲状腺肿。藻胶酸硫酸脂有抗高脂症作用,动物实验可降低血清胆固醇及减轻动脉粥样硬化。本品并有降压、抗血凝作用,其作用与肝素、水蛭素相似,对人型结核杆菌有抗菌作用。流浸膏对感染血吸虫尾蚴的家兔有保护作用;水浸剂对某些真菌有抑制作用。盐藻提取物对癌变具有预防作用,能显著抑制癌变,并能使小鼠脾细胞增殖活性和腹腔巨噬细胞产生肿瘤坏死因子的功能增强。说明盐藻提取物对前胃癌的预防作用可能是通过提高小鼠细胞免疫功能实现的。

海藻与甘草配伍应用的研究。海藻反甘草属于中药十八反范畴,从其相反学说出现以来、中医界将其视为配伍禁忌。但在临床上,海藻与甘草出现于同一方中也不乏其例,如《外科正宗》之海藻玉壶汤、《疡医大全》中的内消瘰疬丸等,一直为人们所习用。以家兔急性肝损伤为条件,探讨海藻配伍甘草后对病情的影响与转归,研究结果表明海藻与甘草配伍服用并非绝对禁忌。海藻与甘草在治疗肿瘤、心血管疾病方面的配伍应用疗效满意,在内服中海藻与甘草配伍比例应为2:1或3:1,方能取得协同作用,如用1:1,则发现有药后欲吐不适感。实践证明,海藻与甘草的适当比例配伍是安全的。

昆布(《名医别录》)

昆布为海带科植物海带或翘藻科植物昆布的叶状体。

性味归经:咸,寒。归肝、胃、肾经。

功效:消痰软坚,利水消肿。

临床应用:《本草从新》:"顽痰积聚。"《别录》:"瘿瘤聚结气。"

本品有与海藻相似的消痰软坚之功。用于瘿瘤等证,常与海藻同用,以本品与海藻、海蛤壳、夏枯草等配伍。利水用于水肿或脚气等,力量较弱,较少用。

海藻、昆布均能软坚散结,用于瘰疬、瘿瘤、睾丸肿痛,尤为治疗瘰疬瘿瘤要药,凡肝胆火盛灼痰凝结者皆为所宜。海藻、昆布作用基本相似,昆布作用较海藻稍强。

用法用量:9~15g。

现代研究:现代常用于地方性甲状腺肿大,单纯性甲状腺肿等。

瓦楞子(《名医别录》)

瓦楞子为软体动物蚶科泥蚶和毛蚶或魁蚶的贝壳。

性味归经:咸,平。归肺、胃、肝经。

功效:消痰化瘀,软坚散结。

临床应用:元代朱丹溪《本草衍义补遗》:"消血块,化痰积。"本品有消痰散结之功较强,能化瘀软坚以消肿块,用于痰核、瘿瘤等病症,常与海藻、昆布等配伍。用于癥瘕痞块,每与行气活血、散结消痞的莪术、三棱、鳖甲等同用。

用量:3~9g,研细作丸、散用。6~30g,入煎剂。

现代研究:煅用能制酸止痛,可用治胃痛泛酸。近与甘草制成散剂,对胃及十二指肠溃疡,有一定的治疗效果。近年来还用于肝脾大及消化道肿瘤。

浮海石(《日华诸家本草》)

浮海石为胞孔科动物脊突苔虫及瘤苔虫的干燥骨骼,或火山岩浆形成的石块。

性味归经:咸,寒。归肺经。

功效:清肺化痰,软坚散结。

临床应用:明代李时珍《本草纲目》:"消瘤瘿结核"、元代朱丹溪《本草衍义补遗》:"清金降火,消积块,化老痰。"本品清热化痰及软坚而散结之功、可与牡蛎、浙贝母、昆布、海藻同用。治疗瘿瘤、瘰疬结核之病症;可用于甲状腺结节、甲状腺肿瘤等病症。常与昆布、海藻、浙贝、牡蛎等同用,共奏软坚散结之效。用于痰热咳嗽,痰稠难咯等证。常与海蛤壳合用治热痰;若肺热久咳不愈,且痰中带血,则与瓜蒌、青黛、山栀等品同用。

用法用量:6~9g。入煎剂。

海蛤壳(《神农本草经》)

海蛤壳为帘蛤科动物文蛤和青蛤等的贝壳。

性味归经:苦、咸,寒。肺、胃、肾经。

功效:清热化痰,软坚散结。

临床应用:本品用于肺热痰稠,咳喘气急等证。海蛤壳能清肺热而化稠痰。若为痰热咳喘,常与白前、桑白皮、海浮石配伍,以增强其化痰平喘之功;若为痰火郁结,胸胁疼痛,可与青黛、栀子、瓜蒌等宽胸开郁之品同用。用于瘿瘤、痰核等证。本品有软坚散结之功,常与海藻、昆布、瓦楞子配伍。

此外本品微有利尿作用,可用于水气浮肿、小便不利等。煅用可制酸止痛,故亦可用于胃痛泛酸。

海蛤壳与浮海石均能清肺化痰,软坚散结,皆可用于痰热喘咳及瘰疬瘿瘤等证。然海蛤壳苦咸性寒,既能清热化痰,又善利气机,故善治热邪痰闭之咳嗽胸痹证;浮海石,咸、寒,则善攻枯痰积块,多用于热痰不易咳出之证。

海蛤壳与海藻,均味咸性寒,善于软坚散结、利水消肿。然海藻入肝经,软坚散结力更强,善治瘿瘤结肿、睾丸肿痛及肝脾大;海蛤壳入肺经,清热祛痰力较强,用治痰火咳嗽,胸痹之证更为适宜。

二、代表方剂

海藻玉壶汤(《外科正宗》卷二)

药物组成:海藻,贝母、陈皮、昆布、青皮、川芎、当归、半夏、连翘、甘草节、独活各一钱,海带五分组成。水一钟,煎八分。

用法:量病上下,食前、后服。

功效:行气化痰,散瘿消瘤。

主治:主治瘿瘤初起或肿,或硬、或赤、或不赤,但未破者。

临床应用:本方可用于碘缺乏病所致甲状腺肿大,及颈部结节肿块,局部胀痛不适,吞咽困难等病症。

方解:本方中海藻、海带、昆布清热软坚,消肿散结为君药;贝母、半夏、连翘,化痰散结,共为臣药;青皮、陈皮疏肝解郁,当归养血,川芎活血,调理气血,养肝疏肝;独活祛风通络,皆是佐药。甘草反海藻,二药同用于一方,取其相反相激,使瘿散瘤消而不伤正。古法有:"病在上,食后服;病在下,食前服"之说故本方有"量病上下,食前、后服"之法。

昆布散(《证治准绳》)

药物组成:防风、荆芥、海藻、海粉、昆布、羌活、升麻、连翘、青皮、胆星、贝母、牛蒡子炒、夏枯草、沉香、香附子、川芎、黄芩酒炒、黄连酒炒。

用法:本方以薄荷煎服,或末或丸俱可,痰多加南星、半夏。

功效:去风火郁滞。散痰气壅结。

主治:治瘿气,甲状腺肿大,局部胀痛不适等病症。

临床应用:本方可用于碘缺乏病所致甲状腺肿大,及颈部结节肿块,局部胀痛不适,吞咽困难等病症。

方解:本方中海藻、海粉、昆布清热软坚,消肿散结为君药;夏枯草、黄芩、黄连,清热泻火散结消肿,共为臣药;防风、荆芥、升麻、羌活,疏散风邪,疏达风火郁滞,即"火郁发之"之义;贝母、半夏、连翘,化痰散结,青皮、沉香、香附子、疏肝解郁,川芎行气活血,调理气血;皆是佐药。薄荷辛凉疏散,引药力上达,为方中佐使药。

昆布散(《证治准绳·疡医》)

药物组成:方由昆布(洗)、海藻(洗)、松萝、半夏(汤泡)、细辛、海蛤(细研)、白蔹、甘草(炙)各一两,龙胆草、土瓜根、槟榔各二两组成。

服法:上药为细末,每服二钱,食后温酒调下。

功效:行气解郁,化痰散结。

主治:瘿气结肿,胸膈不利。

临床应用:本方可用于碘缺乏病所致甲状腺肿大,及颈部结节肿块,局部胀痛不适,吞咽困难等病症。

方解：方中昆布、海藻、海蛤清热利水，软坚散结共为君药。松萝清肝化痰，白蔹散结消肿，龙胆草泻肝胆湿热，土瓜根清热消瘀，共为臣药。细辛破痰开结，半夏和胃化痰，二药虽皆温燥，但有大量咸寒、苦寒药相制约，可制其性而取其用；槟榔下气破结，使气顺痰消，皆为方中佐药。甘草益气和中，原与海藻相反，本方二药同用，正取其相反之性，使散瘿破气而不伤正，亦是佐使之品。如此寒温并用，润燥兼施散中有补，则去痰而不伤津，泻火而不碍凉，散瘿而不耗气，用以治疗气瘿。

散瘿消瘤汤［辽宁中医杂志，1996，（12）：533］

药物组成：柴胡、昆布、海藻各12g，川贝、青皮、香附、赤芍、川芎、当归、玄胡、黄药子、制乳香、没药各9g，三棱、莪术各8g。水煎，每日1剂，分2次口服，疗程最短20天，最长5个月。

功效：疏肝化痰散结。

主治：甲状腺肿大。

临床应用：本方可用于甲状腺肿大及颈部结节肿块，局部胀痛不适等病症。

方解：本方中海藻、昆布、黄药子，清热软坚、消肿散结为君药；三棱、莪术，活血破瘀、散结消肿，共为臣药；制乳香、没药、玄胡，活血止痛；柴胡、青皮、香附，疏肝理气，疏达郁滞，即"气为血帅，气行则血行"之义；川贝化痰散结，川芎、当归行气活血养血，调理气血；皆是佐药。加减变化：气血不足加党参、黄芪、枸杞子；阴虚加沙参、麦冬；大便秘结加大黄、芒硝；口干口苦加知母、黄柏。

临床运用：治疗甲状腺肿大62例，属弥漫性肿大19例，单发性结节27例，多发性结节16例。结果：治愈（自觉症状消失，甲状腺触诊包块消失，同位素扫描，或B超提示甲状腺大小形态正常，无结节改变）27例，显效（自觉症状明显减轻或消失，触诊甲状腺结节减小或缩小1/2以上者）23例，有效（症状减轻，但仍有不适，且甲状腺缩小不足1/2）7例，无效5例。

（陈如泉　裴迅）

第三节　富碘中药在甲状腺病治疗中的应用

甲状腺疾病是内分泌科的一种常见病，其患病率在逐年增加。该病归属于中医学"瘿病"的范畴，瘿病是以颈前喉结两旁结块肿大为主要临床特征的一类疾病。中医学自古就有应用各种含碘中草药及其复方来治疗瘿病的记载。例如海藻、海带、昆布等，还有海藻玉壶汤、四海舒郁丸这些名方，皆可以软坚散结消瘿，治疗瘿病。含碘中药按照含碘量多少分为两类。一类为含碘量较多的称为富碘中药，比如海藻、昆布等。有学者测定海藻饮片碘含量682.46μg/kg，煎剂碘含量1951.75μg/L；昆布饮片碘含量794.69μg/kg，煎剂碘含量1760.85μg/L；海藻玉壶汤碘含量1951.75μg/L。另一类为含碘量较少的称为适碘中药，如夏枯草、浙贝母、牡蛎、黄药子等，夏枯草饮片碘含量38.43μg/kg，煎剂碘含量55.99μg/L；浙贝母饮片碘含量2.09μg/kg，煎剂碘含量159.97μg/L；牡蛎饮片碘含量8.28μg/kg，煎剂碘含量89.79μg/L；黄药子饮片碘含量4.69μg/kg，煎剂碘含量54.24μg/L。

随着现代医学水平的提高,含碘中药在甲状腺疾病的治疗中越来越得到重视,对于含碘中药及其复方各方面有了更深入的研究,也更科学地阐明了此类药物治疗甲状腺疾病的确切疗效。

一、富碘中药在甲状腺病方面的应用

甲状腺功能亢进症(甲亢),是指体内甲状腺激素分泌过多所致的以神经、心血管等系统兴奋性增高和代谢亢进为主要表现的一组内分泌疾病的总称,一般来说,甲亢属中医"瘿气"范畴。西医治疗甲亢,通常有甲巯咪唑、丙硫氧嘧啶等。中药治疗甲亢疗效肯定,并有不良反应小、复发率低的优势。目前含碘类中药能否用于治疗甲亢以及如何应用一直是争论的焦点,众医家意见不一。

(一)富碘中药治疗甲亢方面应用

王家元用含碘丰富的海藻、昆布、夏枯草、香附和豁痰散结的浙贝、鳖甲等药制成片剂,治疗甲亢患者 21 例,结果 11 例临床症状完全消失,10 例临床症状基本消失。平均治疗 6 个月后,19 例甲状腺素 3(T_3)高的患者中 17 例降为正常,2 例偏低;16 例甲状腺素 4(T_4)高的患者中 14 例降为正常,另 2 例也有所下降。研究人员认为这与长期、大剂量碘化物只能暂时缓解症状的理论不相符,考虑是中药多种成分协同作用的效果。张淑芝用甲亢丸治疗甲亢 152 例,总有效率达 80.9%,其中甲亢丸由海藻、昆布等含碘丰富中药配合其他化痰散结中药制成。朱重光认为,含碘中药不能完全与西药碘剂等同,且对消除肿大的甲状腺有独到之处。

1. 单用富碘中药复方　张振榆采用自拟消瘿汤(海藻、昆布、夏枯草、丹参、青皮、浙贝母、蛤粉、牡蛎、玄参、香附、柴胡、三棱、莪术、木香、桃仁、红花)加减治疗甲亢 100 例。结果:治愈 60 例,有效 36 例,无效 4 例,总有效率为 96%。

2. 富碘中药复方结合 [131]I 治疗　有报道将 174 例甲亢患者随机分成治疗组 130 例与对照组 44 例。治疗组采用 [131]I 加中药(夏枯草、昆布、海藻、黄药子、海浮石、贝母各 15g)治疗,对照组采用 [131]I 治疗,[131]I 加中药治疗可减轻甲亢的症状,减少 [131]I 的用量,促进疾病早日痊愈。

(二)富碘中药在甲减中的应用

甲减是由各种原因导致的低甲状腺激素血症或甲状腺激素抵抗而引起的全身性低代谢综合征。甲减与中医的"虚劳"、"水肿"、"心悸"、"瘿瘤"等疾病有关。甲减病辨证论治的关键首先是要注意本虚标实的关系:甲减之本虚,主要是脾气不足及脾阳不足,肾阳虚衰,或兼心阳不足等证型;甲减之标实和为肝气郁结、痰湿中阻、痰阻血瘀等。其次,要辨病情轻重和病程。临床上甲减用甲状腺素代替治疗后,脾肾阳虚衰证候常见改善,此时多兼肝郁气滞、痰阻血瘀证候,治疗应在温肾助阳的基础上佐以疏肝解郁、软坚化痰、活血消瘿。虽然碘缺乏甲减者可予补碘盐治疗,但碘摄入量增加可诱发具有自身免疫甲状腺炎遗传倾向人群甲减的发生发展。

(三)富碘中药在甲状腺结节中的应用

甲状腺结节是指各种原因导致甲状腺内出现一个或多个组织结构异常的团块,中医学上一般归于"瘿"的范畴。根据中西医的甲状腺结节的病因学研究,一部分甲状腺结节的发生和缺碘相关,这类甲状腺肿大伴有结节,患者甲状腺功能正常且无恶性及自身免疫性指征,较常见为结节性甲状腺肿患者。针对结节性甲状腺肿的治疗常以富碘中药软坚散结为主,常取得很好的疗效,故应辨证使用富碘中药软坚散结治疗瘿病。

由于碘能抑制甲状腺激素的释放,但不能抑制甲状腺激素的合成,富碘中药的碘含量较高,而我们又无法把握中药煎剂在人体内的代谢及作用途径,若长期或大量应用,也可能产生甲状腺出现"碘脱逸"现象,即碘失去了对甲状腺激素释放的抑制作用,这会导致病情加重出现甲状腺毒症表现,病程延长,给治疗带来困难,疾病反复发作缠绵难愈。所以,毒性结节性甲状腺肿、炎性结节及甲状腺恶性结节均不适用于富碘中药软坚散结疗法。结节性甲状腺肿使用软坚散结之富碘中药治疗,疗效明显,且在消散结节方面明显优于甲状腺激素或者碘剂治疗。

根据《素问·刺法论》中"正气存内,邪不可干"这一发病观,先天不足,脾胃虚弱者,更易由于情志失节而引发瘿病,故治疗中应常配合扶正祛邪。富碘中药治疗时并非单纯依靠其汤剂内所含碘达到治疗效果,其组方时应从患者的症状体征进行整体辨证论治,用药相互配伍相互制约,调节机体的内环境达到平衡而制胜。

(四) 富碘中药在桥本甲状腺炎中的应用

慢性淋巴细胞性甲状腺炎又名桥本甲状腺炎,为自身免疫性甲状腺疾病,根据其不同的临床表现,可将其归为"瘿病"、"心悸"、"虚劳"等范畴。本病伴见颈前甲状腺弥漫性肿大时,多借鉴古书治疗"瘿病"之法。

中医认为桥本甲状腺炎证属本虚标实,本虚表现为由阴亏到阳虚,以阳虚为主;标实始以郁热为主,继则气滞、痰凝、血瘀三邪各自或交互为患。涉及多个脏腑,其中与肝、脾、肾三脏最为密切。根据疾病的发展过程,结合临床表现,治疗时多采用疏肝解郁、调和肝脾、温补脾肾、益气养阴、扶正消瘿、清热解毒等治法。

有报道分别用单纯高碘和富碘复方海藻玉壶汤来治疗碘缺乏所致的甲状腺肿,表明海藻玉壶汤可以抵抗氧化应激的防御能力,从而降低了脂质过氧化过程中产生的脂质过氧化物,防止甲状腺的损伤,也使甲状腺肿更完全地恢复,减少了甲状腺功能减退、甲状腺炎等的发生。

周喜玉等的实验研究发现,与单纯碘过量相比,富碘中药复方能明显降低碘缺乏 NOD.H-2h4 小鼠碘致自身免疫甲状腺炎的发生率,其机制可能与富碘中药复方能明显抑制碘补充过程中甲状腺内 IL-23、IL-17 的高表达有关。

海藻和昆布中除含有碘外,还有人体所必需的微量元素,其可以提高人体的免疫力。也还有其他一些有机和无机成分,甚至其他更高级的结合形态的成分,这些不同的成分之间彼此相互制约,同时又相互地补充,并处于一种平衡之中。

中药方剂是针对患者的个体情况,通过四诊合参,辨证论治,将多味中药组合起来,相互佐制,相互协同,共同发挥疗效。多味中药在煎煮的过程中,可能还存在着其他成分间的化学反应,不能等同于西药的碘制剂。因此,治疗甲状腺疾病时,应用含碘中药不能以其含碘量来评价疗效,需根据证型,辨证使用,才能取得最佳疗效。

二、甲状腺病应用富碘中药争议问题

甲状腺病为临床常见的内分泌疾病。属中医学"瘿病"范畴。中医治"瘿"的历史源远流长。晋代葛洪率先用海藻酒治疗"瘿病"。此后,历代医家论治"瘿病"亦多主张用海藻、昆布等含碘丰富的软坚散结药。据研究,不同的含碘中药,根据其含碘量多少分为两类。一类是含碘量较多的,多为海产植物药,如海带、海藻、昆布,另一类是含碘量较少的,有植物药或介类药,如香附、夏枯草、川贝、玄参、川木通、牛蒡子、黄药子、丹参、龙骨、牡蛎等。古代中医先贤们并不知碘以元素为何物,但在临床实践中摸索和总结出治瘿用富碘药这一宝贵经验。而面对现代科学研究,中医瘿病包括西医学碘缺乏病、炎性甲状腺病、甲状腺功能异常的甲亢、甲减、甲状腺结节以及甲状腺肿瘤等。碘缺乏病使用富碘方药,古今医家没有异议。但运用富碘中药治疗甲亢的利弊取舍问题上,现代中医学家们从理论及临床实践上,均产生不同意见。

(一) 沿袭经典古方,主张使用含碘丰富中药为主

一些医家认为,气滞、痰凝、血瘀是甲亢的基本病理变化,"化痰理气,消瘿散结"是其治疗大法,含碘中药不能完全与西药碘剂等同,其对消除肿大的甲状腺有独到之处。因此,用海藻、昆布及其他软坚散结中药进行辨治,取得较好临床疗效。有研究者认为,虽然应用含碘药会存在促进甲状腺激素储存的弊端,但中药治疗甲亢并不是单纯依靠中药里的含碘成分,而是在中药中,通过协同作用提高碘剂的疗效。而且,甲亢并不禁用含碘药物,在西药中用碘剂短期突击治疗甲亢危象,或做甲状腺手术前准备均是证明。甲亢伴有甲状腺肿大者,待其阳亢症状有所缓解,以阴虚或气阴两虚为主要证候时,只要总 TT_3、TT_4 或 FT_3、FT_4 在正常范围,就可以用含碘丰富的中药"消瘿散结"。甲状腺肿大伴甲亢,总 TT_3、TT_4 或 FT_3、FT_4 高于正常则不用含碘丰富的中药,其施治要点为重剂、短期而忌量轻、全程。

含碘中药的成分要比碘剂复杂,除含碘外,还含有蛋白质、糖类、甘露醇等不同成分,而且中药方剂是针对患者机体的病理状态来选药组合的,方剂中各中药间的复杂作用机制尚未完全揭示。除了碘的基本作用机制外,碘还可能与其他成分发生化学反应,产生协同作用,变弊为利的可能性也是存在的。

(二) 根据病症,酌情使用含碘中药

中医学的瘿病从现代医学而言,主要是以甲状腺肿大为临床表现的疾病,缺碘是其主要病因,故采用含碘丰富的中药治疗能取得较好的效果。而甲亢除有甲状腺肿大外,还有甲状腺激素分泌旺盛的病理改变,缺碘并非是其发病的主要因素。因此在治疗中应根据病症,酌情使用含碘类中药。有人归纳总结含碘中药有三大适应证:一是单纯性甲状腺肿或地方性甲状腺肿之弥漫性甲状腺肿大者;二是甲状腺腺瘤、结节性甲状腺肿或甲状腺癌,有局灶性甲状腺肿而无明显甲亢表现者;三是甲亢伴有甲状腺肿大者,待其阳亢症状有所缓解,以阴虚或气阴两虚为主要证候时,可使用含碘中药以软坚消瘿。王旭提出,一般在甲亢初期或恢复期,若以甲状腺肿大为主,而无明显阳亢火热之象时,可短期配伍含碘量多的中药以化痰软坚,但久服或过量服用可有失效、复发现象。若阳亢火热征象显著,化痰软坚已非其主要治则,故在辨证用药时应相对少用或不用含碘量多的中药。邢少华认为,含碘中药实际上就是中医所拥有的一种短效抗甲状腺剂,碘剂因其剂量不同,产生的作用也不同。在初治阶段或症状难以控制时,使用重剂碘药,临床症状一经显著改善;或原量维持一定时间后,撤换药物,或在治疗过程中间断重剂应用等。

(三) 依据医学研究,主张摒弃使用含碘中药

高洪春依据现代医学研究结论,认为治疗甲亢不宜应用碘化物。中药海藻、昆布、海带等药物是含碘药物,如果用于甲亢,即使符合中医的辨证,也将是有害无益的。伍锐敏认为,

含碘丰富的方药只能用于治疗地方性甲状腺肿和青春期甲状腺肿,而治疗甲亢时则不宜单纯采用这些方药,更不宜长期大量应用,其所依据的亦是现代医学研究结论。方水林认为,含碘较高的海带、紫菜、昆布、黄药子之类药,虽有软坚化结的作用,但有合成甲状腺素的原料成分,原则上不用。李常度等认为,中药里的碘与西药碘化物中的碘是同一元素,即使是含碘量较少的中药(如香附、夏枯草、玄参),其含碘量也超过规定剂量,由此推理,此类中药所含的碘必然产生类似碘剂相同的药理作用是合乎情理的。他们还指出由于碘的药理作用特点,对应用含碘丰富中药,如海藻、昆布等为君药作为甲亢的常规治疗,应持慎重态度。

　　一些医家认为中药里的碘与西药碘化物中的碘是同一元素,即使是含碘较少的中药里的含碘量,也超过有效的起码剂量,碘作为甲状腺合成甲状腺素的原料,补碘会加重甲亢,并且甲状腺摄取大量的碘储藏在体内会增加复发率,因此可推理中药所含的碘必然产生类似碘剂的药理作用。同时,高碘有致甲状腺肿、碘致甲亢和甲减、碘致甲状腺自身免疫、碘致乳突状甲状腺癌高发等副作用,含碘丰富的方药只能用于治疗地方性甲状腺肿和青春期甲状腺肿,而治疗甲亢时则不宜单独采用这些方药,更不宜长期大量应用。

(四) 根据病情发展,主张适当选择含碘中药

　　王旭提出,是否用含碘中药、如何恰当应用含碘中药,应从临床实际出发。含碘量丰富的中药如海藻、昆布等具有化痰软坚散结作用,可以"消瘿",但不能平抑"甲亢"。而含碘量较少的中药如夏枯草、玄参、香附、贝母等,既可消瘿散结,又有清热养阴、理气化痰之效,"消瘿"与平抑"甲亢"同时并举。一般在甲亢初期或恢复期,若以甲状腺肿大为主,而无明显阳亢火热之象时,可短期配伍含碘量多的中药以化痰软坚,但不能"效不更方",长期久服或过量服用,否则会出现可有失效、复发现象。若阳亢火热征象显著,化痰软坚已非其主要治则,而含碘量少或不含碘的中药同样具有软坚散结之功,故在辨证用药中应相对少用或不用含碘量多的中药。

　　临床实践表明这些不同类型的药物对不同证型的甲亢均取得了较好的疗效。随着中药药理研究的不断深入和人们对甲亢生理病理认识的不断深化,对含碘类中药治疗甲亢出现了不同的观点。

(五) 结合临床经验,使用含碘量少的中药

　　更多临床医生在治疗甲亢时,主张仅选用含碘量少的中药。郑俊煦等认为,在中药复方中适当应用含碘较少的中草药,如夏枯草、黄药子等,不仅可以克服含碘药物的弊病,而且可以提高中药复方治疗甲亢的疗效,稳定、缓解甲亢症状。他们用自拟甲亢平汤(玄参、夏枯草、黄药子等含碘量较少的中药)治疗甲亢 65 例,总有效率为 93%,痊愈 26 例。萧相如总结父亲萧立渭治疗甲亢经验,针对甲亢阴虚为本的基本病机,用大定风珠为主方治疗甲亢,取得较好疗效。其所用大定风珠中生鳖甲、龟板均为含碘量较少的中药。

　　主张使用含碘量少的中药:一些医家认为,含碘较多的中药,如海藻、昆布等具有软坚散结作用,可以"消瘿",但不能平抑"甲亢",弊多利少;完全不含碘的中药方剂难以消散瘿瘤,而含碘量较少的中药,如夏枯草、玄参、香附、贝母等,既可消瘿散结,又有清热养阴,理气化痰之效,既有碘的药理作用,又有其他药物相伍,可以变弊为利,故可"消瘿"与平抑"甲亢"并举。因此采用少量含碘的方剂,从而提高疗效。临床研究表明,使用了含碘量较少的夏枯草、玄参、浙贝母、黄药子等治疗甲亢,总有效率达 93%~97%。

　　总之,中医也应持开放的态度,以科学、务实的精神寻求新的发展和延伸。现代医学则充分利用科技手段,以进一步提高中医诊断、治疗和选方选药量化的准确性。对于富碘中药在甲状腺病方面的应用,既不可对现代医学所揭示的甲亢病理、生理规律以及碘对于甲亢患者的作用规律等研究成果熟视无睹,一味拘泥于古方,也不可简单地用现代医学理论去推论、指导中医用药,对古方全盘否定,视含碘中药为禁忌用药。而应当以科学的态度、进取的精神,在吸收中医学精髓、借鉴现代科学研究成果的基础上,通过一系列实验性的定量分析和研究,寻找出更符合临床实际的运用含碘中药治疗甲状腺病的新思路。

参 考 文 献

1. 崔鹏,高天舒.常用软坚散结中药及复方碘含量的测定.中华中医药学刊,2007,25(7):1396-1398
2. 潘文奎.对甲状腺机能亢进症治疗矛盾的处理.中医药研究,1993,2(9):15
3. 王旭.略论含碘中药在治疗"甲亢"中的运用.江苏中医,2000(21):4
4. 邢少华.甲亢应用含碘中药问题探讨.实用中医药杂志,1999(15):9
5. 张振榆,张伟.消瘿汤治疗甲状腺机能亢进100例.陕西中医,2008,29(3):307-308
6. 胡秀芳. ^{131}I加中药治疗甲状腺功能亢进.四川中医,2005,23(11):60
7. 徐蓉娟,葛芳芳,李红.中医辨治甲状腺功能减退症.上海中医药大学学报,2007,21(6):42-43
8. 滕卫平,曾正培.中国甲状腺疾病诊治指南.中华医学会内分泌学分会,2008
9. 齐腾澈,高天舒.碘与海藻玉壶汤对碘缺乏致甲状腺肿干预机制的比较研究.中华中医药学刊,2012,30(6):1211-1214
10. 王家元.含碘中药治疗甲状腺机能亢进症的可行性探讨.中医杂志,1992,33(9),51
11. 李常度.含碘中药治疗甲状腺机能亢进症的利弊.北京中医,1991,(3),46-47
12. 潘文奎.如何正确使用含碘中药治疗甲状腺机能亢进.中医杂志,1994,35(12),752
13. 邢少华.甲亢应用含碘中药问题探讨,实用中医药杂志,1999,(15):9
14. 王庆浩,陈如泉,张胜兰.抗甲状腺中药的筛选实验.辽宁中医杂志,2003,30(7),51

(陈如泉)

第四节   富碘方药研究

一、常用软坚散结中药及复方碘含量的测定

(一)目的
测定常用软坚散结中药及复方的碘含量。

(二)材料与方法
筛选常用于治疗瘿病的软坚散结中药及复方。从大量古今文献中查阅常用于治疗瘿病的方剂104首,筛选使用频率较高的中药:海藻(67.3%)、昆布(63.5%)、夏枯草(26%)、牡蛎(22.1%)、当归(19.2%)、浙贝母(15.4%)、生地(14.4%)、黄药子(11.5%)。选择治疗瘿病的传统方剂海藻玉壶汤(《外科正宗》);除去海藻、昆布、海带的海藻玉壶汤;疗效显著的院内制剂:消瘿瘤汤(功用:软坚散结,消瘿化瘤。组成:主要有海藻、昆布、夏枯草等药)。

饮片消化方法为碱灰化法。标样0.5g置瓷坩埚内,依次加入30%碳酸钾、10%硫酸锌、

1%氯化钠，（90±5）℃过夜后，马弗炉消化至灰白色。以溶解液测定样品碘含量。单味中药煎剂由15g单味中药加8倍量的水，常规水煎。复方煎剂，常规药量水煎。取样品于消化管中，加氯酸溶液混匀置于110~112℃消解仪中，消化1小时，冷却后测定。碘含量测定方法采用中华人民共和国卫生部行业标准规定的方法：砷铈催化分光光度法。同一标本连续测定3次，取平均值。

（三）结果

测定结果见表1、表2。

表1　中药饮片碘含量数值（µg/kg）

药物名称	X1	X2	X3	碘含量（X）
当归	1.25	1.73	1.76	1.58
生地	0.07	0.12	0.11	0.10
夏枯草	35.68	42.37	37.24	38.43
黄药子	4.21	5.08	4.78	4.69
牡蛎	6.98	9.27	8.59	8.28
浙贝母	1.87	2.34	2.06	2.09
海藻	643.25	701.65	702.48	682.46
昆布	756.38	825.35	802.34	794.69

注：X1、X2、X3分别代表同一标本连续测定3次的数值，X代表3次结果的均值。

表2　中药及汤剂碘含量数值（µg/kg）

药物名称	X1	X2	X3	碘含量（X）
当归	25.83	29.34	39.85	31.67
生地	51.26	62.90	74.73	62.96
夏枯草	72.31	44.84	50.81	55.99
黄药子	33.18	56.15	73.38	54.24
牡蛎	91.01	91.03	88.34	89.79
浙贝母	156.54	182.95	140.41	159.97
昆布	1768.35	1692.34	1821.86	1760.85
海藻	2051.35	1905.79	1898.11	1951.75
海藻玉壶汤 iv	1989.25	1925.39	1940.61	1951.75
海藻玉壶汤〇	46.89	79.10	27.94	51.39
消瘿瘤汤	3989.75	3658.79	3839.96	3829.50

注：海藻玉壶汤 iv 为常规煎剂，海藻玉壶汤〇为去掉海藻、昆布、海带的煎剂。X1、X2、X3分别代表同一标本连续测定3次的数值，X代表3次结果的均值。

(四) 讨论

中医使用富碘中药治疗瘿病已经有悠久的历史。早在晋代,著名医家葛洪就开始应用海藻、昆布等富碘中药防治瘿病。历代医家对瘿病的诊治颇为详尽,唐代的《备急千金要方》、《外台秘要》,宋代的《三因极一病症方论》、《医心方》,明代的《外科正宗》、《寿世保元》、《赤水玄珠》,清代的《疡医大全》、《杂病源流犀烛》等多部医书中记载了大量治疗瘿病的方剂。其中近 70% 的方剂选用了海藻、昆布这样的富碘中药,充分说明了古代医家认识到富碘中药对瘿病的治疗有极大的帮助,但历代医家对瘿病的治疗中却没有记载富碘中药的副作用。是由于碘在中药煎煮过程中被蒸发了呢,还是复方中或富碘中药中其他成分佐制了损伤呢?

前期研究结果表明:对低度低碘地区(MUI 为 103Lg/L),实行 USI 4 年的地区(MUI 为 374Lg/L)和高碘摄入地区(MUI 为 614Lg/L)儿童和成人的甲状腺功能做了对比研究,结果表明碘过量明显增加儿童患亚临床甲减的患病率,成人临床甲状腺功能减退症和亚临床甲状腺功能减退症的患病率也明显增加,临床甲减的原因多数是自身免疫损伤所致,亚临床甲减 1/3 与自身免疫有关,2/3 可能与碘过量抑制有关。高碘摄入地区甲状腺乳突状癌高发。动物实验发现:尿碘中位数(MUI)>300Lg/L 时可以对 Wistar 大鼠甲状腺产生毒性作用,有随着碘摄入量增加,碘摄入时间越长,损伤越重的趋势,碘过量组部分滤泡高度增生。碘过量可使碘缺乏的 Wistar 大鼠甲状腺滤泡上皮细胞凋亡数目减少,Fas 的表达明显降低,对 FasL 的表达无明显影响,而使非碘缺乏的 Wistar 大鼠甲状腺滤泡上皮细胞凋亡数目和 FasL 的表达均明显增加。

随着现代医学的迅猛发展,关于富碘中药的作用出现了两种截然不同的观点。第一,认为碘不仅可以抑制甲状腺素的合成,还能抑制甲状腺素的释放,使血中甲状腺素迅速下降,促使症状缓解,临床大量实践表明,富碘中药并不是瘿病的禁忌证。富碘中药有软坚散结、消除肿大之甲状腺的作用。第二,认为碘作为甲状腺合成甲状腺素的原料,补碘会加重甲亢,并且甲状腺摄取大量的碘贮藏在体内会增加复发率。而且,由于高碘致甲状腺肿,碘致甲亢和甲减,碘致甲状腺自身免疫,碘致乳突状甲状腺癌高发等副作用,故许多医家主张不应用富碘中药治疗瘿病。

本研究表明海藻、昆布在煎煮前后碘含量都是极其丰富的,海藻玉壶汤中的碘均来自海藻、昆布,本院院内制剂也证明这一点。中药煎煮并不能使中药中碘丢失,如此高剂量的碘服入人体后未造成明显副作用,可能是富碘中药大多在复方中使用,有其他成分佐制所致。中医古籍中,除葛洪的《肘后方》外,很少记载使用单味中药如海藻、昆布来治疗瘿病,是否是古代医家对其副作用已有认识呢? 另外,临床有报道海藻玉壶汤除了可以治疗瘿病,还可以治疗乳房肿块和前列腺增生,是否提示其除富碘还有其他消瘿机制? 有待今后研究进一步证实。其他具有软坚散结消瘿功效的中药如夏枯草、牡蛎、浙贝母、黄药子碘含量不高,与不具有软坚散结消瘿作用中药当归、生地碘含量相当,提示其消瘿作用可能存在与富碘中药不同的作用机制。尤其是黄药子过去被认为是碘含量高的中药,经本研究测定其碘含量适宜,其软坚散结消瘿机制有待进一步探讨。

参 考 文 献

1. 王伯涛,朱文荣.昆布炮制方法探讨.中药材,1995,4:188

2. 单忠艳,滕天平,金迎,等.碘致甲状腺功能减退症的流行病学对比研究.中华内分泌代谢杂志,2001,17(2):71

3. Gao Tianshu,Teng Weiping,Shan Zhonyan,etal. Effect of different iodine on school children's thyroid diseases and intelligence in rural areas. Chinese Medical Journal,2004,117(10):1518-1522

4. 关海霞,滕卫平,高天舒,等.不同碘摄入量地区甲状腺癌的流行病学研究.中华医学杂志,2001,81(8):50

5. 高天舒,胡凤楠,滕卫平.中轻度碘过量对碘缺乏大鼠甲状腺功能和形态的影响.中华内科杂志,2003,42(10):705-708

6. 高天舒,滕卫平.中轻度碘过量对碘缺乏大鼠甲状腺功能和形态的影响.中华内分泌代谢杂志,2004,20:353-356

7. 高天舒,李静,滕卫平.碘过量对Wistar大鼠甲状腺细胞凋亡及Fas/FasL表达的影响.中华地方病学杂志,2005(24):267-270

8. 喻茂尧.甲状腺功能亢进症中西医结合治疗思路.江西中医药,2004,35(2):34-35

9. 李金春,刘浩智,李玉清.海藻玉壶汤加减治疗乳腺增生病104例.河北中医,2003,25(4):295

10. 穆惠荣,路继儒.海藻玉壶汤加减治疗前列腺增生症(附26例分析).医学理论与实践,2003,16(6):674

（高天舒　杜鹃　张露）

二、瘿宁合剂治疗甲状腺肿的实验研究

（一）目的

观察化痰散结中药(瘿宁合剂)对大鼠甲状腺功能和形态的影响,对大鼠甲状腺滤泡上皮细胞凋亡和增殖及其生长因子表达的影响。

（二）材料与方法

选4周龄wistar大鼠180只,雌雄各半,由中国医科大学实验动物中心提供,饲养于辽宁中医药大学实验中心。低碘饲料是采用全国重度缺碘地区河北省承德市隆化县大两间房村的玉米、谷子、黄豆,按73:20:7的比例,加入适量的添加剂(每100g饲料添加$CaCO_3$ 0.5g,Na_2HPO_4 0.15g,$MnSO_4$ 50mg,维生素B_6 6mg,维生素B_{12} 0.05mg,泛酸钙5.5mg,叶酸0.1mg,$CoCl_2$ 4.95μg,宝力维他20mg,酵母粉1g),由沈阳市于洪区前民实验动物饲料加工厂制成低碘饲料,其碘含量为20μg/kg。瘿宁合剂颗粒:柴胡10g,夏枯草30g,法夏12g,生牡蛎30g,浙贝母25g,莪术10g等药。由辽宁中医药大学附属医院制剂局制备,常规水煎,浓缩汤剂使生药浓度为100%。高碘水:由去离子水与碘酸钾配制,含碘1900μg/L。

4周龄Wistar大鼠,经普通饲料适应性喂养1周后,饲低碘饲料,喂高氯酸钠19天,续喂双蒸水2天,共计21天后造成碘缺乏甲状腺肿模型。造模成功后随机分成6组,每组30只。即模型对照组(MC):低碘饲料,每日灌服等体积去离子水;碘过量组(PHI):低碘饲料,每日灌服等体积含碘1900μg/L的高碘水;瘿宁合剂组:每日灌服等体积按体表面积换算的瘿宁合剂浓缩汤剂。每只鼠每天灌服含生药量20.52g/kg。L-T_4组:每日灌服等体积优甲乐溶液。瘿宁合剂加L-T_4组:每日灌服等体积的化痰散结浓缩汤剂和优甲乐溶液。另设正常对照组(NC):全程饲以普通饲料,每日灌服等体积去离子水。分别在给处理因素21天、77天后处死动物,每次处死15只动物。处死前一天,将鼠放入代谢笼中,留24小时空腹尿,放入5ml eppendorf管中,-20℃冰箱中保存。处死前称体重,20%乌拉坦腹腔麻醉,腹主动脉采血,3000rpm分离血清,存入1.5ml eppendorf管中,-20℃冰箱中保存。迅速分离甲状腺后,电子天平称湿重,并迅速放入液氮中保存备用于Western Blot检测。砷铈催化分光光度法

测定尿碘。放射免疫分析法（RIA）测定血清中的 TT_3，TT_4。固相免疫放射分析法（IRMA）测定血清 TSH。甲状腺指数以甲状腺湿重除以体重来计算。甲状腺 Fas，FasL 及 PCNA 蛋白的表达及分布用免疫组织化学法；而 VEGF 和 TGF-β1 用 Western Blot 方法检测。数值用 ±S 表示。所有统计及图表制作均由 SPSS 17.0 统计软件完成。2 个均数比较用 t 检验，2个以上均数比较用方差分析。

（三）结果

与正常组比较，3 周时其他各组 TT_3 值均有明显降低（$P<0.001$ 或 $P<0.01$）。11 周时，与正常组比较，瘿宁合剂组和 L-T_4 组 TT_3 都有明显升高（$P<0.05$ 或 $P<0.01$）。而与瘿宁合剂组和 L-T_4 组比较，瘿宁合剂加 L-T_4 组 11 周时 TT_3 值明显降低（均 $P<0.05$）。3 周时，与正常组比较其他各组 TT_4 值均有明显降低（均 $P<0.05$）。11 周时，与模型组比较其他各组 TT_4 值均有显著升高（$P<0.001$ 或 $P<0.01$）。与瘿宁合剂组比较，L-T_4 组 TT_4 值明显升高（$P<0.05$）。其他各组间无统计学差异。TSH 值 3 周时，各组较正常组都有显著增高（$P<0.01$ 或 $P<0.001$）。模型组较其他各组 TSH 值也有明显增高（$P<0.01$ 或 $P<0.05$）。11 周后，与正常组比较其他各组仍有明显增高（均 $P<0.001$ 或 $P<0.05$）。与模型组比较，L-T_4 组和瘿宁合剂加 L-T_4 组的 TSH 值都有明显降低（$P<0.001$ 或 $P<0.01$）。与 L-T_4 组比较，其他治疗组的 TSH 值都有明显增高（$P<0.001$ 或 $P<0.05$）。大鼠体重 3 周时，与正常组比较其他各组都有明显下降（均 $P<0.05$）。11 周后，大鼠体重见差异均无统计学意义。与正常组比较，3 周时模型组、L-T_4 组和瘿宁合剂组甲状腺湿重均有明显增加（$P<0.001$ 或 $P<0.05$）。11 周后，与模型组比较，其他各组的甲状腺湿重均有降低（均 $P<0.001$）。甲状腺相对重量在 3 周时，其余各组与正常组比较均有明显升高（$P<0.001$ 或 $P<0.01$）。11 周后，与模型组比较，其他各治疗组甲状腺相对重量均有明显下降（均 $P<0.001$）。其中瘿宁合剂组和瘿宁合剂加 L-T_4 组较 L-T_4 组甲状腺相对重量有所下降，有显著性差异，两组间无显著性差异。与正常组比较，治疗后碘过量组 VEGF 表达明显升高（$P<0.05$）。其他组较正常组 VEGF 表达均有减低，但差异无统计学意义。与碘过量组比较，瘿宁合剂组和 L-T_4 组的 VEGF 表达均有明显减低（均 $P<0.05$）。与正常组比较，模型组和瘿宁合剂组的 TGF-$β_1$ 的表达均有明显增高（均 $P<0.05$）。与模型组比较，碘过量组 TGF-$β_1$ 的表达有明显减低（$P<0.05$）。与瘿宁合剂组比较，瘿宁合剂加 L-T_4 组 TGF-$β_1$ 的表达明显减低（$P<0.05$）。L-T_4 组较瘿宁合剂组 TGF-$β_1$ 表达亦有减低，但差异无统计学意义。用药之后，与正常组比较，其他各组甲状腺 Fas 表达均明显上升（$P<0.01$ 或 $P<0.001$）。与模型组比较，碘过量组、瘿宁合剂组和瘿宁合剂加 L-T_4 组甲状腺 Fas 表达均显著增高（$P<0.05$ 或 $P<0.01$）。与 L-T_4 组比较，瘿宁合剂加 L-T_4 组甲状腺 Fas 表达明显增加（$P<0.05$）。L-T_4 组较瘿宁合剂组甲状腺 Fas 表达减低，但差异无统计学意义。

PCNA 免疫染色阳性物质呈棕黄色颗粒，位于胞核。与正常组比较，瘿宁合剂组和瘿宁合剂加 L-T_4 组 PCNA 的表达均显著降低（$P<0.05$ 或 $P<0.01$）。与模型组比较，碘过量组、瘿宁合剂组和瘿宁合剂加 L-T_4 组 PCNA 的表达都明显降低（$P<0.01$、$P<0.05$ 或 $P<0.001$）。其他各组间无明显差异。

（四）讨论

甲状腺肿是内分泌系统常见疾病之一，已威胁到人类的正常生活。甲状腺肿是由于碘缺乏等因素造成良性甲状腺上皮细胞增生形成的甲状腺肿大。其轻中度肿大表面平滑质地较软，重度肿大可引起压迫症状，出现咳嗽，气促，吞咽困难或声音嘶哑等。在临床上主要分为良性非毒性甲状腺肿和良性毒性甲状腺肿,甲状腺结节等。良性非毒性甲状腺肿主要指单纯性甲状腺肿和甲状腺腺瘤,良性毒性甲状腺肿主要指甲状腺功能亢进合并甲状腺肿,或甲状腺肿合并甲状腺功能亢进。

瘿宁合剂是高天舒教授依据甲状腺肿肝气郁结、气滞痰凝血瘀的基本病机,并根据多年临床经验总结得出,方选柴胡 10g,夏枯草 30g,法夏 12g,生牡蛎 30g,浙贝母 25g,莪术 10g 等药。柴胡其味苦、辛,性微寒,归肝、胆经。现代药理学研究证明柴胡具有抗炎、保肝、解热、镇痛等功效。其有效成分柴胡多糖促进吞噬功能增强、自然杀伤细胞功能增强,提高病毒特异性抗体滴度,提高淋巴细胞转核率,提高皮肤迟发性过敏反应等免疫调节作用。夏枯草其味苦、辛,性寒,归肝、胆经。现代药理证明其具有抗炎、降压、降糖及抗病毒等功效。研究显示,夏枯草通过上调外周血 T 淋巴细胞亚群值而具有免疫调节作用。半夏其味辛辣,性温,有小毒,归脾、胃、肺经。现代药理研究证明半夏具有镇咳化痰、抑制腺体分泌、镇吐和催吐、抗生育作用、对胰蛋白酶的抑制等作用。临床上对痰气互结型的甲状腺肿,使用法半夏效果颇佳。浙贝母其味苦,性寒,归心、肺经,具有清热散结、化痰止咳功效。中医"痰瘀同源"学说证明化痰中药具有一定的活血化瘀作用,临床上治疗气滞、痰凝、血瘀所致的甲状腺肿疗效显著。莪术其味辛、苦;性温,归肝经、脾经。现代药理研究发现莪术具有抗肿瘤、抗早孕、抗菌、升高白细胞、增加心血管血流量、调节胃肠平滑肌、保肝、抑制血小板聚集和抗血栓形成、抗炎作用等作用。瘿病初期虽只有肝气不舒,痰气互结,但日久必痰瘀互结,此时可选用莪术治疗痰瘀互结型瘿病。

本实验成功复制出缺碘致甲状腺肿大鼠模型,经不同治法治疗后,甲状腺肿都有恢复。但碘过量组不如其他组恢复的彻底,恢复最好的是瘿宁合剂加 L-T$_4$ 联合用药组。模型组凋亡和增殖蛋白表达都增高,但不显著。碘过量组 Fas 和 FasL 表达都升高,PCNA 表达降低。Feld Kamp 用适量碘(160μg/L)可抑制 Fas 系统诱导的人类甲状腺细胞凋亡,与适量碘相比,低碘和高碘均提高细胞凋亡水平,碘对甲状腺凋亡水平的调节随浓度不同而改变。瘿宁合剂加 L-T$_4$ 组促进凋亡抑制增殖最明显,甲状腺 Fas 表达显著增加,PCNA 表达明显减低。同时瘿宁合剂组 Fas 和 FasL 表达也明显增高,PCNA 表达则明显减低。而 L-T$_4$ 组 Fas、Fas-L 表达也升高,PCNA 表达略微减低,但差异都无意义。用 Western blot 方法测定 VEGF 和 TGF-β$_1$ 的表达。可见碘缺乏致甲状腺肿模型组 TSH 增高,而 TGF-β$_1$ 的表达明显增加,VEGF 亦有升高。可能 VEGF 的表达受 TSH 的影响。碘过量组 VEGF 的表达较同期其他组都明显增高。说明高碘可能在纠正碘缺乏治疗甲状腺肿的同时有很大的致癌危险性,这也说明碘过量组不能使甲状腺肿完全恢复的原因。我们前期研究发现使用富碘中药治疗甲状腺肿也会对甲状腺造成损伤,但较单纯碘过量轻微。可见临床使用富碘中药时应小心谨慎。本实验使用的瘿宁合剂碘含量适中,证明其治疗甲状腺肿效果很好。瘿宁合剂组和 L-T$_4$ 组 VEGF 均出现低表达,但瘿宁合剂组 TGF-β$_1$ 的表达增高明显。这可能与 TGF-β$_1$ 的双重调节作用和抑制甲状腺肿发生发展的作用相关。可以看出联合用药治疗甲状腺肿的效果最佳,这其中化痰散结中药的贡献巨大。L-T$_4$ 能较好促进凋亡,但不能很好地抑制增殖,估计是其不能很好恢复甲状腺肿的原因。而化痰散结复方瘿宁合剂不但可以抑制甲状腺细胞的增殖,也很好地促进了细胞的凋亡,所以两者联合用药效果更好。另有实验证明停用 L-T$_4$ 后甲状腺肿还会恢复,不知中药复方是否有同样弊端,望以后实验证明。

化痰散结中药(瘿宁合剂)通过促进甲状腺细胞凋亡、抑制其增殖,抑制生长因子 VEGF

的表达、增强 TGF-β₁ 生长因子的表达作用可使甲状腺肿恢复显著并未造成甲状腺细胞损伤。

参 考 文 献

Feldkamp P，Pasdner E，Perrudc A，et al，Fas-mediated apoptosis is inhibited by TSH and iodine in moderate concentration in primary human thyrocytesinvutro，HoconMetab，1998，38（10）：659-696

（高天舒　杜鹃　鞠鹏宇）

三、富碘中药复方与碘过量对碘缺乏 NOD.H-2h4 小鼠甲状腺 Th17 细胞分化和氧化应激的影响比较研究

（一）目的

比较富碘中药复方与碘过量对碘缺乏 NOD.H-2h4 小鼠甲状腺 IL-23/IL-17 炎症轴和心、肾 2 型脱碘酶 mRNA 表达及其氧化损伤和抗氧化能力的影响的研究，并探讨其机制。

（二）方法

选雌性 8 周龄 NOD.H-2h4 小鼠 80 只，经普通饲料适应性喂养雌性 8 周 NOD.H-2h4 小鼠 1 周后，给低碘饲料，饮双蒸水，喂养 90 天后制成自身免疫甲状腺炎易感碘缺乏甲状腺肿模型，后随机分（成 4 组（每组 20 只）：正常对照组（NC）、模型对照组（MC）、富碘中药复方组［（HIE），海藻 15g，昆布 15g，海带 7.5g，碘含量 1900.36μg/L］和碘过量组［（IE）含碘 1900μg/L 的去离子水，用碘酸钾配制］。

NC 组饲以普通饲料，其他各组动物实验全程均喂服低碘饲料。NC 组：饲以普通饲料，每日灌服等体积去离子水。MC 组：饲以低碘饲料，每日灌服等体积去离子水。HIE 组：海藻 15g，昆布 15g，海带 7.5g，碘含量 1900.36μg/L，生药含量 4.7g/（kg·d）。均按与人相同体表面积折算灌服药剂量。IE 组：饲以低碘饲料，每日灌服等体积含碘 1900μg/L 的去离子水，用碘酸钾配制。在给上述处理因素 90 天后处死小鼠。

小鼠称重后，乙醚麻醉，眶静脉取血，室温静置 30 分钟，3000r/min 离心 10 分钟，分离血清存入 1.5ml eppendorf 管中，−20℃冰柜中保存待测血清 TT₃、TT₄、TSH。迅速分离甲状腺、心、肾。甲状腺组织用 4% 多聚甲醛固定，做形态学研究。心、肾用于实时定量 PCR 检测，放入 1.5ml eppendorf 管中，滴入 1ml Trizol 试剂，−80℃保存。用于 Western Blot 检测的甲状腺标本迅速放入液氮中保存备用。

放射免疫分析法（RIA 法）测小鼠血清总 T₃（TT₃）、总 T₄（TT₄）。IRMA 法测定小鼠血清促甲状腺激素（TSH）。光镜下观察甲状腺滤泡形态。用免疫组化方法测定甲状腺间质细胞 CD68 及 IL-17 的表达。实时定量（RT-PCR）法检测 NOD 小鼠甲状腺 IL-17mRNA 和 IL-23mRNA 表达。Western blot 蛋白印迹杂交法测定小鼠甲状腺 IL-17 和 IL-23 的蛋白表达。应用实时定量反转录 - 聚合酶链反应（RT-PCR）法测小鼠心、肾Ⅱ型脱碘酶 mRNA 的表达情况。生化方法测定小鼠血清内谷胱甘肽过氧化物酶（GSH-Px）和超氧化物歧化酶（SOD）的活力，以及丙二醛（MDA）和过氧化氢（H2O2）的含量。免疫组化方法检测小鼠甲状腺中 4-羟基壬烯醛（4-HNE）的表达。Western 印迹及免疫组化法检测过氧化物氧化还原酶 5（PRDX5）在小鼠甲状腺的表达。

计量数据以均数 ± 标准差（$\bar{X}±S$）来表示，两个样本均数比较用 t 检验，两个以上样本

均数比较用方差分析,率的比较用 Pearson 卡方检验。$P<0.05$ 有统计学意义。数据全部输入 Excel 工作表中,用 SPSS 17.0 软件做统计学处理。

(三) 结果

给处理因素 90 天后,小鼠甲状腺功能测定结果各组间血清 TT_3、TT_4 及 TSH 值比较均无明显差异($P>0.05$)。

甲状腺形态学结果 MC 组滤泡腔明显增大,胶质充盈,滤泡上皮细胞变扁,无淋巴细胞浸润。HIE 组甲状腺内可见淋巴细胞浸润并且滤泡腔明显增大,胶质充盈,而无淋巴细胞浸润的部位,滤泡结构保持较为完整。IE 组滤泡腔增大,胶质充盈,滤泡上皮细胞变扁,甲状腺炎症细胞浸润面积占总面积的 30%~50%,淋巴细胞浸润的部位滤泡结构破坏明显,滤泡萎缩。NC,MC,IE 及 HIE 组小鼠自身免疫甲状腺炎的发生率分别为:2/10,0/10,9/10,3/10。

与 IE 组相比,HIE 组的甲状腺间质细胞 CD68 的表达水平(整合光密度 0.28 ± 0.07 vs 0.31 ± 0.06)明显降低($P<0.01$);HIE 组小鼠甲状腺组织中 IL-17 的表达水平(整合光密度 0.21 ± 0.07 vs 0.19 ± 0.05)明显降低($P<0.01$)。HIE 组 IL-17mRNA 及 IL-23mRNA 平均相对表达量(1.31 ± 0.06;1.43 ± 0.50),明显低于 IE 组(2.39 ± 0.05;2.21 ± 0.70),P 均 <0.05。HIE 组的 IL-17 及 IL-23 的蛋白表达量(0.73 ± 0.02;0.27 ± 0.02),明显低于 IE 组(0.80 ± 0.03;0.36 ± 0.03),P 均 <0.05。

小鼠 IDⅡmRNA 的表达,MC 组(1.76 ± 0.34)与 NC 组(1.02 ± 0.25)相比有明显的升高趋势($P<0.01$),IE 组(1.42 ± 0.32)的表达显著高于 HIE 组(0.76 ± 0.32)的表达($P<0.01$);小鼠肾 IDⅡmRNA 的表达,IE 组(4.07 ± 0.88)较 HIE 组(1.91 ± 0.62)升高趋势明显($P<0.01$)。与 NC 组比较,IE 组与 MC 组小鼠血清 GSH-Px 的活力均明显下降($P<0.05$),HIE 组活力未见明显下降($P>0.05$);各组间小鼠血清 SOD 的活力未见明显差异($P>0.05$);IE 组小鼠血清 MDA 与 H_2O_2 含量均明显升高($P<0.01$),HIE 组小鼠血清 MDA 含量未见明显变化($P>0.05$),与 IE 组比较,HIE 组 MDA 含量较少($P<0.05$),MC 组与 NC 组比较小鼠血清 MDA 与 H_2O_2 含量均明显下降($P<0.05$)。HIE 组与 IE 组甲状腺 4-HNE 蛋白表达均显著升高($P<0.001$)。HIE 组甲状腺 PRDX5 蛋白表达较 NC 组与 IE 组均有明显增高($P<0.05$)。

(四) 讨论

本实验以 AIT 易感动物 NOD.H-2h4 小鼠为研究对象,此品系小鼠是目前较为理想的 AIT 动物模型。在 SPF 级实验室饲养条件下,成年小鼠饮水量 4~7ml/d,因此 IE 组小鼠碘摄入量为 7.6~13.3μg/d,而 HIE 组小鼠灌服浓缩后的富碘中药复方,其每日碘摄入量为 6.65μg,两组间单纯碘的摄取量差异不大。

NOD.H-2h4 小鼠在饲以低碘饲料 6 个月时,其甲状腺功能无明显改变,形态学上表现为甲状腺肿,但无甲状腺炎的发生,提示碘缺乏对 NOD.H-2h4 小鼠自身免疫甲状腺炎的发生、发展未产生明显影响。

碘过量可以诱发和加重具有自身免疫遗传倾向的易感动物自身免疫甲状腺炎。研究发现碘过量使易感小鼠获得自身免疫甲状腺炎的发生率升高,10 只碘过量 NOD.H-2h4 小鼠有 9 只发生 AIT(9/10),并通过免疫组化法检测到小鼠甲状腺组织间质细胞 CD68 的表达明显升高,提示碘过量诱发了 NOD.H-2h4 小鼠 AIT 的发生。

小鼠心、肾 IDⅡmRNA 明显高表达于低碘环境下。说明在碘缺乏环境中,组织内甲状腺激素并不能满足组织正常生长发育需求,可能为组织内启动代偿性保护的结果,IDⅡmRNA

的表达代偿性升高,促使组织内更多低活性 T_4 脱碘完成向高活性 T_3 的转化,以此来实现心、肾组织内甲状腺激素的相对增加。

自身免疫性甲状腺炎患病初期,未出现甲状腺功能减退,仅见甲状腺过氧化物酶抗体(TPOAb)与甲状腺球蛋白抗体(TgAb)滴度升高,但炎症损伤始终存在,持续促进甲状腺的萎缩和功能的退化。高碘会使 IDⅡ 活性升高,碘过量使仔鼠脑组织表现为不同程度的甲减。本实验研究发现小鼠心、肾 IDⅡmRNA 亦高表达于碘过量环境中,有可能为单纯碘过量造成 NOD.H-2h4 小鼠心、肾发生组织内甲减,IDⅡmRNA 表达代偿性升高,来完成组织内高活性 T_3 含量的相对增高,以此削弱组织内甲状腺激素减少对其带来的损伤。

海藻、昆布、海带是碘含量非常丰富的中药,在临床防治碘缺乏甲状腺肿中取得较好的疗效。同为碘过量制剂,富碘中药复方作用下的小鼠肾 IDⅡmRNA 的表达亦成升高趋势,但单纯碘过量的表达量明显高于富碘中药作用下肾的表达量。说明组织内甲减仍然存在,对于表达量的差异,可能与组织内甲减和损伤程度有关。小鼠心 IDⅡmRNA 表达却未见升高,是否发生组织内甲减,是否与 IDⅡ 活性变化有关还需进一步研究。

近期研究发现,机体存在一种新的可产生 IL-17 的 CD4$^+$ T 细胞亚群 Th17,该细胞亚群产生 IL-17 具有 IL-23 依赖性。IL-23/IL-17 轴与自身免疫病关系密切。本次实验研究发现,与碘过量相比富碘中药复方使碘缺乏 NOD.H-2h4 小鼠甲状腺 IL-23/IL-17 轴的表达明显降低,推测其机制可能与富碘中药复方能明显抑制碘补充过程中甲状腺内 IL-23、IL-17 的高表达有关。

视黄醛酸相关的孤儿核受体(RORγt)是 Th17 细胞特异性的转录因子。信号转导和转录激活因子 3(STAT3)是 IL-6、IL-21 和 IL-23 的主要的信号转导蛋白,对于 IL-17 的产生是必不可少的,STAT3 的缺失将导致 Th17 细胞的丢失,同时也负责诱导 IL-23R 的产生。富碘中药复方是否通过 RORγt 及 STAT3 因子抑制碘缺乏 NOD.H-2h4 小鼠碘补充过程中甲状腺内 IL-23、IL-17 的高表达有关尚需今后深入研究。

研究显示,在三氯乙烯诱导的自身免疫性疾病中,氧化应激反应程度与 Th17 活化有关。研究发现,环境超微颗粒引起的二次免疫反应与 Th2 和 Th17 细胞因子表达为特征,并伴随着氧化应激反应增强。而富碘中药复方并未增加其自身免疫甲状腺炎的发生率,可能与其抗氧化应激机制相关。

氧自由基在甲状腺自身免疫反应中发挥了重要的作用。氧化应激是氧自由基产生过多,而抗氧化防御机制减弱,两者平衡失调,产生脂质过氧化作用,损伤细胞结构和功能,导致组织损伤。甲状腺是自由基产生和清除均十分活跃的器官。

与以往研究结果不同,本实验碘缺乏使 NOD.H-2h4 小鼠过氧化损伤减轻,原因一方面当碘缺乏时 TPO 具有类似过氧化氢酶的作用,降解 H_2O_2,另一方面,MC 组中 PRDX5 表达是比较高的,它能将 H_2O_2 还原成水,调节细胞内脂质过氧化物水平。

碘过量使血清 GSH-Px 活力下降,H_2O_2 与 MDA 含量明显增加,这与张诺等实验结论相似,碘缺乏 Wistar 大鼠补充过量的碘后,甲状腺抗氧化防御能力降低。在本实验中,碘过量使小鼠甲状腺 4-HNE 表达增加,甲状腺 PRDX5 表达明显降低,说明碘过量使机体与甲状腺内抗氧能力减弱,过氧化损伤加重。

PRDX5 主要在甲状腺细胞的胞浆中表达。富碘中药复方使小鼠甲状腺 PRDX5 与 4-HNE 表达均增加,而血清 GSH-Px 与 SOD 活力未见明显变化,H_2O_2 与 MDA 含量也未见明显变化,与碘过量比较,富碘中药复方对碘缺乏 NOD.H-2h4 小鼠氧化损伤轻微,同时明显提高机体甲状腺内抗氧化能力。富碘中药复方除了含有丰富的碘以外,本研究组另一项研究发现富碘中药复方硒含量也是非常丰富的,过量碘导致甲状腺组织局部 GPx 活性降低,而补硒后可使 GPx 活性升高,并提高自身免疫性甲状腺疾病患者血浆 GPx 活性,进而清除过量的 H_2O_2。所以富碘中药复方使碘缺乏 NOD.H-2h4 小鼠氧化损伤轻微,可能与其硒含量丰富有关。

参 考 文 献

1. Harrington LE,Mangan PR,WeaverCT,et al.Expanding the effector CD4 T-cell repertoire:the Th17 lineage. CurrOpin Immunol,2006,18(3):349-356

2. LangrishCL,ChenY,BlumenscheinWM,et al.IL-23 drives a pathogenic T-cell population that induces autoimmune inflammation.J Exp Med,2005,201(2):233-240

3. Ivanov II,M cKenzie BS,Zhou L,et al.The orphan nuclear receptor ROR gammat directs the differentiation program of proinflamm atory IL-17+ T helper cells.Cell,2006,126(6):1121-1133

4. Song Y,Driessens N,Costa M,et al.Roles of hydrogen peroxide in thyroid physiology and disease.J Clin Endocrinol Metab.2007,92:3764-3773

5. Sylvie Poncin,Anne-Catherine Gerard,Marie Boucquey,et al. Oxidative stress in the thyroid gland:from harmless to hazard depending on the iodine content Endocrinology.2008,149(1):424-433

6. 张诺,佟雅洁,单忠艳,等.慢性轻中度碘过量对碘缺乏大鼠及非碘缺乏大鼠甲状腺抗氧化能力的影响.中华医学杂志,2006,86(18):1274-1278

7. Poncin S,Van Eeckoudt S,Humblet K,et al.Oxidative Stress A Required Condition for Thyroid Cell Proliferation.Am J Pathol. 2010,176:1355-1363

8. Xu J,Yang XF,GuoHL,et al.Selenium supplement alle-viated the toxic effects of excessive iodine in mice. Biol Trace Elem Res,2006,111(1-3):229-238

9. Duntas LH.The role of selenium in thyroid autoimmunity and cancer.Thyroid,2006,16(5):455-460

(高天舒　杜　鹃　王孟龙)

四、碘过量对 Wistar 大鼠甲状腺功能的影响

(一)目的

模拟流行病学调查地区人群的碘摄入水平研究对碘缺乏和非碘缺乏 Wistar 大鼠甲状腺功能的影响并比较不同碘制剂过量对甲状腺功能影响的区别。

(二)材料与方法

实验动物:Wistar 大鼠 270 只,雌雄各半,体重 65~130g,由中国医科大学实验动物中心提供,实验期间给予中国医科大学实验动物中心提供的普通饲料喂养。

碘缺乏动物模型:选 4 周龄 wistar 大鼠,体重 65~100g 雌雄各半,均喂中国医科大学动物中心提供的普通饲料,同时喂含 1% 的过氯酸钾 DDW 3 周,3 周后停用过氯酸钾,随机分组,分别予不同碘浓度的 DDW,用碘酸钾配制。随机分成低碘对照组、3 倍碘组、6 倍碘组,每组各 30 只。分别在给碘后实验开始后的 7、21、90 天处死动物,每组每次相应处死 10 只动物。

非碘缺乏动物模型:非碘缺乏的动物选 7 周龄 Wistar 大鼠,体重 100~150g,雌雄各半,所用动物实验全程均喂中国医科大学动物中心提供的普通饲料,适应性喂养 1 周后,随机分

成以下各组，DDW 组、1 倍碘组、2 倍碘组、3 倍碘组、6 倍碘组、10 倍碘组、20 倍碘组。分别在给处理因素开始后的 21 和 90 天处死动物，每组相应处死 10 只动物。

收集尿液：处死前一天，将大鼠放入代谢笼中，留 24 小时空腹尿，吸取 3~5ml 放入 10ml eppendorf 迁管中，–20℃冰箱中保存。收集血清：处死前称体重，用乙醚深度麻醉，心脏采血，离心分离血清，存入 eppendorf 管中，–20℃冰箱中保存。分离甲状腺：迅速分离甲状腺，电子天平称湿重，然后迅速放入 10% 的中性福尔马林中固定。

采用中华人民共和国卫生部行业标准规定的方法测定尿碘。

（三）结果

本研究模拟彰武（MUI 为 374μg/L）和黄骅（MUI 为 614μg/ 人）群碘摄入浓度，探讨 3 倍、6 倍碘过量对 Wistar 大鼠甲状腺功能的影响，得出以下结论：

1. 补充 3 倍、6 倍碘 7 天、21 天使碘缺乏 Wistar 大鼠血清 TT_3、TT_4 明显降低，但是对血清 TSH 无明显影响。

2. 补充 3 倍和 6 倍碘 90 天给碘缺乏 Wistar 大鼠可以使血清 TT_3 明显降低，TT_4 明显增高，TSH 明显低于对照组。

3. 补充 3 倍和 6 倍碘未能使低碘甲状腺肿大完全恢复，补碘 7 天、21 天、90 天时甲状腺的相对重量均明显高于同时期的低碘对照组和 DDW 组。

4. 未见 3 倍以上碘对碘缺乏 Wistar 大鼠体重的影响。

5. 给非碘缺乏的 Wistar 大鼠 3 倍以上碘 90 天可以使血清 TT_3 明显降低，TT_4 明显增高，虽然也可使血清 TSH 增高，但是无显著性差异。

6. 未见 3 倍以上碘摄入使非碘缺乏 Wistar 大鼠甲状腺相对重量增加。

7. 未见 3 倍以上碘摄入对非碘缺乏 Wistar 大鼠体重的影响。

8. 长期补充 3 倍和 6 倍碘化钾和 3 倍和 6 倍碘分子 90 天对非碘缺乏 Wistar 大鼠对血清 TSH 明显影响，使血清 TT_3 降低，但是未见显著性差异；使血清 TT_4 增高，有显著性差异。

9. 未见长期（90 天）补充 3 倍碘酸钾、碘化钾和碘分子对非碘缺乏 Wistar 大鼠血清 TSH、TT_3 和 TT_4 影响的区别；未见长期（90 天）补充 6 倍碘酸钾、碘化钾和碘分子对非碘缺乏 Wistar 大鼠血清 TSH、TT_3 和 TT_4 影响的区别。

10. 未见长期（90 天）补充 3 倍碘酸钾、3 倍碘化钾和 3 倍碘分子对非碘缺乏 Wistar 大鼠体重影响的区别；未见长期（90 天）补充 6 倍碘酸钾、6 倍碘化钾和 6 倍碘分子对非碘缺乏 Wistar 大鼠体重影响的区别。

（四）讨论

1999 年我国 31 个省市自治区的人群尿碘中位数（MUI）统计资料显示平均为 306μg/L，14 个省市自治区的 MUI 大于 300μg/L，我国部分居民面临碘过量的危险。但目前对这一程度的碘过量对甲状腺损伤机制的实验结果尚无定论。本研究模拟我国居民目前碘摄入量和前期两个调查地区的碘摄入浓度，探讨 MUI>300μg/L 对碘缺乏大鼠甲状腺功能和形态的影响。

本研究用过氯酸钾成功地复制出类似人类地方性甲状腺肿的碘缺乏动物模型，表现为甲状腺重量明显增加，血清 TSH 值明显增高，TT_3 和 TT_4 值明显降低。从大鼠 MUI 的数值来看，各组大鼠碘的供给量在整个实验过程中是较恒定的。

碘过量对甲状腺功能的影响与补碘前甲状腺的碘营养状态密切相关。在长期严重缺乏碘地区的短时间内突然增加碘的摄入量,是引起碘致甲状腺功能亢进(甲亢)发生的主要因素。本研究发现,补碘 7 天时 TSH 和 TT_3 值恢复正常,血清 TT_4 仍明显高于正常值,90 天时,血清 TSH 值低于 DDW 组,提示甲状腺功能出现亢进,同时见高 TT_4 血症,甲状腺组织内 TT_4 也明显增高。说明补充过量的碘可使碘缺乏机体甲状腺内甲状腺激素合成明显增加。

由于本实验仅有一种程度的碘缺乏,所以不能证实是否机体内碘缺乏越重,碘致甲亢越重。从过量补充碘 90 天时补碘组甲状腺组织内 TT_4 水平来看:在一种程度的碘缺乏之下,补碘越多,组织内 TT_4 产生越多。因此,在控制碘缺乏甲状腺病时,应使碘补充量控制在适宜的范围。

补充过量的碘 7 天、21 天和 90 天时,甲状腺的相对重量均明显高于正常对照组,提示补充过量的碘不能使低碘致甲状腺肿大完全恢复,过量补碘既浪费又对碘缺乏机体有害。形态学观察发现,碘过量使甲状腺滤泡异质性增加。

一方面,过量碘摄入使碘缺乏大鼠部分甲状腺滤泡上皮被抑制,上皮细胞变扁,内质网扩张,次级溶酶体增多,微绒毛减少,染色体浓集,部分滤泡腔面积增大,融合破裂,巨滤泡形成。图像分析仪的研究结果与光学显微镜的观察结果基本一致,滤泡腔面积增大,泡腔内胶质增多可能是碘过量使碘缺乏大鼠甲状腺肿不能完全恢复的原因。碘摄入越多,时间越长,上述甲状腺滤泡改变越明显的趋势。

另一方面,部分滤泡高度增生,可能由于低碘刺激后,滤泡功能处于亢进状态,当过量碘摄入时,因为滤泡异质性,这部分滤泡没有被抑制,反而出现过度增生。

碘过量还可能调动了机体的防护机制。研究发现低碘摄入时,甲状腺内血液供应非常丰富,但是随着补碘时间的延长,补碘剂量的增加,甲状腺的血流明显减少,这可能是机体对碘过量的保护性或适应性反应,以避免碘浓度过高对甲状腺滤泡上皮细胞的损伤。

约 99% 的 rT_3 是在周围组织 T_4 内环脱碘(5-D3)产生,rT_3 的清除由外环脱碘酶(5'-D1)完成,约 80% 的血清 T_3 由 T_4 外环脱碘酶(5'-D1)产生,T_3 内环脱碘(5-D3)变成 T_2 而被清除。碘过量可能主要抑制了碘缺乏机体 5'-D1 活性,使血清 T_3 明显降低,rT_3 出现增加趋势。血清 T_3 的降低防止了过高 T_3 对机体的损伤,这可能是碘缺乏机体对碘过量的另一保护机制。

(高天舒　杜鹃　王艺杰)

五、富碘复方海藻玉壶汤对碘缺乏致甲状腺肿大鼠甲状腺功能和形态的影响

(一) 目的

探究富碘复方对碘缺乏致甲状腺肿大鼠甲状腺功能和形态的影响。

(二) 材料与方法

选取 wistar 大鼠 200 只,雌雄各半,体重 90~130g,由中国医科大学实验动物中心提供。

实验动物饲料:普通饲料:由辽宁中医学院实验动物部提供。低碘饲料:根据卫生部地方病调查、中国医科大学流行病学结果以及承德市地方病研究所提供的资料,采用全国重度缺碘地区河北省承德市隆化县大两间房村的玉米、谷子、黄豆,按 73%、0%、7% 的比例,加入适量的添加剂。

由沈阳市于洪区前民实验动物饲料加工厂制成低碘饲料,其碘含量为 $20\mu g/kg$。双蒸馏水,由辽宁中医学院附属医院临床药品基地提供。

选用 4 周龄 wistar 大鼠,体重 90~130g,雌雄各半,均喂实验专用的低碘饲料,直至实验

结束,同时喂 1% 高酚酸钠 19 天,续喂双蒸馏水,直至实验结束。

正常对照组:正常饮食,每日灌服等体积双蒸馏水。模型对照组:低碘饮食,每日灌服等体积双蒸馏水。单纯高碘组:低碘饮食,喂含碘 2000μg/L 的高碘水,用碘酸钾配制。海藻玉壶汤I组:低碘饮食,常规剂量,常规水煎,按与人相同体表面积折算灌服剂量。海藻玉壶汤剂量及配伍参照明代陈实功的《外科正宗》。海藻玉壶汤II组:低碘饮食,除去海藻、昆布等富碘中药,常规剂量,常规水煎,按与人相同体表面积折算灌服剂量。每组各 36 只。分别在给处理因素后的 0、7、28 天处死动物,每组每次相应处死 12 只动物。

收集尿液:处死前一天,将大鼠放入代谢笼中,留 24 小时空腹尿,吸取 3~5ml,放入 5ml eppendorf 管中,-20℃冰柜中保存。收集血清:处死前,称体重,20% 乌拉坦腹腔注射麻醉,腹主动脉采血,3000 转/分,离心 10 分钟,血清存入 1.5ml eppendorf 管中,-20℃冰柜中保存。快速准确取材,迅速分离甲状腺后,电子天平称湿重,迅速放入 4% 的多聚甲醛中固定,用于光镜标本的制作。每组有 2 叶甲状腺 30 秒内迅速浸入 2.5% 戊二醛(pH7.3,0.1M 二甲砷酸钠缓冲液配制)中固定,用于电镜标本的制作。每组有 6 叶甲状腺直接放入 1.5ml eppendorf 管,-80℃冰箱中保存,用于测定甲状腺中 TT_3。甲状腺匀浆:①取出大鼠甲状腺,称重;②将甲状腺被膜剪开,放入匀浆器中;③向匀浆器中加入 PBS(7.4,0.01M)缓冲液 300μl,充分匀浆;④冲洗匀浆器 3 次,收集全部洗液于离心管中;⑤离心沉淀,3000 转/分,15 分钟,取出定容到 300μl。

血清 TT_3、TT_4、rT_3 和甲状腺 TT_3 均用 RIA 法测定,血清 TSH 用 IRMA 法测定。采用中华人民共和国卫生部行业标准规定的方法测定尿碘。HE 染色,常规制作透射电镜标本,方便在光镜和透射电镜下观察甲状腺形态。

甲状腺形态的定量观察:用 Metamorph 图像分析系统 /lympus(DP10)/ 显微镜(Bx5l)观察各组 Wistar 大鼠甲状腺滤泡上皮细胞高度、滤泡腔的面积,每组随机选取四只大鼠(雌雄各半),取甲状腺最大截面做 HE 切片,低倍镜下输入 2 个视野(包含了整个甲状腺截面),存入 Metamorph 图像分析系统中。每个图像中非增生的滤泡中随机选取 15 个滤泡上皮细胞,每组共选 60 个,测量上皮细胞高度。同时从每个图像中随机选取 10 个非增生滤泡,每组共选 40 个,测定泡腔的面积。所有数据均存入 Excel 表,用 SPSS13.0 软件包进统计学分析。

(三)结果

分别于给药前(第 0 天)和给药后第 7 天和第 28 天测定尿碘,给药前,模型组对照组、单纯高碘组、海藻玉壶汤I组和海藻玉壶汤II组的尿碘含量均较正常组低,说明模型成功。

处理因素 0 天,与正常对照组相比,各碘缺乏组甲状腺相对重量明显减少,尿碘值明显降低,血清 TT_3 有所降低,TT_4、甲状腺 TT_3 明显降低,血清 TSH 明显升高,甲状腺滤泡上皮高度明显增高,滤泡腔面积明显减少,两组有显著差异。

长期治疗(28 天),富碘复方组可以使甲状腺重量继续减轻,并且恢复至正常水平,而碘组甲状腺重量未恢复至正常水平,二组间有显著差异。碘组和富碘复方组血清 TT_3 明显增高,与正常组有显著差异,高于正常水平。碘组和富碘复方组血清 TT_4、rT_3、TSH 和甲状腺中 TT_3 均恢复至正常水平,且包括血清 TT_3 在内两组间无差异,但血清 TT_4、甲状腺中 TT_3 要高于正常对照组水平,而 TSH 要低于正常对照组水平。

长期治疗(28 天),碘组和富碘复方组甲状腺滤泡上皮高度明显降低,滤泡腔面积明显增加,且与正常对照组有显著差异。随着治疗时间的延长,非富碘复方组使甲状腺重量减轻,与正常组和富碘复方组仍有显著差异,却与碘组无差异,碘组应是出现高碘甲状腺肿,而非富碘复方组应是低碘甲状腺肿恢复不完全。

(四) 讨论

本实验研究发现:

(1) 处理因素 0 天,与正常对照组相比,各碘缺乏组甲状腺相对重量明显减少,尿碘值明显降低,血清 TT_3 有所降低,TT_4、甲状腺 TT_3 明显降低,血清 TSH 明显升高,甲状腺滤泡上皮高度明显增高,滤泡腔面积明显减少,两组有显著差异。现代医学认为,对于碘缺乏导致的甲状腺肿,其甲状腺功能的变化以血清 TT_4 降低、TSH 升高为主,血清 TT_3 变化不明显,脱碘是调节甲状腺激素生物活性的特别方式。研究表明,碘摄入不足时,Ⅰ型脱碘酶活性上升,TT_4 向 TT_3 的转化量加大,血清 TT_4 降低,TT_3 正常或轻度增高,TT_4 降低,TSH 反馈性升高,刺激甲状腺滤泡上皮细胞增生,形成弥漫性甲状腺肿大。我们的结果又恰恰印证了这一点。加上甲状腺 TT_3 明显降低,充分说明了碘缺乏性甲状腺肿模型复制成功。

(2) 长期治疗(28 天),富碘复方组可以使甲状腺重量继续减轻,并且恢复至正常水平,而碘组甲状腺重量未恢复至正常水平,二组间有显著差异。碘组和富碘复方组血清 TT_3 明显增高,与正常组有显著差异,高于正常水平。碘组和富碘复方组血清 TT_4、rT_3、TSH 和甲状腺中 TT_3 均恢复至正常水平,且包括血清 TT_3 在内二组间无差异,但血清 TT_4、甲状腺中 TT_3 要高于正常对照组水平,而 TSH 要低于正常对照组水平。碘组和富碘复方组甲状腺滤泡上皮高度明显降低,滤泡腔面积明显增加,且与正常对照组有显著差异。随着治疗时间的延长,非富碘复方组使甲状腺重量减轻,与正常组和富碘复方组仍有显著差异,却与碘组无差异,碘组应是出现高碘甲状腺肿,而非富碘复方组应是低碘甲状腺肿恢复不完全。非富碘复方组血清 TT_3 仍低于正常水平,血清 TT_4 虽有所回升,包括血清 rT_3 和甲状腺中 TT_3 在内,仍未恢复至正常水平,只有血清 TSH 与正常组无显著差异。非富碘复方组与碘组、富碘复方组血清 TT_3、TT_4、rT_3 和甲状腺中 TT_3 均有显著差异。非富碘复方组与碘组 TSH 有显著差异,高于碘组 TSH 水平,非富碘复方组与富碘复方组 TSH 无显著差异。非富碘复方组甲状腺滤泡上皮高度略有降低,滤泡腔面积略有增加,未恢复至正常水平,与正常对照组有显著差异。

(高天舒　杜鹏　潘拓方)

六、黄药子对甲状腺肿大鼠模型影响的实验研究

(一) 目的

观察黄药子和黄药子(止血中药)与当归(补血中药)配伍对碘缺乏致甲状腺肿大鼠的甲状腺功能的影响。

(二) 材料与方法

选取 4 周龄 Wistar 大鼠 100 只,体质量为 90~130g,雌雄各半,由中国医科大学实验动物中心提供。

动物饮食:普通饲料:由辽宁中医药大学实验动物部提供。低碘饲料:根据卫生部地方病调查、中国医科大学流行病学结果以及承德市地方病研究所提供资料,采用全国重度缺碘地区河北省承德市隆化县大两间房村的玉米、谷子、黄豆,按 73:20:7 的比例,加入适量的添加剂,其碘含量为 20μg/kg。双蒸馏水,辽宁中医药大学附属医院临床药品基地提供。黄药子、当归由辽宁中医药大学附属医院制剂科提供。

动物模型的制备：以低碘饲料，同时给予1%高氯酸钠19天；停用后，续喂双蒸馏水2天；随机分成4组，每组10只。给药后，仍饲以低碘饲料和双蒸馏水到实验结束。

动物分组及给药方法：正常组：饲以普通饲料，每日灌服等体积双蒸馏水。模型组：饲以低碘饲料，每日灌服等体积双蒸馏水。黄药子组：单味中药黄药子的碘含量为54.24μg/L；饲以低碘饲料，常规剂量，常规水煎，按与人相同体表面积折算，其灌服剂量每日每100g体质量为135mg。黄药子配伍当归组：两者按1∶1配伍，碘含量为42.96μg/L；饲以低碘饲料，常规剂量，常规水煎，按与人相同体表面积折算，其灌服剂量每日每100g体质量为270mg。于给药前及给药后28天，处死动物。

标本采集：尿液：处死前1天，将大鼠放入代谢笼中，留24h空腹尿，吸取3~5ml，放入5ml eppendorf管中，于-20℃冰柜中保存。血清：处死前，称体质量，用20%乌拉坦腹腔注射麻醉，腹主动脉采血，3000r/min离心10分钟，血清存入1.5ml eppendorf管中，于-20℃冰柜中保存。分离甲状腺：快速准确取材，迅速分离甲状腺后，电子天平称湿重，迅速放入4%多聚基甲醛中，固定，用于光镜标本的制作。

用中华人民共和国卫生部行业标准规定的方法，用砷铈催化分光光度法测定尿碘。用RIA法测定血清T_3、T_4；用IRMA法测定血清TSH。用4%多聚基甲醛，将甲状腺固定24~48小时后，常规HE染色，于光学显微镜下观察甲状腺形态。用显微镜观察各组，每组随机选取4只大鼠（雌雄各半），取甲状腺最大截面做HE切片；于低倍镜下，输入2个视野，存入图像分析系统中。在每个图像中，非增生的滤泡中，随机选取15个滤泡上皮细胞，每组共选60个，测量上皮细胞高度。同时从每个图像中，随机选取10个非增生滤泡，每组共选40个，测定泡腔的面积。

（三）结果

分别于给药前（第0天）和给药后（第28天）测定尿碘。给药前，模型组黄药子组、黄药子配伍当归组的尿碘含量均较正常组低。说明模型成功。

治疗28天，黄药子组与模型组比较甲状腺相对质量略减轻；但两者无显著性差异。黄药子配伍当归组的甲状腺相对质量较模型组减轻，有显著性差异（$P=0.03$）；与正常组比较也有显著性差异（$P=0.00$）。实验组比较无明显差异（$P=0.12$）。黄药子组与模型组比较，T_3、T_4升高，而TSH降低。黄药子配伍当归组的T_3、T_4、TSH与正常组比较均有显著性差异（$P=0.02$）；与模型组比较无明显差别；实验组组间比较，T_4、TSH无明显差别（$P=0.54$）。

形态学观察：

给药前：正常组：甲状腺滤泡腔大小不等，呈圆形或椭圆形，滤泡上皮呈立方形，滤泡周围可见毛细血管。模型组：近90%的滤泡腔消失，滤泡腔内无胶质或有极少的胶质，滤泡上皮细胞明显增高变形，细胞核淡染，呈高度增生相，滤泡周围血管丰富，滤泡和滤泡之间界限不清楚。

给药后28天：模型组同给药前比较，变化不大。黄药子组大部分滤泡泡腔消失，滤泡腔内无胶质或极少的胶质，个别滤泡腔较模型组略增大，滤泡上皮细胞较正常组明显增高，细胞核淡染，呈高度增生相。滤泡周围血管与模型组相比明显减少，滤泡和滤泡之间界限欠清楚。黄药子配伍当归组同黄药子组，变化不大。

定量形态研究：黄药子组、黄药子配伍当归组的滤泡上皮细胞高度较模型组均略减低；但与模型组比较无显著差异（$P=0.24$、0.31）；滤泡腔面积与模型组比较也无显著差别（均

$P > 0.05$）。

(四) 讨论

碘缺乏导致地方性甲状腺肿、克汀病、甲状腺自主功能性增强和甲状腺癌。本研究用全国重度缺碘地区河北省承德市隆化县大两间房村的低碘粮食喂养大鼠;同时喂 1% 高氯酸钠 19 天,继续低碘饲料加去离子水喂养 2 天,制备碘缺乏致甲状腺肿模型。现代医学研究表明,当归有拮抗黄药子毒性的作用。本实验结果表明:长期治疗(28 天),黄药子组的甲状腺相对质量略减轻;但与模型组比较无显著差异。黄药子配伍当归组能的甲状腺相对质量减轻,且与模型组及正常组比较均有显著性差异。但黄药子组与黄药子配伍当归组比较无明显著异。形态学表现及定量研究也显示同样的结果。血清中的 T_3、T_4,以碘为主要合成原料,TSH 的变化与 T_4 呈负相关,与 T_3 无明显相关性。给药 28 天后,黄药子配伍当归组血清中的 T_4 及 TSH 虽略有变化,但与模型组比较无统计学差别。说明黄药子对缺碘所致甲状腺肿无疗效,亦无损伤。黄药子配伍当归后,对其疗效也无影响。可能与治疗时间及配伍用量有关。现代临床应用黄药子治疗亚急性甲状腺炎等甲状腺疾病,多用其酒剂或与其他方药配伍,其单味药作用尚无报道。本实验结果表明,用黄药子治疗 28 天,对碘缺乏致甲状腺肿大鼠甲状腺功能和形态无明显作用。如果加大剂量或延长治疗时间,能否有治疗作用,还需进一步研究。

参 考 文 献

1. 崔鹏,高天舒. 常用软坚散结中药及复方碘含量的测定. 中华中医药学刊,2007,25:1396-1398
2. 单忠艳,滕卫平,李玉珠,等. 碘致甲状腺功能减退症的流行病学对比研究. 中华内分泌代谢杂志,2001,17:71-74
3. 张晓平,魏玲,袁小松,等. 承德市 1999 年消除碘缺乏病阶段目标评估结果. 中国地方病防治杂志,2000,15:314
4. 刘树民,李玉洁,张应成. 黄药子的现代临床应用及其毒性研究. 中医药学刊,2002,3068-3070
5. 李国进. 黄药子在治疗亚急性甲状腺炎中的作用. 天津中医药,2003,20:9

(高天舒　杜鹃　武帅)

中医药学是我国医学科学的特色,是一部不断继承前人成果,并充分吸收时代先进科学技术和知识,逐步丰富和发展自身的历史,也是在不断适应社会发展,满足社会医疗需求的氛围中求发展的历史。中医药诊治甲状腺病,源远流长,为了发掘、整理中医药防治甲状腺病的宝贵经验,提高甲状腺病诊疗及研究水平,我们在瘿病临床实践基础上,在中医药学理论指导下,既继承传统中医药理论的精华,保持和发扬中医药优势和特色,又要运用现代科学技术,不断创新,借鉴现代医学的研究成果,吸收和借鉴现代科学发展的先进思路和方法,参考中医药典籍和近代医药学文献,系统地介绍各个甲状腺疾病的有关方面的技术知识。临床治疗篇含有复方甲亢片临床应用与研究、甲状腺功能亢进症、甲状腺功能亢进并发症、甲状腺功能减退症、桥本甲状腺炎、亚急性甲状腺炎、结节性甲状腺肿、甲状腺肿瘤等八个章节,较详细介绍各个常见甲状腺病的病因病机理论、辨病辨证治疗、护理康复预防以及防治复发的知识与经验,特别是把当今国内外有关甲状腺疾病方面的研究进展、新认识、新技术及新疗法介绍给读者。显示有较强的科学性、先进性和临床实用性。

第七篇 临床治疗篇

第一章

复方甲亢片临床应用与研究

复方甲亢片系 20 世纪 80 年代初申报并正式批准生产的医院制剂。该制剂依据传统中医理论,结合现代医学观点,采取辨证与辨病相结合的原则,在中药辨证用药的基础上,配伍小剂量西药,达到提高疗效,减轻西医各种治疗的副反应,便于患者服用的片剂。方中以益气养阴中药为主配以少量的甲巯咪唑而成,共奏益气养阴,柔肝理气,散结消瘿之功效,对气阴两虚证甲亢有较好的治疗作用。临床研究表明,复方甲亢对甲亢病症状、体征均有明显改善作用,对眼突、甲状腺肿大、甲状腺血管杂音的改善较为显著。具有治疗效果好、毒副作用少、临床服用方便等特色。经实验研究表明,复方甲亢片可加速血液循环中甲状腺激素的降解,或(和)减弱甲状激素的靶器官、靶组织对甲状腺激素的反应,调节甲状腺激素功能,对免疫功能及自由基代谢失衡有调节作用,对正常小鼠的常压耐缺氧能力有显著增强作用。提示它可能有抵抗甲亢患者耗氧量增加的作用。复方甲亢片对西药抗甲状腺药物所致的白细胞减少、肝功能损害,有明显的防治作用。在临床疗效与减轻毒副反应等方面,均优于单纯中医或西医治疗,专家们鉴定意见一致认为该项研究已达到国内领先水平,并获得湖北省科技进步奖。

第一节 复方甲亢片的组方、方解、临床与药学研究

一、复方甲亢片的药物组成及功效主治

1. 药物组成 炙黄芪、生地、白芍、玄参、钩藤、生牡蛎、夏枯草、五味子、郁金,甲巯咪唑。

2. 功能主治 益气养阴、消瘿散结。适用于气阴两虚型甲状腺功能亢进症,症见甲状腺呈弥漫性肿大,质地较软,或甲状腺不肿大,颤抖,心悸,神疲乏力,多汗,或目珠突出,目胀不适。舌质红,苔少,脉弦细数而无力。

3. 方解

中医学没有"甲状腺功能亢进症"的名称,根据本病的临床表现,如疲倦乏力、怕热、多汗、心悸心慌、纳亢、消瘦、急躁易怒、甲状腺肿、手抖等症状,该病类属于中医学"瘿病"、"心

悸"、"中消"、"肝火"等病证范畴。中医学认为,本病的发生主要与情志及体质因素有关。《诸病源候论》有"瘿者,由忧恚气结所生"的记载。素体阴虚,遇有精神抑郁,疏泄失常,肝郁气滞,气郁极易化火,灼伤气阴。病初多实,以气郁为先,见有气滞、肝火、痰凝和血瘀;病久多虚,主要是阴虚、气虚、气阴两虚、阴虚火旺,病变涉及肝肾心脾等脏腑。剧烈精神创伤,肝郁气滞不能运行津液,津液凝聚成痰,痰气交阻颈前,痰气搏结日久,气血运行受阻,气滞血瘀,痰瘀互结,瘿肿乃成;凝聚于目,则眼球突出。肾阴不足,水不涵木,肝阴亏损,肝阳上亢,故两手震颤;忧虑伤心,心肾阴虚,神失内守,故心悸怔忡;阴虚火旺,迫阴津外出,或气阴不足,气虚不能固护津液,故自汗、盗汗;阴虚内热,则怕热,或低热,舌质红,脉细数。临床上常虚实夹杂,治疗应标本兼顾。

复方甲亢片由炙黄芪、生地、白芍、玄参、钩藤、生牡蛎、夏枯草、五味子、郁金等及配小剂量甲巯咪唑组成。方中黄芪,性微温,味甘,归脾、肺经,具有补气升阳之功。现代药理研究表明,黄芪具有免疫调节作用,无论细胞免疫还是体液免疫、特异性或非特异性免疫均有明显提高。生地,甘、寒,归心、肝、肾经,具有清热凉血、养阴生津的功效。地黄低聚糖可明显加快环磷酰胺损伤小鼠粒单系祖细胞及外周血白细胞的恢复,其作用原理可能是通过刺激机体产生粒单系集落刺激因子,刺激骨髓造血干细胞,促进造血祖细胞的增殖分化,从而增加骨髓有核细胞和外周血白细胞。同时地黄对正常小鼠的细胞、体液及非特异性免疫功能具有一定的调节作用。以黄芪补益元气与生地养阴清热配伍,补益气阴,为方中君药。白芍,苦、酸,微寒,归肝、脾经,具有养血柔肝、缓中止痛、敛阴止汗的功效。药理实验及临床应用表明,白芍的主要有效成分白芍总苷具有明显的浓度依赖性和功能依赖性的免疫调节作用。玄参,甘、苦、咸,微寒,归肺、胃、肾经。寒能清热,苦能泻火,咸能软坚散结,故玄参除滋阴降火之功外,尚能解毒散结。有认为玄参可促进组织中 T_4 脱碘转化为生物活性更强的 T_3,通过负反馈机制抑制 TSH 分泌,促进甲状腺缩小,抑制甲状腺激素在甲状腺合成,使血液中甲状腺激素含量迅速下降。白芍养阴平肝与玄参养阴散结,两药配伍养阴平肝散结,为方中之臣药。方中钩藤甘、微寒,归肝、心包经,具有息风止痉、清热平肝的功效。现代药理认为具有中枢镇静和抗心律失常,减慢心率降压和心肌负性肌力作用。夏枯草苦、辛,寒,归肝、胆经,具有清肝泻火、散结化瘀之功效,能"治瘰疬、鼠瘘、瘿瘤、癥坚、乳痈、乳岩"(《本草从新》)。牡蛎咸、涩,微寒,归肝、肾经,具有益阴潜阳、软坚散结、收敛固涩之功效。《本草纲目》:"化痰软坚,清热除湿,止心脾气痛,痢下赤白浊,消疝瘕积块,瘿疾结核。"五味子味酸,性温,归肺、肾、心经。敛肺滋肾,生津敛汗,涩精止泻,宁心安神。现代药理研究表明五味子能延长小鼠睡眠时间,抑制小鼠自发活动,并有抗惊厥、改善神经系统功能的作用。五味子能改善机体对糖的利用,促进蛋白质的合成,对肝损害有保护作用,对药酶有诱导作用,并对血吸虫病及纤维化有明显影响,对病毒性肝炎有明显的治疗作用。五味子有增强细胞免疫和体液免疫作用,对巨噬细胞吞噬作用具有降低作用,并能抑制免疫反应,保护免疫性损伤。钩藤平肝息风,生牡蛎平肝潜阳,夏枯草散结消瘿,五味子收敛耗伤气阴,上述四药为方中之佐药,郁金疏肝解郁,治肝气郁结,为方中之佐使药,诸药配伍,共奏益气养阴、消瘿散结之功效。

二、药学研究

对复方甲亢片的制备成型工艺和质量标准进行了系统的研究,并进行了初步稳定性和初步药效学研究,确保制备工艺科学合理,药物制剂安全有效、稳定可控。

(一) 制备工艺研究

在提取工艺条件方面,以芍药苷含量、黄芪甲苷含量及浸膏得率为评价指标,考察了加水量、浸泡时间、煎煮时间和煎煮次数对提取效果的影响,采用正交试验法优选提取工艺条件。结果提取工艺条件为:方中九味中药补足 1.5 倍吸水量后,加 8 倍量水浸泡 3 小时,提取 2 次,每次煎煮 1.5 小时。

在纯化工艺条件方面,同样以芍药苷含量、黄芪甲苷含量及浸膏得率为评价指标,分别考察了采用醇沉及 ZTC1+1 天然澄清剂进行除杂的最佳工艺条件,并对两者的除杂效果进行比较,结果确定分离纯化工艺条件为:将提取液浓缩至生药∶水 =1∶3 后,将浓缩液置于 80℃ 水浴中,加入 6% 组分 B,搅拌,使其均匀分散,并保温 5~10 分钟后,将温度降至 60℃,加入 3% 组分 A,搅拌,使均匀分散,并保温 5~10 分钟后,于室温下放置 24 小时,滤取上清液。

在此基础上,在制剂成型方面,用平行试验考察辅料不同种类和比例对浸膏制粒的影响,以颗粒均匀度(18~60 目颗粒得率的百分率)和颗粒中黄芪甲苷的含量为考察指标,用正交试验考察喷雾制粒条件。结果:以微粉硅胶和微晶纤维素(1∶4)混合投料,主风频率为 35±5Hz,雾化压力为 0.1Mpa,喷雾速度为 1.4Hz,稠膏相对密度为 1.20g/ml。降低颗粒吸湿性的效果最好,临界相对湿度为 72%。

为验证工艺的合理性及可行性,我们对复方甲亢片进行中试 3 批,每批取 10 倍处方量药材投料。

(二) 质量标准研究

采用薄层层析法对制剂中玄参、钩藤、五味子、郁金四味中药进行了鉴别。试验结果表明,供试品色谱中,在对照品或对照药材色谱相应的位置上,均显相同颜色的斑点,而阴性对照在相应位置则无干扰。且经多次试验,重现性良好。

采用 HPLC 对制剂中黄芪甲苷、芍药苷和西药甲巯咪唑进行了含量测定。其中对白芍中芍药苷的含量测定,用十八烷基硅烷键合硅胶为填充剂的色谱柱;甲醇 - 异丙醇 -36% 醋酸 - 水(26∶2∶2∶70)为流动相;柱温 30℃;检测波长为 230nm。

对甲巯咪唑的含量测定,用十八烷基硅烷键合硅胶为填充剂的色谱柱;甲醇 - 水(10∶90)为流动相;柱温 25℃;检测波长为 254nm。

对黄芪中黄芪甲苷的含量,用十八烷基硅烷键合硅胶为填充剂的色谱柱;甲醇 - 水(80∶20)为流动相,ELSD 检测器,温度为 40℃,载气 N_2 压力为 3.5bar。

并对其均进行了方法学考察,平均回收率分别为 96.04%、98.39%、96.45%,RSD 分别为 1.05%、1.84%、1.15%,结果证明所用方法准确、可靠,可用于制剂的含量测定。

本品每片含黄芪甲苷应不得少于 0.1145mg,含芍药苷应不得少于 0.8394mg,含甲巯咪唑应为 1.0000~1.5000mg。

(三) 稳定性考察

通过对本品的初步稳定性考察,即对三批样品进行正常室温和加速试验研究考察,考察时间为 6 个月,结果表明本品制备工艺合理、稳定性良好。

三、实验研究

在过去的二十余年里,我们进行了大量的动物实验研究,观察复方甲亢片的安全性,以及对甲亢症状、甲状腺功能、组织形态、免疫调节、抗氧化、细胞信息传导、基因表达等多个方面的影响,明确本方对甲亢的疗效并探讨其疗效机制,评价其安全性,为临床治疗提供实验依据。复方甲亢片后续动物实验研究中,采用新的动物模型,小肠结肠炎耶尔森氏菌大鼠尾静脉注射的方法制成 Graves 病大鼠模型,应用生化、免疫组化、原位杂交、常规病理及超微病理、图像分析等先进技术方法,系统观察 Graves 大鼠细胞信息传导、基因表达的异常,深入探讨复方甲亢片作用机制并筛选抗甲状腺单味中药。从而为进一步研究 Graves 打下基础,为临床应用复方甲亢片治疗 Graves 提供新的实验基础。复方甲亢片具有作用多环节,副作用小的特点。

(一) 复方甲亢片对甲亢大鼠一般功能调节影响干预研究

药理实验提示,复方甲亢片对 T_3 导致甲亢大鼠血清 T_3、T_4 值升高,耗氧量增加,复方甲亢片对甲状腺片致大鼠甲亢的治疗作用还表现在:①升高甲亢大鼠体重,改善甲亢大鼠症状体征,改善甲亢大鼠甲状腺形态学病变,降低甲亢大鼠血清 TT_4、TT_3、FT_3、FT_4 值,抑制亢进的甲状腺功能;②降低过高的血清胃泌素、胃动素,达到抑制胃火目的;③提高 SOD、GSH-Px 活性,增强机体自由基清除能力及抗氧化损伤的能力;④微量元素代谢失衡在应用复方甲亢片后可得到纠正。研究表明,复方甲亢片明显优于同等剂量的纯中药与纯西药制剂,说明中西药合用后具有协同作用。

(二) 复方甲亢片对甲亢大鼠免疫功能调节影响干预研究

我们用 0:3 型 YE 菌抗原免疫大鼠的方法,诱导出 Graves 病的动物模型,引起大鼠甲状腺功能和甲状腺形态变化。复方甲亢片具有较好的降低 FT_3、FT_4 的作用及升高 TSH 作用,但纯中药制剂降低 FT_3、FT_4 的作用缓慢。复方甲亢片能调节其平衡,可能主要是从调节失衡的免疫系统的而起作用的,可能是由于通过减少自身抗原而实现的。甲巯咪唑也有一定的调节免疫的作用,但可能与降低甲状腺激素水平有关。Graves 大鼠表达 IL-6、IL-10、IL-24 均升高,三者相互影响。复方甲亢片对上述细胞因子均有调节作用,除了 IL-10 外,复方甲亢片的治疗效果都优于单纯中药和西药。运用流式细胞术检测大鼠外周血 $CD4^+$、$CD8^+$ T 细胞表达情况,发现向 $CD4^+$ T 细胞方向偏移,$CD4^+$ T 细胞表达增加,而 $CD8^+$ T 表达减少,观察 Th1 类细胞因子 IL-2,发现其表达有所下降。结果说明甲状腺自身免疫失调的发生,与 Ts、Th 相关。复方甲亢片对上述细胞因子均有调节作用,主要是从调节失衡的免疫系统的而起作用的。且除了 IL-10 外,复方甲亢片的治疗效果都优于单纯中药和西药。

(三) 复方甲亢片对甲亢合并心脏病症大鼠的实验研究

采用灌胃法诱导建立甲亢大鼠合并心脏症状的模型,运用生化、电镜、高效液相色谱法、逆转录多聚酶链法(Rt-PCR),研究高甲状腺素水平下,大鼠心肌结构、超微结构、生理功能、激素水平、细胞因子、病理基因等进行实验研究。经过复方甲亢片、甲巯咪唑和纯中药治疗上述病理变化都有不同程度的变化,其中以复方甲亢片组改善最明显。动物实验显示,使用灌胃法对大鼠进行甲亢心模型造模是可信的,高甲状腺素对大鼠心脏损害是多方面的,可引起基质金属蛋白酶和成纤维细胞生长因子的表达,导致心脏重构。还可引起钠钾 ATP 酶活性降低而导致心律失常。引起心肌肿瘤坏死因子和胚胎期收缩蛋白基因的表达,导致心力衰竭。复方甲亢片能有效改善甲亢心大鼠的心脏重构、心律失常和心衰等病理变化,效果优于纯中药和纯西药。

(四) 复方甲亢片对甲亢合并肝损害大鼠血清抗体及肝核受体的影响

通过甲亢合并肝损害大鼠模型,采用复方甲亢片进行研究观察,探讨复方甲亢片对甲亢合并肝损害大鼠肝脏保护及作用相关机制。用放免法测定血清 FT_3、FT_4、TSH 含量;用全自动生化仪检测 ALT、AST、γ-GT、ALP、TP、ALB、GLB、TBiL、DbiL、IbiL;以逆转录 - 聚合酶链反应法(RT-PCR)检测肝核受体 LXRa、FXR 基因表达。治疗后治疗组 ALT、AST、r-GT、ALP 降低,TP、ALB 升高,肝指数明显降低,复方甲亢片组 > 单纯中药组 > 甲巯咪唑组。血清 TGAb、TMAb、SMA、AMA、TGAb 仅在高量造模组与空白对照组、高量造模组与复方甲亢片剂组间有显著性差异($P<0.05$),其余各组间无显著性差异($P>0.05$),提示复方甲亢片组对 TGAb 调控有一定优势。TMAb、SMA、AMA,模型组升高。空白对照组、低量造模组、高量造模组间均有显著性差异($P<0.05$),各治疗组 TMAb、SMA、AMA 含量降低,与高量造模组,有显著性差异($P<0.05$),且复方甲亢片组与高量造模组有极显著性差异($P<0.01$)。治疗作用有复方片剂组优于单纯中药组、甲巯咪唑组。肝核受体 LXRa、FXR mRNA 表达,各治疗组 LXRa、FXR mRNA 表达增强,与高量造模组,有极显著性差异($P<0.05$),且复方甲亢片组、甲巯咪唑组与单纯中药组有显著性差异($P<0.05$)。治疗作用复方甲亢片组、甲巯咪唑组优于单纯中药组。

(五) 复方甲亢片对实验性 Graves 大鼠白细胞保护作用的实验研究

该药物中药成分可增加骨髓有核细胞数,改善骨髓造血功能。

复方甲亢片对 Graves 大鼠血清 GM-CSF 的影响。维持血液中的中性粒细胞数量,主要通过三方面之间的平衡而达到正常的恒定状态,即骨髓中中性粒细胞的生成、在微血管中的边缘池和循环池之间的分布,及血液渗透到组织中的迁移率。骨髓生成的调节主要通过三种细胞因子 IL-3、粒—单细胞集落刺激因子(G-CSF)和粒细胞集落刺激因子(GM-CSF),这些造血因子在调节中性粒细胞的生成、生存和功能活性上有极其重要的作用。其中,GM-CSF 主要由 T 细胞和巨噬细胞产生,主要作用是对粒细胞系和单核细胞系细胞的维持存活、促进生长、诱导分化和增强功能等,GM-CSF 可维持造血前体细胞和成熟血细胞(中性粒细胞、嗜酸性拉细胞和单核巨噬细胞)的存活、能促进造血前体细胞(粒细胞、单核细胞和巨核细胞等前体细胞)增殖分化,GM-CSF 还能增强中性粒细胞和巨噬细胞的吞噬功能,即有一定促进免疫的作用。溶菌酶是中性粒细胞中的一种酶,嗜酸性粒细胞和嗜碱性粒细胞中没有溶菌酶。中性粒细胞崩解,胞浆所含溶菌酶释放血中,因此,血清溶菌酶升高,提示中性粒细胞破坏增多。而复方甲亢片可以防止白细胞的破坏,这可能是复方甲亢片对 Graves 大鼠白细胞保护作用的又一重要机制。

四、小结

通过动物实验及临床观察表明:复方甲亢片治疗甲状腺功能亢进症安全有效,具有多系统、多靶点的作用特点。制备工艺科学合理,药物制剂安全有效、稳定可控。

中医以强调整体观为特点,中医阴阳学说与稳态观一致,中医阴阳平和理论是中医基本理论之一,阴平阳秘,精神乃至,揭示了健康的实质就是和谐、平衡。一旦这种和谐、平衡被破坏,就会出现脏腑失调、经络失调、气血失调,就会表现出疾病或亚健康,只有人体免疫系统这个稳定的网络维持了平衡,机体才能处于稳态。中药(复方或单味药),按照中药的霰弹理论,实际上是一个多靶作用系统,进入体内后能够多靶点、多层次、多环节、多途径作用于失去平衡的免疫体系,起到调和阴阳的作用,使得机体重返稳态,恢复健康。

复方甲亢片主要通过改善典型的甲亢症状及体征,抑制亢进的甲状腺功能,调节机体的免疫失衡,增强机体的抗氧化能力,影响细胞信息传导,抑制癌基因表达,从而改善甲状腺形态学改变等多个靶点来改善甲亢症状,复方甲亢片作为中西复合药优于纯中药及纯西药,药物疗效随剂量增大其作用增强,但增至大剂量时毒性反应明显,因此,中剂量是最佳治疗量。中西药合用治疗 GD,可发挥两者之长,具有巨大的优势。复方甲亢片配合 ^{131}I 是治疗 Graves 病的较理想的方法,可以有效减少单一 ^{131}I 治疗的早期并发症,值得在临床推广应用。

参 考 文 献

1. 张宏伟,陈如泉,王巧云.益气养阴方对甲亢阴虚大鼠的治疗作用.辽宁中医杂志,1994,21(5):235
2. 陈爱华,王庆浩.复方甲亢片对实验性甲亢大鼠体重及 T_3、T_4 的影响.国医论坛,2000,15(1):46
3. 王庆浩,翟世伟,陈如泉.Graves 病大鼠甲状腺细胞中 MAPK 的表达及益气养阴中药对其影响.天津中医药,2004,(21)2:151
4. 王庆浩.复方甲亢片对实验性甲亢大鼠 TT_3、TT_4、T 细胞亚群、胃泌素、胃动力素及甲状腺形态学的影响.武汉:湖北中医学院,1997
5. 王志兴.复方甲亢片治疗气阴两虚型甲状腺机能亢进的临床观察及机理研究.武汉:湖北中医学院,2001
6. 张宏伟.益气养阴方对甲亢大鼠的治疗作用.辽宁中医杂志,1994,(5):235
7. 蒋冰冰,赵伟康,万叔援.益气养阴药对甲亢动物血浆 CAMP 含量及肝组织耗氧量等的影响.中医杂志,1982,(12):64
8. 刘建,向楠,陈如泉,等.复方甲亢片治疗甲状腺机能亢进症的临床观察.湖北中医杂志,2008,30(5):24-25
9. 闵晓俊,厉晶萍,陈如泉.复方甲亢片治疗甲状腺功能亢进症合并肝损害的临床研究.中西医结合肝病杂志,2008,18(4):203-206
10. 闵晓俊,陈如泉,文建华,等.复方甲亢片对甲亢合并肝损害大鼠肝功能影响的实验研究.湖北中医杂志,2008,30(12):5-7
11. 向楠,周亚娜.复方甲亢片对 Graves 病大鼠白细胞保护作用的实验研究.中西医结合研究,2009,2(1):17-19

(陈如泉)

第二节　复方甲亢片治疗甲状腺功能亢进症的临床研究

甲状腺功能亢进症(hyperthyroidism,简称甲亢)是一种严重危害人类健康的常见、多发性内分泌疾病。西医主要采用抗甲状腺药物、^{131}I 和手术等三种方法治疗本病。甲亢类属于中医学"瘿气"之名,中医对本病的认识和治疗有着悠久的历史,积累了丰富的经验。陈如泉教授治疗甲状腺功能亢进 50 余年的丰富经验,在治疗甲状腺疾病的时候,往往采取中西医结合的治疗方法。陈教授认为单纯用中医药治疗,尚存在不少缺陷,如辨证分型无统一规范,缺乏大宗病历的研究报道,对远期疗效的观察甚少,单纯中药尚未明确有抗甲状腺素的作用,故针对性不强。如单纯用西医控制,目前尚缺乏针对病因的有效疗法,临床上常用的三种对症治疗——抗甲状腺药物、手术、^{131}I 疗法,但均有一定的副作用和禁忌证,有的复发率高,有的副作用患者难以接受,有的易造成不可逆的甲状腺损害,形成终身甲状腺功能减退。陈教授认为中西医结合治疗甲亢,不但能提高疗效,而且能克服各自的缺点。在诊断明确的情况下,通过中医的辨证论治结合西药如甲巯咪唑或丙硫氧嘧啶等抑制甲状腺素的药物,能更迅速的发挥作用,且使甲巯咪唑等药物用量减少,副作用减低,甲亢的复发率减低,以及能更有效地克服甲状腺疾病治疗的难点。

一、临床研究

1. 病例选择 甲亢西医诊断标准、中医辨证分型标准和病情轻、中、重标准均参照卫生部 2002 年颁布的《中药新药治疗甲状腺机能亢进症的临床研究指导原则》和《中医虚证辨证参考标准》制定。

2. 一般资料 60 例患者均来自 2002 年 10 月至 2006 年 1 月间就诊于湖北中医学院附属医院甲状腺专科的患者。试验组 40 例,男 6 例,女 34 例;年龄 19~55 岁,平均 35.6 ± 8.2 岁;病程 6~39 个月,肝胃火旺,气滞痰阻型 10 例;肝肾阴虚,肝风内动型 14 例;气阴两虚,痰瘀互结型 16 例。对照组 20 例,男 4 例,女 16 例;年龄 21~56 岁,平均 37.6 ± 10.2 岁;病程 3~35 个月,平均 11 ± 5 个月;肝胃火旺,气滞痰阻型 6 例;心肝肾阴虚,肝风内动型 8 例;气阴两虚,痰瘀互结型 6 例。经统计学分析,两组在各方面均基本一致,具有可比性。

3. 治疗方法 试验组每次口服复方甲亢片 1.5g(5 片),每日 3 次,至症状控制和各项检查指标正常后可逐渐减至维持量,每次口服 1.5g(5 片),每日 1 次,各项指标正常维持 8~10 个月。复方甲亢片由炙黄芪、白芍、玄参、夏枯草、生地、钩藤、牡蛎等中药生药 2mg 结合甲巯咪唑 1mg 组成,由医院药剂科制作提供,规格 0.3g × 100 片 / 瓶。对照组给予甲巯咪唑口服,每次 10mg,每日 3 次,至症状控制后减至维持量,每次 5mg,每日 1 次。规格:5mg × 100 片 / 瓶。可根据需要加用普萘洛尔等药物。2 组均以 1 个月为 1 个疗程,连续观察 2 个疗程。

4. 观察指标

(1) 疗效性观测治疗前后主要症状和体征的变化;观察舌、脉、体重等变化;查血游离三碘甲状腺原氨酸(FT$_3$)、游离甲状腺素(FT$_4$)、促甲状腺激素(TSH)、抗甲状腺球蛋白抗体(TGA)、抗甲状腺微粒体抗体(MSA)。

(2) 安全性观测包括一般体检项目,血常规化验和心、肝、肾功能检查。

5. 疗效判定标准

(1) 中医单项症状判定标准参照《中药新药治疗甲状腺机能亢进症的临床研究指导原则》。

(2) 甲亢眼征判定标准根据有关资料自行拟定。显效:眼征基本消失;有效:眼征减轻;无效:眼征无变化或较前加重。

(3) 甲状腺肿疗效判定标准参考国内有关资料暂定以下标准。显效:甲状腺肿基本消失或缩小 1/2 以上;有效:甲状腺肿缩小,但不及 1/2;无效:甲状腺无改变或增大。

(4) 甲亢疗效判定标准参照卫生部 2002 年颁布的《中药新药治疗甲状腺机能亢进症的临床研究指导原则》。

二、治疗结果

1. 治疗前后有无白细胞减低的变化　试验组在治疗 1 个月后未见明显的粒细胞缺乏,而对照组出现 3 例粒细胞缺乏。可见服用复方甲亢片治疗甲亢出现粒细胞缺乏的几率明显低于对照组。

2. 治疗前后肝功能的变化　试验组和对照组均见有肝功能损害的表现,试验组在治疗 1 个月后出现 2 例肝功能损害,而对照组出现 2 例肝功能损害。由于甲状腺激素可以直接导致肝功能损害,而甲巯咪唑也可以引起肝功能损害,故不能直接判断试验组和对照组有显著性差异。但是可以肯定试验组对肝功能的损害明显小于对照组。

3. 治疗前后出现皮疹的情况　治疗后,试验组未见明显皮肤丘疹伴瘙痒患者,而对照组出现 2 例皮肤丘疹伴瘙痒的情况。可见服用复方甲亢片治疗甲亢出现皮疹的几率明显小于对照组。

4. 治疗前后临床主症的变化　试验组总显效率为 59.4%,总有效率为 95.2%;对照组总显效率为 36.8%,总有效率为 65.3%。其中,复方甲亢片对心悸和乏力两项症状的改善明显优于甲巯咪唑,经统计分析,P 均 <0.05。可见,复方甲亢片对甲亢的临床症状有较好的改善作用(表 1)。

表 1　两组治疗前后主症的变化

症状	试验组					对照组					P 值
	n	显效	有效	无效	总有效率(%)	n	显效	有效	无效	总有效率(%)	
恶热多汗	37	21	13	3	91.9	18	6	10	2	88.9	>0.05
烦躁易怒	33	20	12	1	97.0	16	8	4	4	75.0	>0.05
食欲亢进	30	16	12	2	93.3	15	7	5	3	80.0	>0.05
心悸心慌	34	20	14	0	100	16	6	4	6	62.5	< 0.05
消瘦	37	25	10	2	94.5	18	8	8	8	72.2	>0.05
手颤	40	20	17	3	92.5	20	9	8	3	85.1	>0.05
乏力	38	27	10	1	97.4	18	4	5	9	61.1	< 0.05
失眠	36	28	6	2	94.4	16	6	5	6	68.8	>0.05
总有效率					95.2					65.3	

5. 治疗前后心率和体重的变化　试验组和对照组患者在治疗后心率均明显下降,两组心率治疗前后差值对比无显著差异(P>0.05);试验组治疗后患者体重明显增加(P<0.05),而对照组体重增加不明显(P>0.05),两组体重治疗前后差值对比有显著差异(P<0.01)(表 2、表 3)。

表 2　两组治疗前后心率、体重的变化

组别	心率(次/分钟)				体重(kg)			
	n	治疗前	治疗后	P 值	n	治疗前	治疗后	P 值
试验组	36	96 ± 14	78 ± 12	< 0.01	37	56.3 ± 5.79	59.8 ± 6.29	<0.05
对照组	17	97 ± 15	87 ± 12	< 0.05	18	57.1 ± 4.85	58.9 ± 5.72	>0.05

表3　两组治疗前后脉率、体重变化差值的组间对比

组别	心率（次/分钟）	体重（kg）
试验组	14.50 ± 10.29	3.50 ± 1.67
对照组	9.32 ± 8.71	1.80 ± 0.97
P 值	>0.05	< 0.01

6. 治疗前后眼征的变化　治疗后，两组患者眼征均有明显改善，试验组总有效率86.3%，对照组总有效率64.1%，两组经统计学分析有显著差异（$P<0.05$）（表4）。

表4　两组治疗前后眼征的变化

	试验组					对照组				
	n	显效	有效	无效	总有效率（%）	n	显效	有效	无效	总有效率（%）
畏光流泪	12	8	3	1	91.7	7	2	3	2	71.4
眼睑挛缩	12	6	3	3	75.0	8	2	3	3	62.5
辐辏消失	6	3	2	1	80.3	4	1	2	1	75.0
眼裂增宽	10	3	5	2	85.7	6	0	4	2	66.7
眼球突出	12	4	4	4	66.7	4	0	1	3	25.0
总有效率					78.8					62.1

7. 治疗前后甲状腺肿的变化　治疗后，试验组患者甲状腺肿明显改善，显效率47.2%，总有效率80.6%，明显高于对照组（显效率17.6%，总有效率47.1%），两组经统计分析有显著性差异（$P<0.05$）（表5）。

表5　治疗前后甲状腺肿的变化

处理	n	显效	有效	无效	总有效率（%）	P 值
试验组	36	17	12	7	80.6	
对照组	17	3	5	9	47.1	< 0.05

8. 治疗前后 FT_3、FT_4、TSH 和 TGA、MSA 的变化　治疗后，两组患者 FT_3、FT_4 均明显下降（P 均 <0.01），TSH 明显上升（$P<0.01$）。组间对比显示，治疗后试验组 FT_3、FT_4 均较对照组为高，但无统计学意义，P 均 >0.05。治疗后，试验组 TGA、MSA 值明显降低（$P<0.01$），对照组下降不明显（$P>0.05$），两组间有显著性差异（$P<0.05$）（表6）。

表6　两组治疗前后 TSH、FT_3、FT_4 及 TGA、MSA 的变化

	试验组			对照组		
	治疗前	治疗后	P 值	治疗前	治疗后	P 值
FT_3	16.69 ± 4.26	7.60 ± 1.24	< 0.01	18.72 ± 4.68	8.08 ± 1.23	< 0.01
FT_4	4.25 ± 1.05	1.98 ± 0.88	< 0.01	3.18 ± 0.79	1.85 ± 0.78	< 0.01
TSH	1.02 ± 0.28	3.47 ± 0.22	< 0.01	1.21 ± 0.27	3.56 ± 0.31	< 0.01
TGA（%）	48 ± 27	34.00 ± 20	< 0.01	50 ± 16	40 ± 22	>0.05
MSA（%）	26 ± 17	16.00 ± 10	< 0.01	26 ± 15	20 ± 13	>0.05

9. 两组总疗效比较　对上述治疗前后患者的症状、体征和有关化验检查进行综合评定,试验组显效率 42.5%,总有效率 87.5%;对照组显效率 45%,总有效率 85%。两组经统计分析无显著差异(*P*>0.05)(表 7)。

表 7　两组疗效比较

组别	显效		有效		无效		合计	总有效率 (%)	P 值
	例	%	例	%	例	%			
治疗组	17	42.5	18	45.0	5	12.5	40	87.5	
对照组	9	45	8	40	3	15	20	85	>0.01

另外,临床研究还显示:①随病程逐渐延长,试验组总有效率似有下降趋势,经 Ridit 分析,复方甲亢片对不同病程患者治疗结果无统计学差别(*P*>0.05);②试验组四种不同证型的总有效率按以下次序逐渐升高:气滞痰凝(50%)、心肝火郁(83.3%)、心肾阴虚(90.9%)、气阴两虚(100%),然四型间经统计学处理无明显差别,可能与样本含量过小有关;③对照组有 3 例出现白细胞减少症,2 例出现肝功损害,2 例出现甲状腺肿大加重,而试验组无 1 例出现毒副作用,说明复方甲亢片毒副作用极小,安全性较好。

参 考 文 献

1. 中华人民共和国卫生部.中药新药临床研究指导原则(试行).第 2 版.北京:中国医药科技出版社,2002
2. 王庆浩,陈如泉.中西医结合治疗弥漫性甲状腺肿伴甲状腺功能亢症.吉林中医药,2001,(2):45
3. 罗春光.龙胆泻肝汤活用.上海中医药杂志,1992,(11):35

（向　楠　刘　建）

第三节　复方甲亢片治疗甲状腺功能亢进症复发的临床相关因素的研究

甲状腺功能亢进症是指体内甲状腺激素分泌过多所致的机体神经、心血管等系统兴奋性增高和代谢亢进为主要表现的一组内分泌疾病的总称。弥漫性毒性甲状腺肿即为弥漫性甲状腺肿伴甲亢,是在遗传的基础上因精神和环境因素而诱发的器官特异性自身免疫性甲状腺疾病,患者具有免疫系统缺陷,主要在体液免疫方面。具备许多兴奋甲状腺免疫球蛋白(TSI),如长效甲状腺刺激物(LATS)、LATS-保护物(LATS-P)、促甲状腺激素受体抗体(TRAb)等,虽然也有 TSH 结合的抑制性免疫球蛋白(TBII),但在发病过程中兴奋性抗体占主导地位。在细胞免疫方面表现为抑制性 T 细胞克隆的异常,其功能明显降低引起免疫调节障碍,解除了对辅助性 T 细胞、致敏效应细胞的抑制,以致后者袭击甲状腺组织细胞,辅助性 T 细胞协助 B 细胞转化为浆细胞,产生大量甲状腺刺激性抗体而致病。未治疗的 Graves 病 LATS 阳性率可达 50%~85%,LATS-P 则达 90%,而 TRAb 可高达 83%~100%。随着治疗好转 TRAb 阳性率逐渐降低。如果 TRAb 长期保持阴性时,甲亢才不会复发。遗传因素与环境因素如精神刺激、情绪波动、情绪紧张、思想负担过重等,以及青春发育和感染等均可成为本病的诱因。抗甲状腺药物(ntithyroid drug,ATD)是治疗 GD 的一种常用方法,长期缓解率仅 40%~50%,复发率较高。为提高长期缓解率,国内外学者进行许多研究。为了发挥中医中药治疗的优势与特点,湖北省中医院应用中药为主辅以小剂量甲巯咪唑,研制成医院自制药复方甲亢片,通过大量病例临床观察及实验研究,取得了较好疗效。为了更好掌握应用该品种的临床治疗规律,现将复方甲亢片治疗 Graves 病后复发的相关因素研究总结如下。

一、材料和方法

1. 材料

复方甲亢片是湖北中医学院附属医院研制的一种益气养阴中药为主配以小剂量甲巯咪唑组成的中西合方制剂,用于治疗甲状腺功能亢进症,具有益气养阴、柔肝理气、散结消瘿之功效。收集湖北中医学院附属医院甲状腺病专科从 2003 年以来,使用复方甲亢片治疗的甲亢患者 602 例,其中 87 例复发。

2. 一般资料

(1) 年龄:本组病例年龄在 7~75 岁之间,20 岁以下 51 例,20~39 岁 250 例,40~59 岁 259 例,60 岁以上 42 例,平均年龄 39 岁。复发患者中 20 岁以下 15 例,20~39 岁 33 例,40~59 岁 36 例,60 岁以上 3 例。平均年龄 35.5 岁。

(2) 性别:本组病例男性 178 例,女性 424 例。复发患者中男性 30 例,女性 57 例。

(3) 家族史:本组病例有 61 例有家族发病史。复发患者中有 15 例。

(4) 发病季节:本组病例春季发病患者 152 例,夏季 203 例,秋季 129 例,冬季 118 例。复发患者中春季复发 21 例,夏季 27 例,秋季 24 例,冬季 15 例。

(5) 服药方式(依从性):治疗依从性通常是指患者的行为与治疗和健康指导保持一致的程度。而行为应包括遵医嘱服药、定期复查及改善固有的生活方式等。本组病例中有 284 例能坚持服药,318 例服药不连续。复发患者中 32 例坚持服药,55 例间断服药。

(6) 治疗时间:本组患者中服药时间不足 1 年的 100 例,在 1~2 年之间的 369 例,超过 2 年以上的 132 例。复发患者中服药时间不足 1 年的 33 例,在 1~2 年之间的 36 例,超过 2 年以上的 18 例。

(7) 合并症:主要统计了甲状腺相关眼病(TAO)、肝损、血液病、心脏病、胫前水肿、肌病等几种合并症。本组病例中 TAO 66 例,肝损 29 例,血液病 30 例,心脏病 4 例,胫前水肿 5 例,肌病 1 例,其他 18 例。复发患者中 TAO18 例,肝损 10 例,血液病 3 例,心脏病 2 例,颈前水肿 3 例,肌病 0 例,其他 5 例。

(8) 甲状腺肿大程度:本组病例中甲状腺无明显肿大的 158 例,I 度肿大的 110 例,II 度肿大的 299 例,III 度肿大的 35 例。复发患者中无明显肿大的 26 例,I 度肿大的 22 例,II 度肿大的 36 例,III 度肿大的 3 例。

(9) 心率:本组病例中心率 <100 次/分的 251 例,100~120 次/分的 229 例,>120 次/分的 122 例。复发患者中心率 <100 次/分的 46 例,100~120 次/分的 28 例,>120 次/分的 13 例。

(10) 病情分级:本组病例中轻度 77 例,中度 339 例,重度 186 例。复发患者中轻度 19 例,中度 42 例,重度 26 例。

(11) 中医证型:本组病例中气阴两虚的患者326例,气阴两虚夹肝火旺盛的患者126例,气阴两虚夹阳亢风动的患者150例。复发患者中归属气阴两虚的患者49例,气阴两虚夹肝火旺盛的患者18例,气阴两虚夹阳亢风动的患者20例。

3. 方法

(1) 治疗方法:对所有患者均以复方甲亢片为主治疗,少数患者对症辅以普萘洛尔、甲状腺素片,对于肝功能不良的患者辅以联苯双酯或甘利欣。

(2) 资料收集方法:通过计算机查询,从湖北中医学院附属医院甲状腺病专科患者数据记录中获取所有使用复方甲亢片治疗的患者的病历号,对每份病历的年龄、性别、家族史、发病时间、症状体征、合并症、实验室检查、中医辨证分型、治疗情况进行统计,剔除不合要求和资料不全的病例。

(3) 统计方法:统计数据运用 SPSS 12.0.1 软件进行分析处理。

4. 诊疗标准

(1) 患病标准:参照《中药新药临床研究指导原则》中的有关标准拟定。临床表现:怕热、多汗、疲倦、烦躁、心悸、手颤、食欲亢进、消瘦、大便次数增多、月经紊乱;心动过速,心音增强,脉压增大,早搏、房颤、周围血管征呈阳性;甲状腺弥漫性或结节性肿大,局部可有细震颤及血管杂音,但也可无明显甲状腺肿大;可伴有或不伴有突眼征即甲亢眼病,舌、手震颤,局限性胫前黏液性水肿,杵状指(趾),皮肤湿润、潮红。理化检查:血清总甲状腺素(TT_4)和总三碘甲状腺原氨酸(TT_3)或游离甲状腺素(FT_4)和游离三碘甲状腺原氨酸(FT_3)升高,血清促甲状腺激素(TSH)水平降低或正常。

1) 临床表现有怕热、多汗、易激动、纳亢易饥、腹泻、消瘦、心动过速、眼征、甲状腺肿大等症状和体征。

2) 实验室检查首选 T_3、T_4 和 TSH,T_3、T_4 水平高于正常,TSH 水平低于正常。

(2) 中医诊断与辨证标准

1) 参照《甲状腺功能亢进症》及《中医内科学》中的有关标准拟定。中医辨证以气阴两虚型证表现:自汗乏力、头晕心悸、腰膝酸软、手颤、甲状腺肿大,舌质红,脉细数;或气阴两虚夹肝火旺盛证表现:面红耳赤、烦躁易怒、性情急躁、口苦而渴、头痛眩晕,或皮肤瘙痒,或目珠突出、甲状腺肿大,舌苔黄,脉弦数;或气阴两虚夹阳亢风动证表现:目胀头昏、手足震颤、心烦心悸、低热、腰膝酸软、迎风流泪、眼突、甲状腺肿大,舌红少苔,脉细数者为选择对象,而其他类型辨证未纳入选择。

2) 症状、体征计分方法与分级标准(表1)

表 1 计分方法

症状	轻(+)	中(++)	重(+++)
恶热 *	比较怕热	怕热	面部炽热
纳亢 *	食量有所增加	食量增加 1/2~1 倍	食量增加 1 倍以上
心悸 *	体力活动后出现	轻微体力活动即出现	静息时亦出现
多汗	易出汗	活动后多汗	汗出不止
心烦	情绪不稳定,偶有心烦	心烦,但多能控制	心烦,难以自我控制
疲乏	易疲劳	疲倦,难以胜任重工作	精神不振,不能胜任轻工作

续表

症状	轻（+）	中（++）	重（+++）
心率 *	<100 次 / 分	100~120 次 / 分	>120 次 / 分
体重 *	有所减轻	减轻 21%~30%	减轻 30% 以上
手颤	微颤，偶发作	经常发作	持续明显发作
甲肿	Ⅰ度质软或无肿大	Ⅱ度质软	Ⅲ度质软
血管杂音	轻微	明显	非常明显，同时可扪及震颤
眼征	炯炯有神	炯炯有神，突眼度 16-18mm	炯炯有神，突眼度 18mm 以上

上述症状体征带 * 者轻记 2 分，中记 4 分，重记 6 分。其余轻记 1 分，中记 2 分，重记 3 分。

其他：有口干舌燥记 2 分，有少寐记 2 分，大便次数增多或腹泻记 2 分。

舌脉：舌质红记 2 分，苔薄黄或少苔记 2 分，无苔记 3 分，脉弦细数记 2 分。

分级标准

轻度：积分小于 19 分。

中度：积分在 20~34 分之间。

重度：积分大于 35 分。

（3）复发标准：甲亢复发是指按正规治疗 2 年以上，达到治愈标准，停药半年以上病情再现，或在正规抗甲状腺药物治疗过程，临床症状消失，甲状腺功能恢复正常进行维持治疗时病情再现，出现甲亢的临床症状及血 TT_3、TT_4 或 FT_3、FT_4 增高，TSH 低于正常。

（4）疗效标准：疗效标准参照《中药新药临床研究指导原则》中的有关标准，参照《临床疾病诊断依据治愈好转标准》评定。

临床控制：症状消失，体重增加，脉率正常，甲状腺区震颤及血管杂音消失，甲状腺肿及突眼征减轻，各项实验室检查项目恢复正常；显效：主要症状消失，体重增加，脉率基本正常，甲状腺区震颤及血管杂音消失，甲状腺肿及突眼征减轻，血清 TT_4、TT_3、FT_3、FT_4 水平基本恢复正常；有效：症状好转，脉率减慢，甲状腺肿缩小，血管杂音减轻，血清 TT_4、TT_3、FT_3、FT_4 水平基本恢复正常；无效：症状、体征及实验室检查均无明显改善。

二、结果(表2)

表 2   结果

		总数	复发		χ^2	P
性别						
	男	178	30	(16.85%)		
	女	424	57	(13.44%)	0.871	0.351
年龄						
	<20	51	15	(29.41%)		
	20~39	250	33	(13.20%)		
	40~59	259	36	(13.90%)		

续表

	总数	复发		χ^2	P
≥ 60	42	3	(7.14%)	7.839	
季节					
春	152	21	(13.82%)		
夏	203	27	(13.30%)		
秋	129	24	(18.60%)		
冬	118	15	(12.71%)	1.719	
家族史					
无	541	72	(13.31%)		
有	61	15	(24.59%)	3.914	0.048
依从性					
规律服药	294	32	(10.88%)		
间断用药	308	55	(17.85%)	4.432	0.035
治疗时间:					
<1	100	33	(33.00%)		
1~2	369	36	(9.76%)		
≥ 2	132	18	(13.64%)	23.053	0.000
合并症					
TAO					
无	536	69	(12.87%)		
有	66	18	(27.27%)	6.717	0.010
肝损					
无	573	77	(13.44%)		
有	29	10	(34.48%)	5.157	0.023
血液病					
无	572	84	(14.69%)		
有	30	3	(10.00%)	0.128	0.720
心脏病					
无	598	85	(14.21%)		
有	4	2	(50.00%)	0.84	0.359
胫前水肿					
无	597	84	(14.07%)		
有	5	3	(60.00%)	2.544	0.111

续表

		总数	复发		χ^2	P
肌病						
	无	601	87	(14.48%)		
	有	1	0	(0.00%)		
其他						
	无	584	82	(14.04%)		
	有	18	5	(27.78%)	1.038	0.308
甲肿程度						
	无	158	26	(16.46%)		
	I	110	22	(20.00%)		
	II	299	36	(12.04%)		
	III	35	3	(8.57%)	4.162	0.245
心率						
	<100	251	46	(18.33%)		
	100~120	229	23	(10.04%)		
	>120	122	13	(10.66%)	4.002	0.135
病情分级						
	<20	77	19	(24.68%)		
	20~35	339	42	(12.39%)		
	>35	186	26	(13.98%)	5.380	0.680
中医证型						
	气阴两虚	326	49	(15.03%)		
	夹肝火旺盛	126	18	(14.29%)		
	夹阳亢风动	150	20	(13.33%)	0.182	0.913

从表2可见：

1. 复发与性别的关系　男性患者复发率16.85%(30/178)，与女性患者复发率13.44%(57/424)，比较无显著差异性($\chi^2=0.871$，$P>0.05$)。

2. 复发与年龄的关系　不到20岁发病者复发率为29.41%(15/51)，20~39岁发病者复发率13.20%(33/250)，40~59岁发病者复发率13.90%(36/259)，超过60岁发病者复发率7.14%(3/42)，各组之间存在显著性差异($\chi^2=3.386$，$P<0.01$)。

进一步分析发现，20~39岁和40~59岁患者复发率无显著性差异，而与不到20岁发病者复发率和超过60岁发病者复发率均存在显著性差异。

3. 复发与季节的关系　春季发病的患者复发率为13.82%(21/152)，夏季发病的患者复发率为13.30%(27/203)，秋季发病的患者复发率为18.60%(24/129)，秋季发病的患者复发率为12.71%(15/118)，各组之间无显著性差异($\chi^2=1.719$，$P>0.05$)。

通过观察发现,夏季患病人数较多,依次按春、秋、冬的顺序减少,因气温升高而发病人数增多。

4. 复发与家族史的关系　无家族史的患者的发病率为 12.71%(72/541),与有家族史的患者的发病率为 41.67%(15/61)存在显著性差异(χ^2=3.914,P<0.05)。

5. 复发与患者依从性的关系规律服药的患者的发病率为 10.88%(32/294),与间断服药的患者的发病率为 17.85%(55/308)存在显著性差异(χ^2=4.432,P<0.05)。

6. 复发与疗程的关系　疗程不到 1 年者复发率为 33.00%(33/100),1~2 年为 9.76%(36/369),疗程超过 2 年患者的复发率为 13.64%(18/132),三者之间存在显著性差异(χ^2=23.053,P<0.05)。

7. 复发与合并症的关系　有 TAO 和肝损的患者的复发率存在显著性差异,而血液病、心脏病、颈前水肿和其他疾病的患者的复发率无显著性差异,肌病的患者的复发率无统计学意义。

8. 复发率与甲状腺肿大程度的关系　无明显甲状腺肿大患者的复发率为 16.46%(26/158),Ⅰ度肿大者的复发率为 20.00%(22/110),Ⅱ度肿大者的复发率为 12.04%(36/299),Ⅲ度肿大者的发病率为 8.57%(3/35)。三者之间无显著性差异(χ^2=4.162,P>0.05)。

9. 复发与心率的关系　心率在 100 次 / 分以下的患者的复发率为 18.33%(46/251),在 100~120 次 / 分之间的患者的复发率为 10.04%(28/229),大于 120 次 / 分的患者的复发率为 10.60%(13/122),三者之间比较无极显著差异(χ^2=4.002,P>0.05)。

10. 复发与病情分级的关系　病情分级轻度患者的复发率为 24.68%(19/77),病情分级中度患者的复发率为 12.39%(42/339),病情分级重度患者的复发率为 13.98%(26/186),三者之间比较无极显著差异(χ^2=5.380,P>0.05)。

11. 复发与中医证型的关系　气阴两虚证患者的复发率为 15.03%(49/326),气阴两虚夹肝火旺盛证患者的复发率为 14.29%(18/126),气阴两虚夹阳亢风动证患者的复发率为 13.33%(20/150),三者之间比较无极显著差异(χ^2=0.182,P>0.05)。

三、讨论

一般而言,ATD 可以使 GD 患者在 2~6 个月的时间内完全达到临床缓解。但是,临床缓解同免疫缓解之间存在不平衡性,免疫缓解明显落后于临床缓解。为此,有人主张 ATD 的治疗应延长到甲状腺刺激抗体等免疫学指标恢复正常为止。关于 ATD 治疗 GD 甲亢的疗程,一直是内分泌学界关注的热点问题。不同的实验设计和研究方案得出的结论存在较大分歧。由于 ATD 治疗 GD 停药后,甲亢的复发多在 18~24 个月,故我们选择 18 个月为随访时间。

本分析资料和国内外文献报道结果表明,ATD 治疗 Graves 甲亢的最佳时间为 2a,不足 2a,特别是不足 1a 停药以后甲亢的复发率较高,复发时间较早;而大于 2a,也不能进一步提高甲亢的缓解率和延缓甲亢的复发时间。

Graves 病治疗的远期疗效常常是难以预测的,人们一直在寻找与 Graves 病预后密切相关的指标,以期能在治疗开始前指导医师选择最为合适的治疗方法。其中包括 TRH 兴奋实验、治疗结束前检测 TRAb、甲状腺 B 超等,但均不能在治疗开始前即起到预测作用。尽管有学者认为甲状腺大小以及甲亢的临床严重程度与预后相关,但亦有学者持不同观点,而年龄则是既简便又具有较好临床符合性的预测指标。以往,已经有学者发现 Graves 病在不同性别的患者中表现出不同的特征，Graves 病在女性发病率更高，可能与雌激素对免疫系统尤其是 B 细胞的影响有关，有学者认为男性患者的甲状腺激素水平更高而临床症状相对较轻，但均未将性别与预后的关系作进一步的探讨。

我们的研究结果显示，不同性别 Graves 病患者用抗甲状腺药物治疗一年半，停药半年后，男性患者甲亢复发率更高，而女性患者血清 TRAb 水平下降幅度更大，但临床症状如心率、体重、甲状腺肿大程度、Graves 眼病及血清 T_3、T_4、FT_3、FT_4、TSH、TGA、MSA 的变化均无差异。由于抗甲状腺药物抑制甲状腺激素的合成而使血清甲状腺激素水平降低，所以常可在短时间内有效控制甲亢症状，但抗甲状腺药物对于 Graves 病患者自身免疫异常的调整则需要一个相当长的过程，在此过程中，不同性别 Graves 病患者表现出不同的反应性，女性患者血清 TRAb 水平较男性患者下降幅度更大，说明抗甲状腺药物对男性 Graves 病患者的自身免疫异常的纠正相对效果较差，从而造成了男性患者停药后甲亢复发率高。因此，我们推测，男性患者应用抗甲状腺药物治疗应需更长的时间，而在治疗开始前，男性患者似更应选择放射性碘或手术治疗，不同性别患者不同治疗方式的远期复发率的差别，则需要进一步的研究。

甲亢是伴有躯体损害的心身疾病，心理社会因素在其发病、诊治过程及预后中均起一定作用，因而在配合药物治疗的基础上，心理治疗和心理护理对提高疗效，改善预后，缩短病程，可起到明显的促进作用。

参考文献

1. 徐公富 .120 例 Graves 病复发因素分析 . 第一军医大学学报，1997，18（1）：93-94
2. 周昭远 .500 例甲亢治疗方式与复发 . 现代临床医学生物工程学杂志，1999，5（4）：298-299
3. 王新民，徐晨，李路 .Graves 病 459 例 5 年追踪研究 . 中国实用内科杂志，2002，22（5）：282-284
4. 李新华，邓文，曲迅 .Graves 病复发患者外周血 T 淋巴细胞亚群的研究 . 泰山医学院学报，1996，（4）：278-279
5. 张樨，黄培基 .Graves 病药物治疗复发的有关因素探讨（附 68 例分析）. 福建医药杂志，1996，18（4）：64
6. 张京玲，刘红艳，曹佃锦 .Graves 病药物治疗后复发的相关因素 . 临沂医学专科学校学报，2005，27（3）：212-214
7. 施守勤，吴国亭，李孟兰，等 .Trab 和 T 淋巴细胞亚群联合检测对预测 Graves 病复发的临床意义 . 铁道医学，1994，22（3）：133-134
8. 周俊平，曾纲沂 . 碘对甲状腺功能亢进症疗程及复发的影响 . 东南国防医药，2002，4（6）：23-24
9. 刘保群，张建国 . 甲亢患者药物治疗后复发的多因素分析 . 苏州大学学报（医学版），2003，23（4）：464-465
10. 武革 . 甲状腺素在 Graves 病治疗中降低复发作用的研究进展 . 国外医学·内分泌学分册，1997，17（4）：207-209
11. 李沛霖，贾锡莲，熊湘明 . 消瘿颗粒对甲状腺机能亢进大鼠免疫调节的影响 . 河北中医，2005，27（2）：148-150
12. 李青菊，田晨光，李鹏诺，等 . 小剂量甲状腺素联合抗甲状腺药物治疗对 Graves 病复发率的影响 . 郑州大学学报（医学版），2005，40（2）：346-348
13. 李明龙，赵家军，王哲，等 . 小剂量甲状腺素治疗能减少 Graves 病的复发吗 . 中华内分泌代谢杂志，2004，20（2）：122-123
14. 周爱新 . 药物治疗后甲状腺功能亢进症患者复发因素分析——附 287 例报告 . 新医学，1999，30（10）：581-582

（陈继东）

第四节　复方甲亢片治疗气阴两虚证甲状腺功能亢进症的临床观察及机制研究

甲状腺功能亢进症是由于遗传、环境、免疫或其他疾病等多种原因引起的内分泌系统常见疾病。Graves 病是甲亢中最为常见的一种类型,占甲亢的 85% 左右。我们运用复方甲亢片治疗本病,取得了较好的临床疗效。现整理资料完整的气阴两虚型 Graves 病患者 42 例,通过检测甲状腺功能及血可溶性凋亡相关蛋白 sFas,来评价该药的疗效并初步探讨其作用机制。

一、临床资料

1. 一般资料　42 例 Graves 病患者全部为湖北省中医院甲状腺专科门诊患者,按就诊顺序随机分为两组,试验组 21 例,对照组 21 例。两组患者性别、年龄、病程等资料经统计,无显著差异,具有可比性。

2. 西医诊断标准　临床表现有怕热、多汗、心悸、烦躁、食欲亢进、大便量多、消瘦、疲倦、月经紊乱等症状。体征有心动过速、第一心音亢进、早搏、房颤、脉压增大、手颤、甲状腺弥漫性肿大、可闻及血管杂音、眼征、浸润性突眼、局限性黏液性水肿等体征。理化检查包括血清 FT_3 和(或)FT_4 增高,TSH 水平降低或正常,TGAb、TMAb 可为阳性。

3. 中医诊断及证候判定标准

气阴两虚证:颈前轻中度肿大、质软,心悸心慌,气短,倦怠乏力,汗多纳差,口干口渴,骨蒸烦热,腹泻便溏,身体消瘦,舌质红、苔薄黄或白,脉细数无力。

4. 症状体征分级及计分方法(表 1)

表 1　甲亢患者症状及体征计分方法

症状	轻(+)	中(++)	重(+++)
恶热多汗	比较怕热易出汗 *	怕热活动后多汗	面部炽热,汗出不止
烦躁易怒	情绪不稳偶有心烦	心烦,但多能控制	心烦难以自制
食欲亢进	食量有所增加 *	食量增加 1/2~1 倍	食量增加 1 倍以上
心悸心慌 *	体力活动后出现	轻微体力活动即出现	静息时亦出现
消瘦 *	体重有所减轻	体重减轻 21%~30%	体重减轻 30% 以上
手颤	微颤,偶发作	经常发作	持续明显发作
疲乏	易疲劳	疲倦,难以胜任重工作	精神不振,无法工作
瘿肿	I 度质软或无肿大	II 度质软或质中	III 度质软或质韧
目突	炯炯有神	微突(突眼度 16~18mm)	目突显著(突眼度 >18mm)

注:上述症状 * 轻记 2 分,中记 4 分,重记 6 分;其余轻记 1 分,中记 2 分,重记 3 分。其他:有口干咽燥,少寐,大便次数增多,女子月经不调,舌质红,苔薄黄或少苔,脉弦细各记 2 分,无记 0 分。

分级标准:轻度(积分 <15 分);中度(积分 15~30 分);重度(积分 >30 分)。

二、治疗方法

1. 试验组 服用复方甲亢片(每片 0.3g,内含甲巯咪唑约 1mg)。病情为轻度、中度的患者,每次 5 片,每日 3 次;重度者在此基础上再加甲巯咪唑,每次 5mg,每日 3 次。伴有心慌者加普萘洛尔 30mg/d。

2. 对照组 采用常规西药治疗,病情为轻度、中度的患者,口服甲巯咪唑,每次 10mg,每日 3 次;重度者每次 15mg,每日 3 次。伴有心慌者加普萘洛尔 30mg/d;有血细胞下降倾向者加维生素 B460mg/d 和(或)利血生 60mg/d 等。

3. 疗程 两组均以 3 个月为一个疗程。

三、观察方法

共观察 1 个疗程的治疗情况,分别在治疗前后观察各项临床症状及体征的变化情况,并测两组的血游离甲状腺素(FT_3、FT_4)、促甲状腺素(TSH)、甲状腺球蛋白抗体(TGAb)、甲状腺微粒体抗体(TMAb)、血可溶性凋亡相关蛋白(sFas)。观察期间每半月测血常规 1 次。42 例患者在观察期间均未出现严重过敏反应,也未发生甲亢危象、粒细胞缺乏等严重并发症。

四、疗效判定

1. 甲状腺功能亢进症近期疗效 参考卫生部颁布制订的《中药新药临床研究指导原则》。

(1) 临床控制:临床症状基本消失,体重增加,脉率正常,甲状腺血管杂音及震颤消失,甲状腺肿及突眼征减轻,各项实验室检查项目恢复正常。

(2) 显效:临床症状明显减轻,主要症状消失,体重增加,脉率基本正常,甲状腺血管杂音及震颤消失,甲状腺肿及突眼征减轻,FT_3、FT_4 水平基本正常。

(3) 有效:临床症状有所缓解,脉率减慢,甲状腺肿缩小,血管杂音减轻,FT_3、FT_4 水平基本正常。

(4) 无效:临床症状、体征、实验室检查均无明显改善。

2. 中医证候疗效判定标准 以中医证候积分判定中医证候疗效。

$$疗效指数(n) = [(治疗前积分 - 治疗后积分) \div 治疗后积分] \times 100\%$$

(1) 临床痊愈:疗效指数 76%~100%。

(2) 显效:疗效指数 51%~75%。

(3) 有效:疗效指数 25%~50%。

(4) 无效:疗效指数 <25%。

五、治疗结果

1. 两组患者疗前、疗后各项实验室指标变化(表 2、表 3)

表2　两组患者疗前、疗后甲状腺功能实验室指标变化的比较($\bar{x} \pm s$)

组别	FT₃(pmol/L)		FT₄(pmol/L)		sTSH(μIU/L)	
	治疗前	治疗后	治疗前	治疗后	治疗前	治疗后
治疗组 (n=21)	23.71 ± 9.16	7.19 ± 3.12*	50.38 ± 16.45	17.57 ± 4.60*	0.24 ± 0.18	3.04 ± 2.53*
对照组 (n=21)	24.10 ± 10.58#	8.24 ± 2.41*△	55.05 ± 18.94#	20.48 ± 5.53*△	0.31 ± 0.30#	2.40 ± 1.38*△

与治疗组治疗前比较 $P>0.05$，* 与同组治疗前比较 $P<0.01$，△ 与治疗组治疗后比较 $P>0.05$

表3　两组患者疗前、疗后抗体及凋亡蛋白实验室指标变化的比较($\bar{x} \pm s$)

组别	TGAb(%)		TMAb(%)		sFas(ng/ml)	
	治疗前	治疗后	治疗前	治疗后	治疗前	治疗后
治疗组 (n=21)	30.61 ± 16.86	14.95 ± 8.95*	28.95 ± 16.33	15.86 ± 6.67*	1.22 ± 0.29	0.65 ± 0.30*
对照组 (n=21)	34.24 ± 18.21#	17.71 ± 10.02*△	31.14 ± 13.97#	21.43 ± 9.96*▲	1.18 ± 0.35#	0.95 ± 0.26※▲▲

与治疗组治疗前比较 $P>0.05$，* 与同组治疗前比较 $P<0.01$，※ 与同组治疗前比较 $P<0.05$，△ 与治疗组治疗后比较 $P>0.05$，▲ 与治疗组治疗后比较 $P<0.05$，▲▲ 与治疗组治疗后比较 $P<0.01$。

2. 两组甲亢患者近期疗效(表4)

表4　两组甲亢患者近期疗效比较

组别	例数	临床控制	显效	有效	无效	控显率(%)	总有效率(%)
治疗组	21	15	4	1	1	90.48	95.24
对照组	21	12	5	2	2	80.95	90.48

Ridit 分析：u=0.88，$P>0.05$。

3. 两组患者中医证候疗效(表5)

表5　两组患者中医证候疗效比较

组别	例数	临床痊愈	显效	有效	无效	愈显率(%)	总有效率(%)
治疗组	21	16	3	2	0	90.48	100.00
对照组	21	11	3	4	3	66.67	85.71

Ridit 分析：u=3.37，$P<0.01$。

4. 白细胞测定结果(表6)

表6　两组患者治疗前后白细胞测定结果比较($\bar{x} \pm s$)

组别	例数	疗前均值	疗后均值	差值
治疗组	21	5.69 ± 1.66	5.30 ± 1.19△	0.38 ± 1.58
对照组	21	5.62 ± 1.31#	4.77 ± 1.07*※	0.85 ± 1.96*

与治疗组疗前比较 $P>0.05$，* 与治疗组疗后比较 $P>0.05$，※ 与治疗前比较 $P<0.05$，△ 与治疗前比较 $P>0.05$。

六、讨论

通过本次临床观察可以说明,复方甲亢片治疗气阴两虚型 Graves 病,能够显著降低 FT_3、FT_4,升高 sTSH;并且能降低血中 TGAb、TMAb 滴度;下调血 sFas,防止白细胞减少。通过以上几点,推论复方甲亢片治疗 Graves 病的作用机制可能是:①调节免疫,减轻自身免疫损伤;②诱导细胞凋亡,促进体内自身反应性淋巴细胞的正常凋亡;③加速甲状腺素的降解,降低甲状腺激素靶器官、靶组织对激素的敏感性;④改善患者的能量代谢;⑤减轻西药对骨髓抑制的副作用,对造血系统有保护作用。因此该药能尽快控制 Graves 病的病情,起到标本皆治的作用,提高 Graves 病的治愈率,降低愈后复发率。

参 考 文 献

1. 史轶蘩. 协和内分泌和代谢学. 北京:科学技术出版社,2000
2. 李连喜,罗敏. 甲状腺自身抗体及其在 AITD 中的致病作用. 国外医学内分泌学分册,2001,21(2):65
3. Kawakamim A,Eguchi K,Matsuoka N,et al. Thyroid-stimulating hormone inhibits Fas antigen-mediated apoptosis of human thyrocytes in vitro. Endocrinology,1996,137(8):3163
4. Taminoto C,Hirakawa H,Kawasaki H,et al. Apoptosis in thyroid disesse:a histological study. Endocrinol J,1995,42(2):193
5. 张进安,张健,雒文田,等. 自身免疫性甲状腺病患者血清可溶性 Fas 测定及意义. 中华内分泌代谢杂志,2001,17(2):101
6. 关秀茹,刘晓民,高光强,等. Fas 系统介导的细胞凋亡与自身免疫性甲状腺疾病关系的研究. 中华微生物和免疫学杂志,2001,21(1):74

(陶冬青　陈如泉)

第五节　复方甲亢片治疗甲状腺功能亢进症亚临床甲亢的疗效相关因素及机制研究

为了观察研究甲状腺功能亢进症亚临床甲亢的疗效相关因素及机制,采用了随机对照的方法对复方甲亢片和甲巯咪唑片(赛治)治疗 Graves 亚临床甲亢的最佳用药方案。通过对治疗前后甲状腺自身抗体的检测对比分析,对治疗甲亢的疗效因素进行考察,通过对不同药物、不同剂量、不同疗程的疗效分析,筛选临床上治疗前后免疫趋化因子受体外周血中的表达对比分析,并与临床症状和疗效性指标交叉分析,探讨复方甲亢片治疗 Graves 亚临床甲亢的发病机制和治疗机制,为亚临床甲亢的临床用药和机制研究提供新的思路。

一、方法

本文临床研究部分采用了随机分组对照的方法,分为复方甲亢片组与甲巯咪唑片对照组,每组设立高、中、低三个剂量组。所纳入病例不论分组前采用的何种治疗方法,一律按下述的用药原则随机分组治疗。复方甲亢片组:高剂量组一日 3 次,一次 5 片;中剂量组一日 2 次,一次 5 片;低剂量组一日 1 次,一次 5 片。甲巯咪唑片组:高剂量组一日 3 次,一次 5mg;中剂量组一日 2 次,一次 5mg;低剂量组一日 1 次,一次 5mg。治疗 2 个月为一个疗程,共观察 2 个疗程。对每个剂量组不同疗程的临床指标和实验室指标定时进行记录,实验结束后对每个因素进行交叉统计分析。机制性研究部分,同样设立了不同药物的三个剂量组,进行两个疗程的考察,用放免化学发光的方法定期对甲状腺自身抗体 TGAb、TPOAb、TRAb 进行检测记录,并以流式细胞仪对部分病例同步开展免疫趋化因子受体 CCR3、CCR5 在外周血中的表达进行检测,实验结束后,每项指标与临床研究部分的每个因素进行交叉统计分析。

二、结果

1. 临床证候疗效分析　两组中剂量组治疗 2 个月后,除甲状腺肿和突眼外,其他各项症状积分明显下降;治疗 4 个月后各项症状积分均显著下降,治疗 4 个月积分下降率优于 2 个月。两组间比较,治疗 4 个月试验组心慌、烦躁、突眼和甲状腺肿的积分下降明显高于对照组。两组高剂量组治疗 2 个月后除甲状腺肿和突眼外,其他各项症状积分明显下降;治疗 4 个月后各项症状积分均显著下降,治疗 4 个月积分下降率优于 2 个月。两组间比较,治疗 4 个月试验组心慌、烦躁、突眼和甲状腺肿的积分下降率明显高于对照组。

2. 治疗前后促甲状腺激素(TSH)指标分析　两组治疗 2 个月后 TSH 值较治疗前明显改善,与治疗前比较,复方甲亢片组有显著性差异,甲巯咪唑片组有非常显著性,两组治疗 4 个月后 TSH 值较治疗前明显提高,统计学均有非常显著差异,组间比较没有明显差异。同组不同疗程间比较,两组治疗 4 个月的 TSH 平均值较治疗 2 个月的明显提高。

3. 治疗前后甲状腺自身抗体变化的分析

(1) 复方甲亢片高、中剂量组治疗后 TGAb 的阴性率明显高于治疗前,与低剂量组和甲巯咪唑片组比较有显著差异。

(2) 复方甲亢片高剂量组治疗后 TPOAb 的阴性率明显高于治疗前,与中、低剂量组和甲巯咪唑片组比较有显著差异。

(3) 复方甲亢片中剂量组治疗后 TRAb 阴性率较治疗前明显提高,有显著性差异,两组间比较,复方甲亢片组治疗后的阴性率要明显高于甲巯咪唑片组。

4. 甲状腺自身抗体与临床症状的相关性分析　结果显示,随着亚临床甲亢病情的缓解和恢复,甲状腺自身抗体 TGAb、TPOAb 和 TRAb 也有逐渐由阳转阴的趋势,两者之间有一定的相关性。临床症状程度与血清中 TRAb 呈正相关性,TRAb 阴性比例越高症状表现越轻,提示 TRAb 作为判断病情轻重的客观指标之一。

5. 甲状腺自身抗体与 TSH 的相关性　实验结果显示,治疗前后 TGAb、TPOAb 与 TSH 的变化不完全同步,甲巯咪唑片中、高剂量组治疗后 TSH 明显提高,而 TGAb、TPOAb 的阴性率与治疗前比较没有差异。两组中剂量治疗后 TSH 值较治疗前非常明显的提高,TRAb 阴性率也较治疗前显著提高,说明 TSH 升高与 TRAb 的转阴呈正相关性。

6. 免疫细胞趋化因子受体表达的分析　结果显示,两组治疗前后 $CD4^+$ T 细胞 CCR5 表达没有差异,两组间比较没有差异。复方甲亢片组治疗后 $CD4^+$ T 细胞 CCR3 表达较治疗前明显下降,有显著性差异,甲巯咪唑片组治疗后较治疗前有所下降($P>0.05$),但没有统计学差异,两组间比较,试验组的下降率高于对照组。

7. 免疫细胞趋化因子受体表达与 TSH 的相关性　实验结果显示,虽然复方甲亢片治疗后 TSH 较治疗前明显提高与 CD4[+] T 细胞 CCR3 表达在治疗后明显降低有同向性,但甲巯咪唑片组升高 TSH 的结果与甲巯咪唑片组治疗前后 CD4[+] T 细胞 CCR3 表达没有差异的结果不相一致。提示 CD4[+] T 细胞 CCR3 的表达与 TSH 的变化没有紧密的关系。两组治疗前后 CD4[+] T 细胞 CCR5 的表达没有差异,说明与 TSH 的变化没有相关性。提示复方甲亢片可能对 CD4[+] T 细胞 CCR3 的表达有一定的调节作用。

8. 免疫细胞趋化因子受体表达与甲状腺自身抗体的相关性　两组治疗前后 CD4[+] T 细胞 CCR5 的表达没有差异,与甲状腺自身抗体的变化没有相关性。复方甲亢片中剂量组治疗后 TRAb 明显下降,CD4[+] T 细胞 CCR3 的表达也明显降低,甲巯咪唑片组治疗前后都没有改变。提示可能 CD4[+] T 细胞 CCR3 在外周血的表达与 TRAb 值呈正相关,与 TGAb 值没有相关性,同时也提示复方甲亢片可能有一定的免疫炎症调节或抑制作用。

三、结论

1. 复方甲亢片治疗 Graves 亚临床甲亢有效。疗效与剂量、疗程具有相关性,以复方甲亢片每次 5 片,每日 2 次,用药 4 个月疗程疗效最好。

2. 复方甲亢片对甲状腺自身抗体有一定的改善作用。

3. TSH 与 TRAb 值均可作为亚临床甲亢治疗中的疗效观察指标,以判断疾病的轻重程度和预后。

4. Th2 细胞及其趋化因子及受体是 Graves 亚临床甲亢病情持续的机制之一。

5. 调节或抑制甲状腺自身抗体和 CD4[+] T 细胞 CCR3 的表达,可能是复方甲亢片治疗 Graves 亚临床甲亢的机制之一。

6. 复方甲亢片有一定的免疫调节作用。

参 考 文 献

1. 刘超,蒋须勤.亚临床甲亢.江苏医药杂志,2000,26(4):29-295

2. 蒋秋明,高燕明,卢桂芝,等.北京城区部分体检人群亚临床甲状腺功能异常发病情况调查.中华全科医师杂志,2008,7(4):239-242

3. 李智,李静,滕卫平,等.115 例亚临床甲状腺功能亢进症的流行病学研究.中华内分泌代谢杂志,2003,19(2):99-100

4. Sahin I,Turam N,Kosar F.Evaluation of autonomic activity inpatients with subclinical hypothyroidism.J Endocrinol Invest,2005,28(3):2209

5. Biondi B,Palm ieri EA,Klain M,etal.Subclinical hyperthyroidism:clinical features and treatment opnions.Eur J Endocrinol,2005,152(1):1

6. 张慧敏,高燕明,卢桂芝,等.88 例亚临床甲状腺功能异常患者的 2 年随访分析.北京医学,2007,29(5):257-260

7. 施亚雄,施秉银,许曼音.亚临床甲状腺功能亢进症.国外医学内分泌学分册,2005,25(1):36

8. Biondi B,Palmieri EA,K1ain M,et al.Subclinical hyperthyroidism:clinical features andt reatment options.Eur J Endocrinol,2005,152:1-9

9. 王尚农,杨金奎.亚临床甲状腺功能亢进症的诊断与治疗.国际内分泌代谢杂志,2007,27(4):62-64

10. Kleiner J,Altshuler L,Hendrick V,etal. Lithium-induced subclinical hypothyroidism:review of the literature

and guidelines for treatment.J Clin Psychiatry,1999,60:249-255

11. 陈如泉.甲状腺疾病的中西医诊断与治疗.北京:中国医药科技出版社,2001

（左新河）

第六节　复方甲亢片对 Graves 病停药及复发影响的临床研究

　　Graves 病是一种自身免疫性疾病,又称弥漫性毒性甲状腺肿,占甲亢患者的85%以上,复方甲亢片是湖北省中医院自主研制的中西合方制剂,本文将以复方甲亢片为研究用药,通过与甲巯咪唑片相对比,从复发率、复发时患者临床表现、停药至复发时间、复发后服药获得缓解的时间等方面入手,进一步探讨复方甲亢片对 Graves 病患者停药及复发的影响。

一、材料与方法

　　1. 材料　从湖北省中医院自 2006 年以来,甲状腺病专科两千余份门诊病历中,筛选出服用复方甲亢片或甲巯咪唑片,达到停药标准后停药的 Graves 病患者病历 125 份,其中复方甲亢片组患者共 80 例,缓解 54 例,复发 26 例,甲巯咪唑片组 45 例,缓解 21 例,复发 24 例。

　　2. 方法　收集患者一般资料、体征资料、实验室检查资料,症状及体征积分,根据治疗方法分为复方甲亢片治疗组（A 组）和甲巯咪唑片治疗组（B 组）,根据是否复发,复方甲亢片组又分为缓解组（A1 组）与停药后复发组（A2 组）两个亚组,甲巯咪唑片组也分为缓解组（B1组）和停药后复发组（B2 组）两个亚组。

　　3. 统计方法　将所收集的数据利用 SPSS 17.0 统计软件进行分析。多组间的数据比较采用方差分析（F 检验）,两独立样本均数比较用 t 检验,百分率的比较用 χ^2 检验。

二、结果

　　1. 复发率比较（χ^2 检验）（表 1）

表 1　A 组与 B 组复发率比较

组别	缓解例数	复发例数	复发率
A 组	54	26	32.50%
B 组	21	24	53.33%

　　分析:结果显示,复方甲亢片治疗组复发率明显低于甲巯咪唑片治疗组,两组间比较有明显差异（χ^2=5.208,P=0.022<0.05）,证实复方甲亢片可以提高 Graves 病的缓解率,降低复发率。

　　2. TRAb 转阴率比较（χ^2 检验）（表 2）

表 2　A 组与 B 组 TRAb 转阴率比较

组别	TRAb 未转阴例数	TRAb 转阴例数	转阴率
A 组	16	32	66.67%
B 组	15	11	42.31%

　　分析:结果显示,复方甲亢片治疗组 TRAb 转阴率高于甲巯咪唑片组,两组间差异有统计学意义（χ^2=4.111,P=0.043<0.05）,说明复方甲亢片有免疫调节作用,能够提高 TRAb 的转阴率。

3. 不良反应比较(χ^2 检验)(表 3)

表3   A组与B组合并不良反应比较

组别	A组(例)	B组(例)
肝功能正常	68	31
肝功能异常	12	14
白细胞正常	69	32
白细胞偏少	11	13

分析:结果显示,复方甲亢片治疗组合并不良反应要少于甲巯咪唑片组,肝功能异常两组有统计学差异(χ^2=4.538,P=0.033<0.05),白细胞减少两组有统计学差异(χ^2=4.255,P=0.039<0.05),证实复方甲亢片对 Graves 病患者的肝功能和白细胞有保护作用。

4. A组与B组治疗后症状与体征积分比较(t 检验)(表 4)

表4   A组与B组治疗后症状与体征积分比较($\bar{x} \pm s$)

组别		治疗前积分	治疗后积分
A组	A1	11.09 ± 5.67	4.41 ± 2.62
	A2	12.00 ± 7.50	5.69 ± 2.31
B组	B1	11.80 ± 6.12	4.45 ± 2.09
	B2	12.60 ± 7.12	7.25 ± 3.2

分析:结果显示,A1与B1组治疗后积分无明显差异(t=-1.08,P=0.915>0.05),A2与B2组治疗后积分无明显差异(t=-1.998,P=0.51>0.05),复方甲亢片和甲巯咪唑片在改善患者症状和体征上无明显差异,这说明了甲亢毒血症的缓解主要依靠的是西药甲巯咪唑的作用。

5. A2与B2组复发时症状和体征积分分析比较(t 检验)(表 5)

表5   两组复发后症状与体征积分比较($\bar{x} \pm s$)

组别	A2组	B2组
症状和体征积分	7.38 ± 3.99	10.17 ± 4.57

分析:复方甲亢片治疗复发时症状和体征积分明显小于甲巯咪唑片组复发时的积分,两组比较有显著性差异(t=-2.299,P=0.026<0.05)。

6. A2与B2组复发时首次查 FT_3、FT_4、TSH 水平(t 检验)(表 6)

表6   两组复发时实验室检查指标比较($\bar{x} \pm s$)

组别	FT_3 水平	FT_4 水平	TSH 水平
A2组	5.83 ± 1.54	2.46 ± 0.62	0.0946 ± 0.064
B2组	6.9 ± 1.75	4.2 ± 1.8	0.058 ± 0.042

分析:A2组 FT_3、FT_4 水平低于 B2组,统计学分析有显著性差异(FT_3:t=-2.93,P=0.021<0.05;FT_4:t=-4.591,P=0.00<0.05),TSH 水平高于 B2组,统计学分析有显著性差异(t=2.333,P=0.024<0.05),证明复方甲亢片治疗组复发时较甲巯咪唑片组程度轻。

7. A2 与 B2 组停药至复发时间分析比较(t 检验)(表 7)

表 7　两组停药至复发时间比较($\bar{x} \pm s$)

组别	A2 组	B2 组
停药至复发时间(月)	19.08 ± 8.66	13.42 ± 7.25

分析:结果显示,A2 组停药至复发时间明显长于 B2 组,两组统计学分析有显著性差异($t=2.459$,$P=0.016<0.05$),证实了复方甲亢片可以延长 Graves 病患者停药至复发的时间。

8. A2 与 B2 组复发后 FT_3、FT_4、TSH 恢复正常时间(t 检验)(表 8)

表 8　两组复发后甲功三项恢复正常所需时间($\bar{x} \pm s$)

组别	A2 组	B2 组
恢复至正常水平时间(月)	1.52 ± 0.55	1.98 ± 0.76

分析:结果显示,A2 组甲功三项恢复正常水平的时间要短于 B2 组,两组差异有统计学意义($t=-2.371$,$P=0.022<0.05$),证明复方甲亢片治疗复发后甲功三项能较快恢复正常,病情更易控制。

三、讨论

从本临床观察的样本量来看,125 例患者有 80 例患者服用的是复方甲亢片,大致可推断在湖北省中医院就诊的停药患者服用复方甲亢片的人数可达到甲巯咪唑片的 2 倍左右,对于停药时 Graves 病患者的症状体征积分,复方甲亢片组虽低于甲巯咪唑片组,但无明显的统计学差异,说明短期内甲亢毒血症的缓解,主要是西药甲巯咪唑在起作用,但具体复方甲亢片对 Graves 病的停药有无其他方面的影响,还需进行大样本统计,收集所有就诊患者病历,统计服用复方甲亢片患者的 2~3 年内停药率及服用甲巯咪唑片患者的停药率,看有无统计学差异。

复方甲亢片与西药甲巯咪唑片相比,有以下几点优势:①加入中药成分可以减少甲巯咪唑的不良反应,有增效减毒之功效;②中药成分可以弥补西药难以解决突眼、颈肿、免疫学指标恢复缓慢等问题的缺陷;③加入中药可以相应的减少西药的用量;④每片含 1mg 甲巯咪唑,在剂量调节上更为灵活,尤其针对维持剂量以及对甲巯咪唑过敏的患者,服用复方甲亢片更为方便;⑤药具有整体调节作用。

本研究证实,复方甲亢片可以降低 Graves 病的复发率,其机制可能为复方甲亢片中所含有的中药成分可以调节 Graves 病患者的免疫功能,复方甲亢片组 TRAb 的转阴率高于甲巯咪唑片组可以佐证这一点,而 TRAb 与 Graves 病的发生与复发密切相关,复方甲亢片可能通过调节 TRAb 从而实现降低 Graves 病患者的复发率。复方甲亢片还可以延长停药至复发的时间,降低复发时的程度,除了复方甲亢片的免疫调节功能,可能还与中药对机体有整体调节作用有关,其机制有待进一步研究。

参 考 文 献

1. 伍宁玲 .Graves 病性别相关的临床特点分析 . 中国人民解放军军医进修学院硕士论文,2011

2. 简荣汉,俞秀华 . 抗甲状腺药物治疗 Graves 病复发原因探讨 . 海南医学,2005,16(4):74

3. 李妮 .Graves 病甲亢促甲状腺激素受体抗体的临床观察 . 广西医学,2005,27(11):1750-1751

(向 楠　余欣然)

第七节　复方甲亢片脱敏治疗 Graves 病的临床观察

目前应用抗甲状腺药物(ATD)治疗 Graves 病是公认的首选方法,临床最常用抗甲状腺药物为甲巯咪唑(MMI)和丙硫氧嘧啶(PTU),但诸多文献提及 ATD 在治疗甲亢过程中存在过敏反应以荨麻疹和斑丘疹最为常见。若皮疹严重,为避免造成剥脱性皮炎,必须立即停药,而治疗中断则影响疾病的治疗进程和效果。为使药物治疗得以实施,我院使用复方甲亢片对患者进行脱敏治疗,在研究中发现对 ATD 过敏的患者,脱敏基本成功,病情控制需要的药物剂量小,需要的时间短。现将观察结果报告如下。

一、临床资料

共观察治疗 26 例,均为湖北省中医院甲状腺专科门诊患者。其中男 8 例,女 18 例;年龄 18~62 岁,平均年龄 33.12 岁。对 MMI 过敏的患者有 1 例既往有荨麻疹病史。既往均无药物及食物过敏史;过敏症状主要表现为全身皮疹(斑丘疹为主),并伴有明显瘙痒,其间 1 例伴有水疱,3 例伴有明显四肢小关节疼痛,1 例伴有腹泻。

对 MMI 和 PTU 过敏的时间及过敏剂量见表1。

表 1　本组 MMI 及 PTU 过敏时间及剂量

药物	例数	时间(周)			过敏剂量(mg)		
		<4	4~7	7	10	15	100
MMI	21	2	19	0	20	1	0
PTU	5	1	3	1	0	0	5

二、治疗方法

予复方甲亢片口服,起始剂量每日 1 次,每次 1 片,每 5 天递加 1 片,嘱患者在过敏情况逐渐好转的前提下,1 个月后门诊复诊,根据甲功结果及患者病情调整复方甲亢片的治疗剂量。

三、治疗结果

1. 疗效标准

(1) 脱敏疗效评定标准:根据相关文献,当患者服至每次 3 片每日 2 次,5 天时(即疗程满 4 周时),若无新皮疹出现则代表脱敏成功,患者可以继续进行 ATD 药物治疗。

(2) 甲亢疗效评定标准:参照相应标准,依据甲亢症状缓解、体重增加、心率、心律、甲状腺区震颤及血管杂音及辅助检查 FT_3、FT_4、TSH 的综合情况可评定出临床控制、显效、有效,(本次临床观察只研究患者病情的临床控制情况)。

2. 结果

(1) 脱敏情况:观察的 26 例患者均脱敏成功,皮疹逐渐消退,并且未起新皮疹,瘙痒较前明显好转。

（2）甲亢病情临床控制情况（见表2）。

表2　本组甲亢控制情况（例）

甲功指标项目	例数	<6片每日1次(<4周)	6片每日1次~6片每日2次 (4~7周)	>6片每日2次(>7周)
FT₃恢复正常	26	13	14	1
FT₄恢复正常	26	10	14	2
TSH恢复正常	26	2	15	9

（3）21例患者中有4例在治疗>7周，口服复方甲亢片每次6片每日1次至每次6片每日2次之间出现药物性甲减。

四、讨论

1. 复方甲亢片是中西药复方制剂，含有小剂量的甲巯咪唑（每片中含甲巯咪唑1mg），可直接作为脱敏治疗的初始剂量，避免单纯西药脱敏治疗的原始方法（甲巯咪唑10mg或丙硫氧嘧啶100mg研成粉末，用生理盐水或饮用水100ml稀释将粉末溶解，装在容器中，每次服前摇匀，以取得脱敏的初始剂量），使在门诊就诊的患者简便掌握脱敏治疗过程中药物的服用剂量，增加患者的依从性。对于药毒疹的治疗，复方甲亢片中生地、玄参、白芍滋养阴血，即"治风先治血，血行风自灭"，有助于药毒诱发的风热之邪的解除，黄芪补气健脾，脾气健则痰湿化、湿热消，钩藤平肝风、清肝热，协助白芍养肝疏肝，以透药毒外出，同时防止黄芪补气的同时导致气机郁滞，夏枯草、生牡蛎可清热化痰散结，诸药协同促进风、湿、热等邪气的祛除，还可清阴血分之热。故复方甲亢片在有效治疗气阴两虚型甲亢的同时，可有效地治疗药毒疹。

2. 对ATD不过敏的患者在治疗量（丙硫氧嘧啶300~450mg/d或甲巯咪唑30~45mg/d）用药后一般2~4周开始起效，6~12周病情临床控制；而过敏患者在治疗量的半量用药后一般4周左右开始起效，7周左右病情临床控制。通过脱敏治疗Graves甲亢的临床观察，发现过敏体质患者对药物敏感性更高，治疗速度更快，一旦脱敏成功，则疗效更加迅速且显著，小剂量即可控制病情，若超过剂量则易发展为甲减。因此，在临床治疗过敏患者的甲亢时，应注意掌握药物剂量及治疗时间。

参 考 文 献

1. 张玉英.甲巯咪唑和丙硫氧嘧啶治疗甲亢不良反应临床对比.中国医学创新,2013,10(16):13-133
2. 鲁涛,刘继勇.412例药物致皮肤过敏反应及处置分析.实用药物与临床,2011,14(5):412-413
3. 杨庆华,张平,廖小水.脱敏疗法治疗抗甲状腺药物皮疹的观察.江西医药,2010,45(3):234
4. 左新河.复方甲亢片的使用剂量和疗程对亚临床甲亢疗效的影响分析.湖北中医杂志,2010,32(5):26
5. 王德炳.现代医学诊断与治疗.北京:人民卫生出版社,2001

（左新河　秦　伦）

第八节　复方甲亢片对甲亢缓解期亚临床 甲亢状态的治疗研究

亚临床甲状腺功能亢进,简称亚临床甲亢,是指患者血清促甲状腺激素(TSH)低于正常水平而血清游离三碘甲状腺原氨酸(FT_3)和血清游离甲状腺素(FT_4)水平正常的一种临床病理现象,患者可以不伴或伴有轻微的甲亢症状和体征。其发病有明显的年龄阶段特征,在中青年女性患者中多见,有关文献报道男性的发病率为2.8%~4.4%,女性的发病率为7.5%~8.5%,而60岁以上女性达到15%,我国学者报道的发病率是3.2%。

目前国内外对亚临床甲亢研究的主要焦点集中在是否需要早期药物干预及干预的获益与风险的评价上。对于甲亢治疗过程中出现的长期亚临床甲亢状态,除了传统的西药外,有没有哪种中药复方制剂对治疗亚临床甲亢具有见效快,疗效显著,效果稳定的优势仅有少量研究报道。

有临床研究报道复方甲亢片治疗气阴两虚型甲亢,不仅能明显地改善患者的症状,有效地促进血清甲状腺激素、促甲状腺激素恢复正常,且在预防和缓解甲亢合并白细胞减少或肝功能不良等副作用上优于西药甲巯咪唑组。左新河教授对120例在甲亢治疗过程中出现的气阴两虚型亚临床甲亢状态患者进行临床研究,将患者分为复方甲亢片组和甲巯咪唑组,每一组又分高剂量、中剂量、低剂量三个小组,治疗2个月和4个月后分别对临床症状和血清FT_3、FT_4、TSH值进行统计比较,研究结果显示复方甲亢片中等剂量(每日2次,每次5片)4个月疗程疗效最佳,优于其低剂量、高剂量组和甲巯咪唑低、中、高三个剂量组。但是,复方甲亢片是否在促进血清TSH值更快恢复正常、并维持甲状腺功能长期正常稳定上优于甲巯咪唑,没有文献进行研究报道。

一、病例资料

本研究共成功纳入66名观察者,均为自2010年6月—2010年12月在湖北省中医院甲状腺专科门诊就诊,经药物、手术或[131]I治疗后按照有关亚临床甲亢的西医诊断标准,符合中医气阴两虚证型的持续性亚临床甲亢状态患者。其中女性61名,男性5名;年龄最小者19岁,最大者60岁,平均年龄32.55岁。66名亚临床甲亢状态患者的病因分布上为:GD药物治疗缓解期亚临床甲亢者48例,毒性多结节性甲状腺肿伴亚临床甲亢者8例,甲亢术后亚临床甲亢者4例,放射性碘治疗后亚临床甲亢者6例。

1. 病例纳入标准　①符合西医有关亚临床甲亢的实验室诊断标准;②符合在甲亢治疗过程中出现的持续性亚临床甲亢状态,即满足至少连续两个月测得的血清FT_3、FT_4、TSH水平均呈亚临床甲亢状态;③证候标准上符合中医气阴两虚型;④年龄在18岁以上,60岁以下;⑤自愿、积极配合治疗的患者。

2. 排除病例标准　凡符合以下任何1条者不纳入观察范围:①年龄在18岁以下或60岁以上;②妊娠或哺乳期妇女;③甲状腺恶性肿瘤及各种甲状腺炎患者;④合并严重并发症

或精神障碍者;⑤基础健康状况较差者;⑥对复方甲亢片及甲巯咪唑过敏者;⑦不能按时就诊及服药者;⑧有长期吸烟或饮酒史者。

二、诊疗标准

1. 西医诊断标准 参考卫生部 2002 年颁布的《中药新药临床研究指导原则》有关规定制订。

（1）主要临床表现:有或没有甲亢的症状和体征

1）神经系统:过度焦虑、易紧张、易激动、注意力不集中、烦躁失眠、怕热、多汗、上肢向前平举时可见细微震颤。

2）心血管系统:窦性心动过速、心律失常如房性早搏、心房纤颤等,第一心音增强、脉压增大。

3）消化系统:食欲亢进、大便次数增多粪质稀、体重持续下降。

4）甲状腺肿大:多数患者甲状腺呈弥漫性肿大,触诊质地较软、有韧性感,无结节,无压痛,听诊可闻及血管杂音;少数患者甲状腺肿大为结节或囊肿所致。

5）其他:部分患者伴有眼睑浮肿、眼球突出、结膜充血,极少数患者可伴有胫前黏液性水肿。

（2）血液生化检查:血清 TSH 值低于 $0.3\mu IU/ml$,血清游离三碘甲状腺原氨酸（FT_3）值和血清游离甲状腺素（FT_4）值在正常范围。

2. 中医诊断标准 亚临床甲亢的中医证候诊断标准参照林兰主编的《现代中西医临床内分泌病学》的有关内容,并结合复方甲亢片的组方原则和功效,选择气阴两虚型亚临床甲亢状态患者为观察证型,诊断标准如下:

主要证候:心悸、怕热、多汗、食欲亢进、体重下降。

次要证候:甲状腺肿大或无肿大、疲倦乏力、烦躁易怒、失眠、口干咽燥、大便次数增多。

舌脉:舌红苔薄白,脉弦细或细数。

同时具备以上主症 2 项、次症 2 项或 1 项及舌苔脉相者方可诊断,中医证候积分标准见表 1。

表 1 中医证候评分表

症状	轻度	中度	重度
甲状腺肿	Ⅰ°~Ⅱ°	Ⅲ°	Ⅲ°以上
静息脉率	90~100 次 / 分	100~110 次 / 分	100 次 / 分以上
心悸 *	劳动后明显	轻微活动后心悸	休息时心悸
怕热多汗 *	稍动则燥热	安静时亦燥热	安静时怕热伴汗出
食欲亢进 *	较平时增加 1/2 以内	较平时增加 1/2~1 倍	增加 1 倍以上
大便次数	每天 2~3 次	每天 4~5 次	每天 5 次以上
烦躁	情绪不稳定	烦躁易怒,但能控制	烦躁易怒,不能控制
疲倦乏力	轻体力劳动后疲倦	日常活动后疲倦	休息时亦觉疲倦
口渴	口渴	口渴喜饮水	口渴饮水较多
体重下降	体重减轻 20% 以下	体重减轻 21%~30%	体重减轻 30% 以上

注:上述症状带 * 者轻度积 2 分,中度积 4 分,重度积 6 分;其余各项轻度积 1 份,中度积 2 分,重度积 3 分;另有女子月经先期,量少色鲜红,舌质红苔薄黄或少苔,脉细数或弦细者各积 2 分,没有则不积分。

三、研究方法

符合本研究标准患者共 66 例,按就诊顺序将患者随机分成试验组和对照组进行观察,共观察 12 个月。试验组 33 例,口服复方甲亢片,前 6 个月一日 2 次,一次 5 片,后 6 个月一日 1 次,一次 5 片;对照组 33 例,口服甲巯咪唑片,前 6 个月一日 2 次,一次 5mg,后 6 个月一日 1 次,一次 5mg。观察前统计相关症状和体征,统计中医证候积分,查 FT_3、FT_4 和 TSH 指标一次,观察期内每个月查 FT_3、FT_4 和 TSH 指标一次,统计每位患者 TSH 第一次恢复正常所需时间,在观察期内出现甲亢、亚临床甲减、甲减及甲状腺功能正常的次数,并做好记录,观察结束后对结果进行统计分析,比较两组在改善患者症状、改善血清甲状腺激素水平、促进 TSH 恢复速度和维持甲状腺功能稳定方面的差异。

在观察期内如果有患者出现不良反应,如血清 ALT、AST、TBIL、DBIL 等升高者给予肌苷片等护肝,白细胞计数低于正常者,则予以升白细胞药物地榆升白片升白细胞。

四、观察指标

1. 中医证候积分 分别统计观察前及观察后中医证候积分,比较分析两组改善中医证候的差异。

2. 血清 FT_3、FT_4、TSH 水平 分别统计观察前及观察后血清 FT_3、FT_4、TSH 水平,比较两组改善甲状腺激素水平的差异。

3. TSH 恢复正常的速度 统计从观察开始到 TSH 第一次恢复正常所需时间(月),比较两组在促进血清 TSH 恢复正常的速度的差异。

4. 稳定性 观察期内每一个月测定甲状腺激素的水平,统计每位患者在观察期内出现甲亢、亚临床甲减及甲状腺功能正常的次数,并进行统计学分析,比较两组在维持甲状腺功能稳定性方面的差异。(甲状腺功能正常值范围:FT_3:1.8~4.8pg/ml,FT_4:0.7~1.99ng/dl,TSH:0.3~5.0μIU/L)。

5. 安全性 在观察期内每间隔一个月检测血常规、肝功能、心电图各一次并做好记录。

五、统计分析

采用 SPSS11.5 统计分析软件进行统计检验。

六、结果

1. 临床资料分析

(1) 病历资料分析:两组患者一般资料如下:复方甲亢片组,33 例,其中男性 2 例,女性 31 例,年龄 19~60 岁,平均(35.88 ± 11.50)岁;病程最长者 14 个月,最短者 2 个月,平均(8.33 ± 2.17)月;甲巯咪唑组,33 例,其中男性 4 例,女性 29 例,年龄 19~60 岁,平均(30.52 ± 9.94)岁,病程最长 12 个月,最短 3 个月,平均(7.64 ± 2.89)月。两组之间性别比较用 χ^2 检验,平均年龄、病程比较用方差分析,两组之间性别、年龄、病程的差异不显著,具有可比性($P>0.05$)。

(2) 治疗前中医证候积分和甲状腺激素水平的比较分析:治疗前统计两组患者中医证候积分和甲状腺激素水平,进行统计学分析,结果分析见表 2。

表2　治疗前中医证候积分和甲状腺激素水平比较分析($\bar{x} \pm s$)

比较项目	复方甲亢片组	甲巯咪唑组	统计检验
证候积分	(7.28 ± 1.77)	(7.34 ± 1.63)	$P>0.05$
FT$_3$(pg/ml)	(2.94 ± 1.21)	(2.81 ± 1.03)	$P>0.05$
FT$_4$(ng/dl)	(1.31 ± 0.24)	(1.27 ± 0.13)	$P>0.05$
TSH(μIU/ml)	(0.157 ± 0.032)	(0.164 ± 0.026)	$P>0.05$

经统计分析显示,两组间证候积分、血清 FT$_3$、FT$_4$、TSH 水平差异无显著性($P>0.05$),具有可比性。

（3）病因构成分析:66 名参与实验的亚临床甲亢患者的病因构成为:GD 药物治疗缓解期亚临床甲亢者 48 例,毒性多结节性甲状腺肿伴亚临床甲亢者 8 例,甲亢术后亚临床甲亢者 4 例,^{131}I 治疗后亚临床甲亢者 6 例。两组患者病因构成比较见表3。

表3　两组患者病因构成分析

组别	Graves 病	毒性多结节性甲状腺肿	甲亢术后	^{131}I 治疗后	合计
复方甲亢片组(例)	26	3	1	3	33
甲巯咪唑组(例)	22	5	3	3	33
合计(例)	48	8	4	6	66

比较显示两组患者病因构成差异无显著性($P>0.05$),提示两组病因构成具有可比性。

2. 结果分析

（1）中医证候积分比较:观察结束后统计两组中医证候积分,比较治疗前后差异,统计分析结果见表4。

表4　两组治疗前后中医证候积分比较($\bar{x} \pm s$)

比较项目	复方甲亢片组	甲巯咪唑组	统计检验
治疗前	(7.28 ± 1.77)	(7.34 ± 1.63)	$P>0.05$
治疗后	(1.24 ± 0.37)	(1.49 ± 0.33)	$P>0.05$

两组间治疗前及治疗后证候积分比较均无明显差异($P>0.05$),两组治疗前与治疗后中医证候积分差异显著,具有统计学意义($P<0.05$)。

（2）血清 FT$_3$、FT$_4$、TSH 水平比较:观察结束后统计两组血清 FT$_3$、FT$_4$、TSH 水平,比较治疗前后差异,统计分析结果见表5。

表5　治疗前后血清 FT$_3$、FT$_4$、TSH 水平比较($\bar{x} \pm s$)

比较项目	复方甲亢片组	甲巯咪唑组	统计检验
FT$_3$(pg/ml)治疗前	(2.94 ± 1.21)	(2.81 ± 1.03)	$P>0.05$
治疗后	(2.53 ± 0.87)	(2.04 ± 1.11)	$P>0.05$
FT$_4$(ng/dl)治疗·前	(1.31 ± 0.24)	(1.27 ± 0.13)	$P>0.05$
治疗后	(1.08 ± 0.43)	(0.96 ± 0.51)	$P>0.05$
TSH(μIU/ml)治疗前	(0.157 ± 0.032)	(0.164 ± 0.026)	$P>0.05$
治疗后	(2.19 ± 1.37)	(2.24 ± 1.09)	$P>0.05$

治疗前与治疗后两组间血清 FT_3、FT_4、TSH 水平比较无明显差异($P>0.05$),两组治疗前与治疗后血清 FT_3、FT_4 值无明显差别($P>0.05$),两组治疗前与治疗后血清 TSH 水平差异较显著,具有统计学意义($P<0.05$)。

(3) 血清 TSH 值恢复正常的速度比较:在观察期内每一个月对每位患者进行一次检测,记录从观察开始到 TSH 第一次恢复正常所需的时间,复方甲亢片组恢复最快者需 1 个月,最慢者需 4 个月,甲巯咪唑组恢复最快者需 2 个月,有 1 例未恢复正常,两组平均恢复速度具体分析见表6。

表6　从观察开始到 TSH 第一次恢复正常所需时间分析($\bar{x} \pm s$)

	复方甲亢片组	甲巯咪唑组	统计分析
TSH 第一次恢复正常所需时间(月)	(2.61 ± 0.97)	(5.79 ± 2.38)	$P<0.001$

注:TSH 未恢复正常者按 12 个月计算。

统计分析显示,复方甲亢片组促进 TSH 恢复正常的速度快于甲巯咪唑组,两组 TSH 值恢复正常的速度的差异具有统计学意义($P<0.001$)。

(4) 稳定性比较:在观察期内每一个月测定甲状腺激素的水平,统计每位患者在观察期内出现甲亢,亚临床甲减及甲状腺功能正常的次数。复方甲亢片组出现甲亢次数最多者 1 次(2 例),其余未出现甲亢;出现亚临床甲减次数最多者 3 次,有 7 例未出现亚临床甲减,甲状腺功能正常次数最少者 5 次,最多者 10 次;甲巯咪唑组出现甲亢次数最多者 1 次(1 例),其余未出现甲亢;出现亚临床甲减次数最多者 8 次,最少者 2 次;甲状腺功能正常次数最多者 6 次,有 1 例未恢复正常。两组分析比较见表7。

表7　两组出现甲亢、亚临床甲减及甲状腺功能正常次数的比较分析($\bar{x} \pm s$)

组别	甲亢次数	亚临床甲减次数	甲状腺功能正常次数
复方甲亢片组	(0.09 ± 0.03)	(1.48 ± 1.09)	(6.91 ± 1.38)
甲巯咪唑组	(0.07 ± 0.02)	(3.79 ± 1.32)	(3.06 ± 1.32)
统计分析	$P>0.05$	$P<0.001$	$P<0.001$

注:甲亢、亚临床甲减未出现者及甲状腺功能未恢复正常者按 0 次计算。

统计分析显示,两组出现甲亢次数的差别不具统计学意义($P>0.05$),复方甲亢片组出现亚临床甲减的次数少于甲巯咪唑组,差异具有统计学意义($P<0.001$),甲状腺功能正常的次数多于甲巯咪唑组,差异具有统计学意义($P<0.001$)。

(5) 安全性比较:临床观察中,受试患者未出现皮疹、皮肤瘙痒、恶心呕吐、头晕头痛等不良反应,治疗过程中,未发现受试患者有血常规、肝功能及心电图等有临床意义的改变,提示本临床观察的安全性良好,符合医学伦理学的有关要求。

七、讨论

亚临床甲亢是指血清游离三碘甲状腺原氨酸(FT_3)和游离甲状腺素(FT_4)水平正常而 TSH 低于正常,伴或不伴轻微甲亢症状的一种特殊类型的甲亢,临床上在排除其他可引起血清促甲状腺激素(TSH)降低的疾病后才可以定义为此病。近年来有的学者提出伴有临床症状者应称之"轻微甲亢",而完全无临床症状,仅有血清 TSH 值降低,除外垂体病变及其他原因者,才应称之为"亚临床甲亢"。

亚临床甲亢的分类复杂多样,根据致病原因可分为内源性和外源性两种,根据病程长短可分为暂时性和持续性。

最新对亚临床甲亢患者的体质分型研究指出,甲亢恢复期的亚临床甲亢患者体质分型属于中医九大体质证型中之气虚型、阴虚型者占大多数,这就为复方甲亢片治疗气阴两虚型亚临床甲亢的合理性提供了更为有力的理论依据。

本次实验中的 66 例亚临床甲亢患者,均为持续性内源性亚临床甲亢,多见于毒性多结节性甲状腺肿伴甲亢以及 GD 经抗甲状腺药物、^{131}I 或手术治疗后的亚临床甲亢的患者,都处于疾病的缓解期。两组性别比例、平均年龄、病程、治疗前证候积分及甲状腺激素水平差异不显著($P>0.05$),具有可比性。

经统计分析显示,复方甲亢片组在改善中医证候和血清 FT_3、FT_4、TSH 水平上的效果明显,差异具有统计学意义($P<0.001$),疗效不弱于甲巯咪唑组;促进 TSH 恢复正常的速度快于甲巯咪唑组,出现亚临床甲减的次数少于甲巯咪唑组,甲状腺功能正常的次数多于甲巯咪唑组,差异均具有统计学意义($P<0.001$),而出现甲亢次数的差异不具统计学意义($P>0.05$),说明复方甲亢片能有效地改善亚临床甲亢患者症状和血清 FT_3、FT_4、TSH 水平,复方甲亢片在促进 TSH 恢复正常的速度和维持甲状腺功能稳定上均优于甲巯咪唑。由于时间和实验条件有限,此次实验没有对复方甲亢片的疗效机制进行深入研究,故复方甲亢片对亚临床甲亢的疗效机制有待更进一步探讨。

参 考 文 献

1. MarquseeE,hadenST,UtigerRD.Subclinicalhyrotoxieosis.Endocrinol MetabClinNorAm,1998,27:37-49

2. KoutrasDA.Subclinical thyrotoxicosis.Thyroid,1999,9:311-315

3. Bauer DC,Brown AN.Sensitive thyrotropin and free thyroxine testing in out patients:are both necessary. Arch Intern Med,1996,156:2333-2339

4. 刘建,向楠,陈如泉,等.复方甲亢片治疗甲状腺机能亢进症的临床观察.湖北中医杂志,2008,(30)5:24-25

5. 闵晓俊,厉晶萍,陈如泉.复方甲亢片治疗甲状腺功能亢进症合并肝损害的临床研究.中西医结合肝病杂志,2008,(18)4:203-206

6. 闵晓俊,陈如泉,文建华,等.复方甲亢片对甲亢合并肝损害大鼠肝功能影响的实验研究.湖北中医杂志,2008,(30)12:5-7

7. 向楠,周亚娜.复方甲亢片对 Graves 病大鼠白细胞保护作用的实验研究.中西医结合研究,2009,2(1):17-19

8. 左新河.复方甲亢片的使用剂量和疗程对亚临床甲亢疗效的影响分析.湖北中医杂志,2010,5(32):25-26

9. 林兰.现代中西医临床内分泌病学.北京:中国中医药出版社,2001

(王 平)

第九节　复方甲亢片配合 ^{131}I 治疗 Graves 病的临床研究

甲状腺功能亢进症(简称甲亢)是一种十分常见的内分泌疾病,系甲状腺激素分泌过多所致代谢率增高的一种临床综合征。引起甲亢的病因很多,其中临床上最常见的是毒性弥漫性甲状腺肿(又称 Graves 病),约占 85%。服用 ^{131}I 是目前临床上常用的治疗甲亢的方法,其远期临床疗效得到了国内外的一致认可。但患者在服用 ^{131}I 之后的早期(一般 2~4 周)病情往往得不到控制,部分患者的症状还会有所加重,甚至可能诱发甲亢危象,影响患者的治疗信心。故有效控制患者服用 ^{131}I 之后的早期症状是必要的。如何避免 ^{131}I 治疗甲亢的早期并发症,使 ^{131}I 治疗更为安全,更易被患者接受,是国内外学者在共同探索的课题。许多学者尝试采用 ^{131}I 联合抗甲状腺药物(ATD)治疗甲亢,在 ^{131}I 治疗前 ATD 预治疗或治疗后短期服用 ATD,可较好地避免 ^{131}I 治疗甲亢的早期并发症,但是否影响 ^{131}I 的治疗效果,国内外文献报道不一,其临床效果与选用 ATD 的种类有关。本研究观察我院自制的复方甲亢片配合 ^{131}I 治疗 Graves 病的临床疗效。

一、资料和方法

1. 选择对象　收集湖北省中医院甲状腺专科门诊自 2004 年 7 月—2005 年 1 月收治的病例。通过各项检查并结合症状体征选取适合,且本人自愿同意采用 ^{131}I 治疗的 Graves 病甲亢患者 121 例。所有患者均有高代谢症状和体征(心悸、失眠、疲乏、多食、易饥、烦躁、怕热、多汗、便次增多、消瘦、眼球突出、手颤)五项以上;甲状腺呈弥漫性肿大 I~Ⅲ度;甲状腺摄 ^{131}I 率 2 小时 >30% 或 24 小时 >60%;血清 FT_3、FT_4 均大于正常范围,sTSH 小于正常范围;均符合甲亢诊断标准及气阴两虚证候标准。

2. 一般资料　121 例研究对象按单纯随机抽样方法分为两组:对照组(单纯 ^{131}I 治疗组)和研究组(^{131}I 加复方甲亢片治疗组)。对照组:58 例,其中男 11 例,女 47 例;年龄 21~61 岁,平均 35.6 岁;平均病程 4.1 年;平均甲状腺重量 55.3g;平均甲状腺 24 小时摄碘率 78.7%;有效半衰期平均 3.9 天;平均每克甲状腺组织给予量 2.96MBq(80μCi);平均总给予量 177.6MBq(4.8mCi);血清 FT3 为 27.21 ± 2.40pg/ml,FT4 为 5.92 ± 0.60ng/dl,sTSH 为 0.039 ± 0.034μIU/ml;病情轻度 10 例、中度 42 例、重度 6 例。合并突眼 10 例、周期性麻痹 1 例、房颤 2 例。研究组 61 例,其中男 12 例,女 49 例;年龄 20~62 岁,平均 35.9 岁;平均病程 3.9 年;平均甲状腺重量 57.3g;平均甲状腺最高摄碘率 77.2%;有效半衰期平均 4.1 天;平均每克甲状腺组织给予量 2.89MBq(78μCi);平均总给予量 173.9MBq(4.7mCi);血清 FT3 为 28.73 ± 2.49pg/ml、FT4 为 5.94 ± 0.71ng/dl、sTSH 为 0.035 ± 0.031μIU/ml;病情轻度 11 例、中度 43 例、重度 7 例。合并突眼 12 例、周期性麻痹 1 例、房颤 2 例。两组患者资料比较在性别、年龄、病程、有效半衰期、甲状腺重量、^{131}I 投量及治疗前病情均无明显差异($P>0.05$)(表 1)。

3. 方法

(1) 治疗方法:对照组:采用 ^{131}I 一次性口服治疗。研究组:在给予 ^{131}I 一次性口服后第 5 天给予复方甲亢片治疗 2 个月。治疗用 ^{131}I 剂量(MBq)=TxA/C,[T= 甲状腺的重量(g);

A= 每克甲状腺的计划给 ^{131}I 量（MBq/g）；C= 甲状腺最高摄 ^{131}I 率（%）]，其中 T 根据甲状腺功能扫描配合手扪法进行估计。C 为甲状腺 24 小时吸 ^{131}I 率。A 以 2.22~3.7MBq（60~100μCi）计算，并根据患者年龄、病程长短、病情轻重、甲状腺质地及 ^{131}I 摄取率酌情增减。复方甲亢片由炙黄芪、玄参、白芍、生地、钩藤、夏枯草、牡蛎等中药配以小剂量甲巯咪唑（1mg/片）组成（批准文号为：鄂药制字(2001)第 AZ04-033 号），具有益气养阴、柔肝理气、散结消瘿之功效，适用于甲亢阴虚证的治疗。用法为一日 1~3 次，每次 5 片，口服。

两组患者于 ^{131}I 治疗前 1~2 周停用抗甲状腺药物，禁食含碘丰富的物质，如海带、紫菜等；在 ^{131}I 治疗前后，根据病情应用普萘洛尔、氯化钾、维生素 B 族等辅助药物。

（2）统计方法：分别于两组患者服 ^{131}I 治疗前，记录每例患者的性别、年龄、病程、甲状腺 24 小时吸碘率、有效半衰期、FT$_3$、FT$_4$、sTSH、TGAb、TMAb、TRAb、甲状腺质量、每克甲状腺组织给予 ^{131}I 剂量及总 ^{131}I 给予量，并分级量化每个指标值。并分别于服 ^{131}I 后 2、4、12 个月随访两组患者的临床症状和体征，复查血清 FT$_3$、FT$_4$、sTSH、TGAb、TMAb、TRAb，并统计两组患者临床控制率、早发甲减发生率及复发率。然后比较两组疗效。统计学处理：数据以均数 ± 标准差（$\bar{X} \pm S$）表示；组间比较，计量资料用 t 检验，计数资料用 χ^2 检验。参考试剂盒说明书推荐血清 TRAb 阳性标准为 >14U/L。TGAb、TMAb 阳性标准分别为 >30% 和 >20%。

（3）测量方法：全部受试者均在清晨采取空腹静脉血 2ml，分离血清置 –20℃保存。FT$_3$、FT$_4$、sTSH 采用全自动化学发光免疫分析仪检测，TGA、TMA 采用放射免疫法测定。TRAb 含量采用放射受体法（RRA）测定。TGA、TMA 及 TRAb 均采用 GC-1200 型 γ 放射免疫计数器进行测定，操作步骤严格按试剂盒说明书进行。

（4）甲亢诊断标准

1）西医标准参照叶任高主编的《内科学》（第 5 版）。

2）中医辨证标准参照贝政平主编《内科疾病诊断标准》，主要症状为：形体消瘦、头晕目眩、倦怠乏力、心悸心慌、潮热盗汗、烦躁易怒、多食易饥、失眠多梦、肢体震颤、甲状腺肿等。

（5）疗效评价标准

参照《中药新药治疗甲状腺功能亢进症的临床研究指导原则》相关内容制定。临床控制：症状消失，脉率正常，甲状腺激素水平恢复正常（T$_3$、T$_4$、TSH）；显效：主要症状消失，脉率基本正常，甲状腺区震颤及血管杂音消失，甲状腺肿大及突眼征减轻，甲状腺激素水平基本正常；有效：症状好转，脉率减慢，甲状腺肿大缩小，血管杂音减轻，甲状腺激素水平基本正常；无效：症状、脉率、甲状腺激素水平均无明显改善。甲减：临床出现甲减症状，血清 sTSH>5μIU/ml，经甲状腺片治疗有效者；复发：临床症状体征及 T$_3$、T$_4$、TSH 指标恢复正常后，再次出现甲亢表现者。

二、结果

治疗前两组患者的一般情况见表 1。

表1　治疗前两组患者的一般情况

项目	组别	对照组	研究组
病例		58	61
性别	男	11	12
	女	47	49
年龄(岁)		35.6	35.9
病程(年)		4.1	3.9
甲状腺重量(克)		55.3	57.3
24小时摄取碘率(%)		78.7	79.2
有效半衰期(天)		3.9	4.1
血清	FT3(pg/ml)	27.21 ± 2.40	28.73 ± 2.49
	FT4(ng/dl)	5.92 ± 0.60	5.94 ± 0.71
	sTSH(μIU/ml)	0.039 ± 0.034	0.035 ± 0.031
病情	轻	10	11
	中	42	43
	重	6	7

注:与对照组比较,$P>0.05$

1. 治疗后2个月内两组患者甲亢症状加重及并发症发生情况　服[131]I后2个月期间,于[131]I治疗后约1周,对照组大部分患者出现症状加重,发生率:研究组为6.56%(4/61),对照组为84.48%(49/58),两组有着显著性差异($P<0.01$)。研究组早期并发症明显减少:甲状腺炎,发生率:研究组1.64%(1/61),对照组20.7%(12/58)($P<0.05$);甲亢危象,发生率:研究组0%(0/61),对照组1.7%(1/58)($P<0.05$)。

2. 治疗后2个月时两组患者甲亢症状及体征改善情况(表2)　[131]I治疗后2个月研究组症状及体征较治疗前改善比对照组明显($P<0.01$)。

3. [131]I治疗前后两组患者血清甲状腺功能的变化(图1~图3)　研究组、对照组于治疗前血清FT_3、FT_4均高于正常,sTSH均低于正常,两组间比较差异无显著性($P>0.05$),治疗后两组血清FT_3、FT_4较治疗前存在显著性差异($P<0.01$)。[131]I治疗2个月后,两组血清FT_3、FT_4含量均显著下降,其中以研究组尤为明显($P<0.01$);治疗4个月、12个月后,两组血清FT_3、FT_4含量均降至正常,但两组间比较差异无显著性($P>0.05$)。治疗2个月后两组血清sTSH均有所上升($P<0.05$),但两组间比较差异无显著性($P>0.05$)。治疗4个月、12个月后均升至正常,治疗前与治疗后比较差异有显著性($P<0.01$),但两组间比较差异无显著性($P>0.05$)。

表2　[131]I治疗后2个月时两组病例症状及体征变化情况

症状	研究组				对照组			
	例数	显效	有效	无效	例数	显效	有效	无效
心悸	58	51	5	2	56	35	11	10
		87.93%	8.62%	3.45%		62.50%	19.60%	17.85%
乏力	61	57	4	1	58	38	11	9
		93.40%	6.56%	1.64%		65.52%	18.97%	15.52%

续表

症状	研究组				对照组			
	例数	显效	有效	无效	例数	显效	有效	无效
多食	49	39	8	2	45	28	10	7
		79.59%	16.33%	1.34%		62.22%	22.22%	15.56%
烦躁	52	48	3	1	51	27	17	7
		92.31%	5.77%	1.92%		52.94%	33.33%	13.73%
怕热	58	54	3	1	55	30	16	9
		93.10%	5.20%	1.72%		54.50%	29.09%	16.36%
多汗	58	55	3	0	55	35	13	7
		94.83%	5.17%	0.00%		63.63%	23.64%	12.73%
手颤	57	42	14	1	56	29	16	11
		73.68%	24.56%	1.75%		51.79%	28.57%	19.64%
甲肿	61	14	45	2	58	6	44	8
		22.95%	73.77%	3.28%		10.34%	75.86%	13.79%

注:与对照组比较,$P<0.01$

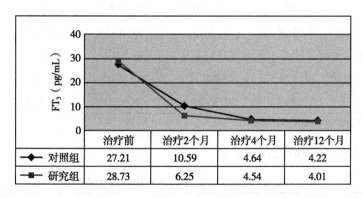

图 1　两组患者治疗前后血清 FT_3 的变化比较

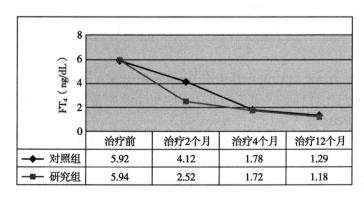

图 2　两组患者治疗前后血清 FT_4 的变化比较

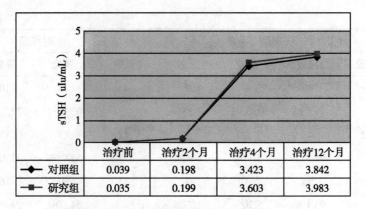

	治疗前	治疗2个月	治疗4个月	治疗12个月
对照组	0.039	0.198	3.423	3.842
研究组	0.035	0.199	3.603	3.983

图 3　两组患者治疗前后血清 sTSH 的变化比较

（4）治疗后两组患者综合疗效比较（表 3）：研究组 [131]I 治疗后 2 个月及 4 个月的临床控制率均显著高于对照组（$P<0.05$），总有效率与对照组无显著性差异（$P>0.05$）。研究组 [131]I 治疗后 12 个月时临床控制率、总有效率均与对照组无显著性差异（$P>0.05$）。

表 3　两组患者疗效比较〔例（%）〕

组别	例数	治疗后时间	临床控制	有效	无效	总有效率
对照组	58	2 个月	9(15.5)	43(74.1)	6(10.3)	52(89.7)
		4 个月	38(65.6)	16(27.6)	4(6.9)	54(93.1)
		12 个月	49(84.5)	6(10.3)	3(5.2)	55(94.8)
研究组	61	2 个月	21(34.4)*	36(59.0)	4(6.6)	57(93.4)△
		4 个月	48(78.7)*	10(16.4)	3(4.9)	58(95.1)△
		12 个月	52(85.2)△	7(9.8)	2(3.3)	59(96.7)△

注：与对照组同期比较，*$P<0.05$；△$P>0.05$

（5）TGAb、TMAb 转阴情况（表 4）

表 4　两组 TGAb、TMAb 转阴情况比较

	转阴数	非转阴数	转阴率（%）
对照组	1	7	12.5
研究组	4	5	44.40

注：$\chi^2=2.08$，$P<0.05$

治疗前研究组 TGAb、TMAb 阳性者有 9 例，对照组有 8 例。治疗后 12 个月时 TGAb、TMAb 转阴率研究组比对照组高：研究组均为 44.4%（4/9），对照组均为 12.5%（1/8），研究组均显著高于对照组（$P<0.05$）。

（6）治疗前后两组患者血清 TRAb 的变化情况（表 5）：两组 [131]I 治疗后 2 个月血清 TRAb 均略有下降，但与治疗前比较无显著性差异（$P>0.05$）；治疗后 4 个月时均明显下降，与治疗前比较有显著性差异（$P<0.05$），但两组间比较差异无显著性（$P>0.05$）。治疗后 12 个月时均明显下降，与治疗前比较有显著性差异（$P<0.05$），且以研究组下降明显，两组间比较差异有

显著性($P<0.05$)。

(7) 两组患者早发性甲减发生及复发情况:随访 1 年,累计两组早发甲减发生率及复发率基本一致。早发甲减发生率:研究组 3/61(4.9%),对照组 3/58(5.2%)($P>0.05$);复发率:研究组 2/54(3.7%),对照组 2/51(3.9%);早发甲减发生率及复发率两组间比较差异无显著性($P>0.05$)。

表5 治疗前后两组患者 TRAb 的变化($\bar{x} \pm s$)

组别	例数	时间	TRAB(U/L)	阳性例数	阳性率
对照组	58	治疗前	161.8 ± 59.9	55	94.8%
		治疗后 2 个月	155.1 ± 53.2 △		
		治疗后 4 个月	104.3 ± 42.4*		
		治疗后 12 个月	67.6 ± 32.1*		
研究组	63	治疗前	159.6 ± 56.2	57	93.4%
		治疗后 2 个月	152.5 ± 51.9 △		
		治疗后 4 个月	96.1 ± 43.7*		
		治疗后 12 个月	42.5 ± 23.9* ▲		

注:与本组治疗前比较,*$P<0.05$;△$P>0.05$;与对照组同期比较,▲$P<0.05$

三、讨论

1. ^{131}I治疗甲亢的疗效评价 自 1942 年 Hertz 及 Hamilton 首先报道 ^{131}I 治疗甲亢成功后,经 60 多年的临床实践,其疗效已被认可。文献报道,一次 ^{131}I 治疗后痊愈率在 80% 以上,总有效率在 90% 以上,复发率在 4% 以下。本研究 121 例 Graves 病患者,一次 ^{131}I 治疗后 12 个月对照组与研究组痊愈率(即临床控制率)分别为 84.5%、85.2%,总有效率分别为 94.8%、95.1%,复发率分别为 4.08%、3.85%,并无严重的并发症,与文献报道基本相符。证明 ^{131}I 是一种简便、安全、有效的治疗甲亢的方法。但在治疗的早期,患者的症状往往会较治疗前有所加重,这是由 ^{131}I 衰变时的辐射生物效应所决定的。病理研究证明:^{131}I 治疗 1 周后,一般无明显组织学变化。2~4 周后,甲状腺腺体逐渐出现病理改变,如基质水肿、变性、急性血栓性和出血性脉管炎、上皮肿胀并有空泡形成、滤泡破坏和多形核细胞浸润,细胞核不正常,以致部分细胞死亡。2~3 个月后腺体的部分为结缔组织所代替,从而消除甲亢症状及体征。故患者服药后,甲状腺组织病理学变化大约需要 2 周,即"潜伏期",而甲状腺细胞从不同程度的破坏到最后为结缔组织所代替,大约需 2~3 个月以上。故服用 ^{131}I 后有一个甲亢治疗的空白期。本研究中单纯 ^{131}I 治疗组空白期甲亢症状加重占 84.48%,提示我们有效控制患者服用 ^{131}I 之后的早期症状是必要的。

2. 复方甲亢片的组方特点及其配合 ^{131}I 治疗 Graves 病的合理性 Graves 病是在遗传基础上,因感染、精神创伤等应激因素而诱发,属于抑制性 T 淋巴细胞(Ts 细胞)功能缺陷所导致的一种器官特异性自身免疫性疾病。目前尚不能针对 Graves 病的病因进行治疗,只能控制甲亢症状。由于应用传统的西药,如丙硫氧嘧啶、甲巯咪唑等,能抑制或影响甲状腺对 ^{131}I 的摄取、重吸收和利用,无法与 ^{131}I 同时采用,否则降低 ^{131}I 的疗效。在 ^{131}I 治疗甲亢过程中,

通常在服 [131]I 前后 2~4 周必须停服 ATD,而 [131]I 的疗效一般是在服后 2~4 周才开始生效,2~3 个月才显效,这样,在服 [131]I 前后的 2~4 周的"空白期"患者常出现病情加重,部分患者在 [131]I 治疗后出现治疗反应和并发症。为避免 [131]I 治疗甲亢的早期并发症,使之更易被患者接受,近年来中医研究探索较多,有专家通过临床实践,采用中药配合治疗取得满意效果,不仅能有效避免 [131]I 治疗甲亢的早期并发症,而且没有降低 [131]I 的疗效。

Graves 病属于中医"瘿病"等范畴。中医学认为本病的发生多与情志失调以及体质因素、饮食水土失宜、劳累过度等因素有关。多数学者认为本病病位在颈(甲状腺),脏腑涉及肝脾肾等,病因多由七情内伤,病机为肝功能失调,病理因素有气滞、痰凝、血瘀、肝火等。本病乃七情内伤,气滞痰凝壅结颈前,气痰郁滞化火,火耗气阴。日久导致气阴两虚,虚实错杂。临床上,Graves 病以气阴两虚型较为多见,故其证候表现为形体消瘦、头晕目眩、心悸心慌、潮热盗汗、烦躁易怒、失眠多梦、肢体震颤等,清热、益气、养阴是中医治疗甲亢的重要法则。复方甲亢片是我院研制的一种以益气养阴中药为主配以小剂量甲巯咪唑组成的中西合方制剂,在多年治疗甲亢的临床观察中证明其治疗甲亢有效,且副作用少。复方甲亢片组方中:黄芪补中益气,生地清热养阴,二药相伍益气养阴为君;玄参滋阴降火,白芍养血敛阴、平抑肝阳,两者共为臣药;钩藤清热平肝,牡蛎敛阴潜阳,止汗涩精、化痰软坚,二药相合消瘿散结软坚为佐药;夏枯草清肝散结,为佐使药,诸药合用,具有益气养阴,柔肝理气,散结消瘿之功效。研究证明甲巯咪唑对 [131]I 治疗甲亢的影响较小。用复方甲亢片配合 [131]I 治疗的目的是,期望在不影响 [131]I 治疗效果的前提下,短期抑制甲状腺功能,控制空白期的甲亢症状,弥补 [131]I 治疗甲亢的不足。

3. 复方甲亢片配合 [131]I 治疗 Graves 病的疗效分析   目前关于 [131]I 加 ATD 综合治疗的问题,各家观点不一。Imesis RE 及 santos RB 等报到用 PTU 在 [131]I 治疗前预治疗增加了 [131]I 治疗的失败率,但应用甲巯咪唑对 [131]I 治愈率的影响较应用 PTU 为小。勾正兴等报道甲亢患者服 [131]I 3 天后服用 PTU1 个月,治愈率无明显降低,但早发甲减率却相应增加。Allahabadia A 等报道,给患者服用 185MBq[131]I 时,治疗前或治疗后 2 周内服用 ATD 的患者治愈率明显下降,但当给药量为 370MBq 时,治愈率无显著性差异,提示要治疗前或治疗后 2 周内服用 ATD 的患者应加大 [131]I 的用量。而加大 [131]I 的用量可能导致早发甲减率升高,因为甲发甲减与治疗总剂量有明显关系。由此可见,服 [131]I 前后短期联合 ATD 可较好地避免 [131]I 治疗甲亢的早期并发症,但可能降低 [131]I 治疗甲亢的疗效或者增加早发甲减率。

本研究结果表明:[131]I 加复方甲亢片综合治疗 Graves 病甲亢在短期内症状改善、FT3 和 FT4 降低的幅度、早期临床控制率均优于单纯 [131]I 治疗组。说明复方甲亢片可以起到控制早期症状的作用。在 [131]I 充分发挥疗效之后,两组间此差异逐渐变得不明显。治疗 12 个月时随访,无论甲状腺功能(甲状腺激素及 sTSH 水平)、临床控制率、早发甲减发生率还是复发率,两组均无显著性差异。说明复方甲亢片没有降低 [131]I 治疗的中远期疗效。由此可见,Graves 病患者口服 [131]I 后加用复方甲亢片治疗,既可增强 [131]I 治疗的近期疗效又不会降低中、远期疗效。故在口服 [131]I 5 天后加用复方甲亢片短程治疗是可行且合理的,更有利于迅速缓解 [131]I 治疗的早期症状,平稳度过 [131]I 充分发挥疗效之前的时期。另外,我们的研究结果还显示:[131]I 治疗后 12 个月时,研究组患者 TGAb、TMAb 的转阴率明显高于对照组,TRAb 值明显低于对照组。说明复发甲亢片具有增强 Graves 病患者机体免疫调节功能的作用。这可能与黄芪、白芍具有促进体液免疫,调节机体免疫力的作用有关。

四、结论

复方甲亢片配合 ^{131}I 治疗 Graves 病能有效地控制早期甲亢症状,降低血清 FT_3、FT_4 浓度,减少 ^{131}I 治疗 Graves 病的早期并发症,预防甲亢危象发生,使患者平稳过渡"空白区";复方甲亢片配合 ^{131}I 治疗,不影响碘的治疗剂量,不降低其临床疗效;复方甲亢片还能提高 Graves 病患者 TGAb、TMAb 的转阴率,较快地降低 TRAb 值,具有增强 Graves 病患者机体免疫调节功能的作用,提高了 ^{131}I 治疗 Graves 病的疗效。我们认为复方甲亢片配合 ^{131}I 是治疗 Graves 病的较理想的方法,值得在临床推广应用。

因本组病例样本不大,随访时间不长,复方甲亢片配合 ^{131}I 治疗 Graves 病远期疗效有待于进一步观察。

参 考 文 献

1. 叶任高.内科学.第5版.北京:人民卫生出版社,2002

2. 贝政平.内科疾病诊断标准.北京:科学出版社,2001

3. 郑筱萸.中药新药临床研究指导原则.北京:中国医药科技出版社.2002

4. 马寄晓,刘秀杰.实用临床核医学.第2版.北京:原子能出版社,2002

5. Links JM,Wanger HN. The thyriod:a fundamental and clinical text.6th Ed,Philadephia:Lippincott,1995,405-420

6. 杨洪,胡建兵,任卫东.中药甲亢舒与 ^{131}I 联合治疗甲亢临床观察.实用中西医结合临床,2003,3(2):13-14

7. 梁九根,蒋宁一,吕斌,等.甲亢舒配合 ^{131} 碘治疗甲状腺功能亢进症的临床观察.中国中西医结合杂志,2000,20(10):774-775

8. 王世义,吉卫会,梁海霞,等.中西医结合治疗甲状腺功能亢进症124例.实用中医内科杂志,1998,11(1):84-85

9. 林兰,李鸣镝,刘喜明,等.中药甲亢宁治疗阴虚阳亢型甲状腺功能亢进症的临床研究.中国中西医结合杂志,1999,19(3):144-146

10. 王庆浩,陈如泉.中西医结合治疗弥漫性甲状腺肿伴甲状腺功能亢症.吉林中医药,2001,(2):45

11. Imesis RE,Vanmiddlesworth L,Massie JD et al. Pretreatment with propylthiouracil but not methimazole reduces the therapeutic efficacy of iodine-131 in hyperthyroidism. J Clin Endocrinol Metab,1998,83:685-687

12. Santos RB,Romaldini JH,Ward LS. Propylthiouracil reduces the effectiveness of radioiodine treatment in hyperthyroid patients with Graves'disease.Thyroid,2004,14(7):525-530

13. 勾正兴,赵义刚. ^{131}I加抗甲亢药物综合治疗甲亢的临床可行性探讨.中国全科医学,2003,6(4):289-290

14. Allahabadia A,Daykin J,Sheppard MC,et al. Radioiodine treatment of hyperthyroidism-prognostic factors for outcome.J Clin Endocrinol Metab,2001,86(8):3611-3617

15. Sabri O,Zimny M,Schreckenberger M,et al. Determination of factors affecting the therapeutic outcome of radioiodine therapy in patients with Graves' disease. Nuklearmedizin,1998,37:83-39

16. 高学敏.中药学.北京:中国中医药出版社,2002

(吴淑琼　张振鄂)

第十节 从 TGAb、TMAb 及 TRAb 联检在复方甲亢片配合 ^{131}I 治疗 Graves 病中的价值

Graves 病（GD）是一种特异性自身免疫性疾病，其发病与自身抗体的产生关系密切，TRAb 是引起 GD 的主要原因之一。本文探讨复方甲亢片配合 ^{131}I 治疗 GD 患者免疫功能的影响。

一、资料和方法

1. 对象 2004 年 7 月—2005 年 1 月本院甲状腺专科门诊的患者。选取通过各项检查并结合症状体征适合，且本人自愿同意采用 ^{131}I 治疗的 GD 患者 121 例。所有患者均有高代谢症状和体征（心悸、失眠、疲乏、多食、易饥、烦躁、怕热、多汗、便次增多、消瘦、眼球突出、手颤）五项以上；甲状腺呈弥漫性肿大 I~Ⅲ度；甲状腺摄碘率 2 小时 >30% 或 24 小时 >60%；血清 FT_3、FT_4 均大于正常范围，sTSH 小于正常范围；均符合甲亢诊断标准口及气阴两虚证候标准。对照组：58 例，男 11 例，女 47 例；年龄 21~61 岁，平均年龄 35.6 岁；平均病程 4.1 年；平均甲状腺重量 55.39；平均总 ^{131}I 给予量 177.6 MBq（4.8mCi）；血清 FT_3 为 27.21 ± 2.40pg/ml，FT_4 为 5.92 ± 0.60ng/dl，sTSH 为 0.039 ± 0.034μIU/ml。试验组 61 例，男 12 例，女 49 例；年龄 20~62 岁，平均年龄 35.9 岁；平均病程 3.9 年；平均甲状腺重量 57.3g；平均总 ^{131}I 给予量 173.9MBq（4.7mCi）；血清 FT_3 为 28.73 ± 2.49pg/ml，FT_4 为 5.94 ± 0.71ng/dl，sTSH 为 0.035 ± 0.031μIU/ml。两组患者在性别、年龄、病程、甲状腺重量、^{131}I 投量及治疗前病情均无明显差异（$P>0.05$）。

2. 方法

（1）^{131}I 剂量：^{131}I 的治疗量按每克甲状腺摄取 ^{131}I 的量给予 2.22~3.7MBq（60~100μCi）计算，并根据患者年龄、病程长短、病情轻重、甲状腺质地及 ^{131}I 摄取率酌情增减。^{131}I 量计算：治疗用 ^{131}I 剂量（MBq）= [T × A/C] × 100 [T= 甲状腺的重量（g）；A= 每克甲状腺给 ^{131}I 量（MBq/g）；C= 甲状腺最高摄 ^{131}I 率（%）]。

（2）治疗方法：对照组：采用 ^{131}I 一次性口服治疗。试验组：^{131}I 加复方甲亢片治疗，在给 ^{131}I 后第 5 天给予复方甲亢片，治疗 2 个月。复方甲亢片由黄芪、玄参、白芍、生地、钩藤、夏枯草、牡蛎等中药配以小剂量甲巯咪唑（1mg/1 片）组成，具有益气养阴、柔肝理气、散结消瘿之功效，适用于甲亢阴虚证的治疗。用法为每日 1~3 次，每次 5 片，口服。两组患者于 ^{131}I 治疗前 1~2 周停用抗甲状腺药物，禁食含碘丰富的物质（如海带、紫菜等）；在 ^{131}I 治疗前后，根据病情应用普萘洛尔、氯化钾、维生素 B 族等辅助药物。

（3）测量方法：受试者于清晨采取空腹静脉血 2ml，分离血清置 -20℃ 保存。TGAb、TMAb 采用 RIA 测定。TRAb 含量采用放射受体法（RRA）测定。TGAb、TMAb 及 TRAb 均采用 GC-1200 型 γ 放射免疫计数器测定，操作步骤严格按试剂盒说明书进行。

（4）统计方法：分别于两组患者服 ^{131}I 治疗前及服 ^{131}I 后 2、4、12 个月随访测定两组患者的 TGAb、TMAb、TRAb。统计学处理：数据以 $\bar{X}$ ± S 表示；组间比较，计量资料用 t 检验，计数

资料用 χ^2 检验。按试剂盒说明书推荐血清 TRAb 阳性标准为 >14U/L,TGAb、TMAb 阳性标准分别为 >30% 和 >20%。

二、结果

1. TGAb 与 TMAb 转阴情况 研究组治疗前 TGAb、TMAb 阳性者有 9 例,对照组有 8 例。治疗后 12 个月时 TGAb、TMAb 转阴率研究组比对照组高;研究组均为 44.4%(4/9),对照组均为 12.5%(1/8),研究组均显著高于对照组($P<0.05$)(表 1)。

表 1 两组 TGAb、TMAb 转阴情况比较

分组	转阴数	非转阴数	转阴率(%)
对照组	1	7	12.5
研究组	4	5	44.40

注:χ^2=2.08,$P<0.05$.

2. 治疗前后两组患者血清 TRAb 的变化情况(表 2)

表 2 治疗前后两组患者 TRAb 的变化($\bar{x} \pm s$)

组别	例数	时间		TRAb(U/L)	阳性例数	阳性率(%)
对照组	58		治疗前	161.8 ± 59.9	55	94.8
		治疗后	2 个月	151.1 ± 53.2 △	55	94.8
			4 个月	104.3 ± 42.4*	55	94.8
			12 个月	67.6 ± 32.1*	53	91.4 △
研究组	61		治疗前	159.6 ± 56.2	57	93.4
		治疗后	2 个月	152.5 ± 51.9 △	57	93.4
			4 个月	96.1 ± 43.7*	57	93.4
			12 个月	42.5 ± 23.9* ▲	54	88.5 △

注:与本组治疗前比较,*$P<0.05$,△ $P>0.05$;与对照组同期比较,▲ $P<0.05$

从表 2 可见两组 ^{131}I 治疗后 2 个月血清 TRAb 均略有下降,但与治疗前比较无显著性差异($P>0.05$);治疗后 4 个月时均明显下降,与治疗前比较有显著性差异($P<0.05$),但两组间比较无显著性差异($P>0.05$)。治疗后 12 个月时均明显下降,与治疗前比较有显著性差异($P<0.05$),且以研究组下降明显,两组间比较有显著性差异($P<0.05$)。但 TRAb 的阳性率在 ^{131}I 治疗前后两组均无显著性差异($P>0.05$)。

三、讨论

Graves 病为临床常见的甲状腺功能亢进症(甲亢),^{131}I 治疗甲亢的疗效早已公认,但部分患者在单用 ^{131}I 治疗后会出现治疗反应和并发症。为了减少或避免 ^{131}I 治疗的反应和并发症,提高疗效,许多学者尝试采用以 ^{131}I 治疗为主,与其他药物或方法联合应用治疗方案。近年来采用中药配合 ^{131}I 治疗 GD 取得满意效果。GD 属于中医"瘿病"等范畴。临床上,GD 以气阴两虚型较为多见,治疗应以益气养阴为主,扶正以固本。复方甲亢片是我院研制的一

种以益气养阴中药为主配以小剂量甲巯咪唑组成的中西结合方制剂,用于治疗甲亢。复方甲亢片方中黄芪补中益气,生地清热养阴,二药相伍益气养阴为君;玄参滋阴降火,白芍养血敛阴、平抑肝阳,两者共为臣药;钩藤清热平肝,牡蛎敛阴潜阳,止汗涩精、化痰软坚,二药相合消瘿散结软坚为佐药;夏枯草清肝散结,为佐使药,诸药合用,具有益气养阴,柔肝理气,散结消瘿之功。现代中医药理学研究表明,黄芪、白芍具有调节机体免疫力的作用。本研究用复方甲亢片配合 [131]I 治疗 GD 甲亢,旨在弥补 [131]I 治疗的不足,增强 GD 患者机体免疫调节功能。GD 为特异性自身免疫性疾病,其发病机制至今尚不明确。在临床检验中针对甲状腺组织产生的抗体,目前常用的有 TGAb 和 TMAb;此外,还有 TRAb。本结果显示,[131]I 治疗后 12 个月时 TGAb、TMAb 转阴率研究组比对照组高,说明复方甲亢片能提高 GD 患者 TGAb、TMAb 的转阴率,具有增强 GD 患者机体免疫调节功能的作用。TRAb 是直接作用于甲状腺细胞上的促甲状腺受体的多克隆抗体,是在淋巴细胞和一些细胞因子辅助下,由 B 淋巴细胞产生的具有异质性的免疫球蛋白。TRAb 与 GD 的发病关系密切。一般认为 TRAb 中甲状腺刺激性抗体(TSAb)的升高是导致 GD 的主要原因。文献报道,未经治疗以及症状未控制的 GD 患者 TRAb 阳性率一般为 70%~90%,甚至可达 95% 以上。本研究两组患者 [131]I 治疗前 TRAb 检测与此相符。至于 [131]I 治疗后 TRAb 的浓度变化,本结果显示与陈少珠报道一致,但与有些报道不完全一致。刘文豹等发现 [131]I 治疗后 3、6 个月 TRAb 含量明显高于治疗前,提示 [131]I 治疗后半年之内是 GD 患者免疫改变的高峰期。本文 [131]I 治疗后 4 个月时治疗效果较之更好,对照组 65.6%、研究组 78.7 的患者临床症状、体征及 FT_3、FT_4、sTSH 均正常。比较一致的观点是,治疗 12 个月后 TRAb 含量明显降低,但一般未降至阴性,本文结果与之相符,提示 GD 的免疫缓解一般在一年后才开始出现。同时本文随访一年,累计两组早发甲减发生率基本一致:研究组 3/61(4.9%),对照组 3/58(5.2%)($P>0.05$),且这 6 例早发甲减患者中有 3 例在 [131]I 治疗后 2、4 个月 TRAb 含量明显高于治疗前,但随着甲减症状的改善,治疗后 6、12 月 TRAb 含量也逐步下降。对于 TRAb 阳性的 GD 患者,在 [131]I 治疗过程中,其 TRAb 由阳性转阴性者,提示病情缓解,缓解期为治疗 6~12 个月后,转阴后持续阴性者,治愈的可能性大;TRAb 持续阳性者,提示病情缓解不满意;而 TRAb 再度升高或由阴性转阳性的患者,提示 GD 复发可能性大。本研究两组间 TRAb 比较,治疗后 12 个月时研究组 TRAb 平均值较对照组下降明显($P<0.05$),提示研究组 GD 患者病情缓解较好,也说明复方甲亢片具有增强 GD 患者机体免疫调节功能的作用。

参考文献

1. 叶任高 . 内科学 . 第 5 版 . 北京:人民卫生出版社,2002,731-743

2. 贝政平 . 内科疾病诊断标准 . 北京:科学出版社,2001,782-786

3. 王庆浩,陈如泉 . 中西医结合治疗弥漫性甲状腺肿伴甲状腺功能亢症 . 吉林中医药,2001, (2):45

4. Imesis R E,Vanmiddlesworth L,Massie J D,et a1.Pretreatment with propylthiouracil but not methimazo1e reduces the therapeutic efficacy of iodine-131 in hyperthyroidism.J Clin Endocrinol Metab,1998,83:685—687

5. Santos R B,Romaldini J H,ward L S.Propylthiouracil reduces the effectiveness of radioiodine treatment in hyperthyroid patients with Graves' disease.Thyroid,2004,14(7):525-530

6. 杨洪,胡建兵,任卫东 . 中药甲亢舒与 [131]I 联合治疗甲亢临床观察 . 实用中西医结合临床杂志,2003,3(2): 13-14

7. 高学敏 . 中药学 . 北京 : 中国中医药出版社, 2002

8. Zophel K, Wunderlich G, Kochj R, et a1.Measurement of thyrotropin receptor antibodies（TRAb）with a second generation assay in patients with Graves' disease.Nuklearmedizin, 2000, 39（4）: 113-115

9. 陈少珠, 谢蓉星, 陈文韩 . 甲亢患者 [131]I 治疗前后 TRAb 的变化分析 . 福建医药杂志, 2005, 27（3）: 35-37

10. 刘文豹, 刘杰 .Graves 病患者 [131]I 治疗前后 TRAb、TGA 和 TMA 的动态变化 . 标记免疫分析与临床, 2003, 10（4）: 217-219

（吴淑琼）

第十一节　两种不同方法测定复方甲亢片中甲巯咪唑的含量

复方甲亢片是名老中医陈如泉教授的经验方,临床应用表明对气阴两虚型甲亢有较好疗效,并对其进行了临床观察与实验研究。复方甲亢片是以黄芪、白芍等益气养阴中药为主,配以少量西药甲巯咪唑组成的中西药复方制剂。为了更好地控制复方甲亢片的质量,保证临床用药安全有效,应湖北省自制制剂再注册要求在原有质量标准基础上,对复方甲亢片中甲巯咪唑的含量测定方法进行研究。2010 年版《中国药典》仍采用滴定法测定甲巯咪唑的含量,此法不仅操作繁琐费时,且复方中药制剂及赋形剂对终点的观察干扰较大,为此笔者采用紫外分光光度法及高效液相色谱法,测定甲巯咪唑的含量,两法可较好地排除干扰,获得满意的结果。

一、材料

1. 仪器　Waters600 高效液相色谱仪。Waters2996 二极管阵列检测器,Empower 色谱工作站;色谱柱 Agilent　HC-C_{18},4.6mm × 250mm,5μm;BECKMAN DU640 紫外分光光度计。

2. 试验药品　甲巯咪唑对照品（中国药品生物制品检定所,批号 : 100030-200504,供含量测定用）;复方甲亢片（湖北省中医院制剂室自制）;甲醇为色谱纯,水为重蒸水,其他试剂均为分析纯。

二、方法

1. 紫外 - 可见分光光度法测定

（1）供试品溶液的制备 : 取本品 30 片,除去糖衣,精密称定,研细,称取 1.2g,精密称定,置具塞锥形瓶,精密加入甲醇 40ml,密塞,称定重量,水浴回流提取 30 分钟,放冷,再称定重量,用甲醇补足减失的重量,摇匀,滤过,精密量取续滤液 10ml,加甲醇定容至 100ml。精密量取 3ml,加甲醇定容至 10ml,摇匀即得。

（2）阴性样品溶液的制备 : 取缺甲巯咪唑阴性样品 1.2g,照供试品溶液的制备方法制备,作为阴性样品溶液。

（3）对照品溶液的制备 : 精密称取甲巯咪唑对照品适量,加入甲醇使溶解并稀释得 10.36μg/ml 的对照品溶液。

（4）测定波长的选择：将对照品溶液用甲醇定量稀释成 3μg/ml 甲巯咪唑的溶液，并与供试品溶液及阴性溶液一起，以甲醇为空白，照紫外 - 可见分光光度法分别在 200~800nm 进行扫描，对照品与供试品在 259nm 波长处有最大吸收，阴性溶液在此无干扰。

（5）线性关系考察：分别精密吸取对照品溶液 1、2、3、4、5ml，置 10ml 量瓶中，用甲醇稀释至刻度，摇匀，即得不同浓度甲巯咪唑对照品溶液。以甲醇为空白对照，照紫外 - 可见分光光度法，在 259nm 波长处测定吸收度，以吸收度（Y）为纵坐标，浓度（X）为横坐标绘制标准曲线，得回归方程 Y=0.1301 × 0.0248，r=0.9991。表明甲巯咪唑在 1~5μg/ml 的范围内线性关系良好。

（6）精密度试验：取同一供试品溶液（批号 100315），按含量测定方法操作重复测定吸收度，BSD 为 1.54%。

（7）稳定性试验：取同一供试品溶液（批号 100315），于制备后 0、2、4、6、8、12、24 小时，按含量测定方法操作分别测定其吸收度，RSD 为 1.65%，结果表明供试品溶液在 24h 内基本稳定。

（8）重现性试验：取同一批号样品（批号：00315）5 份，每份 1.2g，精密称定，按含量测定方法制备成供试品溶液，并测定其吸收度，RSD 为 2.42%。

（9）加样回收率试验：取已知含量的样品（批号 100315）6 份，每份 0.6g，精密称定，置具塞锥形瓶中，分别精密加入甲巯咪唑对照品溶液（O.2072mg/ml）10ml，再精密加入甲醇 30ml，照供试品溶液制各方法制备，并测定含量，结果见表 1。

表 1　UV 法加样回收率试验结果

取样量（g）	样品含量（mg）	加入量（mg）	测得量（mg）	回收率（%）	平均值（%）	RSD（%）
0.6062	2.001	2.072	4.005	96.72	98.87	1.62
0.6499	2.145	2.072	4.216	99.95		
0.6509	2.148	2.072	4.156	96.91		
0.6508	2.148	2.072	4.213	99.66		
0.6502	2.146	2.072	4.217	99.95		
0.6495	2.143	2.072	4.216	100.05		

2. 高效液相色谱法测定

（1）色谱条件：流动相：甲醇 - 水（7：93）；流速 1.0ml/min；柱温 25℃；检测波长 252nm；进样量：10μl。色谱图见图 1。

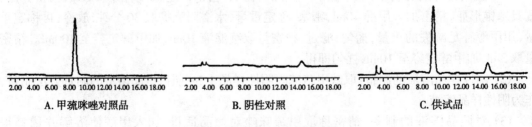

A. 甲巯咪唑对照品　　　　B. 阴性对照　　　　C. 供试品

图 1　各样品 HPLC 色谱图

（2）供试品溶液的制备：紫外 - 可见分光光度法测定供试品溶液制备法，摇匀，滤过，精密量取续滤液 2ml，加甲醇定容至 10ml，用微孔滤膜（0.45μm）滤过，取滤液，即得。

（3）阴性样品溶液的制备：取缺甲巯咪唑阴性样品 1.2g，照供试品溶液的制备方法制备，作为阴性样品溶液。

（4）标准曲线的制备：精密称取甲巯咪唑对照品适量，加入甲醇使溶解并稀释 66μg/ml 的对照品溶液。分别精密吸取对照品溶液 1ml、2ml、4ml、6ml、8ml，置 10ml 量瓶中，用甲醇稀释至刻度。摇匀，即得 6.6μg/ml、13.2μg/ml、26.4μg/ml、39.6μg/ml、52.8μg/ml 甲巯咪唑对照品溶液。分别吸取上述溶液各 10μl，按上述色谱条件依次进样，测定，以峰面积（Y）为纵坐标，进样量（X）为横坐标绘制标准曲线，得回归方程 Y=9608245.20，X=55382.77，r=0.9999。表明该方法在 6.6~52.81μg/ml 的范围内线性关系良好。

（5）精密度试验：取同一供试品溶液（批号：100315），精密吸取 10μl，重复进样 6 次，测定峰面积，计算 RSD 为 1.94%。

（6）稳定性试验：取同一供试品溶液（批号 100315），于制备后 0、2、4、6、8、12、24 小时，分别精密吸取 10μl，进样，测定其甲巯咪唑峰面积积分值，计算 RSD 为 2.85%，结果表明供试品溶液在 24 小时内基本稳定。

（7）重现性试验：取同一批号样品（批号：100315）5 份，每份 1.2g，精密称定，按上述条件，制备成供试品溶液，并测定甲巯咪唑含量，计算 RSD 为 2.27%。

（8）加样回收率试验：取已知含量的样品（批号 100315）6 份，每份 0.69，精密称定，置具塞锥形瓶中，分别精密加入甲巯咪唑对照品溶液（含量为 0.222mg/ml）10ml，再精密加入甲醇 30ml，照供试品溶液制备方法制备，并测定含量，结果见表 2。

表 2　HPLC 法回收率试验结果

取样量（g）	样品含量（mg）	加入量（mg）	测得量（mg）	回收率（%）	平均值（%）	RSD（%）
0.4429	1.4616	2.22	3.5882	95.79	98.52	2.37
0.5697	1.8801	2.22	4.0695	98.62		
0.5937	1.9592	2.22	4.1870	100.35		
0.4611	1.5217	2.22	3.6664	96.61		
0.5903	1.9479	2.22	4.1954	101.24		
0.6002	1.9806	2.22	4.0934	98.53		

三、结果

取样品 3 批（100315、100423、100608），按 UV 和 HPLC 法和供试品溶液制备方法制成供试品溶液。UV 法在 259nm 处测定，HPLC 法分别精密吸取对照品溶液和供试品溶液各 10μl。注入高效液相色谱仪，按高效液相色谱法色谱条件测定，采用外标一点法计算含量。2 种方法的含量测定结果见表 3。

表3 两种方法样品测定结果(n=3)

批号	UV 法		HPLC 法	
	含量(mg/片)	标示白分量(%)	含量(mg/片)	标示白分量(%)
100315	0.9944	99.44	0.9948	99.48
100423	1.002	100.2	1.048	104.8
100608	1.043	104.3	1.050	105.0

四、讨论

实验研究并确定了供试品溶液的制备方法。方法简便,重复性好。

方法学验证表明,两种方法精密度、稳定性、加样回收率和重复性均能满足定量要求。故两种方法均可用于复方甲亢片中甲巯咪唑的含量测定。

由于医院制剂通常品种多而量少,采用 HPLC 法测定制剂含量虽然准确,但操作较为费时;UV 法操作简便,对使用者要求不高。因此,可将 UV 法用于制剂半成品的含量控制,而将 HPLC 法用于成品的含量控制,这样既可保证制剂质量,也可缩短制剂的检验时间。

参 考 文 献

1. 刘建,向楠,陈如泉. 复方甲亢片治疗甲状腺机能亢进症的临床观察. 湖北中医杂志,2008,(5):24-26

2. 张涛,华川,陈如泉. 复方甲亢片治疗甲亢 114 例临床分析. 浙江中西医结合杂志,2007,(2):91-93

3. 陈爱华,王庆浩. 复方甲亢片对实验性甲亢大鼠体重及 TT_3、TT_4 的影响. 国医论坛,2000,(1):46-48

4. 中国药典二部. 2010:附录ⅣA

5. 范恒,段雪云,谈道彬,等. 复方甲亢片质量分析. 药物分析杂志,2009,29(10):1709-1711

(段雪云)

第二章

甲状腺功能亢进症的临床证治研究

第一节　甲状腺功能亢进症证治琐谈

甲状腺功能亢进症是临床常见的内分泌疾病,在中医学及史籍中,对本病早有记述。公元前3世纪的《庄子》书中载有"瘿疾"。《三国志·魏略》中有"乃发愤生瘿","自愿令医割治","十人割瘿九人死"的记述。从而说明了甲亢的发生与精神因素有关,当时割治甲状腺的效果,尽管很差,但开创了手术治疗的先例。多年来,笔者参加了甲亢专科门诊的诊疗工作,就其病因病机、证治、方药,谈谈个人体会,供同道参考。

一、病因病机

甲亢临床表现复杂,难以运用中医某一病名来统括本病,只能根据患者某些突出症状,类属于各病之中。如甲状腺明显肿大者,属于瘿症范畴;心动过速与心慌等心血管症状明显者,属于怔忡、心悸范畴;恶性突眼者,属于眼科目珠突出症;全身肌肉无力的甲亢性肌病者,属于痿证范畴;多食、善饥或腹泻等胃肠道症状明显者,属于中消或泄泻范畴;出现高热、昏迷等甲亢危象者,属于温热病范畴。临床上单一病症少见,常以数种病症并见。然而,临床表现及疾病类属有所不同,其病因病机概括起来,有下列几方面:

1. 情志变化　情志异常变化是引起甲亢的重要因素,据报道某组110例患者,有精神刺激病史者,占76.3%。大多属精神创伤、情怀抑郁,以致气机功能失调,气郁、伤脾、化火、生痰,或痰血凝聚而成瘿瘤。宋代严用和《济生方·瘿瘤论治》说:"夫瘿瘤者,多喜怒不节,忧思过度,而成斯疾焉。"怒气伤肝,肝之相火失其潜藏而上逆,痰浊瘀血与肝火兼夹,停于颈部,亦可成本病,清代叶天士《临证指南医案》云:"躁急善怒,气火结瘿。"

2. 体质因素　人之禀赋异常,也是甲亢病的重要原因。患者孙某,素体肝火较重,曾患中心性视网膜炎之眼疾,二年后,又罹患甲亢,均表现肝火证,可见孙某甲亢病与肝火体质有关。清代魏玉横《柳州医话》云:"余常见父母有肝病者,其子女亦多有之,而禀乎母气者尤多。"魏氏禀乎母气之说,与现代医学认为本病有遗传性,颇为一致,曾见患者严某,家中父母子女五口,除父亲外,余四人均患有甲亢。

3. 外邪侵袭　本病与外感六淫病邪亦有关系,常受外感之邪,或因春夏之温热暑邪而加重。清代叶天士《种福堂公选良方》云:"形瘦肌削,禀质偏热,夏秋病甚,是阴亏不耐暑热发泄之气耳。"曾见一甲亢女患者,素体阴亏阳亢,复感暑热,以致气血两燔,热灼心营,症见高热、神昏等危象,虽经抢救,仍阴尽气竭而亡。故临床常见本病夏月病重复发,冬日稳定好转之现象。

总之,甲亢乃属上述三个方面原因所致,肝肾阴虚或气虚为本病之本,气滞、火旺、血瘀、痰凝为本病之标,临床上宜着眼于证候之标本缓急,分别进行施治。

二、辨证分析

甲亢的中医辨证分型,目前尚未统一。

(一)辨证分型

1. 肝火亢盛证　面红目赤,烦躁易怒,性情急躁,口苦而渴,头痛眩晕,或皮肤瘙痒,或目珠突出,甲状腺肿大,舌苔黄,脉弦数。

2. 阴虚阳亢证　目胀头昏,手足震颤,心烦心悸,低热,腰膝酸软,两眼迎风流泪,目珠突出,甲状腺肿大,舌红少苔,脉细数。

3. 气阴两虚证　自汗乏力,头晕心悸,腰膝酸软,手颤,甲状腺肿大,舌质红,脉细数。

甲亢属慢性内分泌疾病,病程较长,其证候可以在一定情况下,发生转化,如患者郑某属阴虚阳亢之证,兼有肝火之候,开始肝火证明显,清泻肝火为主治疗后,阴虚阳亢证明显,投以滋养肝肾平肝之品。

甲亢除上述证候外,还可伴见许多不同兼症,肝火移胃,胃热熏灼则消谷善饥,身体消瘦;肝火犯心,心肝火旺,心神不安则心悸、失眠;肝火内迫,迫血妄行则衄血、或牙龈出血、或妇女月经先期,肝肾阴虚,冲任亏损则致月事不调、或月经量少、或经闭,甲亢兼感外邪,邪盛正衰、邪入气营则可见高热、神昏谵妄、大汗淋漓之甲亢危象。

(二)证候分析

甲亢在辨证施治中,应注意结合患者某些主要症状,进行深入辨证分析。

1. 甲状腺肿大　这是甲亢的常见症状,属中医学"瘿瘤"范畴,系为痰凝气滞血瘀所致。痰凝气滞明显者,多见甲状腺柔软,无结节,可随情志变化而增大或缩小,常见于弥漫性毒性甲状腺患者;痰血凝滞明显者,往往甲状腺肿大较硬,或较大,或扪及结节,可见于毒性结节性甲状腺肿或慢性淋巴性甲状腺炎合并甲亢或甲状腺瘤患者;若甲状腺质地坚硬,表面不规则、不活动,应考虑为甲状腺癌。

2. 心悸　约有90%左右的患者有这一症状。主要表现为心动过速,每因活动或精神刺激,使其心悸症状加重。临床上,除心之阴血不足、心神不安者外,心肝火旺,或心气不足等,亦可造成心悸,即心动过速。病机不同,证候有别,治法亦迥异。

3. 自汗、乏力　此症多为气虚所致。肺气虚而卫外不固,津液外泄则自汗出;脾气虚则运化无权,水谷之精微不能营养四肢则乏力。自汗也有肝火内盛,津液受迫而外溢所成者。此外,肝肾不足,肾精亏少,亦可导致腰膝酸软乏力。

4. 眼突　甲亢眼突多为痰凝血瘀于目所致。在临床上,有偏于肝火者,多伴有目赤胀痛等症;有偏于肝肾阴虚,虚火灼津化痰所致者,伴有多泪、视物模糊等症,有偏于脾虚痰湿凝睛者,多为目珠微突,眼睑肿胀明显。眼突一症,较难恢复正常,恶性突眼者,疗效更差。康维恂《审视瑶函·肿胀》云:"珠突出眶,疼痛难当,既离两睑,枉觅仙方。虚乃气血之不足,实则暴火之为殃,若然半出,有可复康,络脉既动,终是无光。"

5. 多食、消瘦　此症多为胃热所致,系肝火过旺,移热于胃,胃热消谷则多食易饥;火热炽盛,肌肉日消,身体日渐消瘦。少数患者为阴亏火旺所致,乃虚火内灼,上蒸肺胃,消谷善饥;阴精亏耗,肌肉无以充养,而致羸瘦。此外,脾虚久泻,水谷精微之吸收转输受阻,机体营养不良,亦可导致体重减轻,身体瘦弱。临床应注意与糖尿病之消渴相鉴别。

6. 大便次数增多　本症有属于脾气虚弱,水湿下注,转输失常所致者;亦有肝胃火旺,疏泄太过,肠道蠕动增速而致者,前者大便清稀,后者大便软而成形。有的患者以慢性泄泻为其突出表现,误诊为肠炎、痢疾,但甲亢大便次数增多,多无腹痛、里急后重,大便镜检多无红细胞、脓细胞、巨噬细胞。

7. 月经不调　女性患者多有月经不调。月经先期,量多色红者,为肝经有热,扰动冲任,迫血妄行;月经量少,甚则经闭,常属精血不足;月经前后不定期,乳房作胀,多属肝郁气滞。少数甲亢女患者,经行如常。

除上述症状外,甲亢还常见手足震颤、皮肤瘙痒等症,分别为阴虚阳亢风动、或肝火内灼、或血虚生燥所致。总之,甲亢之病临床表现错综复杂,变化多端,可两证或虚实并见,辨证时宜把握病情的主要方面,分清标本虚实缓急,不可胶柱鼓瑟,一成不变。

三、治法与方药

甲亢的治法与方药,随着各个患者的主证及兼症之不同,各有差异,现详述如下。

1. 滋补肝肾法　这是治疗甲亢的主要法则。适用于阴虚阳亢之患者。常用二至丸、左归饮等方加减,选用生地、白芍、女贞子、旱莲草、制首乌、龟板、鳖甲等药物。由于本病疗程较长,久服甘寒滋腻之品,反碍肠胃。因此,笔者常用旱莲草、女贞子平淡补肾,配伍麦冬、沙参等益阴养肺,以达虚则补其母之旨。虚火甚而见低热者,则配伍黄柏、知母等药物。

2. 益气补脾法　常用于甲亢而见气虚证者,多用生脉散、牡蛎散等方剂化裁治之。选用黄芪、太子参、条参、白术、山药、炙甘草等药物。自汗不止者,佐以浮小麦、五味子、麻黄根等敛汗固表药;脾虚泄泻者,可选加赤石脂、肉豆蔻等。黄芪习常用之。甲亢患者,气阴两虚者居多,使用黄芪,似不相宜,恐升提阳气,使阳亢更加上逆,实际上气阴两虚者,用之无妨。方中常与滋阴药同用,可能有相制约作用,况且方中很少配伍升麻、柴胡等升阳之品,故使用黄芪多无妨也。

3. 清泻肝火法　多选用龙胆泻肝汤加减,选用龙胆草、黄芩、栀子、夏枯草等药物,兼心火旺者,加黄连等;兼胃热甚者,加生石膏、知母等;兼血热者,加丹皮、赤芍等。清肝泻火之品多属苦寒,一般用量宜轻,多配伍甘草,缓苦寒伤胃之弊。

4. 安神潜降法　心动过速而致的心悸等症,往往不是单纯使用重镇安神、养血安神之品,而奏良效。不可操之过急,冀心悸顿除。常在他症悉减,心悸日渐缓解。心肝火旺,心神不安者,常配伍生牡蛎、珍珠母、生龙齿、代赭石等,阴血亏损、心气不足、心神不宁者,选用枣仁、柏子仁、夜交藤、龙眼肉、丹参、五味子等;肝阳上亢者,选加菊花、桑叶、生石决、钩藤等药物。

5. 化痰软坚法　甲亢之瘿瘤者,系由痰血气滞凝聚所致。常选用海藻、昆布、夏枯草、贝母、山慈菇、浮海石、瓦楞子等化痰、软坚、散结之品,或用三棱、莪术、穿山甲、桃仁、干漆等活血祛瘀药,对于海藻、昆布等含碘药物的治疗甲亢的疗效评价,目前尚有争议。笔者临床体会,甲亢初期患者,不宜以此为主治疗,曾见多例患者,使用大量含碘药物后,症状虽有好转,却易反复。有的患者症状虽然控制,但血清中 T_3、T_4 浓度仍高于正常。因为此类药物不能直接抑制甲状腺素的合成,主要是抑制甲状腺素的释放,一旦停服或在使用过程中,均易发生碘脱离。过量的甲状腺素重新游离于血液中,使甲亢症状重新出现或加重。但是,单纯性甲状腺肿、甲状腺瘤而合并甲亢者,可以使用;若协同使用西药抗甲状腺药物,反复现象较少见。近年实验报道,白芥子、苏子等药物有抗甲状腺功能的作用,笔者体会,上述药物多属辛温之品,阴虚阳亢或肝火患者,宜慎用。否则易产生口鼻出血之副作用。

6. 清热解毒法 甲亢常因外感之邪而诱发或加重,肝火内炽者亦常有之。因此,治疗甲亢时,有时需配伍选用清热解毒之品,诸如连翘、蒲公英、蚤休、白头翁、漏芦等。蒲公英既清热解毒,又消肿散结。笔者用该品当茶饮,治一例甲亢突眼获得改善,白头翁在《神农本草经》中记载能治"瘿瘤",故用之。蚤休既能解毒散结,又能息风止痉,适于甲亢患者用之。

7. 疏肝理气法 古籍载有瘿瘤"随忧愁消长",甲亢亦与情志变化有关。因此,常有胸胁胀痛、乳房作胀等气郁症状明显者,宜配伍疏肝理气之品,选用柴胡、郁金、枳壳、香附、橘叶等。

上述治法,仅反映治疗甲亢的基本法则及方药,临证还需注意其他兼症,灵活配伍。如患者袁某原属肝火证,使用清泻肝火方药,病情日减,后服用抗甲状腺药物,且用量过重,时间过长,出现了甲状腺功能减退的身肿、畏寒之阳虚证,改投巴戟天、淫羊藿、补骨脂等温肾之品。

四、小结

1. 甲亢是一种影响多系统的内分泌疾病。临床表现比较复杂,不能以中医某一病名来统括本病。典型甲亢类属中医的瘿瘤、怔忡、心悸、目珠突出、中消等范畴。不典型甲亢可类属泄泻、痿证等疾病,甲亢危象类属温热病。本病的发生和发展,与情志变化、体质异常、遗传因素、外邪侵袭等有一定关系。

2. 甲亢以气阴两虚证为多见。由于甲亢病程较长,证候可发生转化,且可有不同兼证,临床上应抓住主证,结合兼证和兼症,灵活辨证施治。

3. 甲亢的治疗以养阴益气法最为常用,侧重于养阴,并应结合症情,灵活配伍其他方药。昆布、海藻等含碘药物,一般不宜单独为主使用,以防碘脱离,以致病情反复。

4. 中医药治疗甲亢,能使轻型患者获得临床治愈,并能减轻或消除抗甲状腺药物的某些副作用。但是,对于甲状腺Ⅲ度以上肿大患者、眼球明显突出者、心率每分钟 120 次以上者,疗效较差,或收效较慢。在提高疗效,防止复发等方面还有待进一步摸索经验。对于单纯使用中医药治愈 1~3 个月,症状仍无改善、或中药治疗愈后复发,而症状不能控制者,应考虑选用其他治疗方法。

参 考 文 献

1. 方水林.甲状腺机能亢进辨治心法.四川中医,2002,20(3):15
2. 郑俊煦.甲亢平汤治疗甲状腺机能亢进症 65 例临床观察.新中医,1995,27(1):17-19
3. 王志红.从肝论治甲亢浅识.实用中医内科杂志,2000,14(3):38
4. 陈勇鸣.甲亢从脾论治体会.实用中医药杂志,2000,16(8):42

5. 萧相如. 萧立渭治疗甲亢特色. 浙江中医杂志,1989,24(3):126

6. 潘文奎. 对甲状腺机能亢进症论治矛盾的处理. 中医药研究,1993,(2):15-17

7. 魏子孝. 甲状腺功能亢进症辨治体会. 中医杂志,1995,36(6):334.

8. 聂有智,赵一鸣,李树庭. 中西医结合治疗甲状腺机能亢进症近远期疗效分析. 山东中医杂志,2000,19(8):481.

9. 赵伟康. 万叔援. 周治平,等. 甲亢患者阴虚火旺证的初步研究. 上海中医药杂志,1982:(7):43

10. 何金森,金舒白,严华,等. 甲亢阴虚火旺与气阴两虚的初步探讨. 中医杂志,1983:(9):67

11. 夏少农,徐志璋,张志洪. 益气养阴法治疗甲状腺机能亢进症. 中医杂志,1984,(9):47

12. 李景顺. 浅谈中医对甲亢的辨证论治. 辽宁中医杂志,1981,(3):28

13. 杨庆云. 甲亢的中药治疗近况. 四川中医,1988,(8):44

14. 潘文奎. 从气论治甲状腺机能亢进. 河南中医,1994,14(6):33

15. 魏子孝. 甲亢症辨治体会. 中医杂志,1995,(6):334

16. 姜浩. 辨证治疗甲亢30例临床疗效观察. 北京中医学院学报,1984,(6):15

17. 朱重兄. 治疗甲状腺机能亢进症的临床体会. 河南中医,1993,13(1):11

（陈如泉）

第二节　甲状腺功能亢进症从肝论治述析

甲状腺功能亢进症,简称甲亢,大多数为弥漫性甲状腺肿伴甲亢,属中医"瘿气"或"瘿病"等范畴。甲亢的病理变化复杂,累及脏腑恒多,重责于肝、肾、心、脾等脏,尤为肝脏。正如王孟英说的:"外感从肺而起,内伤由肝而生",此语深中肯綮。现就肝脏与甲亢的生理、病理、辨证、治疗等相关性,论述如下。

一、从肝论治的依据

在生理上,肝主疏泄,其性刚强,喜条达而恶抑郁;凡精神情志之调节功能,与肝密切相关。肝脉起于足大趾,上行环阴器,过少腹,挟胃,属肝络胆,贯膈布胁肋,循喉咙,连目系,上巅顶。肝开窍于目,目受肝血滋养而视明。从上述肝主疏泄与精神情志的关系、肝脉循喉咙与甲亢病变部位颈前肿大表现特点、肝开窍于目与甲亢眼突等,都说明甲亢与肝关系密切,为甲亢从肝论治提供了理论依据。

在病因方面,中医认为甲亢的发病与情志为病密切相关。隋代巢元方《诸病源候论·瘿候》说:"瘿者,由忧恚气结所生";明代李梴《医学入门·卷之五》载:"原因忧恚所生,故又曰瘿气",这些均阐明甲亢与情志内伤相关。在一般情况下,正常的情绪变化不一定致病。但是突然的、剧烈的或长期的精神刺激,使情绪反应过于强烈和持久,导致人体肝的疏泄功能失常,肝气为病,扰乱气血和脏腑的功能活动,导致阴阳失调而发病。

在病机上,甲亢在肝脏病变主要表现为肝气郁滞、肝火上炎、肝阴亏虚。情志、肝气、疏泄三者互为因果,肝主疏泄气郁为先,情志内伤使肝的气机不畅,且导致气滞,气滞进一步导致痰凝和血瘀,气、痰、瘀壅结颈前而发瘿病。气滞、火热、痰浊、瘀血是本病病机之标。气阴两虚是甲亢的病机之本。本病初期多实,见有气滞、肝火、痰凝和血瘀;病久多虚,主要是阴虚、气虚、气阴两虚、阴虚火旺,病变涉及肝、肾、心、脾等脏腑,而引起甲亢诸症。

"五脏之病,肝气居多",是因为肝气不但可以化火、化风,或造成血不荣肝、荣筋,或导致乘脾、犯胃、冲心、及肾等病变。妇女以血为本,冲任隶属于肝,发育、妊娠,哺乳均与肝经气血密切相关,所以本病以青、中年女性较为多见。明代李冠仙《知医必辨·论肝气》:"五脏之病,肝气居多,而妇人尤甚。"从西医学对甲亢病的认识,本病并发症较多,也涉及心血管系统、消化系统、神经系统、血液系统等多个系统疾病。在某种意义上看,这与中医肝的病变认识,有一定相类之处,为临床诊治研究提供了参考与提示。

在诊断上,甲状腺功能亢进,乃由甲状腺激素分泌过多所致,其主要临床表现为:心悸、失眠、易汗、易饥、消瘦、易怒、手抖,或有瘿肿、目突,属于中医学"瘿气"病范畴。情志因素,精神抑郁,肝疏泄失常,肝郁气滞,气滞不能运行津液,津液凝聚成痰,痰气交阻颈前,瘿肿乃成;凝聚于目,则眼球突出。在治法上,临床常用疏肝解郁法治疗肝气郁结之甲亢,用清肝泻火法治疗肝火亢盛之甲亢,用滋阴柔肝法治疗心肝阴虚之甲亢。

二、从肝论治的证候分型

(一) 主证

1. 肝郁气滞证　主要表现为甲状腺轻度肿大、胀痛不适、情绪易激动,或郁郁寡欢,胸闷不适,女子乳房作胀或胀痛或有积块、月经不调,多见轻度甲亢患者。

2. 肝火亢盛证　目赤、目胀、目珠突出,烦躁易怒,性情急躁,口苦而渴,头痛眩晕,皮肤发痒,甲状腺肿大,舌苔黄,脉弦数,常见于典型甲亢患者或神经精神型甲亢患者。

3. 肝肾阴虚证　目胀头昏,手足震颤,腰膝酸软。咽喉干燥,或低热,性情急躁,甲状腺肿大,两目胀痛或迎风流泪,或目珠突出,舌红少苔,脉弦细数,常见于典型甲亢患者。

(二) 次证

1. 肝风内动证　主要表现为手颤、甚则手足抖动不安,肢麻,双目干涩,或视物模糊。多见典型甲亢患者。

2. 肝血不足证　主要表现为面色少华或萎黄,爪甲不荣、眩晕、耳鸣、目干涩、视物模糊、夜寐多梦、妇女经量少或经闭等。多见于甲亢合并有贫血患者。

3. 肝胆湿热证　主要表现为胁痛,口苦,恶闻荤腥,体倦乏力,目黄或伴身黄,舌红苔黄白相兼而腻,脉沉弦而数,多见于甲亢合并肝病或甲亢服用抗甲状腺药物,或由外感湿热或内伤饮食,湿热郁滞,气机失于疏泄、条达,湿热蕴结肝胆而致病。

(三) 兼证

1. 痰气瘀结证　主要表现为甲状腺肿大明显,或兼有颈部结节、肿块、呈多个或单个质较硬或较韧结节、或眼突明显,舌质黯红、紫色或瘀点、瘀斑。多见于毒性结节性甲状腺肿或重症甲亢患者。

2. 脾气虚弱型　乏力、自汗、动则气喘,大便泄泻,或下肢浮肿或下肢痿弱无力,甲状腺肿大,或眼睑肿胀,或目珠突出,或眼睑下垂,舌苔淡,舌质胖嫩,脉细缓。见于淡漠型甲亢患者或肌病型甲亢患者。

3. 胃火炽盛证　突出表现为食欲亢进、食后易饥、怕热、汗出、口渴即饮、形体消瘦、大便秘结,舌苔黄、脉数。多见典型甲亢患者或甲亢合并糖尿病者。

4. 痰火扰心证　主要临床表现为心烦,面赤,口干,失眠多梦,易惊,重者胡言乱语,哭笑无常,狂躁妄动,小便黄赤,大便干,舌苔黄腻,脉滑数。多见于甲亢伴有神经精神症状者。多因情志不畅,恼怒伤肝,气郁化火,灼津为痰,痰火上扰,心窍蒙蔽,神志逆乱所致。

三、从肝论治的治法用药

(一) 主证治法用药

1. 疏肝理气法　甲亢患者精神刺激而发病。情志的变化往往引起病情亦发生变化,"随忧愁消长"。在临床上可遇精神创伤而致病情加重。故适用甲亢初起的实证。宗《内经》"木郁达之"、"结者散之"之法,可用柴胡疏肝散、四海舒郁丸合裁。常选用柴胡、玫瑰花、橘叶、郁金、枳壳、香附、青皮等药物。气滞较甚者,可加荔枝核、橘核、槟榔、莪术、枳实等破气导滞之品。使患者气机条达,肝郁症状得以缓解。

2. 清泻肝火法　本法常用于一般甲亢及甲亢突眼肝火证,多选用丹栀逍遥散、龙胆泻肝汤等加减,选用龙胆草、黄芩、栀子、夏枯草等药物,兼心火旺者,加黄连等;兼胃热甚者,加生石膏、知母等;火旺津伤者,宜配伍花粉、芦根、沙参、石斛等生津之品;兼有血热者,宜配伍丹皮、赤芍等凉血清热之品。清肝泻火之品多属苦寒,一般用量宜轻,多配伍甘草,缓苦寒伤胃之弊。肝火症见除,则中病即止。

3. 滋补肝阴法　这是治疗甲亢病的主要法则。多用于一般典型甲亢患者。适用于阴虚阳亢、气阴两虚之患者。常用二至丸、左归饮等方加减,选用生地、白芍、女贞子、旱莲草、制首乌、龟板、鳖甲等药物;肝体阴而用阳,酸泻肝木,疏肝敛阴,五味中酸味归肝,故用白芍、乌梅、木瓜、五味子酸味药养肝血敛肝用。

由于本病疗程较长,久服甘寒滋腻之品。反碍肠胃。因此,笔者常用旱莲草、女贞子平淡补肾,配伍麦冬、沙参等益阴养肺,以达虚则补其母之旨。虚火甚而见低热者,则配伍黄柏、知母等药。

4. 平肝息风法　治遵叶天士心法"身中阳化内风……非柔润不能调和也"。用杞菊地黄丸加珍珠母、牡蛎等介类潜镇之品。凡人必先有内风而后外风,亦有外风引动内风者。热极动风和肝阳化风,属于内风之实证,治宜平肝息风,常用钩藤、羚羊角、天麻、赭石、龙骨、牡蛎等平肝息风药。肝风门中,每多夹杂,则搜风之药,亦当引用也,如全蝎、僵蚕等。

5. 清利湿热法　主要用于甲亢兼有湿热病证,或内伤脾胃,湿热郁滞,久则化热,熏蒸肝胆,致胆汁外溢肌肤之黄疸,症见目黄、身黄,小便黄赤短少,大便秘结,或腹胀,舌苔黄腻,脉象弦数。或身目不黄,而见肝功能不良,ALT、AST增高,或血清胆红素增高、或碱性磷酸酶增高。治宜清热利湿,可选用茵陈蒿、金钱草、车前草等清利湿热之品,使湿热之邪从二便而出。若热毒炽盛,或外感时毒疫疠所致。治佐清热解毒,须加蒲公英、垂盆草、白花蛇舌草、叶下珠等清热利湿之品。

(二) 兼证治法用药

1. 疏肝化瘀法　气为血帅,气滞则血瘀。本法适用于甲亢痰气交结日久,与瘀血相搏而见颈部肿大、质硬,眼球外突明显,且伴有胸腹满闷,舌青或有瘀点,脉弦细涩,或月经愆期,量少色黯等症。活血祛瘀药物为主,常用药物如川芎、赤芍、桃仁、红花、丹参之类。甚则可用三棱、莪术、水蛭、虻虫、穿山甲之属。

2. 清肝泻胃法　赵守真《治验回忆录》指出："五脏以肝火为最横,一经菀结,则化火如焚。"本法适用于肝郁化火,肝犯胃腑。清代王泰林《王旭高医书六种·治肝十三法》:"一法曰清肝。如羚羊,丹皮,黑栀,黄芩,竹叶,连翘,夏枯草。""一法曰泻肝。如龙胆泻肝汤、泻青丸、当归龙荟丸之类。""一法曰泄肝和胃。肝气乘胃,脘痛,呕酸,二陈加左金丸,或白豆蔻,金铃子。即泄肝和胃之法也。"治用清泄肝火药与清泄胃火药配伍为主,酌情配伍疏肝、和胃之品,可用丹栀逍遥散、龙胆泻肝汤等加减。

3. 柔肝养心法　本法适用于甲亢日久的虚证。肝阴不足,阳亢火升,母病及子,肝心同病。清代王泰林《王旭高医书六种·治肝十三法》:"一法曰柔肝。如肝气胀甚,疏之更甚者,当柔肝,当归、杞子、柏子仁、牛膝。兼热加天冬,生地;兼寒,加苁蓉、肉桂。""一法曰养肝。如肝风走于四肢,经络牵掣或麻者,宜养血息风,生地、归身、杞子、牛膝、天麻、制首乌、三角胡麻。即养肝也。""一法曰补肝。如制首乌、菟丝子、杞子、枣仁、山茱萸、脂麻、沙苑蒺藜。"治用养血柔肝药与养血宁心药配伍为主,酌情配伍宁心安神药(如茯神、龙眼肉、五味子等),可用一贯煎、补心丹增损。

4. 培土荣木法　甲亢患者常见多食善饥,腹泻腹胀,消瘦乏力,气短汗出等脾气虚弱之证。故当培土荣木治之,旨在使脾胃强健,水谷精微化源充足,则肝木得以濡养,肝木不亢;更有"见肝之病,知肝传脾,当先实脾"之义。临床上见甲亢患者以脾虚证为主常用益气健脾法,以参苓白术散、补中益气汤加减。

5. 滋水涵木法　因为肝肾同源,肾为水火之脏,内含真阴真阳,肾阳虚,水不涵木则肝阳上亢;反之,肝阳亢盛暗耗真阴则致肝肾阴虚,阴不敛阳,阳亢愈张。遵前人有"壮水之主,以制阳光"之要旨,阴中求阳。滋水涵木即用滋补肝肾之阴法治疗甲亢,临床上选用滋水清肝饮加减,可重用枸杞、黄精、女贞子、何首乌等平补肝肾之阴的药物,同时佐加生龙牡、鳖甲、决明子、珍珠母等平肝潜阳之品。

6. 强金制木法　本病多由情志不遂,肝郁化火而诱发。肝火横逆,势必燔灼心肺脾胃阴津。可用百合地黄汤为主治之,其一,从清金制木立法着眼因肝气郁结,化火上升,燔灼阴津,助长中、上二焦阳热,方以百合为主,清金制水,俾金气清肃,木火受抑,则逆上之势得利,燥土得润,营卫生化有源;生地滋阴配阳;知母清肺胃之热。三味同用,清肺金而抑肝火,养阴津而泄诸热。

7. 清心泻火法　心肝为母子之脏,母病及子,甲亢患者常见,心烦失眠、口苦目赤、口舌生疮等心火亢盛,心神不宁之证。遵从"实则泻其子",以导赤散加减,选黄连、丹皮、栀子、莲子心清泻心火,以达到心肝之火同降的目的。另外,加清心养心,镇静安神之品,如:酸枣仁、百合、远志、磁石等效果更好。甲亢为肝气郁结化火,病初在肝,久则延及心肾脾肺而见五脏病变,治疗时要辨证论治,遵循五行生克制化规律,补其不足,泻其有余,使其恢复正常生克制化平衡状态。

四、讨论与体会

1. 甲亢从肝论治是根据该病临床表现及病因病机特点,详述从肝论治的理论依据、辨证分型、治法用药。并非排除甲亢涉及它脏的相关性及其治法用药,临床上并不能完全拘泥于肝,运用时,仍须随症情而定。

2. 本病尤重精神调摄及饮食宜忌。据临床所见,本病的发病以中青年女性为多,究其因,可能与女性性本沉静,每多私衷隐曲,加之人事纷沓,容易致郁有关,所以在治疗期间,应施行《灵枢·师传》所示"告之以其败,语之以其善"的心理疏导方法,使其精神愉悦,以补药力之不逮。忌辛辣甘肥厚味,因辛辣助火,而甘肥生痰。

3. 甲亢的治疗法则,以疏肝理气、清泄肝火、滋补肝肾、平肝潜阳、平肝息风等为其主要法则,结合病情,酌情配伍他法。昆布、海藻等富含碘药物对于毒性弥漫性甲状腺肿伴甲亢,可能引起"脱逸"现象,一般不宜使用。

4. 中医药治疗甲亢,能改善本病的症状,减轻抗甲状腺药物某些副作用,对某些不适合手术,应用抗甲状腺药物又有副作用者,具有较好治疗作用。与西药抗甲状腺药物同时使用,能提高临床治愈及好转率。单纯使用中医药治疗 1~3 个月,症状仍无明显改善者,应酌情配合使用抗甲状腺药物,或改为手术或放射性核素治疗。

5. 本病患者,若感受温热毒邪,或调治失宜,病情可恶化而出现高热、动风痉厥,厥阴将绝的危候,即所谓"甲状腺危象"是也。斯时,属中医热入营血,结合现代医学的综合救治。

参 考 文 献

1. 陈如泉 . 甲状腺机能亢进症证治琐淡 . 湖北中医杂志,1982,(3):28-29
2. 钟永亮,唐荣德 . 肝主疏泄与甲亢病机关系初探 . 湖南中医学院学报 .1994,14(3):14-16

(陈继东)

第三节　陈如泉治疗甲状腺功能亢进症临床用药经验

甲状腺功能亢进症是临床常见的内分泌病之一,是甲状腺合成甲状腺素过多所致。临床最常见者为 Craves 病,约占全部甲亢病患者的 90%。本病多发生于女性,青年患病为多。在中医学中,虽然没有对于本病的系统详尽的论述和记载,但对本病的病因和临床表现及方药运用,很早就有散在性记述。为了探求本病的辨证施治规律,结合古代医家及陈如泉教授临床经验,现将甲亢病的常用治法与用药,叙述如下。

1. 化痰软坚类药物的应用　甲亢患者大多有不同程度的甲状腺肿大,中医学称之为瘿瘤,主要为气滞血瘀痰凝所致,传统临床上常用海藻、昆布、黄药子、夏枯草、土贝母、山慈菇、瓦楞子、海浮石等化痰软坚之品。有痰凝血瘀表现者,可配伍活血化瘀药如王不留行、三棱、穿山甲、鬼箭羽等。海藻、昆布等富碘药物治疗甲亢,近年来有不同看法,占一代医家治疗瘿病的主药,以海藻、昆布、黄药子为代表,《神农本草经》提出海藻"主瘿瘤气",明代缪希雍《本草经疏》中记载昆布"瘿坚如石者,非此不除"。明代李时珍《本草纲目》明确指出黄药子有"凉血降火,消瘿解毒"功效,并记载在用黄药子酒治疗瘿病时,"常把镜自照,觉消便停饮"及"以线逐日度之,乃知其效也"的观察疗效的方法。陈教授指出,瘿病之症,古今有别,古之瘿病多为缺碘,即为碘缺乏病,而今之瘿病,通过碘盐普及,碘缺乏病已基本消除。而近常见之甲亢,并非缺碘所致。甲亢患者中药富碘药物不宜使用,因富碘药物不能直接抑制甲状腺素的合成，主要是抑制甲状腺素的释放，仅能起暂时缓解作用，一旦停服富碘药物，可使甲亢症状重新出现，甚至更为严重地影响其他抗甲状腺药物的疗效，或使已控制症状的甲亢患者症状复发。对毒性弥漫甲状腺肿大的典型患者，一般不宜使用这类富碘药物为妥。黄药子亦较少使用，必须使用时，用量多轻，一般不超过10g，因甲亢本身有肝功能损害，黄药子有毒又能损害肝脏。据实验报道白芥子、莱菔子、葶苈子、苏子等药物有抗甲状腺功能的作用。陈教授指出，对于阴虚阳亢证或肝火证患者，使用后有时反致心率加快，症状加重，对甲亢症状改善不明显。

2. 疏肝理气类药物的应用　甲亢患者多见精神刺激而发病。情志的变化往往引起病情亦发生变化，"随忧愁消长"。由于长期忿郁恼怒或忧思郁虑，肝气失于条达，气滞痰凝壅结颈前而成瘿。使用疏肝理气之法，选四逆散、柴胡疏肝散、经验方理气消瘿片等方剂加减，常选用柴胡、玫瑰花、橘叶、郁金、枳壳、香附等药物。气滞较甚者，可加青皮、荔枝核、橘核、槟榔、莪术、枳实等破气导滞之品，使患者气机条达，肝郁气滞证候得以缓解。历代医家无不以疏肝理气、消瘿散结为治疗该病的另一大法而选方用药。如唐代王焘《外台秘要》疗瘿细气方、深师苏子膏疗气瘿方中所用之陈皮，海藻玉壶汤、活血散瘿汤中所用之青皮，十全流气饮中更有陈皮、木香、香附、青皮等多味疏肝理气类药物。治疗瘿气，占一有"顺气为先"之训，即疏肝气、健脾运，当用柴胡、郁金、香附等疏肝理气药，若随情志而波动明显的瘿病患者，该类用药剂量理应酌情增大。

3. 活血散瘀类药物的应用　瘿病痰气凝滞日久，形成痰血凝滞而致瘿肿较硬或有结节，经久不消。如瘿肿伴突眼日久不消常兼有纤维化病变；甲亢合并胫前水肿，早期局部皮肤增厚变粗，有广泛大小不等的棕红色或黯紫红色突起的斑块或结节，后期皮肤粗厚如橘皮或树皮样，皮损融合有深沟，覆以灰色或黑色疵状物，下肢粗大似象皮腿；胫前黏液性水肿，与突眼、甲肿伴发，常形成甲亢三联征。严重者最后可发生肥大性骨关节病（Graves肢端病），多因湿毒病邪侵袭下肢筋脉，壅阻经络，气血失畅所致。治疗痰结血瘀型瘿病方剂有经验方活血消瘿片、明代陈实功《外科正宗·瘿瘤论》活血散瘀汤等。常用当归、川芎、赤芍、桃仁等养血活血，与青皮、橘叶、刺蒺藜、制香附、瓜蒌皮等理气化痰药合用，共同起到理气化痰、活血消瘿的作用。血瘀症状较重可酌加三棱、莪术、露蜂房、穿山甲、王不留行、急性子等破血散结消瘿，更有甚者可选配蜈蚣、水蛭、蜣螂虫、土鳖虫等虫类药，以增强活血软坚、消瘿散结的作用。现代临床研究亦证明，这类药物对甲状腺肿大积年不消者，用之有良效。

4. 清热泻火类药物的应用　古代医家多应用龙胆草、栀子、黄芩、夏枯草等苦寒药物泻火，用以治疗瘿病肝火旺盛，烦躁易怒证。如唐代王焘《外台秘要》中的5个治瘿方剂和宋《圣济总录·瘿瘤门》中的4个方剂都运用了龙胆草等清泻肝火。陈教授指出甲亢患者运用清热泻火药时，应注重明辨火邪所居部位而斟酌用药。如心经有热，宜以黄连、栀子、莲子心、水牛角等直折心火；若热在肺胃，渴饮多食，消瘦便频，常用生石膏、知母、黄连、黄芩等；若热在肝经，见头晕目眩、烦躁易怒者，当清泻肝火，常用龙胆草、夏枯草、决明子等。甲亢病有属肝火内炽者，火热炽热产生热毒，或因感受外感热毒之邪而复发或加重，常需配伍清热解毒之法，可选配蒲公英、漏芦、连翘、红蚤休等药物解毒散结。尤以红蚤休解毒、散结、息风，甲亢患者用之较为合拍。蒲公英能清肝明目，消肿散结，治甲亢突眼亦有一定的疗效。古代医籍中有运用清热泻火药同时，又选用了通草、川木通、淡竹叶等散结利小便，使热邪随小便而解；同时选用白头翁、松萝等清热解毒，以消瘿。

5. 滋补肝肾类药物的应用　　滋补肝肾法是治疗甲亢病的主要法则，适用于阴虚阳亢或气阴两虚型甲亢患者。常用二至丸、左归饮等方加减，药用生地、白芍、女贞子、旱莲草、制首乌、龟板、鳖甲等。由于本病疗程较长，久服甘寒滋腻之品，反碍肠胃。因此，陈教授用旱莲草、女贞子平淡补肾，麦冬、天冬等益阴养肺，以达虚则补其母之旨。虚火甚见低热者，配伍黄柏、知母等药物滋阴润燥，伴骨质疏松症者，加杜仲、怀牛膝、狗脊等补肾壮腰。瘿病日久化火，导致阴虚火旺，尤以肝肾阴虚更为突出，治疗上：一养肝之体，以助肝之疏泄，使气机条达，遏制诸郁之渐；二"壮水之主，以制阳光"，上济心火，下抑肝阳，多以玄参、麦门冬、生地黄等甘寒药物以滋其阴，并主张以清润为原则，避免滋腻阻碍气机。此外，天门冬也可选用，占有"服食天门冬治瘿除百病"的记载。

6. 补脾益气类药物的应用　　这是治疗甲亢的常用治则之一，常用于临床表现为自汗、乏力、或大便稀溏、泄泻，或两下肢瘦弱无力等气虚患者。方剂选用生脉散、牡蛎散、补中益气汤等化裁。气虚卫外不固，自汗不止者，佐以敛汗固表药，如浮小麦、五味子、麻黄根等；脾虚泄泻不止者，佐以涩肠固脱之品，如芡实、乌梅等。甲亢合并贫血或瘿病妇女月经量少或经闭等症状，此为心肝阴虚，气血亦虚，日久及肾。阴血不足可用熟地、制首乌、当归、龟甲、枸杞子、阿胶、龟胶等药物，以滋补肾阴。甲亢合并肌病出现重症肌无力、眼睑下垂及周期性麻痹者，可重用黄芪、炙甘草，剂量可达 30~50g。

7. 清肝明目类药物的应用　　甲亢患者中大部分患有突眼，程度一般较轻，预后良好。病情日久，眼突症状较重，多数疗效较差。治疗甲亢突眼，常用清肝明目之品，选用木贼草、谷精草、青葙子、夜明砂、决明子、千里光、密蒙花等药物。木贼与谷精草有疏风热、退目翳之功能，主治甲亢风热目赤肿痛、多泪、畏光等症；木贼兼益肝胆、通窍止泪，谷精草长于疏散头面风热，用于治疗甲亢突眼急性期患者；决明子有平肝阳、益肝阴、润肠通便之功。青葙子长于泻肝火，密蒙花清肝养肝；夜明砂兼消积散瘀；千里光清热、解毒、明目。用于甲亢热邪上扰之目赤疼痛、迎风流泪等症。车前子除有清热利尿通淋之功效外、还主治肝中风热，目赤肿痛。秦皮清热解毒、亦清肝明目。可见清肝明目之品宜根据甲亢目疾不同情况，灵活选用。

若甲亢治疗后期或抗甲状腺药物使用过多出现阳虚证候者，甲亢的治法用药可仿以温阳药，但以养阴益气为主要法则，结合病情，酌情配伍他法。陈教授认为，中医药治疗甲亢，能迅速改善本病的症状，减轻抗甲状腺药物某些副反应，对某些不适合手术、应用抗甲状腺药物又有副作用者，具有治疗作用。与西药抗甲状腺药物同时使用，还能缩短疗程，提高临床治愈及好转率。

参 考 文 献

1. 徐佩英,陆灏,姚政,等.丁学屏教授治疗甲状腺疾病经验.黑龙江中医药,2006,(4):2-4
2. 陈如泉.甲状腺机能亢进症证治琐淡.湖北中医杂志,1982,(3):1-3

（陈继东）

第四节   陈如泉教授运用龙胆泻肝汤加减治疗 甲状腺功能亢进症经验介绍

陈如泉教授临床擅长用龙胆泻肝汤加减治疗各种疾病,尤其是甲状腺功能亢进症初期。现将陈教授用龙胆泻肝汤加减治疗甲亢的机制及临床经验介绍如下。

一、加减化裁龙胆泻肝汤

陈教授善于运用龙胆泻肝汤加减治疗甲亢初期属肝火亢盛证者,表现为怕热、纳亢、多汗、心慌、手颤抖、颈前肿大以及眼球突出等。其临床常用基础方为:龙胆草10~15g,黄芩、炒栀子各10g,车前子、泽泻、生地黄各15g,甘草5g等。清代汪昂《医方集解》中所载"龙胆泻肝汤"尚有柴胡,且金代张元素《医学启源》曰:"柴胡,少阳、厥阴引经药也。"清代张山雷《本草正义》曰:"柴胡,用此者,用其凉散,平肝之热。"似乎直中病机,而陈教授缘何弃之不用? 盖甲亢乃肝火上炎,柴胡辛散升提可助火邪,若用之则如火得风助,源源不断,故舍之不用。再者,对于素体脾胃虚弱或病久脾虚,不胜龙胆草大苦大寒之性者,陈教授常用夏枯草15g代之,因夏枯草清泻肝火,清肝明目,并能散结消瘿肿,有一箭双雕之功,且其久服不易伤脾胃。

二、具体经验要点

1. 根据兼证加减用药   对伴有不同兼证者,陈教授又因人施治,灵活化裁。若见热入血分,眼结膜充血、舌红绛者,常加牡丹皮、赤芍及丹参等。见肝火犯胃,多食易饥而形体消瘦、大便异常者,多加用生石膏、知母、黄连及熟大黄。见肝火扰心,烦躁、心悸、失眠者,则加黄连、远志、五味子及生龙骨、生牡蛎等。若痰火瘀结于眼后,见目珠突出者,陈教授最善治此,恒用水蛭、浙贝母及泽泻,并根据病情酌加王不留行、土鳖虫及穿山龙等;眼睑浮肿者,用蒺藜、桑叶、菊花、防风等;上睑退缩者,又用蜈蚣、全蝎、僵蚕及钩藤;上睑下垂者,黄芪、葛根每每用之,对于病久眼突难消者,陈教授常于破血化痰消瘿药中重用黄芪,以振奋眼肌,攻补兼施。若颈前肿大,没有结节,属痰气交阻者,常用穿山龙、莱菔子、炒白芥子、葶苈子及瓜蒌皮等;若伴有结节,属痰血瘀阻者,又用三棱、莪术、丹参、水蛭、土鳖虫及桃仁等。甲亢病久,伤及气阴,又当以益气养阴为主,常用生地黄、白芍、旱莲草、女贞子及黄芪等。

2. 根据病情,分期治疗   治疗甲亢(尤其是Graves病)过程可分为3期:①控制期:对明显肝火亢盛者,用该方加减化裁,能较快改善某些症状,但对某些实验室检查指标还不理想,故陈教授常加用西药甲巯咪唑以达快速缓解患者症状的目的,同时中药与西药合用还能减轻西药带来的不良反应以及降低复发率、增加治愈率,该期大约持续1~3个月。②减量期:临床症状基本控制后,则改用中药冲剂配合西药治疗,一则因为该期持续时间较长,便于患者服用;二则改为冲剂后,作用较缓,能达到缓攻邪气,持续治疗的效果。③维持期:该期一般持续半年左右,但也应根据临床辨证,具体问题具体分析,主要以益气养阴为主,或兼以活血化痰,同时配合西药治疗。当达到临床症状消失,甲状腺肿大减小,血管杂音消失,实验室检查正常,并维持一段时间方可考虑停药。

三、病案举例

病案 1:李某,女,25 岁。2011 年 4 月 21 日初诊。主诉:突眼 10 年。现病史:10 年前无明显诱因,自觉眼突。2008 年体重明显下降,怕热,汗多,纳亢,偶有心慌。2009 年于湖北省某医院就诊,查甲状腺功能示异常,未做特殊处理。现诊症见:怕热、汗多、乏力、纳亢,偶有心慌,大便每天 1~2 行,成形,小便尚调,寐可,畏光,流泪,舌质红、苔黄厚。体格检查:眼突(+),闭合不全,双眼睑浮肿,手抖(+),甲状腺Ⅱ度肿大,质中,无压痛。心率 80 次 / 分,心律齐。血清游离三碘甲状腺原氨酸(FT$_3$):15.72(参考值 1.8~4.8)pmol/L;血清游离四碘甲状腺原氨酸(FT$_4$):4.53(参考值 0.7~1.99)pmol/L;促甲状腺激素(TSH):0.012(参考值 0.3~5.0)μIU/ml;甲状腺球蛋白抗体(TGAb):37.1(参考值 0~80)U/ml;甲状腺过氧化物酶抗体(TPOAb):164.6(参考值 0~60)U/ml。中医诊断:瘿病,目珠突出。辨证:肝火亢盛,痰瘀互结。西医诊断:Graves 病,甲状腺相关眼病。治法:清肝泻火,活血化痰消瘿。处方:夏枯草、穿山龙、浙贝母、僵蚕、赤芍各 15g,黄芩、栀子、蒺藜各 10g,蒲公英、车前草各 30g,泽泻 20g,甘草 5g,30 剂,每天 1 剂,水煎,分 2 次服。水蛭 60 袋,每袋 3g,每天 1 袋,分 2 次冲服。

5 月 21 日复诊:诉自觉眼胀,仍有畏光,流泪,时觉心慌,怕热,汗多,纳寐可,二便调。体格检查:眼突(+),双眼露白,活动度可,手抖(+),心率 72 次 / 分,心律齐,未闻及杂音,双下肢不肿。舌质红,苔稍黄厚,脉弦。FT$_3$:8.67(参考值 1.8~4.8)pmol/L,FT$_4$:3.78(参考值 0.7~1.99)pmol/L,TSH:<0.004(参考值 0.3~5.0)μIU/ml。治疗:中药继服 30 剂,甲巯咪唑片,早 10mg,中 10mg,晚 5mg;维生素 B$_4$,每次 20mg,每天 3 次。

7 月 5 日三诊:无明显不适。体格检查:眼突(+),双眼睑轻度浮肿,双结膜充血,手抖(+),心率 65 次 / 分,心律齐,舌质红、苔稍黄,脉滑。FT$_3$:4.39(参考值 1.8~4.8)pmol/L;FT$_4$:1.55(参考值 0.7~1.99)pmol/L;TSH:0.003(参考值 0.3~5.0)μIU/mL。治法:中药、西药继服如前。水蛭冲剂同上。

9 月 8 日四诊:未诉明显不适,服药不规律。体格检查:眼突较前好转,双结膜充血消失,浮肿消失,甲状腺肿大不显,心率 84 次 / 分,心律齐,未闻及杂音,舌质红、苔白,脉弦数。FT$_3$:7.1(参考值 1.8~4.8)pmol/L;FT$_4$:3.86(参考值 0.7~1.99)pmol/L;TSH:<0.004(参考值 0.3~5.0)μIU/ml。处方:旱莲草、女贞子、生地黄、牡丹皮、赤芍、泽泻、穿山龙、浙贝母各 15g,甘草 5g,车前草、蒲公英各 30g,30 剂。甲巯咪唑片,早 10mg,中 10mg,晚 5mg;维生素 B$_4$,每次 20mg,每天 3 次。

按:本病属中医学“瘿病,目珠突出”范畴,陈教授处以龙胆泻肝汤加减,方中夏枯草清肝,明目,散结消肿;黄芩、栀子苦寒,入肝、胆、三焦经,泻火解毒;泽泻、车前草清热利湿,导湿热从水道排出;僵蚕祛风消眼睑之浮肿,化痰退眼突;蒺藜疏肝明目;穿山龙、浙贝母等活血化痰,同时配以水蛭冲剂,《神农本草经》载:“水蛭味咸平,主逐恶血瘀……破血瘕积聚……生池泽。”全方以清肝泻火为主,又重在化痰活血消瘿,气血水同调,风火共治。故经三诊,而患者症状改善明显。四诊,患者病情已经趋于稳定,肝火之象不显,故陈教授去夏枯草、黄芩和栀子等苦寒之药,加女贞子、生地黄滋补肝肾,以培其本。

病案 2:张某,男,34 岁,2011 年 6 月 30 日初诊,主诉:眼突、重影、多汗 4 个月余。现病史:

患者诉 4 个月前自觉多汗,眼球突出且视物重影,2011 年 4 月诊断为"甲亢",医院给予甲巯咪唑,每次 10mg,每天 3 次,服西药近 2 个月后停药,期中服中药治疗 1 个月。昨日又入院确诊为"甲亢",予甲巯咪唑每次 10mg,每天 3 次。现诊症见:怕热,多汗。体格检查:一般情况可,眼球突出(+),眼结膜充血,眼球下视活动受限,眼睑闭合不全,手抖(−),心率 88 次/分,心律齐,舌质红、苔薄白,脉弦。FT_3、FT_4 均升高,TSH 降低。中医诊断:瘿病,目珠突出。辨证:肝火犯胃。西医诊断:Graves 病,甲状腺相关眼病。治法:清肝泻火,兼清肺胃,益气健脾。处方:夏枯草、生地黄、赤芍、牡丹皮、泽泻各 15g,生石膏、黄芪、生石决明各 30g,熟大黄 5g,黄芩、栀子、知母各 10g,15 剂,每天 1 剂,水煎,分 2 次服。甲巯咪唑片,每次 10mg,每天 3 次;维生素 B_4,每次 20mg,每天 3 次。

7 月 11 日复诊,眼部等不适较前好转。体格检查:一般情况可,眼球突出(+),眼球下视活动受限,眼睑浮肿,手抖(−),甲状腺肿大不明显,心率 84 次/分,心律齐,舌质黯、舌尖红、苔薄白,脉细弦。处方:继服上方加丹参 15g。

7 月 29 日三诊,多汗,无其他明显不适。体格检查:一般情况可,眼球突出(+),较前减轻,眼球活动度可,手抖(−),甲状腺肿大不明显,心率 68 次/分,心律齐,舌质红、苔薄白,脉细。FT_3、FT_4 均正常,TSH 降低。处方:夏枯草、生地黄、赤芍、牡丹皮、泽泻、丹参各 15g,黄芩、栀子、知母各 10g,黄芪、生石决明各 30g,车前草 20g。15 剂,每天 1 剂,水煎,分 2 次服。甲巯咪唑片,每次 10mg,每天 3 次;维生素 B_4,每次 20mg,每天 3 次。

按:本例乃肝火犯胃证,陈教授重用生石膏,佐以知母、熟大黄。生石决明用至 30g,乃因其有镇肝之功,可引上炎之火下行,张锡纯《医学衷中参西录》有"石决明味微咸,性微凉,为凉肝镇肝之要药……故善治脑中充血作疼作眩晕,因此证多系肝气肝火夹血上冲也"。与上例相比较,此案中重用黄芪,一则健脾可补由肝火耗散之气,二则该患者眼球下视活动受限,考虑可能为上直肌麻痹,而脾主肌肉,健脾益气可解其麻痹,而上案中患者病程日久,虑其痰瘀已结,故在清肝泻火时又重用浙贝母、泽泻、穿山龙等化痰活血。

参 考 文 献

陈如泉.陈如泉教授医论与临床经验选萃.北京:中国医药科技出版社,2007:392-393

(董 艳 陈如泉)

第五节 亚临床甲亢 100 例临床分析

亚临床甲亢(SH)是一种特殊类型的甲亢或甲亢的一种特殊状态。可没有临床症状,或症状不确切、不特异。血清促甲状腺激素(TSH)低于正常参考值的下限,而游离 T_3(FT_3)和游离 T_4(FT_4)均在正常值范围。由于检测方法和研究人群的差异,文献报道本病的发病率不尽相同,一般在 0.2%~16% 之间。随着 TSH 测定方法的改进,亚临床甲亢的检出率有明显增高的趋势。大多数患者不经治疗可自然缓解,但仍有部分患者进展为临床甲亢,出现一些严重的并发症,因此正确处理 SH 具有重要临床意义。

一、临床资料

1. 一般资料　观察病例来自 2009 年 6 月—2011 年 6 月间就诊于湖北省中医院甲状腺病专科的患者。收集诊断为亚临床甲亢患者 100 例的资料。男 33 例,女 67 例,年龄 18~65 岁不等,平均 41.16±12.57 岁。

2. 诊断标准　临床上诊断亚临床甲亢应符合以下条件:①血清 TSH 水平低于正常参考值下限,FT_3、FT_4 在正常参考值范围内;②内源性 SH 可查到明确的甲状腺病因;外源性 SH 与服用过量的 $L-T_4$ 有关;③排除可引起血清 TSH 暂时降低的其他原因。如正常妊娠、正常甲状腺功能病态综合征,下丘脑、垂体功能障碍以及应用呋塞米、多巴胺、糖皮质激素等药物。

3. 病因分析　Graves 病(包括抗甲状腺药物治疗过程中的亚临床甲亢状态)20 例(20%),亚急性甲状腺炎 20 例(20%),桥本甲状腺炎 20 例(20%),多结节性甲状腺肿 20 例(20%),外源性甲状腺激素摄入过量(除外由甲状腺癌患者抑制治疗引起)20 例(20%)。

4. 临床症状、体征观察　SH 常见的临床症状包括怕热、多汗、多食、心慌、烦躁、体重下降、甲状腺肿大及突眼等。

5. 实验室检查　测定血甲状腺功能,并结合摄碘率、TPOAb、TGAb、TRAb 检测,细针抽吸活组织检查,彩色多普勒超声显像等检查以明确诊断。

二、治疗及转归

经确诊的 100 例亚临床甲亢患者,根据其不同的病因,分别作适当的处理。Graves 病引起 SH 加用复发甲亢片 5~15 片 / 日,2 个月为 1 个疗程,需服药 1 年以上。亚急性甲状腺炎引起 SH 给以抗炎治疗为主,不使用抗甲状腺药物。桥本甲状腺炎引起 SH 有明显甲亢症状、体征者,酌情给以复方甲亢片 5 片 / 日,2 个月为 1 个疗程,甲状腺能正常即可停药。多结节性甲状腺肿引起 SH 给予复方甲亢片 5~10 片 / 日,2 个月为 1 个疗程,需长期服药治疗。外源性甲状腺激素摄入过量引起 SH 者应适量减少甲状腺激素的剂量。

20 例 Graves 病引起 SH 经复方甲亢片治疗 1 个疗程后,部分病例前述 SH 常见症状明显减轻,TSH 恢复正常;2 个疗程后,大部分病例前述 SH 常见症状消失,TSH 恢复正常。20 例亚急性甲状腺炎引起 SH 治疗 2 个月后,大部分病例前述 SH 常见症状基本消失,TSH 恢复正常。20 例桥本甲状腺炎引起 SH 治疗 2 个月后,大部分病例前述 SH 常见症状基本消失 TSH 恢复正常,部分病例甚至出现甲减症状,TSH 高于正常。20 例多结节性甲状腺肿引起 SH 经复发甲亢片治疗 1 个疗程后,部分病例前述 SH 常见症状明显减轻,TSH 恢复正常;2 个疗程后,大部分病例前述 SH 常见症状消失,TSH 恢复正常,但仍需长期服药。20 例外源性甲状腺激素摄入过量引起 SH 者经适量减少甲状腺激素的剂量后,大部分病例前述 SH 常见症状消失,TSH 恢复正常。

依照《中药新药临床研究指导原则》中甲亢症状分级量化标准对治疗前后进行评分,可见各类型疾病治疗 4 个月后症状、体征均明显减轻,其后无显著变化。各类型疾病治疗 2 个月后均能明显增加 TSH 水平,其后 TSH 平均值无显著变化。

治疗 6 月后复诊,20 例 Graves 病伴 SH,65% 病例治愈;20 例亚急性甲状腺炎伴 SH,85% 病例治愈。20 例桥本甲状腺炎伴 SH,55% 病例治愈;20 例多结节性甲状腺肿伴 SH,

60%病例治愈;20例外源性甲状腺激素摄入过量伴 SH,60%病例治愈。

三、讨论

亚临床甲亢可分为外源性与内源性两种。外源性 SH 主要是药物(包括超生理剂量的甲状腺激素、胺碘酮及干扰素等)引起;另外,多结节性甲状腺肿患者服用碘剂而引起的甲状腺炎也可以表现为 SH。内源性 SH 多由甲状腺疾病(包括 Graves 病、多结节性甲状腺肿以及自主功能性甲状腺腺瘤)等而引起。研究发现 SH 发病主要和饮食中碘的摄入及甲状腺自身抗体的存在有关,其机制可能是轻度碘缺乏主要诱发甲状腺自主功能,是自身免疫性甲状腺疾病的保护因素,而摄碘增高会导致甲状腺受损,通过诱导机体生成甲状腺自身抗体来诱发和加重甲状腺自身免疫反应。

亚临床甲亢的实验室诊断十分关键,应确保检验的准确性和可重复性。在仔细询问病史和体格检查的同时,进行甲状腺功能的检测,以排除隐形甲亢。如果仅 TSH 异常,又能排除某些药物(如多巴胺、皮质类固醇激素等)、非甲状腺疾病及妊娠等其他因素所引起,即可诊断亚临床甲亢。在此基础上应明确病因诊断。Graves 病多有眼征、弥漫性甲状腺肿、TRAb 增高等;亚急性甲状腺炎的摄 ^{131}I 率降低;桥本甲状腺炎的血 TGAb、TPOAb 阳性且滴度较高;多结节性甲状腺肿一般无突眼,甲状腺扫描为"热"结节,结节外甲状腺组织的摄碘功能降低。

多数亚临床甲亢患者临床表现不明显,或短时间内无临床症状,但 TSH 显著降低的患者可有较明显的症状和体征。亚临床甲亢每年约有 5%进展为临床甲亢,特别是伴有自主高功能腺瘤和结节性甲状腺肿者。TSH 水平降低会使得房颤发生率增加 5 倍,并且影响心血管疾病的发病。此外,还可表现为典型甲亢患者的高代谢综合征,或可并发突眼、周围神经麻痹、胫前水肿等。因此,多数学者主张,对于甲亢症状明显者、消瘦的老年患者、骨量减少的妇女、有房颤危险因素的患者以及伴发甲状腺结节者,宜采用适当的抗甲状腺治疗。至于使用何种治疗措施,应根据病因和医生的临床经验加以选择。

因此,亚临床甲亢需明确病因诊断,以对症施治。对于内源性 SH 的 TSH 轻度降低者,因临床症状更不明显,甲状腺激素靶器官的损害证据不足,有些早期的患者可能转归正常呈自限性,故建议暂不治疗,但应密切随访。而内源性 SH 若 TSH 显著降低,其对心脏、骨骼具有潜在危害,较多患者发展为临床甲亢,对此类 SH 应早期治疗。Graves 病若 TSH 显著降低,可早期采用小剂量抗甲状腺药治疗,且 TSH 正常后仍应维持治疗。亚急性甲状腺炎引起的 SH 多可自然缓解,必要时也可应用 β 受体阻滞剂对症处理。引起SH 的桥本甲状腺炎,有明显症状、体征时可应用小剂量抗甲状腺药治疗,但 TSH 正常后即停药。多结节性甲状腺肿伴 SH 需长期服药治疗,故建议 ^{131}I 或手术治疗,部分病例可经皮结节内酒精注射治疗。由摄入外源性甲状腺激素引起的 SH,调整 L-T$_4$ 剂量可使 TSH 恢复正常;由甲状腺结节和甲状腺癌患者抑制治疗引起的 SH,必要时应重新考虑目标 TSH 水平。

中医学没有亚临床甲亢的病名,根据本病主要临床表现,应属于中医学"瘿病"、"心悸"、"中消"、"肝火",等病范畴。亚临床甲亢的病因病机较为复杂,概而言之,本病初起多实,以气郁为先,兼有肝火亢盛、痰气凝结和瘀血阻滞;病久多虚,主要是阴虚、气虚、气阴两虚、阴虚火旺,日久阴虚可渐损及阳,可成阴阳两虚之证,以气阴两虚为主。复方甲亢片是陈如泉教授多年临床经验的结晶,已临床应用 10 余年,疗效肯定。该方由炙黄芪、生地、白芍、钩藤、夏枯草、玄参等九味中药加小剂量甲巯咪唑组成。方中以炙黄芪补益元气,生地养阴清热,与炙黄芪配伍,为方中君药,治其气阴两虚之证。白芍养阴平肝,玄参养阴散结,三药配伍养阴平肝散结,为方中之臣药。方中钩藤平肝息风,平肝潜阳;五味子收敛耗伤气阴,夏枯草清肝泻火,散结消瘿;牡蛎滋阴潜阳,软坚散结,为方中之佐药,郁金疏肝解郁,治肝气肝结,为方中之佐使药,诸药配伍,共奏益气养阴,疏肝平阳,消瘿散结之功效,与该病的发病机制相切合。方中配伍了小剂量的甲巯咪唑,以求加强解除甲状腺激素对垂体促甲状腺激素的抑制作用,中西药合用既能有效地缓解临床症状,又能加快甲状腺激素的调节,减少西药的毒副作用,达到增效减毒的效果。有研究者对复方甲亢片和甲巯咪唑片治疗 Graves 亚临床甲亢状态的疗效进行观察、比较,发现:中剂量的复方甲亢片组和甲巯咪唑片组治疗 4 个月,TSH 恢复正常的比率最高,但甲巯咪唑片组的甲减发生率要明显高于复方甲亢片组,甲减和甲亢的发生率与其他组别没有差异。此外,对于一些甲巯咪唑和丙硫氧嘧啶过敏而又不愿行 [131]I 和手术治疗的患者,给以复方甲亢片多无明显的药物过敏反应发生,取得了较好的疗效。

参 考 文 献

1. Koutras DA.Subclinical thyrotoxicosis.Thyroid,1999,9:311-315
2. Helfand M.Screening for subclinical thyroid dysfunction in nonpregnant adults:a summary of the evidence for the U.S. Preventive Services Task Force.Ann Intern Med,2004;140(2):128-141
3. 施亚雄,施秉银,许曼音.亚临床甲状腺功能亢进症.国外医学内分泌学分册,2005,25(1):36
4. Laurery P,Bulow Pedersen I,et al.Environmental iodine intake affects the type of nonmalignant thyroid disease.Thyroid,2001,11:457-469
5. Wiersinga WM.Subclinical hypothyroidism and hyperthyroidism prevalence and clinical revalence.Neth J Med,1995,46(4):197-204
6. Auer J,Scheibner P,et al.Subclinical hyperthyroidism as a risk factor for atrial fibrillation.Am Heart J.2001,142(5):838-842

(涂晓坤　陈如泉)

第六节　情志内伤与甲状腺功能亢进症病因学相关性的研究

甲状腺功能亢进症是由多种病因引起的甲状腺激素过量释放入人体,从而导致的一系列临床综合征。其作为一种与精神心理应激、个性特征密切相关的心身疾病,已成为人们的共识。其发病与心理 - 精神因素关系十分密切。其一般临床表现为高代谢综合征和神经兴奋性增高,血清游离三碘甲状腺原氨酸(FT_3)、游离四碘甲状腺原氨酸(FT_4)升高,促甲状腺激素(TSH)降低。

甲亢在中医属于瘿病,认为主要与水土和情志有关。隋代巢元方《诸病源候论·瘿候》

载:"瘿者,由忧恚气结所生,亦曰饮沙水,沙随气入脉,搏颈下而成之"。明代医家在瘿气发病病因上,强调了情志因素。"原因忧恚所生,故又曰瘿气,令之所谓影囊者是也"(明代李梴《医学入门·外科》)。宋代严用和《济生方·瘿病论治》:"夫瘿瘤者,多由喜怒不节,忧思过度,而成斯疾焉"。情志不舒,则肝主疏泄的功能异常,而致肝气郁滞,气滞进一步导致痰凝和血瘀而引起甲亢。

早在 1895 年,法国人 Crawford 就认识到心理社会因素在甲亢起病中的作用,认为持续性焦虑或突然惊吓可引起甲亢。1950 年,Alexander 把甲亢列为与胃溃疡等并列的经典心身疾病之一,但直到近年来人们才对甲亢的心身相关因素进行比较细致的研究。

当前对 Graves 病的研究国内外均较深入。由于其自身免疫机制已有较为细致的阐述,故公认其为自身免疫性疾病。同时,心理社会因素在 Graves 病的发生、发展、治疗和预后中的作用和影响是十分明显的。内在情绪、态度或观念可剧烈持久地影响神经、内分泌、免疫等,造成紊乱,从而引起一系列生理变化及组织器官器质性改变。强烈持久的精神刺激可以导致细胞激肽产物上的 HLA 表达与非依赖抗原的 T 细胞活化,而引起自身免疫性甲状腺疾病。另外近年来研究发现具有甲亢遗传倾向的个体约有 50%,还出现抗甲状腺抗体(TSAb)阳性。当经受强烈的神经紧张刺激后,TSAb 与 TSH 结合增多及 T 细胞的活化,促使甲状腺激素水平上升,诱发 Graves 病。

有人认为抑郁、焦虑情绪的发生是过高的甲状腺素对中枢神经系统的作用。甲亢损及中枢神经系统而出现的脑功能紊乱称为甲亢性脑病。

甲亢的患者几乎都伴有精神变化,表现为紧张、易激动、情绪易变;尽管体力上感到疲劳,但主观上仍感到精力充盛;注意力集中的时间不长,有近事记忆损害。严重甲亢者可呈现精神症状,谵妄、昏迷甚至死亡。少部分患者,特别是老年人患慢性甲亢者,也常表现为抑郁、淡漠和厌食。

甲亢患者的认知异常可随着甲状腺功能水平恢复正常而很快也回复正常,说明甲亢患者的认知异常与血液中甲状腺激素水平升高所产生的毒性反应有一定关系。

一、对象与方法

1. 资料   病例为 2007 年 3 月—2008 年 2 月间在湖北省中医院甲状腺病科门诊确诊的弥漫性甲状腺肿伴甲状腺功能亢进症患者,共计 384 名。

纳入标准:参照《内科学》中弥漫性甲状腺肿伴甲状腺功能亢进症的诊断标准:①具有弥漫性甲状腺肿伴甲状腺功能亢进症的临床表现,如高代谢综合征、甲状腺弥漫性肿大、伴或不伴甲状腺相关性眼病(TAO)等,其中 TAO 包含有眼睑退缩,眼睑迟落,不明原因的眼睑水肿,特异性结膜充血和血管扩张,双眼或单眼的眼球突出及眼外肌运动障碍或复视,原因不明的斜视尤其是下斜视,还有无明确原因的视力下降和高眼压症;②实验室检查,血清游离三碘甲状腺原氨酸(FT_3)、游离四碘甲状腺原氨酸(FT_4)高于正常值,促甲状腺激素(TSH)低于正常值;③患者知情同意。

排除标准:①有神经 - 精神疾患病史者;②因其他原因引起的,具有甲亢临床表现的疾病(如亚急性甲状腺炎、毒性结节性甲状腺肿等);③系由事物、药物及其他内分泌 - 自身免疫性疾病引起的甲状腺功能亢进症。

2. 方法   采用客观和主观心理 - 精神 - 情志评价量表对入选患者进行评估。

（1）客观量表使用 90 项症状自评量表（Sympton Check List 90，SCL90），由入选患者填写。量表采用统一指导语，由研究者对被研究对象逐一访谈，必须于确诊甲亢之日起一周内完成填写，并逐一收回量表，以减少其他环境及伦理学因素的干扰和偏倚。

（2）主观量表系参考《中药新药临床研究指导原则》，由作者对患者状况逐一访谈后进行评估。

（3）主要观察指标：①甲亢患者 SCL90 评分与全国常模比较；②不同性别的甲亢患者 SCL90 评分比较和主观量表项目评分比较；③不同年龄段的甲亢患者 SCL90 各因子评分比较和主观量表项目评分比较；④伴有和不伴有甲状腺相关性眼病（TAO）的患者 SCL90 评分比较和主观量表项目评分比较。

3. 统计学分析：采用 SPSS 12.0 统计软件进行分析，用均数 ± 标准差（$\bar{X} \pm S$）表示，数据对比采用 t 检验。

二、结果

1. 共发放 SCL90 客观量表 400 份，收回有效主客观量表各 384 份。

2. 入选患者一般情况：在 384 例患者中，男性 167 人，女性 217 人；年龄 19~48 岁，平均 33.9 岁。

3. 384 例甲亢患者 SCL90 评分与全国常模比较（表 1）

表 1 甲亢患者 SCL90 评分与全国常模比较

项目	甲亢患者（n=384）	国内常模（n=1388）	P
总分	142.78±35.01	129.96±38.76	<0.01*
阳性项目总均分	3.78±0.83	1.44±0.43	<0.01*
躯体化	1.39±0.44	1.37±0.48	>0.05
强迫症状	1.52±0.48	1.62±0.58	<0.05§
人际关系敏感	1.93±0.61	1.65±0.51	<0.01*
抑郁	1.58±0.47	1.50±0.59	<0.05§
焦虑	2.63±0.58	1.39±0.43	<0.01*
敌对	2.67±0.83	1.48±0.51	<0.01*
恐怖	1.22±0.45	1.23±0.41	>0.05
偏执	1.17±0.36	1.43±0.57	<0.01*
精神病性	1.21±0.31	1.29±0.42	<0.01*

如表 1 所示，* 甲亢患者 SCL90 量表总分、阳性项目总均分、人际关系敏感、焦虑、敌对、偏执、精神病性因子分显著高于常模，差异有极显著性意义（$P<0.01$）；§ 强迫症状、抑郁因子分差异也具有显著意义（$P<0.05$）；躯体化、恐怖因子则无显著性差异。

4. 不同性别的甲亢患者 SCL90 评分比较（表 2）

表 2　不同性别的甲亢患者 SCL90 评分比较

项目	男性（n=167）	女性（n=217）	P
躯体化	1.42±0.57	1.32±0.41	<0.05§
强迫症状	1.50±0.33	1.55±0.51	>0.05
人际关系敏感	1.87±0.47	1.88±0.69	>0.05
抑郁	1.39±0.21	1.59±0.65	<0.05¶
焦虑	2.78±0.54	2.16±0.77	<0.01*
敌对	2.76±0.78	2.28±0.61	<0.05§
恐怖	1.21±0.45	1.23±0.21	>0.05
偏执	1.17±0.73	1.14±0.99	>0.05
精神病性	1.09±0.49	1.27±0.37	<0.05¶

如表 2 所示，* 男性甲亢患者焦虑因子显著高于女性，差异有极显著意义（$P<0.01$）；§ 男性躯体化、敌对因子平分高于女性，具有显著性差异（$P<0.05$）；¶ 女性患者抑郁和精神病性因子分高于男性，差异具有显著性意义（$P<0.05$）；其他因子的对比未体现出性别差异。

5. 不同性别的甲亢患者主观量表各项目评分比较（表 3）

表 3　不同性别的甲亢患者主观量表各项目评分比较

项目	男性（n=167）	女性（n=217）	P
善惊易怒	1.34±0.21	2.17±0.76	<0.05§
喜怒不定	1.41±0.55	1.50±0.39	>0.05
神情淡漠,忧虑少欢	1.79±0.27	2.17±0.92	<0.01*
心烦易怒	2.33±0.48	2.51±0.82	>0.05
喜太息	1.99±0.71	2.37±0.89	<0.05§

如表 3 所示，* 女性患者在"神情淡漠,忧虑少欢"项目得分上显著高于男性患者，差异有极显著意义（$P<0.01$）；§ 在"善惊易怒"和"喜太息"项目得分上，女性患者高于男性患者，达到显著差异水平（$P<0.05$）；而其他项目则未体现出性别差异。

综合类比表 2 和表 3 的结果。女性患者在"抑郁"项目上有显著性，相对应的,女性患者在"神情淡漠,忧虑少欢"也具有极显著性，并且在"喜太息"项目上具有显著性。

6. 不同年龄段的甲亢患者 SCL90 各因子评分比较（表 4）

表 4　不同年龄段的甲亢患者 SCL90 各因子评分比较

项目	<30 岁患者（n=248）	≥30 岁患者（n=136）	P
躯体化	1.54±0.89	1.27±0.31	<0.01*
强迫症状	1.58±0.21	1.51±0.16	<0.05†
人际关系敏感	1.85±0.37	1.94±0.74	<0.05¶
抑郁	1.48±0.57	1.60±0.81	<0.01§
焦虑	2.85±0.66	2.52±0.78	<0.01*
敌对	2.68±0.44	2.64±0.69	>0.05

续表

项目	<30 岁患者（n=248）	≥30 岁患者（n=136）	P
恐怖	1.22±0.68	1.22±0.81	>0.05
偏执	1.22±0.47	1.14±0.77	<0.05¶
精神病性	1.19±0.38	1.21±0.98	>0.05

如表 4 所示，* 小于 30 岁患者躯体化和焦虑因子分显著高于≥30 岁患者，差异有极显著意义（$P<0.01$），§而≥30 岁患者抑郁因子分显著高于<30 岁患者，形成极显著差异（$P<0.01$）；¶小于 30 岁患者强迫和偏执因子分高于≥30 岁患者，具有显著性差异（$P<0.05$）；†而≥30 岁患者人际关系敏感性因子分高于<30 岁患者，具有显著性意义（$P<0.05$），其他因子的比较未体现出年龄差异。

7. 不同年龄段的甲亢患者主观量表各项目评分比较（表 5）

表 5　不同年龄段的甲亢患者主观量表各项目评分比较

项目	<30 岁患者（n=248）	≥30 岁患者（n=136）	P
善惊易怒	1.79±0.56	1.82±0.21	>0.05
喜怒不定	1.54±0.67	1.29±0.41	>0.05
神情淡漠，忧虑少欢	1.88±0.32	2.23±0.44	<0.01①
心烦易怒	2.68±0.33	1.99±0.78	<0.05②
喜太息	1.77±0.49	2.46±0.52	<0.05③

如表 5 所示，①≥30 岁患者在"神情淡漠，忧虑少欢"项目得分上显著高于<30 岁患者，差异有极显著意义（$P<0.01$）；②并在"喜太息"项目上得分高于<30 岁患者，为显著性差异（$P<0.05$）；③而<30 岁患者在"心烦易怒"项目得分上高于≥30 岁患者，达到显著差异（$P<0.05$）；其他项目的比较未体现出年龄差异。

综合类比表 4 和表 5 的结果。≥30 岁患者在抑郁项目上具有极显著性，而与之相对应的，其在"神情淡漠，忧虑少欢"有着极显著性，在"喜太息"上也具有显著性；<30 岁患者有着显著性的"心烦易怒"，而其焦虑因子有着极显著性，但敌对项目却无差异。

8. 伴有和不伴有甲状腺相关眼病（TAO）的甲亢患者 SCL90 评分比较（表 6）

表 6　伴有和不伴有甲状腺相关眼病（TAO）的甲亢患者 SCL90 评分比较

项目	伴有 TAO 的患者（n=37）	不伴 TAO 的患者（n=347）	P
躯体化	1.54±0.37	1.29±0.76	<0.05§
强迫症状	1.51±0.48	1.54±0.29	>0.05
人际关系敏感	1.94±0.36	1.86±0.64	<0.05§
抑郁	1.67±0.71	1.46±0.37	<0.01*
焦虑	2.75±0.44	2.21±0.82	<0.01*
敌对	2.66±0.57	2.41±0.74	<0.05§
恐怖	1.28±0.78	1.21±0.88	<0.05§
偏执	1.16±0.32	1.18±0.55	>0.05
精神病性	1.23±0.47	1.19±0.79	>0.05

如表 6 所示,* 伴有 TAO 的患者其抑郁、焦虑因子分显著高于不伴 TAO 的患者,差异有极显著意义($P<0.01$);§ 而其躯体化、人际关系敏感性、敌对、恐怖因子分高于不伴 TAO 的患者,体现为显著性差异($P<0.05$);比较其余因子,则未体现出差异。

9. 伴有和不伴有甲状腺相关眼病(TAO)的甲亢患者主观量表各项目评分比较(表 7)

表 7　伴有和不伴有甲状腺相关眼病(TAO)的甲亢患者主观量表各项目评分比较

项目	伴有 TAO 的患者(n=37)	不伴 TAO 的患者(n=347)	P
善惊易怒	1.57±0.77	1.86±0.31	>0.05
喜怒不定	1.39±0.58	1.51±0.28	>0.05
神情淡漠,忧虑少欢	2.42±0.34	1.98±0.72	<0.01*
心烦易怒	2.57±0.51	1.94±0.87	<0.05§
喜太息	2.27±0.43	1.97±0.21	<0.01*

如表 7 所示,* 伴有 TAO 的患者在"神情淡漠,忧虑少欢"和"喜太息"两个项目上显著高于不伴 TAO 的患者,差异有极显著意义($P<0.01$);并且 § 在"心烦易怒"项目的得分上也高于不伴 TAO 的患者,达到显著性差异($P<0.05$);其他项目则未体现出差异。

综合类比表 6 和表 7 的结果。伴有 TAO 的患者在抑郁项目上体现出极显著性,与其在"神情淡漠,忧虑少欢"和"喜太息"项目上形成遥相呼应;伴有 TAO 的患者的极显著性焦虑、显著性敌对,较好地对应了"心烦易怒"。

三、结论与探讨

Oknin 等研究后发现,94% 的甲状腺功能亢进患者发病前多有不良个性特征,常在心理-社会因素应激下诱发。心理-社会因素应激通过下丘脑边缘系统出现情绪反应,下丘脑内某些肽类物质或细胞因子致使内分泌失调,B 细胞分泌大量自身抗体而发病。发病后患者的负性情绪又可加重病情,形成恶性循环。测评甲亢患者的心理状态,进而采取相应的心理干预对策,对本病的防治具有重要意义。

从总体上看,在甲亢患者 SCL90 评分与全国常模的比较中,前者在总分和阳性项目均分上体现出极显著差异,并且在大部分因子得分上表现为极显著或显著差异,揭示了初诊甲亢患者与常人在精神-心理上确实存在的差异,其结果与赵林双等和钟志廷等的同类研究类似。

在不同性别患者的对比上,女性多项得分均高于男性,对应了女性应激能力及心理承受能力相对较弱的特点。

在不同年龄段患者的对比上,本研究与 SCL90 特有的年龄差异性取得了吻合。其结果符合≥30 岁患者人群生活紧张、工作压力大、负担重的特点。

在伴有和不伴有甲状腺相关眼病(TAO)的患者对比上,其结果趋同于前述二表。目前公认 TAO 的发生与免疫异常密切相关,故此对比可信度相对降低。由于 TAO 对人体外貌特征的改变,因此而引起的心理-情志改变又可显现为继发性,并互为因果,形成恶性循环,故在此表现出病因量表调查的局限性。

综上所述,此研究在甲状腺功能亢进症病因学的精神-心理层面上,再现了抑郁和焦虑等因子及其相类似的中国传统医学相关概念所居的位置,并为甲状腺功能亢进症病因学的进一步深入研究指明了方向,也为甲状腺功能亢进症的防治方案提供了新的依据。

参 考 文 献

1. 李艳波,李昌祁.大庆地区 Graves 病的大规模流行病学调查.中华医学杂志(英文版),2000,113(1):31-34
2. Utigr,R.D.自身免疫性甲状腺疾病的发病机理.国际内分泌代谢杂志,1992(2):75-76
3. 程芳,张迎伟.48 例甲亢病人心理干预的临床观察.中国实用神经疾病杂志,2006,2(9):61
4. 白耀.甲状腺病学——基础与临床.北京:科学技术文献出版社,2003
5. 汪向东.心理学卫生评定量表手册(增订版).北京:中国心理卫生杂志社,1999
6. 中华人民共和国卫生部.中药新药临床研究指导原则.北京:中国医药科技出版社,2002
7. Oknin Vlu,Vnotchenko SL,Sadokov RK.A comparative analysis of the function of the autonomic nervous system in patients with thyrotoxicosis and autonomic crises. Ter Arkh.1994,66(10):29-32
8. 陈丹,肖卫民,黄雄,等.甲亢治疗中甲状腺素水平与抑郁症关系的临床观察.医学研究通讯,2005,8(34):35-36
9. 吴玉琴,贺丹军,李勇,等.弥漫性甲状腺肿伴甲状腺功能亢进症患者的情绪状况及其影响因素.中国临床康复,2006,2(10):12-14
10. 马梁红,骆桂秀,曾兆良.甲亢患者的心理社会因素调查分析.中国心理卫生杂志,2002,9(16):616

(左新河 余 强)

第七节 浅议象思维在甲状腺功能亢进症中医证型中的应用

随着现代生活节奏的加快和生活压力的增大,以及疾病谱的变化,甲状腺功能亢进症的发病率在逐年增高,笔者结合中西医对此疾病的记载,尝试用中医学象思维对此疾病进行中医证候分型。

一、甲状腺功能亢进症的中、西医认识

甲状腺功能亢进症简称"甲亢",是由于甲状腺功能增高,分泌过多的甲状腺激素,引起氧化过程加快,代谢增高的一组常见的内分泌疾病。中医没有该病名的记载,属中医学瘿病的范畴,根据其临床表现心悸心慌、纳亢、手足颤抖、周围神经麻痹等,又属于中医学心悸、中消、颤证、痿证等病的范畴。

二、象思维的含义

象思维是以事物的各种外在表现为依据,充分借用观察者已有的知识经验,通过广泛联系,体悟事物的内在本质或变化规律的思维方法。象思维首要是在"察象",此"象",可有象有形,也可无象无形。前者取自然之"图象",后者取自然之"法象"。如肺位于胸腔,左右各一,肺共五叶,左二右三。此为有形之象,即图像、物象。再如在中医藏象中,脾主运化,水谷化为精微以营养人体,促进人体的生长。自然界中土壤可以化生万物,种子在土壤中可以生

根发芽,长成参天大树。因此脾在五行中属"土"。此为无形之象,即法象、意象。

三、象思维在甲状腺功能亢进症中医证候分型中的应用

甲亢的发生是由于各种病因导致体内甲状腺激素过多而引起的一组内分泌疾病。甲状腺激素是由甲状腺滤泡皮细胞所分泌,包括甲状腺素(T_4)和三碘甲腺原氨酸(T_3),有促进组织氧化及产热,促进生长、发育,兴奋神经、心血管、消化等系统的作用。而中医学中的"气",是人体内活力很强的运行不息的精微物质,气有气化产生热量,激发和促进人体的生长、发育,防御、固摄和中介作用,脏腑之气活力很强,其不断的运动推动和调控脏腑生理功能的活动。由此对比可见,两者具有相似的功能象,即法象、意象。因此,中医认为甲亢的发生主要可能是人体之气发生病理变化而引起的疾病。

在甲亢的早期,过量的甲状腺激素可以增加人体中枢神经系统的兴奋性,患者常有不安,易激动,多言,失眠等兴奋性增高的表现,甚至可有严重的神经过敏或精神失常。而中医藏象中心主神明,肝主疏泄,调畅气机。人体的心气和肝气正常,则精神情志正常;当人体之气过量,气有余便是火。心火盛则心悸、烦躁、失眠;肝气郁结则见心情抑郁不乐,悲忧善虑;肝郁化火,可见烦躁易怒,亢奋激动。过量的甲状腺激素也可以增加外周神经系统的兴奋性,即拟交感作用,患者可有手抖、舌颤、肌肉颤动、眼突表现。而在中医藏象中,肝为刚脏,主升主动,肝气郁结化火,火(热)极生风,患者可见手足颤抖,舌颤甚则抽搐等风动之象。过量的甲状腺激素也可以增加人体心血管系统的兴奋性,患者可有心慌,脉搏加速,日久可导致甲亢性心脏病。而在中医藏象中心主血脉,心火亢盛则见心悸、脉数。过量的甲状腺激素也可以增加人体消化系统的兴奋性,患者可有食欲亢进,进食量增加,患者可见消谷善饥,烦渴多饮。由上分析可见,过量的甲状腺激素兴奋人体神经系统、心血管系统所表现出来的症状,与中医学中心肝火旺证所表现出来的症状相似,即具有相似的"象";过量的甲状腺激素兴奋消化系统所表现的"象"与中医学胃火炽盛证所表现的"象"相似。因此,中医证候分型为心肝火旺证,胃火炽盛证。

在甲亢的中后期,由于人体各系统长期处于兴奋状态,人体能量过度消耗,日久机体越来越消瘦,各种并发症也随之而起。根据中医理论,气盛化火,火盛伤阴,而肾阴肾阳为一身阴阳之本,肾阴亏虚,相火妄动,则男子阳强易举,精室被扰则遗精早泄甚则阳痿;女子经血来源不足,故经少或经闭。乙癸同源,肾阴虚亦会导致肝阴虚,患者可见两目干涩等症。气盛化火,壮火食气,耗气伤阴,日久导致气阴两虚,则可见气短,倦怠乏力,纳差,低热盗汗,口干,形体消瘦,脉细或细数无力。此与西医学认为过量的甲状腺激素对生殖系统和代谢的影响所引起的病理变化相合,如过量的甲状腺激素可引起女性月经稀少、闭经;男性阳痿;过量的甲状腺激素可使人体产热增加,基础代谢率增加,而热力降低;蛋白质分解增加,蛋白分解,肌肉羸弱无力,易疲劳,低热,口干,形体消瘦等症。因此,中后期多肝肾阴虚证,气阴两虚证。此外,气亦可以影响血和津液的正常运行。气滞日久化火伤阴,煎灼津液而成痰,形成气滞痰阻证;痰气搏结日久,气血运行受阻,气滞血瘀,形成痰瘀互结证;气痰循肝经上行,交阻于颈前,瘿肿乃成,凝聚于目,则眼球突出。西医学认为,甲状腺的肿大及眼球的突出与免疫系统有关,由于免疫复合物沉积所致。神经 - 内分泌 - 免疫系统是一套相互交叉影响的网络系统;而中医中气血津液系统也是一套相互交叉影响的系统,两者具有相似的象。

由上分析可知,甲亢疾病的发生关键在"气",病变脏腑主要涉及肝、心、肾、胃,在疾病

的全程发展中,亦可以引起气血津液运行的失常。其中医证候分型为:肝火亢盛证,肝肾阴虚证,气阴两虚证,气滞痰阻证,痰瘀互结证。

对甲亢的治疗,应根据疾病的特点,始终贯穿治"气"这条主线,与此同时根据早、中、后期病情发展予以辨证论治,并兼顾痰瘀的治疗。

参 考 文 献

1. 左新河. 甲状腺功能亢进症. 北京:中国医药科技出版社,2010
2. 王永炎,张启明. 象思维与中医辨证的相关性. 自然杂志,2011,33(3):134
3. 王永炎,于智敏. 象思维的路径. 天津中医药,2011,28(1):2

(左新河　刘娇萍)

第八节　防治 Graves 病应注意调神

一、概述

毒性弥漫性甲状腺肿又称 Graves 病,是甲亢最常见的类型,可见于各年龄段。Graves 病一般起病缓慢,难于确定发病日期,可在强烈的精神刺激、劳累、感染等诱因后发病,患者病情轻重差别较大,临床表现存在多种变化。典型者有高代谢症群、甲状腺肿大、甲状腺相关眼病、部分患者可伴局部性黏液性水肿。3 岁以下少发病,3 岁后逐渐增多,至 11~16 岁发病率最高,女孩较男孩多见。20~40 岁为高峰期,轻症女性患者常仅有高代谢症群,如心慌、怕热、多汗,大便次数增多。有的很像神经官能症,表现为精神过敏、急躁易怒、言语增多、举止不宁、缺乏耐性、情绪不稳,常因小事而发怒或出现情绪低落、悲哀哭泣。严重者可出现精神分裂症及狂躁型精神病。患者多伴失眠、多梦、记忆力下降。少数患者特别是老年患者,可出现精神抑郁症状,以淡漠、心悸、消瘦为主。男性患者多食易饥、消瘦、乏力症状明显,有的以甲亢性肌病为主要临床表现。Graves 病的病因和发病机制尚未完全阐明,目前认为本病是在遗传易感的基础上,由于感染、精神创伤等应激因素而诱发的一种自身免疫性甲状腺疾病。促成自身免疫反应的认识还很肤浅,包括:①碘化物过多,如缺碘区供碘后 Graves 病的发生率增加;②病毒或细菌感染;③糖皮质激素撤除或应激;④分娩、妊娠期间处于相对免疫耐受状态,产后复原;⑤锂剂治疗,因其可能改变免疫反应。

二、中医病因病机

根据临床表现和特征,Graves 病属于中医学的"瘿气"、"郁证"等范畴。中医学认为本病的发生与情志和体质以及饮食和水土失宜有关。

先天禀赋不足,素体阴虚,加之后天调摄不当,饮食及水土失调,一则影响脾胃功能,使脾失健运,聚湿生痰;二则影响气血的正常运行,痰气瘀结而病。

持久的情志抑郁或紧张,或剧烈的精神刺激致肝郁气滞,津液不行,凝聚成痰,久则血瘀内生;肝郁化火,肝木亢盛,则急躁易怒,身热目赤,手抖舌颤;肝旺犯脾,胃火炽盛,则多食易饥,便溏消瘦;火热伤阴,心阴不足,则心烦失眠,心悸怔忡,自汗;肝开窍于目,肝之经脉"循喉咙……连目系",肝郁气滞日久,肝经受损,血脉瘀阻,则目突、颈肿。正如宋代严用和《济生方·瘿病论治》说:"夫瘿瘤者,多由喜怒不节,忧思过度,而成斯疾焉。大抵人之气血,循环一身,常欲无滞留之患。调摄失调,气凝血滞,为瘿为瘤。"

总之,本病是由肝郁气滞、脾失健运,痰湿内生,气血瘀滞,日久引起血脉瘀阻,以气、痰、瘀三者合而为患。其主要病理产物和致病因素是气滞、痰凝、血瘀。

三、应激诱发 Graves 病的机制

Graves 病是一种原因还不完全认识清楚的自身免疫性甲状腺疾病。目前认为本病是在遗传基础上,有应激因素参与而发生的自身免疫性疾病。虽然遗传的方式尚不能肯定,但对能诱发本病的各种应激因素认识比较一致。应激状态下,机体内分泌系统会发生一系列变化。主要是通过下丘脑 - 垂体 - 肾上腺皮质轴和交感 - 肾上腺髓质轴调节免疫应答。躯体和精神刺激作用于神经系统,可通过神经内分泌反应,产生各种激素或应激免疫调节因子,对免疫系统和全身器官组织的功能进行调节。而病毒、毒素、肿瘤、异性蛋白等刺激作用于免疫系统,产生各种细胞因子和免疫反应激素,也可作用于神经内分泌系统,起到激发或调节作用,后者再作用于全身组织器官,动员各种功能活动对刺激做出反应。这就是应激反应与免疫反应之间的相互作用。在应激状态下,可通过削弱抑制性 T 淋巴细胞的激活,从而诱发自身免疫性疾病。自身免疫性内分泌病绝大多数引起有关内分泌细胞的损伤,发生功能低下,只有 Graves 病例外,因为出现的自身抗体(甲状腺兴奋性抗体 TSAb)所针对的抗原为甲状腺细胞表面的 TSH 受体,后者被 TSAb 激活可引起甲状腺细胞增生及功能亢进。

应激的致病机制和神经系统、内分泌系统以及免疫系统的功能改变密切相关,而且往往是三者共同作用的结果。神经、免疫、内分泌系统有诸多共同之处:①共享信息分子(激素、神经递质、细胞因子等)及其受体;②均具有信息储存和记忆功能;③都具有周期性节律变化;④系统内和系统间存在反馈调节机制,包括正负反馈;⑤随着年龄的变化,内分泌、神经和免疫功能都会出现生长、发育、成熟、衰老或退行性变,各种激素、神经递质和免疫调节因子水平也会随之改变;⑥甲状腺功能亢进症、甲状腺功能减退症等有神经内分泌和免疫系统之间的交互作用。生理状态下,下丘脑 - 垂体 - 甲状腺轴、甲状腺和肝脏的各种酶如过氧化物酶、脱碘酶以及机体自身免疫网络等保持机体甲状腺激素分泌、代谢的稳定状态,而各种应激情况则会扰乱这种内稳态,使甲状腺激素的分泌、代谢出现紊乱,从而导致各种甲状腺疾病。许多研究报道,应激与甲状腺自身免疫性疾病有关,典型的例子就是 Graves 病。对照双盲试验结果显示,应激是 Graves 病发生和发展的一个重要作用因素。目前大量的人和动物研究表明,自身免疫性甲状腺疾病通常在遗传的基础上,因感染、精神创伤等应激因素而诱发,属于抑制性 T 淋巴细胞功能缺陷所导致的一种器官特异性自身免疫性疾病,应激间接或直接影响机体神经、内分泌系统,从而影响免疫系统,并且有环境和个体易感性因素等共同作用。

下丘脑的内分泌功能又受神经系统其他部位的影响。下丘脑和更高级的中枢神经及周围的感觉神经都有广泛的联系。过于强烈或过于持久的应激源,例如不良情绪和有害的精神刺激,过度而持久的精神紧张、忧虑、恐惧、盛怒、激动等,是诱发 Graves 病的重要因素。精

神方面的刺激因素能够改变甲状腺功能和机体免疫系统的正常调节,促使 Graves 病的发生。

四、治疗

Graves 病的眼病和皮肤病要分别予以治疗。甲状腺毒症的治疗,抗甲状腺药物疗法应用最广,常用甲巯咪唑或丙硫氧嘧啶,抑制甲状腺激素生成有关甲状腺过氧化物酶,疗程长,一般需 1~2 年,有时长达数年,但仅能获得 40%~60% 的治愈率;放射性碘和甲状腺次全切除术都是减少功能性甲状腺组织的数量,均为创伤性措施,治愈率高,但缺点较多。针对自身免疫过程进行治疗,目前尚无能为力。

中医治疗甲亢的方法及方药不少,有以经方加减者,有以自拟方加减者,也有按辨证论治分型治疗者。常采用益气养阴、清热化痰、疏肝解郁、祛瘀软坚等治法。Graves 眼病以清热平肝、滋阴明目、化痰软坚散结为主。常用经方为逍遥散类及柴胡剂合消瘰丸加减,以及龙胆泻肝汤、酸枣仁汤、百合地黄汤、麦门冬汤、甘麦大枣汤等化裁。

五、防治 Graves 病应注重调神

中医学中,神的含义有三:一是指自然界物质运动变化的功能和规律,即"阴阳不测谓之神"。二是指整个人体生命活动的整体形象或"形征",包括面色表情,目光眼神,言语应答,意识思维、肢体活动等,均属神的范围。此即中医诊断学望诊中望"神"的内容。三是指人的精神活动,包括意识、思维和情志活动,即心所主之神。一般称为狭义的神。调神即调摄精神,调畅情志,舒情解郁,调整脏腑功能。

《素问·灵兰秘典论》:"心者,君主之官……主不明则十二官危,使道闭塞则不通,形乃大伤。"精辟地论述了心理对生理的影响。《素问·天元纪大论》:"人有五脏化五气,以生喜怒思忧恐。"五脏,藏精化气生神,接受客观事物的刺激而产生各种情志活动。神动于内,情志现于外,这便是五脏主五种情志活动的全过程。宋代陈无择《三因极一病证方论》:"七情,人之常情。动之则先自脏腑郁发,外现于肢体,为内所伤。"正常有节制的情志变化可调节脏腑,畅达气机。"喜、怒、思、悲、惊,人人共有之境。若当喜而喜,当怒而怒,当忧而忧,是即喜怒哀乐而皆中节也。此天下之至和,尚何伤之有?"故情志失常能否致病,与精神刺激的强度及持续时间的长短以及体质因素有关。

中医学认为 Graves 病的发生与情志和体质等有关。《诸病源候论》:"瘿者由忧恚气结所生。"宋代严用和《济生方·瘿瘤论治》:"瘿瘤者,多由喜怒不节,忧思过度,而成斯疾焉。"焦虑、抑郁等精神、神经症状既是 Graves 病的临床表现,本身也是诱发 Graves 病的应激事件,可导致神经内分泌、免疫系统功能紊乱。所以对患者的精神因素要引起重视,中医强调"先医其心,后治其身",防治 Graves 病应注重调神。

1. 行为心理干预　从首次就诊开始,医师就必须逐步了解患者各种精神上的压力。有些问题可能深藏心底,患者不能自我调节,有些问题并不是内心的情志反应,而是对外界现实问题的自我调节障碍,虽然对应用精神病学的方法治疗甲亢缺乏经验,但可以肯定的是医师的支持、体谅加上外界环境的帮助将对 Graves 病的治疗产生很大的影响。要告知患者应用抗甲状腺药物治疗 Graves 甲亢,能在不损伤甲状腺条件下取得满意的治愈效果,而不像绝大多数自身免疫性内分泌病需要终生治疗,消除恐惧心理,树立战胜疾病的信心。注意减少碘的摄入,不吃含碘丰富食物如海带、紫菜,少吃含异性蛋白质高的食物如虾、蟹,少吃致

甲状腺肿的食物如萝卜和卷心菜等。平时应保持上衣宜宽松、严禁用手挤压甲状腺以免甲状腺受压后甲状腺激素分泌增多。日常工作生活中要注意调摄精神,调养心身,调畅情志,避免过度而持久的情志刺激。对于精神压力大或长期焦虑、抑郁的患者建议精神或心理科医生会诊。

2. 生活方式干预　人类在长期进化过程中,生理上形成了与天地自然变化几乎同步的节律性以适应外界变化,并作出自我调适的能力。《内经》四气调神"春则夜卧早起……逆则伤肾"是依据四时气候变化规律,提出必须随四时变化而调摄精神,使人体功能活动与外在环境变化得以协调统一,以保持健康。顺应自然,各种生理活动随节律稳定而有序,若有违自然,不循规律,各种生理活动的节律长期紊乱无序,则导致疾病。神经和内分泌系统的活动都具有周期性变化,如睡眠,多种神经肽及激素的分泌节律,女性月经周期,人类 T 细胞、B 细胞等也具有周期性波动,并与血浆中皮质醇水平呈相互关联的变化趋势。Graves 病的精神神经症状包括睡眠障碍,长期失眠易导致神经、内分泌、免疫系统功能紊乱。良好的饮食起居习惯、充足的睡眠,符合神经内分泌的周期性节律变化,是防治 Graves 病的重要因素。

3. 中医辨证治疗　Graves 病的临床症状较多,如高代谢症群,精神、神经症状,甲状腺肿大,突眼等。从辨证的角度来看,由于不同的致病因素,作用于不同体质的个体,产生的症状和证候也各有差别。每一个患者的主症、兼症及临床表现不同,其治法及方药也各异。对于如此众多的症状,辨证分型尚无统一的标准,很难用一方一法来完成治疗。但本病具有其自身发生、发展及演变的规律。本病因情志所致者为众,情志异常既是其发病原因,又是其临床表现,所以调治情志是防治 Graves 病的重要方法。情志失调,中医责之于肝,肝喜条达而恶抑郁,肝主疏泄与情志活动甚为密切。逍遥散出自《太平惠民合剂局方》,是中医调治情志异常的经典方剂,具有疏肝解郁,健脾和营之功效,可用于防治 Graves 病,临床效果明显。依辨证施治或方证对应的原则,半夏厚朴汤、丹栀逍遥散、龙胆泻肝汤、小柴胡汤、温胆汤等调治情志的方剂亦可选用。

值得注意的是 Graves 眼病和甲状腺肿大,因每个 Graves 眼病患者在发病过程中的时间和程度不同,有免疫抑制剂、眶内放射治疗和眼科手术等不同处理方法。大多数甲状腺肿经治疗后消退,但部分患者不消退甚至增大,可能与抗甲状腺药物的剂量,甲状腺刺激抗体以及各种细胞因子和生长因子有关。长期甲状腺肿最终都会发展为结节性甲状腺肿。弥漫性甲状腺肿一般不需要手术,对结节性甲状腺肿通过病史、体征、超声检查、实验室检查、核素扫描以及细针抽吸活检进行综合评估,以判断结节的良恶性,恶性结节手术治疗,良性结节随访观察。

突眼、甲状腺肿严重影响外观,本身就是严重的应激事件。疾病经久不愈,对治疗措施和效果的担心等均易产生焦虑抑郁情绪。眼和甲状腺均为肝经循行部位,肝郁气滞,肝之经络阻滞,气滞痰凝,血脉瘀阻,则目突、颈肿。中医辨治宜疏肝解郁,清肝明目,豁痰散结,活血通络。

六、讨论

抗甲状腺药物能有效地控制甲状腺毒症,但 Graves 眼病、甲状腺肿大、易复发是防治 Graves 病的三大难点,这与 Graves 病患者自身免疫功能紊乱有关,目前尚缺乏特异性有效的免疫学治疗。精神创伤等应激是诱发 Graves 病的重要因素,应激间接或直接影响机体神经、内分泌系统,从而影响免疫系统,Graves 病的发生和发展与神经内分泌及免疫系统间的交互作用密切相关。因此临床医生应重视 Graves 病患者的精神因素,通过健康宣教,进行行为心理和生活方式干预,帮助患者消除精神应激。Graves 病患者自身免疫存在自然增强或减弱的过程,甲状腺毒症、突眼、甲状腺肿等症状的严重程度以及是否复发可能与此有关,许多疏肝解郁的中药或复方有调节免疫功能的作用,如柴胡的主要活性成分是柴胡皂苷,具有免疫调节、保肝、抗病毒及抗肿瘤作用,丹栀逍遥散可调整患者神经免疫内分泌功能。中医学认为本病主要病因为情志内伤,焦虑、抑郁等情志异常既是 Graves 病的诱因,又是其临床表现,应用逍遥散类或柴胡剂等中医调治情志的经典方药,既可调治 Graves 病的焦虑或抑郁症状,消除精神应激,又可改善机体的免疫功能,达到防治 Graves 病的目的。

参 考 文 献

1. 薛耀明.甲状腺疾病的诊断与治疗.北京:人民军医出版社,1995
2. 王吉耀.内科学.北京:人民卫生出版社,2006
3. 戈德曼.西氏内科学.第21版.王贤才,译.西安:世界图书出版西安公司,2003
4. 熊曼琪.内分泌专病与风湿病中医临床诊治.北京:人民卫生出版社,2000
5. 赵福东.应激时内分泌变化对免疫功能影响的研究进展.国外医学内分泌学分册,2005,25:241-242
6. 杨钢.内分泌生理与病理学.天津:天津科学技术出版社,2000
7. 胡仁明.内分泌代谢病临床新技术.北京:人民军医出版社,2003
8. 郑少雄.摄食、肥胖与神经免疫内分泌系统.国际内分泌代谢杂志,2009,29:361-364
9. 钱春花,刘超.应激和甲状腺疾病研究进展.医学综述,2006,12(13):802-803
10. 白耀.甲状腺病学——基础与临床.北京:科学技术出版社,2003
11. 李忻,靳耀英,张韫,等.柴胡皂苷防治肝病机制研究进展.中国中西医结合杂志,2009,29(11):1049-1051
12. 罗和春,钱瑞琴.中西医结合治疗抑郁症新进展.中国中西医结合杂志,2009,29(3):198

(邵迎新)

第三章

甲状腺功能亢进症并发症的临床辨治研究

第一节　中西医结合诊治甲状腺相关眼病述要

甲状腺相关眼病(TAO)是多种自身免疫性甲状腺疾病引起的眼部损害。其中97%的患者由 Graves 病引起(简称 Graves 眼病)。甲状腺功能正常型 TAO,多见于中年以上患者,多为单眼发病,无性别差异。甲减型 TAO,多有桥本甲状腺炎或同位素治疗病史。

一、甲状腺相关性眼病的病因病机

结合甲状腺疾病研究新进展及临床实际,补充充实本病的病因病机内容。

1. 情志损伤　长期忧思、郁怒、悲伤等情志失常,而致肝郁气滞,肝郁化火,火热灼津,津液不归正化而凝聚成痰,肝火夹痰上逆,聚集于目窠而使眼球外突。大都归咎于肝火上逆,痰火内结而致目瞳如怒视之状,故清代顾锡《银海指南》称:"鹘眼凝睛者,阴阳不和,火克金也。"

2. 禀赋体质　母有瘿疾,子女亦常可患瘿病,清代魏玉横《柳州医话》云:"禀乎母气者尤多。"这在古代已认识到瘿病"禀乎母气"所致,这与西医学认为甲状腺病与遗传有关相一致。本病往往因有"气阴两虚"之体质,气虚无以推动血行,血液阻滞于脉络而成瘀,瘀血壅滞于肝窍而致目突难消;亦有病久致肝肾阴虚而见视物模糊、目涩流泪者。

3. 劳倦过度　劳倦内伤,伤及脾气,或素体脾胃虚弱,以致水谷不化精微,反为痰浊;或阳虚气弱,气不化津而为痰。劳倦过度,脾气虚弱,眼睑下垂、眼睑肿胀、结膜水肿者,则属脾虚痰凝为患。或肝气不舒,影响脾运,脾虚水湿不化,聚而生痰,气滞痰凝,痰湿壅滞于目而成眼睑肿胀、结膜水肿。由于气血与津液同源,日久痰凝而致血瘀,故中医有"痰瘀同源"、"痰瘀同病"的说法。西医学对 TAO 的确切发病机制尚不完全清楚。脂肪细胞的分化和增殖在致突眼机制中的作用为目前研究热点。普遍认为是免疫自身稳定机制紊乱引起的异常T 细胞对甲状腺及眼外肌的反应,导致眼外肌和眼眶成纤维细胞特异性的组织病理学改变。最初表现是炎症反应,最终肌肉纤维化、萎缩。这些病理变化可能与脾虚、痰滞、血瘀密切相关。

4. 环境因素　吸烟与突眼的发生存在一定关系,吸烟是一个重要的危险因素。火毒熏灼,上犯于目,可致目赤肿痛,诱发 TAO。有观察发现80%以上的 TAO 患者都吸烟。吸烟可能导致氧化应激状态,引起眼眶成成纤维细胞增殖反应。甲亢患者中吸烟者较一般人群高 1.5 倍,而在 Graves 眼病患者中则高达 2 倍以上,因吸烟者的 IL-1 受体减少,故导致 IL-1 作用增强引起 Graves 眼病。

5. 药毒、放射、手术损伤放射性碘治疗可能使 15%~20% 的重度 TAO 的病情加重。其机制可能是 TSH 受体抗原性释放出来,T 淋巴细胞和 B 淋巴细胞激活,导致血清 TSH 受体抗体增加。多数学者认为手术次全切可导致突眼的加重。故临床有突眼的患者通常不采用。

甲状腺相关眼病的发生为:肝开窍于目,肝主藏血上奉于目,又主疏泄畅达气机。若情志不遂,疏泄失职,气郁化火,复受肝火炽灼,目无所养,则目赤肿痛,畏光多泪,视力减退。或肝气郁久化热,痰火互结,循肝脉而上结于目,则眼球外突,眼睑肥厚,闭合不全。目为宗脉之所聚,若气机失调,气血运行无力,血行不畅,瘀滞经络,目睛瘀滞,则眼突兼见眼有异物感、刺痛、甚则失明。有人结合血液流变学检查认识到本病痰瘀内结为病理所致,并认识到甲亢症状发生之前即有突眼者以轻度浸润性突眼多见,系痰气凝结之病机,以痰凝为主;在甲亢症状缓解后稳定期之突眼已有血液处于"浓"、"黏"系血行不畅之异常,主以瘀血为主。概而言之,TAO 病位在目,病本在肝,与脾、肾有关。火、痰、湿、瘀是本病主要的病理因素,病理特点是本虚标实,虚实夹杂。

二、甲状腺相关眼病辨证与辨病相结合治疗

1. 甲状腺相关眼病临床表现与鉴别　　TAO 是一种与甲状腺相关的器官特异性自身免疫性疾病。临床表现有多种,起病可急可缓,病情轻重不一。临床表现有:畏光、流泪、异物感、眼胀痛、复视、阵发性视物模糊,视力下降甚至失明。主要眼征有:①上睑退缩:眼睑退缩及闭合不全,眼睑迟落;②眼睑、结膜充血水肿;③眼球突出:双眼或单眼眼球突出,严重的眼球突出继发眼睑闭合不全,继而出现角膜干燥,角结膜炎、溃疡、穿孔、视力丧失;④眼外肌的病变:早期和中期典型的肌肉梭形肥大,引起运动障碍和复视,晚期肌肉纤维化,导致固定性牵制性斜视;⑤视神经损害:导致视力下降。此外,由于甲状腺眼病的不同表现,提出了达 25~28 种之多,乃至更多的不同甲状腺眼征,许多临床医生以本人名字命名这些病的征兆。这些眼征有些具有特征性指导临床诊断,大多数不是特征性,是甲状腺相关眼病普通表现。

值得指出的是,如果上睑缘达到或超过角膜缘,或当下睑缘在角膜缘下方 1~2mm,就可诊断为眼睑退缩。大量与甲状腺无关的疾病,内源性的或外源性的交感神经的刺激都能导致眼睑退缩。有人结合眼睑退缩的 70 多种原因表现,分成了神经源性的、肌源性的、力学性的各种各样的病因。除甲状腺眼病外,全身性的疾病、药物、眼眶疾病及眼眶肿瘤、大脑和窦的疾病都可导致突眼。临床应加以与甲状腺相关眼病区别。

甲状腺眼肌病变可分为限制性眼肌病与非限制性眼麻痹两类。是突眼性甲状腺肿病最常见、最严重的眼部并发疾病,是引起复视的最常见原因。限制性眼肌病是继发于甲状腺相关眼病的一种眼病,非限制性眼麻痹多见于重症肌无力、偏斜、麻痹性或非麻痹性斜视。有时,甲状腺眼病与重症肌无力、多发性硬化症、其他内分泌疾病或神经性疾病并存。牵拉试验有助于鉴别限制性眼肌病与非限制性眼麻痹。

在临床实践中,应结合甲状腺相关眼病的不同表现,应用中医学理论作指导,在辨证施治基础上,要结合 TAO 病理特点及新的病理机制,借鉴应用到 TAO 辨证治疗用药过程中去,开拓诊治用药新思路,进一步掌握诊治规律,灵活选用相关方药,提高临床疗效。

2. 甲状腺相关眼病辨证分型　王旭认为 TAO 是内分泌病常见的难治之疾。治疗本病当分早、中、后三期辨证论治。早期宜清肝泻火,化痰祛瘀,散结明目;中期宜健脾利湿,养血明目;后期宜滋补肝肾,泄热化痰,散瘀明目。有人根据病机对甲亢突眼的治疗分 2 期,即伴甲亢而发生的突眼和甲亢后之突眼。突眼伴甲亢而发,治法疏肝清火、凉血化痰明目。方药以小柴胡汤加芍药、生地、白蒺藜、车前子、青箱子等。甲亢后发生突眼,甲状腺功能恢复正常后,出现突眼或原有突眼加重,临床表现以气阴两虚为主,有的以脾虚为重,有的以肝肾阴虚为重。临床主要分脾虚湿瘀内阻与肝肾阴虚痰瘀内阻两个证型。有人认为通过辨证论治,随证组方,病情稳定后,配制丸药服用。

本病辨证分型大体可分下列证型:①肝火亢盛证。主证:双目突出,红肿疼痛,畏光多泪,焦躁易怒,畏热口苦,两手颤抖,多食易饥,小便短赤,舌质红,苔黄,脉弦数有力。治则:清肝泻火,疏肝明目。方药:龙胆泻肝汤或丹栀逍遥散加减。大多属 TAO 活动期患者。②脾虚痰阻证。主证:目突或不突,眼睑浮肿,畏光流泪,头晕多梦,乏力多汗,舌质淡胖有齿印,苔腻或浊,脉缓。治则:补脾益气,化痰散结。方药:四君子汤合二陈汤加减。大多属 TAO 稳定期伴眼睑、结膜水肿或伴有重症肌无力患者。③肝肾阴虚证。主证:目突,眼易疲劳,目涩,视物不清,头晕目眩,虚烦不寐,腰酸耳鸣,女子月经量少,舌红少苔,脉弦细数。治则:滋补肾阴,养肝明目。治则:杞菊地黄丸加减。大多属 TAO 稳定期患者。④痰瘀阻络证。主证:眼球突出或两眼不等大,视物重影,两黑睛不在平行线上,久久不愈,舌淡红,苔白滑腻,脉滑或涩。治则:化痰活血,散结明目。方药:桃仁红花煎加减。瘀血甚者可加用蜈蚣、水蛭等虫类搜剔之品。大多属 TAO 中后期伴纤维化患者。⑤脾肾阳虚证。主症:眼球突出或两眼不等大,肢体浮肿、稀便和小便频多等。治宜温补脾肾,以右归饮(丸)加减,本型多出现在 TAO 后期、或桥本甲状腺炎伴突眼、或放射性核素治疗后出现甲减突眼患者。本型在临床中也是不常见的一种类型。

上述中医证型,不是相互孤立存在,它们常相互兼夹,随着变化可以主证次证兼夹移位,治法选方用药当灵活配伍为宜,且病程较长,治疗宜缓图守方。

3. 辨证与辨病相结合　整体观念和辨证论治是中医临床的两大特点,辨证论治是中医学诊断和治疗疾病的方法,是中医学的核心理论体系。整体辨证是辨证论治的基础;局部辨证是辨证论治的主要组成部分。近年来,中医药对 TAO 的研究及治疗取得了一定进展。整体辨证是 TAO 中医辨证论治的基础;局部辨证是 TAO 中医辨证的主要组成部分;微观辨证是 TAO 中医辨证论治发展的必然,微观辨证弥补了中医四诊的主观局限性,依据现代检验技术收集的客观数据完善证候特点,加深了对中医病症的实质认识。而在中医临床诊疗中整体辨证、局部辨证与微观辨证三者既相对独立,又相辅相成,共同构成了现代中医理论体系,提高和进一步完善了中医辨证论治体系。随着科学技术的不断进步,先进的科学技术成果不断被现代中医所采纳,丰富了中医学诊治疾病的手段。结合 TAO 的辨证论治过程,对中医本病辨证论治体系进行深化思考,应结合现代诊疗技术的微观辨证观念,利用现代医学新技术、新手段,将传统辨证体系渗透到细胞、亚细胞乃至分子水平,以阐明疾病证候性质及其传变规律,拓宽了传统中医辨证的视野,提高现代中医的诊疗水平。

简而言之,在 TAO 中,应将甲状腺疾病生理、生化、病理和免疫等微观征象及中医辨证治疗内在机制有机结合,为辨证施治提供了更多新素材,提高辨证治疗水平和临床疗效。加深认识本病整体辨证、局部辨证、微观辨证各自的特点与相互之间的关系。注意治疗个体化、动态化,以及重视扶助正气,调动机体抗病的自调能力等多方面的优势。对甲状腺相关眼病的认识进一步深化。兼采两者之长,必定会更好地为广大患者服务,成为广大患者的福音。

三、甲状腺相关眼病活动度、临床表现分级及轻中重评估

为了更好地把握 TAO 的病情,分清病情轻中重,指导临床用药。国外先后制订了甲状腺相关眼病活动度、临床表现分级及轻中重评估等相关标准。1989 年 Mourist 提出了临床活动度评分(CAS)。

(一)活动指数

1. 疼痛　①眼球或球后的疼痛感或压迫感;②眼球运动时感疼痛。
2. 充血　①眼睑充血;②结膜弥漫性充血。
3. 水肿　①球结膜水肿;②眼阜水肿;③眼睑水肿。
4. 突眼度变化　在 1~3 个月内眼球突出度增加 2mm 以上。
5. 功能损害　①1~3 月内在 Snellen 视力表上视力下降 1 行以上;②1~3 个月内眼球运动下降在 5° 或以上。以上每点 1 分,共 10 分,>3 分泼尼松治疗有效。1992 年美国、欧洲、亚洲和拉丁美洲等国 18 个成员组成的 ADHOC 委员会推荐了新的 Graves 眼病活动性的临床评分标准:①自发性眼球后疼痛感;②眼球运动时疼痛;③眼睑充血;④眼睑水肿;⑤结膜充血;⑥球结膜水肿;⑦眼阜水肿。以上每点各 1 分,共 7 分,>4 分时 TAO 活动度较高。Bartalena 根据 TAO 的活动性不同,将 TAO 的自然病程分为初始阶段、进展恶化阶段、部分缓解阶段和稳定阶段。有炎症反应的活动期对治疗反应良好。

(二)TAO 临床表现分级

早在 1963 年 Werner 即提出了甲状腺眼征 NOSPECS 分级系统。NOSPECS 标准,将 Graves 眼病的临床表现分成六级:0 级即没有任何症状;第一级只有外表的变化,例如眼睛有直视,上眼睑挛缩或眼睛看下方时,上眼睑没有跟下来;第二级为有软组织的症状,例如主观上有过度的流泪、眼有异物感、眼球不舒服、怕光等,而外表出现结膜、眼睑水肿,结膜充血等;第三级为眼球突出,在东方人用 Hertel 眼突计测量,突眼超过 16mm;第四级眼球外肌受累,以致眼球转动受限、复视;第五级为角膜受损,出现角膜损伤或溃疡;第六级为视觉障碍,主要与视神经受到肿大的眼球外肌压迫有关。上述分类并不是选择药物治疗的唯一指标。因为 NOSPECS 分类并非每一级都有炎症即病变的活动性。在有炎症时,应用肾上腺皮质类固醇和其他免疫抑制剂治疗才有意义。

虽然上述 NOSPECS 分级系统对于 TAO 选择恰当的治疗方法具有重要意义。我们在应用中医药治疗 TAO 过程中,可以参照应用上述分期分级标准,也可创建简化、实用、公认的新的分型、分期、分级标准,为中医药辨证分型、识辨病情轻重、选择治疗方药、总结治疗规律、判定疗效预后服务。我们应当认识到这一分级系统并不适合所有的 TAO 患者,而且就 TAO 的病程而言,其并不是按照 NOSPECS 分级系统的排定顺序而逐级发展。仅根据视力状况判断视神经的受累程度也欠妥当。选择恰当的治疗方法应根据每个患者的具体情况。

四、甲状腺相关眼病的抗甲状腺药物治疗

在治疗 TAO 时,应当针对甲状腺功能异常进行治疗。治疗甲亢突眼必须首先治疗甲亢,甲亢治疗是治疗 TAO 的基础与前提。现代医学研究证实:当甲状腺轴功能异常时,甲状腺

可分泌某种免疫物质作用于眼眶组织导致突眼,经治疗随着甲状腺轴功能的恢复,该免疫物质下降或消失,突眼可望好转,故治疗当中要密切观察,调整甲状腺轴的功能。

抗甲状腺药物治疗是治疗甲亢突眼重要措施。甲亢突眼提倡早期治疗、综合治疗,才能得到较满意效果。常用治疗甲亢的方法,即抗甲状腺药物治疗、^{131}I 治疗、手术治疗及中药,这四种疗法关键在于既要确保甲状腺功能正常;又能防止纠正甲亢时导致的眼病加重现象。对甲功异常的眼病患者,目前公认的治疗方法是在应用抗甲状腺药物治疗使甲功恢复正常时,才使用激素治疗眼病。甲状腺功能的控制不可操之过急,否则可出现甲状腺功能低下而加重突眼。抗甲状腺药物除了能抑制甲状腺激素合成外,还具有调节免疫功能,可使甲亢患者甲状腺自身抗体分泌减少,滴度降低,可减轻甲状腺内淋巴细胞浸润,因而也可抑制浸润性突眼的免疫反应。多数人认为使用作用较为缓慢温和的抗甲状腺药物,一般选用甲巯咪唑,剂量应偏小,每日 5~20mg 即可,国外曾有报道用丙硫氧嘧啶(PTU)治疗后突眼可明显加重。甲状腺激素治疗一般认为加用甲状腺激素可稳定下丘脑 - 垂体 - 甲状腺轴功能,可防治抑制甲状腺素药物可能造成甲减,可改善突眼症状,以免使突眼加重。

^{131}I 治疗甲亢突眼存在争议。有被认为是甲亢突眼治疗的禁忌证,有研究表明,用 ^{131}I 放射治疗 Graves 病,33% 患者甲状腺相关眼病恶化;手术治疗有 16%Graves 眼病恶化;用抗甲状腺药物治疗 10%Graves 眼病恶化。有研究也表明 ^{131}I 治疗较甲巯咪唑治疗更易出现甲状腺相关眼病或加重 Graves 眼病。有人结合临床观察发现,经 ^{131}I 治疗后出现甲减的患者中,其眼病恶化者的比例远低于那些持续甲亢而需重复 ^{131}I 治疗者。有人认为甲状腺相关眼病和甲亢的临床表现一样,都有一个初发→逐渐加重并稳定于一定水平→逐渐缓解的自然过程,^{131}I 治疗可使甲亢很快控制,而突眼仍按上述过程缓慢进程。因而被误认为是 ^{131}I 治疗所致。^{131}I 治疗并不会引起新的眼病发生,但可使已有的活动性眼病加重,对这类患者同时使用糖皮质激素可以预防其恶化,故认为 ^{131}I 治疗不是突眼的禁忌证,同时使用糖皮质激素,及时纠正甲减等措施可预防其对眼病的不利影响。

严重突眼为手术治疗的禁忌证,多数学者认为手术次全切可导致突眼的加重。故临床有突眼的患者通常不采用。

中医、中西医结合治疗 TAO 取得了较好疗效,并具有一定的优势与特点:①能较迅速减轻或促进消失甲状腺相关眼病的眼胀、充血、流泪、眼睑肿、复视等症状,能迅速控制症状,缓解病情。②中医、中西医结合治疗甲状腺相关眼病与甲状腺功能亢进症过程中,具有药物、针刺、敷贴等综合治疗的特点,减少或治疗甲状腺相关眼病的并发症的发生。③可减少甲状腺相关眼病过程中的抗甲状腺药物的毒副反应如白细胞减少、药疹、肝脏损害、药物性甲减等。中医、中西医结合可减少或治疗上述副反应。④中医、中西医结合治疗甲状腺相关眼病可以减轻激素治疗的副反应及反跳现象。⑤中医、中西医结合治疗甲状腺相关眼病可以减少眼科手术病例及手术副反应。但从临床报道来看,中医、中西医结合治疗甲状腺相关眼病的治疗研究还很局限,表现在:①中医药的研究侧重于临床的疗效观察,机制研究还较少,缺乏深入研究。②临床疗效研究方面,缺乏统一辨证分型标准及疗效判定标准。③在评价疗效方面缺少统一客观性指标的测定。

许多中药或复方具有改善突眼的作用,在此基础上,应建立合适的甲亢突眼动物模型,探索甲亢突眼的中医病机本质和中医方药改善突眼的作用机制,为进一步筛选治疗甲亢突眼的方药提供实验依据。

五、糖皮质激素治疗甲状腺相关眼病

TAO 为自身免疫性疾病，在临床上用糖皮质激素治疗效果肯定。称之为经典治疗，它可减轻自身免疫反应、抗炎及抑制黏多糖合成。对活动期、急性炎症性改变、尚未发生纤维变及球外肌功能障碍者有效，对突眼的改善作用有限。

1. 激素常规治疗　采用口服泼尼松治疗，10~20mg，每天 3 次，症状好转后减量，病情控制后将激素减少到足以控制症状和眼征量（一般于 1 个月后减至维持量）每日 10~20mg，总疗程 3 个月。尽早采用，对急性发病眼肌麻痹及明显水肿者效果好。

2. 激素冲击疗法　目前给药模式有多种，有人采用静脉大剂量甲基泼尼松龙冲击疗法治疗：甲基泼尼松龙冲击起始量大多在 500~1000mg/d，但连续给药时间和间歇时间长短不同。优点在于甲基泼尼松龙与一般皮质类固醇类不同，没有水钠潴留作用，疗效高，作用快，副反应小。

3. 激素脉冲疗法　Kahaly 等采用了更简单的治疗方法和更小的激素剂量，且对口服和静脉脉冲给药两种策略做了比较。静脉用药组的患者先接受甲基泼尼松龙 500mg/周，治疗 6 周，继之再接受 6 周半量的激素，即 250mg/周，药物的总剂量为 4.5g。口服给药组使用泼尼松 100mg/d，12 周后减量，每周减 10mg，总用量为 4.0g 治疗 3 个月时，两组的总体有效率分别为 77% 和 51%，不良反应在静脉用药组十分轻微，口服给药者出现抑郁症、高血压、体重增加和腰椎骨密度降低等的比例明显高于静脉用药者。

4. 激素联合治疗　糖皮质激素 + 环孢霉素 A，多数研究证实，两者合用均比单药为好。糖皮质激素 + 眶部放疗，香港的一位学者针对中重度 TAO 采用眶部放疗 + 糖皮质激素与单用糖皮质激素，对比研究的结果表明两者联合更有效，可以更强而迅速减轻软组织相关眼症，恢复眼活动度和视力。且可减少单用放疗时病情暂时加重的发生率和单用糖皮质激素治疗时停药的复发率。有人采用 DMPA 方案联合治疗方法，给予地塞米松（D），甲氨蝶呤（MTX），泼尼松（P），硫唑嘌呤（A）或 6-硫基嘌呤为组合的强化治疗方案。

5. 球后或眼周注射糖皮质激素　有人予激素加少量麻醉剂约 0.5~1.0ml 行球后注射或眶周注射，可以减轻眼眶脂肪组织和眼球水肿。但可发生球后出血，眼心反射，结膜水肿，皮下结膜出血及黑蒙。且患者多数不能接受或耐受，故临床不多采用。

研究表明，糖皮质激素治疗有如下特点：①大剂量冲击疗法可获得较为满意的疗效。②静脉注射的疗效优于口服相同剂量的糖皮质激素的疗效，疗效更快并且副作用较少。③视神经病变和炎症改变对糖皮质激素反应良好，而突眼症状缓解率相对较低。④糖皮质激素联合眼眶局部照射疗法或其他免疫抑制剂的疗效优于单独应用糖皮质激素。⑤糖皮质激素使用禁忌证：稳定的慢性眼睑挛缩或复视；稳定的慢性突眼；纤维化眶部疾病；活动性感染；严重迅速进展的压迫性视神经病。⑥长期应用或大剂量冲击糖皮质激素治疗常见的副作用与并发症主要是库欣综合征，血糖升高，血压升高，原有感染的加重，骨质疏松，消化道溃疡、神经情感障碍、低血钾症等。球后或眼周注射糖皮质激素可发生球后出血、皮下结膜出血、眼眶压增高甚则青光眼、黄斑变性等。故在 TAO 应用不同的糖皮质激素治疗过程中，应密切观察。

因此，针对采用激素治疗后出现的相关副作用，如何科学地配合中医药治疗是临床研究课题。在急性期阶段，糖皮质激素冲击治疗与中医辨证治疗，可以减少激素治疗的副反应，

减少反跳现象,可以加速患者眼局部症状消退、缩短治疗时间,提高疗效。临床上可以结合糖皮质激素治疗特点,与中医药分阶段序贯治疗,达到减少副反应及反跳现象。可以针对糖皮质激素治疗副反应特点,探讨中医药治疗新方药。

六、甲状腺相关眼病的手术治疗

眼病变的手术方法有四种:①眼眶减压术;②眼肌手术;③眼睑手术;④美容手术等。眼眶减压术主要是利用去除眼窝的不同部分骨壁来增加眼球后组织的空间,让眼球后缩,以减少突眼及眼肌对视神经的压迫。眼眶减压术大多在眼球高度突出,角膜暴露性病变伴视神经病变可考虑。眼肌手术则是针对肿大纤维化的肌肉做调整,以减少复视。眼睑手术则是调整上眼睑的 Muller 使眼睑上拉的现象得以改善。美容手术则是对眼窝周围肿大的皮下组织做修饰,以改善眼的外观。

眶内减压术疗法,对 TAO 的压迫性视神经病变有较好的疗效,术后 70%~80% 患者视力均有提高,部分患者视野缺损及色觉有不同程度的改善。传统的减压术是通过经额、经颅等术式对 1~4 各眶壁进行截骨术而增大眶内空间,降低眶内压。近年开展的经鼻显微技术使疗效提高,副作用减少。另一类新创的经睑去除眶内脂肪减压术是通过去除眶内脂肪不截骨而减少眶内容物使眶内压下降,疗效优于眶壁截骨术,且术后并发症大大减少。减压术是治疗严重 TAO 的有效手段,并不能纠正斜视、复视。需严格掌握适应证,注意手术并发症,如失明、眼球后退差、眼球轻度下沉、眼外肌平衡失调、脑脊液漏、眶下神经受损、眶蜂窝织炎、鼻泪管阻塞等。眼外肌手术存在着过度矫正或矫正不足的问题,即使眼外肌功能完全正常,所有方位均无复视很少见,不易达到完全满意效果。

要强调的是患者可能需要接受一种以上的手术,这时须照上述的次序来进行。例如有明显的突眼,眼球转动又不对称,必须先做眼窝减压手术,再做眼肌手术。若先做眼肌手术,再做眼窝减压手术,又需回过头来再校正眼肌,就不合适。需做眼外肌纠正术患者,对严重上睑挛缩还可作眼睑延长术。这些康复手术须在确定无活动性后方可进行,且顺序应先眼外肌后眼睑。

在 TAO 手术治疗过程中,我们并不绝对排除手术治疗,而是积极发挥中医治疗特点,以整体辨证为主,结合局部用药治疗、针刺治疗等中医多种的、整体方法治疗,或与有关西医治疗方法结合起来,迅速控制症状与甲状腺功能,为手术治疗创造条件,减少手术风险及并发症发生,加快疾病恢复。

七、甲状腺相关眼病的其他中医药治疗

运用中药制剂复方甘露饮、甲亢舒、青叶胆片与西药甲亢平结合治疗对甲亢突眼 90.6% 有效。复方甘露饮由地丁、玄参、生地、枸杞子、麦冬、白芍、炮甲、龙牡、柴胡、龙胆草、郁金等二十味中药经高粱酒浸泡而成,具有活血化瘀、软坚散结、疏肝解郁、滋阴潜阳等作用;甲亢舒由人参、黄芪、枸杞等制成,具有增强机体免疫力,平衡内分泌腺生成的作用;清叶胆片则有改善眼征的作用。

有用单方验方:穿山龙浸膏(每 1ml 含生药 0.5g)每次 10~20ml,每天三次,连服 2~3 个月,可改善眼肌症状。雷公藤多苷具有滋阴潜阳、平肝息风、清化湿热、解毒通腑泻火、扶正祛邪的作用。其有效成分具有较强的抗炎及免疫抑制作用。以雷公藤多苷片(每片含有效成分

10mg),剂量为 15~60mg/d,分 3 次口服,疗程为 2~12 个月。其治疗机制可能在于降低 α 肾上腺受体亲和力,并抑制外周 T_4 向 T_3 转化,同时抑制球后组织自身抗原形成。

双黄连注射液是从中药金银花、黄芩、连翘提取物制成的无菌粉末,有增强免疫功能,减少免疫复合物生成,增强毛细血管致密性,减少局部肿胀及水肿,能扩张末梢小血管,改善局部血液供应及微循环。有以双黄连与左旋咪唑联合使用可使眼部症状迅速消失,眼球位置恢复正常。还有在中西医的治疗基础上配合针灸治疗、水针穴位疗法、磁堤针疗法、埋线配合挑刺疗法、耳穴治疗、激光治疗等。

八、讨论

1. TAO 中医认为该病的发生多责之于肝,与脾、肾有关,其病理产物为"火"、"湿"、"痰"、"瘀"。要依据中医药理论作指导,结合现代医学生理病理学研究新进展,指导 TAO 的中医、中西医结合的临床诊治,有效的抑制自身免疫反应,阻止疾病进程,恢复受损眼肌,改善眼外观及眼肌功能。提高临床疗效。

2. 从现有文献资料,TAO 中医、中西医结合治疗,大多局限于临床疗效观察,多缺乏严谨的科研设计,多数病例未设对照组。本病属于疑难病,有针药结合治疗,可以结合多方面的治法如熏蒸、局部用药等以内外并治,提高疗效。探讨研究中西医结合治疗的合理、可行的指导原则。

3. 进一步完善观察指标的量化方式,包括中医学的舌苔、脉象,借鉴现代医学的 TAO 的分类分级标准、影像学、免疫学、组织学等检测指标,使得这些观察指标和症状一起纳入研究,充分探讨症状与舌脉、理化指标的内在相关性,以及各观察指标对中医辨证分型的影响程度。

4. TAO 常见,病因不清,临床表现出复杂性和多样性,目前的治疗方法仍不甚规范,疗效不甚统一,是临床医生应该注意的问题。全面分析甲状腺相关眼病的临床类型,正确做出诊断,探讨最佳的治疗方案及指导原则,注意个体化诊断和治疗问题,最大限度地保护眼部生理功能,减少并发症,改善和美化外观,提高患者生活质量,具有重要的临床意义。

参 考 文 献

1. 陈如泉.甲状腺疾病的中西医诊断与治疗.北京:中国医药科技出版社,2001
2. 王旭.浅论甲亢性眼病的中医辨治.四川中医,2003,21(12):11-12
3. 王慧琴,邵迎新,等.中西医结合治疗甲状腺相关性眼病.中华现代中西医杂志,2005,3(11):1011
4. 曾琬舒,任伟.新型免疫抑制剂应用于甲状腺相关性眼病的治疗.中华内分泌代谢杂志,2013,29(11):995-997

(陈如泉)

第二节 陈如泉教授从肝火论治甲状腺相关眼病经验

甲状腺相关眼病(TAO)是 Graves 病(GD)的常见并发症之一,其发病率占 GD 的 5%~10%,主要见于 40 岁以上的患者。TAO 也是 GD 治疗的难点,目前尚缺乏特异有效的治疗方法,中医药治疗本病取得了一定进展,尤其从肝论治在临床屡见报道。现将陈教授从肝火论治 TAO 经验总结如下。

一、TAO 发病与肝密切相关

1. 肝开窍于目　《素问·金匮真言论》云:"东方青色,入通于肝,开窍于目,藏精于肝。"目之所以具有视觉功能,依赖肝精肝血之濡养和肝气之疏泄。肝之精血气源源不断上注于目,使目受到滋养,方才发挥视觉作用。反之,目亦能反映肝脏精气和功能的盛衰;目也是深藏于体内的肝脏与外界之气相通的窍道,故当外邪侵袭肝脏时,自当首先侵犯于目,宋代《圣济总录·卷一百六》中说:"目者肝之外候也。"

2. 肝受血而能视　《素问·五脏生成》曰:"肝受血而能视。"肝主藏血,具有贮藏血液、调节血量的功能。肝贮藏充足的血液,可濡养肝脏及其形体官窍,使其发挥正常的生理功能。清代唐宗海《血证论·脏腑病机论》云:"肝属木,木气冲和调达,不致郁遏,则血脉得畅。"肝体阴而用阳,肝疏泄功能正常,血运畅通,目得其养则视物精明,故《灵枢·脉度》指出:"肝气通于目,肝和则目能辨无色矣。"金代刘完素《河间六书》亦指出:"目得血而能视,其证足厥阴之经络所生也。"所以,目以肝血的滋养最为重要。

3. 肝脉连目系　《灵枢·经脉》云:"肝足厥阴之脉……连目系。"足厥阴肝经,沿喉咙之后,向上进入鼻咽部,上行连于目系。正常甲状腺位于颈前部,可见,肝脉连接了甲状腺与眼,不仅说明甲状腺疾病发生与肝密切相关,也说明了 TAO 的发病与甲状腺本身病变有关。因此,肝脉在肝、目、甲状腺三者之间起到了运行气血、联络脏腑、沟通表里的作用。故明代傅仁宇《审视瑶函·内外二障论》说:"眼乃五脏六腑之精华,上注于目而为明,如屋之有天窗也,皆从肝胆发源,内有脉道孔窍,皆上通于目,而为光明。"

陈教授结合历代文献记载及临床经验指出,甲状腺相关眼病主要病位在目,病脏在肝,目与肝在生理病理上密切相关。如清代叶天士《临证指南医案》云:"目者肝之窍也,肝与胆为表里,肝液胆汁充足,目乃能远视,故无论外感与内症,皆与肝胆有关系焉。"因此,从肝论治 TAO 有丰厚的理论渊源。

二、肝火灼目为 TAO 基本病机

清代沈金鳌《杂病源流犀烛·颈项病源流》指出:"瘿瘤者……其症皆属五脏,其源皆为肝火。"金代张从正《儒门事亲》亦指出:"目不因火则不病。"肝火形成的原因有情绪过激,肝气生发太过而化火,如朱丹溪说:"气有余便是火。"或因紧张、焦虑,肝失疏泄,肝郁化火,如刘完素:"五志过极化火。"或肾水不足,水不涵木,阴不制阳而导致肝阳上亢,阳气升腾而化火,如清代缪遵义《吴中珍本医籍四种》曰:"阴亏肝郁,化风化火……"或者邪热侵犯肝经。肝火的病机主要是人体之阳气升发太过,夹血上行,气血冲逆之火。

隋代巢元方《诸病源候论》说:"肝气盛,为血有余,则病目赤。"清代江笔花《笔花医镜》说:"肝热之症,脉左关必弦数,其症为眩晕、为目赤肿痛、为口苦、为消渴、为头痛、为胁痛、为瘰疬。"肝火灼目,目失濡养,则目赤肿痛、羞明畏光;肝火灼津成痰,痰瘀互结于目,眼外肌增粗,则眼球突出;肝火迫血妄行,则眼结膜充血;肝火兼夹风邪,则流泪;肝火伤阴耗血,则干涩;肝火夹湿,则眵多、结膜水肿,上述症状均为 TAO 常见临床表现。肝火证候不仅表现在肝经循行部位,还可兼夹其他病邪,侵犯其他脏腑,产生兼夹证候,临床表现变化多端。恰如清代魏玉横《柳州医话》云：“肝木为龙，龙之变化莫测，其于病也亦然。”肝郁化火，灼津成痰，痰浊瘀血壅结颈前，则甲状腺肿大或伴有结节；肝火上炎，上犯清窍，则面红目赤、头痛、眩晕耳鸣；火热过剩易致疮痈，局部红肿热痛；肝火兼夹外感湿热之邪，则胫前黏液水肿；肝火熏灼肝经，肝络失养，则胁肋疼痛；肝火犯肺，灼伤肺络，则鼻衄、咳血；肝火横逆犯胃，则消谷善饥、纳亢、口干；肝火乘脾，脾失健运，则消瘦、乏力，大便次数增多，甚或腹泻；母病及子，肝火扰心，则心慌、多汗、心烦不寐、易怒；肝滞冲脉，则月经量少或闭经；肝火灼伤阴津，虚风内动，则手舌震颤；子病累目，肾精亏耗，则性欲减退，阳痿，不育；其舌象见舌质红，苔黄，脉象弦数。由此可见，肝火灼目为 TAO 炎性活动期的基本病机，其临床表现多变，辨证当抓主症，紧承病机。

三、清肝泻火明目为基本治法，随证灵活变化

治疗肝之实火如救火焚，绝不可因循拖延，应遵循“实则泻之”、“热者寒之”的原则，用苦寒直折其有余上炎之火，以清肝泻火法为主。陈如泉教授常以龙胆泻肝汤或丹栀逍遥散化裁为代表方。龙胆草苦寒沉降，善泻肝胆实火；夏枯草泻肝火明目；黄芩清热凉血、泻火解毒；栀子苦寒清降，清热泻火，凉血解毒；车前草、泽泻清热利湿，使火热之邪从小便而出；生地、丹皮、赤芍清热凉血、活血散瘀，是取犀角地黄汤之义；生石膏、知母清阳明胃热；生石决清肝泻火明目；蒲公英、生甘草清热解毒，调和诸药。全方共奏清肝胃火，凉血解毒，明目之功。

陈教授并不拘泥于清肝火，从多个角度治疗本病，当清胃火、清心火、清热解毒。心在五脏属火，为阳中之阳，又称“火脏”，为肝木之子，赖肝木之疏泄、肝血之濡养。故肝火内炽，极易上扰心神。且手少阴心经的分支连于目系，TAO 的发病亦与心火相关。陈教授常选用黄连、莲子心、栀子等清心火。肝木能疏中土，助胃气以纳化水谷、传导化物。而肝火一起，常常横燔伤胃。足阳明胃经入目内眦，胃火亢盛与 TAO 发病关系密切。陈教授指出，在清肝泻火的同时，尤其在 TAO 发病初期，当清胃火，常选用黄连、知母、生石膏等，甚至生石膏用至 50~100g。陈教授强调，肝火燔灼胃液，易致肝胃阴伤，故前人有“见肝之病当护胃阴”之说。如石膏、知母既可清阳明胃热，又可滋阴保津，再配以甘草等益胃护津，使祛邪不伤正。火热蕴结日久，易化生火毒。陈教授指出，当 TAO 患者热深毒重，治宜清热解毒，常用蒲公英、金银花、紫花地丁、七叶一枝花、野菊花、白头翁等。陈教授也常用生大黄苦寒通下，川牛膝引火下行，使火毒从下泄而解，即古人所谓“釜底抽薪”的治法。

陈教授认为，除上述苦寒直折治疗肝火之法外，还当根据病情之不同，分别配伍其他药物。一是辛以散之，肝火郁遏于上，火不得泄，可用羌活、荆芥、防风、刺蒺藜等辛温发散之品及桑叶、菊花等辛凉疏散之品；二是木郁达之，火起于郁，火盛于上，肝气亦不疏达，当配伍疏肝解郁之品，如柴胡、橘叶、香附、刺蒺藜等；三是甘以缓之，肝体阴而用阳，用白芍、当归、丹皮、生地柔肝之体以养肝之用；四是培土抑木，《金匮要略》曰：“见肝之病，知肝传脾，当先实脾。”如用黄芪健脾益气，调节机体免疫力；五是滋水涵木，壮水之主以制阳光，尤其在疾病中后期可用女贞子、旱莲草、枸杞子等滋补肝肾之品；六是清金制木，肝火旺盛可反侮肺金，当清肝泻肺，如黄芩、桑白皮等；七是重镇降逆，多为金石矿物类药物，以降上炎之肝火，如石决明、生龙骨、生牡蛎、代赭石等。

TAO 往往并不只表现为肝火灼目所致的目赤肿痛、眼结膜充血水肿等，还常与眼睑退

缩、眼睑下垂、眼睑浮肿、眼球突出等。肝火引动肝风,眼睑拘挛则眼睑退缩,加用僵蚕、钩藤、蝉蜕、全蝎等;肝火导致痰瘀互结,则眼球突出,加用水蛭、浙贝母、穿山龙、鬼箭羽等;肝火致脾虚,痰湿壅于眼睑则眼睑浮肿,加白术、茯苓、薏苡仁等,脾虚下陷则眼睑下垂,加黄芪、升麻、葛根等;肝火致肝肾阴虚,则视物模糊,加女贞子、枸杞子等。

陈教授在辨证治疗的同时,还常用眼科专药,如谷精草、木贼草疏风热、退目翳的功效,用于治疗 TAO 炎性活动期患者;千里光、茺蔚子、决明子、青葙子、夜明砂、密蒙花、车前子等清肝明目,而千里光兼能解毒,茺蔚子兼利水,决明子兼能益肝阴、通便,青葙子长于泻肝火,夜明砂兼消积散瘀,密蒙花兼能养肝,车前子兼利尿通淋,用于治疗甲亢热邪上扰之目赤疼痛、迎风流泪等症。当根据目疾不同情况,灵活选用。陈教授并不只局限于内服药,还强调内外合治,如玄明粉 50g,煎水外敷患眼;或用蒲公英 60g,水煎 200ml,温服 100ml,余趁热熏洗眼部。

此外,陈教授强调,肝火证表现多在 TAO 急性期,如果没有肝火证表现则不适宜清肝泻火法治疗,且后期多有肝肾阴虚表现,常以滋补肝肾收功。清肝泻火方药多为苦寒之品,易伤脾胃,当顾护脾胃,恰当配伍和中之品,中病即止。

四、典型案例

病案 1:甘某,女,30 岁。2007 年 5 月 10 日初诊。双眼突出伴多泪半年。患者近半年来无明显原因出现双眼突出伴多泪,10 天前在当地医院查甲功示 $FT_3\uparrow$、$FT_4\uparrow$、$TSH\downarrow$,诊断为"甲亢",予甲巯咪唑(MMI)每次 5mg,每日 3 次。现症见:双眼突,眼胀痛,畏光流泪,心慌,怕热,多汗,纳食一般,二便尚可,睡眠可。查体:一般情况可,突眼征(+),露白(+),双眼结膜充血,眼球突出度测量:右 20mm,左 21mm,横径 110mm,甲状腺Ⅰ度肿大,质中,无压痛,HR 100 次 / 分,律齐。舌质红,苔黄厚,脉弦数。辅检:FT_3 1.96pg/ml(1.9~3.8pg/ml)、FT_4 1.33ng/dl(0.7~1.99ng/dl)、TSH 0.01μIU/ml(0.3~5.0μIU/ml)。西医诊断:Graves 病,TAO。中医诊断:瘿病,目珠突出。肝火亢盛证。治法:清肝泻火,化痰明目。方药:龙胆草 10g,黄芩 10g,黄连 5g,生地 15g,夏枯草 15g,生石决 30g(另包先煎),浙贝母 15g,茺蔚子 15g,决明子 12g,菊花 10g,车前草 15g,穿山龙 15g。每日 1 剂,水煎,分 2 次服。甲巯咪唑片,每次 5mg,每日 3 次,左甲状腺素钠片,每次 25μg,每日 1 次。经上方加减化裁及抗甲状腺药物治疗,至 2011 年 1 月停药观察。随访至今未复发。

病案 2:李某,男,42 岁。2011 年 3 月 19 日初诊。确诊"甲亢"半年。患者半年前体检发现"甲亢",诉现服甲巯咪唑片 7.5mg,每日 1 次。症见:双眼胀、眼突,时有刺痛感,畏光,稍有视物模糊。既往有 2 型糖尿病史。查体:一般情况可,突眼征(+),眼结膜红赤,甲状腺Ⅱ度肿大,质软,HR 87 次 / 分,律齐,手抖征(-)。舌质红,舌苔中部黄,脉弦。辅检:FT_3 5.73pmol/L(3.10~6.80pmol/L)、FT_4 11.7pmol/L(13.10~21.30pmol/L)、TSH 0.26μIU/ml(0.27~4.20μIU/ml)。彩超示:甲状腺弥漫性肿大。西医诊断:Graves 病,TAO,2 型糖尿病。中医诊断:瘿病,目珠突出,消渴。肝火犯胃证。治法:清肝泻胃,凉血解毒,明目。处方:龙胆草 10g,栀子 10g,黄芩 10g,生地 15g,蒲公英 30g,丹皮 15g,赤芍 15g,石膏 30g(另包先煎),车前子 30g,泽泻 15g,生石决 30g(另包先煎),防风 10g,甘草 10g。每日 1 剂,水煎,分 2 次服。玄明粉 50g,煎水外敷双眼。甲巯咪唑每次 15mg,每日 1 次。降糖药物按服。患者经上方加减变化治疗 1 年后,改为甲巯咪唑片,每次 2.5mg,每日 1 次,继续予降糖治疗,予杞菊地黄丸以善后。

五、结语

TAO 的病因及发病机制至今尚不明确。目前认为,TAO 是一种多因性疾病,其发病与某些遗传易感基因多态性、自身免疫及多种环境因素(如吸烟、季节、性别等)有关。TAO 与 Graves 甲亢之间的发病机制关系极为密切,故本病的治疗关键在于控制甲亢,但甲状腺功能的控制不可操之过急,否则可出现甲状腺功能低下而加重突眼。可加用小剂量 L-T$_4$ 稳定下丘脑 - 垂体 - 甲状腺轴功能,改善突眼症状。陈教授认为,必要时可中医药联合激素治疗,以减轻自身免疫反应、抗炎及抑制黏多糖合成。中成药雷公藤多苷片或者火把花根等也具有免疫抑制功能。此外,突眼严重患者,白天可滴抗生素眼药水防止角膜干燥,夜间睡眠时用抗生素眼膏帮助睡眠时眼睑闭合。总之,陈教授强调,TAO 从肝火论治,同时采取多种手段,予以合适的治疗方案,改善症状明显,取得较好疗效,且不良反应小。

参 考 文 献

1. 唐红.从肝论治格雷夫斯眼病.上海中医药杂志,2007,41(6):60-61
2. 张勇.辨证治疗"甲亢"突眼 30 例.河南中医,2007,27(5):54-55
3. 琐宝玉.从肝从风论治眼肌型重症肌无力的中医理论研究.中西医结合心脑血管病杂志,2012,10(10):1247-1250
4. 陈如泉.陈如泉教授医论与临床经验选萃.北京:中国医药科技出版社,2007
5. 左新河.甲状腺功能亢进症.北京:中国医药科技出版社,2010

(赵 勇 陈继东)

第三节 陈如泉教授从肝风论治甲状腺相关眼病眼睑退缩经验

甲状腺相关眼病(TAO)是一种自身免疫性眼眶疾病,可导致眼部多种结构病变,眼睑征最为常见,以眼睑退缩为主要表现,上睑退缩者居多。临床上,西医治疗 TAO 眼睑退缩仍十分棘手。陈如泉教授认为,TAO 的治疗应将整体辨证与局部辨证相结合。依据 TAO 的病因病理及临床表现,以中医理论为基础,陈教授提出眼睑退缩应从肝风论治。

一、病因病机

陈教授认为,眼睑退缩类属于中医学"鹘眼凝睛"、"目珠突出"等范畴,并结合"肝开窍于目"的中医学理论指出,本病的发生与肝密切相关,正如《灵枢·脉度》所说:"肝气通于目,肝和则目能辨五色矣"。然而,《素问·至真要大论》云:"诸风掉眩,皆属于肝","诸暴强直,皆属于风"。陈教授指出,肝风内动为眼睑退缩的基本病机。肝为刚脏,在体主筋,体阴而用阳,柔为肝之生理状态,故肝非和不柔。筋为肝所主,肝柔则筋柔。若肝木不和,筋则不柔,筋不柔则为风。清代柳宝诒《评选静香楼医案》云:"肝不柔而风动。"风气通于肝,肝开窍于目,肝风内动,则眼睑之筋脉拘急挛缩,表现为上睑退缩、睑裂增宽、凝视、眼睑闭合不全、露白、迎风流泪,视力减退,甚则失明。

陈教授认为,肝风内动的关键在于肝气疏泄失常,肝失条达,如明代李梴《医学入门》所云:"七情不遂,则肝郁不达,郁久化火生风。"清代林佩琴《类证治裁》亦指出:"风依于木,木郁则化风。"陈教授根据其病机的不同,将肝风内动分为热极生风、肝阳化风、阴虚动风和血虚生风等四种。清代医家张山雷指出:"内动之风,皆肝木之旺,木火生风。"《吴中珍本医籍四种》曰:"木郁则化火,火郁则生风,此实症也。"肝主疏泄,调畅气机。若长期情志不畅,肝失条达,肝郁化火,火热灼伤津液,或者感受风热之邪,邪热熏蒸,消耗阴液,肝失所养,筋脉失荣而生风,此即热极生风。清代叶天士《临证指南医案》所谓:"内风,乃身中阳气之动变。"肝体阴而用阳,肝郁日久化火,灼伤阴血,或者久病肾阴亏虚,水不涵木,阴虚无以制阳,则阳亢化风。宋代杨士瀛《仁斋直指方论·虚劳》曰:"肝家虚,则筋挛目眩。"肝郁化火伤阴,阴液亏虚,致筋脉失养,虚风内动而成。清代俞根初《通俗伤寒论》曰:"血虚生风者,非真风也,实因血不养筋,筋脉拘挛。"肝主藏血,肝血亏虚,筋脉失养导致动风,即为血虚生风。陈教授强调,肝风内动病机复杂,把握其病机是辨证论治的前提。

陈教授依据风邪的性质和致病特点,指出风邪致病证候多样,但又有一定的规律性。TAO多为内风所致,但可兼夹外风,外风引用内风。《素问·太阴阳明论》云:"伤于风者,上先受之。"风为阳邪,肝窍位于人体上部,易受风邪侵害。风性善行而数变,风为百病之长。肝风内动所致的眼睑退缩多出现在TAO的早期,并且有一定的自愈倾向。随着病程进展,肝风兼夹肝火则眼睑结膜充血水肿,兼夹痰瘀则眼球突出,兼夹脾虚痰湿壅盛则致眼睑肿胀、眼睑肥厚,兼夹热毒之邪则角膜溃疡炎症,病程日久,肝肾亏虚则视力减退,甚至失明。肝风内动引起的甲状腺疾病,不仅表现在眼部,还有手足颤抖、头目昏眩、肌肉眴动等。《素问·阴阳应象论》说:"风胜则动。"肝风内动,筋脉"掉眩"、"强直",表现为眼睑退缩,睑裂增宽,凝视。眼球向下看时,上睑不能立即随眼球向下移动即眼睑迟落,角膜上方巩膜暴露即成露白现象,严重者眼睑闭合不全。

二、基本治法

陈教授抓住病机,审症求因,以平肝息风、缓急止痉、搜风剔络为基本治法。石决明"为凉肝镇肝之要药",既能平肝潜阳,又能清肝明目,肝风多系肝火夹血上冲,肝火最易动风,用药精准。僵蚕为虫类药,具有行窜之性,能祛风止痉、化痰散结,钩藤为藤类植物,能清热平肝、息风止痉,两者配伍,十分精当,动静结合,有效解除眼睑部肌肉痉挛收缩。全蝎,性善走窜,息风止痉,散结通络,能"搜剔络中混处之邪"。地龙息风止痉,通经活络。葛根解肌舒筋,白芍养血柔肝,平抑肝阳,两者合用是取《伤寒论》中桂枝加葛根汤之意,都有明显解痉作用。

陈教授强调,在确立基本治法的基础上,需要明确病因,针对性治疗。热极生风、火热之邪较甚者,加夏枯草、龙胆草、栀子等;肝阳上亢明显者,加珍珠母、牡蛎、龙骨、天麻等;阴虚较甚者,加女贞子、旱莲草、枸杞子、鳖甲等;血虚较甚者,加当归、鸡血藤、丹参等。

陈教授强调,兼夹证候的治疗也很重要。若兼有外风致迎风流泪、畏光者,选加防风、荆芥、刺蒺藜、木贼草;兼有脾虚痰凝致眼球突出、眼睑肥厚者,选加半夏、浙贝母、白术、茯苓等;兼有肝火上炎致结膜充血红肿者,选加夏枯草、黄芩、栀子、决明子、茺蔚子、菊花、青葙子,或者丹皮、赤芍、生地,或者泽泻、车前草、川木通使热从小便而去,胃火盛者加黄连、生石膏、知母；兼有血瘀致眼球突出者，选加赤芍、牛膝、泽兰等；兼有痰瘀互结较甚者，选加穿山龙、鬼箭羽、蜣螂虫、水蛭；兼热毒炽盛者，选加蒲公英、野菊花、千里光；兼有下睑下垂者，选加黄芪、升麻；兼有肝风内动致手足颤抖者，选加珍珠母、石决明、钩藤、天麻；肝郁较明显者，加橘叶、青皮、郁金等。

三、特殊用药

1. "血药"与"风药"同用　陈教授认为，肝受血而能视，强调"治风先治血，血行风自灭"。常选用熟地、丹参、白芍、当归等养血之品。一是可以滋阴血，息肝风；二是柔肝之体以助肝之用，能养肝明目；三是防止风药的燥性，因祛风药性质多辛温香燥，易耗伤人体阴血。正如清代汪昂《医方集解》所云"风药多燥，表药多散，故疏风必先养血"。因此治疗时适当配伍养血药物。

2. 善用种子果实类中药及眼科专药　子类药物素有眼科"中药维生素"之称，古人认为："诸子明目"，多种子仁类药物都可以入目，用于治疗眼部疾患。陈教授常将治疗眼病的子类中药分为两类，一是清肝明目类，如决明子、青葙子、茺蔚子、栀子、车前子；二是养肝肾明目类，如枸杞子、菟丝子、沙苑子、女贞子、桑椹子。此外，陈教授随证灵活选用眼科专药，如谷精草、千里光、密蒙花、蝉蜕等。

3. 喜用虫类药　陈教授常用僵蚕、地龙、全蝎、蜈蚣等虫类中药息风止痉、通经活络、搜风剔络，用蝉蜕等祛风通络、息风止痉、明目退翳。汪昂认为："以巅顶之上，唯风药可到也。"此类虫药都具有息风止痉的功效，以消除眼睑部肌肉痉挛收缩及眼外肌麻痹。中医学认为，久病入络，当以虫类药的行窜之性，搜风剔络，以祛除滞痰凝瘀。

四、验案举例

石某，女，45岁。2011年3月10日初诊。患者于2010年9月因"心慌怕热多汗2个月"到某医院查甲状腺功能示 FT_3 24.13pg/ml↑(参考值1.71~3.71pg/ml)，FT_4 3.66ng/dl↑(参考值0.7~1.48ng/dl)，TSH<0.01μIU/ml↓(参考值0.35~4.94μIU/ml)，诊断为"甲亢"，予以甲巯咪唑片10mg，一日2次，后来减为10mg，一日1次。于2011年2月自觉双眼胀痛不适，消瘦乏力，查甲功示 FT_4↓，TSH↑，遂停服甲巯咪唑片。现症见：眼突，疲劳乏力，体重减轻，无心慌，二便正常，睡眠可。既往有高脂血症病史。查体：一般可，突眼(+)，左眼睑退缩，闭合不全，向下看时稍有受限，手颤(-)，甲状腺I度肿大，HR 84次/分，律齐。舌淡，苔白厚，脉细。甲状腺彩超示：甲状腺回声欠均，甲状腺左右叶多发实性结节。中医诊断：瘿病，目珠突出。阴虚风动兼痰血瘀阻。西医诊断：甲状腺功能亢进症，TAO。治法：益气养阴，柔肝息风，佐以化痰活血。处方：复方甲亢片，一次5片，一日2次。生地30g，白芍30g，蜈蚣10g，僵蚕15g，钩藤30g。每日1剂，水煎，分2次服。2011年3月24日复诊，症见：左眼睑退缩，眼睑闭合不全。查甲功均正常。继服上方。2011年4月25日复诊，诉眼睑退缩减轻，稍有眼胀。处方：蜈蚣10g，僵蚕15g，钩藤30g，泽泻10g。复方甲亢片，一次5片，一日1次。经上方加减治疗至2011年10月13日复诊，患者诉眼睑退缩较前明显减轻，眼球活动可，时有眼胀。处方：蜈蚣10g，僵蚕15g，钩藤30g，泽泻10g，水蛭10g，浙贝母15g。复方甲亢片，一次5片，一日1次。一直经上方化裁治疗，2012年4月复诊，左眼睑退缩已不明显。甲功三项均正常。嘱继予复方甲亢片，一次5片，一日1次，维持治疗，巩固疗效。

五、结语

TAO 属于自身免疫性疾病,眼睑退缩是其特征性临床表现之一。上睑退缩是由于交感神经支配的 Muller 肌痉挛和(或)提上睑肌功能过强所致。目前主要是免疫抑制、局部放疗及手术治疗,但缓解率低、副作用明显、易于复发。陈教授结合多年临床经验,把整体辨证与局部辨证结合起来,提出了本病病位在肝,甲状腺相关眼病眼睑退缩的基本病机系肝风内动,确立了平肝息风、缓急止痉、搜风剔络的基本治疗方法,将辨证施治与经验用药相结合,取得较好疗效,丰富了甲状腺病从"肝"论治的学术观点。

参 考 文 献

1. 张朝和 . 任应秋论医锁记 . 中医杂志,1997,38(6):376
2. 叶河江,刘爱琴 . 中药明目"五子"对大鼠光损伤模型视网膜游离氨基酸的影响 . 时珍国医国药,2010,21 (11):2803-2804
3. 张胜玉 . A 型肉毒杆菌毒素治疗上睑退缩 . 中国耳鼻喉科杂志,2009,5(9):317
4. 左新河 . 甲状腺功能亢进症 . 北京:中国医药科技出版社,2010

(赵 勇 左新河)

第四节 陈如泉教授治疗甲状腺相关眼病的治法用药

陈如泉教授诊治甲状腺疾病,形成了独特的主病、主症、分阶段及微观辨证的治疗体系。对中、西医治疗均相对棘手的甲状腺相关眼病(TAO),临床运用该体系方法治疗多获奇效。兹将陈教授对甲状腺相关眼病的辨治用药经验介绍如下。

一、辨证经验

TAO 患者,突眼者为多,中医学称其为"目珠突出"、"鹘眼凝睛"等。陈教授据证多辨为肝火亢盛、脾虚痰阻、肝肾阴虚、痰瘀内阻 4 个证型。"诸风掉眩,皆属于肝",肝开窍于目,肝经实火上炎,熏灼目突;或肾阴亏虚,水不涵木,致肝阴亏虚,虚火内盛,虚实之火炼液为痰,痰阻气机,血行不畅,形成痰瘀,内阻于肝窍而见目突;或脾气亏虚,气虚行液无力,致痰邪阻于肝窍,也可见目珠突出。不同病证有不同临床表现,属肝火亢盛证者,可见目突、面红目赤、烦躁易怒、舌红、苔黄、脉弦数等。属脾虚痰阻证者,可见神疲乏力、自汗畏风、眼睑浮肿或眼睑下垂、舌白腻、脉细缓等。属肝肾阴虚证者,表现为目突、视物模糊、腰膝酸软、五心烦热、潮热盗汗、舌红、少苔、脉细数等。属痰瘀内阻证者,表现为目突明显,CT 检查可见眼外肌增粗,或伴有肿大的甲状腺质韧有结节、舌紫黯有瘀点瘀斑、舌下络脉迂曲、脉涩等。陈教授认为,4 个证型之间相互影响,又常相兼为患。

临床上突眼可以独立或兼夹眼部其他症状出现,常见症状有:视物模糊、复视、眼睑肿胀、目赤肿痛、斜视、眼珠活动受限、眼睑下垂、畏光流泪、露白等。中医学认为,人卧则血归于肝,肝受血而能视。陈教授临床经验认为,若肝肾亏虚,阴血不足,目珠失养,可见视物模糊;脾胃为后天之本,气血生化之源,脾虚气血乏源,肝目失养亦见此症;肝风内动,亦可见视物模糊、重影。"诸湿肿满,皆属于脾",眼睑肿胀多属脾虚,水湿痰饮内聚而成;或阳虚水泛而致。"诸热瞀瘛,皆属于火",肝火上炎或阴虚火旺则见目赤肿痛;不通则痛,目赤肿痛又多见有气血瘀滞;斜视多为肝风内动,牵引目系;眼睑下垂亦称睑废,多为脾气亏虚,清阳不升,升举上提无力而致;畏光流泪,多因肝肾阴虚,目窍失养所致;露白,即眼珠上视时下露巩膜,或眼珠下视时上露巩膜,多由脾虚、痰瘀内阻及肝风内动而成。

二、十大治法

陈教授治疗甲状腺相关眼病,在以上辨证的基础上随证灵活遣方用药,其治法可归纳为化痰通络、活血化瘀、平肝息风、滋阴养血、利水消肿、清热泻火、宣肺祛风、健脾举陷、温补阳气以及疏肝理气十大主要治法。临证且善用黄芪及虫类化痰活血药。

1. 化痰通络法　"怪病多由痰作祟",化痰通络适用于各种痰阻之证。陈教授常据痰阻证的轻重及寒痰、热痰之不同而选用不同的药物,轻者可用法半夏、浙贝母、穿山龙之属;重者则用白芥子、山慈菇、白附子等峻烈之品;寒痰多用法半夏、陈皮、白附子等;热痰常选用浙贝母、瓜蒌皮、胆南星等。

2. 活血化瘀法　"久病必瘀","久病入络"。活血药选择上又可据病情轻重选用和血、活血、破血之品,和血如牡丹皮、当归;活血如丹参、川芎;破血如三棱、莪术、王不留行、急性子、穿山甲,或选用水蛭、蜈蚣、蟅螂虫等虫类药物。

3. 平肝息风法　"诸风掉眩,皆属于肝",此法可用于眼睑退缩、斜视、复视等症,常用药如菊花、决明子、石决明、钩藤等,或蜈蚣、全蝎、地龙等虫类药。

4. 滋阴养血法　此法可用于阴血亏虚之目突、视物模糊等症。"治风先治血,血行风自灭",此法又可用于风动之证。再者,邪热易灼津伤阴,治疗热证之苦寒药又易伤阴津,此法又可顾兼证纠偏。常用药如白芍、生地黄、女贞子、旱莲草等。

5. 利水消肿法　常用于眼睑肿胀等症。清代叶天士《温热论》:"热病救阴犹易,通阳最难,救阴不在血,而在津与汗,通阳不在温,而在利小便。"利水消肿法既可在热证中引火下行透热,又可在湿热、痰湿等症中使湿邪从膀胱而去。常用药如泽泻、车前子、茯苓、猪苓、瞿麦等。

6. 清热泻火法　此法用于火热炽盛之目赤肿痛、突眼等症。清火中又有清泻肝火、清气分热、清热凉血等不同。清肝火药如夏枯草、黄芩、栀子、龙胆草;清气分热常用石膏、知母等品;清热凉血者如生地黄、牡丹皮、赤芍等。

7. 宣肺祛风法　陈教授认为,甲状腺眼病可因风邪外袭,风热上扰清窍而致。《素问·阴阳应象大论》云:"其高者,因而越之。"眼病病位高,邪在上,配伍宣肺祛风之品可因势利导助邪外出。同时,宣上可以畅下,稍加宣肺之药可助水行以消肿,常用药如防风、刺蒺藜等。

8. 健脾举陷法　此法常用于眼睑下垂,即睑废之症。治宜补气健脾,升阳举陷。常用药如黄芪、太子参、茯苓、白术、升麻、葛根、柴胡等。尤其重用黄芪,用量可达50~100g。

9. 温补阳气法　本法用于瘿病日久,畏寒、浮肿等属阳虚证者。再者,阴虚之证佐以少量温阳之品,可以收到"阴得阳助则泉源不竭"的效果。常用药如淫羊藿、巴戟天、补骨脂、葫芦巴、肉苁蓉、分心木。在火热炽盛证中佐以肉桂,又可防药过于苦寒拒药不受。

10. 疏肝理气法　百病生于郁,气郁为先。气郁可以变生痰阻、瘀滞等证,"善治痰者,不治痰而治气,气顺则一身之津液亦随气而顺"。气机调畅可助化痰行血,故临床常用此法。

常用药如郁金、橘叶、柴胡、枳壳、绿梅花。

三、病案举例

艾某,女,33岁,2011年7月8日初诊。主诉:突眼、眼部不适3个月余。在某医院诊断为:甲状腺功能亢进,予每天口服甲巯咪唑15mg治疗。诊见:突眼(+),露白,眼睑退缩、眼睑浮肿,手抖(−),甲状腺I度肿大、质软、无压痛,心率64次/分,律齐,无杂音,舌红、苔黄厚,脉弦。当天查甲状腺功能(以下简称:甲功):游离三碘甲状腺原氨酸(FT_3)1.75pmol/ml,游离甲状腺素(FT_4)1.998pmol/ml,促甲状腺激素(TSH)2.19mU/L。CT检查示:左眼内直肌、外直肌、下直肌和右眼下直肌、外直肌明显增粗。中医诊断:目珠突出,证属肝风内动,痰瘀内阻证。西医诊断:甲状腺功能亢进,TAO。西药:甲巯咪唑,每次5mg,每天3次,口服;中药治以平肝息风、化痰活血法。处方:黄芪、钩藤、僵蚕各10g,蜈蚣1条(均用中药免煎颗粒)。30剂,每天1剂,分2次冲服。

8月5日二诊:诉突眼、露白、眼睑退缩较前稍好转,颈部不适,甲状腺I度肿大、质软、无压痛,心率68次/分,律齐,舌红、苔白略厚,脉弦。甲功复查:FT_3 2.42pmol/mL,FT_4 0.95pmol/mL,TSH 3.763mU/L。给予甲巯咪唑,每次5mg,每天2次,口服。中药处方:水蛭3g,蜈蚣1条,钩藤20g,僵蚕、泽泻、浙贝母各10g。30剂,每天1剂,分2次冲服。

9月2日三诊:突眼明显减轻,便秘,无其他不适。体检:突眼(−),露白(±),甲状腺I度肿大、质软、无压痛,心率76次/分,律齐,舌红、苔白略厚,脉弦。甲功复查:FT_3 2.92pmol/ml,FT_4 0.65pmol/ml,TSH 32.727mU/L。给予甲巯咪唑,每次5mg,每天1次,口服;优甲乐,每天25μg,口服。中药处方在上方基础上加黄芪20g,防风10g。30剂,每天1剂,分2次冲服。

按:本案患者目珠突出、露白、眼睑退缩,据舌红、苔黄厚及眼睑浮肿,当为痰邪内阻于肝窍所致。《诸病源候论·诸痰候》言:"诸痰者,此由血脉壅滞,饮水积聚而不消散,故成痰也。"故痰的形成多因血瘀而成痰瘀互阻之证。痰邪郁阻,津液运行障碍,致水饮内停而见眼睑浮肿之象。甲状腺I度肿大、质软亦可佐证。陈教授据病证及病情精当选药,方中蜈蚣活血化瘀;僵蚕、浙贝母化痰通络;蜈蚣、僵蚕两虫类药相伍,化痰与活血并举,气机调畅则利于痰去瘀消;泽泻利水消肿;黄芪健脾燥湿利尿,又可扶正防其不受攻伐;"诸风掉眩,皆属于肝","其在上者,因而越之",故佐以钩藤平肝息风及防风祛风宣肺。方药与病机相合,故临床可获良效。

参 考 文 献

赵勇.陈如泉教授虫类药治疗甲状腺相关眼病经验.光明中医,2011,12(26):26-28

(陈如泉 巩 静)

第五节 中药方治疗甲状腺相关眼病的 Meta 分析

甲状腺相关眼病(TAO),是以眼球后及眶周眼组织的浸润性病变为特征的自身免疫性疾病,其特异性组织学变化是淋巴细胞和巨噬细胞浸润,糖胺多糖堆集,眼外肌肿胀,球后脂肪细胞增加,后期结缔组织增生并发生纤维化,主要影响眼外肌、泪腺和眼球后脂肪。TAO发病率占眼眶病首位,主要见于 Graves 病和桥本甲状腺炎患者。尽管近年来在 TAO 的发病机制研究取得一定进展,但在治疗方面仍十分棘手。中医药治疗本病具有自身的优势。本文通过系统评价的方法,对中医药治疗本病提供进一步的循证医学证据。

一、资料与方法

1. 纳入标准

(1) 研究类型:中药方治疗甲状腺相关眼病的随机与半随机对照试验,无论是否采用盲法,语种为中文。

(2) 研究对象:符合甲状腺相关眼病的诊断标准。

(3) 干预措施:①试验组:中药方联合西医治疗,对照组:西医治疗;②试验组:中药方治疗,对照组:安慰剂治疗;③试验组:中药方治疗,对照组:西医治疗,或两组采用相同的西医治疗基础上,试验组用中药方治疗,对照组用西医治疗。

(4) 结局指标:包括有效率、突眼度、CAS 评分及不良反应情况。

2. 排除标准　非随机对照的临床试验;不符合诊断标准;重复发表;资料信息不全;中药方与中成药的比较。

3. 文献检索　计算机检索 CNKI、VIP、Wanfang Data 等数据库,以"甲状腺相关眼病"、"甲亢突眼"、"Graves 眼病"、"内分泌突眼"、"浸润性突眼"、"中医药"、"治疗"为检索词,检索截至 2015 年 2 月。

4. 文献筛选与质量评价　文献筛选和质量评价由两位研究者独立进行,而后交叉核对,如有分歧,由第三方裁定。提取数据包括作者、发表年份、基线资料、干预措施、结局指标、不良反应等。纳入研究的质量评价按 Jadad 评分量表进行,包括随机、双盲、退出与失访。0~2 分为低质量文献,3~5 分为高质量文献。

5. 统计分析　采用 Cochrane 协作网提供的 RevMan5.2 软件进行 Meta 分析。二分类资料采用 RR 及 95%CI 作为疗效分析统计量,连续性变量资料采用 SMD 和 95%CI 作为疗效分析统计量。采用 χ^2 检验对各研究结果进行异质性检验,当 $P \geq 0.10$,$I^2 \leq 50\%$ 时,采用固定效应模型进行 Meta 分析,反之,则采用随机效应模型进行 Meta 分析或描述性分析。

二、结果

1. 纳入研究的基本特征　通过阅读题目及摘要,筛选出相关文献 65 篇,最终纳入 18 篇,其中西医治疗 + 中药方与单纯西医治疗的比较 12 篇,中药方与安慰剂的比较 1 篇,中药方与西医治疗的比较 5 篇。纳入研究中,受试者共 1096 例,试验组 574 例,对照组 522 例。研究基线一致,两组具有可比性。具体情况见表 1。

表 1　纳入研究基本情况

纳入研究	基线	例数 T/C	干预措施		结局指标	不良反应
			试验组	对照组		
WANG2012	一致	30/30	基础 + 固本消瘿汤	基础治疗	①②	未提
ZHANG2013	一致	40/40	激素 + 散结化瘀汤	激素	③④⑤	未提

续表

纳入研究	基线	例数 T/C	干预措施		结局指标	不良反应
			试验组	对照组		
YAN2013	一致	20/20	基础 + 天麻钩藤饮	基础治疗	③④	未提
JIN2010	一致	56/56	曲安奈德 + 柴胡疏肝散	曲安奈德局部注射	③④⑦	有
LUO2005	一致	31/25	基础 + 栀子清肝汤	基础治疗	③	未提
FEI2004	一致	35/23	基础 + 中药方	基础治疗	③	未提
TANG2006	一致	32/26	基础 + 中药方	基础治疗	①③⑥	未提
XING2013	一致	36/36	基础 + 中药方	基础治疗	③⑥	未提
LI2008	一致	17/15	基础 + 睛突 1 号	基础治疗	②⑦	提及
JIANG2012	一致	25/25	基础 + 中药方	基础治疗	①③④	未提
YIN2013	一致	30/28	甲强龙 + 中药方	甲强龙	②	未提
CHEN2015	一致	30/30	西医治疗 + 清肝泻火方	西医治疗	①②③④⑦	有
ZHANG2014	一致	43/41	平目颗粒	平目颗粒模拟剂	①②③	有
LI2008	一致	34/31	平目汤 2 号颗粒 + 泼尼松模拟剂	泼尼松 + 平目汤 2 号模拟剂	②③	有
SHI2012	一致	24/24	化痰活血消突汤	泼尼松	①②③	未提
LIAO2000	一致	31/12	甲眼消 + 甲巯咪唑	泼尼松 + 甲巯咪唑	①②③⑤⑥	有
WU2009	一致	30/30	缩眼汤 + 甲巯咪唑	泼尼松 + 甲巯咪唑	①②③⑥	未提
XUE2012	一致	30/30	突眼消汤 + 甲巯咪唑	泼尼松 + 甲巯咪唑	②③	未提

注:①甲功;②症状体征积分;③突眼度;④CAS 评分;⑤眼睑宽;⑥视力;⑦软组织炎症评分

　　2. 纳入研究的方法学质量评价　纳入研究中,均进行随机分组,有 8 项研究对随机方法进行了描述。有 2 项研究描述了盲法的运用。有 2 项研究说明研究中有退出与失访情况,其中 1 项没有对退出理由进行详细描述。Jadad 质量评分结果见表 2。

表 2　纳入研究 Jadad 评分结果

纳入研究	随机	盲法	退出与失访	Jadad 得分
WANG2012	未说明	无	无	1
ZHANG2013	未说明	无	无	1
YAN2013	未说明	无	无	1
JIN2010	说明	无	无	2
LUO2005	未说明	无	无	1
FEI2004	未说明	无	无	1
TANG2006	未说明	无	无	1
XING2013	未说明	无	无	1
LI2008	说明	无	无	2
JIANG2012	说明	无	无	2
YIN2013	说明	无	无	2

续表

纳入研究	随机	盲法	退出与失访	Jadad 得分
CHEN2015	说明	无	无	2
ZHANG2014	说明	描述	描述	5
LI2008	未说明	描述	无	3
SHI2012	说明	无	无	2
LIAO2000	未说明	无	无	1
WU2009	未说明	无	无	1
XUE2012	说明	无	无	2

3. 疗效评价(图1~图3)

(1) 有效率:纳入研究中有 16 项进行了中药方治疗甲状腺相关眼病的有效率比较,其中 10 项研究比较了西医治疗 + 中药方与西医治疗的有效率,异质性检验结果显示 $P=0.04$, $I^2=49\%$,各研究间具有差异性,采用随机效应模型进行 Meta 分析,结果提示两组差异具有统计学意义[$RR=1.36,95\%CI(1.19,1.56),P<0.00001$],说明西医治疗 + 中药方疗效优于西

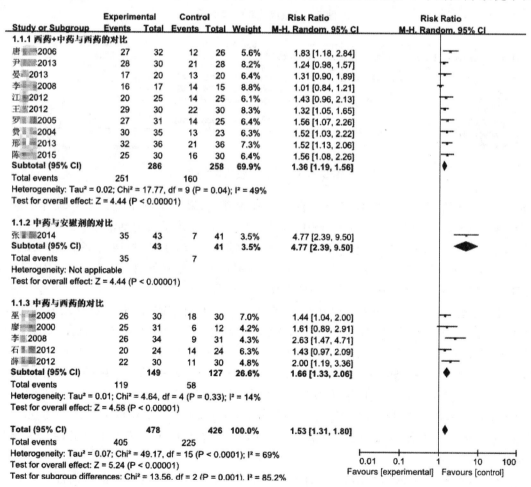

图 1　有效率比较的森林图

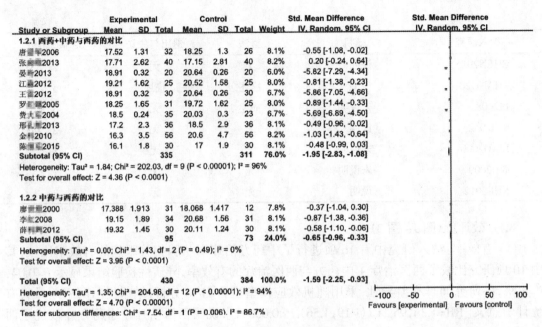

图2   突眼度比较的森林图

图3   CAS 评分比较的森林图

医治疗。1项研究比较了中药方与安慰剂的有效率,结果显示两组差异具有统计学意义 [RR=4.77,95%CI(2.39,9.50),P<0.00001],说明中药方疗效优于安慰剂治疗。5项研究比较了中药方治疗与西医治疗的有效率,异质性检验结果显示 P=0.33,I^2=14%,各研究间没有异质性,可采用随机效应模型进行 Meta 分析,结果提示两组差异具有统计学意义[RR=1.66, 95%CI(1.33,2.06),P<0.00001],说明中药方疗效优于西医治疗。

(2)突眼度:纳入研究中有 13 项研究进行了中药方对突眼度的疗效比较,其中 10 项研究比较了西医治疗 + 中药方与西医治疗的突眼度,异质性检验结果显示 P<0.00001, I^2=96%,各研究间具有差异性,采用随机效应模型进行 Meta 分析,结果提示两组差异具有统计学意义[SD=−1.95,95%CI(−2.28,−1.08),P<0.0001],说明西医治疗 + 中药方治疗突眼疗效优于西医治疗。3项研究比较了中药方治疗与西医治疗的突眼度,异质性检验结果显示 P<0.00001,I^2=94%,各研究间具有差异性,采用随机效应模型进行 Meta 分析,结果提示两组差异具有统计学意义[SD=−1.59,95%CI(−0.96,−0.33),P<0.0001],说明中药方治疗突眼疗效优于西医治疗。

(3)CAS 评分:纳入研究中有 4 项研究比较了西医治疗 + 中药方与西医治疗的 CAS 评分,异质性检验结果显示 P <0.00001,I^2=94%,各研究间具有差异性,采用随机效应模型进行

Meta 分析,结果提示两组差异具有统计学意义[SD=−1.22,95%CI(−2.29,−0.16),P=0.02],说明西医治疗 + 中药方治疗降低 CAS 评分优于西医治疗。

4. 不良反应　纳入研究中,有 6 项研究提及了不良反应,其中 5 项研究出现不良反应。其原因多为糖皮质激素激素治疗所致,只有 1 例因服用中药后出现干咳,但停药或对症处理后均缓解,说明中药方治疗甲状腺相关眼病安全性好。

三、讨论

《世医得效方》云:"轮硬而不能转侧,此为鹘眼凝睛。"甲状腺相关眼病类属于中医学"鹘眼凝睛"范畴,亦有称为"目珠突出"、"神目自胀"、"状如鱼胞证"等。《素问·五脏生成》云:"肝受血而能视。"《灵枢·经脉》云:"肝足厥阴之脉……连目系。"肝开窍于目,其病位在目,病本在肝,涉及肺、脾、肾。《银海指南》云:"鹘眼凝睛者,阴阳不和,火克金也。"《杂病源流犀烛·瘿病》云:"瘿之为病,其症皆属五脏,其源皆为肝火。"因此,肝火是 TAO 早期主要病理因素。若情志不畅,肝疏泄失调,肝郁化火,目失濡养,则目赤肿痛、羞明流泪;肝火灼津成痰,痰瘀壅结,则眼球突出;肝火破血妄行,则结膜弥漫充血水肿。《柳州医话》云:"肝木为龙,龙之变化莫测。其亦病也,亦然。"肝病易于传变,必然累及其他脏腑。肝病传脾,脾健运失职,水湿运化失调,凝聚成痰,痰湿壅滞,则胞睑肿胀;肝木犯肺金,则肺气失其宣发肃降之职,水湿内盛,壅结于上,则眼睑浮肿;肝肾同源,穷及于肾,肝肾阴虚,目珠失养,则视物模糊,视力减退。由此可见,痰、瘀为本病主要病理产物,后期以痰浊和瘀血为主要病理因素。

临床上 TAO 分为活动期(急性炎症期)和非活动期(慢性炎症期)。判断 TAO 是否处于活动期是治疗的关键。目前广泛运用 Mourist 等提出的临床活动性评分(clinical activity score,CAS)法。TAO 活动期由于大量淋巴细胞浸润,刺激成纤维细胞分泌氨基葡聚糖,导致水肿、突眼等一系列症状,类似于中医"肝火"证;后期阶段组织增生并纤维化,类似于中医"痰凝"、"血瘀"证。因此,TAO 活动期除应用糖皮质激素治疗外,还可结合清肝泻火明目的基本治法,非活动期以化痰散结、活血祛瘀为基本治法。因此,TAO 治疗应辨病与辨证相结合,分期辨证与整体辨证相结合。

本研究通过系统评价方法证实,中药方能有效治疗 TAO。依据不同干预措施进行亚组分析,西药治疗联合中药方与西药治疗比较,在有效率、突眼度及 CAS 评分方面均优于对照组。中药方与西药比较,其有效率和突眼度的改善均优于对照组。只有 1 项研究进行了中药方与安慰剂的比较,可以发现中药方能有效治疗甲状腺相关眼病。因此,中药方是治疗 TAO 的有效方法,且安全性好。

本研究尚存在以下不足:方法学质量不高,只有 8 项研究说明了随机方法,2 项研究描述了盲法的运用,1 项研究分析了退出与失访情况。各研究样本含量不大,疗程、剂量存在差异,个各研究在干预措施方面不尽相同,有效率的判定缺乏统一标准,缺乏长期随访,所以存在一定的偏倚风险。

综上所述,Meta 分析结果显示中药方治疗 TAO 有效,但纳入研究质量普遍不高,降低了上述结果的可靠性。因此,尚需设计合理、执行严格、多中心大样本且随访时间足够的随机对照试验进一步验证。

参 考 文 献

1. 左新河.甲状腺功能亢进症.北京:中国医药科技出版社,2010
2. 刘照峰,刘美莲,杨亚茹,等.甲亢饮联合他巴唑治疗甲状腺功能亢进症100例临床观察.时珍国医国药,2015,26(2):404-405
3. 贺冶冰,石少敏.Graves眼病的临床诊断和治疗进展.内科急危重症杂志,2011,17(2):69-71
4. 鲁扬,黄勇敏.甲泼尼龙不同用药方案治疗甲状腺相关眼病的对照研究.临床合理用药,2011,4(2):49-50
5. 曾平,孙亮,刘桂琴,等.中药治疗早期甲状腺相关眼病的临床观察.中国中医眼科杂志,2008,18(2):67-69

(陈继东　左新河　赵勇)

第六节　甲状腺功能亢进症合并心脏病的诊断和治疗

甲状腺功能亢进症不仅可直接导致甲亢性心脏病,而且还可同时伴有其他类型的心脏病,使原有的或潜在的心脏病发作或加重,甚至可导致甲亢致命性结局。因此,正确地及时地认识甲亢性心脏病病因病理、发生发展、临床特点、诊断与鉴别诊断及其防治措施,对防治疾病进一步发展恶化、减少新的并发症的发生、提高临床疗效,具有十分重要意义。

甲亢性心脏病有三种情况:一种起病时表现就是以心律失常等表现为主,甚至误诊为冠心病、或风心病、或心肌病。一种甲亢患者没有得到及时的有效治疗,继发房颤、心衰等心脏病变。再一种是原有潜在的冠心病等,继而患有甲亢,导致或激发原心脏病变发作或加剧,这主要由于个体差异而造成的。

一、发病状况

甲亢性心脏病是指由甲亢引起的心脏肥大,心律失常及心力衰竭等。临床发病率高,约占甲亢患者的5%~10%,有报道为10%~23.5%,心律失常发生率较高,约占甲亢性心脏病95%以上。房颤等甲亢性心脏病可为甲亢的首发症状,其发生与甲亢严重程度无明显关系。发病以男性多见,45岁以下较少发生。60%的甲亢性心脏病,在甲亢治疗以后,心脏病随之自行缓解。

以往的小规模研究显示,甲亢患者的房颤发生率可因性别、年龄和心血管疾病伴随状态而异(1%~60%),丹麦奥尔胡斯大学医院Frost等为此进行了一项规模较大的全国性调查,对甲亢患者的房颤或房扑危险进行了评估。分析结果显示,男性、缺血性心脏病、充血性心力衰竭和心脏瓣膜病分别可使甲亢患者发生房颤或房扑的危险增加80%、80%、2.9倍和1.6倍,而年龄每增加10岁,房颤或房扑危险可随之增加70%。

促甲状腺素(TSH)低于正常,而甲状腺功能正常者称为亚临床甲亢,约占人群的1%,以60岁以上老人常见,后者每年有5%转变为临床甲亢,Sawin对2007例老人追踪10年,低TSH而甲状腺功能正常者61例,其中21.3%出现房颤,为排除其他房颤危险因素的正常TSH者的3倍,故有许多学者将低TSH视为老人房颤的危险因素。

二、发病机制

1. 甲状腺激素对心脏作用的不良影响　心脏是甲状腺激素(T_3、T_4)作用的主要靶器官，T_3 所引起的心脏结构和功能变化，可以是 T_3 直接或者是间接作用的结果。直接影响是由于甲状腺激素作用于心肌，致磷酸肌酸代谢紊乱，心肌纤维中磷酸根离子、肌酸及钾离子缺乏，腺苷酸环化酶活性增加。环磷酸腺苷增加，心率增快，心肌收缩力增强，初期有代偿意义，后期可出现心脏功能衰竭。甲亢实验研究时表明，心脏心肌细胞电生理传导异常是单个心房肌细胞的动作电位时间缩短，心房的电兴奋性增高，房颤即有可能随之发生。

近几年，随着分子生物学的发展和研究的进展，对甲亢心脏病发病机制的认识已更加深入。甲状腺激素对心脏作用也可分为：①核外作用：促进氨基酸和葡萄糖向细胞内转运；使细胞膜上 Ca^{2+}-ATP 酶活性增强，心肌细胞 Ca^{2+} 外流加速；T_3 作用于线粒体促进氧化磷酸化，ATP 产生增多。②核内作用：是通过 T_3 与特异性核受体蛋白结合所介导的，现已证实核内 T_3 受体即心肌细胞的成红细胞增多症 A(C-erb-A)原癌基因产物 C-erb-A 蛋白。T_3 与其受体结合后通过调控特异性基因转录或影响细胞质中 mRNA 稳定性而促进或抑制特定的心肌蛋白合成。

2. 血流动力学改变　甲亢时，代谢率上升，产热增多，散热加强，皮肤毛细血管扩张和微循环动静脉分流增多，使静脉回心血量和心输出量增加，加重心脏负担。甲亢时血流量由正常的 3% 上升到 6%，循环血流量总计增加 10% 以上，血流加速，循环时间缩短，心脏负荷加重，心肌耗氧量增加，ATP 产生增多，因此，甲亢心的临床表现主要有心脏增大，86% 左右甲亢心患者有之，增大的程度约 20%~30%；最终可导致充血性心力衰竭。同时，但更多的能量不是用于心肌做功而是转化为热能，能量的这种无效利用也是导致心衰的原因之一。

3. 肾上腺能神经活动增强　甲亢患者血循环中儿茶酚胺增加，肾上腺素能受体部位游离儿茶酚胺的浓度增加，此外甲状腺素也增强患者对儿茶酚胺的敏感性。甲状腺激素过多和交感神经系统兴奋的表现极相似，推测甲亢时，可能伴有交感肾上腺素能系统的过度激活。也可能是甲亢时心肌 β- 受体上调，增加了内源性儿茶酚胺的敏感性，通过 β- 受体介导而致心肌肥大；文献报道甲亢时，肾素 - 血管紧张素 - 醛固酮系统(RAAS)激活，血浆肾素(PRA)活性升高，血管紧张原浓度升高，血管紧张素Ⅱ(ATⅡ)浓度增高及心脏 ATⅡ受体密度上调。RAAS 激活对心血管系统产生不利影响，ATⅡ与心肌细胞或平滑肌细胞膜上的高亲和力的 ATⅡ受体结合，通过细胞内信号传导系统，刺激核内 C-fos 基因转录，C-fos 蛋白可促进心肌或血管平滑肌的生长，导致心肌肥大，此作用可被血管紧张素转换酶抑制剂(ACEIn)或 ATⅡ受体阻断剂所阻抑。

4. 心肌病变　甲亢性心脏病，往往只注意了节律的异常而忽视了心肌的变化，既往不少学者否认甲亢本身会引起心脏病，因为心脏没有甲状腺素过多所引起的组织学病变，认为甲亢只不过是诱发或加剧了其他原因的潜在的心脏病。随着研究的深入，现在，越来越多的资料表明，甲亢可引起心肌病变。有人给大鼠甲状腺素，模拟长期隐性甲亢，发现大鼠心肌肥厚。另外给怀孕的大鼠以三碘甲状腺原氨酸，可使胎鼠在亚细胞水平产生与人体肥厚性心肌病见到的相似心肌纤维排列紊乱。

5. 其他原因　包括静脉回流量增加，刺激心房入口处的心房肌，形成异常兴奋灶，容易产生房颤等心律异常。国外有人指出，60 岁以上的老人，低血清 TSH 是房颤的危险因子，而甲亢时出现的传导阻滞可能是因甲亢自身免疫性炎症发生淋巴细胞浸润、水肿,累及心脏传导系统所致。

总之,甲亢对心脏的影响可以是升高的甲状腺激素直接作用的结果,也可通过血流动力学改变,交感肾上腺素能系统和 RAAS 激活间接对心脏的结构和功能产生严重影响。

三、临床表现

甲亢性心脏病患者的临床特点　除有典型的甲亢症状、体征外,心血管方面症状显得更为突出。大多数甲亢性心脏病患者的心血管症状为心悸、易受惊胸闷、胸痛,劳力性气促,不能平卧,夜间阵发性呼吸困难、反复下肢水肿、肝大、肝颈静脉回流征阳性、颈静脉充盈、心脏扩大、听诊心律失常、高动力性心衰。所以一般情况下诊断并不困难。但部分患者易被临床医生忽视。

甲亢性心脏病多见于病情较重,病程较长,以及年龄较大的甲亢患者。除存在甲亢的表现外,还存在心律失常、心脏扩大和心力衰竭等一种或多种改变。检查时见心尖搏动增强,常可听到收缩期杂音。收缩压增加,舒张压略有下降,可有二尖瓣脱垂,少数患者有周围血管征。甲亢心脏病除非有心房纤颤或病前已有其他类型心脏病,否则甲亢单独引起心力衰竭不常见。房颤早期常为阵发性,病程久者常为持续性。心脏扩大可为一侧或双侧扩大,以左室肥大为多见。

1. 心律失常　窦性心动过速为甲亢的早期表现。发生率高,几乎所有甲亢患者均发生过。但当有甲亢性心脏病时,并不都表现窦性心动过速,故有学者不将其列入甲亢性心脏病心律失常中。其次为心房纤颤,多见于 40~45 岁以上患者。青少年患者较少,即使发生,多为阵发性。甲亢所致心房纤颤有如下特点:①初为阵发性,有时为窦性心律与阵发性心房纤颤频繁交替出现,有的可发展为持续性房颤。②多为快速型房颤,心室率常在 120 次/分以上,可达 180~200 次/分,一般不伴左心衰竭。③对洋地黄制剂反应差。心室率难以控制和稳定在 90 次/分以下,常有阵发性心率加速现象。④病程可长达数月、数年,但甲亢控制后,心房纤颤大多数可自动消失,转为持久的窦性心律。其他类型的心律失常也可见到,如心房扑动,阵发性室上性心动过速及房室传导阻滞。心律失常多数为可逆性,甲亢控制后可消失,部分患者甲亢控制后,心房纤颤和过早搏动仍持续存在,且经长期随访未发现其他心脏病。

2. 心脏肥大　多见于甲亢症状严重和病程较长者,由于长期高排出量,心脏负荷增加,造成心脏扩大,X 线见左心室主动脉、肺动脉段部突出,心脏可呈二尖瓣形、球形,普遍性肥大,心胸比例大于 0.5。由于心室扩大造成心瓣膜相对关闭不全或狭窄,可闻及收缩期或舒张期杂音。一般甲亢控制后,心脏改变可恢复正常,少数遗留永久性心脏扩大。

3. 心力衰竭　常在心律失常和心脏扩大的基础上出现心力衰竭,多为右心衰竭,临床表现为心慌、颈静脉怒张、肝大、下肢水肿,甚至出现胸水和腹水等,左心衰竭少见。当甲亢合并其他心脏病时,心力衰竭更易发生。

4. 心绞痛与心肌梗死　临床上较少见。可能是甲亢患者儿茶酚胺活性增强,冠状动脉痉挛所致,甲亢控制后,心绞痛可减轻或消失。有认为甲亢合并缺血性心脏病,可达 10%~20% 心肌需求供血增力,而舒张压下降.心动过速使冠脉供血不是,心肌供血及需求不平衡引起,有的患者原来已有冠脉病变。发生本病后加重心脏负担而引起缺血性心脏病。

5. 甲亢合并二尖瓣脱垂 有报道认为甲亢合并二尖瓣脱垂高达 42.5%。甲亢患者若胸痛、气短、或极度忧虑等神经精神症状突出,尤其心前区喀喇音,应高度怀疑二尖瓣脱垂的存在。

四、诊断与鉴别诊断

目前国内外沿用的诊断标准为:①各种类型的心律失常(窦速除外),以房颤最多见;②可伴心脏结构或功能的变化;③确诊的甲亢病史;④排除其他原因的心脏病;⑤抗甲状腺治疗后心脏改变可逆转。有典型症状的甲亢诊断较容易,但老年甲亢患者起病隐匿,多缺乏特征性的甲亢征象,常以房颤为主要临床表现而就诊,往往造成误诊或漏诊。

临床凡有以下情形应警惕甲亢心的可能:①不明原因的疗效不佳的房颤。②不明原因的心衰,常规抗心衰疗效不明显,尤其是顽固右心衰者。③不明原因的其他心律失常。④不典型心绞痛,体重不增加甚或消瘦者。

临床上除有甲亢的表现外,常合并有下列一种或多种改变,需注意与以下病种相鉴别:

(1) 甲亢心脏病与冠心病的鉴别:甲亢性心脏病和冠心病患者都可出现胸闷、心前区沉重感。但甲亢性心脏病多见于女性,虽有胸闷,心前区痛,但很少是典型心绞痛发作。患者体重一般不超重,且倾向于消瘦,血清胆固醇降低。而 40 岁以上的男性心房纤颤患者中,以冠心病为常见,多有典型心绞痛发作,心室率多正常或偏慢。有时单靠临床表现在一定程度上很难与冠心病鉴别,极易误诊为冠心病或心梗,但在检查方面,甲亢心脏病的心电图 ST-T 改变、心律失常经治疗会随甲亢控制而明显改善。大多不留永久性 ST-T 改变。而冠心病则会反复出现 ST-T 改变,甚至永久存在。冠心病的超声心动图在早期呈节段性改变,冠脉造影显示冠脉痉挛,而甲亢心脏病则无此表现。如果不治疗甲亢,只按冠心病治疗,则效果不佳,且心率不会像冠心病那样随着治疗而减慢,心绞痛仍会频繁发作。

(2) 与扩张型心肌病的鉴别:扩张型心肌病的临床表现心衰症状有时与甲亢心脏病不易鉴别,而前者胸片心影呈普大型心脏。透视可见心脏搏动减弱,B 超见室壁薄、心肌运动普遍减弱,心律失常以室性心律失常多见。甲亢心脏病有的以心衰为首发症状,但胸片早期表现为肺动脉段突出,继之可表现为右心室、左心室和全心扩大,胸透可见心脏收缩幅度明显增加,B 超早期室壁厚,心律失常以房性心律失常多见,且一般抗心衰治疗效果不佳,用洋地黄即使可以使心衰症状暂时好转,其心率也难以控制,抗甲亢治疗则效果显著。

(3) 甲亢心脏病与风湿性心脏病鉴别:甲亢心脏病患者心搏增强,前胸壁振动明显,心尖部第一心音亢进,或可闻及收缩期杂音,如果再伴有心房纤颤,易被误诊为风湿性瓣膜病。甲亢性心脏病患者,其心尖部无震颤,而是心搏增强引起的心前区振荡感。其收缩期杂音在早、中期出现,二级左右,不向左腋下传导。一般无舒张期杂音。风湿性瓣膜病患者除多有风湿病史外,常有瓣膜器质性病变引起的典型杂音。X 线检查,二尖瓣狭窄时,其食管左房段呈局限性压迹。心电图出现双峰的"二尖瓣性 P 波"。B 超可见瓣膜病变,甲亢心脏病由于二尖瓣血流量增多,可听到心尖部有舒张中期杂音,且常合并房颤,甲亢心脏病呈高动力状态,于心前区搏动增强,第一心音响亮,舒张期杂音为充盈性杂音,常为轻度。B 超二尖瓣及各瓣膜无损害,心脏照片无风心病的特征性改变。

综上所述,在临床工作中,对以心律失常为首发症状者尤其老年患者,应注意全面病因分析,如果只注意心脏方面改变而不注意全身现象,不注意整体综合分析,则易误诊。

五、甲亢性心脏病的治疗

1. 治疗原则　①老人亚临床甲亢应予小剂量抗甲状腺药物治疗,可防止其发生房颤;②老人不明原因的房颤伴低 TSH 者可试用抗甲状腺药物治疗,大多数房颤可逆转;③老人甲亢不主张用甲状腺素反馈抑制 TSH,以免增加房颤的发生率;④甲亢房颤如甲亢控制 4 个月后心房纤颤仍持续存在,往往不能自行恢复,可考虑药物或电转复。但有人不主张药物或电复律,治疗后易复发。

2. 控制甲亢　控制甲亢是治疗甲亢性心脏病的根本措施。在控制甲亢的同时可根据心脏的病变采取相应的治疗措施。控制甲亢,应首选药物治疗或放射性 ^{131}I 治疗,慎用手术治疗。心力衰竭明显者要先用抗甲状腺药物,使甲亢控制后方可选择放射性 ^{131} 碘治疗。甲亢完全控制且无心力衰竭,患者能耐受手术时,可行甲状腺次全切除术。对心脏扩大的患者,在应用抗甲状腺药物治疗时,应严密观察临床症状,及时了解甲状腺功能变化,调整药物剂量,以控制甲状腺功能在正常范围为宜,不应造成甲减。因为黏液水肿可使心脏扩大、心功能不全或心包积液。

3. ^{131}I 治疗　甲亢的治疗,首先采用抗甲状腺药物治疗,待病情稳定后可改用 ^{131}I 治疗,以避免 ^{131}I 治疗过程中大量甲状腺激素释放而加重心脏病变。甲亢控制后,阵发性和持续性房颤约 60% 可恢复窦性心率。频发性室性早搏,患者有明显自觉症状时,可给予慢心律或心律平。有房室传导阻滞者,忌用。甲亢并持续性房颤用 ^{131}I 治疗,甲亢治愈而房颤半年后不复律者,无禁忌证时可用直流电或药物复律。对 ^{131}I 治疗甲亢并持续性房颤,甲亢治愈而房颤未转复者,试用心律平复律可能有效。甲亢并持续性房颤,无论有无心衰,选用 ^{131}I 治疗是方便、安全有效的。试图增大 ^{131}I 的剂量使其房颤复律提高,其效果可能不理想。多数在 ^{131}I 治疗后,青壮年患者的顺应性和修复功能良好,疗效亦较好。而 50 岁以上的年长患者,半年以后才出现疗效。说明年龄较长的患者疗效相对较差,这可能与下面因素有关:年龄大的患者的器官、组织出现衰老,心脏退行性改变,免疫功能、顺应性、修复功能和心脏贮备功能下降。

4. 甲亢的手术治疗　甲亢合并心脏病,具有手术适应证,可进行甲状腺次全切除术,达到根治目的。手术治疗控制症状快、治愈率高,安全顺利,并发症少。术前准备应达到甲亢症状控制,基础代谢率已正常,心率 90 次 / 分以下,房颤及心律失常得到有效控制。碘剂从 5 滴开始,逐日每次增加 1~16 滴,维持 3~5 日后手术。普萘洛尔首次 10mg,以后 24~48 小时根据脉搏情况增加 10~20mg,直至脉搏稳定在 90 次 / 分以下。同时,配合抗心律失常药物治疗,有心动过速,用普萘洛尔不能控制者,加用利血平每天每次 1mg 肌注;房颤加用西地兰 0.4mg/ 次,1~2 次 / 天,防止房颤发作可加用奎尼丁 0.2g/ 次,每日口服 2 次,使甲亢合并心脏病的症状有效控制。术后继续服碘剂及普萘洛尔 5~7 天。碘剂从 16 滴开始,每日每次减少 1 滴,普萘洛尔从术前最大剂量开始,每日每次减少 10mg。

本病发生心衰者,处理原则与其他病引起的心衰相同。包括卧床休息、控制及给予低钠饮食,并应用洋地黄类药物。心衰好转后继续治疗甲亢 3 个月才能手术。同时对甲亢合并心脏病严重者术前与内科及麻醉科共同会诊,估计心功能术中、术后可能出现的意外,制定切实可行的方案和各种应急措施。术中心电监视,必要时请内科医师台旁协助诊治,使病者手术顺利。术中甲状腺腺体适当残留对防止甲亢合并心脏病复发有重要意义。

术后处理:术后第 1 天或第 2 天体温超过 39℃,脉搏 100~120 次 / 分之间,无神志改变。可能是甲亢危象先兆,立即给予镇静、物理降温、静滴地塞米松等处理,均恢复正常。

手术禁忌证:甲亢合并心脏病同时患有其他心脏病者,如冠心病、风心病。55 岁以上甲亢性心脏病合并心、肝、肾功能不全等。

六、甲亢心脏病并发症的治疗

(一)甲亢心脏病合并心房颤动的治疗

房颤的病因治疗极为重要,必须积极有效地治疗甲状腺功能亢进,去除感染、情绪紧张、烟酒过度等所致的房颤的诱因,才容易恢复窦性心律,而且复律后才可能长期维持。

1. 控制心室率　房颤心室率较快时,其心排血量较心室率慢者降低更多。常引起明显心悸并诱发或加重心衰。因此,房颤心室率显著增快时(≥100 次 / 分),无论病因如何(洋地黄中毒和预激综合征例外),亦不论能否转复窦性心律,均需用洋地黄控制心室率,使休息时心室率控制在 70 次 / 分左右,稍活动后不超过 90 次 / 分,洋地黄效果不好时,可合用维拉帕米或地尔硫䓬或普萘洛尔治疗。待心室率控制后,再进一步考虑是否应复律及采用何种措施复律。

2. 转复心律　为了恢复心房功能,消除患者的不适症状、改善血流动力学预防血栓栓塞,将房颤转复为窦性心律是必要的。复律方法有同步直流电复律和药物复律两种。

(1) 同步直流电复律:电复律具有安全、迅速、副作用少、成功率高等优点。其复律指征为:①房颤发生时间较短,在半年以内效果好,如在 1 年以内可考虑;②用足量洋地黄和其他药物治疗不能满意控制心室率者;③一次转复心律后可维持窦性心律半年以上,症状改善以后又复发者;④左房内径≤45mm 者;⑤心胸比例 <0.55;⑥房颤后心力衰竭或心绞痛恶化不易控制者;⑦原发病如甲状腺功能亢进已控制,房颤仍存在者。下列情况则不宜复律:①房颤伴三度房室传导阻滞者;②房颤前怀疑有病窦综合征者;③房颤持续 1 年以上;④左房内径 >50mm 者;⑤心胸比例≥0.55;⑥洋地黄中毒所致房颤;⑦甲亢未做手术根治者;⑧低血钾者。电转复所需电能约 150~200J,如无效可重复 1~2 次,不必增加功率,因连续电击效果稍有累加作用,如仍无效可加至 300J,4 次转复不成功者,停止转复。

(2) 药物转复:药物复律成功率略低、副作用相对较多,复律时间长。适应证同电复律,但略窄(如不宜用于伴有室内阻滞及低血压者)。适合于非紧急复律及无电复律设备或不适宜电复律者。

1) 奎尼丁:是较好的转复药物,但其毒副作用较大,甚至有发生中毒致死的危险,临床较少使用。然如应用得当,则还是相当安全的,一般在治疗前一日先给予 0.2g 试验剂量,如无反应,第一日 0.2g×5 次,每次投服药物间隔 2 小时,在严密观察下投入第一个剂量,第一日如未转复,第二日 0.3g×5 次,如仍未转复,第三日 0.4g×5 次;若还未转复则停止用药。近年来有较多学者不主张这种给药方法,建议在用试验剂量后,给予 0.2g,6 小时一次,2~3 天后若无效可逐渐增加剂量,当每日量达 2000mg 时,如仍无效则停药。复律期间应行心电监护,并不准下地活动(包括大小便)。不习惯者必须在医生和护士监护下,在床旁排便,以防意外。转为窦性心律者,即改服维持量 0.2g,每日 3 次,持续 2~4 周。

2) 胺碘酮:是近年来用于转复房颤的药物,成功率 50% 左右,近年发现本品具有抗心律失常作用,主要作用于房室结,能延长房室结、心房和心室肌纤维的动作电位时程和有效不应期,并减慢传导。用于室性和室上性心动过速和早搏、阵发性心房扑动和颤动及预激综合征所致的心律失常等。也可用于伴有充血性心力衰竭和急性心肌梗死的心律失常患者。对其他抗心律失常药如双异丙吡胺、维拉帕米、奎尼丁、β 受体阻滞剂无效的顽固性阵发性心动过速常能奏效。但本品含碘,结构类似甲状腺素,可干扰甲状腺功能,甲状腺功能亢进症伴心房纤颤者宜慎用。需经较长时间才能生效。其用量为每日 0.6g,分 3 次服,连用 3~4 日。然后改为每日 0.4g,分 2 次服。连用 4~5 日,总计负荷剂量为 5g。而后改为 0.2g,每日 1 次或每周 5 次的维持量。

3) 预防房颤复发:防止房颤复发,首先应积极坚持甲状腺功能亢进症,不得任意减量或停服抗甲状腺药物,去除房颤病因,去除诱因,如发热、感冒、情绪激动、劳累、过早停药等,

3. 外科手术和射频消融治疗 房颤的外科手术方法较多,其中以"迷宫"手术最为理想。但手术本身还存在不少问题。创伤大,广泛普及还有许多实际问题。对药物及其他治疗无效的快速型房颤可采用射频消融治疗,以控制心室率。无旁路存在的房颤采用房室交界区阻断术,之后植入心室起搏器;预激综合征并发的房颤,则消融预激旁路。

4. 中医药治疗 心房颤动的病位在心,其主要症状为心悸、脉结或代,常伴有头晕、胸闷、气短等症状,本病定名为"心动悸"。心房颤动的病因病机各有不同。主要病机为本虚标实,脏气衰弱,气血亏虚为本,瘀血阻脉为其标。有认为由于心气不足、心血不足、脉流不畅、心失濡养所致。有认为心房颤动乃心阳虚衰、心血瘀阻、心失所养所致。中医辨证分心脾两虚型、气阴两虚型、气虚血瘀型、心肾阳虚型 4 种。古方《伤寒论》首创炙甘草汤治疗心动悸、脉结代。此方具有益气养阴、补血复脉之功效,后世亦称复脉汤,临床治疗心房颤动具有一定疗效。有报道辨证用药突出"养阴疏肝、平肝息风止颤"药物的应用,研制开发的"疏肝养心复律饮"治疗甲亢性房颤,取得显著疗效,是目前治疗甲亢性房颤的首选。有结合现代药学研究,选加苦参、黄连、甘松等药物。有认为中西医结合治疗甲亢合并房颤,可减少西药用量,缩短治愈和好转的疗程,从而减少不良反应的发生和提高疗效。

5. 房颤血栓栓塞的预防 房颤是一种常见的心律失常,近年来已成为临床研究的热点。同时也进一步意识到房颤是血栓栓塞事件发生的主要原因之一,此种病例 75% 患者并发脑血管意外。虽然房颤常与器质性心脏病有关,但约 30% 患者无器质性病变。患者房颤时出现症状、血流动力学受到损害、致残,寿命缩短及医疗费用增加。

预防血栓栓塞是房颤治疗的重要终点之一,栓塞的危险与潜在心脏病及性质有关。研究报道表明非风湿性心脏病房颤血栓危险是对照组的 5.6 倍,而风心病房颤血栓危险则为17.6 倍。已经有数个随机试验对比华法林与阿司匹林抗凝效果。小剂量(75mg/ 日)阿司匹林并不比安慰剂好,而在房颤中风预防试验中,阿司匹林剂量较大(325mg/ 日),则获一定的益处。

非瓣膜性房颤的血栓栓塞并发症肯定比无房颤者增多,一般认为发病 2 天内者转复前可以不用抗凝治疗,2 天以上者则应用抗凝剂,防止并发症,尤其是脑卒中。抗凝治疗 3 周,使凝血酶原时间(PT)提高 1.5 倍或国际正常化比例(INR)达 2~3。SPAF 试验说明华法林或阿司匹林均有明显预防血栓栓塞,主要是脑梗死的作用,与安慰剂比较,华法林减少 67%,阿司匹林减少 47%,而两者主要出血率近似。75 岁以下无高危因素者,华法林优越性不明显,

75 岁以上高龄者华法林出血率较高,宜用阿司匹林。转复前如何用抗凝仍未一致,抗凝多久才算合适,是否可以不用 3 周抗凝以缩短房颤时程和住院日期,减少出血并发症。如果没有房颤,也就不存在脑或其他躯体栓塞的来源,可以不用华法林。但如参考房颤射频消融后的药物治疗,恢复窦性心律者,如果左房大,可能仍有血流淤滞,容易形成血栓,所以有认为可以继续服用华法林抗凝。

因此,使甲亢合并房颤患者恢复窦性心律在临床治疗中尤为重要。通常认为,甲亢合并房颤不同于一般器质性心脏病。随着甲亢的治愈,甲亢心脏病可完全恢复正常。传统治疗甲亢合并房颤的方法是在控制甲亢的基础上,限制钠盐摄入、利尿、纠正电解质紊乱和使用抗心律失常药物,如地高辛。顽固甲亢合并房颤可采用电转复的方法。然而临床实践的结果发现,传统抗甲状腺药物治疗本病后,部分患者可于甲状腺功能恢复正常后 4 个月内恢复窦性心律,但约 40% 的患者的房颤不能转复,成为永久性房颤。除了年龄因素以外,转复为窦性心律的主要决定因素似乎是房颤持续时间的长短。一般认为,若房颤持续 6 个月以上,则房颤恢复的可能性很小。

(二) 甲亢心脏病合并心力衰竭的治疗

一般治疗原则为减轻心脏负荷,增强心肌收缩力,减少水钠潴留。

1. 休息　卧床休息是减轻心脏负荷的一种简单而行之有效的措施。心衰严重者,应卧床休息,待心衰控制后适当增加活动。烦躁不安、失眠者,必要时给以镇静剂。有发绀者可给予氧气吸入。由于普萘洛尔使心肌收缩力减弱,心衰时不宜使用。

2. 限制钠盐摄入　对心衰严重,尤其水肿明显者,应限制其钠盐摄入,每日不宜超过 2g,以减少水钠潴留,减轻心脏负担。水肿改善、排尿量增多时可给予适量钠盐。一般无需长期限盐。

3. 强心剂　应首先选用洋地黄类强心剂。但必须注意:①甲亢时洋地黄用量一般较大,且易引起洋地黄中毒,应慎重选择洋地黄制剂及用药途径。必要时可间断静注西地兰,后改口服地高辛,0.125~0.25mg,每日 1 次。用药后严密观察其疗效,应警惕洋地黄中毒症状的出现,如食欲减退、恶心、呕吐、黄视、用药后出现的;心律失常等,一旦发现,及时处理。②必须和抗甲状腺药物同时使用,否则心衰症状往往不能满意地得到控制。③经上述处理若心室率过快仍不能纠正者,可加用利血平。但利血平可减少洋地黄和心肌结合,影响其疗效。④心衰伴有房室传导阻滞者,洋地黄禁止使用。⑤心衰而心室率不快的患者,可酌情选用毒毛旋花素 K。⑥联合应用其他抗心律失常药物时宜慎用,以免引起猝死。

4. 利尿剂　利尿剂可增加肾小球滤过,减少肾小管对钠盐再吸收,使尿量增多,血容量减少,心脏前负荷因而减轻。一般可选用噻嗪类利尿剂,如双氢克尿噻,环戊氯噻嗪,或保钾利尿剂,如安体舒通、氨苯蝶啶,也可酌情选用速尿、利尿酸钠等。应用利尿剂易发生电解质紊乱,尤其低钾血症。电解质紊乱是诱发心律失常的常见原因之一,心衰可由此而加重。因此利尿剂宜从小剂量开始,间断使用,及时纠正电解质紊乱。

5. 肾上腺皮质激素　对甲亢引起的顽固的高排血量性心力衰竭,经上述处理后疗效欠佳者,可考虑使用肾上腺皮质激素。可给予泼尼松 5~10mg/ 次,每日 3~4 次。若与利尿剂短期合并使用,常使利尿作用显著增强。

6. β 受体阻滞剂药物　甲亢心衰使用强心药同时联合应用倍他乐克是安全有效的,加用倍他乐克,剂量为 12.5~100mg/d,每天 1~3 次。应用倍他乐克可增加心肌细胞 β- 受体密度,

其不但恢复 β- 受体对正性肌力药物的敏感性,而增强了心肌的收缩力,使心衰得以改善。其他方面如减轻心肌细胞 Ca^{2+} 超负荷,降低周围血管阻力,减轻后负荷也可能是心功能改善的机制之一。在甲亢性心脏病所致心力衰竭,及早应用 β 受体阻滞剂对及早纠正心力衰竭是有益的,但应掌握其适应证:β 受体阻断剂在心力衰竭时产生的副作用有,低心排血量综合征、急性左心力衰竭及缓慢心率等,因此在甲亢心所致心力衰竭在合并低排血量、严重左心功能不全时慎用。

(三) 甲亢合并心绞痛与急性心肌梗死

甲亢合并心绞痛与急性心肌梗死的处理与普通的急性心肌梗死处理也基本一致。应当强调的是:①抗甲亢的治疗决不能中断。甲亢的及时治疗能显著减轻(即使不消除)与其相关的心血管症状。②β 受体阻滞剂早期使用更有利于疾病的控制,因为 β 受体阻滞剂一方面能拮抗儿茶酚胺、纠正心动过速,减慢心室率,进而减轻心肌耗氧量;另一方面能抑制外周组织中 T_4 转化为具有生物活性的 T_3。

(四) 甲亢合并心脏传导障碍

积极控制甲亢,这是防治本并发症的根本措施;如果传导阻滞严重,甚至发生阿 - 斯综合征,可用阿托品,异丙基肾上腺素,但后者应慎重,因甲亢时心肌兴奋性高,易引起其他心律失常。必要时需安装临时心脏起搏器,帮助患者渡过危险期,随着甲亢的好转,大多数患者传导障碍可恢复,其预后较其他器质性心脏病所致传导障碍为好。

七、甲亢心脏病的中医辨治

本病主要见于中医学的心悸、胸痛、胸痹、瘿病等症,其病因病机比较复杂。归纳起来,病因不外水土因素、情志因素和素体因素等三个方面,病机可涉及气、痰、火、瘀、虚五方面,其病理为阴虚阳亢,以心肝肾阴虚为本,三脏之中,又以肝为关键,肝火内动,既能上冲心肺,甚至巅顶头目,又常横逆于胃侮脾。在疾病的发展过程中,水谷精微因气郁热灼,凝聚为痰,痰湿亦可随肝气上犯,故临床可出现多种不同表现。

(一) 肝郁气滞

证候:胸闷、胁痛,精神抑郁,常因情绪改变而症状加重。舌红苔薄,脉弦。

治法:疏肝清热,理气解郁。

方药:丹栀逍遥散加减。若见失眠多梦,可加酸枣仁、合欢皮、朱茯苓;若见颈部粗大,可加黄药子。

(二) 肝火亢盛

证候:心烦易怒、瘿肿眼突,面部烘热,怕热自汗,口苦目赤,头目昏眩,肢体震颤。舌质红、苔薄黄,脉弦数。

治法:清肝泻火。

方药:龙胆泻肝汤加减直泄中焦之热。若性情暴躁,面红手抖者,可加珍珠母、磁石、钩藤等平肝潜阳;大便秘结者,可加大黄以泻腑通便。

(三) 阴虚火旺

证候:心悸汗出,怵惕不安,心烦不寐,胁痛,头晕目眩,耳鸣颧红,口干。舌红,脉细数。

治法:滋阴降火,补心安神。

方药:天王补心丹或朱砂安神丸。若心悸甚者,可加入磁石、龙齿镇心安神;若五心烦热,遗精腰酸,可加朱砂安神丸合六味地黄丸滋阴补肾,清心安神或知柏地黄丸滋阴降火;若见瘿瘤可加黄药子、牡蛎、海藻。

(四) 痰痹心阳

证候:心胸痞闷胀痛,时缓时急,甚则痛引肩背,心悸、气短、头昏、腹胀、食少或恶心。舌质胖润有齿痕,苔薄白或白滑,脉象弦滑或沉迟。

治法:宣痹通阳,豁痰理气。

方药:瓜蒌薤白半夏汤加减。若痰浊痹阻较甚,症见不得卧,心痛彻背,加桂枝、陈皮、茯苓、甘草、干姜,以温阳行气豁痰;若见畏寒肢冷,脉迟或结代可加制附子先煎,桂枝、炙甘草以温阳通气;若见心痛阵发,脉涩,舌有瘀点,为兼有瘀血,宜加丹参、川芎、红花。

(五) 气阴两虚

证候:心动悸,虚羸少气。舌光少苔,或质干而萎,脉结代。

治法:益气滋阴,补血复脉。

方药:炙甘草汤加减。若面赤,手足心热,口干舌燥,脉虚大,为阴虚较甚,宜去桂枝、生姜、大枣之温燥,加白芍、五味子,以养阴和阳。

(六) 心血瘀阻

证候:心悸、气短、胸闷、或心胸疼痛。舌质紫黯或有瘀点,脉涩或结代。

治法:活血化瘀。

方药:血府逐瘀汤。若瘀血阻滞较甚,可去柴胡,牛膝、生地加丹参、郁金,加强活血祛瘀作用;若夹痰浊,胸闷显著者,舌苔腻者可加瓜蒌,枳实、半夏宣痹豁痰;若气血不足,或心阴心阳亏虚者,又当与养血、益气、滋阴、温阳等合用。

(七) 心肾阳虚

证候:四肢浮肿,畏寒肢冷,乏力,心胸憋痛,甚至昏厥,心悸气短,动则尤甚,面色晦滞,头昏耳鸣,腰酸膝软,小便清长。舌质淡胖边有齿印,脉沉细迟。

治法:温通心肾,益气复脉。

方药:真武汤、右归丸加减。胸闷痛加红花、玄胡索;兼有阴虚加石斛、玉竹;四肢厥冷加炙麻黄、肉桂;心悸怔忡,心阳欲脱加龙骨、牡蛎。

临床若见阴阳俱损,即将离决之危候,急当回阳固脱,以大剂独参汤或参附汤,或参附龙牡汤等以回阳救逆,并及时结合西医抢救措施,待患者脱离危险,可再参照辨证分型进行治疗。

参 考 文 献

1. 杨菊贤,王福军.实用心律失常学.成都:成都科技大学出版社,1995
2. 韦智晓,覃伟武,谭晓丹.658 例甲亢性心脏病临床分析.临床荟萃,2000,15(20):926
3. 赵家胜.甲亢心脏病发病机理研究进.国外医学内分泌学分册,1997,17(1):13
4. 施荣虎,黄胜才.[131]I 治疗甲亢性心脏病 135 例临床分析.广西医科大学学报,1998,15(1):99
5. 华强,张斌华,孟祥健,等.甲状腺功能亢进性心脏病 62 例临床特点分析.检验医学与临床,2013,10(14):1875-1877

(陈如泉)

第七节 陈如泉教授治疗甲状腺功能亢进症合并肝损害述议

甲状腺功能亢进症(简称甲亢)是指甲状腺腺体产生甲状腺激素过多而引起的以神经、循环、消化等系统兴奋性增高和代谢亢进为主要表现的一组临床综合征,主要是弥漫性毒性甲状腺肿(Graves 病)、多结节性毒性甲状腺肿和甲状腺自主高功能腺瘤所致。其中弥漫性毒性甲状腺肿占 80% 以上。长期以来,陈如泉教授从事中医、中西医结合甲状腺病诊治的临床及研究工作,具有独到诊治经验及临床体会,现将他诊治甲亢合并肝损害经验叙述如下:

一、对甲亢合并肝损害的认识

陈如泉教授认为中医尚无甲亢合并肝损害具体病名,其多属于"瘿病"、"黄疸"、"胁痛"等范畴。历代医家认为,瘿病发生多乃七情内伤所致,同时与水土失宜、体质因素和外邪侵袭等亦相关。如果长期情志抑郁或紧张,致肝之疏泄功能失常,肝气郁结,肝郁气滞,气滞则痰凝,壅结颈前;或暴怒伤肝,气郁日久化火,肝火亢盛,灼津成痰,痰火壅结颈前;或素体阴亏,虚火妄动,煎熬津液成痰,凝结颈前而为本病。痰气郁结日久,终致气滞血瘀,气滞痰凝血瘀于目窠,则眼胀,眼球逐渐突出;或郁久不解,遂化火冲逆而呈肝火旺盛之象,其肝火炎上,则见急躁易怒、面部烘热、口苦目赤,眼瞳如怒视之状;肝火旺盛,移热中焦,胃阴被耗,水津内乏,口渴引饮,阴伤则热,故而消谷善饥,多食而瘦;肝火累及肾阴,水亏无以涵木,则腰酸、头晕、耳鸣;肝木乘脾,脾失健运,则大便溏泻;而肝的本经自病,虚风内动,则经脉拘急,双手震颤;肝热日久,壮火食气,终致气阴两虚,心神失养则心悸不宁;气虚无力推动血行,多有血瘀之症。本病初起多实,以气滞、郁火、痰凝、血瘀为主;中期虚实夹杂,多以阴虚阳亢,或夹气瘀为主;病久则气阴两虚,甚则渐损及阳,而成脾肾阳虚或阴阳两虚之候。

陈教授认为,甲亢合并肝损害与"瘿病"等具有类似的病因病机。但亦可有所不同,在临床上,常可见药毒羁留,正气受损,或素有湿热病邪,蕴结不解,或禀赋不足,素有阴虚,肝失疏泄、脾失健运等。根据现代中医学者观点,甲亢合并肝损害主要与气阴两虚、肝郁脾虚、湿热阻滞等密切相关,实证常为肝胆湿热型、肝郁火旺型;虚证多为气阴两虚型、肝郁脾虚型,临床上可见虚实相关证型。甲亢合并肝损害多见于长期未得到治疗或治疗不规范的患者,往往病程较长,日久气阴两虚,伤及脏腑和气血,或不耐药毒而成本疾。故治以益气养阴为主,且益气养阴之法适用于甲亢的全过程。

二、要明确甲亢合并肝损害的原因与病情

甲亢合并肝损害是甲亢临床并发症之一,其发生率国内外文献报道不一,有研究报道为 31% 肝脏在甲状腺激素的分泌、贮存、代谢和运输过程中均起着至关重要的作用。甲亢病常可累及肝脏,甲亢症状和体征与肝损害常呈复杂表现。一方面,如有时甲亢症状和体征不明显时,尤其是老年性甲亢患者多见,而以肝损害症状为主,可出现乏力、纳差、恶心、腹泻、尿黄、黄疸、肝硬化等易误诊为"肝炎",但常规护肝治疗往往不见疗效。另一方面,抗甲状腺药

物能导致肝损害,统称为甲亢合并肝损害。国外曾报道甲亢死亡病例尸检的资料发现90%的患者合并有肝脏损害,20%患者伴有黄疸。甲亢合并肝损害的确切发生机制尚不十分明确,最近的研究多认为与氧化应激有关。他指出临床上的甲亢合并肝损害可以分5种类型:①伴发于甲状腺激素分泌过剩的全身性影响的继发性肝损害;②甲状腺激素直接作用所引起的肝损害;③自身免疫性肝炎所致肝损害;④抗甲状腺药物所导致的肝损害,如服用丙硫氧嘧啶的甲亢患者肝损害的发生率在20%,亦有报道使用激素冲击疗法治疗甲状腺相关眼病(GO)导致肝损害发生;⑤合并病毒性肝炎等。上述原因不同,治疗用药及其疗效、预后,亦大不一样。如第1、2种原因所致,通常是首先控制甲亢病,一般不需要护肝药物,抗甲状腺药物控制甲亢后,肝功能异常现象会自然恢复。如果是抗甲状腺药物所致的肝损害,应明确抗甲状腺药物的类别,肝功能损害的轻重。嘧啶类的丙硫氧嘧啶等主要损害肝细胞,以表现ALT、AST增高为主,治疗以护肝保肝为主;轻度肝损伤ALT、AST增高在100U/L以内,可以不用保肝药物。中度肝损害ALT、AST增高在100U/L以上,则需要用保肝药物。如咪唑类的甲巯咪唑等药物主要引起肝脏胆汁阻滞不畅,以直接、间接胆红素增高,治疗以利胆解毒为主。如果出现重度肝损害,出现重度黄疸、腹水、昏迷者,应立即停止服用抗甲状腺药物,并应中西医结合抢救治。

此外,对肝功能损害及肝大病因也要进行认真鉴别,如临床上曾有甲减、黄药子、碘剂、甲状腺癌等合并肝脏损害的相关报道。同时,明确是否存在其他原发肝病(如肝硬化、肝癌、脂肪肝等)。

三、辨证选用护肝中成药制剂

陈教授指出甲亢合并肝损害临床常用中成药制剂有:联苯双酯,本品是我国研制的治疗肝炎的降酶药物,是合成五味子丙素的一种中间体。动物实验表明,对四氯化碳引起的血清谷丙转氨酶升高有明显的降低作用,减轻肝脏的变性、坏死,促进肝细胞再生及肝功能的改善。用于急慢性肝炎,降低ALT的作用快,幅度大。但停药后有反跳现象。齐墩果酸,本品能明显降低试验性肝损害动物的血清丙氨酸氨基转移酶,减轻肝细胞的变性、坏死以及肝组织的炎症反应和纤维化过程,促进肝细胞再生修复。用于急、慢性肝炎,具有降酶、纠正异常蛋白代谢、改善肝病症状的作用。水飞蓟素为菊科植物水飞蓟的种子脱脂后分离出的总黄酮苷。具有明显的保护及稳定肝细胞膜,促进肝细胞恢复,改善肝功能的作用。对四氯化碳等毒物引起的肝损伤均具有不同程度的保护和治疗作用。主要用于急性和慢性肝炎、早期肝硬化、脂肪肝、中毒性或药物性肝病。甘利欣是从中药甘草中高效分离筛选出来甘草二铵盐,是人们对甘草深入研究、应用的第三代产品,而甘利欣具有较强的抗炎、保护细胞、调节免疫的作用,对甲亢性肝损害有明显疗效;尤其与丹参合用后可明显降低肝炎、肝纤维化、甲亢性肝损害中的血清ALT,减轻肝细胞坏死,促进肝细胞再生,二药合用后,患者症状改善明显,且甘利欣副作用小。茵栀黄软胶囊(注射液)体外抑菌试验证实,有较强的抑制作用和强烈的抗菌作用以及抗病毒之作用,能增强细菌毒素的排泄。实验用四氯化碳致成大鼠的急性肝损伤,对肝损伤的防治作用。具有清热解毒、利湿退热、降低谷丙转氨酶作用。是治疗肝炎的有效药物,对重症肝炎、急慢性黄疸型肝炎、迁延性肝炎均有较好的治疗作用。对上述中成药,甲亢合并肝损害的药物性肝功不良者,首选联苯双酯,也可选用水飞蓟片、甘利欣、齐墩果酸。如甲亢合并肝损害的直、间接胆红素增高者多选用茵栀黄软胶囊,也可用消炎利胆片。病情较急且危重者,可选甘利欣、茵栀黄注射液。

四、慎用黄药子、昆布、海藻等药物

甲亢患者大多有不同程度的甲状腺肿大,中医学称之为瘿瘤。主要为气滞血瘀痰凝所致,传统临床上常用海藻、昆布、黄药子等化痰软坚之品。海藻、昆布等含碘药物治疗甲亢,近年来有不同看法。有认为含碘药物为主,能提高血液甲状腺素浓度,抑制垂体促甲状腺素的分泌,从而使甲状腺分泌甲状腺素减少。有认为这类含碘药物不宜使用,因含碘药物不能直接抑制甲状腺素的含成,主要是抑制甲状腺素的释放,仅能起暂时缓解作用,一旦停服含碘药物,可使甲亢症状重新出现,甚至更为严重地影响其他抗甲状腺药物的疗效,或使已控制症状的甲亢患者症状复发。我们临床体会是,对毒性弥漫甲状腺肿大的典型患者,一般不宜使用这类含碘药物为妥。患者刘某,使用海藻,昆布等药物后,症状好转,心慌减轻,心率减慢,停药半月,病情复发,用抗甲状腺药物疗效不显,改为手术治疗。黄药子使用较少,有时使用时,用量多轻,一般不超过10g,因甲亢患者本身有肝功能损害、黄药子有毒又能损害肝脏。

五、甲亢合并肝损害的辨证论治

陈教授在诊治甲亢合并肝脏损害患者时,常根据四诊所收集的不同症状和体征,结合实验室检测情进行具体的辨证论治。他认为甲亢合并肝脏损害常有肝胆湿热、肝火亢盛、气阴两虚等主要证型。肝火炽盛,则见急躁易怒、身热、目赤、多汗、心慌等证候,治宜清肝泻火法,常选用龙胆泻肝汤或丹栀逍遥散加减;湿热蕴结证,则出现胁痛、腹胀、黄疸、舌红、脉弦数等证候,治宜清利湿热法,常选用茵陈蒿汤合五苓散加减;气阴两虚证则见心悸、性情急躁、乏力、多汗等证候。治宜益气养阴法,常用生脉散合二至丸加减。除上述主要证型外,还可兼夹肝风内动、瘀血阻滞、痰热阻窍等兼夹证候。①活血化瘀可加丹参、丹皮、赤芍;②手指颤抖明显者加石决明,钩藤;③多食易饥明显可加石膏、知母;④痰热阻窍可加胆南星、天竺黄。通过临床观察,我们发现中西医结合治疗甲亢性肝损害不仅能够迅速改善患者的症状体征,还能明显改善患者肝功能、甲状腺功能等实验室指标,说明中西医结合治疗甲亢性肝损害疗效明显优于单纯西药治疗。可以迅速控制甲亢的症状,防止甲亢导致的肝损害以及抗甲状腺药物对肝脏的毒性作用,提高了临床疗效。

六、以控制甲亢为主是甲亢合并肝损害的治疗原则

甲亢合并肝损害关键在于控制甲亢,抗甲亢以药物为主,同时辅以保肝治疗。应以抗甲亢药物治疗为主,病情轻者,亦可用中药辨证治疗。一般不需停用抗甲状腺药物。甲亢性肝损害的发生率、严重程度、预后均与患甲亢的病程有密切关系。病程越长,肝损害的发生率和严重程度越高,并且治疗后肝功能恢复情况越差。因此,为防止肝损害的发生和降低肝损害程度,甲亢患者应早期诊断,及时治疗。对抗甲状腺药物有禁忌证的患者可选用 [131]I 放射治疗和(或)手术治疗。

七、病案举例

龚某,女,33岁,于2006年7月11日初诊。患者1年前因自觉消瘦、心慌于某院诊断为甲亢,开始服用PTU治疗至今。现症见:食欲不佳,大便2~3次/日,质软,怕热,汗多,偶

心慌、乏力。否认肝炎病史。其姐有"甲减"病史。查体:一般情况可,突眼(-),甲肿不显,HR 84 次 / 分,律齐,手颤(-),舌苔薄黄,脉弦数。实验室检查:FT$_3$ 4.1pg/ml(3.6~6.8pg/ml),FT$_4$ 12.7ng/ml(12~22ng/ml),TSH 0.013μIU/ml ↓(0.27~4.2μIU/ml),ALT 115U/L ↑(0~65U/L),WBC 3.31×10^9/L ↓(4~10)。诊断:甲亢合并肝损害、白细胞减少。治则:清热利湿。方药:黄芩 10g,黄连 5g,栀子 10g,生地 15g,赤芍 15g,丹皮 15g,苦参 15g,鸡血藤 20g,生黄芪 24g,瓦楞子 15g,茜草 10g,生甘草 6g。每日 1 剂,水煎 2 次,取汁 300~400ml,早晚分服。服药 7 剂后眩晕减半,诸症若失,但仍感项强肢麻,此风火势减,络脉未和。上方去丹皮、鸡血藤,加白花蛇舌草。连服 20 余剂后,复查 ALT 29U/L(0~40U/L)。

参 考 文 献

1. 王英,何启蓉.甲亢性肝功能损害 108 例临床分析.中华实用中西医杂志,2005,18(21):1451-1452
2. 闵晓俊,陈如泉,王茂玉,等.甲状腺功能亢进合并肝损害临床治疗研究进展.中西医结合肝病杂志,2006,16(6):381-384
3. VENDHTI,P.AND S.D1 MEO.Thyroid hormone-induced oxidativestress.Cell Mol Life Sci,2006,63(4):414-434
4. 三桥知明,于会经.抗甲状腺药与药物性肝损害.日本医学介绍,2006,27(06):271-273
5. LE,MOLI R,BALDESCHI L,SAPEED P,et al.Determinants of liver damage associated with intravenous methylprednisolone pulse therapy in Graves' ophthalmopathy.Thyroid,2007,17(4):357-362

(闵晓俊　陈如泉)

第八节　中西医结合治疗甲状腺功能亢进症合并肝损害 Meta 分析

甲状腺功能亢进症(简称甲亢)是临床常见的内分泌疾病,甲亢合并肝损害颇为常见,引起肝功能异常,肝大,甚至发生黄疸、肝硬化等。目前,甲亢合并肝损害的西医治疗包括抗甲亢和护肝治疗,前者包括抗甲状腺药物、^{131}I 及手术治疗等,后者包括还原型谷胱甘肽、甘草酸制剂、腺苷蛋氨酸、糖皮质激素、人工肝等。但是,甲亢合并肝损害的治疗仍是临床面对的一大难点,表现在甲亢的控制、反复肝损害等。中医辨证论治甲亢合并肝损害积累了一定经验,尤其在抗甲亢治疗基础上采取中西医结合方法取得较好疗效。本文对中西医结合治疗甲亢合并肝损害与西医常规治疗的疗效及安全性进行 Meta 分析,为中西医结合治疗甲亢合并肝损害提供证据。

一、资料与方法

1. 研究类型　中西医结合治疗甲亢合并肝损害的随机对照(RCT)试验,不论是否采用盲法,语言为中文或英文。

2. 研究对象　纳入标准:①有明确的甲亢诊断标准;②不受患者年龄、性别、病程及种族的限制;③所有患者均有肝功能测定异常。排除标准:①病毒性肝炎、药物性肝炎及其他有明确病因的肝胆疾病;②妊娠及哺乳期妇女;③合并严重的心脑肾消化血液及内分泌免疫系统疾病,服用其他可能肝损害的药物;④非随机对照,文献综述,个案,实验研究,资料不全文献。

3. 干预措施　治疗组采用中药方 + 抗甲状腺药物(ATD)治疗,对照采用西医常规治疗。

4. 结局指标　治疗后有效率、甲状腺功能、肝功能及不良反应。

5. 文献检索与数据提取　检索中国知网、万方医学网、维普科技期刊全文数据库,以"甲亢"、"甲状腺功能亢进症"、"Graves 病"、"肝损害"、"肝功能不全"、"中西医结合"、"中医药"为检索词。由两名研究者独立阅读题目摘要及全文,并交叉核对,如有争论通过双方讨论或由第三方协助判断。最终筛选出 12 篇文献符合纳入研究要求。

6. 文献质量评价　纳入研究的方法学质量评价采用 2002 年 Banares 修正后 Jadad 评分量表,包括随机序列的产生、随机化隐藏、盲法、退出与失访。≤3 分为低质量研究,4~7 分为质量较高研究。

7. 统计学方法　采用 Cochrane 协作网提供的 Revman 5.2 进行统计数据分析。二分类变量采用相对危险度(OR)和 95% 可信区间(CI),连续性变量采用标准化均数差(SMD)和 95% CI 表示疗效分析统计量。各临床试验间进行异质性检验,当 $P>0.10$ 时,可认为各研究间有同质性,采用固定效应模型进行计算合并统计量,当 $P≤0.10$ 时,各研究间存在异质性,分析异质性产生原因,采用随机效应模型计算合并统计量或者描述性分析。用敏感性分析来判断结果的稳定性和可靠性,有漏斗图来判断是否存在发表偏倚。

二、结果

1. 纳入研究的特征　12 篇文献共纳入受试者 821 例,治疗组 416 例,对照组 405 例。所有研究均为随机对照研究,2 篇文献采用随机数字表法,1 篇说明了失访情况,12 篇文献均未采用随机化隐藏和盲法,研究基线具有一致性,Jadad 评分结果为 3 篇 2 分,9 篇 1 分。

2. 疗效分析

(1) 总有效率:11 篇文献报道了中西医结合治疗与常规西医治疗甲亢合并肝损害的总有效率(总有效率 = 有效 + 显效),异质性检验结果显示同质性较好,采用固定效应模型进行分析,结果显示中西医结合与西医常规治疗甲亢合并肝损害比较有统计学意义[OR=4.40,95%CI (2.87,6.67),$P<0.00001$]。表明中西医结合治疗甲亢合并肝损害疗效优于西医常规治疗(图 1)。

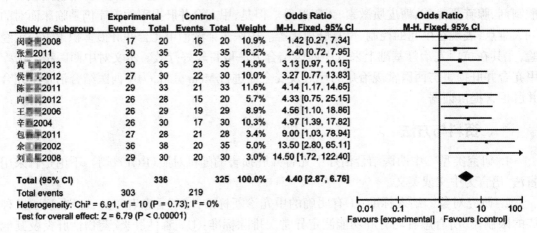

图 1　治疗后总有效率 Meta 分析森林图

（2）甲状腺功能

1）FT_3：11 篇文献对两组治疗后的 FT_3 疗效比较，由于采用的监测仪器不同，参考值范围不同，故进行亚组分析。余江毅等 4 篇文献结果显示：异质性较好（$P=0.43$，$I^2=0\%$），采用固定效应模型进行分析［$SMD=-0.09$，$95\%CI(-0.35,0.16)$，$P=0.48$］，两组差异无统计学意义。侯博文等 7 篇文献结果显示：异质性有差异（$P<0.00001$，$I^2=95\%$），采用随机效应模型进行分析［$SMD=-1.50$，$95\%CI(-2.42,-0.58)$，$P=0.001$］，两组差异有统计学意义。11 篇文献 Meta分析结果：异质性有差异（$P<0.00001$，$I^2=93\%$），采用随机效应模型进行分析［$SMD=-0.93$，$95\%CI(-1.54,-0.32)$，$P=0.003$］，两组差异有统计学意义，表示中西医结合治疗甲亢合并肝损害降低 FT_3 优于西医常规治疗（图 2）。

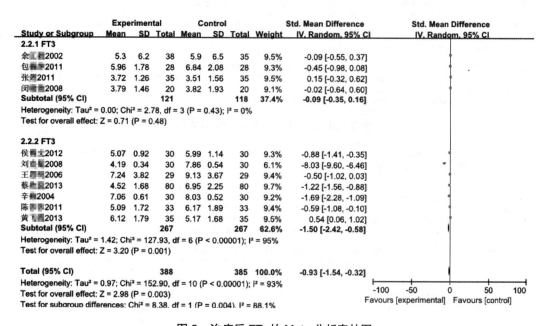

图 2　治疗后 FT_3 的 Meta 分析森林图

2）FT_4：11 篇文献对两组治疗后的 FT_4 疗效比较，由于采用的监测仪器不同，参考值范围不同，故进行亚组分析。余江毅等 4 篇文献结果显示：异质性较好（$P=0.20$，$I^2=35\%$），采用固定效应模型进行分析［$SMD=-0.21$，$95\%CI(-0.53,0.11)$，$P=0.21$］，两组差异无统计学意义。侯博文等 7 篇文献结果显示：异质性有差异（$P<0.00001$，$I^2=90\%$），采用随机效应模型进行分析［$SMD=-1.12$，$95\%CI(-1.71,-0.52)$，$P=0.0002$］，两组差异有统计学意义。11 篇文献 Meta分析结果：异质性有差异（$P<0.00001$，$I^2=88\%$），采用随机效应模型进行分析［$SMD=-0.77$，$95\%CI(-1.20,-0.34)$，$P=0.0004$］，两组差异有统计学意义，表示中西医结合治疗甲亢合并肝损害降低 FT_4 优于西医常规治疗（图 3）。

3）TSH：9 篇文献对两组治疗后的 TSH 疗效比较，结果显示：异质性有差异（$P<0.00001$，$I^2=91\%$），采用随机效应模型进行分析［$SMD=0.28$，$95\%CI(-0.17,0.46)$，$P=0.003$］，两组差异有统计学意义，表示中西医结合治疗甲亢合并肝损害降低 TSH 优于西医常规治疗（图 4）。

（3）肝功能

1）ALT：11 篇文献对两组治疗后的 ALT 疗效比较，结果显示：异质性有差异（$P<0.00001$，

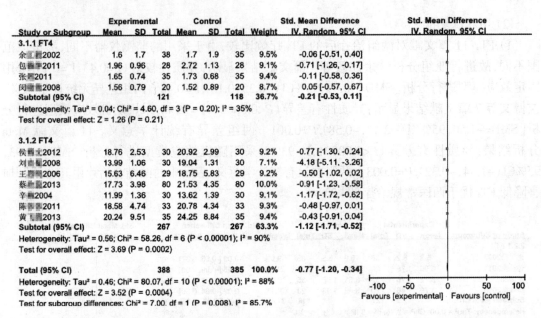

图 3　治疗后 FT₄ 的 Meta 分析森林图

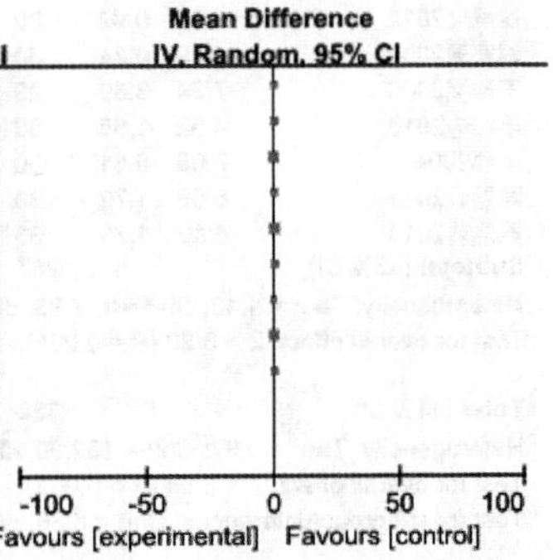

图 4　治疗后 TSH 的 Meta 分析森林图

$I^2=84\%$),采用随机效应模型进行分析[MD=-7.40,95%CI(-10.18,-4.62),$P<0.00001$],两组差异有统计学意义,表示中西医结合治疗甲亢合并肝损害降低 ALT 优于西医常规治疗(图 5)。

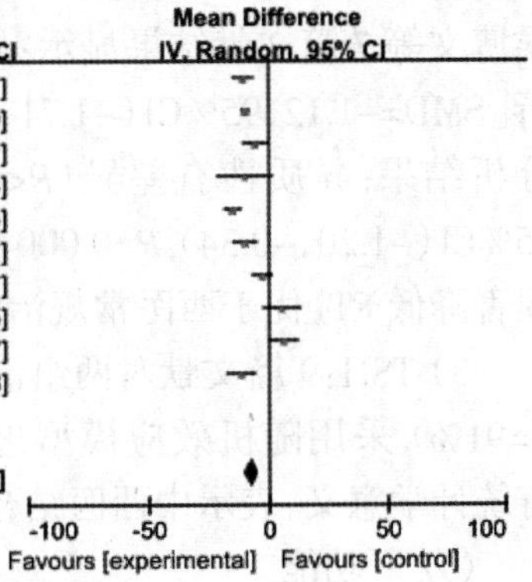

图 5　治疗后 ALT 的 Meta 分析森林图

2) AST:11 篇文献对两组治疗后的 AST 疗效比较,结果显示:异质性有差异($P<0.00001$,$I^2=96\%$),采用随机效应模型进行分析[$MD=-5.26$,$95\%CI(-10.44,-0.09)$,$P=0.05$],两组差异无统计学意义(图 6)。

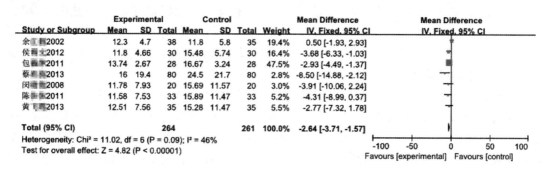

Study or Subgroup	Experimental			Control			Weight	Mean Difference IV, Random, 95% CI
	Mean	SD	Total	Mean	SD	Total		
余■■2002	29.3	5.1	38	36.2	9.7	35	9.5%	-6.90 [-10.50, -3.30]
侯■■2012	28.93	5.63	30	23.09	4.37	30	9.7%	5.84 [3.29, 8.39]
刘■■2008	32.73	4.14	30	45.78	3.76	30	9.8%	-13.05 [-15.05, -11.05]
包■■2011	27.07	4.35	28	30.93	7.02	28	9.6%	-3.86 [-6.92, -0.80]
张■■2011	39.27	28.45	35	53.15	25.61	35	6.2%	-13.88 [-26.56, -1.20]
王■■2006	31.2	4.7	29	46.3	6.6	29	9.6%	-15.10 [-18.05, -12.15]
蔡■■2013	29	10.1	80	38.8	15.7	80	9.3%	-9.80 [-13.89, -5.71]
辛■■2004	36.92	4.25	30	38.8	15.7	30	8.8%	-1.88 [-7.70, 3.94]
闵■■2008	28.73	9.95	20	23.69	8.89	20	8.8%	5.04 [-0.81, 10.89]
陈■■2011	28.66	9.78	33	22.78	7.29	33	9.3%	5.88 [1.72, 10.04]
黄■■2013	27.12	9.68	35	39.16	7.29	35	9.4%	-12.04 [-16.05, -8.03]
Total (95% CI)			388			385	100.0%	-5.26 [-10.44, -0.09]

Heterogeneity: Tau² = 70.35; Chi² = 229.09, df = 10 (P < 0.00001); I² = 96%
Test for overall effect: Z = 1.99 (P = 0.05)

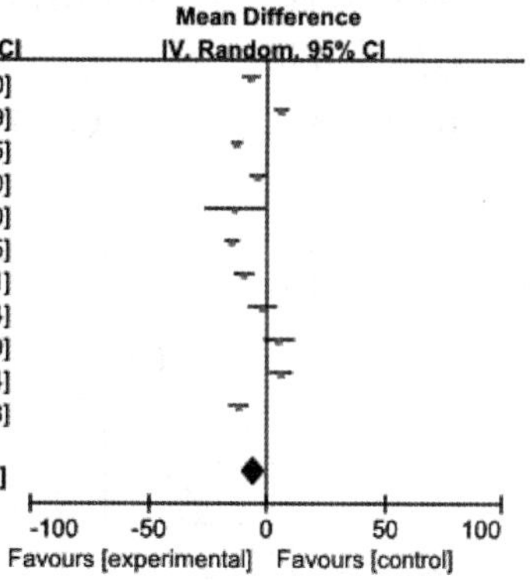

图 6 治疗后 AST 的 Meta 分析森林图

3) γ-GT:7 篇文献对两组治疗后的 γ-GT 疗效比较,结果显示:异质性有差异($P<0.00001$,$I^2=91\%$),采用随机效应模型进行分析[$MD=-25.74$,$95\%CI(-38.92,-12.57)$,$P=0.0001$],两组差异有统计学意义,表示中西医结合治疗甲亢合并肝损害降低 γGT 优于西医常规治疗(图 7)。

Study or Subgroup	Experimental			Control			Weight	Mean Difference IV, Random, 95% CI
	Mean	SD	Total	Mean	SD	Total		
侯■■2012	27.63	10.66	30	34.39	14.8	30	15.5%	-6.76 [-13.29, -0.23]
包■■2011	103.86	20.41	28	117.86	21.55	28	14.5%	-14.00 [-24.99, -3.01]
张■■2011	43.16	18.22	35	56.47	21.35	35	14.9%	-13.31 [-22.61, -4.01]
蔡■■2013	46.9	29.9	80	57.1	30.7	80	14.9%	-10.20 [-19.59, -0.81]
闵■■2008	33.47	11.64	20	53.47	17.64	20	14.9%	-20.00 [-29.26, -10.74]
陈■■2011	89.16	25.83	33	154.17	45.17	33	12.5%	-65.01 [-82.76, -47.26]
黄■■2013	89.26	26.83	35	152.72	44.17	35	12.7%	-63.46 [-80.58, -46.34]
Total (95% CI)			261			261	100.0%	-25.74 [-38.92, -12.57]

Heterogeneity: Tau² = 279.98; Chi² = 69.06, df = 6 (P < 0.00001); I² = 91%
Test for overall effect: Z = 3.83 (P = 0.0001)

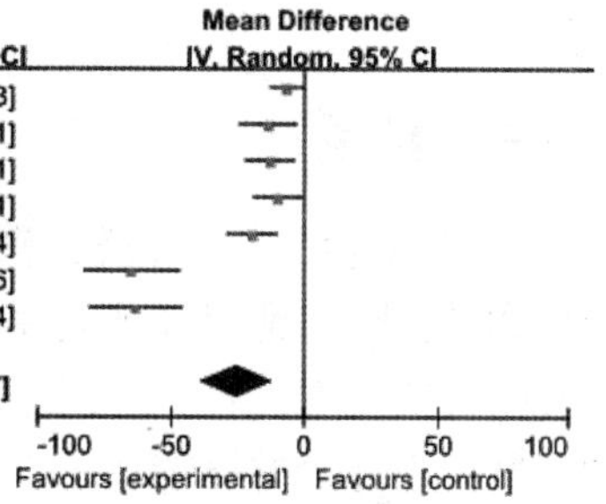

图 7 治疗后的 γGT 的 Meta 分析森林图

4) TBIL:7 篇文献对两组治疗后的 TBIL 疗效比较,结果显示:异质性有差异($P=0.09$,$I^2=46\%$),采用随机效应模型进行分析[$MD=-2.64$,$95\%CI(-3.71,-1.57)$,$P<0.00001$],两组差异有统计学意义,表示中西医结合治疗甲亢合并肝损害降低 TBIL 优于西医常规治疗(图 8)。

Study or Subgroup	Experimental			Control			Weight	Mean Difference IV, Fixed, 95% CI
	Mean	SD	Total	Mean	SD	Total		
余■■2002	12.3	4.7	38	11.8	5.8	35	19.4%	0.50 [-1.93, 2.93]
侯■■2012	11.8	4.66	30	15.48	5.74	30	16.4%	-3.68 [-6.33, -1.03]
包■■2011	13.74	2.67	28	16.67	3.24	28	47.5%	-2.93 [-4.49, -1.37]
蔡■■2013	16	19.4	80	24.5	21.7	80	2.8%	-8.50 [-14.88, -2.12]
闵■■2008	11.78	7.93	20	15.69	11.57	20	3.0%	-3.91 [-10.06, 2.24]
陈■■2011	11.58	7.53	33	15.89	11.47	33	5.2%	-4.31 [-8.99, 0.37]
黄■■2013	12.51	7.56	35	15.28	11.47	35	5.5%	-2.77 [-7.32, 1.78]
Total (95% CI)			264			261	100.0%	-2.64 [-3.71, -1.57]

Heterogeneity: Chi² = 11.02, df = 6 (P = 0.09); I² = 46%
Test for overall effect: Z = 4.82 (P < 0.00001)

图 8 治疗后 TBIL 的 Meta 分析森林图

(4) 不良反应:黄飞霞报道 1 例发生药物性皮疹,3 例白细胞减少,低于对照组分别为 6 例、8 例。包薇萍报道 3 例白细胞减少,服用地榆升白片后恢复。王思明报道 4 例发生白细胞减少。陈莎莎报道 2 例白细胞减少,少于对照组 8 例。

(5) 敏感性分析:由于纳入的 12 篇文献方法学质量评分均小于 3 分,无法进行低质量研究的敏感性分析。

(6) 发表偏倚评估:总有效率倒漏斗图显示不对称(图 9)。

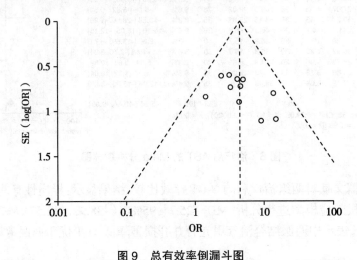

图 9 总有效率倒漏斗图

三、结论

甲状腺与肝脏有着极其密切的关系。肝脏对甲状腺素结合球蛋白的合成,甲状腺激素的代谢、转化、排泄以及作为甲状腺激素的作用器官都具有十分重要的作用。临床上甲亢伴有肝损害常见有三种:甲亢导致肝损害、肝炎导致肝损害、ATD 导致肝损害,各有特点,需仔细鉴别。甲亢合并肝损害的机制尚未完全清楚,可能与下列因素有关:①甲状腺激素的直接毒性作用;②肝脏相对缺氧及肝营养不良;③甲亢致代谢紊乱,肝脏自身保护机制障碍;④甲亢致胆红素排泄异常。本病的治疗以控制甲亢为基本原则,同时加强护肝治疗。

近年来,很多临床研究显示,中医药治疗甲亢合并肝损害疗效较好,尚缺乏循证医学证据。因此,本研究采用 Meta 分析法评价各研究结果,使研究结论更全面可靠。本研究结果显示:中西医结合治疗甲亢合并肝损害疗效较西医常规治疗有优势,不仅能改善患者症状,还能有效控制甲状腺功能、肝功能。纳入研究的 12 篇文献治法以益气养阴、清热泻火、疏肝解郁为主,使用中药 49 味,详见表 1,我们可以看出,中药功效包括疏肝气、养肝阴、补清肝火、柔肝体助肝用,进一步说明了从中医肝论治西医肝病的有效性,甲亢合并肝损害也主要与中医五脏中的肝脏密切相关。

本研究的局限性:纳入研究的文献质量都不高,没有大样本、多中心的研究,只有 2 项研究说明了随机数字表法,其他的含有"随机"字样,没有说明随机方法,都没有采取盲法,因此可能存在选择性偏倚和实施偏倚。倒漏斗图显示不对称,提示存在发表偏倚,可能阴性结果未发表。总之,中西医结合治疗甲亢合并肝损害的疗效性和安全尚需高质量、大样本、多中心的随机对照双盲试验进一步论证。

表1 文献中中药及其使用频次

药物	频次	药物	频次	药物	频次	药物	频次
夏枯草	8	生甘草	3	浙贝母	2	熟大黄	1
栀子	7	黄芪	3	天门冬	2	炒枣仁	1
白芍	7	黄芩	3	连翘	2	苦参	1
五味子	7	赤芍	3	枸杞子	2	垂盆草	1
柴胡	6	郁金	3	炙甘草	2	丹皮	1
田基黄	6	黄连	2	虎杖	2	白术	1
茵陈	5	当归	2	鳖甲	2	香附	1
丹参	4	山豆根	2	龙胆草	1	半边莲	1
生地	4	白花蛇舌草	2	川楝子	1	炮山甲	1
牡蛎	4	蒲公英	2	枳壳	1	天花粉	1
茯苓	3	半枝莲	2	菊花	1		
钩藤	3	羚羊角	2	薄荷	1		
麦冬	3	玄参	2	生姜	1		

参 考 文 献

1. 吴路楠,张亚飞,李旭.甲状腺功能亢进合并肝功能损害的发生及治疗.安徽医学,2012,33(6):778-780
2. 刘克冕,王小超,陈世敬,等.中西医结合治疗甲状腺机能亢进性肝损害临床研究.实用中医药杂志,2008,24(12):774-775
3. 陈莎莎.自拟清肝养阴方队甲状腺功能亢进症合并肝损害的临床研究.济南:山东中医药大学,2011
4. 陈如泉.甲状腺疾病中西医诊断与治疗.北京:中国医药科技出版社,2001
5. 闵晓俊,陈如泉,王茂玉.甲状腺功能亢进合并肝损害临床治疗究进展.中西医结合肝病杂志,2006,16(6):381-384

（赵 勇 左新河）

第九节 陈如泉治疗甲状腺功能亢进症性肌病的经验

甲状腺功能亢进性肌病简称为"甲亢性肌病",主要指弥漫性甲状腺功能亢进伴发肌肉病变,是甲亢的多种并发症之一。甲亢性肌病一般分为5型:①急性甲亢性肌病(ATM);②慢性甲亢性肌病(CTM);③甲亢伴周期性麻痹(TPP);④甲亢伴重症肌无力(TMG);⑤甲亢突眼性眼肌麻痹。有关文献显示,80.5% Graves 病患者合并 CTM,CTM 中以甲亢毒症症状起病者占60.6%,以肢体肌力减退为首发症状者占18.2%,甲亢毒症和肢体肌力减退同时发生者占21.2%。发病年龄以中年以上多见,男性多于女性。目前对本病尚缺乏特异有效的治疗方法。多年来,陈教授在该病的诊断和治疗方面积累了丰富的经验,通过中西结合的方法治疗本病取得了较好的疗效。现将其临床经验总结如下。

一、病因病机

陈教授认为,本病当属中医学"瘿病"、"痿证"等范畴,其主要病机为脾失健运,气血亏虚。多为情志失调、劳倦内伤所致。中医历来重视脾在疾病发生中的重要作用,有"四季脾旺不受邪","百病皆由脾胃衰而生"之说。脾的运化功能与肌肉的壮实及其功能的发挥,有着密切的联系,如《素问·痿论》说:"脾主身之肌肉。"全身的肌肉,都有赖于脾胃运化的水谷精微及津液的营养滋润,正如清代张志聪注释《素问集注·五脏生成》所说:"脾主运化水谷之精,以生养肌肉,故合肉。"脾气健运,则四肢的营养充足,活动轻劲有力;若脾失健运,传输无力,则四肢的营养缺乏,可见倦怠无力,甚或痿废不用。所以,《素问·太阴阳明论》说:"四支皆禀气于胃,而不得至经,必因于脾,乃得禀也。今脾病不能为胃行其津液,四支不得禀水谷气,气日以衰,脉道不利,筋骨肌肉,皆无气以生,故不用焉。"

中医脏腑理论认为,脾与肾为后天与先天的关系,两者可相互资生,相互促进。脾主运化水谷精微,化生气血,为后天之本;肾藏先天之精,是生命之本原,为先天之本。脾的运化水谷,是脾气及脾阴脾阳的协同作用,但有赖于肾气及肾阴肾阳的资助和促进,始能健旺;肾所藏先天之精及其化生的元气,亦赖脾气运化的水谷精微的不断充养和培育,方能充盛。在病机方面,两者亦可相互影响,互为因果。正如脾气虚弱导致的本病与肾气亏虚息息相关。

二、证治分型

结合临床,陈教授主张以脾虚为辨证要点,分为主要证型和兼夹证型,具体治则方药如下。

1. 主要证型

(1) 脾气虚弱证:目突或不突,眼睑浮肿,失眠健忘,头晕多梦,乏力多汗,舌质淡胖有齿印,苔白或浊,脉缓。拟益气健脾,补血安神之法。多以补中益气汤合归脾汤加减。常用药物:黄芪、党参、当归、白术、茯苓、薏苡仁、砂仁、陈皮、法半夏等。对于伴有眼肌无力、眼睑下垂者,则重用黄芪50~100g,加升麻、桔梗;对于兼见腰膝酸软者,常加杜仲、牛膝、续断等;对于胸胁痞闷者,常加郁金、香附、枳壳等理气开郁。

(2) 脾肾亏虚证:目突或不突,眼易疲劳,目涩,视物不清,头晕目眩,虚烦不寐,腰酸耳鸣,女子月经量少,舌红少苔,脉沉细。拟补肾健脾之法。多以二至丸合杞菊地黄丸加减。常选用药物:熟地黄、山茱萸、牡丹皮、女贞子、墨旱莲、枸杞子、菊花、密蒙花、决明子。对于兼有潮热盗汗,五心烦热,口燥咽干等火旺者,加黄柏、知母等;对于兼有神疲气短者,可加黄芪、党参、太子参、黄精以补气;对于兼有腰酸膝软、形寒肢冷、脉沉细者,可加仙茅、淫羊藿或用右归丸以温补肾阳。

2. 兼夹证型

(1) 脾虚湿热证:双目突出,红肿疼痛,畏光多泪,两手颤抖,身热不扬,胃脘胀满,小便短赤,舌质红、苔黄腻或浊,脉濡数。拟清热泻火,燥湿健脾之法。多以平胃散合丹栀逍遥散加减。常用药物:夏枯草、栀子、黄芩、黄连、薏苡仁、茯苓、泽泻、苍术、牡丹皮等。对于突眼、目赤胀痛甚者,常加羚羊角(粉),或加石膏、知母、黄连等清泻心胃之火;对于两手颤抖者,常加钩藤、珍珠母以平肝息风。

(2) 肝火亢盛证:双目突出,红肿疼痛,畏光多泪,焦躁易怒,畏热口苦,两手颤抖,多食易饥,小便短赤,舌质红、苔黄,脉弦数有力。拟清肝泻火,疏肝明目之法。多以龙胆泻肝汤或丹栀逍遥散加减。常用药物:龙胆、夏枯草、栀子、黄芩、黄连、赤芍、白芍、生地黄、石决明、牡丹皮、决明子等。对于突眼、目赤胀痛甚者,常加羚羊角(粉),或加石膏、知母、黄连等清泻心胃之火;对于精神紧张、急躁易怒者,常加牡丹皮、丹参、龙骨、牡蛎以清心安神;对于两手颤抖者,常加钩藤、珍珠母以平肝息风。治甲亢突眼火热证候较重者,常配合熏洗法:蒲公英60g,水煎200ml,温服100ml,余趁热熏洗眼部。

(3)痰血瘀滞证:偏于痰滞者,目突或不突,眼睑浮肿,畏光流泪,或胫前水肿有积块,舌苔厚腻或浊,脉滑。拟化痰散结,选用二陈汤加减。常选用药物:陈皮、法半夏、白术、茯苓、薏苡仁、白芥子等。对其伴有胸胁痞闷者,可加郁金、香附、枳壳等理气开郁。偏于血瘀者,目珠突出、或双眼不等大,视物重影,两黑睛不在平行线上,久久不愈,舌质黯或有瘀斑,脉滑或涩。拟活血化瘀,散结明目之法。多以桃仁红花煎加减。常用药物:桃仁、赤芍、丹参、法半夏、浙贝母、泽泻、泽兰、益母草等。对伴有胸胁痞闷者,常加郁金、香附理气开郁;伴有烦热、目赤、畏光流泪、舌红苔黄、脉弦数者,常加夏枯草、牡丹皮、车前子以清热泻火、通络散结;伴有瘀血甚者可加用蜈蚣、水蛭等虫类搜剔之品。

三、讨论

现代医学认为,CTM的发生与甲状腺激素的直接作用密切相关,过多的甲状腺激素可抑制磷酸激酶活性,减少骨骼肌内肌酸与磷酸肌酸的含量,并导致线粒体发生肿胀变性,直接影响能量代谢,使肌细胞ATP减少,出现肌萎缩。临床大部分患者可随甲亢的治愈而恢复正常。TPP患者发病时一般呈低血钾改变,补钾能够缓解症状,多数学者认为,其发生可能由于钾代谢及分布异常所致。甲状腺激素可直接刺激细胞膜Na^+-K^+-ATP酶受体数目,促进细胞外钾离子向细胞内转移,出现低血钾而发病。原发病甲亢仍是本病治疗的关键。长期抗甲状腺药物、甲状腺次全切除或放射性碘治疗均可采用。甲亢伴眼肌病可能的机制是眼肌周围的纤维细胞、眼球后脂肪组织的脂肪细胞和纤维细胞膜上有促甲状腺激素受体(TSH-R),T细胞作用于上述有TSH-R的细胞,分泌细胞因子,刺激这些细胞增生,分泌糖胺聚糖和表达主要组织相容性抗原。表现为一侧或双侧眼胀痛、眼球突出、复视、眼睑下垂、畏光、流泪、结膜充血水肿、角膜炎症及溃疡等,甚至可引起全眼球炎、失明。治疗本病,最好用抗甲状腺药物加甲状腺激素,以维持甲状腺正常功能。眼病的治疗,常用肾上腺皮质激素,效果差可加用硫唑嘌呤和环磷酰胺。除药物外,也可行放射及眼科手术治疗。

陈教授认为,在本病的辨治过程中,要认识到瘿病与痿证两者之间的相关性。通常情况下,往往瘿病发生在前,后者继之。根据中医“先病为本,后病为标”,“治病求本”的思想,首先要治疗控制瘿病,可结合应用西药的抗甲状腺药物,加强针对原发病的治疗,提高临床疗效。其次,要重视补益脾胃之气,并将补脾益气之法作为本病的治疗大法,贯穿于治疗始末。用药方面,偏于重用黄芪等大补元气之品,陈教授在具体应用时,用量逐渐增加至每剂100g左右,且多用炙黄芪。在疾病的恢复期,主张配合中药的丸剂,如补中益气丸等,以起到扶助机体正气,巩固疗效之目的。

参 考 文 献

1. 胡咏兵,余绍祖,黄本友.甲状腺功能亢进性肌病.卒中与神经疾病,2001,8(2):124-126

2. 陈蒲棠,李方,高妍,等. 慢性甲状腺功能亢进性肌病的临床研究. 中华内科杂志,1988,27(9):535

3. 范玉仙. 甲状腺机能亢进性慢性肌病 34 例临床分析. 华西医学,2009,24(12):3177

4. ArimuraK,Arimura Y,NgA R,et a. l Muscle membrane excitabilityafterexercise in thyrotoxic periodic paralysis and thyrotoxicosis without periodic paralysis. MuscleNerve,2007,36(6):784-788

5. 马德奎,冯平,黄擎雄,等. 甲状腺机能亢进性肌病的诊断与治疗. 中国现代医学杂志,2006,24(12):3773

（陈如泉 吴东）

第十节 甲状腺功能亢进症合并胫前黏液 水肿诊治的临床观察

局限性黏液性水肿,亦称为甲状腺毒性黏蛋白沉积症,是 Graves 病特有的皮肤症状,因其发生在胫骨下段前部,故又称为"胫前黏液性水肿"。局限性黏液性水肿常与突眼伴发,少数严重者最后可发生肥大性骨关节病(Graves 肢端病)。本病在 Graves 病中约占 5%,常与浸润性突眼同时或先后发生。

中医学没有本病的记载,类似于中医"脚气"等病名范畴,主要是外邪风湿毒邪侵袭,侵袭下肢筋脉,以致壅阻经络,气血周流失畅。早期即表现为湿性濡滞,湿胜则肿,故湿脚气者,两足浮肿。如湿郁化热,湿热壅阻经脉,则肿而且痛,局部发红。风湿邪毒袭于下肢,络脉失宣,气血痹阻,则疼痛、麻木、重着、酸软,皮色瘀黯。总之,本病病理因素,主要是风湿邪毒壅阻经脉,病理性质属于本虚标实,病位在脾、肾等脏。现将我们运用中西医结合方法治疗甲亢合并胫前黏液水肿 6 例患者小结如下。

一、病例资料

共 6 例,选自湖北省中医院 2003 年 9 月—2005 年 1 月甲状腺专科患者,5 男 1 女,年龄 23 岁至 59 岁,甲亢病史 2 至 15 年,该类患者均有外院诊治病史,均合并突眼。

二、诊断标准

1. 甲亢病史确诊。

2. 甲状腺功能异常。

3. 渐进性皮损,早期皮肤增厚变粗,有广泛大小不等的棕红色或黯紫红色突起不平的斑块或结节,边界清楚,直径 5~30cm 不等,连片时可更大。病变表面及周围可有毛增生变粗,毛囊角化。可有感觉过敏或减退,或伴瘙痒感或胀痛。后期皮肤粗厚如橘皮或树皮样,皮损融合有深沟,覆以灰色或黑色疣状物,下肢粗大似象皮腿。

三、辨证分型

根据患者症状、舌苔、脉象进行辨证论治分为三型:

1. 阴虚火旺兼血瘀型

主症:面部灼热,怕热多汗,心悸心慌,耳鸣目胀干涩或突眼,下肢肿胀不适或皮肤结节,局部发红,或伴红色斑块。舌红边有瘀点,舌体瘦小,苔少,脉细数。

治则:滋阴降火,活血化瘀。

方用:二至丸加味,药用女贞子、旱莲草、白芍、沙苑子、毛冬青、赤芍、丹参、地龙、鬼箭羽。随症加减:若伴突眼怕光,流泪眼睑充血,选加青葙子、决明子、黄精、密蒙花、千里光、茺蔚子。大便干加生首乌、当归。口渴加生地、天花粉。

2. 气虚湿盛、痰血瘀阻型

主症:甲状腺肿大(弥漫性),或目胀不适,神疲乏力,多汗气短,下肢肿胀或有结节皮色不变,时有胀痛或时痒,舌红苔白,脉沉细。

治则:补益气血,活血利水。

方用:黄芪防己汤加减,药用黄芪、汉防己、白术、茯苓、泽泻、丹参、鸡血藤、薏苡仁、怀牛膝。随症加减,若痒甚加白藓皮、刺蒺藜;痛甚加水蛭、蜈蚣;水肿甚加益母草、车前子。合并阳虚怕冷加淫羊藿、补骨脂。

3. 湿热下阻、瘀血阻络型

主症:甲状腺肿大或不大,畏寒发热,多汗,口苦咽干,渴而欲饮,烦躁易怒,小便黄,下肢肿胀黯红或紫黯、或发热感,局部结节或连片成块,可呈象皮腿状,舌红苔薄黄,脉弦数。

治则:清热利湿,活血化瘀。

方用:当归拈痛汤加减,当归、知母、黄柏、泽泻、薏苡仁、茯苓、车前草、丹参、赤芍、泽兰、毛冬青、蒲公英、金荞麦。随症加减:若病变紫黯、结节或呈斑块,选加水蛭、蜈蚣研末装胶囊服。痛甚加忍冬藤、猫爪草,突眼者加决明子、青葙子、石决明。若心悸汗出,夜眠不宁者加旱莲草、女贞子、夜交藤。

四、西医治疗

1. 甲巯咪唑 15~30mg/ 日或丙硫氧嘧啶 150~300mg/ 日。按常规抗甲状腺病药物递减或使用维持量。或用医院自制药复方甲亢片或消瘿甲亢片(每片含有甲巯咪唑 1mg)。

2. 根据抗甲状腺药物使用过程中,酌情配合使用甲状腺片 20mg/ 日或左甲状腺素片 25μg/ 日。

3. 若患者合并突眼,则可酌情用激素、雷公藤片等药物。或中药辨证治疗。

4. 下肢肿胀明显结节、肿块,甚者下肢粗大似象皮腿,可用曲安奈德注射液与 2% 普鲁卡因 1∶1 混合局部注射。若胫前黏液水肿发生在双侧,可分开注射。开始每周 1 次,连续4 次,随后每 2~4 周 1 次,共 12~16 次。

五、判定标准

临床痊愈:患者胫前黏液水肿与结节完全消失,皮色完全正常,甲功恢复正常。

显效:胫前黏液水肿与结节较治疗前减轻 2/3,皮色变淡,仍有轻微结节或色素沉着。

有效:胫前黏液水肿与结节较治疗前减轻 1/3,有一定量的结节和色素沉着。

无效:胫前黏液水肿与结节较治疗前减轻不足 1/3,局部的皮损和色素沉着。患处皮肤角化。

六、结果

痊愈 4 例,显效 1 例,有效 1 例,无效 0 例,总有效率 100%。

七、典型病例

1. 肝肾阴虚兼血瘀证

王某,男,47岁。患者甲亢病史4年余,突眼1年。诉患甲亢病史4年,服甲巯咪唑片至今,现服用5mg,隔日1次。1年前发现突眼,未予以特殊治疗,现感多泪,视物模糊,伴有双下肢胫骨前肿胀,饮食可,睡眠可,二便正常。查体:一般可,突眼(+),结膜充血水肿,甲状腺不肿大,双下肢胫前黏液水肿伴有结节,舌紫苔薄黄,脉弦细。查FT₃ 2.67pmol/L(2.3~4.20pmol/L)、FT₄ 0.6pmol/L(0.89~1.80pmol/L)、TSH 18.89μIU/L(0.35~5.50μIU/L)。中医诊断:气瘿伴目珠突出,脚气,肝肾阴虚兼血瘀证。西医诊断:Graves眼病伴胫前水肿。方药:旱莲草24g,女贞子20g,赤芍15g,丹参15g,丹皮15g,千里光15g,穿山龙15g,蒲公英20g,泽泻12g,车前草15g,益母草24g,怀牛膝15g,生黄芪24g。每日1剂,水煎,分2次服;蜈蚣30g,水蛭30g,怀牛膝60g,共研细末,装0号胶囊,每日2次,每次2粒;甲状腺片20mg,每日1次。消瘿甲亢片,每次5片,每日1次。经过上方加减治疗半年,病情缓解。以丸药巩固疗效。

按:患者甲亢病史日久,久病及肾,水不涵木,肝肾亏虚,虚火灼津成痰,气血运行不畅,痰凝血瘀结于胫前,故黏液水肿伴有结节,凝于肝窍则眼突,虚火上炎,瘀血阻络,故结膜充血水肿,结合舌脉辨证当属肝肾阴虚兼血瘀证。治宜滋阴降火,活血明目。方中旱莲草、女贞子取二至丸之意,滋补肝肾之阴,"壮水之主,以制阳光";用赤芍、丹参、益母草、丹皮、怀牛膝皆具有苦寒之性,活血化瘀,兼可清降虚火,益母草、怀牛膝与泽泻、车前草、蒲公英同用还有利水渗湿的作用,蒲公英还能增强清热解毒之功效,怀牛膝亦可以补益肝肾、强筋健骨,引诸药下行,直达病所,引血下行以减轻结膜充血水肿,此类活血化瘀药的选用甚为精妙,标本兼顾;千里光清肝明目,穿山龙活血化痰散结。本方中用生黄芪补脾益气,利水消肿;还有另一独特之处在于蜈蚣、水蛭等虫类药物的运用,中医学认为"久病入络","久病多瘀",故用水蛭活血化瘀,蜈蚣散结止痛,搜风剔络。诸药合用,配伍精当,共奏滋阴降火、活血化瘀、利水渗湿、清肝明目之效。陈教授化繁为简,"知犯何逆,随证治之",邪正兼顾而收效。

2. 肝火亢盛、湿热下注兼血瘀证

陈某,女,19岁。眼突、颈粗4年余。患者4年前因"眼突、颈粗"至某医院诊断为"甲亢",服用丙硫氧嘧啶片、维生素B₄片及优甲乐后,发现血红蛋白明显下降。现未服用抗甲状腺药物。查体:一般可,突眼(+),左眼露白,手颤(-),甲状腺Ⅰ~Ⅱ度肿大,质中,无压痛,双下肢胫前及足背肿胀,皮肤黯褐色,舌淡红苔黄,脉弦。查甲功示:FT₃ 3.79pg/ml(2.39~6.79pg/ml)、FT₄ 1.03ng/dl(0.58~1.64ng/dl)、TSH 0.02IU/ml(0.34~5.6IU/ml)。中医诊断:瘿病。西医诊断:甲亢合并TAO,胫前黏液水肿。拟清肝泻火,活血消瘿之法。方药:夏枯草15g,黄芩10g,栀子10g,生地15g,赤芍12g,毛冬青24g,王不留行10g,川牛膝15g,地龙12g,车前草20g,泽泻10g,郁金10g,瓦楞子15g,甘草10g。每日1剂,水煎分2次服。消瘿甲亢片,每次5片,每日1次。经治1年,胫前水肿消失,继用抗甲亢药物。

按:甲亢突眼、甲肿、胫前黏液水肿称为Graves病"三联征"。患者病情复杂,陈教授抓住主证,结合舌脉当辨证属肝火亢盛、肝经湿热下注兼血瘀于胫前,故治宜清肝泻火、泄利湿热、活血消瘿之法,选用龙胆泻肝汤化裁。方中夏枯草既可清肝明目,又可散结消肿;黄芩、栀子皆苦寒,入肝胆三焦经,清热泻火燥湿;车前草、泽泻清热利湿,导湿热从水道排除;肝体阴而用阳,故用生地滋阴养血以顾肝体,使祛邪而不伤正;赤芍、川牛膝、王不留行、郁金同

用,活血化瘀,川牛膝、王不留行还可以利水消肿;瓦楞子消痰软坚、化痰散结。地龙既能息风清热,通行经络,又能清热结而利水道。甘草清热解毒,调和诸药。诸药配伍,共奏清肝泻火、清热利湿、活血消瘿之效。

3. 脾虚湿胜、痰血瘀滞证

李某,女,53 岁。两侧下肢小腿出现结节 2 年余。查 FT_3 5.04pg/ml(2.30~4.20pg/ml)、FT_4 1.46ng/dl(0.8~2.0ng/dl)、TSH 0.10μIU/ml(0.30~5.50μIU/ml),TMAb24.21%(<15%),TGAb8%(<10%)。查体:突眼(+),手颤(+),两下肢肿胀,小腿下 1/2 多发结节,色素沉着呈紫黯色,以右下肢小腿为甚,脉细缓,舌苔薄白,舌边有齿印。中医诊断:瘿病,脚气。证属脾虚湿胜,痰血瘀阻,结于下肢。西医诊断:甲亢合并胫前黏液水肿;甲状腺相关眼病。治宜健脾化湿,活血化瘀。以防己黄芪汤加减:生黄芪 30g,木防己 15g,苍术 12g,川牛膝 15g,泽泻 15g,茯苓 25g,鸡血藤 30g,独活 10g,地龙 15g,当归 12g,益母草 24g,泽兰 15g。每天 1 剂,水煎服;消瘿甲亢片,每次 5 片,每日 1 次。经上方加减治疗年余,患者诉两下肢肿胀及结节消失,稍有局部胀痛,局部皮肤稍呈淡黯色。

按:陈教授在辨证论治的同时,尤其注重舌脉。中医学认为细脉主湿,乃湿邪阻遏脉道,气血运行受限;缓脉主湿病,脾胃虚弱,因为湿性黏滞,气机为湿所困,或脾胃虚弱,气血不足,脉道失于充盈鼓动。舌苔薄白,边有齿印是气血两虚,水湿停内的征象。脾为太阴湿土,主运化,主统血。两下肢小腿肿胀、出现结节是因为脾失健运,气血运行不畅,故痰凝血瘀结于下肢。陈教授准确辨证,采用培土制水的治法,标本兼顾。以经方防己黄芪汤加减,生黄芪既能补脾益气,又能利尿消肿,标本兼顾。木防己祛风除湿,利水消肿;苍术燥湿健脾,与利水渗湿之泽泻、茯苓等同用,是取胃苓汤之意,与活血化瘀、利水通淋之川牛膝同用,是取三妙丸之意。鸡血藤、当归同用,补血活血,使祛邪而不伤正;独活主入肾经,性善下行,功善祛风湿、止痛止痒;地龙息风通络,亦可利小便;益母草伍泽兰,既能活血化瘀,又能利水消肿,尤宜于水瘀互阻的水肿,是陈教授常用对药之一。方中各药既各司其职,又相互配伍,标本兼顾,扶正与祛邪并施而起效。

4. 气阴两虚伴有血瘀证

鲁某,男,45 岁,以"心慌怕热伴双下肢肿胀 3 年余"为主诉就诊。患者 3 年前出现心慌、出汗、纳亢,遂到同济医院诊断为"甲亢",用甲巯咪唑治疗略好转,但用药不规律。继而出现双下肢非指陷性水肿,感心慌怕热出汗加重,遂来我院就诊。患者舌红苔少,脉弦数,无其他长期慢性病史,其父曾患甲亢。查体:心率 90 次/分,血压 120/70mmHg,突眼(+),左眼 20mm,右眼 18mm,双眼距 6cm。甲状腺Ⅱ度肿大,质韧,双下肢非指陷性水肿,右小腿周径 23cm。皮肤黯红,部分角化伴结节,排除心、肝、肾等原因引起浮肿。FT_3 5.53pmol/L(0.8~2.2pmol/L),FT_4 252.26pmol/L(42~115pmol/L),TSH 0.21pmol/L(1.5~6.2pmol/L)。中医诊断:瘿病、水肿(证型为气阴不足兼血瘀)。西医诊断:甲亢合并胫前黏液水肿、甲状腺相关眼病。治疗:复方甲亢片 15 片/天(内含甲巯咪唑 15mg),左甲状腺素钠片 25μg/天,泼尼松 20mg/天,2 周后渐减。维生素 B_4 60mg/天。中药养阴清热,活血化瘀佐以明目,方用二至丸加味。黄芪、旱莲草、女贞子、水蛭、赤芍、泽兰、地龙、毛冬青、青葙子、决明子。双小腿局部注射曲安奈德注射液各 20mg。

2 个月后二诊,怕热心慌出汗症状消失,仍感眼胀怕光流泪,舌红苔少,脉弦。双下肢浮肿较前减轻,左小腿周径 23cm,右小腿周径 21cm,皮肤黯红,结节消失。突眼(+),左眼

19mm 右眼 17mm。甲状腺功能化验正常。口服成药除泼尼松改为 5mg/ 天,其余不变。中药处方守上方去女贞子加密蒙花。双小腿仍局部注射曲安奈德注射液各 20mg。

两个月后三诊,畏光流泪减轻,双下肢局部皮肤硬化。突眼度左眼 18mm,右眼 17mm,手抖(−),甲状腺不大。左小腿周径 19cm,右小腿周径 18cm。甲状腺功能化验,TSH 略高于正常,FT_3 和 FT_4 均正常。西药停用激素,复方甲亢片改为 10 片 / 天(含甲巯咪唑 10mg),其余不变。中药守二诊方。再次局部注射曲安奈德注射液各 20mg。

3 个月后四诊,一般可,症状消失,突眼度双侧均为 17mm。双小腿局部硬结,无浮肿,皮色稍黑,双下肢周径均为 17cm,甲状腺功能均正常。停用所有西药。中药以黄芪、旱莲草、女贞子、泽兰、牛膝、水蛭、赤芍、丹参、益母草、毛冬青、蜣螂虫、薏苡仁、密蒙花、决明子、熟地、何首乌炼蜜为丸,每日服 5~10g。半年后随访,患者无不适,以临床痊愈。

八、讨论

本病主要因长效甲状腺素刺激因子(LATS)(一种 IgG 型免疫球蛋白)参与激活淋巴细胞,刺激成纤维细胞产生过多黏蛋白沉积于小腿而形成。胫前水肿液及活体标本可检测到 LATS。血清细胞培养发现胫前区成纤维细胞透明质酸合成高于其他区成纤维细胞 2~3 倍,局部循环障碍缺氧也可使透明质酸产生增多,引起黏蛋白过多沉积。李丽等认为垂体分泌 TSH 与胫前黏蛋白沉积有关。这些黏蛋白主要为透明质酸和硫酸软骨素。眼部和胫前成纤维细胞是甲状腺外靶组织,与甲状腺具有相同抗原粒点。对胫前黏液水肿皮肤培养发现成纤维细胞表面存在 TSH 和 TSH 受体抗体结合的位点。TSH 受体作为自身抗原激活 T 细胞,使成纤维细胞增生,产生过多透明质酸和黏蛋白,从而形成黏液水肿。TSH 受体抗体、甲状腺球蛋白、抗甲状腺球蛋白抗体等免疫复合物作用于肌肉细胞膜及淋巴细胞浸润而发生水肿。过氧化物酶抑制剂甲巯咪唑能抑制血清高甲状腺素水平,稳定下丘脑 - 垂体 - 甲状腺内分泌轴,同时左甲状腺素可反馈抑制垂体分泌 TSH,使 TSH 和 TSH 受体抗体总量减少,使透明质酸和黏蛋白分泌量减少。激素可抑制自身免疫反应,阻止淋巴细胞浸润。曲安奈德注射液,局部应用可分解黏蛋白,抑制炎症反应,促进黏液水肿的吸收。

从中医理论讲,本病因气虚、阴虚,兼夹湿邪、或湿热、或兼痰瘀,并可日久兼有血瘀。故本病治疗以益气、养阴、活血、化痰为主要治法。常用药物:养阴药:生地、白芍、桑椹子、女贞子、旱莲草、沙苑子等。益气药:黄芪、党参、白术等。活血药:赤芍、丹参、地龙、鸡血藤、蜣螂虫、泽兰、毛冬青、鬼箭羽、益母草、蜈蚣、水蛭、怀牛膝。化痰药:猫爪草、穿山龙、浙贝母。治疗突眼:青葙子、密蒙花、千里光、决明子。利湿药:泽泻、车前草、茯苓、苡仁。清热解毒药:金荞麦、忍冬藤、蒲公英、黄柏。

对于甲亢合并胫前黏液水肿的治疗,中西医结合疗效较好,中药辨证施治可以加速下肢胫前肿胀、或皮肤紫黯、局部结节肿块等症状消退,减少曲安奈德注射液局部注射的反跳现象。下肢小腿仅有肿胀较兼有局部少量结节或肿块者疗效好。局部注射曲安奈德注射液对有高血压、溃疡病、糖尿病、肝功不良者慎用。

参 考 文 献

1. 叶任高 . 内科学 . 第 5 版 . 北京:人民卫生出版社

2. 李丽,王宝玺,刘跃华,等.胫前黏液水肿.临床皮肤病杂志,2002,11:676

3. 李忱,刘晋河.胫前黏液性水肿的研究进展.临床荟萃,2014,29(10):1198-1200

4. 崔涛,董丽华,鞠海兵.典型胫前黏液性水肿患者2例及文献复习.西南国防医药,2015,25(5):572-573

（陈如泉　赵　勇）

第十一节　甲状腺功能亢进症合并白细胞减少症的中西医诊断与治疗

甲状腺功能亢进合并白细胞减少症(周围血白细胞低于 $4\times10^9/L$,称白细胞减少,粒细胞绝对计数低于 $1.5\times10^9/L$ 称粒细胞减少症,低于 $0.5\times10^9/L$ 为粒细胞缺乏),主要有三种情况:①原有慢性白细胞减少等血液病,白细胞数原本低下,而继发甲状腺功能亢进症,形成甲亢合并粒细胞减少;②患有甲亢病时,因甲亢体内营养消耗达多,影响到骨髓干细胞的正常功能继发有白细胞减少,形成甲亢合并粒细胞减少;③患有甲亢病,因服用抗甲状腺药物,因抗甲状腺药物毒副作用,而出现白细胞减少,形成甲亢合并粒细胞减少。临床大多为甲亢患者应用抗甲状腺药物治疗中的常见副反应,形成甲亢合并粒细胞减少,最严重可导致粒细胞缺乏症。

一、抗甲状腺药物引起白细胞减少症的机制

近年来国内外学者对其发病的分子机制及其免疫治疗方面进行了广泛研究。具体机制:

1. 分子生物学机制　日本学者 Tamai 进行了甲巯咪唑诱发的 Graves 病患者出现粒细胞减少症相关基因 HLA Ⅱ型基因的研究。结果显示,发生粒细胞减少症的患者与正常及未发生粒细胞减少症患者相比,存在明显的 DRBl*08032 阳性相关性。说明 HLADRBl*08032 等位基因与甲巯咪唑导致的粒细胞减少的易感性之间存在明显的相关性。

2. 骨髓干细胞增殖障碍　抗甲状腺药抑直接杀伤骨髓细胞增殖细胞群。药物抑制或干扰粒细胞核酸合成,影响细胞代谢,阻碍细胞分裂。药物直接的毒性作用造成粒细胞减少与药物剂量相关。Graves 病患者本身代谢亢进骨髓营养状况低下亦可造成骨髓干细胞增殖障碍

3. 免疫学机制　Graves 病本身属于自身免疫性疾病,药物为半抗原进入敏感者体内与粒细胞膜蛋白结合或与血浆蛋白结合成全抗原吸附于粒细胞表面。这些全抗原刺激机体产生相应的抗粒细胞抗体 IgG 或 IgM。当重复用药时引起粒细胞凝集和破坏致粒细胞减少。

二、临床表现

1. 白细胞减少常继发于甲亢病,临床表现常以原发病为主,表现有心慌、怕热、乏力、汗多、性情急躁、食欲亢进、食后易饥、震颤等甲状腺功能亢进症的临床症状。

2. 白细胞减少继发于甲亢或抗甲状腺药物治疗后,可无明显临床症状,或有头昏、乏力、低热等非特异性表现。

3. 粒细胞缺乏与一般的白细胞减少表现完全不同,起病急骤,因短期内大量粒细胞破

坏,患者可突然畏寒、高热、出汗、周身不适。几乎都在 2~3 天内发生严重感染。粒细胞缺乏的感染率发生率及严重程度与粒细胞减少的速度、程度、持续时间有关,与原发病甲亢的轻重及抗甲状腺药物剂量轻重有关。粒细胞下降速度越快、计数越低、持续时间越长,则感染的发生率越高、病情就越重;若粒细胞计数 <0.5×10^9/L,持续 10 天,感染就不可避免。粒细胞缺乏引起的败血症,特别是绿脓杆菌败血症,有的可诱发甲亢危象,若得不到及时治疗,70% 患者可在 48 小时内死亡。一般认为,药物所致的粒细胞缺乏恢复的时间为 4~50 天不等,这取决于骨髓中的粒细胞前体是否正常,如果粒细胞前体在正常范围,则其恢复时间为 4~7 天,否则为 7~56 天。停用抗甲状腺药物经抢救治疗,体温恢复正常,外周血白细胞回升,表示病情好转。

三、治疗

1. 一般治疗 首先应注意控制甲亢症状,如果患者没有白细胞减少病史,患甲亢后出现白细胞减少,考虑白细胞减少由于甲亢影响到骨髓干细胞的正常功能所继发,且白细胞不低于 2.5×10^9/L,应该常规抗甲状腺药物进行治疗,大多数患者甲亢控制后,白细胞减少状态会得到改善或恢复。若原有白细胞减少现合并甲亢,且白细胞不低于 2.5×10^9/L,可小剂量抗甲状腺药物,同时配合治疗白细胞减少等药物。若甲亢患者在接受抗甲状腺药物治疗时,可出现白细胞减少;临床无明显症状,或仅有乏力懒动,四肢酸软,食欲不振,偶有发热。如白细胞不低于 2.5×10^9/L,中性粒细胞不低于 1.5×10^9/L 时,可继续使用硫脲类药物,并密切观察,及时复查血白细胞。值得指出的是甲亢可表现白细胞的降低,而抗甲状腺药物治疗时也可致白细胞下降,但绝大多数患者不必采取任何措施,能自行回升,不宜轻易停药,应密切观察。在应用抗甲状腺药物初期的 2~3 个月内,每周查白细胞及分类,以观察用药情况。

2. 甲亢合并白细胞减少 白细胞不低于 2.5×10^9/L,中性粒细胞不低于 1.5×10^9/L 时,中性粒细胞比例正常或略低时,可选用维生素 B$_4$、鲨肝醇、利血生、肌苷等升白细胞药物。如白细胞总数降至 2.5×10^9/L,中性粒细胞低于 35% 以下者,应考虑停药或改用其他抗甲状腺药物(如碳酸锂、甲巯丙辅酸等),除在服用上述升白细胞药物外,可加服脱氧核糖核酸,必要时给予泼尼松 30mg/ 日,口服。

抗甲状腺药物所致的粒细胞缺乏常常难以预料,如遇发热,咽喉不适,甚至咽痛时,则应立即查白细胞。白细胞正常,患者白细胞总数小于 0.5×10^9/L,严重者可为 0。确为粒细胞缺乏症,应积极治疗,粒细胞缺乏症是硫脲类药物治疗甲亢中最严重的不良反应,多发生于治疗后 4~8 周内。急性粒细胞过少引起机体抵抗力显著下降,继而导致全身严重的感染,对生命的威胁大。治疗应立即停用硫脲类药物,采取综合措施进行抢救(使用抗生素、糖皮质激素、集落刺激因子及输注白细胞等)。患者脱险后,不能再使用硫脲类药物,应改为其他方法治疗甲亢。抗生素的应用必须联合用药、足量,并应静脉给药。激素可减轻免疫反应物对粒细胞系祖细胞的抑制和中毒症状,提高机体对有害物质刺激的耐受性,故可在应用足量抗生素的前提下短期应用,尤其是当高热不退、物理降温无效时。在用足量抗生素的前提下应用地塞米松,对于退热和减轻症状均起到较好的疗效。

甲亢患者在使用抗甲状腺药物,出现粒细胞缺乏症时,可使用集落刺激因子。具体方法为:惠尔血 75μg,皮下注射;或生白能 50μg,皮下注射;或吉粒芬 75μg,皮下注射,均为每日次，连用 3 天，分别用药后第 3、7、10 天，复查白细胞计数，白细胞计数恢复正常后停药。有认为白细胞计数 (1.5~2.8)×10⁹/L，合并有严重感染时，就可用集落刺激因子。G-CSF 注射后 4 小时粒细胞计数是判定患者病情的一个较好指标。

3. 中医治疗　甲亢合并白细胞减少、粒细胞缺乏症，大多分别类属中医"虚劳"、"温病"的不同病症，大多为化学毒物内侵，直接损伤气血或伤及脾肾，并往往有禀赋不足，素体虚弱，精血亏虚所致。而粒细胞缺乏症多为禀赋不足，素体虚弱，合并化学毒物内侵，直接损伤气血，伤及精血，或感受六淫温热毒邪而成。

若甲亢合并白细胞减少症，症状较轻，自觉症状不明显，或仅有头昏、乏力者，外周血象在 2.5×10⁹/L 以上者，可选用芪枣颗粒、复方阿胶口服液、血美安等中成药。或可根据临床不同证型，进行不同的治疗，若气血亏损，治当补益气血，可用十全大补汤、八珍汤等治之。如合并血小板减少者，可根据血热妄行证、脾肾两虚证不同，分别使用犀角地黄汤、大补元煎等不同方剂加减化裁。如合并粒细胞缺乏症，大多分别类属中医"温病"范畴。依据患者不同表现及温病卫气营血辨证原则，分别选用银翘散、清营汤、犀角地黄汤、玉女煎等不同方剂加减化裁。

参考文献

1. 徐艳，高燕玲，孙枫 .Graves 病合并白细胞减少的临床分析 . 中国全科医学，2011，14 (6)：2075-2077
2. 何清华，陈德才，卢春燕，等 . 甲亢合并白细胞减少的临床分析 . 四川医学，2005，26 (6)：634-635
3. 孙朦朦，陈惠，倪青 . 中医治疗甲状腺功能亢进症合并白细胞减少 . 长春中医药大学学报，2013，29 (3)：454-455

（陈如泉）

第十二节　甲巯咪唑治疗甲状腺功能亢进症所致粒细胞缺乏症临床诊治

据报道每年全球的药物引起的粒细胞缺乏症患者数为 2.4/100 万 ~15.4/100 万，并随着年龄的增加而增加，其致死率 7.0%，已日益备受重视。甲巯咪唑是最主要的硫脲类抗甲亢药物，广泛应用于临床，口服后迅速被吸收，可使多数甲亢患者的症状较快地控制，但毒副作用较多，其中最严重的是粒细胞缺乏。甲巯咪唑是引起粒细胞缺乏症的常用药物之一。曾收集 1995—2010 年国内共 52 篇抗甲状腺药物所致粒细胞缺乏症临床文献报道共 580 例，其中咪唑类的甲巯咪唑所致者 511 例，占 93.93%；硫脲类的丙硫氧嘧啶所致者 66 例，占 6.07%；甲硫氧嘧啶 1 例，甲亢平所致者 2 例，死亡共 29 例，占 5.67%。徐焱成等总结 14 年间住院的 208 例甲亢患者中有 12 例粒细胞缺乏，占 5.8%。有报道统计住院甲亢患者服用 ATD908 例，发生粒细胞缺乏 24 例，发生率 2.64%，死亡率 8.3%，粒细胞缺乏症可在数周或几天内发生，粒细胞缺乏症的发生有剂量依赖关系，多在剂量较大 (>30mg/d) 时易发生；也与年龄有关，>40 岁的患者粒细胞缺乏症发生更多。

一、甲巯咪唑所致粒细胞缺乏症的机制

1. 骨髓损伤   目前大多认为甲巯咪唑导致粒细胞缺乏的原因可能由于甲巯咪唑直接对骨髓细胞的毒性作用,甲巯咪唑通过对骨髓粒细胞系统增殖的抑制,破坏血循环内成熟白细胞,而且破坏骨髓内各阶段幼稚粒细胞并抑制定向干细胞(CFU-C)的生长与成熟。致使细胞分裂异常,生成减少,导致粒细胞缺乏。

2. 免疫因素   甲巯咪唑所致粒细胞缺乏的机制目前有中毒学说、过敏学说、免疫学说。甲巯咪唑通过免疫机制致白细胞抗体产生,该抗体不仅破坏血循环内成熟白细胞,而且破坏骨髓内各阶段幼稚粒细胞并抑制定向干细胞(CFU-C)的生长与成熟。

3. 遗传易感性   甲巯咪唑发生粒细胞缺乏,可能与遗传易感性有关。甲巯咪唑致粒细胞缺乏症的产生与 HLADRB1*08032 等位基因高度相关,等位基因与甲巯咪唑导致的粒细胞缺乏的易感性之间存在明显的相关性,甲巯咪唑治疗合并粒细胞减少或缺乏时。常为病情严重程度类似,使用相同的 ATD 治疗,仅有部分患者出现粒细胞减少或缺乏,因此认为发病与基因易感性相关。

4. 全身感染   粒细胞缺乏的感染率发生率及严重程度与粒细胞减少的速度、程度和持续时间有关。粒细胞下降速度越快、计数越低、持续时间越长,则感染的发生率越高、病情就越重。

二、临床表现特点

甲巯咪唑致粒细胞缺乏症的发生有两种方式,一种是突然发生,一般不能预料;另一种是逐渐发生,一般先出现白细胞减少,如果继续用药,以后便转变成粒细胞缺乏症。甲巯咪唑引起粒细胞缺乏症的发生与服药时间相关,最易发生在服药后 2 个月内,但也可发生在服药后的任何时间。提示高龄或存在慢性心、肺或肾脏疾病的甲亢患者,可能是甲巯咪唑引起粒细胞缺乏的高危人群。粒细胞缺乏引起的败血症,特别是绿脓杆菌败血症,若得不到及时治疗,70% 患者可在 48 小时内死亡。

有关实验、血、骨髓象、细菌培养等是确诊本症的主要手段。外周血常规可见中性粒细胞绝对数少于 0.5×10^9/L,有的表现红细胞、白细胞、血小板均减少。骨髓涂片示有核细胞增生减低,粒细胞系统明显减少,可见颗粒较丰富的早幼粒细胞,成熟期粒细胞很少,红细胞系统增生不够活跃,巨核细胞系统正常,符合粒细胞缺乏症。有的骨髓涂片示有核细胞数量在正常范围内,粒系缺乏,成熟淋巴细胞相对多见,浆细胞多见,网状细胞易见,红系及巨核系正常。有的骨髓呈有核细胞增生极度减退,粒、红细胞系统均极度抑制,巨核细胞未见,呈再生障碍性贫血骨髓象。一般认为,甲巯咪唑所致的粒细胞缺乏恢复的时间为 4~50 天不等,这取决于骨髓中的粒细胞前体是否正常,如果粒细胞前体在正常范围,则其恢复时间为 4~7 天,否则为 7~56 天。

三、治疗

应用甲巯咪唑治疗甲亢导致粒细胞缺乏症。20 世纪 70 年代前这种急症较难存活,20 世纪 80 年代中期随着新的有效抗生素不断地开发应用及细胞因子的发明使用,特别是重组的 G-CSF 的应用,明显地改变本病的预后,约有 90% 以上的患者可获得治疗成功。

1. 粒细胞缺乏发生时,应立即停用甲巯咪唑,可入住消毒隔离病房,注意无菌操作,避免交叉感染;无菌隔离和支持疗法。另外可采用支持疗法输血、输注丙种球蛋白。也可输入新鲜血浆或粒细胞悬液,有时可因受者体内迅速产生粒细胞抗体而难以奏效。如果确定并发有脓肿形成后,方可切开排脓,而轻易手术,导致感染病灶的扩散,加重感染,使病情恶化,以至死亡。

2. 应用维生素 B_4、鲨肝醇、利血生等升白细胞药物。这些药物疗效并不确切。应用碳酸锂刺激骨髓粒细胞的生成。碳酸锂是一种可增加中性粒细胞生成的药物,且能使粒细胞寿命延长,还可抑制甲状腺释放甲状腺激素,亦可抑制 T_4 的降解,治疗甲巯咪唑引起的粒细胞缺乏症,可起到一箭双雕的作用。

3. 应及早应用抗生素　抗生素的应用必须联合用药、足量,即应选用高效、广谱抗生素。并应静脉给药。有报道给予氨苄青霉素、哌拉西林钠、丁胺卡那、诺氟沙星、甲硝唑、亚胺培南等抗生素。在有效抗生素治疗的同时,霉菌感染可用氟康唑等。有作者认为,无论是否确诊真菌感染,均需用抗真菌药物治疗 3 天,以预防二重感染。有认为抗生素治疗要一步到位,要足量抗生素,首选亚胺培南。如亚胺培南无效,考虑有耐药球菌感染,尽早换用去甲万古霉素,或根据培养结果及药敏实验选择敏感抗生素。

4. 糖皮质激素应用　当粒细胞降至 $(0.5\sim1.0)\times10^9/L$,且有下降趋势时,或粒细胞 $<0.05\times10^9/L$,激素可减轻免疫反应物对粒细胞系祖细胞的抑制和中毒症状,提高机体对有害物质刺激的耐受性,故可在应用足量抗生素的前提下短期应用,尤其是当高热不退、物理降温无效时。如氢化可的松 200~300mg/d,或地塞米松 10~15mg/d 静脉点滴,在用足量抗生素的前提下应用地塞米松,对于退热和减轻症状均起到较好的疗效。

5. G-CSF 治疗甲巯咪唑致粒细胞缺乏症安全有效　G-CSF 是应用重组 DNA 技术制造成的人粒细胞集落刺激因子,G-CSF 不论在体内或体外均被证实可诱导造血干细胞进入增殖周期,刺激正常粒细胞增殖、分化和成熟,促进中性粒细胞的终末分化和自骨髓的释放,使中性粒细胞从血管周围间隙向血管内转移,从而提高中性粒细胞的数量并能增加粒细胞的趋化、吞噬和杀菌功能。并增强成熟粒细胞的功能,有利于控制感染,粒细胞恢复时间缩短。G-CSF 的使用是快速升高粒细胞最有效的治疗措施,是目前治疗各种病因所致的粒细胞缺乏的有效手段之一,安全可靠,毒副反应小,疗效满意,5~8 天周围血白细胞及中性粒细胞可逐日上升至正常,14~18 天骨髓抑制可以恢复。有认为肾上腺皮质激素与重组人粒细胞集落刺激因子联合应用治疗甲巯咪唑引起的粒细胞缺乏症效果更佳可使患者安全度过危险期。丙种球蛋白可提高机体对多种细菌和病毒的抵抗力,有条件者可持续用药至病情好转。

四、中医药治疗

粒细胞缺乏症根据中医学对临床证候的认识,列于温热病或咽喉病范畴。也有个别年老体弱,反复发病而表现为虚证者。多按卫气营血的辨证论治。①毒侵肺卫证:起病急骤,发热,恶寒,汗出或汗干不畅,口渴,咽喉充血,红肿疼痛,舌质红,苔薄白,脉浮数。治法:辛凉透表,解毒利咽。方药:银翘散加减。②气分热毒证:白虎汤或黄连解毒汤加减。咽喉肿痛,颌下淋巴结肿大较甚者,可合用普济消毒饮加减。③气分湿热证:治法:清化湿热。方药:热重于湿者,可选用蒿芩清胆汤加减;湿重于热者,选用三仁汤加减;湿热并重者,选用甘露消毒丹加减。本证初期湿甚者,用藿香正气散加减。④毒燔营血证:治法:清营凉血,泄热解毒。方药:清营汤或犀角地黄汤加减。神昏者加用安宫牛黄丸、紫雪丹。⑤气血不足证:治法:补益气血。方药:归脾汤加减。上述辨证分型是根据患者入院时临床表现而确定,患者随着病情变化,而更换方药。

地榆升白片是由地榆素组成的纯中药制剂,主要成分为皂苷、鞣质,可通过促进骨髓粒 - 单造血干细胞增殖、分化,提高 DNA 合成期细胞数,保护细胞 DNA 免疫受损,促进受损细胞 DNA 修复,改善骨髓造血微环境而升高粒细胞。有采用地榆升白片治疗 Graves 病粒细胞减少取得良好的疗效。

五、预防措施与后续治疗

甲巯咪唑是最主要的硫脲类抗甲亢药物。习惯用法是 10mg,每日 3 次,连续 6~8 周,这一剂量虽可使多数甲亢患者的症状较快地控制,但毒副作用较多,甲状腺药物剂量与粒细胞缺乏相关,日剂量高者易致粒细胞缺乏。有研究发现粒细胞缺乏在甲巯咪唑应用时发生率更高,特别是在用药 90 天内,也可在 1 年或更长时间出现,且与甲巯咪唑的剂量和患者年龄相关性较大,小剂量甲巯咪唑($<30mg/d$)相对于大剂量和丙硫氧嘧啶危险性明显较低,患者年龄小于 40 岁的危险性也相对小。有学者支持在治疗 90 天内应每 2 周查白细胞计数,特别是在白细胞总数波动于 $(3.0~3.9)\times10^9$/L。临床医生需重视粒细胞缺乏的突发性和可能的严重后果。在应用抗甲状腺药物治疗甲亢时,为预防粒细胞缺乏的发生,应注意:①甲状腺不肿大,心率不超过 120 次 / 分,病情较轻的甲亢患者,甲巯咪唑的剂量以 15mg/d 为宜;②用药过程中,应定期检查血象,以便及早发现,及早治疗;③白细胞减少低于 3.0×10^9 或发生粒细胞缺乏,应立即停用甲巯咪唑;④一旦发生感染,应联合、足量使用有效的抗生素,同时应无菌隔离和支持疗法;⑤一旦出现粒细胞缺乏,应积极使用集落刺激因子,必要时适量使用激素。

抗甲状腺药物之间有交叉免疫反应,且与剂量不成比例,对出现粒细胞缺乏的甲状腺功能亢进症患者一般不换用另一种抗甲状腺药物治疗,应改为放射性碘治疗或外科手术治疗。碳酸锂抗甲状腺作用所需的药物浓度较高,易发生中毒,不宜长期使用。

参 考 文 献

1. 周斌,文格波.抗甲状腺药物致 Graves 病患者粒细胞减少或缺乏研究进展.医学综述,2007,13(7):544-546

2. 徐焱成,范幼筠,杨香玖,等.他巴唑引起粒细胞缺乏症的救治.临床内科杂志,1990,7(3):31

3. 柳重威,陈如泉.中西医结合治疗药物性粒细胞缺乏症 10 例.中西医结合杂志,1983,(3):27

4. 陈璐璐.应加强对抗甲状腺药物治疗所致粒细胞缺乏症的认识.内科急危重症杂志,2013,19(1):7-9

5. 顾鸣宇,顾丽萍,严率,等.抗甲状腺药物致粒细胞缺乏症 21 例临床分析.世界临床药物,2014,35(12):737-739

6. 任蕾,秦贵军,郑丽丽,等.应用抗甲状腺药物致粒细胞缺乏患者感染的临床研究.中华医院感染学杂志,2014,24(17):4277-4299

(陈如泉)

第十三节　甲状腺功能亢进症伴血小板减少症的诊断与治疗

甲状腺功能亢进症合并血小板减少症,两者合并并不少见。两者可同时发生,或相继先后合并出现,即在甲亢病基础上发生血小板减少症;或在血小板减少症存在的情况下发生甲亢;或在甲亢病使用抗甲状腺药物过程中合并药物性血小板减少。

1940 年 Woodruff 报道 14% 的甲亢患者血小板明显减少,而 Kurata 等做了 214 例甲亢患者的血小板计数,发现一半患者不正常($<150×10^9/L$);同时 Marshall 等发现 42 例 ITP 中 6 例发生甲亢,发生率 14%。向明珠等报道,甲亢患者伴发 ITP 的几率高达 23.5%;甲亢同时合并贫血与白细胞或血小板减少,甚或全血细胞减少达 32.1%。1985 年常瑛等报道甲亢伴 ITP3 例,其中 2 例由于出血严重,先行脾脏摘除术。术后虽甲亢症状仍很明显,但血小板一直很正常。1997 年陈天荣报道 5 例 ITP 伴甲亢等,也有人提出对顽固性血小板减少性紫癜的患者均应检查有无隐性甲亢。孟贺利等报道,抗甲状腺药治疗甲状腺功能亢进症临床上引起粒细胞缺乏最为常见,报道甚多,而引血小板减少报道较少,对门诊 200 例甲亢患者用药分析,其中 118 例服药后有不同程度的血小板减少。

一、发生机制

甲亢和 ITP 同属自身免疫性疾病,均有自身免疫的病因学基础。两者都不是罕见病,且在年轻女性中都有较高的发病率。在免疫性血小板减少性紫癜中,血小板减少是由于血小板自身抗体所致。在甲亢病中自身抗体是造成甲状腺素释放出甲状腺激素的甲状腺刺激免疫球蛋白。综合文献报道,甲亢患者伴有血小板减小的主要原因为以下几种机制:

1. 自身免疫机制　目前人们已公认,ITP 和甲亢同属自身免疫性疾病,通过胎盘使婴儿发病和异常 T 淋巴细胞克隆的出现是两个疾病体液和细胞免疫参与作用的共同证据。在甲亢和 ITP,其中有两种抗体产生。一种是抗血小板抗体,另一种是抗甲状腺刺激素受体。在一些甲亢病例可见患者身上的血小板联结的 IgG 水平高达正常人的 4 倍。Bistrom 报道严重甲亢患者通常比中度者有较低的血小板计数,伴血小板减少的甲亢患者多数随甲亢控制而血小板数逐步恢复到正常,因此认为 ITP 是继发于甲亢;ITP 患者患甲亢后,血小板数也会进一步下降。Hymes 等发现 25 例甲亢患者中,3 例血小板减少者有比正常者高出 4 倍的血小板结合 IgG,因而认为血小板结合 IgG 的增高是引起血小板减少的原因,说明 IgG 可能是特异性抗血小板抗体。使用抗甲状腺药物可能与血小板结合成为抗原,药物仅为半抗原,结合血小板后成为全抗原,导致抗血小板抗体产生,作用于药物 - 血小板抗原抗体复合物,破坏血小板,形成血小板减少症。

2. 甲状腺激素的直接破坏作用　甲状腺激素可以激活网状内皮对血小板的清除作用,使血小板寿命缩短,据研究报道测定毒性甲状腺肿伴甲亢患者,治疗前及经治疗使甲状腺功能正常后 6 个月的血小板存活期,发现前者血小板存活期缩短,后者正常。但 Kurata 等发现甲亢控制后 3 个月内血小板寿命仍缩短;每天输注 T_3 的大鼠在最初 3 天内有足够的血小板水平。提示血小板减少不是甲状腺激素的直接损伤。

3. 网状内皮系统的吞噬功能增强　脾脏在甲亢患者的血小板减少中起一定作用。甲亢患者有 30% 脾大。ITP 合并甲亢的患者有脾功能亢进。甲亢的老鼠单核 - 巨噬系统清除功能增强。常瑛报道 3 例 ITP 合并甲亢，其中 2 例因急性出血先行脾切除术，术后甲亢症状仍明显，然血小板数恢复正常。说明患者血小板减少并非甲状腺激素的直接毒性作用，可能是甲亢使脾脏肿大，单核 - 巨噬系统功能亢进加速了血小板的破坏。Kurata 等通过动物实验证实甲状腺激素能刺激大鼠的网状内皮系统功能，使扣押血小板活性明显增强，并认为脾脏是主要扣押部位。甲亢患者恢复的 3 个月内血小板寿命仍有缩短，说明血清 T_3 水平正常后，网状内皮系统的吞噬功能是逐渐恢复的。

4. 骨髓生成血小板减少　可能抗甲状腺药物对骨髓抑制作用，或高甲状腺激素水平可能对巨核细胞毒害作用所致。

二、临床表现与诊断

1. 甲亢合并原发性血小板减少紫癜　临床表现既可见甲亢病症状，即表现有心慌、怕热、乏力、汗多、性情急躁、食欲亢进、食后易饥、震颤等甲状腺功能亢进症的临床症状。又表现有出血、紫斑、外周血的血小板减少症、骨髓巨核系统成熟障碍等表现。

2. 血小板减少继发于甲状腺功能亢进症者　可无明显临床症状，或仅有牙龈出血、或鼻出血、皮肤少许出血点及瘀斑现象。甲亢病情控制后，血小板计数上升或恢复正常。

3. 血小板减少继发于抗甲状腺药物治疗后　①一般都在重复用药后发病；如已服用药物几天或几个月，而在最近一次剂量几小时至几天后即发生出血，如超过几周或几个月后再发病则很罕见。②停用抗甲状腺药物相关药物，出血常在一至数天内终止，血小板则在 1~2 天或更短时间内恢复正常。③在出血前或与出血同时常有寒战、发热、头痛、关节痛、呕吐、腹痛及皮肤发痒等全身症状。④口腔黏膜可见出血性大疱。上述③、④两点也可发生在特发性血小板减少性紫癜症，但较少见。

4. 诊断与鉴别诊断　甲亢诊断除根据典型症状和体征外，尚有 T_3、T_4、或 FT_3、FT_4 升高，TSH 低于正常，甲状腺吸 ^{131}I 率增高和高峰前移、BMR 升高、抗甲状腺药物治疗效果显著。ITP 诊断，应符合一般标准，表现有出血、紫斑、外周血的血小板计数减少、骨髓巨核系统成熟障碍等表现。因甲亢在先的继发性血小板减少患者：①服用抗甲状腺药物以前，外周血的血小板计数 >$100×10^9$/L；②若服用抗甲状腺药物后血小板减低者，骨髓巨核细胞数应正常或增加；③ Hb 和 WBC 均在正常范围；④排除引起血小板减少的其他原因。

三、治疗

甲亢伴血小板减少症的治疗首先要判明甲亢与血小板减少两者的先后、主次、轻重，有无出血症状，严密临床观察等。

1. 以甲亢为首发病的血小板减少症，血小板计数在 $50×10^9$/L 以上者，初始治疗可服用甲巯咪唑或丙硫氧嘧啶，每日 3 次，前者每次 5~10mg，后者每次 50~100mg，甲亢病情得到控制逐渐减量。

2. 甲亢合并原发性血小板减少紫癜，无明显出血症状时，血小板减少勿需特殊处理，以治疗甲亢为主，有的病例随甲亢控制而血小板逐渐恢复正常。

3. 原发性血小板减少紫癜合并甲亢,甲亢症状明显者,且有明显出血症状者,两者可同时治疗。若外周血小板计数在 $30×10^9$/L 以下,有出血症状明显者,停止使用抗甲状腺药物,给予皮质激素治疗,必要时可输注血小板或新鲜血等。甲亢的纠正是 ITP 控制的一个重要步骤,且抗甲状腺药物有直接或间接的免疫调节作用,一般不主张在甲亢未控制时切除脾脏,因为有诱发甲亢危象的可能。若血小板未恢复正常,激素治疗至少应持续到甲亢控制后 4 周,再考虑是否作脾脏切除等治疗,过早脾脏切除会因甲亢未完全控制而导致甲亢危象。

4. 若因治疗甲亢造成的药源性血小板减少,外周血小板计数在 $50×10^9$/L 以上,无出血症状者,对血小板减少暂不做处理,以治疗甲亢为主,随甲亢控制而血小板逐渐恢复正常。若外周血小板计数在 $30×10^9$/L~$50×10^9$/L,可在严密临床观察基础上,使用抗甲状腺药物,以小剂量抗甲状腺药物进行治疗为宜。可给予氨肽素、血美安、血康等升血小板药物,或同时给予皮质激素;或加用丙种球蛋白,静脉注射治疗。

5. 血小板减少合并甲亢,外周血小板计数在 $30×10^9$/L 以下,有出血症状明显者,甲亢不宜使用放射性核素治疗。外周血小板计数在 $50×10^9$/L 以上,无明显出血症状者,甲状腺Ⅱ度肿大者,可考虑使用放射性核素治疗;甲状腺Ⅲ度以上肿大,伴有压迫症状者,方可考虑进行甲状腺次切除手术治疗。

6. 甲亢伴血小板减少症,类属于中医“瘿病”、“血证”等疾病范畴,可根据甲亢与血小板减少两者主次、轻重、出血情况,选用中成药(如夏枯草膏、抑亢丸、血美安、血康口服液、裸花紫珠片等),或根据病情进行辨证施治加减用药。中药治疗直接恢复 T_3、T_4、或 FT_3、FT_4 升高、TSH 低于正常现象,疗效不及抗甲状腺药物,但中药具有改善甲亢症状、减少复发等辅助作用。同样中药在直接快速提升血小板方面,疗效不及激素、丙种球蛋白等药物,但中药在改善出血症状、减少激素副作用方面,具有中医药特色与优势。

7. 若属瘿病为首发,临床以瘿病症状为主,无出血表现者,当按中医瘿病的不同证候,本病初起多实,病久则可见虚证或虚实夹杂之证。初期多为气机郁滞,痰气凝结于颈前所致,或由肝火亢盛、瘀血阻滞而成,此多为实证。病久不愈、而成气虚、阴虚、气阴两虚等证。

肝火上炎证:甲状腺肿大,质柔软,目睛突出,形体消瘦,燥热自汗,消谷善饥,烦渴多饮,性情急躁易怒,舌质红,苔黄,脉弦数。治宜清肝泻火,养阴消瘿。方药宜龙胆泻肝汤加减。常用药物:龙胆草、栀子、黄芩、生地、麦冬、旱莲草、夏枯草等。若口苦口干明显,加天花粉、玄参等养阴生津;若胃热较甚,渴饮多食、消瘦便频明显者,可酌加生石膏、知母、玉竹,以清肺胃之热;汗多加生龙骨、生牡蛎、五味子等敛阴止汗;大便干结加生大黄、全瓜蒌等清热通便;心烦、心悸等心经有热征象明显者,可选加莲心、水牛角等直折心火,配以磁石、玄参等滋肾之品上济心火;目胀、烦热等肝火之证明显者,可选加茺蔚子、草决明,配以赤白芍、地骨皮清肝泻火。

肝肾阴虚证:甲状腺肿大,质软或稍硬。兼头晕目眩,心悸,失眠,目胀干涩,口干颧红,腰酸乏力。舌质红,苔薄黄,脉弦细。治宜滋养肝肾,养阴消瘿。方药宜左归丸(饮)加减。常用药物:生地、女贞子、旱莲草、白芍药、制鳖甲、鸡血藤、何首乌、夏枯草、生甘草。兼见心悸、失眠等心阴虚者,宜加夜交藤、麦冬、柏子仁等养心阴气品以安神志。阴虚阳亢生风,证见手抖明显者,加钩藤、石决明镇肝息风之品。

气阴两虚证:甲状腺轻、中度肿大,质软。心悸心慌、气短、倦怠乏力、汗多纳差、腹泻便溏,苔薄白,脉细或细数无力。治宜益气养阴消瘿。方药宜生脉散合二至丸化裁。常用药物:

炙黄芪、太子参、旱莲草、女贞子、赤芍、麦冬、五味子、首乌、丹参、龟板、鳖甲、生龙骨、生牡蛎等。若腹泻便溏加怀山药、薏苡仁、扁豆等健脾益气;汗多加浮小麦等敛阴止汗;阴虚明显者,加生地、地骨皮;证见多食、消瘦等胃热证者,加石膏、知母以清胃热。

治疗瘿病的主要治则有清肝泻火、滋补肝肾、益气补脾、理气化痰、消瘿散结等治法,活血破瘀应慎用,分别选用龙胆泻肝汤、六味地黄丸、二至丸合生脉散等加减化裁。瘿病的预后大多较好。瘿肿小、质软、病程短、治疗及时者,多可治愈。但瘿肿较大者,不容易完全消散。肝火旺盛及心肝阴虚的轻中症患者,疗效较好;重症患者则阴虚火旺的各种症状常随病程的延长而加重和增多,在出现烦躁不安、高热、脉疾等症状时,为病情危重的表现。

8. 甲亢伴血小板减少症,根据病情可采取中医、中西医结合治疗。若属血证病为首发,临床以出血症状为主,当按中医血证的不同证候,进行辨证施治。

血热妄行证:系热毒内伏营血,或热气入胃,胃热炽盛,化火动血,灼伤络脉,迫血妄行,溢于皮表腠理间发为紫癜,少则成点,多则成片。本证候起病急暴,可有发热,继之皮下出血及鼻衄、齿衄,紫癜往往密布成片,色紫红明亮,伴头晕,体倦,掌热心烦,口干欲饮,大便艰难,小便深黄,月经超前或量多。舌质红,苔黄或黄腻,脉弦数或滑数。治宜凉血止血,可选犀角地黄汤加减。

阴虚火旺证:系热迫血行所致紫癜,若迁延日久,精血亏耗,以致发生阴虚火旺。这种阴虚火旺,既是血热的病变结果,又是继续引起紫癜的病机。肾阴不足,扰乱营血,血随火动,离经妄行而致出血,本证候起病缓慢,病程较长,由血热型迁延所致,出血症状时有反复,皮下紫癜时重时轻,多呈散在,色紫而黯,多见齿衄,伴低热,五心烦热,口臭或口苦,口干欲饮,头晕乏力,有时面部潮红烘热,或有头痛。舌红苔少,脉弦滑或细滑数。治宜滋阴清热、凉血止血,选用知柏地黄汤加减。

气虚不摄证:多系出血反复发作,日久不愈,出血既多,气随血去,致脾胃气虚,气虚不能摄血,脾虚不能统血,血失统摄,适于肌肤而成紫癜。本证起病缓慢,过劳加重,紫癜时起时消,反复出现,多为散在,也有如针尖样分布较密者,色紫黯淡,伴头晕,心慌,神疲,体倦,气短懒言,面色萎黄,腹胀,便溏,口淡乏味,月经量多,色淡或淋漓不尽。舌质淡,脉细弱。小儿指纹色淡,隐见于气关。治宜补脾益气,可选用补中益气汤加减。

参 考 文 献

1. 马明信,虞积仁,蔡浙青,等.甲状腺功能亢进症伴原发性血小板减少性紫癜36例分析.中华内科杂志,1989,28(3):136
2. 向明珠,孙爱萍,钟薇,等.甲状腺功能亢进病人的血象及骨髓象观察.中华血液学杂志,1989,10(9):480
3. 刘蛇福,薛次亮,冉家彦.甲状腺机能亢进伴免疫性血小板减少性紫癜1例.航空航天医药,2003,14(2):103
4. 孟贺利,靳德芬,刘秋萍.抗甲状腺药物引起血小板减少200例分析.河南诊断与治疗杂志,2001,15(4):247
5. 崔克义,郝秀智,李洪亮,等.甲亢伴血小板减少机制的初步探讨.白求恩医科大学学报,1989,15(4):374
6. 陈天荣,方复海.原发性血小板减少性紫癜合并甲状腺功能亢进症.交通医学,1996,10(3):40
7. 胡红琳,任立奋,蔡学杰.5例特发性血小板减少性紫癜伴甲状腺功能亢进症的治疗体会.安徽医科大学学报.1999,34(2):351

8. 王军.甲状腺功能亢进症并发特发性血小板减少性紫癜5例诊治分析.ZhejiangPracticalMedicineJune, 2005,10(3):196

9. 王会奇,邹家庆,向勇.Graves病血液系统异常89例分析.临床会萃,2000,15(5):118

10. 方秀明,徐福胜.甲状腺功能亢进症合并血小板减少性紫癜6例报告.苏州医学院学报,1999,19(1):22

（陈如泉）

第十四节　甲状腺功能亢进症性贫血的发病机制与诊断治疗

　　甲状腺功能亢进症不仅可引起白细胞减少和血小板减少症,还可引起贫血。过去曾认为甲亢引起贫血较少,对其病因的认识也不多。近年来,发现甲亢患者发生贫血的并不少见、对其病因的认识也渐趋增多。现综合有关资料作简单概述。

一、患病率与贫血类型

　　各家报道甲亢性贫血患者约占甲亢的8%~57%,大组资料报道无并发症的甲亢患者中有贫血的占19.2%(46/239),女性为18%(37/207),男性为28%(9/32)。甲亢合并再障、MDS、恶性贫血较少见,约为1.9%,但较一般群体患病率高。有报道89例Graves病中血液系统异常:一系减少47例(52.8%),二系减少12例(13.6%),三系减少7例(7.8%)。一系减少中白细胞减少22例(46.8%),贫血18例(38%),血小板减少7例(15.2%)。甲亢性贫血一般为轻至中度,可以表现为小细胞性,正细胞性或大细胞性贫血,骨髓均呈增生性改变。甲亢患者发生哪一种类型的贫血,可能取决于不同的发病机制,一般以小细胞性贫血最为多见。而有研究发现,甲亢患者甲亢期尽管尚达不到贫血的诊断标准,但血红蛋白、红细胞体积趋向于降低和变小,甲亢状态纠正后血红蛋白及红细胞体积随之提高和增大。

二、发病机制

　　临床和实验研究结果表明,甲状腺激素可以通过直接或间接的作用刺激骨髓红细胞生成,即甲状腺激素直接刺激血红蛋白趋向于降低,部分患者的血红蛋白降低,达到贫血的诊断标准。动物实验和人体研究证明,投入甲状腺激素可以使动物和人发生贫血或血红蛋白下降。

（一）铁代谢异常

　　多数甲亢或伴有贫血的患者红细胞体积低于正常或呈低水平,甲亢控制后,贫血纠正或血红蛋白上升、红细胞体积也增大,而且铁指标呈动态变化,提示甲亢性贫血和铁代谢异常有关。铁代谢异常可能有以下三种情况。

　　1. 缺铁　过去认为小细胞性的甲亢性贫血是由于缺铁所致,部分甲亢或伴贫血的患者也显示有缺铁的证据,表现为血清铁及铁饱和度下降,总铁结合力增高,铁动力学显示血浆铁清除时间缩短,铁转换增速。有人认为缺铁的原因和甲亢时胃酸缺乏或不足有关。有人发现甲亢可引起胃酸缺乏或不足造成胃酸缺乏或不足的机制,可能是甲状腺激素直接影响迷走神经活动减弱或交感神经活动过强,引起胃黏膜功能性变化;抗胃壁细胞抗体生成,引起胃黏膜细胞器质性病变。但是在小细胞贫血或有这种倾向的甲亢患者中,仅 3.3%~15.7% 的患者有缺铁的确凿证据,有贫血的患者多数没有缺铁。因此,单纯缺铁不能满意解释这类贫血的原因。

2. 铁利用障碍　近年来不少学者提出了铁利用障碍的观点。有研究发现,甲亢性贫血在注射 59Fe 后血中红细胞 59Fe 最大结合率较低,甲亢控制后其最大结合率增高。说明这种患者在合成血红蛋白时铁利用减低的结果形成某种程度的无效造血。有人报道不少甲亢或伴有贫血的患者血清铁、铁饱和度增高或相对较高,总铁结合力减低或相对较低,甲亢控制后血红蛋白上升,上述指标亦随之上升或下降。实验研究也表明甲状腺激素可使血清铁增高。近年来建立了铁蛋白的放射免疫测定方法。研究结果表明:甲亢性贫血和铁利用障碍有密切关系。铁利用障碍的环节尚未完全明了,有人研究发现甲亢患者血红素合成酶的活性降低,故甲状腺激素和血红素合成酶的关系值得研究和探讨。

3. 缺铁兼有铁利用障碍　白仓发现有缺铁的甲亢性贫血患者在甲亢期补铁无效,而在甲亢控制后铁剂治疗则有效,认为这种患者除有缺铁外,还可能有铁利用障碍。因此,在遇到有缺铁证据的甲亢性贫血患者,也不能除外同时存在有铁利用障碍。

(二) 维生素 B_{12}、叶酸代谢异常

部分甲亢性贫血表现为大细胞性:其原因可能在于维生素 B_{12} 和(或)叶酸代谢异常。有资料表明甲亢患者血浆维生素 B_{12}、叶酸清除显著加速。Lindenbamurn 等发现,甲亢患者基础叶酸浓度正常或降低,血浆叶酸清除加速,甲亢部分控制时,有的患者基础叶酸,由低下恢复到正常,但血浆叶酸清除仍较迅速,甲亢完全控制后血浆叶酸清除均恢复到正常。因此,甲亢患者叶酸、维生素 B_{12} 代谢增速,可能造成叶酸、维生素 B_{12} 的不足。临床上已有甲亢性贫血伴有维生素 B_{12} 和(或)叶酸不足的报道。目前已公认甲亢发病和自身免疫有关系,而且甲亢患者常可伴有其他自身免疫性疾病。Stanszky 等用群集分析法(Cluster analysis):鉴别出不同亚组的甲亢患者,约有 57.6% 的患者属于容易伴有其他自身免疫性疾病的亚组。有人研究发现甲亢患者有胃壁细胞抗体的占 15.4%~33%,甲亢患者发生恶性贫血的较一般群体高,故推测甲亢发生恶性贫血与胃壁细胞抗体及内因子抗体引起维生素 B_{12} 吸收不良有关。

(三) 其他

有认为,甲亢时红细胞生成正常或亢进,如红细胞寿命正常不引起贫血,如红细胞寿命缩短,则因有效造血降低而引起贫血。Mcclellan 等发现,当把甲亢患者的红细胞输给正常受者时,红细胞寿命正常,而输给甲亢受者时,红细胞寿命缩短。动物实验发现投予甲状腺激素可使红细胞寿命缩短,临床上也观察到部分甲亢或伴有贫血的患者红细胞寿命缩短。但也有报道,甲状腺激素并不引起红细胞寿命缩短,多数甲亢性贫血患者红细胞寿命正常。可见不能单以红细胞寿命缩短或正常来解释甲亢患者是否发生贫血。甲亢性贫血可能与溶血无明显关系。血网织红细胞一般正常。甲亢或投予甲状腺激素可引起 G-6-P 活性增高,红细胞孵育渗透性脆性减低,提示甲亢在某种程度上可抵御红细胞溶解。甲亢患者偶尔伴有粪胆原增高,但认为这可能是红细胞破坏的正常比率增加,而不是红细胞溶解比率增高所致。此外,有人认为甲亢患者发生贫血可能和病情轻重及病程长短有关。Rilvin 等分析了甲亢贫血和甲亢非贫血两组病例,发现贫血组甲亢病情较重,病程较长,而非贫血组病情较轻,病程较短。

三、诊断与治疗

由于甲亢性贫血的发病机制涉及多种因素,为做到治疗有针对性,应在甲亢性贫血诊断确立后进行必要的检查,以判断造成贫血的可能原因。一般来说,甲亢性贫血随着甲亢受到控制而得以纠正或有所改善,但也有的患者甲亢控制后贫血仍不见改善。此时如补充铁剂则可能纠正贫血。据报道,有的缺铁性甲亢性贫血患者单用抗甲状腺药物治疗,甲亢被控制后血红蛋白并不上升,以后加服铁剂血红蛋白则很快上升;缺铁性甲亢性贫血患者如同时用抗甲状腺药和铁剂治疗,甲亢期间血红蛋白不上升,只是在甲亢控制后贫血才得到纠正。前者说明甲亢控制后仍有贫血是由于患者的缺铁,因尚不能消除,故贫血不见改善,此时需补充铁剂。后者说明当甲亢未控制前用铁剂治疗不能纠正贫血,只有在甲亢控制后补铁才能奏效,可能是由于甲亢期存在铁利用障碍故补铁无效,甲亢控制后铁利用障碍消除则补铁奏效,常用药物为硫酸亚铁片,每片 0.3g,成人每次 0.3~0.6g,每日 3 次,饭后口服,并用维生素 C 每次 100mg,每日 3 次,效果更佳。儿童可用 3% 铁维合剂(100ml/瓶)每次 2~5ml,每日 3 次,饭后口服,连用 3~4 周。若骨髓象显示巨幼红细胞性贫血、恶性贫血、类红白血病反应的甲亢贫血,应在甲亢控制后补给叶酸、B₁₂ 及铁剂;成人用叶酸每次 5~10mg,每日 3 次饭后口服,连用 3~4 周;维生素 B₁₂,每次 1mg 肌注,隔日一次,连注 7~10 次;儿童用叶酸每次 5mg,每日 2~3 次口服,维生素 B₁₂ 口服,每次 25mg,每日 2~3 次,连服 1~2 周。

甲亢合并再障临床较少见。有报道是再障患病后出现甲亢,两者无因果关系,为两个独立的疾病。另据报道,甲亢治疗服用甲巯咪唑而引起再障,临床上对再障并甲亢患者应慎用甲巯咪唑等抗甲状腺药物。如甲亢治疗服用甲巯咪唑而致再障,应立即停止服用甲巯咪唑等抗甲状腺药物。甲亢合并 MDS,甲亢可出现在 MDS 之前、之后或与 MDS 同时发生。大部分的 MDS 一旦出现自身免疫性表现,病情迅速恶化。MDS 并发自身免疫异常患者最终进展为白血病。近年来,通过动物实验和临床研究已证实,自身免疫疾病与造血干细胞的缺陷有关,而恶性血液病也是因为造血干细胞基因突变所致。

四、中医认识与辨证治疗

目前临床对本病的分型尚不统一,但主要有以下几个证型:脾胃虚弱、气血两亏、肝血不足、脾肾阳虚型等。

1. 脾胃虚弱　面色萎黄,口唇色淡,爪甲无泽,四肢乏力,食欲不振,大便溏泻,恶心呕吐,舌淡苔薄腻,脉细弱。治宜健脾和胃,益气养血,方用香砂六君子汤加减,药用党参、白术、茯苓、制半夏、陈皮、木香、砂仁、鸡内金、当归。如伴畏寒肢冷可加附子、炮姜。如伴长期低热,上方合补中益气丸。如湿邪中阻可加檀香、藿梗、苏梗等芳香化浊之品。

2. 气血两亏　面色萎黄,倦怠乏力,头晕,心悸,气短,少气懒言,食少纳呆,失眠多梦,舌淡苔薄白,脉细,治以益气补血,方用归脾汤或八珍汤加减,药用党参、黄芪、白术、当归、熟地、陈皮、炒枣仁、炙甘草、大枣等。

3. 肝血不足　头晕耳鸣,两目干涩,胁肋疼痛,五心烦热,失眠多梦,或见手足蠕动,舌质淡,脉弦细。治以养血补肝。方以四物汤合二至丸为主。药用熟地、当归、桑椹子、枣仁、白芍、枸杞、炙甘草等。兼有阴虚者,加旱莲草、女贞子等。

4. 脾肾阳虚　面色萎黄或苍白无华,形寒肢冷,唇甲淡白,周身浮肿甚则可有腹水,心悸气短,耳鸣眩晕,神疲肢软,大便溏薄或有五更泻,小便清长,男子阳痿,女子经闭,舌质淡或有齿痕,脉沉细,治以温补脾肾,方用实脾饮合四神丸加减。药用黄芪、白术、茯苓、甘草、附子、大腹皮、厚朴、补骨脂、菟丝子、肉桂、鹿角胶、当归等。

甲亢性贫血在中西医结合治疗中,一般应在使用中西药物进行抗甲状腺药物基础上,进行中药辨证治疗。

参 考 文 献

1. 王会奇,邹家庆,向勇.Graves 病血液系统异常 89 例临床分析.临床荟萃,2000,15(3):118
2. 陶荣亚.甲状腺功能亢进性贫血.实用医学杂志,1992,8(6):2
3. 郭琴琴.血清铁细胞内外铁测定应用于弥漫性甲状腺肿伴甲亢性贫血的临床探讨.哈尔滨医药,2002,22(5):47
4. 傅清成.加味归脾丸治疗甲状腺功能亢进伴贫血.中医杂志,1984,9(10):41
5. 罗国春.甲状腺功能亢进性贫血的临床研究.中华医学杂志,1985,(9):535

(陈如泉)

第十五节　甲状腺功能亢进症合并精神障碍的诊治

甲状腺疾病属于内分泌系统疾病之一,而内分泌系统与神经系统关系极其密切。其分泌的具有特殊生理作用的激素,通过血液循环系统对一定的器官与组织产生特殊的生理作用,调节着机体生长发育、成熟和衰老的代谢过程,而这种调节需要在神经系统的参与下共同完成。在神经系统功能发生障碍时,就会影响内分泌系统,产生内分泌功能紊乱,反之当内分泌系统功能障碍时,就会影响神经系统,产生神经、精神症状。

有报道认为成套韦氏智力量表对甲状腺功能亢进患者进行评价,结果发现 77% 的甲状腺功能亢进患者存在不同程度的智能障碍,国内学者报道甲状腺功能亢进患者脑电图异常率约 76%,提示甲状腺功能亢进的患者存在亚临床脑功能异常。早期也有学者发现20%~40% 甲状腺功能亢进患者可表现甲状腺功能亢进性脑病,注意力不集中和近记忆力减退是常见症状。

甲状腺功能亢进症系指由多种病因导致甲状腺激素分泌过多引起的临床综合征。格雷夫斯病(Graves,GD)最多见。GD 又称毒性弥漫性甲状腺肿,是一种伴甲状腺激素分泌增多的器官特异性自身免疫病。甲亢伴发精神障碍的发病率很高,精神障碍的症状多种多样,临床上常将其误诊为精神疾病,并因此而耽误了治疗。

一、病理生理

1. 内分泌障碍学说　有学者提出,精神障碍的发生是与 β 肾上腺素受体的感受性亢进有关。还有学者认为,甲亢时由于代谢亢进导致缺氧和营养不足,甲状腺产生的毒性物质,可引起谵妄或错乱状态。近年来,随着神经内分泌学的发展,人们对甲状腺与神经系统间的密切关系有了较深的认识。研究发现,甲状腺激素对神经系统具有兴奋作用。甲亢时,神经精神症状的出现还可能与肾上腺素能活性增强有一定关系,因为用肾上腺素能阻滞剂治疗后甲亢的神经症状可以缓解。

甲状腺素与神经系统的生长、发育及功能活动有着密切关系。当甲状腺素分泌过多时(甲状腺功能亢进),出现神经系统兴奋性增高及机体代谢氧化过程加速等表现,且能明显影响三磷酸腺苷和肌酸代谢;而当甲状腺激素分泌不足时(甲状腺功能减退)出现机体代谢率低,是由于甲状腺激素分泌不足、合成不足而引起的一种综合征。由于机体代谢率严重低时皮肤中蛋白沉着可导致黏液性水肿。

2. 心理因素　Brom 报道,3343 例患者中,有 2842 例病前有火灾、地震、车祸等应激因素,长期的精神紧张、抑郁、过度悲伤常为本病的诱因。

3. 性格特征　有不少学者认为,甲亢时的精神障碍是病前性格、心理因素、甲状腺功能亢进三者共同作用的结果。国内也有不少有关甲亢患者个性特征的研究。结果说明,甲亢患者个性特征是内向、情绪不稳,临床表现为急躁、易怒、紧张、多疑、易焦虑、抑郁等。

二、甲亢合并精神障碍的临床表现

1. 急性焦虑状态　患者可出现易激惹、担心、紧张、不安、害怕、失控感、心悸、出汗、虚弱、坐立不安、活动过多等症状,易与急性焦虑相混。甲亢患者的神经过敏并不是长期焦虑,而表现为坐立不安,注意力不集中,对多种活动的反应时间缩短,并强迫于周围的活动。尽管自觉疲劳,还是想走动。类似于神经循环衰弱的患者(即心脏神经官能症、焦虑性神经官能症)。另一方面,甲亢患者希望活动,终因易于疲劳而受阻。疲劳突出地表现在颈以下,可表现为肌无力。甲亢患者常见的主诉是失眠、多梦、易惊醒。有些患者虚弱和疲劳相当严重,乃至所有的活动都被迫停止。

细微震颤:查体时发现甲亢患者的手、舌、眼睑(微闭时)常有轻微而有节律的震颤,如借助放大镜,也可清楚地看到眼球在震颤。下肢的抖颤常使走路困难,双手不自觉、不自主的抖颤会影响写字和持筷进餐,偶有周身颤动者。震颤有时很像帕金森综合征,这时应强调甲亢是否早已存在,凡有惊厥病的患者发作常是增加的,脑电图显示迅速波活动增加。另外,甲亢患者的腱反射是亢进的,跟腱反射松弛时间缩短,一般无病理反射。

2. 神经衰弱状态　患者会出现易兴奋、易疲劳、失眠、性情急躁、记忆力减退、注意力不集中、烦恼、痛苦、自制力差、情绪不稳、工作能力减退、敏感、虚弱无力、适应能力差等症状。易误诊为神经衰弱。

3. 躁狂状态　有的患者可出现易激惹、兴趣增多、活动增加、言语增多、爱管闲事等类似躁狂状态的症状,易与心境障碍的躁狂相相混,以青年女性多见。

4. 抑郁状态　有的患者可有情绪低落、兴趣减少、精力降低、活动言语减少、自觉能力降低、发呆、不愿做事、恐惧、焦虑、悲观、抑郁等症状。有的老年患者临床常出现表情淡漠、反应迟钝、嗜睡、乏力、厌食、消瘦等,有时仅以消化道症状如厌食、腹泻、消瘦为主,称之为淡漠性甲亢,极易被误诊为抑郁症。

5. 性格改变　表现为冲动、攻击、情感不稳、抑郁或欣快、多疑、过敏。有人提出,紧张、敏感、情感不稳是甲亢精神障碍的三主征。患者也常伴有性欲减退、食欲异常、睡眠障碍、月经失调等内分泌精神综合征。少数老年患者可表现为表情迟钝、动作缓慢、寡言少语等。

6. 精神分裂症症状　甲亢患者常表现为精神抖擞,性情急躁,好发脾气,感情多变,喜怒无常。甚至大喊大叫、随意插话,无缘无故地哭泣,在罕见的病例可发生严重的精神变态甲亢性精神病。如躁狂抑郁症、类精神分裂症、类妄想狂(类偏执狂)等。发展至危象阶段的甲亢患者可出现急性甲亢性脑病。伴躁动、神志恍惚、昏迷,还可发生延髓麻痹,以第9对颅神经麻痹为主,伴语言和吞咽困难,也可有小脑功能障碍。可出现幻觉妄想状态,幻觉以幻听为主,多为言语性幻听、评论性幻听,妄想可为关系妄想、被害妄想、罪恶妄想、夸大妄想、嫉妒妄想等。

7. 意识障碍　以谵妄或错乱状态多见,此时常揭示有甲状腺危象的可能,多因炎症、感染、外伤、手术、躯体病恶化或心理因素诱发,开始表现为嗜睡或昏睡。以后发展为谵妄、昏迷,常伴有高热、多汗、震颤等症状。

8. 认知功能受损　患者可出现神经心理测试的轻微异常,长期严重的甲亢患者可出现记忆减退和智能障碍。

9. 淡漠　淡漠型甲亢神经系统表现与典型的甲亢相反,极易漏诊或误诊。淡漠型甲亢多发生在病程冗长的老年患者,女性多见,又称掩盖型甲亢,非但无神经激动,而表现为神经抑制。最常见的是心血管型,较少见的是胃肠型及肌病型,罕见的是脑型。脑型淡漠型甲亢表现为嗜睡、抑郁、迟钝、精神萎靡、发呆等神经症状,极易发生甲状腺危象,届时也可出现极度不安、发作性颤动,半昏迷或木僵状态,最后意识丧失、痉挛、昏迷、死亡。淡漠型甲亢发病原理不清。

三、甲亢合并精神障碍的诊断

典型的甲亢病例经详细询问病史,依靠临床表现及体征即可诊断。不典型的甲亢病例,要依靠临床表现、体征及甲状腺功能等检查来确诊。有部分患者以精神改变为首发症状或伴明显精神症状时,易被误诊为精神疾病,但甲亢具有甲状腺肿大、怕热而不畏寒、食欲亢进、体重下降、安静后及睡眠时心率仍然加快,甲状腺功能检查显示为甲状腺功能亢进等特点。

四、甲亢合并精神障碍的处理

1. 心理治疗　应对所有患者做好耐心的解释、安慰工作,讲解有关疾病的、通俗易懂的知识,特别是关于精神症状的知识,让患者了解,目前的精神表现只是一种症状,经过恰当的治疗,精神症状及甲亢的其他症状是可以明显减轻、消除的,以解除患者的顾虑、紧张等情绪。应给患者讲解有关疾病及治疗的注意事项。还应给患者以鼓励、支持。使患者有信心并配合治疗。必要时,可进行个别心理治疗。这需要专业的心理治疗师来进行。

一般治疗首先要避免诱发意识障碍的各种因素。如精神刺激、受寒、感染、手术等。根据情况嘱患者休息、给予支持治疗。

调整机体功能,注意身心两方面的治疗,注意患者的心理状态,解除思想顾虑,增强战胜疾病信心。减少精神紧张,避免增加精神创伤。病房应整洁安静,不要把甲亢患者与各种危重、抢救病人住在同一病房。医护人员应密切接触患者,谈心,了解患者家庭及经济生活情况、爱人关系、亲朋关系、社会关系及工作情况。注意患者劳逸结合,保证充足睡眠,在疾病发展较重阶段,最好休息2~3个月。

2. 抗甲状腺药物治疗　是治疗甲亢的主要方法。需要指出的是,抗甲状腺药物不仅能使躯体症状明显改善,对精神症状也有良好效果。有学者发现,有的患者的精神症状,对精神药物反应不好,但对抗甲状腺药物却反应良好。

3. 放射性核素治疗及手术治疗　需在精神症状得到控制后再予考虑。需要强调的是,抗甲状腺药物治疗后甲亢的复发率较高,而放射性核素治疗及手术治疗的治愈率高,特别是放射性核素治疗,疗效好,复发率低,不用手术,副作用小,很适用于这类患者。

4. 精神症状的治疗　对急性焦虑状态,可采用抗抑郁药物治疗,如劳拉西泮、阿普唑仑、氯硝西泮等。对抑郁状态,可采用抗抑郁药物治疗,如帕罗西汀、曲唑酮等。对躁狂及精神分裂样症状可采用抗精神病药物治疗,如利培酮、奋乃静、氯丙嗪、氟哌啶醇等。失眠时,可对症处理。有条件最好请精神卫生科医生会诊。

5. 中药治疗　对精神极度紧张、失眠、烦躁明显的甲亢患者,也可考虑中西医结合治疗。可给予镇静安神、平肝、潜阳滋阴、益气的中成药或汤剂。

参 考 文 献

1. 曹美英.甲状腺疾病所并发的神经系统疾病.中国临床医生,1999,27(9):5
2. 王家驰.甲亢的神经系统表现及其处理.中国实用内科杂志,1997,17(12):707
3. 朱铁虹.甲状腺疾病的神经并发症.国外医学内分泌学分册,1994,14(1):26
4. 周培建,高霞.甲状腺机能亢进并发脑梗死的临床分析.第三军医大学学报,2004,26(3):254-255
5. 宋补昌,丰波,李晓峰,等.[131]碘治疗甲亢性精神障碍25例临床分析.临床医药实践,2013,22(12):952-954
6. 吕灵,霞裴迅,贺冶斌,等.甲状腺功能亢进合并精神障碍1例.内科急危重症杂志,2014,20(2):135-136.
7. Placidi GPA, Boldnini M, Patronelli A, et al.Prevalence of psychlatric disorders in thyroid diseased patients. Neuropsychobiology, 1998, 38(4):222-225
8. Lu CL, Lee YC, Tsai sj, et al. Psychiatric disturbances associ-ated with hyperthyroidism:an analysis report of 30 cases.Chuag Hua I Hseuh Tsa Chih(Taipei), 1995, 56(6):393-398
9. Bommer M.Eversmann T, Pickardt R, et al. Psychopathologicaland neuropsychological symptoms in patients with subcnical andremitted hyperthyroidism.Klin Wochenschr, 1990, 68(11):552-558

(左新河)

第十六节　甲状腺功能亢进症合并糖尿病的诊断治疗

甲状腺功能亢进症与糖尿病是两种内分泌科最常见的疾病,在临床上有很多相同的症状,常并存或相继发病。近年来发病率呈现有上升的趋势。根据其发病时间先后分为:甲亢合并糖尿病,糖尿病合并甲亢,糖尿病、甲亢同时起病者。在临床上以先甲亢后继发糖尿病最常见。临床表现中又常呈现多样化,就诊时容易出现漏诊,影响合理治疗及其预后。近年文献报道的甲亢病例中葡萄糖耐量异常或糖尿病的发生率明显上升,而且甲亢患者亲属糖尿病的发生率也较高。一般认为甲亢合并糖尿病者高于糖尿病伴发甲亢,大多数甲亢合并糖尿病者,随着甲亢治疗逐渐好转甲状腺激素减少,高血糖状态可以恢复,甲亢并不引起糖尿病,但可加重原有糖尿病病情,甚而诱发酮症酸中毒。

一、发生机制

两种疾病同时或先后出现不是偶合,其存在着内在联系,确切的机制并不十分清楚,但多数学者认为二种疾病有共同的遗传和免疫学基础。甲亢病继发或并发糖尿病的主要机制是:

1. 肠道葡萄糖吸收增加　甲亢时高代谢使患者出现食欲亢进,易饥饿,肠道吸收葡萄糖增加。同时甲亢时肠道己糖激酶和磷酸激酶活性增加,致使肠道葡萄糖吸收增加而使血糖升高。

2. 肝脏葡萄糖代谢的异常　甲亢时甲状腺激素分泌过多,使肝糖原分解加速,肝脏输出葡萄糖增加,并促使肠道对葡萄糖的吸收;另有研究发现,甲亢时肝脏对胰高糖素的反应性增加或高胰高血糖素可引起肝脏葡萄糖输出增加。甲状腺激素还可激活肾上腺 β 受体,增强儿茶酚胺的敏感性,交感神经活性增强,导致血糖增高。

3. 胰岛素抵抗　甲状腺功能亢进时可引起明显的胰岛素抵抗。Jenkins 等研究发现,甲亢患者普遍存在胰岛素抵抗,67% 的甲亢患者存在糖耐量受损。甲亢时常伴有基础状态高胰岛素血症及 β 细胞对葡萄糖的反应敏感性增高,C 肽清除率明显增加。Gasinska 等研究发现,甲亢患者游离脂肪酸水平升高与糖耐量降低相关,发现组织利用葡萄糖系数低下的甲亢患者游离脂肪酸水平较正常明显升高。

4. 胰腺分泌功能的异常　甲亢时胰岛 β 细胞在分泌胰岛素方面功能降低,使大量的胰岛素堆积,这种大量堆积就警示着胰岛 β 细胞功能的受损,受损时分泌胰岛素功能紊乱,造成在血糖升高时无法正常行使降糖作用。

5. 共同的免疫学基础　甲亢是一种免疫功能障碍性疾病,而糖尿病的发生机制也和免疫有关,故甲亢很可能为其诱发因素之一,或者是一种免疫叠加现象。有报道甲亢合并 DM 比甲亢继发 DM 者 TMAb、TGAb 阳性率升高,有显著性差异,说明两病在发病中有共同的致病基础。

6. 存在遗传因素　甲亢和糖尿病都和家族性遗传有一定关系。两病的发生有共同的遗传、免疫学基础,多互为因果,由于遗传上的缺陷和易感性以及免疫平衡破坏,很可能发生自身免疫性疾病之间重叠现象,加上病毒、饮食、环境、情绪等诱发因素,可能在发病中起重要作用。

总之,甲亢合并 DM 临床比较常见,但其发病机制尚不明了,过去认为过多的甲状腺激素通过促进肠道对糖的吸收,加强糖原分解和异生使血糖升高。目前认为两者有共同的遗传免疫学基础。

二、诊断

甲亢合并糖尿病的诊断标准:①甲亢患者血糖升高达到 1999 年 WHO 糖尿病诊断标准,糖尿病症状加任意时间血浆葡萄糖水平 $\geq 11.1 \text{mmol/L}$,或空腹血浆血糖 $\geq 7.0 \text{mmol/L}$,或 OGTT 试验中 2 小时血糖 $\geq 1.1 \text{mmol/L}$;②甲亢患者血糖增高为胰岛素依赖性,甚至发生酮症酸中毒或高渗性昏迷;③甲亢控制后糖代谢紊乱明显改善,或部分甲亢患者在甲状腺功能控制后血糖仍然升高,达到糖尿病的诊断标准。

甲亢合并糖尿病时,糖尿病的诊断要慎重,随甲亢的控制,胰岛素功能有部分恢复。如经充分抗甲状腺药物治疗,糖耐量减低仍存在或血糖改善不明显,符合糖尿病的诊断标准,除外其他原因应诊断糖尿病。若甲亢恢复后血糖随之降至正常,则考虑为甲亢引起的糖代谢紊乱。

甲亢和糖尿病同时存在与甲亢继发糖尿病的鉴别主要是甲亢病情控制后,前者需继续降血糖治疗,否则血糖不能降至正常;后者不用继续降血糖治疗,血糖可以恢复正常。

淡漠性甲亢组多见于年龄较大者,体重减轻和房颤是主要的症状。值得注意的是患糖尿病的老年人不明原因的体重减轻、消瘦,除考虑恶性肿瘤外,其次就要考虑到甲亢的可能。

三、治疗

1. 甲亢合并糖尿病时,但由于两者均是消耗性疾病,多数患者体形偏瘦,故在应补充高蛋白和各种维生素,适当增加总热量。病情稳定后则再适当控制饮食。在治疗过程中,甲亢应继续低碘饮食,糖尿病应控制饮食。应密切观察和定期检查甲状腺功能、空腹及餐后 2 小时血糖,及时调整降糖药和抗甲状腺药物的剂量。适当运动,但应注意避免诱发甲亢危象。积极抗甲状腺治疗,根据适应证选择合适的治疗方案。

注意事项:①必须强调甲亢伴糖尿病的早期诊断和及时治疗,这对于预防两种病变并存的各种并发症的发生是极为重要的;②治疗中 DM 者饮食控制不宜过严,因甲亢为一消耗性疾病;③因 β 受体阻滞剂具有诱发糖尿病和恶化糖尿病血糖控制的潜在危险,同时具有使低血糖症状难于恢复及掩盖低血糖症状等不良反应,故甲亢伴糖尿病时甲亢的治疗应尽可能避免使用 β 受体阻滞剂;④降糖药物的应用随着甲亢的控制应减少剂量;⑤在两病兼治中应警惕甲亢危象、酮症酸中毒、高渗性昏迷或低血糖反应并及时处理。

2. 控制甲亢,改善患者的高代谢症状及糖代谢紊乱　当抗胰岛素的甲状腺激素释放水平控制后,口服降糖药或胰岛素的需要剂量会有所下降。抗甲状腺药物的剂量,其维持时间一般要比单纯甲亢者长 1~2 倍。抗甲状腺药物的维持时间亦宜比单纯甲亢者长 1~2 倍。这类患者在手术治疗时必须慎重,以免发生甲减。

3. 积极治疗糖尿病　①饮食方法:适当的饮食控制,合理给予高蛋白、高维生素饮食;②糖尿病的治疗:应首先控制甲亢,因为当抗胰岛素物质的甲状腺激素释放水平被控制后,胰岛素或口服降糖药相对需要量下降。甲状腺功能亢进症伴糖尿病,两者均系消耗性疾病,在治疗时应注意加强支持治疗。在临床上对初发甲亢伴有高血糖患者,在积极治疗甲亢的同时,绝大部分患者无需降糖治疗,糖代谢紊乱会随着甲亢的恢复自行好转。对于合并早期糖尿病患者,予口服降糖药即可很好的控制血糖,但较重的患者应该改用胰岛素或两者合用。胰岛素的剂量开始治疗时比单纯糖尿病患者要大些。在疗程中,应密切观察和定期检查甲状腺功能、空腹及餐后 2 小时血糖,以便及时调整用药剂量。

4. ATD 通过抑制甲状腺中碘的氧化和有机化,达到减少甲状腺激素的合成,但停药后易引起甲亢复发。^{131}I 治疗甲亢是利用甲状腺具有高度的聚碘性,当 ^{131}I 在衰变时发射的 β 射线,其能量几乎全部被甲状腺组织所吸收,增生的甲状腺组织可以受到 β 射线的集中照射而遭破坏,使甲状腺恢复正常大小,甲状腺激素生成减少,达到甲亢缓解或治愈目的。且 β 射线在组织中射程短,既能破坏甲状腺组织,又对周围组织影响很小。此外,^{131}I 在甲状腺内的有效半衰期为 3.5~4.5 天,甲状腺细胞从发生不同程度的破坏性变化到最后为结缔组织所代替,需要 2~3 个月的时间,治疗后 3~4 个月多数患者甲状腺功能水平可达正常。¹³¹I 治疗简便、安全,治疗技术日臻成熟,能使 Graves 病患者的甲状腺功能尽快得到控制。抗甲状腺药物治疗的疗程较长,见效慢,易复发;手术治疗是创伤性的,特别是在血糖没有得到较好控制时应慎重选择。糖尿病的治疗应根据病情选择口服降糖药物或胰岛素治疗,病情较重、血糖增高明显者要及时使用胰岛素,使血糖得到较快较好控制。如果对抗甲状腺药物确系未能奏效者,可考虑采用中等剂量分次核素 ¹³¹I 放射治疗或做甲状腺次全切除术,可能取得良好疗效。

5. 对抗甲状腺药物确系未能奏效者,年龄较大者可考虑采用中等剂量分次同位素 ¹³¹I 治疗,对于重症、复发型或结节性甲亢患者,可行甲状腺次全切除术,可能取得良好疗效。糖尿病患者心、脑、肾等并发症明显高于一般人,在手术应激状态下较易发生心肌梗死及心力衰竭。而当糖尿病病情不稳定,血糖控制不佳时,又可使患者的基础代谢率增加 10%~20%,加重甲状腺功能亢进病情,给甲状腺功能亢进手术前准备及手术后处理带来困难。因此,术前我们首先控制好甲状腺功能亢进症状,使甲状腺激素(T_3、T_4)和促甲状腺激素(TSH)维持在正常或偏高水平,在此基础上将患者血糖、尿糖维持在正常范围。术中和术后一段时间(3~5 天)应静脉使用胰岛素控制血糖,以保证患者的顺利康复。

四、合病症的诊断与治疗。

1. 在两病兼治中应警惕甲亢危象、酮症酸中毒、高渗性昏迷或低血糖反应并及时处理。

2. 甲亢患者发生低血糖需排除胰岛素瘤。胰岛素瘤合成释放胰岛素,但需要比较明确的定位诊断,且血中胰岛素一般不超过 1000mU/L。

3. 胰岛素自身免疫综合征(IAS)又称自身免疫性低血糖症,常与自身免疫病同时存在。Graves 病合并胰岛素自身免疫综合征的病例中多数患者有使用过咪唑类抗甲状腺药物的病史,低血糖似乎是一种对抗甲状腺药物的过敏反应,低血糖的发生通常在停药或行 ¹³¹I 治疗后自行消失,目前认为甲巯咪唑有免疫抑制作用,而本综合征为自身免疫性疾病,这两者之间究竟有何关系也需要进一步关注。

4. 及时处理并发症。甲亢与糖尿病可相互影响。甲亢可促进糖尿病某些并发症的发生与发展,尤其是急性并发症如酮症酸中毒、昏迷以及各种原因引起的感染等;反之,糖尿病的加重和各种感染也可诱发甲亢危象的发生。因此,必须强调本病的早期诊断和及时治疗,这对于预防两种病变并存的各种合并症的发生是极为重要的。

参 考 文 献

1. 徐书涛,李春北.甲亢伴糖尿病 28 例临床分析.四川医学,2003,24(3):272
2. 马炼,田浩明.糖尿病与 Graves 病的关系.四川省卫生管理干部学院学报,2002,21(1):51
3. 赵弋于.甲状腺机能亢进症合并糖代谢异常者胰岛素抵抗及胰岛素功能研究.广西医科大学学报,2003,20(3):384-385
4. 刘妮娜,杜益君,钟兴,等.新诊断酮症倾向糖尿病患者临床特点及甲状腺功能的分析.中国糖尿病杂志,2014,22(6):500-502

(陈继东　陈如泉)

第十七节　甲状腺相关性肾病诊治与中医治疗

一、概述

各种不同的甲状腺疾病,可合并或继发不同的肾脏病理损伤,形成不同临床表现的肾脏病变,统称为甲状腺相关性肾病。主要包括有自身免疫性甲状腺病引发的肾病、抗甲状腺药物引发的肾病、非甲状腺病态综合征等。自身免疫性甲状腺病包括 Graves 病、桥本甲状腺炎及萎缩性甲状腺炎,按甲状腺功能分甲状腺功能亢进症与甲状腺功能减退症。相关性肾病主要包括肾病综合征、隐匿性肾病、慢性肾炎(又称肾炎综合征)。按肾病病理变化分微小病变(MCD)、膜增生性肾炎(MspGN)、膜性肾病(MN)、IgA 肾病(IgA-N)、局灶性节段性肾小球硬化(FSGS)、抗 GBM 肾炎等。此外还有肾小管酸中毒、甲状腺腺瘤相关性膜性肾病、抗甲状腺药物所致肾脏小血管炎等。自身免疫性甲状腺病继发的各种肾脏损害,还可与 DM、SLE、乙型肝炎等疾病合并存在,临床上不容忽视。

二、发病机制

甲状腺是人体重要的内分泌器官之一,人体的生长、发育和代谢活动通过吸收分泌甲状腺素来影响和调节。当甲状腺激素分泌过多或过少时,肾脏功能可能发生多种改变,而肾脏对甲状腺激素也有多方面的影响。近年来,国内、外学者重视了肾病患者体内包括甲状腺激素在内的多种激素的研究。认为甲状腺激素水平的紊乱,很有可能加重了肾脏病患者原有的代谢紊乱,甚至影响肾脏细胞生长发育。

甲状腺与肾脏关系密切,甲状腺疾病与肾脏疾病存在共同自身免疫学发病基础。甲状腺病相关肾病常在自身免疫性甲状腺病(AITD)的基础上发生。AITD 患者具有阳性率较高的抗甲状腺过氧化物酶抗体(TPOAb)和抗甲状腺球蛋白抗体(TGAb)等甲状腺自身抗体及抗 DNA 抗体,并存在循环抗补体活动物质,引起自身免疫反应,产生不同肾病的变化。

1. 免疫复合物沉积　AITD 主要指 Graves 病和慢性淋巴细胞性甲状腺炎(桥本甲状腺炎),多数原发性甲状腺功能减退症也属自身免疫性疾病。实验性疾病模型提示:在人类甲状腺疾病存在循环免疫复合物,原位形成的免疫复合物可造成肾脏组织损伤,甲状腺抗原可能如同 DNA 以类似的非免疫机制在肾小球毛细血管壁固定下来,然后与循环中的抗体在原位结合形成免疫复合物。

2. 基因易感变异　据报道,AITD 与 HLA-DR3 相关,而 DR2 在膜性肾病也占高比例。于是推测许多膜性肾病患者可能具有和 AITD 一样的基因易感性。但是,Weetman 等报道并非所有本病患者都表达 DR1,故用基因易感性不能完全解释本病。

3. 高代谢负荷异常　有研究发现甲亢患者的估算肾小球滤过率明显高于甲状腺功能正常者及甲状腺功能减退(甲减)患者。肾小球滤过率的增加及肾血流量的增多,亦有助于形成肾小球内高压力、高灌注、高滤过的"三高"状态,引起肾动脉及肾实质的病理改变及功能异常。

4. 交感神经系统活性异常　甲状腺激素对神经系统的主要作用在于易化儿茶酚胺的效应(允许作用);甲亢时,由于甲状腺激素分泌过多,交感神经系统处于亢进状态。交感神经系统活性增强可直接引起肾脏的损害,其机制包括:①β- 肾上腺素能受体介导的增殖作用;②引发足细胞收缩和蛋白尿,且不依赖于其血流动力学作用;③儿茶酚胺通过诱导血管平滑肌细胞和血管外膜成纤维细胞的增殖导致肾内血管狭窄、顺应性下降。

5. PTU 引起的 ANCA 相关小血管炎　本病的发病机制目前还不清楚,可能有多种因素参与。药物的毒性代谢产物、ANCA 和中性粒细胞脱颗粒反应释放的氧自由基和蛋白酶均可造成邻近小血管的免疫损伤,引起小血管炎。有人认为,只有某种外因(如感染)同时存在,才能激活中性粒细胞并将 PTU 转化为有毒性的代谢产物或半抗原,从而引起自身免疫反应。另外,PTU 引起的 ANCA 阳性小血管炎也有可能存在遗传易感因素。

三、临床表现

1. 自身免疫性甲状腺病相关性肾病

AITD 的临床表现:原发性甲状腺功能亢进:临床有怕热、心悸、突眼等典型表现,血清总 T_3、总 T_4、游离 T_3、游离 T_4 升高、TSH 下降,可伴甲状腺抗体阳性,弥漫性甲状腺肿大,抗甲亢治疗有效。

原发性甲状腺功能减退症:典型甲减的临床症状,血清总 T_3、总 T_4 降低和(或)FT_3、FT_4 降低,并伴有 TSH 明显增高。

肾病综合征的临床表现:具有大量蛋白尿(24h 尿蛋白定量在 3.5g 以上)、低蛋白血症(血浆白蛋白在 30g/L 以下)、高度水肿和高脂血症等。

甲状腺相关性肾病:男女均可罹患,常有前驱的甲状腺疾病史,均有典型的甲亢高代谢症群,且为就诊的首发症状,血清甲状腺水平明显升高。在患甲状腺疾病不久或数年(1~9年)后发病。甲亢患者如有少尿、浮肿,应想到合并肾炎可能,尽快做相关检查以明确。初诊的甲亢患者亦应做尿常规,以便及时发现肾损害,及早合理治疗。要排除糖尿病、肝脏病、系统性红斑狼疮、多发性骨髓瘤等导致肾病综合征的其他主要疾病。

临床表现多呈典型的肾病综合征,一般无血尿、高血压或肾功能不全,早期可仅表现轻度蛋白尿和镜下血尿。以蛋白尿为主要表现,可出现不同程度的蛋白尿,有的为轻微蛋白尿,部分可呈肾病综合征,伴有少量镜下血尿和红细胞管型,肉眼血尿少见。此外,还有原发性甲减患者合并膜性肾病的报道。有甲状腺肿瘤引起膜性肾病的典型个案,根据手术切除肿瘤后肾病获得缓解证明了甲状腺肿瘤与膜性肾病相关。

血清学改变常见甲状腺自身抗体 TGAb 和 TPOAb 升高。患者有不同程度的血尿、尿蛋白、血浆球蛋白增高、C3 降低等急性肾炎或肾病综合征表现,但抗"O"<500U,类风湿因子及抗核抗体等阴性,可排除链球菌感染后肾炎和风湿性疾病所致肾损害。

2. 肾小管酸中毒(RTA)　RTA 是一种常见的临床综合征,是肾小管 - 间质病变常见的重要表现之一。肾小管 - 间质疾病相当常见,其临床重要性并不亚于肾小球疾病。远端肾小管酸中毒(包括Ⅰ型和Ⅳ型 RTA)最为常见,占 RTA 患者的大多数。近端肾小管酸中毒(即Ⅱ型 RTA),约占 RTA 患者的 20%。

肾小管性酸中毒的主要临床表现为:低血钾引起的有关症状,如无力、肢体麻痹等;骨脱钙引起的有关症状,如骨痛、骨骼变形等。化验检查发现低血钾、低血钙、尿呈碱性(尿 pH

上升)。X线检查发现骨密度减低。因此,对甲亢伴有烦渴、多饮、多尿、乏力、软瘫,肾绞痛或骨痛等任何症状之一,实验室检查有慢性代谢性酸中毒(血 PH 或 CO_2CP 降低)而尿 PH 在 6 以上者,同时存在高血氯,而能排除其他原因所致者可确诊本病。

3. 抗中性粒细胞胞浆抗体(ANCA)相关小血管炎　丙硫氧嘧啶(PTU)可引起抗中性粒细胞胞浆抗体(ANCA)相关小血管炎,或称 ANCA 相关血管炎,或称致 PTU 阳性血管炎。女性多见,有服用 PTU 史;发热、皮疹、关节痛、血沉增快及免疫球蛋白增高等均很常见。贫血亦常为突出表现;肾脏损害患者均以血尿为主,大量蛋白尿少见。肾脏受累者以急性肾衰竭起病,其余多表现为肾病综合征。肾外表现主要有:发热、皮疹、关节肌肉疼痛、肺部受累(表现为咳嗽、痰中带血或咯血)。肾活检资料为典型的少免疫复合物沉积性局灶节段纤维素样坏死和(或)新月体肾炎。患者行皮肤活检,诊断为皮肤白细胞碎裂性血管炎。患者行肺活检,诊断为肺泡毛细血管炎。药物引起小血管炎的临床诊断:①非特异症状:如发热、乏力及体重下降等;②关节痛、肌肉痛;③皮肤损害如皮疹、皮肤溃疡;④五官损害如口腔溃疡、巩膜炎、耳鸣、耳聋、鼻炎;⑤单神经炎。当应用抗甲状腺药物(PTU、MMI)后新出现以上临床表现 5 条中的任意 3 条或仅累及肺脏表现为咯血、呼吸衰竭;或累及肾脏表现为血尿、蛋白尿及肾功能受损,即诊断患者出现 ANCA 相关小血管炎的临床表现。

4. 肾脏疾病伴正常甲状腺病态综合征　甲状腺功能减退的发生与肾病综合征状态下低蛋白血症有关,常表现为单纯低 T_3 或低 T_4 综合征,有时可出现低甲状腺素血症,但 TSH 测定尚属正常范围。甲状腺吸 ^{131}I 率亦正常,甲状腺同位素显像提示甲状腺摄碘功能及形态基本完好,未见到甲状腺组织有破坏现象。该类患者在原发病好转血清白蛋白逐渐上升的基础上,甲状腺素水平也随之恢复正常。因此,该类患者出现的甲状腺功能异常反应属于非甲状腺病态综合征,并非甲状腺本身疾病所致。

5. 甲减合并慢性肾功能不全(CRF)　甲减合并 CRF 临床并不少见,且两者有许多共同之处,因此表现错综复杂,临床工作者注意力易集中 CRF 的诊断,而甲减常被漏诊。因为 CRF 常有某些与甲减相似的临床表现,如畏寒、嗜睡、食欲不振、皮肤粗糙、反射迟钝及心包积液,在实验室检查方面两者均可出现贫血、高脂血症、低钙血症、甲状腺 ^{131}I 吸收率降低、低 T_3 和(或)低 T_4 血症。CRF 患者 TSH 对下丘脑释放的 TRH 反应迟钝。因此若 CRF 患者血清 TSH 升高时,甲减的存在是比较可靠的。CRF 患者若存在心脏严重损害,包括心室或室间隔肥厚、心律失常、心包积液且量较大、心力衰竭对洋地黄制剂及利尿剂治疗不敏感等,须疑及甲减的存在。如有低钙血症但血磷不升高,有浆膜腔积液其蛋白含量升高、胆固醇含量升高或严重贫血而不易以 CRF 解释时,均应考虑 CRF 合并甲减。TRH 兴奋试验对这种情况有重要诊断价值。

6. 肾病继发甲状腺病　肾病综合征可存在暂时性甲状腺功能低下状态,多数患儿随病情好转而恢复,对肾病综合征患儿要常规动态观察甲状腺功能,对估计病情、判断预后、指导治疗有重要意义,对甲状腺功能低下,特别是对激素治疗反应不佳的肾病综合征患儿,有理由予甲状腺激素替代治疗,同时还需注意定期复查血清甲状腺激素水平,至于甲状腺激素替代治疗的剂量和疗程需要进一步探讨和研究。

系统性红斑狼疮是一种自身免疫性结缔组织疾病,多发生于青年女性,常易造成多系统器官功能障碍,以合并肾损害为最常见,但临床上发现甲状腺功能受损亦不少见。甲状腺疾病和自身免疫性疾病有关,有人认为 SLE 有普遍的甲状腺功能障碍。狼疮性肾炎患者并甲减发生率为 15.9%。

四、诊断和鉴别诊断

甲状腺相关性肾病的诊断,首先是甲状腺病与肾损害的诊断,并排除相关疾病。

甲状腺病诊断:电化学发光法测定血清 FT_3、TT_4、FT_3、FT_4、促甲状腺激素(TSH)、甲状腺球蛋白抗体(TGA)、甲状腺微粒体抗体(TMA),检查甲状腺彩超及甲状腺核素显像,根据病史、临床表现、实验室检查结果确立 AITD 即甲亢或甲减诊断,并除外垂体疾病、肾上腺疾病、肿瘤、药物等因素。

肾损害诊断:常规实验室方法检查尿常规、24h 尿蛋白定量、血清总蛋白、白蛋白、血尿素氮(BUN)、血肌酐(Scr),并做放射性核素肾动态显像和肾小球滤过率(GFR)测定。对所有患者均行经皮肾穿刺活检,病理标本常规行光镜、免疫荧光检查及电镜检查。根据病史、临床表现、实验室检查及肾脏病理结果,确立肾损害诊断。

排除药物、肿瘤、系统性红斑狼疮(SLE)、过敏性紫癜、糖尿病(DM)、肝脏病等疾病造成的肾小球病变。

肾小管酸中毒(RTA)是一种常见的临床综合征,其临床重要性并不亚于肾小球疾病。远端肾小管酸中毒最为常见,占 RTA 患者的大多数。近端肾小管酸中毒,约占 RTA 患者的20%,绝大多数患者伴有范科尼综合征(FS),FS 主要有肾性糖尿、磷酸盐尿、尿酸尿、氨基酸尿等异常。弥漫性甲状腺肿伴甲状腺功能亢进症(Graves 病)与远端肾小管酸中毒(dRTA)通常为二个独立疾病,这两种疾病均可出现低血钾。Graves 病与 dRTA 均可出现低血钾,而前者主要是免疫反应参与导致钾离子分布异常,后者则因尿路失钾所致,两者可同时合并存在,但临床上比较罕见。

需要注意鉴别以下几种情况:

1. 血清中甲状腺激素浓度的降低,并非甲状腺疾病所特有,也未必一定伴有甲状腺功能减退的临床表现,一些非甲状腺疾病患者病情或营养状况发生改变,如恶性肿瘤、白血病、严重烧伤、严重肝、肾疾病,常有循环血液中甲状腺激素浓度的减低。若单纯 T_3 降低,称为低 T_3 综合征;若 T_3、T_4 值均降低,称为低 T_3、T_4 综合征,需与真正的甲减鉴别。

2. 自身免疫性甲状腺病患者可出现机制不明的轻度蛋白尿。若无肾活检免疫病理检查,难以判断其是否属肾病早期。但一旦从轻度蛋白尿发展为肾病综合征或肾病范围的蛋白尿,应高度怀疑肾病。

3. 严重肾病综合征可因大量蛋白从尿中丢失而出现血清 T_3 和 T_4 降低,与原发性甲状腺功能减退症容易混淆。鉴别时要注意,一般肾病综合征血 TSH 和 FT_3 正常,FT_4 正常或略偏高,而原发性甲状腺功能减退症血 TSH 升高,FT_3 和 FT_4 减少,还常见血清 TGA 和 TMA升高。

4. 系统性红斑狼疮和干燥综合征可出现甲状腺自身抗体及伴 Graves 病。有时易与本病造成混淆。一般可根据各自临床特点进行鉴别,必要时借助免疫病理检查。有报道 Graves 病合并肾病综合征,血清 TGAb 和 TPOAb 升高,抗核抗体阳性,血中找到狼疮细胞,一时难以鉴别肾损害属本病还是属狼疮性肾炎,后来该患者出现颧部蝶形红斑,肾活检呈狼疮性肾炎 IV+V 型的病理改变,使诊断明确。

5. 甲减患者因甲状腺素不足,吸水性的黏多糖物质渗出累集在皮下组织,造成黏液性水肿,晚期由于长期甲状腺功能降低,肾小球基底膜增厚,肾小球滤过率降低,肾血流量减少,可引起蛋白尿、乏力、纳差、血脂增高等亦可引起肾脏损害。

如何减少误诊:①仔细询问病史,体检时勿忘甲状腺,尤其应注意甲状腺手术可引起继发性甲减。②对有水肿、贫血的患者,应注意观察有无表情淡漠、反应迟钝、脱发、乏力、畏寒、闭经等。对有心悸、胸闷、心包积液者,更应注意有无甲减,尤其女性患者。③对非凹陷性水肿及利尿效果不佳的水肿亦应想到本病。总之,要减少误诊,重要的是要想到,一旦考虑甲减可能,反复检查 FT_3、FT_4、TSH 可确立诊断。

五、治疗

(一) 一般治疗

1. 肾脏病患者 T_3 值降低并非真正的甲减,大部分患者不需甲状腺激素替代治疗,通过治疗原发病,T_3 值可恢复至正常水平,而对个别 T_3 持续降低临床症状重的患者在治疗原发病的同时可予小剂量甲状腺激素替代治疗,可使病情缓解。因此,对临床肾脏病患者甲状腺激素低者不能轻易诊断为原发性甲减,更不急于用甲状腺素替代治疗,但对于甲状腺激素水平降低明显,临床症状重,通过治疗原发病效果不佳者可予小剂量甲状腺素片替代治疗。

2. 甲亢患者如有少尿、浮肿,应想到合并肾炎可能,尽快做相关检查以明确。初诊的甲亢患者亦应做尿常规,以便及时发现肾损害,及早合理治疗。

3. 甲状腺激素缺乏导致红细胞生长素减少,造血功能受抑,胃酸缺乏,维生素 B_{12}、叶酸、微量元素吸收障碍,均可致贫血。应针对不同贫血表现进行治疗。此外 Graves 病引起的低血钾在治疗原发病的同时可以补充氯化钾。有时不宜用氯化钾,而应该使用枸橼酸钾。

(二) 甲状腺病的治疗

甲状腺病相关肾病的相关表现,如有甲状腺功能亢进者,予丙硫氧嘧啶或甲巯咪唑等药物,伴浸润性突眼者加用泼尼松或环磷酰胺(CTX)治疗;在治疗过程中,具有放射性核素适应证,可予 ^{131}I 治疗。甲减或慢性淋巴细胞性甲状腺炎伴甲减者予甲状腺片或左甲状腺素(L-T4)替代治疗。初始剂量左甲状腺素钠片 25~50μg,1 次 / 天,然后根据患者的症状逐渐增加到合理剂量。

(三) 甲状腺切除术

甲状腺病相关肾病患者可应用抗甲状腺药或非特异性消炎药用来治疗。甲状腺Ⅲ度以上肿大理论上认为手术治疗可祛除抗原,以终止致肾炎的免疫复合物形成。但实际应用疗效尚不肯定。

(四) 免疫抑制剂

对自身免疫性甲状腺病相关肾病者,除对甲状腺病的甲亢或甲减进行了相关充分治疗外,同时可加用足量(肾病综合征患者)或半量(肾炎综合征患者)泼尼松,尽快控制肾脏病变。并辅以潘生丁等抗凝治疗。对泼尼松疗效不佳的患者,给予 CTX、MMF 等免疫抑制剂治疗,收到了较好效果。据报道,泼尼松单独或和细胞毒类药联合应用可使尿蛋白明显减少。高度浮肿患者经用环磷酰胺、甲基泼尼松龙冲击治疗 3 次,总疗程达半年,尿蛋白才完全消失。有报道联合雷公藤多苷(或火把花根片)、百令胶囊等药物,以抑制或调节免疫功能。

(五) PTU 引起的 ANCA 阳性小血管炎确诊患者的治疗

对于长期服用丙硫氧嘧啶的甲亢患者应定期检测 ANCA,早期发现 ANCA 相关性小血管炎、及时停药并治疗是改善本病预后的关键。口服糖皮质激素是治疗本病的传统方案。90%以上患者通过治疗可获得缓解。糖皮质激素的应用剂量应根据病情调整,伴严重并发症时建议采用较高剂量的激素冲击治疗或加用环磷酰胺(CTX)等免疫抑制剂。冲击疗法:甲基泼尼松龙 0.5~1.0g 静滴,每天 1 次,连用 3 天为一个疗程,可用 1~3 个疗程。霉酚酸酯(MMF)作为一种新型的免疫抑制剂,对淋巴细胞的抑制作用具高度选择性,副作用较 CTX 少,应用更安全。较为常用的维持缓解期治疗是小剂量糖皮质激素联合 CTX 冲击疗法(每 2~3 个月 1 次),可维持 1.5~2.0 年。该疗法可以维持患者临床缓解、预防复发。新型免疫抑制剂来氟米特(IEF)可有效的维持本病的病情缓解,巩固疗效,用于防止复发的治疗。对于原发病甲亢的治疗,由于丙硫氧嘧啶与甲巯咪唑及甲硫氧嘧啶等其他抗甲状腺药物都存在硫基基团,存在交叉免疫反应,原则上不建议换用上述药物,必要时可改用核素治疗或甲状腺次全切除术。

(六) RTA 治疗

　　首先要积极治疗 RTA 的甲亢之原发病。原发病及时得以控制,则很多患者 RTA 的症状可有明显好转。对症治疗:①碱性药物:如碳酸氢钠或枸橼酸钠的补充。对严重酸中毒患者,应静脉给予碳酸氢钠滴注,病情稳定后再改口服碱性药物。②矿物质的补充:如有低钾血症、低镁血症或低磷血症等存在,应予补充相应的电解质及对症处理。补钾以口服枸橼酸钾为好,但重症低钾患者应静脉补充葡萄糖氯化钾溶液。③调节水入量:对水肿患者,应当限制水、钠入量;对多尿患者,每昼夜水的入量一般不多于每昼夜尿量,以控制多尿症状。④利尿剂:对Ⅳ型 RHA 高钾血症患者,可给予速尿(20~100mg/d)或丁尿胺(1~6mg/d),或双氢克尿噻(25~75mg/d)。⑤盐皮质激素:Ⅳ型 RTA 患者,可口服 9-氟氢可的松,以增加 H^+ 和 K^+ 离子的排出,作为纠正高钾血症的辅助用药。⑥积极控制 RTA 的并发症如电解质紊乱、肾结石、肾性尿崩症、肾性骨病(肾性骨营养不良)、继发性甲状旁腺功能亢进、肾功能不全、肾性贫血、感染、营养不良、发育障碍等。对肾性贫血,可给予红细胞生成素、铁剂治疗。对肾性骨病,可给予活性维生素 D3 [包括 1,25(OH)$_2$D3 和 1-a(OH)D3]、钙剂等治疗。⑦肾性尿崩症辅助用药:多数肾性尿崩症患者在纠正低钾血症后即可完全缓解。对少数缓解不满意的患者,可选用双氢克尿噻、抗醛固酮药,如安体舒通,对某些醛固酮增高者,有部分作用;非甾体类抗炎药如布洛芬、消炎痛等,此类药属前列腺素抑制剂,对某些前列腺素水平过高的患者(如巴特综合征),可有部分作用;垂体加压素类药物:此类药物主要应用于中枢性尿崩症,对肾性尿崩症疗效有限,有些患者可短期试用。DDAVP 主要为抗利尿作用,基本上无缩血管作用,副作用小,因而更适合临床应用。

　　近年来,国内外不少学者注重了肾脏疾病患者体内包括甲状腺素在内的各种激素变化的研究。肾脏疾病伴非甲状腺病态综合征(即正常甲状腺病态综合征,NTIS),这是由于机体严重疾病、应激、创伤等因素引起丘脑-垂体-甲状腺轴紊乱,造成甲状腺素与血清白蛋白异常,而致血循环中甲状腺素水平异常的一组综合征。

　　有报道认为甲状腺相关性肾病的甲减程度越重,肾功能损害越明显。甲减相关肾损害及早治疗是可逆的,对于病程长、肾功能损害严重的患者,将导致不可逆转的肾功能不全、尿毒症,最终需要透析治疗、肾移植。遇到不明原因肾功能损害的患者出现蛋白尿、血尿、浮肿及肾功能异常,应想到甲减的可能,及时做甲状腺功能检查,以及早明确诊断并予以时纠正。

(七) 中西医结合治疗

1. 分阶段治疗　有报道对 AITD 引起的肾脏损害,全身浮肿有蛋白尿的甲状腺疾病患者,在激素首始大剂量阶段[1mg/(kg·d),晨起顿服,用药 6~8 周],患者多有面赤身热、口干咽燥、心悸多汗、舌红少苔、脉弦细等阴虚火旺之症,治宜滋阴降火,方选旱莲草、女贞子、黄柏、知母、生地、泽泻、麦冬、地骨皮、白花蛇舌草等。待激素减至小剂量时患者常出现食欲不振、疲乏无力、腰腿酸软、舌淡、脉沉弱等脾肾两虚之症,治宜补脾益气滋肾,上方去黄柏、知母、生地,加党参、白术、茯苓、黄芪、防风、熟地。当激素减至维持量时,患者可出现便溏、恶寒、精神倦怠、舌淡白、脉沉弱之偏阳虚症状,治宜温肾、补脾、益气,上方中加用补骨脂、肉苁蓉等。

2. 辨证分型治疗　中医认为,甲亢病机以肝郁火旺多见,移热于肾则可见蛋白尿,热凝气滞则血行不畅,故治以清利活血,有报道 93 例 Graves 病合并蛋白尿患者的肾功能及尿蛋白变化进行了对比研究,并在应用抗甲状腺药物基础上合用清利活血方治疗。处方如下:六月雪 30g,茯苓 10g,半枝莲 30g,生地 10g,益母草 20g,白花蛇舌草 30g,丹参 12g,当归 15g,每日 1 剂,4 周为 1 个疗程,连续用 2 个疗程,临床效果满意。本方有抑制肾小球免疫性炎症,减轻肾小管损伤的作用,从而减轻蛋白尿,保护肾脏功能。方用生地滋阴清热;六月雪、白花蛇舌草、半枝莲清热利湿;丹参、当归、益母草活血利水;佐以茯苓健脾化湿,共奏清利湿热、活血化瘀之功效。

甲状腺相关肾病辨证可见脾肾气虚症,症见面浮肢肿,面色萎黄,少气乏力,易患感冒,腰脊酸痛,小便量少,舌质淡或红,舌苔薄白,脉浮滑。治法:补益脾肾、解表祛邪。方药:益气补肾汤(《景岳全书》)加减治疗,可选用人参、黄芪、白术、茯苓、山药、山茱萸、炙甘草、大枣等化裁。肝肾阴虚,湿热留恋:主症两目干涩或昏花,头晕耳鸣,口干咽燥,心烦失眠,小便短涩,大便不畅,腰脊酸痛或梦遗,或女子月经不调,或见肢体轻度浮肿,舌质偏红,舌苔薄黄,脉弦细数。治法:滋补肝肾,清热利湿。方药:知柏地黄汤(《医宗金鉴》)加味,可选用知母、黄柏、熟地黄、山萸肉、山药、茯苓、丹皮、泽泻、车前子等加减治疗。

3. 注意补益脾肾　甲亢合并肾病多为脏腑虚损,关键在于脏腑虚损,其中尤其是脾肾虚损。隋代巢元方《诸病源候论·水肿病诸候》:"水病无不由脾肾虚所为,脾肾虚则水妄行,盈溢皮肤而令周身肿满"。由上看出,甲状腺相关性肾病诸证的发生主要与脾肾有关,外感之邪伤肺则使之加重。肾为先天之本,主水之气化、精液的贮藏,其府为腰,为一身阴阳之根本,可温润脾土,涵养肝木,所以,肾脏损伤则水之气化不利而发水肿。精液不藏则外溢随尿排出而可见蛋白尿;肾伤则腰府失荣而腰酸痛;水不涵木,肝阳上亢则又可发生眩晕。脾为后天之本,主运化水谷,化生气血精微,充养肌肉四肢,且养先天,若脾失健远则水湿停聚而发水肿。由此可见,脾肾损伤在甲状腺相关性肾病发生中占有重要地位。

4. 注意兼夹病证　甲状腺相关肾病若水湿停聚化热,湿热下注,损伤肾络,或素日肾阴不足,肾络受伤则见小便黄赤或血尿;病久肾之精微外泄,谷不能化生精微以充养气血则出现气血虚弱或致气阴不足诸证;肺主气以卫外,主宣发肃降以通调水道,若肺气虚弱,卫外不固,则易感外邪而水道不通,慢性肾炎之水肿诸证加重,可结合本与肺脾肾的密切相关,分别进行清利湿热、益气养阴、凉血止血、补益肺气等法则治疗。本病与气血的运行也密切相关。气为血之帅,血力气之母,气行则血行,气滞则血瘀,清代唐容川《血证论》中又指出:"血中有气,即有水",又有"瘀血流注亦发肿胀者,乃血变成水之证"。气血的运行与肝之疏泄作用密切相关,若肝失疏泄,气机不畅,气滞血瘀,则会使水肿发生。有根据肾病不同表现特点,以蛋白尿为主、或水肿为主、或血尿为主、或肾衰竭为主,以及肾病与甲状腺病相关性,分别进行辨治。

总之,甲状腺相关性肾病是甲状腺病常见的继发及合并病症之一,其合并症亦多,临床表现、肾脏病理,复杂多变,应加强对本病的认识与研究,在甲状腺病充分治疗基础上,明确不同肾病诊断,进行中医、西医、中西医结合等有效治疗。

参 考 文 献

1. 张桦,金石昆,邹和群.自身免疫性甲状腺疾病相关性肾病的临床病理及预后分析.中国实用内科杂志,2004,24(1):41
2. 郑法雷.肾小管酸中毒的诊断与治疗.医师进修杂志,2003,26(5):1-3
3. 刘丽,席春生,方玲,等.肾病综合征伴发甲状腺功能异常初探.西北国防医学杂志,2004,25(6):453-454
4. 蔡鑫元,张玉琴,李爱英.甲亢患者伴肾功能损伤治疗中的动态研究.江苏医药,1995,21(3):159.
5. 张爱国,李小民,等.甲状腺机能亢进症并发肾炎8例分析.中华当代医学,2004,2(3):48
6. 雷霖.甲状腺机能减退症误诊为慢性肾炎13例分析.临床医学,2002,22(1):59
7. 余江毅.中西医结合治疗 Gravrs 病合并蛋白尿46例.辽宁中医杂志,2001,28(11):681

（陈如泉）

第十八节　甲状腺功能亢进症合并皮肤病的中西医认识

甲状腺功能亢进症是一种多病因的综合征。有报道有90%的甲亢病例出现全身多汗,尤其手掌、足底多汗症。有59%的患者出现充血发红,尤其面部经常发红,颈部、肘部及手掌等处都常潮红;有17%的患者出现毛发细软,失去正常的卷曲,有少数病例出现脱发,有28%的病例,在没有用抗甲状腺药物治疗前出现泛发性瘙痒症,有1%~7%甲亢病例出现片状白斑。

一、病因病理

根据有关研究,哺乳动物皮肤的分化和成熟,以及皮肤正常功能的维持,都和甲状腺激素有关。甲状腺激素可增加皮肤的氧耗量,加强有丝分裂,增加皮肤厚度及促进蛋白合成。此外,毛发的存在与生长和皮脂的正常分泌,都需要甲状腺激素,汗腺分泌及皮肤血流也受甲状腺内分泌影响,故甲亢可出现多种皮肤临床表现。由于内分泌激素可直接或间接作用于皮肤,激素分泌量过多或过少,可使皮肤的形态和功能发生明显的改变。甲亢皮损有特异性及非特异性损害之分。甲亢病例出现全身多汗,其产生原因是甲亢高代谢导致产热过多,需要散热功能加强,以便通过出汗(水分蒸发)散发更多的热量。另一原因是自主神经功能紊乱所致。报道认为甲亢病例出现皮肤光滑柔软,抚摸细腻如天鹅绒状,是由于基础代谢增高,皮肤血循环增加所致,有利于机体散热。有的病例体温升高,一般为37℃~38.5℃,平均体温较正常人高1℃。且与基础代谢率的升高相平行。有的患者出现充血发红,是由于甲状腺激素过多引起皮肤血管扩张、血流量增加所致。有少数病例出现脱发,这些变化可能与在过量甲状腺素作用下毛囊蛋白质的合成发生改变有关。有的病例出现指(趾)甲改变,出现纵横行纹理,失去正常凸度而呈凹形远端略微翘起呈勺子状。出现甲解症,指甲与其下软组织呈不规则分离,脏物进入后不易清除,而形成一条不规则的黑色带,称朴鲁姆(Plummer)甲。在没有用抗甲状腺药物治疗前出现泛发性瘙痒症,原因不清。有 7% 的病例,在没有用抗甲状腺药物之前或治疗后,反复出现较顽固的荨麻疹,晨轻暮重,用脱敏药效果差。有 6% 的病例出现色素沉着或色素斑,多发生在面部。有 9% 的病例出现浮肿及低蛋白血症,表现眼睑及下肢浮肿。其 4 例低蛋白血症主要为白蛋白低,其原因不清。有 6% 的病例出现痤疮,其原因不清。

胫骨前黏液性水肿(PME)发病机制可大致分为三个阶段:①初始识别阶段:Ts 细胞及 Th 细胞平衡失调,针对甲状腺滤泡细胞的循环 T 细胞可识别胫前皮肤成纤维细胞上 TSH 受体。②免疫反应阶段:T 细胞浸润于眼眶及胫前皮肤,活化 CD4T 细胞与局部成纤维细胞相互作用,结果使细胞因子,特别是 γ - 干扰素、IL-1α 及 TNF-β 向周围组织释放。细胞因子刺激眼眶及胫前成纤维细胞表达 72-KD 热休克蛋白、细胞间黏附因子以及 HLA-DR,导致该处持久的自身免疫反应。③病理变化阶段:上述细胞因子以及其他细胞因子,如转移生长因子β(TGF-β)和胰岛素样生长因子 1(IGF-1)刺激局部成纤维细胞增殖并产生大量 GAG,主要是透明质酸,从而产生前述的病理变化及临床表现。至于为何仅有少数甲亢患者并发 PME 以及病损部位的选择性迄今仍为不解之谜。最近有学者报道 2 例合并严重 PME、GO 及杵状指的甲亢患者,其 TSH 受体膜外区基因点突变,提示这些疾病的发生可能与免疫遗传易感性有关。

二、甲亢皮肤病变临床表现

1. 全身多汗 尤其是手掌、足底有多汗病,占 90% 甲亢病有多汗的临床表现。主要由于甲亢产热过多,散热加强,通过出汗散发出更多的热量。自主神经功能紊乱,也是甲亢多汗的原因。

2. 皮肤光滑柔软 本病患者皮肤光滑而薄,抚摸细腻如天鹅绒状;60% 甲亢患者有这种症状。主要由于基础代谢升高,皮肤血循环量增加所致,有利于机体散热。

3. 皮肤温暖 30% 患者出现低热。体温一般在 37.2~38.5℃之间,平均皮温较正常人高 1℃,且与基础代谢率的升高相平行。皮温增高,此与自主神经功能失调的多汗及焦虑状态的多汗迥异;后者皮温不增高。皮肤虽湿润,但少油腻,原有痤疮可获改善。常伴有手掌红斑和面部、颈、前胸潮红。产生上述皮肤表现的机制与甲状腺素分泌过多所致代谢增高以及交感神经活性增高均有关系。

4. 色素沉着 色素沉着或色素斑,可为全身性或局部分布。多发生在面部,或皮肤皱折处、掌纹、牙龈及颊黏膜等,状如 Addison 病者。色素沉着原因可能与甲亢时皮质醇代谢降解加速致垂体促肾上腺皮质激素(ACTH)及黑素细胞刺激激素(MSH)代偿性分泌增加所致。皮肤色素沉着多发生于深色皮肤的患者,其原因不明。

5. 充血发红 一般在面部、颈部、肘部及手掌等处出现潮红。是由于甲状腺激素过多引起皮肤血管扩张,血流量增加所致。

6. 毛发改变 发生率为 12%~40%。头发及体毛细软,常伴弥漫性脱发,每天都掉很多的头发,有可能短短数周内头发就会掉光。亦可发生斑秃,发生率约为8%。患有突眼性甲状腺肿的年轻女性患者中。因为突眼性甲状腺肿而导致的脱发,主要有两方面的原因。首先是因为甲状腺激素过剩,头发的寿命缩短,在一定期间内,脱落头发的数量相对增加。脱发的第二个原因是自身免疫现象。由于自身免疫现象而脱发。

7. 指甲改变 发生率5%左右。患者指(趾)甲出现纵横行纹理,或呈凹形,远端略微翘起口无子状,出现甲解症(指甲与其下软组织呈不规则分离),脏物进入甲沟不易清除而形成一条不规则的黑色带,称Plummer指甲。

8. 瘙痒及荨麻疹 较少见。泛发性瘙痒症,或反复出现较顽固的荨麻疹,晨轻、晚重、用脱敏药效果差,原因不明。

9. 浮肿及低蛋白血症 患者出现眼睑及下肢浮肿,为低蛋白血症。

10. 白癜风 国外报道有1%~7%甲亢病例出现片状白斑,分布在手掌、足底或前胸、背部,白癜风的发病原因尚不完全清楚,目前多认为自身免疫在白癜风的发病中占首要地位,其中白癜风并发甲状腺疾病的研究报道较多。有实验结果表明,白癜风患者甲状腺抗体检出率较高。甲状腺自身抗体阳性的白癜风患者发生自身免疫性甲状腺疾病的可能性增加,实验结果进一步说明白癜风的发病与自身免疫有明显的相关性。

11. 甲亢的特异性皮肤病变 主要包括胫骨前黏液性水肿(PME)及杵状指(趾)二种情况。甲亢眼病有的列入甲亢的特异性皮肤病变。有关章节已叙述,兹不赘述。PME:本症常发生于40岁以上的Graves病患者,又称Graves皮肤病。可与GO同时存在,或先后发生,还可同时合并杵状指(趾)。PME亦偶见于桥本甲状腺炎。本病皮肤损害颇具特征性,多发生于胫骨前中下部分;有时病变扩展至足背,少数可累及大腿、前臂桡骨前,称桡骨前黏液性水肿,甚至头面。病变常呈对称性。早期皮肤增厚、粗而变韧,随后可出现大小不等的斑块状结节,边界清楚,直径5~30mm,隆起皮肤表面,凹凸不平,压之无凹陷。病损皮肤色泽各异,呈棕红、红褐或黯紫色,有时伴脱屑。病变表面及周围毳毛增生,变粗,毛囊角化,可有感觉过敏及瘙痒。后期皮损融合,皮肤呈橘皮样并有疣状突起。重者双下肢增粗如橡皮腿。根据不同临床表现可分为局限型、弥漫型及橡皮病型三种类型。

病理改变:主要为真皮层及皮下组织有大量的葡糖胺葡聚糖(GAG)的沉积。其主要成分为透明质酸。后者为大分子,具有极强的吸水性。吸水后可较其干分子膨胀1000倍,此种GAG的沉积及其特性决定着PME的特征性皮肤组织改变。眶周组织亦有GAG的沉积,具有与PME类似的改变。光镜下可见真皮网状层大量酸性GAG弥漫性沉积,GAG沉积区胶原纤维被磨损、断裂。表皮血管周围有炎细胞浸润,主要为淋巴细胞,形成血管周围炎用钌红(ruthemium Red)染色电镜观察可见胶原纤维及弹力纤维着色深黯,于纤维间隙中充满钌红阳性的微丝及颗粒的网状结构。成纤维细胞亦含此种物质并出现于网状结构之间,提示其参与GAG的产生。

三、治疗

本病多无症状,故勿需治疗。

1. 甲亢合并非特异性皮肤病变 用抗甲状腺药物抑制T_3、T_4合成以及T_4在外周组织的转化,4~8周一般激素水平可降至正常或接近正常,但TSH受抑制未必完全解除。虽然如此,高代谢及高交感活性症状多已缓解,皮肤潮红、多汗、潮湿等症可自然减轻或消失。多汗

明显者可加 β 受体阻断剂,如普萘洛尔、倍他乐克、或康可等。

2. 关于脱发的治疗 主要是尽量避免来自精神方面的压力。最重要的是注意保持生活的规律性,注意饮食的营养平衡,保证充足的睡眠时间。头发已经少到可以看到头皮的情况下,一般 3~5 个月的时间内可自然地恢复原貌。尤其是甲状腺功能亢进症引起的脱发,随着疾病的治愈,头发是会恢复到原状的。有的可用外用药和内服药,还可配合人工太阳灯照射等特殊的治疗方法。

3. 甲亢合并白癜风 即使甲状腺激素的水平恢复正常,白斑也未必能治愈。有以下几种治疗方法:紫外线照射、类固醇激素的外用或内服、植皮等。其中保守疗法是基本的。最重要的是要有顽强的毅力坚持治疗。没有效果时,可以用遮盖性很强的化妆品予以遮掩。通过上述保守性治疗仍无法完全治愈时,如果白斑没有扩大的倾向(停止扩大),可进行手术。虽然白斑的部分失去了黑色素细胞,但皮脂腺和汗腺以及毛囊等都还存在,因此,可将含有黑色素细胞的健康皮肤的表皮移植到白斑部位。但这样进行移植的皮肤未必都能存活,有时会脱落。另外,即使存活,皮肤的延续性不好,看上去像块补丁。并且移植后的皮肤在数月间会收缩,在此期间,如不继续压迫,植皮部位有可能出现难看的瘢痕等。最近,利用激光治疗白斑的设施也问世了。总之,这些治疗方法都在专门进行甲状腺治疗的内科和外科医生涉及的范围之外,应属于皮肤科、整形外科的领域。

4. 甲亢的特异性皮肤病变 抗甲状腺药物治疗对本症无效。轻者部分可自行缓解,较重者可于患部涂敷或皮下注射糖皮质激素或透明质酸酶。我们及国内其他学者均曾采用局部注射地塞米松,每周 1~2 次,短期疗效尚可。皮肤浸润斑块可缩小或消失。严重者疗效较差,且不能阻止复发。血浆置换、外科疗法及局部放疗等费用昂贵,疗效可疑,现已少用。合并 GO 者可采用激素加氨甲蝶呤、或环磷酰胺,或硫唑嘌呤等免疫抑制剂联合疗法。针对IL-1、IL-1 受体及 T 细胞和 T 细胞亚群的靶向免疫拮抗疗法尚在研究之中。

甲状腺肢端病(TA)本症较罕见,Graves 病中发生率为 0.1%~1% 左右。其病损包括杵状指、手足软组织肿胀及骨膜新骨形成。TA 可同时伴发 GO 及 PME,男女均同样受累,多数患者伴有甲亢。甲功正常或甲减者罕见。自甲亢开始至出现 TA 的时间为 18 个月至 25 年。TA 虽然绝大多数见于甲亢患者,但亦可见于桥本甲状腺炎及 Hiirthle 细胞腺癌,TA 病因不明。肢端尤以第 1、2 及 5 掌骨,近端指骨以及第 1 跖趾骨的 X 线改变具有特征性:手腕骨与骨干平行板层状骨膜反应及与骨干长轴垂直排列的羽毛状骨刺新生。肢体骨扫描亦为诊断TA 的敏感而客观的方法。它反映手足小骨骨干部成骨细胞活性线性增长情况。

5. 中医治疗甲亢合并皮肤病变涉及中医"汗证"、"白斑病"、"脱发"、"瘙痒"、"黧黑鼾黵"、"脚气"等多个中医病症。多因血虚气虚,腠理不固,毛孔开张,风邪乘虚而入风盛血燥,发失所养;或肝肾虚亏,阴血不足,风盛血燥;或经络阻隔气血凝滞所引起的皮肤病变。常分血虚风燥证、肝肾不足证、瘀血阻络证等不同证型。白癜风类属中医"白斑病"、"白驳风",中医认为本病是由于情志内伤,肝气郁结,气机不畅,复感风邪,搏结于肌肤.以致局部气血失和,血不荣肤发为本病。气滞血瘀证者:甲亢合并白斑散布,伴有性情烦躁不安、胸胁胀痛、夜眠不安、苔薄舌紫、脉弦细等症状。治宜理气活血。药用柴胡、当归、白芍、香附、郁金、丹皮、地龙、白蒺藜、丹参、益母草、川芎、紫草、浮萍草。肝肾不足证者:甲亢合并白斑色黯、病久伴有头昏耳鸣、腰酸肢软、苔薄舌淡、脉沉细等症状。治宜滋补肝肾,药用熟地、枸杞子、菟丝子、桑椹、旱莲草滋阴益肾,生芪、当归、白芍、首乌藤益气养血柔肝,羌活、天麻、川芎祛风活血,心悸失眠者加酸枣仁、远志、珍珠母等。

若甲亢合并脱发,此乃血虚不能滋养肌肤,毛发失去营养而脱落;情绪紧张,肝气郁结,过分劳累,心脾受伤,生化乏源,毛发失养所致;肝藏血,发为血之余,肾主骨,其荣存发,若肝肾不足,亦能导致脱发。肝肾不足证:甲亢伴有全秃或普秃的患者,伴头昏眼花、神疲乏力、腰酸肢软、苔薄舌胖、脉濡细等症状。治宜补益肝肾,方以七宝美髯丹加减。黄芪、党参、茯苓、女贞子、旱莲草、炙黄精、熟地、当归、菟丝子、仙灵脾、锁阳、肉苁蓉、炙远志等。

人体是完整统一的,所以我们在中医、中西医治疗甲亢合并皮肤病时,要重视全身治疗更要重视局部治疗,才能取得满意效果。皮肤病的治疗应从内治和外治两方面进行。

参 考 文 献

1. 罗朝学,黄定德,刘开元.^{131}I 合并局部激素注射治疗甲亢伴胫前黏液性水肿 1 例.第三军医大学学报,2006,28(8):756
2. 杨西群,杜宇,邓茂,等.白癜风发病与自身免疫性甲状腺病的相关性探讨.中国皮肤性病学杂志,2007,21(1):26-27
3. 沈孟奇,陈永艳,袁伟,等.Graves 病并胫前黏液性水肿 1 例.中国皮肤性病学杂志,2013,27(10):1046-1047

(陈如泉)

第四章

甲状腺功能减退症的临床应用与研究

第一节 甲状腺功能减退症理论探讨

甲状腺功能减退症简称甲减,系由甲状腺激素合成、分泌或生物效应不足所致的全身性的内分泌病。本病按传统分为原发性甲减与继发性甲减。根据起病年龄可分为三型:①呆小症(克汀病):功能减退始于胎儿或新生儿。又分地方性克汀病及散在性克汀病。②幼年型甲减:功能减退始于性发育前儿童。③成年型甲减:功能减退始于成人。各型后期病情严重时均可表现为黏液性水肿。原发性甲减系指病在甲状腺本身,继发性甲减指病变不在甲状腺,而在垂体或下丘脑,也称中枢性甲减。根据发病变部位不同可分为:①原发性甲减:如甲状腺先天异常、甲状腺自身免疫性疾病、缺碘、甲状腺手术或放射治疗等造成的甲状腺功能减退;②垂体性甲减:垂体肿瘤、垂体手术或放疗后、席汉氏综合征、原因不明性等垂体疾病造成的甲状腺功能减退;③下丘脑性甲减:肿瘤、慢性炎症或肉芽肿、放疗后等造成的甲状腺功能减退;④周围性甲减:又称受体性甲减,系周围组织对甲状腺激素作用不敏感所致。

根据欧美、日本、加拿大等国家的资料,先天性甲减经新生儿血清筛选,其发病率约为1/3000~1/5000。根据美国、芬兰、新西兰等国非缺碘地区的显性甲减的统计为 0.6%~0.8%,其中因医源性造成甲状腺破坏(^{131}I 治疗或手术切除)的占 1/3。在这些国家中妇女每年自发性甲减发病率高达 2‰。有人在 945 例内科患者中经 TSH 测定,发现亚临床型甲减为 3.1%,轻型或显性甲减占 1.37%,本病最常见于妇女,男、女的发病比例为 1:10,虽然本病可发生任何年龄,而成人甲减绝大多数患者在 30~60 岁之间,原发性甲减占绝大多数,继发性甲减罕见。流行病学调查及动物实验均证实,饮食中长期碘过多可刺激甲状腺自身抗体产生,并促发自身免疫性甲状腺炎。饮食中过量的碘可增加甲状腺球蛋白(Tg)的碘化,而碘化 Tg 比乏碘 Tg 有更强的免疫原性,有可能促进自身免疫性甲状腺炎的发生。而在富碘地区,老年女性中 TPOAb 阳性率可达 13%~25%。亦有许多资料证明,碘缺乏病防治中加碘盐的使用可显著增加自身免疫性甲状腺病的发生率。

目前西医治疗本病的方法,主要是采用甲状腺片、左甲状腺素钠片等,多数患者均能获得一定效果。但有部分患者,对甲状腺片等有副反应,即使采用小量也难于接受;还有部分老年体弱和伴有心脏病患者,对甲状腺激素十分敏感,即使用小剂量也可加重病情,给治疗造成很大困难。近年来,中医药治疗甲减的文献报道及实验研究逐渐增多,疗效也得到肯定,对某些甲减患者早期及病情较轻者,可采用单纯中药治疗,临床可达到满意疗效。对病情较重患者可采用中西合治,在服用中药后,可逐渐减少左甲状腺素钠片、甲状腺片等用量,有的可逐渐停止使用甲状腺激素的替代治疗。对甲减患者继发病症或服用甲状腺片出现心绞痛患者,尤其适合中药合用小剂量甲状腺片治疗,可获满意疗效。临床实践及实验研究中,进一步总结经验,摸索规律,对提高甲减患者临床疗效,开发新的治疗药物、创造良好的经济效益也不无裨益。

一、甲状腺功能减退症发病因素的认识

甲减在中医学中无专门病名,基于甲减临床主要表现为元气亏乏,气血不足,脏腑受损的症状,故多主张应归属于中医学"虚劳"的范畴。究中医经典之病名,则有的学者认为甲减与《素问·奇病论》之"肾风",及《灵枢·水胀》之"肤胀"相似,盖肾风者"有病庞然如水状","肤胀者,寒气客于皮肤之间,䒹然不坚,腹大,身尽肿,皮厚",皆颇似黏液性水肿之状。也有的学者认为甲减由甲亢行甲状腺次全切除或进行碘治疗后所导致者,当属于"虚损"之列。近有因甲减属甲状腺病范畴,具多表现虚劳亏损证候,故又称之为"瘿劳"病。

中医学认为,本病之病因多由先天禀赋不足,胎中失养,体质不强,肾阳亏虚;饮食失调、或久病不愈、或失血过多,脾肾失养,阳气不足;或放疗以后,伤于气血,脾肾亏虚等,诸多因素致使全身机能不足而发为本病,其病位重在脾肾。

1. 七情郁结　长期七情不遂,情志不畅,肝郁气滞,木旺乘土,脾失健运,脾为后天之本,主四肢、肌肉,脾气虚弱,运化无权则肌肉无以充养。强烈的精神刺激、持久的精神压力常为桥本甲减的诱因。抑郁可引起血中甲状腺自身抗体滴度增高,如部分产后甲状腺炎、甲减的发生可能与产后精神抑郁有关。有资料显示,应激可导致下丘脑 - 垂体 - 肾上腺轴功能改变,引起机体全面性免疫抑制。若器官特异性抑制性 T 细胞功能受损或数量减少,则可诱发自身免疫性疾病。

2. 饮食失调　如隋代巢元方《诸病源候论·瘿候》曰:"诸山黑土中出泉流者,不可久居,常食令人作瘿病"。明代江瓘《名医类案·肿瘿》记载"汝州人多病颈瘿,其地饶风沙,沙入井中,饮其水则生瘿。""华亭有老僧,昔行脚河南管下,寺僧童仆,无一不患瘿。"以上论述说明瘿病发生与水土饮食有关,现代医学已证明是因缺碘或碘过多所致甲减。生甲状腺肿物质较多,食用植物(如卷心菜、大豆制品、木薯等),以及微量元素(如氟、锂等),可抑制甲状腺激素的合成造成甲减。

3. 禀赋不足　母有瘿疾,子女亦常可患瘿病,《柳州医话》云:"禀乎母气者尤多。"这在古代已认识到瘿病"禀乎母气"所致,这与现代医学认为甲状腺病与遗传有关相一致。先天性甲减的主要原因:甲状腺发育异常包括甲状腺不发育、发育不良和甲状腺原基不下降,甲状腺原基不下降和下降不良形成的异位甲状腺,均存在甲状腺发育不良。其发病机制尚未明确,可能与出生前母体供给甲状腺激素有关;亦有人认为母体存在甲状腺自身抗体和甲状腺组织细胞毒因子有关。患者甲状腺发育正常,但由于甲状腺激素合成的某一步骤发生障碍,造成甲状腺激素合成、分泌缺乏或不足,而形成甲减。本病属遗传性疾病,多见于近亲结婚的后代,常呈家族集中性。

4. 药物损伤　生甲状腺肿物质药用化学品(如硫脲嘧啶、碘剂、过氯酸盐、硫氰酸盐等)可抑制甲状腺激素的合成造成甲减。其中最常见的为 Graves 病,使用抗甲状腺药物治疗过

程中,由于药物剂量使用过大或时间过长,以致药物性甲减。

5. 疾病继发　亚急性甲状腺炎和和其他甲状腺疾病。少数亚急性甲状腺炎亦可出现甲状腺功能减退。慢性纤维性甲状腺炎可引起甲减,但本病罕见;甲状腺恶性肿瘤、甲状腺转移癌、甲状腺结节等均可造成甲状腺组织的广泛破坏,而发生甲减。

6. 放射或手术损伤　接受放射核素治疗过量又瘿病体质差异,损伤气血,阳气耗伤,导致气血亏虚或脾肾阳气损伤。中医学认为,上述诸多因素可导致全身功能不足而发为本病。

二、甲状腺功能减退症发病机制的特点

1. 肾阳虚为甲减的主要病机　肾阳是功能活动的动力,也是人体生命的源泉。甲减为一慢性疾病,临床多表现为元气亏乏、气血不足,脏腑虚损的阳虚证候。阳虚生寒,患者临床症状与典型的肾阳虚证表现一致,故一般认为肾阳虚为甲减的主要病机,肾阳不足是其关键。甲状腺功能减退症时,强调了肾阳虚是其根本。

2. 病变常涉及心脾两脏　甲减起病缓慢、病程较长,在发展过程中又有诸多变化。初病多因禀赋不足,素体阳虚,或因感受外邪,侵犯"奇经腺体"——甲状腺。开始在脾,日久及肾,脾肾同病,甚则肾之真阳衰竭,出现危象。脾为后天之本,气血生化之源,脾伤则不能化生气血,致使气血亏虚、倦怠乏力、少言寡语、面色无华;脾虚不能运化水湿,致水湿内停,发为浮肿。脾不能为胃行其津液,则大便干结;久病伤肾,日久肾阳虚衰,则督脉阳虚而见畏寒少汗,腰脊酸痛,不能作强,阳事异常,男子性欲减退甚至阳痿。女性经少或闭经;精血不能上承,髓海空虚、头晕昏重,表情呆痴,反应迟钝;肾阳虚不能化气行水则发为水肿;阳虚阴耗,皮肤苍白多屑,毛发枯稀脱落。至于放射性碘治疗后继发甲减,病机由于碘治疗后致脾虚失运、化源衰少,日久及肾所致。

脾为后天之本,脾虚摄食量少,饮食不周,后天给养来源亏乏,更有损于机体功能发挥。且因肾虚,脾阴亦衰,脾虚与肾虚形成恶性循环。脾又主肌肉,四肢司统血之职,据观察甲减患者有肌无力者占61%,并伴有感觉障碍,手足麻木,肌肉痛,僵硬或痉挛,此为"脾主肌肉"之功能减退,且有32%~82%患者合并不同程度之贫血。同时甲减妇女常有月经紊乱,严重时引起持续大量失血,均系脾不统血之征象。

甲减患者以心动过缓脉沉迟缓为主要见症,此乃心阳不振之临床表现,乃因"肾命不能蒸运,心阳鼓动无能"所致,故病初虽不涉及心脏,但基于肾阳衰微,心阳不振,心肾阳虚。

3. 日久不愈,变证颇多　现代医学研究认为:由于体内长期缺乏甲状腺素可致心血管系统的损害。认为此属"心悸"范畴,其病机为脾肾阳虚、心气不足,其本为虚。至于甲减并发肢肿,则属于中医水肿范畴,脾肾阳气虚衰,水寒之气不行,故腹胀大不舒;阳气虚衰,无以温化水湿,水无去路,泛溢肌肤,故面浮肢肿,可兼痰浊、瘀血的病理改变。肾阳虚患者会出现全身功能低下并伴见寒象,这是由于肾中元阳衰微,阳气不运,气化失司,开合不利,以致水湿、痰浊、瘀血等阴邪留滞,阻滞脑部脉络,出现面色晦黯,精神委顿,甚则神志昏蒙、舌质晦黯等浊阴泛逆上阻于脑,出现神志异常神经病变。甲减患者的心脏可具有病理性改变,主要是心肌间质黏液水肿,使心肌增大和扩张,临床以心动过缓,脉沉迟缓、心界扩大,心音低钝为主要见症。从中医而论,此乃"肾命不能蒸运,心阳鼓动无权"。肾阳虚衰,不能温煦心阳,而致阴寒内盛,血行瘀滞,水湿停留则会形成心肾阳虚,进一步加重临床阳虚之见症,形

成水饮停聚心包之症。肾阳不足，命门火衰，日久则肾阳极度亏损，阳损及阴导致肾之阴阳两虚。甚则脾肾阳虚，气滞血瘀，痰浊内停，蒙闭心窍，而致神昏窍闭之危象。

综上所述，肾阳虚为导致甲减病的直接因素，随着病情的发展，还会出现脾肾阳虚与心肾阳虚及痰浊内停。肾阴阳两虚往往出现于甲减病的后期，正气大衰，阴阳两伤是病理变化的最后转归，在其病机演化过程中，最终导致肾气败绝，阴阳离绝之死候。

三、甲状腺功能减退症的辨证施治

甲状腺功能减退症临床表现繁杂，轻症患者临床表现不明显；重症者又常有并发症，给辨证增加困难，辨证分型也未一致，大致可分为以下证型论治。

（一）主证

1. 肾阳虚证　症见畏寒、面色㿠白、腰膝酸冷、小便清长或遗尿、浮肿以腰以下为甚、阳痿滑精，女子带下清冷、宫寒不孕，舌淡苔白、尺脉沉细或沉迟；治以温肾助阳，常用右归丸加减；药用淫羊藿、鹿角胶、肉苁蓉、枸杞子、菟丝子、巴戟天、附子、茯苓、牛膝等。

2. 心肾阳虚　症见形寒肢冷、心悸、胸闷、怕冷、汗少、身倦欲寐、浮肿、表情淡漠，女性月经不调、男性阳痿，舌质淡黯或青紫苔白，脉迟缓微沉；治宜温补心肾、利水消肿；常用方药为真武汤合苓桂术甘汤加减；药用炮附子、茯苓、白术、党参、黄芪、干姜、甘草、淫羊藿。兼有浮肿或心包积液者加桂枝、茯苓、白术。有认为成人甲状腺功能减退症者如失去治疗的最佳时期，或可发生危象（心阳虚衰）。

3. 脾肾阳虚　症见神疲乏力、畏寒肢冷、记忆力减退、头晕目眩、耳鸣耳聋、毛发干燥易落、面色苍白、少气懒言、厌食腹胀、纳减便秘，男子可见遗精阳痿、女子月经量少，舌淡胖有齿痕、苔白，脉弱沉迟。方以右归丸和附子理中汤加减；药用熟附子、肉桂、杜仲、山茱萸、熟地黄、山药、枸杞子、当归、党参、白术、茯苓、干姜、炙甘草。若见下利甚、五更泄泻，或妇女宫寒不孕、带下清稀，宜附子理中汤合二仙汤加减。

（二）兼证

1. 水邪凌心　除阳虚证候外，伴胸闷憋气、心悸怔忡、咳嗽气喘、动则加重；双下肢肿甚、小便短少；舌淡、苔白，脉沉、迟、细弱。治宜健脾温肾，补益心阳，化气行水；方以真武汤与生脉散加减。药选黄芪、人参、白术、桂枝、茯苓、干姜、茯苓皮、红花、熟附子、炙甘草等。便溏肢冷明显者，加补骨脂、淫羊藿等；喘促甚者，可加苏子、椒目；脘腹胀满者，加砂仁、陈皮、厚朴等；下肢肿甚者，加车前子、猪苓、泽泻等。

2. 痰血瘀阻　成人甲减一般病程久，常缠绵不愈。"久病入血"又兼素体脾胃虚弱，运化失常，聚湿为痰，痰积日久，络脉瘀阻，从而形成痰瘀互结之证。此证多见于年迈体弱长期未确诊误治而成的甲状腺功能减退患者。对于一般方药治疗乏效者，应考虑此证型的存在。症见面色蜡黄、皮肤甲错、非指凹性浮肿、感觉迟钝、表情痴呆、形体肥胖、纳呆泛恶、呕吐清涎，舌质黯红、舌苔白腻，脉涩或滑；治宜活血通络，温化痰浊；方用肾气丸与血府逐瘀汤加减。药用熟地、车前子、肉桂、制附片、益母草、川芎、泽兰等。便溏肢冷明显者，加补骨脂、淫羊藿等；脘腹胀满者，加砂仁、陈皮、厚朴等；肢体麻木者，加鸡血藤、地龙等。

3. 气血两虚　症见肢倦神疲、面色少华、皮肤干燥、饮食无味、多梦易醒、健忘心悸、头晕目眩，女性月经量少或闭经，舌质淡、苔薄，脉细弱；治宜补养心脾，以生气血；方选归脾汤加味。药用炙黄芪、党参、炒白术、当归、白芍、熟地、枸杞、枣仁、柏子仁、茯神等。便溏肢冷明显者,加补骨脂、淫羊藿等;脘腹胀满者,加砂仁、陈皮、厚朴等。如因心脾虚甚,而致冲任不固,症见面色苍白无华,阴道出血淋漓不断、色淡红、质稀无血块,舌质淡、苔白,脉沉细,查体见贫血貌,宜温补脾肾、固冲止血,药用党参、仙灵脾、巴戟天、肉苁蓉、鹿角胶、山茱萸、菟丝子、当归、艾叶炭、炮姜、三七粉等。

　　甲减是一慢性疾病,临床多表现为少气乏力,气血不足,脏腑虚损的阳虚表现,故常把它归属于中医学"虚劳"范畴。甲状腺功能减退症治疗上主张运用温补方药,尤其温润药,注意运用经方,常用肾气丸、真武汤、右归丸、半硫丸等化裁。多选用肉桂、附子、菟丝子、巴戟天、补骨脂、仙茅、肉苁蓉、淫羊藿等温补肾阳之品。温补命门是治疗本病的重要一着。用斑龙丸为主方,补命门、固奇经。用鹿角胶、全鹿丸亦佳,此时一定要与香砂六君同用,以防呆滞。甲状腺在阳明,少阳经上行于颈颌的部位,故用补中益气汤,取其引阳明、少阳清气上升之功。对于黏液性水肿,利水药无效,仍以温阳益气、补益奇经为主。此病在临床还可见到血瘀征象,如舌下瘀、唇发绀、肢麻等,在临床中酌加活血药,或选用王清任的血府逐瘀汤。临床上有的患者可见精神委顿、纳差便秘,选用半硫丸疗效颇佳。半硫丸为宋《太平惠民和剂局方》之方,由半夏、硫黄等量研细末,加生姜汁适量,制成为丸,具有温肾逐寒,通阳泄浊之功效,原称"暖元脏,温脾胃,进饮食,治心腹一切、痃癖冷气,及年高风秘:冷秘或泄泻等,并皆治之"(《和剂局方》);"命门火衰,服附桂不能补者,须服硫黄补之,又治老人一切风秘、冷秘、气秘。热药多秘,惟硫黄暖而能通,寒药多泄。唯黄连肥肠止泻。为补膏助阳圣药(《本草求真》);《神农本草经》曰:"石硫黄、味酸,温,有毒。主益肝明目。止血,杀疥虫";成无己曰:半夏辛散行水而润肾燥,盖燥去湿则水利,辛化湿则燥润。故《局方》半硫丸,用治老人虚秘,皆取其润滑也(《本草从新》)。根据上述,可见半硫丸为治疗甲减肾阳虚为对证药物。

参 考 文 献

1. 向楠. 甲状腺功能减退症. 北京:中国医药科技出版社,2010
2. 陈如泉. 陈如泉教授医论与临床经验选萃. 北京:中国医药科技出版社,2007

(陈继东　陈如泉)

第二节　温肝调补法治疗甲状腺功能减退症

　　中医早在《诸病源候论》中已有甲状腺功能减退的症状论述,如齿不生候、数年不能行候、头发不生候、恬塞候等。甲状腺功能减退多属阳虚之证,常可累及多个脏腑器官,临床表现繁杂,变证以实为主,虚实夹杂。大多医家认为,甲状腺功能减退以脾肾阳虚多见,温肾健脾法为主。但临床中也可见肝阳虚之证,温肝调补法治疗本病也可取得较好疗效。

一、病因探讨

　　《素问·阴阳应象大论》中说:"阴阳者,天地之道也,万物之纲纪,变化之父母,生杀之本始,神明之府也。"阴阳学说具有普遍的指导意义,机体五脏都可以分为阴阳,且阴阳互根互用,既然有肝阴则也应有肝阳,有肝阴虚则亦当有肝阳虚。阳虚证与阴虚证相对,是指人体阳气不足或脏腑功能衰退而出现的病证。肝既有功能过亢即称肝阳上亢的见症,也应当有功能不足和衰退的表现肝阳虚证。"肝为刚脏"强调肝体阴用阳,肝用易亢,肝阳易升,使后人一提肝阳便误认为只有上亢,而忽视了肝之阳气虚衰的存在。也就是说虽承认肝血虚、肝阴虚的存在,但还是在第三层次上阻碍肝阳虚的确立,现已出版的许多中医教材中也多持此论。而且病理上,确实肝阴、肝血易亏易损,而肝气则易逆,肝阳则易亢。肝阳虚与肝阴不足、肝阳上亢等相比,确属少见。这就使得肝阳虚的确立在这一层次上显得更难以突破。清代王旭高则明确提出了4种补肝之法,即补肝阴、补肝阳、补肝血、补肝气。今人秦伯未《谦斋医学讲稿·论肝病》中说:(肝脏)"以血为体,以气为用,血属阴,气属阳,称为体阴而用阳。故肝虚证有属于血亏而体不充的,也有属于气衰而用不强的,应包括气、血、阴、阳在内,即肝血虚、肝气虚、肝阴虚、肝阳虚四种。"肝之阳虚证以可以归纳如下:精神悒悒不乐,易惊善太息,神疲乏力,不耐劳,头痛目眩,视物不明或眼生黑花,胸胁满闷,或隐痛,或胀痛,纳呆,肢冷便溏,少腹冷痛,男子囊冷或阳痿,女子阴冷,月经不调。舌多淡,苔白润或滑,脉多弦迟或弦细弱。审证以肝系功能低下并伴见寒象为辨证要点。《伤寒论》有厥阴"阳虚寒盛",寒证治宜温肝,用有温补肝肾、肠腑之功的川椒、桂枝、吴茱萸、干姜、附子、人参、当归、细辛等药物,方有乌梅丸、当归四逆加吴茱萸生姜汤等。厥阴篇载有:"干呕吐涎沫,头痛者,吴茱萸汤主之",认为是肝寒犯胃,浊阴上逆所致。清代王旭高《西溪书屋夜话录》中,列有补肝阳、补肝气的方法和药物,云:"如肝有寒,呕酸上气,宜温肝,肉桂、吴萸、蜀椒"。

中医学认为,本病之病因多由先天禀赋不足,胎中失养,体质不强,肾阳亏虚;饮食失调、或久病不愈、或失血过多,脾肾失养,阳气不足;或放射性核素治疗以后,伤于气血,脾肾亏虚等;诸多因素致使全身功能不足而发为本病,其病位重在肝肾。

二、发病机制

肾阳虚为导致甲减病的直接因素,随着病情的发展,还会出现脾肾阳虚与心肾阳虚及痰浊内停。肾阴阳两虚往往出现于甲减病的后期,正气大衰,阴阳两伤是病理变化的最后转归,在其病机演化过程中,最终导致肾气败绝,阴阳离绝之死候。

三、从肝论治依据

甲减常出现精神、神经、心血管、肌肉骨骼、消化、内分泌、血液等系统的症状,初期误诊率达45%~60%,中药治疗本病的研究很少,西医运用甲状腺素替代治疗,虽有疗效,但局限性、副作用较多,且需终生服药,本研究目的在于寻找无副作用,无局限性,进而探索根治本病的中医治疗方法。

熊魁悟教授"杂病勿忘调肝"的学术思想的启发下,特别重视情志因素对甲减的影响,以肝阳虚理论为依据,运用中药治疗34例甲减患者,摸索辨证论治的规律,治疗结果表明,温肝调补法能较好地取代替代疗法,未见到副作用、局限性,总有效率达97%,22例患者停药3个月以上未见病情复发,本研究认为甲减是肝阳虚证中的重证;病位以肝为主,兼及它脏,病机为肝阳虚衰,疏泄不及,因虚致郁,气化失司;治用温肝调补法。

治则:温肝调补法。

基本方:制附片、吴茱萸、小茴香、仙茅、生地、仙灵脾、山萸肉、当归、柴胡、麻黄、枳实、黄芪、泽兰、黄芩。

加减:情志抑郁,加香附、佛手;畏寒甚,选加干姜、丁香、肉桂;浮肿甚,选加大腹皮、薏苡仁、防己、槟榔;甲状腺肿大,选加海浮石、胆南星、法夏;乳房肿块,选加橘核、川芎;胸闷、胀痛彻痛或心动过缓,选加桂枝、薤白、法夏、降香、瓜蒌皮、丹参;腹胀纳呆,选加苍术、陈皮、厚朴、砂仁、莱菔子、炒三仙;关节肌肉痛甚,选加川乌、细辛、羌活、独活;头面巅顶痛甚、选加天麻、蔓荆子、菊花;气短乏力肢软甚,选加党参、白术、杜仲、续断;肢体痉挛,选加鸡血藤、木瓜、白芍;胆怯心慌多梦,选加枣仁、夜交藤、合欢皮、石朱茯神、龙骨;视物模糊,加菊花、枸杞;便秘多日不排,选加肉苁蓉、厚朴、莱菔子;便溏,去仙茅、当归、加补骨脂、肉豆蔻;易患外感,加防风、白术;心烦易怒,加丹皮、栀子;月经先后不定期,加香附、佛手;崩漏,选加炙升麻、阿胶、血榆炭、荆芥炭,夹血块多,选加三七,益母草;闭经,选加川芎、赤芍、红花等;舌黯,加丹参;畏寒、浮肿消失后,若明显阳热亢燥症,可稍减温燥药剂量,加重温润药和滋阴养血药剂量,改黄芩为黄连,加牡蛎、五味子等。

典型病例:李某,女,54岁。病史:1981年5月产后大出血,产后月余,因婆媳不和而受刺激。随后出现浮肿,畏寒,疲乏等症。同年9月份在外院做同位素检查。T_3<25mg/dl(正常值为57~120ng/dl),T_4<1μg/dl(正常值为5~13μg/dl),TSH54μIU/ml(正常值<10μIU),诊断为甲减。住院用替代疗法治疗。甲状腺片90~120mg/日。服药后基本症状渐渐消失,但感疲乏、腹胀、心慌心烦,劳累后肿胀,月经来潮后病情复发,出院后用甲状腺片维持,患者曾到南京,北京等地运用中药治疗,均取得疗效,但每于月经大量来潮后疗效告失。

初诊日期:1987年4月28日。

症状与体征:畏寒恶风,时感冷风贯脊,四肢浮肿,气短乏力,情志抑郁,喜叹息,反应欠灵敏,记忆力减退,声低而哑。腹胀纳呆,大便稀,两三日一行。腓肠肌时作痉挛,双手使劲时出现痉挛,面色少华,肩颈部酸胀作痛。思睡(13小时/日以上)多梦,性欲消失,月经7/40,量多,用纸4~5包,夹乌块,经前心烦易怒,经后畏寒浮肿加剧,舌淡黯,边多齿痕,苔薄白,脉沉细迟。

就诊前治疗情况:甲状腺片每次40mg,每日1次。辅助检查:(于停服甲腺素片半月后检查)T_3:20ng/dl(正常值:65~210ng/dl),T_4:<1μg/dl(正常值:5.5~13μg/dl),TSH:64μIU/ml(正常值:10μIU/ml以下),TGA:50%(正常值:30%以下),MCA:43%(正常值15%以下)。Hb:90g/L。17-KS:5mg/24h(正常值:6~16mg/24h)。17-OH:3mg/24h(正常值:4.27~10.30mg/24h)。雌二醇:49.19pg/ml(正常值24~315pg/ml)。EKG提示:窦性心动过缓,HR:55次/分。

辨证:肝阳虚弱,木郁土虚。治则:温肝益气,解郁利水,养血和络。处方:(平时服用基本处方)仙灵脾15g,制附片12g(另包),生地12g,山萸肉10g,黄芪30g,当归15g,丹参10g,泽泻20g,麻黄3g,黄芩6g,陈皮10g,柴胡10g,吴茱萸10g,枳实10g,大白10g。加减:月经前一周于上方中去丹参、当归、加香附、白术;经行时,于上方中去丹参、当归、麻黄、加党参、白术、炙升麻、血余炭、荆芥炭;月经后一周于方中加白术、枸杞。按上法随症加减治疗2个月后,月经前后诸症消失。

参 考 文 献

1. 史话跃,吴承玉.肝阳虚与脾、肾阳虚证治辨异.江苏中医药,2012,44(3):6-7
2. 陈放中.34 例原发性甲状腺机能减退症肝阳虚辨证分析.湖北中医杂志,2005,27(11):23-24
3. 刘春红,陈文辉,翟琳娜,等.扶正复甲合剂治疗原发性甲状腺功能减退症 30 例.中国中西医结合杂志,2012,32(11):1488-1491
4. 李唯佳,汪亚群.右归丸加减联合小剂量甲状腺素治疗老年甲状腺功能减退症 25 例.中医杂志,2012,53(12):1055-1056

（陈如泉）

第三节　温肾方治疗甲状腺功能减退症的临床研究

甲状腺功能减退症是由于各种原因导致的低甲状腺激素血症或甲状腺激素抵抗而引起的全身性低代谢综合征,可引起机体多个系统功能低下及代谢紊乱。甲减发病以女性多见,随着年龄的增长,发病率逐渐增加。甲减属于中医"虚劳"、"水肿"、"瘿劳"等范畴。陈如泉教授认为,肾阳虚是导致甲减的直接因素。温补肾阳法治疗甲减取得较好疗效。

一、资料与方法

1. 病例来源　本研究系统观察了 40 例甲状腺功能减退症中医辨证为肾阳虚衰证的患者,均为 2006 年 5 月—2007 年 12 月湖北省中医院甲状腺专科门诊及住院患者。随机分为试验组 20 例,对照组 20 例。

2. 诊疗标准

(1) 西医诊断标准:参照《协和内分泌和代谢学》、《实用内科学》中的相关内容,结合临床制订。

1) 有甲状腺功能减退症的临床症状和体征:疲乏无力,畏寒怕冷,颜面或四肢浮肿,皮肤干燥,反应迟钝,健忘,可伴有女子月经失调,男子阳痿等。体检可有甲状腺的肿大。

2) 符合甲减的实验室诊断:血清甲状腺激素 $(TT_3、TT_4、FT_3、FT_4)$ 浓度低下,促甲状腺激素(TSH)浓度升高。

3) 既往有甲状腺炎、甲状腺手术、大剂量服用抗甲状腺药物或放射性碘治疗等甲状腺损伤的病史。

(2) 中医肾阳虚衰证诊断标准:参照《实用中医内科学》的相关内容,结合临床辨证属肾阳虚衰型。

倦怠乏力,面色苍白或萎黄,畏寒怕冷,颜面和(或)肢体水肿,反应迟钝,男子可有阳痿,女子可有月经失调或闭经。舌体胖大,舌淡苔白腻,脉沉缓无力。

(3) 甲状腺功能减退症临床分类:根据病变部位分类。

1) 原发性甲减(甲状腺本身病变):占全部甲减的 95% 以上;常见原因:自身免疫、甲状腺手术和甲亢放射碘治疗。

2) 中枢性甲减(下丘脑和垂体病变):TSH 或 TRH 分泌减少所致;常见原因:垂体外照射、垂体大腺瘤、颅咽管瘤及产后大出血。

3) 甲状腺激素抵抗综合征:甲状腺激素在外周组织发挥作用缺陷所致。

(4) 纳入病例标准:年龄在 18~60 岁;符合上述甲状腺功能减退症西医诊断标准;兼有属于中医肾阳虚证候标准。

(5) 排除病例标准:符合以下任何 1 条,不得纳入观察病例:年龄 18 岁以下或 60 岁以上;妊娠或哺乳期妇女,过敏体质及对本药过敏者;合并严重的心、肝、肾、血液系统疾病或严重感染者;黏液性水肿危象患者。

3. 观察方法

(1) 分组原则:40 例符合纳入病例标准的甲减患者,随机分为两组,温肾方加减治疗组(简称试验组)20 例;单纯甲状腺激素对照组(简称对照组)20 例。

(2) 试验药品

1) 药品来源

试验组药物:温肾方加减,处方:肉苁蓉、补骨脂、淫羊藿、女贞子、桑椹子、石菖蒲、法半夏、丹参、王不留行等。优甲乐片。

对照组药物:优甲乐片。

2) 服药方法

试验药物:温肾方加减,每天 1 剂,水煎,分 2 次温服。加减:伴纳差便溏、倦怠乏力等脾阳虚症状甚者加党参 15g,黄芪 20g,肉桂 10g;浮肿较甚者加泽泻、猪苓、车前子各 15g;甲状腺肿大者加浙贝母、牡蛎各 20g,穿山龙 20g。左甲状腺素钠片,每次 25~50μg,每日 1 次,口服。

对照组药物:优甲乐片,从小剂量每次 50μg 开始,逐渐加量至每次 100~150μg,每天 1次,口服。

以上各组 3 个月为 1 个疗程。

4. 观测指标

疗效指标:主要症状,总疗效,甲状腺功能血清 FT_3、FT_4、TSH、TGAb、TMAb,血脂等指标。

安全性指标:血、尿、粪常规、心电图、肝、肾功能检查。

不良事件发生率(包括实验室指标异常)。

甲状腺功能的检测:血清游离三碘甲腺原氨酸(FT_3)、游离甲状腺素(FT_4)、促甲状腺素(TSH)水平测定采用放射免疫法。

5. 疗效判定标准

临床控制:症状基本消除,治疗后血清 FT_3、FT_4、TSH 恢复正常。

有效:症状明显改善,血清 FT_3、FT_4、TSH 有不同程度好转,但未达正常水平。

无效:症状未改善,血清 FT_3、FT_4、TSH 含量无明显变化。

6. 统计分析　所有数据均采用 SPSS 11.0 软件进行统计学分析。计量资料用 $\bar{x}\pm s$ 表示,组间比较采用方差分析;计数资料用率或构成比表示,采用 χ^2 检验。

二、结果

1. 临床资料分析　一般资料比较见表 1。

表1　两组患者一般资料比较($\bar{x}\pm s$)

组别	例数	性别		年龄（岁）	病程（年）
		男	女		
治疗组	20	7	13	42.65±15.26	4.36±2.02
对照组	20	9	11	43.60±14.66	4.60±2.31

经 t 检验，两组患者年龄、病程比较无显著性差异（$P>0.05$）；经 χ^2 检验，两组性别组成比较无显著性差异（$P>0.05$）。

临床表现：所有患者均有不同程度的畏寒，面色无华，神疲乏力，记忆力下降，食欲不振，腹胀，便秘，舌淡、苔白或腻、脉沉缓或迟。

2. 治疗结果

（1）主要症状比较（表2）

表2　治疗前后两组病例主要症状比较

症状体征	n	治疗组（n=20）				n	对照组（n=20）			
		显效	有效	无效	总有效率		显效	有效	无效	总有效率
倦怠乏力	18	7	9	2	88.9%*	19	5	7	7	63.2%
畏寒怕冷	15	8	6	1	93.3%*	16	6	5	5	68.8%
腰膝酸软	10	4	5	1	90%*	9	2	3	4	55.6%
面色苍白或萎黄	8	3	4	1	87.5%*	7	1	2	4	42.9%
记忆力下降	7	2	4	1	85.7%*	8	2	3	3	62.5%
便秘	10	6	3	1	90%	11	4	3	4	63.6%

注：与对照组疗效比较，经 Ridit 分析，*$P<0.05$，具有显著差异。

由表2可见，治疗后治疗组与对照组的主要症状均有改善。两组比较，治疗组的疗效明显优于对照组（$P<0.05$），尤其对畏寒怕冷，腰膝酸软、便秘等症状的疗效显著，其有效率达90%以上。说明温肾方对患者的临床症状有显著的改善作用，疗效优于优甲乐片。

（2）两组总疗效（表3）

表3　两组总疗效分析

分组	例数	临床控制	有效	无效	总有效率
治疗组	20	15	4	1	95%*
对照组	20	12	2	6	70%

注：* 与对照组比较，$P<0.05$，总有效率两组间有显著性差异。

（3）两组治疗前后血清 FT_3、FT_4、TSH（表4）

表4　两组治疗前后血清 FT_3、FT_4、TSH 测定情况分析($\bar{x}\pm s$)

项目	组别	疗前	疗后	差值
FT_3（pg/ml）	治疗组	1.02±0.22	3.65±1.20	−2.60±0.67**
	对照组	1.55±1.18	3.30±1.08	−1.24±0.83*

续表

项目	组别	疗前	疗后	差值
FT_4(ng/dl)	治疗组	0.35±0.11	1.32±0.30	-1.02±0.05**
	对照组	0.73±0.19	1.06±0.61	-0.52±0.45*
TSH(μIU/ml)	治疗组	12.32±1.24	3.63±0.42	9.31±0.34*
	对照组	10.29±0.42	5.31±0.47	4.84±0.26*

两组治疗前后比较:治疗组 FT_3、FT_4 均较治疗前上升,差异有极显著性意义(**$P<0.01$)。对照组 FT_3、FT_4 较治疗前上升,差异有显著性意义(*$P<0.05$)。两组 TSH 较治疗前下降,差异有显著性意义(*$P<0.05$)。

两组患者用药后甲状腺功能(FT_3、FT_4、TSH),协方差分析,两组间比较,均 $P<0.05$,差异有显著性意义。

(4) 两组治疗前后血清 TGAb、TMAb(表5)

表5　两组治疗前后血清 TGAb、TMAb 测定情况分析($\bar{x}±s$)

项目	组别	疗前	疗后	差值
TGAb(%)	治疗组	42.15±11.22	30.80±12.20	12.65±0.87*
	对照组	43.55±10.18	33.30±11.08	10.24±0.83*
TMAb(%)	治疗组	35.55±7.70	21.09±8.13	14.72±1.05*
	对照组	41.83±9.18	31.36±9.51	10.32±1.64*

两组治疗前后比较:治疗组、对照组 TGAb、TMAb 均较治疗前下降,差异有显著性意义(*$P<0.05$)。

两组患者用药后甲状腺抗体(TGAb、TMAb),协方差分析,两组间比较,$P>0.05$,无统计学意义。

(5) 两组治疗前后血脂(表6)

表6　两组治疗前后血脂 TC、TG 测定情况分析($\bar{x}±s$)

项目	组别	疗前	疗后	差值
TC(mmol/L)	治疗组	5.63±1.22	4.10±3.20	1.65±2.87**
	对照组	5.55±1.18	5.30±1.08	0.24±0.83*
TG(mmol/L)	治疗组	2.55±1.75	1.09±1.73	1.72±1.05**
	对照组	2.83±2.18	2.36±1.51	0.32±1.64*

两组治疗前后自身比较:治疗组 TC、TG 较治疗前下降,差异有极显著性意义(**$P<0.01$)。对照组 TC、TG 较治疗前下降,差异有显著性意义(*$P<0.05$)。

两组患者用药后血脂指标(TC、TG),协方差分析,两组间比较,均 $P<0.05$,差异有显著性意义。

3. 安全性分析　此次临床试验期间两组均未发生不良反应和毒副作用。治疗前、后两组病例的血、尿常规、肝肾功能及心电图均无临床意义性改变。提示治疗组和对照组药物的安全性均良好。

4. 典型病例　杨某,女,40岁,因"怕冷1年余"于2007年2月8日初诊。患者诉于2005年9月因自觉怕冷就诊协和医院,诊断为"甲减",服优甲乐每天1次,每次25μg逐渐增至75μg,现觉怕冷,四肢乏力,月经量少,纳可,二便调。2007年1月22日查FT_3:2.89pg/ml(1.9~5.8pg/ml);FT_4:1.42ng/dl(0.7~1.99ng/dl);TSH:12.08μIU/ml(0.3~5μIU/ml)。查体:一般可,无眼突、手抖,甲状腺无肿大,心率:78次/分,律齐,舌淡苔白,脉沉细。中医诊断为"虚劳",脾肾阳虚型;西医诊断为"甲减"。予服左甲状腺素钠片每次75μg,每日1次。中药温肾方加减:淫羊藿15g,补骨脂15g,仙茅15g,炙黄芪24g,炒白术10g,肉苁蓉12g,桃仁10g,党参12g,鹿角胶10g(另包烊化),炮干姜5g,丹参15g,炙甘草10g。15剂,水煎服,每日1剂。2007年3月27日复诊,患者诉服上药后病情好转,畏寒减轻,二便调。查体:一般可,甲状腺无明显肿大,心率:72次/分,律齐,舌淡苔薄白,脉沉。查FT_3 2.64pg/ml(1.9~5.8pg/ml);FT_4 0.86ng/dl(0.7~1.99ng/dl);TSH 7.06μIU/ml(0.3~5μIU/ml)。予服左甲状腺素钠片每次50μg,每日1次。并继服上药15剂。2007年6月7日复诊,患者未诉明显不适,纳可,睡眠可。甲状腺功能检查:FT_3 2.53pg/ml(1.9~5.8pg/ml);FT_4 1.17ng/dl(0.7~1.99ng/dl);TSH 6.33μIU/ml(0.3~5μIU/ml),予继服上药,并中药:淫羊藿15g,补骨脂12g,仙茅15g,炙黄芪24g,炒白术10g,鹿角胶10g(另包烊化),炮干姜5g,桃仁10g,炙甘草10g,党参12g,当归15g,熟地15g,郁仁12g,制香附12g,茯苓15g。10剂,以蜜熬膏,每日1次,每次1匙。2007年9月13日复诊,患者未诉明显不适。同济医院查FT_3 2.67pg/ml(2.0~4.1pg/ml);FT_4 1.16ng/dl(0.89~2.0ng/dl);TSH4.52μIU/ml(0.3~5.5μIU/ml)均正常,予服左甲状腺素钠片每次25μg,每日1次。中药膏剂继服。

三、讨论

1. 温肾方的组方与配伍　温肾方是陈如泉教授多年临床的经验方。它由肉苁蓉、补骨脂、淫羊藿、女贞子、桑椹子、石菖蒲、半夏、丹参、王不留行等组成。肉苁蓉"温"养命门,益精血而通阳气,亦少火生气而壮元气也;"润"滋肾,补精血、养五脏、充髓海、益真阴也,为方中君药。补骨脂补肾壮阳,温脾,敛精止脱。淫羊藿补肾壮阳、强筋健骨。补骨脂、淫羊藿配伍,温肾壮阳,助肉苁蓉补益肾阳,为方中之臣药。女贞子滋养肝肾,强健腰膝,乌须黑发。桑椹子滋阴养血,生津润肠。女贞子、桑椹子二味,滋补肾阴,旨在阴阳互济之妙用也,为方中佐药。石菖蒲入脑,开窍,豁痰,宁神,理气,散风去湿。半夏燥湿化痰,降逆止呕,消痞散结。丹参活血化瘀、通调经脉,为调理血分之首药。王不留行行血通经,消肿敛疮。共为使药。综观全方,以少火生气振奋肾阳,阴阳双补,化痰开窍,宣通血脉。

现代研究证明,温补肾阳药物能提高甲状腺功能减退症患者血清中甲状腺激素的浓度,尤其是T_3的血清浓度,其机制与促进残存甲状腺组织功能的恢复,使激素分泌量增高有关,但温补肾阳药并非通过类似甲状腺激素的直接作用,而是通过调节整体,改善甲状腺本身及全身组织细胞的代谢功能,改善机体的免疫状态而起治疗作用的,不同于激素的替代作用,故能改善多个系统的症状。

2. 温肾方临床疗效　本次观察结果表明,温肾方以温阳补肾、化痰开窍,宣通血脉为法,配合小剂量左甲状腺素钠片,对证属肾阳虚的甲状腺功能减退症有明显疗效,能够明显改善患者畏寒,面色无华,神疲乏力,记忆力下降,腹胀,便秘等症状,升高 FT_3、FT_4,降低TSH,降低血清中 TGAb、TMAb 滴度,并且能降低血脂,显著减少优甲乐的替代剂量,快速有效地达到治疗目的。治疗组和对照组无不良事件发生率。故我们认为,运用温肾方治疗甲减有一定的疗效,值得在临床上推广应用。鉴于本资料仍属小样本的临床观察,前述结论尚需进一步扩大临床验证来加以证实,并可研究远期效果。

3. 中医药诊治甲状腺功能减退症的优势与特点　甲状腺功能减退症属于内科难治性疾病之一,西医学主要应用甲状腺激素替代性治疗,同时对症处理,需要较长时间才能达到体内激素水平的动态平衡,而且达平衡后部分患者需终身替代治疗。因此,长时间服药所导致的多种副作用不可忽视,严重可诱发心绞痛乃至心力衰竭等。近年来以中医药治疗者日益增多,只用中药或西药治疗虽各有优势,但又各有其局限性。采用纯中药治疗,产生效果比较缓慢;而采用中西医治疗,在患者的临床症状改善甚至消失后,对西药逐渐减量直至停用西药,继续以中药巩固疗效,在多次检查甲状腺功能均在正常范围内之后,则以患者所服用的中药做成中成药,即丸剂,让患者吞服,巩固一段时间,若再通过多次复查甲状腺功能仍在正常范围之内,则可以将中成药慢慢减量以致停药。以中药配合小剂量甲状腺激素对某些病例有较好的效果,对一些并发症的中西医结合处理也颇收良效。采取中西医结合为主的综合性治疗措施,已成为近些年来临床研究的重要课题之一,从众多的中西医治疗措施中可以看出,中西医结合治疗甲减的总的趋势是采用西药替代疗法补充甲状腺素,结合中医辨证施治促进甲状腺功能的恢复,不仅为广大患者所接受,而且被不少的病例证实,其疗效明显优于单纯的西医药或者中医药治疗。这就不仅大大地减少了甲状腺素药物的用量,减少了西药的副作用的发生。同时,中药可以较好地改善患者的临床症状,为某些甲减患者的治愈停服甲状腺激素取得了希望。

近年来,我们一方面深入探索甲减中医病因病机及其辨证,发扬了中医学;另一方面以现代医学科研手段对甲减以及中医治疗甲减进行临床实验和动物试验研究,促进了中医药疗效的提高。结合临床和实验研究表明,中药治疗甲减并非通过类似甲状腺素的直接作用,而是通过调节整体,改善了甲状腺本身的功能,它不完全同于激素的替代作用。总之,甲状腺功能减退症一经确诊,要重视中医药的综合调治作用,针对甲减的发病机制,综合治疗,除药物治疗外,尚应调摄精神、饮食、起居,适当配合体育疗法,达到治愈甲减的目的。

参 考 文 献

1. 白鹤玲,胡伟来.甲状腺功能减退症中医药治疗.光明中医,2001,16(5):15
2. 陈灏珠.实用内科学.第 10 版.北京:人民卫生出版社,1997
3. 陈如泉.陈如泉教授医论与临床经验选粹.北京:中国医药科技出版社,2007
4. 刘亦选,陈镜合.中医内科学.北京:人民卫生出版社,1998
5. 刘春红,陈文辉,翟琳娜,等.扶正复甲合剂治疗原发性甲状腺功能减退症 30 例.中国中西医结合杂志,2012,32(11):1488-1491

(陈如泉)

第四节　抗甲状腺药物治疗 Graves 病导致药物性甲减的临床研究

通过观察湖北省中医院花园山院区甲状腺专科门诊 2012 年 3 月—2013 年 10 月期间就诊的甲亢患者,凡符合本研究的患者病例资料均留档并进行统计学分析,针对 Graves 病患者在服用 ATD 治疗疾病过程中出现的药物性甲状腺功能减退的现象,对抗甲状腺药物治疗 Graves 病引发临床甲减状态进行分析研究,并通过西药对照组与复方甲亢片研究组治疗 Graves 病所导致的药物性甲减状态进行纠正治疗的对比性研究,为 Graves 病患者临床缓解期用药提供指导意义。

一、方法

采用随机对照的方式,将就诊于湖北省中医院甲状腺专科门诊的就诊患者中,初诊符合 Graves 病诊断的 100 例患者,随机分为两组,对照组 50 例,根据患者病情予口服西药甲巯咪唑片每日 15~30mg 常规治疗;研究组 50 例,予口服复方甲亢片每日 3 次,每次 5 片,并根据患者病情需要,酌情加服甲巯咪唑片 5~15mg/d。各自建立临床研究档案,1 个月为 1 个疗程,嘱患者规律服药,戒烟戒酒,保持情绪稳定,高蛋白高热量低碘饮食,定期监测患者血清甲状腺激素水平,同时进行白细胞、肝功能、肾功能、电解质、心电图等相关安全性监测。经药物治疗后,所有研究对象血清甲状腺功能均有所改变,部分患者出现药物性甲状腺功能减退现象。将服药后出现甲状腺功能减退的患者按照甲减首次出现时间进行分组(1~4 周,5~8 周,9~12 周);同时根据甲减不同状态的患者病例进行分组:a 组为亚临床甲减组(FT$_3$ 和 FT$_4$ 正常范围、TSH↑);b 组为低 FT$_3$ 和(或)低 FT$_4$ 组(FT$_3$↓、FT$_4$↓、TSH 正常范围);c 组即完全性甲减组(FT$_3$↓、FT$_4$↓、TSH↑)。将上述两种方式的分组分别进行归类、统计,在临床研究观察过程中,定期复查血清甲状腺激素水平,根据血清甲状腺激素水平,适时的对两组研究对象中出现药物性甲状腺功能减退状态的患者进行药物剂量的调整,将用药前与调整药物后的血清 FT$_3$、FT$_4$、TSH 值分别进行统计学分析与对比研究,并从下列几个方面进行观察讨论:①两组患者药物治疗之前的血清甲状腺激素水平;②两组患者药物治疗后,甲状腺功能的改变;③两组患者经药物治疗后,证候积分的比较;④两组患者服药治疗后分别出现药物性甲减状态的情况的比较;⑤两组分别出现药物性甲状腺功能减退状态的患者在药物剂量进行调整治疗后,血清甲状腺激素水平维持正常范围的稳定性。

研究对象均采用湖北省中医院花园山院区核医学科化学发光法测定血清甲状腺激素水平,对所有研究对象进行安全性观察(肝、肾功能、心电图、电解质等)。所有纳入研究的数据都采用 SPSS 17.0 进行统计学分析,计数资料均用 χ^2 检验,计量资料采用 t 检验,用(均数 $\bar{x}\pm s$ 标准差)表示。两组观察对象在性别、年龄等一般资料组成方面,经统计学检验,差异不显著,无统计学意义($P>0.05$),具有可比性。

二、结果

1. 通过对比治疗前两组患者血清甲状腺功能（FT$_3$、FT$_4$、TSH）得出：两组在药物治疗前，甲状腺功能（血清 FT$_3$、FT$_4$、TSH 水平）没有显著差异，无统计学意义（$P>0.05$），两组对象具有可比性。

2. 经过 1 个疗程的药物治疗后，两组在治疗前与治疗后甲状腺功能均有显著的变化。通过对两组药物改善甲亢激素水平进行比较可知，西药甲巯咪唑片与中成药复方甲亢片均能有效的治疗 Graves 病甲亢，两组患者在服药治疗后，血清甲状腺激素水平明显改善，差异显著，均具有统计学意义（$P<0.01$），且两者在治疗本病的疗效上差异无统计学意义（$P>0.05$）。

3. 在改善患者症状方面，经过两组对象证候积分的比较可知，甲巯咪唑片与复方甲亢片均能有效地改善患者甲亢高代谢证候，两组证候积分经过统计学分析，差异不显著，无统计学意义（$P>0.05$）。

4. 分别统计两组在药物治疗的 1~4 周、5~8 周、9~12 周时分别出现甲减的患者，对出现药物性甲减的发生时间进行统计分析得出，西药甲巯咪唑片在治疗本病时可在早、中期即出现药物性甲减状态，而复方甲亢片治疗本病疗效平稳，在临床缓解期可出现药物性甲减状态，两组资料经过统计学分析，差异有统计学意义（$P<0.05$）。

5. 本次临床研究中，对照组与研究组均出现了不同程度的药物性甲状腺功能减退的各种状态（a、b、c）。分别统计对照组与研究组中出现药物性甲状腺功能减退的病例患者，通过对两组患者药物性甲状腺功能减退状态的发生率进行比较，得出：抗甲状腺药物 ATD（西药甲巯咪唑片、中西医复方制剂复方甲亢片）在治疗 Graves 病过程中，都有发生药物性甲状腺功能减退状态的现象。西药对照组 50 例研究对象在服药治疗过程中，发生甲状腺功能减退状态患者 27 例，排除后期确诊为桥本甲状腺炎的患者 5 例，对照组 45 例 Graves 病患者中，服用甲巯咪唑片发生药物性甲状腺功能减退者 22 例，其发生率为 48.9%；复方甲亢片研究组 50 名研究对象在服药治疗过程中，共发生甲状腺功能减退者 16 例，排除后期确诊为桥本甲状腺炎的患者 3 例，研究组 47 例 Graves 病患者中，服用复方甲亢片发生药物性甲减 13 例，其发生率为 27.7%。西药甲巯咪唑片治疗本病过程中所导致药物性甲状腺功能减退状态的发生率明显高于复方甲亢片，且两组分别发生药物性甲减状态的患者例数经过统计学卡方检验分析，$P=0.030$（单侧），$P<0.05$，差异有统计学意义。

6. 两组发生药物性甲状腺功能减退的患者，调整药物剂量，至血清甲状腺激素水平首次恢复正常范围后，再连续 10 次（每月复查 1 次）监测血清甲状腺激素水平，分别统计两组研究对象在连续 10 个月的观察期内出现甲亢状态、甲减状态、及甲状腺功能正常状态的次数，以比较两组患者甲状腺功能的稳定性。两组发生药物性甲状腺功能减退状态的患者，通过及时调整药物剂量后，在纠正并维持血清甲状腺激素水平的稳定性方面，对照组与研究组比较，差异显著（$P=0.008<0.01$），具有统计学意义，提示复方甲亢片在本病治疗引起的药物性甲状腺功能减退状态的纠正与后期维持血清甲状腺激素水平稳定性方面，明显优于西药甲巯咪唑片。

三、结论

ATD 治疗 Graves 病过程中出现药物性甲状腺功能减退状态属于临床较常见现象，尤其是在疾病的临床缓解期,因患者个人体质差异、饮食习惯、生活习惯的异同,以及服药的规律性、依从性的差别,会在不同程度上干扰本病的治疗,因而出现药物性甲状腺功能减退状态。但是这种甲状腺功能减退状态具有可逆性,能够通过临床用药、药物剂量的灵活加减而得到纠正。因此,针对患者个体差异,灵活地选择用药,按时复查甲状腺激素水平,根据血清甲状腺激素水平及时调整剂量,对本病治疗的预后及后期稳定性均有一定的帮助。经过临床研究,可推断,复方甲亢片对于本病临床缓解期的治疗,以及在纠正药物性甲状腺功能减退状态的发生与维持血清甲状腺激素水平稳定性方面,较西药甲巯咪唑片更加安全、稳定,可行性强。

参 考 文 献

1. 吴娟,刘东方,陈宇,等. 黄芪对 Graves 病患者外周血 IL-1β、TNF-α 和单个核细胞抗原表达的影响. 中国中西医结合杂志,2011,31(11):1487-1490
2. 左新河. 复方甲亢片的使用剂量和疗程对亚临床甲亢疗效的影响分析. 湖北中医杂志,2010,32(5):25-26

(鲁剑梅)

第五节   从肾阳虚论治亚临床甲状腺功能减退的理论探讨

亚临床甲状腺功能减退(SCH)通常是指无临床症状,促甲状腺激素(TSH)升高,而游离三碘甲状腺原氨酸(FT$_3$)和游离甲状腺素(FT$_4$)正常的甲减,此时体内已存在甲状腺激素合成和分泌不足,但由于代偿性 TSH 分泌增多,使甲状腺功能保持正常,故无明显临床症状。每年约 2%~3% 发展为临床甲减。亚临床甲状腺功能减退还可对心脏、血管及骨代谢等方面造成影响。因此本病的治疗具有防止发展为临床甲减、保护心脏、血管等靶器官的重要意义。临床甲减多有脾肾阳虚、痰饮瘀血内阻等情况,治疗多从肝、脾、肾入手。亚临床甲状腺功能减退多无明显临床症状,或仅有轻微怕冷、颈肿等。中医认为"阳虚则外寒",阳气根源于肾,因此临床上可采用从肾阳虚论治此病的方法,现将其部分理论基础分述如下。

一、肾与甲状腺的关系

中医认为,肾藏"先天之精",为脏腑阴阳之根,生命之本,故称"肾为先天之本"。肾中精气的生理功能可概括为肾阴和肾阳两个方面。肾阴对机体各脏腑组织器官起着滋养、濡润作用;肾阳对机体组织器官起着推动、温煦作用。两者相互制约相互依存,是各脏腑阴阳相对平衡的基础。肾为先天之本还体现在肾对气、血、津液等构成人体的基本物质的生成、运动等方面的作用。肾为先天之本,主生长发育,肾阳又称元阳、真阳、真火、命门之火、先天之火,是肾脏生理功能的动力,也是人体生命活动力的源泉。与肾阴相对而言,肾阳是肾阴功能活动的体现,对人体各脏腑的生理活动有温煦与推动作用。因此,甲状腺的发育与功能活动亦有赖于肾阳的推动和促进。肾阳足则甲状腺先天发育及后天功能活动均正常,肾阳虚则可见先天发育不足或后天功能减退。此外,足少阴肾经入肺,沿喉咙,到舌根两旁,从其循行部位来说亦与甲状腺相关。肾的生理功能异常,肾阳亏虚,可引起甲状腺先天发育不足,也可导致甲状腺后天生理功能的减退。现代则有动物实验发现采用醋酸氢化可的松致肾虚大鼠模型甲状腺轴有明显的受抑现象。

二、历代医家对亚临床甲状腺功能减退的认识

亚临床甲状腺功能减退从其发病机制而论可归属于中医的"瘿劳"、"虚劳"及"瘿病"的范畴。瘿病是因体质因素或外感邪气、情志郁结,加之水土失宜等导致气滞、痰凝、血瘀搏结颈前而以颈前喉结两旁结块肿大为主症的病证。隋代巢元方《诸病源候论·瘿候》指出瘿病的病因主要是情志内伤及水土因素。谓:"瘿者由忧患气结所生,亦日饮沙水,沙随气入于脉,搏颈下而成之。""诸山水黑土中,山泉流者,不可久居,常食令人作瘿病,动气增患。"清代高秉钧《疡科心得集·辨瘰疬瘿瘤论》谓:"若怒动肝火,血涸而筋挛者,自筋肿起,按之如筋……若因劳役火动,阴血沸腾,外邪所搏而为肿者……若郁结伤脾,肌肉消薄;或劳伤肺气,腠理不密……若因劳伤肾水,不能荣骨而为肿者"。由此而见古代医家认为瘿病的发生多因气滞、痰凝、血瘀及阳虚不化所致,主责肝、脾、肾三脏。瘿劳则是指颈前瘿肿基础上失治误治,或肾阳亏虚、命火不足而致的倦怠乏力、畏寒肢冷、纳呆、大便不畅、脉迟缓为典型表现的病证。因其临床表现以痿软、倦怠、乏力、畏寒、纳呆或兼水肿等阳虚症状为主,故又属中医"虚劳"范畴,病位在肾,病机主要为肾阳亏虚,久之而致心肾阳虚。古医家对于瘿劳,则主要认为与脾肾阳气虚衰,不能制水有关。宋代陈无择《三因极一病证方论·瘿瘤证治》谓:"五瘿皆不可妄决破,决破则脓血崩溃,多致夭枉。"在隋代医家巢元方《诸病源候论·虚劳浮肿候》提到:"肾主水,脾主土。若脾虚则不能克制于水,肾虚则水气流溢,散于皮肤,故令身体浮肿"。

禀赋薄弱,体质不强,劳逸过度,损及五脏;饮食不节,损伤脾胃或大病久病,失于调理,形神耗伤,渐至元气亏损,精血虚少,脏腑功能衰退,气血生化不足,病势缠绵日久,肾阳命门火衰。阳衰则人体脏腑、血脉经络、四肢百骸失于温煦,精微津液无以输布濡养机体。阳不能温煦振奋,故形体肢冷,面色㿠白,倦怠乏力,精神不振;肾为胃之关,肾脏阳气亏虚,火不生木,胃失和降,大肠传导失司,大便不畅;阳虚气化不利,而遗尿不禁或多尿;腰为肾之府,肾阳不足,无以温煦督脉,故为腰背冷痛;阳虚不能蒸腾津液,气化无权,遂见水肿尿少。

三、从肾阳虚论治亚临床甲状腺功能减退

1. 阳虚是亚临床甲状腺功能减退的主要病理基础　近代以郑钦安为代表的火神派认为"万病皆损于阳气","万病总是在阴阳之中","功夫全在阴阳上打算"是火神派的理论核心。《素问·阴阳应象大论》:"壮火之气衰,少火之气壮。壮火食气,气食少火。壮火散气,少火生气。"不仅体现火与气的关系,而且概括了人体生理和病理的变化,也是指导我们防治疾病的原则。

亚临床甲状腺功能减退是原发性甲减最重要的高危人群。临床上甲减多为阳虚之证。赵建民认为,甲减主要病机是肾阳虚、脾肾阳虚。冯鑫等认为阳主动而阴主静,阳主化气阴主成形,故腺体功能减退者多属阳虚阴盛。亚临床甲状腺功能减退部分见于甲亢患者服用抗甲状腺药物或放射碘治疗后,也可见于甲状腺手术后,甲状腺功能受损。依据冯鑫等的观

点腺体功能受损减退多属阳虚阴盛。前期有本校王芳、廖虹硕士研究生做了相关临床观察及实验研究,也证实运用温阳中药治疗亚临床甲状腺功能减退疗效显著,反证了阳虚在亚临床甲状腺功能减退病变过程中的重要作用机制。

2. 病变部位责之于肾 年老者在亚甲减患者中比例较高,尤其老年女性更是如此。《素问·上古天真论》中有女子"六七,三阳脉衰于上……七七,任脉虚,太冲脉衰少,天癸竭",男子"五八,肾气衰,发堕齿槁;六八,阳气衰竭于上……七八,肝气衰,筋不能动……八八,肾脏衰,形体皆极,则齿发去……今五藏皆衰,筋骨解堕,天癸尽矣"的描述,简言之则为"年老肾衰"。《黄帝内经》云:肾是真阴真阳蛰藏的地方,是封藏的根本,精气储藏的所在。肾阳失去温煦导致脾阳不振,脾阳不振易生内湿,湿郁化火,周而复始,气机失于畅达,脾虚水湿不化聚而为痰,气滞痰凝则血脉瘀阻;肾阳虚衰,不能温煦心阳,而致阴寒内盛,血瘀水停,心脉痹阻不畅,久病及心而发心脏损害。

现代医家卢秀鸾认为,由于肾阳是人体诸阳之本,生命之源,五脏之阳皆取助于肾阳,才能发挥正常功能活动,所以肾阳虚是甲减病机之根本。同时肾阳虚衰,也可导致其他脏腑阳气衰弱,出现脾肾两虚、心肾阳虚或阴阳两虚。还有现代药理研究证明,温补肾阳药物能提高甲状腺功能减退症患者血清中甲状腺激素的浓度,尤其是 T_3 的血清浓度,其机制与促进残存甲状腺组织功能的恢复,使激素分泌量增高有关,但温补肾阳药并非通过类似甲状腺激素的直接作用,而是通过调节整体,改善甲状腺本身及全身组织细胞的代谢功能,改善机体的免疫状态而起治疗作用的,不同于激素的替代作用,故能改善多个系统的症状。

综上所述,不论先天禀赋还是后天失调,失治误治导致的肾阳亏虚均有可能导致亚临床甲状腺功能减退的发生及发展,且运用温阳补肾药物治疗亚临床甲状腺功能减退也可取得较好疗效。

参 考 文 献

1. Juan J, Die G, Pedro 1, et al. Spontaneous nomnalization of thyrotropin concentrations in patients with subcainical hypothyroidism.J Clin Endocrinol Metab,2005,90(7):124-4127

2. Canaris GJ,Manowitz NR,Mayor G et al. The Colorado thyroid disease prevalence study.Arch Intern Med,2000,160(4):526

3. 周联,王培训,李杰芬,等.肾虚与脾虚动物甲状腺轴功能的比较.广州中医药大学学报,1996,13(2):31-33

4. 赵建民.甲状腺机能减退症伴发2型糖尿病2例治验.山西中医,2002,18(1):33-34

5. 冯鑫.李赛美辨治内分泌疾病经验.辽宁中医杂志,2003,30(9):699

6. 刘淑梅.老年住院患者230例甲状腺功能分析.新乡医学院学报,2009,26(5):479-480

7. 卢秀鸾.曲竹秋教授辨证论治甲状腺功能减退症.天津中医学院学报,2000,19(2):5-6

8. 刘亦选,陈镜合.中医内科学.北京:人民卫生出版社,1998

9. 林清志,陈秋海,邹小玲,等.温补脾肾、益气活血法治疗甲状腺功能减退症疗效观察分析.光明中医,2011,26(2):252

10. 周仲瑛.重症肝炎辨证述要.新中医,2002,3(3):3

(杨瑞霞 陈如泉)

第六节　陈如泉辨治亚临床甲状腺功能减退的经验

随着临床研究的深入和 TSH 检测方法的不断改进,亚临床甲状腺功能减退患病率随年龄的增加而呈逐年上升趋势。据文献报道,本病在普通人群中患病在 1.0%~15% 之间,女性较男性多见。该病属于中医"瘿病"、"虚劳"的范畴。现将陈教授诊治经验介绍如下。

一、病证特点,以阳虚为本

陈教授认为,亚临床甲状腺功能减退是原发性甲减高危人群。临床上甲减多为阳虚证,亚临床甲减虽无典型临床表现,部分患者仅表现轻度怕冷,故其本不外"阳虚"。病因不外先天禀赋不足,后天感受邪毒或治疗不当等。《内经》曰:"阴平阳秘,精神乃治"。张介宾认为"阴不可无阳,无气便不能生形,阳不可无阴,无形便不能载气,所以物生于阳而成于阴,故阴阳二气不可有所偏,不偏则气和而生,偏则气乘而死"。可见机体阳气不足,功能减退或衰弱,代谢活动减退,是机体反应性低下,阳气不足的病理表现。

中医认为,肾为五脏之本,生病之源泉,主藏精。所以,凡阴阳之病变,当责于具水火之肾。现代医学研究证明,下丘脑 - 垂体 - 甲状腺轴在人体的生命活动中起着重要的作用,与能量代谢、物质代谢及信息传递密切相关。现有研究表明,肾阳虚大鼠血清中甲状腺激素 T_3、rT_3、T_4 及 TSH 浓度较之正常大鼠有明显变化,而补肾壮阳中药能恢复肾阳虚大鼠血清 T_3、rT_3、T_4 和 TSH 水平。

二、临床表现,以阳虚生变

阳气乃温煦之气,"阳虚则外寒",故畏寒为阳虚证的第一主证,临床根据个人体质的不同,亦有明显与轻微之分。肾中精气是人体生命活动的保证,影响着人体的生长、发育、生殖等全过程。《素问·上古天真论》中有女子"六七,三阳脉衰于上……七七,任脉虚,太冲脉衰少,天癸竭";男子"五八,肾气衰,发堕齿槁;六八,阳气衰竭于上……七八,肝气衰,筋不能动……八八,肾脏衰,形体皆极,则齿发去。肾阳虚衰,是生理活动减弱和衰退,新陈代谢减退主要涉及脏器。面色白、手足不温、怕冷、易出汗、大便溏结不调、小便清长、口唇色淡、口淡无味、食欲不振、舌质淡、苔白而润、脉虚弱等症。

此外,阳虚则推动乏力,也可见气滞。气滞则血瘀,加之阳虚无力运血,血流缓慢,可兼见血瘀;气化受损,水饮不化,聚而为饮,上凌心肺,饮凝成痰,可呈痰瘀交作之证。有报道亚临床甲减患者多有血脂变化及动脉粥样硬化,亦有学者将血清胆固醇升高的浊脂,归于痰浊的范畴。虚阳不能温煦心阳,阴寒内盛,血瘀水停,心脉痹阻不畅,久病及心,而使心脏损害。临床观察也证实,亚临床甲减患者存在不同程度的心脏功能受损情况。甲状腺减退患者气、痰、瘀久郁化热,有见阳虚兼有郁热的情况,故其病机特点以阳虚为本,兼有郁、痰、瘀、热证。

三、辨证治疗,从阳虚论治

《素问·阴阳应象大论》指出:"治病必求于本"。沈金鳌在《杂病源流犀烛·虚损痨瘵源流》中提及"虚损痨瘵,真元病也"。《素问·五常政大论》也云:"虚者补之"。鉴于以上观点及亚临床甲减病机特点,陈教授提出从阳虚论治亚临床甲减的观点。常以温肾方为基本方。药用:淫羊藿15g,补骨脂15g,肉苁蓉15g,益智仁12g,女贞子12g,法半夏12g,黄芪24g,石菖蒲10g,炙甘草10g。

方中从"肾"入手。调补阴阳,"壮水之主,以制阳光;益火之源,以消阴翳"。淫羊藿、补骨脂味辛性温之属温补脾肾,附子、肉桂大辛大热之品补火助阳。张介宾曰:"善补阳者,必于阴中求阳,则阳得阴助而生化无穷;善补阴者,必于阳中求阴,则阴得阳升而泉源不竭"。故温肾方中还用女贞子补肝肾阴,乌须明目,"阴中求阳";肉苁蓉味甘咸性温,入肾、大肠经,既能补肾壮阳,又可润肠通便;益智仁味辛性温,入脾肾经,既能补肾助阳,又可固精缩尿,与补骨脂相合,能温补脾肾治疗脾肾阳虚之尿频、遗尿及夜尿增多等证;黄芪益气升阳,助阳气布达全身;法半夏燥湿化痰,既可消除脾肾阳虚,气化不利所致的寒痰内阻,也有健脾化痰,杜生痰之源。也暗合陈教授之"怪病多痰,久病从痰治"之论。

兼有气滞者加柴胡、郁金疏肝解郁;痰浊者加瓜蒌皮、贝母化痰散结;血瘀者加桃仁、莪术活血化瘀;热者加黄柏以清热解毒。

四、典型病例

朱某,女,22岁。体检发现TSH增高,未见明显不适。舌淡红、苔薄白,脉沉弦。查:甲状腺对称性肿大I度,质稍韧,血管杂音阴性,无压痛。FT_3:2.64pg/ml(1.8~4.8pg/ml),FT_4:0.77ng/ml(0.7~199ng/ml),TSH:45.467μIU/ml(0.3~5.0μIU/ml),TGA>500U/ml(0~80U/ml),TMA>1300U/ml(0~60U/ml)。中医诊断为瘿病,西医诊断为桥本甲状腺炎合并亚临床甲状腺功能减退。陈教授以温肾方治疗2个月后,查FT_3:3.65pg/ml(1.8~4.8 pg/ml),FT_4:1.65ng/ml(0.7~199ng/ml),TSH为3.264μIU/ml(0.3~5.0μIU/ml)。为巩固疗效,嘱坚持服用温肾方隔日1剂,随访至今未见复发。

参 考 文 献

1. Wilson GR,Curry RW.Subclinical thyroid disease.Am Fam Physician,2005,72(8):1517-1524
2. 秦路平,张汉明,张卫东,等.蛇床子素和蛇床子总香豆素对肾阳虚大鼠血清甲状腺激素和促甲状腺激素的影响.中国中西医结合杂志,1996,16(9):552-553
3. 毛林华.甲状腺素对亚临床甲减患者血脂及左心室功能的影响.实用老年医学,2005,19(1):39-41
4. 叶琳,叶蔚,李文华,等.老年亚临床甲减与动脉粥样硬化的关系.山东医药,2006,46(28):42-43
5. 潘文奎.傅宗翰诊治高脂血症的医理及经验.辽宁中医杂志1987,(9):7
6. 闫宛春,高奎山.老年人甲状腺功能异常流行病学研究现状.中国老年学杂志,2011,31(1):367-368.
7. Kahaly GJ.Cardiovascular and atherogenic aspects of subclinical hypothyroidism.Thyroid,2000,10(8):665

(杨瑞霞　陈如泉)

第五章

桥本甲状腺炎的临床研究

第一节 桥本甲状腺炎从瘀辨治理论探讨

瘀血理论始于《内经》,经历代之演进至清代而有较大的发展,使瘀血学说逐渐形成一门独立的学说,成为中医学中具有重要理论及实践意义的一个组成部分。在大量文献研究、临床实践的基础上发现:桥本甲状腺炎(又称慢性淋巴细胞性甲状腺炎)患者无论病情轻重、或处于疾病的某一时期,均可存在不同程度的"血瘀"表现,故而渐悟桥本甲状腺炎从"血瘀"论治之思路并付诸实践,取得了一定的临床疗效,现浅述于后。

本病主要由于情志不舒、抑郁不畅、肝失条达。气滞、痰凝、血瘀等交阻凝滞于颈前,遂成本病。本病之病位属于肝经循行之部位。肝属木,其气喜条达舒畅。因七情不舒、肝气抑郁、肝失疏泄,则致肝郁化火、肝阳过亢,甚或心火亦亢,表现机体代谢功能亢进即桥本甲状腺炎合并甲亢者,可产生心悸、手颤、心烦易怒、消谷善饥、消瘦等一系列症状。若肝木疏泄不及,可致脾胃功能减弱,甚至脾肾亏虚,产生机体代谢功能减低,即桥本甲状腺炎合并甲减者,表现恶食、面色萎黄、肢体畏冷、肢体肿胀等一系列脾肾阳虚之症。可见形成本病的病机,始于肝郁气滞、血行不畅、气滞血瘀、进而木郁克土,累及于脾、肾,水之运化失常。肝、脾、肾功能相互失调,终至痰浊、气滞、血瘀交集于颈前,发生瘿肿。

一、桥本甲状腺炎从血瘀论治的依据

1. "血瘀"形成的依据 气、郁、痰作为"瘿病"的基本病理因素,历来未有争议。依据中医理论结合临床实践不难发现,上述病理因素演变的结果便是"瘀"。其一,长期抑郁恼怒或忧思郁虑致气机郁滞进而血行瘀阻,此所谓气郁而致瘀。正如元代朱丹溪《丹溪心法·六郁》云:"气血冲和,万病不生,一有怫郁,诸症生焉,故人身诸病,多生于郁。"其二,水土失宜或饮食伤脾胃,脾虚失运,津液停滞,聚湿生痰,痰浊阻滞是瘀血产生的一个重要原因。同时,瘀血阻滞,血脉痹阻又可使津液停留,邪水泛滥,形成痰饮和水湿,此即痰可致瘀,痰瘀互生。如《诸病源候论》云"诸痰者,此由血脉壅塞,饮水积聚而不散故成痰也"。其三,肝郁化热郁久成火,火热炼液,津亏血少,继而血脉涩滞成瘀,此即热盛致瘀。其四,禀赋不足,素体阴虚,阴虚血少,血行不畅,可形成阴虚血瘀,正如清代周学海《读医随笔》云"阴虚血必滞"。

2. 病因溯源 瘿病之证,病之初起多因情志内伤,木失疏达,气机郁结,而致脾运失健,

津液无以敷布输述,凝聚为痰,壅结颈部而成。若病延日久,气滞痰壅,血行不畅,瘀阻于内,其病日深,其症益者,则成瘀积之状。正如宋代严用和《济生方·瘿瘤论治》所述:"夫瘿瘤者,多由喜怒不节。忧思过度,而成斯症焉。大抵人之气血,循环一身,常欲无滞留之患,调摄失宜,气凝血滞,为瘿为瘤。"清代沈金鳌云:"瘿瘤者,气血凝滞,年数深远,渐长惭大之症。"可见,气滞、痰凝、血瘀为其罹病之由。如明代陈实功《外科正宗》云:"夫人生瘿瘤之证,非阴阳正气结肿,乃五脏瘀血,浊气、痰滞而成。"而气、痰、瘀三者之间,又是相互关联,互为因果的。气滞则血瘀痰壅,痰凝则气滞瘀阻。血瘀则积痰碍气,三者互结则病益深,三者渐化则病趋愈。朱丹溪云:"痰夹瘀血,遂成窠囊。"

3. 发病特点　慢性淋巴性甲状腺炎多见于青中年女性(20~50岁),这个年龄段的妇女正值工作年龄。由于当前社会竞争日趋激烈,人们在工作和生活中承受着较大的精神压力。如果这些不良情绪长期得不到宣泄,就会导致气机失调。血行靠气的推动,气滞日久影响血的运行,形成气滞血瘀。所以慢性淋巴性甲状腺炎患者多见精神抑郁、善太息,舌质紫黯,脉涩。若是女性患者则多兼见月经色黑,夹有瘀块。气主温煦,气血运行不畅,不能正常输布全身。四肢百骸失于温煦,则多喜暖怕冷。人体的毛发需要气血的滋养以正常生长,气血郁滞。毛发失于营养。则见眉毛稀少甚至脱落。

中医学认为,人体的津液代谢也要靠气化作用才能完成。气机不畅,人体内津液得不到正常输布和气化,便成痰瘀,痰瘀结于颈部则见颈前瘿瘤。即西医学所称甲状腺肿大。"肥人多痰",有些甲减患者形体偏胖,正是痰湿贮于体内得不到消散之故。

4. 现代病理研究　慢性淋巴性甲状腺炎甲减患者的血浆成分明显异常,虽然胆固醇合成显著减少。但其降解减慢,其在血浆中的半衰期延长,使血胆固醇值升高,血纤维蛋白原值也增高,且慢性淋巴性甲状腺炎甲减患者产生相应的体液免疫和细胞免疫反应,血中IgG、IgA、CIC(循环免疫复合物)、TGA(甲状腺球蛋白抗体)、TMA(甲状腺微粒体抗体)增高,这些血浆成分吸附于细胞表面,形成细胞 - 蛋白质 - 细脉桥样粘连。妨碍血液流动和氧的供应,增加血液黏度。这就从血液流变学的角度印证了慢性淋巴性甲状腺炎甲减患者血瘀证的存在。

5. 临床表现　具有"血瘀证"典型临床表现的疾病或病理生理状态,包括:

(1) 病理性块状物:"瘀血在经络,脏腑之间,结为癥瘕。"本病大多表现甲状腺肿大,或结节、肿块。既可以是单发,也可以多发。有的质软、或质韧、或质硬,或固定不移。

(2) 不同程度的甲状腺局部疼痛:"瘀阻脉络,不通则痛"。本病初期表现除有咽痛或上呼吸道感染症状及有轻度或中度发热外。甲状腺部位疼痛,本病可见癌变,甲状腺单发瘿肿,质硬、固定、间有疼痛,可伴胸闷气憋,或声音嘶哑,呼吸困难,吞咽障碍。

(3) 局部体表肌肤异常:本病可继发或合并甲亢,而见胫前黏液性水肿,多见于小腿胫前下段,有时可延及足和膝部,也可见于面部、上肢等。起病初期是紫红色皮损,继之增厚变韧,最后呈树皮样改变。皮肤及甲床色素沉着,但黏膜很少发生色素沉着。

(4) 合并眼病表现:本病可见眼球突出,眼球运动受限,眶内肿胀使眼睑鼓起,严重时可使眼睑外翻膨出;眼部异物感或疼痛,CT 检查可见眼外肌呈梭形肿胀,肌腹增粗似瘤;眼眶内结缔组织增生纤维化,均表现有血瘀证候。

本病血瘀证往往以某一种症状或体征为主要表现,但同时也合并一种或一种以上的血瘀的其他症状和体征。符合中医典文献中"血瘀证"的范畴。经用现代医学研究方法证实其中大部分确有"血瘀"的实验室证据,即分别具有血流动力学障碍,血液流变学异常及血液凝固性增高。

二、桥本甲状腺炎血瘀证的病因病机

血瘀症应包括血液停积、血流不畅或停滞、血液循环障碍的发生、发展及其继发变化的全部病理变化过程。在临床上大致概括五个方面:①指血液运行不畅,郁滞或停积于脏腑或局部组织之中;②指血液不循脉道妄行脉外,又未流出之血,即离经之血;③指污秽之血,为血液成分异常或受感染后所致;④指内结为血瘀,多为血管本身和血液凝固性升高的病变,如甲减合并高脂血症等;⑤指出于痰浊、情志刺激等因素引起脏腑经络出现的气滞血瘀等复杂多样的临床病象。而甲状腺病血瘀证具体病因病机如下:

1. 气郁血瘀　气血两者,关系密切,情志和瘀血可互为影响。"气为血帅,血随气行,气机畅达则血脉流通,气机阻塞则血亦凝滞。同样,血瘀则气亦受其影响,因之,人们常视气滞为引起血瘀的重要原因之一。调气活血法的大旨在于,对于气滞血瘀患者能通过此法疏理气机,脾气行血亦行,复与活血化瘀药共同,达到使血脉畅通之目的。《素问·生气通天论》指出:"大怒则形气绝,而血菀于上,使人薄厥……"《素问·调经论》:"血有余则怒,不足则恐"。并指出预后的严重性,"血之与气,并走于上,则为大厥,厥则暴死,气复反则生,不反则死"。这很像因情志过激诱发的"中血脉"的脑卒中。

2. 痰滞瘀血　津血同源,痰瘀相关,痰饮和瘀血均为人体受某种致病因素作用后所形成的病理产物,这些病理产物又能作为致病因素引起多种病证。其中痰饮是由水湿津液代谢障碍所形成,而瘀血则由气血失调导致血行不畅或血离经脉所酿成。由于气血与津液同源,故中医有"痰瘀同源"、"痰瘀同病"的说法。痰证和血瘀证无论在发病机制、临床证候等方面均有着一定的内在联系,但两者毕竟是不同的证候,不容混淆。

3. 寒凝瘀血　阳虚不能温煦,气化失运,则血不得畅;阳虚则外寒,血又遇寒则凝,故阳虚血瘀者,每多见之。瘿病日久,气机久塞,真元之气无以流动。造成甲状腺功能减退症之脾肾阳虚,寒凝于内,气血凝滞。《素问·八正神明论》:"天寒日阴,则人血凝泣而卫气沉"。《素问·调经论》"寒独留,则血凝泣,凝则脉不通,其脉盛大以涩,故中寒。"并指出"中寒瘀血"是血瘀证的一种类型。

4. 阴虚瘀血　乙癸同源,肝体阴而用阳。或肝郁久而化热,亢热烁阴,或恣欲伤肾,肾火郁遏,黯耗阴精,则肝肾同病。肝气通于目、肝得血则能视、阴血虚则目干涩而头昏眩,肝血养筋,阴血虚则筋失所养,则肢体手指蠕蠕而动。胁为肝之分野,肝络涩滞,则胁痛隐隐不休。肾主腰膝,精水通于瞳神,阴精不足,在下则腰膝酸软,在上则视物昏花。心肾水火既济,肾水无以上潮则心火浮动、则心烦、惊悸、不眠、健忘、神疲,诸证齐作。

认为病久迁延时日,可见瘀血,如干血证,络脉不畅等。《素问·痹论》指出:"病久入深,荣卫之行涩,经络时疏,故不通。"这也就是清代叶天士创久病入络治法之基本理论依据所在。

方邦江等认为慢性淋巴细胞性甲状腺炎的中医病位,归属于肝经循行部位。究其病机,始于肝郁气滞,血行不畅,气滞血瘀,并且木郁克土,累及于肾,水之运化失度,肝、脾、肾功能失调,终致气滞、痰浊、血瘀交集颈前,发生瘿肿。方氏等认为本病主要由于情志内伤、水土失宜、体质因素和外邪侵袭等原因所致。情志内伤,气机瘀滞,壅滞于颈;或水土失宜,脾失健运,湿聚生痰,痰凝气滞,痰气交阻于颈;或先天遗传体质因素,阴亏虚火灼液生痰,痰凝血瘀,痰血交阻于颈。总之,血瘀是本病的基本病理变化之一。

三、辨证分型

围绕慢性淋巴性甲状腺炎的血瘀辨治,可分为以下几种主要证型:

1. 气滞血瘀型　患者面唇色黯,精神抑郁,胸中烦闷,善太息,甲状腺肿大不明显。在妇女患者则兼见月经色紫黑、有血块。舌质紫黯、有瘀斑,脉弦或涩。治宜活血化瘀、行气通络。方选血府逐瘀汤化裁。心烦急躁者加栀子、夏枯草;头晕头胀者加石决明、天麻;失眠多梦者如夜交藤、炒酸枣仁。

2. 痰瘀互结型　患者形体肥胖,面色晦黯,咽中堵闷,倦怠,或兼怕冷,甲状腺肿大。在妇女患者则多兼白带增多,月经周期延后。色紫黑、有血块。舌体胖大、紫黯。苔白腻,脉缓涩。治宜活血行气,化痰散结。方选桃红四物汤合消瘰丸化裁。兼见胸闷、大便结者。加瓜蒌子、薤白;甲状腺肿大明显者。加皂角刺、丝瓜络、炮穿山甲;白带增多,有异味者,加生薏苡仁、山药、蒲公英。

3. 气虚血瘀型　患者面色无华,精神不振,动则气喘,喜静少语。口唇黯,舌质黯或紫,或有瘀斑,苔薄白,脉细涩无力。治宜益气活血、行气通络。方选补阳还五汤加减。兼口黏、纳食欠佳、胃胀、舌苔白腻者,合用平胃散;兼口干、乏力、动则心慌、气喘者,加党参、麦冬、五味子;兼甲状腺肿大者,合消瘰丸。

4. 阳虚血瘀型　面色㿠白或晦黯,倦怠畏寒,手足欠温,或甲状脓肿大。妇女则见经期腰酸,小腹冷痛。喜暖喜按,血色或紫或黑或有血块。舌黯淡、苔薄白或白腻。脉沉迟无力。治宜温阳散寒、活血化瘀。方选少腹逐瘀汤加减。阳虚明显,四肢不温者,加制附子;腰酸较著者,加杜仲、怀牛膝;甲状腺肿大明显,且面色少华,确无热象者,可选用阳和汤化裁。

以上证型并非孤立的,常互相关联且间夹出现。如气阴两虚型可间有气瘀痰凝或痰结血瘀之证。同时证型之间可以相互转化,如气瘀痰阻型可以转化为痰结血瘀等。临床上应从患者的局部病变合全身症状着手,一方面分型治疗,一方面具体情况具体分析,灵活加减用药。

参 考 文 献

1. 伍锐敏.甲状腺疾病的中医治疗.北京:人民卫生出版社,1986

2. 张伯臾.中医内科学.上海:上海科学技术出版社,1985

3. 谌剑飞.现代中医内分泌病学.上海:上海医科大学出版社,1995

4. 张波.慢性淋巴细胞甲状腺炎的研究进展.国外医学·外科学分册,1996,23(6):331-335

5. 边杰,王广田,王智慧.甲状腺疾病的诊断与治疗.北京:人民卫生出版社,1984

6. 王巍,王晋桦,赵德忠,等.鸡血藤、鬼箭羽和土鳖虫调脂作用的比较.中国中药杂志,1991,16(5):299-301

7. 唐英.消瘿汤加减治疗甲状腺良性肿块273例.广西中医药,1994,17(1):21

8. 肖秋生,王孜优.复方香附散治疗慢性甲状腺炎265例.吉林中医药,1994

9. 华川,许芝银.温瘿消治疗桥本氏甲状腺炎的实验研究.江苏中医药,2003,24(8):58-60

10. 陈思兰,李桂芹,林兰. 补肾健脾疏肝法治疗慢性淋巴细胞性甲状腺炎探讨. 国际中医中药杂志,2013, 35(9):860-861

(邵迎新)

第二节　浅谈桥本甲状腺炎发生发展与中医肝肾的关系

桥本甲状腺炎又称慢性淋巴细胞性甲状腺炎,约占甲状腺疾病的 22.5%,多发生于 30~50 岁的女性。早期除甲状腺肿大外,还表现为甲状腺功能亢进,即桥本甲亢;后期因甲状腺纤维化及萎缩而出现甲状腺功能减退,即桥本甲减,同时伴随各系统、各器官功能的严重损伤。

中医学对本病没有记载,根据甲状腺的弥漫性无痛性肿大,可属中医学"瘿病"范畴;本病发展过程中,还可兼有其他疾病,如心悸;疾病后期出现甲减的表现,如虚劳及眼科之目珠突出症等。

纵观本病的发生发展及其临床表现,其与中医肝肾的关系密切,现就桥本甲状腺炎发生发展与中医肝肾关系论述如下。

一、肝肾的主要生理功能与甲状腺激素的生理作用

肝藏血,主疏泄,能调畅全身气机,推动血和津液运行,对气机、对脾胃的运化功能、对情志及对男子排精和女子月经均有重要的调节作用。在体合筋,开窍于目。肾藏精,对于人体的生长发育和生殖有着重要的作用,是人体全身阴阳的根本。并通过肾精中肾阴和肾阳来调节机体的代谢和生理功能活动,其中肾阳具有促进机体的温煦、运动、兴奋和化气的作用,肾阴促进滋润和濡养,两者相反相成,相互制约,相互平衡,维持人体的正常生理活动。肾主水,对人体的津液代谢起着主持和调节的作用。

甲状腺位处肝经循行之所,有着重要的生理功能,这主要通过甲状腺激素得以体现。甲状腺激素的作用缓慢、广泛而持久,主要是调节物质代谢和生长发育。甲状腺激素能促进体内绝大多数组织细胞内物质的氧化,增加产热量,使基础代谢率增高;对糖、脂、蛋白、维生素等物质的代谢有调节作用;能协助维持毛细血管的通透性及淋巴液的代谢,对水及电解质的代谢起重要的调节作用。同时甲状腺激素是维持机体正常生长发育的重要激素,能促进脑、骨骼及生殖器官的发育和生长。另外,甲状腺激素对神经系统、心血管系统、消化系统、血液系统、生殖系统均有重要的意义。

从上可以看出,甲状腺生理功能与中医肝肾的生理功能极其相似,关系非常密切。所以,可以认为,甲状腺的病变多可归结为肝肾功能的失调。

二、肝肾的病理变化与桥本甲状腺炎发生发展及其临床表现

现代医学认为,本病的发生与遗传因素密切相关,由于药物、病毒、遗传、妊娠、环境等因素使患者免疫功能发生紊乱而发病。中医学认为本病主要是由情志内伤、饮食水土失宜引起,并与体质因素密切相关。通常妇女的经、孕、产、乳过程等生理特点与肝经气血有密切

关系。在致病因素的作用下,易引起气郁痰结,气滞血瘀等病理变化,故女性易患此病。中医认为肾为先天之本,由于桥本甲状腺炎患者先天不足,加上长期忧思抑郁或恼怒气结,或妊娠等因素影响肝之疏泄而气机不畅,从而影响脾之运化,使得气机郁滞,气不行津,凝聚成痰,壅结颈前,或因无名疫毒由表入里,郁于肝脾气血运行不畅,郁结颈前而发为瘿病;病久甚则损气伤阳,出现脾肾亏虚之象。

由上可知,本病的病位在肝经循行部位,由于情志不舒,肝气郁结,条达不畅,气滞、痰凝、血瘀交阻于颈前,而成此疾。若肝木疏泄太过,可致肝阳过亢,甚或引起心火亢盛,表现为机体代谢亢进,产生心悸、手颤、心烦易怒、消谷善饥等一系列证候(即桥本甲亢);若疏泄不及,可致脾胃功能减弱,甚至脾肾亏虚,表现为机体代谢功能减低,表现有肢体肿胀、面色萎黄、肢体寒冷、恶寒等症状(即桥本甲减)。肝郁气滞,血行不畅,可致血瘀;脾肾不足,水湿运化失常,可形成痰浊。气滞、痰凝、血瘀三种病理产物结于颈前而成本病。

故病变的发生基于肾之先天不足而易感;病变之初,多由肝脏受损;病变发展,多累及肾(肾-肝-肾,与西医的遗传因素-桥本甲亢-桥本甲减极其相符。所以,无论从本病的发生发展或是本病临床表现,我们都可以看出它与肝肾的密切联系。

三、肝肾脏腑病机及其传变与桥本甲状腺炎的合并症

桥本甲状腺炎病因不清但合并症很多。西医治疗相当棘手,仅仅只能改善症状,难以防患于未然,笔者试列举一二,从脏腑病机和脏腑传变方面作些解释,希望能从宏观角度阐释桥本甲状腺炎合并症的发生机制。

1. 桥本甲状腺炎甲亢期合并症

(1) 合并突眼:桥本甲状腺炎甲亢期可以合并突眼,属于本脏自病,由于肝开窍于目,所以肝郁化火,肝火上炎,可出现目赤、肿痛、流泪、目突等自觉不适,而由于凝痰、瘀血等病理产物循经上攻于目,而可致目珠突出,胞肿,结膜水肿,眼睑闭合不全等。

(2) 合并心脏病:即属中医学"心悸"、"怔忡"范畴,因心肝为子母之脏,肝郁化火,可传及子脏,引起心火亢盛,心神不安,出现心悸、怔忡等不适,为"母子传变"。

(3) 合并肌肉病变:此合并症属于中医学"痿证"范畴,可分为急性甲亢性肌病,慢性甲亢性肌病,甲亢性周期麻痹,甲亢性重症肌无力,病情可极为凶险,甚至可危及生命,由于脾主四肢肌肉,出现此证可属肝木传及脾土,病位从肝延伸至脾,肝木乘脾土,则脾气虚衰,属"相乘传变"病情较为深重;肾主骨,肝在体合筋,由于肝火旺盛,日久灼伤肝阴,加之肾先天不足,或是肝经火热,下劫肾阴(子盗母气),肝肾不能充养筋骨而致肌病。

2. 桥本甲状腺炎甲减期合并症

(1) 合并溢乳-闭经:称甲减-溢乳-闭经综合征。由于甲减期病位在肝肾,肝肾具有调节女子经、孕、产、乳作用,由于肝肾同病,导致女子闭经、溢乳。

(2) 合并神经精神异常:脑为元神之府,肾主骨,生髓,髓通脑,脑为髓海,故肾阳不足,无以化生,髓海空虚,出现神经精神症状,如智力减退、感觉迟钝、记忆力差及各种类精神病。属脏病传腑。

3. 桥本甲状腺炎本身合并症　桥本甲状腺炎可合并甲状腺癌,合并淋巴瘤,多由于前述病理产物"痰"、"血"瘀阻于颈前所致。合并干燥综合征,乃是由于肝肾阴虚,内热化火,伤津灼液,津液不能上承,故出现口眼干燥等症状。

四、调肝肾之法与桥本甲状腺炎的治疗

西医对于桥本甲状腺炎无特殊治疗,仅对症治疗,无根本(对因)治疗。中医学认为,肝肾功能失调是桥本甲状腺炎的发病基础(谓之本),气滞、痰凝、血瘀是本病的病理产物(谓之标),所以调理肝肾,理气、化痰、祛瘀乃是其根本治疗方法。临床上根据病变脏腑及传变脏腑而给予相应治疗,疗效好。如陈如泉教授在针对气滞、痰凝、血瘀三种病理产物治疗的同时,辨证调理肝肾,辨本病为四型,气郁痰阻型,以柴胡疏肝散合四海舒郁丸加减;痰结血瘀型,自拟活血消瘿汤,药味以柴胡、郁金、香附、青皮疏肝理气,并配以瓜蒌皮、山慈菇、土贝母、三棱、莪术、蜣螂虫、自然铜等加减化裁;气阴两虚型以生脉散合二至丸配伍疏肝、化痰、活血之品;脾肾阳虚型以右归饮或右归丸加减,同样配伍疏肝、化痰、活血之品。临床获得了很好的疗效。此亦说明,桥本甲状腺炎从肝肾论治是可行之径,体现了桥本甲状腺炎与肝肾的密切关系。

五、展望

临床中,很多桥本甲状腺炎患者用中医药治疗可以完全治愈,这与西医对症治疗、改善症状相比,有明显的优势。但单纯用中医的调肝肾、理气化痰、活血祛瘀的解释其原因,不足以让医学界信服。目前,中医药治疗桥本甲状腺炎的实验研究大多从免疫组化血清学指标入手,可以说明一部分问题,但是,面临现代医学的挑战,我们仍然没有解释清楚其根本原因。随着人类基因组计划的实施和即将完成,以及生物医学的发展,除创伤类疾病外,疾病的发生都是由于人类基因的改变引起。对于疾病的治疗,最终归结于对基因组的调控。

中医药对于桥本甲状腺炎的治疗是否也是通过对基因组的调控而起作用的?究竟作用于哪一环节?调控过程如何?究竟何种中药对于桥本甲状腺炎的治疗更直接、更有效?这些都需要通过进一步研究得以解释。

参 考 文 献

1. 陈如泉.慢性淋巴性甲状腺炎30例临床分析及辨证治疗.现代中医杂志,1993,7:1-3
2. 伍锐敏.甲状腺疾病的中医治疗.北京:人民卫生出版社,1986
3. 谌剑飞.现代中医内分泌学.上海:上海医科大学出版社.1995

(陶冬青)

第三节　陈如泉教授诊治桥本甲状腺炎学术经验

桥本甲状腺炎(HT)是一种器官特异性自身免疫性疾病,是甲状腺最常见的炎症性疾病。近年来,HT发病有增多的趋势,在人群中的发病率可高达(22.5~40.7)/10万,西方国家HT占甲状腺疾病的10%。我国学者报道患病率为1.6%,发病率为6.9/1000。桥本甲状腺炎好发于30~50岁女性,其起病隐匿,临床表现繁杂多样,典型症状为甲状腺弥漫性肿大、质韧如橡

皮,峡部较甚,病理学以广泛的淋巴细胞或浆细胞浸润、形成淋巴滤泡为特征。本病是一个缓慢进展的疾病,早期可出现甲状腺功能亢进表现,至疾病中后期,甲状腺滤泡破坏萎缩,甲状腺激素水平降低而形成甲状腺功能减退。本病具体的发病机制尚不明确,与免疫损伤、异常凋亡等正常甲状腺功能被破坏有关。目前尚缺乏有效的治疗方法。中医药治疗本病在改善临床症状、降低抗体水平、调节机体免疫功能等方面有自身优势。现将陈如泉教授诊治本病的经验总结如下。

一、中医病名的认识

桥本甲状腺炎,又称桥本氏病,是临床最多见的自身免疫性甲状腺病,由旅居德国的日本学者 Hakaru Hashmoto 于 1912 年首先报道而得名。因 HT 患者的甲状腺有明显的淋巴细胞浸润等一系列病理变化,故又称慢性淋巴细胞性甲状腺炎(CLT)。1956 年 Roitt 等提出本病可能由自身免疫而引起,故又可称自身免疫性甲状腺炎(AITD)。

中医文献中并没有桥本甲状腺炎病名的记载,大多医家将其归属于"瘿"、"瘿病"、"虚劳"、"瘿瘤"等范畴。陈教授认为,"瘿病"是各种甲状腺疾病的总称,而本病不等同于中医"瘿病"。《释名·释疾病》云:"瘿,婴也,在颈婴喉也。"明代李梴在《医学入门》中指出:"瘿、瘤所以两名者,以瘿形似樱桃,一边纵大亦似之,椎槌而垂,皮宽不急。"说明了"瘿"具有"形似樱桃"、"皮宽不急"的特点,故"瘿"应该指的是甲状腺肿大。《中医内科学》中:"虚劳是以脏腑亏损,气血阴阳虚衰,久虚不复成劳为主要病机,以五脏虚证为主要临床表现的多种慢性虚弱证候的总称"。桥本甲状腺炎不能均属"虚劳"范畴,且单以"虚劳"命名,不能说明是由甲状腺疾病而引起。"瘿瘤"是以颈前一侧或双侧结块,状如核桃,可大可小,可软可硬,甚至有核累累为特征。《外科证治全生集》指出瘿瘤:"不痛不坚,软而渐大者。"其相当于西医甲状腺腺瘤,亦不能概括桥本甲状腺炎的特征。

陈教授认为,桥本甲状腺炎的病程较长,伴发症状繁多,病名应根据其主要临床表现而确定。宋代陈无择《三因极一病证方论·瘿瘤证治》中将瘿病分为:"坚硬不移者曰石瘿,皮色不变者曰肉瘿,筋脉漏结者曰筋瘿,赤脉交结者曰血瘿,随喜怒消长者曰气瘿。"依据甲状腺弥漫性无痛性肿大、质地坚韧的表现,甲状腺功能正常时桥本甲状腺炎命名为"肉瘿"较为合适,"肉瘿"即甲状腺肿大而柔韧者;而甲状腺肿大不明显,以甲状腺自身抗体升高为主者,应命名为"瘿气"。HT 患者甲状腺滤泡细胞被破坏,使甲状腺激素释放增多,临床可出现以高代谢为主的甲亢症状。陈教授认为桥本甲状腺毒症也当命名为"瘿气",《中医内科学》中:"瘿气,是颈前轻度或中度肿大,其块触之柔软光滑,无根无结,可随吞咽活动,并见急躁易怒,眼球外突,消瘦易饥等为特征的颈前积聚之病证。"而以心慌为主要临床表现时,可命名为"瘿病·心悸"。

随着疾病的发展,甲状腺不断被破坏,导致激素水平下降而出现甲状腺功能低下,表现为倦怠乏力、畏寒、肢肿、表情呆滞等。陈教授认为,尽管文献中有"劳瘿"之名,但"劳瘿"更符合病因的论述,若将桥本甲状腺炎伴甲减命名为"瘿劳"更切合其临床表现,瘿劳即由瘿病所致的虚损性疾病。明代陈实功《外科正宗》指出:"夫人生瘿瘤之症,非阴阳正气结肿,乃五脏瘀血、浊气、痰滞而成。"桥本甲状腺炎因肝气郁滞而致痰血瘀阻,可表现为结节性桥本甲状腺炎,则可命名为"瘿结",瘿结系甲状腺肿伴有结节者;日久蕴结成毒,毒瘀互结,以致坚硬不可移,当命名为"石瘿",石瘿是以颈前一侧或双侧结块坚硬如石、触之凹凸不平、坚硬有根、可随吞咽而上下移动为特征,其相当于西医甲状腺癌的诊断。

此外,以疼痛为主要表现的痛性桥本甲状腺炎可命名为"瘿痛",瘿痛即甲状腺发生疼痛的一类疾病。以黏液性水肿为主要表现者可命名为"瘿病·脚气",正如《备急千金要方》中所述"因即胫腫,时人号为脚气"。以突眼症状为主者可命名为"瘿病·鹘眼凝睛",《中医病证诊断疗效标准》中指出:"鹘眼凝睛是有痰湿凝滞、气血瘀阻、或热毒内攻所致双眼突出、凝视、白睛瘀滞红赤的眼病。"桥本脑病以意识障碍、认知功能障碍为主者可命名为"瘿病·昏迷",以肌阵挛、震颤为主要症状者,可命名为"瘿病·痉病",以妄想、躁狂等神经精神症状为主者,可病名为"瘿病·狂病"。

二、病因病机分析

中医学认为,桥本甲状腺炎的发病主要与情志失调、体质因素、水土因素及感受无名疫毒有密切关系。陈教授认为,肝肾功能失调是桥本甲状腺炎发生发展的主要因素。

1. 先天禀赋不足是发病的内在因素　《素问·评热病论》曰:"邪之所凑,其气必虚。"《素问·刺法论》亦曰:"正气存内,邪不可干。"正气是决定疾病发病的主导因素,正气不足是疾病发生的内在因素。肾为先天之本,藏先天之精,主生长发育生殖与脏腑气化。《素问·金匮真言论》云:"夫精者,身之本也。"若先天之精不足,禀赋虚弱,体质因素决定其更易患甲状腺疾病。《柳州医话》中说:"禀乎母气者多",这与西医认为本病的发生与遗传有关相一致。因此,先天禀赋不足是 HT 发病的内在因素。

2. 肝疏泄失调是发病的始动因素　《素问·灵兰秘典论》中云:"肝者,将军之官,谋虑出焉。"肝为刚脏,性喜条达而恶抑郁,主疏泄和主藏血,能疏通畅达全身气机,促进精血津液的运行输布,对脾胃之气的升降、胆汁的泌泄、情志的舒畅、男子的排精和女子的排卵行经有调节作用。隋代巢元方在《诸病源候论·瘿候》中说:"瘿者由忧恚气结所生。"《济生方·瘿瘤论治》亦指出:"夫瘿瘤者,多由喜怒不节,忧思过度,而成斯疾焉。"均指出了甲状腺疾病的发病与情志失调、肝失疏泄有关。若情志不畅,抑郁伤肝,肝气失于条达,影响肝之疏泄而气机不畅,形成肝气郁结的病理变化,进而影响津血运行,痰凝、瘀血壅结颈前则见甲状腺肿大;若肝疏泄太过,导致肝气亢逆,则阳亢化风或日久化火,甚或导致心火亢盛,则头晕目眩、急躁易怒、肢体颤抖、面红目赤、心悸怔忡。

3. 痰浊、瘀血是主要病理因素　先天禀赋不足,加之肝失疏泄而导致气机郁滞,从而影响肺、脾、肾三脏水液代谢的功能,气不行津,凝聚成痰。《沈氏尊生书》中云:"气运于血,血随气以同流,气凝血亦凝,气凝在何处,血亦凝在何处。"气不行血,瘀血壅结颈前,而形成瘿肿、目突等。《丹溪心法·六郁》中云:"气血冲和万病不生,一有怫郁,诸症生焉,故人生诸病多生于郁,诸郁终致气郁血郁。"痰浊、瘀血既是病理产物,又是桥本甲状腺炎的主要致病因素,正如《丹溪心法》:"痰夹瘀血碍气而病",《外科正宗·瘿瘤论》:"瘿瘤之症非阴阳正气结肿,乃五脏瘀血、浊气、痰滞而成。"

痰浊、瘀血可相互转化,相互影响。国医大师邓铁涛曾提出"痰是瘀的初期阶段,瘀是痰浊的进一步发展。"陈教授认为,某种意义上"血瘀"在早期可视为"痰浊"。唐容川《血证论》谓:"血积既久,亦能化为痰水","须知痰水之壅,由瘀血使然"。巢元方《诸病源候论》也指出"诸痰者,此由血脉壅塞,饮水积聚而不消散,故成痰也。"两者相互胶着,可致疾病缠绵难愈,犹蜂子之穴于房中,莲子之嵌于蓬中。

4. 阳虚是本病的主要结局　肝郁日久,化火伤津耗气,肝气久虚,必致肝阳虚,则温煦、推动无力而致气滞寒凝血瘀,而出现气血运行不畅的一系列病变。《中藏经·论肝脏虚实寒热生死逆从脉证之法》中说:"肝虚冷,则胁下坚痛,目盲臂痛,发寒如疟状,不欲食,妇人月水不来,气急,其脉左关上沉而弱者是也。"中医学又认为,肝肾同源,久病及肾。肝阳虚,必将损及肾阳,导致肝肾阳虚,阴寒内生,阻碍气机,则出现畏寒肢冷、肌肤甲错、毛发干枯、性欲减退、月经稀少等症。《类经附翼·求正录·真阴论》说:"火衰其本,则阳虚之证叠生。"先天影响后天,脾阳根于肾阳,肾阳虚不能温煦脾阳,渐显脾肾阳虚,出现一派虚寒之象。病久可及心,心阳不振则心动过缓、脉沉迟缓,阳虚水饮上泛,则出现胸闷、喘气等症。

5. 气阴两虚、火毒内盛是主要变证　朱丹溪云:"气有余便是火。"刘完素亦指出:"五志过极皆化火。"肝疏泄失调,肝气郁结日久化火,火热炽盛成毒,或痰瘀内伏,酿邪成毒,火毒内盛则为桥本甲状腺炎的变证,表现为目赤肿痛、烦躁易怒、头晕胁痛、纳亢易饥,甚至高热、谵妄、昏睡等。火毒之邪,易耗气伤阴,或素体肾阴亏虚,肾精不足,精不化气,形成气阴两虚的征象,气阴两虚是桥本甲状腺炎的另一变证,表现为心悸、多汗、乏力、怕热等。气阴两虚及火毒内盛在桥本甲状腺毒症中较常见,火毒内盛兼痰瘀闭阻清窍则形成桥本脑病。

6. 本虚标实,涉及多脏器功能紊乱　本病起病之初,先天禀赋不足、肝失疏泄,导致气郁痰浊壅结颈前,日久化火,影响气血运行,痰浊、瘀血合而为患;疾病后期,耗伤正气,阳气亏虚,虚寒内生,故本病为本虚标实,虚实夹杂之证。

陈教授认为,除肝脾肾外,桥本甲状腺炎的发生发展还涉及肺、心二脏。清代吴谦在《医宗金鉴》中云:"肺主气,劳伤元气,膜里不密,外寒搏之,致生气瘿,宜清肺气,调经脉,理劳伤,和荣卫。"沈金鳌在《杂病源流犀烛》亦指出:"惟忧患耗伤心肺,故瘿多着颈项及肩。"肺主气司呼吸,主宣发肃降。《素问·五藏生成》说:"诸气者,皆属于肺。"肺的宣发和肃降功能协调有序,则气机升降出入运动通畅,否则,周身气机不畅,影响精血津液的运行。《素问·刺节论》:"肝生于左,肺藏于右。"肝气左升,肺气右降,升降相合,才能使气机条畅。肺的呼吸失常,气虚则出现乏力、声低气怯等。《医方集解》称:"肺为水之上源。"肺气行水功能失常,则水液不能正常布散,聚而为痰饮水湿。

心为君主之官,五脏六腑之大主。心藏神,主血脉,为阳脏而主通明。心神驾驭协调各脏腑之气,调控各脏腑功能。情志所伤,首伤心神,次及相应脏腑,导致脏腑气机紊乱。《灵枢·邪气藏府病形》说:"愁忧恐惧则伤心。"心为神明之脏,不仅喜能伤心,而且五志过极皆能损伤心神。肝藏魂,心藏神,两者与人体精神活动密切相关。肝火旺盛,导致心火亦旺,形成心肝火旺之候,则心烦、心悸怔忡;心肝火旺,炼液成痰,痰火内扰,则失眠、狂躁易怒。肝火旺盛,耗伤阴津,心肝阴虚,出现以心悸、心烦、手抖、易饥等甲状腺毒症为主要表现的证候。心为肝之子,肝主藏血,心主行血,两者配合,则人体的血液生成储运调节正常。若肝气郁结,进而肝血瘀阻,可累及心,导致心肝血瘀的病理变化,则胸闷、胸痛,如桥本甲亢致心脏病等。

三、辨证分型

陈教授针对本病因机特点,结合多年临床经验,将本病分为气郁痰阻、痰结血瘀、气阴两虚、脾肾阳虚四个证型。

1. 气郁痰阻证

症状:颈前肿大,按之质地柔软,未扪及明显肿块,可随情志波动而消长,嗳气叹息,伴有胸胁胀满,乳房作胀。舌质淡红,舌苔薄白,脉弦。

治法:理气舒郁,化痰消瘿。

代表方:柴胡疏肝散合四海舒郁丸加减。

药物:柴胡、橘叶、香附、郁金、夏枯草、浙贝母、瓜蒌皮等。

加减:颈咽部不适,可加桔梗、射干、牛蒡子,如有异物感,可加半夏、厚朴、紫苏;局部颈肿明显者,可加青皮、枳壳、橘核、荔枝核、八月札等。

典型案例1:某女,42岁。病史:患者诉于2010年4月无明显诱因发现颈前肿大,遂至某医院查甲状腺功能:TSH↑,FT$_3$、FT$_4$均在正常范围,诊断为"甲状腺功能减退",予以左甲状腺素钠片(优甲乐,口服,25μg/日)治疗,服药2个月后患者自行停服优甲乐。于2012年6月复查甲状腺功能:FT$_3$↑、FT$_4$↑,TSH↓,诊为"甲状腺功能亢进",予以甲巯咪唑片口服,10mg/日治疗,1个月后改为甲巯咪唑片7.5mg/日,9月8日复查甲状腺功能:FT$_3$↓、FT$_4$↓,TSH↑,改为优甲乐50μg/日。现症见:颈肿未消,无疼痛,无畏寒肢肿,大便调,小便可,月经量少,月经周期及经期正常。查体:甲状腺Ⅱ度肿大,质地柔软,压痛(−),舌质淡红,舌苔薄白,脉弦。辅助检查:甲功:FT$_3$ 3.17pg/ml、FT$_4$ 1.16ng/dl、TSH 3.073μIU/ml↓、TGAb>500U/ml↑、TPOAb>1300U/ml↑;甲状腺彩超示:双侧甲状腺弥漫性肿大;甲状腺细针穿刺示:考虑桥本甲状腺炎。

中医诊断:肉瘿,辨证属气郁痰阻。西医诊断:桥本甲状腺炎。

方药:橘叶15g,茯苓15g,鬼箭羽15g,制香附15g,瓜蒌皮15g,黄芪30g,白花蛇舌草30g,夏枯草20g,郁金15g,陈皮10g,甘草5g,菟丝子15g,一日1剂,水煎服。左甲状腺素钠片,25μg,口服,一日1次。

服药至2013年4月复诊,患者颈肿较前缩小,甲功示FT$_3$、FT$_4$正常,TSH↓,左甲状腺素钠片改为12.5μg/d,活血消瘿片,口服,三次/日,4片/次。

典型案例2:某女,50岁。患者近半月来自觉颈前疼痛,偶有心慌等不适,无发热,无局部发红,饮食及睡眠可,二便调。查体:甲肿Ⅱ度,质地中等,压痛(−),心肺腹(−),舌质淡红,苔薄黄,脉象弦而细。辅检:甲状腺彩超:桥本甲状腺炎不排除。穿刺示:见散在成团的甲状腺细胞、较多的淋巴细胞。吸碘率:2小时及4小时均低于正常。甲状腺功能:FT$_3$ 6.06pg/ml↑、FT$_4$ 2.33ng/dl↑、TSH 0.0182μIU/ml↓、TGAb 98.6U/ml↑、TPOAb 14.4U/ml。

中医诊断:瘿气,辨证为气郁痰阻。

西医诊断:桥本甲状腺炎伴甲亢。

治法:疏肝理气化痰、活血消瘿之法。

方药:柴胡10g,郁金15g,赤芍15g,猫爪草15g,连翘15g,鬼箭羽15g,白蚤休15g,玄参15g,橘叶10g,忍冬藤30g,玄胡15g,甘草5g,1剂/日,水煎服。活血消瘿片,口服,3次/日,4片/次,另予以金黄消瘿膏,外敷甲状腺患处,1次/日。

二诊,颈前疼痛较前缓解,甲状腺功能示FT$_3$、FT$_4$在正常范围,TSH↑。中药方:柴胡10g,枸杞15g,穿山龙15g,猫爪草15g,黄芪20g,连翘15g,橘叶10g,鬼箭羽10g,郁金20g,甘草5g,1剂/日,水煎服。

三诊,患者诉稍畏寒,大便干结,末次月经延后约20天,经量偏少。中药方:炙黄芪30g,

制香附 10g,枸杞 15g,菟丝子 15g,川芎 10g,淫羊藿 15g,炒白术 10g,杜仲 15g,熟地 15g,当归 15g,乌药 10g,肉苁蓉 15g,1 剂 / 日,水煎服。

2. 痰结血瘀证

症状:颈肿,表面凹凸不平,或可扪及肿块,质地较韧或硬,可伴有局部压迫或胀感不适,胸闷脘痞。苔白或薄腻,脉弦或滑。

治法:化痰祛瘀,消瘿散结。

代表方:活血消瘿汤加减。

药物:柴胡、郁金、瓜蒌皮、山慈菇、土贝母、三棱、莪术、蜣螂虫、自然铜等。

加减:局部较韧或硬,经久不消者,血瘀甚者,加穿山甲、蜈蚣、水蛭、土鳖虫、鬼箭羽;痰浊甚者,加猫爪草、穿山龙、浙贝母等;伴有瘀毒者,加露蜂房、龙葵、白花蛇舌草、石见穿等。

典型案例 1:某女,48 岁。患者 3 个月前体检时发现甲状腺结节,超声提示左侧结节大小为 0.54cm×0.4cm,右侧结节大小为 0.47cm×0.36cm,未予以药物治疗。现诉无声嘶,无吞咽困难及憋气等不适,纳眠均可,大小便及月经尚可。查体:甲状腺触诊无明显肿大,心率 72 次 / 分,舌质黯红,舌边有瘀点,舌苔薄白,脉弦。甲状腺超声提示:甲状腺回声不均匀(桥本甲状腺炎可能),内见多个稍强回声,边界清晰,其中左、右侧大小分别为 0.5cm×0.38cm、0.48cm×0.38cm。CDFI:未见异常血流信号。甲状腺功能示:FT_3、FT_4、TSH 均在正常范围,TGAb、TPOAb 均高于正常。

中医诊断:瘿结,辨证为痰结血瘀。西医诊断:桥本甲状腺炎伴结节。

方药:活血消瘿片,口服,4 片 / 次,3 次 / 日。

典型案例 2:某女,52 岁。主诉:颈肿 2 年。患者 2 年前自觉颈肿,在某医院诊断为"桥本甲状腺炎",未予以药物治疗,定期随访观察,现求诊于我科。刻下症见:稍觉颈前胀感,偶有乳房胀痛,无心慌怕热多汗,无畏寒肢肿,无声音嘶哑及吞咽困难,月经先期,量可。查体:一般可,右侧甲肿Ⅱ度,按之质韧,心肺(−),全腹(−),舌质黯红,舌苔微黄,脉弦。细针穿刺示:桥本甲状腺炎。甲状腺功能正常,超声示:甲状腺非对称性肿大,质地不均并多发实性结节。

中医诊断:瘿节,辨证为痰瘀互结。

西医诊断:桥本甲状腺炎,结节性甲状腺肿。

治法:理气活血,化痰散结。

方药:橘叶 15g,白花蛇舌草 30g,郁金 10g,蜣螂虫 5g,制香附 15g,三棱 15g,莪术 15g,王不留行 15g,猫爪草 15g,连翘 15g,土贝母 15g,甘草 5g,1 剂 / 日,水煎服。

3. 气阴两虚证

症状:颈部弥漫性肿大,按之质地柔软,伴有倦怠乏力,易疲劳,多汗,怕热,手抖,心悸。舌质红,舌苔薄,脉细或细数。

治法:益气养阴,柔肝消瘿。

代表方:二至丸合生脉散或益气养阴方加减。

药物:黄芪、牡蛎、女贞子、太子参、郁金、麦冬、钩藤、五味子、旱莲草、玄参等。

加减:气虚甚者,加党参、白术益气健脾;虚风内动肢体颤抖者,加钩藤、石决明、白芍等平肝息风;痰偏甚者,加浙贝母、山慈菇、瓜蒌皮等化痰消瘿;阴虚甚者,加生地、鳖甲、龟板等滋阴清热;血瘀偏甚者,加鬼箭羽、急性子、莪术等活血消肿。

典型案例:某女,62 岁。2014 年 6 月 10 日初诊。主诉:心慌半月。患者半月前自觉心慌,在某医院查甲状腺功能示"甲亢",未予以诊治,现诉仍心慌、多汗,乏力,大便稍干,1~2 日一行,睡眠可。既往史:患者 50 余年前曾被诊为"甲亢",具体诊治情况不详。查体:一般情况可,突眼征(-),手抖征(+),甲肿Ⅱ度,质地柔软,心率 104 次/分,心律齐;舌质淡红,苔薄白;脉细数。辅检:FT_3 6.43pg/ml,FT_4 2.47ng/dl,TSH 0.008μIU/ml,TGAb>500U/ml,TPOAb>1300U/ml;^{131}I 摄入率(2h):9.4%;TRAb(-);彩超提示:甲状腺弥漫性肿大,峡部增厚;白细胞计数 5.4*10^9/L。

中医诊断:瘿气,辨证为气阴两虚兼痰凝。西医诊断:桥本假性甲亢。

方药:复方消瘿甲亢片,口服,5 片/次,3 次/日,盐酸普萘洛尔片,口服,3 次/日,10mg/次。

患者服用以上药物后甲状腺功能恢复正常,10 月 21 日停用普萘洛尔,继续服用复方消瘿甲亢片,2 次/日,5 片/次。

后电话随访患者,停用复方消瘿甲亢片,自行复查甲状腺功能均在正常范围。

4. 脾肾阳虚证

症状:颈部肿大,伴有畏冷,面色萎黄,腰膝酸软,乏力,少气懒言,食少纳差,男子阳痿,女子经少。舌质淡胖,苔白,脉沉细。

治法:温补脾肾,化痰消肿。

代表方:右归丸或温肾方加减。

药物:淫羊藿、半夏、女贞子、巴戟天、补骨脂、肉苁蓉、石菖蒲、熟地、桂枝等。

加减:肝阳虚甚者,加吴茱萸、黄芪、生姜、乌药等;肾阳虚甚者,加鹿角胶、仙茅等;脾阳虚甚者,加附子、肉桂、干姜;伴有水肿者,加生姜皮、泽泻、茯苓皮、桑白皮、猪苓等。

典型案例 1:某女,32 岁。主诉:发现颈部肿大 3 天。病史:患者诉 3 天前无明显原因发现颈部肿大,在当地医院行颈部 CT 检查示:双侧甲状腺弥漫性肿大。查甲状腺功能示:FT_3、FT_4 都在正常范围,TSH 高于正常,TGAb、TPOAb 阳性,诊断为"桥本甲减",未给予治疗。现症见:畏寒,乏力,咽部不适,无肢体及颜面部浮肿,大便通畅,小便可,月经调。查体:一般可,甲肿Ⅰ度,质地柔软。舌脉:舌质淡,舌苔薄白,脉细。辅检:甲状腺穿刺:考虑桥本甲状腺炎。

中医诊断:瘿劳,脾肾阳虚证。

西医诊断:桥本甲状腺炎,甲状腺功能减退。

方药:淫羊藿 15g,补骨脂 15g,巴戟天 10g,炙黄芪 30g,当归 10g,枸杞 12g,杜仲 15g,灵芝 3g,葫芦巴 10g,陈皮 12g,炙甘草 10g。每日 1 剂,水煎服。

复诊,患者自觉畏寒症状有减轻,月经正常,二便调。脉细数,舌苔薄。甲状腺功能示:FT_3 2.88pg/ml(2.00~4.40pg/ml)、FT_4 8.79ng/dl(9.32~17.09ng/dl)、TSH 22.73μIU/ml(0.27~4.2μIU/ml)、TGAb 532.4U/ml(0~115U/ml)、TPOAb 412.00U/ml(0~34U/ml)。方药:淫羊藿 15g,炒枳壳 10g,补骨脂 15g,鬼箭羽 15g,巴戟天 10g,猫爪草 15g,炙黄芪 30g,枸杞 12g,浙贝母 15g,制香附 12g,甘草 5g。L-T4,1 次/日,50μg/次。

典型案例 2:某女,27 岁。患者确诊 HT 已有 6 年,现服用左甲状腺钠片,112.5μg/d,刻下症见:畏寒,时有少腹隐痛,阴冷天加重,喜按,脱发,大便偏干,月经量少,经期 3~4 天。舌脉:舌质黯红,舌苔薄,脉沉。

中医诊断:瘿劳,阳虚寒凝证。西医诊断:桥本甲状腺炎。

方药:淫羊藿 15g,炒吴茱萸 6g,巴戟天 15g,益母草 15g,炙黄芪 20g,乌药 15g,当归

15g,炒白术 10g,熟地 15g,制黄精 15g,炒白芍 15g,炙甘草 10g。1 剂 / 日,煎服。

四、治法用药

1. 治法用药特点

(1)补气健脾法:该类药物包括黄芪、党参、太子参、白术、薏苡仁等。药理研究表明,补气药主要含有多糖、皂苷等化学成分,两者都有免疫调节作用。如前所述,HT 的发病与自身免疫机制密切相关,可推测运用此类药物的机制。陈教授尤其善于运用黄芪,剂量常可达50~100g,黄芪具有双向免疫调节作用。

(2)疏肝理气法:陈教授认为,肝疏泄失调是 HT 发病的始动因素。因此,疏肝理气法是治疗 HT 的基本治法。选用该类药物,要抓住其个性特长,如柴胡、橘叶、佛手、香附、枳壳等疏肝行气,而青皮、枳实等有"破气"作用,玫瑰花、郁金、八月札等还兼有活血的作用,绿萼梅、荔枝核、橘核等还兼有散结的作用。

(3)化痰散结法:脾为生痰之源,脾气健运,气血津液运行通畅,则可杜绝生痰之源。肺为储痰之器,肺宣发肃降之功调节有序,则痰无"藏身之处"。陈皮、法半夏等能健脾化痰,桔梗、苏子、穿山龙、牛蒡子、莱菔子等能宣降肺气而化痰,胆南星、猫爪草、浙贝母、瓜蒌皮、白芥子,既能化痰,还兼有散结消肿的作用。

(4)活血化瘀法:陈教授认为,HT 患者大多有不同程度的"血瘀"表现,活血化瘀法也贯穿治疗全过程。疾病早期"血瘀"程度较轻,可选用赤芍、丹参、川芎、桃仁、红花等活血祛瘀药,"血瘀"较重者,可选用王不留行子、乳香、没药、急性子、鬼箭羽、三棱、莪术等破血逐瘀药。对于痰瘀互结,脉络凝滞者,当选用水蛭、蜈蚣、蜣螂虫、土鳖虫等虫类药剔凝痰、通经络。

(5)温阳消瘿法:适用于阳虚型 HT 患者,常将温阳药与化痰、活血药配伍运用。脾阳虚者,喜用炮姜、椒目、红参等;肾阳虚者,喜用肉苁蓉、巴戟天、淫羊藿、菟丝子、补骨脂等温润之品;肝阳虚者,喜用黄芪、吴茱萸、乌药等,配伍白芥子、法半夏等具有"温性"的化痰药,及姜黄、乳香、莪术、红花等性温的活血化瘀药。

(6)益气养阴法:此法多用于桥本甲状腺毒症的治疗。如自制中成药复方消瘿甲亢片治疗桥本一过性甲亢,复方甲亢片治疗桥本甲亢等。中药复方中也常用玄参、鳖甲、牡蛎、天门冬等滋阴兼散结消肿药,用黄芪、太子参、党参、白术等补中益气之品。

(7)清热泻火法:尽管 HT 多以阳虚为最终结局,但其发生发展也常兼有火热、热毒、虚火等征象。清热泻火药用夏枯草、龙胆草清肝泻火,栀子、黄连等清泻心火,石膏、知母、黄芩清肺胃之火,大黄、牛膝等引火下行,清热解毒药用山慈菇、连翘、天葵子、土贝母等,滋阴清热药用生地、玄参、鳖甲等。

(8)宣肺消瘿法:陈教授认为,宣肺法在甲状腺疾病的治疗中十分重要,不仅能调畅全身气机,还能调节位居高上的甲状腺局部气血。陈教授喜用紫苏子、牛蒡子、荆芥等风药宣肺消瘿。这类药物多轻清上升,向外趋表,可通过开泄腠理而达邪外出,且多入肺,可助之宣降。《素问·阴阳应象大论》指出:"风气通于肝。"同气相求,风药入肝经而助其疏泄。

2. 用药规律分析   随机抽取陈教授使用中药方治疗 HT 处方 50 例,采用 Excel 软件进行收集、处理,统计分析药物使用频次、频率,按《中药学》教材对药物进行分类。我们将 22味使用频次较高的中药统计分析,结果见表 1。在 50 例处方中,使用频次最高者是赤芍,共

31次,62%的处方中使用了该药,其次为郁金,共29次,58%的处方中使用了该药。将陈教授治疗HT药物类别进行分析,主要分布在补虚药、活血化瘀药、清热药、理气药、化痰止咳平喘药、平肝息风药、解表药、利水渗湿药、温里药等(表2)。虽然样本含量不大,仍可以看出陈教授用药灵活多端,千变万化,但又有一定规律性,补益类药物和活血化瘀药分布较广,种类甚多,这和HT病机特点相符合。

表1　药物使用频率

药物	频次	频率(%)	药物	频次	频率(%)
赤芍	31	62	橘叶	17	34
郁金	29	58	生黄芪	16	32
淫羊藿	27	42	浙贝母	16	32
补骨脂	23	46	青皮	16	32
炙黄芪	22	44	菟丝子	16	32
鬼箭羽	20	40	莪术	15	30
制香附	19	38	夏枯草	15	30
王不留行	19	38	穿山龙	15	30
熟地	19	38	猫爪草	14	28
巴戟天	18	36	柴胡	13	26
当归	17	34	瓦楞子	12	24
瓜蒌皮	17	34			

表2　药物类别分布情况

药物类别	药物种类	药物类别	药物种类
补虚药	25	利水渗湿药	4
活血化瘀药	17	温里药	3
清热药	17	祛风湿药	1
理气药	10	攻毒杀虫止痒药	1
化痰止咳平喘药	8	消食药	1
平肝息风药	6	止血药	1
解表药	5	开窍药	1

3. 外治法的运用　陈教授在中药内服的基础上,还善于运用中药膏剂外敷治疗,常用的有四种:理气消瘿膏,由紫苏子、莱菔子、牛蒡子、香附等组成,用于甲状腺质地柔软、随情志消长变化的气滞型HT患者;活血散结膏,由水蛭、猫爪草、夏枯草等组成,用于甲状腺质地韧硬、经久难消的痰阻血瘀型;金黄消瘀膏,有赤芍、白芷等组成,用于甲状腺局部疼痛或压痛的肝经郁热型,包括亚甲炎型桥本甲状腺炎和桥本甲状腺炎合并亚甲炎;温阳散结膏,由麻黄、白芥子等组成,用于HT病久阳虚兼痰瘀者。有研究认为,外用消瘿膏能降低甲状腺重量,恢复甲状腺细胞的增生状态,内外合治,标本兼顾。外用消瘿膏具有疗效确切、使用方便、副作用小的特点。

参 考 文 献

1. 陈家伦.临床内分泌学.上海:上海科学技术出版社,2011
2. 李品,高天舒.桥本甲状腺炎中医病名考.辽宁中医药大学学报,2012,14(7):203-204
3. 陈如泉.甲状腺疾病中西医诊断与治疗.北京:中国医药科技出版社,2001
4. 陈如泉.陈如泉教授医论与临床经验选萃.北京:中国医药科技出版社,2007
5. 中华医学会内分泌学分会.中国甲状腺疾病诊治指南-甲状腺炎.中华内科杂志,2008,47(9):784-788
6. 陶冬青,陈如泉.消瘿甲亢片治疗甲状腺机能亢进症临床研究.中医药信息,2005,22(1):36-38
7. 张永宁,袁丽超,张旭,等.常用补气药中多糖和皂苷对免疫干预作用的研究进展.上海中医药杂志,2011,45(8):78-81
8. 李菲,崔文洁,盛春君,等.甲状腺相关单侧突眼的临床特征分析.上海医学,2014,37(9):805-807

（左新河　赵　勇）

第四节　陈如泉运用活血消瘿汤治疗桥本甲状腺炎经验

桥本甲状腺炎又称慢性淋巴细胞性甲状腺炎,是一种自身免疫性疾病。临床上并非少见,且有日趋增多之势。由于过去认识不足及诊断检测方法未能普及,确诊较为困难,中医药治疗本病也报道较少。兹就陈如泉教授运用自拟活血消瘿汤治疗慢性淋巴细胞性甲状腺炎的经验介绍如下。

一、桥本甲状腺炎的病机与运用活血消瘿汤的理论基础

桥本甲状腺炎在中医学中,没有该病的记载,根据该病的临床表现,大多属于中医"瘿病"范畴。分别类似于"气瘿"或"肉瘿"或"石瘿"。然而,该病不等于中医"瘿病",中医"瘿病"还包括地方性甲状腺肿、单纯性甲状腺肿、甲状腺功能亢进症、甲状腺癌、亚急性甲状腺炎等甲状腺疾病。并且,部分慢性淋巴性甲状腺炎还兼夹有其他病症,如有的患者除甲状腺肿大外,还有畏寒肢冷、脸面浮肿、面色萎黄等一系列脾肾阳虚症状,这种患者大多兼有虚劳病,或以"虚劳"病为主。有的患者以心悸为主要表现就诊者,则兼夹有"心悸"病。有的患者兼有眼突者,兼有"目珠突出症"。

陈教授认为本病主要由于情志不舒,抑郁不畅,肝失条达,气滞、痰凝、血瘀等交阻凝滞于颈前,遂成本病。本病之病位属于肝经循行之部位。肝属木,其气喜条达舒畅。肝脉起于足大趾,上行绕阴器,过少腹,上挟胃,属络胆,贯膈,循喉咙之后,上吭嗓,系目系,上出额,与督脉交于颠。因于情不舒,肝气抑郁,肝失疏泄,则致肝郁化火,肝阳过亢,甚或心火亦亢,表现机体代谢亢进,产生心悸、手颤、心烦易怒、消谷善饥、消瘦等一系列症状。若肝木疏泄不及,可致脾胃功能减弱,甚至脾肾亏虚,产生机体代谢功能减低,表现恶食、面色萎黄、肢体畏冷、肢体肿胀等一系列脾肾阳虚之症。可见,形成本病的病机,始于肝郁气滞,血行不畅,气滞血瘀,进而木郁克土,累及于肾,水之运化失常,肝脾肾功能相互失调,终致痰浊、气滞、血

瘀交于颈前,发生瘿肿。诚如明代陈实功所论:"夫人生瘿瘤之症,非阴阳正气结肿,乃五脏瘀血,浊气、痰滞而成"(《外科正宗·瘿瘤论》)。

二、活血消瘿汤及其加减运用

慢性淋巴细胞性甲状腺炎之病位在肝经循行之部位,其病机以气滞、痰凝、血瘀为主,因此治疗的重点应在疏肝理气,化痰活血。临床中陈教授运用自拟活血消瘿汤加减治疗每获效验,活血消瘿汤方以柴胡、郁金、香附、青皮等疏肝理气,舒达肝气;以瓜蒌皮、山慈菇、土贝母等化痰涤痰;以三棱、莪术、蜣螂虫、自然铜等破血行瘀。方中蜣螂虫为必用之品,据《本草纲目》记载,蜣螂虫治瘿,故用之。自然铜既有活血行瘀之功,《本草纲目》也记载有"消瘿"之说。若局部较韧或较硬,经久不消者,选用蜈蚣、全蝎、土鳖虫等药物。甲状腺肿大不明显,质地较软者,则加用荔枝核、橘核、瓦楞子等破气化瘀之品。若本病合并甲亢,表现有气阴不足者,以生脉散合二至丸加减为主,酌情伍以活血消瘿汤予疏肝、化痰、活血。若本病表现为脾肾阳虚为主,则以温补脾肾为主,宜右归饮合活血消瘿汤以温通散结。

三、典型病例

喻某,女,36岁。1989年12月12日初诊,主诉:颈部肿大7年余。患者从1982年开始,颈部肿大,心慌,怕热,乏力,西医初诊为甲亢,服用西药甲巯咪唑等药物1年,症状缓解,自行停药。近1年来,颈部又逐渐肿大,舌咽时感不适,无明显急躁易怒等现象,偶有心慌,纳食一般,月经正常,二便自调。查体:体温36.5℃,脉搏90次/分,呼吸20次/分,血压130/80mmHg。眼突(-),手颤(-),甲状腺Ⅱ度肿大,两侧均可扪及大小不等的结节,血管杂音(-),心律齐90次/分,两肺未闻及异常,肝脾未触及。脉细数,舌苔薄白。同位素检查:1989年12月13日,T_4:223.17nmol/L,T_3:5.420nmol/L,TSH:2.3mU/L。MCA38.9%,TGA49.5%,两者均为阳性。甲状腺穿刺为较多淋巴细胞,少量甲状腺细胞,提示桥本甲状腺炎,中医诊断为"瘿病",证属痰凝血瘀,兼有气郁,治以疏肝理气,化痰活血之法,予以活血消瘿汤化裁。药用:柴胡10g,郁金10g,瓜蒌皮15g,白芥子20g,桃仁10g,三棱10g,莪术10g,王不留行30g,土贝母20g,自然铜15g,蜣螂虫3枚,每日1剂,水煎服,连服上方21剂后,症状消失,甲状腺明显缩小,继服上药化裁,隔日一剂,1990年5月8日复诊,自觉症状消失,甲状腺不肿大,未扪及肿块,复查T_3、T_4、TSH仍属正常范围,中药仍以原方化裁,仍隔日1剂,2个月后自行停药,1991年4月3日复查,病情稳定,自觉症状消失,T_3、T_4、TSH仍属正常范围,MCA,TGA为弱阳性。

参 考 文 献

1. 伍锐敏.甲状腺疾病的中医治疗.北京:人民卫生出版社,1983
2. 陈如泉.慢性淋巴细胞性甲状腺炎30例临床分析及辨证治疗.现代中医杂志,1993,7:1-3
3. 唐英.消瘿汤加减治疗甲状腺良性肿块273例.广西中医药,1994,17(1):21
4. 胡熙明,张立平.中国药物大全.北京:人民卫生出版社,1991

(陈继东)

第五节　中医药治疗桥本甲状腺炎相关抗体的临床观察

　　桥本甲状腺炎（HT、桥本氏病）是最常见的自身免疫性甲状腺疾病，又称为自身免疫性甲状腺炎，甲状腺过氧化物酶抗体（TPOAb）、甲状腺球蛋白抗体（TGAb）等自身抗体的明显增高是桥本甲状腺炎的主要特征，标志着甲状腺淋巴细胞浸润以及甲状腺组织的破坏。HT早期的临床表现并不典型，仅有甲状腺肿大或有咽部不适感，随着病情的进展，大都会导致甲状腺功能减退（甲减）而出现多种临床表现。然而值得注意的是有部分患者即使甲状腺功能在正常范围，或者桥本甲减应用左甲状腺素钠（L-T$_4$）替代治疗维持甲状腺功能在正常范围，仍然会有如甲状腺肿大、甲状腺结节、突眼、情绪抑郁或焦虑、记忆力和体力下降、颜面或肢体浮肿、身体笨重、胃胀痛、肌肉关节疼痛、腰膝酸软、疲劳乏力、皮肤病变、毛发脱落稀少、手足麻木刺痛、五官感觉减退或异常、性功能异常、女性月经不调、育龄期女性的不孕或不良妊娠结局等诸多"甲状腺症状"。其原因可能是因为自身免疫异常所致的，另外一种可能是替代治疗的目标是使所有组织中的甲状腺激素水平达到正常水平，但目前只能检测到外周血清的甲状腺激素水平。而且HT可伴发许多其他自身免疫性疾病，包括类风湿关节炎、Addison病、肾上腺功能减退、恶性贫血、重症肌无力、多发性硬化症、Ⅰ型糖尿病、性功能减退、乳糜泻、自身免疫性肝病、疱疹样皮炎、白癜风、系统性红斑狼疮、血小板减少性紫癜、多囊卵巢综合征或抗磷脂抗体综合征等。因HT有如此众多的"甲状腺症状"以及容易伴发其他自身免疫性疾病，严重危害人们身体健康，近年来，许多学者应用糖皮质激素、白细胞介素-10、硒制剂、干扰素、环孢素A、他汀类等药物从调节免疫紊乱的角度尝试处理这一疾病的基础和临床研究，但这些免疫调节疗法尚缺乏大样本前瞻性循证医学依据。目前从中医药角度寻找治疗HT的途径日益增多，研究HT病理机制最理想的血清标志物是甲状腺自身抗体TPOAb、TGAb，我们在临床上通过疏肝健脾、滋补肝肾、活血化瘀、祛痰散结中药治疗50例HT，观察患者TPOAb、TGAb的水平变化，现总结报道如下。

一、资料与方法

　　1. 一般资料　病例选自2012年5月至2012年11月湖北省黄冈市中医院甲状腺科的HT患者100例，均符合桥本甲状腺炎的诊断标准。排除TPOAb>600，TGAb>4000，左甲状腺素钠（L-T$_4$）替代治疗后甲状腺功能不在正常范围的甲减、亚临床甲减患者。所有患者均签署知情同意书。100例患者均为女性；平均年龄39.5（16~63）岁；病程1~24个月；其中甲减86例、亚临床甲减10例、甲状腺功能正常4例。按照随机数字表法将患者随机分为两组各50例。两组患者性别、年龄、病程方面比较，差异无统计学意义（$P>0.05$），具有可比性。

　　2. 治疗方法　对照组（B组）服用L-T$_4$维持甲状腺功能：游离三碘甲腺原氨酸（FT$_3$）、游离甲状腺素（FT$_4$）、促甲状腺激素（TSH）在正常范围。治疗组（A组）在对照组治疗基础上加服疏肝健脾、滋补肝肾、活血化瘀、祛痰散结中药。中药处方：柴胡 100g，郁金 100g，白芍 100g，黄芪 200g，党参 150g，茯苓 150g，陈皮 100g，当归 150g，白术 150g，法半夏 100g，浙贝母 100g，皂角刺 100g，川芎 150g，丹参 150g，生地黄 150g，黄精 100g，菟丝子 100g，肉苁蓉 100g。配制为小蜜丸，早晚各 10g。两组均治疗 6 个月，治疗期间每 1~2 个月检测 FT_3、FT_4、TSH，据其结果调整 L-T_4 剂量维持甲状腺功能在正常范围。

3. 临床观察指标　采用罗氏 ELECSYS2010 电化学发光法检测患者 TPOAb、TGAb 水平。

4. 统计学方法　采用 SPSS 16.0 软件进行数据分析。计量资料采用（$\bar{x}\pm s$）表示，治疗前后比较进行配对 t 检验，$P<0.05$，差异有统计学意义。

二、结果

本研究共收集病例对照研究 50 对，均为女性患者，平均年龄病例组为（40.6±4.69）岁，对照组（38.4±4.03）岁，经均衡性检验，两组差异无显著性（$t=1.01$，$P=0.33$）。另外，平均病程病例组为（10.1±3.46）个月，对照组为（9.3±2.08）个月，两组差异亦无显著性（$t=0.49$，$P=0.76$）。

研究发现，治疗组的 TPOAb 与 TGAb 水平在经过药物治疗后均呈现明显下降，与治疗前相比其差异均具有统计学意义（tTPOAb=48.2，$P<0.01$；tTGAb=10.6，$P<0.01$），而对照组的 TPOAb、TGAb 水平在治疗前后无明显差异（tTPOAb=145.6，$P>0.05$；tTGAb =93.2，$P>0.05$）。治疗后，对照组与治疗组组间比较，TPOAb 与 TGAb 水平的变化差异均具有明显统计学意义（tTPOAb=22.3，$P<0.01$；tTGAb=19.6，$P<0.01$），见表 1。

表 1　两组患者血清 TPOAb、TGAb 水平比较（$\bar{x}\pm s$）

组别	例数	时间	TPOAb（IU/ml）	TGAb（IU/ml）
A	50	治疗前	385.5±76.6[a]	1621.5±399.2[a]
		治疗 6 个月	106.3±29.5	871.5±209.3
B	50	治疗前	383.9±105.8	1633.2±396.5
		治疗 6 个月	437.6±135.4[b]	1798.6±434.6[b]

注：TPOAb 水平与同组治疗前比较，[a]$P<0.05$，与对照组治疗后比较，[b]$P<0.05$；TGAb 水平与同组治疗前比较，[a]$P<0.05$，与对照组治疗后比较，[b]$P<0.05$。

三、讨论

甲状腺过氧化物酶（TPO）是甲状腺特异性蛋白质之一，分布在甲状腺滤泡细胞膜的表面和细胞质中，是甲状腺激素合成的关键酶。甲状腺球蛋白（TG）是甲状腺最丰富、最重要的蛋白质，是甲状腺细胞及大部分滤泡胶体的组成部分，是甲状腺激素合成的基质及储存库。血清 TPOAb、TGAb 水平升高实际上表示甲状腺处于活动状态，因为自身免疫破坏导致 TPO、TG 从甲状腺滤泡释放入血增多，使机体产生大量的甲状腺自身抗体。TPO 具有数个 B 细胞反应性抗原表位，不同的抗血清可以识别不同的抗原表位，TPO 表位的异常表达或 TPOAb 与 TPO 的免疫反应是甲状腺细胞损伤的重要机制。TPOAb 可通过激活补体、抗体依赖的细胞毒作用及其致敏 T 杀伤细胞等机制导致甲状腺上皮细胞的破坏；而 TPOAb 与 TPO 结合后，可抑制 TPO 的酶活性，使甲状腺激素合成减少。TGAb 属 IgG，TG 与抗体复合物可在甲状腺中沉淀,激活 K 细胞,破坏甲状腺。TPO 是导致 HT 的关键自身抗原,TG 主要是参与动物甲状腺炎的致病过程。总之,TPOAb、TGAb 是 HT 病情活动的指标,其水平升高提示着甲状腺细胞破坏以及甲状腺淋巴细胞浸润,是甲状腺自身免疫功能紊乱的标志。

　　桥本甲状腺炎属于中医"瘿病"、"瘿瘤"范畴,结合现代医学研究,我们认为其发生发展与先天体质、情志和饮食水土等因素有关。先天体质即遗传因素,本病患者后代的患病率为 20%~30%;肾藏精、主生殖,先天禀赋不足即肾精不足、正气亏虚。饮食水土即环境因素,饮食环境中碘含量的过多(或少)是诱发本病的重要因素;后天饮食水土调摄不当,致脾虚失运,痰湿内生。情志即精神因素,精神压力过大或过久,影响神经内分泌及免疫系统之间的正常调节,导致自身免疫性甲状腺疾病的发生和发展。"瘿者由忧恚气结所生"(《诸病源候论》),情志不畅,致肝气郁结,气滞血瘀,或郁而化火,灼津成痰;加之脾虚聚湿成痰;以及肾精不足、正气亏虚,气虚则血行无力,停而为瘀。终至气滞、痰凝、血瘀三者合而为患,痰瘀互结循肝经上行结于颈前而致瘿病。有学者认为该病病因病机是肾精不足为根本,脾胃虚寒为关键,肝失濡养、肝郁气滞为诱因,应用补肾健脾疏肝法治疗,疗效满意。总之本病涉及肝、脾、肾三脏,病程早期为肝郁气滞、肝肾阴虚;病程迁延日久,阴损及阳,导致肾阳虚、脾肾阳虚、肾阴阳两虚诸证。本研究中的患者均应用 L-T$_4$ 维持甲状腺功能在正常范围,故未见明显的肾阳虚、脾肾阳虚、肾阴阳两虚的临床症状,其病机为肝郁气滞为标,脾肾阳虚为本,治疗宜疏肝健脾、滋补肝肾、活血化瘀、祛痰散结。柴胡、郁金疏肝解郁,白芍敛阴柔肝;黄芪、党参、茯苓、白术健脾益气;生地黄、黄精、菟丝子、肉苁蓉补肾填精、阴阳双补;陈皮、法半夏、浙贝、皂角刺祛痰散结;当归养血和血,川芎、丹参活血化瘀。本病是一种短期内难以治愈的慢性病,必须配制丸剂缓缓调之,才能取得较好的疗效。

　　中医药治疗桥本甲状腺炎可以降低患者甲状腺自身抗体 TPOAb、TGAb 水平,阻止或延缓甲状腺自身抗体对甲状腺组织的破坏,改善因甲状腺自身免疫异常所导致的多种"甲状腺症状",可能是疏肝健脾、滋补肝肾、活血化瘀类药物具有调节免疫功能的作用,其具体作用机制值得进一步探讨。

参 考 文 献

1. 白耀.甲状腺病学:基础与临床.北京:科学技术文献出版社,2003
2. 徐书杭,刘超.甲状腺功能正常的桥本甲状腺炎之危害和处理.国际内分泌代谢杂志,2012,32(6):386-389
3. 关海霞,滕卫平.首届默克雪兰诺甲状腺·中国论坛会议纪要.中华内分泌代谢杂志,2009,25(8):471-472
4. 刘超,狄福松,唐伟.内分泌和代谢性疾病诊断流程与治疗策略.北京:科学技术出版社,2007
5. 陈志敏,邵迎新.桥本甲状腺炎的中西医治疗研究进展.中国医药导报,2011,8(8):9-11
6. 刘超,杨昱,陈立.甲状腺自身抗体的基础和临床进展.内科理论与实践,2010,5(2):139-146
7. 胡仁明.内分泌代谢病临床新技术甲状腺自身抗体的基础和临床进展.北京:人民军医出版社,2003
8. 陈思兰,李桂芹,林兰.补肾健脾疏肝法治疗慢性淋巴细胞性甲状腺炎探讨.国际中医中药杂志,2013,35(9):860-861

(邵迎新　汪　虹)

第六节　桥本甲状腺炎的辨治体会

桥本甲状腺炎(HT,桥本氏病)是因遗传、环境等多重因素的影响,导致甲状腺组织产生异常免疫反应,也称为自身免疫性甲状腺炎,是最常见的器官特异性自身免疫性疾病之一,由于其甲状腺组织内有大量的淋巴细胞浸润,又称慢性淋巴细胞性甲状腺炎。在美国HT的发病率为3%~4%,国内的发病率资料报道不多,随着环境和个体免疫功能的改变,近几年发病率显著增加。

一、西医诊治现状

桥本甲状腺炎起病隐匿,发展缓慢,早期的临床表现并不典型,常无特殊感觉,易漏诊。甲状腺肿大是HT的标志,常有咽部不适感,易误诊为咽炎。实验室检查有:甲状腺球蛋白抗体(TGAb)、甲状腺过氧化物酶抗体(TPOAb)明显增高;HT刚开始确诊时约20%是甲状腺功能减退(甲减),约5%为甲状腺功能亢进(甲亢),大多数甲状腺功能正常,但最终随甲状腺破坏而出现甲减。甲状腺超声检查可见甲状腺呈弥漫性肿大、质地不均、或甲状腺结节,极少数患者甲状腺萎缩。甲状腺细针穿刺抽吸活检(FNAB)可见广泛的淋巴细胞、浆细胞、巨噬细胞浸润,部分可见被淋巴细胞浸润形成Askanazy细胞。桥本甲亢者以小剂量抗甲状腺药物短程治疗,密切复查甲状腺功能,不用^{131}I治疗及手术治疗;HT甲状腺功能正常者是否需要治疗目前存在争议;桥本甲减者长期用左甲状腺激素(L-T$_4$)替代治疗。虽然大部分患者的替代治疗效果良好,但是有少数患者尽管替代治疗后甲状腺功能(FT$_3$、FT$_4$、TSH)在正常参考值范围内,仍然出现一些持续存在的临床症状,如甲状腺肿大、甲状腺结节、情绪抑郁或焦虑、记忆力体力下降、肌肉关节疼痛、颜面或肢体浮肿、身体笨重、体重增加、胃胀痛、腰膝酸软、疲劳乏力、皮肤干燥粗糙、毛发脱落稀少、手足麻木刺痛、嗅觉、视觉、味觉、听觉减退或异常等"甲状腺症状"。

二、中医辨证论治

HT属于中医"瘿病"范畴,HT的发生发展是因遗传、环境、精神等多重因素的影响,中医认为瘿病的发生是先天禀赋不足,因肾主生殖、主藏精,先天不足主要是肾精不足、正气亏虚;后天调摄不当,饮食水土中碘含量的过多(或少)以及环境内分泌干扰物的影响,致脾虚失运,痰湿内生;遇精神压力过大或过久,情志不畅,致肝气郁结,气滞血瘀。该病涉及肾、脾、肝三脏,其病因病机关键在于先天肾精不足、正气亏虚;后天水土失宜,脾失健运,一则影响气血化生,二则不能运化水湿,聚湿生痰;遇情志不畅,致肝气郁结,气滞血瘀。其主要病理变化是气滞、痰凝、血瘀,因痰瘀互结循肝经上行结于颈前而致瘿病。本病为慢性病变过程,早期TGAb、TPOAb滴度低时淋巴细胞浸润破坏甲状腺组织程度较低,临床症状不典型,仅有甲状腺肿大或咽部不适感,中医辨证为肝郁气滞、肝肾阴虚;病程迁延日久,甲状腺抗体大量产生,甲状腺组织破坏严重,导致甲减时,临床表现为肾精不足、正气亏虚、肾阳虚、脾肾阳虚、肾阴阳两虚等不同证型。部分患者因气滞血瘀、痰瘀互结导致甲状腺肿大或甲状腺结节。我们临床上常用黄芪、党参补气,制附片、肉桂温阳,茯苓、白术、陈皮健脾利湿,柴胡、郁金疏肝理气,川芎、穿山甲活血化瘀,法夏、浙贝、皂角刺祛痰散结,生地黄、黄精、肉苁蓉补肾填精,当归、白芍、熟地黄养血和血。

三、典型病例

病例1:女,23岁,2012年6月10日因甲状腺肿大2年,加重1个月就诊。患者2年前确诊为桥本甲减,一直服用左甲状腺素(L-T$_4$)每天50μg治疗,近1个月来感甲状腺肿大加重伴颈前不适来院就诊。舌胖边有齿痕,苔薄白,脉弦细。甲状腺功能检查FT$_3$、FT$_4$、TSH均正常,TGAb、TPOAb增高;甲状腺超声提示:左侧叶大小56mm×21mm×20mm,右侧叶61mm×25mm×22mm,峡部厚10mm。双侧叶质地不均匀,右侧叶见一12mm×11mm×11mm低回声区,边界尚清,内可见点状血流信号。超声诊断:甲状腺肿大,甲状腺结节。西医诊断:HT伴甲状腺结节。中医诊断:瘿病,证属肝郁气滞、痰瘀互结,治宜疏肝健脾、活血化瘀、祛痰散结。处方:黄芪100g,党参80g,白术60g,白芍60g,当归60g,茯苓60g,陈皮50g,法半夏50g,浙贝80g,皂角刺80g,川芎50g,莪术50g,柴胡50g,郁金50g,穿山甲50g。配制为小蜜丸,早晚各5g,连服3个月后复查甲状腺超声提示:左侧叶大小42mm×16mm×15mm,右侧叶42mm×18mm×15mm,峡部厚9mm,双侧叶质地欠均匀,未见明显异常回声及血流信号。超声诊断:甲状腺质地欠均。

病例2:患者,女,50岁,患桥本甲减8年,一直服用L-T$_4$每天100μg治疗,近半月来感颜面、四肢肿胀伴畏寒怕冷、肌肉关节酸痛于2012年12月15日就诊。查FT$_3$、FT$_4$、TSH、肝肾功能、血常规、心电图均正常,舌体胖大边有齿痕,苔白滑,脉沉迟细。中医诊断:瘿病,证属脾肾阳虚,治宜补肾健脾、温阳益气、利水消肿。处方:黄芪30g,党参20g,熟附片10g(先煎),肉桂10g,茯苓15g,白术15g,陈皮10g,川芎10g,法夏10g,丹参10g,黄精15g,当归15g,白芍15g,干姜5g,大枣10g。水煎服,每日1剂,7天后复诊,前述症状明显好转,效不更方,继服7剂。2012年12月31日复诊,除偶感畏寒外,诸证痊愈,由前方配制为小蜜丸,连服两个月后,随访至今,未诉不适。

四、体会

桥本甲状腺炎是一种慢性疾病,桥本甲减一般需要L-T$_4$终身替代治疗,大部分患者的替代治疗效果良好,但是有部分患者仍会出现前述各种不同的"甲状腺症状"。目前的研究认为许多桥本甲状腺炎患者存在"甲状腺症状"时甲状腺功能是在正常范围,或替代治疗后在正常范围内的,其原因不是甲状腺功能减退,更多可能是因为自身免疫异常导致的。另外一种可能是替代治疗的目标是使所有组织中甲状腺激素水平达到正常水平,但目前我们在临床实践中只能检测到外周血清的甲状腺激素水平。有学者通过对自身免疫性甲状腺疾病患者的肌肉、肝、肾进行组织活检发现都有免疫复合物存在,这些免疫复合物的沉积导致肌肉关节疼痛、肝肾功能损害等各种不同的"甲状腺症状"。近年来,许多学者应用糖皮质激素、白细胞介素-10、环孢素A、单抗、硒剂、干扰素、他汀类等药物从调节免疫紊乱的角度尝试处理这一疾病的基础和临床研究,但是因其临床疗效和药物的副作用,中华医学会内分泌分会编写的《慢性淋巴细胞性甲状腺炎诊治指南》中,反对推荐使用糖皮质激素等免疫抑制药物。基于这一现实,从中医药角度寻找治疗的途径日益增多,我们临床上通过辨证论治,调节脏腑功能,调整阴阳平衡,疗效肯定。病例 1 中 HT 伴甲状腺结节的理法方药等辨治体会见我们前期研究文献"甲状腺结节的辨治体会"。病例 2 中的患者属于典型的脾肾阳虚症状,该患者的肿胀是黏液性水肿,与凹陷性水肿不同,属于"肤胀",治疗不宜渗湿利尿,而是温阳利水。脾主肌肉四肢,脾肾阳虚,故肌肉关节酸痛,畏寒怕冷。免疫复合物的沉积属于痰瘀郁滞,宜祛痰散结,活血化瘀。方中熟附片、肉桂温肾助阳,黄芪、党参、茯苓、白术、干姜、大枣健脾益气,法夏、陈皮祛痰散结,川芎、丹参活血化瘀,配滋肾填精之品黄精补诸虚,填精髓,当归养血和血,白芍敛阴柔肝,一则防温燥伤阴,二则具补阴兴阳之举。本例肿胀之消失,除茯苓、白术健脾利湿外,主要得益于温阳益气利水;肌肉关节酸痛之消除是健脾益气、祛痰散结、活血化瘀的共同作用。全方共奏温肾助阳、健脾益气、温阳利水、活血化瘀。

参 考 文 献

1. 戈德曼 . 西氏内科学 . 王贤才,译 . 西安:世界图书出版西安公司,2003
2. 徐书杭,刘超 . 甲状腺功能正常的桥本甲状腺炎之危害和处理 . 国际内分泌代谢杂志,2012,32(6):386-389
3. 关海霞,滕卫平 . 首届默克雪兰诺甲状腺·中国论坛会议纪要 . 中华内分泌代谢杂志,2009,25(8):471-472
4. 邱明才 . 内分泌精选病例解析 . 北京:人民军医出版社,2009
5. 周云,邵迎新 . 甲状腺结节的辨治体会 . 国际中医中药杂志,2013,35(4):381-383

(周 云　邵迎新)

第七节　育龄女性桥本甲状腺炎的辨治

桥本甲状腺炎(HT,桥本病)又称为自身免疫性甲状腺炎,因甲状腺自身免疫紊乱,大量的淋巴细胞浸润甲状腺组织,也称为慢性淋巴细胞性甲状腺炎。桥本病最常见的临床表现是甲状腺肿大以及甲状腺功能异常所导致的多种临床症状,其甲状腺功能状况分为:桥本甲亢、亚临床甲亢、甲状腺功能正常、亚临床甲减、甲减等五种。甲状腺过氧化物酶抗体(TPOAb)、甲状腺球蛋白抗体(TGAb)等自身抗体的明显增高是甲状腺组织产生异常免疫反应的标志。在女性中的发病率是男性的 8 倍以上,好发于 30 岁左右的育龄期女性,严重影响女性的生殖健康,可导致不孕、孕早期流产、胎儿宫内发育迟缓、早产、死胎等不良妊娠结局。

一、西医诊治现状

目前的研究认为 HT 影响女性的生殖健康,导致不良妊娠结局的原因为甲状腺功能异常、自身免疫功能紊乱以及部分孕妇高龄,其干预措施主要为调整异常的甲状腺功能和调节甲状腺自身免疫功能。妊娠期由于雌激素、人绒毛膜促性腺激素的影响,妊娠期甲状腺功能相关指标参考值与非妊娠期不同,特别是妊娠期 TSH 的参考值具有妊龄特异性,《妊娠和产后甲状腺疾病诊治指南》(简称《指南》)中的标准是:妊娠早期的 1~12 周即 T1 期 TSH 为 0.1~2.5mIU/L,妊娠中期的 13~27 周即 T2 期为 0.2~3.0mIU/L,妊娠晚期的 28~40 周即 T3 期为 0.3~3.0mIU/L。妊娠期甲减以及亚临床甲减根据 TSH 升高的程度,服用不同计量的左甲状腺素(L-T$_4$),尽快达到妊娠期 TSH 的参考值范围。计划妊娠的甲减患者要将 TSH 控制在小于 2.5mIU/L 后再考虑怀孕。妊娠期甲亢 T1 期优先选择丙硫氧嘧啶,T2、T3 期优先选择甲巯咪唑,应用最小的剂量实现控制目标。因抗甲状腺药物对母亲和胎儿都有风险,已患甲亢的女性最好是甲亢控制好以后再考虑怀孕。妊娠期甲减(或甲亢)患者每 4 周检测一次甲状腺功能。《指南》中不推荐也不反对干预治疗增高的 TPOAb、TGAb。有研究认为甲状腺功能正常而 TPOAb 阳性的孕妇在妊娠早期应用 L-T$_4$ 干预治疗可改善妊娠结局;有学者应用硒制剂调节甲状腺自身免疫的研究,但尚缺乏大样本前瞻性循证医学依据。

二、中医辨证论治

桥本甲状腺炎属于中医"瘿病"、"瘿瘤"范畴,结合现代医学研究,我们认为其发生发展与先天体质、情志和饮食水土等因素有关。先天体质即遗传因素,本病患者后代的患病率为 20%~30%;肾藏精、主生殖,先天禀赋不足即肾精不足、正气亏虚。饮食水土即环境因素,饮食环境中碘含量的过多(或少)是诱发本病的重要因素;后天饮食水土调摄不当,致脾虚失运,痰湿内生。情志即精神因素,精神压力过大或过久,影响神经内分泌及免疫系统之间的正常调节,导致桥本甲状腺炎的发生和发展。"瘿者由忧恚气结所生"(《诸病源候论》),情志不畅,致肝气郁结,气滞血瘀,或郁而化火,灼津成痰;加之脾虚聚湿成痰;以及肾精不足、正气亏虚,气虚则血行无力,停而为瘀。终至气滞、痰凝、血瘀三者合而为患,痰瘀互结循肝经上行结于颈前而致瘿病。病程早期为肝郁气滞、肝肾阴虚;病程迁延日久,阴损及阳,导致肾阳虚、脾肾阳虚、肾阴阳两虚诸证。诚如宋代严用和《济生方·瘿瘤论治》所言:"夫瘿瘤者,多由喜怒不节,忧思过度,而成斯疾焉。大抵人之气血,循环一身,常欲无滞留之患,调摄失宜,气凝血滞,为瘿为瘤"。本病涉及肾、脾、肝三脏,肾主藏精,为先天之本;脾主运化,为后天之本;妇人以血为本,肝藏血,主疏泄,有"女子以肝为先天"之说;胎元系于肾脾肝,故该病易导致育龄女性不孕及各种不良妊娠结局。

三、典型病例

病案 1:患者,女,32 岁,2012 年 2 月 21 日初诊。2006 年结婚,婚后连续流产 5 胎,多在妊娠 2~3 个月时流产,曾于多所医院诊治,2010 年确诊为桥本甲状腺炎,每天服用 L-T$_4$ 50μg,维持甲状腺功能正常。今停经月余(末次月经为 2012 年 1 月 5 日),尿妊娠试验阳性;查甲状腺功能:FT$_3$ 3.65pmol/L、FT$_4$ 16.59pmol/L、TSH 2.190μIU/ml、TGAb 115U/ml、TPOAb 159U/ml。又恐流产,特求助中医药保胎。刻诊:头昏困乏,时欲呕恶,不思饮食,腰腹时有坠胀感,带下绵绵,舌红苔白薄,口干苦,大便干结,2~3 日一次,脉沉细。证属滑胎,治拟益气健脾,补肾固胎。方用:黄芪 30g,杜仲、菟丝子、山药各 12g,白术、甘草、女贞子、桑寄生、续断各 10g,熟地 15g,黄芩 8g,每日 1 剂,7 剂。方中杜仲、菟丝子、女贞子、桑寄生、续断、熟地补肾以荫胎;黄芪、山药、白术、甘草益气以健脾;黄芩清热安胎,明代万密斋在《万氏女科》中指出:"妊娠在于清热养血。条实黄芩为安胎圣药,清热故也,置水中取沉者为佳"。二诊 2012 年 3 月 5 日,纳呆食少,时时泛恶,早起为甚,常呕吐酸苦黄水,前方加苏叶、黄连各 5g,每日 1 剂,7 剂。三诊 2012 年 3 月 18 日,呕吐症状减轻,宗前方加党参 10g,继服 7 剂。至 2012 年 9 月 20 日共诊治 10 次,坚持 L-T$_4$ 50μg/d,多次检查甲状腺功能 TSH 均达到妊娠标准。

中药以第一次方为基础,随症加减共服 70 剂。2012 年 11 月 7 日剖宫产一健康男婴。

按:滑胎,是指连续堕胎或小产 3 次以上,即习惯性流产。中医学认为,滑胎多为肾脾亏虚所致。肾主藏精,为先天之本,脾主运化,为后天之本,胎元系于肾脾。任主胎胞,与肾脉相系,肾强则任脉亦强,肾精足则胎元固;脾为生化之源,气血之本,脾气健旺,气血充盈,则胎有所载。如孕妇禀赋不足,气血亏虚,或劳倦内伤,或房室过度,或情志失调,均可导致脾肾亏损,胎元不固而滑堕。故治疗大法为:补肾与健脾并重;先天与后天兼顾。并从饮食、起居、情志、房室等方面避免不良影响,最终达妊娠足月,母婴健康。

病案 2:患者,女,34 岁,2007 年结婚,婚后连续流产 4 胎,都在妊娠 3 个月左右流产,夫妇双方做多项检查均无异常,但未查甲状腺功能。于 2012 年 3 月 12 日来我科就诊,查甲状腺功能:FT_3 3.87pmol/L、FT_4 15.99pmol/L、TSH 9.790μIU/ml、TGAb 1621U/ml、TPOAb 大于 600U/ml;彩超提示:甲状腺肿大,质地不均。诊断为桥本甲状腺炎、亚临床甲减。刻诊:患者体型偏胖,因害怕再次怀孕流产而精神压力极大。HR 68 次/分,突眼征(-),甲状腺 2 度肿大,双下肢无浮肿。舌红苔白薄,脉弦沉细。中医诊断:瘿病;滑胎。嘱患者现在不能怀孕。治疗:①L-T_4 50μg/d,1 个月后查甲状腺功能;②中药拟疏肝健脾滋肾,活血化瘀消肿。方用:黄芪 20g,党参 15g,柴胡 10g,郁金 10g,白芍 10g,茯苓 15g,陈皮 10g,当归 15g,白术 15g,法夏 10g,浙贝 10g,皂角刺 10g,川芎 15g,丹参 15g,生地黄 15g,黄精 10g,菟丝子 10g,肉苁蓉 10g。每日 1 剂,21 剂。黄芪、党参、茯苓、白术健脾益气;柴胡、郁金疏肝解郁,白芍敛阴柔肝;生地黄、黄精、菟丝子、肉苁蓉补肾填精、阴阳双补;陈皮、法夏、浙贝、皂角刺祛痰散结;当归养血和血,川芎、丹参活血化瘀。4 月 12 日二诊,诉纳食增加,精神好转,无特殊不适,舌红苔白薄,脉弦沉细。查甲状腺功能:FT_3、FT_4 正常,TSH 3.570μIU/ml、TGAb 981、TPOAb526。治疗 1:L-T_4 75μg/d。2:中药原方 21 剂。5 月 12 日三诊,未诉特殊不适,舌红苔白薄,脉弦沉细。查甲状腺功能::FT_3、FT_4 正常,TSH 2.356μIU/ml、TGAb 963、TPOAb511。嘱患者现在可以准备怀孕,怀孕以后立即检查甲状腺功能。治疗①L-T_4 75μg/d;②中药拟补虚扶正、活血化瘀。原方去陈皮、法夏、浙贝、皂角刺,每日 1 剂,21 剂。7 月 20 日,检查已经怀孕,查甲状腺功能:FT_3、FT_4 正常,TSH 3.157μIU/ml、TGAb 875、TPOAb487。治疗:L-T_4 100μg/d,1 个月后查甲状腺功能。8 月 25 日查甲状腺功能:FT_3、FT_4 正常,TSH 2.256μIU/ml,继续 L-T_4 100μg/d。10 月 18 日查甲状腺功能:FT_3、FT_4 正常,TSH 2.379μIU/ml,继续 L-T_4 100μg/d。怀孕近 3 个月,又恐流产,拟补虚扶正固胎,原方去陈皮、法夏、浙贝、皂角刺、生地黄、川芎,加熟地黄 15g,杜仲 10g,续断 10g,桑寄生 10g,当归、丹参减为 10g。每日 1 剂,7 剂。后多次检查 TSH 均在妊娠期范围,L-T_4 一直维持 100μg/d,2013 年 4 月 15 日剖宫产一健康女孩后,L-T_4 改为 50μg/d,维持母乳喂养。

按:该患者为桥本甲状腺炎、亚临床甲减以及 34 岁高龄均是增加流产风险的因素。桥本甲状腺炎常无特殊感觉,易漏诊,未经治疗者易导致不孕、流产及习惯性流产,其原因为:①甲状腺自身免疫功能紊乱可能合并多囊卵巢综合征或抗磷脂抗体综合征;②反复流产者 T 淋巴细胞在子宫内膜中的数量比正常人增多。应用 L-T_4 调整异常的甲状腺功能,效果明显,容易达到《指南》规定的妊娠期 TSH 参考值范围。但是在调节甲状腺自身免疫紊乱方面,目前几乎没有任何安全有效的干预方法。滑胎是中医的优势病种,常见的辨证分型为气血虚和肾虚,但该患者并无明显的肾虚和气血虚的症状,诚如清代王清任的《医林改错·少腹逐瘀汤》记载:"孕妇体壮气足,饮食不减,并无伤损,三个月前后,无故小产"。该患者由气滞、痰凝、血瘀导致瘿病,加之连续流产 4 胎,瘀血内阻于胞宫,故应考虑从瘀血论治。该患者由瘿病导致滑胎,在受孕前应用 L-T₄ 调整异常的甲状腺功能,尽快使 TSH 达到妊娠标准;通过中药疏肝健脾滋肾,活血化瘀消肿治疗瘿病。在受孕后一般活血化瘀药物应慎用,故受孕后活血化瘀药物剂量要减小,以补虚扶正固胎为主,辅以活血化瘀。该患者治疗成功在于:①注意"预培其损"。在未孕之前的 2~3 个月运用中西药同时调治,为受孕做准备,孕后积极安胎。②谨守病机,合理应用活血化瘀药物。一般孕妇应用活血化瘀药物,恐发生活血动胎,但该患者辨证为瘀血型滑胎,当用活血化瘀药物,其机制可能与应用抗凝血作用的小剂量阿司匹林预防免疫性习惯性流产的作用相似。桥本甲状腺炎是我国育龄女性的常见病之一,建议在妊娠前和妊娠早期筛查甲状腺指标,做到早发现、早治疗,预防桥本甲状腺炎导致的各种不良妊娠结局。

参 考 文 献

1. 张道文,徐书杭,刘超,等.自身免疫性甲状腺炎对妊娠结局的影响.国际内分泌代谢杂志,2013,33(3):170-172
2. 中华医学会内分泌学分会,中华医学会围产医学分会.妊娠和产后甲状腺疾病诊治指南.中华内分泌代谢杂志,2012,28(5)354-371
3. 徐艳红,吴艺捷,罗越,等.孕妇血清甲状腺过氧化物酶抗体阳性对妊娠结局的影响.中华内分泌代谢杂志,2012,28(5):377-381
4. 徐书杭,刘超.甲状腺功能正常的桥本甲状腺炎之危害和处理.国际内分泌代谢杂志,2012,32(6):386-389
5. 罗辉,杨国彦,刘建平.应用活血化瘀法治疗复发性流产文献评价.中医杂志,2012,53(16):1382-1386

(邵迎新 汪虹)

第八节 通心络治疗桥本甲状腺炎临床研究

桥本甲状腺炎,又称慢性淋巴细胞性甲状腺炎,是一种自身免疫性疾病,目前患病率呈日益增多之趋势,约占甲状腺疾病的 22.5%,是内分泌系统常见病、多发病之一。临床上以桥本甲减多见。2006 年 5 月—2007 年 9 月,笔者采用通心络胶囊配合西药,治疗桥本甲状腺炎 20 例,并与单用西医治疗的 20 例作对照,现报告如下。

一、临床资料

1. 诊断标准 参照森田陆标准(日本厚生省标准):①有弥漫而坚硬的甲状腺肿大;②血清抗甲状腺自身抗体阳性;③具有桥本甲状腺炎的病理组织学所见。3 项具备可明确诊断,具备①、②或①、③项也可诊断。

2. 病例选择 纳入病例标准:①年龄在 18~60 岁;②符合上述桥本甲状腺炎西医诊断标准;③兼有属于中医血瘀证候标准。

排除标准:①年龄在 18 岁以下,60 岁以上;②妊娠或哺乳期妇女;③黏液性水肿危象;

④对本药物过敏明显者;⑤不兼有血瘀证者;⑥依从性差者。

3. 一般资料　40 例患者全部为甲状腺病专科门诊患者,按就诊顺序随机分为两组,其中治疗组 20 例,对照组 20 例。两组患者的性别、年龄、病程等资料见表 1。

表 1　两组病例的一般资料比较($\bar{x}\pm s$)

| 组别 | 例数 | 性别 | | 年龄(岁) | 病程(年) |
		男	女		
治疗组	20	3	17	42.65±15.26	4.38±2.82
对照组	20	4	16	43.60±14.66	4.62±2.30

经 t 检验,两组患者年龄、病程比较无显著性差异($P>0.05$);经 χ^2 检验,两组性别组成比较无显著性差异($P>0.05$)。

病情程度:治疗组轻度[甲状腺球蛋白抗体(TGAb)、甲状腺微粒体抗体(TMAb)滴度<40%]3 例,中度(TGAb、TMAb 滴度 40%~60%)10 例,重度(TGAb、TMAb 滴度 >60%)7 例。对照组轻度 5 例,中度 10 例,重度 5 例。两组患者病情程度比较无显著性差异,具有可比性。

40 例均有甲状腺肿大,其中治疗组 I 度肿大 5 例,Ⅱ度肿大 8 例,Ⅲ度肿大 7 例,伴结节者 9 例;对照组 I 度肿大 6 例,Ⅱ度肿大 9 例,Ⅲ度肿大 5 例,伴结节者 8 例。

二、治疗方法

40 例符合纳入病例标准的桥本甲状腺炎患者,随机分为两组,通心络加甲状腺激素治疗组(简称治疗组)20 例;单纯甲状腺激素对照组(简称对照组)20 例。

治疗组:选用通心络胶囊配合小剂量优甲乐片治疗。通心络胶囊每次 2 粒;每日 3 次,餐后服。优甲乐每次 25~50μg,每日 1 次,早餐前开水送服。

对照组:采用单纯甲状腺激素治疗。优甲乐片从小剂量开始,每次 25~50μg,每日 1 次,渐增至 50~100μg,每日 1~2 次,餐前服。

三、观察方法及指标检测方法

两组均以 3 个月为 1 个疗程,1 个疗程结束后,分别观察以下指标:①治疗前后总疗效比较;②治疗前后甲状腺功能 FT$_3$、FT$_4$、TSH 变化;③治疗前后血清 TGAb、TMAb 的变化;④治疗前后甲状腺肿及结节的变化情况;⑤安全性观测指标(血常规、肝功能、肾功能)治疗前后情况。

甲状腺功能的检测:血清游离三碘甲状腺原氨酸(FT$_3$)、游离甲状腺素(FT$_4$)、促甲状腺素(TSH)水平测定采用放射免疫法;抗甲状腺自身抗体的检测:TGAb 和 TMAb 测定采用放射免疫法。

四、疗效判定标准

临床疗效评价标准,参照文献标准:①显效:症状明显好转,甲状腺及其结节明显变软变小,TGAb 和 TMAb 转阴或滴度下降 >50%;②有效:症状有所好转,甲状腺及其结节变软,

TGAb 和 TMAb 滴度下降≥20% 且≤50%;③无效:未达到有效的标准。

五、统计方法

所有数据均采用 SPSS 11.0 软件进行统计学分析。计量资料用 $\bar{x}\pm s$ 表示,组间比较采用方差分析;计数资料用率或构成比表示,采用 χ^2 检验。

六、治疗结果

1. 两组总疗效(表2)

表2 两组总疗效分析

分组	例数	显效	有效	无效	总有效率
治疗组	20	11	6	3	85%[△]
对照组	20	7	9	4	80%

注:[△]与对照组比较,$P>0.05$,总有效率两组间无显著性差异。

2. 两组治疗前后血清 FT_3、FT_4、TSH(表3)

表3 两组治疗前后血清 FT_3、FT_4、TSH 测定情况分析($\bar{x}\pm s$)

项目	组别	疗前	疗后	差值
FT_3(pg/ml)	治疗组	1.35±0.22	3.80±1.20	−1.65±0.87**
	对照组	1.55±1.18	3.30±1.08	−1.24±0.83*
FT_4(ng/dl)	治疗组	0.55±0.75	1.09±0.73	−0.72±0.05**
	对照组	0.83±0.18	1.36±0.51	−0.52±0.64*
TSH(μIU/ml)	治疗组	10.32±1.37	3.33±0.42	7.01±0.34*
	对照组	9.29±0.42	3.31±0.47	6.04±0.36*

两组治疗前后比较:治疗组 FT_3、FT_4 均较治疗前上升,差异有极显著性意义(**$P<0.01$)。对照组 FT_3、FT_4 较治疗前上升,差异有显著性意义(*$P<0.05$)。两组 TSH 较治疗前上升,差异有显著性意义(*$P<0.05$)。

两组患者用药后甲状腺功能(FT_3、FT_4、TSH),协方差分析,两组间比较,均 $P>0.05$,无统计学意义。

3. 两组治疗前后血清 TGAb、TMAb(表4)

表4 两组治疗前后血清 TGAb、TMAb 测定情况分析($\bar{x}\pm s$)

项目	组别	疗前	疗后	差值
TGAb(%)	治疗组	52.15±11.22	32.80±12.20	20.65±0.87*
	对照组	53.55±10.18	43.30±11.08	10.24±0.83*
TMAb(%)	治疗组	45.55±7.70	21.09±8.13	24.72±1.05*
	对照组	41.83±9.18	31.36±9.51	10.32±1.64*

两组治疗前后比较:治疗组、对照组 TGAb、TMAb 均较治疗前下降,差异有显著性意义

($*P<0.05$)。

两组患者用药后甲状腺抗体(TGAb、TMAb),协方差分析,两组间比较,$P<0.05$,差异有显著性意义。

4. 两组治疗前后甲状腺肿及结节的变化(表5)

表5　两组治疗前后甲状腺肿及结节的变化

分组	例数	肿大甲状腺变小	结节缩小或消失
治疗组	20(其中结节型9例)	17(85%)*	5(56%)△
对照组	20(其中结节型8例)	11(55%)	4(50%)

与对照组比较,肿大甲状腺变小比例两组间有显著性差异($*P<0.05$)。结节缩小或消失比例两组间比较,$^{△}P>0.05$,无显著性差异。

5. 安全性分析　此次临床观察期间两组均未发生不良反应和毒副作用。治疗前、后两组病例的血常规、肝功能、肾功能均无临床意义性改变。提示治疗组和对照组药物的安全性均良好。

七、典型病例

张某,女,40岁,因"颈肿5个月"于2006年5月4日初诊。患者诉于2006年初发现颈肿,在当地人民医院检查,1月8日B超示:两侧甲状腺肿大。甲状腺穿刺:大部分淋巴细胞浸润,基本符合桥本甲状腺炎改变。FT_3:3.25pmol/L(2.5~9.82pmol/L);FT_4:9.28pmol/L(10~25pmol/L);TSH:12.08mIU/L(0.2~7.0 mIU/L);TGAb:64.9%(<30%);TMAb:48.3%(<30%),诊断为桥本甲状腺炎,予服优甲乐片每天1次,每次50μg。近因工作紧张而感症状加重,伴有畏寒,心悸,胸闷,寐差,大便干。遂来我科就诊。查体:一般可,无眼突、手抖,甲状腺Ⅱ度肿大,质较韧,心率:75次/分,律齐,舌红苔白腻,脉弦细。5月4日甲状腺功能检查:$FT_3$2.8pg/ml(1.9~5.8pg/ml);$FT_4$0.96ng/dl(0.7~1.99ng/dl);TSH 21.8μIU/ml(0.3~5μIU/ml)。中医诊断为"瘿病",痰血瘀阻型;西医诊断为"桥本甲状腺炎合并甲减"。予服通心络胶囊每次2粒,每日3次,餐后服,优甲乐每次50μg,每日1次。2006年8月8日复诊,患者诉心悸、胸闷较前减轻,时有颈部不适,畏寒,大便结。查体:一般可,甲状腺Ⅱ度肿大,质较韧,心率:72次/分,律齐,舌红苔薄白,脉弦细。甲状腺功能检查:FT_3为2.5pg/ml(1.9~5.8pg/ml);FT_4为0.86ng/dl(0.7~1.99ng/dl);TSH为11.8μIU/ml(0.3~5μIU/ml)。予继服上药。2006年11月10日复诊,患者诉便秘、畏寒均消失,纳可,睡眠可。查体:一般可,甲状腺Ⅰ度肿大,质软,心率:80次/分,律齐,舌红苔薄白,脉细。甲状腺功能检查:FT_3为2.76pg/ml(1.9~5.8pg/ml);FT_4为1.54ng/dl(0.7~1.99ng/dl);TSH为2.19μIU/ml(0.3~5μIU/ml)均正常,TGAb、TMAb均阴性。予服通心络胶囊每次1粒,每日3次,餐后服,优甲乐每次50μg,每日1次。

八、讨论

甲状腺功能亢进症、甲状腺结节、甲状腺囊肿、甲状腺瘤、桥本甲状腺炎、亚急性甲状腺炎等类属于中医学"瘿病"范畴,认为多是由于肝气郁结,疏泄失职,气机阻滞而血行不畅,气滞血瘀而发病,故治疗应以疏肝理气,活血化瘀,软坚散结为大法。明代陈实功《外科正宗·瘿瘤论》指出："夫人生瘿瘤之症,非阴阳正气结肿,乃五脏瘀血、浊气、痰滞而成。"王清任谓之"结块者必有形之血"。故我们在临床上采用通心络胶囊治疗甲状腺肿大,旨在用其活血化瘀不伤血,疏肝解郁不耗气之优点。通心络胶囊中选用人参、水蛭、全蝎、土鳖虫、蜈蚣、蝉蜕、赤芍、冰片等益气药及虫类药组成,诸药合用,可奏益气活血,通络畅脉之奇效,无耗气伤血之弊端,使气旺血行,络脉畅通。

　　通过本次临床观察,我们发现通心络胶囊不仅可以使甲状腺结节或肿块缩小甚或消失,改善患者的症状、体征,还可以使甲状腺激素水平恢复正常,降低抗体滴度,有效调节免疫功能。在本次临床观察中,通心络胶囊具有以下优点:①提高疗效,改善症状针对性强。通过临床观察,我们发现中药治疗在改善患者的某些症状和体征上明显优于西药治疗;②缩短疗程,便于服用,易于广大患者所接受。甲状腺相关疾病的治疗均需要长期、规律服药,往往难以为广大患者所接受,而运用中药治疗此类疾病可相对缩短疗程,更易得到患者的信赖,从而坚定患者治疗的信心,并且对中药的传统剂型进行了改革,选用胶囊,便于患者长期服用;③毒副作用小,避免手术,最大限度地减轻了患者的痛苦。相对于长期服用西药所产生的毒副作用而言,通心络胶囊为纯中药制剂,毒副作用小,并且疗效显著,使部分患者避免了手术治疗,减轻了患者的痛苦;④减少复发率。中药治疗此类疾病,是在辨证论治的前提下,通过全身性的整体调节,使机体达到阴阳平衡,并最终实现标本兼治,减少复发率的目的。可见,通心络胶囊临床疗效确切,使用安全,值得在临床上继续研究观察使用。

参 考 文 献

1. 陈如泉. 慢性淋巴性甲状腺炎 30 例临床分析及辨证治疗. 现代中医杂志,1993,7:1-3
2. 张伯臾. 中医内科学. 上海:上海科学技术出版社,1985
3. 蔡永敏. 中药药理与临床应用. 北京:华夏出版社,1999
4. 马雪瑛,林成仁,王敏,等. 通心络胶囊活血化瘀作用的实验研究. 中国中医基础医学杂志,2006,12(8):594-595
5. 张筱军. 中药通心络胶囊临床及实验研究进展. 中国中医急症,2004,13(12):840-841

（裴 迅　陈如泉）

第九节　中药方治疗桥本甲状腺炎疗效的 Meta 分析

　　桥本甲状腺炎又称慢性淋巴细胞性甲状腺炎,是一种以自身甲状腺组织为抗原的慢性炎症性自身免疫性疾病。中医药治疗本病取得了显著疗效。通过系统评价的方法对中药方及中药方联合西药治疗桥本甲状腺炎的疗效作进一步评价。

一、资料与方法

　　1. 研究类型　随机对照试验(RCTs)与半随机对照试验,语种为中文,无论是否采用盲法。

2. 研究对象　符合桥本甲状腺的诊断标准：①弥漫性甲状腺肿大，质地坚韧，特别是伴峡部椎体叶肿大；②血清 TGAb 和 TPOAb 阳性；③伴或不伴临床甲减或亚临床甲减；④甲状腺细针穿刺细胞学检查确诊。排除：个案报道，临床经验，非随机对照试验，综述，动物实验，资料不全等文献。

3. 干预措施　①治疗组：中药方治疗，对照组：西药治疗；②治疗组：中药方联合西药治疗，对照组：西药治疗；③治疗组：中药方治疗，对照组：安慰剂治疗。不受剂量、疗程限制。

4. 结局指标　有效率，甲状腺自身抗体（TGAb、TPOAb/TMAb），不良反应。

5. 文献检索　检索 CNKI、VIP、WanFang Data，以"桥本甲状腺炎"、"桥本氏病"、"慢性淋巴细胞性甲状腺炎"、"自身免疫性甲状腺炎"、"慢性甲状腺炎"、"中药方"、"中医药"、"治疗"为检索词。检索日期为 2015 年 3 月。

6. 数据提取与质量评价　由两名研究者独立筛选文献，评价文献质量，提取数据并交叉核对，不同意见与第三方讨论解决。纳入研究文献质量评价采用 Jadad 质量评价量表，内容包括：随机方法、盲法、退出与失访情况。0~2 分为低质量文献，3~5 分为高质量文献。

7. 统计学方法　按不同干预措施进行评价。应用 Cochrane 协作网提供的 RevMan 5.2 软件进行数据分析。二分类资料采用 RR 及 95%CI 为统计效应量。采用 χ^2 检验分析个研究间的异质性，当 $P \geqslant 0.1$ 时，$I^2 < 50\%$ 时采用固定效应模型合并统计量，若各研究间存在异质性（$P < 0.1$ 时，$I^2 > 50\%$），分析其原因后采用随机效应模型合并统计量或进行描述性分析。

二、结果

1. 文献检索结果　初步检索出相关文献 40 篇，经筛选后最终纳入 14 个 RCTs，共 1286 例，其中对照组 603 例，治疗组 683 例。各研究基本特征见表 1。各纳入研究的方法学质量不等，普遍为低质量，只有一项研究为高质量研究。具体评分结果见表 1。其中，有 6 项只有一项研究交代了随机方法，所有研究都没有采取盲法，一项研究说明了退出与失访情况。

表 1　纳入研究基本特征

纳入研究	例数 T/C	干预措施		疗程（月）	结局指标	不良反应	Jadad 评分
		治疗组	对照组				
DAI2011	30/30	优甲乐 + 理气活血方	优甲乐	2	②③④⑤	未提	3
JIANG2011	30/30	优甲乐 + 温阳消瘿汤	优甲乐	6	①②③④	无	1
FANG2006	40/40	优甲乐 + 软坚消瘿汤	优甲乐	4	②③④	未提	1
QU2014	30/30	优甲乐 + 芪夏消瘿合剂	优甲乐	3	①④⑤	未提	1
HU2014	40/40	优甲乐 + 固本消瘿汤	优甲乐	3	①②③④	未提	2
ZHAO2003	46/30	甲状腺片 + 消瘿合剂	甲状腺片 + 泼尼松	3	②③④	未提	1
LU2008	184/120	甲状腺片 + 甲宁	甲状腺片 + 泼尼松	3	②③④	未提	2
CHEN2013	25/25	优甲乐 + 补肾健脾疏肝方	优甲乐	6	①②③④	未提	2

续表

| 纳入研究 | 例数 T/C | 干预措施 | | 疗程 (月) | 结局 指标 | 不良 反应 | Jadad 评分 |
		治疗组	对照组				
TAO2011	65/65	优甲乐+柴胡疏肝散	优甲乐	3	③④	未提	2
HUANG2010	30/30	西药+甜梦胶囊	西药	3	③④	未提	2
ZHOU2014	60/60	疏肝散结方	安慰剂	3	②③④⑥	未提	1
ZHOU2013	30/30	消瘿扶正方	优甲乐	3	④	未提	1
LI2010	43/43	扶正益气中药方	优甲乐	3	②③④	未提	1
HU2014	30/30	阳和汤	优甲乐	3	①③④	未提	1

注:①证候体征;②甲状腺功能;③甲状腺自身抗体;④疗效比较;⑤细胞因子;⑥甲状腺大小

2. 总有效率分析结果

(1) 中药+西药 vs 西药:纳入研究中有 10 项进行了中药方联合西药组与西药组的疗效比较,异质性检验结果显示,各研究间具有同质性($P=0.10, I^2=39\%$),采用随机效应模型。结果显示:中药方联合西药治疗组总有效率优于西药对照组,差异具有统计学意义[$RR=1.31$, $95\%CI(1.19,1.44), P<0.01$]。Meta 分析的森林图见图 1。

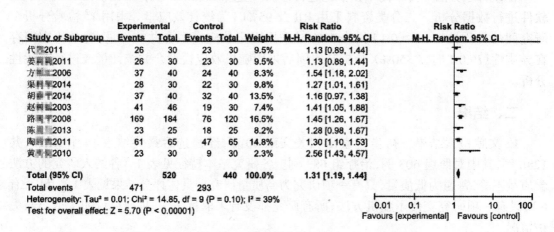

图 1　中药+西药 vs 西药总有效率的 Meta 分析森林图

(2) 中药 vs 安慰剂:纳入研究中有 1 项进行了中药方与安慰剂的疗效比较,结果显示:中药方治疗组总有效率优于安慰剂对照组,差异具有统计学意义[$RR=2.12, 95\%CI(1.57, 2.85), P<0.01$]。Meta 分析的森林图见图 2。

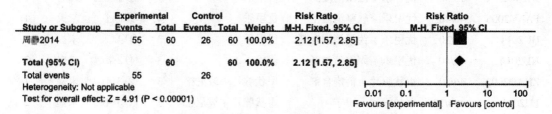

图 2　中药 vs 安慰剂总有效率的 Meta 分析森林图

（3）中药 vs 西药：纳入研究中有 3 项进行了中药方与西药的疗效比较，异质性检验结果显示，各研究间具有同质性（$P>0.10$，$I^2=0\%$），采用固定效应模型进行合并分析。结果显示：中药方治疗组总有效率优于西药对照组，差异具有统计学意义［RR=1.34，95%CI（1.15，1.56），$P<0.01$］。Meta 分析的森林图见图 3。

Study or Subgroup	Experimental Events	Total	Control Events	Total	Weight	Risk Ratio M-H, Fixed, 95% CI
周██2013	27	30	21	30	30.9%	1.29 [0.99, 1.67]
李██2010	37	43	27	43	39.7%	1.37 [1.06, 1.78]
胡██2014	27	30	20	30	29.4%	1.35 [1.02, 1.79]
Total (95% CI)		103		103	100.0%	1.34 [1.15, 1.56]
Total events	91		68			

Heterogeneity: Chi² = 0.12, df = 2 (P = 0.94); I² = 0%
Test for overall effect: Z = 3.68 (P = 0.0002)

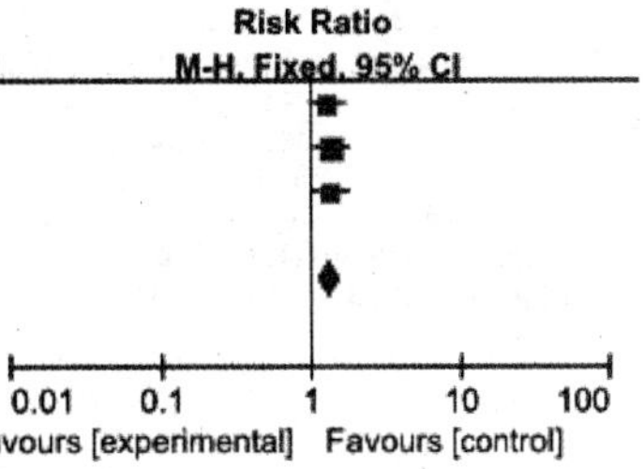

图 3　中药 vs 西药总有效率的 Meta 分析森林图

3. 甲状腺球蛋白抗体分析结果

（1）中药 + 西药 vs 西药：纳入研究中有 8 项进行了中药方联合西药组与西药组甲状腺球蛋白抗体的比较，异质性检验结果显示，各研究间具有差异性（$P<0.1$，$I^2=88\%$），采用随机效应模型进行合并分析。结果显示：中药方联合西药治疗组降低 TGAb 优于西药对照组，差异具有统计学意义［SMD=-1.14，95%CI（-1.67，-0.61），$P<0.01$］。Meta 分析的森林图见图 4。

Study or Subgroup	Experimental Mean	SD	Total	Control Mean	SD	Total	Weight	Std. Mean Difference IV, Random, 95% CI
代██2011	84.63	18.37	30	136.37	22.42	30	11.5%	-2.49 [-3.18, -1.81]
姜██2011	7.36	1.57	30	11.27	2.01	30	11.8%	-2.14 [-2.78, -1.50]
方██2006	25.67	10.35	40	47.43	11.71	40	12.5%	-1.95 [-2.49, -1.41]
胡██2014	146	70.6	40	183	105.1	40	13.0%	-0.41 [-0.85, 0.03]
赵██2003	32.09	10.62	46	39.26	11.12	30	12.8%	-0.66 [-1.13, -0.18]
陈██2013	195.75	96.57	25	254.24	142.34	25	12.3%	-0.47 [-1.04, 0.09]
陶██2011	235.3	150.6	65	347.1	175.4	65	13.5%	-0.68 [-1.03, -0.33]
黄██2010	39.41	10.68	30	45.69	11.82	30	12.6%	-0.55 [-1.07, -0.03]
Total (95% CI)			306			290	100.0%	-1.14 [-1.67, -0.61]

Heterogeneity: Tau² = 0.50; Chi² = 60.47, df = 7 (P < 0.00001); I² = 88%
Test for overall effect: Z = 4.25 (P < 0.0001)

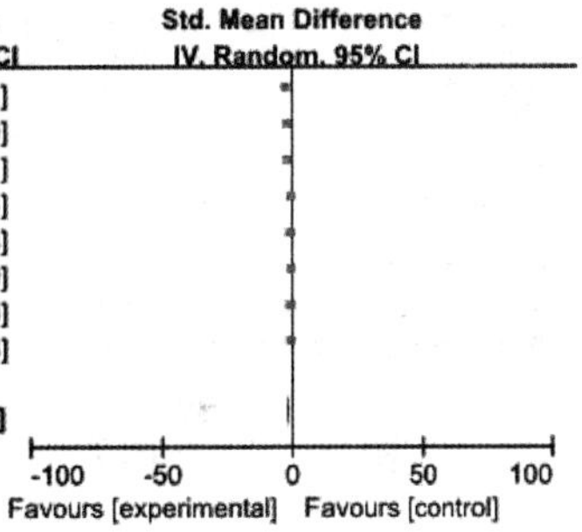

图 4　中药 + 西药 vs 西药 TGAb 的 Meta 分析森林图

（2）中药 vs 安慰剂：纳入研究中有 1 项进行了中药方与安慰剂甲状腺球蛋白抗体的疗效比较，结果显示：中药方治疗组降低 TGAb 优于安慰剂对照组，差异具有统计学意义［SMD=-1.31，95%CI（-1.71，-0.92），$P<0.01$］。Meta 分析的森林图见图 5。

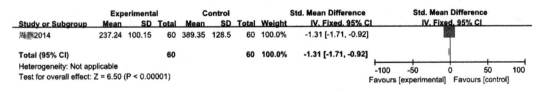

Study or Subgroup	Experimental Mean	SD	Total	Control Mean	SD	Total	Weight	Std. Mean Difference IV, Fixed, 95% CI
周██2014	237.24	100.15	60	389.35	128.5	60	100.0%	-1.31 [-1.71, -0.92]
Total (95% CI)			60			60	100.0%	-1.31 [-1.71, -0.92]

Heterogeneity: Not applicable
Test for overall effect: Z = 6.50 (P < 0.00001)

图 5　中药 vs 安慰剂 TGAb 的 Meta 分析森林图

（3）中药 vs 西药：纳入研究中有 2 项进行了中药方与西药甲状腺球蛋白抗体的疗效比较，异质性检验结果显示，各研究间具有差异性（$P<0.1$，$I^2=88\%$），采用随机效应模型进行合并分析。结果显示：中药方治疗组降低 TGAb 与西药对照组疗效相当，差异无统计学意义［$SMD=-0.89$，$95\%CI(-1.92,0.13)$，$P=0.09$］。Meta 分析的森林图见图 6。

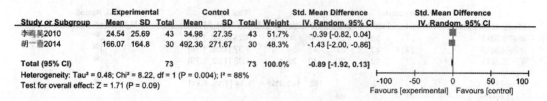

图 6　中药 vs 西药 TgAb 的 Meta 分析森林图

4. 甲状腺过氧化物酶抗体分析结果

（1）中药 + 西药 vs 西药：纳入研究中有 8 项进行了中药方联合西药组与西药组甲状腺过氧化物酶抗体（或甲状腺微粒蛋白抗体）的比较，异质性检验结果显示，各研究间具有差异性（$P<0.1$，$I^2=85\%$），采用随机效应模型进行合并分析。结果显示：中药方联合西药治疗组降低 TPOAb（TMAb）优于西药对照组，差异具有统计学意义［$SMD=-0.76$，$95\%CI(-1.20,-0.32)$，$P<0.01$］。Meta 分析的森林图见图 7。

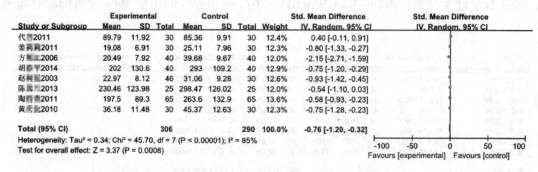

图 7　中药 + 西药 vs 西药 TPOAb 的 Meta 分析森林图

（2）中药 vs 安慰剂：纳入研究中有 1 项进行了中药方与安慰剂甲状腺过氧化物酶抗体的比较，结果显示：中药方治疗组降低 TPOAb 优于安慰剂对照组，差异具有统计学意义［$SMD=-1.02$，$95\%CI(-1.40,-0.64)$，$P<0.01$］。Meta 分析的森林图见图 8。

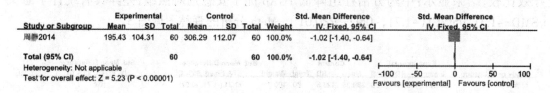

图 8　中药 vs 安慰剂 TPOAb 的 Meta 分析森林图

（3）中药 vs 西药：纳入研究中有 2 项进行了中药方与西药甲状腺过氧化物酶抗体的比较，异质性检验结果显示，各研究间具有差异性（$P<0.1$，$I^2=88\%$），采用随机效应模型进行合

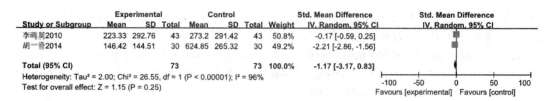

图 9　中药 vs 西药 TPOAb 的 Meta 分析森林图

并分析。结果显示：中药方治疗组降低 TPOAb（TMAb）与西药对照组疗效相当，差异无统计学意义［ SMD=-1.17,95%CI（-3.17,0.83）,P=0.25 ］。Meta 分析的森林图见图 9。

5. 安全性分析　纳入的 14 项研究中，只有一篇文献报道了无不良反应的发生，其余均未提及不良反应。

三、讨论

近年来，中医药治疗 HT 的研究日益增多。中医学认为，本病发病与先天禀赋不足、情志失调、饮食水土失宜及体质等因素有关。林兰教授认为，甲状腺具有"助肝疏泄、助肾生阳"的中医功能，HT 主要特点是肝郁脾虚、脾肾阳虚，强调了其发病主要在肝肾。陈如泉教授认为，HT 的发生发展与中医肝肾密切相关。主要分为肝气郁结、肝郁蕴热、痰凝血瘀、气郁痰阻、肝郁脾虚、阴虚火旺、气阴两虚、脾肾阳虚等证型。中医药治疗 HT 具有降低炎性因子、降低自身抗体、纠正自身免疫的疗效。贾氏等研究认为，海藻玉壶汤加减方对凋亡蛋白Fas/Fasl 的表达具有一定的抑制作用。李氏等研究发现，芪夏消瘿合剂能改善自身免疫性甲状腺炎大鼠免疫功能紊乱状况。因此，中医、中西医结合治疗 HT 具有自身优势和特色。

本研究对中药方治疗 HT 临床疗效进行了系统评价，共纳入 14 篇文献，共计 1286 例患者。研究结果显示：中药方是治疗桥本甲状腺炎的有效方法。中药方联合西药治疗与单用西药治疗比较、中药方治疗与安慰剂治疗比较，治疗组有效率及降低 TGAb、TPOAb 水平均优于对照组，差异具有统计学意义（P<0.05）。同时，中药方治疗与西药治疗比较，治疗组有效率优于对照组，但是，治疗组降低 TGAb、TPOAb 水平与对照组疗效相当。

本研究尚存在不足：纳入研究的方法学质量不高，多数研究只提及"随机"字样，没有说明随机方法，少有研究采取盲法及说明退出与失访的理由。样本含量小，检验效能较低。纳入研究药物干预剂量及疗程存在差异，可能对疗效判定有一定影响，但研究主要干预方式一致，研究结论仍有临床意义。缺乏安全性评价方案。

综上所述，本系研究证实了中药方是治疗桥本甲状腺炎的有效方法。但建议今后的临床试验应充分克服目前存在的局限性，研究者应严格按照 Cochrane 协作网提供的偏倚风险评价标准来监督、指导研究方案的实施与开展；增加受试对象的人数、地域范围，进行多中心、大样本的随机对照临床研究，以更好地评价其疗效，指导临床准确、安全用药。

参 考 文 献

1. 向光大. 临床甲状腺病学. 北京：人民卫生出版社,2013
2. 陈银,魏军平. 中医药治疗桥本甲状腺炎的临床研究进展. 世界中西医结合杂志,2014,9(7):789-792
3. 陈如泉. 甲状腺疾病中西医诊断与治疗. 北京：中国医药科技出版社,2001

4. 任志雄,李光善,倪青.林兰论治桥本甲状腺炎的学术思想.辽宁中医杂志,2013,40(4):681-682

5. 徐宇琨,李晖,杨林林,等.浅探中医药桥本甲状腺炎.中医临床研究,2014,6(4):81-82

6. 崔翰博,张东钰,苏伟,等.桥本甲状腺炎的研究进展.医学综述,2014,20(6):1074-1076

7. 贾燕丽,田港,唐晓霞,等.海藻玉壶汤加减方对实验性自身免疫性甲状腺炎凋亡蛋白 Fas/Fasl 表达的影响.中华中医药学刊,2014,32(10):2456-2458

8. 李玲,陈晓雯.芪夏消瘿合剂对 SD 大鼠实验性自身免疫性甲状腺炎的影响.中国中医急症,2014,23(7):1233-1235

（陈继东　左新河　赵　勇）

第六章

亚急性甲状腺炎的临床证治与研究

第一节　陈如泉教授治疗亚急性甲状腺炎
学术思想及临床经验

通过采集陈如泉教授回顾性及前瞻性的门诊诊疗资料,综合回顾了病案,阅读相关的论文、著作,并通过跟师门诊、专题讲座、病案讨论等方式,详细分析和总结了亚急性甲状腺炎病因病机、辨证分型、治法方药以及用药特点,并对陈如泉教授中西医结合治疗亚急性甲状腺炎的学术思想、临床经验进行了系统的总结。

一、陈如泉教授治疗亚急性甲状腺炎的学术思想探讨

1. 陈如泉教授对于亚急性甲状腺炎病机特点的认识

(1) 外感风热是主要病因:亚急性甲状腺炎是可自行缓解的非化脓性炎症性疾患,因其病程较急性甲状腺炎长,而又不及桥本甲状腺炎那样迁延不愈,故称之亚甲炎。

中医学并没有亚甲炎的病名,根据其临床表现及特点,应隶属于中医的“外感热病”、“瘿病”、“瘿痛”等范畴。陈教授认为以六淫致病论,风性善行而数变,游走不定。本病常先发于一侧,后转至另一侧,有游走的特点。热为阳邪,致病常表现为一派热象的症状。本病初起多数患者有低热,少数有高热、面赤、脉洪数。故外感六淫中本病病因乃风热较合理。

风温或风热,失治误治,病邪郁久化热,遂成发病之患,若平素急躁易怒,则气机失于调畅,气滞血行不畅,与热邪互结于颈项,气郁热结,血瘀阻滞经络,经气不畅而致疼痛。故患者初起多有外感之症,而后则出现颈部疼痛、心烦易怒、口苦眼干等症。

(2) 肝失疏泄是病理变化的重要环节:亚急性甲状腺炎病理变化复杂,累及脏腑恒多,病变脏腑及肝、肺、胃、心、脾、肾,尤为肝脏。肝的主要生理功能是疏泄,保持全身气机疏通畅达,通而不滞,散而不郁,是调畅全身气机,推动血和津液运行的一个重要环节,也是情志活动的主要影响。肝的疏泄功能正常,则气机条畅,气血和调,心情开朗。肝失疏泄,气机不畅,在情志上则表现为郁郁寡欢,情志压抑,称为“因病致郁”。肝失疏泄情志不得发泄,可致气郁、气滞,使肝失疏泄,肝气郁结,甚至肝气犯胃,称为“因郁致病”。若肝失疏泄,则气的升发不足,气机的疏通和发散不力,气行郁滞,出现肝气郁结,兼以外感风热,病邪郁久化热,肝郁

热结,互结于颈项,导致血液的运行障碍,则可形成血瘀,或导致津液的输布代谢障碍,聚而成痰,痰气交阻于咽喉,则喉头有异物感,压之有触痛,发为本病。在人的情志活动中,对肝主疏泄影响最大的是怒,所谓"怒伤肝",《素问·举痛论》说:"怒则气上"。故患者情志不畅,暴怒或郁怒时,本病病情程度加重。

(3) 基本病理改变为气滞血瘀痰凝:本病的病机是在外为风温或风火,客于肺胃,在内为肝郁胃热、积热上壅,止于颈部,痰热蕴结,气滞血瘀而发为本病。

初期,患者情志不遂,肝失疏泄,气机不利,影响血运,可形成气滞血瘀之证。气滞化火,兼以外感风热,或风湿之邪,病邪郁久化热可形成肝郁蕴热、肝胆湿热之证。若气滞化火或风热灼伤津液为痰,则形成痰热蕴结之证。若郁久化热,气血阻滞不畅,导致痰瘀毒邪互结于颈前,形成痰瘀互结之证。若气滞化火或热邪伤阴,又可形成阴虚火旺之证。后期,病程反复,久治不愈损及气血伤阳,为气血阳气虚衰阶段。正气虚损,脏腑气机衰减,气虚推动无力,血行不畅而瘀滞,形成气虚血瘀之证。

阳虚不能温煦,气化失运,水液不化成痰。阳虚则外寒,血遇寒则凝,日久发展为阴寒凝滞,痰血瘀滞,可形成阳虚痰凝之证。恢复期,肝郁伤脾,气机郁滞,脾失健运,聚湿生痰,痰气郁结,可形成气郁痰凝、痰阻血瘀之证。

2. 陈如泉教授对亚急性甲状腺炎证治特点的认识　陈教授认为本病的证型往往都不是孤立的,常多相互兼夹,且随着病程发展变化,病程之间的证候可以相互转化或兼夹其他病程之证候。故在中医整体辨证的基础上,陈教授提出了辨病与辨证相结合,以辨证为主的原则,在常规应用西药治疗的同时,根据疾病发展的不同阶段及患者自觉症状调整用药,以采用传统的中医辨证标准治疗较合理。

(1) 顺气为先:陈如泉教授在临床上常守"顺气为先"之训,陈如泉教授认为本病患者多有长期郁恼怒或忧思郁虑,肝失疏泄,肝郁气滞是始因,其气运行不畅而停滞所致的复杂的病理变化贯穿整个病程。在如此众多的复杂的病情面前,抓住其关键点,即在辨证论治的基础上注重顺气,即疏肝当健脾运,使气机调畅,气行血通,再活血消瘿,化痰散结,必然常可事半功倍。方药以逍遥散加减。气滞化火者,用丹栀逍遥散加减。常选用疏肝理气药疏通气血,如柴胡、郁金、当归、桃仁、青皮等药,有助于改善肝郁气滞血瘀症状。对病情随情志而波动明显的,该类用药剂量理应增大,尤其是柴胡、郁金,用量可加至 24~30mg。气滞较甚者,配伍使用荔枝核、橘核、莪术等破气导滞之品。使患者气机条达,肝郁气滞症状得以缓解。

(2) 清肝活血是本病治疗大法:陈如泉教授在对亚甲炎病机特点的认识和辨证求因、审因求因的基础上确定了清肝活血的治疗大法。该病病位在颈部结喉处,系肝经所行路线,本病始因"肝气郁结"而致病变丛生,肝气不疏则郁而化火,可见发热口干、急躁易怒、舌红脉数之症。气滞必致血瘀,阻于经络,故疼痛明显,局部肿大,必须得到活血药方消。所以从肝论治,在辨证求因,审因论治的基础上确定了清肝活血的治疗大法,基本方:丹皮 10g,黄芩 10g,板蓝根 15g,郁金 12g,夏枯草 10g,赤白芍各 12g。加减:痰阻明显加土贝母 15g,瓜蒌皮 15g,法夏 10g;热盛伤津加花粉 12g,乌贼骨 15g,茯苓 15g;疼痛较重加延胡索 15g,白芷 10g,忍冬藤 10g。每日 1 剂,水煎服分 2 次服用。4 周为 1 个疗程。另可加服我院自制活血消瘿片,每天 2 次,每次 2 片。所拟基本方中,黄芩疏散邪热;郁金活血行气止痛,解郁清心;赤芍善走血分,清肝火,具有清热凉血,散瘀止痛之用;白芍养血柔肝,缓中止痛;丹皮清热凉血,活血散瘀;板蓝根清热解毒兼利咽喉;夏枯草能清热消肿散结;且郁金、赤芍、丹皮、夏枯草皆入肝经,黄芩入胆经,表里相和,全方共奏疏肝泄热、化痰活血之功。临床上根据不同患者,不同病情配合化痰、养阴、止痛之法,证之于临床,取效满意。

3. 陈如泉教授临床用药特点　对该病的治疗,初期外感风热,兼肝胆蕴热。治以疏风解表,疏肝利胆,清热止痛散结。常用方剂有银翘散、逍遥散、仙方活命饮加减,若肝郁化火用丹栀逍遥散。常用方药有:金银花、连翘、野菊花、柴胡、黄芩、栀子、川楝子、浙贝母、夏枯草、板蓝根、蒲公英、牛蒡子、延胡索、紫花地丁等。除上述主要治法用药外,还应该根据亚甲炎病兼夹症情常配伍理气、化痰、活血祛瘀等不同药物。如香附、郁金、青皮、丹参能行气;三棱、莪术、鬼箭羽、急性子、王不留行等活血化瘀;制乳香、没药、黄药子、猫爪草、夏枯草消瘿散结,另加用活血消瘿片,每次2片,每日2次。黄药子对肝脏毒性较大,用量一般不超过每剂10g,时间服用不宜过长。清热化痰常用药物有黄芩、山栀、龙胆草、夏枯草、浙贝母、瓜蒌、胆南星、半夏、天竺兰等。

甲状腺肿痛者常加赤芍、川楝子、蚤休、忍冬藤、紫背天葵、板蓝根、蒲公英,清热解毒,消肿止痛。局部压痛明显者,加防风、白芷、王不留行、鬼箭羽。甲状腺肿大明显,质韧者,常加猫爪草、夏枯草、三棱、莪术、桃仁。伴结节者,常用制乳香、制没药、急性子、王不留行、夏枯草、郁金。甲状腺肿大,结节较为顽固难治者,加桃仁、鬼箭羽、穿山龙、蜣螂虫、斑蝥、白芥子、生牡蛎。若发热伴心惊者加赤芍、丹皮、栀子。口干、口苦者加天花粉、葛根、沙参、麦冬。月经不调者可加香附、益母草、丹参、红花、赤芍。

当风热之邪得以清除,表证渐消后,应清内蕴之痰,常用方剂为蒿芩清胆汤,可在方中加柴胡、浙贝母、海藻、昆布、丹参、赤芍,以清热化痰,行瘀散结。痰热明显者加瓜蒌皮、山慈菇、海浮石。

中期,个别患者病程较长,反复不愈,损及气血伤阳,为气血阳气虚衰阶段。治以温阳益气,活血化痰散结,常用方剂有阳和汤加活血化痰药。常用药物:熟地、当归、肉桂、麻黄、白芥子、炮姜、鹿角胶、黄芪、赤芍、桃仁、郁金、猫爪草、夏枯草、橘叶、生甘草。

恢复期,肝郁日久伤脾,不能为脾疏泄,不能运化水湿,致痰郁,为肝郁脾虚阶段,治宜疏肝健脾,化痰活血,常用方剂柴胡疏肝散、四君子汤、二陈汤合裁。常用方药:柴胡、川楝子、郁金、香附、木香等疏肝理气药,党参、白术、茯苓、黄芪、炙甘草益气健脾,陈皮、法半夏、瓜蒌皮、桃仁、红花、赤芍、丹参化痰活血。

二、陈如泉教授治疗亚急性甲状腺炎常见证型分析

本病发病原因为外感风热、风温,内伤七情,病机多肝郁热结,气滞血瘀,互结于颈项,血瘀阻滞经络,经气不畅而致疼痛。临床上常常虚实夹杂,证型也可千变万化,具体分型如下:

1. 早期外感风热兼肝胆蕴热

(1) 外感风热证

症状:甲状腺肿胀、疼痛,向耳部、枕部、下颌部放射。畏寒发热,头痛咽痛,小便黄,大便干,舌质红,苔薄黄,脉浮数。

治法:疏风清热,消肿止痛。

方药:银翘散或桑菊饮加减。

常用药物:金银花、连翘、黄芩、板蓝根、牛蒡子、山豆根、大青叶、鲜芦根、生甘草。局部疼痛者,加防风、白芷,口干明显者加花粉、沙参、麦冬。

(2) 肝郁气滞,热毒蕴结证

症状:甲状腺轻度肿大,胀痛不适,多伴咽梗如炙,情绪易激动,或郁郁寡欢,胸闷不适,女子乳房作胀或胀痛或有积块,月经不调,舌淡红,苔薄黄或苔薄腻,脉弦细。

治法:疏肝理气,解毒化瘀。

方药:四逆散加减。

常用药物:柴胡、赤芍、生甘草、郁金、制乳没、猫爪草、板蓝根。痰多者加瓜蒌皮、浙贝母。

(3) 肝郁蕴热,血瘀痰阻

症状:颈部肿胀疼痛,压痛明显,畏寒发热,多汗、口苦咽干、渴而欲饮、心悸手抖,急躁易怒,多食易饥,小便黄,大便,舌质红,苔薄黄,脉弦数。

治法:清肝泄热,活血止痛。

方药:丹栀逍遥散加减。

常用药物:柴胡、黄芩、知母、丹皮、栀子、夏枯草、连翘、板蓝根、乳香、没药、猫爪草、浙贝母、生甘草。局部疼痛明显者,加赤芍。

(4) 肝胆湿热,血瘀痰阻

症状:甲状腺肿痛,胁肋胀痛灼热,腹胀厌食,口苦泛恶,小便短赤或黄,大便不调,或身目发黄,舌红苔黄腻,脉弦数等。

治法:疏肝泻胆,活血止痛。

处方:龙胆泄肝汤加减。

常用药物:柴胡、黄芩、龙胆草、赤芍、丹皮、栀子、土贝母、郁金、蒲公英、制乳没、生甘草。痰多者加山慈菇、苏子。

(5) 肝郁蕴热,痰热互结

症状:甲状腺肿痛,局部肿块刺痛,或肢体麻木、痿废,胸闷多痰,或痰中带紫黯血块,舌紫黯或有斑点,苔腻,脉弦湿。

治法:清热解毒,化痰活血。

方药:丹栀逍遥散合清气化痰丸加减。

常用药物:柴胡、黄芩、川楝子、玄胡、天葵子、蚤休、忍冬藤、制南星、浙贝母。发热、咽痛明显,加板蓝根、蒲公英,疼痛明显加忍冬藤、川楝子,痰多者加半夏、苏子、瓜蒌。

(6) 热毒蕴结,痰血瘀阻

症状:颈前肿块经久不消,按之较硬或有结节,胸闷憋气,眼球突出,心烦善怒,喉间有痰,吞咽不爽,食少便溏,舌质紫黯或有瘀点、瘀斑,苔白厚腻,脉沉弦或沉涩。

治法:清热解毒凉血,活血消瘿散结。

方药:经验方活血消瘿汤加减。

常用药物加减:柴胡、赤芍、忍冬藤、猫爪草、玄参、浙贝母、三棱、莪术、王不留行、橘核、生甘草。疼痛明显者加连翘、板蓝根,如见面色不华、身倦乏力等气血两虚症状者加黄芪、当归、党参、熟地,胸闷憋气较甚者加郁金、枳壳、瓜蒌仁,肿块坚硬,移动性小甚或不可移者加山慈菇、丹参、天葵子、半枝莲。

(7) 阴虚火旺证

症状:颈部肿大疼痛,骨蒸潮热,手足心热,盗汗心烦,咽干口燥,多梦易惊,遗精,滑泄,舌红少苔,脉细数。

治法:养阴清热,消肿止痛。

方药:补心丹合一贯煎加减。

常用药物:生地、麦冬、牡蛎、鳖甲、地骨皮、青蒿、知母、贝母、生甘草。局部肿痛者加赤芍、桃仁、丹参,痰热明显者加贝母、山慈菇、海浮石,虚火较甚者加银柴胡、白薇、麦冬,肢体麻木加全蝎、白蒺藜以柔润息风,心烦、失眠、心悸者加珍珠母、生龙牡。

2. 中期气血阳气虚衰

(1) 气虚血瘀

症状:甲状腺肿,疼痛不甚,疲乏无力,语声低懒微言,精神不振、头晕目眩、失眠健忘,食欲不振,舌淡,苔薄白,脉弦细。

治法:益气活血,化痰散结。

方药:补阳还五汤加减。

常用药物:黄芪、赤芍、桃仁、郁金、猫爪草、夏枯草、橘叶、生甘草。

(2) 阳虚痰凝证

症状:甲状腺肿,疼痛不甚,畏寒肢冷,面色少华,小便清长,大便溏薄,舌苔白腻,脉沉紧。

治法:温阳化痰,消肿散结。

方药:阳和汤加减。

常用药物:熟地、肉桂、干姜、当归、白芥子、鹿角片、麻黄、党参、甘草。局部肿痛者加赤芍、郁金、玄胡索,夹痰者加贝母、瓜蒌皮、猫爪草。

3. 亚甲炎恢复期

(1) 肝郁气滞痰凝

症状:甲状腺无明显肿胀,疼痛,无明显畏寒发热。偶感咽部异物感,或颈部瘿瘤。情志抑郁,妇女可见乳房作胀疼痛,月经不调,舌苔薄白,脉弦。

治法:疏肝理气,化痰消瘿。

方药:柴胡疏肝散、四逆散加减。

常用药物:柴胡、赤芍、生甘草、郁金、夏枯草、紫背天葵、板蓝根、瓜蒌皮、桃仁。肿胀明显者加制乳没。

(2) 肝郁化热,痰血凝聚

症状:甲状腺局部无明显肿胀,疼痛,无明显畏寒发热,偶感局部肿痛。情志抑郁,月经不调,舌苔薄黄,脉细或脉弦。

治法:疏肝理气,化痰清热。

方药:四逆散加减。

常用方药:柴胡、郁金、黄芪、夏枯草、猫爪草、漏芦、赤芍、丹皮、生甘草。

三、陈如泉教授中西医结合治疗 73 例亚急性甲状腺炎的临床疗效分析

1. 一般资料 本研究系统观察了 121 例亚急性甲状腺炎患者,所有观察对象均为 2009

年 1 月—2011 年 12 月湖北省中医院甲状腺专科门诊患者。随机分为中西药结合治疗组 73 例和单纯西药对照组 48 例。

2. 诊疗标准

(1) 参考《中药新药治疗亚急性甲状腺炎的临床研究指导原则》中的相关内容,结合临床制订。

(2) 西医诊断标准:①甲状腺肿大、疼痛、触痛、质硬;②伴有上呼吸道感染症状及体征,即发热、乏力、食欲不振;③血沉增快;④甲状腺吸碘率降低;⑤一过性甲亢症状;⑥甲状腺抗体:TGAb、TMAb 或 TPOAb 阴性或低滴度;⑦甲状腺穿刺或活检有多核巨细胞或肉芽肿改变。符合其中 4 条即可诊断。

(3) 纳入病例标准:①年龄在 18~60 岁;②符合亚急性甲状腺炎的西医诊断标准。

(4) 排除病例标准:符合以下任何 1 条,不得纳入观察病例。①持续高烧在 39℃ 以上者;②过敏体质及对试验药物过敏者;③巨大甲状腺,压迫临近器官者;④年龄在 18 岁以下或 60 岁以上者,以及妊娠或哺乳期妇女;⑤合并心血管、脑血管、肝、肾和造血系统等原发性疾病,精神病患者。

3. 治疗方法

(1) 对照组:以泼尼松,每日 20~30mg,一次或分 3 次口服,连用 1~2 周,以后开始逐渐减量,逐步每周递减 5mg/d;发热、颈痛明显者,加消炎痛 25mg,每日 3 次;合并有甲亢症状者口服普萘洛尔,每次 l0mg,每日 3 次,至症状消失;少数出现甲减者口服优甲片 25~50μg,每日 1 次,空腹口服。

(2) 治疗组:在对照组治疗的基础上,根据疾病发展的不同阶段及辨证分型用中药汤剂治疗。中医辨证及方药:①外感风热型,方用银翘散或桑菊饮加减;②气滞血瘀型,方用逍遥散加减;③肝郁蕴热型,方用丹栀逍遥散加减;④肝胆湿热型,方用龙胆泻肝汤加减;⑤痰热互结型,方用清气化痰丸加减;⑥痰结血瘀型,方用活血消瘿汤加减;⑦阴虚火旺型,方用补心丹合一贯煎;⑧气虚血瘀型,方用补阳还五汤加减;⑨阳虚痰凝型,方用阳和汤加减;⑩气郁痰凝型,方用四逆散合二陈汤加减。随症加减,每日 1 剂,日服 2 次。

两组治疗均以 2 周为 1 个疗程,共治疗 2 个疗程评判疗效;疗程结束后 2 个月随访统计复发率。

观察时记录患者甲状腺疼痛、肿大、结节的变化情况,并检查血沉值。甲状腺功能异常者 3~4 周后复查 FT_3、FT_4、TSH 的情况。

4. 观测指标

(1) 疗效指标:①治疗前后总疗效比较;②治疗前后甲状腺功能 FT_3、FT_4、TSH、ESR 变化;③治疗前后临床表现:体温变化,甲状腺疼痛、压痛改善时间的比较;④用药后副作用、不良反应及复发率的比较。

(2) 安全性指标:血、尿、粪常规、心电图、肝、肾功能检查。

不良事件发生率(包括实验室指标异常)。

甲状腺功能的检测:血清游离三碘甲状腺原氨酸(FT_3)、游离甲状腺素(FT_4)、促甲状腺激素(TSH)水平测定采用放射免疫法。

5. 疗效判定标准(参照《中药新药临床研究指导原则》)

治愈:全部症状及体征消失,血清 FT_3、FT_4、TSH 正常、血沉恢复正常;

显效:症状及体征明显缓解,甲状腺肿痛消失,甲状腺肿减轻 I 度以上,血清 FT_3、FT_4、TSH 及血沉基本恢复正常;

有效:症状及体征明显缓解,甲状腺肿痛明显减轻,甲状腺肿减轻 I 度,血清 FT_3、FT_4、TSH 及血沉有所改善;

无效:症状及体征未见好转,体温仍有波动,甲状腺肿痛无减轻,血清 FT_3、FT_4、TSH 保持原来水平,血沉不降。

6. 统计分析　统计学方法应用 SPSS 11.0 统计学软件。计量资料用均数 ± 标准差($\bar{x} \pm s$)表示,采用 t 检验;计数资料采用 χ^2 检验。设 $P<0.05$ 为差异有统计学意义。

7. 结果

(1) 临床资料分析:一般资料比较见表 1。

表 1　两组患者一般资料比较

组别	例数(人)	性别		年龄(岁)
		男	女	
治疗组	73	11	62	48±4.0
照组	48	8	40	46±6.0

经 t 检验,两组患者年龄比较无显著性差异($P>0.05$);经 χ^2 检验,两组性别组成比较无显著性差异($P>0.05$)。

治疗组病程为 7 天 ~22 个月,其中合并甲亢患者 17 例,甲减 11 例;病情轻度者 25 例,中度者 32 例,重度者 16 例。对照组病程为 7 天 ~24 个月,其中合并甲亢患者 15 例,甲减 9 例;病情轻度者 19 例,中度者 22 例,重度者 7 例。两组在病情、病程、合并症上比较无显著性差异($P>0.05$),具有可比性。

甲状腺检查:治疗组双侧弥漫性肿大 19 例,单侧肿大或结节者 37 例。甲状腺质地硬或韧者 17 例。对照组双侧弥漫性肿大 12 例,单侧肿大或有结节 27 例,甲状腺质地硬或韧者 9 例。两组甲状腺检查比较无显著性差异($P>0.05$),具有可比性。

(2) 治疗结果

1) 两组总疗效(表 2):73 例患者按中医辨证分型,属外感风热型 10 例、气滞血瘀型 14 例、肝郁蕴热型 17 例、肝胆湿热型 2 例、痰热互结型 2 例、痰结血瘀型 5 例、阴虚火旺型 3 例、气虚血瘀型 2 例、阳虚痰凝型 8 例、气郁痰凝型 8 例。经陈如泉教授治疗亚急性甲状腺炎学术思想及临床经验的总结,总有效率为 98.6%

表 2　两组总疗效分析

组别	例数(人)	治愈	显效	有效	无效	总有效率(%)
治疗组	73	37	17	18	1	98.6%*
对照组	48	20	9	11	8	83.3%

* 与对照组比较,$P<0.05$,总有效率两组间比较有显著性差异。

2) 两组治疗前后血清 FT_3、FT_4、TSH、ESR(表 3)

表 3　两组治疗前后血清 FT_3、FT_4、TSH、ESR 测定情况分析

项目	组别	治疗前	治疗后	差值
FT_3	治疗组	8.43±2.48	4.08±1.09	3.46±0.65*△ (pg/ml)
	对照组	8.39±2.37	4.26±1.27	3.12±0.75*
FT_4	治疗组	9.23±3.58	1.45±10.29	7.86±0.25*△ (ng/dl)
	对照组	10.53±3.58	1.65±0.61	7.56±0.85*
TSH	治疗组	1.73±0.53	4.12±1.05	−3.16±0.62*△ (μIU/ml)
	对照组	1.63±0.61	5.45±1.23	−4.26±0.64*
ESR	治疗组	42.82±12.53	17.92±12.05	22.16±2.32* (mm/h)
	对照组	43.82±12.43	24.32±16.05	17.06±6.45*

两组治疗前后比较：治疗组 FT_3、FT_4、ESR 均较治疗前下降，差异有显著性意义（*$P<0.05$），对照组 FT_3、FT_4、ESR 均较治疗前下降，差异有显著性意义（*$P<0.05$）。两组 TSH 较治疗前上升，差异有显著性意义（*$P<0.05$）。

治疗组与对照组比较，患者用药后甲状腺功能（FT_3、FT_4、TSH），协方差分析，均△$P>0.05$，无统计学意义；血沉（ESR），*$P<0.05$，差异有显著性意义。

3）两组治疗前后临床症状改善时间等的比较（表 4）

表 4　两组临床症状改善时间等的比较

	治疗组（n=37）	对照组（n=36）
退热时间（天）	2.68±1.76*	4.98±1.47
甲状腺肿痛消失时间（天）	3.32±1.29*	4.32±1.82
甲状腺肿消退时间（天）	19.78±9.29*	29.57±8.39
血沉恢复正常时间（天）	25.6±10.45△	26.89±11.42

治疗组与对照组比较，患者用药后退热时间、甲状腺肿消退时间、疼痛明显减轻或消失时间，均 *$P<0.05$，差异有显著性意义；血沉恢复正常时间，△$P>0.05$，无统计学意义。

4）两组用药副作用的比较（表 5）

表 5　两组治疗期间用药副作用的比较

组别	例数（人）	副作用（%）
治疗组	73	11.4*
对照组	48	43.1*

两组患者用药后副作用比较，均 *$P<0.01$，差异有显著性意义。

5）两组用药复发率的比较（表 6）

表 6　两组治疗期间复发率（%）的比较

组别	例数（人）	复发率（%）	
		用药 4 周后	停药 2 个月后
治疗组	73	7.8*	5.1*
对照组	48	40.1	44.3

两组患者用药后复发率比较,*$P<0.01$,差异有显著性意义。

(3) 安全性分析:两组患者在临床观察期间均无不良事件发生,治疗前后检查血常规、肝功能、肾功能均无临床意义性改变。提示治疗组和对照组药物的安全性均良好。

8. 结论与讨论 亚急性甲状腺炎是甲状腺疾病中常见多发病。发病率约占所有甲状腺疾病的 0.5%~20%,仅次于桥本甲状腺炎而居第二位。本病以甲状腺肿大、按之坚硬、疼痛显著、复发率高为其特征,好发于中年女性。西医学对亚急性甲状腺炎病因的认识目前尚不十分清楚,一般认为多由病毒感染或病毒感染后变态反应引发,有研究表明该病并非病毒直接侵袭所致。该病也可发生于非病毒感染之后,遗传因素及免疫因素可能都参与发病。亚急性甲状腺炎属于中医的瘿病范畴,结合患者临床表现及对药物的反应,分析亚急性甲状腺炎具有传统瘿病的基本病机,但又具有它自身的特点,即热毒,正所谓无邪不有毒,热从毒化,变从毒起。陈教授认为亚急性甲状腺炎的病因为风温或风热,其基本病理变化为气滞血瘀痰凝,病变脏腑涉及肝胆脾胃,尤为肝脏。病机多为气滞血瘀、肝郁热结。陈教授以“清肝活血”为大法,守“顺气为先”之古训,根据亚急性甲状腺炎病程发展的特点和不同证型对症下药,并结合患者自觉症状随症加减,临床取得了较好疗效。

亚甲炎病程较长,一般 4~8 周,重者长达半年。由于本病不宜手术治疗,抗生素无效,治疗上西医主要以非甾体抗炎药及糖皮质激素治疗该病,疗效明显,但副作用大,用药量不足、停药过早、减药太快往往导致疾病复发,复发率可达 33.3%。对于复发患者,需较长时间应用糖皮质激素,疗程长,副作用大,导致严重不良反应,且造成治疗上的矛盾,给患者造成一定的心理负担和痛苦。中药在抗病毒方面有独到之处,既可避免激素引起的副作用,又可避免解热止痛药发汗虚脱及胃肠道反应,尤其能显著降低该病的复发率。

我们在临床诊治中,根据亚甲炎不同病程临床表现不同的特点,采用中西医结合辨证论治的方法治疗亚甲炎,不仅能有效、迅速地控制病情,缩短病程时间,而且能有效降低停药后的复发率,取得了满意的疗效。本次研究共收治亚急性甲状腺炎患者 121 例,其中 73 例采用中西医结合辨证论治,48 例采用单纯西药治疗,结果经统计学分析:①总有效率:治疗组与对照组比较,$P<0.05$,提示两组疗效有显著性差异。②血清 FT_3、FT_4、TSH、ESR 测定:两组治疗前后比较,$P<0.05$,有显著性差异;但治疗组对照组比较,血清 FT_3、FT_4、TSH 比较,$P>0.05$,无统计学意义;ESR 测定,$P<0.05$,差异有显著性意义。③退热时间、甲状腺肿消退时间、疼痛明显减轻或消失时间:治疗组与对照组比较,均 $P<0.05$,差异有显著性意义;血沉恢复正常时间,$P>0.05$,差异无统计学意义。④两组患者用药后副作用及复发率比较:均 $P<0.01$,差异有显著性意义。⑤两组患者在临床观察期间均无不良事件发生,提示两组安全性均良好。

本次研究结果说明:①我们在常规西药治疗基础上,采用中西医结合治疗亚甲炎。虽然血清 FT_3、FT_4、TSH 测定和血沉恢复正常时间与单纯西药组比较,差异无统计学意义,但治疗前后比较,有显著性差异,疗效满意。②治疗组的临床症状改善时间,尤其是甲状腺肿块消退时间明显优于对照组($P<0.05$)为其优点之一。③单纯西药组,虽也能较快控制症状,使肿大甲状腺肿痛消失,但减少药量易反复发作,复发率达 40.1%,治疗尤其是停药后复发率达 44.3%,中西医结合治疗组复发率仅 5.1%,治疗组与对照组比较,$P<0.01$,有显著性差异,为其优点之二。④单纯西药组有血压增高、浮肿、满月脸、失眠、兴奋甚至引起血糖增高者,以致个别患者中途停药。而治疗组副作用少,仅 11.4%,治疗组与对照组比较 $P<0.01$,有显著

性差异,为优点之三,既可避免用泼尼松等引起的副作用,又可避免解热止痛药发汗虚脱或胃肠道反应。⑤治疗组总有效率高,与对照组比较,$P<0.05$,优于单纯西药组,且治疗中未发现有严重不良反应,安全性好。由此认为:中西医结合不仅疗效高,能明显改善临床症状,尤其是使肿大甲状腺缩小,缩短病程时间,还有复发率低,副作用小,安全性好的优点。可作为治疗亚甲炎的首选方案,值得临床推广。

参 考 文 献

1. 计学理.中西医结合分期论治亚急性甲状腺炎疗效分析.光明中医,2007,22:68-70
2. 徐晓华,胡素银.雷公藤多甙片治疗复发性亚急性甲状腺炎20例分析.全科医学临床与教育,2011,9(3):343
3. 马德权.中西医结合治疗亚急性甲状腺炎疗效观察.辽宁中医杂志,2006,33(4):455
4. 田世英.中药治疗亚急性甲状腺炎40例临床观察.中国中医药信息杂志,2003,10(3):59
5. 孙定隆.亚急性甲状腺炎两例治验.贵阳中医学院学报,1997,2:8
6. 杜明.亚急性甲状腺炎的中医药治疗概况.河北中医,2010,32(11):8
7. 陈如泉.陈如泉教授医论与临床经验选萃.北京:中国医药科技出版社,2007
8. 教富娥,丛科,张颖.亚急性甲状腺炎证治探讨.实用中医药杂志,2011,27(11):785
9. 张鸿雁.亚急性甲状腺炎54例.菏泽医学专科学校学报,2010,22(1)24-26
10. 赵璐.袁占盈教授辨证论治亚急性甲状腺炎经验.中医研究,2010,23(8):63
11. 陈灏珠.实用内科学.北京:人民卫生出版社,2005
12. 高莹,高燕明.亚急性甲状腺炎.国际内分泌代谢学杂志,2009,29(5):358-360

(左新河　李　婵)

第二节　中西医结合治疗亚急性甲状腺炎的临床观察

亚急性甲状腺炎(SAT),简称亚甲炎,是一种自限性非化脓性甲状腺炎性疾病,又可自行缓解或可痊愈的疾病。又称病毒性甲状腺炎、急性非化脓性甲状腺炎、巨细胞性甲状腺炎、肉芽肿性甲状腺炎。临床常见,占就诊甲状腺疾病的5%,且发病率呈逐渐上升之趋势。对于该病的治疗,目前西医常规应用抗病毒、镇痛药、糖皮质激素治疗,虽然消除症状快,但减药过快或停药过早经常反复发作,复发率较高,且存在较多不良反应。2008年3月—2009年2月,笔者采用中西医结合治疗该病20例,并与单纯西药相对照,取得了较好的疗效,现总结如下。

一、临床资料

1. 西医诊断标准(参照《中药新药临床研究指导原则》)

(1)临床表现

1)病发前多有上呼吸道感染史或腮腺炎病史。

2)甲状腺肿大,伴疼痛,触痛明显,可有放射性痛,局部无红肿,可呈弥漫性肿,也可呈结节性肿。

3）多有咽痛、头痛、发热、多汗,或有颈部压迫感、声音嘶哑。

4）或伴一过性甲亢,见心悸、易激动、消瘦、震颤等。

（2）理化检查

1）一般性检查白细胞正常或偏低,血沉增快。

2）激素测定 T_3、T_4、FT_3、FT_4 测值升高;TSH 测值降低或正常。甲状腺抗体 TG-Ab、TPO-Ab 阴性或低滴度。

3）甲状腺摄 ^{131}I 功能测定摄碘率明显降低,3 小时 <5%;或 24 小时 <15%,峰值后移。

4）甲状腺 B 型彩色超声支持亚急性甲状腺炎诊断,压痛部位呈低密度病灶。

2. 中医诊断标准

结合临床,本病肝经郁热证标准如下:

主证:颈前肿大,疼痛,压痛,可有压迫感或放射性痛。

次证:心悸,发热,多汗,烦躁,震颤,多食,小便黄,大便干。

舌脉:舌质红,舌苔黄腻,脉弦数。

凡具备主证 2 项以上（含 2 项）并具备次证 3 项的患者,参照舌脉即可确诊。

3. 病例选择

（1）纳入病例标准

1）年龄在 18~60 岁;

2）符合亚急性甲状腺炎的西医诊断标准,中医辨证属于肝经郁热型;

3）初病未用药物治疗或仅用抗炎药物治疗者。

（2）病例排除标准

1）非肝经郁热型亚急性甲状腺炎患者;

2）持续高烧在 39℃ 以上者;

3）过敏体质及对试验药物过敏者;

4）巨大甲状腺,压迫临近器官者;

5）年龄在 18 岁以下或 60 岁以上者,以及妊娠或哺乳期妇女;

6）合并心血管、脑血管、肝、肾和造血系统等原发性疾病,精神病患者。

4. 一般资料　40 例患者全部为 2008 年 3 月—2009 年 2 月湖北省中医院甲状腺病专科门诊患者,按就诊顺序随机分为两组,其中试验组 20 例,对照组 20 例。两组患者的性别、年龄、病程等资料如表 1。

表 1　两组病例的一般资料比较（$\bar{x}\pm s$）

组别	例数	性别		年龄（岁）	病程（天）
		男	女		
试验组	20	2	18	32.65±10.26	18.38±25.82
对照组	20	3	17	33.60±14.52	16.62±30.30

经 t 检验,两组患者年龄、病程比较无显著性差异（$P>0.05$）;经 χ^2 检验,两组性别组成比较无显著性差异（$P>0.05$）。

临床基本情况:试验组中发热 3 例,伴颈前疼痛 17 例,伴耳痛、耳鸣 8 例;血清 FT_3、FT_4 升高者 11 例,血清 FT_3、FT_4 降低者 3 例;初发者 14 例,复发者 6 例。对照组中发热 4 例,伴颈前疼痛 15 例,伴耳痛、耳鸣 9 例;血清 FT_3、FT_4 升高者 10 例,血清 FT_3、FT_4 降低者 2 例;初发者 13 例,复发者 7 例。两组临床基本情况比较无显著性差异($P>0.05$),具有可比性。

甲状腺检查:试验组双侧弥漫性肿大 5 例,单侧肿大或有结节者 12 例,甲状腺质地硬或韧者 12 例,中等硬度 5 例,柔软者 3 例。对照组双侧弥漫性肿大 3 例,单侧肿大或有结节者 10 例,甲状腺质地硬或韧者 11 例,中等硬度 8 例,柔软者 1 例。两组甲状腺检查比较无显著性差异($P>0.05$),具有可比性。

二、治疗方法

40 例符合纳入病例标准的亚急性甲状腺炎患者,随机分为两组,中西药结合试验组(简称试验组)20 例;单纯西药对照组(简称对照组)20 例。

试验组:中药清肝消瘿汤:柴胡 10g,黄芩 10g,蒲公英 20g,夏枯草 15g,赤芍 15g,忍冬藤 20g,川楝子 10g,猫爪草 20g,玄胡 15 克。加减:疼痛甚者加乳香 12g,没药 12g;心慌手颤者加牡蛎 20g,远志 10g,酸枣仁 20g;纳亢者加知母 15g,生石膏 50g。每日 1 剂,水煎分 2 次口服。泼尼松片每日 1 次,每次 20mg 口服。

对照组:予泼尼松片每日 1 次,每次 30mg 口服。

两组泼尼松片以疼痛及发热消失后开始减药,根据病情结合血沉正常后减至每日 1 次,每次 5mg,维持 1~2 周,停药。

合并用药:心率快(>100 次 / 分)加服普萘洛尔 10mg,每日 3 次,疼痛甚者加消炎痛 25mg,每日 3 次,合并甲减者加优甲乐 25~50μg,每日 1 次或分次口服。

疗程:连续用药 4 周为一个疗程。

三、观察方法及指标检测方法

两组均以 4 周为 1 个疗程,1 个疗程结束后,分别观察以下指标:①治疗前后总疗效比较;②治疗前后甲状腺功能 FT_3、FT_4、TSH、ESR 变化;③治疗前后临床改善时间等的比较;④用药后副作用及复发率的比较;⑤安全性观测指标(血常规、肝功能、肾功能)治疗前后情况。

四、疗效判定标准

疾病疗效判定标准(参照《中药新药临床研究指导原则》)

治愈:全部症状及体征消失,血清 FT_3、FT_4、TSH 正常、血沉恢复正常。

显效:症状及体征明显缓解,甲状腺肿痛消失,甲状腺肿减轻 I 度以上,血清 FT_3、FT_4、TSH 及血沉基本恢复正常。

有效:症状及体征明显缓解,甲状腺肿痛明显减轻,甲状腺肿减轻 I 度,血清 FT_3、FT_4、TSH 及血沉有所改善。

无效:症状及体征未见好转,体温仍有波动,甲状腺肿痛无减轻,血清 FT_3、FT_4、TSH 保持原来水平,血沉不降。

五、统计方法

所有数据均采用 SPSS 11.0 软件进行统计学分析。计量资料用表示,组间比较采用方差分析;计数资料用率或构成比表示,采用 χ^2 检验。

六、治疗结果

1. 两组总疗效(表 2)

表 2　两组总疗效分析

分组	例数	治愈	显效	有效	无效	总有效率
试验组	20	15	3	1	1	95% △
对照组	20	8	4	2	5	75%

△ 与对照组比较,$P<0.05$,总有效率两组间比较有显著性差异。

2. 两组治疗前后血清 FT_3、FT_4、TSH(表 3)

表 3　两组治疗前后血清 FT_3、FT_4、TSH、ESR 测定情况分析($\bar{x}\pm s$)

项目	组别	治疗前	治疗后	差值
FT_3(pg/ml)	试验组	7.52±2.54	4.14±1.20	3.65±0.87* △
	对照组	7.57±2.08	4.33±1.08	3.24±0.83*
FT_4(ng/dl)	试验组	9.55±3.75	1.09±0.33	7.72±0.05* △
	对照组	10.83±3.18	1.36±0.51	7.52±0.64*
TSH(μIU/ml)	试验组	1.33±0.42	4.32±1.37	-3.01±0.34* △
	对照组	1.31±0.47	5.29±1.42	-4.04±0.36*
ESR(mm/h)	试验组	43.67±11.37	18.33±13.42	21.01±2.34*
	对照组	42.29±11.42	25.31±17.47	16.04±6.36*

两组治疗前后比较:试验组 FT_3、FT_4、ESR 均较治疗前下降,差异有显著性意义($*P<0.05$)。对照组 FT_3、FT_4、ESR 较治疗前下降,差异有显著性意义($*P<0.05$)。两组 TSH 较治疗前上升,差异有显著性意义($*P<0.05$)。

两组患者用药后甲状腺功能(FT_3、FT_4、TSH),协方差分析,两组间比较,均 △ $P>0.05$,无统计学意义。两组患者用药后血沉(ESR),协方差分析,两组间比较,$*P<0.05$,差异有显著性意义。

3. 两组治疗前后临床改善时间等的比较(表 4)

表 4　两组临床症状改善时间等的比较

组别	例数	疼痛消除时间(天)	发热消除时间(天)	甲状腺肿消退时间(天)	血沉恢复正常时间(天)	激素用药时间(天)
试验组	20	3.12±1.27*	3.47±2.16*	20.6±12.03*	26.2±10.43 △	30.26±14.03*
对照组	20	5.20±2.04	5.84±2.01	31.27±11.3	27.9±11.06	48.17±21.4

试验组用药后疼痛消除时间、发热消除时间、甲状腺肿消退时间、激素用药时间,与对照组比较,均 *$P<0.05$,差异有显著性意义。两组患者用药后血沉恢复正常时间,两组间比较,△ $P>0.05$,无统计学意义。

4. 两组用药后副作用及复发率的比较(表5)

表5　两组治疗期间用药副作用及复发率的变化

组别	例数	副作用(%)	复发率(%)
试验组	20	10.0*	5.0*
对照组	20	45.0	40.0

两组患者用药后副作用及复发率比较,*$P<0.05$,差异有显著性意义。

5. 安全性分析　两组患者在临床观察期间均无不良事件发生,治疗前后检查血常规、肝功能、肾功能均无临床意义性改变。提示治疗组和对照组药物的安全性均良好。

七、讨论

亚甲炎是一种与病毒感染及自身免疫有关的甲状腺炎性疾病,一般认为本病为自限性疾病,经数周可自行缓解。本病以甲状腺肿大且疼痛明显伴发热、乏力为特征,好发于青年女性,女性较男性多见。长期以来,亚甲炎主要采用激素治疗,虽然症状控制较快,但停药后复发率较高(40.0%),用药时间长容易形成依赖性,且长期服用其副作用也越明显。

中医学没有亚甲炎的病名,根据其临床表现及特点,应归于中医"瘿病"、"外感热病"范畴。本病的病因为风热毒邪,其基本病理变化为气滞血瘀痰凝。风热之邪外袭,客于肝胆,循经上达,止于颈部,阻碍气血津液正常运行。肝经气滞化火,外热内火相合,可形成肝经郁热之证。故我们以清肝泄热,活血止痛为治法。清肝消瘿汤就是以此立方,以清热解毒药为主,加用疏肝活血之品,再根据具体情况辨证用药,可有效地改善临床症状。现代药理证明,柴胡、黄芩、蒲公英等清肝泻火解郁类中药有明显的抗病毒、退热作用,并能抑制炎症递质的产生和释放,有利于控制亚甲炎病情的发展,缩短病程。联合应用激素能充分抑制甲状腺组织内的免疫病理过程,改善组织微循环灌注,减轻炎症反应,可明显缩短病变的自然过程,促进患者早日康复。

本次观察结果表明,清肝消瘿汤配合小剂量泼尼松片治疗亚甲炎,能够降低 FT_3、FT_4,升高 TSH;并且能降低 ESR 水平。另外,可以较单纯西药组迅速改善临床症状和体征,如发热、颈痛、甲状腺肿、甲状腺结节等,可减少激素用药剂量及时间,明显减少副作用及复发率,这是单用西药无可比拟的。故我们认为清肝消瘿汤配合小剂量泼尼松片的治疗方法具有迅速改善临床症状,缩短病程,激素用量少,副作用少,复发率低等优点,值得在临床上推荐应用。

八、典型病例

病案1:刘某,女,39岁,因"颈肿伴疼痛半月"于2008年11月11日初诊。患者诉于2008年10月底发现颈肿,自觉颈部有包块并疼痛,就诊市五医院,未明确诊断,予以头孢抗炎治疗,11月10日于协和医院细胞学穿刺示:考虑亚急性甲状腺炎,予以泼尼松20mg,每日1次,现感颈部疼痛较前缓解,无明显心慌、怕热,纳可,夜寐欠佳,月经延后。查体:一般可,无眼突、手抖,甲状腺Ⅰ度肿大,质韧,右侧可扪及一大小约 1.0cm×1.0cm 结节,压痛(+),心率:78 次 / 分,律齐,双下肢不肿,舌红苔黄腻,脉弦。11 月 11 日甲状腺功能检查:FT₃ 1.82pg/ml(1.8~4.8pg/ml);FT₄ 1.14ng/dl(0.7~1.99ng/dl);TSH 0.728μIU/ml(0.3~5μIU/ml)。中医诊断为"瘿病",肝经郁热型;西医诊断为"亚甲炎"。予以中药:柴胡 10g,黄芩 10g,玄胡 15g,川楝子 15g,制乳香、没药各 12g,忍冬藤 24g,猫爪草 15g,蒲公英 20g,赤芍 10g,夏枯草 15g,甘草 10g,10 剂,水煎服,每日 1 剂,分 2 次温服,并激素继服。2008 年 12 月 2 日复诊,诉颈部疼痛较前缓解,感乏力,脘腹胀满。查体:一般可,无眼突、手抖,甲状腺Ⅰ度肿大,质韧,未扪及结节,轻微压痛,心率:76 次/分,律齐,双下肢不肿,舌红苔薄黄,脉细。予中药上方去夏枯草,忍冬藤改 15g,赤芍改 15g,加黄芪 24g,15 剂,水煎服,每日 1 剂,分 2 次温服,泼尼松 10mg,每日 1 次。2008 年 12 月 16 日复诊,诉颈部疼痛较前缓解,自觉肿块较前缩小,时感颈部梗阻不适。查体:一般可,无眼突、手抖,甲状腺Ⅰ度肿大,质韧,未扪及结节,压痛(±),心率:80 次 / 分,律齐,舌红,苔薄白,脉细。予中药上方加射干 10g,桔梗 10g,15 剂,水煎服,每日 1 剂,分 2 次服,泼尼松 5mg,每日 1 次。2008 年 12 月 30 日复诊,诉颈部疼痛较前明显缓解,查体:一般可,无眼突、手抖,甲状腺微肿,未扪及结节,压痛(-),心率:78 次 / 分,律齐,舌红苔薄白,脉细。予中药继服上方 14 剂后停药。

病案 2:金某,女,35 岁,因"咽喉疼痛、发热半月"于 2008 年 3 月 20 日初诊,患者于半月前因感冒而出现咽喉疼痛、发热,伴咳嗽,颈肿,颈部疼痛,曾服消炎药等治疗效果不显,遂来我科就诊。现颈痛,咽干,烦躁,食纳可,大便干。查体:一般可,无眼突、手抖,甲状腺Ⅰ~Ⅱ度肿大,质韧,右侧可扪及一大小约 3.0cm×4.0cm 结节,压痛(+),心率:82 次 / 分,律齐,双下肢不肿,舌红苔薄白,脉弦细。3 月 11 日甲状腺功能检查:FT₃ 3.7pg/ml(1.8~4.8pg/ml);FT₄ 1.34ng/dl(0.7~1.99ng/dl);TSH 0.1μIU/ml(0.3~5μIU/ml)。ESR:45mm/h(0~20),甲状腺彩超:甲状腺增大,双叶低回声光团,颈部淋巴结增大。甲状腺 ECT:亚甲炎像。中医诊断为"瘿病",肝经郁热型;西医诊断为"亚甲炎"。拟清肝活血止痛之法,予以中药:柴胡 10g,黄芩 10g,玄胡 15g,川楝子 15g,制乳香、制没药各 12g,忍冬藤 30g,三棱 12g,莪术 12g,紫背天葵子 15g,七叶一枝花 15g,土贝母 15g,生甘草 10g,10 剂,水煎服,每日 1 剂,分 2 次温服。2008 年 3 月 27 日复诊,诉颈痛、发热较前缓解。查体:一般可,无眼突、手抖,甲状腺Ⅰ~Ⅱ度肿大,质韧,右侧可扪及一大小约 2.0cm×3.0cm 结节,压痛(-),心率:76 次 / 分,律齐,舌红苔薄白,脉细。予中药上方去制乳香、没药,加赤芍 15g,10 剂,水煎服,每日 1 剂,分 2 次温服。2008 年 4 月 8 日复诊,诉颈部肿块较前缩小,无明显咽痛、发热。查体:一般可,无眼突、手抖,甲状腺Ⅰ度肿大,质韧,未扪及结节,压痛(-),心率:80 次 / 分,律齐,舌红苔薄白,脉细。予继服上方 14 剂,水煎服,每日 1 剂,分 2 次温服。2008 年 5 月 8 日复诊,诉无明显颈部疼痛,查体:一般可,无眼突、手抖,甲状腺Ⅰ度肿大,质软,未扪及结节,无压痛,心率:76 次 / 分,律齐,舌红苔薄白,脉细。甲状腺功能正常。予中药继服上方 14 剂后停药。

参 考 文 献

1. 陈如泉. 甲状腺疾病的中西医诊断和治疗. 北京:中国医药科技出版社,2001

2. 中华人民共和国卫生部. 中药新药临床研究指导原则. 北京:中国医药科技出版社,2002

3. 盖宝东,胡玉荣,郑泽霖,等.372 例亚急性甲状腺炎临床分析. 中国普外基础与临床杂志,2005,12(6):

612-613

4. 张海男,黎古辟,李学文.清肝泻火汤对内毒素诱发家兔肝火证的疗效和机理.中国中西医结合杂志,1996,16(2):98

（向楠　肖璟）

第三节　陈如泉教授治疗复发性亚急性甲状腺炎临床经验

亚急性甲状腺炎(简称亚甲炎)又称肉芽肿性甲状腺炎、巨细胞性甲状腺炎或 De Quervain 甲状腺炎,是临床上常见的甲状腺疾病,约占所有甲状腺疾病的5%左右。多见于20~40岁的女性,是一种自限性非化脓性甲状腺炎性疾病。病程较长,一般4~8周,重者长达半年以上。临床上对于亚急性甲状腺炎引起的疼痛没有确切药物,西医多采用非甾体抗炎药或糖皮质激素治疗,虽起效迅速,但减量或停药易引起病情反复,复发率可达33.3%。所以,如何治疗本病及预防其复发,仍然是目前治疗上的一个棘手问题,中药在抗病毒方面有独到之处,既可避免激素引起的副作用,又能显著降低该病的复发率。

一、亚甲炎复发的病因病机

首次发病未治疗彻底,激素用量不足:由于长期使用泼尼松可能会诱发消化道溃疡、糖尿病、结核及高血压病,会出现满月脸、水牛背和骨质疏松等不良反应,故部分患者在疼痛稍缓解后即停药,激素用量不足,治疗不彻底,易反复发作。

反复感染风热毒邪:患者平素体虚,易反复感染风热邪毒,风温邪热袭表,热毒壅盛,灼伤津液,炼液为痰,痰阻气机,血行不畅,最终致气血痰热互结于颈前而发"痛瘿"。

兼夹病症:本病基本病因为外感风热,风为百病之长,易兼他邪致病,风热夹痰结毒,壅滞于颈前,见瘿肿而痛,结聚日久以致气血阻滞而不畅,导致痰瘀毒邪互结,发为"结节",则见瘿肿坚硬而痛。本病病变脏腑主要为肝脏,以肝火上炎为主,同时存在心火、胃热等火毒,若兼夹火毒,可见颈前喉结两旁肿大,烦热,多汗,纳亢,急躁易怒,面赤,舌红,苔黄,脉弦数,发为"甲亢",火毒上延至颈部,发为"痛瘿"。故患者兼夹有结节或甲亢时易复发。

病症演变,虚实夹杂:患者反复感染风热毒邪,病邪日久,灼伤津液,炼液为痰,痰阻气机,影响肝经疏泄,肝失疏泄,气行郁滞,出现肝气郁结,郁久化热,郁热互结于颈项,外热内火相合,可形成肝经实热证,随着病情进展及药物治疗,大多数患者正气恢复,毒邪消散,疾病痊愈,部分患者由于病程迁延日久或失治误治,病程反复,日久耗气伤阴,或因素体阳气不足,或阴损及阳而致脾肾阳虚,阴寒内盛,寒凝血瘀,痰血结于颈前,经久不消,形成虚实夹杂,故病情反复。

二、肝经郁热,痰血瘀阻是亚甲炎复发病理变化的重要环节

亚急性甲状腺炎复发的病理变化复杂,累及脏腑恒多,病变脏腑涉及肝、肺、胃、心、脾、肾,尤为肝脏。肝的主要生理功能是疏泄,保持全身气机疏通畅达,通而不滞,散而不郁,是

调畅全身气机,推动血和津液运行的一个重要环节,也是情志活动的主要影响。亚甲炎患者往往服药不规律、治疗不彻底,导致肝经郁热未尽,痰血瘀阻。若肝失疏泄,则气的升发不足,气机的疏通和发散不力,气行郁滞,出现肝气郁结,兼以外感风热,病邪郁久化热,郁热互结于颈项,导致血液的运行障碍,则可形成血瘀,或导致津液的输布代谢障碍,聚而成痰,痰气交阻于咽喉,则喉头有异物感,压之有触痛,发为本病。

三、清肝活血、化瘀止痛是亚甲炎复发的治疗大法

陈教授在对复发性亚甲炎病因、病机特点的认识和辨证求因的基础上确定了清肝活血、化瘀止痛的治疗大法。该病病位在颈部结喉处,系肝经所行路线,本病始因"肝气郁结"而致病变丛生,肝气不疏则郁而化火,可见发热口干、急躁易怒、舌红脉数之症。气滞必致血瘀,阻于经络,故疼痛明显,局部肿大,必须得到活血药方消。所以从肝论治,在辨证求因,审因论治的基础上确定了清肝活血、化瘀止痛的治疗大法,基本方:柴胡、黄芩、玄胡、天葵子、夏枯草、赤芍、猫爪草。遣方用药,随症加减:疼痛加川楝子、忍冬藤,发热加板蓝根、蒲公英或连翘,合并甲状腺结节者,加三棱、莪术、制乳没、生甘草。伴有结者,另可加服我院自制活血消瘿片,金黄消瘿膏或散结消瘿膏外敷。

四、温阳化痰、活血止痛是亚甲炎复发的治疗变法

部分患者由于病程迁延日久或失治误治,病程反复,日久耗气伤阴,损伤正气,或因素体阳气不足,或阴损及阳而致脾肾阳虚,阴寒内盛,寒凝血瘀,痰血结于颈前,经久不消,致病情反复。故温阳化痰,活血止痛是常用治疗变法。方药:阳和汤加减。常用药物:熟地、肉桂、干姜、当归、白苏子、鹿角胶、麻黄、党参、甘草。局部肿痛者加赤芍、郁金、玄胡索;夹痰者加贝母、瓜蒌皮、猫爪草;如见面色不华、身倦乏力等气血两虚症状者加黄芪。

五、复发性亚甲炎的辨证分型

亚甲炎复发患者与初发患者,虽然病情有所不同,但复发时病证与初发者有相同之处,其辨证分型结合临床表现主要分为以下三型:

1. 外感风热证　甲状腺肿胀,轻微疼痛,发热,头痛咽痛,舌质红,苔薄黄,脉浮数。治法:疏风清热,消肿止痛。方药:银翘散或桑菊饮加减。常用药物:金银花、连翘、桑叶、杏仁、桔梗、黄芩、板蓝根、牛蒡子、鲜芦根、生甘草。局部疼痛者加防风、白芷以解热镇痛;口干明显者加花粉、沙参、麦冬以清热生津止渴,痰稠难咯出,加浙贝母、沙参以清肺化痰。金银花、连翘轻清透表、清热解毒,板蓝根清热解毒,有很好的抗菌、抗病毒作用,牛蒡子疏散风热,利咽散结、解毒消肿,桔梗、杏仁,一升一降,解肌肃肺,全方共奏疏散风热,清热化痰,消肿止痛之功。

病案举例:某女,48 岁,初诊(2012 年 10 月 9 日)。患者 2011 年因颈部疼痛在某医院诊断为亚甲炎,予口服泼尼松每 3 次,每次 10mg,服药后疼痛止,减量至 5mg 即疼痛复发,近 1 年来间断服用泼尼松,现服用泼尼松每日 1 次,每次 5mg。1 周前突发感冒,疼痛再次复发。现感左侧颈部隐痛,咽喉疼痛近 1 周,咯黄绿色浓痰,畏寒,余无特殊不适。否认甲状腺病家族史。查体:甲状腺肿大不明显,左侧压痛(+),无结节及血管杂音,突眼(−),手抖(−),心率 100 次 / 分。舌红,苔薄黄,脉数。查血沉 30mm/h(0~15mm/h),FT$_3$:3.5pg/ml(1.9~5.8pg/ml),

FT$_4$:1.38ng/dl(0.7~1.99ng/dl),TSH:2.2μIU/L(0.3~5μIU/L)。甲状腺穿刺:亚急性甲状腺炎。中医诊断:痛瘿,外感风热证。西医诊断:亚甲炎。本病外感风热是发病的关键。治宜疏风清热,宣肺止咳。处方:桑叶10g,杏仁10g,桔梗10g,前胡10g,浙贝母10g,牛蒡子12g,陈皮10g,葛根15g,生甘草10g,沙参15g。7剂,水煎服,每日1剂,分2次温服。同时,服用泼尼松每日5mg。

二诊(2001年10月30日)服上方后,患者畏寒、咽痛、咳喉咳痰有所好转,仍感颈部时有隐痛,时左时右,余未诉特殊不适。查体:甲状腺肿大不明显,轻微压痛,无结节及血管杂音,突眼(-),手抖(-),心率72次/分,律齐。舌红,苔白,脉弦。本案发病关键是病久反复发作,病邪久郁,肝经化热,痰血瘀阻,治宜疏肝理气,活血消瘿。处方:郁金12g,丹参15g,赤芍15g,猫爪草15g,王不留行15g,鬼箭羽10g,浙贝母12g,制香附10g,生黄芪24g,瓜蒌皮12g,柴胡10g,黄药子10g。7剂,水煎服,每日1剂,分2次温服。半年后回访,患者无再发。

2. 肝经蕴热证 颈部肿胀疼痛,压痛明显,畏寒发热,多汗、口苦咽干,渴而欲饮、心悸手抖,急躁易怒,多食易饥,小便黄,大便干,舌质红,苔薄黄,脉弦数。治法:清肝泄热,活血止痛。方药:丹栀逍遥散加减。常用药物:柴胡、黄芩、知母、丹皮、栀子、夏枯草、连翘、板蓝根、乳香、没药、猫爪草、浙贝母、生甘草。局部疼痛明显者加赤芍以清热活血、散瘀止痛。柴胡疏肝解郁,使肝气条达,以复肝用,具有解热、抗菌、抗炎、提高免疫力等作用,配伍黄芩、川楝子、牡丹皮、栀子清肝热泻肝火,其中炒山栀善清肝热,并导热下行,牡丹皮亦能入肝胆血分,清血中之伏火。忍冬藤、玄胡、蒲公英、生甘草清热解毒,消肿止痛。制乳没行气活血,消瘿散结。赤芍、夏枯草、猫爪草活血化痰散结。

病案举例:某女,25岁,初诊(2013年12月3日)。患者2个月前因感冒出现咽喉疼痛,发热,颈部疼痛在某医院诊断为亚甲炎,予以抗炎及激素治疗后病情好转,1周前再次出现颈部疼痛,偶有心慌,纳亢易饥,小便可,大便次数增多。查体:甲肿I度,质中,压痛(+),眼突(-),手抖(+),HR 80次/分,舌红苔黄,脉弦。辅检:11月28日于当地医院查血沉20mm/h(0~15mm/h),FT$_3$:16.74pg/ml(3.1~6.8pg/ml),FT$_4$:35.38ng/dl(12~22ng/dl),TSH:0.01μIU/L(0.35~5μIU/L),甲状腺彩超示:甲状腺弥漫性病变伴结节样改变。甲状腺穿刺示:亚急性甲状腺炎可能。中医诊断:痛瘿,肝郁蕴热证。西医诊断:亚甲炎伴甲亢。治法:清肝泻火,消瘿止痛。处方:柴胡15g,黄芩15g,连翘15g,玄胡15g,天葵子15g,夏枯草15g,赤芍15g,猫爪草15g,川楝子15g,忍冬藤30g,甘草10g。15剂,每日1付,水煎服,分2次温服。同时服用泼尼松每天3次,每次10mg;复方甲亢片5片,每天1次;金黄消瘿膏外敷,每日1次。

二诊(2013年12月17日):服药半月后,患者颈部疼痛明显减轻,时有疼痛,余无特殊不适。查体:甲肿I度,质中,轻微压痛,突眼(-),手颤(-),HR 78次/分,律齐。舌红,苔白,脉细。中药守上方,15剂,每日1剂,水煎服,分2次温服。泼尼松减量至每天1次,每次15mg;复方甲亢片5片,每日1次;金黄消瘿膏外敷,每日1次。

三诊(2014年1月7日):患者诉颈部无明显疼痛,纳眠可,二便调。查体:甲肿稍显,质中,无压痛,突眼(-),手颤(-),HR 75次/分,律齐。舌淡,苔薄白,脉沉细。查甲状腺功能正常,血沉4mm/h。泼尼松减量至5mg,每日1次;活血消瘿片,每次4片,每日3次。

3. 阳虚痰凝证 甲状腺肿,疼痛不甚,畏寒肢冷,面色少华,小便清长,大便溏薄,舌苔白腻,脉沉紧。治法:温阳化痰,活血止痛。方药:阳和汤加减。常用药物:熟地、肉桂、干姜、当归、白苏子、鹿角片、麻黄、党参、甘草。遣方用药,随症加减:局部肿痛者加赤芍、郁金、玄胡索以行气活血止痛;夹痰者加贝母、瓜蒌皮、猫爪草化痰散结;如见面色不华、身倦乏力等气血两虚症状者加黄芪益气养血。方中重用熟地,滋补阴血,填精益髓;配以血肉有情之鹿角胶补肾助阳,益精养血,两者合用,温阳养血,加黄芪补脾益气,以治其本。少佐于麻黄,宣通经络,与肉桂、白芥子补肾温经,散寒化痰药相配合,可以开腠里,散寒结,引阳气由里达表,通行周身;甘草生用为使,解毒而调诸药。

病案举例:某女,39 岁,初诊(2008 年 9 月 23 日)。患者于 2007 年 10 月因左侧颈部疼痛在某医院诊断为亚甲炎,予以口服泼尼松 10mg,每日 3 次,左侧颈部疼痛较前缓解,逐步减量至停药后自觉右侧颈部开始出现疼痛,现颈部疼痛较前缓解,仍感颈部不适,痰多,色白,时感心慌,双下肢乏力,月经正常。否认甲状腺病家族史。查体:甲状腺肿大不明显,压痛(−),无结节及血管杂音,突眼(−),心率 76 次 / 分,无手颤。舌淡,苔薄白,脉沉细。查 FT_3:2.97pg/ml(1.9~5.8pg/ml),FT_4:1.11 ng/dl(0.7~1.99ng/dl),TSH:2.98μIU/ml(0.3~5μIU/ml)。甲状腺穿刺:亚急性甲状腺炎。本案发病关键是病久阳气已虚,阴寒内盛,津聚成痰,痰血瘀滞,结于颈前。治法:温阳化痰,活血止痛。处方:麻黄 5g,肉桂 5g,鹿角胶 10g(另包烊化),熟地 30g,炒白芥子 15g,玄胡 20g,川楝子 20g,郁金 12g,紫背天葵 15g,丹参 15g,黄芪 24g,甘草 10g,赤白芍各 15g。7 剂,水煎服,每日 1 剂,分 2 次温服。

二诊(2008 年 10 月 21 日):服上方后,患者颈部疼痛、痰多症状较前缓解,偶有颈部不适,余无明显不适。查体:甲状腺肿大不明显,压痛(−),无结节及血管杂音,一般可,突眼(−),心率 78 次 / 分,无手颤。舌淡,苔薄白,脉沉细。查血沉正常,甲状腺功能正常。守上方去白芍,加玄参 15g。15 剂,水煎服,每日 1 剂,分 2 次温服。

六、结语

1. 坚持治疗全过程,不能任意中断治疗　西医对于亚急性甲状腺炎的治疗多选用非甾体抗炎药或糖皮质激素治疗,但口服泼尼松疗程长、剂量较大,长期使用会有较多不良反应,以致较多患者不能足量、足疗程用药,甚或自行减药、停药,在减量过程中有不少病例会复发。对于复发患者,西药除用糖皮质激素外,尚需加用甲状腺素片治疗几个月,以防再发,加用甲状腺素片数月,可出现心动过速和心肌耗氧量增加,易诱发心绞痛,甚至心肌梗死、心力衰竭等并发症。中药在抗病毒方面有独到之处,既可避免激素引起的副作用,又能显著降低该病的复发率,陈教授治疗本病多以中药为主,同时予以小剂量激素辅助治疗。所以应坚持治疗全过程,保证足量用药,不能任意中断治疗,以减少复发的诱因。

2. 积极治疗兼夹病症　亚急性甲状腺炎合并甲亢的处理与单纯的亚急性甲状腺炎不同,单纯性的亚急性甲状腺炎一过性甲亢仅给予普萘洛尔等对症处理即可,往往忌用抗甲状腺药物,以防甲减。而当亚急性甲状腺炎合并甲亢时,抗甲状腺药物的应用与否则要根据患者甲状腺功能的具体情况而定。有文献报道部分患者两病合并时可以不需要给予抗甲状腺药物。但是如果患者甲状腺功能亢进明显,且在亚急性甲状腺炎症状缓解后仍无明显改善,应给予抗甲状腺药物治疗。在治疗过程中应注意监测甲状腺功能。亚甲炎合并甲状腺结节者,两者应同时治疗,可给予我院自制的活血消瘿片,每天 3 次,每次 4 片,金黄消瘿膏外敷,每日 1 次。临床上对于有亚急性甲状腺炎症状伴桥本甲状腺炎者,应优先治疗亚急性甲状腺炎,待病情稳定后治疗桥本甲状腺炎。

3. 强调辨证分型,注意病症演变　初期外感风热证治以疏风清热、消肿止痛;风热之邪外袭,客于肝胆,循经上达,止于颈部,阻碍气血津液正常运行,肝经气滞化火,外热内火相合,可形成肝经实热证,治以清肝泄热、活血止痛;后期病程反复,久治不愈损及气血伤阳,为气血阳气虚衰阶段。阳虚不能温煦,气化失运,水液不化成痰。阳虚则外寒,血遇寒则凝,日久发展为阴寒凝滞,痰血瘀阻,可形成阳虚痰凝之证,治以温阳化痰、活血止痛。

4. 突出内外合治,发挥综合功效 患者在服用中药辨证方和激素治疗的同时,予以我院自制的金黄消瘿膏或散结消瘿膏外敷,药物组成:生大黄、黄柏、夏枯草、生南星、赤芍、冰片等。用法:睡前将药涂于敷料上,厚约5mm,大小超出肿块边缘2mm,用胶布固定于颈部疼痛处,清晨取下药膏,洗净患处,每日一换,敷至疼痛不显时停用。个别患者外敷药膏后出现敷贴处局部皮肤发痒,轻者停药观察2~3天,无不适者可继续敷用,严重者皮肤发红、出现小丘疹,则停止敷贴,改用其他治疗方法。消瘿膏方中,生大黄解毒消痈,行瘀通经;黄柏清热泻火解毒;夏枯草、生南星清肝散结,化痰消肿;赤芍清热凉血,散瘀止痛;冰片清热消肿止痛。外敷可使药物进入皮肤,更好发挥药效,而达到改善局部微循环和组织代谢作用。临床观察显示,服用中药的同时配合消瘿膏外敷治疗复发性亚甲炎,效果显著。

综上所述,陈教授运用中药治疗亚急性甲状腺炎,疗效可靠,已用激素或非甾体抗炎药不易撤减者,使用中药后可以逐步减量直至停用,而且改善症状较快,不易复发,避免了长期、大量应用非甾体抗炎药和激素所带来的副作用和易反复的弊端,值得临床推广。

参考文献

1. 马德权. 中西医结合治疗亚急性甲状腺炎疗效观察. 辽宁中医杂志,2006,33(4):455
2. 田世英. 中药治疗亚急性甲状腺炎40例临床观察. 中国中医药信息杂志,2003,10(3):59
3. 李婵. 陈如泉教授治疗亚急性甲状腺炎的学术思想及临床经验的总结. 武汉:湖北中医药大学,2012
4. 林祖贤,林少峰. 中西医结合治疗复发性亚急性甲状腺炎35例. 福建中医药,2001,32(6):16
5. Fujii S,Miwa U,et al. Subacute thyroiditis with highly positive thyrotropin receptor antibodies and high thyroidal radioactive iodine uptake. Internal medicine(Tokyo,Japan),2003,42(8):704-709
6. 刘晔,王育璠,彭永德. 桥本甲状腺炎合并亚急性甲状腺炎一例报道. 上海交通大学学报(医学版),2011,31(5):691-692
7. 刘莉,谷巍. 桥本甲状腺炎合并亚急性甲状腺炎1例. 河北医药,2013,35(2):320

(向 楠 张玉娥)

第四节 陈如泉教授治疗亚急性甲状腺炎验案三则

亚急性甲状腺炎(简称亚甲炎)是最常见的甲状腺疼痛疾病,多由甲状腺的病毒感染引起,以短暂疼痛的破坏性甲状腺组织损伤伴全身炎症反应为特征,持续甲减发生率一般报道小于10%。本病男女发病比例为1:4.3,30~50岁女性为发病高峰。西医治疗以减轻炎症反应和缓解疼痛为主,以糖皮质激素最常见,但过快减量、过早停药可使病情反复,加之疾病本身复发率高。兹举陈教授治疗亚急性甲状腺炎验案三则。

1. 外感风热证

病案:患者某男,30 岁。于 2013 年 5 月 19 日初诊。颈前不适 3 周。患者 3 周前因受凉后出现颈前不适,间断疼痛、发热,体温 37~38.5℃,无咽痛及吞咽困难,在外院查血沉升高,甲状腺功能未见异常,诊为"亚急性甲状腺炎",为求中医治疗来我院甲状腺病专科门诊,查彩超提示甲状腺稍大,甲状腺炎可能。甲状腺功示:FT₃↑、FT₄↑、TSH↓、TGAb、TPOAb 均正常。查体:甲状腺 I° 肿大,质韧,无压痛,舌尖红,苔薄白,脉浮。血沉:104mm/h。¹³¹I 摄入率低于正常。诊断:中医:痛瘿,外感风热证。西医:亚急性甲状腺炎。治法:透邪解表,清热解毒,活血止痛。方药:金银花 15g,连翘 15g,荆芥 10g,薄荷 10g,板蓝根 15g,牛蒡子 15g,猫爪草 15g,柴胡 10g,黄芩 10g,玄胡 10g,川楝子 10g,甘草 1g,每日 1 剂,水煎服。活血消瘿片,每日 3 次,每次 4 片,口服。二诊,患者诉无发热,颈前疼痛缓解,效不更方,继予上方治疗。三诊,患者甲状腺功能恢复正常,予活血消瘿片以善后。

按:宋代陈无择《三因极一病证方论》云:"此乃外因寒、热、风、湿所成也。"陈教授认为,亚甲炎初期外感风热,风热袭于肺表,故见发热、微恶风寒;郁而化热,上犯颈咽,则咽干喜饮、咽颈部疼痛;日久灼伤津液,气血运行不畅,痰瘀互结,形成甲状腺结节。该患者因受凉后出现颈前疼痛,舌尖红,舌苔薄白,脉浮,辨证属外感风热。急则治其标,宜透邪解表,清热解毒,活血止痛。方选银翘散化裁,金银花、连翘辛凉透邪清热;薄荷、牛蒡子、板蓝根疏风清热、解毒利咽;猫爪草化痰散结、解毒消肿;玄胡、川楝子疏肝清热、活血止痛;柴胡伍黄芩,使邪热外透内清,和解少阳;荆芥虽为辛温之品,但温而不燥,利于透邪散邪,还不悖辛凉之旨,甚为精妙;甘草清热解毒,调和诸药。全方共奏透邪解表、清热解毒、活血止痛之效。此案的另一个难点在于鉴别 Graves 病甲亢与亚急性甲状腺炎一过性甲状腺功能亢进,根据病程、全身症状、甲状腺疼痛及 ESR 等可鉴别。中医学认为,先病为本,后病为标,本病并无甲状腺激素过量生成,往往不予抗甲亢治疗。

2. 肝郁热毒证

病案:患者某女,42 岁。于 2010 年 4 月 19 日初诊。颈前肿痛 10 天。患者诉 10 天前无明显诱因出现颈前肿痛,放射向颌下及耳部,无发热,咽痛,性情急躁。查体:甲肿 I 度,压痛明显,咽部轻度充血,舌质红,舌苔黄厚,脉弦。查甲状腺功能示:FT₃ 8.48pg/dl、FT₄ 3.12ng/dl、TSH 0.06μmol/dl、TGAb 19.8%、TPOAb 13.37%。血常规(−),血沉:82mm/h。甲状腺彩超:甲状腺肿大,质地欠均匀;甲状腺多发性实质性病灶。诊断:中医:痛瘿,肝郁热毒兼痰瘀阻络证。西医:亚急性甲状腺炎,甲状腺结节。治法:疏肝清热,解毒活血。方药:柴胡 15g,黄芩 15g,连翘 15g,蚤休 15g,忍冬藤 30g,猫爪草 15g,玄胡 15g,川楝子 15g,赤芍 15g,板蓝根 15g,土贝母 15g,甘草 10g,每日 1 剂,水煎服。活血消瘿片,一日 3 次,一次 4 片。金黄消瘿膏外敷。二诊,患者颈前疼痛好转,仍能触及甲状腺肿大,上方去板蓝根,加制乳香 10g,制没药 10g,活血消瘿片及金黄消瘿膏继续巩固。

按:甲状腺为足厥阴肝经循行之处,如《灵枢·经脉》云:"肝足厥阴之脉……循喉咙之后,上如颃颡",明代沈承之《经络全书》亦云:(颈项也)"又属足厥阴肝经。"肝失条达,肝郁气滞,津血运行不畅,痰结血瘀,搏结颈前,郁久化火,火毒蕴结颈前则瘿肿疼痛,可循经呈放射性疼痛。患者颈前疼痛,放射至颌下及耳部,恰合肝经循行部位,且性情急躁、咽痛、咽部充血为肝郁化火毒的表现,结合舌脉,当辨证属肝郁气滞,热毒蕴结,痰瘀阻络。治宜疏肝清热,解毒活血之法,故以小柴胡汤合金铃子散为基本方化裁,柴胡、黄芩疏肝泄热,以冀热毒清解,是陈教授用于调和气血常用药对;川楝子伍玄胡,既能疏肝泄热,又能活血止痛,是陈教授常用于治疗肝郁化火、气滞血瘀药对,以上两组药对,选药精当,配伍精准,共奏疏肝清热、活血止痛之效。同时,伍以连翘、蚤休、忍冬藤、猫爪草、板蓝根、土贝母等大队清热泻火解毒药直折火邪,赤芍清热活血止痛,甘草清热解毒、调和诸药。值得一提的是,该患者合并有甲状腺结节,辨证属痰瘀互结,也是两组药对和赤芍运用的独到之处。自制活血消瘿片有活血化痰、散结消瘿的作用,金黄消瘿膏能清热活血止痛,内服与外敷、汤剂与片剂相结合,体现了整体辨证与局部辨证相结合的思想。

3. 阳虚痰凝证

病案:患者某女,49 岁。2008 年 9 月 12 日初诊。因"右颈部疼痛 1 个月"就诊。患者近 1 个月发现颈部肿块,局部疼痛,在外院诊为"亚急性甲状腺炎",未予以治疗。刻下症见:右颈部疼痛,稍畏寒,月经 2 个月未行。既往否认甲状腺病史。查体:神志清楚,精神欠佳,右侧甲状腺Ⅱ度肿大,质地韧,轻微压痛,HR 68 次/分,双下肢不肿。舌质黯红,舌苔胖中部黄厚,脉细缓。查甲状腺功能示:FT_3 4.97pmol/L,FT_4 11.91pmol/L,TSH 1.49μIU/ml。甲状腺穿刺:镜下见较多散在成团甲状腺细胞,部分呈玻样细胞样排列,考虑为亚甲炎。诊断:中医:痛瘿,阳虚痰凝证。西医:亚急性甲状腺炎。治法:温阳散结止痛。方药:麻黄 5g,肉桂 3g,川楝子 10g,熟地 30g,玄胡 15g,川楝子 15g,紫背天葵 30g,七叶一枝花 15g,炒白芥子 15g,山慈菇 15g,郁金 12g,甘草 10g。每日 1 剂,水煎分 2 次温服。经上方加减治疗,于 2009 年 4 月 29 日停药观察,随访至今未复发。

按:患者右颈部疼痛已 1 个月,病程相对较长,损伤脾肾阳气;且患者为中老年女性,《素问·上古天真论》中有女子"六七,三阳脉衰于上……七七,任脉虚,太冲脉衰少,天癸竭",可见"年老肾衰",阳虚阴寒凝滞,痰湿瘀血阻于脉络,故"不通则痛","不荣则痛"。治疗当温阳补血,化痰散结,活血止痛之法,故以阳和汤为基本方加减化裁。方中重用熟地温补营血,填精益髓;肉桂温阳散寒,通利血脉;辅以麻黄辛温宣散,发越阳气,以散寒邪;白芥子善消皮里膜外之痰,山慈菇消痰散结,清代陈士铎《本草新编》云:"山慈菇正消痰之药,治痰而怪病自除也。"紫背天葵、七叶一枝花虽为寒凉之品,与温补药物合用,去性取用,既能活血止痛,又能制约温补药物的燥性;玄胡、川楝子疏肝泄热,活血止痛,郁金活血行气,使补而不滞;甘草调和诸药。全方温阳补血以治其本,温经散寒、除痰通滞以疗其标。陈教授抓住主证,把握病机,将辨证与辨症相结合,将成方与经验用药结合,收到满意疗效。

体会:陈如泉教授认为,亚急性甲状腺炎类属于中医学"痛瘿"之名,根据其自身特点,概括为外感风热、肝郁热毒、阳虚痰凝三个主要证型。陈教授治疗亚甲炎有自己的独到之处:其一,重视诊断,辨证与辨病相结合。颈前疼痛主要包括急性化脓性甲状腺炎、结节性甲状腺肿出血、桥本甲状腺炎和亚急性甲状腺炎,依据患者症状、体征及辅助检查,务必仔细询问病情方可鉴别。其二,治疗方法多变,分清轻重缓急。疼痛较重者,急当以止痛为主,可用小剂量泼尼松,或者曲安奈德局部注射,发热者可抗感染治疗,辨证以清热解毒、活血止痛为主,结合局部外敷治疗,如金黄消瘿膏、散瘀止痛膏等,后期可用丸剂或者膏剂巩固疗效。其三,注重合并症的诊治。亚甲炎长久不愈,可能合并甲减,主要为病久脾肾阳虚所致,当以温阳止痛为主,以阳和汤为代表方;亚甲炎合并甲状腺结节也较常见,因肝郁气滞、痰瘀壅结颈前所致,以自拟活血消瘿汤或活血消瘿片为代表方;亚甲炎合并甲亢者,多为一过性,甲状腺毒症明显者,可以使用β受体阻滞剂,以自制复方消瘿甲亢片可取的较好疗效。其四,"治未病"思想的运用。有报道,本病后期5%~15%发展为永久性甲减。陈教授强调既病防变,治疗上疏肝解郁,条达气机,以防肝病传脾肾;使用激素宜小剂量,中药巩固疗效;甲状腺毒症期不宜使用大剂量抗甲亢药物。复发是本病治疗的一大难点。陈教授强调宜已愈防复,应慎用海藻、昆布等含碘丰富的药物;饮食宜清淡,少刺激性食物及海产品;调畅情志,增强体质,使正气存内,邪不可干。

参 考 文 献

1. 中华医学会内分泌学分会. 中国甲状腺疾病诊治指南-甲状腺炎. 中华内科杂志,2008,47(9):784-788
2. 陈如泉. 陈如泉教授医论与临床经验选萃. 北京:中国医药科技出版社,2007

(陈继东　徐文华　赵　勇)

第五节　亚急性甲状腺炎的中西医结合辨治

　　亚急性甲状腺炎(subacute thyroiditis,SAT),简称亚甲炎,因其病程较急性化脓性甲状腺炎长,而又不及慢性淋巴性甲状腺炎那样迁延不愈,故称之为亚急性甲状腺炎。它又称病毒性甲状腺炎、急性非化脓性甲状腺炎、巨细胞性甲状腺炎、肉芽肿性甲状腺炎。De Quervain 1904年和1936年两次报道并详细描述了本病,故称为De Quervain病,是一种自限性非化脓性甲状腺炎性疾病。

　　中医学没有亚急性甲状腺炎的病名。根据其临床表现及特点,类属于中医"瘿病"。本病以颈部疼痛为主要表现,颈部结节或肿块,质韧,按之疼痛,又称之谓"痛瘿"。本病初期表现有咽痛或上呼吸道感染症状。往往有轻度或中度发热,个别可高达39℃以上。故初期又类属于中医"外感热病"范畴。本病极少数患者,反复不愈,病程日久者,可出现阴盛阳衰之证,如怕冷、神疲懒动、多寐、声低懒言、虚浮等症。则类属于中医"虚瘿"、"劳瘿"。

一、亚急性甲状腺炎病因病机的认识

(一)中医药学对本病的病因病机论述

　　中医学没有亚急性甲状腺炎的病名。根据其临床表现及特点,现将中医药学对本病的病因病机论述叙述如下。

　　1. 外感六淫,疫毒侵袭　宋代陈无择《三因极一病证方论》明确指出本病为外感六淫侵袭所致:"此乃外因寒、热、风、湿所伤而成也"。现代学者认为:本病的发病与外感风温、疫毒之邪和内伤七情有关。由于风温、疫毒之邪侵入肺卫,致卫表不和,肺失宣肃,而见发热、恶寒、咳嗽、咽喉肿痛、汗出、头痛、周身酸楚。风温夹痰结毒,壅滞于颈前,则见瘿肿而痛,结聚日久以致气血阻滞而不畅,导致痰瘀毒邪互结,则见瘿肿坚硬而痛。

　　2. 情志内伤,肝郁化火　肝气郁结,气郁化火,肝火上炎,扰乱心神,可见心悸、心烦、失

眠。肝阳上亢,阳亢风动可见双手颤抖、急躁易怒等。肝失疏泄,冲任失调,故女子可见月经不调、经量稀少等。

3. 痰血瘀滞,气血不畅 本病的病因为风热毒邪,其基本病理变化为气滞血瘀痰凝。风热之邪外袭,客于肝胆,循经上达,止于颈部,阻碍气血津液正常运行。肝经气滞化火,外热内火相合,可形成肝经实热证。若气滞化火或风热炼液为痰,则形成痰热之证。气滞化火或热邪伤津,又可形成兼夹阴虚火旺之证。气滞则血运不畅,又可形成气滞血瘀之证。气滞则津液输布不畅,可形成气滞痰凝之证。本病病因为风热或风湿之邪,病机为气滞血瘀痰凝,病变脏腑涉及肝胆脾胃。

4. 久病伤正,阴盛阳衰 若反复不愈,病程日久者,可出现阴盛阳衰之证,如怕冷、神疲懒动、多寐、声低懒言、虚浮等症。

(二) 西医学病因及发病机制

本病的原因不明。一般认为本病起因为病毒感染,多数患者于上呼吸道感染后紧接着发病。发病时,患者血清某些病毒抗体滴度升高,包括柯萨奇病毒、腺病毒、流感病毒、腮腺炎病毒等。当腮腺炎流行时,亦可造成流行性甲状腺炎,患者血清中有高滴度的腮腺炎病毒抗体。在受累的甲状腺组织内,仅2例甲状腺组织培养出腮腺炎病毒。根据对 HLA 的研究,一些患者可能与 HLA-B35 相关,本病患者可能对病毒存在易感性。近年来又发现本病患者循环中存在直接针对 TSH-R 的抗体,并证实存在针对甲状腺抗原的致敏 T 淋巴细胞,所以本病病因不能完全以病毒感染解释,是否有自身免疫异常,尚无定论。

甲状腺滤泡上皮细胞的破坏及滤泡完整性的丧失是本病病理生理的主要结局。已经生成的 TH 与异常的碘化物质一起从滤泡释放入血中,促使血清中的 T_4 及 T_3 升高,临床上产生甲状腺功能亢进,抑制 TSH 的分泌。由于滤泡上皮细胞的破坏,TSH 不能增加对放射性碘的摄取,致使放射性碘摄取率减低。在疾病的后期,滤泡内贮存的以前生成的激素已排尽,血中的 T_4 及 T_3 浓度下降,有时降至甲状腺功能减退水平,而 TSH 上升,常可高于正常。如病情不再活动,甲状腺摄碘率可高于正常一段时间,最终随着激素分泌的恢复,血中 T_3、T_4 升高,TSH 浓度下降至正常范围。

二、临床表现、诊断及鉴别诊断

(一) 临床表现

1. 上呼吸道感染症状 本病发病较急。疾病的初期表现为上呼吸道感染症状,主要表现为全身不适、乏力、咽喉疼痛、颈部胀痛、肌肉及关节酸痛等症状,少数病例还有声音嘶哑或吞咽困难。可伴有轻度或中度发热,个别可高达 39℃ 以上,往往误诊为"感冒",按感冒治疗疗效不明显,经过一段时间之后(短则 1~2 天,长可 2~3 个月,平均 2 周左右)。

2. 局部疼痛 亚急性甲状腺炎多数患者甲状腺局部疼痛明显,并向耳部、枕部、下颌及颈后部放射。不典型的病例可能完全没有全身症状而仅有甲状腺的局部肿大。虽然病变的甲状腺一般都有显著的压痛和特殊的硬度,但有时压痛可以不明显,甚至无压痛。

3. 甲状腺结节 开始仅为一侧叶或一侧叶的某一部分,随之累及两侧叶,常以一叶为明显,以致使甲状腺呈不对称性肿大,局部有时呈结节状,随病程变化有时一叶的肿胀消退后又在另一叶出现新的肿块,这点为亚急性甲状腺炎所特有。甲状腺有明显肿大,并有压痛,一般为轻度肿大,少数中度肿大,质地硬,表面光滑,活动良好,局部皮肤无充血,周围淋巴结无肿大。

4. 病情过程与分期　在病程早期,症状将近高峰时,有的患者可能有怕热、心悸、多汗等甲亢表现,即所谓"甲亢期",是因为甲状腺炎后有较多内分泌素(甲状腺滤泡被破坏,甲状腺素大量进入血液循环)释放之故。这种急性症状一般在 3~4 天或 1~2 周便可达到高峰,病程短的 1 周便可逐渐消退,长者可持续 3~6 周。不少病例呈反复加重与缓解的病程,可持续数月之久,但鲜有迁延 1 年以上者,这是亚急性甲状腺炎与其他甲状腺疾病的区别之一。此种甲亢期可持续 1~3 个月,当贮存在甲状腺内的激素耗尽,而腺体内又未合成新的激素,临床上可出现 1~3 周的甲状腺功能"正常期"。近一半的患者可出现一过性甲状腺功能减退期,即所谓"缓解期",持续 1~6 个月,患者食欲减低、无力,个别患者出现黏液性水肿,随病情的恢复,甲状腺功能也恢复正常,即所谓"恢复期",症状消退后一般不留后遗症,造成永久性甲状腺功能低下罕见。

(二)实验室检查

血白细胞计数正常或稍低,也可轻度升高。最明显的是血红细胞沉降率常显著增加,有时一小时可达 100mm 以上。血清白蛋白可下降,球蛋白含量升高。早期由于甲状腺滤泡破坏,甲状腺激素大量进入血液,血清 T_3、T_4 增高,TSH 下降。甲状腺摄 ^{131}I 率降低或完全缺如,血清白蛋白结合碘浓度正常或升高。这种血清白蛋白结合碘和甲状腺摄 ^{131}I 率相分离现象是亚急性甲状腺炎急性期的重要特征。部分患者出现短暂的 TGA、TMA 低阳性结果。缓解期 T_3、T_4 可恢复正常或轻度下降,TSH 和摄 ^{131}I 率升高。

甲状腺体外显像:甲状腺体外显像是应用放射性 ^{131}I 或 99mTc 和多点成像的扫描,或一步成像的 γ 照相及 spect 断层照相技术,是甲状腺体外显像的方法。它能显示甲状腺的形态、大小、位置和甲状腺内放射性分布的情况,可作为诊断甲状腺形态学异常、肿块功能状态及整个甲状腺功能状态的依据。亚急性甲状腺炎的甲状腺体外显像受炎症累及范围大小的影响。当累及整个甲状腺时,其图像为整个颈部放射性本底明显增高,甲状腺影像极不清楚,甚而不显像,即使显影也难以准确判定其轮廓。当适当治疗后,甲状腺功能恢复,再重复显像则可见到清晰的甲状腺影像。当病变只累及甲状腺某一部位时,临床上可触及边界不甚整齐的肿块;甲状腺体外显影可见相当于肿块部位呈放射性缺损区,即所谓"冷结节";经适当治疗后,原放射缺损区消失。

B 超、CT 与 MRI:B 超显示亚急性甲状腺炎的甲状腺肿大或亦表现为结节性甲状腺肿,个别病例为较大结节。因此,B 超显示无囊壁的低回声区或无回声区呈假性囊肿表现。CT 与 MRI 可显示甲状腺肿大,增强后组织呈不均匀改变。

细针抽吸活检:甲状腺肿大或甲状腺出现结节,为进一步诊断应进行细针抽吸细胞学检查。此法与手术后病理石蜡切片组织学检查诊断对照,其诊断符合率达 96.7%。有报道诊断符合率达到 85.6%。当疑诊亚急性甲状腺炎时,可行细针抽吸活检。因此,此法是确诊率较高的方法,但仍有假阴性。

(三)诊断与鉴别诊断

亚急性甲状腺炎的诊断较容易,患者有上呼吸道感染,甲状腺肿大和压痛,典型者伴甲亢症状。血清蛋白结合碘升高或正常,而甲状腺摄 ^{131}I 率降低。甲状腺扫描有冷结节和分布稀疏,甚至完全缺如。

诊断标准：

1. 为发病前多有上呼吸道感染病史。

2. 甲状腺肿大或结节、疼痛，常向颌下、耳后或颈部等处放射，伴有不同程度发热。

3. 血沉加快，或血清 TT_3、TT_4、FT_3、FT_4 高于正常，而甲状腺摄 ^{131}I 率明显降低，呈"分离现象"。

鉴别诊断：

临床上，亚甲炎需与下列疾病相鉴别诊断：

1. 上呼吸道感染　部分早期患者的主要症状为咽部疼痛（患者将甲状腺局部疼痛误为咽痛）；发冷、发热、全身不适，可误诊为上呼吸道感染。但缺乏甲状腺局部病症和体征。因此，对主诉咽痛者，尤其是在抗生素治疗后病情无好转，应注意甲状腺的触诊、甲状腺功能、甲状腺核素扫描、甲状腺 ^{131}I 吸碘率等检查，鉴别上呼吸道感染病症。

2. Graves 病　Graves 病是甲亢中最常见病因。亚甲炎与之鉴别要点在于：①起病较急，病程较短；②无突眼，无甲状腺血管杂音；③甲状腺吸 ^{131}I 率下降；④TSH 受体抗体滴度不高。应强调的是甲状腺摄 ^{131}I 率下降在鉴别 Graves 病、亚甲炎中具有重要意义，避免误诊：①对近期（数天～数周）才出现甲状腺毒症表现，而无突眼，无甲状腺血管杂音，应行甲状腺吸 ^{131}I 率及血沉检查以助鉴别；②对已行抗甲状腺药物治疗，而短期内症状明显改善，甚至出现甲状腺功能低下者，应注意有否亚甲炎。

3. 甲状腺腺瘤　亚甲炎表现可有甲状腺结节，应与甲状腺腺瘤鉴别：亚甲炎是引起甲状腺疼痛最常见的疾病，亚甲炎的疼痛是由于肿大的甲状腺撑胀被膜引起。但部分亚甲炎可表现为甲状腺单结节，无疼痛及压痛，易误诊为甲状腺腺瘤。而当甲状腺腺瘤瘤内出血也可表现为甲状腺局部疼痛，易误诊为亚甲炎。

4. 慢性淋巴性甲状腺炎　其甲状腺触诊较硬，部分甲状腺肿疼痛者很似亚甲炎。但慢性淋巴细胞性甲状腺炎发病慢，一般伴全身症状，甲状腺为弥漫性肿大，大多数无甲状腺疼痛。本病与桥本甲状腺炎的鉴别要点有：①甲状腺肿：两者均可表现为结节性肿大，但本病甲状腺疼痛明显，而桥本甲状腺炎甲状腺无疼痛；②发热：本病常有发热，桥本甲状腺炎一般无发热；③血沉：本病血沉明显增快，桥本甲状腺炎血沉无明显增快；④甲状腺激素及甲状腺 ^{131}I 摄取率：甲亢期本病呈高甲状腺激素血症和低甲状腺 ^{131}I 摄取率，桥本甲状腺炎两者均增高；⑤甲亢时间：本病持续时间较短，桥本甲状腺炎甲亢持续时间较长；⑥甲状腺自身抗体：本病为阴性，桥本甲状腺炎血清甲状腺球蛋白抗体（TGAb）、甲状腺过氧化物酶抗体（TPOAb）为阳性；⑦甲状腺组织学征象：本病为巨细胞浸润及肉芽肿形成，桥本甲状腺炎为淋巴细胞浸润及生长中心形成。

5. 急性化脓性甲状腺炎　其发热、甲状腺肿疼痛等症状似亚甲炎，但急性化脓性甲状腺炎全身症状重，白细胞计数升高。甲状腺区红、肿、热、痛，化脓者有波动感。不似亚甲炎全身症状轻，局部皮色不变。再者急性化脓性甲状腺炎病程短，后者病程长。

6. 甲状腺癌　甲状腺癌多为单结节，质地坚硬，无压痛，但出血坏死时，亦可出现质地较软，局部疼痛，其临床表现、实验室检查与亚甲炎有重叠，易误诊。所以对甲状腺结节患者应认真综合考虑。放射性核素显像呈冷结节似亚甲炎。但甲状腺发病隐匿，缺乏全身急性中毒症状，附近淋巴结可肿大。不似亚甲炎起症急，局部压痛明显，血沉加快，特别是亚甲炎糖皮质激素治疗有效。必要时行甲状腺穿刺活检协助诊断。

三、治疗

(一) 一般治疗

一般轻症患者无特殊禁忌。重症应注意休息,增加营养,吃易消化食物。

(二) 中医辨证治疗

1. 外感风热证

主症:甲状腺肿胀,疼痛,向耳部、枕部、下颌部放射。畏寒发热、头痛咽痛,小便黑、大便干,舌质红,苔薄黄,脉浮数。

治法:疏风清热,消肿止痛。

方药:银翘散加减。常用药物:金银花、连翘、黄芩、板蓝根、大青叶、鲜芦根、生甘草等。

加减:局部疼痛明显者,加赤芍、乳香、没药;畏寒发热者,加防风、白芷。

2. 肝郁蕴热证

主症:畏寒发热,多汗、口苦咽干,渴而欲饮,心悸手抖,急躁易怒,多食易饥,颈部肿胀疼痛,压痛明显,小便黄,大便干,舌质红,苔薄黄,脉弦数。

治法:清肝泄热,活血止痛。

方药:丹栀逍遥散加减。常用药物:丹皮、栀子、柴胡、黄芩、知母、夏枯草、连翘、板蓝根、生甘草。

加减:局部疼痛明显者,加赤芍、乳香、没药;兼有痰热者,加贝母、山慈菇、海浮石。

3. 阴虚火旺证

主症:甲状腺肿痛,伴虚烦不寐,面部烧热,怕热多汗,舌红,脉细数。

治法:养阴清热,清肿止痛。

方药:补心丹与一贯煎加减。常用药物:生地、麦冬、牡蛎、玄参、鳖甲、地骨皮、青蒿、知母、贝母、生甘草。

加减:局部肿痛者,加赤芍、桃仁、丹参;兼有痰热者,加贝母、山慈菇、海浮石。

4. 阳虚痰凝证

主症:甲状腺肿,疼痛不甚,畏寒肢冷,面色少华,小便清长,大便溏薄,舌苔白腻,脉沉紧。

治法:温阳化痰,消肿散结。

方药:阳和汤加减。常用药物:熟地、肉桂、干姜、当归、白芥子、鹿角片、麻黄、党参、甘草。

加减:局部肿痛者,加郁金、玄胡索、赤芍;夹痰者,加猫爪草、瓜蒌皮、贝母。

(三) 西医治疗

1. 轻症可选阿司匹林 0.5~1.0g,每日 3 次,口服。或消炎痛 25mg,每次 3 次。疗程 1~2 周。芬必得 0.3g 口服,2 次 / 天,至症状缓解 3 天后停药,观察 3 个月。有认为与非甾体抗炎药物布洛芬与泼尼松相比,除症状缓解时间长于泼尼松外,其症状缓解无差别,而且在停药时间及症状复发率方面均有明显优势,服药时间短,症状缓解后可一次性停药,副作用少,治疗依从性好。认为,非甾体类抗炎镇痛药物可作为治疗亚甲炎的一线用药。也有学者认为,泼尼松与非甾体类抗炎药物联合应用,不但可消除症状,还可减少病情反复;还有人认为,采用中西医结合方法治疗更具有优势。应用非甾体类抗炎药物虽然不是病因治疗,因其具有抑制环氧化酶活性,阻断前列腺素致炎的作用,并能抑制细胞的聚集、激活、趋化等,即抑制炎性介质的释放,减少组织的损伤。对于Ⅰ型(轻度)患者而言,由于病情不重,单纯应用非甾体类抗炎药即可达到治疗目的,减少了应用激素的副作用。

2. 目前尚未见到应用抗生素药物的报道,以不用为宜。伴明显感染而发热者,可合用抗生素。可予青霉800万 U/ 天、或鱼腥草 100ml/d 静脉滴注,体温正常后停用。

3. 急性期的治疗主要针对缓解疼痛及控制甲亢症状,可以应用肾上腺皮质激素类药物,糖皮质激素的药理作用,具有抗炎、抗应激、保护细胞膜,减轻组织损伤的作用。五加皮注射剂与激素联合应用时具有显著的协同作用。因其具有非特异性抗炎作用、疗效佳,是治疗本病的首选药物,服药后 12~48 小时发热可减退,肿痛亦可减轻。应用泼尼松20~40mg/d,分次口服。如病情较重者,可应用氢化可的松,每日 100~200mg,静脉滴注,12天后当症状缓解后改用口服泼尼松,2 周后可逐渐减少药量,维持 1~2 个月。有部分患者症状容易复发或转为慢性,因为激素对病变的自身过程并无明显影响,待病变自行消退以后才不再复发。

有报道对全身症状重、持续高热、甲状腺肿大、压痛明显者,一经确诊,应立即给予肾上腺皮质激素,我们以静脉滴注甲基泼尼松龙为首选,40~60mg/d,用药 3~7 天后开始减量,总疗程 2~3 个月左右,减药过早或疗程太短,则容易反复。甲基泼尼松龙是糖皮质激素药物,用于亚急性甲状腺炎的作用机制是糖皮质激素具有抗炎和免疫抑制作用,是目前亚急性甲状腺炎治疗的主要方法。本组资料表明,选用甲基泼尼松龙在退热时间、甲状腺疼痛、触痛减轻或消退时间、甲状腺肿胀消退时间均较短,血沉、CRP 恢复正常快。患者易于接受,依从性好,且疗效确切、起效快,毒副反应较少。

该病仍然需要解决的问题:①需加强本病更深层次的基础理论研究、探讨,进一步深入认识理解病因病机,形成完整的理论体系。对于病因病机方面应形成深层次的认识及证治规律的总结。②临床辨证分型、分期治疗及疗效判定尚未统一化、规范化、方药的药理、生化研究较少,不利于目前临床研究及中医中药长远发展。临床辨证分型和分期治疗的大体框架已成形,应该统一化、规范化。③其他治疗方面如专方、专药及中药提取剂的研究较少,内外合治的方法缺乏深一层次的实验研究,需要更正规、严格的管理。④采取严格的科研设计方案,统一入组及疗效标准,完善临床观察制度,经治疗后,有短期、中期、长期的总结,对治疗组与对照组进行统计分析,临床实践中筛选出疗效显著、安全可靠、重复性高的中医治疗方法,以便临床应用。

参 考 文 献

1. Iitaka M,Momotuni N,et al. Incidence of subacute thyroiditis recurrences after a prolonged latency:24-year survey.J Clin Endocrinol Metab,1996,81:466-469

2. Toda S,Tokuda T,et al. Growth factor-expressing mast cells accumulate at the thyroid tissue-regenerative site of subacute thyroidits.Thyroid,2000,10(5):381-386

3. 肖旭平、周建波、李云秋. 新癀片结合糖皮质激素治疗亚急性甲状腺炎的疗效探讨. 医学临床研究 .2007,24(7):1209

4. 杨坤,廖有乔,郭昆全,等. 夏枯草口服液辅助小剂量泼尼松治疗亚急性甲状腺炎.郧阳医学院学报.2008,27(1):64-65

5. 卢志刚. 中西医结合治疗亚急性甲状腺炎 32 例. 中医杂志,2008,49(10):912-913

6. 刘小莺，张闾珍．中西医治疗亚急性甲状腺炎 110 例对比分析．福建医药杂志，2002，24（2）：59-60

7. Benmedhaek-FN. The value of ultrasonography in the diagnosis and follow-up of suhacute thyroiditis. Thyroid，1997，7（1）：45

8. 吴伏娜．泼尼松联合消炎痛治疗亚急性甲状腺炎疗效观察．临床内科杂志，1998，15（3）：147-148

9. 刘凤林，李晓峰．超声联合核医学检查对诊断亚急性甲状腺炎的临床意义．临床医药实践，2014，23（12）：928-931

10. 姚骥如，谢丹红．中西医结合治疗亚急性甲状腺炎 98 例疗效观察．中国药房，2015，26（23）：3270-3272

（左新河）

第六节　中药外敷治疗亚急性甲状腺炎疗效的 Meta 分析

亚急性甲状腺炎（subacute thyroiditis，SAT）是最常见的甲状腺疼痛性疾病，以放射性痛和转移性痛为特征，伴有全身炎性反应。亚甲炎临床发病率约为 4.9/10 万，占甲状腺疾患的 0.5%~6.2%。其发病多认为由病毒感染或病毒感染后变态反应引发。西医治疗 SAT 多采用肾上腺皮质激素。SAT 在中医学属于"痛瘿"之名，中医药治疗本病具有自身优势。本文通过系统评价的方法，对中药外敷治疗本病提供进一步的循证医学证据。

一、资料与方法

1. 纳入标准　①研究类型：中药外敷治疗 SAT 的随机与半随机对照临床试验，无论是否采用盲法；②研究对象：符合 SAT 的诊断标准，年龄、性别及种族不限；③干预措施：试验组采用中药外敷或联合西药治疗，对照组采用西医治疗，或试验组采用中药外敷 + 中药内服治疗，对照组采用西医治疗；④结局指标：临床疗效及不良反应情况。

2. 排除标准　非随机对照的临床试验；重复发表；资料信息不全；与中药方及中成药的比较。

3. 文献检索　计算机检索中国知网、维普期刊资源整合服务平台、万方数据库，以"亚急性甲状腺炎"、"甲状腺炎"、"中医药"、"外敷"、"随机"、"对照"为检索词，检索截至 2015 年 9 月。

4. 文献筛选与质量评价　文献筛选和质量评价由两位研究者独立进行，而后交叉核对，如有分歧，由第三方裁定。提取数据包括作者、发表年份、基线资料、样本量、干预措施、结局指标、不良反应等。采用改良 Jadad 评分量表对筛选后纳入文献进行方法学质量的评价。包括：随机序列产生方法、随机分配方案的隐藏、盲法、退出和失访情况，总分 1~7 分，1~3 分为低质量，4~7 分为高质量。

5. 统计分析　采用 Cochrane 协作网提供的 RevMan 5.2 软件进行 Meta 分析。二分类资料采用相对危险度（RR）及 95% 可信区间（CI）作为疗效分析统计量。采用卡方检验对各研究结果进行异质性检验，当 $P \geqslant 0.10$，$I^2 \leqslant 50\%$ 时，采用固定效应模型进行 Meta 分析，反之，则采用随机效应模型进行 Meta 分析或描述性分析。

二、结果

1. 检索结果　初步检索到 35 篇相关文献,经阅读文章题目、摘要、全文后,最终纳入文献 13 篇,均为中文文献。

2. 纳入研究的一般情况和质量评价　纳入 13 项研究中,受试者共 1106 例,其中试验组 563 例,对照组 543 例。研究基线具有一致性,两组具有可比性。其中有 5 项研究试验组为中药方外敷与西药对照,8 项研究试验组为中药方外敷 + 中药内服与西药对照。纳入研究中,均进行随机分组,有 4 项研究对随机方法进行了描述,但没有说明随机分配方案的隐藏、盲法、退出和失访情况。Jadad 评分结果显示,纳入研究均为低质量研究(表 1)。

表 1　纳入研究一般情况及 Jadad 评分

纳入研究	例数 (e/c)	干预措施		结局指标	疗程	Jadad 评分	不良反应
		治疗组	对照组				
ZHOU2008	30/30	中药外敷 + 西药	西药	①②	3 月	1	未提
HAN2014	30/30	中药外敷 + 西药	西药	①	4 周	2	无
SHU2015	66/66	中药外敷 + 西药	西药	①②③④	8 周	2	未提
MEI2007	60/60	中药外敷	西药	①	2 月	1	未提
PIAO2014	30/30	中药外敷	西药	①④	4 周	1	无
HUANG2014	21/21	中药外敷 + 中药内服	西药	①	1 月	1	未提
QU2012	30/30	中药外敷 + 中药内服	西药	①⑤⑥⑦⑧	30 天	1	未提
QU2012	60/60	中药外敷 + 中药内服	西药	①⑤⑦⑩	3 月	1	未提
WANG2012	31/33	中药外敷 + 中药内服	西药	①	8 周	1	未提
BA2014	30/32	中药外敷 + 中药内服	西药	①	4 周	1	未提
YE2011	73/73	中药外敷 + 中药内服	西药	①⑤⑥⑦	2 月	1	未提
ZUO2014	50/30	中药外敷 + 中药内服 + 西药	西药	①③⑦	8 周	1	未提
LI2015	52/48	中药外敷 + 中药内服 + 西药	西药	①③⑤⑥⑦⑨	1 月	2	未提

注:①疗效;②甲状腺体积;③甲状腺功能;④中医证候积分;⑤血沉;⑥症状改善时间;⑦复发情况;⑧甲减发生情况;⑨C 反应蛋白;⑩白细胞计数。

3. 疗效比较　2 项研究进行了中药外敷与西药治疗 SAT 临床疗效的比较,异质性检验结果显示 $P=0.13$,$I^2=55\%$,各研究间存在异质性,采用随机效应模型进行 Meta 分析,结果提示两组间差异具有统计学意义[RR=1.32,95%CI(1.03,1.70),$P=0.03$],说明中药外敷治疗 SAT 临床疗效优于西药治疗(图 1)。

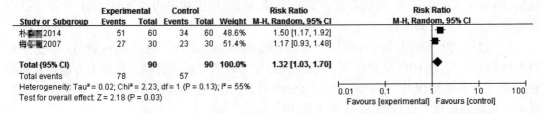

图 1　中药外敷治疗 SAT 临床疗效的 Meta 分析

　　3项研究进行了中药外敷联合西药与西药治疗SAT临床疗效的比较,异质性检验结果显示 $P=0.31,I^2=14\%$,各研究间无异质性,采用固定效应模型进行Meta分析,结果提示两组间差异具有统计学意义[RR=1.38,95\%CI(1.19,1.60),P<0.0001],说明中药外敷联合西药治疗SAT临床疗效优于西药治疗(图2)。

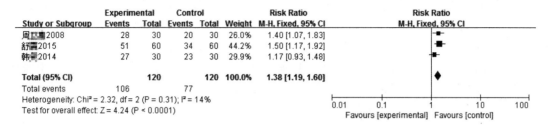

图2　中药外敷联合西药治疗SAT临床疗效的Meta分析

　　6项研究进行了中药外敷联合中药口服与西药治疗SAT临床疗效的比较,异质性检验结果显示 $P=0.54,I^2=0\%$,各研究间无异质性,采用固定效应模型进行Meta分析,结果提示两组间差异具有统计学意义[RR=1.27,95\%CI(1.17,1.38),P<0.00001],说明中药外敷联合中药口服治疗SAT临床疗效优于西药治疗(图3)。

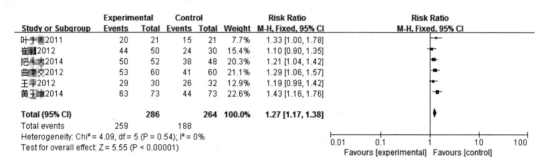

图3　中药外敷联合中药口服治疗SAT临床疗效的Meta分析

　　2项研究进行了中药外敷联合中药口服及西药与西药治疗SAT临床疗效的比较,异质性检验结果显示 $P=0.45,I^2=0\%$,各研究间无异质性,采用固定效应模型进行Meta分析,结果提示两组间差异具有统计学意义[RR=1.17,95\%CI(1.03,1.32),P=0.02],说明中药外敷联合中药口服及西药治疗SAT临床疗效优于西药治疗(图4)。

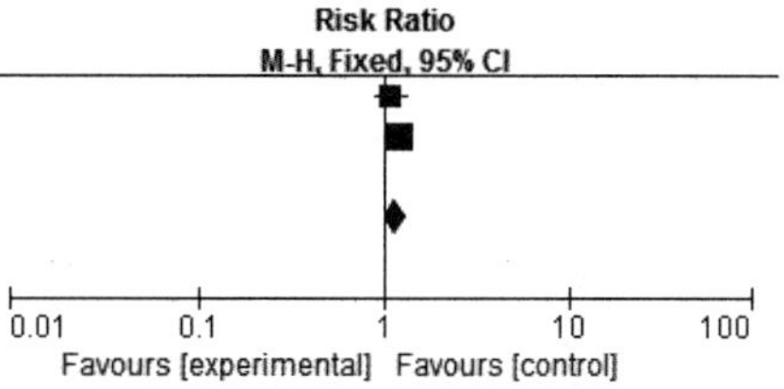

图4　中药外敷联合中药口服及西药治疗SAT临床疗效的Meta分析

4. 不良反应　纳入研究中只有 2 项研究对不良反应进行了描述,11 项研究未提及。2 项研究均未发现不良反应,说明中药外敷治疗 SAT 安全性较好。

三、讨论

亚急性甲状腺炎在中医学中类属"痛瘿"之名,其发病主要与外感六淫、情志失调、饮食失宜及体质因素有关,外感风热是其主要病因,肝经郁热是其主要的病理机制。临床多分为外感风热、肝经郁热、阳虚痰凝三型。中医药治疗 SAT 具有许多优势:①疗效确切,中医药治疗 SAT 能有效缓解疼痛、发热、甲状腺肿胀等症状,有助于甲状腺功能的恢复;②中医药有标本兼治的特点,且中药具有抗病毒、解热、镇痛、调节免疫功能等作用,能消除甲状腺炎症反应,减少复发率;③中医药从整体着手,注重兼夹证候的治疗,如合并甲亢、甲减、甲状腺结节等。

外治法在甲状腺疾病的治疗中运用十分广泛。中药外敷法使药物成分通过皮肤直达病灶,作用快而持久,具有显著的抗甲状腺肿作用。实验研究表明,中药外敷能降低甲状腺重量,使甲状腺细胞的增生状态恢复正常结构,并可调节、稳定、抑制甲状腺分泌。本研究通过系统评价的方法证实,中药外敷治疗 SAT 具有较好疗效。纳入的 13 项研究分为中药外敷、中药外敷联合西药、中药外敷联合中药内服、中药外敷联合中药内服与西药治疗等四种治疗方法,研究结果显示其临床疗效均优于单纯西药治疗。

本研究尚存在不足,纳入研究方法学质量不高,仅有 4 项研究 Jadad 评分为 2 分,其余均为 1 分。各研究样本含量不大,疗程、剂量存在差异,各研究在干预措施方面不尽相同,有效率的判定缺乏统一标准,缺乏长期随访,所以存在一定的偏倚风险。因此,尚需设计合理、执行严格的多中心、大样本且随访时间足够的随机对照试验进一步证实。

参 考 文 献

1. 向光大.临床甲状腺病学.北京:人民卫生出版社,2013

2. 左莹莹.凉血解毒化瘀法配合中药外敷治疗亚急性甲状腺炎.山西中医,2014,30(5):15,28

3. 陈继东,赵勇,徐文华,等.陈如泉教授治疗亚急性甲状腺炎的经验.时珍国医国药,2015,26(6):1506-1507

4. 王学妍,李明哲,王士彪,等.中药治疗亚急性甲状腺炎疗效 Meta 分析.世界中医药,2015,10(2):268-271

5. 李玲,陈晓雯.中医外治法治疗甲状腺肿大研究进展.中医药临床杂志,2012,24(1):90-91

6. 王和平,张彦文,吴彪,等.消瘿膏治疗甲状腺肿的实验研究.中国中医药信息杂志,1999,6(11):31

(左新河　赵 勇)

第七章

结节性甲状腺肿的临床证治与研究

第一节　结节性甲状腺肿诊治的几个问题

结节性甲状腺肿是临床常见的甲状腺疾病之一,与甲状腺结节是两个不同概念,有人将两者加以混同,将甲状腺结节等同于结节性甲状腺肿。实际上两者概念应有所区别,甲状腺结节是甲状腺病肿块证候的总称,是甲状腺病的一种临床表现形态;结节性甲状腺肿是甲状腺疾病中一个独立的疾病,数据表明发病率可高达 4%~7%,其中成年人发病率为 5%,未成年人发病率为 1.8%,女性发病率远高于男性,约为男性的 4 倍,而有生育史妇女的发病率比无生育史女性高 2 倍。结节性甲状腺肿易恶变合并甲状腺癌,故有称之为癌前病变,罹患恶性的几率却可达到 18%,甚至更高(36.6%)。

结节性甲状腺肿病情进展缓慢,青少年很少有结节的形成。随着年龄增长,发病率逐渐增加,50 岁左右中年女性为发病高峰。患者除发现颈部的肿物外,患者多数无自觉不适,少数患者诉说颈前有不适感觉,肿大明显者可有压迫症状,出现呼吸困难、吞咽困难和声嘶等。该病甲状腺可呈普遍性增大,或呈小叶状,或呈现于表面。结节的大小可由数毫米至数厘米,大多呈多个大小不等肿块或呈无典型的孤立结节。边界不清,质地多为中等硬度,质地不均匀,结节的大小、数量和形态可在相当一段时间内维持不变。当结节内有出血时可致甲状腺突然肿大,可伴有局部的疼痛和压痛。

一、鉴别诊断问题

结节性甲状腺肿的正确诊断是临床首要问题,重要的是进行性质鉴别,主要依靠病史、体查、化验检查,放射性核素扫描、B 超、CT 等影像检查,以及细胞学穿刺、病理学检查等。临床诊断、鉴别诊断及治疗,要注意以下几方面问题:

1. 毒性结节性甲状腺肿与非毒性结节性甲状腺肿鉴别　毒性结节性甲状腺肿占甲亢总发生率的 10%~30%,有人曾对患者的甲状腺结节大小进行随查,发现结节大于 3cm 者,6 年后有 20% 发展为甲亢;而直径小于 2.5cm 者,发展为甲亢者仅占 2%~5%。

结节性甲状腺肿患者一般在甲状腺扫描可发现有结节,可为热结节或温结节或凉结节或冷结节,当结节发展为自主性功能结节时临床上可出现甲亢的症状,为 Plummer 病,即为毒性结节性甲状腺肿。毒性结节性甲状腺肿患者的特点,是一种发生在非毒性多结节性甲状腺肿基础上,有甲亢的临床表现和甲亢的实验室检查改变,血清中 FT_4、FT_3、TT_4、TT_3 高于正常,TSH 水平低于正常。非毒性结节性甲状腺肿患者一般血清中 FT_4、FT_3、TT_4、TT_3 正常,TSH 水平正常或略高,两者临床上较容易鉴别。通常认为,毒性结节性甲状腺肿具有结构上和功能上的自主性,病变常常持续一段时间,自主功能的程度逐渐增强,使病情从无毒相(功能正常)逐渐向有毒相(功能亢进)转换。而常见的原因则是由于摄入碘量的增加,引起结节自主分泌甲状腺激素,而使甲亢表现出来。

毒性结节性甲状腺肿应与毒性甲状腺腺瘤、Graves 病伴有结节者进行区别:①毒性结节性甲状腺肿:有的患者可有多年单纯性甲状腺肿的病史,甲亢表现常不典型。甲状腺可触及多个结节,边界不清,甲状腺无血管杂音。摄 ^{131}I 率正常或升高,放射性核素显像伴有多个局灶性浓集,为"热结节"。②毒性甲状腺腺瘤:多见于中老年患者,甲亢症状较轻且不典型。结节为单发,偶见多发,质中等、边界清楚,放射性核素显像为"温结节",周围甲状腺组织不显像。而甲状腺瘤与结节性甲状腺肿,特别是单结节性甲状腺肿在诊断及鉴别诊断上有一定困难,易把边界清楚的甲状腺单发结节误诊为腺瘤。③Graves 病伴结节:该病程较长者,在甲亢基础上,出现甲状腺结节,患者有典型甲亢症状,常伴有突眼,甲状腺弥漫性肿大,并可触及多个边界不清的结节,甲状腺可闻及血管杂音,甲状腺自身抗体阳性,摄 ^{131}I 率增加,放射性核素显像为弥漫性肿大,放射性分布不均匀。

2. 结节性甲状腺肿和甲状腺瘤的鉴别　正确鉴别结节性甲状腺肿和甲状腺瘤有明显的临床意义。甲状腺瘤是甲状腺滤泡上皮发生的肿瘤性增生,而结节性甲状腺肿属于非肿瘤性增生。正确鉴别结节性甲状腺肿与甲瘤可以减少将结节性甲状腺肿误诊为甲瘤或恶变的几率,且结节性甲状腺肿切除复发率较高,诊断正确后又可减少不必要的切除。一般来说,甲瘤多为单结节,常有一个完整、均匀的纤维性包膜,而结节性甲状腺肿则常表现为多结节、无完整性包膜,这是鉴别两者的重要特征。但不少结节性甲状腺肿也表现为单结节,并有完整包膜。临床上过分强调结节单一和包膜完整以诊断甲瘤是不确切的。必须对其他方面表现进行综合观察,以获取正确诊断。在病检时做细致检查或沿包膜多处取材,还可以发现,结节性甲状腺肿虽说亦有包膜,但其包膜厚薄常常不均,厚包膜中常夹有被挤压的甲状腺滤泡,或包膜中的纤维结缔组织增生向内延伸增长,甚至发生玻璃样变性。提示结节为甲状腺腺瘤诊断要点:①病史较长,结节生长缓慢;②结节呈圆形、椭圆型,表面光滑,边界清楚,质地较正常甲状腺组织略坚韧,无压痛;③常出现退行性变;④无侵袭症状,无颈淋巴结肿大;⑤放射性核素显像多为"温结节",也可为"凉结节";⑥淋巴造影见边缘规则的充盈缺损,周围淋巴结显影。

结节性甲状腺肿和甲状腺瘤组织学诊断及鉴别要点:①腺瘤有完整的包膜;单结节性甲状腺肿可有包膜,但包膜厚薄不均,内含受挤压的甲状腺滤泡。②腺瘤内滤泡大小较一致;而结节性甲状腺肿滤泡大小有明显差异,可有巨滤泡及小滤泡、增生和萎缩滤泡混合存在,滤泡间纤维组织增生将滤泡分割为结节状。③腺瘤内细胞形态结构与包膜外腺体组织不同,而结节性甲状腺肿包膜内外组织结构较一致。④结节性甲状腺肿发生出血、坏死、囊性变等明显多于腺瘤,结节性甲状腺肿囊性变时多伴有巨乳头状结构,内见继发性滤泡。

3. 结节性甲状腺肿与甲状腺癌鉴别　结节性甲状腺肿与甲状腺癌的关系是近年颇受争议的一个问题。有认为结节性甲状腺肿是甲状腺癌的癌前病变,并认为甲状腺单个结节的癌变率比多结节的癌变率高;亦有文献报道认为,多结节与单结节的癌变率相同。又有认为结节性甲状腺肿与甲状腺癌并没有必然联系:①比较两者的病理变化,结节性甲状腺肿是甲状腺滤泡的病变,但最常见的甲状腺癌是乳头状腺癌,而不是滤泡状腺癌;②比较两者的发病年龄,甲状腺癌的发病年龄明显低于结节性甲状腺肿伴甲状腺癌发病年龄;③比较两者的发病率,结节性甲状腺肿为4000/10万,而甲状腺癌是4/10万,远远低于4%~17%的结节性甲状腺肿发病率。

甲状腺结节为甲状腺癌的临床特点:①头颈部和上胸部有放射线照射史;②结节形状不规则,边缘不清,表面不平,质地较硬,肿块活动受限,基底固定;③结节增大较快,或有长期甲状腺肿肿大,近期迅速增大变硬;④伴有侵袭症状,如声嘶、呼吸困难、吞咽困难;⑤有颈部淋巴结肿大;⑥甲状腺放射性核素显像为"冷结节",而硒蛋氨酸扫描阳性;⑦淋巴造影见边缘粗糙的充盈缺损,颈淋巴结不显影;⑧超声波检查结节无明显包膜,边界不清,内部呈实质性衰减暗区,可见微钙化;⑨长期腹泻,无脓血便,常伴面部潮红或多发性黏膜神经瘤,阵发性高血压,血清降钙素升高,血钙降低,提示甲状腺髓样癌;⑩甲状腺肿标志物或瘤基因阳性。

4. 其他类型甲状腺结节的鉴别 甲状腺畸胎瘤、甲状舌管囊肿、甲状腺皮样囊肿、甲状腺水样囊肿等均可表现为甲状腺结节,但临床较为少见。甲状腺畸胎瘤是由于软骨、上皮及神经等多种组织混合组成,而以神经组织为主,多见于婴儿,如发生于成人,则常为恶性。甲状舌管囊肿是甲状腺发育的先天性畸形,是由于甲状舌管退化不全而在颈前甲状腺区形成的圆形囊样肿块。甲状腺皮样囊肿为囊性畸胎瘤,由于胚胎发育中少量外胚叶组织遗留于皮肤、黏膜下或深部组织内所致。甲状腺水样囊肿为淋巴管壁扩张所致,有先天因素,颈部肿块可有波动感,透光性大,穿刺主要为淋巴液,有时可出血,囊内液呈黯红色。

二、常见合并症的诊断处理问题

1. 伴甲亢的结节性甲状腺疾病诊断与处理 毒性结节性甲状腺肿通常治疗较困难。一般先用抗甲状腺药物控制甲亢,然后行甲状腺次全切除术或全切除术。但本病患者多为老年人,且常伴有其他疾病,所以手术耐受性较差。因此也可采用放射性131I破坏结节,但多结节性甲状腺肿仍然存在,其他遗留的结节又可能转变为毒性结节而需要重复131I治疗。因部分患者摄碘率低,故应用剂量相对加大,为20~30mCi。运用放射性131I治疗多结节甲状腺肿后所致甲状腺功能低减症的风险较治疗Graves病的要低。毒性结节性甲状腺肿患者如不愿手术或131I治疗者,往往需要终身服用抗甲状腺药物。

2. 伴桥本甲状腺炎的结节性甲状腺疾病诊断与处理 结节性甲状腺肿与桥本甲状腺炎共存的关系,目前尚不明确。吕英志等报道结节性甲状腺肿伴淋巴细胞性甲状腺炎者占25.4%,主要为局灶性淋巴细胞性甲状腺炎,达24.3%,少数为桥本甲状腺炎,占1.2%,这一结果表明结节性甲状腺肿与淋巴细胞性甲状腺炎,尤其是局灶性淋巴细胞性甲状腺炎的伴发率较高,提示结节性甲状腺肿的发生可能与自身免疫有关。结节性甲状腺肿合并桥本甲状腺炎时,甲状腺组织内有明显的结节和结节性甲状腺肿的图像,在非结节的甲状腺组织中有弥漫淋巴细胞浸润,多处取材仔细寻找可见嗜酸性变的甲状腺滤泡上皮。

结节性甲状腺肿合并桥本甲状腺炎处理,在无明显压迫症状或不怀疑甲状腺癌时,原则上应采取内科治疗,伴甲状腺功能减退者可配伍使用甲状腺激素。外科治疗关键在于掌握好手术适应证和正确选择合理的手术方式,过少的腺体保留量可能造成甲状腺功能的不足。

一般认为选择性甲状腺结节切除 + 峡部切除,对于结节性甲状腺肿合并桥本甲状腺炎是一种较好的手术方法,能够最大程度上保留甲状腺结节以外的正常甲状腺组织以防止术后甲减的发生。

3. 伴甲状腺癌的结节性甲状腺疾病诊断与处理 结节性甲状腺肿在甲状腺滤泡上皮增生的过程中,会出现乳头状增生和血管增生,前者有可能发生乳头状甲状腺癌。结节性甲状腺肿出现以下的表现可以提示是恶性的可能:当多个甲状腺结节中出现与众不同的结节时,且结节质硬,活动度差,表面不光滑或结节的迅速增大,颈部淋巴结肿大。另外,结节性甲状腺肿合并的甲状腺癌有很多是甲状腺微小癌,术前进行 B 超检查有助于诊断。结节性甲状腺肿合并甲状腺癌在结节性甲状腺肿中所占比例还不大,故不能简单认为结节性甲状腺肿是癌前病变,也不能忽视结节性甲状腺肿有癌变的可能。因而,我们既要重视它,也不能过分强调甲状腺癌在结节性甲状腺肿的地位,以致对所有的结节性甲状腺肿患者实施了不必要的扩大手术。

结节性甲状腺肿合并甲状腺癌的处理:对诊断明确的甲状腺癌根据甲状腺癌的生物特性决定治疗方法,乳头状癌和滤泡状癌细胞分化较好,恶性程度低,生长较慢,手术疗效较好,应积极手术治疗。髓样癌在组织学上虽呈未分化状态但其生物学特性与未分化癌不同,积极手术治疗,仍可取得较好的疗效。未分化癌大多首次就诊时病灶已广泛浸润或已有远处转移,强行手术但无益,反而加速癌细胞的血行扩散。因此,未分化癌原则上以外放射治疗为主。

三、甲状腺激素抑制治疗问题

结节性甲状腺肿的甲状腺激素抑制治疗,通常用的有甲状腺干片及左甲状腺素钠片,这些制剂均可抑制垂体 TSH 的分泌,从而减少对依赖于 TSH 的结节的调控,使结节缩小,甚至消退。甲状腺激素的抑制疗法,文献报道认为开始治疗的剂量为甲状腺干片 60~90mg/d,以后每月增加 15~30mg/d,或左甲状腺素钠开始为 100~150μg/d,以后每月增加 25~50μg/d,直至有效剂量。也有的作者推荐左甲状腺素每日 100~200μg 共用 6 个月。但临床使用起始剂量及治疗剂量,大多小于上述文献报道剂量。甲状腺激素治疗剂量的多少,通常以血清 TSH 部分被抑制为标准,要使 TSH 控制在 0.1~0.5mIU/L 之间,使血清 T_4 及 FT_4 保持在正常范围的上限。

结节性甲状腺肿采用甲状腺激素抑制治疗时,切注意勿使患者产生甲状腺功能亢进或亚临床甲状腺功能亢进,对年老及有心血管病的患者,用药时必须谨慎。这种疗法通常用于结节性甲状腺肿和部分良性肿瘤,也用于一些甲状腺结节的性质还不清楚的诊断性治疗。

甲状腺激素抑制治疗可能引起的不良作用应当引起重视。多数人认为甲状腺素治疗不能有效地使结节缩小。有报道甲状腺缩小者不到20%,而50%的患者可自发地缩小。因此,不主张用甲状腺素作为常规治疗。而其后果通常是亚临床甲亢。亚临床甲亢对骨骼及心血管系统均有负面影响。对心脏有不利影响,如心动过速、房性心律失常、心脏增大、心脏舒张期缩短、易引起房颤等。还可促进骨质疏松,可使绝经期妇女骨密度显著下降。由于以上原因,甲状腺激素抑制治疗结节性甲状腺肿受到质疑,在一些国家已经弃用。有认为结节性甲状腺肿合并甲减表现时,方可使用甲状腺激素治疗。

结节性甲状腺肿术后服用甲状腺素是必要的。一方面可以作为术后可能出现的甲状腺功能不足的替代治疗,另一方面可以降低 TSH 水平,减少结节性甲状腺肿的复发。同时对于双侧甲状腺次全切除术治疗结节性甲状腺肿时腺体残留总量在 7g 以下者,应给予适当甲状腺素口服以防甲状腺功能低下和复发。单侧切除患者术后 3 周起、双侧切除患者术后 2 周起行抑制治疗。研究认为抑制量与年龄有关,随年龄增高而需减少剂量,年轻患者比老年患者需更多的甲状腺素。因此,结节性甲状腺肿术后服用甲状腺激素 1~2 年能减少复发,是最佳的服药时间。

四、放射性核素治疗问题

^{131}I 主要是用于甲亢的治疗,近 20 年来开始用于有压迫症状的非毒性结节性甲状腺肿的治疗。有报道 ^{131}I 治疗非毒性结节性甲状腺肿能使其体积明显缩小,1~2 年内可缩小40%~60%,多数患者在最初 3 个月内效果最明显;部分患者需二次治疗,二次治疗后甲状腺缩小的程度与第一次治疗基本相同。胸骨后甲状腺肿应用 ^{131}I 治疗亦可获得较好效果。但对 ^{131}I 治疗的敏感性存在个体差异,且难以估计。同时治疗过程中甲状腺的缩小亦影响 ^{131}I 的摄取,故治疗剂量一直无合理的计算方法。多结节性甲状腺肿由于 ^{131}I 摄取的不均一性影响了治疗效果,结节的多少及变性组织的大小,对 ^{131}I 治疗后甲状腺的缩小影响很大。

结节性甲状腺肿采用放射性核素治疗,应考虑治疗前游离 T_4 浓度和肿物体积,放射碘治疗的放射剂量是 Graves 患者的 4 倍,放射性核素并不能根除结节,尤其是巨大结节有压迫症状、怀疑恶变、不宜药物治疗者以及不愿接受放射治疗的患者更应手术治疗。

非毒性多结节性甲状腺肿经 ^{131}I 治疗后永久性甲减的发生率,在 5~8 年内为 22%~58%,第 1 年的发生率为 14%~22%;而甲状腺体积小、存在甲状腺自身抗体的患者更易发生永久性甲减。^{131}I 治疗通常要考虑是否有诱发癌变的危险,Graves 病患者经 ^{131}I 治疗并不增加癌症的发生率已经得到证实,而在结节性甲状腺疾病中的研究并不多。由于非毒性结节性甲状腺肿在 ^{131}I 治疗后癌肿的发生率是否增加尚不明确,故 40 岁以下的患者最好不要应用。

五、结节内乙醇注射与激光光凝的治疗问题

结节内乙醇注射(PEIT):亦是可以选用的治疗方法。一般不作为常规应用,多数研究仅是有选择的应用于部分病例。PEIT 的机制是使甲状腺组织发生凝固性坏死及小血管发生血栓,操作必须在超声引导下进行。68%~100% 的单个热结节治疗后可获良好效果,甲状腺显像及 TSH 水平恢复正常,但 >15ml 的较大结节疗效欠佳,部分患者需重复注射才能治愈。治疗后部分患者可发生甲状腺纤维化及周围组织粘连,少数患者可产生甲状腺自身抗体。乙醇结节内注射可使结节大约缩小 50%,重复注射可缩小 80%。乙醇的用量通常平均为 1.3ml/ml 结节体积,而且不超过结节大小的 20%,以防止结节内压力突然增加及乙醇渗漏到甲状腺外组织。该治疗方法的副作用,需注意的是易引起甲状腺周围组织粘连,如果该治疗方法失败,将为以后的手术治疗增加困难。

激光光凝治疗:超声引导下经皮激光光凝治疗是近年采用的新方法。据报道应用超声引导下经皮激光光凝治疗甲状腺单个冷结节,有报道一次治疗可使结节缩小 46%,使压迫症状明显改善。该治疗方法大多数患者能很好耐受,仅有轻微疼痛,其优点是热量的扩散及

组织坏死的程度能人为控制。激光光凝治疗在治疗甲状腺功能正常的结节性甲状腺肿越来越受到重视,将来可能替代左甲状腺素,成为非手术治疗单纯结节性甲状腺肿的重要方法之一。但需应用于更多病例以验证其疗效及了解其副作用。

六、手术治疗问题

结节性甲状腺肿有认为出现下列情况时,方考虑手术治疗:①所扪及的结节高度怀疑为癌者;②有癌肿转移表现者;③结节近期增长快,而无结节出血者;④在甲状腺激素抑制治疗中,结节仍在增大者;⑤局部组织有受压、堵塞或浸润表现者;压迫气管,食管或喉返神经引起临床症状者;⑥针吸或病理组织检查证实为恶性病变者;⑦颈部 B 超或 X 线检查显示为砂粒样钙化者;⑧有头颈部放射治疗史;⑨血清降钙素水平显著升高;⑩儿童、老年或男性患者的单个实性或囊实性结节;⑪明显影响了外貌。

结节性甲状腺肿继发甲亢者首选手术治疗方法。手术治疗不仅很快解除甲亢症状,而且解除了癌变的心理负担。研究显示,术后甲亢缓解率、复发率、甲状腺功能低下的发生率均优于药物及放射性碘治疗。不足的是,手术治疗除了有禁忌证以外,还可发生神经损伤、甲状旁腺损伤、术中及术后出血等并发症。手术比药物及放射性碘治疗费用高。资料显示术后甲状腺功能减退比甲亢复发多见,约 5% 的患者在 1 年内出现永久性甲减,以后逐年增加,20 年内近 50% 的患者出现永久性甲减。而甲亢复发约 10%,多在 5 年内发生。国内传统术式采用双侧甲状腺次全切除,保留背侧叶少许甲状腺组织约 5g。该术式大大减少了喉返神经和甲状旁腺损伤的机会,避免了终身服用甲状腺素,对年轻有生育要求的女性患者来说,可避免复杂的药物剂量调整过程。

近年有部分医生采用一侧腺叶切除、对侧大部分切除的方法。一侧腺叶切除,术中解剖清晰,气管暴露好,较容易发现气管的病变,可及时作相应的处理。现有提倡双侧甲状腺全切,以解决复发问题。并认为结节性甲状腺肿继发甲亢,经常是一侧腺叶被甲状腺结节全部占据,正常甲状腺组织仅存一薄层,按传统次全切除术式保留一部分正常甲状腺组织几乎不可能,次全切除势必遗留少量结节。

单个甲状腺结节手术治疗通常采用单叶甲状腺切除术,术后复发率约为 10%。外科治疗的优点是能够迅速使肿大的甲状腺体积恢复正常甚至缩小,减轻压迫症状并能明确诊断。但有术后并发症即喉返神经损伤及甲状旁腺损伤。并发症的发生与甲状腺的大小、切除的多少及术者的经验有关。应用微创甲状腺内窥镜行单叶切除术是近年来开展的新技术,损伤小,恢复快,不影响颈部美观,但技术要求高,仅能在少数研究中心应用。巨大结节性甲状腺肿通常引起胸骨后压迫症状,常需手术治疗,术后并发症的发生率较高,而且胸骨后结节性甲状腺肿患者甲状腺癌的发生率非常高,可达 10% 以上。

术中甲状腺结节的遗漏是结节性甲状腺肿术后复发的主要原因,术前和术中确定甲状腺结节的数量非常重要。术前应根据 B 超等检查结果仔细确定甲状腺结节的个数、位置和大小,术中应全面探查整个甲状腺,以期切除所有可能发现的甲状腺结节,对于甲状腺结节较多或甲状腺组织广泛变性、纤维化、钙化的病例则以甲状腺全切除为宜。要有效降低结节性甲状腺肿的术后复发,从临床角度应努力做到:严格掌握手术指征,术前 B 超仔细定位,术中仔细探查,切除范围足够,术后执行系统的药物治疗方案。应根据患者的具体情况以及医生的能力选择个体化的手术方式。

七、不同类型结节性甲状腺肿的治疗问题

1. 隐匿性结节的处理　　对影像学检查发现而体检不能触及的隐匿性结节,处理关键在定性诊断。在作其他检查时,意外地发现了小的摸不到的甲状腺结节,叫"甲状腺意外瘤",据报道在这种非放射性的"意外瘤"中,无症状的恶性结节为 0.45%~13%。一般直径 <1cm,偶尔因位于深部或甲状腺后面,直径 2cm,但摸不到,多见于老年人,一般无甲状腺病史,也无甲状腺癌的危险因素,性质多为良性。结节 <1.5cm,又无甲状腺癌危险因素者,只需随访观察。若 >1.5cm,或有颈部放射史或超声检查怀疑恶性,在超声指导下作 FNA,后根据细胞学结果,再进一步处理。

2. 囊性结节的处理　　囊性单结节中甲状腺癌的发生率低于单个实性冷结节,但亦应引起足够重视。良性或恶性退行性变皆可形成囊肿,纯甲状腺囊肿少见。对于单发囊性结节,直径小于 3.0cm 者多为良性,可行超声引导下穿刺抽吸治疗,但复发率较高,特别是较大结节,可达 10%~80%。有报道囊肿穿刺抽吸后注射酒精、四环素或碘酊等硬化剂治疗,治愈率达 80%。直径大于 3cm 者恶性机会增加,可考虑手术切除。L-T₄ 治疗单个甲状腺囊性结节无明显疗效,即使在抽吸治疗后应用亦不能防止复发,故通常不采用。

3. 囊实性结节的处理　　囊实性结节占结节性甲状腺肿的大多数病例。对囊实性结节甲状腺肿的处理首先要排除恶性,分析甲状腺功能、测定甲状腺大小和评价局部症状。扫描或 CT 可明确甲状腺的大小。要选突出的、生长快的、硬的或固定的结节作 FNA 细胞学检查,如为恶性或可疑,应予手术。若为良性,应每年随访 1 次。若有甲亢或局部压迫症状或影响外貌宜选手术治疗。小的非毒性的囊实性多结节甲状腺肿用内科治疗,但老人、TSH<1.0mIU/L 者不宜用甲状腺激素。

八、中医药治疗问题

中医学早就认识瘿病与七情及水土等有密切关系。对本病结节成因提出痰凝、气滞及血瘀的病机,并与肝、脾、肾诸脏有关。特别与肝脏最为密切。如情志所伤,疏泄失调,则肝气郁结,气郁生痰,痰气交结于颈下成"瘿";肝旺可犯脾,又受水土影响,以致脾失健运,痰湿内阻,则气滞不利,痰气搏结于颈下面成瘿。痰气互为因果,气为痰滞,痰因气结,如此则瘿瘤渐大。久病入络,瘀血内停,痰气与瘀血纠结形成结节。

1. 辨证分型　　该病一般可分:①肝火痰结:心悸气促,多食消瘦,性急手抖,甲状腺明显肿大,并触及多个大小不等结节,质较硬,无触痛,舌质红,苔黄,脉弦。多见于结节型甲亢,疏肝清热,化痰软坚散结。②痰血凝滞:颈部局部结块,质较硬,有明显触痛,舌质黯红或有瘀块,苔黄,脉弦。治法:活血化痰,软坚散结。③脾虚痰凝:颈部肿物,质较韧,随吞咽上下移动,伴见倦怠嗜睡,胸闷纳呆等。表面光滑,面色较苍黄,舌质淡,苔白带腻,脉濡。治法:健脾化痰,软坚散结。

2. 中药局部治疗　　有报道用外敷消瘿膏治疗甲状腺肿 32 例,其中甲状腺腺瘤 3 例,甲状腺囊肿 2 例。消瘿膏由生半夏、黄药子、乳香、没药、白芷、生天南星、穿山甲等药加工成极细末后,按规定比例加 5% 氮酮精液及赋形剂调制成,同时据甲状腺肿面积大小,取一层纱布涂膏敷患部覆盖塑料薄纸封闭,外以纱布三层包压,胶布固定,2 天一换,以局部湿润温暖为度。观察结果表明,消瘿膏组平均治疗 3.04 个月,痊愈 4 例,显效 8 例,有效 15 例,无效 5

例,总有效率达 84.4%。囊性变的结节性甲状腺肿可用消痔灵注射液局部注射治疗亦有一定疗效。

3. 中成药治疗　小金丸主要成分为麝香、乳香、没药、地龙、当归等,具有散结消肿,化瘀止痛等功效。有报道用小金丸治疗大部分病例结节者有不同程度缩小,少数病例结节消失(均为小结节,直径 <1cm),总有效率达 79.2%,取得较满意的疗效,未发现任何不良反应,尤其适合年老体弱或合并心肺疾患者及绝经后妇女等,是一种安全、有效、简便、经济的疗法,易于被患者接受。我们的体会是:对于无症状的良性甲状腺结节,尤其是多发性结节,可先服用小金丸 3 个月以上观察疗效,无效或结节增大,可停药观察或手术治疗。对于单发的较大的结节或短期内增大较迅速、质地较硬、活动差、局部淋巴结肿大等,优先考虑手术治疗。此外,平消片、西黄丸、鳖甲煎丸等亦有选用。

参 考 文 献

1. 吕英志,隋立荣,廖松林.结节性甲状腺肿与淋巴细胞性甲状腺炎关系的探讨.诊断病理学杂志,2004,11(4):233-235
2. 康志强.小金丸治疗结节性甲状腺肿疗效观察.中国误诊学杂志,2007,7(8):1744-1745
3. 高万峰,辛武,王俭.甲状腺腺瘤与结节性甲状腺肿 542 例临床病理分析.现代中西医结合杂志,2010,19(16):2039-2040

(陈如泉)

第二节　中西医结合治疗毒性结节性甲状腺肿的临床观察

毒性结节性甲状腺肿(TMNG)是一种不同于 Graves 病的甲状腺功能亢进症(甲亢),在我国为常见病,且发病有增高的趋势,本病多发生在 40~50 岁以上,女性多见,患者先有结节性甲状腺肿多年,以后才出现功能亢进症状,由单个结节引起者,可能是功能自主的甲状腺结节,由多个结节引起的,临床特点是起病慢,甲亢临床表现较轻,或不明显,眼部的表现较少,容易发生心肌损害,其病因尚未明了。目前,主要治疗方法包括抗甲状腺药物(ATD)、放射性 ^{131}I 和手术治疗。ATD 治疗结节性疾病导致的甲亢作用较缓慢,且结节难以消除,易于复发;放射性 ^{131}I 能消除甲亢症状,不能使结节缩小,并且起效时间不等,剂量不易掌握,容易并发甲减;手术治疗复发率高,手术风险大,且部分患者本身不耐受,笔者采用甲巯咪唑片联合活血消瘿片治疗毒性结节性甲状腺肿 30 例,取得较好疗效,现将结果报告如下。

一、资料

1. 一般资料　共纳入 68 例,均为 2011 年 1 月至 2012 年 12 月就诊于湖北省中医院甲状腺专科门诊患者,按就诊序号随机分为两组,最终完成实验结果者 60 例。其中,治疗组

30 例，女性 21 例，男性 9 例；年龄 18~60 岁，平均 49.3 ± 8.9 岁；病程 0.5~11 年，平均 5.8 ± 3.0 年。对照组 30 例，女性 23 例，男性 7 例；年龄 19~58 岁，平均 48.1 ± 9.2 岁；病程 0.5~11.5 年，平均 5.0 ± 3.9 年。经统计学分析，两组一般资料无显著性差异（$P>0.05$），具有可比性。

2. 诊断标准　参照《甲状腺疾病诊疗学》中毒性结节性甲状腺肿的标准拟定，实验室检查结果显示血清游离甲状腺素（FT_4）升高、游离三碘甲腺原氨酸（FT_3）升高、促甲状腺激素（TSH）降低，彩超显示甲状腺结节。

3. 纳入与排除标准

纳入：患者年龄 18~60 岁；符合毒性弥漫性甲状腺肿西医诊断并符合中医痰瘀互结证候诊断。

排除：不符合诊断标准和纳入标准者；妊娠及哺乳期妇女；合并严重心、脑、肾等疾患者；对药物严重过敏者；未完成本实验者。

二、方法

1. 治疗方法

对照组：采用甲巯咪唑片治疗，常规口服甲巯咪唑片 10mg，每日 2 次，病重者可以每日 3 次。

治疗组：在对照组基础上加用我院自制中成药活血消瘿片：口服活血消瘿片，每次 4 片，每日 3 次。活血消瘿片由蜣螂虫、土鳖虫、蜈蚣、莪术、王不留行、桃仁、猫爪草、柴胡等组成，由我院药剂科制成片剂。

2. 观察指标　两组均以 3 个月为一个疗程，1 个疗程结束后，观察甲状腺功能（FT_4、FT_3、TSH、TPOAb、TGAb）的变化，甲状腺彩超的变化，安全性观察（血常规、肝肾功能）的变化。

3. 疗效标准

（1）甲亢疗效判定标准：参照卫生部《中药新药治疗甲状腺功能亢进症的临床研究指导原则》拟定。

（2）甲状腺结节疗效判定标准：参照有关资料拟定，临床控制：结节不能触及，彩超显示最大结节直径 <0.3cm；显效：彩超显示最大结节直径缩小≥60%；有效：彩超显示最大结节直径缩小≥30%；无效：彩超显示最大结节直径无明显缩小。

4. 统计方法　所有数据均运用医学统计软件 SPSS 13.0 处理。计量资料用（$\bar{x} ± s$）表示，组间比较用 t 检验；计数用率或者构成比表示，用 χ^2 检验。

三、结果

1. 两组总疗效（表1）

表 1　疾病疗效统计（单位：例）

组别	例数	临床控制	显效	有效	无效	总有效率
对照组	30	1	3	12	14	53.3%
治疗组	30	2	5	17	6	80.0%[△]

与对照组比较，[△]$P<0.05$

2. 两组治疗前后 FT_4、FT_3、TSH、TPOAb、TGAb 的变化（表2）

表 2　两组治疗前后 FT_4、FT_3、TSH、TPOAb、TGAb 的变化 $(\bar{x} \pm s)$

组别		FT_3 (pg/ml)	FT_4 (ng/dl)	TSH (μIU/ml)	TPOAb (%)	TGAb (%)
对照组	治疗前	12.03 ± 4.8	6.5 ± 2.6	0.08 ± 0.11	52 ± 11	43.5 ± 9.8
n=30	治疗后	4.3 ± 1.75△	1.79 ± 1.2△	0.9 ± 1.32△	48 ± 9.5△	41.2 ± 8.2△
治疗组	治疗前	13.2 ± 5.2	6.0 ± 3.1	0.05 ± 0.12	55 ± 9.2	44.4 ± 11
n=30	治疗后	3.9 ± 1.4△*	1.2 ± 0.95△*	1.8 ± 1.22△*	45 ± 8.1△*	39.5 ± 7.7△*

注：与本组治疗前比较，△$P<0.05$；与对照组治疗后比较，*$P<0.05$。

3. 两组治疗前后最大结节直径比较（表 3）

表 3　两组治疗前后最大结节直径变化 $(\bar{x} \pm s)$

组别	对照组		治疗组	
	治疗前	治疗后	治疗前	治疗后
最大结节直径（cm）	1.95 ± 1.02	1.78 ± 1.05△	1.87 ± 0.98	1.36 ± 0.81△*

注：与本组治疗前比较，△$P<0.05$；与对照组治疗后比较，*$P<0.05$

4. 安全性分析　治疗期间，治疗组有 1 例发生药物性皮疹，1 例发生月经量过多、经期延长；对照组 1 例白细胞减少。肝功能、肾功能未发生显著改变。

四、讨论

毒性结节性甲状腺肿是指在结节性甲状腺肿基础上发生甲状腺功能亢进，占甲亢的 5%~15%，它是由甲状腺内结节性病变分泌过剩的甲状腺激素而引起。通常认为，甲状腺结节所具有结构上和功能上的异质性和功能自主性的进展常常持续一段时间，由于自主功能的程度逐渐增加，使病情从无毒相（功能正常）逐渐向有毒相（功能亢进）转换。其病因和发病机制有缺碘后，碘摄入量增加，形成自主功能结节；免疫缺陷，Graves 病可以在抗甲状腺药物治疗过程中形成 TSH 刺激，合并结节；TSHR 基因突变有关；单纯性或结节性甲状腺肿基础上或是一个或是多个致病因素导致的一种临床表现。本研究通过甲巯咪唑片加自制中成药活血消瘿片治疗，不仅能控制甲亢，还能消除甲状腺结节，疗效满意。

毒性结节性甲状腺肿类属于中医学"瘿病"、"瘿瘤"的范畴，明代陈实功《外科正宗》中指出："夫人生瘿瘤之症，非阴阳正气结肿，乃五脏瘀血、浊气，痰滞而成。"陈如泉教授认为本病多由痰瘀互结所致。活血消瘿片是由陈教授多年临床的经验方制成，方中蜣螂虫破瘀消肿，《本草纲目》称其治"瘿病"，为君药；土鳖虫活血止痛、破血通经，蜈蚣解毒散结、通络止痛，两者皆归肝经，咸寒辛温互补，共为臣药；莪术破血行气、消积止痛，王不留行活血通经，桃仁活血祛瘀，猫爪草化痰散结、解毒消肿，为佐药；柴胡疏肝解郁，入肝、胆二经，既入气分又入血分，协助诸药疏肝化瘀之效，为使药。全方共奏活血化痰、消瘿散结之效。实验研究表明，活血消瘿片可以通过调节生长因子 VEGF、IGF-1、TGF-β_1 水平来抑制甲状腺滤泡及组织的增生，调节 sFas、sFasL 水平诱导甲状腺细胞凋亡。

临床观察结果表明，甲巯咪唑片联合活血消瘿片治疗毒性结节性甲状腺肿，不仅能改善症状，控制甲状腺功能，还能有效缩小或消除甲状腺结节，起到有效的治疗目的，体现中医药的优势。我们的体会是，直径小于 1.5cm 的单发结节比多发结节效果好，初发的甲亢病情较轻者比反复复发者效果好,TGAb、TPOAb 滴度阴性者效果较好,抗甲亢治疗中出现亚临床甲状腺功能减退或者甲状腺功能减退者效果较好。3 个月疗程后,如甲亢仍存在或基本控制须要继续 ATD 维持治疗,结节仍存在可以继续服用活血消瘿片。如果少数患者甲亢控制不好,结节持续性增长者,不排除选择手术治疗。

参 考 文 献

1. 王凤军,盖宝东,金仲田,等.TSH 受体基因突变与毒性多结节性甲状腺肿的相关性.中华内分泌代谢杂志,2003,19(2):103-104
2. 李龙,王凤军,刘连新,等.毒性多结节性甲状腺肿的治疗现状.中国地方病学杂志,2012,31(6):706-708
3. 张木勋,吴亚群.甲状腺疾病诊疗学.北京:中国医药科技出版社,2005
4. 中华人民共和国卫生部.中药新药临床研究指导原则.第 2 版.北京:中国医药科技出版社,2002
5. 白耀.甲状腺病学:基础与临床.北京:科学技术文献出版社,2003
6. 陈如泉.甲状腺疾病中西医诊断与治疗.北京:中国医药科技出版社,2001

(陈继东　赵　勇)

第三节　结节性甲状腺肿辨治要点的认识

结节性甲状腺肿是临床常见的甲状腺疾病之一,是甲状腺疾病中一个独立的疾病,近年来,其发病率呈明显的上升趋势。

一、结节性甲状腺肿诊断方法

1. B 超检查　甲状腺彩超是临床上最常用于筛查甲状腺结节的诊断方法。主要观察甲状腺结节的位置、形体、包膜、大小、边界、纵横比、内部构成、回声水平、有无声晕、有无钙化及血流信号,即结的结构特点、边界是否清晰、包膜完整性及结节内有无血流及钙化灶等,判断结节的大致性质。

(1) B 超检查有学者将甲状腺结节分为 6 级:①0 级:无结节,正常甲状腺或弥漫性增生性甲状腺;②1 级:高度提示良性,以囊性为主,有声晕;③2 级:可能良性,边缘界限清楚,以实性为主,回声不均匀,等回声 - 高回声,蛋壳样钙化或粗钙化;④3 级:不确定,回声均匀,低回声,边缘光整,实性,高 > 横,无其他提示恶性的超声图像;⑤4 级:可能恶性,1 至 2 项提示恶性的超声表现,如极低回声,微钙化,边缘不光整,淋巴结异常;⑥5 级:高度提示恶性,超过 3 项提示恶性的超声表现,如极低回声、微钙化、边缘不光整、边界不清、淋巴结异常等。1~3 项即评判为良性,4~5 项评判为恶性。若将甲状腺彩超报告结合数据系统,可提高甲状腺结节良恶性的诊断正确率。

(2) 钙化结节分型:①微钙化型结节:甲状腺结节实质性部分内部有多个斑点状强回声,为针尖样,有或无声影,散在或簇状分布。②内部粗大钙化型结节:甲状腺结节实质性部分内部强回声大小在 2mm 以上,为粗大片状、斑块状,常有声影。③环形或周边粗大钙化型结节:甲状腺结节周边呈蛋壳样或沿周边分布的较大强回声。④假性钙化型结节:甲状腺结囊性结构中的强回声,常伴有彗尾征。我们认为甲状腺不同钙化类型结节有助于判别结节的良恶性,微钙化型结节常见于恶性病变,尤其是甲状腺乳头状癌,环形或周边粗大钙化型常见于良性病变,而对于内部粗大钙化型结节良恶性常存在交叉,假性钙化结节均为良性病变。高频彩超对发现钙化病灶并鉴别甲状腺结节良恶性具有较高的临床价值。

(3) 评估颈部淋巴结:临床观察发现甲状腺超声不应仅限于评价甲状腺,还应包括腺体周围组织,尤其是颈部淋巴结,高达 25% 的甲状腺微腺癌伴淋巴结受累,90% 以上的病例证明颈部超声是发现甲状腺癌淋巴结转移的最佳途径。超声评估应注意淋巴结形状,特别当病变的横纵比(S/L 比值)大于 0.5 时,因为炎性或良性淋巴结是椭圆形的(S/L 比值 <0.5)。另一不良(疑似)肿瘤特点是脐线消失,据观察有肿瘤转移的淋巴结往往边缘锐利,而且淋巴结外周部分通常可以看到血流信号,而甲状腺结节血流情况正好相反。此外,淋巴结钙化和囊性变也应考虑甲状腺癌的可能,同时应注意靠近颈静脉(即血管壁)的淋巴结结构(由于淋巴结不断增大导致的压迫征象),甲状腺结节典型改变并转移性淋巴结增大可以快速诊断甲状腺癌。细针穿刺淋巴结进行细胞学活检可以确诊甲状腺转移癌。淋巴结活检针冲洗液中的甲状腺球蛋白浓度增加可以确定淋巴结增大与甲状腺癌相关。

(4) 血流信号类型:①Ⅰ型:无血流信号;②Ⅱ型:结节外丰富血流信号和无或少许结节内血流信号;③Ⅲ型:血流信号紊乱增多,结节内含有丰富血流信号和无(或少许)结节外血流信号。其中,Ⅰ和Ⅱ型为良性,Ⅲ型为恶性。

(5) 超声造影:超声造影选用甲状腺短轴切面,以同侧或健侧组织作为参照。确定最佳造影切面后,尽量保持观察切面不变,将图像缩小在超声前场,聚焦点置于病灶下缘,转换至 CPS 超声造影模式。嘱患者平静呼吸,不做吞咽动作。注射造影剂后按下计时键、动态存贮键,连续观察 2 分钟动态图像。静态及动态图像储存在设备内置硬盘中。图像分析:由多名有经验的超声医师对图像进行独立分析评价,汇总诊断结果。增强强度:病灶增强达峰时的回声强度与同侧或健侧甲状腺实质比较,分为弱增强、等增强、高增强。以弱增强作为区别甲状腺乳头状癌与术后反应结节的诊断标准,超声造影对甲状腺部分切除术区低回声结节的诊断的准确度、灵敏度、特异度为91.18%、88.89%、92.00%,与常规超声相比较差异有统计学意义。甲状腺微小癌的超声造影多表现为不均匀、低增强,峰值强度(PEAK)及曲线下面积(AUC)分别小于周围正常组织 PEAK 及 AUC。微小癌的曲线下面积(AUC)小于良性小结节 AUC。超声造影能更好地显示甲状腺微小癌的血流灌注情况。

对高分辨率超声中有意义的指标为结节低回声、结节回声不均、边界不清、形态不规则、纵横比≥1 以及结节内细小点状钙化(均 $P<0.05$)。超声弹性成像分级评分在良恶性病变之间差异有显著统计学意义($P<0.05$)。超声弹性成像主要反映组织硬度,而结节内粗大钙化、亚急性甲状腺炎的炎性结节等组织硬度较大,会影响弹性评分。同时,操作者的主观因素、结节位置、大小和检查切面等亦会干扰弹性成像的评分。因此,超声弹性成像检查的结节需独立于其他结节,囊性结节、结节内蛋壳样钙化以及结性甲状腺肿伴结节融合均不适用于该检查。超声造影有意义的指标为强化边界不清和强化形态不规则(均 $P<0.05$)。高分辨率超声的诊断标准为符合 6 个指标中的任意 3 个,敏感性 80.0%,特异性 77.6%,准确性 78.6%。弹性成像诊断标准为弹性评分 >3 分,敏感性 48.6%,特异性 83.7%,准确性 69.0%。超声造影的诊断标准为符合 2 个指标中任意 1 个,敏感性 68.6%,特异性 82.5%,准确性为 76.0%。甲状腺超声造影研究发现良性甲状腺结节呈现 4 种增强模式:环状增强,均匀增强,不均匀增强,无增强。恶性甲状腺结节呈现3种增强模式:均匀增强,不均匀增强,环状增强。在混合性和实性结节中,环状增强高度怀疑良性,不均匀增强则高度怀疑恶性。结论:在甲状腺结节良恶性病变的鉴别诊断中,高分辨率超声具有较高的敏感性和准确性,超声弹性成像和超声造影的特异性较高。综上所述,对比3种新型超声诊断技术,高分辨率超声具有最高的敏感性和准确性,而超声弹性成像和超声造影的特异性较好。

2. 细针抽吸活检　在超声引导下细针抽吸细胞学检查是鉴别诊断甲状腺结节最可靠的方法,目前国外许多医疗中心将FNAB作为甲状腺结节鉴别诊断流程的第一项。超声引导下FNAB,可提高甲状腺癌的诊断率。其结果大致可分为以下几种:①恶性结节;②疑似恶性结节;③良性结节;④标本取材不满意。有学者报道比较使用粗针与细针对于甲状腺结节性质的诊断并没有显著差异,对操作者的操作水平要求较高,经验要求丰富,导致细针抽吸活检的应用受到较大限制。

目前有不少学者将细胞DNA图像分析及流式细胞学技术、电子显微镜检查技术、免疫细胞化学技术、肿瘤标志物检测、激素受体测定等现代细胞和分子生物学技术应用于FNAB。FNAB的敏感性、特异性、准确性受穿刺技术、取材部位、染色方法、诊断经验等诸多因素的影响。

3. 核素检查　核素检查可判断结节是热结节、温结节、凉结节还是冷结节。但核素检查不易发现小于10mm的结节。对恶性结节诊断的敏感性较高,但特异性较差。主要用于高功能腺瘤和转移癌的诊断。

4. CT检查　CT检查可判断结节是单发还是多发;是高密度、低密度还是混合密度;结节是否被强化。CT的诊断价值不如超声检查,因此不是常规检查项目。

5. 实验室检查　甲状腺功能检查是评估甲状腺结节的实验室指标,尤其是促甲状腺激素的改变,若促甲状腺激素增高,则恶性结节风险增加;若促甲状腺激素减低、游离甲状腺激素升高,可能为自主功能多发性甲状腺结节。血清降钙素对甲状腺髓样癌鉴别诊断具有重要意义。而血清甲状腺球蛋白对分化型甲状腺癌术后是否复发有很高敏感性和特异性。

二、辨证与辨病结合治疗结节性甲状腺肿

(一) 结节性甲状腺肿的主证与兼证

1. 主证

1) 痰血凝滞证:颈部局部结块,质较硬,有明显触痛,舌质黯红或有瘀块,苔黄,脉弦。治法:活血化痰,软坚散结。方药:经验方活血消瘿汤加减。多见于典型结节性甲状腺肿患者。

2) 阳虚痰凝证:颈部肿物,质较韧,表面光滑,伴见畏寒倦怠嗜睡,胸闷纳呆等,面色较苍黄,舌质淡,苔白带腻,脉濡。治法:温阳化痰,软坚散结。方药:右归饮或右归丸加减。多见于结节性甲状腺肿伴有桥本甲减患者。

3) 痰气交阻证:甲状腺肿大,质软不痛,伴有结节,颈部胀感,精神抑郁、烦躁,胸闷不舒,咽间不利如有炙脔、妇女则月经不调。舌淡或淡红,苔薄白,脉弦,或细或滑。治法疏肝解郁,理气化痰。方药:半夏厚朴汤加减。多见于结节性甲状腺肿初期,病情较轻患者。

2. 兼证

1) 肝火证:心悸气促,多食消瘦,性急手抖,甲状腺明显肿大,并触及多个大小不等结节,质较硬,无触痛,舌质红,苔黄,脉弦。治宜疏肝清热,化痰软坚散结。方药:丹栀逍遥散

或龙胆泻肝汤加减。多见于毒性结节性甲状腺肿。

2）阴虚证：甲状腺轻度肿大伴有结节，或目珠突出，目胀不适，心悸而烦，消谷善饥，形体消瘦，头晕目眩，指舌颤动。舌质红，苔少，脉弦细数。治宜滋阴潜阳，软坚散结豁痰。方选六味地黄丸合消瘰丸加减，选用知母、黄柏、生地、山药、山茱萸、夏枯草、旱莲草、贝母、茯苓、玄参、鳖甲、牡蛎等。

（二）从结节性甲状腺组织学特点进行辨证

结节性甲状腺肿组织结构变化往往不是单一的，增生性结节的结构欠均匀，结节内滤泡大小常不一致，增生病变程度及分布不均，结节内常有纤维结缔组织增生，并形成分割小结节现象。出血、囊性变、退变坏死、纤维化、钙化等继发性病变在结节性甲状腺肿中更多见。从组织学角度甲状腺结节可分为增生性、肿瘤性、胶体性、囊性和甲状腺炎性 5 种类型。全实性结节较少见，40%~70% 的甲状腺结节有部分或全部囊性变，大部分是坏死和溶解形成的假性囊肿。结节间则为增生的纤维组织，可以呈局限性或弥漫性增生，当纤维化累及整个腺体时，可影响腺体的正常功能，使甲状腺功能减低。当结节继续发展，压迫结节间血管，它能导致甲状腺组织局部的缺血、坏死、炎症和修复。结甲患者如在短期内出现肿块迅速增大，则是由于结节内的动脉管壁变性导致滤泡内和间质内出血所致。另外，结节也可发生液化或类胶质变性而形成大小不一的囊腔。

《指南》指出以下超声改变的甲状腺结节几乎全部为良性：①纯囊性结节。②由多个小囊泡占据 50% 以上结节体积、呈海绵状改变的结节 99.7% 为良性。甲状腺炎性结节大多是增生的结节内或正常甲状腺内形成的淋巴细胞性甲状腺炎。增生性结节是甲状腺细胞在 TSH 的控制下以及局部和细胞自体分泌的因子促进甲状腺过度增生。肿瘤性结节与致癌基因的活化有关。胶体性结节由扁平的上皮细胞以及扩大的滤泡构成，致滤泡扩张。从中医辨证观点出发，纤维化增殖性结节或呈肿瘤样结节多以血瘀证为主，以活血破瘀、软坚散结为主。胶体性结节多以顽痰凝滞为主，以荡涤痰浊为主。囊性结节多以水湿留滞为主，治以利湿化痰为主。炎性结节多为气滞痰凝为主，治以疏肝理气化痰为主。

（三）结节性甲状腺肿虚实兼夹证候

以结节的形式存在。由于不同的致病因素，作用于不同体质的个体，产生的症状和证候也各有差别。所以很难以一法一方来达到防治的目的。对于本病的辨证分型，不同医疗单位、不同地区学者意见不尽一致。但本病具有其自身发生、发展及演变的规律，本病是在正气亏虚脏腑功能失调的基础上，由气滞、痰凝、血瘀而为病。其主要病理产物和致病因素是气滞、痰凝、血瘀、火郁；其病理特点是本虚标实，虚实夹杂。注意配伍法则和辨证问题，如夹气郁、夹瘀、夹痰、夹火郁、兼气虚、兼阴虚、兼阳虚等。在以脏腑辨证的基础上，审证求因，精辨病机，仔细辨别邪正阴阳盛衰、气血津液失常，合理运用软坚散结、活血化瘀以及攻坚破积之品。

（四）辨证施用中成药治疗

夏枯草胶囊或夏枯草口服液、夏枯草片、夏枯草颗粒等具有清肝泻火、散结消瘿之功，故适用于 Graves 病伴有结节及毒性结节性甲状腺肿等。小金丸及小金胶囊有温通祛瘀、化痰散结、消肿止痛效果，故适合于桥本甲状腺炎伴有结节者等。犀黄丸可清热解毒，豁痰散结、活血祛瘀，适用于急性化脓性甲状腺炎、亚急性甲状腺炎等结节肿痛者等。消瘿五海丸、五海瘿瘤丸有软坚消肿、消痰散结之功效，两者均含有大量富碘中药，尤其适合碘缺乏病致结节。大黄䗪虫丸能破血逐瘀、补虚扶正,适用于甲状腺结节及术后复发,属气阴两虚,正气虚耗伴有复发,兼见痰凝血瘀者。此外,平消片、鳖甲煎丸等亦有选用。

（五）辨证施用局部外敷治疗

我们以中医辨证为依据,配制了系列外用药剂,如治疗亚急性或急性化脓性甲状腺炎热毒壅滞的金黄消瘀膏,治疗甲状腺肿大气滞痰凝的理气消瘿膏,治疗甲状腺结节痰血瘀阻的活血散结膏和桥本甲状腺炎阳虚结节的温阳散结膏等。

小结:中医药治疗结节性甲状腺肿疗效肯定,为进一步开展临床研究,应该辨证与辨病相结合,明确不同甲状腺病的结块肿大特点,明确甲状腺病西医学疾病诊断,学习掌握不同结节性甲状腺病的不同病因病理变化特点,掌握不同甲状腺病相互兼夹、演变、预后规律,恰当地选择配伍不同治疗方法。同时结节性甲状腺肿大多病程较长,服用药物治疗时间亦较长,应注意其药物毒性及其副反应。学习了解中医药研究本病新观点、新思路、新进展,不断地提高临床疗效。

参 考 文 献

1. 杨炜,姚丹. 结节性甲状腺肿与甲状腺癌并存的诊断与治疗. 医学综述,2014,20(07):1312-1314
2. 杨芬. 小金丸联合左甲状腺素钠片治疗结节性甲状腺肿. 中国实用医药,2014,(2):150-151
3. 陈如泉. 甲状腺疾病的中西医诊断与治疗. 北京:中国医药科技出版社,2001

（左新河）

第四节　陈如泉教授诊治甲状腺结节的用药经验

甲状腺结节是指各种原因导致甲状腺内出现一个或多个组织结构异常的团块。甲状腺结节十分常见,女性多于男性,随着年龄的增长,甲状腺结节的发生率逐步增加。一般人群中通过触诊的检出率为3%~7%,借助高分辨率超声可高达20%~76%,中华医学会内分泌学分会调查十城市的甲状腺结节患病率为18.6%。目前尚缺乏特异有效的治疗方法。中医药治疗甲状腺结节有一定优势。现将陈教授诊治甲状腺结节治法用药经验总结如下。

一、气滞为先、痰瘀互结为病机特点

陈如泉教授认为,甲状腺结节类属于中医学"瘿瘤"的范畴。隋代巢元方《诸病源候论》云:"瘿者由忧恚气结所生,亦曰饮沙水,沙随气入于脉,搏颈下而成之。"宋代陈无择《三因极一病证方论》谓:"此乃因喜怒忧思有所郁而成也","随忧愁消长。"陈教授师法前贤而不泥于古,认为随着碘盐的普及,甲状腺结节多不属于缺碘所致。随着现代生活节奏的加快和精神压力的增大,长期情志不畅,忧思恼怒,以致肝失疏泄条达,肝气郁结,气血运行不畅,津液停聚成痰,痰浊、瘀血相互胶着,壅结颈前则形成瘿瘤。同时,陈教授强调,正气亏虚为发病之本。若正气亏虚,气血乏源,使气机不畅;反之,病程日久,缠绵难愈亦可耗伤正气。总之,陈教授认为,本病发病之本在于正气亏虚,发病之初以肝气郁滞表现为主,中后期以痰凝、血

瘀表现为主,痰瘀互结贯穿在本病始终,故病程较长,缠绵难愈。

二、病证结合,确立八大治法

陈教授认为,本病的诊治要辨证与辨病相结合,在四诊合参的基础上,借助甲状腺功能检测、彩超、核素扫描、ECT及穿刺技术等。根据甲状腺结节的不同类型,陈教授抓住病机,确定了以下八大治疗方法。

1. 疏肝解郁法 陈教授认为,本病多由情志不畅所致,以气滞为先,古代治疗瘿病亦有"顺气为先"之训。起病之初,以疏肝解郁法为主,常以柴胡疏肝散、四逆散或经验方理气消瘿方为代表方,选用橘叶、郁金、香附、枳壳、柴胡等;气滞较甚者,用青皮、橘核、荔枝核、绿萼梅、枳实等。陈教授强调,多数中年女性发病无明显症状,常在体检时发现,尤其是伴有更年期、月经不调者,宜疏肝解郁之法。外敷可用自制理气消瘿膏。

2. 健脾化痰法 脾为生痰之源,脾为气血生化之源,脾气健运则气血充盈,津液运行通畅。薏苡仁、白术、茯苓等是常用之药,是绝痰之来源。对于痰已成者,需用化痰药。化痰药有温化寒痰与清化热痰之分,前者包括半夏、陈皮、南星、白芥子、旋覆花、猫爪草、紫苏子等,后者包括浙贝母、瓜蒌皮、穿山龙、山慈菇、桔梗、土贝母、葶苈子等。陈教授认为,产后甲状腺炎多属气血亏虚,津液运行不畅,易于凝聚成痰,壅结颈前即成,故治宜健脾化痰法。Graves病甲状腺肿伴有结节者,陈教授自拟五子消瘿汤化痰散结消瘿,用白芥子、紫苏子、莱菔子、葶苈子、牛蒡子。

3. 活血化瘀法 气滞则血瘀,气滞、血瘀、痰浊互为影响,后期以痰瘀互结为主要表现,故宜用活血化瘀法治疗甲状腺结节,如自制活血消瘿片。陈教授指出,血瘀证轻者用桃仁、赤芍、川芎、当归等,血瘀症较甚者用三棱、莪术、王不留行、急性子、鬼箭羽等,缠绵难愈者用水蛭、蛴螬虫、土鳖虫、蜈蚣、红娘虫、露蜂房、斑蝥等虫类药。亚急性甲状腺炎、桥本甲状腺炎或者急性化脓性甲状腺炎伴有局部疼痛者,用延胡索、蚤休、乳香、没药等活血止痛,常与忍冬藤、川楝子等配伍,亦可用自制金黄消瘿膏外敷。甲状腺结节合并囊性变者,用瞿麦、泽兰、益母草等活血化瘀、利水消肿。

4. 益气养阴法 正气亏虚是本病发病之本。陈教授认为,益气养阴法是治疗毒性甲状腺结节、桥本甲亢性结节、甲状腺结节术后复发的主要法则。常用黄芪、太子参、黄精等补脾肺气,麦冬、沙参、玄参等补肺胃阴,生地、女贞子、旱莲草、枸杞子、牡蛎、鳖甲等补肝肾阴。陈教授还常把黄芪用于治疗自身免疫性甲状腺病,增强机体免疫力以达到散结目的,或者选用金水宝、百令胶囊等补益正气。

5. 清热解毒法 "气病多从火化",肝气郁结,日久化火,热毒蕴结颈前则形成瘿痈、痛瘿,故炎症性结节宜清热解毒法。陈教授常用五味消毒饮和仙方活命饮化裁治疗急性化脓性甲状腺炎,用蒲公英、白头翁、夏枯草、黄芩、忍冬藤、天葵子、蚤休、紫背天葵、连翘、板蓝根等清热解毒之品。陈教授常用经验方清肝泻火方治疗毒性结节,由夏枯草、黄芩、栀子、黄连、生地组成。陈教授认为,甲状腺癌性结节多由癌毒内侵,痰热瘀结所致,故常用石见穿、龙葵、白花蛇舌草、半枝莲等清热解毒药。

6. 温肾助阳法 陈教授指出,瘿瘤日久耗气伤阳,故致脾肾阳虚。桥本甲状腺炎日久可转化为甲状腺功能减退,初期要有既病防变的思想,常添加菟丝子、淫羊藿、肉苁蓉等;在疾病末期以温补脾肾为主,用制附子、肉桂、干姜、淫羊藿、巴戟天、吴茱萸等。陈教授认为,亚急性甲状腺炎后期多表现为阳虚寒痰凝滞,常用阳和汤化裁,选用白芥子、鹿角胶、麻黄、熟地、干姜、肉桂等。产后甲状腺炎、无痛性甲状腺炎甲减期亦采用温肾助阳法,用淫羊藿、巴戟天、仙茅、菟丝子、枸杞子、补骨脂等。外用药可选温阳消瘿膏。

7. 软坚散结法 "结者散之","坚者削之","坚者软之","留者攻之"。软坚散结法贯穿在甲状腺结节治疗的始末。陈教授常用海藻、昆布、海蛤壳、海浮石等化痰散结软坚之品治疗碘缺乏所致甲状腺结节,现在城区较少见;用玄参、鳖甲、牡蛎、天门冬等养阴软坚散结;用连翘、夏枯草等清热软坚散结;蛴螬虫、土鳖虫等化瘀散结软坚;青皮、枳实等理气散结软坚;外敷用散结消瘿膏。

8. 滋阴降火法 瘿病常常病程较长,若长期服用破血化瘀或温燥化痰之剂,易于耗伤阴液,阴虚则内热。陈教授依据"壮水之主以制阳光"的法则,用滋养降火法治疗阴虚火旺型甲状腺功能亢进症伴结节者,选用知柏地黄丸为代表方,善用旱莲草、女贞子、生地、玄参、鳖甲等平补之品,清虚热药,如青蒿、地骨皮、秦艽等。

陈教授强调,以上八法并不是单独运用,常常将多法联用,依据病机,以某一治法为主;瘿病病机复杂,在不同的阶段亦采用不同的治疗方法。

三、陈教授常用十大散结药对

陈教授在临证遣方用药时,配伍精当,善用药对,尤其治疗甲状腺结节喜用以下十大药对。

1. 蛴螬虫+土鳖虫+蜈蚣 蛴螬虫有破瘀消肿、攻毒散结之功,《本草纲目》记载其"治瘿病。"土鳖虫有破血逐瘀、续经接骨的作用,《长沙药解》云其"善化瘀血"。蜈蚣有息风止痉、攻毒散结、通络止痛的功效。这三味药均为虫类,具有行窜之性,善于搜剔经络,剔除滞痰凝瘀。三者配伍,皆入肝经,直达病所;寒热并用,相辅相成,增强疗效,用于痰瘀互结型结节。

2. 橘叶+郁金 橘叶功能疏肝行气、散结消肿;郁金具有活血止痛、行气解郁、清心凉血、利胆退黄之功,《本草汇言》云:"郁金清气化痰散瘀血之药也。"前者入肝经,后者入肝胆经,表里相配,既能疏调肝胆气机,又能活血消肿、化痰散结。气顺则痰消,气行则血行,两者配伍,相得益彰,增强疏肝理气的作用,用于气滞型结节。

3. 鬼箭羽+猫爪草 鬼箭羽有破血通瘀、解毒消肿之功;猫爪草有化痰散结、解毒消肿之效。两者合用,皆入肝经,既能活血化痰,又能解毒消肿,用于痰热瘀结型结节。

4. 龙葵+白花蛇舌草 龙葵有清热解毒、活血消肿的功效;白花蛇舌草清热解毒、利湿通淋;两者皆为苦寒之品,相辅相成,清热解毒之力更强。现代研究认为,它们具有抗癌作用,能有效防止或延缓甲状腺癌的复发和转移,适用于肿瘤性结节术后或者伴有钙化者。

5. 瞿麦+泽兰 瞿麦有破血通经、利尿通淋功效;泽兰活血调经、祛瘀消痈、利水消肿;二药合用,相得益彰,既能活血通经,使瘀血消散,又能利水消肿,使水液渗泄,适用于囊性结节或结节囊性变。

6. 王不留行+急性子 王不留行活血通经、下乳消痈、利尿通淋;急性子能破血、消积、软坚;两者配伍,皆入肝经血分,增强活血化瘀作用,而且都性急善下行,使浊瘀之邪有去路,适用于瘀血偏甚者。

7. 三棱+莪术　三棱、莪术皆有破血行气、消积止痛功效,而前者偏于破血,后者偏于破气。两者配伍,相须为用,既入血分,又入气分,适用于气滞血瘀伴有疼痛者。

8. 天葵子+土贝母　天葵子能清热解毒、消肿散结、利水通淋;土贝母善散解毒、消痈肿;两者皆为苦寒之品,相须为用,能增强解毒散结之力,且天葵子入膀胱经,可使热毒之邪从小便而去,两者配伍,用于热毒蕴结型结节。

9. 山慈菇+白芥子　山慈菇能清热解毒、化痰散结消痈;白芥子能温肺化痰、利气、散结消肿。前者辛凉,为"正消痰之药",且能清热解毒,后者辛温,善散"皮里膜外"之痰,且能利气消肿,两者合用,适用于痰浊偏甚者。

10. 浙贝母+连翘　浙贝母有清热化痰、散结消肿功效;连翘清热解毒、消肿散结、疏散风热;《本草逢原》指出浙贝母"同青黛治人面恶疮,同连翘治项上结核。皆取其开郁散结,化痰解毒之功也。"两者配伍,既能化痰散结消肿,又能清热解毒,适用于痰热型结节。

除此之外,陈教授还常用乳香、没药、川楝子、延胡索、夏枯草、黄芩及栀子等。

四、小结

陈教授认为,治疗甲状腺结节的关键在于鉴别诊断,主要鉴别甲状腺结节的良性与恶性、炎性结节与非炎性结节、甲状腺及甲状腺结节的功能状态以及结节是否位于甲状腺内,其中,良性与恶性的鉴别是诊治甲状腺结节的首要问题。陈教授指出,有的患者外观就可看到结节,有的患者可以触到结节,有的则需要借助超声等影像仪器才能发现结节,临床上必须认真鉴别,明确结节的大小、数目、质地、部位、活动度、血流、是否囊性变等。甲状腺结节性质不确定者,应严密观察,嘱咐定期复查。陈教授并不局限内服汤剂的治疗,还分别自制理气消瘿片、活血消瘿片等成药剂型,减轻负担、方便携带、长期服用及巩固疗效;制成理气消瘿膏、金黄消瘿膏、散结消瘿膏及温阳消瘿膏等膏剂内外合治,增强疗效;囊性结节用无水酒精或消痔灵、炎性疼痛性结节用曲安奈德注射液、Graves病伴结节用地塞米松等局部硬化注射治疗;甲状腺结节伴有TSH升高者,加用左甲状腺素钠片,伴有甲状腺功能亢进者,加抗甲状腺药物,伴有亚甲炎疼痛者,加小剂量激素;有明显声音嘶哑、吞咽困难和呼吸困难者以及恶性结节,需要手术治疗。甲状腺结节治疗方法多种多样,一定根据病情及患者意愿,选择疗效最好、最经济的治疗方法,突出中医药优势。值得强调的是,能改善患者症状、控制结节的增长以及结节逐渐减小也是一种治疗效果。

参 考 文 献

1. 中华医学会内分泌学分会等.甲状腺结节和分化型甲状腺癌诊治指南.中华内分泌代谢杂志,2012,28(10):783-786

2. 王志兴,陶冬青.陈如泉诊治结节性甲状腺疾病的经验.中医杂志,2002,43(8):574-575

3. 罗勇华,陈继东.陈如泉治疗甲状腺功能亢进症临床用药经验.湖北中医杂志,2011,33(9):26-28

4. 方邦江,周爽,鲁新华.陈如泉运用活血消瘿汤治疗慢性淋巴细胞性甲状腺炎经验.中医杂志,2002,43(6):419

5. 华川,许芝银.温瘿消治疗桥本甲状腺炎的实验研究.江苏中医药,2003,24(8):52-54

6. 吴淑琼.活血消瘿方治疗结节性甲状腺肿的临床疗效及其作用机制研究.武汉:湖北中医药大学,2010

7. 赵勇 . 陈如泉教授辨治甲状腺疾病常用药对举隅 . 国医论坛,2011,26(5):12-13

8. 陈如泉 . 陈如泉教授医论与临床经验选萃 . 北京:中国医药科技出版社,2007

（赵 勇 陈继东）

第五节 活血消瘿片治疗结节性甲状腺肿的临床价值

结节性甲状腺肿(简称结甲),是甲状腺的常见病和多发病。近年来,中医药治疗结甲的临床研究屡见报道,并积累了的一定的经验。我们采用自制中药活血消瘿片治疗结甲取得了良好疗效。现报道如下。

一、资料与方法

1. 选择对象 86 例均为湖北省中医院甲状腺专科门诊 2008 年 1 月—2009 年 5 月确诊为结节性甲状腺肿患者。随机分为 2 组,试验组 43 例,其中男 10 例,女 33 例;年龄 25~60 岁,平均(43.12 ± 9.04)岁;病史 1 个月 ~4 年,平均(14.28 ± 8.92)个月;甲状腺肿分级:Ⅰ级 20 例,Ⅱ级 20 例,Ⅲ级 3 例;结节直径为 0.5~4.4cm,平均(2.08 ± 0.76)cm。对照组 43 例,其中男 9 例,女 34 例;年龄 26~59 岁,平均(44.11 ± 8.39)岁;病史 1 个月 ~4 年,平均(14.81 ± 7.52)个月;甲状腺肿分级:Ⅰ级 22 例,Ⅱ级 18 例,Ⅲ级 3 例;结节直径为 0.5~4.2cm,平均(2.05 ± 0.65)cm。两组比较,患者的性别、年龄、病程、病变分级、结节数目及大小、结节功能及手术治疗情况等差异无统计学意义(P>0.05)。

2. 病例入选标准

(1) 西医诊断标准:参考《黄家驷外科学》以及白耀主编的《甲状腺病学》制定。①症状及体征:起病慢,病程较长,甲状腺检查发现单侧或双侧甲状腺肿大,其上可扪及 1 个以上肿物,结节生长缓慢、无压痛、质韧而硬或疼痛不适、表面光滑、边缘清或不清,颈前结节可随吞咽上下移动,时有憋气不适感。②甲状腺 B 超检查发现甲状腺有 2 个以上结节或瘤样肿物,除外压迫周围器官及恶性肿瘤的可能。③甲状腺激素 T_3、T_4 正常,TSH 正常或稍高。符合上述① + ② + ③可诊断。

(2) 中医辨证分型标准:参照《现代中医药临床内分泌病学》属痰血瘀结型者。症见颈前结块肿大,按之较硬、活动,局部觉胀或有压迫感,胸闷不舒或乳房作胀,舌质紫黯或有瘀点苔白腻,脉弦滑。

(3) 分组及给药方法:将确诊的结甲(痰血瘀结型)患者 86 例随机分为两组:对照组(43 例):口服左甲状腺素钠片,每次 50~100μg,每日 1 次。试验组(43 例):口服活血消瘿片,每次 4 片,每日 3 次。3 个月为 1 个疗程,共 2 个疗程。活血消瘿片处方组成:蜣螂虫(50g)、蜈蚣(50 条)、土鳖虫(100g)、莪术(300g)、王不留行(300g)、桃仁(300g)、猫爪草(700g)和柴胡(170g),由湖北省中医院药剂科制成片剂,每片 0.3g。它具有活血通络,消瘿化结之功效。

(4) 观察指标相关症状及体征:有否颈前憋闷不适、甲状腺肿大程度等。甲状腺的体积及结节的最大直径及结节数目:甲状腺体积的计算方法为:B 超测量每叶甲状腺的最大长径(a)、最大横径(b)和厚径(c),按标准椭圆体公式计算每叶甲状腺体积:V=(π/6)×a×b×c,

两叶甲状腺体积相加,峡部忽略不计。甲状腺激素:化学发光法测定游离三碘甲状腺原氨酸(FT_3)、游离甲状腺素(FT_4)、促甲状腺激素(TSH)。

以上指标分别于治疗前及治疗后 3 个月、6 个月各观察、测量 1 次,记录数值并做比较分析。

(5) 疗效评价标准:疗效评定标准参照《中药新药临床研究指导原则》拟定。临床痊愈:肿物不能触及,B 超最大肿物直径 <0.3cm,临床症状完全消失,疗效指数为 100%。显效:B超最大肿物直径缩小≥60%,临床症状明显好转,或疗效指数 >60%。有效:B 超最大肿物直径缩小≥30% 以上,临床症状有所好转,或疗效指数在 30%~60% 之间。无效:B 超最大肿物直径无明显缩小,临床症状无明显好转,或疗效指数 <30%。疗效指数 =[(治疗前症状积分 – 治疗后症状积分 / 治疗前症状积分)] × 100%。评分标准见表 1。

表 1 结节性甲状腺肿症状评分标准

观察项目	轻度(1 分)	中度(2 分)	重度(3 分)
甲状腺大小	I	II	III
最大肿物直径(cm)	<2	2-4	>4
肿物数目(个)	2	3-5	>5
颈前憋闷不适	偶有	常有	一直有

(6) 统计学方法:全部数据均使用 SPSS 13.0 统计软件进行统计学处理。数据以均数 ± 标准差($\bar{x} \pm s$)表示;组间比较,计量资料用 t 检验,计数资料用 χ^2 检验。以 $P<0.05$ 为差异有统计学意义。

二、结果

2 个疗程期间,活血消瘿片组有 2 例、左甲状腺素钠片组有 3 例患者未坚持规律服药,予以剔除。2 个疗程结束时,可供统计的有效病例:活血消瘿片组 41 例,优甲乐组 40 例。

1. 两组患者总疗效比较 试验组总有效率 2 个疗程为 87.9%,1 个疗程为 73.2%;对照组:总有效率 2 个疗程为 47.5%,1 个疗程为 37.5%;两组比较在不同时间均有显著性差异($P<0.05$)。显示活血消瘿片组总有效率高于优甲乐组(表 2)。

表 2 两组患者疗效比较[n(%)]

组别	n	治疗时间(月)	临床痊愈(%)	显效(%)	有效(%)	无效(%)	总有效(%)
对照	40	3	0(0.0)	4(10.0)	11(27.5)	25(62.5)	15(37.5)
组		6	1(2.5)	6(15.0)	12(30.0)	21(52.5)	19(47.5)
试验	41	3	2(4.9)	7(17.1)	21(51.2)	11(26.8)	30(73.2)*
组		6	4(9.8)	13(31.7)	19(46.3)	5(12.1)	36(87.9)*

与对照组同期比较,*$P<0.05$

2. 统计结果显示,疗程与疗效之间有密切的关系,两组 2 个疗程均较 1 个疗程治疗效果好。

3. 两组甲状腺的体积及结节的最大直径变化情况 2 个疗程治疗后两组甲状腺的体积

及结节的最大直径,均较治疗前显著降低($P<0.05$),但两组间甲状腺的体积无显著性差异($P>0.05$),而结节最大直径有显著性差异($P<0.05$),即试验组结节缩小程度大于对照组(表3)。

表3　两组治疗前后甲状腺体积及结节的最大直径比较($\bar{x} \pm s$)

组别	时间	n	甲状腺体积(ml)	最大结节直径(cm)
对照组	治疗前	40	48.02 ± 11.73	2.79 ± 0.85
	治疗后	40	35.08 ± 9.15*	2.07 ± 0.86*
试验组	治疗前	41	50.08 ± 12.93	2.85 ± 0.81
	治疗后	41	36.22 ± 10.34*	1.47 ± 0.71*△

与本组治疗前比较,*$P<0.05$;与对照组同期比较,△$P<0.05$

4. 两组结节大小与疗效关系的观察　2个疗程结束后,统计结果显示,治疗前试验组直径小于2cm的结节100%有效,72.7%显效,与直径2cm以上者比较显效率有显著性差异($P<0.05$)。2~4cm结节的总有效率为95.0%,较4cm以上结节的总有效率(60.0%)高。对照组直径小于2cm的结节90%有效,40.0%显效,与直径2cm以上者比较显效率有显著性差异($P<0.05$)。2~4cm结节的总有效率为40.0%,较4cm以上结节的总有效率(20.0%)高。说明结节愈大,疗效越差(表4)。

表4　两组治疗前结节大小与疗效的关系[n(%)]

结节直径(cm)	组别	n	治愈(%)	显效(%)	有效(%)	无效(%)	总有效率(%)
<2	试验组	11	3(27.3)	8(72.7)*	0(0.0)	0(0.0)	11(100.0)*
	对照组	10	1(10.0)	4(40.0)*	4(40.0)	1(10.0)	9(90.0)*
2~4	试验组	20	1(5.0)	4(20.0)	14(70.0)	1(5.0)	19(95.0)
	对照组	20	0(0.0)	2(10.0)	6(30.0)	12(60.0)	8(40.0)
>4	试验组	10	0(0.0)	1(10.0)	5(40.0)	4(40.0)	6(60.0)
	对照组	10	0(0.0)	0(0.0)	2(20.0)	8(80.0)	3(20.0)

与其他组别(按结节直径大小分组)比较,*$P<0.05$

5. 两组治疗前后甲状腺激素水平变化比较两组FT_3、FT_4及试验组的TSH于治疗前及2个疗程治疗后无显著差异($P>0.05$);对照组的TSH治疗后较治疗前明显降低($P<0.05$)(表5)。

表5　治疗后两组患者血清甲状腺功能的变化($\bar{x} \pm s$)

组别	n	时间	FT_3(pmol/L)	FT_4(pmol/L)	TSH(mIU/L)
对照组	40	治疗前	4.94 ± 0.60	16.90 ± 0.36	3.56 ± 0.94
		治疗后	5.99 ± 0.80	5.99 ± 0.80	0.28 ± 0.07*
试验组	41	治疗前	4.99 ± 0.66	17.16 ± 3.10	3.58 ± 0.97
		治疗后	5.07 ± 0.78	5.07 ± 0.78	3.47 ± 0.94△

与本组治疗前比较,*$P<0.05$;与对照组同期比较,△$P<0.05$。

三、讨论

近年来,随着社会的发展,生活节奏的加快,结甲发病率呈明显的上升趋势。据报道,若不经治疗 50% 的结节 3 年后体积至少会增大 30%。目前治疗结甲尚无较满意的根治方法。西医对结甲的治疗方法主要是手术、甲状腺激素抑制疗法等。但手术治疗风险大,有多种意外和并发症,如:损伤喉返和喉上神经,致音哑及呛咳;术后再出血;损伤甲状旁腺导致手足抽搐等。另外,手术治疗存在复发率较高(国外报道为 10%~30%,国内报道 18%~30% 的问题,且再次手术风险更大。近年来,对无症状良性结节,欧美等国学者主张采用非手术治疗。甲状腺激素是常用的治疗结甲的药物,但以抑制剂量的甲状腺素治疗结甲的疗效一直存在争议。其后果通常是亚临床甲亢,且疗效并不令人满意,对于较大的结节疗效差,并可导致不同程度的骨量丢失。

结甲属中医学瘿病范畴,我们认为,结甲不论因何起病,其发病都是一个慢性过程,初起多不为患者察觉,至求医之时,一般已成疾日久。此时病理改变主要以痰凝血瘀为主,患者大多颈肿难消,肿块坚硬而韧或疼痛不适,口黏多痰,舌质黯或有瘀斑,苔薄少津或白腻,脉涩或濡。故多以活血消瘿为大法,参以疏肝理气、清热解毒等法。近年来,中医药治疗结甲并取得较好疗效屡见报道。活血消瘿片是以本病机制成的中药复方制剂。方中蜣螂虫活血化瘀为君药。土鳖虫破瘀血,消癥瘕,散瘀止痛;蜈蚣解毒散结,通络止痛,两药相伍活血消瘿共为臣药。莪术行气破血、消积止痛,化瘀血之要药;王不留行活血通经;桃仁活血祛瘀、润肠通便;猫爪草清热解毒、软坚化痰、散结消肿,四药相合化瘿病之痰血瘀阻为佐药。柴胡疏肝解郁为使药。全方药物配伍合用,共奏活血通络、消瘿化结之效。

本研究临床疗效观察表明,活血消瘿片治疗组的总有效率优于左甲状腺素钠对照组,且患者服药后颈前憋闷不适明显改善;两组 2 个疗程治疗均较 1 个疗程治疗效果好。建议治疗时间最好是 2 个疗程以上为宜。临床检查指标比较发现,在治疗后两种药物均可使甲状腺体积及结节缩小,但对于结节的缩小,活血消瘿片明显优于左甲状腺素钠。结节大小与疗效关系的观察显示,结节直径 <2cm 的疗效好,>4cm 的疗效较差。甲状腺激素测定显示:左甲状腺素钠组的 TSH 在治疗后明显低于治疗前,说明外源性的甲状腺激素会使甲状腺激素的分泌受到影响,有可能影响到人体甲状腺正常的生理功能。活血消瘿片组在治疗前后 FT_3、FT_4 及 TSH 并无明显变化,说明活血消瘿片对于甲状腺分泌激素的功能影响很小,故安全性更高。试验组未发现任何不良反应,尤其适合年老体弱或合并心肺疾患者及绝经后妇女等。由于无手术或放射性风险,活血消瘿片是一种较好的保守疗法药物,且为成药,便于服用,可重复治疗,易于被患者接受,是一种安全、有效、简便、经济的治疗结甲的方法,故活血消瘿片值得在临床推广运用。临床实践中,我们的体会是:对于无症状的结节性甲状腺肿,可先服用活血消瘿片 3 个月以上观察疗效,对较小的结节,若无效或结节增大,可继续观察或手术治疗;对较大的结节,若无效或结节增大,宜手术治疗。对于单发的较大的结节或短期内增大较迅速、质地较硬、活动差、局部淋巴结肿大等,倾向于优先考虑手术治疗。

参 考 文 献

1. 吴阶平,裘法祖. 黄家驷外科学. 第 6 版. 北京:人民卫生出版社,2000

2. 白耀.甲状腺病学.第2版.北京:科学技术文献出版社,2003

3. 蔡永敏,曹金梅.现代中医药临床内分泌病学.北京:中国中医药出版社,2001

4. 中华人民共和国卫生部.中药新药临床研究指导原则.北京:中国中医药科技出版社,2002

5. Quadbeck B,Pruellage J,et al. Longterm follow-up of thyroid nodule growth. Exp Clin Endocrino l Diabetes,2002,110(7):348-354

6. Zambudio A,Rodriguez J,et al. Prospective study of post-operative complications after total thyroideetomy for multinodul argoiters by surgeons with experience in endocrine surgery. Ann Surg,2004,240(1):18-25

7. 黄元夕,高峰,等.结节性甲状腺术后复发的临床分析.黑龙江医学,2006,30(6):470-471

8. Bennedbaek FN,Heg edus L. Management of the solitary thyroid nodule:results of a North American survey. J Clin Endcrinol Metad,2000,85:2493-2498

（吴淑琼）

第六节　疏肝理气法治疗结节性甲状腺肿的临床应用

结节性甲状腺肿是常见的甲状腺疾病之一,以颈前喉结两旁结块肿大为主要临床特征的一类疾病。本病后期常可继发甲亢,有的可恶变转变为甲状腺癌。西医对本病的治疗主要是手术、甲状腺激素、酒精局部注射等方法,但手术风险较大,有多种意外和并发症,如损伤喉返和喉上神经,致音哑及呛咳;术后再出血;损伤甲状旁腺导致手足抽搐等。同时,复发也是结节性甲状腺肿极为常见的。中医药在治疗本病具有一定的独特,具有良好的疗效。

疏肝理气法,是临床应用甚为广泛的一个治疗法则,具有疏散郁结、舒通肝经、条达肝气的作用,可用于治疗肝气郁结所引起的各种瘿病。因此,疏肝理气治法也是结节性甲状腺肿治疗用药的重要治法之一。以疏肝理气法治疗结节性甲状腺肿的理论研究和临床运用系统研究,具有重要临床意义。

一、中医学对结节性甲状腺肿的病因病机认识

1. 病因　中医学中,没有结节性甲状腺肿之病名,大多类属中医"瘿病"、"肉瘿"或"瘿瘤"等范畴。本病的病因主要有以下诸方面:

(1)地域水土缺碘如《诸病源候论·瘿候》曰:"诸山水黑土中,出泉流者,不可久居。常食令人作瘿病,动气增患"。《名医类案·卷九肿瘿》记载"汝州人多病颈瘿,其地饶风池,沙入水中,饮其水生瘿。""华亭有老僧,昔行脚河南管下,寺僧童仆,无一不患瘿。"以上论述说明瘿病发,与水土地域有关,现代医学已证明是因缺碘所致。

(2)七情郁结长期情志不畅,忿郁恼怒,或忧患气结,即所谓"动气增患",可导致瘿病。宋代严用和《济生方》云:"夫瘿瘤者,多由喜怒不节,忧思过度,而成斯疾焉。"

(3)禀赋体质母有瘿疾,子女亦常可患瘿病,《柳州医话》云:"禀乎母气者尤多。"这在古代已认识到瘿病"禀乎母气"所致,这与现代医学认为甲状腺病与遗传有关相一致。另外劳倦过度亦可诱发中医瘿病,即结节性甲状腺肿。

2. 病机　肝气郁结是结节性甲状腺肿的重要致病环节:肝司疏泄,调畅一身之气机,推动脏腑气化,鼓舞气血运行,以使津液输布、二便排泄。肝失疏泄,气机郁结,失于条达,脏腑

气化失司,气血运行不畅,津液失于输布,二便排泄不利,诸病丛生,见症多端。

具体病机可随邪正盛衰而相互转化,既对本脏有影响,又对全身各部功能产生影响,归纳病机特点如下:

(1) 气血郁结:地处偏僻,水土不宜,不能濡养筋脉,致气血郁滞,津液停滞成痰,气血痰饮郁结,渐成结节肿大。血瘀甚者,瘿肿较硬,筋脉露结;夹痰甚者瘿肿较软,皮色不变;久郁化热,可见微红灼热或有触痛;年深日久,正气虚损,可出现肢肿,纳呆,便溏、神疲等证,出现虚实夹杂的局面。

(2) 气郁痰阻:若七情郁结长期不解,如所慕不遂,怨无以伸,怒无以泄等,则使肝失条达之性、肺失宣肃之权,原随气而滋润周身之津液,随之停滞而结痰。肝郁致痰郁:水液代谢和运行在于气机的流畅,气郁可致水湿潴留为痰,或郁火灼津成痰,致瘿瘤,可随喜怒而消长。痰气交阻于咽颈,始则咽梗如有炙脔,继则颈粗胀闷,结为瘿肿,肺失宣肃者,胸肋胀满,肝失条达者,胁胀或隐隐作痛.每遇情绪波动则颈粗与诸证有加。

(3) 气郁化火:肝为刚脏,内寄相火,郁久生热,易从火化。肝火循经上炎则口苦,面赤,目赤,头痛,耳鸣,耳聋,暴盲;肝火循经下注,可见小便淋漓涩痛,甚则尿血。平素偏嗜五味辛辣,热蕴胃肠,或大怒而火起于肝,即清代吴谦《医宗金鉴·瘿瘤》所曰:怒气动肝,则火盛血燥,或暴戾太甚,则火旺逼血沸腾,复被外邪所搏。火积于胃肠则消谷而善饥,脾胃以膜相连、脾亦失健运之职则见肢体消瘦,火动于肝则风阳随之而扰动、则头昏、目花、口苦、心悸、肢颤、烦躁等证均可发作,甚则目珠外突,颈粗胀闷。

(4) 兼夹阴虚:乙癸同源,肝体阴而用阳。或肝郁久而化热,亢热烁阴,或恣欲伤肾,肾火郁遏,暗耗阴精,则肝肾同病。肝气通于目,肝得血则能视,阴血虚则目干涩而头昏眩,肝血养筋,阴血虚则筋失所养,则肢体手指蠕蠕而动。胁为肝之分野,肝络涩滞,则胁痛隐隐不休。肾主腰膝,精水通于瞳神,阴精不足,在下则腰膝酸软,在上则视物昏花。心肾水火既济,肾水无以上潮则心火浮动,则心烦、惊悸、不眠、健忘、神疲,诸证齐作。

3. 结节性甲状腺肿的病因病机要点　本病主要由于情志内伤、水土失宜、体质因素和外邪侵袭等原因所致。情志内伤,气机瘀滞,壅滞于颈;或水土失宜,脾失健运,湿聚生痰,痰凝气滞,痰气交阻于颈;或先天遗传体质因素,阴亏虚火灼液生痰,痰凝血瘀,痰血交阻于颈。总之,气滞、痰凝、血瘀是甲状腺病的基本病理变化,间有兼夹气郁化火导致肝火亢盛;或伤及气阴而致气阴不足;或禀赋不足而正气亏虚。若肝火盛而见性急易怒;或胃火旺、消谷善饥而消瘦;或心神失养,心神不宁而心悸;或阴虚风动而手颤、肢抖等。

二、疏肝理气法在结节性甲状腺肿中的临床应用

结节性甲状腺肿病证有新旧之分,病性有寒热虚实之别,病势有缓急之异,因而所用方药亦不尽相同。必须详审病机,针对不同的病情,选用不同的方药施治,做到理法方药丝丝入扣,才能取得良好的效果,万不可统用气药疏肝解郁。

1. 疏肝理气解郁法　疏肝理气法是治疗肝气郁结的正法。肝喜条达而恶抑郁。若情志不遂,疏泄不利,肝气自郁本经,甲状腺结节或肿块,可随情志变化,质地较软,活动。临床可见精神抑郁、心烦善怒、胁肋胀痛、痛无定处,脘腹胀滞、不思饮食,或见头晕、腹痛呕吐、寒热往来,妇人月经不调、两乳少腹作胀、脉弦等证。胸胁胀痛,走窜不定,疼痛与情志变化有关。以及月经不调,乳房作胀,舌苔白,脉弦等症。治宜畅达气机,方选柴胡疏肝散、四逆

散加减。疏肝解郁法以疏散肝气郁滞为主,同时必须注意体用兼顾,顾护脾胃。用药如《素问·脏气法时论》所说:"肝苦急,急食甘以缓之","肝欲散,急食辛以散之,用辛补之,酸泻之"。试以四逆散、逍遥散为例,说明疏肝解郁之制方大法。四逆散由柴胡、枳实、白芍、炙甘草组成。柴胡味辛气凉,辛主散,能疏达肝气,善解气郁;枳实辛苦性温,辛散苦降,长于下气导滞,与柴胡配伍,疏调气机,上疏下达,开郁散结;白芍益阴柔肝,炙甘草甘温缓肝扶脾。芍药甘草为伍,酸甘化阴,使疏泄调气中寓润养肝体,疏肝解郁又能益气扶中,肝病无乘脾之患。枳实配芍药,一能行气,一能理血。如此则体用并调,气血兼顾,肝脾俱和,肝气疏达,气机调和。药仅4味,而治肝之大法悉备,故为疏肝解郁之祖方。逍遥散用柴胡、薄荷、白芍、当归、白术、茯苓、甘草、煨生姜,实由四逆散疏肝药中去枳实、加薄荷而成,辛散清凉,善疏肝解郁,无辛燥助热之偏;于养肝药中加当归,辛温而散,长于养血和血活血,辛以散滞,则护肝之体其效益佳;白术、茯苓合甘草,健脾和中力增。诸药合用,疏肝理脾,养血解郁,其扶中养血胜于四逆散,但治郁之大法则是一脉相承,为后世疏肝解郁之代表方。有报道统计古今常用疏肝解郁方17首,其中出现次数最多的药物依次为白芍、当归各11次,柴胡、炙甘草各8次,茯苓6次,白术、陈皮、枳实、枳壳各4次,逍遥散之药物已具其六,说明逍遥散实为疏肝解郁之最佳组方。

2. 疏肝理气散结法　肝主藏血,职司疏泄,以血为本,以气为用。若肝郁不解,血行不畅,由气及血,络脉瘀阻。本法适用结节性甲状腺肿见有甲状腺结节或肿块,可随情志变化,质地较韧。局部可有疼痛等病症,舌质紫黯或边有瘀斑,脉沉隐。情志易紧张、抑郁、颈、胁肋、乳房、小腹疼痛作胀,固定不移,或生肿块。常以疏肝理气药与软坚散结药配伍为主,选用方药:四逆散合消瘰丸加味,柴胡、青皮、佛手、香附、枳壳、牡蛎、玄参、法半夏、赤芍、贝母、瓜蒌等。

3. 疏肝理气化瘀法　适用于结节性甲状腺肿肝郁气滞,日久成瘀者,即适用于肝气郁结、气血瘀滞之结节性甲状腺肿患者。症见局部甲状腺肿块,病程日久,质地较硬,或可扪及结节。胁痛日久,胸闷而痛,妇人闭经或痛经,舌质紫黯而有瘀斑,脉弦涩,舌质紫黯,舌下脉络瘀紫,脉象细涩等。常以疏肝理气药与活血化瘀药配伍,以血府逐瘀汤加减。常用药物如柴胡、香附、赤芍、当归、桃仁、红花、川芎、丹参、郁金、枳壳等。因气为血帅,血随气行,气行则血行,气滞则血瘀。肝郁日久,气机不畅,气病及血,则血瘀不行。治宜疏肝理气伍以丹参、鸡血藤、桃仁、红花、牛膝等活血化瘀之品。方选血府逐瘀汤(《医林改错》),本方系柴胡疏肝散合桃红四物汤加减而成。以桃仁、红花、赤芍、川芎、牛膝活血化瘀;当归、生地养血和血;柴胡、枳壳疏肝理气,柴胡桔梗能引气上升,牛膝又能引血下降,全方理气活血,升降有序,配伍十分精巧,用之得当如鼓应桴之效。

4. 疏肝理气益气法　此即培土抑木法,亦称健脾疏肝法,适用结节性甲状腺肿肝气郁结、兼有久病气虚之证。或脾土本虚,肝郁不疏,见有甲状腺结节或肿块,脘腹胀痛,并与精神因素有关。苔薄白,脉虚弦。治宜疏肝解郁,健脾和胃,临床多见精神倦怠,四肢酸软乏力,动则气短,胸胁胀痛,喜得温按,纳差或腹痛便溏,舌淡脉弱,以左关为甚等,肝木脾土,互相制约,相互依存,肝气之血,求之于脾;脾之运化,赖肝疏泄;脾土既虚,肝木失养,失其条达之性,病自由生,治疗此证,当以补中健脾为主,佐以疏肝理气,方用柴胡疏肝散与四君子汤加减。以柴胡、青皮、佛手、香附、枳壳等疏肝理气,以黄芪等建立中气"培土"以治本,脾土旺木荣,肝气条达而病愈。因虚实夹杂,以虚为主,故有处方治疗此证的方书论述虽少,但证屡见不鲜,若单补其虚,用补益之剂,其性黏滞,则胀满益甚;若单疏肝气,用温燥理气之品,则会更伤不足之正气,治疗颇为棘手。张锡纯《医学衷中参西录》见"黄芪解"条下云:"凡遇肝气虚弱不能条达,用一切补肝之药皆不效,重用黄芪为主,而少佐以理气之品,服之复杯即见效验"。疏肝理气利水法,适用于肝郁气滞而致三焦气化不利,气血运行不畅,体内水湿停留之证。症见颜面或下肢浮肿,肿势较轻,常随情志波动而起伏,气短神疲,舌淡苔白,脉弦细。多见于经行前后浮肿、特发性浮肿、更年期综合征等疾患。可用疏肝理气之法,配入利水之品。常配当归芍药散。常用药如柴胡、香附、赤白芍、白术、泽兰、坤草、茯苓、当归、泽泻等。

5. 疏肝理气化痰法　适用于结节性甲状腺肿痰气郁结之证。症见甲状腺结节或肿块,或咽中不适如有物梗阻,吐之不出,咽之不下,舌苔薄白,脉滑等,可配用半夏厚朴汤加减。常用药如苏梗、川厚朴、法半夏、茯苓、贝母、瓜蒌、桔梗、枳壳、陈皮、甘草等。疏肝解郁,化痰软坚是治疗瘿病的主要法则,四海舒郁丸仍是治疗瘿病的常用方,方中青木香、陈皮行气解郁:海带、海藻、海蛤粉、海螵蛸、化痰软坚,并含丰富的碘成分,可在方中加柴胡、青皮、贝母、夏枯草等。中药合方配伍的机制,不仅仅是补求碘的不足,更重要的是通过疏肝解郁,调理人体的内分泌,使之提高摄碘,利用碘的能力,促进自身调节功能的恢复。现代医学认为过服含有富碘药物,有导致碘甲亢的可能,应慎用海带、海藻、紫菜等富碘软坚散结之品。

6. 疏肝理气清热法　适用结节性甲状腺肿气郁化火证者,多为结节性甲状腺肿合并甲亢。症见甲状腺肿大,或颈部肿块、结节、触痛,目珠突出,目赤目胀。多食易饥,心悸烦躁,失眠多梦,四肢颤动,多汗,或大便干结。舌红,苔黄。脉数,或滑,或弦。治以清肝泻火药与疏肝理气药配伍为主,并依据郁火的轻重、痰瘀兼夹、气阴耗伤之不同灵活配伍用药。常以丹栀逍遥散或龙胆泻肝汤加减。选用栀子、丹皮、黄芩、龙胆草、柴胡,香附、枳壳、瓜蒌皮、浙贝母、知母、夏枯草等。胸满胁痛明显者,可选加郁金、玄胡等;多食易饥,胃火较甚者,可选加生石膏、黄连等;大便秘结者,可加用大黄。

7. 疏肝理气滋阴法　滋阴疏肝法,是滋阴药与疏肝药配伍,能使气血和畅的一种治疗方法,适用结节性甲状腺肝气郁结、肝肾阴虚证。因肝藏血,体阴而用阳,肝气郁结久而化火,则阴血暗耗;或素体阴血不足,肝肾阴亏,肝木失养,疏泄无权,遂而致之。临床甲状腺结节或肿块,胸胁脘腹疼痛,吞酸口苦,咽喉干燥,舌红乏津,脉弦细而数。可用一贯煎(《柳州医话》)滋阴养血,疏肝解郁。一般疏肝解郁之方药,性多辛温刚燥,用于肝肾阴虚之躯,反使病情加剧,故方用沙参、麦冬、当归、生地、枸杞子滋养肝肾之阴。川楝子疏肝气之郁,俾肝体得养,肝气条达而治愈。若见头目眩晕、心悸少寐、心烦易怒、五心烦热,或腰膝酸软、遗精滑精、妇人月经不调,或胸胁乳房作胀,乃郁久化火,浮阳上越,扰动心神之证。治宜滋阴疏肝、养心安神,方用滋水清肝饮加减治之。

8. 疏肝理气温经法　适用结节性甲状腺肿兼有阳虚寒凝之证,症见甲状腺结节或肿块,畏寒怕冷,舌淡苔白脉沉弦。方用柴胡疏肝散与理中汤加减。常用药如柴胡、橘核、青皮、小茴香、乌药、吴茱萸、桂枝、炮姜等。但本证属肝郁寒结证。寒性凝滞,寒主收引,寒邪犯人,易致经脉气血为寒邪所凝结阻滞,不通则痛。故治疗采用疏肝散寒,佐以温肾阳立法,获得满意疗效。

总之,疏肝理气法的运用,在临床上应用甚广,视病情灵活掌握,切不可拘泥守株。用之得当,可畅调气机,消除肝气郁滞,疏泄失常而引发的致病因素,使病情不至于向肝风,肝火等方面传变,也属治未病一法。对性格内向,抑郁寡欢或性情暴烈,急躁易怒之人采取心理疗法,使其去忧郁,戒躁怒,开朗豁达,以消除气郁之根源,亦同样重要。在治疗上解郁必先理气,同时要祛除因脏腑气机郁阻而产生的一些病理性产物,使各脏腑功能协调一致。为此,疏肝解郁必须与其他治法有机结合,不能独立地使用,在制方遣药上,还须注意配伍法则和辨证问题,如夹瘀、夹痰、夹火郁、兼气虚、兼阴虚、兼阳虚等。柴胡疏肝饮和逍遥散是治肝郁的基本方、代表方,可在此基础上予以随症加减,守常达变,全面考虑,灵活应用总之,肝脏以血为体,以气为用,体阴而用阳,肝病虽多,但不出气分病和血分病两大类。疏肝之法,多用于气分病。运用疏肝的方药,需遵循《内经》"肝欲散,急食辛以散之"的明训,用辛散之品,解肝气之郁。然肝为刚脏,辛温香燥类药物,若用之太过,则耗伤阴液,有害于机体,故当配以酸柔甘缓之品,以刚柔相济,不可概用辛散燥烈之品,以免贻误病情。

肝郁证为一时功能障碍者用疏肝解郁法效果最好,若兼夹他证特别是肝脏本虚者则效果欠佳。疏肝之剂不可久煎,一般以15分钟左右为宜,久煎则影响药效。服用方法上空腹或半饥饱为宜。治疗期间,患者饮食宜清淡,忌辛甘肥厚之品。

参 考 文 献

1. 王志兴,陶冬青.陈如泉诊治结节性甲状腺疾病的经验现代中医药临床内分泌病学.中医杂志,2002,43(8):574-575
2. 田萌,米烈汉.疏肝消瘿饮治疗结节性甲状腺肿37例.陕西中医,2013,34(1):38-39
3. 邢丽婧,曾洁,郑敏,等.扶正疏肝法治疗甲状腺结节50例临床观察.中医杂志,2013,54(5):398-400

(裴迅 陈如泉)

第七节 回顾性分析1239例甲状腺结节并复习文献

甲状腺结节(thyroid nodules,TN)是指甲状腺细胞在局部异常生长所引起的散在病变,即甲状腺细胞在局部异常生长,导致甲状腺内部出现一个或多个组织结构异常的团块。在一般人群中用高分辨率超声检查高达20%~76%可发现TN,其中甲状腺癌占5%~15%。大量的TN流行病学研究结果显示:结节性甲状腺肿、桥本甲状腺炎、甲状腺乳头状癌、桥本甲状腺炎合并甲状腺癌的发病率在近几年来的增长速度较快。本组研究中对黄冈市中医医院及黄冈市中心医院近3年来TN术后病理学特征进行回顾分析,探讨湖北黄冈地区TN疾病谱的变迁特点。

一、材料与方法

1. 标本来源 收集湖北省黄冈市中医医院及黄冈市中心医院2011年1月1日—2013年12月31日于两家医院进行甲状腺切除手术的1239例TN患者术后病理资料。患者均为黄冈市居民,其中男性177例,女性1062例,患者发病年龄17~76岁,平均年龄49.1岁,中位年龄 45 岁。

2. 主要仪器与试剂 常规石蜡包埋、苏木素 - 伊红染色所需设备：全自动脱水机、包埋机、轮转式切片机、恒温箱。免疫组化所需试剂 CK19、HMB-1、galectin-3。

3. 方法 所有标本均经 4% 中性甲醛液固定 24 小时、75% 至无水酒精逐级脱水、脱水时间共计 10 小时。正丁醇透明 5 小时，石蜡包埋，常规石蜡制片，切片厚度 3~5μm，HE 染色。所有的病理诊断均经 1 位高年资主治医师、1 位副主任医师、1 位主任医师重新逐一阅片确诊，当出现不一致的诊断结果时，进行免疫组化染色，然后 3 位病理医生共同阅片。

4. 结果判定标准 甲状腺病理诊断根据 2004 版 WHO 诊断标准。其中乳头状癌核特征表现为核大、卵圆形、毛玻璃样核及长的重叠核，并见核沟和核内假包涵体。乳头状结构表现为典型的复杂分枝，上皮细胞极性紊乱，胞浆淡或嗜酸性。也可有其他结构与乳头共存。这些结构包括不同大小的滤泡、实性和梁状结构，乳头间质可见砂粒体。乳头状癌细胞 CK19、HMB-1、galectin-3 阳性。甲状腺乳头状癌合并桥本甲状腺炎及结节性甲状腺肿的诊断依据是：在桥本甲状腺炎及结节性甲状腺肿的背景下出现甲状腺乳头状癌的病理组织学特征。

5. 统计学方法 数据采用 SPSS 16.0 软件进行统计分析。病理类型的分布比较采用 χ^2 检验，病理类型逐年的变化采用趋势 χ^2 检验。检验水准 $\alpha=0.05$。

二、结果

1. TN 病灶组织的典型病理组织学特征 结节性甲状腺肿：甲状腺组织呈大小不等的结节状，由增生的纤维组织分割，结节内滤泡大小不一，被覆扁平上皮，腔内充满胶质，部分滤泡上皮灶性乳头状增生，常伴出血、囊性变（图 1A）。桥本甲状腺炎：镜下主要为间质内淋巴细胞浸润和滤泡上皮的嗜酸性变为特征，甲状腺滤泡上皮变性，类胶质减少，上皮细胞增生呈柱状或立方状，胞浆丰富，伴嗜酸性变，淋巴细胞浸润以甲状腺滤泡间较多，可有多少不等的浆细胞、组织细胞、多核巨细胞等（图 1B）。甲状腺乳头状癌：以纤维血管为轴心形成乳头状突起，乳头多级分枝，细胞单层或多层，核的主要特征为毛玻璃样核、核重叠、核沟、部分可见核内包涵体（图 1C）。桥本甲状腺炎合并甲状腺乳头状癌：桥本甲状腺炎背景下见滤泡上皮微乳头状增生（图 1D）。甲状腺滤泡癌：由不同分化程度的滤泡构成，滤泡间有不等量的纤维组织间质，核较大，深染，大小较一致，诊断主要依据是被膜、血管或邻近甲状腺组织的侵犯（图 1E）。甲状腺髓样癌：镜下特征为实性结构，无乳头或滤泡形成，间质有不等的淀粉样物沉着，瘤细胞大小较一致，可呈小梁状、腺样及假乳头状等（图 1F）。

2. TN 患者的病理类型及分布情况 1239 例 TN 患者中单纯结节性甲状腺肿 657 例占 53.03%，单纯桥本甲状腺炎 286 例占 23.08%，甲状腺癌 199 例占 16.06%，腺瘤 61 例占 4.92%、毒性结节性甲状腺肿 36 例占 2.91%。2011 年至 2013 年各种病理类型 TN 的病例数在当年所有 TN 病例数中所占百分比的变化为：单纯结节性甲状腺肿、甲状腺癌略有升高，单纯桥本甲状腺炎、腺瘤、毒性结节性甲状腺肿略有下降（表 1，图 2）。

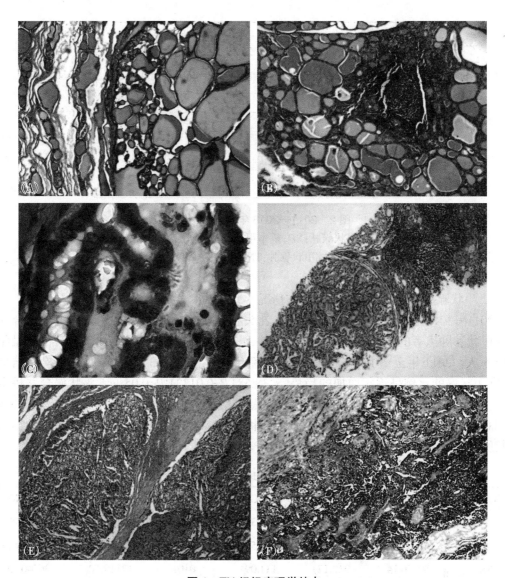

图 1　TN 组织病理学特点

(A)结节性甲状腺肿:大小不一的滤泡(HE×100);(B)桥本甲状腺炎:滤泡上皮嗜酸性变,间质淋巴细胞浸润(HE×100);(C)甲状腺乳头状癌:滤泡上皮乳头状增生,细胞核重叠、毛玻璃和核沟(HE×200);(D)甲状腺乳头状癌在桥本甲状腺炎的背景中(HE×40);(E)甲状腺滤泡性癌:血管侵犯、腔内充满肿瘤(HE×100);(F)甲状腺髓样癌:肿瘤细胞具有一致性、淀粉样物质在间质中沉积(HE×100)

表 1　2011 年至 2013 年 TN 的病理类型及分布情况[n(%)]

Years	NG	HT	TC	FA	TNG
2011	133(48.36)	70(25.45)	43(15.64)	19(6.91)	10(3.64)
2012	215(53.48)	91(22.64)	64(15.92)	21(5.22)	11(2.74)
2013	309(54.98)	125(22.24)	92(16.37)	21(3.74)	15(2.67)
2011-2013	657(53.03)	286(23.08)	199(16.06)	61(4.92)	36(2.91)

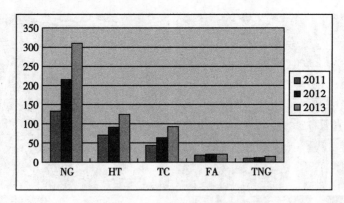

图2　2011—2013 年 TN 的变化趋势

注:结节性甲状腺肿:NG;桥本甲状腺炎:HT;甲状腺癌:TC;滤泡性腺瘤:FA;毒性甲状腺肿:TNG

3. 甲状腺癌患者的病理类型及分布情况

2011—2013 年乳头状癌患者的数量、乳头状癌合并桥本甲状腺炎及乳头状癌合并结节性甲状腺肿患者的数量呈逐年增加的趋势,滤泡状癌、髓样癌、未分化癌患者的数量年间差异不大。2011 年至 2013 年 3 年中乳头状癌共 187 例,占 93.97%,卡方趋势检验结果显示,乳头状癌的比例呈逐年增加的趋势[χ^2=8.58(P=0.0133),P<0.05];乳头状癌合并桥本甲状腺炎 26 例,占 13.90%,卡方趋势检验结果显示其所占比例呈逐年增加的趋势[χ^2=5.06(P=0.0369),P<0.05];乳头状癌合并结节性甲状腺肿 64 例,占 40.45%,卡方趋势检验结果显示其所占比例呈逐年增加的趋势[χ^2=52.00(P=0.0004),P<0.05](表 2,图 3)。

表2　甲状腺癌的组织病理学类型及百分比[n(%)]

Years	PC	FC	MC	UC	PC+HT	PC+NG
2011	38(88.37)	3(6.98)	1(2.33)	1(2.33)	2(5.26)	9(23.68)
2012	60(93.75)	3(4.69)	1(1.56)	0(0)	7(11.67)	19(31.67)
2013	89(96.74)	2(2.17)	1(1.09)	0(0)	17(19.10)	36(40.45)
2011-2013	187(93.97)	8(4.02)	3(1.51)	1(0.50)	26(13.90)	64(34.22)

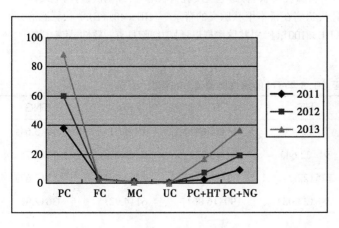

图3　2011—2013 年甲状腺癌的变化趋势

注:乳头状癌:PC;滤泡性癌:FC;髓样癌:MC;未分化癌:UC;乳头状癌+桥本甲状腺炎:PC+HT;乳头状癌+结节性甲状腺肿:PC+NG

三、讨论

在美国,甲状腺癌是最常见的内分泌肿瘤,约占每年所有新诊断癌症病例的1.0%~1.5%。在过去的30年,在全球范围内甲状腺癌的发病率持续增长。美国从2004年开始,甲状腺癌以女性每年6.6%、男性每年5.5%的速度持续增长,成为美国增长速度最快的恶性肿瘤。在女性患者当中,甲状腺癌在最常见的癌症中是第五位,而在意大利,在45岁以下的女性中,则排名第二位。只有少数几个国家,如挪威和瑞士的甲状腺癌的发病率下降了。在我国,一项通过对13 649例头颈部肿瘤住院患者构成比研究显示:1993—2011年发病率增长最迅速的是甲状腺肿瘤,年平均增长率为25.30%。在南京,对40岁以上人群TN的流行病调查显示TN的发病率为26.7%。在北京地区中年至超高龄老年人TN的发病研究显示:TN总检出率为60岁以上超过80%,70岁女性90%。岳晓燕等研究发现沿海与内陆地区甲状腺乳头状癌均呈递增趋势。

目前TN形成的机制尚未阐明,几乎所有的甲状腺疾病都会导致TN的形成。在TN的研究中,最关键的核心问题是鉴别结节的良恶性以及甲状腺癌的病理分型。基于形态学和临床特征,通常甲状腺癌可以分为两组:分化性癌和未分化性癌,前者包括:乳头状癌、滤泡性癌和髓样癌,后者为间变性癌,其中乳头状癌大约占甲状腺癌的2/3,滤泡性癌占10%~20%,髓样癌占5%~10%,间变性癌不到5%。TN内部的病理类型复杂,本组研究中包括:结节性甲状腺肿、桥本甲状腺炎、甲状腺癌、腺瘤和毒性甲状腺肿,分别占TN的53.03%、23.08%、16.06%、4.92%和2.91%。在甲状腺癌中,分化性癌有198例,其中乳头状癌187例、滤泡性癌8例、髓样癌3例;未分化性癌1例。本组甲状腺癌中,乳头状癌的比例高于上述统计数据。中国2012年版《甲状腺结节和分化型甲状腺癌诊治指南》不建议常规使用非手术方法治疗良性TN,一般良性TN主张随访观察。TN的手术指征为:甲状腺癌、良性结节中有明显局部压迫症状、TN伴甲亢、TN进行性增大者、肿物位于胸骨后、临床考虑有恶变倾向者。近年来随着甲状腺超声诊断的广泛应用以及人们健康意识的提高,TN的检出率逐年增加,因患者存在结节恐慌的情绪,所以在临床工作中,并没有完全遵循指南推荐的随访观察原则以及TN的手术指征,导致TN的手术患者大量增加,使得甲状腺癌的检出率也逐年增加。本研究还发现黄冈地区甲状腺良性结节及甲状腺癌呈逐年增加的趋势,可能与TN的手术患者量增加有关。其中发病率最高的是结节性甲状腺肿、桥本甲状腺炎、甲状腺乳头状癌,这三种病理类型患者的数量呈逐年增加的趋势,而滤泡状癌、髓样癌、未分化癌患者的数量年间差异不大,结果与文献报道的研究结果均一致。

甲状腺乳头状癌常合并其他良性病变,主要是合并桥本甲状腺炎或结节性甲状腺肿。大部分学者认为结节性甲状腺肿形成的过程中,在滤泡上皮细胞增生的同时,会出现血管增生和乳头状增生,而乳头状增生有可能进一步发展成乳头状癌,而结节性甲状腺肿能否作为甲状腺癌发生的危险因素,目前尚无定论。桥本甲状腺炎是最常见的自身免疫性甲状腺疾病,在严格意义上讲桥本甲状腺炎是一种病理诊断,病理学表现为弥漫性淋巴细胞浸润,纤维组织增生,甲状腺滤泡上皮细胞变性破坏以及甲状腺实质的萎缩。虽然甲状腺乳头状癌与桥本甲状腺炎之间的关系并没有明确的结论,但是近年来甲状腺乳头状癌、桥本甲状腺炎以及两病共存的情况逐年增多,许多学者对甲状腺乳头状癌和桥本甲状腺炎的关系做了大量的研究,闫慧娴等研究结果显示桥本甲状腺炎患者患甲状腺乳头状癌的风险显著增加;陈国芳等研究解释桥本甲状腺炎伴甲状腺乳头状癌的因果关系为炎症反应假说和促甲状腺素升高假说,以及两者间存在一些共同的分子通路改变;于亚静等认为桥本甲状腺炎可能是甲状腺癌的癌前病变阶段,两者间存在淋巴细胞浸润、高碘、辐射、免疫缺陷及 TSH 升高等共同病因的作用;陶淑芳等研究显示:淋巴细胞性甲状腺炎合并甲状腺乳头状癌多见,两者关系密切。本组研究结果显示乳头状癌合并桥本甲状腺炎患者的发病率呈逐年增加的趋势,两者之间存在一定的相关性,我们认为可能是桥本甲状腺炎这一自身免疫性疾病在其发生发展的过程中,因自身免疫性机制的损伤,刺激甲状腺滤泡上皮细胞异常增生,最终有部分患者导致癌变。

于晓会等研究表明,碘摄入量的增加是导致 TN 发病率升高的重要原因之一;翟建敏等认为甲状腺癌是一种多种危险因素引起的疾病,其中碘摄入过量、辐射及家族史是较为明确的危险因素;本研究中 TN 和甲状腺癌的发病率增长可能与本地区碘摄入过量有关。我国从 1996 年实施"全民食盐加碘"至今,导致黄冈地区达到了碘超量的水平,2013 年湖北省的食盐加碘量已由以前的 50mg/kg 降至 20~30mg/kg,目前湖北省疾病控制中心正在调研,以确定是否进一步降低食盐加碘量或在部分地区取消食盐加碘,预防和控制甲状腺疾病的发生发展。此外,环境致癌因素,如饮食和营养因子,可能是导致甲状腺癌发病率上升的另一个原因。

近年来,部分类型的 TN 的发病率,尤其是甲状腺乳头状癌与桥本甲状腺炎或者结节性甲状腺肿共存的病例的在持续地增加,这理应获得临床和病理医生的高度关注。但是本组研究在回顾性分析近年区域性 TN 患者术后病理资料时,没有涉及患者的甲状腺功能、超声特点、结节的数目、大小,特别是微小乳头状癌和乳头状癌的表现、生物学行为和预后的差异等,尚需要进一步研究。我们认为黄冈地区结节性甲状腺肿、桥本甲状腺炎、甲状腺乳头状癌、乳头状癌合并桥本甲状腺炎以及乳头状癌合并结节性甲状腺肿发病率增加的原因可能是食盐加碘超量、甲状腺自身免疫性机制对甲状腺组织的损伤、甲状腺超声检查的广泛应用、TN 的手术患者增加以及环境致癌因子等多种综合因素共同作用的结果。

参 考 文 献

1. 中华医学会内分泌学分会,中华医学会外科学分会内分泌学组,中国抗癌协会头颈肿瘤专业委员会.甲状腺结节和分化型甲状腺癌诊治指南.中华内分泌代谢杂志,2012,28(10):779-797
2. 李晓静,蒋玲,娄萍萍.甲状腺癌临床及病理学特点的回顾性分析.中华内分泌代谢杂志,2013,29(12):1010-1014
3. 李俊,秦贵军,闫昱杉,等.2843 例甲状腺结节临床及术后病理结果分析.中华内分泌代谢杂志,2012,28(10):802-805
4. 闫慧娴,谷伟军,杨国庆,等.桥本甲状腺炎与甲状腺乳头状癌关系的临床研究.中华内分泌代谢杂志,2014,30(4):302-306
5. 冀叶,李磊,杨洁,等.云南省头颈部肿瘤住院患者 13 649 例构成分析.中华肿瘤防治杂志,2013,20(15):1142-1144
6. 杨昱,王志国,王昆,等.南京市 40 岁以上人群甲状腺结节的流行病调查.中华内分泌代谢杂志,2013,29(9):785-787
7. 邱蕾,孙明晓,汪耀,等.中年至超高龄老年人甲状腺结节的发病特点.中华内分泌代谢杂志,2014,30(2):

115-118

8. 岳晓燕,王斐,于风泉,等.山东省沿海与内陆甲状腺癌患病模式变迁.现代肿瘤医学,2010,18(4):670-674

9. 白耀.甲状腺病学:基础与临床.北京:科学技术文献出版社,2003

10. Dal Maso L,Bosetti C,La Vecchia C,et al. Risk factors for thyroid cancer:an epidemiological review focused on nutritional factors. Cancer Causes Control.2009;20(1):75-86

11. 陈国芳,刘超.桥本甲状腺炎伴甲状腺乳头状癌:因果或是偶然?.中华内分泌代谢杂志,2013,29(12):1006-1009

12. 于亚静,杨彩哲,关小宏,等.桥本甲状腺炎和甲状腺癌的关系.国际内分泌代谢杂志,2014,34(3):200-202

13. 陶淑芳,李刚强.淋巴细胞性甲状腺炎合并甲状腺乳头状癌临床病理分析.现代肿瘤医学,2012,20(2):272-274

14. 于晓会,范晨玲,单忠艳,等.不同碘摄入量对甲状腺肿和甲状腺结节影响的前瞻性研究.中华内分泌代谢杂志,2009,25(3):255-259

15. 翟建敏,原韶玲.甲状腺癌危险因素研究进展.中华肿瘤防治杂志,2012,19(10):791-795

16. Choi WJ,Kim J. Dietary Factors and the Risk of Thyroid Cancer:A Review.Clin Nutr Res. 2014,3(2):75-88

(邵迎新　汪虹)

第八节　结节性甲状腺肿的中医分型及与尿碘的相关性探讨

结节性甲状腺肿(以下简称为结甲)是以甲状腺肿和甲状腺结节为主要临床表现的甲状腺疾病,属于内分泌科常见疾病。结甲是由于多种因素导致甲状腺上皮细胞良性增生,从而导致甲状腺体积增大、结节发生。本研究旨在探讨结节性甲状腺肿的中医分型及与尿碘的相关性,收集湖北省中医院甲状腺专科门诊 2013 年 3 月—2015 年 1 月前来就诊的结节性甲状腺肿患者 98 例,检测 FT_3、FT_4、TSH、TGAb、TPOAb,尿碘含量,并进行高分辨率超声检查,对收集的数据加以筛选、剔除,将资料进行分组并统计分析,探讨结甲的中医证型及与尿碘的关系,以期为中医治疗结节性甲状腺肿及指导患者个体化补碘提供科学依据。

一、临床资料与研究方法

(一)临床资料

1. 病例来源　所有资料及病例均收集自湖北省中医院甲状腺专科门诊,自 2014 年 3 月—2015 年 1 月前来就诊的自愿受访者。

2. 对象资料　将 98 例符合纳入、剔除标准的结甲患者纳入临床观察计划,一般资料为:年龄 29~70 岁,平均年龄(49.51±10.21)岁;其中男性 19 例,女性 79 例,病史 2 天~3 年,平均(15.61±14.21)个月;甲状腺肿分级:Ⅰ度 18 例,Ⅱ度 46 例,Ⅲ度 14 例。

(二)研究方法

1. 诊断标准

(1) 西医诊断标准:参考《甲状腺病学》(白耀,科学技术文献出版社,2003)、2012 年《甲状腺结节和分化型甲状腺癌诊治指南》以及 2009 年美国甲状腺学会(ATA)的《甲状腺结节和分化型甲状腺癌诊治指南》制订:①病史:起病缓慢,病程较长;②症状:甲状腺单侧叶或双侧叶肿大,并可见到或触及大小不等的一个或多个结节,无明显压痛、质韧而硬或疼痛不适,无明显憋气不适感;③体征:触诊发现甲状腺单侧或双侧肿大,可扪及 1 个以上肿块,表面光滑、边缘清或不清,无压痛,无震颤,无血管杂音,可随吞咽上下活动;④甲状腺彩超检查发现甲状腺有 1 个或多个结节或结节样肿物,除外压迫周围器官及恶性肿瘤的可能(细针穿刺抽吸细胞学检查除外甲状腺癌);⑤甲状腺激素 FT_3、FT_4 正常,促甲状腺激素(TSH)正常或稍高;甲状腺球蛋白抗体(TGAb)、甲状腺过氧化物酶抗体(TPOAb)阴性或略高于正常;甲状腺球蛋白(TG)、甲状旁腺激素(PTH)、血清降钙素(CAL)等指标正常。

临床上甲状腺肿大分度:

Ⅰ度肿大:不能看到但可触及甲状腺。

Ⅱ度肿大:能看到也可触及,但肿大的甲状腺不超过胸锁乳突肌内侧缘。

Ⅲ度肿大:甲状腺肿大并超过胸锁乳突肌内缘,或使颈前变形、出现颈前不对称。

(2) 中医辨证分型标准:参照《现代中医药临床内分泌病学》(蔡永敏,中国中医药出版社,2001)将入选患者分为 4 型。

1) 气郁痰阻型

主症:甲状腺肿大,可触及结节,质地中等,以肿大为主,结节较小,颈前胀满不适,胸闷胁胀,喜叹息。舌脉:舌淡苔薄白,脉弦。

2) 痰瘀互结型

主症:颈前结块肿大,按之较硬,颈部有压迫感,或乳房作胀,或月经不调。舌脉:舌质紫黯或有瘀点,苔白腻,脉弦滑或涩。

3) 阴虚痰凝型

主症:颈前结节性肿大,质地中等,性情急躁,易怒,怕热。舌脉:舌红,苔薄或少苔,脉弦细。

4) 阳虚络阻型

主症:颈前结节质地较硬,畏寒,纳差,大便不畅。舌脉:舌淡,苔白或厚,脉沉细。

2. 病例纳入及排除标准

(1) 纳入标准:

1) 年龄≥20 岁,≤70 岁。

2) 符合结节性甲状腺肿西医诊断标准及中医分型标准。

3) 无心、肝、肾等重要器官病变,无其他急性、慢性重大疾病。

4) 自愿配合治疗的患者。

(2) 排除和剔除标准:

1) 不符合诊断和纳入标准者。

2) 孕妇或哺乳期妇女。

3) 有严重感染或心、肝、肾等重要器官病变,及其他急性、慢性重大疾病及精神疾患患者。

4) 甲状腺功能亢进症、甲状腺功能减退症、慢性淋巴细胞性甲状腺炎患者。

5) 曾有甲状腺手术史患者。

6) 近期内有冠状动脉造影、ERCP 等使用碘造影剂者,或使用胺碘酮、海藻、昆布等含碘药物者。

7) 以下情况提示甲状腺结节恶性可能性较大:童年有头颈部放射线照射史;有甲状腺髓样癌或多发性内分泌腺瘤病 2 型家族史;年龄小于 20 岁或大于 70 岁;结节增长迅速,且直径超过 2cm;伴吞咽梗窒感、憋气感、或声嘶、发音困难,呈持续性;结节质边缘不整齐、形态不规则,质地硬、推之不移;伴颈部淋巴结肿大;甲状腺彩超提示同时存在以下两种以上特征,或低回声结节中合并以下一项特征:①微小钙化;②结节边缘不规则;③结节内血流紊乱。

(三) 资料收集

1. 一般情况　在征得患者同意的情况下,采集患者完整病史。包括年龄、性别、职业等一般资料及病程、既往病史、婚育史等,在专科医师指导下记录患者症状、体征及舌脉情况。

2. 实验室检查

(1) 甲状腺功能:化学发光法检测游离三碘甲腺原氨酸(FT_3)、游离甲状腺素(FT_4)、高敏促甲状腺激素(sTSH),甲状腺球蛋白抗体(TGAb),甲状腺过氧化物酶抗体(TPOAb);检测仪器:采用全自动化学发光免疫分析仪,由湖北省中医院核医学科检测。

(2) 尿碘:嘱患者检查前一日不得食用海产品等富含碘的食品或含碘药物,也不得为排尿而大量饮水,于次日清晨留取空腹中段尿样 10~20ml,于 −12℃冰箱保存,测定尿碘(UI)含量。

(3) 甲状腺彩超:由湖北省中医院 B 超室探测完成,收集结节最大直径、个数、回声、钙化、边缘、血流等指标。

3. 分组标准　依据 2001 年世卫组织(WHO)、国际防治碘缺乏病委员会(ICCIDD)和联合国儿童基金会(UNICEF)提出的标准,将患者分为碘缺乏(UI<50μg/L),碘适量(UI≥50,<200μg/L),碘超足量(UI≥200,≤300μg/L),碘过量(UI>300μg/L)四组。

4. 统计方法　所有数据输入 Excel,采用 SPASS 17.0 统计软件处理,计量资料以算术均数及标准差($\overline{X} \pm S$)表示,计数资料以百分率、构成比表示。计量资料:符合正态分布的资料,两两比较采用 t 检验,多组间比较采用方差齐性分析,如不符合正态分布,采用 Wilcoxon 秩和检验。计数资料:采用 χ^2 检验。$P<0.05$ 为有统计学意义,$P<0.01$ 为有显著统计学意义,$P>0.05$ 为没有统计学意义。

二、结果

依据尿碘分组的各组患者间比较如下。

1. 一般资料比较(表 1)

表 1　各尿碘组一般资料比较(n,%)

组别	例数(n)	女性患者	平均年龄(岁)	占总病例数(%)
碘缺乏	6	4(66.7)	54.5 ± 5.38	6.1
碘适量	29	24(82.8)	47.0 ± 10.07	29.5
碘超足量	42	34(81.0)	52.1 ± 8.41	42.8
碘过量	21	16(76.2)	50.85 ± 12.34	21.6
合计	98	78(79.6)	49.51 ± 10.21	100

注:各组平均年龄差异无显著性($P>0.05$);各组中以碘超足量为主占总量的 42.8%,其次为碘适量(29.5%)和碘过量(21.6%),碘缺乏(6.1%)少于以上三组;在性别构成比方面,女性显著高于男性,女性与男性比例为 78∶20(3.9∶1)。

2. 各分组间甲状腺功能比较（表2）

表2　各尿碘组甲状腺功能比较（$\bar{X} \pm S$）

组别	FT₃	FT₄	TSH	TGAb 阳性(n,%)	TPOAb 阳性(n,%)
碘缺乏	2.94 ± 1.21	1.54 ± 1.11	2.89 ± 1.60	1(16.7)	2(33.3)
碘适量	2.81 ± 1.03	1.41 ± 1.28	2.14 ± 1.19	6(20.7)	9(31.0)
碘超足量	2.36 ± 1.87	1.25 ± 1.03	2.62 ± 1.21	20(47.6)	22(52.3)
碘过量	2.72 ± 1.41	1.52 ± 1.12	3.45 ± 1.91	11(52.3)	14(66.7)

注：各组间 FT₃、FT₄ 比较差异无统计学意义（$P>0.05$）；各组中碘过量组 TSH 水平最高，与其他三组比较有显著差异（$P<0.05$）；TGAb 和 TPOAb 阳性率四组中碘过量组和碘超足量组明显高于碘缺乏组和碘适量组，有显著统计学差异（$P<0.01$）。

3. 各组间甲状腺彩超的超声特征比较

(1) 结节单发与多发（表3）

表3　各尿碘组结节单发、多发的构成比比较（n,%）

结节	碘缺乏	碘适量	碘超足量	碘过量
单发结节	4(66.7)	15(51.7)	17(40.4)	4(19.0)
多发结节	2(33.3)	14(48.3)	25(59.6)	17(81.0)

注：随着各组尿碘水平提高，单发结节检出率呈减少趋势，多发结节检出率逐渐升高。碘过量组的多发结节检出率高于其他三组，两两比较有统计学差异（$P<0.05$）。

(2) 结节回声（表4）

表4　各尿碘组结节的回声比较（n,%）

组别	回声(n,%)				
	无回声	低回声	中等回声	强回声	不均质回声
碘缺乏	2(33.3)	4(66.7)	0	0	0
碘适量	8(27.6)	11(37.9)	1(3.5)	5(17.2)	4(13.8)
碘超足量	8(19.1)	17(40.4)	5(11.9)	3(7.2)	9(21.4)
碘过量	3(14.2)	7(33.3)	6(28.6)	2(9.6)	3(14.3)
合计	21(21.4)	39(39.8)	12(12.2)	10(10.2)	16(16.4)

注：所有结节中，以低回声和无回声所占比例最多，分别占到总病例数的 39.8% 和 21.4%；碘超足量和碘过量组的各类回声构成比与碘缺乏和碘适量组有统计学差异（$P<0.05$）。

(3) 结节大小（表5）

表5 各尿碘组结节大小比较(n,%)

组别	结节大小(最大直径)		
	<10mm	10~19.9mm	>20mm
碘缺乏	2(33.3)	3(50.0)	1(16.7)
碘适量	8(27.6)	15(51.7)	6(20.7)
碘超足量	14(33.3)	17(40.5)	11(26.2)
碘过量	6(28.6)	5(23.8)	10(47.6)
合计	30(30.6)	40(40.8)	28(28.6)

注:所有患者结节大小以平均直径10~19.9mm多见,占总病例数40.8%;碘适量组10~19.9mm结节比例较高,占51.7%,碘过量组>20mm结节比例较高,占47.6%,碘缺乏和碘超足量组结节大小构成比无显著差异;碘适量组和碘过量组的结节大小构成比与碘缺乏和碘超足量组有统计学差异($P<0.05$)。

(4) 结节边界、血流和钙化(表6)

表6 各尿碘组结节边界、血流和钙化的比较(n,%)

组别	边界		钙化		血流	
	清晰	不清晰	无	有	无	有
碘缺乏	5(83.3)	1(16.7)	5(83.3)	1(16.7)	4(66.7)	2(33.3)
碘适量	27(93.1)	2(6.9)	25(86.2)	4(13.8)	11(37.9)	18(62.1)
碘超足量	33(78.6)	9(21.4)	37(88.1)	5(11.9)	18(42.9)	24(57.1)
碘过量	16(76.2)	5(23.8)	18(85.7)	3(14.3)	8(38.1)	13(61.9)
合计	80(81.6)	18(18.4)	85(86.7)	13(13.3)	41(41.8)	57(58.2)

注:所有结节中,以边界清晰、无钙化、有血流信号多见,分别占到总病例数的81.6%、86.7%、58.2%;碘适量组的结节边界清晰比例(93.1%)高于其他三组,有统计学差异($P<0.05$);其他三组的边界、钙化和血流构成比比较无统计学意义($P>0.05$)。

(5) 中医证型分布情况(表7)

表7 中医证型分布

证型	例数(n)	占总病例数(%)	证型	例数(n)	占总病例数(%)
气郁痰阻	27	27.5	阴虚痰凝	13	13.3
痰瘀互结	38	38.8	阳虚络阻	20	20.4

注:中医证型以痰瘀互结为主占总量的38.8%,其次为气郁痰阻型(27.5%),阳虚络阻型(20.4%)及阴虚痰凝型(13.3%)少于以上两型。

(6) 各证型基本资料比较(表8)

表8 各证型基本资料比较

基本资料	气郁痰阻	痰瘀互结	阴虚痰凝	阳虚络阻
年龄(岁)	47.37 ± 9.81	50.82 ± 11.56	51.84 ± 10.77	56.37 ± 9.23
病程(月)	14.43 ± 10.14	17.36 ± 11.61	13.54 ± 12.43	15.96 ± 9.48

注:各证型中阳虚络阻型的平均年龄高于其他三组,有统计学差异($P<0.05$);痰瘀互结型平均病程明显高于其他三组,有统计学差异($P<0.05$)。

(7) 各中医证型间尿碘频数分布与构成比比较(表9)

表9 中医证型间尿碘频数分布与构成比比较(n,%)

证型	n	MUI (μg/L)	尿碘浓度(μg/L)			
			<50	50~200	200~300	>300
气郁痰阻	27	153.5	1(3.7)	9(33.3)	13(48.2)	4(14.8)
痰瘀互结	38	169.9	3(7.9)	9(23.7)	20(52.6)	6(15.8)
阴虚痰凝	13	159.4	1(7.7)	5(38.5)	5(38.5)	2(15.3)
阳虚络阻	20	211.2	1(5.0)	4(20.0)	6(30.0)	9(45.0)

注:阳虚络阻型尿碘中位数(221.2μg/L)显著高于其他三种证型;各中医证型的尿碘构成比,采用秩和检验,气郁痰阻、痰瘀互结、阴虚痰凝组之间差异无统计学意义,阳虚络阻型与其他三组分别比较,均有差异($P<0.05$)。

(8) 各中医证型间甲状腺功能比较(表10)

表10 各中医证型间甲状腺功能比较($\bar{X}\pm S$)

证型	FT_3	FT_4	TSH	TGAb(阳性率)	TPOAb(阳性率)
气郁痰阻	2.84 ± 1.43	1.35 ± 1.41	2.57 ± 1.21	5(18.5)	6(22.2)
痰瘀互结	2.71 ± 1.65	1.28 ± 1.27	2.89 ± 1.58	8(21.1)	10(26.3)
阴虚痰凝	2.86 ± 1.08	1.51 ± 1.34	1.59 ± 1.31	3(23.1)	4(30.7)
阳虚络阻	1.97 ± 1.28	1.03 ± 1.22	8.89 ± 3.92	5(25.0)	11(55.0)

注:各组 FT_3、FT_4 比较,阳虚络阻型低于其他三组($P<0.05$);阴虚痰凝型 TSH 低于其他三组($P<0.05$);阳虚络阻型 TSH 高于其他三组($P<0.05$);各组间 TGAb 阳性率比较无统计学差异($P>0.05$),阳虚络阻型 TPOAb 阳性率高于其他三组($P<0.05$)。

(9) 各中医证型间甲状腺肿大级别比较(表11)

表11 各中医证型间甲状腺肿大级别比较(n,%)

证型	甲肿级别		
	Ⅰ级	Ⅱ级	Ⅲ级
气郁痰阻	4(14.8)	12(44.4)	5(18.5)
痰瘀互结	8(21.1)	17(44.7)	5(13.3)
阴虚痰凝	2(15.4)	7(53.8)	2(15.4)
阳虚络阻	4(20.0)	10(50.0)	2(10.0)
合计	18(23.1)	46(59.0)	14(17.9)

注:所有病例中以甲状腺肿大Ⅱ级所占比例最大(59%);各组间甲肿占病例数比例无统计学差异($P>0.05$);各组间构成比比较,无统计学差异($P>0.05$)。

三、结论

1. 所有病例中,以碘超足量所占比例最高(42.8%),碘适量(29.5%)和碘过量(21.6%)次之,碘缺乏(6.1%)最少;女性患病率显著高于男性,男女之比为 1:3.9;各尿碘组的平均年龄无显著差异($P>0.05$)。可见碘缺乏目前在武汉地区已比较少见,而碘过量和碘超足量患者占到了总数的64.4%,提醒过量的碘摄入可能与结甲的发生有关,个体化、地区化补碘应受到重视。

2. 各尿碘水平下,FT_3、FT_4 水平无统计学差异($P>0.05$);碘过量组 TSH 水平高于其他三组,有统计学意义($P<0.05$);碘超足量组和碘过量组 TGAb 和 TPOAb 阳性率高于其他两组,有显著统计学差异($P<0.01$)。提示当尿碘处于超足量水平以上($>200\mu g/L$)时,可能会影响到结甲患者甲状腺功能,包括 TSH 和抗体水平。

3. 随着尿碘水平升高,多发结节检出率逐渐升高。碘过量组的多发结节检出率明显高于其他三组($P<0.05$);结节中以无回声和低回声所占比例最多,分别占到病例总数的 39.8% 和 21.4%,碘超足量组和碘过量组的回声构成比与其他两组不同,有统计学差异($P<0.05$)。碘适量组的结节边界清晰比例高于其他三组,有统计学差异($P<0.05$),各组结节的钙化和血流构成比无统计学差异($P>0.05$)。可见随着尿碘水平提高,多发结节逐渐增多,尤以 UI$>300\mu g/L$ 时最为明显,尿碘水平亦可能对结节的回声、边界产生影响。

4. 超声提示结节最大直径 3.47cm(平均 2.86 ± 1.08cm),所有结节中以直径 10~19.9mm 最多;各组中,碘适量组和碘过量组结节大小的构成比相对于碘缺乏和碘超足量组有差异($P<0.05$),其中碘适量组以 10~19.9mm 结节多见,碘过量组以 >20mm 结节多见。由此可见尿碘水平对结节的大小会产生影响,碘过量时结节增大更为明显。

5. 结甲患者的中医分型以痰瘀互结为主,占总病例的 38.8%,其次为气郁痰阻型(27.5%);阳虚络阻型患者的平均年龄高于其他三组($P<0.05$),痰瘀互结型平均病程明显高于其他三组;各组中,阳虚络阻型的尿碘构成比与其他三组有统计学差异($P<0.05$),且尿碘中位数(221.2$\mu g/L$)高于其他三种证型。提示结甲患者以痰瘀互结实证为主,患病时间也较其他证型长,阳虚络阻型患者往往年龄较大,此型患者尿碘水平也高于其他证型,不排除与老年患者的体质、饮食习惯有关。

6. 各中医证型中,阳虚络阻型的 TSH 水平及 TPOAb 阳性率高于其他三组($P<0.05$),FT_3、FT_4 水平低于其他三组($P<0.05$);阴虚痰凝型 TSH 水平低于其他三组($P<0.05$);各组 TGAb 阳性率无统计学差异($P>0.05$);各组甲状腺肿大级数无统计学差异($P>0.05$)。可见阳虚络阻型患者的甲状腺功能有减低趋势,与其症状所表现的阳虚特征一致,结合前述的此型患者尿碘水平较高,提示尿碘高、甲状腺功能异常、年龄较大,多方面因素可能在阳虚络阻型患者的结甲发病及病情演变中互为影响。

参 考 文 献

1. 胡凤楠,滕卫平,滕晓春,等. 不同碘摄入量地区居民甲状腺肿和甲状腺结节的流行病学对比研究. 中华地方病学杂志.2002,21(6):464

2. Braverman LE,Roti E.Effects of iodine on thyroid function.Acta Med Austriaca,1996,23(1-2):4-9

3. 滕卫平,滕晓春. 碘与甲状腺疾病的研究进展. 中国实用内科杂志,2006,26(20):1569-1573

4. 白耀. 甲状腺病学. 第 2 版. 北京:科学技术文献出版社,2003

5. American Thyroid Association(ATA)Guidelinines Tash forc on Thyroid Nodules and Differentiated Thyroid Cancer Cooper DSDoherty GM et al.Revised management guidelines for patients with thyroid nodules and differentiated thyroid cancer. Thyroid 2009,19(1);1167-1214

6. 蔡永敏,曹金梅,徐学功. 现代中医药临床内分泌病学. 北京. 中国中医药出版社,2001

7. 陈如泉. 结节性甲状腺肿诊治的几个问题. 中西医结合研究,2011,3(1):36

(左新河 王翔宇)

第九节   中药复方治疗甲状腺结节的 Meta 分析

甲状腺结节是内分泌系统的多发病和常见病。按其病因可分为增生性结节性甲状腺肿、肿瘤性结节、囊肿和炎症性结节。大多数甲状腺结节的临床患者没有临床症状,部分患者由于结节压迫周围组织,出现声音嘶哑、憋气感、吞咽及呼吸困难等。甲状腺结节诊治的关键在于良、恶性的鉴别。目前良性甲状腺结节的治疗方法包括:定期随访,手术治疗,TSH 抑制治疗,^{131}I 治疗,PEI 治疗,RFA 治疗等,但这些治疗方法各有不足,疗效不理想。近年来中医药治疗甲状腺结节的研究较多,取得了较好疗效。由于中药治疗甲状腺结节的系统评价偏少,临床证据和疗效尚不完全肯定,缺乏循证医学证据。本研究通过 Meta 分析,进一步证实中药治疗甲状腺结节的疗效及安全性。

一、资料与方法

1. 研究类型   中药治疗甲状腺结节的随机对照试验,不论是否采用盲法,语种为英文或中文。

2. 研究对象   符合甲状腺结节的诊断标准。排除:非随机对照试验,个案报道,综述,动物试验,重复发表的文献,资料不全,甲状腺功能异常,合并严重的心脑肝肾内分泌疾病。

3. 干预措施   低碘饮食,中药与空白组对照,中药与西药组对照,中药联合西药组与西药组对照。

4. 结局指标   观察治疗组和对照组治疗后总有效率,甲状腺结节直径及不良反应。

5. 文献检索   检索 CNKI、VIP、维普中文科技期刊全文数据库、PubMed,以"甲状腺结节"、"结节性甲状腺肿"、"中药"、"治疗"、"thyroid nodule"、"Chinese herbal"、"therapy"为检索词。

6. 数据提取与质量评价   由两名研究者通过阅读标题摘要和全文,独立评价,交叉核对,如有分歧通过讨论解决或者由第三方协助。纳入研究文献质量评价采用 2002 年 Banares 修正后 Jadad 评分量表,包括随机序列的产生、随机化隐藏、盲法、退出与失访。≤3 分为低质量研究,4~7 分为质量较高研究。

7. 统计学方法   应用 Cochrane 协作网提供的 Meta 分析 Revman 5.2 软件进行数据分析。二分类数据采用相对危险度(RR)和 95% 可信区间(CI)合并统计量,连续性数据用均数差(MD)和 95%CI 合并统计量。运用软件对各研究间进行异质性检验,若无统计异质性,采用固定效应模型进行分析,若存在异质性,采用随机效应模型进行分析或描述性分析。

二、结果

1. 检索结果   按照纳入要求最终 21 篇文献符合标准,均为中文发表文献,未检索出英文文献,共计 2000 例,治疗组 1025 例,对照组 975 例。基本特征见表 1。依据 Jadad 量表对文献进行质量评价,7 篇文献说明了随机方法,7 篇报道了退出与失访情况,21 篇文献均未采用随机化隐藏及盲法。评分结果:2 篇文献为 3 分,10 篇文献为 2 分,9 篇文献为 1 分(表 1)。

表 1　纳入研究基本情况

纳入研究	随机方法	随机隐藏	盲法	退出失访	Jadad评分	例数E/C	干预措施		疗程/m	不良反应
							治疗组	对照组		
JIANG2004	1	0	0	1	2	43/30	中药	西药	3	无
HUANG2013	2	0	0	1	3	27/27	中药	西药	3	有
CHEN2013	1	0	0	1	2	49/49	中药	西药	6	未提
JIAN2004	1	0	0	0	1	32/32	中药	西药	3	未提
ZHOU2013	1	0	0	0	1	40/40	中药	西药	3	未提
YAN2011	2	0	0	0	2	30/30	中药	西药	4	无
ZHANG2006	1	0	0	0	1	37/36	中药	西药	2	未提
TIAN2012	1	0	0	0	1	120/120	中药	西药	3	未提
FAN2013	1	0	0	1	2	37/35	中药	西药	3	未提
KANG2007	1	0	0	1	2	48/44	中药	西药	3	有
LU2008	1	0	0	0	1	36/30	中药	西药	3	未提
WANG2012	1	0	0	0	1	30/30	中药	西药	2	无
WU2010	1	0	0	1	2	41/40	中药	西药	6	有
XING2013	2	0	0	0	2	50/50	中药	空白	3	无
ZENG2013	2	0	0	0	2	40/40	中药	空白	3	无
LI2014	2	0	0	0	2	80/80	中药	空白	3	未提
YIN2008	1	0	0	0	1	46/38	中药+西药	西药	3	未提
SUN2010	2	0	0	0	2	51/36	中药+西药	西药	3	未提
LI2011	1	0	0	0	1	98/96	中药+西药	西药	3	未提
RUI2012	1	0	0	0	1	60/60	中药+西药	西药	3	有
WU2011	2	0	0	1	3	30/30	中药+西药	西药	3	有

2. 疗效分析

(1) 总有效率(图 1):纳入文献中有 3 篇比较了中药与不用药的疗效,异质性检验结果显示差异有统计学意义,采用随机效应模型进行 Meta 分析,结果显示两组差异有统计学意义[RR=3.30,95%CI(1.64,6.63),$P=0.0008$],表示中药治疗甲状腺结节疗效优于空白对照组。

纳入文献中有 13 篇比较了中药与西药的疗效,异质性检验结果显示差异有统计学意义,采用随机效应模型进行 Meta 分析,结果显示两组差异有统计学意义[RR=1.70,95%CI(1.47,1.97),$P<0.00001$],表示中药治疗甲状腺结节疗效优于西药对照组。

纳入文献中有 5 篇比较了中药联合西药与单用西药的疗效,异质性检验结果显示差异有统计学意义,采用随机效应模型进行 Meta 分析,结果显示两组差异有统计学意义[RR=1.60,95%CI(1.30,1.97),$P<0.0001$],表示中药联合西药治疗甲状腺结节疗效优于单用西药对照组。

21 篇文献研究异质性检验结果显示差异有统计学意义,采用随机效应模型进行 Meta 分析,结果显示两组差异有统计学意义[RR=1.80,95%CI(1.57,2.05),$P<0.00001$],表示治疗组

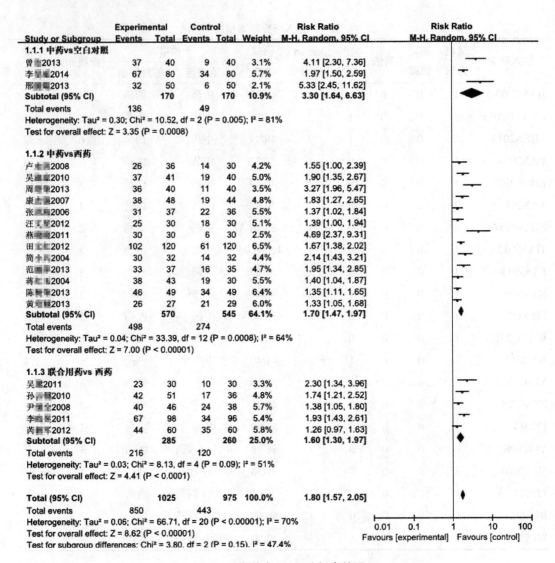

图 1　总有效率 Meta 分析森林图

有效率高于对照组。

　　(2) 结节直径(图 2):纳入文献有 11 篇报道了治疗后甲状腺结节直径的变化。异质性检验结果统计学差异有意义,采用随机效应模型进行 Meta 分析,结果说明两组差异有统计学意义[MD=-4.38,95%CI(-6.08,-2.68),$P<0.00001$],表示治疗组较对照组可以缩小甲状腺结节大小。

　　纳入文献中有 2 篇比较了中药与空白对照结节直径的变化,异质性检验结果显示差异无统计学意义,采用固定效应模型进行 Meta 分析,结果显示两组差异有统计学意义[MD=-5.01,95%CI(-7.01,-3.01),$P<0.00001$],表示中药缩小甲状腺结节优于对照组。

　　纳入文献中有 6 篇比较了中药与西药治疗结节直径的变化,异质性检验结果显示差异无统计学意义,采用固定效应模型进行 Meta 分析,结果显示两组差异有统计学意义[MD=-4.81,95%CI(-6.42,-3.19),$P<0.00001$],表示中药缩小甲状腺结节优于西药对照组。

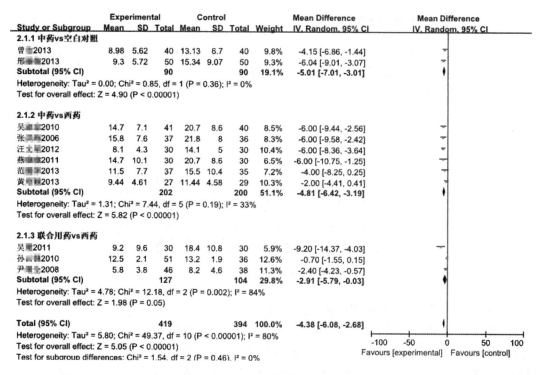

图2 结节直径 Meta 分析森林图

纳入文献中有3篇比较了中药联合西药与单用西药结节直径的变化,异质性检验结果显示差异有统计学意义,采用随机效应模型进行 Meta 分析,结果显示两组差异无统计学意义[$MD=-2.91,95\%CI(-5.79,-0.03),P=0.05$],表示中药联合西药缩小甲状腺结节与单用西药比较结节直径变化不明显。

(3)不良反应:黄培颖报道了试验组服用黄药子复方后3例出现肝功能异常,保肝治疗后恢复。康志强报道对照组服药后,2例医源性甲亢,3例窦性心动过速,1例房性早搏,减量后缓解。芮毅军报道治疗组1例出现皮疹、瘙痒,1例颜面潮红,1例恶心、呕吐,药物减量后好转。吴淑琼、吴珺报道对照组出现不同程度的口干、烦躁、失眠及心悸发热等。

(4)敏感性分析:由于纳入的21篇文献均为低质量研究,故不对其进行敏感性分析。

(5)偏倚分析:根据中药治疗甲状腺结节总有效率制作倒漏斗图,提示可能存在发表偏倚(图3)。

三、讨论

甲状腺结节类属于中医学"瘿瘤"的范畴。陈无择在《三因极一病证方论·瘿瘤论治》中对其进行分类:"坚硬不可移者,名曰石瘿;皮色不变者,即名肉瘿;筋脉露结者,名筋瘿;赤脉交络者,名血瘿;随忧愁消长者,名气瘿。"在病因病机上,瘿瘤主要由于气滞、痰浊、血瘀互结,壅结于颈前而成。如陈实功在《外科正宗·瘿病论》中指出:"夫人生瘿瘤之症,非阴阳正气结肿,乃五脏瘀血、浊气、痰滞而成。"历代医家治疗本病主要以理气解郁,活血化瘀,化痰软坚等为主。中药治疗甲状腺结节的机制:抑制甲状腺滤泡细胞的增殖;促进甲状腺细胞凋

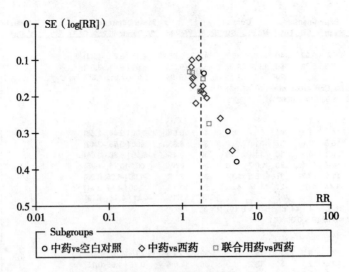

图 3　有效率倒漏斗图

亡;抑制甲状腺血管生成;抑制甲状腺细胞的趋化。

　　本研究通过 Meta 分析证实中药治疗甲状腺结节有效,除黄培颖报道黄药子可能影响肝功能外,治疗组较对照组毒副反应更少,安全性更好。通过分析 21 项研究中药复方发现:使用频次在 3 次以上的有 21 味中药(表 2),其中最多的为夏枯草、浙贝母、牡蛎。夏枯草具有抗增殖、诱导细胞凋亡的作用,历代医家善用其散结消肿作用治疗瘿病。浙贝母能抑制细胞增殖和诱导分化成熟细胞,有抗肿瘤和抗癌转移作用。牡蛎提取成分(牡蛎天然活性肽,BPO)有显著的诱导细胞凋亡作用,有效抑制胃癌 BGC-823 细胞增殖活动。由此可以看出,治疗甲状腺结节应充分发挥中医药的优势,将辨证论治与现代药理研究相结合,既能改善症状体征,又能抑制甲状腺结节的增长,缩小甲状腺结节体积,提高甲状腺结节的治愈率,降低结节恶变率。

表 2　纳入文献中药使用频次

药名	频次	药名	频次	药名	频次
夏枯草	15	连翘	5	白术	4
浙贝母	9	柴胡	5	生地	4
牡蛎	9	黄芪	5	青皮	3
莪术	7	海藻	4	三棱	3
当归	6	黄药子	4	丹参	3
香附	6	半夏	4	昆布	3
玄参	5	茯苓	4	猫爪草	3

　　本研究尚存在不足:纳入研究均为低质量研究,样本含量小,均没有采取随机化隐藏和盲法,可能存在选择性偏倚和实施偏倚。研究缺乏长期疗效的随访,结果不能令人十分信服。发表偏倚分析,可能存在阴性结果未发表。因此,尚需大样本、多中心的临床随机双盲对照试验提供高质量证据。

参 考 文 献

1. 中华医学会内分泌学分会等.甲状腺结节和分化型甲状腺癌诊治指南.中国肿瘤临床,2012,39(17):1249-1272

2. 蒋红玉,刘安国,程淑娟,等.化瘤汤加局部外敷治疗甲状腺良性结节43例疗效观察.新中医,2004,36(1):29-31

3. 黄培颖,陈宁,林明珠,等.黄药子汤治疗甲状腺良性结节随机平行对照研究.实用中医内科杂志,2013,27(12):37-39

4. 康志强.小金丸治疗气结节性甲状腺肿疗效观察.中国误诊学杂志,2007,7(8):1744-1745

5. 吴淑琼.活血消瘿方治疗结节性甲状腺肿的临床疗效及作用机制研究.武汉:湖北中医药大学,2010

6. 芮毅军.小金丸联合甲状腺素片治疗甲状腺良性结节的临床应用.临床医学,2012,32(7):119

7. 吴珺.活血消瘿方治疗结节性甲状腺肿的临床疗效研究.武汉:湖北中医药大学,2011

8. 张明发,沈雅琴.浙贝母药理研究进展.上海医药,2007,28(10):459-461

9. 冯丽,赵文静,常惟智.牡蛎的药理作用及临床应用研究进展.中医药信息,2011,28(1):114-116

（赵 勇　徐文华）

第八章

甲状腺腺瘤与甲状腺癌的临床证治与研究

第一节　陈如泉教授治疗甲状腺癌术后经验

甲状腺癌是颈部较常见的恶性肿瘤,分为乳头状癌、滤泡状癌、未分化癌、髓样癌等。甲状腺癌约占全身癌肿的 1.5%。其中 90% 为分化型甲状腺癌,主要包括甲状腺乳头状癌和甲状腺滤泡状癌,大部分分化型甲状腺癌进展缓慢,近似良性病程,10 年生存率很高。目前分化型甲状腺癌的治疗方法包括手术治疗、术后 ^{131}I 治疗、TSH 抑制治疗及中医药治疗等方法,其中手术治疗是甲状腺癌的首选治疗方法,针对分化型甲状腺癌采用手术联合 ^{131}I 治疗,和术后甲状腺素抑制治疗是重要手段。但多项研究表明,甲状腺癌采用常规手术治疗后,极易复发,复发率高达 88.2%。术后患者多有不适,中医药治疗甲状腺癌术后具有独特优势。

一、病因病机的认识

瘿的部位在颈前结喉两侧的颈靥部,相当于西医学的甲状腺。陈教授认为甲状腺癌属于中医的"石瘿"范畴。陈无择《三因极一病证方论》曰:"坚硬不可移者名石瘿"。"癌"字首见于宋代东轩居士所著《卫济宝书》(公元 1171 年),该书将癌作为痈疽五发之一。陈教授有时也将其称为"瘿癌",术后合并甲状腺功能减退的可称为"瘿劳",有淋巴结肿大的可称为"瘰疬"。陈教授将甲状腺癌术后的病因病机,概括为五个方面,分述如下:

1. 久病瘤疾残留　陈教授多从"伏邪"论治。《中医大辞典》认为伏邪是"藏伏于体内而不立即发病的病邪",其在温病学应用较为广泛。陈教授认为可从四个方面阐述其伏邪作祟的理由:①少数甲状腺炎可合并甲状腺癌,初期可表现为颈前疼痛、发热恶寒等表证,伏邪为表邪入里,失治、误治,正气无力祛邪外出,深入血分、五脏六腑。②早期甲状腺癌起病隐匿,多与甲状腺结节并存,可表现为邪气直接入里,发为瘤疾;③甲状腺癌术后,未完全清除体内残存的邪气,部分病邪藏伏于体内,可瘤疾重发。④甲状腺癌术后正气亏虚,正不胜邪,伏邪致病。

2. 术后阴血损伤　甲状腺癌术后,失血过多,气血不足,可见头晕、视物不清、记忆力降低、心悸、纳差,女性患者出现月经量少,周期延迟,经期缩短等。甚则精血耗伤,肾水亏于下,心肾不交,出现失眠、多梦、盗汗等。

3. 核素照射损伤 陈教授认为放射性核素可视为火毒,多耗伤人体正气,造成阴虚火旺,可见烦躁、多汗,颈前淋巴结肿大、口舌生疮,病久则气阴两虚多见,出现自汗盗汗、五心烦热、疲乏无力、精神萎靡等。虚火灼津成痰,痰浊、瘀血相互胶着,甚至久瘀成毒。

4. 药物损伤 术后采用左甲状腺素 TSH 抑制治疗,陈教授认为补充外源性的甲状腺激素,会激发人体肾脏的元气,虚阳外越,出现心率加快,面部潮红,四肢无力,骨质疏松;真阴不足,津液不能随肾经濡润于上则口干舌燥,眼睛干涩,不能濡养肝经,虚风内动,则手部震颤。

5. 情志抑郁 甲状腺癌术后的患者因病致郁,肝郁气滞,则胸胁胀满,肝经郁热则口苦、咽干。木壅土郁,脾失健运,气行则血行,气行则湿化,病程日久,痰浊随经而行,流注于任脉所辖之结喉,可造成痰血瘀阻,颈前发为"结节"。流注于咽喉,吞之不下,咯之不出,可发为"梅核气"。

根据甲状腺癌术后的病因认识,其累及脏腑诸多,涉及肝、肾、心、脾、肺,尤以肝、脾、肾关系密切。肝主疏泄,调达全身气机,推动血液和津液的运行,则痰化血行。脾主运化,气血生化之源,阴精足则卫气盛,能祛邪外出。肾藏元阴元阳,肾阳温煦全身,蒸腾津液上行,阳气通行不滞,则阴邪无处遁形。陈教授认为,其基本病理变化以虚证为主,兼夹痰浊、瘀血。

二、辨证论治

根据甲状腺癌的病因病机,陈教授将甲状腺癌术后的临床证型分为主证和兼证的不同。

1. 临床常见主证如下

(1) 气阴两虚证:患者表现颈部稍有胀痛不适,表现为疲倦乏力、五心烦热、怕热、多汗,心悸胸闷,咽干,女性有月经不调或闭经,舌淡红或偏红,苔少或微黄,脉弦细。多见于甲状腺癌术后,甲状腺素补充过量出现甲状腺功能亢进者。陈教授多以健脾益气养阴为法,方药二至丸合生脉散加减。药用:旱莲草、女贞子、天冬、麦冬、黄芪、太子参、玄参、贝母、猫爪草、半枝莲、白花蛇舌草。若头面烘热,加丹皮、栀子等;若面色少华,疲倦乏力的加黄精、当归、枸杞子等。若心悸,睡眠差,加莲子心、首乌藤、酸枣仁等。若郁久化火,颈前有淋巴结肿大,表现为阴虚火旺的加黄柏、夏枯草等。

(2) 脾肾阳虚证:患者四肢畏寒、便溏、嗜睡、神疲乏力、头晕、视物模糊。舌质淡,苔薄白,脉细弱。多见于甲状腺癌术后,由于甲状腺的损伤,甲状腺激素分泌相对或绝对不足者。陈教授以温阳健脾补肾为法,用温肾方加减。药用:淫羊藿、补骨脂、枸杞子、菟丝子、桂枝、炒白术、黄芪、浙贝母、鬼箭羽、炙甘草。若易感冒加黄芪、防风、生白术等;若大便不成形,加党参、茯苓等。

(3) 阴血亏虚证:患者面色少华,纳差,消瘦,舌质淡红,苔少,甚或有裂纹,脉沉细。多见于甲状腺癌术后伴有贫血者。陈教授多以滋补肝肾为法,用一贯煎合六味地黄丸加减。药用:生地、沙参、当归、枸杞子、麦冬、山茱萸、怀牛膝、菟丝子、阿胶。若睡眠欠佳,加生龙牡、夜交藤、酸枣仁、远志等。若大便干结,加麻子仁、炒白芍、何首乌等。

(4) 痰血瘀阻证:患者表现为术后颈前再次肿大,手术切口疼痛不适,失眠、健忘,声音嘶哑,舌质黯红或青紫或有瘀斑,苔白腻或黄腻,脉滑或涩。多见于甲状腺癌术后,残留甲状腺结节或淋巴结肿大者。陈教授以软坚散结、化痰祛邪为法,临证多用海藻玉壶汤加减。药用:海藻、三棱、莪术、山慈菇、夏枯草、土贝母、穿山龙。若结块较硬或有结节者,加穿山甲、白芥子、土鳖虫等；若有外感邪气，加苏叶、防风、羌活等；若病程较久，加鸡血藤、忍冬藤、全蝎、蜈蚣等祛除顽邪。

2. 陈教授将主要兼证归纳为三型

（1）肝火亢盛证：患者表现为口苦咽干，双眼红肿胀痛，烦躁易怒，甚则肝火犯胃，出现反酸、烧心、呕吐、纳差，胃脘不适。舌质尖尖红，苔黄，脉弦而有力。陈教授多以清肝泻火为法，用龙胆泻肝汤加减。药用：龙胆草、黄芩、栀子、柴胡、生地、白芍、车前子、泽泻。若有胃脘不适，反酸、烧心，加石膏、知母等。

（2）心神不宁证：患者多情绪不宁，多疑善悲，健忘，失眠，小便清长。舌质淡，尖部偏红，苔薄白或黄，脉细，尺部无力。陈教授多以养心安神为法，用柏子养心丸加减。药用：柏子仁、酸枣仁、阿胶、黄芩、白芍、合欢皮、夜交藤、生龙牡。若肝郁气滞较著者，加青皮、橘叶、郁金、香附等；若兼痰浊壅盛加法半夏、夏枯草等；若兼脾胃不和者，加陈皮、焦三仙等；若兼心肾不交者，加黄连，阿胶加大用量。若女性患者月经不调，面部黄褐斑加玫瑰花、当归、枸杞子、菟丝子等。

（3）肝气郁结证：患者情志抑郁，烦躁易怒，胸胁胀满，口苦，咽喉哽噎不适，舌质淡红或红，苔薄白或白厚，脉弦或弦紧。陈教授以疏肝理气为法，用柴胡疏肝散合半夏厚朴汤加减，药用：法半夏、厚朴、茯苓、生姜、贝母、香附、郁金、苏叶、羌活、菊花。若咽喉肿痛加板蓝根、射干、桔梗等；若口干舌燥，喜饮，加葛根、瓜蒌等；若手术伤口疼痛，加玄胡、川楝子、赤芍等；若胸胁苦满，情志不舒多加柴胡、香附、玫瑰花等。

三、典型病例

病案1：某女，56岁。初诊时间2014年2月8日。因"甲状腺乳头状癌术后3周"就诊。患者3周前行甲状腺彩超发现甲状腺肿块，在外院行"甲状腺全切术"，术后病理示：乳头状甲状腺癌。现服左甲状腺素钠片125μg，每日1次。现来我院寻求中医治疗。症见：神清，精神可，咽喉部不适，烧灼感，干咳无痰，全身乏力，手心、脚心夜晚发热，睡眠欠佳，多梦，纳食一般，大便干，2~3日1次，小便可。查体：BP：125/80mmHg，突眼（-），颈前可见长约5cm的横行手术瘢痕，手抖（-），HR：76次/分，律齐。辅检：甲状腺功能：FT_3：3.13pg/ml，FT_4：1.26ng/dl，TSH：0.28mU/ml，Tg 21μg/L。舌质黯红，少苔，脉弦细。辨为气阴两虚证，拟方如下：醋鳖甲15g，玄参15g，墨旱莲15g，女贞子15g，猫爪草30g，浙贝15g，天门冬15g，龙葵30g，白花蛇舌草30g，射干15g，黄芪15g，薏苡仁30g，生首乌30g，生甘草10g。水煎服，每日1剂，分2次服。同时口服左甲状腺素钠片125μg，每日1次。嘱患者注意休息，保持情绪舒畅。

二诊：患者诉烦躁，颌下肿痛不适，咽喉部不适，烧灼感好转，反酸、恶心，纳差，干咳减轻，夜晚无明显发热，纳食可，大便通畅，小便黄。查体：BP：120/80mmHg，突眼（-），颈前可见长约5cm的横行手术瘢痕，手抖（-），HR：85次/分，律齐。辅检：甲功示：FT_3：3.89pg/ml，FT_4：1.86ng/dl，TSH：0.15mU/ml，Tg：12μg/L。舌质黯红，苔薄黄，脉弦细。辨为阴虚火旺兼虚火犯胃证，拟方如下：醋鳖甲15g，玄参15g，墨旱莲15g，女贞子30g，石膏15g，知母15g，猫爪草30g，浙贝15g，天门冬15g，知母10g，黄柏15g，白花蛇舌草15g，黄芪15g，薏苡仁30g，半枝莲30g，生甘草10g。30剂，水煎服，每日1剂，分2次服。左甲状腺素钠片继服。

三诊：患者诉服药后无明显不适，前天与家人发生争执后，偶有胁下作痛。陈教授继予上方，制成蜜丸口服，加用柴胡1袋、橘叶1袋、青皮1袋。3剂，温水冲服，每日1剂，分2次服。

嘱患者定期复查甲功。随访 1 年未复发。

按：患者为甲状腺癌术后常见的气阴两虚型,鳖甲咸,微寒,归肝肾经,滋肝肾之阴,玄参咸寒,入肾经,既能滋肾阴,又能清虚热。陈教授喜用二药配女贞子、墨旱莲滋肝肾之阴,又无苦寒燥湿之弊,还能软坚散结。配以黄芪、生甘草益气,四药相须为配,气阴双补。《丹溪心法》曰："气有余便是火",阴虚则火旺,肝火犯胃出现反酸、恶心,加用石膏、知母清胃热,知母咸寒兼能滋阴,清火而不伤阴。辅以白花蛇舌草、猫爪草,清热解毒,消肿散结。诸药合用,共奏补气阴,清虚火之功而获良效。

病案 2：某男,47 岁,因"甲状腺癌术后 2 年"就诊。患者 2 年前体检发现甲状腺结节,后在外院行"甲状腺右侧切除术",术后病检示:乳头状甲状腺癌。术后服用左甲状腺素钠片 100μg,每日 1 次。2014 年 3 月复查发现淋巴结转移,在外院行"淋巴结清扫术",术后予 ^{131}I 治疗。现来我院寻求中医治疗,症见:精神差,慢性病容,口中流涎,胃脘不适,偶有呃逆,纳食欠佳,大便稀溏,每日 1~2 次,四肢发凉,小便清长,夜尿 2~3 次。查体:BP:110/70mmHg,突眼(−),颈前右侧可见长约 3cm 的横行手术瘢痕,甲状腺稍肿大。手抖(−),HR:61 次/分,律齐。辅检:甲功 3 项示:FT$_3$:4.01pg/ml,FT$_4$:1.80ng/dl,TSH:0.01mU/ml,Tg:15μg/L。甲状腺彩超示:残余甲状腺结节,左侧稍大处可见 1.9cm×1.0cm 的低回声区,血流丰富,边界清。舌质淡红,舌体胖大有齿印,苔白厚,脉沉缓。辨为痰血瘀阻兼脾肾阳虚。拟方如下:淫羊藿 20g,补骨脂 15g,巴戟天 15g,菟丝子 20g,黄芪 15g,炒白术 20g,茯苓 15g,夏枯草 15g,山慈菇 15g,陈皮 10g,猫爪草 20g,白花蛇舌草 15g,石见穿 15g,苏叶 10g,防风 10g,全蝎 10g,蜈蚣 2 条,生甘草 10g。20 剂,水煎服,每日 1 次,分 2 次服。左甲状腺素钠片继服。

二诊:患者诉服药后,胃脘不适好转,四肢转温,大便成形。舌质黯,舌下络脉青紫,苔白腻,脉沉涩。乃脾虚水停,凝聚成痰,痰血瘀阻。拟方如下:黄芪 20g,炒白术 20g,鬼箭羽 15g,猫爪草 15g,浙贝母 15g,山慈菇 12g,夏枯草 12g,王不留行 15g,穿山龙 20g,生牡蛎 20g,紫背天葵子 15g,防风 6g,苏叶 9g,炙甘草 6g。10 剂,水煎服,每日 1 剂,分 2 次服。

三诊:患者诉服药后无明显不适,复查 TSH:0.2U/ml,Tg:7U/L。继予上方减紫背天葵子,加三棱 50g,莪术 50g 制成蜜丸口服,定期复查。

按:陈实功《外科正宗·瘿瘤论》曰："初起元气实者,海藻玉壶汤,六军丸;久而元气虚者,琥珀黑龙丹、十全流气饮,选而服之,自然缩小……"手术后期,久病入络,癌毒深伏血分,多表现为痰瘀互结,癌毒残留,兼夹正气亏虚。叶天士《临证指南》:大凡经主气,络主血,久病血瘀……久则血伤入络。手术后期多表现痰血瘀阻阳气亏虚。针对痰血瘀阻型陈教授喜用猫爪草、牡蛎、夏枯草、山慈菇化痰散结,化瘀多用三棱、莪术、穿山龙、石见穿、王不留行等药,对久病入络,癌毒残留的多用全蝎、蜈蚣等药搜刮顽邪,扫除癌毒。并酌加郁金、佛手、枳壳、黄芪、白术等疏理气机、健脾托毒之品。

四、讨论

陈教授临床将甲状腺癌分为多种证型,针对甲状腺癌手术的不同情况和不同预后,陈教授临证有独到见解。

1. 辨证与辨病相结合　①甲状腺肿块的良恶性鉴别是首要问题:依据甲状腺肿瘤的良恶性,选取合理的治疗方案,以免延误病情。②注意甲状腺癌的不同类型:甲状腺恶性病变有乳头状癌、滤泡状癌、髓样癌、未分化癌、淋巴瘤的不同。掌握不同类型甲状腺癌的性质、预后及治疗方法的不同,分别采用不同的治疗措施。③注意甲状腺癌术后的不同并发症:如术后有喉返神经损伤的,可出现声音嘶哑,常用蝉蜕、青果等利咽开音;甲状腺手术损伤到甲状旁腺的,钙磷代谢异常,在补钙的同时,常用息风止痉药,如钩藤、全蝎、地龙等。④结合实验室检查辨证与辨病相结合:出现甲状腺功能减退的,在用左甲状腺素钠片补充甲状腺激素的同时,多从脾肾阳虚着手,配以中药丸剂口服。左甲状腺素钠片的用量,陈教授根据患者手术低危、中危、高危的程度及年龄,有无并发症等情况调整剂量。对于高危甲状腺癌术后患者 TSH 抑制至 0.1mU/L 以下,低危患者 TSH 抑制在 0.1~0.5mU/L。Tg 控制范围 <1ng/ml。⑤甲状腺癌合并结节的,术后陈教授多从疏肝理气和化痰散结角度入手,配以柴胡疏肝散和夏枯草胶囊口服;有癌毒残留的,用蜈蚣、全蝎等虫类药搜风通络,配以荆芥、防风等风药开达腠理,祛邪外出。

2. 注意兼夹病 乳腺癌、乳腺纤维瘤、乳腺增生等常与甲状腺结节、甲状腺癌伴随发生。西医认为雌激素在乳腺癌的发生和发展过程中的作用已经被人们认同,甲状腺激素具有促进组织器官分化、生长和成熟的功能,认为其与乳腺肿瘤的发生可能相关。中医学认为甲状腺和乳腺都位于肝经的循行路线上;女子乳头属肝,肝藏血,女子以血为本。两者发病有较为密切的联系。甲状腺病和乳腺疾病可合并发生,可遵循中医学异病同治的原则。

3. 软坚散结法的运用 陈教授认为,软坚散结药物应随"证"选用,可增强疗效,如阴虚火旺者用鳖甲、牡蛎等;痰血瘀阻者用蜣螂虫、猫爪草等;脾肾阳虚者配伍苦温燥湿药半夏、胆南星等;癌毒残留着配伍攻毒散结药黄药子、土鳖虫等;肝火亢盛者配伍清肝火散结药夏枯草。西医研究认为活血化瘀中药与肿瘤的复发转移存在一定联系,对甲状腺癌术后的患者,陈教授少用活血化瘀药。一方面甲状腺癌术后的患者后期,多表现为正虚邪恋,采用活血化瘀的攻法宜慎。另一方面活血化瘀药多入血分,动血耗血,与剔除血分顽毒不相宜。

4. 发挥中医药优势与特点 现代药理学研究证实,中药扶正之品可增加骨髓造血功能,提高细胞免疫和体液免疫能力,调节能分泌功能,促进核酸和蛋白质的合成与代谢过程,增强机体抗应激能力,增强单核巨噬细胞对肿瘤细胞的杀伤力。中医药能在甲状腺片逐步减量的过程中保证疗效的稳定,不易复发。还能抑制甲状腺球蛋白,防止和延缓甲状腺癌的复发和转移。中医药虽然在治疗甲状腺癌有独特的优势和特点,但不排除西药和手术治疗。

参 考 文 献

1. 喻欣玮,刘蕊.甲状腺癌术后中医药中医药康复的优势.中华中医药杂志,2007,增刊:347-348
2. 中华医学会内分泌学会,中华医学会外科学分会,中国抗癌协会头颈肿瘤专业文员会,等.甲状腺结节和分化型甲状腺癌诊治指南.中国肿瘤临床,2012,39(17):1254-1255
3. 江树舒,吴敏.从瘀热辨治甲状腺癌术后验案2则.医案医话,2013,45(5):44-45
4. 王彬,高雅滨.甲状腺术后中医药治疗的优势.国际中医中药杂志,2008,3(3):234-235
5. 潘建科.中医扶正祛邪思想在癌症中治疗的作用.现代中西医结合杂志,2010,19(12):1486-1487
6. 陈育忠,谢维捷,郝蕾.亚急性甲状腺炎合并甲状腺乳头状癌误诊分析.临床误诊误治,2013,10(2):16-17
7. 赵勇,徐文华,陈如泉.陈如泉运用益气养阴扶正法治疗甲状腺癌术后经验.湖北中医杂志,2013,35(11):24-25
8. 韩俊奇,俞新爽.甲状腺疾病与乳腺的关系.实用肿瘤学杂志,2008,1:63-65
9. 刘鲁明,陈震,陈培丰.对活血化瘀中药治疗恶性肿瘤的思考.中医杂志,2007,48(9):776-779

(陈继东 覃佐涛)

第二节　甲状腺腺瘤的中西医结合诊治

　　甲状腺腺瘤临床发病率较高,女性多于男性,是起源于甲状腺滤泡组织的良性新生物。多数为单发,2个以上者甚少。

　　甲状腺肿瘤可分为良性肿瘤和恶性肿瘤两类。良性肿瘤有清楚的包膜,无浸润及转移;恶性肿瘤的组织结构表现恶性,且有浸润及转移。临床上甲状腺良性和恶性肿瘤有时仅表现为甲状腺结节,因此常把甲状腺肿瘤与甲状腺结节相互混用。甲状腺结节是形态的描述,它包括肿瘤、囊肿、正常组织构成的团块或其他疾病所引起的甲状腺肿块。

　　甲状腺肿瘤是常见病,在不同地区其患病率有较大差异,据上海市供电局普查,甲状腺肿块的发病率男性为612/10万人,女性为2581/10万人。据广东海南地区普查,在60 535例活检中,发现良性肿瘤8045例,其中甲状腺瘤1313例,占良性腺瘤的15.31%,居首位,颈部肿块中,良性腺瘤约占50%,甲状腺肿瘤中,最常见的是甲状腺良性肿瘤。良性肿瘤癌并不多见,其发病率为(2~3)/10万人,甲状腺肿流行地区的甲状腺肿瘤发病率较非流行地区高。女性发病率高于男性,男女之比约1∶4。据上海普查,甲状腺肿块的发病率高达4.8%,尸检资料显示;临床正常甲状腺中50%含有单个或多个结节,约2%为甲状腺瘤。手术证明单个结节者80%为良性肿瘤,20%为恶性肿瘤,而多发结节的恶性肿瘤发病率小于10%。说明单个结节癌肿的可能性数倍于多发结节,在儿童甲状腺结节中,恶性肿瘤的发病率较高,占50%~70%。近年来甲状腺肿瘤有逐年增高趋势。

一、病因病理

(一) 中医学认识

　　甲状腺腺瘤类属中医的“瘿瘤”、“肉瘿”病范畴,病之初始,多因情志内伤,木失疏达,气机郁结,而致脾失健运,津液无以敷布输述,凝聚为痰,壅结颈部而成。若病延日久,气滞痰壅,血行不畅,瘀阻于内,其病日深,其症益著,则成瘀积之状。正如宋代严用和《济生方》所述:“夫瘿瘤者,多由喜怒不节,忧思过度,而成斯症焉,尤抵人之气血,循环一身,常欲无郁滞之患,调摄失宜,气凝血滞,为瘿为瘤。”清代沈金鳌《杂病源流犀烛·瘿瘤》云:“瘿瘤者,气血凝滞,年数深远,渐长渐大之症。”可见气滞、痰凝、血瘀,为瘿瘤罹病之由。明代陈实功《外科正宗》云:“夫人生瘿瘤之症……乃五脏瘀血、浊气,痰滞而成。”而气、痰、瘀三者之间,又是相互关联,相互因果。瘿瘤之症,生于颈部,属肝经循行之位,若情志抑郁恼怒,肝失条达,遂使肝旺气滞,木旺侮土,脾失健运无以敷布水谷精微,气郁夹痰浊循经上行,停于颈部,则甲状腺肿大或形成结节、肿块。“气有余便是火”,肝郁化火或痰凝血瘀日久化火,可见脾气暴躁、易怒、面红目赤等症,即形成甲状腺瘤兼夹甲亢之证候。

　　肉瘿之症,虽有气滞、痰凝、血瘀之别,但其发病之内在因素,即是人体正气虚弱。疾病的发生与人体正气有着密切关系,由于正气不足,以致病邪乘虚而入,结聚于经络、脏腑,导致气滞、痰凝、血瘀等病理变化,酿成瘿瘤之病,《内经》云:“邪之所凑,其气必虚”,又云:“两虚相得,乃客其形”。由此说明正气虚弱是形成瘿瘤之内在原因,因此,在治疗时要注意正气的盛虚,衡量"正"、"邪"之间的关系,若病延日久之证,当重视扶正之法,攻伐之中尚须顾及正气。

(二) 西医学认识

甲状腺腺瘤是一种新生物,其病因不明,可能由于慢性 TSH 的刺激作用、甲状腺放射及其他因素。甲状腺腺瘤可分为滤泡状、乳头状和不典型腺瘤。各型腺瘤的大体形态基本相同,常为单个圆形或椭圆形肿块,质地较周围腺体组织略坚硬,有完整的包膜,周围组织有受压的现象;切面显较细腻的灰褐色或灰红色,有的切面呈蜂窝状或细颗粒状。有的腺瘤可发生退行性变,出现软化、坏死、纤维化、窍化、出血和囊性变。镜下各种腺瘤可有不同组织学形态。

1. 滤泡状腺瘤 是最常见的甲状腺良性肿瘤,根据其滤泡大小和所含腺质的多少进一步分成五种亚型。

(1) 胚胎型腺瘤:瘤细胞小,多为立方形,胞浆少,嗜酸性,边界不清,胞核大,染色质多,位于细胞中央,细胞非常密集。有些细胞可排列成束状,无滤泡结构,间质较少,多有水肿,类似胚胎期甲状腺。

(2) 胎儿型腺瘤:由体积较小的小滤泡构成,滤泡中含少量或不含腺质,滤泡细胞多呈立方状,其形态、大小和染色可有差异,滤泡间质疏松水肿,血管丰富;常见出血和囊性变。

(3) 单纯型腺瘤:滤泡形态及胶质含量与正常组织相似,但滤泡排列较紧,间质较少,包膜完整,与正常组织分界明显。

(4) 胶质型腺瘤:由成熟的滤泡构成,排列紧密,滤泡腔内均有较多的腺质,有些滤泡可相互融合,形成胶性囊肿,上皮细胞扁平。

(5) 嗜酸细胞型腺瘤:又称 Hurthle 细胞瘤。细胞体积大,胞浆内含嗜酸性颗粒,排列成条或成簇,偶见滤泡状结构。

2. 乳头状腺瘤 临床较少见。多呈囊性,又称乳头状囊腺瘤,乳头较短,分支较少,突入含有丰富胶质的囊腔内。乳头由单原立方状或低柱状上皮细胞被覆于结缔组织来构成。瘤细胞较少,形态一致,无明显多型性和核分裂相。

3. 不典型腺瘤 细胞丰富、密集、常呈巢状和片块状排列,无滤泡或仅有幼稚滤泡,间质较少。细胞具有异形性,大小不一,可呈长形或梭形。胞核不规则,可见核分裂,常疑为癌变。但包膜完整,无恶性肿瘤的包膜、血管及淋巴管侵袭现象。虽然各种甲状腺良性肿瘤的组织形态不同,但其共同特征是:常为单个结节,有完整包膜,对周围组织有挤压现象,肿瘤组织与周围甲状腺组织结构不同,且内部结构单一,退行性多见。甲状腺除腺瘤外,还有来源于间质的良性肿瘤,如血管瘤、纤维瘤和畸胎瘤等。临床上极为罕见。

二、临床表现

甲状腺腺瘤一般较小,生长缓慢,缺乏临床症状。因此往往无意中被自己或他人发现颈前肿物而就诊。本病多发生在 20~40 岁之间,女性多见。多为孤立性结节,可合并甲状腺组织,略为坚韧,无压痛,边界清楚,与皮肤无粘连可随吞咽而上下移动,肿块直径常在 3cm 以内,巨大者少见,较大腺瘤而压迫气管和食管,出现呼吸困难和吞咽困难,但一般和这些器官无粘连。偶然腺瘤可突然出血,肿块迅速增大,伴胀痛和压痛。有的肿块可逐渐吸收而缩小或消失,但多数缓慢增大;少数腺瘤可发展为功能自主性甲状腺腺瘤,引起甲亢。

三、实验室检查

(一)甲状腺功能检查

包括 TT_3、TT_4、TSH 等。甲状腺腺瘤患者甲状腺功能正常。功能自主性甲状腺腺瘤 TT_3、TT_4 增高,TSH 下降。

(二)甲状腺放射性核素显像

本病甲状腺放射性核素显像检查,多为"温结节",也可为"冷结节"或"热结节",一般恶性肿瘤的吸碘率下降,常表现为"冷结节"。因此,结节摄碘功能对提示肿瘤性质有较大的帮助。但是,肿块较小时难于被核素显像发现,肿瘤前后方正常甲状腺组织也影响甲状腺性质的判断。且有些腺瘤的吸碘功能可近于正常。具功能自主性腺瘤表现为"热结节",所以放射性核素显像对肿瘤性质的判断并非可靠的依据。

(三)甲状腺超声检查

甲状腺腺瘤为低、高或等回声的实质种块,和周围组织有明显界限,有时腺瘤内见囊性变或钙化。而甲状腺恶性肿瘤边界不清,内部呈实质性衰减暗区。因此,超声检查对甲状腺肿瘤性质的判断有一定的价值,但可靠性较差。

(四)甲状腺穿刺活检

穿刺细胞学检查对结节性质的判断有一定的帮助,但穿刺所获组织较少,不能代表整个结节的全貌,容易漏诊,且肿瘤穿刺有可能导致肿瘤的扩散,故临床上不常用。当高度怀疑肿块为恶性肿瘤时,则主张采用开放性活检,快速病理检查属恶性者,即可行甲状腺癌根治术。

(五)X 线检查

巨大肿瘤可见气管受压移位,部分见瘤体内钙化。甲状腺淋巴造影,可见边缘规则的充盈缺损,周围淋巴结显影。

四、诊断和鉴别诊断

甲状腺腺瘤根据其临床特征即可做出初步诊断。甲状腺良性肿瘤的特点:①颈前单发,个别病例可为多发的圆形或椭圆形结节,表面光滑,质韧实,可随吞咽活动,多无自觉症状;②甲状腺功能正常;③颈淋巴结无肿大;④服用甲状腺激素 3~6 个月后肿块不缩小或更显突出。甲状腺腺瘤要与甲状腺癌、结节性甲状腺肿、甲状腺炎所产生的结节相鉴别。

1. 甲状腺腺瘤与结节性甲状腺肿　①包膜:甲状腺腺瘤的包膜完整、较薄且厚薄多一致,内无挤压的甲状腺滤泡;单结节性甲状腺肿的包膜完整或不完整、厚薄不均,内含受挤压的甲状腺滤泡。②包膜内外组织形态:甲状腺腺瘤内外结构不一致,包膜外为单纯受挤压的正常甲状腺组织,其内外组织形态不一致;单结节性甲状腺肿的包膜内外结构一致,部分包膜外可见增生的纤维结缔组织在甲状腺滤泡间分隔,有形成结节的倾向。③结节内组织结构:结节性甲状腺肿滤泡大小不一,常伴有淋巴细胞浸润,甚至淋巴滤泡形成,部分甲状腺滤泡间可有多少不等的纤维结缔组织增生,而甲状腺腺瘤是一种真性肿瘤,增生成分单一,其滤泡及滤泡上皮形态较一致,缺乏淋巴细胞浸润。④结节内乳头:主要应与乳头状癌鉴别,结节性甲状腺肿伴有乳头状增生,其乳头多为含滤泡的宽大假乳头,结节内同时有甲状腺肿的多成分背景,而乳头状癌有其突出的毛玻璃样核,重叠核,核沟,核内包涵体,乳头呈多级细分枝,间质可见沙粒体。⑤结节性甲状腺肿常发生钙化,乳头状增生,以及坏死、囊性变等,因此这些变化提示可能是结节性甲状腺肿而不是甲状腺腺瘤。⑥囊性变的单结节:由于囊性变时大部分或全部组织液化,只残留少许变形的滤泡,造成组织结构膜内无法辨认、膜外无法对比,这是两者鉴别诊断困难最重要的原因。遇到这种情况,应对囊性的部位仔细取材,尽可能取到囊内残留组织,再结合临床病史及术中所见,做出正确诊断。

腺瘤与结节性甲状腺肿比为 2.1∶1,部分文献报道与本组相反,表明腺瘤发病率明显低于结节性甲状腺肿。由于甲状腺肿的发生可能与缺碘有关,不同地域、水及土壤中含碘量不同,因某些甲状腺疾病在不同地区有不同的发病趋势。甲状腺腺瘤与结节性甲状腺肿的鉴别,有些病例仍不能明确诊断。最新人类和实验动物的细胞遗传学研究表明,结节性甲状腺肿的结节具有多克隆性,而腺瘤结节为单克隆性。

2. 甲状腺腺瘤与甲状腺癌　肿瘤标记物检测有助于对甲状腺结节的良恶性做出早期诊断。研究发现癌或抑癌基因 Ret、Ret/PTCs、Trk-A、Ras、P53 等,及特殊蛋白 Galectin-3、HMGI、CyclinD、EGFR、VEGF、oncFN、CK1、CK5、CK10、CK11 等在甲状腺癌中均有高度表达,可与良性肿瘤鉴别。甲状腺过氧化物酶(TPO),多在正常甲状腺组织及良性甲状腺疾病中表达,而 CD26 作为分化性甲状腺癌标记物,CD97 作为未分化性甲状腺癌标记物,三者联合检验可进一步提高诊断准确性。对于 FNA 标本中不易区分良恶性的滤泡性肿瘤,可检测其端粒酶活性,正常甲状腺组织无活性,良性腺瘤阳性率 19%,而恶性肿瘤 100% 有端粒酶活性表达。

五、治疗

(一) 中医辨证分型治疗

1. 气郁痰阻证

主症:症见颈前肿大,扪之有结节或肿块,呈圆形或椭圆形,一侧或两侧,大小不等,肿块光滑、柔软,按之活动,颈部觉胀不舒,若肿块巨大时,可有压迫感,或胸胁胀闷,或无任何不适,脉弦,舌苔薄白。

治法:理气舒郁,化痰消瘿。

方药:理气消瘿汤(经验方)化裁,常用药物:柴胡、青皮、橘叶、郁金、瓜蒌皮、猫爪草、白芥子、土贝母、昆布、海藻等。

加减:胸闷胁痛者,选加香附、枳壳等;肿块明显者,选加王不留行、三棱、莪术等;兼性情急躁、易怒,心慌,纳食亢进者,选加黄芩、栀子、龙胆草等。

2. 痰血瘀阻证

主症:症见颈前结块肿大,按之较硬、活动,局部觉胀或有压迫感,胸闷不舒或乳房作胀,舌质紫黯或有瘀点,苔白腻,脉弦滑。

治法:理气化痰,活血消瘿。

方药:海藻玉壶汤合小金丸加减,常用药物:昆布、海藻、青皮、猫爪草、贝母、山慈菇、王不留行、三棱、莪术等。

加减:肿块较硬者,选加黄药子、露蜂房、皂角刺、炮甲珠等;日久不消,正气亏虚者,选加黄芪、党参等。

(二) 西医治疗

1. 甲状腺制剂口服　甲状腺激素制剂能抑制垂体 TSH 的分泌,减少 TSH 对甲状腺腺瘤的刺激,从而使腺瘤逐渐缩小,甚至消失。可口服甲状腺片,从小剂量开始,每日 150mg、200mg 或 L-T4 250~300μg,或 L-T$_3$ 100~130mg,维持 3~4 个月;适用于多发性结节或温、热单结节患者。如临床效果不佳,应改用手术治疗。

2. 手术治疗　由于单发结节发展缓慢,且缺乏临床症状,过去多数主张服甲状腺激素保守治疗,或不予处理,定期观察。目前多偏向于手术治疗,因为临床上不怀疑癌变或放射性核素显像为"温结节"者。均无法排除甲状腺癌的可能性单发性结节切除后病理活检证实 5%~20% 为甲状腺癌,且分化较好的癌早期手术治疗,80% 以上预后良好,寿限可和正常人相同。目前甲状腺腺瘤的手术方式主张行患叶甲状腺全切或次全切除。可减少复发率,而不宜行单纯肿瘤摘除术。因为临床上诊断为单发结节者,术后证实有 1/3 为多发结节。术后应常规服甲状腺激素,可防止腺瘤的复发。

(三) 合并症的诊断与治疗

甲状腺瘤由于瘤体组织分泌甲状腺激素过多而合并功能亢进症状,称毒性甲状腺腺瘤。发病多见于中、老年患者。治疗时要根据是否有甲亢等症状采取相应的措施,当患者有甲亢症状,血中 T$_3$、T$_4$ 升高,可给予抗甲状腺药物。如腺瘤较大有压迫症状和体征时,可考虑手术或放射性核素治疗。

如甲状腺瘤的肿物呈持续性迅速增大、固定、变硬等症状,应考虑到癌变的可能,其癌变率约为 10%~20%,发生癌变者,应及时手术治疗。甲状腺癌是否由甲状腺腺瘤恶变而来至今仍在争议。尽管国内外报道的临床统计资料,甲状腺腺瘤恶变率达 7%~38% 不等。有人在长期喂养抗甲状腺素药物和 ^{131}I 的动物,于甲状腺中观察到甲状腺腺瘤逐渐进展为癌的现象。许多病理学家也偶然发现了甲状腺腺瘤向甲状腺癌转化或腺瘤内部出现局部癌向外侵犯的证据,但仍有许多不解的疑问。有报道甲状腺癌 310 例,经病理证实甲状腺癌与其他甲状腺疾病共存者 57 例,其中甲状腺瘤与甲状腺癌共存者 38 例。甲状腺腺瘤与甲状腺癌共存占我院甲状腺癌病例 12.26%,占甲状腺瘤病例的 7.5%。甲状腺腺瘤 84.4% 为滤泡状腺瘤,乳头状腺瘤仅为 2.8%。假如甲状腺癌发生在甲状腺瘤基础上,甲状腺癌大部分病理类型应为滤泡状腺癌。恰恰相反,该报道甲状腺癌 310 例,56.5% 是乳头状腺癌。这与甲状腺腺瘤恶变的观点难以一致。另本组 38 例甲状腺腺瘤与甲状腺癌共存者中,有 11 例甲状腺腺瘤与甲状腺癌分别出现在不同腺叶内,不支持两者因果关系。27 例甲状腺腺瘤出现肿瘤组织向外浸润现象,被诊断为腺瘤恶变,但并不能排除本身即为甲状腺癌的可能。如果能除外腺瘤本身就是甲状腺癌这部分病例,那真正甲状腺瘤恶性变的比例就很低。所以 Degroot 提出甲状腺腺瘤从一开始就是良性肿瘤,大部分甲状腺癌同样也是一开始就是恶性的,甲状腺瘤恶变成为甲状腺癌是一种不常见的现象,这个观点也不是没有理由的。

参 考 文 献

1. 周晓军,刘晓红 . 甲状腺腺瘤病理诊断进展 . 实用肿瘤杂志,2006,21(4):294-296
2. 节阳华,吴深涛 . 中医药治疗甲状腺腺瘤研究进展 . 现代中西医结合杂志,2011,20(9):1164-1166

(左新河)

第三节　结节性甲状腺肿合并甲状腺癌

　　结节性甲状腺肿是常见甲状腺病之一,结节性甲状腺肿合并甲状腺癌一直是个令人关注的问题。文献报道结甲切除标本中甲状腺癌(简称甲癌)达 4%~17%,且近年有增加的趋势。至于两者的关系,目前尚存在争论。结甲合并甲癌,且多为微小癌和结甲恶变,病理以乳头状癌为主。由于结节性甲状腺肿中的甲状腺癌的病理类型以微小癌、乳头状癌和混合癌为主,加上病程长、肿物生长慢、癌肿往往被结节性甲状腺肿的临床表现所掩盖,加之临床医师对此认识不足,因而术前诊断困难,甚至术中冰冻切片也漏诊。

　　甲状腺癌(thyroid carcinoma, TC)的发病率近年呈增高趋势,结节性甲状腺肿为 4000/10万,而甲状腺癌是 4/10 万,远远低于 4%~17% 的发病率。李晓曦等报道手术治疗结节性甲状腺肿 3955 例,合并甲状腺癌有 25 例,发病率为 0.63%,蒋宏传等报道 585 例结节性甲状腺肿,甲状腺癌为 20 例,发病率为 3.5%。

一、结节性甲状腺肿与甲状腺癌的关系

　　甲状腺癌(thyroid carcinoma, TC)的发病率近年呈增高趋势。资料显示,手术切除的甲状腺标本中,结节性甲状腺肿(NG)占 44.7%,手术治疗 NG 能迅速缩小增大的甲状腺体积,消除 NG 对颈部组织和器官的压迫,并可获病理诊断。NG 合并甲状腺功能亢进是手术指征,怀疑 NG 恶变也是手术指征之一。TC 与 NG 两者是因果关系,抑或是并存关系,目前仍不清楚。大量的临床资料和研究发现,在同一标本中既有结节性甲状腺肿又有甲状腺癌,两者的关系可能是两种独立的疾病,亦有可能为结节性甲状腺肿恶变为甲状腺癌。

　　尽管如此,结节性甲状腺肿中存在甲状腺癌已有多篇的文献报道结节性甲状腺肿在甲状腺滤泡上皮增生的过程中,会出现乳头状增生和血管增生,乳头状增生有可能发生乳头状甲状腺癌。有人做动物试验,用碘缺乏病地区的饮水和粮食喂养老鼠后老鼠的血清 TSH 水平增高,不仅诱发结节性甲状腺肿,而且在结节性甲状腺肿中发生了甲状腺癌,包括乳头状癌和滤泡状癌,甲状腺癌的发生率高达 15.6%。可见,TSH 的长期刺激无论在结节性甲状腺肿还是在分化型甲状腺癌的发病机制中,都有重要的作用。以往认为甲状腺单个结节的癌变率比多结的癌变率高,近年来,多篇文献报道,多结节与单结节的癌变率相同。

　　据此,部分学者认为结甲是癌前病变。但沈康年认为甲状腺癌地理分布与甲状腺肿流行不一致,临床上结节性甲状腺肿多发于中老年人,而甲状腺癌多见于青年人。此现象似乎不支持结甲是甲状腺癌的癌前病变的观点。Degroot 认为地方性甲状腺肿切除标本中甲癌发生率高是由于组织学诊断的标准不同所致,所以认为结甲发生甲癌的危险性小。作者认为结甲的恶变是长期、缓慢的过程,可能受内、外环境多种因素的影响,其移行关系需进一步探讨。

　　结节性甲状腺肿是否癌前病变是近年颇受争议的一个问题,认为结节性甲状腺肿与甲状腺癌并没有必然联系的理由:①比较两者的病理变化,结节性甲状腺肿是甲状腺滤泡的病变,但最常见的甲状腺癌是乳头状腺癌,而不是滤泡状腺癌;②比较两者的发病年龄,甲状腺

癌的发病年龄明显低于结节性甲状腺肿伴甲状腺癌发病年龄;③比较两者的发病率,甲状腺癌的发病率,远远低于结节性甲状腺肿的发病率。

二、结节性甲状腺肿合并甲状腺癌的机制

结节性甲状腺肿具有解剖结构和功能上的不均一性。结节性甲状腺肿的发生机制为:长期的 TSH 刺激或高度刺激与复旧的反复循环,造成了多结节性甲状腺肿的发生,同时也导致了某些增生区域的功能自主性,局部的出血、坏死、纤维化及钙化,更加重了结构和功能上的不均一性。在疾病的开始,甲状腺内就已经存在解剖和功能上的不均一性,后来由于受到长期刺激而变得更趋明显。另外,在甲状腺滤泡上皮增生的过程中,会出现乳头状增生和血管增生,前者有可能发生乳头状甲状腺癌。动物实验也证明碘缺乏后,由于血中持续 TSH 水平增高,不仅诱导出结节性甲状腺肿,还会诱导出甲状腺癌。

目前,大多数人认为结甲与甲癌的发生都与促甲状腺激素的长期刺激有关,曾有学者在长期应用抗甲状腺药物喂养的动物模型中也观察到结甲逐渐发展为癌的现象。在微小癌附近可见腺瘤样增生结节,个别区域呈极度增生,间质血管增多,在连续切片中可观察到移行关系。一般认为多数结甲在一定时间内可呈缓慢增殖状态,部分结节在发展过程中增殖明显活跃,周围血管丰富,很可能发展为显性癌。

结节性甲状腺肿与甲状腺癌的关系。结节性甲状腺肿是否癌前病变是近年颇受争议的一个问题,认为结节性甲状腺肿与甲状腺癌并没有必然联系的理由:①两者的病理变化:结节性甲状腺肿是甲状腺滤泡的病变,但最常见的甲状腺癌是乳头状腺癌,而不是滤泡状腺癌;②两者的发病年龄:甲状腺癌的发病年龄明显低于结节性甲状腺肿伴甲状腺癌发病年龄;③两者的发病率:甲状腺癌是 4/10 万,远远低于结节性甲状腺肿 4%~17% 的发病率。

三、结节性甲状腺肿合并甲状腺癌的诊断

如何诊断结节性甲状腺肿合并甲状腺癌? 术前诊断结节性甲状腺肿并不困难,但术前诊断结节性甲状腺肿中的甲状腺癌却相当困难,以下的表现可以提示是恶性的可能:当多个甲状腺结节中出现与众不同的结节时,且结节质硬,活动度差,表面不光滑或结节的迅速增大,颈部淋巴结肿大。另外,结节性甲状腺肿合并的甲状腺癌有很多是甲状腺微小癌,术前进行 B 超检查有助于诊断。对于术中肉眼怀疑是恶性时,进行冰冻切片检查可以提供帮助。

因结甲合并甲癌临床表现为双重性,且以结甲表现为主。结甲中的甲状腺癌癌灶小,不易被察觉,故临床医师应提高对结甲合并甲癌的认识,不能只满足于结节性甲状腺肿的诊断。其次,重视术前资料的分析,对于囊性变和钙化应具体分析。注意在囊性变内出现乳头状肿物回声或在低回声结节出现散在强回声光点(砂粒样)且后方声影不明显应考虑甲癌,尤其对病期长,X 线摄影发现有显影较淡、边缘模糊的钙化阴影时,更应高度警惕结甲合并甲癌;B 超探查时注意颈部淋巴结是否肿大,必要时在超声引导下行细针穿刺细胞学检查。结甲手术时也应仔细观察,若发现结节被膜失去完整性或囊内有乳头状生长迹象或切面质地不均,或部分坚硬、部分烂鱼肉状等改变,应及时送冰冻检查。鉴于以往对结甲手术指征比较严格,而近年发现结甲合并甲癌病例增多且多为微小癌,且目前对甲状腺结节性质在术前无理想的判定方法,因此对结节性甲状腺肿病例应适当放宽手术指征。

术前诊断 NG 并无困难,一般通过询问病史和体格检查,必要时辅以一些影像学检查手段,通常易做出诊断。但必须强调,手术标本的病理学检查不可忽略。可欲在术前诊断 NG 中的 TC 却相当困难。

提示结节为甲状腺癌:①头颈部和上胸部有放射线照射史;②结节形状不规则,边缘不清,表面不平,质地较硬,肿块活动受限,基底固定;③结节增大较快,或有长期甲状腺肿大,近期迅速增大变硬;④伴有侵袭症状,如声嘶、呼吸困难、吞咽困难;⑤有颈部淋巴结肿大;⑥甲状腺放射性核素显像为"冷结节",而硒蛋氨酸扫描阳性;⑦淋巴造影见边缘粗糙的充盈缺损,颈淋巴结不显影;⑧超声波检查结节无明显包膜,边界不清,内部呈实质性衰减暗区;⑨长期腹泻,无脓血便,常伴面部潮红或多发性黏膜神经瘤,阵发性高血压,血清降钙素升高,血钙降低,提示甲状腺髓样癌;⑩甲状腺肿标志物或瘤基因阳性。

B 超恶性肿瘤主要表现为非均质、内部以低回声居多,分布不均,因其呈浸润性生长,故常可无包膜回声或部分无包膜,且肿瘤边界不清,可见蟹足样浸润,有时也可见到不规则液性区(液性区内也可有不规则突起)和钙化灶(常为细小散在钙化灶),其中以点状钙化及沙粒状点状强回声较多见于乳头状癌,可有颈部淋巴结肿大。癌灶内可显示较丰富的血流信号。高灵敏度的仪器可见内部血流流向紊乱。超声检查将结节分类为囊性、实性或混合性。超声可测量结节的大小。超声检查还可用于确定体格检查查出单个结节的患者是否存在其他结节。它对随访观察结节的大小特别有用。像放射核素扫描一样,超声检查不能区别结节是恶性还是良性。

最好预示需要手术的检查是细针抽吸(FNA)检查。FNA 提供的标本有三个可能结果:良性、可疑和恶性。报告的准确范围在 70%~97%,取决于做活体检查人的经验和细胞学家对它的解释。FNA 是诊断乳头癌,髓样癌和分化不良癌最可靠方法。它最差的可靠性是鉴别良性与恶性滤泡和 Hurthle 细胞瘤。在有经验者的检查中,总的正确性超过 95%。当 FNA 发现癌,它 99% 是正确的(假阳性率 1%);当 FNA 标本是良性的,癌的存在率为 4%(假阴性率 4%),FNA 怀疑,20%~30% 的结节为恶性。在甲状腺结节的诊断中还有其他检查,用同位素碘(最常用)或锝放射核素甲状腺检查是经常应用的,但鉴别恶性和良性结节不能依靠它。在 FNA 的结果不能确定的患者中,扫描检查可能有用,因为高功能性结节常常几乎是良性的。

伴甲状腺癌的结节性甲状腺疾病的诊断鉴别:大量的临床资料和研究发现,长期补碘和病史较长的结节性甲状腺肿可发生癌变,在同一标本中既有结节性甲状腺肿又有甲状腺癌,两者的关系可能是两种独立的疾病,亦有可能为结节性甲状腺肿恶变为甲状腺癌。结节性甲状腺肿中并存甲状腺癌的比例较国外报道的低,而较国内报道的高。由于长春地区结节性甲状腺肿的发病率远高于甲状腺癌,因此容易将结节性甲状腺肿并存甲状腺癌病例仅满足于结节性甲状腺肿的诊断而忽视了甲状腺癌的存在,术后病理检查发现甲状腺癌时需再次行根治性手术。因此提高结节性甲状腺肿并存甲状腺癌的诊断率,即可避免再次手术。大多数结节性甲状腺肿与甲状腺癌并存病例为结节性甲状腺肿存在多年后发生甲状腺癌,因此,在结节性甲状腺肿临床表现的基础上出现甲状腺癌的症状和体征时应引起高度重视。

术前诊断结节性甲状腺肿并不困难,但术前诊断结节性甲状腺肿中的甲状腺癌却相当困难,以下的表现可以提示是恶性的可能:当多个甲状腺结节中出现与众不同的结节时,且结节质硬,活动度差,表面不光滑或结节的迅速增大,颈部淋巴结肿大。另外,结节性甲状腺肿合并的甲状腺癌有很多是甲状腺微小癌,术前进行 B 超检查有助于诊断。对于术中肉眼怀疑是恶性时,进行冰冻切片检查可以提供帮助。假若对侧也有癌变,则作甲状腺全切除术。对于术后病理检查才发现结节性甲状腺肿合并甲状腺癌的,如果是作了患侧叶的次全切除术,应该仔细检查病理标本,若甲状腺癌已完整切除,癌肿周围组织没有癌细胞浸润,包膜也没有侵犯,这样可以不必再次手术,应终身进行甲状腺激素的治疗,定期随诊。若切除的标本边缘仍有癌细胞,则应作甲状腺全切除术。颈部淋巴结的处理与甲状腺癌的病理类型相同。

综上所述,结节性甲状腺肿合并甲状腺癌在结节性甲状腺肿中所占比例还不大,故不能简单认为结节性甲状腺肿是癌前病变,但也不能忽视结节性甲状腺肿有癌变的可能。因而,我们既要重视它,也不能过分强调甲状腺癌在结节性甲状腺肿中的地位,以致对所有的结节性甲状腺肿患者实施了不必要的过大的手术。

结节性甲状腺肿患者有短期内颈部肿块快速长大史,在排除结节性甲状腺肿结节囊性变、囊内出血等情况后,应高度怀疑结节性甲状腺肿与甲状腺癌并存。巨大的结节性甲状腺肿可以压迫气管引起患者呼吸困难,但结节性甲状腺肿与甲状腺癌并存时 18.9% 的病例气管受压,远较单纯结节性甲状腺肿压迫气管发生比例高。本组 27 例患者出现声音嘶哑且进行性加重,提示可能是结节性甲状腺肿与甲状腺癌并存的危险信号。结节性甲状腺肿与甲状腺癌并存病例出现气管压迫、声音嘶哑等症状时,往往甲状腺癌已发展到较晚时期,早期发现与结节性甲状腺肿并存的甲状腺癌可以大幅度地提高患者的生存率和生存质量。随着现代诊断仪器和诊断方法的应用,使早期发现与结节性甲状腺肿并存的甲状腺癌成为可能。本组资料显示,术前超声检查 105 例,提示甲状腺癌者 52 例,特别是彩色超声多普勒检查诊断率更高;放射性核素扫描检查 38 例,24 例显示甲状腺内凉结节或冷结节。对于不愿接受手术治疗的结节性甲状腺肿患者定期行甲状腺超声和放射性核素扫描检查,可以及早发现可能并存的甲状腺癌。术前细针穿刺细胞学检查 18 例,找到癌细胞 11 例。甲状腺超声检查和放射性核素扫描怀疑有甲状腺癌存在时,细针穿刺细胞学检查可以提高甲状腺癌早期诊断率,必要时可以在超声引导下穿刺。手术中行快速冰冻切片病理检查 57 例,55 例诊断为甲状腺癌,因此对结节性甲状腺肿病史较长、长期补碘的患者术前行甲状腺彩色超声多普勒、甲状腺核素扫描、细针穿刺细胞学等项检查是有意义的。对术前检查怀疑甲状腺癌的病例术中应行快速冰冻切片病理检查,可以有效地避免再次手术给患者带来的痛苦。结节性甲状腺肿合并甲状腺癌应按甲状腺癌处理,及早进行手术治疗。对于术前怀疑结节性甲状腺肿合并甲状腺癌者术中应仔细剖检标本,快速病理检查,避免再次手术。术后病理检查发现甲状腺癌者由于癌组织残留率较高,且未进行淋巴结清扫,因此应再次行根治手术。对于拒绝再次手术的患者应给予甲状腺素治疗并密切观察病情变化。

四、结节性甲状腺肿合并甲状腺癌的处理

对诊断明确的甲状腺癌根据甲状腺癌的生物特性决定治疗方法,乳头状癌和滤泡状癌细胞分化较好,恶性程度低,生长较慢,手术疗效较好,应积极手术治疗。髓样癌在组织学上虽呈未分化状态,但其生物学特性与未分化癌不同,积极手术治疗仍可取得较好的疗效。未

分化癌大多数首次就诊时病灶已广泛浸润或已有远处转移,强行手术但无益,反而加速癌细胞的血行扩散。因此,未分化癌原则上以外放射治疗为主。根据甲状腺癌病理类型和临床分期决定手术的术式。甲状腺患侧叶全切除加峡部切除、对侧叶大部切除用于癌肿局限于一侧腺体内的甲状腺乳头状癌;甲状腺全切除术适用于乳头状癌肿已侵及左右两叶、甲状腺滤泡状癌、髓样癌的病例。对分化型甲状腺癌(乳头状癌、滤泡状癌和混合型)如无颈淋巴结转移,不需做预防性颈淋巴结清扫,因为预防性颈淋巴结清扫并不能提高治愈率,即使在日后随访发现颈淋巴结转移,再行清扫手术仍能达到较好疗效;髓样癌多早期出现颈淋巴结转移,应在做甲状腺全切除的同时行患侧或双侧颈淋巴结清扫术。对颈淋巴结清扫术目前都主张行改良式颈淋巴结清扫术。该术式既能完成病灶彻底切除和区域淋巴结清扫,又保留了胸锁乳突肌、副神经、和颈内静脉,具有破坏小,术后功能及外观均较满意的效果,对青年女性更合适。

结节性甲状腺肿合并甲状腺癌的治疗。术前或术中确诊为结节性甲状腺肿合并甲状腺癌的,癌肿为微小癌或癌肿被膜未受到侵犯,且对侧腺体正常,可以做患侧甲状腺加峡部全切型手术,其治疗原则与其相同。

意大利 Furio Pacini 教授报道了更新的欧洲甲状腺癌指南,指南确定分化型甲状腺癌处理的主要步骤:①诊断;②手术治疗;③术后 ^{131}I 消融治疗;④L-T$_4$ 治疗 3 个月时的管理;⑤8~12 个月时的管理;⑥以后的随访。

指南肯定了甲状腺癌术后用 ^{131}I 消融治疗的必要性,其临床应用基于:①术后可能残留镜下肿瘤病灶,^{131}I 治疗可减少复发率和死亡率;②^{131}I 可消除残留的正常甲状腺组织,有利于根据血清 Tg 测定和 ^{131}I 全身扫描早期发现肿瘤复发;③高放射性 ^{131}I 消融治疗 2~5 天后进行全身扫描可显示先前未发现的肿瘤病灶。有残存甲状腺癌依据或有复发高危因素的患者,有消融治疗的指征。肿瘤直径 <1cm 的单侧单发病灶者,无需 ^{131}I 消融治疗。颈部 B 超、重组人促甲状腺激素(rhTSH)刺激后测定的血甲状腺球蛋白(Tg)水平,是长期随访的主要手段,对判断复发的敏感性很高。

法国一项研究在拟手术多结节甲状腺肿患者中观察高强度聚焦超声(HIFU)术前治疗单个结节(直径 8mm)的效果,术后观察到经 HIFU 治疗的结节直径缩小,损伤均位于靶结节内,呈灶性凝固性坏死和出血,而邻近组织未受累,表明 HIFU 用于甲状腺结节的治疗是可行和安全的。

意大利学者在 72 例甲状腺近全切除的分化型甲状腺癌中比较了注射 rhTSH 后随机接受两种不同剂量 ^{131}I(1850MBq 或 3700MBq)消融治疗的疗效,以治疗 6~8 个月 rhTSH 刺激后 ^{131}I 全身扫描及血清 Tg 测定阴性作为治疗成功的标准,达标率分别为 89.6% 和 92.6%,表明 rhTSH 刺激后两种剂量的 ^{131}I 消融治疗等效。

未分化甲状腺癌因丢失 TSH 信号而对放射性碘治疗不敏感。意大利的研究发现逆转录酶(RT)抑制剂可上调未分化癌细胞 TSH 受体基因表达和 NIS 基因对 TSH 依赖活性,重建细胞对 rhTSH 反应的摄碘功能,提示内源性 RT 可作为未分化肿瘤治疗的新靶点,RT 抑制剂用于未分化甲状腺癌可提高肿瘤对放射性碘治疗的敏感性。

结论:结节性甲状腺肿合并甲状腺癌者预后较好,一方面,不应简单地认为结节性甲状腺肿是良性病变,而忽略同时存在恶性结节的可能性;另一方面,也不应过分强调甲状腺癌存在于结节性甲状腺肿中的可能性而随意放宽手术指征,或扩大手术范围。

<hr>

<h1 style="text-align:center">参 考 文 献</h1>

1. 李晓曦,王深明,常光其,等.结节性甲状腺肿合并甲状腺 25 例.中国现代普通外科进展,2001,3:173-175
2. 白耀.甲状腺病学:基础与临床.北京:科学技术文献出版社,2003
3. 边立忠.结节性甲状腺肿合并甲状腺癌的临床特征分析.中国肿瘤临床与康复,2014,21(8):908-910
4. 吴唯,钱立元,吴君辉,等.结节性甲状腺肿合并甲状腺癌的诊断和治疗.中国普通外科杂志,2014,23(5):596-600

（向 楠 曾明星）

第四节 陈如泉教授运用益气养阴扶正法治疗甲状腺癌术后经验

一、病因病机

甲状腺癌属于中医学"瘿瘤"、"石瘿"的范畴。宋代陈无择所著《三因极一病证方论》有云:"坚硬不可移者名石瘿,皮色不变者即为肉瘿,筋脉露著者名筋瘿,赤脉交络者名曰血瘿,随忧愁消长者名气瘿。"其中的石瘿与甲状腺癌相似,结喉两侧有结块,坚硬如石,表面高低不平,推之不移为其主要的特点。在病因病机上,石瘿多由气滞、痰浊、瘀毒瘤结颈前而成,但病久常因郁久化火,灼伤阴津,病程日久,耗伤阴血,气血双亏,则由实转虚,以气虚阴虚的病变多见。且癌毒伤正为病变之源,癌毒走注为传变之因,癌毒有耗气伤阴的病理趋向。肿瘤局部炎症、感染、毒素的释放在机体也多可表现为热毒的征象,容易耗气伤阴。甲状腺癌患者手术治疗后,可导致气、血、津液的大量耗伤,造成全身虚弱的状态。手术后的处理主要是放射性核素和甲状腺激素抑制治疗。放射性核素清甲、清灶,虽能有效杀灭肿瘤细胞,但又是一种热毒,容易伤人阴津。左甲状腺素片"性温",皆易耗气伤阴,故甲状腺癌患者术后多以气虚、阴虚表现为主,出现乏力、精神萎靡、五心烦热、口干、多汗、心悸气短、寐差、舌黯红少苔、脉沉细无力等症状。总之,气阴两虚为甲状腺癌术后病理状态,癌毒残留是复发的根源。

二、基本治法

陈教授秉承中医"整体观"和"辨证论治"的特点,并将辨证与辨病有机结合,以"虚者补之,结者散之"为原则,拟定"益气养阴,软坚散结,扶正解毒"的基本治法。在沙参麦冬汤或者二至丸的基础上化裁。选用沙参、麦冬、天冬、玉竹、生地养阴生津;女贞子、旱莲草、枸杞子补益肝肾之阴;鳖甲、玄参既能养阴清热,又能软坚散结;党参、黄芪补气生津,兼能补气生血,顾护正气,扶正祛邪;太子参补脾肺之气,又养阴生津;山药、黄精补益脾肺肾之气阴,以补气血生化之源;当归、鸡血藤养血活血;龙葵、白花蛇舌草、半枝莲增强机体免疫力、抗癌解毒;山慈菇、猫爪草清热解毒,化痰散结。恰当选药,配伍精准,以扶正为主,祛邪为辅,使祛邪不伤正,扶正不留邪。

陈教授对伴随症状的选药也有独到之处。若自汗加浮小麦、防风、牡蛎,盗汗加糯稻根、知母、黄柏;若睡眠差,用莲子、五味子、茯神补肾宁心安神,或者夜交藤、酸枣仁养血安神;若口干较甚者用天花粉、芦根生津止渴;若大便秘结用火麻仁、柏子仁润肠通便;手术瘢痕较疼痛者用玄胡、川楝子、白芍;残留甲状腺肿大者,用浙贝母、瓜蒌皮、陈皮化痰散肿;情绪低落者,用郁金、香附疏肝解郁;术后声音嘶哑者,加蝉蜕、桔梗、诃子利咽开音;术后手足抽搐者,用鳖甲、龟板、全蝎、僵蚕、钩藤;对放疗后恶心、欲吐者,加旋覆花、代赭石、姜半夏,纳食较少者,加薏苡仁、白术;局部水肿现象,可佐以利水消肿,如薏苡仁、茯苓等。

三、案例举例

病案1:苏某,女,41岁。2010年3月26日就诊。患者诉于4个月前发现颈前包块,在某医院诊断为甲状腺癌,行手术治疗,病理切片示甲状腺滤泡状癌。现服左甲状腺素片100μg,每日1次,查甲状腺功能正常。症见:时有口干、咽干,乏力,易疲劳,无声音嘶哑及吞咽困难等不适,无心慌,睡眠欠佳,二便正常。查体:一般可,甲状腺不肿大,可见一长约5cm手术瘢痕,HR 76次/分,律齐,舌黯红少苔,脉细。诊断:中医:石瘿,气阴两虚。西医:甲状腺癌术后。拟养阴益气,化痰解毒之法。处方:麦冬10g,天冬10g,玄参15g,生地15g,当归12g,龙葵24g,白花蛇舌草24g,黄芪24g,瓜蒌皮15g,半枝莲24g,夜交藤24g,甘草10g。每日1剂,水煎分2次服。经上方加减治疗半年,患者症状明显改善,至今未见复发。

病案2:向某,男,39岁。2012年12月6日就诊。患者诉于2011年8月发现甲状腺癌,10月行甲状腺全切手术治疗,病理切片显示为甲状腺乳头状癌及淋巴结癌转移,后两次进行甲状腺放射性碘治疗。患者现服左甲状腺素片112.5μg,每日1次。症见:乏力,偶有盗汗,无明显声音嘶哑。查体:一般可,甲状腺缺如,颈前见长约6cm手术瘢痕,HR 72次/分,律齐,舌苔薄,脉细。辅检:甲功五项:FT_3 5.19pmol/L(3.1~6.8pmol/L),FT_4 21.95pmol/L(12~22pmol/L),TSH 0.009mIU/L(0.27~4.2mIU/L),aTG<10.0IU/ml(0~115IU/ml),aTPO<5.0IU/ml(0~34IU/ml),TG 0.513μg/L(1.4~7.8μg/L)。彩超示:双侧颈部见散在淋巴结。诊断:中医:石瘿,气阴两虚。西医:甲状腺癌术后。拟养阴益气,解毒散结之法。处方:旱莲草15g,女贞子15g,黄精15g,薏苡仁30g,龙葵30g,白花蛇舌草30g,猫爪草15g,玄参15g,生地15g,山慈菇10g,赤芍15g,甘草5g。水煎服,每日1剂,分2次服。1个月后复诊,患者自觉症状明显好转,彩超未见淋巴结增大,继用上方巩固疗效。

四、讨论

甲状腺癌是内分泌常见的恶性肿瘤,分为未分化癌、乳头状癌、滤泡状癌及髓样癌等病理类型。甲状腺癌的治疗方法有手术治疗、放射治疗、化学治疗及内分泌治疗等,手术治疗是甲状腺癌的首选治疗方案。然而,甲状腺癌手术治疗及手术后的放化疗、甲状腺素抑制治疗均有不同的副作用。中医药对甲状腺癌术后的辅助治疗有明显的优势,其治疗作用主要体现在以下几个方面:

1. 扶正祛邪,改善临床症状 中医认为"正气存内,邪不可干","邪之所凑,其气必虚"。

甲状腺癌发病之本在于正气亏虚,手术治疗后机体免疫力低下,全身处于虚弱状态。阴液、元气是机体抗毒的物质基础,故当要扶正祛邪,增强抵抗力,加强机体自然调节修复能力。扶正当以顾护胃气为主,内经有云"有胃气则生,无胃气则死。"益气养阴扶正法能显著改善患者甲状腺癌手术后的临床症状,提高患者生活质量。少数不适宜手术患者,还可以完全以中医药为主治疗,延长"带瘤"生存时间。

2. 抑制甲状腺球蛋白,预防甲状腺癌的复发及转移 血清甲状腺球蛋白(TG)是诊断甲状腺癌及观察病情发展有价值的特异性指标。有研究认为,中药能抑制甲状腺球蛋白。甲状腺癌患者采用手术治疗后极易复发,复发率高达88.2%。大多有淋巴结转移,特别是乳头状癌,其区域淋巴结转移率为44.7%。中医学认为,手术后复发或转移乃癌毒残留,"毒气结聚,邪气留恋",用清热解毒、软坚化痰散结之品,以毒攻毒,有效预防甲状腺癌的复发和转移。同时,陈教授强调,甲状腺癌术后应慎用活血化瘀类中药,尤其是具有破血功效药物,以防加速淋巴结转移,多选用软坚散结类药物。

3. 减轻手术后治疗的不良反应,减少并发症 为了清除残余的甲状腺,甲状腺术后还会使用 ^{131}I 清扫。甲状腺癌手术后易形成甲状腺功能减退,多数患者需要终身服用左甲状腺素片替代治疗。临床上,左甲状腺素片的剂量不易把握,用量不足可能会导致水肿、畏冷等,难以防治甲减的形成,用量过大会导致心慌、多汗等毒性反应。因此,中医药联合左甲状腺素片治疗,不仅可以减少左甲状腺素片的用量,还可减轻毒副作用。陈教授认为术后甲减当属肾阴肾阳失衡,采用养阴温肾之法治之,平衡阴阳,临床收到良好效果。

4. 调畅情志,巩固手术疗效 《济生方》云:"夫瘿瘤者,多由喜怒不节,忧思过度,而成斯疾焉。"长期情志不畅可以诱发或加重甲状腺癌患者。由于患者对本病缺乏了解,情绪悲观,不利于手术后的恢复,故心理疏导、调畅情志显得十分重要,所以在治疗期间,应施行《灵枢·师传》所示:"告之以其败,语之以其善,导之以其便,开之以其苦"的中医心理疏导方法,使其精神愉悦,以补药力之不逮。陈教授还常在中药方中加一些疏肝理气之品,如香附、郁金等,以缓解情志抑郁之证候,巩固手术疗效。

5. 软化甲状腺癌手术后颈部凸起瘢痕 甲状腺癌手术后,由于局部组织受损,结缔组织增生,血管淋巴结堵塞破坏,使软组织弹性下降,形成临床上常见的局部硬化凸起,在辨证施治的基础上加用动物类中药,如穿山甲、地龙、鳖甲、僵蚕,取其通经活络、软坚散结之力,达到舒通经脉、重建侧支循环恢复软组织弹性、软化局部瘢痕的目的。此外,还可以用软坚散结类中药外敷治疗。

参 考 文 献

1. 马骈,苏克雷.周仲瑛运用复法大方治疗甲状腺癌淋巴转移验案 1 则.江苏中医药,2010,42(1):43-44
2. 王彬,高雅滨.甲状腺癌术后中医药治疗的优势.国际中医中药杂志,2008,30(3):234-234
3. 俞欣玮,刘蕊.甲状腺癌术后中医药康复的优势.中华中医药杂志,2007,增刊:346-348
4. 潘立文,陈如泉.温肾方治疗亚临床甲减 60 例的临床观察.湖北中医杂志,2011,33(12):27
5. 陈如泉.陈如泉教授医论与临床经验选萃.北京:中国医药科技出版社,2007
6. 王斌,林兰,倪青,等.中医辅助西医治疗甲状腺癌优势探究.北京中医药,2011,30(5):354-356

(赵 勇 徐文华)

甲状腺病的特色疗法包括针灸(体针、挑治、火针、艾灸、耳穴)疗法、推拿疗法、贴敷疗法、穴位注射疗法、免疫抑制剂局部注射疗法、^{131}I配合中药疗法、饮食疗法、五音疗法、射频治疗等。针灸疗法适宜于多种甲状腺病症,其中火针、艾灸疗法更适用于甲减患者。推拿疗法属于中药及针灸等的辅助治疗方法,施用不同的手法会对甲状腺病的治疗起到一定的作用。贴敷疗法临床疗效显著,且无创伤无痛苦,对惧针者,老幼虚弱之体,补泻难施之时,或不宜服药之人,不能服药之症,尤为适宜,或与其他治疗方法联合使用。穴位注射疗法可以治疗甲状腺功能亢进症,免疫抑制剂局部注射疗法适用于甲亢、Graves病、桥本甲状腺炎及亚甲炎等患者。药膳疗法和五音疗法等是从饮食及情志方面调节,可起到辅助治疗甲状腺疾病的作用。

第八篇　特色疗法篇

第一章

针 灸 疗 法

　　针灸治疗甲状腺疾病的文献记载,最早见于晋代皇甫谧《针灸甲乙经》:"瘿,天窗及臑会主之。瘤瘿,气舍主之。"隋代巢元方《诸病源候论·瘿候》明确提出:"有三种瘿:有血瘿,可破之;有息肉瘿,可割之;有气瘿,可具针之。"认为针灸可以作为甲状腺疾病的重要治法之一。唐代孙思邈的《备急千金要方》、宋代王执中的《针灸资生经》、明代楼英的《医学纲目》等著作中均见有类似记载。尤其是《针灸资生经》,不仅在取穴上有所增加,且明确指出瘿病可以用灸,用"针亦良"。

　　针灸通过采用一定的物理或化学刺激,直接作用于腧穴或病变部位,发挥疏通经络、扶正祛邪、调整阴阳的作用,纠正机体阴阳偏盛或偏衰的状态,从而达到治疗甲状腺疾病的目的,属于中医学的外治法范畴。在针灸临床具体操作上,包括体针疗法、挑治疗法、火针疗法、艾灸疗法、耳穴疗法等不同的针灸治疗方法。针灸治疗甲状腺疾病的作用关键,在于促使患者自身免疫功能的提高,改善局部微环境,促进机体的自身调节和自我康复。如能将针灸与内治法配合应用,常常可以避免内服抗甲状腺药物的副反应,同时可以缩短药物治疗疗程,提高甲状腺疾病的治疗效果。对于停药及手术后多次复发的患者,疗效同样满意,尤其是对某些甲状腺疾患轻症,往往可以专用针灸治疗而收功。

第一节　体 针 疗 法

　　体针疗法是最常用的针刺疗法。指选取经穴或经外奇穴进行针刺的疗法,通常相对于耳针、头针等局部针刺取穴而言。

一、中医辨证治疗

　　1. 气郁痰阻证　症见颈部肿大,弥漫对称,自觉胀满,质软光滑,无压痛;时有胸闷,喜太息,病情的波动常与情志因素有关;舌红,苔薄白,脉弦。隋代巢元方《诸病源候论》瘿病篇谓:"瘿者,由忧恚气结所生。"元代朱丹溪《丹溪心法》曰:"凡人身上中下有块者,多是痰。"气滞痰结是导致瘿病发生的最重要致病因素,古代医家对于此证的中药方剂也是最多的,足以看出此证的重要之处。此证患者也往往是甲状腺疾病初期,症状并不严重,甚至只有甲状腺肿大而无任何其他异常症状。

此证患者在治疗时应以疏肝理气，解郁化痰为主。宜选用肝俞、合谷、足三里、丰隆、天突等穴位辅以阿是穴。肝俞、丰隆能疏肝、理气、化痰；足三里、合谷能开通阳明经之气。上述穴位除足三里外均以泻法为主。局部阿是穴可采取围刺法给予针刺，根据肿块大小分别使用1.5寸或2寸的毫针，从肿块边缘向肿块中心底部斜刺，等距围刺6~8针。

2. 痰结血瘀证　症见颈前肿块，按之较硬或有结节，日久难愈，纳差；舌有瘀点瘀斑，苔薄白，脉弦或涩。

此证患者常常由前一证转化而来，即气滞日久则瘀血停滞。明代陈实功《外科正宗·瘿瘤论》指出："夫人生瘿瘤之症，非阴阳正气结肿，乃五脏瘀血，浊气痰滞而成。"清代王清任《医林改错·膈下逐瘀汤所治症目》："结块者，必有形之血也。"所以瘀血与瘿病之间密不可分。此证在选穴时应侧重阳明经穴，因阳明经为多气多血之经，又循行于颈前，可以调整瘿肿周围气血。常常选用水突、天鼎、合谷配合阿是穴，共奏活血化瘀之功，如有舌苔较厚可加用丰隆、足三里等穴，配合捻转手法以补泻，活血化瘀。

3. 肝火旺盛证　症见颈前结节，表面光滑，质地柔软，烦热多汗，胸胁窜痛，性情急躁易怒，眼球突出，手颤抖，颜面烘热，口苦；舌红，苔薄黄，脉弦数。

由于社会压力的增加、饮食结构的改变，甲状腺功能亢进的发病率不断增加，属于此种证型的人也在大幅度的增加。目前此证已成为现代中医治疗瘿病的主要方向。主要表现为急躁易怒、面赤汗多、小便短赤，常伴心悸失眠、脉弦。此证治疗以厥阴经为主，清肝泻火，辅以养阴。常用为太冲、间使、太溪、肝俞，配合阿是穴等。太冲为足厥阴肝经之原穴，故清肝降火力强；间使为手厥阴经血，可疏通厥阴、少阳经邪气，又可定心悸；太溪为足少阴经原穴，有滋阴补肾的作用，此三者配合肝俞、阿是穴。选用泻法可起到清肝降火之功用。

4. 心肝阴虚证　症见颈部肿大，病起缓慢，质软，心悸不宁，少寐，手颤动，易汗出，倦怠乏力；舌质红，苔薄，脉弦细数。此证已由实转虚，火旺日久，灼伤阴津，证见心肝阴虚。任脉为阴脉之海，总督一身之阴经，故此证选穴时即以任脉、三阴经为侧重。穴位以关元、照海、三阴交、太溪、公孙、足三里、内关等为主。三阴交、太溪可滋阴清火；关元培元固本，公孙、足三里等又可补脾；内关定悸安神。均施用补法，奏益气养阴之功，可根据阴虚情况加用肾俞、复溜、脾俞等穴。

5. 脾肾两虚证　症见颈部肿块，神疲乏力，少气懒言，头晕目眩，四肢不温，纳食腹胀；舌淡红，苔薄，脉缓或沉。

很多甲状腺疾病的进展会随着甲状腺组织的不断破坏而最终演变成甲状腺功能减退。患者出现神疲乏力、淡漠嗜睡、畏寒肢冷、智力减退、面目浮肿甚至时女性闭经或男性阳痿，这些症状属于脾肾两虚证的临床表现。

此证以益气健脾补肾等治疗方法为主。选用肾俞、膻中、关元、脾俞、足三里、命门、大椎等穴。足三里、脾俞可以补脾益气；肾俞、命门、关元同用可以培本固原、温阳益气；大椎为诸阳之会，可以温经通阳。以上诸穴均应用补益的手法，达到脾肾兼顾、顾护元气的作用。

二、西医辨病治疗

1. 甲亢的体针治疗

　　主穴：内关、合谷、曲池、三阴交。分为内关与合谷、曲池与三阴交两组，每日或隔日一次，两组交替使用。每次留针 15~30 分钟。

　　配穴：心俞、肝俞、脾俞、肾俞、胃俞。心悸不宁，心动过速者，可用内关配心俞；胸闷不舒，或兼有胸胁痛者，可用内关配肝俞，也可用内关配阳陵泉。

　　针刺疗法治疗甲亢，宜采用中等强度刺激，患者针刺部位有中等度酸、麻、胀感，不宜进行持续强刺激。如果针感过弱或持续地过强或得气后即出针，则疗效较差，另外持续强刺激，甚至使患者不能耐受而中止治疗。留针时间一般以 15~30 分钟为好，其间行针 2~3 次，针刺之作用随疗程的延长而有所增强。对甲亢之心动过速，留针不宜过长，5~15 分钟为宜。甲亢是由于甲状腺病理性分泌过旺引起的内分泌疾病，与自身免疫功能异常密切相关。针刺对甲亢有较好的治疗作用，且能调节机体免疫功能。

　　根据不同的甲亢症状，可以选用不同的针刺手法，具体如下：

　　傍刺法，取水突穴，以 45° 角斜刺，并在旁边斜向加刺一针，行拇指后退为主的捻转泻法。水突穴位于甲状腺体局部，为足阳明胃经穴，系足阳明、少阳经脉循行分布之所，针刺之可疏通阳明、少阳经气、化痰散瘀。晋代皇甫谧《针灸甲乙经》："傍刺者，直刺傍刺各一"。正旁同刺可加强穴位通经活络、化痰散结之功，有效的消退或缩小肿大的甲状腺，适用于双侧甲状腺肿大之甲亢。

　　齐刺法：取水突穴，以 45° 角斜刺，并在其上、下各刺一针，补泻手法上行捻转泻法，又称三刺。三针集合有利于祛除局部较深部位的病邪，加强水突穴疏导经气、豁痰散瘀之功，适用于单侧甲状腺肿大之甲亢。

　　合谷刺法：取水突穴，斜刺后向三个方向提插，因进针后退至浅层再依次向两旁斜刺，形同鸡爪之分叉，故又称"鸡足法"。本法是一种重刺法，刺于分肉之间，可除分肉间气血痰瘀之聚结，疏通经络、行瘀化痰，适用于单侧甲状腺结节性肿大之甲亢。

　　短刺法：取穴有两种，其一取平瘿穴，位于第四、五颈椎间旁的颈夹背穴。缓慢进针，针深达 0.8~1 寸许，得气后双手持针做徐入徐出的提插捻转，针感循行到肿大腺体并达前颈喉结下。平瘿穴为治疗甲亢之经验穴，可疏导局部经气，化痰散结；针刺手法实与《灵枢·官针》之导气法相同，能引导经气达病所，对深部病症尤为适宜，可用于各类甲亢。其二取上天柱穴（天柱穴上 0.5 寸），向鼻尖部缓缓斜刺，针深不超过 1.2 寸；风池穴，针尖向鼻尖，略斜向下刺，针深不超过 1.5 寸。两针均缓缓提插捻转。上天柱位于足太阳经上，针刺可使针感循经渐达眼区内侧，以疏导目窍之痰瘀结聚；风池为足少阳胆经穴，针刺可使针感循经达眼外侧，以疏导经气、泄肝明目。以短刺法针刺三穴，有助于气至病所，改善眼球突出等眼征和症状，对本虚标实的甲亢性突眼尤为有效。

　　扬刺法：先在腺体中心垂直刺一针，然后上下左右向中心各刺一针，要求针尖必须刺到肿大的腺体中心，行重提轻插的提插泻法。该法刺激面较广，可直接而有效地行散结聚，通经活络、化痰散瘀，适用于伴有结节性甲状腺肿或甲状腺瘤之甲亢。

　　输刺法：取心、肝、肾经输穴神门、太冲、太溪为主，配合间使、内关、照海、复溜等穴，或取心俞、肝俞、脾俞、胃俞、肾俞。甲亢多表现肝阴虚，肝火旺，太冲为肝经输穴，当可泻肝火补肝阴，以子母补泻法，当泻心经、心包经、补肾经，故取心经输穴神门、心包经经穴间使，行提插捻转泻法；取肾经输穴太溪、经穴复溜及照海，行提插捻转补法，诸穴合用可育阴清火。亦可用相关背俞穴，中等强度刺激，取心俞可协调心经之气机，宁心安神，用治心悸无眠；取肝俞可疏肝解郁止痛,治胸闷胁痛,烦躁易怒;肾俞能调肾气,治月经不调、遗精阳痿等症;取脾俞、胃俞调理胃之气、助运化,治多食易饥形瘦或食欲减退、便溏等。诸经输穴与脏俞穴既可分开使用,也可配合使用,使经络脏腑气血和调,阴阳趋于平衡,有利于甲亢诸症的改善。

远道刺法,辨证取穴,阴虚火旺取间使、神门、三阴交、太冲、太溪、复溜,心肝火旺取间使、三阴交、太冲,心肾阴虚取间使、神门、复溜,气阴两虚取内关、足三里、三阴交关元、复溜、照海,痰气郁结取间使、合谷。其中,间使、神门、内关、合谷、太冲以提插捻泻法,三阴交、太溪、复溜、照海、足三里、关元用提插捻转补法。循经“远道刺者,病在上,取之下”针对病机,循经取穴,可调整脏腑经络功能盛衰,运行经气,平复阴阳气血虚实对甲亢之全身性症状及体征均有较好的治疗作用。

横刺法:取眼周诸穴,瞳子髎、攒竹、阳白、丝竹空、太阳等,先扶持捏起穴位处的皮肤,然后将针沿皮下刺入,又称沿皮刺。该法进针较浅,可疏通局部浅表络脉,有利于缓解或消除甲亢的眼征和症状,适用于甲亢伴突眼。

透穴刺法:取眼周诸穴,用同一针作用于两个穴位,即攒竹透睛明、攒竹透鱼腰、阳白透鱼腰、阳白透丝竹空、阳白透攒竹、丝竹空透鱼腰、太阳透丝竹空。可改善流泪、目涨、上眼睑痉挛、结膜充血、突眼等眼经和症状。透穴法扩大刺激面,可增强刺激强度,提高穴位的治疗作用,适用于甲亢伴突眼。

总之,针刺治疗甲亢须结合甲亢临床表现辨证施治,选择相应的针刺方法。

2. 突眼的体针疗法

主穴:上天柱(天柱上 0.5 寸)、风池、合谷、内关。

配穴:丝竹空、瞳子髎、攒竹、鱼腰、球后、晴明、太阳、三阴交。

针法:攒竹,直刺 0.3 寸,也可向下斜刺透睛明穴,进针 0.5 寸。丝竹空,横刺,向后或向鱼腰沿皮刺,深 0.5 寸。瞳子髎,横刺,向太阳穴方向进针 0.5 寸。球后,嘱患者眼向上看,固定眼球,针尖略向内上方朝视神经方向缓慢进针 0.5 寸。睛明,嘱患者闭目,将眼球轻推向外侧固定,针尖刺入后,不宜捻转和提插,沿目眶鼻骨边缘缓缓刺入,深约 0.5 寸,眼球有酸、胀感。太阳,直刺,深约 0.5~1 寸。以上主穴与配穴可交替选用。对视神经萎缩者,针刺主穴时,以针感酸胀感较强疗效为好。隔日一次,每次均可留针 30 分钟,3 个月为一个疗程。

3. 甲减的体针疗法

主穴:内关、合谷、关元、气海、足三里、三阴交,均取双侧穴。以上穴位可分为内关、关元、三阴交与合谷,气海、足三里两组,交替使用,每日或隔日一次。

配穴:肾俞、命门、脾俞、胃俞、阳陵泉、曲池,留针时间宜 15~20 分钟,其间行针 2~3 次。

4. 结节性甲状腺肿的体针疗法

主穴:水突、上天柱(天柱上 0.5 寸)、风池。

配穴:内关、间使、足三里、三阴交、攒竹、丝竹空、阳白、鱼腰。

针法:针刺水突、上天柱、风池、内关、间使、足三里、三阴交、攒竹、丝竹空等为配穴,主穴、配穴交替。水突穴用作斜刺,采用拇指后退为主的捻转泻法,内关和间使用泻法,足三里、三阴交用补法。攒竹,直刺 0.3 寸,也可向下斜刺透睛明穴,进针 0.5 寸。丝竹空,横刺,向后或向鱼腰沿皮刺,深 0.5 寸。留针时间宜 15~20 分钟,其间行针 2 次,隔日一次。10 次为一个疗程。

5. 甲状腺囊肿的体针疗法

主穴：合谷、足三里。

配穴：内关、天突、太冲。

针法：以阿是穴围刺，中心刺 1 针，沿肿块周围呈 45°角斜刺 3~4 针，均使针尖刺入肿块，合谷、足三里为主，泛恶者配内关，吞咽不适配天突，胸胁胀满配太冲，留针 30 分钟，中间行针 2 次，采用捻转法，每日 1 次，10 次为一个疗程。

三、体针疗法的临床应用

李晔利用针刺疗法配合中药内服方法治疗甲状腺功能亢进症 60 例，张海蒙等人针药配合治疗甲状腺功能亢进症 60 例，均取得明显疗效。针刺时取患者气瘿穴（相当于水突穴位置，视甲状腺肿大程度稍有出入）、内关、间使、足三里、丰隆、三阴交。气瘿穴用作斜刺，采用拇指后退为主的捻转泻法，内关和间使用泻法，足三里、丰隆、三阴交用补法，隔日一次。Bangrazis 等用灸法治疗桥本甲状腺炎 74 例，取穴两组，分别为大椎、肾俞、神门；膻中、中脘、关元，交替施以灸法，每隔一天，用 5 根灸条连续灸治，一个疗程 50 次。刘美雁等针药结合治疗甲状腺囊肿 68 例，疗效较为满意。以阿是穴围刺，中心刺 1 针，沿肿块周围呈 45°角斜刺 3~4 针，均使针尖刺入肿块，合谷、足三里为主，泛恶者配内关，吞咽不适配天突，胸胁胀满配太冲，留针 30 分钟，中间行针 2 次，采用捻转运气法，每日 1 次，10 次为一个疗程，若肿块尚未消失，可继续按上法治疗。

参 考 文 献

1. 李晔．针药并用治疗甲状腺功能亢进症 60 例．上海针灸杂志，2007，26（4）：40
2. 张海蒙，何金森，陈汉平，等．针药合治甲状腺机能亢进症的症状、体征观察．上海中医药杂志，1999，（4）：28-29
3. 刘美雁，栾海峰．针药并用治疗甲状腺囊肿 68 例临床观察．内蒙古中医药，2013，（27）：8-9

（沈　峰）

第二节　挑治疗法

挑治疗法，是在一定部位用消毒之三棱针挑断一些皮下白色纤维组织或挑破皮肤后挤压出血，而达到治疗疾病目的的一种方法。挑治治疗甲状腺疾病，近期疗效较好，症状可有不同程度的好转。

一、挑治部位

主穴：局部阿是穴，即取甲状腺肿大最高处或双侧锁骨上凹之皮肤疹点。疹点的特征为形似丘疹，稍突于皮肤，似针帽大小或粟粒样大小，颜色多为灰白、黯红、棕褐或淡红色，压之不退色。如在同一部位，出现两个以上的反应点，应选其明显者，每次只挑 1~2 个，反应点应与痣色素斑相鉴别。

经验穴:喉2、喉3、喉4、喉6、喉7。喉2点:颈部正中线上,从甲状软骨结节上的凹陷正中至胸骨柄上切迹正中上1寸处的连线上1/3折点处。喉3点:颈部正中线上,从甲状软骨结节上的凹陷正中至胸骨柄上切迹正中上1寸处的连线下1/3折点处。喉4点:胸骨柄上切迹正中上1寸处。喉6点:人迎穴直下,与喉2点相平。喉7点:人迎穴直下,与喉3点相平。

如找不到疹点时,也可选取与甲亢有关的穴位,如天突、鸠尾、肝俞、胃俞等,交替挑治。

配穴:心悸者加膻中、巨阙,消谷善饥者加中脘。

每次选1~2个主穴或配穴。每日挑1次,10次为1个疗程。1个疗程未愈合,休息10天再行下1个疗程。

二、挑治方法

挑治部位确定后,患者仰卧,穴位局部皮肤用碘酒、酒精消毒,术者右手持消毒后的三棱针,左手捏起挑治点,将针横刺刺入穴点的皮肤,即针体与皮肤平行,针尖刺入皮肤后,然后抬高针尖并慢慢左右摇摆,把挑起的表皮拉断,挑出皮下白色纤维组织或者一些稍具黏性的皮下纤维,逐渐挑断几根或至挑尽为止,针挑时,患者略感疼痛,也可先用0.5%普鲁卡因1~2ml进行局麻后挑治,一般不出血或略有出血。挑后用甲紫消毒,盖以消毒纱布,胶布固定即可。

三、注意事项

患者取卧位,以防止晕针。注意无菌操作,挑治后注意局部清洁,5天内局部不用水洗,以防止伤口感染。挑治后局部有热痛感,不需处理,可自行消失。忌食辛辣刺激性食物。孕妇、患严重心脏病、有出血倾向性疾病及身体过度虚弱者不宜用挑治疗法。

四、挑治疗法的临床应用

李桂玲等利用挑治法治疗60例毒性弥漫性甲状腺肿(GD)的患者,均有确定的疗效,通过调节甲状腺功能达到治疗目的。植兰英以挑治疗法为主治疗瘿瘤12例,疗效明显。

参 考 文 献

1. 李桂玲,周志贤,李建美.挑治法治疗弥漫性毒性甲状腺肿疗效观察.广西中医药,2006,29(3):31-32
2. 植兰英.针挑疗法为主治疗瘿瘤12例.上海针灸杂志,2002,21(1):35

(沈　峰)

第三节　火针疗法

火针疗法,古称"焠刺"、"烧针"等,是将针在火上烧红后,快速刺入人体,以治疗疾病的方法。《灵枢》中多有记载，《灵枢·寿夭刚柔》云："刺布衣者，以火焠之"。《灵枢·官针》云："焠刺者，刺燔针则取痹也。"东汉时期张仲景《伤寒论》中也有"烧针令其汗"，"火逆下之，因烧针烦躁者"，"表里俱虚，阴阳气并竭，无阳则阴独，复加烧针……"等记载。直到唐代孙思邈《备急千金要方》才正式定名为"火针"。明代杨继洲的《针灸大成·素问九针论》记述最详："频以麻油蘸其针，针上烧令通红，用方有功。若不红，不能去病，反损于人。"明代高武《针灸聚英》云："火针者，宜破痈毒发背，溃脓在内，外皮无头者，但按肿软不坚者以溃脓。""破痈坚积结瘤等，皆以火针猛热可用。"表明火针在明代已广泛应用于瘿瘤等临床疾病的治疗。火针治瘿气可明显缩短疗程，改善临床症状。

一、取穴

主穴：阿是穴，即甲状腺结节病灶处。
配穴：合谷、大杼、肺俞、身柱、太溪、太冲、丰隆。每次取配穴 1~2 穴，穴位交替使用。每日 1 次，10 次为 1 个疗程，间隔 5 天，再行下 1 个疗程。

二、操作

皮肤常规消毒。用一手固定甲状腺结节病灶处，另一手持微火针快速点刺之，一般 2~3 针，深度达结节中心即可，不留针。

三、注意事项

甲状腺处于颈部，周围血管和神经较多，故在应用火针治疗时，要掌握好针刺的方向和深度，避开颈部重要血管和神经。

四、火针疗法的临床应用

唐氏以火针为主治疗瘿瘤 46 例，主穴取局部（瘿瘤肿大处），配穴（毫针）：肝气郁滞加行间、膻中；痰湿盛者加丰隆、中脘；肝火盛者加太冲、太溪；心悸加内关、神门；目睛外突加丝竹空、攒竹、风池；心肝阴虚加心俞、复溜、三阴交。先用较粗大针从肿物中心用速刺法点刺、进针深度达肿物 2/3 以上，然后于肿物四周取 4 点点刺、深度达肿物 1/3 即可，之后配穴用毫针，留针半小时，隔日一次，10 次为一个疗程，休息 5 天，继续针治，总有效率 100.0%。

参 考 文 献

唐永瑞，唐生盛．火针为主治疗瘿瘤 46 例临床观察．青海医药杂志 2000，30（12）：7

（沈　峰）

第四节　艾灸疗法

灸法是利用某些燃烧材料，熏灼或温熨体表一定部位，通过调整经络脏腑功能，达到防治疾病的一种方法。古代医家常常采用灸法来治疗甲状腺相关疾病。如唐代孙思邈《备急千金要方》:"瘿上气短气,灸肺腧百壮","瘿恶气,灸天府五十壮"。宋代王执中《针灸资生经》:"瘿恶气,大椎横三间寸灸之。风池、耳上发际、大椎各百壮;大椎两边各寸半小垂下各三十;又臂臑随年壮,凡五处共九穴。又垂两手,两腋上纹头各三百壮。"明代楼英《医学纲目》:"诸瘿恶气:肩髃(男左灸十八壮,右十七壮。女右灸十八壮,左十七壮)。又法:天府(七七壮)、冲阳(随年壮)。"

一、取穴

肾俞、脾俞、关元、气海、三阴交、足三里、中脘、阴陵泉、曲池、合谷。每次可取其中穴位3~5个,交替使用,每日1次,每个穴位10分钟,10天为一个疗程。每个疗程间隔2天。

二、操作方法

艾炷灸:可分为直接灸与间接灸:将艾炷直接放在穴位上烧灼者为直接灸;在艾炷和穴位皮肤之间加一层间隔物,如姜、盐等,然后施灸者称为间接灸。直接灸可分为瘢痕灸和无瘢痕灸两种。瘢痕灸是将制成的小艾炷直接放在穴位上点燃,等艾炷烧完后再换新艾炷,每穴可灸3~7壮。灸到最后时,可使艾火烫伤皮肤,使其化脓溃烂,或灸后造成烫伤而不化脓,愈后留有瘢痕。无瘢痕灸是将艾炷置穴位上点燃,觉得发烫微红时取下,换炷再灸,至皮肤发生红晕,一般1~2壮即可,隔日灸一次。

艾条灸:用纸包裹艾绒卷成圆筒形的艾条,将其一端点燃,对准所要灸的穴位,与皮肤相距的高度固定在使患者觉得稍有热感,而又能耐受的位置,此为温和灸。连续灸5~10分钟,至局部皮肤轻度发红为止。另一种方法,就是将艾条燃着的一端,对准皮肤穴位一上一下如麻雀啄食似地上下移动,此为雀啄灸。

温针灸:是针刺与艾灸相结合的一种方法。是在针刺的基础上,借艾火热力,进行针、灸并用的疗法,以加强温经通脉,宣行气血的作用。用1.5寸毫针,进针得气后,留针不动,随后将艾条剪成1.5cm一段,插在针柄上(距皮肤约2cm),或用红枣核大小的艾绒捏捻在针柄上,点燃施灸。

灯心草灸:灯心草具有清心除烦、清热利尿等作用,能降心火、通气。灯心草灸是壮族民间独特疗法之一,是用灯心草浸茶油点燃后灸一定穴位或部位,使人体直接受到温热刺激,通过经络传导,调节气血归于平衡,能迅速提高人体免疫功能,使人体各部位恢复正常的功能。

线点灸:壮医药线点灸疗法也是壮族民间广为应用的独特疗法之一,它是采用经过药物泡制的麻线点燃后直接灼灸患者体表的一定穴位或部位,能够强烈刺激人体的穴位,并通过经络传导,从而达到调整阴阳与气血平衡的治疗目的。

三、临床应用

甲亢用灸法治疗已积累了一定的经验。成都中医药大学闫晓瑞等三人用艾灸治疗甲状腺功能亢进症1例取得满意效果,治疗中取大杼、风门、肺俞、大椎、身柱、风池为主穴,根据病情结合辨证施治选用配穴。主配穴结合分为两组,两组交替使用,分别采用麦粒灸、实按灸方法,每次每穴约灸7~10壮,至局部皮肤红晕、药气温热透达深部为度,每日或隔日一次,

10 次为一个疗程。

吴飞等用壮医灯心草灸治疗甲状腺功能亢进症 100 例,疗效好,不良反应少。其在治疗过程中,以壮医"梅花穴"为主穴,再视具体病情取相应的配穴。所谓梅花穴,即在疼痛肿胀或麻木最明显的部位(类似于阿是穴)取穴,然后以此穴为中心,上下左右旁开 1.5 寸各取一穴,如梅花形。具体取穴甲状腺凸点及周围 4 点、百会、廉泉、曲池、内关、足三里、天柱、攒竹、鱼腰、水突、膻中、合谷、大椎。突眼患者可酌加丝竹空、睛明、风池、四白,心悸者配神风,易饥消瘦多汗者加三阴交。先将灯心草浸茶油后点燃,并慢慢向穴位移位,并稍停瞬间,待火焰略变大,则立即垂直点触于穴位上或部位上,随之发出清脆"啪"的爆碎声,火亦随之熄灭。每次灸 1~15 壮,每 2 日灸 1 次,15 次为 1 个疗程,治疗四个疗程为宜。朱红梅等用壮医线点灸治疗甲状腺功能亢进症 100 例,取穴分两组:一组为颈部阿是穴,颈部夹脊穴,大杼、风门、肺俞、大椎、身柱、风池、肝俞、肾俞,另一组为耳上阿是穴,膻中、天突、三阴交、内关、间使、足三里,以上两组穴位轮流交替使用,每日一组。医者右手食指和拇指持线端,露出线头 1~2cm,将此线头在酒精灯上点燃,轻轻甩灭火焰使之形成圆珠状炭火,随即将此火星对准穴位,顺应腕和拇指的屈曲动作,拇指指腹稳重而敏感地将有火星的线头直接点按于穴位上,一按火灭为 1 壮,每个穴位点灸 1 壮,每日施灸 1 次,5 天为一个疗程。治疗总有效率明显高于单用中药组。

对于甲状腺功能减退、桥本甲状腺炎临床研究较少,可采用无瘢痕灸,艾条灸或者温针灸。对腰背部及腹部的穴位施灸,时间可长些,壮数要多些,并可采用隔姜灸或附子灸,以加强温补脾肾的作用。

参 考 文 献

1. 闫晓瑞,高保娃,杨运宽.艾灸治疗甲状腺功能亢进症临床体会.针灸临床杂志,2008,24(3):24

2. 朱红梅,吴飞.壮医灯心草灸治疗甲状腺功能亢进症临床研究.中国中医药信息杂志,2010,17(11):75-76

3. 朱红梅.壮医药线点灸对中药内服治疗甲状腺机能亢进症增效作用的临床观察.四川中医,2009,27(8):116-117

(沈 峰)

第五节 耳 穴 疗 法

耳穴疗法,是用针刺或者其他方法刺激耳廓上的相应穴位,达到防治疾病目的的一种方法。当人体患病时,耳廓上相应的部位会出现不同的病理性反应,如有压痛,或耳穴部位变形、变色、丘疹、脱屑等。出现这种病理性反应的部位就是所应选取的耳穴。耳穴的分布是有一定规律性的。从耳穴分布的规律来看,耳廓好似在母体内一个倒置的胎儿,探寻耳穴时,可用火柴棍或大头针按压,手法必须轻缓,用力均匀,同时要患者比较哪一点最痛,当压到压痛点时一般会出现皱眉、眨眼、喊痛或躲闪等反应。最痛点即为穴位,如找不到敏感点,也可直接按照国标选用相应的耳穴。

常用的耳穴有:甲状腺、交感、内分泌、脾、眼、肝、肾、胃、皮质下、心、肾上腺、神门等。

一、临床常用的耳穴刺激方法有以下三种

1. 毫针刺法 即在所选取的耳穴上,消毒后使用短毫针常规针刺。针刺或留针期间,一般不进行针刺手法操作,针处有酸、胀、疼、热感者,疗效较好,反之,疗效常不佳。注意事项:必须注意针具和针刺部位的消毒,若消毒不严,可致耳廓皮肤组织的感染,严重时可波及软骨,不易治疗。如已发生感染,应及时抗炎治疗,控制炎症的发展。耳廓有炎症或冻伤,应忌针刺。如果针眼出血,可用消毒棉球局部加压止血。

2. 埋针法 也可以称之为皮内针法,即将皮内针刺入消毒后的耳穴内,用胶布固定,埋置 1~3 天或 3~5 天。夏季埋针时间不宜过长,以防感染。埋针期间应每天早、午、晚按压皮内针数次,以加强刺激,按压时以有轻度疼胀感为度。

3. 压豆法 是目前临床上广泛使用的耳穴刺激治疗方法。耳穴压豆法是利用一些圆形质地坚硬的中药或植物种子贴压于耳穴,对耳穴形成一个良性刺激,而治疗疾病的一种方法。此法操作更为简便,无副作用,又不会发生感染,故为患者愿意接受。将胶布剪成直径 1cm 的圆形小块,或菱形小块,再将质地坚硬的中药种子(如鸦胆子、绿豆、酸枣仁或菜籽等,现多用王不留行,因其表面光滑,大小和硬度适宜)置于胶布中心,将敷好胶布的中药种子,对准所取之穴位贴紧,贴压时应以患者耳穴部位有酸、麻、胀、痛感为宜。针对甲状腺疾病患者,刺激强度以轻刺激为主,按揉 1~2 分钟。一次贴穴 2~3 个,各穴位可双耳交替选用。夏季出汗较多,可 2~3 天更换一次,冬季可 4~5 天更换。患者每晚睡前可自行按揉贴压穴位 3~5 分钟。

二、耳穴疗法的临床应用

袁淑华等利用耳穴疗法配合哈慈五行针治疗 3 例瘿病患者,第一组耳穴:神门、皮质下、脾;第二组耳穴:心、内分泌。第一次取左耳部第一组穴;第二次取右耳部第二组穴;第三次取左耳第二组穴;第四次取右耳第一组穴,用胶布块(5mm×5mm)把王不留行籽固定在上述所取穴位上,每日患者自行按压 1~3 次(用同侧食指,拇指相对挤压,每次 10 分钟),以疼痛为度,每次取穴行针 3 日换下 1 组穴位,12 日为 1 疗程,1 疗程后可休息 3~5 日继续下 1 疗程。另外,耳穴治疗同时,用哈慈五行针针刺局部穴位。取穴:平瘿(在第 4 颈椎取穴下旁开 0.7 寸处)、命门、关元、膈俞、颈部的阿是穴,12 天为 1 疗程,1 个疗程后可休息 3~5 天,再进行下 1 个疗程。半年后瘿病患者甲亢症状消失。

参 考 文 献

袁淑华,王轶凡,张岩.耳穴配合哈慈五行针治疗瘿病的体会.中医药信息,1998,(2):54

(沈 峰)

第二章

按 摩 疗 法

按摩疗法属于甲状腺病的辅助治疗方法。根据瘿病的病因病机,施以不同的推拿手法会对瘿病的治疗起到一定的作用。本节搜集的临床个案报道及推拿名家的经验方法为同道提供一定的参考。

一、局部按摩

指按摩甲状腺局部,主要采用手法是指腹的揉法,持续时间为5~10分钟。此种方法主要起到加强散结消瘿,活血化瘀作用。采用针灸后结合单纯局部按摩的方法治疗"瘿气",可提高和延长针灸治疗效果,从而取得很好的临床疗效。

二、穴位按摩

甲亢以阴虚阳亢,痰、气、火、瘀交结上下内外为主,治以滋阴降火、理气化痰、活血化瘀为基本治法,后期气阴两伤者,以益气养阴为主,采取综合的治疗方法。基础手法治疗让患者取仰卧位或坐位,推夹脊穴及脊柱两侧,滚腰背部,按揉大椎、大杼、厥阴俞等穴位,擦背部,以透热为度。患者仰卧,点揉廉泉、天突、中府、气户,拿揉人迎,一指禅推颈部(亦可采用拿揉法),按揉臑会、合谷、足三里诸穴,摩腹,振颤腹部。辨证分型为阴虚火旺者加按揉太溪、三阴交、风池、曲池、肩井、内关。气阴两虚者加按揉太溪、三阴交、内关、脾俞、肾俞诸穴。捏脊、摩腹。痰气凝结者,加按揉中脘、丰隆、内关诸穴,摩腹。肝胃火旺者加按揉内庭、太冲、足临泣、外关、天枢、梁门诸穴。阳亢风动者,加按揉肩井、太冲、风池、太阳、曲池、阳陵泉、肾俞、肝俞、太溪诸穴。诸穴中天突和廉泉为治疗本病的要穴,而一指禅推法为治疗本病的重要手法。加按揉水突、廉泉、足三里为治疗高碘性甲亢;加按揉扶突、气舍、合谷、天突为治疗低碘性甲亢。

甲亢以外其他甲状腺肿常分为气郁痰阻及痰结血瘀型。对于气郁痰阻型患者取坐位,医者以双手拇指点按肝俞、心俞,以调理气血,疏肝利胆,理气解郁;揉拿手三阳法,点按内关、合谷、臑会,以行气活血,通三焦之气,疏导经络瘀滞。嘱患者仰卧位施用梳胁开胸顺气法,点按天突、天鼎、天容,以行气散结,活血化瘀。而对于痰结血瘀型患者也取坐位,揉拿手三阴法,点按内关、神门,以宁心安神,调通气血,活血化瘀,软坚散结。亦可施用推脾运胃法,嘱患者仰卧位,点按中脘穴或顺时针与逆时针交替揉按心窝部,以调和脾胃,促进运化,理气化痰。其他手法也颇有效,晨笼解罩法,点按天突、水突、天容,以理气解郁,活血软坚,化痰消瘿,行气散结;提拿足三阴法,点按三阴交、丰隆,以健脾益气、理气活血、化痰消瘿。

三、足部按摩

常用足底反射穴区为:肺、肝、甲状腺、甲状旁腺、垂体、胆、脾、肾上腺、肾、膀胱、输尿管、生殖腺、淋巴腺、颈椎、颈项、扁桃体、眼、内耳迷路、胸部淋巴及阳性反应点。应用点法、按法、刮压法及推法等按摩手法。先以轻度手法快速刺激全足一遍,然后以轻度手法刺激,胆、脾、肝定点按压,甲状腺由上至下刮压,甲状旁腺定点按压,颈椎由上至下刮压,颈项左右刮压,扁桃体、眼、内耳迷路定点按压,胸部淋巴上下刮压,上下身淋巴定点按压,约 10 分钟;以中度手法反复刺激以上穴区各 5~10 次,约 15 分钟,使患者有刺痛感。再以轻度手法推压足部。舒缓合适,约 15 分钟,每日按摩 1 次,每次约 40 分钟,10 次为一个疗程。

四、耳穴按摩

采用耳穴按摩治疗甲状腺功能亢进,取得很好的疗效。耳穴穴位选取轮 1~ 轮 6、耳门、内分泌、甲状腺为主穴,心动过速者加心,多汗者加肺、肾;烦躁易怒者加肝、交感;易饥者加胃,口干者加渴点,失眠者加枕,眼突胀者加眼。按摩用具为直径约 1.5mm 的无尖圆头针,将针头对准所选取耳穴,每次每穴按摩 5 秒钟左右,间隔 14 天按摩一次,第二次时根据病情酌情将治疗甲状腺亢进药物减量,一直按摩至症状消失或 T_3、T_4 指标正常后停止。

参 考 文 献

1. 陈世英,陈名金,郭刚珍,等.针刺按摩治疗甲状腺功能亢进.四川中医,1990,9:48
2. 严金林.推拿临证指南.北京:中国古籍出版社,2003
3. 李茂林.实用推拿按摩大全.北京:中国古籍出版社,1990
4. 宋一同,李业普,宋永忠,等.中国推拿治疗学.北京:人民卫生出版社,2011
5. 齐凤军.中医足疗学.武汉:湖北科学技术出版社,2011
6. 周新,周耕野.实用足疗图解.北京:人民军医出版社,2009
7. 郭海燕.耳穴按摩治疗甲状腺功能亢进32例.中国针灸,1999,11:6

（高天舒　丁伟　武帅）

第三章

穴位贴敷疗法

穴位贴敷疗法,是以中医经络学说为理论依据,把药物研成细末,用水、醋、酒、蛋清、蜂蜜、植物油、清凉油、药液甚至唾液调成糊状,或用呈凝固状的油脂(如凡士林等)、黄醋、米饭、枣泥制成软膏、丸剂或饼剂,或将中药汤剂熬成膏,或将药末散于膏药上,再直接贴敷穴位、患处(阿是穴),用来治疗疾病的一种无创痛穴位疗法。体现了中医"内病外治","外治能补内治之不及者"的治疗原则,是中医治疗学的重要组成部分。

一、历史沿革

早在原始社会里,人们用树叶、草茎之类涂敷伤口治疗与猛兽搏斗所致的外伤而逐渐发现有些植物外敷能减轻疼痛和止血,甚至可以加速伤口的愈合,这就是中药贴敷治病的起源。在 1973 年湖南长沙马王堆 3 号汉墓出土的我国现存最早的医方专著《五十二病方》,有"蚖……以蓟印其中颠"的记载,即用芥子泥贴敷于百会穴,使局部皮肤发红,治疗毒蛇咬伤。书中还有创口外敷即有"傅"、"涂"、"封安"之法,所载的酒剂外涂止痛和消毒的资料,当为酒剂外用的最早记载,为后世所广泛应用。

春秋战国时期,对穴位贴敷疗法的作用和疗效已有一定的认识逐步运用于临床。在《灵枢·经脉》记载:"足阳明之筋……颊筋有寒,则急引颊移口;有热则筋弛纵缓,不胜收,故僻。治之以马膏,膏其急者,以白酒和桂,以涂其缓者",指用药物外服面部两侧,治疗口僻,只是尚未提及穴位,被后世誉为膏药之治,开创了现代膏药之先河。

东汉时期的医圣张仲景在《伤寒杂病论》中记述了烙、熨、外敷、药浴等多种外治之法,而且列举的各种贴敷方,有证有方,方法齐备,如治劳损的五养膏、玉泉膏,至今仍有效地指导临床实践。华佗在《神医秘传》中治脱疽"用极大甘草,研成细末,麻油调敷极厚,逐日更换,十日而愈。"

晋唐时期,穴位贴敷疗法已广泛地应用于临床。晋代葛洪的《肘后备急方·卷三治寒热诸疟方》中记载:"临发时,捣大附子,下筛,以苦酒和之,涂背上",并收录了大量的外用膏药,如续断膏、丹参膏、雄黄膏、五毒神膏等,注明了具体的制用方法,其用狂犬脑外敷伤口治疗狂犬病的方法,实为免疫学之先驱。唐代孙思邈在《孙真人海上方》中写道:"小儿夜哭最堪怜,彻夜无眠苦通煎,朱甲末儿脐上贴,悄悄清清自然安",并提出了"无病之时"用膏敷卤上及足。动以避"寒心"等求病先防的思想。

宋明时期,中药外治法不断改进和创新,极大地丰富了穴位贴敷疗法的内容。如宋代

《太平圣惠方》中记载："治疗腰腿脚风痹冷痛有风,川乌头三个去皮,为散,涂帛贴,须臾即止"。宋代赵佶等《圣济总录》中指出:"膏取其膏润,以祛邪毒,凡皮肤蕴蓄之气,膏能消之,又能摩之也",初步探讨了膏能消除"皮肤蕴蓄之气"的中药贴敷治病的机制。明代《普济方》中有"鼻渊脑泻,生附子末,葱和如泥,敷涌泉穴"的记述。明代李时珍的《本草纲目》中更是收载了不少穴位贴敷疗法,并为人们所熟知和广泛采用。如"治大腹水肿,以赤根捣烂,入元寸,贴于脐心,以帛束定,得小便利,则肿消"等,另外吴茱萸贴足心治疗口舌生疮、黄连末调敷脚心治疗小儿赤眼至今仍在沿用。

清代可以说是穴位贴敷疗法较为成熟的阶段,出现了不少中药外治的专著,其中以《急救广生集》、《理瀹骈文》最为著名。《急救广生集》又名《得生堂外治秘方》,是程鹏之经数十年精心汇聚而成,详细地记载了清代嘉庆前千余年的穴位外敷治病的经验和方法,并强调在治疗过程中应注意"饮食忌宜"、"戒色欲"等,是后世研究和应用外治的经典之作。继《急救广生集》刊行59年之后,"外治之宗"吴师机结合自己的临床经验,对外治法进行了系统的整理和理论探索,著成《理瀹骈文》一书。书中每病治疗都以膏药薄贴为主,选择性地配以点、敷、熨、洗、擂、擦等多种外治法,且把穴位贴敷疗法治疗疾病的范围推及到内、外、妇、儿、皮肤、五官等科,提出了"以膏统治百病"的论断。并依据中医基本理论,对内病外治的作用机制、制方遣药、具体运用等方面,作了较详细的论述,提出外治部位"当分十二经",药物当置于"经络穴选………与针灸之取穴同一理"之论点。

新中国成立以来,专家学者们对历代文献进行考证、研究和整理,大胆探索,不但用本法治疗常见病,而且应用本法治疗肺结核、肝硬化、冠心病、高血压、传染病以及其他疑难病种。如用抗癌中药制成的化瘀膏,外用治疗癌症取得了明显效果,不仅有止痛之效,而且还有缩小癌瘤之功。尤其在科技日新月异的今天,许多边缘学科及交叉学科的出现,为穴位贴敷疗法注入了新的活力,一方面运用现代生物、物理学等方面的知识和技术,研制出新的具有治疗作用的仪器并与穴位贴敷外治协同运用,另一方面研制出不少以促进药物吸收为主,且使用方便的器具。尤为可喜的是开始注意吸收现代药学的成果,用来改革剂型和贴敷方式:有加入化学发热利后配制成的熨贴剂,如代温灸膏等;用橡胶和配合剂(氧化锌、凡士林等)作为基质,加入中药提炼的挥发油或浸膏制成的硬膏剂,如麝香虎骨膏、关节止痛膏、麝香痛经膏等;使药物溶解或分解在成膜材料中制成的药膜状固体帛制剂或涂膜剂,如斑蝥发泡膜等;还有在贴敷方中加入透皮吸收促进剂来促进治疗性药物高效率地均匀持久地透过皮肤的贴敷剂,如复方洋金花止咳平喘膏等。

二、穴位贴敷疗法的作用机制

其可能的机制有如下三个方面:一是穴位的刺激与调节作用;二是药物吸收后的药效作用;三是两者的综合叠加作用。

经络内属脏腑,外络肢节,沟通表里,贯穿上下,是人体营卫气血循环运行出入的通道,而穴位则是上述物质在运行通路中的交汇点,是"肺气所发"和"神气游行出入"的场所。根据中医脏腑—经络相关理论,穴位通过经络与脏腑密切相关,不仅有反映各脏腑生理或病理的功能,同时也是治疗五脏六腑疾病的有效刺激点。各种致病之邪滞留在人体内部,脏腑功能受到损害和影响,致使经络涩滞,郁而不通,气血运行不畅,则百病生焉。运用穴位贴敷疗法,刺激和作用于体表腧穴相应的皮部,通过经络的传导和调整,纠正脏腑阴阳的偏盛或偏衰，"以通郁闭之气……以散瘀结之肿"，改善经络气血的运行，对五脏六腑的生理功能和病理状态，产生良好的治疗和调整作用，从而达到以肤固表，以表托毒，以经通脏，以穴祛邪和扶正强身的目的。

清代徐大椿《医学源流论》曾说："汤药不足尽病"，"用膏药贴之，闭塞其气，使药性从毛空而入其腠理，通经贯络，或提而出之，或攻而散之，较之服药尤有力"。贴敷药物直接作用于体表穴位或表面病灶，使局部血管扩张，血液循环加速，起到活血化瘀、清热拔毒，消肿止痛，止血生肌，消炎排脓，改善周围组织营养的作用。还可使药物透过皮毛腠理由表入里，通过经络的贯通运行，联络脏腑，沟通表里，发挥较强的药效作用。正如清代吴尚先《理瀹骈文》所言："切于皮肤，彻于肉里，摄入吸气，融入渗液"。并随其用药，能祛邪、拔毒气以外出，抑邪气以内清；能扶正，通营卫，调升降，理阴阳，安五脏；能挫折五郁之气，而资化源。

我们知道影响药物透皮吸收的因素除药物的理化性质和药理性质外，还与皮肤所固有的可透性有密切的关系。现代医学已证明，中药完全可以从皮肤吸收。经穴皮肤吸收药物的主要途径为：一是透皮吸收，通过动脉通道，角质层转运（包括细胞内扩散和细胞间质扩散）和表皮深层转运而被吸收，药物可通过一种或多种途径进入血液循环；二是水合作用，角质层是透皮吸收的主要屏障，中药外敷"气闭藏而不泄"，局部形成一种汗水难以蒸发扩散的密闭状态，使角质层含水量从 5%~15% 增至 50%，角质层吸收水分后使皮肤水化，引起角质层细胞膨胀成多孔状态而使其紧密的结构变得疏松，易于药物穿透。研究证明药物的透皮速率可因此增加 4~5 倍，同时还可使皮温从 32℃ 增至 37℃，加速局部血液循环；三是表面活性剂作用，贴敷药物中含有一种表面活性剂，可促进被动扩散的吸收，增加表皮类脂膜对药物的透过率；四是芳香性药物的促进作用，贴敷方中的芳香类药物，多含挥发性烯烃、醛、酮、酚、醇类物质，其较强的穿透性和走窜性，可使皮质类固醇透皮能力提高 8~10 倍。

中药外敷除了具有重要的生物活性外，还有类似温热等局部刺激作用以及经络腧穴本身所具有的延伸作用，这几种因素之间相互影响、相互作用和相互补充，具有多重的治疗作用。药物穴位贴敷在基本药物作用的基础上刺激了穴位本身，激发了经气，调动了经脉的功能，使之更好地发挥了行气血、调阴阳的整体作用。

现代研究表明，药物经皮肤吸收，避免了各种消化酶及消化液对药物的分解破坏，使药物保持更高的有效成分，最大程度发挥药物作用。并避免了药物对胃肠道的刺激，弥补一些内治法的不足。

三、穴位贴敷在瘿病的临床应用

甲状腺是人体最大内分泌腺，位于颈前下方软组织内，紧抱于喉和气管的前面和侧面，甲状腺的左右两叶呈锥形，每叶分上、下两极，峡部大多为方形。成人的甲状腺一般重 25~30g。甲状腺的血液供给量甚大，是人体血液供应最丰富的器官，正常人经过甲状腺的血流量为每分钟每克组织 4~6ml，比脑、肾供血量还要多，约等于肾血流量的 3 倍。甲状腺的神经支配也很丰富。由于甲状腺组织贴近皮肤，便于局部治疗方法的使用。而且，穴位贴敷疗法，不经胃肠给药，无损伤脾胃之弊，治上不犯下，治下不犯上，治中不犯上下。即使在临床应用时出现皮肤过敏或水疱，亦可及时中止治疗，给予对症处理，并可继续使用。疗效显著，且无创伤无痛苦，对惧针者，老幼虚弱之体，补泻难施之时，或不肯服药之人，不能服药之症，尤为适宜。

腧穴的选择,多采用局部取穴法,贴于双侧人迎及水突穴,可助水液输布,促进气血运行,通过药物直接刺激穴位,并通过透皮吸收,使病位药物浓度增高,作用较为直接,诸药合用,共奏散结消肿、清热活血之功。其他常用配穴有肾俞、内关、足三里、三阴交、太溪、太冲穴等。每次选用3~4穴,交替使用,隔三天换药1次。临床上也"可与内治并行,而能补内治之不及",对瘿病的治疗取得意想不到的显著功效。

1. 传统中药外敷方 临床上有效的治疗瘿病的汤剂、丸剂都可以熬膏、研末贴敷于穴位上。传统中药外敷方,大多采用活血破瘀、软坚散结、清热解毒、化痰涤痰,以及某些有毒药物,将药物研细末,以麻油、姜汁、黄酒、凡士林等赋形剂,制成不同的外用剂型,外敷局部,治疗甲状腺不同疾病。

(1) 海藻10g,海蛤壳30g,昆布15g,海螵蛸15g,水煎服,外用樱桃核研末,醋调外敷。

(2) 海藻120g,昆布60g,滑石10g,水煎服,外用甘草末和面粉,水调敷患处。

(3) 樱桃核,醋磨,涂患处。

(4) 鸦胆子、海藻、五倍子各等分,共为细末,黄酒调搽。

(5) 川乌、草乌、南星、半夏各等分,共为细末,酒醋调搽。

(6) 紫荆皮15g,赤芍、石菖蒲、独活、白芷各10g,共为细末,酒调后搽。

(7) 生何首乌,酒水各半煎服,另外用本品捣烂,以醋炒热敷患处,忌宣发食物。

(8)《串雅内编》敛瘤膏治瘿瘤枯落后,用此膏贴生肌收口。海螵蛸、血竭、轻粉、龙骨、象皮、乳香各一钱,鸡蛋五个(煮熟用黄熬油一小杯),各药研细末,将蛋黄油调匀,用甘草汤洗净患处,从鸡毛扫敷,再将膏药贴之。

(9)《急救广生集》用黄柏五钱、儿茶、血竭各三钱、水银、硼砂各一钱、麝香、冰片各三分共为细末,贴敷穴位上。肉瘤必然突围而出,后用生肌神药(麒麟血竭、三七根末、千年石灰各三钱、儿茶二钱、人参、象皮、乳香去油、没药、广木香末各一钱、轻粉五分、冰片三分)敷之。

2. 现代中药外敷方

(1) 片仔癀:每次2~4g,冷开水调化,涂敷患处皮表,保持湿润,隔日更换1次,治疗亚急性甲状腺炎。

(2) 消化膏(《中西医结合临床外科手册》):组成:炒炮姜30g,草红花24g,麻黄嘴21g,生半夏21g,生南星18g,生附子21g,红大戟6g,肉桂15g,白芥子18g,红娘虫24g,香油2400ml。制法:将上群药用香油炸枯去渣,熬至滴水成珠,每480ml兑入章丹(夏季255g,冬季225g)即成膏油,每480g膏油再兑麝香4.8g,藤油面30g。摊成大、小张,大张重6g,小张重3g。功用:温化痰核,软坚散结主治:乳癖、肉瘿、瘰疬、发颐后期局部硬肿者。用法:微火温化贴敷。

(3) 消核膏(《中国医学大辞典》许楣方):组成:制甘遂60g,红芽大戟90g,白芥子24g,麻黄12g,生南星、僵蚕、朴硝、藤黄、姜半夏各24g。制法:用麻油500g,先投入甘遂、南星、半夏,熬枯后去渣,再依次下大戟、麻黄、白芥子、藤黄,熬枯捞出,再下朴硝,熬至不爆,用细绢将油过滤,再下锅熬滚,徐徐入东丹,不住搅匀,丹的多少,以老嫩得中为度。功用:软坚化痰,主治:肉瘿、瘰疬、结核未溃。用法:摊纸上,贴敷患处。

(4) 甲亢贴:组成:生地黄、玄参各120g,夏枯草、龙胆草、天花粉各20g,天门冬、茯神、南沙参各100g。上药共研细末和匀,入麻油煎炼收膏备用。用时取药膏适量,贴敷穴位上,胶布固定。功用:滋阴泻火,清热化痰,消肿,散结,安神。

（5）四虫二黄散：组成：黄药子、生大黄各 30g，全蝎、僵蚕、土鳖虫各 10g，蚤休 15g，明矾 5g，蜈蚣 5 条。用时取药末，用醋、酒各半调匀，贴敷患处，保持湿润。每料药可用 3 次，7 料药为一个疗程。每日换药 1 次。功用：清热解毒，搜风通络，消肿散结。主治：甲亢伴肿大之肝火亢盛证。甲状腺肿明显者，可用瘿瘤膏外敷，药用麝香 10g，冰片 15g，三七、延胡索各 60g，血竭 40g，沉香 20g，松香 35g，桃仁、杏仁、火麻仁各 50g，香油 550ml，制成膏剂备用。每次取适量外敷双侧甲状腺部位，每日 1 次，可起到软坚散结消瘿之功效。

（6）愈瘿二号方（辽宁中医药大学附属医院）：组成：夏枯草、三棱、莪术、半夏、人工麝香等。功用：化痰消瘿，软坚散结，消肿止痛。治疗桥本甲状腺炎。

（7）黄连膏外敷（湖北中医药大学附属医院）：组成：柴胡、黄芩、延胡索、川楝子、制乳没、制南星、土贝母、天葵子等。功用：清热泻火，散结止痛。治疗亚急性甲状腺炎。

（8）甲肿巴布贴（辽宁中医药大学附属医院）：组成：夏枯草、三棱、莪术、半夏、大黄、蒲公英、麝香等外敷于甲状腺肿大并有疼痛处可减轻症状。功用：清热解毒。治疗亚急性甲状腺炎。

（9）芙蓉菊膏：组成：鲜芙蓉菊全草适量（每次 30g）。上药捣烂，加蜂蜜调匀成软膏状备用。用法：取膏敷局部（患部），皮肤有灼热感即取下，待灼热感消失后再敷上，可重复 3~4 次。功用：解毒、消肿。疗效：屡用效佳，一般治疗 14 天后肿物逐渐缩小，约 2 个月后肿物消失而愈。治疗甲状腺腺瘤。

（10）瘿瘤膏：组成：蜈蚣（炙）3 条，全蝎（炙）、蛤蚧尾（炙）、儿茶、蟾蜍各 3g，黄升 1.5g，上药共研细末，以凡士林 20g 调和备用。用法：每取适量药膏涂于纱布上，贴敷肿块处，贴后皮肤见发红，瘙痒时暂停用，皮肤恢复正常后再敷。功用：软坚散结，治疗甲状腺腺瘤。

王立琴等报道用外敷消瘿膏治疗甲状腺肿 32 例，其中甲状腺腺瘤 3 例，甲状腺囊肿 2 例。消瘿膏由生半夏、黄药子、乳香、没药、白芷、生天南星、穿山甲等药加工成极细末后，按规定比例加 5% 氮酮精液及赋形剂调制成，同时据甲状腺肿面积大小，取一层纱布涂膏敷患部覆盖塑料薄纸封闭，外以纱布三层包压，胶布固定，2 天一换，以局部湿润温暖为度。观察结果表明，消瘿膏组平均治疗 3.04 月，痊愈 4 例，显效 8 例，有效 15 效，无效 5 例，总有效率达 84.4%。

李春有等报道穿山甲外用治疗单纯性甲状腺肿大、结节，疗效显著。方法：穿山甲研末，每次 10g，米酒为糊，采用药物离子导入治疗机局部导入，每日 1 次，每次 50 分钟，20 天为 1 个疗程。疗程间休息 20~30 天，平均 2~3 个疗程即可治愈。穿山甲，咸，微寒，性善走窜，"凡血凝血聚为病皆可开之"，故长于散结软坚，消症化瘀。单纯性甲状腺肿大，内服药物常易出现并发症，尤其发展为结节，更不易消散。采用本法局部导入，无长期服药之苦，患部药物离子浓度较高、作用时间长，故能取效。

3. 外敷与中药内服结合　中药内外合治治疗甲状腺疾病，多以内服活血消瘿、软坚散结药物为主（如海藻、昆布、黄药子、三棱、莪术之类），配伍化痰之品，并辅以局部外敷中药，常用甲状腺腺瘤等疾病，疗效较好。黄征仁用中药内服外贴治愈甲状腺腺瘤 4 例。内服消瘿汤加减：海藻 10g，昆布 12g，浙贝母 10g，元参 10g，生牡蛎 15g，夏枯草 20g，炒山甲 10g，三棱 10g，莪术 10g，浮海石 15g 剂水煎服，外贴万应膏，膏面略大于瘤面，5~7 天换药 1 次。上药内服 19 剂，外贴 10~15 天肿块全消。曹正柳等报道张志钧主任医师自拟消瘿汤内治与外治相结合治疗甲状腺腺瘤疗效显著。内治法：消瘿汤由海藻、黄药子、夏枯草、昆布、海浮石(布包先煎)、浙贝母、鳖甲(先煎)片姜黄、山豆根各15g,生牡蛎20g(先煎),山慈菇、莪术各10g组成,随症加减。每日1剂,分2次服。同时内服小金丹,每次1粒(0.6g),每日2次。外治法:云南白药适最用白酒或75%酒精调为糊状,涂于纱布上外敷于肿瘤结节局部,以绷带包扎,每日换药1次。内外治法均以30天为一个疗程。治疗结果:痊愈9例,好转8例,无效4例。

4. 针药内外合治 针药内外合治多用于甲状腺腺瘤的治疗。多以内服活血消瘿、软坚散结药物为主(如海藻、昆布、黄药子、三棱、莪术之类),配伍化痰、化痰之品,并辅以针刺治疗方法,采用局部穴位与循经取穴,以及经验所取特殊穴位的方法,常用甲状腺腺瘤、甲状腺瘤囊性变等疾病。

陆元庆以扬刺法为主配合中药治疗甲状腺瘤51例,疗效显著,具体治疗方法为:①扬刺:患者取仰卧位,局部常规消毒后,于甲状腺腺瘤顶部中心垂直刺入毫针1枚,再于四周向中心斜刺刺入毫针各1枚,均达到瘿瘤中心。留针15~20分钟。每3日一次,10次为一疗程。②中药:以海藻玉壶汤、四海舒郁丸加减内服。海藻、昆布、蛤壳、海螵蛸、牡蛎、陈皮、法半夏、贝母、玄参、夏枯草、王不留行籽、青皮、当归、川芎、海浮石、甘草,经治6个月,痊愈者38例,占74%,显效8例占16%,有效5例,占10%。

李景顺用此法治疗甲状腺良性腺瘤共119例。中药基本方:夏枯草30g,猫爪草、青皮、海藻、昆布、佛手、海浮石、金银花、赤芍各20g,白芥子、川贝、半夏各15g每日1剂,20剂为一个疗程。辅助疗法:消瘿丸(制马钱子、地龙各30、全蝎、僵蚕、半夏、制附子、白芥子、山慈菇、乳香、没药各20g。上药共为细末,水泛为丸)15岁以下,每服2g,成人每服3g,日服3次。针刺取自拟甲状穴(位于人迎后,平结膜、胸锁乳突肌后缘、直刺2~3分)缺盆穴,天突穴,瘤体四周,均以1.5寸毫针刺入患侧穴后,稍捻转,以局部沉胀为度,不留针,隔日一次。经治后,74例痊愈,17例无效,总有效率为85.7%。

郗美华等治疗甲状腺瘤囊性变25例,治愈16例,好转6例,无效3例。具体方法为:消瘿汤药用生牡蛎30g,玄参、夏枯草、金银花、当归各20g,莪术、青皮、浙贝母、车前子(包)、白芥子各12g,连翘、川芎、半夏各10g。每日1剂、早晚温服,一般连服4~5周。针刺方法:取穴会、合谷、足三里、太冲。隔日一次,采用捻转平补平法,施手法1分钟,留针30分钟,再随症加减中药及穴位。

有报道治疗30例甲状腺腺瘤,针刺一般以局部针刺为主。方法:沿肿块边缘斜向中心成30。角进针,刺4~6针,如"梅花状"。一般针深5分~1寸,肿块大于2cm者,于正中处重者加刺一针,以不穿透肿块为度,中等度刺激捻转数次,留针20分钟,对发病时间较长者,先加刺合谷,用泻法,同样留针,每周针刺3次,10次为1疗程。中药基本方:海藻12g,昆布12g,夏枯草30g,牡蛎30g(先煎),丹参15g,黄药子15g,法半夏10g,陈皮8g,制香附10g,象贝10g。结果:痊愈者11例,显效11例,好转6例,无效2例,分别占36.7%、36.7%、20%、6.7%。

参 考 文 献

1. 王立琴,陈金锭,张其兰.外敷消瘿膏治疗甲状腺肿临床观察及实验初步研究.中医杂志,1993:34(3):153

2. 姜兆顺,陈金锭,张其兰.消瘿膏外治甲状腺肿大的临床研究及实验报告.山东中医学院学报,1994,18

(3):155

3. 黄征仁.中药内服外贴治愈甲状腺肿瘤.江西中医药,1989,(5):43

4. 曹正柳,张志钧.治疗甲状腺肿瘤经验.江西中医药,1993,24(1):33

5. 陆元庆.扬刺法配合中药治疗甲状腺腺瘤51例临床小结.江苏中医,1990(6),26

6. 李景顺.中药为主治疗甲状腺腺瘤119例.浙江中医杂志,1986,21(9):401

7. 郗美华,王德惠.自拟消瘿汤配合针刺治疗甲状腺瘤囊性变.辽宁中医杂志,1999,26(18):365

8. 陈磊.针药结合治疗甲状腺腺瘤30例临床观察.江西中医药,1983,(4):57

（高天舒　杜　鹃　鞠鹏宇）

第四章

穴位注射疗法

一、历史沿革

穴位注射疗法,是吸收、融合现代医学之注射技术,变肌肉、静脉注射为经络腧穴注射疗法,即在经络腧穴或阿是穴上适量注射液体药物,以防治疾病的方法。因注射用的药物绝大部分为液体,故又称"水针疗法"。

穴位注射疗法属于新针疗法之一,创立于 20 世纪 50 年代初期。当时,西医的肌内注射普遍地应用于各科临床,尤其是封闭疗法被广泛应用于许多疼痛性病症。而疼痛性病症在针灸科为数众多,中西医便将封闭疗法与针灸疗法结合起来,把原先仅用于痛点局部肌内注射的神经阻滞药物注入穴位达到封闭止痛的作用。观察发现,这种中西医结合的治疗方法其疗效远远高于单一的肌内注射、痛点封闭和针刺疗法。继而由单纯的穴位封闭止痛发展为药物穴位注射广泛治疗各科病症。

20 世纪 70 年代,穴位注射疗法十分盛行(称之为"水针疗法"),后来规范命名为"穴位注射疗法"。可以说,穴位注射疗法经历了肌内注射、封闭疗法、穴位封闭、穴位注射四个阶段。

随着穴位注射疗法的不断成熟和发展,注射部位、注射用药和治疗范围均不断扩大。部位由阿是穴、十四经常规腧穴发展到诸多的经外奇穴、头穴、耳穴、第二掌骨侧等;所用药物由起初的封闭用神经阻滞药(如普鲁卡因、泼尼松等)扩展为各种中草药制剂和一系列维生素、抗生素针剂,进而又发展为穴位注入空气、氧气、血液、蜂毒和植物油等。

起初,穴位注射疗法的适应病症约有 100 多种,而今,穴位注射疗法的适应证已超过200 余种,其中疗效较好的有 100 多种。涉及内、儿、妇、外、皮肤、骨伤、五官各科。尤其对各种疼痛性病症、肢体瘫痪及肌肉萎缩的病症、部分内脏病、神经功能障碍性疾病疗效独特。

二、作用机制

至今尚无突破性进展,有以下几个角度的探索研究。

1. 经络是连续液相为主的多孔介质通道,穴位给药可通过此通道发挥作用。有研究表明大鼠任脉组织液压波的传播,发现经脉组织能够较好地传递液体压力波动,支持经脉是一种以液相为主的连续多孔介质通道,而穴位注射的药物将通过这一液体通道特异性地作用于靶组织。药物被约束在经脉中而不向经脉外扩散,从而保证了药物的浓度,再加上组织液沿经脉的运输作用,药物可较快地到达病患的部位,这种传递渠道比通过血液的全身性扩散其药物作用浓度要高,其特异性好,副作用小,因而具有较好的治疗效果。

2. 第二信使参与　研究者检测小鼠内关、足三里穴位注射胰岛素后血清 cAMP、cGMP 水平变化。发现内关穴位注射药后 cAMP、cGMP 水平明显下降;足三里穴位注射药后 cAMP 水平明显上升而 cGMP 水平明显下降。认为第二信使 cAMP、cGMP 部分参与穴位注射胰岛素时的信息传递。

3. 自体血含有的丰富物质,自体血用于穴位注射已经取得了一定的疗效。其作用机制普遍被认为是血液中含有多种微量元素、抗体、激素、酶类及丰富的血细胞,注入穴位后持续缓慢刺激机体自身的免疫系统,促使释放更多的免疫球蛋白,拮抗组胺,抑制变态反应和降低毛细血管通透性,改善淋巴循环,调节内分泌紊乱状态,增强微循环,营养皮肤,提高抗病能力,使气血津液充足从而起滋润肌肤到消炎、消肿、促进皮损消退,渗液停止等作用。

三、功用

1. 止痛作用　大量的临床资料和实验结果证实,穴位注射与针刺一样,可以兴奋多种感受器,产生针感信号,通过不同的途径到达脊髓和脑,产生诱发电位,这种诱发电位可以有明显的抑制作用。因局部刺激信号进入中枢后,可以激发许多神经元的活动,释放出多种神经介质,其中有止痛作用的 5-羟色胺、内源性吗啡物质,这些物质的释放起到了止痛作用。

2. 防御作用　穴位注射可以增强体质,预防疾病,主要是因其针刺可以激发体内的防御机制有关。免疫是机体识别和清除外来抗原物质和自身变形物质,以维持机体外环境相对恒定所产生的一系列保护性反应。

3. 调整作用　穴位注射对人体的消化、呼吸、循环、泌尿系统等均有不同程度的调整作用。如对消化系统的调整作用,主要表现在可解除胃肠平滑肌痉挛,调整消化液分泌,调整胃肠蠕动等方面,其调节作用是双向的,当功能亢进时,通过穴位注射使其功能缓解;当功能低下时,通过穴位注射使其功能增强。

四、机制特点

1. 放大作用　很多实验表明,穴位对药物有放大作用。即相同剂量的药物在穴位注射产生的药效,要强于皮下或肌内注射甚至静脉注射;或者达到同样药效时,穴位注射的剂量要小。

2. 三重作用　①即时效应:在进针数分钟及数小时内产生。多为针刺和药物注入对局部刺激而引起;②慢效应:可在治疗数小时至 1 天内出现,与药物在穴区进行生物化学作用有关;③后作用:是在前两个治疗效应基础上调动和恢复患者自身的调节功能而实现。这种初期为机械刺激效应,通过经穴的传导得到即刻效应,中期为药物化学效应及后期的后作用效应,则使经穴与药物的综合作用得到发挥。这就必然使穴注后疗效的有效期得到延长,使疾病在这个较长的治疗过程中得到更彻底的治疗。穴位注射时药效的发生与持续,有经穴功能的参与和协调。在这个过程中,经穴和药物的亲和性、归经性、直达性、趋病性、速效性及延长性等特殊功能,促成了穴注的高效和速效,在穴位注射治疗机制中起到了关键作用。

3. 双向作用　研究者发现,不同经穴对不同药物反应性不同,经穴有辨别性的接受化学性刺激的性质或者说穴位组织对注射药物有一定的辨识作用,这正是药物的归经理论表现所在。在穴位注入有相对特异性的药物,这种药物的性味与此经穴具有特殊的亲和作用,即归于此经,就能显著地加强穴注药物的效应;相反,如果注射进入的药物被识别不利时,穴组织能够减弱或者纠正这种不良效应。穴位注射当以经络为载体,把药物运送到相应区域或部位,从而发挥药物和经穴的双向作用,使药效得到加强,并且更迅速、持久。显药效的发生与发展有经络功能的参与和协同,有一定的循经性,遵循经穴——脏腑相关原理。

五、穴位注射在瘿病的临床应用

穴位注射是把药物注入穴位内,它不仅对经络系统有作用,而且也影响到神经系统。药物注入穴位中,除针刺的机械刺激外,加上药物滞留于穴位,使酸、麻、胀、痛等反应得以更强的激发和持续,并通过神经传至大脑一定部位的感应点而产生感觉。由于药物延续了针刺效能和药物对机体的作用,所以可以使兴奋点不断强化,最后引起大脑感应点周围区域的抑制,而达到治病目的。

穴位注射治疗甲亢

(1) 配穴方一

取穴:太冲(双)。

药物:灭菌注射用水 5ml。

方法:按穴位注射操作常规进行,穴位皮肤常规消毒后,快速进针刺入皮下 0.1 寸,再呈 45°角向上斜刺,稍作提插得气后,经回抽无血,将上述药液注入,每次每穴注射 2.5ml,每 3 日注射 1 次,10 次为一个疗程。

(2) 配穴方二

取穴:心俞、肝俞、脾俞、肾俞。

药物:维生素 B_1 100mg,维生素 B_{12} 100μg 混合均匀。

方法:每次取 2 个穴位,交替使用。按穴位注射操作常规进行,穴位皮肤常规消毒后,快速进针刺入皮下,稍做提插得气后,经回抽无血,将上述药液注入,每次每穴注射 1ml,每日或隔日注射 1 次,30 次为一个疗程。

(3) 配穴方三

取穴:双侧上天柱(位于天柱穴上 5 分处)。

药物:透明质酸酶针 1500 单位,加醋酸氢化可的松注射液 25mg 混合均匀。

方法:按穴位注射操作常规进行,穴位皮肤常规消毒后,快速进针刺入皮下,再向前方刺入 1.0~1.5 寸,稍作提插,待有针感向同侧眼部、头部放射时,经回抽无血,将上述药液缓慢注入,隔日注射 1 次,10 次为一个疗程。疗程间休息 10 日。一般治疗 1~3 个疗程。

(4) 配穴方四

取穴:甲状腺内。

药物:地塞米松注射液。

方法:在甲状腺处皮肤常规消毒,用 2ml 注射器吸入上述药液,在甲状腺最高点刺进腺核心部位缓慢注入药液,每侧甲状腺内各注射 2.5mg。每周 1 次,10 次为一个疗程。

(5) 配穴方五

取穴:扶突、合谷、丰隆、太冲。甲状腺肿大加水突、天容、颈部阿是穴;眼球突出加风池、攒竹、阳白、丝竹空;眼胀干涩加肝俞、光明、养老;心烦易怒加神门、大陵;失眠多梦加内关、神门;手抖舌颤加内关透外关;多食善肌加中脘、梁门;咽干多饮加照海、廉泉。

操作:选取上述腧穴 2~4 个,用当归注射液或注射用水、地塞米松注射液 1.5~2.5mg,每穴注入 0.5~2ml 不等。每星期 1~2 次,10 次为一个疗程。

参 考 文 献

1. 李孟汉,郭义.穴位注射研究进展与展望.针灸临床杂志,2010,26(10):69-72
2. 袁民,蒋莹,管樑,等.五十营针刺疗法配合穴位注射治疗甲状腺功能减退的疗效观察.上海交通大学学报(医学版),2010,30(9):1156-1159

(高天舒 陈 强 王孟龙)

第五章

消痔灵注射液甲状腺局部注射治疗甲状腺病

消痔灵注射液是治疗内痔的一种较好的硬化剂,由中药五倍子、明矾组成,具有消赘去肿、收敛止血之功效。消痔灵系硬化剂,用于内痔治疗取得了良好效果,近年有报道用于慢性咽炎、慢性鼻炎及鞘膜积液等,该药物局部注射后可使局部产生无菌性炎症,局部可使血管闭塞,局部硬化,细胞变性、退变、凋亡,在 2 周左右逐渐纤维化,导致局部组织纤维化而达到治疗目的。消痔灵,注入甲状腺体内可减少其功能细胞,反复多次使用后起到了类似于部分切除甲状腺的作用。

消痔灵注射液主要成分为明矾(硫酸钾铝)、五倍子(鞣酸)、枸橼酸钠、低分子右旋糖酐、三氯叔丁醇、甘油等。已证实,该注射液在组织中可产生急性无菌性炎症,五倍子中的鞣酸有较强的收敛性,能使蛋白凝固,收缩血管;三氯叔丁醇有止痛、防腐作用,并可形成异物胶原纤维化而达到组织粘连,使囊腔内壁增厚粘连,最终囊腔消失,囊壁纤维化而达到治疗目的。

消痔灵注入甲状腺方法:患者取仰卧位,囊肿皮肤常规消毒,再以 0.5% 或 2% 的利多卡因对囊肿皮肤及皮下组织进行局部浸润麻醉,然后用注射器抽吸囊内液体,抽净液体后,保留原抽液针头,将消痔灵与 1% 利多卡因按 2∶1 配伍或混合液,用原针头回吸无回血时,将混合液缓缓注入囊腔,根据囊肿大小,注入药液。然后用纱布覆盖,胶布固定。

陈福生等报道使用方法:患者仰卧位,肩部垫高 45°,头略向后仰,用 2.5% 碘酒 75% 酒精分别消毒颈部术野皮肤,用 20ml 注射器接 8 号针头,抽 2% 利多卡因 2ml 作局部浸润麻醉,以左手食指拇指固定囊肿,用该局麻针进行穿刺。当针头进入囊肿有落空感,此时回抽,同时左手食指和拇指轻轻挤压,抽尽囊腔内的液体后,固定针头,取下注射器,吸取已配好的药液(即 1ml 消痔灵,1ml 利多卡因,即 1∶1 液)反复冲洗囊腔,直至囊内冲洗液未见残渣为宜,整个冲洗过程约 20 分钟。然后按 1∶10 的量将配制好的药液注射入囊腔内,注入量按每抽出囊腔内液体 10ml,注入配制好的混合液 1ml 计算,常配伍液为 2∶1∶0.5 之混合液(2 份消痔灵、1 份利多卡因、0.5 份地塞米松)。注射完毕,拔出针头,轻压注射点约 10 分钟即可。遇有巨大甲状腺囊肿者(指抽出囊腔内液体超过 50ml 者)采用硬膜外穿刺针于囊肿上下对穿刺,并留置硬膜外导管,下端用作抽吸,上端用 1∶1∶3 的配制液(1 份消痔灵、1 份利多卡因、3 份生理盐水加庆大霉素针剂 8 万 U)以每分钟 20 滴的速度冲洗 4 小时,以 3ml 消痔灵、1ml 利多卡因、1ml 地塞米松共 5ml 注入并保留于囊腔内,然后拔出导管,轻压包扎。以上治疗方法间隔 1 周后,根据囊肿缩小情况而重复治疗,直至治愈。一般注射 2 次可达治愈。

消痔灵注入甲状腺体内时,一定要熟悉局部解剖,摸清甲状腺大小,严格掌握药物浓度以 1:1 为宜。熟练注射方法,注入腺体内先回抽无回血再缓慢注药,避免注入腺体外及血管内,注毕局部按压 3 分钟以免出血。当局麻药效作用消失后,一般有轻度胀痛不适感,疼痛较剧者可加服去痛片,未发现局部血肿、瘀斑、感染、坏死、溃疡及硬结等其他副作用。合用曲安奈德有免疫抑制作用及防止瘢痕粘连。初步观察此方案治疗甲亢效果较理想,副作用小,甲状腺消肿较快,复发病例较少,值得推广应用。

黄东胜等用消痔灵治疗甲状腺囊肿 32 例,结果治愈 1 次而愈者 27 例,2 次而愈者 3 例,中转手术治疗者 2 例(为混合囊性肿块)。痊愈的 30 例,经 18~36 个月随访,均未见复发。吴长富等用消痔灵注射液治疗甲状腺囊肿 42 例,结果痊愈 37 例,好转 3 例,无效 2 例,总有效率为 95.2%。金霖治疗 11 例甲状腺囊肿,治愈 7 例,好转 3 例,1 例疗效不明显,治愈率为 63.6%,好转率 3.7%,总有效率 90% 以上。

刁锦昌等报道消痔灵注射治疗甲状腺功能亢进 40 例,探讨甲亢的中西医结合治疗方法,治疗组用消痔灵 4~6ml,曲安奈德 20~40mg,加 2% 利多卡因 2~3ml,注入肿大的甲状腺体内,2 周 1 次,共 6 次,同时用中药解毒化瘀丹,每服 6g,早晚各 1 次,每晚口服甲巯咪唑 15mg。对照组常规量甲巯咪唑每次 10mg,每日 3 次,甲状腺功能正常后减至维持量 2.5~5mg,6 个月后评定疗效,随访 9~12 个月。对甲亢患者采用消痔灵注射液局部注射及解毒化瘀丹和小剂量甲巯咪唑内服治疗,并进行临床疗效观察。结果:无效 2 例,有效 5 例,显效 13 例,临床控制 20 例。总有效率 95%。结论:消痔灵局部注射的中西药结合治疗甲亢是一种安全可靠,疗效好的方法。

手术操作应注意:①操作仔细认真,穿刺过程中避免误伤囊肿周围神经、血管;②注射消痔灵药液入囊腔之前,要认真检查针头是否确实在囊腔内,以免药液外漏致周围组织坏死;③注射 1 次之后,要注意观察囊肿情况,及时重复治疗,以求彻底治愈。本治疗方法适应证为经临床检查、B 超及甲状腺穿刺活检证实为甲状囊肿者。禁忌证:①甲状腺囊肿经针刺活检疑有恶变者;②合并有严重心、肝、肾功能不全不能耐受手术者;③因窦房结功能低下及房室传导阻滞而不宜用利多卡因者。此种情况者无普鲁卡因过敏,可改用普鲁卡因。

综上所述,消痔灵注射治疗甲状腺囊肿为老药新用,药物来源方便,药价不高,节省患者费用,治疗操作简单。患者乐意接受,有着广泛的临床应用价值。近些年来,随着对消痔灵注射液药理学进一步深入的研究,人们逐渐发现其具有抗肿瘤的特性,可能与消痔灵进入细胞后,促进核酸内切酶的活性或直接通过抑制细胞抗凋亡基因,激活促凋亡基因诱导肿瘤凋亡有关。消痔灵促使体内活性细胞聚集,改变了肿瘤细胞的外环境;消痔灵被肿瘤细胞吞噬后,引起细胞器等内环境的变化,从而起到杀伤肿瘤细胞的作用。消痔灵可以导致血管炎、血栓形成,破坏肿瘤供养血管,使肿瘤组织血液供应障碍,缺血坏死,从而达到抑制肿瘤生长的作用,具有增强免疫功能的活性,探讨了消痔灵抗肿瘤的作用机制。

参 考 文 献

1. 巢玉秀.朱秉宜.硬化注射治疗内痔的某些问题.中国肛肠病杂志,1996,16(3):31
2. 王兆太,韩东,相继顺,等.穿刺抽液、消痔灵冲洗治疗甲状腺囊肿患者 48 例.山东医药,2002,42(15):32
3. 金鑫,李艳,卢云.消痔灵注射液抗肿瘤作用的研究新进展.国际外科学杂志,2009,36(12):834-836

4. 刁锦昌,杨中华.消痔灵注射治疗甲状腺机能亢进 40 例.浙江中西医结合杂志,2002,12(1):15

5. 陈福生,丁秀峰,桂士良,等.消痔灵治疗甲状腺囊肿的临床观察.牡丹江医学院学报,2001,22(3):39-40

6. 林少仁."穿刺抽吸注药"治疗甲状腺囊肿 23 例.实用医学杂志,1991(1):43

7. 黄东胜,张学安.消痔灵治疗甲状腺囊肿.浙江中医杂志,1992,27(7):327

8. 吴长富,陈建明,张琪.消痔灵注射治疗甲状腺囊肿 42 例临床观察.实用中西医结合杂志,1995,8(2):117

9. 金霖.消痔灵囊内注射治疗甲状腺囊肿 11 例.内蒙古中医药,1991,10(4):22

10. 胡景铭.穿刺注药治疗甲状腺腺瘤 36 例疗效初步报告.湖南医学,1994,11(3):169

（左新河）

第六章

无水酒精注射治疗甲状腺囊肿

甲状腺囊肿临床发病率较高,占甲状腺结节的 5%~20%。其实甲状腺囊肿并非是一个单一疾病,而是来源于多种甲状腺疾病的一种临床表现。中医学认识甲状腺囊肿类属中医的"瘿瘤"、"肉瘿"的范畴,其发生与七情内伤、肝失疏泄、脾失健运、水湿停聚有关。忧思恚怒、肝失条达,使肝旺气滞内结,肝旺侮土,脾失健运,水湿停聚,流注颈前,而成瘿瘤。

一、病因病理

现代医学认为甲状腺囊肿的来源较复杂,绝大多数系甲状腺结节和腺瘤退化而成。甲状腺结节和腺瘤的膨胀性生长,压迫周围静脉,造成局部血液循环障碍,组织缺血,发生变性坏死,间质内瘀血水肿,液体积聚而形成囊肿。压迫周围动脉,造成组织缺血坏死,则形成坏死性囊肿。血管周围组织变性坏死,血管失去组织支持而破裂,则形成出血性囊肿。少数囊肿来源于甲状腺舌导管或鳃后体的残余。极少数由甲状腺癌出血坏死而成。

二、临床表现与分类

患者无任何不适,偶然发现颈部肿物,多数为单发,偶见多发,直径多在 2~5cm 之间,肿块表面光滑,边界清楚,无触痛,可随吞咽而上下移动。囊内压不高时,质地柔软,触之有囊性感,内压较高时质地坚实,只靠触诊难于做出诊断。

实验室检查甲状腺功能检查正常,放射性核素显像多为"冷结节",但当囊肿被覆有较厚的甲状腺组织时,可表现为"温结节"。超声波检查见无回声暗区,可确诊。并可区分薄壁和厚壁囊肿。

甲状腺囊肿根据囊内容物性质,可分为胶性囊肿、浆液性囊肿、坏死性囊肿、出血性囊肿和混合性囊肿。胶性囊肿是由甲状腺滤泡相互融合而成,囊液黏稠,淡黄色,为未碘化的甲状腺球蛋白,囊内有较多的分隔,呈多房性,囊壁系扁平的滤泡上皮细胞。浆液性囊肿多由甲状腺结节或腺瘤退化而成。囊液稀薄,无色,囊壁为纤维结缔组织。少数来源于甲状腺舌导管或腮后体的残余,囊壁则为鳞状上皮细胞。出血性囊肿囊液为陈旧性血液,呈咖啡色。坏死性和混合性囊肿囊液多由坏死组织和陈旧性血液组成,较黏稠,囊壁为纤维结缔组织构成。

甲状腺囊肿又可分为部分性囊肿和完全性囊肿,分别称为厚壁囊肿和薄壁囊肿。厚壁囊肿是由于结节部分发生囊性变,在囊肿周围或一侧遗留部分实质性肿块。薄壁囊肿是指结节全部发生囊性变,囊壁较薄。

三、诊断标准与鉴别诊断

1. 诊断标准　①甲状腺呈一侧或双侧肿大,确诊为软体结节,压之有囊性感,局部肤色温度正常,无明显压痛;②基础代谢^{131}I测定及血清甲状腺素测定排除甲状腺功能亢进,单纯性甲状腺炎和甲状腺肿瘤;③经B超检查见甲状腺体积增大,并出现液性影像改变;④所有患者囊肿穿刺液经离心,行细胞学检查除外癌性病变。

2. 排除标准　排除恶性结节:①临床触诊质地较硬者;②经内科治疗无效且超声随访3个月见结节增大者;③高频超声检查混合性或囊性结节有明显乳头状突起或砂粒体者;④超声检查结节为低回声,并有包膜隆起征象者;⑤细针抽吸细胞学或组织学检查明确为恶性结节或不能排除恶性结节者。

四、无水酒精注射治疗甲状腺囊肿

甲状腺囊肿常用治疗方法有手术切除、甲状腺激素抑制疗法、穿刺抽液等。老年患者常合并有心肺等其他疾患,手术治疗风险较大;甲状腺素抑制疗法可以引起亚临床型甲状腺功能亢进(甲亢)、绝经后妇女骨密度减少、骨质疏松,甚至发生心脏纤维性颤动,并增加老年人心血管病的死亡率。手术治疗存在费用昂贵、并发症多等问题。继外科手术、药物治疗及放射性治疗外,超声引导下经皮穿刺注射无水酒精(PEI)成为治疗甲状腺囊肿的常用方法。经皮穿刺注射无水酒精于1966年开始投入临床使用,广泛用于肝、肾囊肿的治疗,取得了很好的疗效。自1994年起开始用于治疗甲状腺自主功能结节,也有应用于结节性甲状腺肿、Graves病、乳头状癌等的治疗。目前主要集中于甲状腺囊肿,在临床中,疗效较好,成为治疗甲状腺囊肿的常用治疗方法。

(一) 作用原理

超声引导下经皮穿刺无水酒精注射治疗通过超声引导准确定位穿刺,在待治疗甲状腺囊肿内注射无水酒精,通过酒精的硬化作用,无菌性栓塞微血管,引发蛋白质的凝固性坏死,加速肉芽组织包裹机化,使结节进一步缩小至消失,在囊肿的治疗中主要通过注入无水酒精使囊壁变性、坏死分泌囊液区能消失,从而使囊肿缩小或消失。经皮穿刺无水酒精注射治疗甲状腺结节的基本原理:①病灶中心的组织学改变:蛋白凝固变性,细胞破坏,产生无菌性炎症、凝固性坏死、楔形出血性梗死等病理学改变;②阻断病灶局部血流供应:诱发肿瘤微循环网内无菌性血栓形成,闭塞肿瘤营养血管,促进肿瘤彻底坏死;③病灶的酶学及超微结构的改变:琥珀酸脱氢酶和细胞色素氧化酶活性减低;④病灶周围外周瘤体组织和周围的甲状腺体组织免于退行性改变或淋巴细胞-单核细胞浸润。

无水酒精的作用机制可能是:①具有闭塞囊壁周围血管的作用,阻断了肿瘤的血液供应,使瘤细胞萎缩,退化;②具有速效直接细胞毒性作用,致肿瘤细胞变性,坏死,吸收;③具有收敛硬化作用,促进囊壁粘连,囊腔消失。

(二) 优势与特点

1. 操作简单,一般由一名医生即能完成,而且治疗时间短,每次治疗的时间在30分钟左右。

2. 创伤小,患者在治疗过程中不会出现明显的不适症状。

3. 患者治疗后恢复的时间短,一般在治疗结束 20 分钟后就可进行正常的活动。

4. 不会留下瘢痕。

5. 治疗费用低。

6. 甲状腺位置表浅,易于穿刺,且创伤较小,尤其适用于不能耐受手术的患者。

7. 囊液完全被抽出,实现了囊腔内的减压,减少了对气管、食管的压迫,症状缓解明显。

8. 整个过程都在超声引导下进行,术者可灵活调整穿刺针的方向,进针的角度及深度,减少了副损伤的发生,安全性高。

(三) 方法与步骤

患者仰卧,肩部垫高,颈部过伸约 20°~30°,充分暴露颈前区。颈部碘酊消毒铺巾,在超声引导下,用普通注射器刺入囊肿中央充分抽吸囊液,尽量抽吸囊液。注射酒精总剂量:一般为抽出囊液量的 1/2~1/3,2.5cm 以下者用 1/3 剂量,以上者用 1/2 剂量。保留时间为 3~5 分钟。5~7 天后重复穿刺注药 1 次。也有报道认为,注射剂量可为囊肿体积的 1.5 倍剂量,甚至可更多,以患者无明显不适反应为准。最小注射剂量以囊内实性部分内血流信号完全消失为准。大多数囊肿只需一次注射即可治愈。

(四) 疗效标准

完全有效:囊性黯区完全消失或在 0.5ml 以下。

有效:囊肿体积缩小 50% 以上。

无效:治疗后囊肿体积缩小 <50%;囊肿消失后重新出现且体积大于 1.5ml 视为复发。

(五) 注意事项

超声导引下经皮硬化治疗甲状腺囊肿优点是简单、迅速,但在操作过程中应注意以下几点:

1. 首先要选择好穿刺层面、皮肤进针点、进针深度和角度,同时必须避开周围大血管等重要的组织结构,因为这是减少并发症的前提。

2. 穿刺抽吸时手法要轻、准、快,要尽量将囊腔内的囊液抽尽,单纯囊肿疗效肯定,如果囊肿内有分隔需要改变进针的方向,并且刺破分隔和抽尽囊液,否则会影响无水乙醇在囊腔内的弥散,影响疗效,达不到预期目的。

3. 乙醇的术中用量和留置量。

操作技术是 PEI 治疗甲状腺囊肿是否成功的关键,操作时我们有以下体会:①进针时尽量避开能量多普勒下的血流丰富区同时尽可能穿过较少的甲状腺组织,避免术中出血;②与肝肾囊肿相比,甲状腺囊肿囊液黏稠,不易抽出,可采用生理盐水及酒精反复冲洗、稀释后尽量抽出;同时,进针时穿破分隔光带以利于酒精弥散。

(六) 治疗疗效及其影响因素

1. 囊肿的声学特征 部分复杂性囊肿内囊液黏稠,常伴出血感染形成的点状、颗粒样回声且分隔光带较多,影响了酒精在囊腔内的弥散,减弱了对囊壁细胞的灭活作用,因此,与单纯性囊肿相比其有效率虽无显著性差异($P>0.05$),但显著有效率却差异明显($P<0.05$)。

2. 囊液抽出量及酒精注射量 囊肿 PEI 治疗后体积缩小率与囊液抽出量及酒精注射量正相关($P<0.05$),但与囊肿初始体积无关。

3. PEI 治疗囊性结节疗效明显优于实性结节,平均体积缩减率在单纯性囊肿中约 88.8%,复杂性囊肿中约 65.8%。复发率低,且复发几率与初治体积无明显相关性。

4. 超声引导下经皮穿刺无水酒精注射（PEI）治疗甲状腺囊肿定位准确、安全有效，尤其是对于单纯性囊肿及分隔光带较少的复杂性囊肿，一次足量注射即可治愈，可作为甲状腺囊肿的首选无创性治疗方法。

5. 在甲状腺囊肿 PEI 治疗后动态监测中，一般单纯性囊肿在 PEI 治疗后 10 天即明显缩小，而复杂性囊肿在治疗后 10 天体积无显著性改变，治疗后 30 天方见明显缩小，但最大切面内液区面积（CS）及比例（CS%）在 10 天时已有显著改变，这可能是因为酒精硬化形成的实性成分尚不足以引起复杂性囊肿体积的缩小。甲状腺囊肿体积（V）、液区面积（CS）及比例（CS%）三项指标在治疗后 60 天内显著下降，60 天后未见明确进一步下降。在治疗后 60 天体积缩小率 <50% 者，在第 3~5 个月间依然无明显变化，因此，疗效观察时间可定为 60 天，如疗效不满意，可进行二次穿刺或手术治疗。

（七）副作用

PEI 治疗中副作用的发生与操作者的技术密切相关。常见的副作用主要有疼痛、一过性声嘶、术中出血、发热等。甲状腺激素水平在治疗前后在大多数报道中无显著改变，只要操作得当，可以不出现明显副作用。

（八）现代应用

赵氏等运用乙醇注射治疗 20 例甲状腺囊肿，治疗后第 1 个月，有 5 例复发，均接受第二次治疗，仅一例大囊肿于第 12 个月复发，19/20（95%）患者对 1 或 2 次治疗有非常满意的疗效。鲁氏用无水酒精注射治疗甲状腺囊肿 22 例，结果 8 例经两次治疗痊愈，12 例经 3 次治疗后囊肿消失，2 例第 4 次注射后治愈。随访 6~26 个月 18 例，触诊未发现囊肿复发。B 超检查，有 2 例发现原囊肿部位有较强光团反射（临床考虑为囊肿前后壁融合后机化所致），其余无异常表现。

参 考 文 献

1. 赵建荣,普开菊 . 经皮无水酒精注射治疗甲状腺囊性肿物疗效观察 . 临床内科杂志,2004,21(2):141
2. 鲁少海 . 注射无水酒精治疗甲状腺囊肿 22 例报告 . 解放军医学杂志,1990,(2):133

（左新河）

第七章

免疫抑制剂局部注射疗法

应用免疫抑制剂药物局部注射治疗 Graves 病屡有报道,由于甲状腺的解剖生理特点,位置表浅,局部治疗能对腺体直接发挥作用,腺体内药物浓度高,用量少,且操作简单,经济,消肿率高,维持时间长,无明显副作用等特点,患者乐意接受,特别对于 Graves 病合并白细胞减少症,或抗甲状腺药物所致严重皮疹、不宜予硫脲类药物及同位素治疗又不愿意手术者,不失为一种行之有效的治疗方法。主要的治疗方法如下。

1. 单用免疫抑制剂类药物局部注射治疗法　单纯用糖皮质激素类药物局部注射治疗 Graves 病,临床报道较少,主要适用于甲亢初发,临床症状较轻,甲状腺肿大明显的患者,用糖皮质激素类药物局部注射治疗,可明显缩小甲状腺。有报道用地塞米松 1.5~2.5mg 分别注入两侧甲状腺核心部位,每周 2 次,10 次为一个疗程,治疗 34 例甲亢患者,临床症状缓解 25 例占 74%,甲肿缩小 10 例,占 29%,并与抗甲状腺药物治疗做对照,疗效有显著性差异。还有报道,用同样的方法治疗者,在缩甲肿方面,疗效更为显著。

2. 两种免疫抑制剂类药物先后局部注射治疗法　用两种激素联合局部注射治疗甲亢,有的与小剂量抗甲状腺药物配合应用。黄氏报道用地塞米松 5~10mg,曲安奈德 10~20mg 分别注射甲状腺核心部位,每月 1 次,2~6 次为一个疗程,治疗 40 例甲亢患者,第一疗程症状缓解及 T_3、T_4 恢复正常 20 例,占 50%,第二疗程则全部恢复正常,仅一例出现一过性上肢麻木感。先用地塞米松,后用曲安奈德,维持长时间(1 个月)有效浓度,减少注射次数。

3. 两种免疫抑制剂联合局部注射治疗法　黄氏报道,用氨甲蝶呤 10mg,地塞米松 10mg,加生理盐水 2ml 混匀,注射甲状腺中心部位,7~14 天注药一次,治疗 56 天,共 118 例患者,症状改善,T_3、T_4 降至正常范围,甲肿均消失,甲状腺球蛋白抗体、甲状腺过氧化物酶抗体转阴率 75.4%,且无一例出现副作用。认为本治疗方法明显优于单纯口服药物治疗者,血清 T_3、T_4 达到正常水平的时间亦较单纯口服药物治疗者缩短,对突眼有效率为 88.6%,随诊 3 年的 68 例患者无复发,亦无甲减的发生。

4. 抗甲状腺药物加免疫抑制剂药物局部注射治疗法　是在常规抗甲状腺药物治疗的基础上,配合免疫抑制剂药物局部注射治疗,临床上应用较多,其治疗方法也有多种。在用甲巯咪唑常规治疗下,另加地塞米松 5mg 甲状腺内注射,7 天一次,6 次为一个疗程,治疗 3 个月,甲状腺缩小特别明显,甲状腺直径缩小在 50% 以上的占 98%。段氏则选用小剂量泼尼松 20mg 分别注入两侧甲状腺内,每周 1 次,10 次为一个疗程,治疗 2 个疗程后甲状腺肿控制良好,临床症状控制也很理想。叶氏则在口服丙硫氧嘧啶(PTU)100mg,3 次 / 日的基础上,选用曲安奈德 20~40mg,甲状腺内注射,每月 1~2 次,2~4 次为一个疗程,同样取得了满意的疗效。王霜等报道明确诊断的初发甲亢者共 30 例,随机分为 A、B 两组,每组 15 例。两组开始均给予甲巯咪唑治疗。A 组同时给予氟美松甲状腺内注射,每次 2.5mg,每周 1 次,共 15 次。在治疗前及治疗过程中每周观察甲亢症状和体征变化,并测定血清 TT_3、TT_4,治疗至甲亢临床症状控制,TT_3、TT_4 降至正常范围后 2~3 周加用甲状腺片 20mg,1 次 / 天,并逐渐减少甲巯咪唑剂量至维持量(≤5mg,1 次 / 天),每月随访一次,保持甲状腺功能稳定。结果:控制所需时间 A 组为(5.14 ± 1.53)周,A 组为(8.68 ± 3.72)周($P<0.01$)。A 组甲状腺肿平均缩小度数为(2.44 ± 0.59),B 组平均缩小度数为(0.98 ± 1.24)($P<0.01$)。A 组及 B 组均能有效控制甲亢,降低血清 TT_3、TT_4,两组比较差别无显著性意义($P>0.05$)。但 TT_3、TT_4 均恢复正常所需时间,A 组为(3.5 ± 1.2)周,B 组为(5.4 ± 2.3)周($P<0.01$)。A 组 TRAb 阳性转阴率于缓解期及维持期均为 100%;B 组缓解期为 40% 有 6 例阳性,维持期为 33%,有 5 例持续阳性。结论:氟美松甲状腺内注射治疗甲亢优于单用口服药物,其机制与阻断甲状腺产生 TRAb,从而纠正机体免疫紊乱作用有关。吴氏报道以醋酸泼尼松龙甲状腺内注射对甲亢的治疗效果,对 77 例甲状腺球蛋白抗体、甲状腺过氧化物酶抗体阳性甲亢患者随机分为两组:注射组 40 例,对照组 37 例,另 40 例甲状腺球蛋白抗体、甲状腺过氧化物酶抗体阴性的甲亢患者为阴性组。三组患者接受相同的抗甲状腺药物治疗,注射组和阴性组患者行醋酸泼尼松龙 20mg/次甲状腺内注射,5~7 天 1 次,10 次为一个疗程。结果表明甲状腺球蛋白抗体、甲状腺过氧化物酶抗体阳性的甲亢患者的治疗效果优于阴性的甲亢患者,认为本疗法有利于甲状腺肿的缩小,对甲状腺球蛋白抗体、甲状腺过氧化物酶抗体阳性甲亢患者,接受醋酸泼尼松龙甲状腺内注射效果好。

5. 多种免疫抑制剂药物联合局部注射治疗法 刘志民等报道甲状腺局部分别注射免疫抑制剂地塞米松、环磷酰胺、环孢素 A 或三药联合治疗甲亢的疗效及安全性。方法:采用随机法将甲亢患者 500 例分为 5 组:免疫抑制剂地塞米松、环磷酰胺、环孢素 A 治疗组、三联治疗组、单独口服抗甲状腺药物组(对照组)。局部治疗 1 次 / 周,连续 3 个月,然后每 2 周一次,共注射 4 次,再改 1 次 / 月,共 2 个月。观察甲状腺体积、甲状腺功能、甲状腺自身抗体、肝肾功能及血尿常规改变。结果:局部注射治疗组甲状腺明显缩小。甲状腺激素恢复正常时间明显高于对照组,促甲状腺激素受体抗体、抗甲状腺球蛋白抗体、甲状腺线粒体抗体下降速度及程度也较对照组为高,以三联药物治疗组疗效最显著。治疗过程中肝、肾功能及血、尿常规无明显改变;未观察到明显不良反应,亦无甲减及喉返神经损伤。表明:免疫抑制剂甲状腺局部注射治疗甲亢疗效显著,可推广应用于临床。

刘志国等报道多种免疫抑制剂药物联合局部注射治疗法观察治疗甲状腺功能亢进症的疗效,并观察对糖皮质激素受体的影响。给予地塞米松 4mg,环磷酰胺 50mg,环孢素 A 20mg 混合后甲状腺局部注射,每周 1 次,共 3 个月,同时口服甲巯咪唑或丙硫氧嘧啶,观察甲状腺功能,甲状腺 B 超体积。用放射配体结合法测定人外周血多形核白细胞(PML)的 GR 特异结合容量。表明:50 例甲亢患者治疗后 1 个月甲状腺功能全部恢复正常,2 年后停用口服药,随访 1 年,无 1 例复发;50 例甲亢患者治疗前甲状腺体积为(46.6 ± 6.3)cm^3,治疗后 3 个月缩小至(26.6 ± 4.3)cm^3($P<0.001$);治疗前血浆皮质醇(F,μmol/L)为 0.56 ± 0.17,与治疗后 3 个月(0.5l ± 0.13)、治疗后 2 年(0.46 ± 0.11)比较均无显著性差异($P>0.05$);糖皮质激素受体治疗后 3 个月(4832 ± 874)、2 年(5107 ± 976)与治疗前(2136 ± 988)比较显著升高($P<0.05$)。

表明：Graves 病患者糖皮质激素受体降低，使 F 的免疫抑制作用不能充分发挥，可能与自身免疫反应容易发生有关。而甲状腺内注射免疫抑制剂针对甲亢的发病机制，抑制了免疫反应，可获得良好疗效。

　　免疫抑制剂局部注射治疗 Graves 病已获得了肯定的疗效，然而对恶性突眼的治疗是否有效以及停药后是否容易复发，对伴有高血压、溃疡病等的 Graves 病患者能否用此法治疗等问题，有待于今后进一步进行临床及实验研究，只有将免疫抑制剂药物局部注射治疗 Graves 病进一步系统化、规范化，才能更好地指导临床运用。

　　免疫抑制剂局部注射疗法还存在一些问题：①免疫抑制剂药物选用还不一致，不同药物之间没有进行真正严格地随机双盲对照；②药物用量还不一致，如地塞米松有用 2.5mg、4mg、5mg 等不同剂量；③联合用药方法还不一致，有的单独使用，有的采用两种药物联合使用、有的采用三种药物联合使用；④局部注射间隔时间与疗程亦不一致，有的采用每周注射1 次，有的 1~2 周注射 1 次，疗程 1~3 个月亦不一致；⑤局部注射治疗 Grave 病多为小样本临床观察，而缺乏大样本观察研究；⑥作用机制即对机体免疫功能的影响还缺乏相应的，具有说服力的检测指标；⑦适应证、相对禁忌证以及远期疗效观察还需深入研究。

参 考 文 献

1. 向明珠,乐蓓蓓,孙爱萍,等.地塞米松局部注射治疗甲状腺机能亢进症 75 例疗效观察.实用内科杂志,1985,5(5):248-249

2. 俞国明.地塞米松治疗甲亢的疗效观察.宁夏医学杂志,1990,(6):387

3. 黄贵心,王华珍,甄卓丽,等.地塞米松与曲安缩松局部注射治疗甲状腺机能亢进症的疗效观察.新医学,1995,26(4):178-179

4. 郭长升.氨甲蝶呤与地塞米松联合局部注射治疗 Graves 病 118 例.临床医学,1998,18(5):40-41

5. 梁栋浩,崔继光.地塞米松甲状腺注射治疗甲状腺机能亢进 120 例疗效观察.临床荟萃,1994,9(11):512-513

6. 段振华.小剂量泼尼松局部注射治疗甲状腺机能亢进症.中华内科杂志,1990,29(10):621-622

7. 叶学和,陈绍智.康宁克通 A 局部注射治疗 Graves 病疗效观察(附 38 例分析).广西医学,1999,2:1-2

8. 王霜,顾明君,刘志民.甲状腺内注射氟美松治疗 Graves 疗效及对 TRAb 的影响.第二军医大学学报,2001,22(11):1096

9. 吴开木.醋酸氢化泼尼松局部注射治疗甲状腺机能亢进症 80 例疗效观察.福建医药杂志,1997,19(2):9-10

10. 刘志民,顾明君,邹俊杰,等.免疫抑制剂局部注射治疗弥漫性甲状腺肿伴甲亢的疗效观察.第二军医大学学报,2002,23(3):308-310

11. 刘志国,邵慧梅.甲状腺局部注射治疗甲状腺功能亢进症及对皮质激素受体的影响.第二军医大学学报,2001,22(11):1096

12. 黄国良,林芬.甲状腺机能亢进症的药物治疗进展.医学综述,1999,5(6):248-250

13. 余权膺.激素在甲亢治疗中的应用.实用内科杂志,1986,6(8):408-409

（陈如泉）

第八章

消融治疗在甲状腺病中的运用

消融治疗是甲状腺病的治疗方法之一。消融治疗是运用物理、化学的方法,使目标组织、细胞变性坏死、失去功能,从而达到治疗的目的。通常情况下,甲状腺结节的消融治疗是指热消融治疗,包括射频消融、微波消融和激光消融等,借助影像技术引导下的热消融治疗具有损伤小、恢复较快、重复性较好且多数不影响美观等特点。近年来消融治疗在部分甲状腺良性结节、部分低危甲状腺微小乳头状癌及颈部转移性淋巴结非外科治疗中已有所开展。

一、消融方法

1. 射频消融　射频消融是一种热损毁技术,其原理是:射频发生器产生高频振荡电流,通过裸露的电极针使其周围组织内的极性分子和离子振动、摩擦,继而转化为热能。其热能逐渐向外周传导,从而使局部组织细胞蛋白质发生不可逆的热凝固、坏死,达到杀灭组织细胞的作用。

2. 微波消融　微波消融是由微波天线发出微波,通过电压改变形成交变电场,从而直接产热,周围组织凝固、坏死,具有升温快、治疗时间短、消融范围大等特点。

3. 激光消融　激光消融是通过局部组织对激光辐射能量的吸收导致治疗后 72 小时持续的微血管凝固而致局部缺血坏死。

二、适应证与禁忌证

1. 甲状腺良性结节

适应证:需同时满足(1)～(2)项并满足第(3)项之一者。

(1) 超声提示良性,细针穿刺细胞学检查证实良性结节。

(2) 经评估,患者自身条件不能耐受外科手术治疗或患者主观意愿拒绝外科手术治疗的。

(3) 同时满足以下条件之一:①自主功能性结节引起甲亢症状的;②患者思想顾虑过重影响正常生活且拒绝临床观察;③患者存在明显与结节相关的症状(如异物感、颈部不适或疼痛等)或影响美观,要求治疗的。

禁忌证:符合下列任意一条即排除。

(1) 巨大胸骨后甲状腺肿或大部分甲状腺结节位于胸骨后方(相对禁忌,分次消融可考虑)。

(2) 甲状腺结节内存在粗大钙化灶。

(3) 病灶对侧声带功能不正常。

(4) 严重凝血机制障碍。

(5) 严重心肺疾病。

2. 甲状腺微小癌

适应证：需同时满足以下 3 项。

(1) 超声提示单发结节,直径 ≤ 1cm,没有贴近包膜,细针穿刺细胞学证实为乳头状癌,颈部没有可疑淋巴结转移。

(2) 经评估,患者自身条件不能耐受外科手术治疗或患者主观拒绝外科手术治疗的。

(3) 患者思想顾虑过重影响正常生活且拒绝临床观察。

禁忌证：符合下列任意一条即排除。

(1) 颈部发现可疑转移性淋巴结,并经穿刺证实。

(2) 甲状腺微小癌内存在粗大钙化灶。

(3) 病灶对侧声带功能不正常。

(4) 严重凝血机制障碍。

(5) 严重心肺疾病。

3. 颈部转移性淋巴结

适应证：颈部转移性淋巴结需同时具备以下条件:

(1) 影像学提示转移性考虑,穿刺证实转移性淋巴结。

(2) 行规范的根治性手术后,颈部淋巴结复发转移的,或甲状腺癌根治术后颈部复发转移性淋巴结行放射性碘治疗无效或拒绝行放射性碘治疗的。

(3) 经评估,患者存在手术困难,自身条件不能耐受外科手术治疗或患者主观意愿拒绝外科手术治疗的。

(4) Ⅱ ~ Ⅳ区淋巴结,每个颈部分区内转移性淋巴结数目不超过 1 枚,且颈部转移性淋巴结总数量不超过 3 枚。

(5) 淋巴结最大长直径不超过 2cm;转移性淋巴结能够与大血管、重要神经分离且有足够安全的操作空间。

禁忌证：符合下列任意一条即排除。

(1) 转移性淋巴结内存在粗大钙化或液化坏死。

(2) 病灶位于Ⅵ区的转移性淋巴结,其病灶对侧声带功能不正常。

(3) 严重凝血机制障碍。

(4) 严重心肺疾病。

三、主要并发症

1. 喉返神经损伤　据报道,消融治疗的喉返神经损伤发生率在 1.02%~2.4% 之间。其与结节的部位、插入发生器的深度、治疗时的能量及时间、是否采取正确的预防措施有关。

2. 出血　据报道其发生率约为 2.15%。由于甲状腺血运丰富,周围毗邻颈部大血管,在此处实施消融,有发生血管损伤出血的风险。

3. 气管及食管损伤　因气管及食管与甲状腺关系密切,存在损伤的风险,目前见零星气管损伤报道。

　　消融治疗作为一种相对较新的甲状腺病有效补充治疗手段。但由于甲状腺腺体小,且毗邻气管、食管、大血管及喉返神经等重要结构,这就对操作者提出了很高的要求,除了熟悉局部解剖关系,具有丰富的经验,操作者还应熟练掌握消融时可能发生的并发症及处理等。

参 考 文 献

1. 李倩倩,周平.局部消融在甲状腺结节治疗的现状及进展.生物医学工程与临床,2015,19(3):326-330
2. 朱精强,马宇,刘枫.甲状腺结节消融治疗的现状及展望.中国普外基础与临床杂志,2015,22(7):775-778
3. 浙江省抗癌协会甲状腺肿瘤专业委员会.甲状腺良性结节、微小癌及颈部转移性淋巴结热消融治疗浙江省专家共识.中国普通外科杂志,2016,25(7):944-946

（左新河　赵　勇）

第九章

饮 食 疗 法

饮食疗法是根据病情或患者的需要,利用食物来治疗疾病的方法。它是中国医药学宝库的重要组成部分。我们的祖先在这方面积累了丰富的实践经验,并有不少精辟的论述和一些带有规律性的认识。中医学认为"医食同源"。药物治病,重在攻邪。食物疗养,重在扶正。早在两千多年前,《素问·脏气法时论》中就已记载:"毒药攻邪,五谷为养,五果为助,五畜为益,五菜为充,气味合而服之,以补精益气"。这说在用药物治病的同时;还要注意用食物(五谷、五果、五畜、五菜)来补充人体的正气,使患者恢复健康。

甲状腺疾病的患者,在采用中西药物、针刺、手术等各种治疗的同时,如能再根据自己身体的情况,合理地选用食物,进行饮食调养,使药物疗法和饮食疗法两者互相配合,就能共同发挥更好效能,使患者早日恢复健康。

一、甲状腺功能亢进症

甲亢属于超高代谢综合征,基础代谢率增高,蛋白质分解代谢增强,须供给高热能、高蛋白、高碳水化物、高维生素饮食,以补偿其消耗,改善全身营养状态。

1. 三高、一忌、一适量 指高能量、高蛋白、高维生素饮食,各种动物食物,如牛肉、猪肉、甲鱼、乌龟有补肾滋阴散结作用,特别适合甲亢患者食用。还有各种新鲜水果及富含钙、磷的食物,如牛奶等。忌碘饮食,含碘食物如海带、紫菜、发菜、加碘食盐等,适量给予钙、磷补充。

2. 增加餐次 为了纠正体内消耗,每日三餐主食外,两餐间增加点心,以改善机体的代谢紊乱。应适当限制含纤维素多的食物,甲亢患者常伴有排便次数增多或腹泻的症状;所以对饮食纤维多的食品应加以限制。辛辣、烟酒等刺激性食品,可导致甲亢患者机体代谢更加旺盛,心跳加快,出汗更多,要少吃或不吃。甲亢合并白细胞减少的患者可食用补血生血的阿胶、龙眼肉;平时还可以用沙参、玉竹、麦冬等滋阴之品煲汤;用菊花、玫瑰花、莲子心清热之品泡茶饮。梨子"生者可清六腑之火,熟者可滋五脏之阴",柑橘富含维生素 C 和钾,对甲亢患者预防低钾引起的周期性麻痹有利。微量元素硒对抑制甲状腺肿瘤,调节患者的免疫功能,降低抗甲状腺抗体有一定帮助,富含硒的食物如大豆、西红柿、芦笋、芝麻、蘑菇等,可多食用。

3. 辨证进食 甲亢患者由于代谢增加,体内产热和散热均明显增加,因此常表现为怕热、多汗、皮肤湿润、皮肤潮红等症状。这些症状的出现在中医学里常责之于"火邪"为患,包括实火和虚火,实火可以伤津劫阴,虚火常常是阴液不足、虚热外浮。辛辣、烟酒均可以助火伤阴,或加重病情,或诱发病变,故在中医学中将其列为禁忌的范畴。有人调查 120 例患者,其中嗜辛辣者有 54 例,占 45%,说明贪食辛辣或酒肉炙也是甲亢发病的诱因之一。①肝胃热盛者:宜食寒凉性食品为主,粮食如小麦、小米、绿豆;肉类如猪肉、鸭肉、青蛙肉等;蔬菜类如菠菜、芹菜、萝卜、茄子、冬瓜、黄瓜、西红柿、冬笋等;水果如西瓜、甜瓜、香蕉、梨、柿、橙、柑等。其他如鸡蛋、鸭蛋、牛乳、薏仁米、淡水鱼等。②气阴两虚者:宜食平性食物为主,粮食如粳米、赤小豆、玉米、黑豆、红薯、豌豆等;肉类如猪肉、鸭肉、鲤鱼、甲鱼、母鸡肉、鸽肉、鳝鱼等;蔬菜如西红柿、南瓜、藕、山药、豆腐、木耳等;水果如葡萄、菠萝、无花果、大枣、桑椹等。其他如鸡蛋、莲子、蜂蜜等。

4. 忌富碘食物 自古以来中医都用含碘药物和食物来治疗瘿瘤(含甲亢),且取得了一定的疗效。20 世纪 80 年代以来,随着人们对甲亢病理、生理研究的不断深入,以及临床经验的不断积累,逐步认识到含碘中药及食物对甲亢治疗的利与弊。碘是合成甲状腺激素的一个重要元素,在一定量的限度内,甲状腺激素的合成量随碘的剂量增加而增加,如果剂量超过了限度(正常人为 5mg/日、甲亢患者为 2mg/日),可暂时性的抑制甲状腺激素的合成与释放,使血中甲状腺激素的含量很快下降,患者症状迅速缓解。需要强调的是碘对甲状腺激素的合成和释放的抑制是暂时的,如果长期服用富碘食物(或药物)如:海带、海鱼、海蜇皮等富碘食物,则甲状腺对碘的抑制作用可产生"适应",使甲状腺激素的合成从碘的抑制下"逸脱","逸脱"后甲状腺激素的合成重新加速,使甲状腺内的甲状腺激素的积存与日俱增,大量积存的甲状腺激素释放到血液中,血中甲状腺激素浓度骤增,则可引起甲亢的复发,所以长期服用大量高碘食物(药物)是不适宜的。尚需说明的是缺碘不是甲亢的发病原因,故而碘制剂和高碘食物不能作为甲亢治疗和食疗的主要药物或食物。

二、甲状腺功能减退症

甲减患者不宜吃生冷油腻和咸的食品,饮食宜清淡。可选择一些温补的中药煲汤食用,如当归生姜羊肉汤、黄芪、红参、枸杞、桑椹等;薏苡仁、赤小豆有健脾利水消肿的作用,对甲减患者很有好处。

1. 应补充富含铁质的食物、补充维生素 B_{12},如动物肝脏,必要时还要供给叶酸、肝制剂等。

2. 宜吃食物 日常可食用含蛋白质丰富的食物,如蛋类、乳类、各类肉类、鱼类等,以及各类蔬菜及新鲜水果。因缺碘导致的甲减,需选用适量海带、紫菜,可用碘盐、碘酱油。

3. 忌吃食物 忌食各类生甲状腺肿物质,如卷心菜、白菜、油菜、木薯、核桃等;忌富含胆固醇的食物,如奶油、乳酪等。少量食用高脂肪类食品,如食用油、花生米、核桃仁、杏仁、麻酱、火腿、五花肉等。

4. 甲减能否吃海鲜,要看甲减的原因是哪种,如果是桥本甲减,是应该少吃含碘的食物,因为碘会让自身抗体升高而加重甲减,如果甲减是手术和 ^{131}I 治疗引起的甲减,这两种甲减没有自身抗体的升高,就可以进食普通人同样的饮食,海鲜不是禁忌。

5. 辨证进食 本病多属中医阳虚证,忌食寒凉、生冷食物。宜进食补肾温阳之品,如动物肾、羊肉、麻雀肉、狗肉、雀卵、芡实、韭菜、山药、枸杞子等。

三、甲状腺炎

甲状腺炎是指由病源微生物或自身免疫因素及其他原因引起的甲状腺炎症。又分为:①急性化脓甲状腺炎:大多由化脓性细菌感染所致;②亚急性甲状腺炎:与病毒感染和免疫因素有关;③慢性淋巴细胞性甲状腺炎、萎缩性甲状腺炎和特发性黏液性水肿:均由自身免疫引起。临床上常有发热、甲状腺肿、甲状腺部位疼痛以及伴有甲亢或甲减等表现。

1. 急性化脓甲状腺炎 多属阳证、实证、热证,饮食宜以清淡少油食物为主,并宜多食含纤维素丰富的食物。宜多饮水或饮料,以利于清热解毒。忌食辛辣、鱼腥发物,少食甜腻饮食。

2. 慢性淋巴细胞性甲状腺炎 若出现甲状腺功能亢进症的表现时,参考甲亢病予以饮食调养;若表现甲状腺功能减退症时,参考甲减病予以饮食调护。宜进食补肾温阳之品。

四、甲状腺肿

甲状腺肿包括单纯性甲状腺肿、地方性甲状腺肿、高碘性甲状腺肿。膳食中缺碘对地方性甲状腺肿的发病影响最大。自然水质和土壤的含碘量,直接影响到粮食、蔬菜等食品的含碘量。动物性食品中的碘剂则主要来自水和植物。所以,环境缺碘,特别是土壤和水中缺碘是机体碘摄入不足的主要原因。流行地区的土壤、水和食物中的碘含量越低,甲状腺肿的发病率就越高。碘化食盐可以预防甲状腺肿大等事实可以证明缺碘是引起甲状腺肿的重要原因。但这并不是唯一的原因,因为在地方性甲状腺肿流行严重的地区,并非所有居民都得甲状腺肿。有些自然环境中含碘很多的沿海地区,也有不少甲状腺肿的患者,其原因不是缺碘,而是由于食用含碘丰富的海产食物或饮用含碘丰富的水,使身体摄入过多的碘,从而阻碍甲状腺内碘的有机化过程而产生甲状腺肿。所以,把这种甲状腺肿称为高碘性甲状腺肿。这种类型的甲状腺肿就不能用碘防治。

甲状腺肿致病因素很多,有时只是一种因素起作用,有时可能是几种因素同时起作用。所以,不能一遇到甲状腺肿就让患者吃海带或碘化物,更不能误认为甲状腺肿只是发生在高原、山区,沿海及平原地带就没有。当然,致甲状腺肿物质往往是与缺碘同时起作用才促成地方性甲状腺肿的流行,单纯由致甲状腺肿物质作用而造成地方性甲状腺肿流行还是少见的。地方性甲状腺肿患区用碘防治无明显效果时,应考虑该地区可能有其他致病物质的存在。此外,还应考虑到精神因素,营养物质和某些微量元素的影响。

对于缺碘所致甲状腺肿,可以适当服用海带、紫菜等海产品,补充碘的不足。青春期、妊娠期、哺乳期引起的单纯性甲状腺肿,可补充足量的碘,体征可以消失。高碘性甲状腺肿,应停用高碘饮食。

五、甲状腺结节与肿瘤

甲状腺结节主要有三大类病变,第一种是结节性甲状腺肿,是一种退行性病变;第二种是甲状腺腺瘤,属良性病变;第三种就是甲状腺癌。平常做到甲状腺结节饮食注意,可以为自己的疾病治疗起到辅助的作用。甲状腺结节患者的饮食注意事项不应该喝酒、吸烟。忌辛辣刺激性食物,如葱、花椒、辣椒、桂皮等,忌肥腻、油煎食物。不宜食含碘高的食物比如海带、紫菜、虾皮、海鱼等。甲状腺结节患者在我们的日常生活中适宜吃一些具有消结散肿作用的食物,包括菱、油菜、芥菜、猕猴桃等,宜多吃具有增强免疫力的食物,如香菇、蘑菇、木耳、核桃、薏苡仁、红枣、山药和新鲜水果等。甲状腺结节患者在饮食注意事项中需要严格忌碘饮食,食用无碘盐,禁食海带、紫菜、海鱼等海产品。

六、甲状旁腺疾病

患有甲状旁腺功能亢进病者应食低钙、高磷饮食,如乳类、豆腐等。甲旁亢者手术后骨病变宜进高蛋白、高钙和高磷饮食,并补充钙盐,以期恢复劳动力。甲旁亢并发草酸盐结石,宜选用低草酸食物,如毛豆、洋葱、青蒜、笋类、荸荠等,不宜食用草酸含量高的食物,如番茄、芹菜、红茶、可可等;患尿酸结石者应减少高嘌呤食物的摄入,如肉类、鱼类、动物内脏(心、肝、肾、脑)等。甲状旁腺功能不足宜进高钙、低磷饮食,不宜多进乳品、蛋黄及菜花等食品。口服维生素 D_2 或维生素 D_3,以促进肠道吸收钙质。

七、生甲状腺肿物质

近年来发现致甲状腺肿物质日益增多,某些蔬菜及药物都具有生甲状腺肿的作用。许多植物,其中大多数为十字花科,萝卜、圆白菜、油菜、黄豆、核桃、木薯、玉米、竹笋、洋葱、大蒜等食物中含有某些物质,可阻断甲状腺激素合成,含有硫葡萄糖苷,后者释放生甲状腺肿物质,如硫氰酸盐或 L-6- 乙烯 -2- 硫代噁唑酮。现在发现其他科食用植物也有生甲状腺肿作用,它们中有的含有生氰的葡萄糖苷,通过水解释放氰化物。氰化物去毒以后,产生硫氰酸盐。

在芬兰发现食用十字花种植物的牛的牛乳中也含有这种生甲状腺肿物质。它类似硫脲类药物,其生甲状腺肿作用不能被大量碘剂应用所防止。又如有些热带地区以木薯为主食,而产生地方性甲状腺肿。木薯中的主要葡萄糖苷是棉豆苷。食用木薯的人的血清及尿中含硫氰酸盐高。在严重缺碘地区的人民食用木薯后其尿中碘排出量明显增多,使缺碘进一步加重。木薯不含硫葡萄糖苷或硫氰酸盐,而食入后,从中释放出去毒的氰化物,此为内生的硫氰酸盐。

日人田氏曾将流行区的生水饲喂动物而引起甲状腺肿,但用煮沸过的水给动物饮用,并不发生甲状腺肿。认为地方性甲状腺肿的原因系饮水中的重碳酸钙过多所致。生水经煮沸后碳酸钙沉淀下去,就不会产生甲状腺肿。根据河南鲁山县宗庄绵马村居民的调查,饮用生水与饮开水的甲状腺肿发病率也有不同,前者患病率高于后者。碳酸钙的生甲状腺肿的作用并不强,仅在碘摄入不足的情况下,钙才能有生甲状腺肿的作用。在西班牙及智利,发现食入核桃能引起地方性甲状腺肿。大鼠试验证明进食核桃促使甲状腺素从粪便流失。

患者如因偏食某些含生甲状腺肿物质的食物,或应用某些生甲状腺肿药物,则停止使用这些食物或药物,甲状腺肿可自行消失。在青年人,或妊娠、哺乳期,因为机体对甲状腺激素的需要增加,可以发生甲状腺肿,但多数患者的甲状腺肿大并不显著,即使不予治疗,往往在青春期过后,或妊娠、哺乳期后可以自行缩小。至于肿大较显著或呈结节性甲状腺肿者,则必须给予治疗。

参 考 文 献

1. 陈如泉.甲状腺疾病的中西医诊断与治疗.北京:中国医药科技出版社,2001
2. 刘德海,孙军.甲状腺良性结节的饮食调整与中药治疗.中国社区医师,2003,18(3):13-14

（陈如泉）

第十章

五 音 疗 法

　　音乐可以深入人心,在中医心理学中,音乐可以调理情绪,进而影响身体。在聆听中让曲调、情志、脏气共鸣互动,达到动荡血脉、通畅精神和心脉的作用。生理学上,当音乐振动与人体内的生理振动(心率、心律、呼吸、血压、脉搏等)相吻合时,就会产生生理共振、共鸣。这就是"五音疗疾"的身心基础。根据每个人自身的身体结构不同,五脏在脏气上的差异,配合不同的音乐,就可以使五音防病、养身。当然,并不是用某个音去调理某个脏器,而是运用五行原理,使它们相生、相克,又相互制约,五音搭配组合,适当突出某一种音来调和身体。

一、五音疗法的理论基础

　　成书于战国时代的中国现存最早的医学典籍《黄帝内经》,就已经把音乐引入医学领域,《素问·阴阳应象大论》、《素问·金匮真言论》就把五声音阶中宫(DO),商(RE)、角(MI),徵(SOL)、羽(LA)与人的五脏(脾、肺、肝、心、肾)和五志(思、忧、怒、喜、恐)等多方面内容运用阴阳五行学说相应地、有机地联系在一起了。"肝主目……在音为角……心主舌……在音为徵……脾主口……在音为宫……肺主鼻……在音为商……肾主耳……在音为羽"。将音乐同人的生理、病理联系起来,认识到声调的不同,对人体五脏生理或病理活动以及人的情志变化有着相应的不同影响。它不仅丰富了中医学整体观念的内涵,而且还构建了声学与医学相关理论的框架,从而奠定了祖国中医音乐治疗学的理论基础,将中医关于音乐治疗的学说系统化和具体化了。《灵枢·忧患无言》曰:"喉咙者,气之所以上下者也。会厌者,音声之户也。口唇者,音声之扇也。舌者,音声之机也。"说明喉咙、口腔是发声的主要器官。而喉咙、口腔又通过经络与五脏紧密联系,人体只有五脏气血充盈、运行通畅才能正常发出声音。可见,五脏与声音有密切关系。五脏精气充足、气机调畅是发出各种声音的先决条件,即"五脏外发五音"。由于五脏的形态结构不同,所藏精气有别,参与发声作用不同,所以五音又分别与五脏有选择性的相应关系,即"五音内应五脏"。又如《素问·脉要精微论》曰:"言而微,终日乃复言者,此夺气也","声如从室中言,是中气之湿也。"东汉张仲景《金匮要略·脏腑经络先后病脉证》曰:"语声喑喑然不彻者,心膈间病。"可见,五脏有病,声音的高低、长短、徐促也不同,体现了"有诸内者,必形诸外"的中医整体观。又进一步说明五脏可以影响五音,五音亦可调五脏。据说在古代,真正好的中医不用针灸或中药,用音乐。一曲终了,病退人安。

二、五音疗法的文献例证

我国历史上以音乐治病的典范事例之一是宋代孙道滋以"宫声数引"使欧阳修的"幽忧之疾"得到治疗。欧阳修为此作《送杨寘序》向他的朋友杨寘推荐用音乐"平心"、"养疾"。他在文章中说:"予尝有幽忧之疾,退而闲居,不能治也。既而学琴于友人孙道滋,受宫声数引,久而乐之不知疾之在其体也……"在这个事例中,我们可以看到学琴是一种有效的治疗形式,现代各国在音乐治疗的形式中,采取让患者参与的主动式音乐治疗,在一千五百多年前已经被我们的祖先采用了。值得一提的是,音乐不但治疗他的幽忧之疾,并且使他的手指拘挛得到治疗,他在《琴枕说》中说:"昨因患两手中指拘挛,医者言唯数运动以导其气之滞者,谓唯弹琴为可"。这可以说是现代音乐治疗中普遍应用的以弹琴、拉琴治疗指痉病的古代事例了。被后人称为金元四大家的金代张子和深知音乐的治疗作用,他在《儒门事亲·九气感疾更相为治衍》中记述了音乐治病的具体事例,他在治疗心痛病时,不忘应用音乐"余又尝以针下之时,便杂舞忽笛鼓应之,以治人之忧而心痛者",这是音乐治疗的病例之一。《儒门事亲·病怒不食》另载:"项关令之妻,病怒不欲食,常好叫呼怒骂,欲杀左右,恶言不辍。众医皆处药,几半载尚尔。其夫命戴人视之,戴人曰:此难以治。乃使二娟各涂丹粉,作伶人状,其妇大笑。次日又作角抵,又大笑。其旁常以两个能食之妇,夸其美食,其妇亦索其食,而为一尝之。不数日,怒减食增,不药而瘥"。《古今图书集成·医部全录》录《武进县志》记载,明代医家徐迪在他的医案中记有:"一女伤于怒,内卧不得转。迪诊之,因索花作妇人状,且歌且笑,患者闻之不觉回顾,大笑而愈"。明代医家万全在《幼科发挥·慢惊三因》中记有:"汪元津幼子……喜睡,二目不能开"。令其家中平日相与嬉戏者,在床前,取其小鼓小钹之物,在床前唱舞以娱之,未半日,目开而平复也。清代张潮作《虞初新志》中有"某患齿疾,予授以吹箫而愈,所治者非一人矣"。在中医史籍上,这样的具体病例似乎不多,但从一些医籍的文章中可以看出,医家对音乐的治疗作用是早已肯定的。

三、五音疗法与甲状腺病

瘿病的证候分型包括气郁痰阻证、痰结血瘀证、肝火旺盛证、心肝阴虚证、脾肾两虚证。

气郁痰阻证、痰结血瘀证和肝火旺盛证患者临床表现多为抑郁、易怒、乳房胀痛、口苦、痛经、舌边部溃疡、眼部干涩、胆小、容易受惊吓。治疗都以疏肝理气,调节肝脏为主。选择的最佳曲目:《胡笳十八拍》。肝顺需要木气练达,这首曲子中属于金的商音元素稍重,刚好可以克制体内过多的木气,同时曲中婉转地配上了较为合适的属于水的羽音,水又可以很好地滋养木气,使之柔软、顺畅。最佳欣赏时间为19:00~23:00。这是一天中阴气最重的时间,一来可以克制旺盛的肝气,以免过多的肝气演变成火,另外可以利用这个时间旺盛的阴气来滋养肝,使之平衡、正常。

心肝阴虚证患者临床会出现失眠、心慌、心胸憋闷、胸痛、烦躁、易怒、舌尖部溃疡等。治疗以滋阴降火,调节心脏为主。选择的最佳曲目:《紫竹调》。心气需要平和,这首曲子中,运用属于火的徵音和属于水的羽音配合很独特,补水可以使心火不至于过旺,补火又可使水气不至于过凉,利于心脏的功能运转。最佳欣赏时间为21:00~23:00。中医最讲究睡子午觉,所以一定要在子时之前就要让心气平和下来,过早过晚听都不太合适。

脾肾两虚证患者临床多见出现腹胀、便稀、肥胖、口唇溃疡、面黄、月经量少色淡、疲乏、胃或子宫下垂或面色黯、尿频、腰酸、性欲低、黎明时分腹泻等。治疗以益肾健脾,调节肾脏和脾脏。调节脾脏的最佳曲目:《十面埋伏》。脾气需要温和,这首曲子中运用了比较频促的徵音和宫音,能够很好地刺激我们的脾胃,使之在乐曲的刺激下,有节奏地进行对食物的消化、吸收。最佳欣赏时间:在进餐时,以及餐后1小时内欣赏,效果比较好。调节肾脏最佳曲目:《梅花三弄》。肾气需要蕴藏,这首曲子中舒缓合宜的五音搭配,不经意间运用了五行互生的原理,反复的、逐一的将产生的能量源源不断输送到肾中。一曲听罢,神清气爽,倍感轻松。最佳欣赏时间为7:00~11:00。这段时间在一天里是气温持续走高的一个过程,人和大自然是相互影响的,在这个时间段,太阳在逐渐高升,体内的肾气也蠢蠢欲动地受着外界的感召,如果此时能够用属于金性质的商音和属于水性质的羽音搭配比较融洽的曲子可促进肾中精气的隆盛。

另外,瘿病患者若有肺部不适如咽部溃疡疼痛、咳嗽、鼻塞、气喘、容易感冒、易出汗。治疗以宣肺解表,调节肺脏为主。选择最佳曲目:《阳春白雪》。肺气需要滋润,这首曲子曲调高昂,包括属于土的宫音和属于火的徵音,一个助长肺气,一个平衡肺气,再加上属于肺的商音,可以通过音乐把你的肺从里到外彻底梳理一遍。最佳欣赏时间为15:00~19:00。太阳在这个时间段里开始西下,归于西方金气最重的地方,体内的肺气在这个时段是比较旺盛的,随着曲子的旋律,一呼一吸之间,里应外合,事半功倍。

参考文献

1. 刘伟.浅谈五音疗法的理论基础.国医论坛,2003,18(5):17
2. 张杰,徐芳,杜渐.中医五音疗法探析.长春中医药大学学报,2011,27(5):702-704
3. 郜凤丽,刘淑娟.中医五音宣教在甲状腺功能亢进病人情志护理中的应用.全科护理,2013,11(4):883-884
4. 王晓红,张海兰,李娇莹.五音疗法治疗抑郁症临床观察.中华中医药学刊,2015,33(9):2175-2176

(高天舒 陈 林 王艺杰)

医家经验篇主要是针对当今名老中医治疗常见甲状腺病经验为主题的文献及著作的相关学术经验，进行搜集、整理、分析、归纳，对名老中医治疗甲状腺病辨治规律进行初步探讨。阐述当今名老中医治疗甲状腺病的学术思想和临床经验，充分体现中医药学的多样性、独特性、实践性，希望在治疗甲状腺病的继承与发展中起着启迪作用，提高甲状腺病的整体防治水平。

第九篇　医家经验篇

第一节 现代名老中医诊治甲状腺功能亢进症的经验

一、邓铁涛治疗甲亢经验概要

(一)病因病机

本病多是由于先天禀赋不足,后天失调,内伤饮食,或兼情志刺激,或误治及后天失养导致,多因人体气血阴阳失调,脏腑功能失衡导致。

根据临床表现,本病多属虚实夹杂,本虚标实。其中,本虚多为阴虚,久而气阴两虚,出现消瘦、乏力等症状。而标实则为痰凝气结,郁久化火而出现精神紧张,烦躁易怒等症状。

(二)辨证论治

本病的治疗以益气养阴,化痰散结为主。予生脉散合消瘰丸加减。太子参30g,麦冬10g,五味子6g,山慈菇10g,浙贝母10g,玄参15g,生牡蛎30g,白芍15g,甘草5g,肝气郁结者宜疏肝解郁,合四逆散加减;心悸失眠者养心安神,加熟枣仁、夜交藤、柏子仁、远志等;烦躁易怒者配合麦芽、大枣等;汗多者加浮小麦、糯稻根等;手颤者重用白芍、甘草,配合息风止痉以鸡血藤、钩藤、首乌等;突眼加枸杞、白蒺藜、菊花等;胃阴虚加山药、麦冬、石斛等;气虚者加黄芪、白术、茯苓、五爪龙等;肾虚合用二至丸或加山萸肉、菟丝子、补骨脂等。

对于并发症的治疗,甲亢合并肌无力、肌肉萎缩、周期性麻痹时,邓老按中医"痿气"、"痿证"进行辨证。病机为脾肾虚损,肝气郁结。病位在肝、脾、肾三脏。甲亢为虚实夹杂之证,与肝脾两脏关系最大。补脾益肾理肝为治疗大法,主方用强肌健力饮,黄芪、五爪龙为本方主药,用量要大。合并重症肌无力者则在重用补中益气汤的基础上配伍玄参、浙贝、牡蛎、山慈菇等祛痰散结之品;慢性甲亢性肌病见肌肉萎缩者重用黄芪、党参、白术、五爪龙、鸡血藤、千斤拔等;甲亢性肢体麻痹者合用黄芪桂枝五物汤,或加威灵仙、豨莶草、木瓜、老桑枝、桑寄生等。

甲亢患者常有颈前粗胀,其病理机制为肝气郁结,气机阻滞,不足以化生津液,聚而生痰,结于颈部而成瘿病;临床常见肝郁脾虚痰浊内生证型,以邓氏温胆汤为主方,加减用药,其中山慈菇是治疗该病专药。

(三)诊疗特色

邓老认为古人有"痰为百病之母","痰生百病","百病多为痰作祟"之说法,朱丹溪更是强调杂病论治以气血痰郁为纲,根据本病以弥漫性甲状腺肿伴甲亢这一主要病理特征,结合历代医家有关瘿病、痰证的论述,以及程氏消瘰丸的组方用意的启示,参以长期的临床实践,邓老认为甲亢主要应从痰论治。

二、张琪治疗甲亢经验概要

(一)病因病机

临床上,张老认为甲亢病因病机为阴虚阳亢,由于气滞痰凝、虚风内动、肝脾血虚、肝火亢盛、心肝阳虚、心气不足、阴竭阳脱而导致惊悸眠差、多汗、疲乏、怕热、颈前瘿肿等诸多症状,对甲亢辨证论治需要育阴潜阳、益气养阴、补益心气、疏肝理气、养肝消瘿,综合辨证。

(二) 辨证论治

临证常用消补兼施之法,软坚消积散结常用海藻、夏枯草、昆布、三棱、莪术、生牡蛎之类,健脾补中多用白术、茯苓、山药等,益气补肾可用太子参、何首乌等,消与补合用则消坚之力可增强,而不伤正气,补得消药相伍,则补而不壅。

对于并发症的治疗,甲亢性心脏病基本病机在于心气不足、阴虚阳亢、痰气凝结、血脉瘀阻,与肝、肾关系密切。以心气不足、阴虚亢为本,痰浊、瘀血阻滞为标。在治疗中以益气养阴、清热宁心、镇惊安神为主要治疗法则。另外,仅用滋阴、益气、养血、清热则往往收效甚微,必用金石之品重镇潜阳、安神镇惊,同时配合以大剂量滋阴养血药物,使虚渐去,正气来归,大量实践证明,效果理想。

甲亢性脑病是指甲亢损伤中枢神经系统而出现的脑功能紊乱,主要表现在性格、情感等方面,出现情志抑郁、急躁易怒、多言好动、紧张焦虑、失眠多梦、思想不集中、记忆力减退、出现妄想幻觉,甚则精神分裂等。

张教授认为其病因为邪实阻滞,化火生热,心火盛,内扰心神,肝经郁热,燔灼筋脉,阴伤津枯,则见心悸、失眠、痉厥狂躁等症。大多病情迁延,缠绵难愈,而临床辨证以心肝郁热较为多见。心为肝之子,心肝火盛,相互肆虐,既要清肝火,又要泻心,所谓实则泻其子。若肝郁化火伤阴,则见舌红少苔,大便秘,小便赤,脉象弦滑实,辨证属热邪内郁不得外泄,津液遇热化成痰浊,气郁、痰浊、热邪互结,郁而不得外达,扰于心神,治疗以大黄、黄连、黄芩、栀子苦寒泻心火,香附、柴胡、郁金、沉香疏散气郁,胆星、半夏、礞石、石菖蒲化痰浊开窍,远志、枣仁、茯神养心安神,热炽伤阴,复用生地黄、麦门冬、玄参、百合、白芍以滋养阴液。

(三) 诊疗特色

张老使用综合辨证的方法,其擅长使用海藻、昆布等药,系取其软坚散结消瘿,《千金方》中治瘿有效方皆用海藻,认为瘿包括甲状腺肿,也包括甲亢在内。临床体会随瘿之消,甲亢亦随之痊愈。两者既是相分的一面,又有不可分割的一面,因此不能认为海藻可以治甲状腺肿瘤而不能治甲亢。

三、李玉奇治疗甲亢经验概要

(一) 病因病机

颈前是足太阴脾经和足厥阴肝经循行的部位,因此甲亢与肝、脾二脏关系最为密切。国医大师李玉奇在甲亢的治疗过程中,提出该病多发生于中年妇女,并且与情志抑郁和劳伤均有关系。临床四诊见:面容憔悴,神色紧张,双眼突出,体重减轻,无力,心悸,发热,活动后或静止汗出,在女性易停经、脱发、腹泻。

(二) 辨证论治

在治疗上,提出了健脾益气,宁心养血的治疗方法,自拟调物汤柴胡 20g,山药 30g,当归15g,熟地 15g,党参 20g,茯苓 20g,黄芪 20g,白术 15g,胡连 15g,玉竹 20g,肉桂 5g,草决明10g,石决明 25g,砂仁 10g,车前子 15g,降香 15g,五味子 10g,甘草 20g。

(三) 诊疗特色

李老为治疗脾胃病的大家,提出该病多发生在中年女性,与情志抑郁和劳伤均有关系。在治疗上,提出健脾宁心,从脾胃的角度入手治疗,以党参、白术、茯苓、甘草、黄芪等调理脾胃,并在此基础上,根据病情,配伍疏肝解郁,滋阴降火等药物,从而标本兼治。

四、施今墨治疗甲亢经验概要

(一)病因病机

名医施今墨从情志郁结入手,治法以软坚散结,平肝养心,对甲亢的治疗喜用海藻、昆布、海带之类。由于此三味药含碘量丰富,与西医学用碘剂治疗单纯性甲状腺肿有相同之处。

(二)辨证论治

辨证为情志抑郁以致气血瘀滞,结而为瘿瘤,治疗以软坚平肝养心。

(三)诊疗特色

施今墨认为,该病为情志因素所发,辨证必求于本,擅长以海藻、昆布等含碘中药为主,病症结合,佐以兼证,化痰散结,平肝养心,活血化瘀。

(四)病案举例

陈某,女,29岁。

病已年余,初起未予注意,当时只觉颈部逐渐粗大,时有心悸,烦躁。后自觉症状日益增多,脉搏加速(110~120次/分),多食易饥,两目发胀,怕热多汗,头晕,多疑,疲劳,月经无定期。经检查诊断为甲亢。

舌苔薄黄,六脉弦数,颈部明显肿大。

昆布10g、远志10g、浙贝6g、柏子仁10g、玄参10g、穿山甲10g、云茯神10g、山慈菇10g、海藻10g、牛蒡子10g、小蓟10g、夏枯草10g。另三七3g,研粉,分2次服。

二诊:服药11剂,心悸好转,脉搏每分钟不超过百至,汗出减少,颈部不适感缓解。

草决明10g、石决明10g、龙眼肉10g、山慈菇10g、穿山甲10g、三七粉3g(分2次服)、夏枯草10g、生牡蛎12g、生龙骨12g、浙贝母6g、黑玄参10g、炒远志10g、海藻10g、茯神10g、昆布10g、小蓟10g、生鹿角15g。

三诊:前方连服5剂,诸症明显好转,睡卧时脉搏恢复正常,起立、行动又稍增速,前方去龙眼肉,加黄菊花10g。

四诊:前方已服22剂,中间曾停药数次观察。停药时,脉搏增速,颈部堵胀,连服数剂,诸症大见好转,拟用丸方缓图以巩固。

生龙齿60g、润玄参30g、炒远志30g、旱三七15g、夏枯草30g、龙眼肉30g、大、小蓟各30g、浙贝母30g、白人参15g、柏子仁30g、穿山甲30g、仙鹤草60g、川当归30g、淡昆布30g、杭白芍30g、生牡蛎60g、淡海藻30g、苦桔梗15g,共研细末,炼蜜为小丸,每日早、晚各服10g,白开水送服。

五、路志正治疗甲亢经验概要

(一)病因病机

路志正教授认为甲亢的病因,具体包括:水土饮食、精神情志、先天禀赋以及外感邪毒等几个方面。在当今社会,经临床和实验研究证实大多数甲亢并非缺碘,而主要与人们精神压力较大、生活极不规律等因素密切相关。对本病的病机,路教授强调"以肝郁为中心,与五脏失调相关",特别指出:"痰浊瘀血之形成在于脏腑之失调,虽以肝郁为中心,但又必影响到心肺脾肾诸脏"。故病机特点属"本虚标实",以"肝肾心脾亏虚"为本,"肝郁胃热、化火生风、痰瘀停滞"为标。

(二) 辨证论治

甲亢早期病机多属肝郁胃热,治宜理气解郁,清肝泻火。疏肝解郁常用逍遥散、丹栀逍遥散、柴胡疏肝散、四逆散等。甲亢早期机体功能亢进为代偿性改变,病至中期则气阴耗伤,诸多脏腑功能明显失调,而现本虚的一面。故此时治疗上当以补虚扶正为治疗的主要原则。但益气、滋阴仍有偏重不同和用药差异。治以益气养阴,软坚散结。常用生脉散加减。滋阴可选用玉竹、麦冬、黄精、生山药、浮小麦、百合等。甲亢日久可致肾气不足、后天亏乏,脾失健运、真阴耗伤,虚火妄动,煎熬津液而成痰,痰气郁阻,血脉不畅,痰瘀互结,凝聚颈部,久则难散;邪聚于目,上犯肝窍则成突眼难愈。治以健脾补肾,化痰祛瘀散结,可选用参苓白术散、归脾丸等加减,损及肾中真阴真阳,则兼见肾阴、肾阳亏虚之候,宜补肾固本,坚阴泻火,可与六味地黄丸、知柏地黄丸或一贯煎等加减;温补肾阳则予真武汤、附子汤等。

(三) 诊疗特色

路教授强调甲状腺独特的解剖部位和生理特点对甲亢发病有重要影响。甲状腺为五脏六腑之气血津液运行上下的通道,也是诸多经脉气血交结汇聚的重要场所。故任一脏腑功能失常或气血失和,均可能影响甲状腺的生理功能,进而影响到全身的功能变化;甲状腺本身的病变也可影响全身任一脏腑组织功能。路教授体会从风消论治似甲亢更贴切,风消之名源出《素问·阴阳别论》:"二阳之病发心脾,有不得隐曲,女子不月,其传为风消",说明情志不遂,思虑过度而影响了脾胃的纳化功能,导致足阳明胃病。化源枯涸,则脾不为胃行其津液奉心化赤而为血,故病于二阳,而发于心脾也。清代张璐《张氏医通》认为:"风消,肝木病也"。指出本病与肝气郁滞,郁久化火,肝木自焚,火炽动风有密切关系。在长期临床实践中,反复研索,深感本病虚实兼夹,证情复杂,而以虚为主,实乃标象。根据《内经》:"谨守病机,各司其属"之旨,标本兼顾,而侧重从本施治,应心、脾、肝、胃同治,不独滋阴降火,攻标为务。

六、颜德馨治疗甲亢经验概要

(一) 病因病机

颜德馨教授认为,甲亢病为不耐七情之扰,病情因情志而起,常由大怒而病。虽说"方其大怒气逆之时,则实邪在肝",但如明代张介宾《景岳全书》所云:"怒后逆气既散,肝脾受伤。"故病位在肝、脾,如《金匮要略》云:"见肝之病,知肝传脾,当先实脾。"

(二) 辨证论治

甲状腺功能亢进的治疗,一般从肝经痰火论治较多。守"脾统四脏"之旨,以健运中土为法。全属虚候,本无实邪,切忌伐肝。故借痛泻要方、枳术丸以御肝运脾,脾胃一健,四脏皆有生气,及"土能栽木"之意。肝为将军之官,其性刚烈,若用药强制反转而激发其反抗之力,张锡纯已有明训。以生麦芽、防风顺肝木之性,使其不抑郁。取黄芪以补肺,之制约肝之横逆,又如《名医别录》所述,取其"逐五脏间恶血"。肝藏血,怒则血气逆乱,瘀血必生,通常观舌可见紫黯,肝木失和,肝风自起,佐以龙牡、香连丸、夏枯草、海藻,一以敛之,以免耗散太过,郁而化火,未有不兼滞者,清热散结,以免重创肝体。

(三) 诊疗特色

肝主疏泄,调畅全身气机,肝又为将军之官,性情刚烈,故颜老本前人明训,治疗甲亢当顺肝之用,而不是单纯的清火伐肝,以免激发肝之反抗之性适得其反。另外,治肝不忘实脾,肝脾两治,故而取得疗效。

(四) 病案举例

金某,男,46岁。

病史:1年前因气愤突然嗳气不已,心悸怔忡,某医生怀疑为冠心病,治疗无效。近来又因为发怒,出现频繁早搏,入院治疗。经检查,确诊为"T_4型甲状腺功能亢进症引起心房颤动",服用甲巯咪唑后,实验室检查渐渐恢复,但心烦易怒,肢体颤动等症状未能解除,遂请中医会诊。

初诊:心烦易怒,胸闷哽咽,心悸怔忡,肢体震颤,不能自持,午后身冷阵作,喜冷饮,多汗,纳谷不馨,腹痛便溏,日二三行。舌紫苔薄,脉弦细。

方药:苍术、白术各9g,黄芪30g,川桂枝2.4g,生麦芽30g,檀香1.5g,远志9g,炒白芍9g,枣仁15g,枳壳6g,香连丸3g(吞),茯苓9g,防风6g,煅龙牡30g,陈皮6g。

二诊:药后症状减轻,既已中病,原方继续进1个月。

三诊:停服甲巯咪唑2个月,TT_3、TT_4化验正常,纳谷已馨,震颤减少,哽咽得嗳气而爽,舌紫苔薄,脉弦细。前方续进。

苍术、白术各9g,黄芪30g,淮小麦30g,百合9g,清甘草4.5g,白芍9g,枳壳6g,茯苓9g,防风6g,煅龙牡各30g,陈皮9g,夏枯草30g,海藻9g。

七、叶桔泉治疗甲亢经验概要

(一) 病因病机

我国著名中医中药学家叶桔泉教授提出该病多与素体肝气偏盛有关,常在郁怒忧思等精神刺激的情况下诱发。

(二) 辨证论治

在治疗上,总以化痰软坚为治疗大法。如合并火郁伤阴则配合清火养阴,合并瘀血则活血化瘀。其中重要的是要结合腹证进行辨证论治。

(三) 诊疗特色

叶教授重视从肝论治甲状腺相关疾病,肝主疏泄,调畅全身之气机,肝为风木之脏,内寄相火,以血为本,以气为用。气为血之帅,气机不利则血行不畅,停而为瘀,可与痰凝共同阻络妨碍血运,致痰瘀互结。此即隋代巢元方《诸病源候论》记载的"瘿者,由忧恚气结而生"。

(四) 病案举例

杨某,女,27岁,技术员。

初诊1975年11月23日。1974年秋,初产后,婴儿重病,非常着急,导致心悸失眠,多食易饥,消瘦。就诊于北京和南京某医院,诊断为甲亢。其脉弦大而数,舌苔薄白,尖红,惊恐,心情焦急,少寐多梦,易出汗,小便频数,并觉下腹有麻木感。中医认为,惊恐伤肾,心肾不交,肝经郁火,亢逆上越,故汗多尿频,少腹拘急,脉洪而大,梦扰。此东汉张仲景在《金匮要略》属桂枝加龙骨牡蛎汤证。《内经·脏气法时论》云:"肝苦急,急食甘以缓之。"因予甘麦大枣汤合桂枝加龙骨牡蛎汤加减。蜜炙细桂枝三钱,大白芍三钱,炙甘草三钱,化龙骨三钱,生牡蛎五钱,淮小麦一两、大枣六枚,海藻、海带各四钱。

同年12月11日二诊:服药7剂,病情好转,心跳减慢,汗出减少,饥饿感不明显,颇感疲劳,心慌胆怯,寐中仍有梦扰,脉象滑数结促。此心阴耗损,予原方合生脉散加减。

党参五钱,黄芪三钱,五味子一钱半,麦冬三钱,龙骨三钱,牡蛎四钱,桂枝二钱,白芍二钱,炙甘草二钱,茯苓三钱,石决明四钱。

1976年2月14日三诊:一切自觉症状均减轻,脉象缓弱,心率80次/分,唯睡眠差,易疲劳。检查基础代谢基本正常。拟方如下:

党参三钱,白芍三钱,茯苓三钱,五味子一钱,海藻、海带各四钱,黄药子四钱,桂枝一钱半,牡蛎五钱,麦冬三钱,酸枣仁三钱,远志一钱,甘草二钱。

八、李赛美治疗甲亢经验概要

(一)病因病机

李赛美教授根据该病临床症状多,发病机制复杂,多脏腑受累的特点,提出情志失调是甲亢发生的前提和反复发作的诱因。随着现代生活压力增大,时刻影响着人们的心理状态,当这种压力影响超过人体自我调节能力时便会导致情志失调。人有五脏生五志,情志失调影响五脏之气的运行。肝主疏泄,过度忧郁则肝气郁结,甚则气郁化火,火盛动风,肝风内动思虑伤脾,脾虚生痰,风火相煽,气火夹痰上逆,阻于颈前肝经循行部位而发此病。气滞则血瘀,气滞、血瘀、痰凝互结颈前,致颈部肿块渐大,病程迁延日久。病久入络,伤及他脏则经久难愈,易于复发。

(二)辨证论治

初期多实,以阳明热证为主。甲亢初期,气郁化火,阳热内盛,胆火内炽,伤津耗气,病在腑,如胆火、胃热。临床多表现为恶热,多汗,多食易饥,口渴喜冷饮,消瘦,心悸,手抖,甲状腺肿大或不大,舌红苔黄,脉数有力。

中期虚实并见,以痰凝血瘀为主。甲亢中期,或因火邪炼液为痰或因气机郁滞,津凝为痰,血滞为瘀,火邪灼伤阴血,阴虚阳亢,肝风内动,津亏血瘀,气滞血瘀痰凝聚结颈部。患者多表现为神疲乏力,口干喜饮,手足心汗多,心悸,痰多,喉中异物感,甲状腺肿大,舌黯红、苔白边有齿印,脉弦略数。中医辨证为痰瘀互结,气阴两伤证。

后期虚中夹实,以脾虚痰凝或肾阳不足为主。甲亢后期,病程迁延,耗气伤阴,五脏受累,肝木横逆,脾土受伤,导致肝郁脾虚,病损及肾,气滞痰凝,病在脏如肝郁,脾虚,肾阳不足。患者多表现为痰多,纳呆,乏力,畏寒肢凉,喉中异物感,甲状腺肿大,舌淡、苔薄白,脉细滑或沉。六经辨证分析,当属太阴脾虚证或少阴寒化证。

(三)诊疗特色

李教授从整体出发,以六经辨证为纲,以八纲辨证为目,将甲亢分为初期、中期和后期,总结概括出疾病的病程发展特点,并据此分期辨证施治,体现了已病防变的治未病思想。

(四)病案举例

谭某,女,29岁,2005年6月25日来诊。多食易饥、消瘦2个月。诊见:心悸、心烦、易怒、口干、恶热、多汗、消瘦、纳食旺、睡眠可,二便调,月经调,手抖,甲状腺Ⅱ度肿大,舌淡、苔白有齿印、裂纹,脉细数。查甲状腺功能:TSH 0.01mIU/L,TT_3 1.97nmol/L,TT_4 666nmol/L,FT_3 37.07pmol/L。西医诊断甲状腺功能亢进症。中医诊断瘿病,辨证属甲亢初期,阳明实热,痰瘀互结,兼气阴两虚。治以清泻阳明,软坚散结,佐益气养阴。方用白虎加人参汤加减。处方石膏、山药、牡蛎、太子参各30g,知母、玄参、猫爪草、莪术各15g,柴胡、白芍、浙贝母各

10g,炙甘草 6g。每天 1 剂,水煎,早晚分服。院内制剂中成药瘿气灵治疗,依照方案(瘿气灵 5 片,每天 3 次,维生素、维生素 B₆2 片,肌苷 1 片,每天 2 次,普萘洛尔 1 片,每天 1 次)口服。

九、陈纪藩治疗甲亢经验概要

(一) 病因病机

陈纪藩教授认为甲亢属中医瘿气范畴,其形成与体质因素和情志所伤有关。其基本病理为气滞痰凝结于颈前,日久引起血脉瘀阻,以气、痰、瘀三者合而为患。

(二) 辨证论治

自拟"甲亢消",组成:黄芪、太子参、麦冬、夏枯草各 15g,五味子、浙贝母、山慈菇各 6g,生牡蛎 30g,玄参、赤芍、酸枣仁各 12g,猫爪草 20g。"甲亢消"具有益气养阴、清热泻火、化痰散结的作用。方中黄芪、太子参、麦冬、五味子益气养阴,牡蛎、浙贝母、玄参、猫爪草、山慈菇、夏枯草清热养阴、化痰消瘿,酸枣仁、五味子养心安神,赤芍活血化瘀兼理肝郁。药证相符,故取得一定的疗效。

(三) 诊疗特色

陈教授在实践中体会到以心气不足、肝心阴虚和肝郁气滞痰瘀为最常见,常有心悸、心烦不寐、易怒、颈部肿大、口干、消瘦、疲乏、气短,舌淡红、苔薄白,脉细或细弱等表现。阴虚火旺型常见怕热、汗多、心悸、烦躁、失眠、口干渴、消瘦、纳亢,舌红、苔黄,脉弦数或细数等表现。

十、林兰治疗甲亢经验概要

(一) 病因病机

林兰教授认为情志内伤多为甲亢发生的原因,提出阴虚阳亢是甲亢的病机本质。患者长期喜怒忧思,久郁不解,或突受精神刺激,情志不遂,肝气郁滞,津凝成痰,痰气交阻,日久则血循不畅,气、痰、瘀壅结颈前,故渐起瘿肿。气郁日久,肝经郁火留伏体内,加之情志内伤,瘿肿加重。所以林兰教授治疗甲亢时注意对患者进行必要的心理治疗,重视社会因素,嘱咐患者家属避免给患者精神刺激。

(二) 辨证论治

1. 气滞痰凝　临床症见颈前正中肿大,质柔软或偏硬韧,颈部觉胀,胸闷、喜太息,或兼胸胁窜痛。舌质红,苔薄腻或黄,脉弦滑或兼数。治以疏肝理气、化痰散结之法,方以四逆散合化痰、软坚散结之品,但不用海藻、昆布、海带等含碘丰富之药物,以免加重甲亢病情。常用药为柴胡、白芍、枳实、夏枯草、山慈菇、浙贝母、连翘、香附、郁金等。

2. 阴虚阳亢　临床症见颈前肿大,质柔软或偏硬韧,烦热易汗,性情急躁易怒,眼球突出,手指颤抖,心悸不宁,眠差,食纳亢进,消瘦,口咽干燥,月经不调,舌质红,苔薄黄或少苔,脉弦细数。治疗上以滋阴潜阳、化痰散结为法,拟定甲亢宁为基本方加减,常用药为生龙骨、白芍、枳实、夏枯草、磁石、土贝母、连翘、麦冬、生地等。

3. 阴虚动风　临床症见颈前肿大,质柔软或偏硬韧,怕热多汗,眼球突出,心悸不宁、心烦少寐,手指及舌体颤抖,甚至全身颤抖。舌质红少苔,脉弦细。治疗上以滋阴补肾、息风止痉为法,方以地黄饮子加减。常用药为生地、麦冬、五味子、山萸肉、山药、远志、生龙骨、磁石、夏枯草、连翘等。

4. 气阴两虚 临床症见颈前肿大,质柔软或偏硬韧,易汗出,倦怠乏力,心悸怔忡,胸闷气短,失眠多梦,手指颤抖,眼干,目眩,大便稀溏。舌红少苔,脉细数无力。治疗以益气养阴、宁心安神为法,方以天王补心丹加减。常用药为生地、天冬、麦冬、太子参、五味子、丹参、炒枣仁、柏子仁、远志、夏枯草、磁石、连翘、茯苓等。

(三) 诊疗特色

林教授群览古籍,由变达常,强调临床上灵活把握甲亢的病机动态变化,提出了甲状腺为"奇恒之腑,助肝疏泄,助肾生阳"说。认为甲状腺功能主要表现在两个方面,一是助肝疏泄、调畅气机,二是助肾生阳、推动阳气运行。因此提出了本病特点是阴虚阳亢、肝气郁滞,津凝成痰,痰气交阻,日久则血循不畅,故而气阴两虚,气、痰、瘀壅结颈前,故渐起瘿肿,治疗为化痰消瘿之法,佐以滋阴息风之药,因人制宜,辨证施治。

十一、周信有治疗甲亢经验概要

(一) 病因病机

名老中医周信有教授在治疗甲亢的辨证分析,主要在于阴气不足,肝失条达,痰瘀阻塞,瘿瘤结聚。其症状主要见到气短,乏力,易汗出,口干舌燥,心悸怔忡,烦躁,不寐。若合并阴虚、血虚生风,则肢端震颤,痰瘀则眼球突出,瘿瘤形成,甲状腺肿大。

(二) 辨证论治

其治疗方法为益气养阴,活血化瘀,潜镇息风,豁痰疏郁,消瘿散结。常用元参 9g,夏枯草 20g,浙贝 9g,瓜蒌 9g,海藻 9g,昆布 9g,黄药子 9g,地黄 20g,黄芪 30g,香附 9g,生龙骨 30g,生牡蛎 30g,丹参 20g,赤芍 9g,白芍 9g,炙鳖甲 30g。

(三) 诊疗特色

肝主疏泄,调畅全身气机,若阴气不足,肝失条达,则聚液为痰,痰瘀阻塞于颈而成瘿瘤,故而治疗方面,喜益气养阴,滋阴息风。

(四) 病案举例

刘某,女,33 岁。1996 年 3 月来诊。症见眼球突出,甲状腺轻度弥漫性对称性肿大。心慌,气短,乏力,手指颤动,口干,烦躁不寐,舌红无苔,脉弦细数。中医辨证为气阴不足,肝失条达,痰瘀阻塞,虚风内动。治疗处方为上方加减。

夏枯草 20g,元参 20g,浙贝母 9g,瓜蒌 9g,半夏 9g,海藻 9g,昆布 9g,生地 20g,黄芪 20g,香附 9g,生龙骨、生牡蛎各 30g,丹参 20g,赤芍 20g,莪术 20g,炙鳖甲 30g。

十二、南征治疗甲亢经验概要

(一) 病因病机

南征教授认为本病的病因病机主要为七情内伤,脏腑功能失调,气血不和,经脉阻滞,导致痰气交阻,痰血互凝上结于颈项而发。本病病理变化始终以气滞、痰凝、血瘀为焦点而变化,终导致气虚、阴虚之症,病变以心肝为主。

(二) 辨证论治

南征教授在长期的临证中摸索出经验方——双黄消瘿汤。方中以天竺黄、黄药子、龙骨、牡蛎、夏枯草、功劳叶、莪术、三棱为基本方而随症加减。《本草纲目》明确提出黄药子有凉血降火、消瘿解毒的功效,配合天竺黄起到了化痰软坚散结作用,共为君药。功劳叶、夏枯草滋阴清热,清肝火,共为臣药。三棱、莪术以活血行气,又能助黄药子增强其化痰消瘿之效;龙骨、牡蛎平肝潜阳,镇静安神,软坚散结,四药共为佐使。

(三) 诊疗特色

南征教授治疗甲亢注重辨证论治,更强调辨病、辨证及基本方相结合,随症加减。其用药特点,在龙骨、牡蛎的应用上南征教授常用至 50g,否则药不及病而徒劳。

十三、夏少农治疗甲亢经验概要

(一) 病因病机

甲亢是由甲状腺激素分泌过多引起的临床综合征。女性多见,年龄以 20~40 岁为多。典型表现有高代谢综合征(心悸乏力、形体消瘦、急躁易怒、怕热多汗等)、甲状腺肿及眼征。甲亢在中医学中属瘿、瘿气范畴。临床上治疗方法大多选用化痰软坚破结之品。然本病初起多实,病理因素有气滞、肝火、痰凝和血瘀,而以气滞为先,多因肝气郁结,郁久则灼伤津液,炼液为痰,痰气互结;若久病则多属虚,也主要是阴虚。故近年来治疗甲亢多重气滞痰凝及阴虚之证,而治疗采用理气化痰、软坚养阴的方法。

(二) 辨证论治

夏教授认为,临床若用海藻玉壶汤此类含碘较高的化痰软坚等方药治甲亢,在短期内虽可见效,但到后期病情多致反复且更加严重。西医学认为,甲亢系甲状腺分泌甲状腺素过多所致,而高碘类药物正是甲亢诱发因素之一,所以效果不佳。临床所见,甲亢患者多兼有气阴两虚之证,气虚则乏力,表不固则汗出;阴虚生内热则口干怕热;水不制火而心火旺盛则心悸、急躁;水不涵木而肝风内生则肢端震颤;肝火上逆熬煎津液为痰,痰气凝结于颈则见“瘿”;痰聚于目则眼球突出;热蓄于胃则消谷善饥;且多见舌红少苔、脉细数,亦说明阴虚内热。“壮火食气”,病至后期必将导致气更不足,故治以益气养阴为主,佐以疏气化痰。待中气振作则精神充沛,阴分不虚,阳自不亢,诸症即可消解,痰化气畅则眼突自然转平,“瘿”亦能消失。

夏教授生前致力于益气养阴法治疗甲亢的研究,继而根据此理论创制了“甲亢方”,方由黄芪、党参、鳖甲、龟甲、何首乌、生地黄、白芍、夏枯草、制香附、八月札、佛手等组成。该方既有益气养阴,提高机体非特异性免疫功能,调节免疫因子,促进蛋白质合成和能量代谢等扶正作用;又有理气化痰散结和直接抑制甲状腺素的合成等祛邪作用,通过调节自主神经功能而达到治疗效果。经多年临床实践证实,对缓解患者临床症状,提高机体免疫功能,具有明显疗效。

(三) 诊疗特色

夏教授也深刻体会到“阳中生阴、阳生阴长”,“善补阴者,必于阳中求阴,则阴得阳升而泉源不竭”的临床意义。认为阳气充足则阳生阴长就可气化为阴,故单纯养阴、阴不复者必加以补气之品。甲亢患者虽多见阴虚之证,治疗也多以养阴药为多,但根据以上理论,于养阴药中重用一味黄芪,以取“阳生阴长”,“气阴互补”之妙。在多年临床中,发现甲亢属气阴两伤者并不少见,且运用益气养阴方法每多见效,即《内经》所谓“少火生气,壮火食气”,“阳生阴长”之说,确具指导意义。外科虽以实热及阴虚内热者多见,但气虚每每兼或有之,因热邪不仅伤阴而且耗气,同时阴津之滋长又赖元气之充裕,且病情迁移日久者,多有气虚,此即《内经》“邪之所凑,其气必虚”之义。因此,气阴两伤在甲亢中甚为常见,治疗应标本兼顾或以益气养阴治本为主。

(四) 病案举例

张某,女,31 岁,2004 年 3 月 20 日就诊。患者乏力、怕热、多汗、心悸 3 月余。现症见乏力、心慌,怕热汗出,形体消瘦,消谷善饥,性急易怒,口渴欲饮。双侧甲状腺肿大,测查 TT_3、TT_4 均增高。苔干红,脉细数。证属气阴两虚,阴虚火旺。治以益气养阴、疏气化痰。处方:黄芪 30g,党参 20g,鳖甲 15g,龟甲 12g,何首乌 15g,生地黄 15g,白芍 30g,夏枯草 30g,制香附 12g,八月札 15g,佛手 9g。服 7 剂后,诸症均减。循夏教授之法初见成效,遂以上方为基础,加竹叶、龙胆草续服 7 剂,汗出减少,性情渐趋平和。连续服药 3 个月后病情大有好转,甲状腺肿消退,复查 TT_3、TT_4 示正常。继以上方再服 3 个月,随访 2 年未见复发。

十四、鲁贤昌治疗甲亢经验概要

(一) 病因病机

鲁贤昌教授认为复发性内分泌系统疾病,病程长,症状反复,故在临床治疗中,应根据病情发展的不同阶段和证候表现正确地辨证施治。对海藻、昆布之类含碘药物治疗甲亢,临床上不单独应用,对合并有腺瘤患者可酌情应用,亦可作手术前准备用药以控制症状。甲状腺功能亢进的病因尚不清楚,亦无彻底根治方法。故中医中药治疗尤对服药过敏、术后复发、年老体虚不宜手术甲亢患者较为适宜,亦可在病情控制后巩固疗效,也可改善症状作术前准备,均能取得明显疗效。

(二) 辨证论治

鲁教授在治疗甲亢的过程中,强调分型治疗。

1. 清肝泻火　适用于头痛耳鸣,面红目赤,烦躁易怒,口苦咽干,目珠突出,颈下漫肿,汗出蒸蒸,舌红苔黄,脉弦数等肝火上炎之患者,药用山栀子、龙胆草、夏枯草、黄芩、大黄、车前子、川木通、芦荟、连翘、生地、菊花、珍珠母、生牡蛎。但清肝泻火之品大多苦寒易伤胃,应中病即止,以免损伤胃气。

2. 疏肝化痰　适用于头晕目眩,胸胁胀闷,心悸失眠,呕恶乏力,颈下漫肿,自汗,舌红苔腻,弦滑等肝郁痰凝之甲亢伴有腺瘤者。药用香附、青皮、夏枯草、郁金、黄药子、贝母、山慈菇、瓦楞子、浮海石、海藻、昆布、半夏、生牡蛎。心悸多梦者可加茯神、夜交藤以宁心安神。

3. 滋阴潜阳　适用于头晕目胀,烦躁多汗,心悸失眠,能食善饥,手足震颤,低热乏力,腰膝酸软,突眼目涩,颈下漫肿,舌红少苔,脉细数等肝阴不足,阴不制阳而肝阳上亢者。常用参、白芍、龙骨、牡蛎、女贞子、旱莲草、石决明、夜交藤、酸枣仁、麦冬、制首乌。手足震颤明显加龟板、鳖甲,虚火盛而低热者可加黄柏、知母。

4. 益气养阴　适用于头晕目眩,少气懒言,心悸多梦,自汗乏力,多食消瘦,口渴烦热,舌红苔薄黄,脉细数等,年老体弱久病伤正之气阴两伤者。沙参、麦冬、生地、白芍、玉竹、茯苓、党参、柏子仁、黄芪、炙甘草、白术、山药。自汗者可加五味子、浮小麦以敛汗固涩。

(三) 诊疗特点

鲁教授认为甲亢的病因尚不明确,病程长,症状反复,且无法根治,故在临床治疗中,应根据病情发展的不同阶段和证候表现正确地辨证施治。对海藻、昆布之类含碘药物治疗甲亢,临床上不单独应用,对合并有腺瘤患者可酌情应用,亦可作手术前准备用药以控制症状。

十五、彭延宽治疗甲亢经验概要

（一）病因病机

彭延宽教授认为肝郁火旺、痰瘀互结是本病的主要病机,瘿病是指由于情志内伤、饮食及水土失宜,以致气滞、痰凝、血瘀壅结颈前,以喉结两旁结块肿大为主要临床特征的一类疾病。临床上患者大多兼夹脾虚、胃热、火毒、气阴两虚等证,病理性质属于虚实夹杂。

（二）辨证论治

彭教授自拟消瘿汤,其药物组成:夏枯草、浙贝母、生地黄、炒栀子、酸枣仁、桃仁、红花等。随症加减:大便稀溏、食少纳差者,加茯苓、薏苡仁补益脾胃;失眠多梦、心悸怔忡者,加生龙牡镇静安神;神疲乏力、口干者,加生脉散益气养阴;颈前瘿瘤肿大明显者,可加用僵蚕、蜈蚣等虫类之品软坚散结;瘿瘤疼痛、压痛者加用白头翁、连翘等清热凉血解毒。方中夏枯草、浙贝母清热化痰、软坚散结;生地黄、炒栀子清热凉血养阴;桃仁、红花辛润活血;酸枣仁养心安神。全方共奏清肝泻火、化痰消瘿之功,在治疗中显出良好疗效。临床表明,消瘿汤对甲状腺肿大、突眼、抗体的转阴有较好的疗效,本方能迅速控制症状,减轻患者不适感。

（三）诊疗特色

彭教授总结前人经验,根据患者临床特点,认为肝郁火旺、痰瘀互结是本病的主要病机,据此,自创消瘿汤治疗此病,取得较好疗效。

十六、程益春治疗甲亢经验概要

（一）病因病机

程益春教授认为甲亢的病因主要与情志刺激、劳累过度、饮食偏嗜和体质因素有关,其中情志失调是本病发生的前提和反复发作的诱发因素。

（二）辨证论治

结合临床,以新久、虚实为纲,以病变脏腑为目,将甲亢分为初期、中期和后期,并概括出其初期多实、中期虚实并见、后期为虚中夹实的病程发展特点,临床证治分为肝气郁结、肝脾郁结、肝火旺盛、肝胃火盛、心肝火旺、痰凝血瘀、阴虚火旺、气阴两虚八种证型。初期治疗强调疏肝解郁,清泄肝胆之火,兼以化痰活血;中期以行气化痰、活血散结为法,兼以益气养阴;后期益气养阴为主,兼以活血化痰。

程教授常选用龙骨、珍珠母、酸枣仁、茯神、丹参、连翘等中药,多以消瘿汤加减治疗甲亢。消瘿汤由黄芪、生地黄、连翘、夏枯草、栀子、浙贝母、牡蛎、丹参、穿山甲、酸枣仁等药物组成,具有扶正祛邪,标本兼顾,阴阳同调,共奏益气养阴、清热泻火、化痰软坚、活血化瘀、宁心安神之效。

在治疗中,重视年龄和体质的辨证,如中年人压力大,易化火,当从实论治,而老年人肝脾虚弱,当从虚论治。在治疗过程中,重视介壳类药物在本病中的应用,多用龙骨、牡蛎、龟甲、鳖甲等介壳类药物,取其滋阴潜阳,软坚散结,镇惊安神之功。并重视引经药如柴胡、陈皮、青皮、川芎之品,既能疏肝脾之气,又能引诸药入肝脾之经,一药多用。

（三）诊疗特色

程教授认为,气阴两虚是病机之本,气滞、痰凝、瘀血、内火为病机之标,心神失调是甲亢病机的重要特点。肝气过用,气机郁滞,痰瘀蕴结,日久均可化火。七情皆从心而发,故七情病变皆以心主导,从心而发而伤及他脏。在遭受情志刺激后,是否发病与心的强弱和心神的调节能力高下有关。既已发病,又会影响心主血脉的功能,出现心悸、脉数等表现。心神失调,不能主宰人体五脏六腑、形体官窍的生理活动,又可加重或引发其他脏腑的病变。

十七、魏子孝治疗甲亢经验概要

(一) 病因病机

该病属中医内伤杂病范畴,故按脏腑、八纲辨证分析最为合拍。甲亢发病与先天禀赋有关,精神创伤是重要的诱发原因。病位所涉脏腑颇多,以心、肝、肾较为突出。其病性多为阴不足而阳有余,以热象为主的虚实错杂之证。证候特点为本虚标实,本虚以阴虚为主,渐及气虚;标实则表现为气、血、痰、火四郁,一般规律始于气郁而盛于火郁。甲亢病情发展的趋势主要有两端:一则阴不制阳,郁火炽盛,致阴血大伤,虚阳浮越,阴阳离绝(甲亢危象);一则阴损及阳,壮火食气,致脾肾阳虚,痰瘀阻络。

(二) 辨证论治

组方思路以滋阴、降火、解郁、益气为宗法结合病机特点,可配合安神定志、养血息风、益气健脾、化痰散结、凉血散瘀等法。

1. 滋阴　目的一是"壮水之主以制阳光",上济心火,下抑肝阳;二是养肝之体,以助肝之疏泄,使气机条达,遏制诸郁之渐。因此滋阴应着重肝肾之阴。常选细生地、地骨皮、女贞子、旱莲草、天冬、麦冬、制鳖甲、白芍、鸡血藤诸药中,据证选 4~5 味,用量在 15~30g 间。

2. 降火　实热要抓主症,明辨实邪所居之部位斟酌用药,分清心、肝、肺、胃之火,同时注意以阴济阳及顾护气阴的耗伤。热在心经,除以黄连、山栀、莲心、水牛角等品直折心火而外,还需选磁石、细生地、玄参等滋肾之品上济心火;并以夜交藤、麦冬、柏子仁等养心阴之品及珍珠母、生龙齿、琥珀等潜镇之品安神定志。热在肺、胃,生石膏、知母、甘草、黄连、黄芩是其常选。热在肝经,为阴不制阳的阳亢、肝风之象,故清肝泻火,勿废滋阴潜阳,常用者如黄芩、龙胆草、夏枯草、茺蔚子、草决明等,选其二三,配伍玄参、赤白芍、地骨皮及磁石、代赭石、或生龙齿、生牡蛎等。

3. 解郁　甲亢往往气、血、痰、火四郁兼见,当分清主次。气郁或血郁化火即疏肝气,健脾运,当选柴胡、香附、郁金、茯苓、白术等。如郁而化火,多表现为肝火旺,可参照降火之法。凡舌苔黄腻,脉滑数者属痰郁化火。而痰郁化火当清热化痰,常用药物有黄芩、山栀、黄连、龙胆草、青黛、夏枯草、瓜蒌、天花粉、胆星、清半夏、浙贝、天竺黄等。

4. 补气　补气药也要有针对性,主要着眼在心、肺、脾三脏。心悸显著考虑补心气,多取生脉饮,重用人参(或党参);多汗显著考虑补肺气,多取玉屏风散,重用黄芪、白术;困倦乏力显著考虑补脾气,多取四君子汤,重用人参(或党参)、白术。补气要兼行滋阴、清热,经典处方是当归六黄汤。

(三) 诊疗特色

魏教授认为古代之瘿病确切指水土失宜所致的缺碘性地方性甲状腺肿,今之甲亢与瘿病,虽有联系,但绝不能混为一谈。中医虽无与甲亢相对应的病名,但据其临床症状特点,归属于心悸、不寐、郁证、汗证、震颤、消渴、内伤发热、虚劳、痰饮、瘿瘤、痰核等病,抓住主症进行辨证论治。

十八、刘静治疗甲亢经验概要

(一) 病因病机

刘静教授认为甲亢发病特点为正气虚衰,多数由于情志内伤,导致肝的疏泄功能失常,肝气郁结,导致津液输布失常而成痰,痰火交阻颈前乃形成"瘿"。因肝郁气滞,郁久化火,伤及气阴,终致气阴两虚。甲亢的病位,涉及脏腑颇多,以心、肝、胃、肾较为突出。证候特点,为本虚标实。本虚以阴虚为主,标实则无形之邪有形之邪兼见,表现为气、血、痰、火四郁。总之,本病初起多实,以气郁为先,郁久化火,伤及气阴,故甲亢的本质是正气虚衰。

(二) 辨证论治

在治疗过程中,强调以益气养阴治其本,和胃平肝,泻火豁痰治其标,治本重用黄芪。气、血、痰、火等结聚而成的有形之结需要通过消法使之渐消缓散。甲亢早期出现胃热化燥,肝胆郁结,肝郁气滞,湿痰凝结证型;后期表现气阴两虚尤甚。甲亢是以热象为主的虚实错杂之症,其本质是正气虚衰,故拟和胃平肝,泻火豁痰,软坚散结治其标,益气养阴治其本。

刘教授在原"双海消瘿汤"及"夏海消瘿汤"的基础上,自拟"芪海消瘿汤"治疗甲亢,方中重用黄芪,效果较前明显提高。芪海消瘿汤组成:黄芪、海蛤壳、龙胆草、夏枯草、牡蛎、浙贝、麦芽、白芍、玄参、黄连、生地、沙参。方中海蛤壳、胆草、夏枯草、浙贝、牡蛎清热化痰,软坚散结;麦芽益脾消痰,均从痰治,以消散气、血、痰、火等结聚而成的有形之结;白芍平肝;玄参清热消肿;黄连泻心肝之火;沙参、生地养阴清热;黄芪益气;共呈和胃平肝,泻火豁痰,消瘿化积,益气养阴之功。

(三) 诊疗特色

刘教授在治疗上重用黄芪,以补益气阴而达阴复阳平,符合中医"阳生阴长,阴得阳而泉源不竭"的理论。临床观察本方治疗能使心悸、烦躁易怒、畏热多汗、多食易饥、少寐多梦等症状大部分好转,甲状腺肿有不同程度缩小,突眼均有程度不等的减轻,甲状腺内分泌水平均较治疗前降低。

十九、许芝银治疗甲亢经验概要

(一) 病因病机

许芝银教授认为本病的发生与情志所伤、体质因素、疲劳太过关系密切。病位主要在肝,与心、脾、胃、肾有关。初起多实,以气滞、郁火、痰凝、血瘀为主;中期虚实夹杂,多为阴虚阳亢,或夹痰气瘀结;病久则气阴两虚,甚则阴损及阳,而成脾肾阳虚或阴阳两虚之候。

(二) 辨证论治

临床上,初期以调理阴阳平衡着手,以清热养阴为基本大法,拟定基本方如下:黄芩、夏枯草、生地黄、赤芍、白芍、五味子、黄连、麦冬、生牡蛎、南沙参、炙甘草。进展期虽肝胃火旺,实由心火亢盛所致,盖心为君主之官,五行属火,为肝之子脾胃之母,心火亢盛,子病及母致肝经郁火,母病及子致胃火旺盛,若只清肝胃之火,心火难于速去,症难控制且易复发。况且心肾为水火既济之脏,心火亢盛,势必灼伤肾阴,水火失济,心火更盛,故见心悸、心烦、失眠、善忘、目赤、气短诸症。重用黄连,配以黄芩、夏枯草、生石膏,使心、肝、胃火皆平,则疗效巩固。恢复期应该用益气养阴为主,以黄芪、太子参、绞股蓝以益气,白芍、玄参、麦冬以养阴,临证再配以化痰、活血、散结之品,标本兼治,气阴恢复,阴平阳秘,可巩固疗效,减少复发。

许教授分七型辨证论治：①气郁痰阻证，治宜疏肝解郁，化痰消瘿，方选四海舒郁丸或柴胡疏肝散和二陈汤加减；②痰瘀互结证，治宜理气活血，化痰消瘿，方选三棱化瘿汤加减；③肝火旺盛证，治宜清肝泻火，散结消瘿，方选龙胆泻肝汤或栀子清肝汤加减；④心肝阴虚证，治宜滋养阴精，宁心柔肝，方选天王补心丹、一贯煎加减；⑤阴虚风动证，治宜滋阴养血，柔肝息风，方选阿胶鸡子黄汤合大定风珠加减；⑥气阴两虚证，治宜益气养阴，散结消瘿，方选生脉散合牡蛎散加减；⑦脾肾阳虚证，治宜温补脾肾，方选真武汤、附子理中丸和金匮肾气丸加减。

（三）诊疗特色

许教授认为甲亢患者属肝肾阴虚致机体阴阳失衡，阴虚阳盛是其一般规律。在甲亢进展期把心悸是否缓解作为甲亢治疗效果衡量的重要指标。治疗中，许教授舍弃了含碘丰富的中草药，以山慈菇、黄药子化痰散结，同样取得良好疗效，避免了复发的因素。并注重调畅患者的情志，提倡身体、心理俱医，使患者树立信心。每临患者，均切切嘱其勿生气、着急及劳累，保持平和心态，静养为上，多听轻音乐以怡情，早晚可行太极拳、慢跑等轻微锻炼；嘱其陪同家属保持一个舒适安静环境，多多谈心开导；对于尚在工作的患者，则立即开具病假条，嘱其休息。

二十、高齐健治疗甲亢经验概要

（一）病因病机

高齐健教授经过长期临床观察，认为甲亢多因七情失调肝气郁结所致，久则郁而化火、阳亢生风，进一步耗气伤津，终致气阴两虚，肝肾俱损，其中气滞、痰浊、瘀血贯穿始终，据此高教授在本病不同病程阶段在基本方基础上加减用药，获得了显著疗效。

（二）辨证论治

基本方组成为：夏枯草、连翘、浙贝、柴胡、香附、郁金、玄参、白芍、白术。夏枯草、贝母、连翘清热散结，而贝母兼化痰；柴胡、香附、枳壳疏肝理气，其中香附活血（为气中之血药）；郁金活血行气、解郁清心；白芍养肝阴、调肝气、平肝阳；白术健脾除湿与白芍相合治肝脾不调；玄参养阴清热散结。本方共奏疏肝健脾、理气活血、清热养阴、化痰散结之效。高教授以上方为基础，根据本病不同病程阶段的临床表现及证候特点进行加减用药，体现出中医辨证论治的灵活性。

（三）诊疗特色

将该病分为三期治疗，病程初期（发病期）：高教授认为此期以"肝郁火旺、阳亢、风动"为主要表现，故常用疏肝、理气、清热、潜阳息风法。如见怕热多汗，多食易饥，急躁易怒，心悸失眠者，加栀子、金银花以清热解毒除烦；目赤，目痛，目胀者，常加菊花、青葙子以清肝明目；突眼，甲状腺肿大明显者常加土茯苓、泽泻、车前子以清热、解毒、利湿；肢体震颤者常加生龙骨、生牡蛎、珍珠母、钩藤以潜阳息风；胸脘满闷，胁肋胀痛，颈部憋胀者常加川楝子、青皮、陈皮、枳壳、莱菔子、砂仁以疏肝、理气。

病程中期（控制期）：高教授认为此期常见虚实夹杂的证候，以"气阴两虚、阴虚火旺"为主，故常用益气养阴法。如见乏力、心悸气短，动则汗出，舌淡，常用黄芪、党参、太子参以益气；见口干咽燥，五心烦热，舌红少苔，脉细弦数者，常用生地、白芍、麦冬、山茱萸、枸杞子以养阴，滋补心肝肾之阴；如见失眠多梦，常用枣仁、柏子仁、茯苓、远志、夜交藤、浮小麦、五味子、百合等以养心安神。

病程后期(缓解期、迁延期):高教授认为此期常因久病失养或失治误治致脾肾阳虚、气血两亏。故治疗上常在健脾温肾、益气养血等扶正基础上可重用化痰软坚散结、行气、活血之品。如见面色少华,乏力,食欲不振,便溏,治以茯苓、扁豆、甘草、薏苡仁、山药等以健脾;症见畏寒肢冷,面色白或萎黄,舌淡,脉沉细等,常用淫羊藿、菟丝子等以温肾阳,以熟地、白芍、当归等养血,此阴柔之品也常与温阳药相配,以免温燥劫阴。

(四) 病案举例

白某,女,25岁,于2006年9月7日就诊于北京医院。因心悸、眼突3个月,患者经西医检查已明确诊断甲亢,并服西药治疗2个月,病情缓解不明显。就诊时症见:眼突,目赤多泪,烦躁、善怒、心悸、乏力、多汗、便溏。舌黯,苔薄白,脉弦数。甲状腺功能检查:$FT_3\uparrow$、$FT_4\uparrow$、$TSH\downarrow$。西医诊断:甲亢,甲亢相关性眼病;中医辨证属肝郁火旺,夹痰夹瘀。治以疏肝解郁,清热滋阴,化痰散结,活血化瘀。处方:夏枯草15g,连翘12g,柴胡10g,浙贝10g,陈皮10g,香附10g,郁金10g,枸杞子10g,菊花10g,白术15g,泽泻12g,车前子20g,丹参12g,土茯苓12g,玄参15g。服药30余剂后,目赤多泪,烦躁善怒等诸症均明显改善,但仍眼突,目干涩,舌黯,苔薄白,脉弦细。甲状腺功能恢复基本正常,后拟用生地、山茱萸、山药、丹皮、泽泻、白术、枸杞子、菊花、陈皮、半夏、玄参、柴胡、丹参、莪术以健脾补肾、滋阴清热、化痰除湿散结、理气活血治疗半年,病情控制,突眼明显减轻。

二十一、章真如治疗甲亢经验概要

(一) 病因病机

章真如教授认为甲亢的病因病机是郁怒伤肝,肝气失条达,以致气郁生痰,或木郁克土,脾虚失运,气机不利,痰气交阻,搏结喉间,久则化火伤阴,阴虚阳亢,肝阴虚必累及心肾,母病及子,子病累母也。

(二) 辨证论治

章教授认为"阴"是机体生命活动的物质基础。阴虚常多于阳虚,又因地区、年龄、性别、职业等不同,阴阳虚实亦有差别。南方因气候炎热,汗多,故多阴虚;北方因寒冷易伤阳,故多阳虚。中老年因生活和工作劳累,易耗阴精;而青壮年阴阳俱旺,更少阴虚。女性阴虚常多于男性,因女性经期、生育,易于耗血伤阴。脑力劳动阴虚常多于体力劳动。体力劳动汗多,易于修复;脑力劳动耗髓伤精,不易修复。另外从病程来看:暴病多阳虚,久病多阴虚,因风寒湿等外邪易伤阳气,病久则耗精伤液。从脏腑辨证看:心、肝、肾多阴虚,肺、脾多阳虚;两脏同病,以肝肾多阴虚,心脾多血虚,肺脾多气阴两虚,脾肾多阳虚。章教授立足临床,沿着丹溪之说刻苦专攻,善施滋阴解表法、养阴疏肝法、育阴平肝法、滋阴养胃法、滋养肝肾法、滋阴通络法等。

肝郁气滞者,宜疏肝清热,理气解郁,用丹栀逍遥散(药用白术、柴胡、当归、茯苓、甘草、牡丹皮、山栀、芍药等)。肝火亢盛者,宜清肝泻火,用龙胆泻肝汤(药用龙胆草、黄芩、山栀子、川木通、泽泻、当归、车前子、生地黄、柴胡、甘草等),心肾阴虚者,宜养心滋肾,宜补心丸合知柏地黄丸(药用麦冬、远志、石菖蒲、天冬、瓜蒌根、白术、贝母、熟地、茯神、地骨皮、人参、当归、牛膝、黄芪、川木通、知母、黄柏、山萸肉等)。痰湿凝结者,宜化痰软坚,用海藻玉壶汤、育阴制亢汤(药用当地、玄参、麦冬、海藻、昆布、生牡蛎、土贝、珍珠母、青皮、郁金、海浮石、海螺蛸等)。

(三) 诊疗特色

章教授认为,"阴精为人身之本","阴虚为百病之因与果","滋阴是临床辨证常用手段",以《内经》阴阳学说为主导,着眼对"阴"的研究,结合临床体会,领悟朱丹溪的"阳有余阴不足论"、"相火论"之精髓。章老认为当今之人,阴虚居多,因思虑过多,喜乐不节,耗损心阴;因情志不调,肝郁化火,耗损肝阴;因饮食失节,辛辣厚味,耗损胃阴,五脏皆耗阴。在病理情况下,机体受种种病因的作用,出现伤阴现象时,则可产生不同的征象和转归。

二十二、冯建华治疗甲亢经验概要

(一) 病因病机

冯建华教授认为气阴两虚为本病病机之本。甲亢的病机为本虚标实。本虚以气阴两虚为主,标实为燥热、痰浊及瘀血为主。初期多以心肝火郁(旺),燥热炽盛,阴津灼伤为主;病久则以气阴两伤,阴虚火旺为主要特点,治疗应以扶正祛邪、标本兼顾为基本法则,以益气养阴治根本,清热泻火、活血化瘀、软坚散结以治其标。

(二) 辨证论治

冯教授经验基础方,以益气养阴,软坚散结为法,药物有黄芪、黄连、山药、炒枣仁、浙贝、夏枯草、当归、玄参、制香附、三棱、山慈菇、甘草、白芥子等。辨证心肝火郁者给予愈瘿片Ⅰ号:柴胡、黄连、芍药、生地黄、连翘、栀子、夏枯草、生龙骨、生牡蛎、酸枣仁、黄芪;属气阴两虚者给予愈瘿片Ⅱ号:黄芪、山药、芍药、生地黄、生牡蛎、夏枯草、丹参、鳖甲。

(三) 诊疗特色

冯教授认为气阴两虚为甲亢的最重要的病机特点,并与情志刺激和心理因素均有关系,清热泻火以祛无形之邪,火热阳邪既可耗气又能伤阴,正气损伤则火热更旺,邪气盛则正气更衰,故以清热泻火之法治之。痰瘀互结是形成颈肿、目突的主要病理机制,其治疗应采用活血化瘀、化痰散结之法以消有形之实邪。故在治疗上,以益气养阴以治其根本,清热泻火、活血化瘀、软坚散结以治其标。

二十三、季文煌治疗甲亢经验概要

(一) 病因病机

季文煌教授以整体为主,认为甲状腺功能亢进属中医"瘿"病范畴,病初多实,病久则由实致虚,气阴两虚。季教授认为,久病多虚,久必及肾。无论是气滞痰凝,还是肝火亢盛,均可致心阴亏虚,肝肾阴虚。

(二) 辨证论治

治疗当以益气补阴为主。以党参或太子参、黄芪、生地黄、玄参、白芍、何首乌、山茱萸、茯苓、黄精、山药、泽泻为主方加减。方中党参、黄芪益气生血,生地黄、玄参滋阴,白芍平肝,何首乌、山茱萸、黄精三药性润而柔,滋补肾阴,益气不助火,茯苓、山药健脾益气,泽泻清泄防滋阴药之滋腻,诸药合用,可明显改善患者的心悸、烦躁、多汗、面颊升火、失眠、震颤,并可升高白细胞,防止和纠正抗甲亢药物引起的白细胞减少。临证时常因人而异,酌情加味。对眼胀不适、羞明流泪、突眼之眼征明显者,加密蒙花、决明子、谷精草平肝明目,对瘿肿明显者,加用浙贝母、三棱、夏枯草、猫爪草化痰散结,解毒消肿。黄药子入心、肝经,化痰消瘿散结功效佳,对甲亢和甲状腺瘤有良效,但此药对肝功能损害明显,故季教授不喜用。

（三）诊疗特色

衷中参西,中西医结合,在季教授的治病中,把病治好是最终目的,因此一般都是中西药并用。对于初始用药患者,应用抗甲状腺病之西药,为使患者的自觉症状得到改善,常同时服用中药。例如有些患者使用甲巯咪唑、丙硫氧嘧啶后出现皮肤过敏或白细胞计数较少或肝功能损害,不得不停用上述药物,但甲亢症状及实验室指标未改善,此时只能用中药治疗。有些患者用西药治疗已数周,但心悸失眠、怕热多汗等自觉症状仍无改善,转来季教授处就诊,经加用中药治疗后,自觉症状迅速得到改善,患者对治疗亦增加了信心。有些患者已用西药至最小维持剂量,个别者已停药多年,甲状腺功能复查亦已恢复,但患者仍有怕热、烦躁等自觉症状,此时,季教授认为无再增加或加服西药之必要,予以加用中药后,往往能改善患者的自觉症状而奏效。

（四）病案举例

李某,患甲亢已 3 年,现甲状腺功能正常已 2 个月,服甲巯咪唑 5mg/d、优甲乐 25μg/d,但其颈前瘿肿、胀痛、心悸、烦躁、多汗之症状无明显改善,舌质红、舌体干、苔薄黄,脉弦细。辨证为气阴两虚,治予益气养阴,扶正消瘿。处方:党参 20g,黄芪 20g,生地黄 12g,玄参 20g,白芍 12g,佛手 6g,青皮 6g,陈皮 6g,浙贝母 6g,石斛 12g,浮小麦 15g,知母 6g,山茱萸 6g。服用半月复诊,症状明显减轻,再服半月,症状基本消失,患者继续服药,随访半年,自觉症状良好。

二十四、陆德铭治疗甲亢经验概要

（一）病因病机

陆德铭教授认为甲亢属中医学"瘿瘤"及"中消"范畴。甲亢发病多因情志不遂,郁久化热,热盛伤阴,阴不复则火旺,火盛易伤气,即"壮火食气"所致,故气阴两虚是甲亢发病中重要的病理过程。

（二）辨证论治

采用益气养阴为主,化痰疏气为佐的治则,陆教授认为黄芪其性善补,为补气药之长,能补气升阳、化气回津,而达阳生阴长,阴复火平之目的。补气重用黄芪为君,用量达 60g 以上,因气能生津,亦能行津,全身津液的生成与输布全赖于气化,通过补气以助化生阴津,即"阳中求阴"之意。处方以黄芪、党参、生地黄、玄参、麦冬、女贞子、天花粉、夏枯草、制半夏、柴胡、广郁金等。方中黄芪、党参益气;生地黄、玄参、麦冬、女贞子、天花粉养阴。夏枯草、制半夏、柴胡、广郁金疏气化痰。

（三）诊疗特色

陆教授认为甲状腺功能亢进多属气滞痰结、郁久化热、火盛伤阴耗气,以致阴虚火旺、气阴两亏,治以益气养阴、理气化痰之法,用中药治疗控制或减轻症状,对于少数重症,在运用西药同时服中药治疗,并逐渐减少西药剂量,用中药巩固其疗效。

二十五、段富津治疗甲亢经验概要

（一）病因病机

段富津教授善施理气疏肝解郁,认为本病以气滞、痰凝、血瘀为主要病理变化,但究其根源,气郁为其发病之本。而又与肝关系密切,其基本病理变化为"肝气郁结",故又强调从肝论治。

(二)辨证论治

段教授临证善施理气疏肝解郁之法,常用逍遥散、柴胡疏肝散加减。气郁痰阻,治宜疏肝理气,佐以化痰散结。方用柴胡疏肝散加减,药用柴胡、酒白芍、郁金、枳实、法半夏、青皮、川芎、香附、炙甘草、生牡蛎、丹参等。

1. 气郁痰阻　治宜疏肝理气,化痰散结,方用柴胡疏肝散加减,药用柴胡、酒白芍、枳实、郁金、法半夏、川芎、香附、青皮、生牡蛎、丹参、炙甘草等。

2. 肝郁痰结　治宜疏肝理气,化痰散结,方用四逆散合消瘰丸加减,药用柴胡、酒白芍、郁金、玄参、浙贝母、生牡蛎、陈皮、姜半夏、枳实、青皮、连翘、甘草等。

3. 肝气郁结　治宜理气化痰,软坚散结,兼以活血化瘀。方用柴夏煎加减,药用夏枯草、郁金、连翘、柴胡、生牡蛎、浙贝母、法半夏、玄参、陈皮、赤芍、牡丹皮、姜黄、穿山甲、甘草等。

4. 痰气郁结,复外感风热邪毒　治宜疏风清热,解毒散结止痛。方用银翘散加减,药用金银花、牛蒡子、荆芥、白花蛇舌草、生牡蛎、射干、夏枯草、浙贝母、天花粉、炙甘草、连翘等。

(三)诊疗特色

肝为风木之脏,内寄相火,以血为体,以气为用。段教授善施理气疏肝解郁,强调从肝论治,甲状腺疾病与肝关系密切,其基本病理变化为"肝气郁结"。若长期精神抑郁或猝暴悲怒,而使肝失条达之性,疏泄失职,影响津液的正常输布,导致津液不归正化而凝聚为痰,痰气互结与瘀血相搏则瘿肿而硬。甲亢病症纷繁复杂,临证治疗,应谨守病机,勿忘其本在肝。

参 考 文 献

1. 魏华,路洁.路志正教授治疗甲状腺机能亢进症的用药经验.广州中医药大学学报,2004,9,27(5):407-409
2. 颜乾麟.国医大师颜德馨.北京:中国医药科技出版社,2011
3. 陆小墨.中国百年百名中医临床丛书·施今墨.北京:中国中医药出版社,2004
4. 马永华.中国百年百名中医临床丛书·叶桔泉.北京:中国中医药出版社,2004
5. 邓铁涛.跟名师学临床·邓铁涛.北京:中国医药科技出版社,2010
6. 李玉奇.中国百年百名中医临床丛书·李玉奇.北京:中国中医药出版社,2004
7. 张佩青.国医大师张琪.北京:中国医药科技出版社,2011
8. 林兰,倪青,张润云,等.甲状腺机能亢进症的病因学研究——附266例临床报告.辽宁中医杂志,1999,26(10):448-449
9. 周铭.魏子孝教授治疗甲状腺机能亢进症经验.四川中医,2008,62(3):5-6
10. 孙丰雷,冯建华.程益春治疗甲状腺机能亢进症经验.中医杂志,2005,46(5):339-340
11. 姚昶,高卫卫,杨理.清热养阴治甲亢——许芝银教授经验总结.中国民族民间医药,2009,18(20):61-62
12. 段凤丽,段富津.段富津教授治疗瘿病效案探析.中国中医药现代远程教育,2011,9(09):10-11
13. 陈纪藩,廖世煌,黄仰模."甲亢消"治疗甲亢的初步观察.《新中医》,1992,(70):53-54
14. 章真如.章真如医学十论.武汉:武汉出版社,1992
15. 姜元吉,南征.南征教授治疗甲状腺功能亢进症3则.吉林中医药,2007,27(3):39-40
16. 张明.陆德铭教授运用益气养阴法的临床经验.中西医结合学报,2005.3,3(2):143

17. 陶小英.季文煌治疗甲状腺疾病经验.中医杂志,2002,43(6):417-418
18. 德学慧.高齐健治疗甲状腺机能亢进的用药经验.辽宁中医杂志,2008,35(3):338-339
19. 王保华.李赛美教授治疗甲状腺机能亢进症经验介绍.新中医,2007,39(8):10-11
20. 宗长根.夏少农治疗气阴两虚型甲状腺功能亢进症的经验,中医杂志,2007,48(3):206-207

（高天舒　李姗　张露）

第二节　现代名老中医诊治甲状腺功能减退症的经验

一、张琪治疗甲减经验概要

(一) 综合辨证

张琪教授发现甲状腺功能低下(甲减)患者,一般以全身肿胀,精神萎靡,肢体酸痛,倦怠嗜睡,心悸气短,畏寒纳呆,手足厥冷,舌润,脉沉弱或沉迟为主症。中医辨证多为脾肾阳衰,治疗一般以补肾为主,效果满意。研究发现,肾阳虚患者,TT_3、TT_4 水平明显降低,而温肾助阳药可以促进甲状腺合成、分泌甲状腺素,稳定调节血液中 TT_3 的含量。

(二) 病案举例

刘某,男,53岁。1998年3月25日初诊。全身肿胀(黏液性水肿)半年余,周身沉重难支,有僵硬感,神疲倦怠,乏力自汗,嗜睡,头眩晕,手足厥冷,面浮,舌苔白厚,质紫黯,脉沉。查 TT_3 0.71mg/ml,TT_4 2.6mg/ml,TSH 49.6mg/ml。经北京某医院诊断为甲状腺功能减退症。历经中西药治疗,疗效不佳。经人介绍,求治于张老,诊断为阴水。辨证为脾肾阳虚运化功能减弱,水湿蕴蓄,血运瘀阻。治以温补脾肾之阳气,以化水湿,辅以活血化瘀,改善气血之运化,方用真武汤、附子汤为主,药用:附子15g,红参15g,茯苓20g,白术20g,白芍20g,赤芍20g,桃仁20g,红花15g,丹参20g,益母草20g,丹皮15g,麦冬15g,五味子15g。服药7剂,浮肿明显减退,周身僵硬感转为疏松濡软,精神大好,眩晕嗜睡,四肢厥冷均明显减轻,病情大有转机。予上方加防己20g,防风15g,车前子15g。再服7剂,浮肿全消,全身轻松有力,已无僵硬感,四肢转温,查:TT_3 1.3mg/ml,TT_4 4.10mg/ml,TSH 12.2mg/ml。嘱其继服若干剂以善后,又继续服药15剂已痊愈,远期疗效巩固。

二、祝谌予治疗甲减的经验概要

(一) 提出甲减的病机从阳气虚衰到阴阳俱虚

祝谌予教授认为,甲状腺功能减退症从临床症状辨证,应属中医阳气虚衰之证。而阳气虚衰到一定程度,阳损及阴,造成阴阳俱虚。从甲减的成因到临床表现,具有阳气虚衰到阴阳俱虚的特征。

(二) 辨证分型

祝谌予教授根据其多年临床治疗此症的经验,主张分三型:阳气虚型、阴阳俱虚型、血瘀型。

1. 阳气虚型

主症:畏寒、纳呆、浮肿、神情呆滞、精神萎靡、体温偏低、头昏嗜睡、乏力气短等。

治法:补中益气,健脾温阳。

方药:补中益气汤加减。如畏寒兼便秘,则加重当归用量至 30g,加肉苁蓉 60g;浮肿甚者可配用五苓散,更甚者配用真武汤。

2. 阴阳俱虚型

主症:此型临床上兼有热象,症见:皮肤干燥、腹胀便秘、乏力少神、头发稀疏、口干思凉饮等。

治法:阴阳双补。

方药:肾气丸为主方进行加减。嗜睡加石菖蒲、远志;水肿加猪苓汤;头发稀疏加何首乌;皮肤干燥加牡丹皮、地骨皮、桑白皮、黑芝麻等。

3. 血瘀型

主症:此型在临床上可见到血瘀征象,如舌下瘀、唇发绀、肢麻等。

治法:益气活血。

方药:用自拟抗免疫Ⅰ号方(木香、当归、益母草、白芍、川芎),或选用王清任的血府逐瘀汤化裁。

三、丁光迪治疗甲减的经验概要

丁光迪教授认为甲减属中医虚劳病的范畴,应从虚劳论治甲减。重视手、足少阳和心、脾诸经,运用温补的方法,尤其注重温润药的使用,方药多出入于斑龙丸、补中益气汤、定志丸、半硫丸等诸方。因此病主要症状如出汗减少、身冷畏寒、行动迟缓、精神萎靡、疲乏嗜睡、智力减退、食欲不振、腹胀身重及黏液性水肿等,都是命门火衰之象。因此,温补命门是重要方法。命门是精神之所舍,元气之所系,男子以藏精,女子以系胞。在妇女,冲任督带,至关重要。故用斑龙丸为主方,补命门,固奇经。一般先用汤剂得效以后,再以丸药调理巩固。丸药选用鹿角胶、全鹿丸效果亦佳,但此时一定要与香砂六君合用,以防滋腻。必要时可改用保和丸,寓消于补,以消促补。如证见精神委顿,纳差便秘者,选用半硫丸最佳,每日10g,早、晚分服,见效即止,停一段时间再服。出现黏液性水肿时,以温阳益气,补益奇经为主,利水药无效,活血化瘀药忌用。另外,本病病程迁延,见效亦慢,具体方药,可以随症加减。

四、吕承全治疗甲减经验概要

吕承全教授认为甲减属于“瘀胀症”:其临床表现为外形丰腴,肢体瘀胖,早晨面部肿胀,手瘀肿而无力,中午胸胁满闷,心慌气短,下午腰腿酸困,瘀肿加重。其特点虽似水肿,但肿胀较坚实,指压略带弹性,与水肿不同,其他尚可有胸闷气短、心中懊恼,头晕耳鸣,月经失调,性欲减退等。其发病与气、血、痰、火、湿、食等六郁之邪及脾肾两虚密切相关。正气不足,六郁不解,导致气滞血瘀,形成瘀胀。同时,气血脏腑受诸邪所伤,功能失调,临床多属虚实夹杂之证,根据病邪所犯脏腑不同,各有所侧重。

瘀胀症临床表现虽较复杂,但总以全身瘀肿、胀满为主要见症。治疗时,不宜因六郁而攻利过猛,耗伤正气:若一味渗湿利水,则消而复胀;采用破法,则易伤元气,动则气短。亦不宜因脾肾虚损而纯用补剂,否则瘀肿胀满日甚。治宜攻补兼施,使之补而不致壅滞,破而不致伤及正气,开通内外,调补阴阳,以达到开郁散结、消肿除胀之目的。

五、林兰治疗甲减经验概要

(一) 提出"甲状腺为奇恒之腑,助肝疏泄,助肾生阳"之说

林兰教授对现代甲状腺的中医功能有新的认识:一是助肝疏泄,调畅气机。若该功能失司,则出现肝失疏泄,血液与津液运行输布受阻,形成痰瘀阻滞之证,如甲状腺结节、肿大;或全身气机失于条达,则出现急躁易怒、胁痛目胀、胸闷太息等表现。二是升发阳气和推动阳气运行。如甲状腺切除或功能减退患者多表现为形寒肢冷、腰膝酸软、肢软无力、嗜睡、水肿、男子阳痿、女子月经不调等肾阳虚衰之候。甲状腺既有五脏之形实,又有六腑传化之机,故林兰提出"甲状腺为奇恒之腑,助肝疏泄,助肾生阳"之说。

(二) 认为肝失疏泄、肾阳不足是甲减的病机本质

根据临床表现,甲状腺功能减退可归属于中医学"虚劳"、"虚损"、"肤胀"、"五迟"和"瘿劳"等范畴。其发病多因先天不足,或后天失养,或因手术、药物损伤甲状腺功能,使机体阳气亏虚所致。人身五脏诸阳皆赖肾中元阳以生发,肾阳不足,失却温煦推动,故见形寒肢冷、阳痿、不孕;气化乏力,肾精亏虚,髓海不充,则见头昏耳鸣、腰膝酸软等症。林兰教授认为,甲状腺功能减退症的主要病机是肾阳不足,但肝的疏泄不畅在本病早期则起到了推波助澜的作用。因肝失疏泄,气的升发不足,气机的疏通和畅达受阻,则水液运行不畅而出现手足肿胀;又气机不畅则津液敷布不能达表而见少汗,精微不能至皮毛肌肤则出现皮肤干燥粗糙、毛发稀疏干枯;且气机不畅则肠道运行无力而出现便秘,又可致津液阻滞局部而出现唇厚、舌胖等症。脾之健运有赖于肾阳温煦。甲状腺助肾生阳之功能匮乏,肾阳虚衰,损及脾阳,致脾失健运,出现体乏好卧、腹胀纳差、神疲倦怠、肌肤粗糙等症;又水谷不化精微,反化为水湿之邪潴留,则出现头面及周身浮肿。心主血脉和神志,心阳亦需肾阳之鼓动。甲状腺助肾生阳之功能不足,心阳不能得到肾阳温煦,水气凌心,故见气短、心悸、胸闷胸痛;心阳不振,致血行无力,脉络瘀阻,则见肌肤甲错、心悸胸痛、舌质黯、脉来迟缓;阳气衰竭,孤阴不长,则阴阳俱衰,又可出现口燥咽干、口干不欲饮、皮肤干燥粗糙等阴虚证候。肾阳衰竭,心、脾、肾各脏随之衰竭,进一步发展则出现脾肾阳虚、心肾阳虚,阳气衰竭等证,可见神情淡漠、痴呆,重则昏迷、四肢厥冷、脉微欲绝等症。

(三) 辨证论治

林兰教授将该病分为五个证型,即肾阳不足、脾肾阳虚、心肾阳虚、阴阳两虚、阳气衰竭。

1. 肾阳不足证候特点　面色白或黧黑,倦怠乏力,少气懒言,困倦喜卧;畏寒肢冷,腰酸膝软,小便清长或遗尿,口淡不渴,体质量增加;皮肤干燥或粗糙指甲厚脆,性欲减退;舌质淡白,脉沉迟无力。治宜温阳散寒,方以金匮肾气丸加减(桂枝、炮附子、山药、山茱萸、熟地黄、泽泻、牡丹皮、茯苓、黄芪、太子参)。

2. 脾肾阳虚证候特点　面色晦黯,畏寒肢冷,周身沉重,嗜睡健忘,睡声鼾;胸腹满闷或冷痛,喜温喜按,纳呆便秘,食后脘腹胀满,口淡无味,不渴,喜热食热饮;腰酸膝冷,面浮肢肿较甚或水臌胀满,小便频数、余沥不尽或小便不利,男子阳痿遗精,女子闭经或崩漏、带下清稀、甚则宫寒不孕;舌质淡胖而有齿痕,舌苔白滑,脉沉迟细弱。治宜温补脾肾,方以真武汤合温脾汤加减(炮附子、茯苓、生姜、白术、白芍、桂枝、干姜、人参、泽泻、肉苁蓉)。

3. 心肾阳虚证候特点　精神萎靡,唇甲青紫,面色晦黯;身倦欲寐,形寒肢冷,腰膝酸软而冷,全身浮肿,小便不利;心悸怔忡,胸闷憋痛,咳嗽,气喘息促,动则加重,眩晕耳鸣,唇甲

青紫;舌质淡黯或青紫、苔白滑,脉沉微或结代。治宜温补心肾、化气利水,方以四逆汤合桂枝甘草龙骨牡蛎汤加减(熟附子、干姜、葶苈子、炙甘草、桂枝、白术、茯苓、泽泻、人参、龙骨、牡蛎)。

4. 阴阳两虚证候特点　神志呆钝,面色晦垢,肌肤甲错,寒温难适;口干咽燥而不欲多饮,纳呆便结,形体寒冷,心悸怔忡,头晕目眩,视物模糊,全身浮肿较甚;舌淡有齿痕、苔薄白,尺脉弱。治宜温肾回阳、滋阴活血,方以四逆汤合右归饮加减(附子、干姜、甘草、人参、茯苓、白术、桂枝、麦冬、白芍、山药、熟地黄、山茱萸、桃仁、红花、当归)。

5. 阳气衰竭证候特点　神志模糊或神昏,面色晦黯,肌肤冰凉,肌肉弛张无力,四肢厥冷,气息微弱;口淡不渴,口唇青紫,心悸怔忡,面浮肢肿;舌淡胖,脉微欲绝。治宜回阳救逆,方以回阳救逆汤加减(附子、干姜、肉桂、白术、茯苓、陈皮、半夏、人参、五味子、甘草)。

(四) 强调治病求本、标本兼治

林兰教授认为,甲状腺具有助肝疏泄、助肾生阳的生理功能,而甲状腺功能减退症是由于助肾生阳功能不足,导致肾阳不足,从而导致脾阳、心阳亏虚,并可发展为阴阳两虚,最终至阳气衰竭。因此,林兰教授强调,在本病治疗时应先补阳,以澄本清源,阳气得复,方可进一步针对兼证施治。如兼气血亏虚,则补其气血;兼见痰湿血瘀者,则化痰利湿,活血祛瘀。阳气复、血行畅、水湿祛后,再可疏通气机,恢复其助肝疏泄之机。"留得一分阳气,就保住一分生机",阳气复,则气血津液才能正常运行,痰湿血瘀可祛,助肾生阳和助肝疏泄之机制。

六、冯建华治疗甲减经验概要

(一) 病因病机

根据多年临床经验,冯教授认为本病多属于中医之虚劳、水肿等范畴。本病的主要病机是脾肾阳虚;病因多由先天禀赋不足,后天失养,或者积劳内伤,久病失调引起的脾气、肾气不足,继之脾肾阳虚所导致。病机特点虚实夹杂,早期多见心脾两虚,阳虚征象不明显,实邪(水湿、痰浊、血瘀)罕见;随着病程的迁延,水津代谢随着脾虚的加重而明显直至脾肾阳虚。由于肾阳是人体诸阳之本,生命之源,五脏阳气皆取之于肾阳,才能发挥正常功能活动,所以肾阳虚是甲减病机之根本。肾中元阳衰微,阳气不运,气化失司,开阖不利,以致水湿、痰浊、瘀血等阴邪留滞,出现面色晦黯,精神委顿,甚则意识昏蒙、眩晕、尿少或尿闭、全身水肿等浊阴上逆之证。同时肾阳虚衰,也可导致其他脏腑阳气衰弱。肾阳不足,命门火衰,火不生土,不能温煦脾阳,或肾虚水泛,土不制水而反为所侮,脾阳受伤,而出现脾肾两虚;肾阳虚衰,不能温煦心阳,而致阴寒内盛,血瘀水停,则会形成心肾阳虚。肾阳不足,日久阳损及阴而导致阴阳两虚。

(二) 辨证论治

根据其病因病机和临床表现可以把本病分为五型。

1. 脾肾阳虚型　症见面色苍白,倦怠乏力,表情淡漠,头晕耳鸣,嗜睡健忘,畏寒肢冷,腹胀纳呆;男子以脾肾阳虚为主要病机。女子闭经,或崩漏、性欲冷淡;舌淡嫩、边有齿印,苔白;脉沉细无力或迟。治宜温阳益气、健脾补肾。方用补中益气汤合右归丸加减。常用药如黄芪、党参(人参)、白术、当归、干姜、附子、肉桂、巴戟天、淫羊藿、鹿角胶、肉苁蓉、炙甘草。若性欲淡漠,甚则阳痿者,加鹿茸、巴戟天、仙茅、雄蚕蛾;若女子闭经,属血虚者加熟地黄、阿胶;属血瘀者加牛膝、桃仁、红花、丹参;崩漏者加三七、炮姜炭;偏脾阳虚者,去淫羊藿、加茯

苓、炒山药、高良姜、白豆蔻、陈皮;偏肾阳虚者,去干姜、白术,加鹿茸、仙茅。

2. 阳虚湿盛型　除具有脾肾阳虚之证候外,另见周身浮肿,以双下肢为甚,小便量少;胸腹满闷,周身沉重,酸软乏力,纳呆;舌体胖大而淡嫩,苔白腻;脉沉迟无力。因脾虚失运,水津敷布失常,水湿停聚;肾阳虚衰,关门不利,气不化水,水湿内聚,泛滥肌肤,均可致水肿。其他证候均为脾肾阳虚、水湿壅盛之特征。治宜温阳健脾、化气行水为主。方用真武汤、五苓散加减。常用药物如黄芪、人参、白术、茯苓、茯苓皮、附子、桂枝、芍药、干姜、车前子、大腹皮、厚朴、苍术、泽泻、陈皮等。

3. 水邪凌心型　除阳虚证候外,伴胸闷憋气,心悸怔忡,咳嗽气喘,动则加重;双下肢肿甚,小便短少;舌淡胖,苔白水滑;脉沉、迟、细弱。治宜健脾温肾,补益心阳,化气行水。方用苓桂术甘汤、生脉散加减。常用药如桂枝、白术、茯苓、泽泻、人参、熟附子、山萸肉、五味子、当归、干姜、葶苈子、牛膝、车前子、大枣、炙甘草等。

4. 阳虚痰瘀型　除具有阳虚证候外,兼见皮肤粗糙,肢体麻木,女子闭经;舌质紫黯,或有瘀斑;脉沉、迟、涩。此乃由于脾胃亏虚,水湿停留,聚而成痰,阳气亏虚。无力推动血液运行,血行瘀滞,而致痰瘀互结。治宜温阳益气,活血化瘀,化痰行水。方选肾气丸、桃红四物汤及二陈汤加减。常用药如黄芪、白术、茯苓、附子、桂枝、山萸肉、当归、莪术、川芎、香附、桃仁、红花、陈皮、半夏、海藻、甘草等。

5. 阴阳两虚型　症见畏寒蜷卧,腰膝酸冷,小便清长或遗尿,大便干结,口干咽燥,但喜热饮,眩晕耳鸣,视物模糊,男子阳痿,遗精滑精,女子不孕,带下量多,舌质淡红,舌体胖大,舌苔薄白,尺脉弱。治以温肾滋阴,调补阴阳,方以金匮肾气丸加味。常用药如熟附子、肉桂、山药、山萸肉、麦冬、五味子、党参、枸杞子、女贞子、龟板、鳖甲等。

(三) 典型病例

患者温某,女,47 岁。2009 年 5 月 15 日初诊。近半年畏寒肢冷明显,就诊时仍穿毛衣毛裤,腹胀纳少,周身乏力,少言欲睡;舌黯淡胖大,苔白腻;脉沉迟无力。查体:血压 110/60mmHg,神志清,精神差,皮肤粗糙,面色苍白;甲状腺Ⅰ度肿大、质软;心率 62 次/分,律整,未闻杂音;双肺正常,肝、脾不大;膝腱反射减弱;双下肢中度浮肿,心电图提示低电压;甲状腺B超:甲状腺结节。化验:空腹血糖 4.7mmol/L,FT_3 0.51pmol/L,FT_4 0.94pmol/L,TSH 122mIU/L。胆固醇 7.61mmol/L,甘油三酯 2.05mol/L。诊断甲状腺功能减退症,中医辨证属阳虚湿盛型,治宜温阳益气,燥湿化痰,利水消肿。方药:党参 15g,黄芪 60g,白术 15g,茯苓 30g,茯苓皮 30g,猪苓 30g,陈皮 9g,厚朴 9g,车前子(包煎)30g,干姜 10g,桂枝 10g,熟附子 12g,淫羊藿 15g,白芍 12g,炙甘草 6g。20 剂,每日 1 剂,水煎服。

二诊:上方加减服用 1 月后,患者怕冷、乏力等症状明显减轻,舌淡、苔薄,脉沉。血压 120/65mmHg,甲状腺Ⅰ度肿大、质软;心率 70 次/分,律整,未闻杂音;双下肢轻度浮肿。化验:FT_3 5.1pmol/L,FT_4 12.3pmol/L,TSH 6.5mIU/L。胆固醇 6.7mmol/L,甘油三酯 1.7mmol/L。方药:党参 15g,黄芪 60g,白术 15g,麦冬 30g,茯苓皮 30g,陈皮 9g,川牛膝 30g,车前子(包煎)30g,法半夏 10g,夏枯草 20g,干姜 10g,桂枝 10g,熟附子 12g,淫羊藿 15g,赤芍 12g,炙甘草 6g。14 剂,每日 1 剂,水煎服。

三诊:患者怕冷,乏力,腹胀纳少,少言欲睡及下肢浮肿基本缓解,舌淡红、苔薄黄,脉缓。血压 115/70mmHg,甲状腺无肿大;心率 73 次/分,律整,未闻杂音;双下肢无浮肿。化验:FT_3 5.6pmol/L,FT_4 12.9pmol/L,TSH 2.5mIU/L。胆固醇 6.2mmol/L,甘油三酯 1.8mmol/L。方药:

党参 15g,白术 15g,麦冬 30g,茯苓 30g,陈皮 9g,川牛膝 30g,丹参 30g,干姜 10g,桂枝 10g,熟附子 12g,法半夏 10g,赤芍 12g,炙甘草 6g。水煎 2 次分服,每日 1 剂,10 剂。5 个月后上述症状均缓解,改用金匮肾气丸每日晨起口服一次,巩固疗效。随访 1 年,神情稳定,临床治愈。

七、曲竹秋辨证论治甲减概要

(一) 肾阳虚衰是病机本质

曲竹秋教授根据甲减患者临床表现以及舌象、脉象的改变均为一派肾阳不足之象,认为甲减的主要病机是肾阳虚。由于肾阳是人体诸阳之本,生命活动的源泉,五脏之阳皆取助于肾阳,才能发挥正常功能活动,因此根据以肾为先天之本的观念,制定了温肾助阳的治疗大法,并根据病情的发展及临床表现的不同,以肾阳虚、心肾阳虚、脾肾阳虚、阴阳两虚四型进行辨证论治。

(二) 辨证论治

曲竹秋教授将该病分为 4 个证型,分别是肾阳虚、脾肾阳虚、心肾阳虚、阴阳两虚。

1. 肾阳虚

主症:畏寒,面色㿠白,腰膝酸冷,小便清长或遗尿,浮肿以腰以下为甚,阳痿滑精,女子带下清冷,宫寒不孕,舌淡苔白,尺脉沉细或沉迟。

治法:温肾助阳。

方药:右归丸加减。

熟地 30g,鹿角胶 10g,山药 12g,山萸肉 10g,枸杞子 10g,菟丝子 10g,巴戟天 10g,狗脊 10g,附子 6g,茯苓 10g,牛膝 10g。方中山萸肉、熟地、枸杞子滋养肾阴;附子、巴戟天、鹿角胶,温养肾阳,狗脊、菟丝子、牛膝强肾益精,茯苓淡渗利湿。本方益火之源,以培肾之元阳。

2. 脾肾阳虚

主症:形寒肢冷,面色㿠白,消瘦神疲,腹胀冷痛,下利清谷,五更泄泻,腰酸肢冷,小便频数,或小便不利,面浮肢肿甚或水臌胀满,阳痿遗精,妇女宫寒不孕,带下清稀。舌质淡胖,边有齿痕,脉沉迟无力。

治法:温肾健脾。

方药:附子理中汤合二仙汤加减。

党参 15g,白术 10g,干姜 6g,甘草 10g,厚朴 10g,仙茅 10g,淫羊藿 10g,肉豆蔻 10g,补骨脂 10g,益智仁 10g,苍术 10g,菟丝子 10g。方中仙茅、淫羊藿、补骨脂补肾壮阳,干姜、肉豆蔻温中止泻,党参补气健脾,苍术健脾燥湿,厚朴燥湿理气,益智仁补肾固精、温脾止泻,甘草和中补土。全方补肾益气、健脾止泻,温补命门之火以复脾之运化。

3. 心肾阳虚

主症:形寒肢冷,心悸怔忡,尿少身肿,身倦欲寐,唇甲青紫,舌质淡黯或青紫,苔白滑,脉沉微。

治法:温补心肾,利水消肿。

方药:真武汤合苓桂术甘汤加减。

炮附子 10g,茯苓 15g,白术 10g,党参 15g,黄芪 15g,干姜 10g,桂枝 10g,甘草 10g,薤白 10g,淫羊藿 15g,白芍 12g。附子大辛大热以温肾阳,祛寒邪。桂枝、干姜通心助阳化气,茯苓、白术健脾利水,导水下行,白芍和里,与附子同用,能入阴破结敛阴和阳,黄芪补气升阳,利水退肿,该方使心肾之阳得复,水气下行,则心肾自安。

4. 阴阳两虚

主症:畏寒蜷卧,腰膝酸冷,小便清长或遗尿,口干咽燥,但喜热饮,眩晕耳鸣,男子阳痿,遗精滑精,女子不孕,带下量多,舌质淡红,舌体胖大,舌苔薄白,尺脉弱。

治法:温肾滋阴,调补阴阳。

方药:金匮肾气丸加味。

熟地 15g,山萸肉 10g,山药 10g,丹皮 10g,泽泻 10g,茯苓 10g,附子 10g,肉桂 10g,枸杞子 10g,女贞子 10g,龟板 15g,鳖甲 15g。本方用六味地黄加枸杞子、女贞子、龟板、鳖甲滋阴壮水敛其虚阳,加附子、肉桂补水中之火,以鼓舞肾气,通过水火并补,阴阳协调,邪去正复,肾气自健。

(三) 病案举例

李某,女,50 岁,1997 年 9 月初诊。患者近 2 个月来无明显诱因,出现全身乏力,怕凉,嗜睡,纳减腹胀,汗少,记忆力减退,颜面及四肢肿胀,夜尿频,大便溏 2 次/日,舌胖淡苔白,脉沉细缓。查 sTSH 32.26μIU/ml,TT$_3$ 1.12nmol/L,TT$_4$ 43.16nmol/L,诊为甲减,辨证为脾肾阳虚证,单用温肾健脾中药治疗。拟鹿角胶 10g,山萸肉 12g,山药 12g,枸杞子 15g,附子 10g,干姜 10g,白术 10g,肉豆蔻 10g,补骨脂 10g,党参 15g,厚朴 10g,益智仁 10g,甘草 10g 为主方加减治疗 3 个月,畏寒怕冷、嗜睡、纳差、颜面四肢肿胀明显好转,复查 sTSH 14.37μIU/ml,TT$_3$ 1.45nmol/L,TT$_4$ 97.3nmol/L,原方继服 3 个月,阳虚之证已除,精神复振,化验大致正常,治之奏效。

王某,女,52 岁,1997 年 11 月初诊。原患甲亢,经放射性 ^{131}I 治疗后 2 个月出现精神萎靡,腰酸乏力,畏寒,眼睑及下肢肿胀,体重增加 6.5kg,汗少,舌胖淡边有齿痕,脉沉细,化验 sTSH 27.81μIU/ml,TT$_3$ 1.19nmol/L,TT$_4$ 47.25nmol/L,诊为甲减,证属肾阳不足,治以益肾助阳,拟熟地 20g,山萸肉 12g,山药 10g,黄精 15g,附子 10g,仙茅 10g,仙灵脂 10g,菟丝子 12g,党参 15g,甘草 6g。服药 2 个月后,乏力畏寒、肿胀明显减轻,体重减轻 2.5kg,继服中药 1 个月,化验 sTSH 5.74μIU/ml,TT$_3$ 1.69nmol/L,TT$_4$ 1.29nmol/L,已趋正常,继服药 2 个月以巩固疗效。

(四) 强调温肾助阳、阳中求阴,阴中求阳同治

曲竹秋教授在辨治甲状腺功能减退症时,强调了肾阳虚是其根本。由于肾中元阳衰微,阳气不运,气化失司,开合不利,以致水湿、痰浊、瘀血等阴邪留滞,出现面色晦黯,精神委顿,甚则神志昏蒙,眩晕,尿少或尿闭,全身浮肿等浊阴上逆之证,肾为先天之本,中寓元阳真火,人身五脏诸阳皆赖肾中元阳以生发。肾阳虚衰,可导致其他脏腑阳气衰弱。肾阳不足,命门火衰,火不生土,不能温煦脾阳,或肾虚水泛,土不制水而反为所侮,脾阳受伤,而出现脾肾两虚;肾阳虚衰,不能温煦心阳,而致阴寒内盛,血行瘀滞,水湿停留则会形成心肾阳虚。肾阳不足,命门火衰,日久则肾阳极度亏损,阳损及阴导致肾之阴阳两虚。因此治疗上,要以温肾助阳为主,使阳得阴助而生化无穷,还需视其临床表现的不同,灵活运用,因证施治。

八、季文煌疗甲减经验概要

本病属中医虚症,辨证多为脾肾阳虚。因该病大多发生于老年人,这些患者往往同时患有心血管疾病,致临床医师用药颇感棘手。有些患者因惧怕优甲乐的心血管副作用而拒绝用药。对这些患者,季教授除了做好解释工作外,对那些症状较轻者,只用补脾益肾之中药。

对那些症状较明显、TSH 值明显升高者,在服用中药的同时,小剂量、谨慎使用甲状腺激素治疗。

病案 1:周某,女,48 岁,怕冷半年,反应淡漠,性欲减退,便秘浮肿,失眠多梦,服优甲乐50μg/d,出现心慌、多汗,乃来就诊。舌质淡胖、边有齿痕,脉沉缓,脉率 56 次 / 分。辨证为脾肾阳虚,治拟补脾益肾。处方:党参 20g,黄芪 20g,淫羊藿 12g,仙茅 12g,肉苁蓉 12g,山药12g,何首乌 12g,黄精 12g,白术 12g,夜交藤 20g,酸枣仁 6g,优甲乐改为 25μg/d。1 周后复诊,述怕冷明显减轻,大便通畅,睡眠好,浮肿减轻,无心悸多汗现象,患者对治疗有了信心。

病案 2:杨某,女,68 岁,因夜间胸闷、双下肢浮肿 2 个月,在某医院住院。有高血压病史 10 年。X 线胸片示:左肺门软组织块影,心影呈普大型。CT 示:前中纵隔占位,恶性胸腺瘤可能,心包、双胸腔少量积液。MRI 示:脑内多发性小梗死。游离三碘甲状腺原氨酸(FT$_3$)0.75pmol/L,游离甲状腺素(FT$_4$)0.5pmol/L,三碘甲状腺原氨酸(TT$_3$)0.03nmol/L,总甲状腺素(TT$_4$)7.52nmol/L,促甲状腺素(TSH)>100mU/L。诊断为甲状腺功能减退症,纵隔肿瘤,高血压病 3 期,因考虑其心血管方面原因,未予甲状腺素治疗,致患者症状得不到改善,乃转来季教授处就诊。患者声音低哑,语音缓慢不清,面色苍黄,唇厚舌大,双下肢浮肿。追问病史,述 1970 年患甲亢,当地医院曾予放射性碘治疗,声音嘶现已 20 余年,怕冷,对周围事物反应淡漠,性欲减退。查:血压 145/82mmHg,腋毛、阴毛稀少,舌质黯红、苔薄白,脉弦沉,脉率 60次 / 分。季教授认为,该患者因服用放射性碘致甲状腺功能减退,其心包和双胸腔少量积液、高胆固醇血症、高血压、脑梗死及诸症状皆可用此解释,纵隔块影很可能为胸骨后甲状腺影。嘱服用中药并合用小剂量甲状腺激素(优甲乐 25μg)。

中医辨证为脾肾阳虚,治予补脾益肾。处方:党参 20g,黄芪 20g,茯苓 12g,何首乌 12g,淫羊藿 12g,仙茅 12g,肉苁蓉 12g,泽泻 12g,车前子 12g,山药 12g,白术 12g,鸡内金 6g。考虑到其甲减病史较长,应使机体有一个逐渐的适应过程,治疗不宜急于求成,故未用附子、肉桂之类大温补药。1 周后复诊,夜间胸闷已不明显,反应稍快,声音仍低哑,双下肢仍肿,但无加重,血压 165/88mmHg,脉率 78 次 / 分,予原方加补骨脂 12g 续服。

九、高天舒治疗甲减经验概要

(一)病因病机及辨证分期

甲状腺功能减退症在各年龄段均可发生,以女性居多。西医学主要采用甲状腺激素制剂替代疗法为主治疗,并没有从根本上解决甲减病因,缓解所有症状,患者的生活质量未能提高,可见西医学对本病的治疗存在局限性。原发性甲状腺功能减退症应归属中医学虚劳、水肿、溢饮等范畴,临床以脾肾阳虚型多见。高教授将甲减分肝郁、脾虚、肾虚三期辨治。

1. 肝郁及脾,相当于甲减初期 临床症状不典型,常易误诊。高教授临床观察发现,此期多见女性患者,表现为情志抑郁,善太息,胸胁或少腹胀满,或见瘿瘤,或月经量少、痛经,或面色无华或虚浮、眼睑浮肿,肢体倦怠,常伴有轻度体重增加,大便秘结,舌淡、苔白,脉弦细或缓等,为肝气郁滞兼脾虚湿困证。病因乃情志不遂、郁怒伤肝;或生活工作压力大,思虑过度,或用脑太过,劳倦所伤。此期实验室检查完全符合甲减诊断,但临床表现除以上症状外,极少见肾、脾、心阳不足证候。所以,高教授认为,甲减发病之初即存在"肝气郁结",肝郁及脾是甲减发病初期的重要病机。辨证要点为:情志抑郁,善太息,或见瘿瘤,伴面色无华或虚浮,眼睑浮肿,肢体倦怠,舌淡、苔白,脉弦或缓。治以疏肝理气为主。此期临床症状较轻,尚无记忆力、智力等改变,治疗越早越好。

2. 脾阳虚弱、气血不足,相当于甲减中期　忧思太过,劳神过度,劳则气耗,损伤脾气,脾气虚日久致脾阳虚,而甲减患者因饮食失宜损伤脾胃者少见。此外药物影响或甲状腺手术失当等,也可致脾气虚衰。高教授指出,脾为后天之本,具有消化、吸收和转输水谷精微的生理功能,"内伤脾胃,百病由生",此期临床表现以脾阳虚及气血亏虚为主。妇女可伴月经紊乱或合并有不同程度的贫血。个别病例因气虚无力行血,而兼见血瘀证,若阳虚水湿不化,聚而生痰,痰气、瘀血结于颈前则发为瘿瘤。辨证要点为:面色萎黄,乏力纳差,眼睑及胫前浮肿,畏寒但无腰膝酸冷,记忆力减退,舌淡胖、苔白滑,脉沉无力。治以补益脾气、升举清阳为法,适当合用活血、化痰、利水等药。脾阳以肾阳为根本,脾虚日久可累及肾阳,如不及时调治,极易发展为脾肾阳虚证。

3. 肾阳虚衰、水湿内停,为甲减后期　脾阳虚日久可累及肾阳,或久病失养,或甲减失治误治,损伤肾之精气。肾为先天之本,寓元阳真火,人身五脏诸阳皆赖肾中元阳以生发,如肾阳不足,命门火衰,火不生土,不能温煦脾阳,或肾虚水泛,土不制水而反为所侮,脾阳受伤,可出现脾肾阳虚;肾阳虚衰,不能温煦心阳,而致阴寒内盛,水湿内停,甚或水气上泛凌心,形成心肾阳虚;肾阳不足,命门火衰,日久则肾阳极度亏损,阳损及阴导致肾之阴阳两亏。高教授指出,甲减发展至此期,多由脏腑功能衰退,气血生化不足所致。

(二) 分型论治

1. 肝郁及脾　症见情志抑郁、善太息,胸胁或少腹胀满,或见瘿瘤,或面色无华或虚浮、眼睑浮肿、肢体倦怠,常伴体重增加,或月经量少、痛经,大便溏或干,舌淡、苔白,脉弦细或缓。治宜疏肝解郁,方用逍遥散加减。脾虚明显者,合用参苓白术散加减;兼胸胁胀痛者,加合欢皮、郁金;兼颈前肿大者,加陈皮、夏枯草、牡蛎等。

2. 脾阳虚弱,气血不足　症见形寒气怯或四肢不温,肢体浮肿多见于眼睑及胫前,或体重增加,腹胀便秘,面色无华或萎黄,或口唇、爪甲无华,皮肤干燥甚则脱屑,神疲乏力,失眠健忘。妇女可见月经量少、色淡、痛经、经行不畅、延期等月经紊乱症,舌淡胖或有齿痕、苔白滑,脉缓弱或沉迟。治宜温阳健脾,补气生血,方用补中益气汤加味。如心血不足者,加远志、熟地黄、茯神、龙眼肉;气血亏虚者合八珍汤加减。高教授还配伍活血(川芎、牡丹皮、王不留行)、化痰(川贝母、陈皮)、祛湿(苍术、泽泻、薏苡仁)、消瘿(三棱、莪术、夏枯草、牡蛎)等药。因脾阳根于肾阳,可少佐肉桂、仙茅、杜仲、菟丝子等温肾助阳之品。

3. 肾阳虚衰,水湿内停　症见畏寒肢冷、下肢尤甚,面色㿠白,肢体浮肿以腰以下为甚,腰膝酸冷,耳鸣耳聋,记忆力减退,反应迟钝,毛发脱落,小便清长,大便稀溏或秘结;或男子阳痿、滑精;女子带下清冷、月经不调,舌淡、苔白,尺脉沉细或沉迟。治宜温肾助阳,方用金匮肾气丸加减。脾肾阳虚者除肾阳虚主症外,并见消瘦乏力,嗜睡倦怠,腰腹冷痛,面浮肢肿甚或全身水肿,压之凹陷不起,食少腹胀,下利清谷,小便频数或小便不利,舌质淡胖或边有齿痕,脉沉细或沉迟等症。治宜温肾健脾,通阳利水,方用金匮肾气丸合防己黄芪汤、五皮饮加减。湿阻气滞可加厚朴、木香;上身肿甚而喘者合越婢加术汤或葶苈大枣泻肺汤。心肾阳虚者兼见心悸怔忡、胸闷憋痛,倦怠嗜卧,面白唇紫,小便不利,舌淡黯或青紫、苔白滑,脉沉微。治宜温通心阳,补肾益气,方用金匮肾气丸合苓桂术甘汤加减。胸闷憋痛明显者,加瓜蒌、薤白、川芎、延胡索等;形寒肢冷者加淫羊藿;神倦乏力重者加黄芪。另外,高教授根据张介宾"善补阳者,必于阴中求阳"之说,多选用阴阳两补之肉苁蓉、黄精、枸杞子等。在温补肾阳为主的组方中,配伍滋补肾阴之品,以防温燥伤阴。

十、徐德凤治疗甲减经验概要

(一) 病因病机

甲减属于中医学瘿瘵范畴,多由饮食不节,饥饱失常或过食生冷,寒积胃脘,损伤脾胃。或先天禀赋不足,或后天调养不当,水谷精气不充,脾肾双亏。或久病新疾,用药不当,苦寒太过,吐泻失度损伤脾胃,耗伤阳气。或过度劳累,房室不节,纵情色欲,损伤肾气。本病主要病机为脾肾阳气不足,进而出现一系列脏腑功能衰减的临床表现。

(二) 辨证论治

患者临床表现各异,往往以水肿、腰痛、阳痿、月经不调、腹泻等为主症就诊。徐教授深知,本病以颜面浮肿、一派阳虚证候为特征。而首先明确西医甲减诊断,然后将其分为如下五型进行辨证论治。

1. 脾肾阳虚型　神疲乏力,嗜睡倦怠,记忆减退,腰膝酸软,畏寒肢冷,皮肤干燥脱屑,毛发干枯易落,纳减便秘,全身浮肿,男子阳痿,女子月经不调,舌胖有齿痕,舌苔白腻,脉沉细或沉迟。药用:附子 12g,肉桂 6g,杜仲 16g,山茱萸 12g,菟丝子 15g,鹿角胶 20g,熟地 25g,枸杞子、当归各 12g,党参 15g,白术 12g,茯苓 25g,炙甘草 6g。方中附子、肉桂温肾阳,暖下元;鹿角胶、杜仲、菟丝子补肾阳,益精血;熟地、山茱萸肉、当归、枸杞子滋肾阴,以取阴中求阳之义;党参、白术、茯苓、炙甘草益气健脾不热不燥,补中有泻,补而不滞。诸药合用,共奏健脾温肾之功。

2. 心肾阳虚型　心悸心慌,胸闷憋痛,神倦嗜卧。形寒肢冷,颜面浮肿,腰膝酸软,舌淡嫩,苔白水滑,脉沉迟或结代。药用:桂枝、炙甘草、制附片各 12g,肉桂 4g,熟地 25g,山茱萸 12g,山药、茯苓各 25g,泽泻、猪苓各 12g。方中桂枝、炙甘草温补心阳。制附片、肉桂温补肾阳。熟地、山茱萸、山药滋阴补肾健脾。茯苓、猪苓、泽泻利水消肿。诸药合用,温通心阳,补肾益气。

3. 气血两虚型　疲乏无力,少气懒言,面色苍白,眼睑浮肿,食少便溏,心慌心悸,皮肤干燥,舌淡苔少,脉沉细无力。药用:人参、白术、茯苓各 10g,车前子 12g,熟地黄、当归各 15g,白芍、川芎各 10g,炙甘草 5g。方中人参大补元气。白术健脾燥湿。茯苓甘淡渗湿。炙甘草调中益脾。茯苓、车前子利水消肿止泻。熟地黄滋阴补血。当归、白芍补血养血。川芎活血。诸药合用共奏补气养血利水消肿之功。

4. 阳虚水泛　颜面浮肿较甚,心悸胸闷而痛,畏寒怕冷,嗜睡懒言,体重增加,下肢浮肿,关节强直而痛,神疲乏力,反应迟钝,腹胀少食,舌淡黯或紫黯,苔白滑,脉沉细无力。药用:山药、山茱萸各 25g,茯苓、牡丹皮、泽泻各 12g,车前子 15g,制附片 12g,熟地黄 25g,牛膝 15g,肉桂 12g,丹参 15g,乌药 12g,徐长卿 15g。本方以肾气丸补肾温阳,以牛膝、车前子、乌药温下元行气利水消肿,丹参、牛膝、徐长卿活血化瘀,强筋骨利关节而止痛。

5. 阳气衰竭型　常见于黏液性水肿昏迷的患者,常因甲状腺素替代治疗中断、寒冷、手术、麻醉和使用镇痛药等。临床表现为神昏肢厥,皮温下降,呼低息微,肌肉弛张无力,舌淡体胖,脉微欲绝。此类患者应立即采用西医补充甲状腺素或优甲乐等方法积极救治。药用:制附片 15g,干姜 12g,人参 20g,炙甘草 12g,以振奋阳气、回阳救逆固脱。

(三) 临床心得

明确诊断首当其冲。在临床实践中,由于有些医生知识不够全面,经验不足,常忽略对本病的认识,而将其误诊为冠心病、肾炎、肾功能不全、风湿病、神经系统疾病等,以致延误本病治疗,使病情日趋严重,出现肾功不全、心衰,甚至可发生黏液水肿性昏迷,危及生命。其二,注意中西医结合,本病西医多采用甲状腺素替代治疗,多数患者能取得较好效果,但有一部分患者对甲状腺素有副反应,尤其部分老年体弱和伴有心脏病患者,对甲状腺素十分敏感,服用小剂量即感心慌气短心烦。徐教授认为,用中药改善甲减脾肾阳虚临床症状效果明显,凡对替代疗法不能耐受或患者希望采用单纯中医中药治疗者,可采用中医辨证论治,也能取得满意疗效。如一患者王某,患阳痿3年,多方求治无效,经徐教授诊为甲减后,患者只要求中药治疗,经徐教授辨证施治,半年后性功能恢复正常,1年后甲状腺功能恢复正常。其三,在治疗中注意辨证施治,标本兼治,随症加减,且勿"千人一方,万人一药"。其四,长期服用金匮肾气丸以善其后。此类患者大多为肾阳虚体质,临床病机虽然复杂,但都是在肾阳虚弱的基础上发展而来,汤剂服用由于煎煮不便,不容易长期服用,故用汤剂补肾健脾温阳,调整气血亏虚,利水消肿等,待病情稳定后,可长期服用金匮肾气丸不失为巩固疗效的一个好方法。凡用西医替代疗法者,也可长期服用金匮肾气丸以改善症状,提高和巩固疗效。

参 考 文 献

1. 孙元莹,吴深涛,姜德友,等.张琪教授治疗甲状腺病经验.中华中医药学刊,2007,25(1):23
2. 李静,高天舒.高天舒教授治疗原发性甲状腺功能减退症经验介绍.新中医,2007,39(11):8-9
3. 卢秀鸾.曲竹秋教授辨证论治甲状腺功能减退症.天津中医学院学报,2000,19(2):5-6
4. 任志雄,李光善,倪青.林兰论治甲状腺功能减退症经验.上海中医药杂志,2013,47(4):19-20
5. 祝谌予,丁光迪,顾兆农,等.甲状腺机能减退证辨治.中医药研究,1989,(4):2
6. 张丰强,郑英.首批国家级名老中医效验秘方精选.北京:国际文化出版公司,1999
7. 林兰.现代中西医临床内分泌学.北京:中国中医药出版社,2001
8. 张晓斌,司延林.冯建华教授治疗甲状腺功能减退症的经验.光明中医,2011,26(11):2206-2208
9. 陶小英.季文煌治疗甲状腺疾病经验.中医杂志,2002,43(6):417~418
10. 徐锦平,徐德凤.徐德凤辨治甲状腺功能减退症经验.辽宁中医杂志,2006,33(2):149

(高天舒　李姗　王孟龙)

第三节　现代名老中医诊治亚急性甲状腺炎的经验

一、王旭治疗亚急性甲状腺炎经验概要

(一)病因病机

根据亚甲炎的临床特点,本病当归属中医"瘿瘤"、"瘿痈"、"瘿肿"范畴。本病初由风热毒邪蕴于瘿络,气血壅滞所致;久则肝郁热蕴,瘿络瘀滞,或热毒伤阴,阴虚内热,或热伤气阴,痰气瘀结,颈络失宣,最终致气血痰热互结于颈前而发瘿瘤。病机总属风热毒邪为先,气滞与痰凝夹杂。本病的证候转化及预后亦与体质因素相关。

(二) 辨证施治

本病的治疗原则为清热和营,化痰消瘿。临床可根据病程长短,甲状腺肿痛程度及兼症情况,分别选用疏风清热、疏肝泄热、养阴清热等治法。病初应注重疏散风热,清热解毒;病久应加强养阴清热,化痰散结。习用自拟清热消瘿汤,药物组成:连翘、金银花、板蓝根、大青叶、夏枯草、半枝莲、赤芍、浙贝母、徐长卿、甘草。在此基础上随症加减:耳咽疼痛加牛蒡子、桔梗、土茯苓,烦躁易怒、口苦加柴胡、龙胆草、焦栀子,虚烦烘热、口干加玄参、麦冬、生地黄,心悸寐差、易汗加生龙骨、生牡蛎(先煎)、酸枣仁,神疲乏力加党参、黄芪、茯苓,局部剧痛加炒延胡索、郁金,有结节加白芥子、煅瓦楞子。

(三) 诊疗特色

王旭教授一再强调诊断时须详问病史,仔细查体,结合相关辅助检查,打开思路,注意鉴别。门诊病患多以 3 种形式前来就诊:①外感发热:患者在最初 1~3 周常有感冒症状,头痛及全身酸痛。查体见咽部充血,扁桃体肿大,甲状腺局部疼痛及压痛,易误诊为急性扁桃体炎或急性咽炎。现因抗生素广泛应用,此类发热合并甲状腺局部症状的病患往往并不多见,但仍需提高警惕。②甲亢症状:患者出现甲亢症状,查体见甲状腺肿大,压痛明显,无突眼,易误诊为弥漫性甲状腺肿伴甲亢等疾病。③颈部疼痛:患者的突出表现为颈部疼痛,甲状腺肿大、质硬或有结节,有明确而局限的压痛点,而无其他不适。此类病患多见于西医激素治疗后效果不佳者,往往病情迁延,病邪顽固,给治疗带来不利的影响。

(四) 验案举例

周某,女,30 岁,2011 年 4 月 11 日初诊。主诉:颈前粗大、疼痛 20 余日。颈前粗大较著,疼痛明显,连及耳后枕部,心慌,怕热多汗,月经量少,食寐尚可,大便偏干,每日 1 次。查体:颈前双侧甲状腺弥漫性肿大质韧硬,压痛明显,边界不清,随吞咽上下移动,咽部充血,颈部淋巴结不肿大。HR 90 次 / 分。舌质红,苔薄黄,脉细弦。辅助检查:ESR 38mm/h,甲状腺功能:FT_3 4.06pmol/L,FT_4 27.58pmol/L,TSH 0.0014μIU/ml;B 超检查:双侧甲状腺低回声区。外院行甲状腺摄碘率检查提示:甲状腺摄碘率明显降低。诊断为亚急性甲状腺炎,证属风热毒邪内壅颈络,治以清热和营,化痰解痛。处方:金银花 10g,连翘 10g,赤芍 10g,白芍 10g,半枝莲 15g,大青叶 20g,板蓝根 30g,徐长卿 10g,延胡索 10g,夏枯草 15g,桔梗 4g,甘草 3g。7 剂,每日 1 剂,水煎服。

二诊:颈前疼痛明显好转,甲状腺肿已见缩小。原方加丹参 15g,白芥子 10g,意在加强活血通络、化痰散结之功。7 剂,每日 1 剂,水煎服。

三诊:颈前疼痛消失,甲状腺肿已不肿大,复查血沉已正常。惟汗出较多,口渴,故去桔梗,加玄参 15g,浮小麦 15g,麦冬 10g,意在养阴止汗。续服 14 剂,诸症消失,复查血 FT_3、FT_4、TSH 均正常。随访至今未见复发。

二、方和谦治疗亚急性甲状腺炎经验概要

(一) 病因病机

方和谦教授认为亚急性甲状腺炎属于中医瘿瘤的范畴,本病的形成多与情志和体质有关。其基本病理为热郁上焦,痰凝气结,以热郁、气结、痰凝三者合而为患。

(二) 以痈论治

此病虽然属于中医瘿瘤的范畴,但在临床实践中并没有用常规的软坚散结的方法去治

疗患者,而是把此病当做疮疡来治疗。治疗以清热解毒,散结通络为主,处方以仙方活命饮加减:银花15g,连翘15g,桔梗10g,橘叶6g,瓜蒌15g,泽兰10g,白芷3g,当归6g,陈皮10g,甘草6g,天花粉10g,蒲公英10g。方中银花、连翘、蒲公英、甘草清热解毒,白芷疏散外邪,花粉、贝母清热散结,当归、泽兰活血散瘀,瓜蒌、橘叶理气化痰,陈皮理气和中通络。

通过临床试验观察,"仙方活命饮"加减在控制体温、改善亚甲炎疼痛的症状以及缩小结节方面可以取得较好的疗效。

(三) 验案举例

患者,女,50岁。右颈部肿痛3个月余,可触及1cm×2cm左右的结节。夜间低热,体温在37.4~37.7℃之间。汗出烦热,纳便尚可。舌淡红苔薄白,脉弦平。查甲状腺B超示:弥漫性炎症。确诊为亚急性甲状腺炎。患者曾于1个月前应用口服激素治疗。但现在低热症状仍存在,激素治疗效果不明显。本病方老诊断属瘿瘤,辨证为热郁上焦,痰凝气结。治疗以清热散结通络为法。处方:银花15g,连翘15g,桔梗10g,橘叶6g,大瓜蒌15g,泽兰叶10g,白芷3g,当归6g,陈皮10g,甘草6g,天花粉10g,蒲公英10g。上方共10剂,水煎服。同时嘱禁食海鲜、韭菜等发物。二诊时体温已基本正常,右颈部仍肿大,疼痛缓解。继服前方加川贝5g,20剂。三诊患者右甲状腺结节已消,疼痛偶发。继服前方10剂而病愈。

三、林兰治疗亚急性甲状腺炎经验概要

(一) 病因病机

本病当属外感风热邪毒侵表犯颈,侵表而见表证,热毒壅盛结于颈前,甲状腺局部气血热毒壅盛凝滞,则局部发热肿大痛甚;甲状腺助肝疏泄失调,郁而化火,血脉壅塞,使局部热毒更加炽盛,肿痛剧烈。热为阳邪,壮火食气,易出现伤气耗阴而见气虚、阴虚之证,热盛动风之证。

中医对亚甲炎的描述分散见于"结喉痛"、"结喉痛"、"瘿瘤"、"痛瘿"、"温病"、"瘿痈"、"瘿肿"等范畴,就亚甲炎本身特点来说,瘿痈之名较为确切,因为痈有外痈和内痈之别,甲状腺为奇恒之腑,当属内痈。

(二) 辨证论治

1. 风热外袭,热郁毒结　症见起病急,发热恶寒,头痛咽痛,全身不适或周身肌肉酸痛,颈部肿胀,瘿肿疼痛,有压痛,吞咽时轻微疼痛,苔薄黄,脉浮数。治法:疏风清热,泻火解毒,佐以消肿止痛。方药以银翘散加减金银花、连翘、芦根、薄荷、荆芥、防风、浙贝母、牛蒡子、玄参、蒲公英、甘草。咽喉肿痛较重者加射干、桔梗;热甚加黄芩、栀子;颈痛者加乳香、没药。

2. 热毒壅瘿,表里合病　症见颈前瘿肿疼痛明显,触痛拒按,疼痛向颌下、耳后及枕部放射,吞咽时疼痛明显而吞咽困难,转侧不利。局部肤色微红,高热寒战、头痛,周身酸楚,咽干而痛,口渴喜冷饮,咳嗽,痰黏而少;胸胁胀满,烦躁易怒。舌红、少津苔黄或黄燥,脉弦而数。治宜清热解毒,消瘿止痛,佐以疏风清热。清瘟败毒饮加减:黄芩、黄连、牛蒡子、连翘、薄荷、玄参、马勃、板蓝根、桔梗、甘草、陈皮、升麻、柴胡。高热加生石膏、知母;痛剧者加延胡索、没药;烦躁易怒加薄荷、郁金;失眠加夜交藤、生龙齿。

3. 毒热炽盛,阴伤风动　症见颈前肿胀疼痛,咽喉干痛,咳嗽痰少,心悸心烦,胸胁胀满,急躁易怒,多汗手颤,口苦咽干,口渴喜饮,失眠多梦,头目眩晕,遇恼怒而诸症加重,潮热盗汗或自汗,五心烦热,声音嘶哑,神疲气短,倦怠乏力。舌红少苔或苔薄黄,脉弦细数,治宜

清肝降火,滋阴息风,佐以消肿止痛。方用柴胡清肝汤加减:柴胡、夏枯草、大青叶、黄芩、牛蒡子、连翘、板蓝根、金银花、浙贝母、鳖甲、龟板。烦躁不寐者加炒枣仁、茯神;结节者加浙贝、生牡蛎;急躁易怒、胸胁胀满者加生牡蛎、郁金;头晕目眩者加菊花,天麻;心悸、手颤者加天麻、钩藤。

4. 阳衰正虚,肾阳亏虚　症见形寒肢冷喜暖,腰膝酸软,面色无华毛发干枯,声音低沉,少气懒言,倦怠乏力,喜静多寐,眩晕嗜睡,腹胀纳呆,颜面或肢体浮肿,女子月经稀少或闭经,男子阳痿,滑精,性欲减退,心悸怔忡,夜尿频多,颈部瘿肿痛减,隐痛或只肿不痛,或无肿痛,舌体淡体胖大边有齿痕、苔白滑或薄腻,脉沉缓无力。治以温阳化痰、软坚散结。方用金匮肾气丸加减:熟地黄、山药、山茱萸、泽泻、茯苓、牡丹皮、白术、生姜、桂枝、炮附子、肉苁蓉、鹿茸、黄芪、当归。纳少便溏者加白术、党参;水肿甚者加猪苓、泽泻;腰膝酸软者加桑寄生、淫羊藿;遗精梦交者加龙骨、牡蛎;有结节者加夏枯草、穿山甲。

(三) 诊疗特色

治疗上重视外治法,在整体辨证治疗的同时结合局部外敷治疗,使局部肿痛得以尽快控制。因瘿痈者局部发热肿痛,触之较热拒按,故多以清热解毒,消痈散结为法,可选用如意金黄散以清热解毒活血消肿,天花粉、黄柏、大黄、天南星等加蜜调敷;或黄连膏(黄连、黄柏、姜黄、生地、当归)或四黄水蜜加羚羊角粉混匀外敷颈前甲状腺区;热轻肿显者可局部外敷活血散(刘寄奴、虎杖、生南星、半枝莲、地肤子、土鳖虫、黄柏、红花);热、痛消失而有结节者用夏枯草消瘿散(夏枯草、牛蒡子、三棱、香附、黄药子、牡蛎)外敷软坚散结;肿痛明显者可用消瘿止痛膏(香附、黄芪、白芥子、黄药子、川乌头、全蝎、三棱、莪术、山慈菇、蜂房、瓦楞子、木鳖子、生大黄、乳香、没药)。

四、魏子孝治疗亚急性甲状腺炎经验概要

(一) 病因病机

根据亚甲炎初期主要表现,中医可归为"瘿瘤"、"瘿肿"范畴。发病初期常外感风热,加之情志失调,肝气郁结化火逼迫气血上行,火热灼津,为痰、为瘀血。故发为发热恶寒,颈前肿痛,咽痛等风火热毒为主,夹痰、夹瘀表现。

(二) 辨证论治

1. 初期清热解毒、利咽散结　处方以银翘散合五味消毒饮加减。伴发热体温较高者,仿银翘白虎汤,酌加生石膏、知母;长期低热,加青蒿、鳖甲;舌苔厚腻,加厚朴、苏叶;甲状腺疼痛明显,可加玄胡粉(冲服)、虎杖。

2. 伴见甲亢,滋补肝肾　此期甲亢的病机特点为本虚标实,以肝肾阴虚为本,痰瘀为标,标本兼顾,方选一贯煎加减。心火旺者,常用导赤散加栀子、黄连、莲子心清心除烦,配以酸枣仁、夜交藤,安神定志;肝火旺者,常用丹皮、栀子、夏枯草、白蒺藜、生龙骨、生牡蛎,清肝泻火平肝,配合白芍、天冬、玄参滋养阴液;胃火旺者,方用泻黄散,直折胃火,配合北沙参、石斛等滋养胃阴;瘀血阻滞者,常月经不调、舌质紫黯,配以丹参、益母草、蒲黄、莪术等活血化瘀;肝气郁结者,以顺气为先,常用逍遥散,加香附、郁金等疏肝解郁;痰郁化热者,方用黄连温胆汤,配浙贝、夏枯草、玄参等清热化痰散结。

3. 合并甲减,益气温阳　主症可见甲状腺肿、面色萎黄、神情呆滞、情绪抑郁、乏力困倦、畏寒喜温、心动过缓、胸闷憋气、肢体肿胀等,伴有轻中度的凹陷性水肿。中医辨证为气

虚阳虚的虚寒证，或兼痰瘀互阻，以补气温阳为治疗大法。根据甲减患者主诉不同，畏寒、困倦为主用附子汤；水肿用真武汤；脉迟、憋气者选麻黄附子细辛汤，也可合方应用。老年体弱患者，兼顾补肾气，常用济生肾气丸，骨痛，加杜仲、补骨脂、威灵仙，补肾、强壮筋骨、止痛；肢体肌肉疼痛、痉挛，加鸡血藤、白芍、甘草，养血柔肝止痛。

4. 合并甲状腺肿大，行气解郁、健脾化痰 甲状腺肿大患者，一般有压迫感，或吞咽有异物感，或隐痛或压痛。由气血阻滞而起，痰浊、瘀血等有形之邪互结为因，病情缠绵。治疗以行气解郁、健脾化痰为基本治法。方用四逆散合半夏厚朴汤为基础方治疗。甲状腺肿大明显、有压迫感，可选用浙贝、生牡蛎、海藻、夏枯草等加强化痰散结之功；甲状腺疼痛，酌加郁金、玄胡粉(冲服)、莪术行气活血止痛；甲状腺疼痛突然加重，往往是郁火引动，加丹皮、夏枯草、赤白芍等清肝凉血；凡舌苔厚腻者，一般选苏梗、苏叶并用健脾化湿，苔黄者配伍黄连、栀子清热泻火；合并上呼吸道感染，咽痛明显者，先疏散风热、清利咽喉治其标。

(三) 诊疗特色

魏教授治疗亚急性甲状腺炎不忘关注其甲状腺功能的变化，若初期出现一过性甲亢，考虑为甲状腺滤泡细胞破坏导致的炎症所致，主张先针对亚甲炎以清热、解毒、利咽散结立法，风热卫分证解除，再顾甲亢，但清热散结贯彻始终，直至甲状腺疼痛消失。按中医先病为本、后病为标之理，考虑此时甲亢的治疗应抓住颈前肿胀、疼痛、心悸、手颤、性情急躁、消谷善饥、月经不调等主症辨治。常用一贯煎为基础方加减。

对于出现甲减症状的患者，魏教授提出可参见《伤寒论》少阴病提纲"脉微细，但欲寐"的条文，在伤寒论少阴篇选择基础方，如附子汤、真武汤、麻黄附子细辛汤等。魏教授认为，麻黄附子细辛汤温经散寒本，为寒邪直中少阴所设，但心动过缓、胸憋、肢冷者，本应急用温经散寒，故不必拘泥于有无外邪，且该方对提高心率有效。同时也特别强调，用细辛当知其为马兜铃科植物，警惕其肾毒性，宜轻量剂、时间短。

(四) 验案举例

患者，女，53岁，2008年12月24日初诊。低热、咽痛、甲状腺肿痛2周余。每日下午低热，体温波动在37.5℃左右，伴见后枕部疼痛，心慌，耳鸣，月经稀发，眠差，大便偏干、每日1次，舌边齿痕、略黯红，舌苔薄黄、微腻脉弦细稍数。查体：双甲状腺Ⅱ°肿大，有压痛，咽部充血，双扁桃体无肿大。综合甲状腺B超、甲状腺吸 ^{131}I 试验、甲状腺功能检查、血沉等结果，西医诊断为亚急性甲状腺炎合并一过性甲亢，中医辨证属风火热毒夹痰、夹瘀，急则治其标，以祛邪为主。治法为清热解毒、疏风散结、化痰活血，处方以银翘散合五味消毒饮加味：金银花15g，连翘12g，板蓝根30g，蒲公英15g，白花蛇舌草30g，土贝母15g，玄参15g，法半夏12g，莪术10g，葛根15g，石菖蒲15g，远志10g，煅龙骨30g，煅牡蛎30g。21剂，每日1剂，水煎服。二诊：药后低热消失，甲状腺疼痛减轻，心慌、耳鸣好转，血沉较前下降，甲状腺功能检查提示：甲状腺功能减退症。患者正值经期，小腹发胀，乳房胀痛，舌苔转为薄白，脉细稍弦。此时痰热渐去，肝气郁结明显，故上方去葛根15g，石菖蒲15g，远志10g，煅龙骨30g，煅牡蛎30g，加四逆散合益母草(柴胡12g，白芍30g，枳实12g，炙甘草10g，益母草30g)疏肝解郁、活血化瘀。14剂，每日1剂，水煎服，并配合优甲乐25μg/日口服。三诊：甲状腺无疼痛，觉咽喉部有痰梗阻，仍甲状腺肿大，偶胸闷，大便偏干，舌苔转为白腻。风热毒已除，气虚肝郁、痰瘀内阻突出，故处方改用四逆散合半夏厚朴汤化裁：柴胡12g，白芍12g，甘草6g，法半夏12g，厚朴12g，茯苓12g，白术12g，苏梗10g，苏叶10g，桔梗10g，玄参12g，土贝母15g，莪术 10g。14 剂,每日 1 剂,水煎服。药后咽喉部梗阻感消失,胸闷减轻,继用上方调理 3 周后,甲状腺肿大减小,甲状腺疼痛一直未发作,甲状腺功能、血沉均正常。

五、袁占盈治疗亚急性甲状腺炎经验概要

(一)病因病机

袁教授认为,该病病机多为情志久郁不舒,加之素体气虚,卫表不固,风热邪毒乘虚入侵,热毒蕴结,气血壅滞,久则生成肝郁热蕴、痰气瘀结、瘿络瘀滞等证,故热、毒、瘀乃其病机之关键。临床见证以发热、咽痛、腺体肿痛居多。

(二)分型论治

1. 风热蕴结型 临床症见:一侧或双侧甲状腺肿痛,恶寒发热,咽痛头痛,颈项痛,舌苔薄黄,脉浮数。治宜疏风清热、凉血解毒,予银翘散加减(金银花、连翘、薄荷、牛蒡子、淡豆豉、荆芥穗、桔梗、甘草)。

2. 肝郁化火型 临床症见:一侧或双侧甲状腺肿痛,咽痛口苦,口干欲饮,心悸心烦,失眠多梦,多汗,急躁易怒,舌质红,苔黄,脉弦数。治宜疏肝解郁、理气泻火,予丹栀逍遥散加减(牡丹皮、栀子、柴胡、当归、白芍、白术、茯苓、薄荷、煨姜、甘草)。

3. 痰气瘀阻型 临床症见:一侧或双侧甲状腺肿,肿块质地坚韧,畏寒喜暖,乏力,纳呆,舌黯淡、微胖,边有齿痕、瘀点,苔白,脉沉细或细涩。治宜健脾化痰、活血散瘀,予六君子汤(人参、白术、茯苓、炙甘草、陈皮、半夏)合血府逐瘀汤(桃仁、红花、当归、生地黄、川芎、赤芍、牛膝、桔梗、柴胡、枳壳、甘草)加减。

(三)验案举例

患者,男,47 岁,2008 年 7 月 23 日初诊。主诉:颈部疼痛 2 个月,发热 10 天。2 个月前出现颈前疼痛,曾在某院就诊,诊断为颈椎病。10 天前开始发热,体温波动于 38~40℃,午后明显。曾使用利巴韦林、阿奇霉素、青霉素、布洛芬等治疗,疗效均不佳。

现症见:颈部疼痛,右侧压痛明显,发热,乏力,纳寐欠佳,二便调,舌质红、有瘀点,苔黄腻,脉弦数。体征:T 37.9℃;心率 98 次/分;甲状腺 Ⅰ 度肿大,质韧,有触痛。血常规检查示:白细胞、中性粒细胞明显升高。甲状腺功能检查示:FT_3 8.93pmol/L,FT_4 44.20pmol/L,TSH 0.010μIU/ml。彩超检查示:双侧甲状腺体积增大并实质弥漫性改变。

西医诊断:亚急性甲状腺炎。中医诊断:瘿痈,证属风热蕴结。治宜凉血解毒、清热化湿,给予银翘散加减。

处方:牛蒡子 12g,金银花 30g,连翘 20g,竹叶 10g,淡豆豉 6g,桔梗 10g,薏苡仁 20g,杏仁 10g,白豆蔻 10g,半夏 10g,赤芍 15g,蒲公英 30g,紫草 10g,甘草 6g,生姜 3 片。水煎,1 日 1 剂,口服。

二诊:服药 3 剂,体温恢复正常,去生姜,加夏枯草 15g。继服 10 剂。

三诊:甲状腺明显缩小,疼痛减轻,甲状腺功能、血常规检查基本正常。

六、蔡炳勤治疗亚急性甲状腺炎经验概要

(一)病因病机

痰结是一切甲状腺疾病形成的最基本原因,痰的形成则多归于肝郁。由于情志抑郁,肝失条达,气滞血瘀;或忧思郁怒,肝旺侮土,横逆犯胃,脾失健运,胃脾受伐;脾运失职,湿、食

郁滞化成痰浊内蕴;气郁、痰湿、瘀血流注于任脉、督脉汇集于喉,聚而成形。痰邪流于体内,或因人的体质差异,或感受热邪,或郁久化火,痰火互结,临床除颈部包块外,可见发热、咽痛、怕热、出汗、脉滑数等症。

(二) 强调六经辨证

亚急性甲状腺炎的治疗应以六经及经络辨证为基础,甲状腺为任、督二脉所系,亦为少阳、阳明经所络,表现有颈部经络行走方向的疼痛及甲状腺的肿大、疼痛。治疗以清热解表化痰为法。

1. 少阳经受邪重则往来寒热、口苦咽干,需和解少阳,方选小柴胡汤。

2. 阳明经受邪重,或兼太阳经受邪,起病出现表证、项背疼痛者有则高热、不恶寒者,方用柴葛解肌汤。

柴葛解肌汤含柴胡、葛根、黄芩、羌活、白芷、芍药、桔梗、甘草、石膏,其中石膏、白芷入阳明经,柴胡、黄芩清少阳经之热,羌活、桔梗解太阳经之邪,桔梗、甘草合用有利咽之功,治疗亚急性甲状腺炎初期三经受邪者效果甚佳。

(三) 诊疗特色

蔡教授认为亚甲炎起病初期多有高热或往来寒热、口苦、咽干、项背疼痛等三阳经受邪的临床表现,局部症状可表现为颈部肿物、疼痛,故辨证治疗需整体与局部表现相结合,辨别以何经受邪为主,拟定主方,并加用清热化痰散结之品,对证施药,病方可愈。

此外,蔡教授善用化痰散结。玄参有清热凉血、滋阴降火、解毒散结之功,浙贝母重于清热化痰、散结解毒,牡蛎则可软坚散结,三者合用则取其化痰散结并有清热解毒的功用。

(四) 验案举例

梁某,女,48 岁,2008 年 7 月 13 日因"颈前肿物伴疼痛、发热 10 天"入院。曾在门诊予口服甲状腺素片、泼尼松,并予抗炎等治疗,症状无缓解,颈前疼痛放射至右耳后。查甲状腺彩超提示结节性甲状腺肿声像,甲状腺内片状不均匀回声,不排除甲状腺炎性改变可能;甲状腺功能示 TT_3 3.83nmol/L,TT_4 159.5nmol/L,TSH 0.03mIU/L;ATA、ATG 正常。中医诊断:瘿病;西医诊断:亚急性甲状腺炎。入院诊见:精神一般,反复发热,体温最高达 39℃,时有恶寒,颈前肿物,局部疼痛,肤温不高,无红,右耳后放射痛,口苦,咽干,胃纳、睡眠差,小便黄,大便可,舌红、苔白,脉弦。辨证属于痰瘀化火,治以清热化痰,活血化瘀散结,和解少阳,方拟小柴胡汤加减。处方:柴胡 20g,黄芩、法半夏、夏枯草、连翘、野菊花、海蛤壳各 15g,生姜、露蜂房、牡丹皮、浙贝母、玄参各 10g,薄荷 5g(后下)。每天 2 剂,水煎服。服后大热已去,颈前疼痛缓解。患者觉咽部不适,大便秘结,守前方加用牛蒡子 10g,继服 3 剂,每天 1 剂。7 月 17 日,患者诉心慌,睡眠欠佳,前方加用牡蛎、浮小麦以平肝潜阳、安心神,服用 4 剂后,患者诸症俱瘥出院。

七、亓鲁光治疗亚急性甲状腺炎经验概要

(一) 病因病机

亚急性甲状腺炎属中医学瘿瘤、瘿痈范畴。亓教授指出本病的病因虽有外感风热毒邪、肝郁热蕴、热毒伤阴等多端,但其发生总与肝气郁结密切相关。甲状腺位于颈前两侧,为阳明、少阳经脉所过之处,二经的经气通利条达,须赖肝之疏泄功能正常。若肝失条达、疏泄失职,气机不利,则瘿络瘀滞,而生瘿瘤。因妇女以肝为本,多忧思气结,故本病多发于青中年女性。耳后乃胆经所过之处,肝经、胆经互为表里,所以临床上患者常伴有向耳后放射痛。

患者还可伴有心悸、多汗、手颤、烦躁易怒、口干口苦、失眠、纳差、消瘦等症状,此乃肝郁化火之象。因此,亓鲁光认为肝气郁结是本病的主要病机,若无肝气郁结的内在因素,纵有外感风热毒邪、热毒伤阴等病因,也不易导致瘿瘤的发生。

(二) 辨证施治

亓鲁光治疗亚急性甲状腺炎的基本治则为清火化痰、凉血化瘀、疏肝通络。同时,强调勿忘健脾益胃。《金匮要略》云:"上工治未病……夫治未病者,见肝之病,知肝传脾,当先实脾。"故在治肝的同时不忘实脾,且苦寒之药多凉遏伤胃,因此亓教授在治疗本病时常加入少许健脾益胃药。根据上述治疗原则,陈教授以"消瘤丸"为基础方,随症加减。方药组成:玄参 20g,浙贝母 15g,夏枯草 30g,鸡内金 10g,牡丹皮 15g,山药 30g,赤芍 10g,忍冬藤 30g,桑枝 10g。全方合用,可使热除阴复、气机通利、痰化结散,使瘿瘤自消。

临证加减:烦躁易怒、口干口苦者,酌加柴胡 10g,郁金 10g,栀子 10g 以疏肝解郁、清肝泻火;失眠多梦者,酌加夜交藤 30g,炒酸枣仁 15g 以养心安神;手颤明显者,加钩藤 15g,地龙 10g,白芍 20g,以息风止痉;头昏眼花、视物模糊者,加桑叶 20g,菊花 15g,蔓荆子 30g 以清利头目。

(三) 验案举例

女,26 岁,因"颈肿伴疼痛半月"于 2010 年 4 月 6 日初诊。患者于 2010 年 3 月发现颈肿,自觉颈部包块并疼痛,就诊于四川大学某医院,行甲状腺功能检查示:FT_3 7.6pmol/L,FT_4 27.6pmol/L,TSH 0.01mU/L。超声报告(2010 年 3 月 9 日)示:甲状腺左叶回声减弱,亚急性甲状腺炎,不排除占位,甲状腺右叶结节,结节性甲状腺肿。诊断为亚急性甲状腺炎,予以泼尼松 20mg,每日 1 次。经治疗,颈部疼痛较前略有缓解,但仍多汗、怕热、纳差、夜寐欠佳,遂求治中医。查体:一般情况可,无眼突、手抖,甲状腺 Ⅱ 度肿大、质韧,右侧可扪及一大小约 1.5cm×1.5cm 结节,左侧 3cm×1.5cm 结节,压痛(+),心率:78 次/分,律齐,双下肢不肿,舌红苔少,脉细弦。证属肝郁化火、灼津为痰、痰气瘀结。治宜清火化痰、凉血化瘀、疏肝通络。处方:玄参 20g,浙贝母 15g,夏枯草 30g,鸡内金 10g,牡丹皮 15g,山药 30g,赤芍 10g,忍冬藤 30g,桑枝 10g,甘草 3g。水煎服,每日 1 剂,分 2 次温服,并继服激素。

2010 年 4 月 14 日二诊:颈部疼痛较前缓解,感乏力,月经减少。查体:一般情况可,无眼突、手抖,甲状腺 Ⅰ 度肿大、质韧,未扪及结节,轻微压痛,心率:76 次/分,律齐,双下肢不肿,舌红苔少,脉细。上方去桑枝、牡丹皮,加黄精 15g,丹参 10g,荔枝核 10g。

2010 年 4 月 21 日三诊:颈部疼痛较前缓解,自觉肿块较前缩小,时感颈部梗阻不适。查体:一般情况可,无眼突、手抖,甲状腺 Ⅰ 度肿大、质韧,未扪及结节,压痛(±),心率:80 次/分,律齐,舌红苔少,脉细。予上方加佩兰 10g,枸杞子 10g,7 剂,水煎服。另用川贝粉 1g 冲服,每日 3 次;泼尼松 5mg,每天 1 次。

2010 年 4 月 28 日四诊:颈部疼痛较前明显缓解,查体:一般可,无眼突、手抖,甲状腺微肿,未扪及结节,压痛(-),心率:78 次/分,律齐,舌红苔少,脉细。彩色多普勒检查示:甲状腺右叶局灶性回声减低。再继服上方 14 剂后停药。

八、许芝银治疗亚急性甲状腺炎经验概要

(一) 病因病机

本病多与外感风温、七情不和、正气不足相关。外感风温,体虚受邪,犯于肺胃,邪入颈

部,经脉不利,气血凝滞而成。七情不和,肝脾失调,肝郁蕴热,内外合邪而成。正气不足,气虚血弱,气机不利,壅滞颈前导致而发病。

(二) 辨证论治

许教授将亚甲炎分四型辨证论治:

1. 外感风热证 治宜疏风清热,和营消肿。方选银翘散加减。
2. 肝郁蕴热证 治宜疏肝清热,消肿止痛。方选丹栀逍遥散加减。
3. 气阴两虚证 治宜益气养阴,活血消肿。方选生脉散合四物汤加减。
4. 阳虚痰凝证 治宜温阳化痰,消肿止痛。方选阳和汤加减。

(三) 诊疗特色

许教授通过对大量临床患者的辨证治疗,强调早期治宜疏肝清热、散风清胃消瘿。药用连翘、金银花、板蓝根、大青叶、夏枯草、浙贝母、生石膏、桔梗、延胡索。中期治宜温阳健脾,化痰消瘿。药用当归、熟地黄、鹿角胶、制附子、麻黄、防己、法半夏、茯苓、陈皮、赤芍药、板蓝根、牡蛎、甘草。后期治宜理气化痰消瘿。药用当归、郁金、陈皮、丹参、熟地黄、桃仁、麻黄、防己、法半夏、茯苓、甘草。

(四) 其他治疗方法

1. 针刺治疗

体针:合谷、内关。隔日 1 次,留针 20~30 分钟;局部肿痛明显的患者,可加用针刺耳穴交感、神门。

2. 贴敷疗法

(1) 膏药:痰核膏(蜣螂虫、磁石、乳香、没药、明矾、海藻等组成)合阴消散(麝香、丁香、樟脑、高良姜、肉桂、川乌等组成)外敷。用于阳虚痰凝的证候。

(2) 箍围药

金黄膏(大黄、黄柏、白芷、胆南星、陈皮、苍术、厚朴、天花粉等组成)外敷。用于外感风热证。

片仔癀(漳州制药厂)1g,冷开水调开,外敷患处,保持湿润,每日 1~2 次。

九、姜兆俊治疗亚急性甲状腺炎经验概要

(一) 病因病机

一般认为多由肝郁胃热、外感风热、热毒循经上攻所致。部分患者除有颈前肿痛等表现,还伴有潮热盗汗、手足心热、咽干口燥、乏力、舌红少苔、脉细数等阴虚内热表现,可见于发病早期或中期,多由热盛伤阴、阴不制阳所致。

(二) 辨证施治

根据上述临床表现可将亚甲炎急性期分为热毒内结和阴虚内热两个证型进行辨证论治。

1. 热毒内结型 疏肝清胃、散风透邪,选用柴胡、夏枯草、黄连、知母、生石膏、金银花、连翘、大青叶、板蓝根、薄荷、牛蒡子等药物。

2. 阴虚内热型 在应用上述药物基础上加用青蒿、鳖甲、地骨皮、玄参、生地黄等药物滋阴清热,诸药配合使热毒得清,疾病痊愈。

(三) 诊疗特色

治疗时重用虎杖、雷公藤。姜教授认为亚甲炎病因中的"热毒"不同于一般感染中的"火

热之毒",如急性化脓性甲状腺炎,其性质类似于风湿病或免疫系统疾病的病因,或者说亚甲炎病因可能为"风湿热毒"。用药时除疏肝清热、解毒散结外,还要祛风除湿,这样才能将病因完全消除,减少复发。

虎杖微苦、酸,平,善于祛风胜湿、清热解毒。雷公藤苦、寒,大毒,能祛风除湿、消肿止痛,以毒攻毒,可用于疔疮热毒。现代药理证实雷公藤具有抗炎、抗免疫作用,用以治疗亚甲炎,起效快、疗效肯定。二药合用,既可消除病因,又能改变亚甲炎基本病理过程,可以缩短病程,减少复发,具有较好疗效。

(四) 验案举例

男,43 岁,因颈前疼痛 2 个月于 1998 年 8 月 20 日来诊。患者无明显原因出现颈前部剧烈疼痛,并灼热感,可向耳枕部放射,病情严重时辗转不安,大汗淋漓。伴咽部不适、疼痛,发热 38℃。在外院以"慢性侵袭性甲状腺炎"给予治疗未见好转,纳差,二便可。查体:颈前双侧甲状腺弥漫性肿大(Ⅰ度),以左侧明显,质硬韧,压痛明显,边界不清,随吞咽上下移动。咽部充血,颈部淋巴结(−)。苔白厚腻,脉细弦。血 TT_3、TSH 正常,TT_4 升高。诊断为亚甲炎(急性期)。治则疏肝清热、解毒散结。方药:柴胡 9g,夏枯草 12g,连翘 15g,蒲公英 30g,浙贝母 9g,金银花 30g,雷公藤 9g,赤芍、白芍各 12g,虎杖 12g,生牡蛎 18g,僵蚕 9g,全蝎 6g,甘草 6g,板蓝根 15g,山慈菇 6g。水煎服,每日 1 剂。

二诊:服药 12 剂后,颈前疼痛明显减轻,体温降至正常,但甲状腺时有肿大,压痛,以上方去赤芍、白芍、甘草,加黄连 6g,海藻 15g,昆布 21g,丹参 15g,威灵仙 15g,以加强活血通络、化痰散结作用。

三诊:继服 12 剂后,颈前疼痛消失,双侧甲状腺逐渐缩小变软至恢复正常。停服中药,口服散结片维持 1 周,随访至今未复发。

十、裴正学治疗亚急性甲状腺炎经验概要

(一) 病因病机

本病之病位在咽颈,根据足厥阴肝经上绕咽喉,本病当从肝论治。正气虚损,热毒乃犯,咽颈部随之而疼痛,久则气滞血瘀甲状腺肿大。肝郁则化火,与外热相合,煎熬津液,则见阴虚火旺之证。当属"瘿病"、"痛瘿"范畴。

鉴于该病通常于上感后发病,且主要表现为发热、甲状腺肿痛及甲状腺功能异常。裴教授认为该病之病机为:本虚标实。亚甲炎乃正气虚损,加之风邪外犯,入里化热,久病入络所致,此病始于感冒者居多,感冒者非风寒即风热,两者均可入里化火,常人之正气充盛,风邪拂入,正虚之患者则风邪入里也,此与西医学所述自身免疫之缺陷不无相合。

(二) 辨证论治

重视正虚发病说,提出益气补血以固其本,清热解毒、软坚散结以治其标。主要方药为:龟板、山药、香附、夏枯草、鳖甲、白芍、何首乌、黄芪、生地黄、丹参、党参、金银花、连翘、蒲公英、败酱草。

临证加减:热毒重者加重金银花、连翘、蒲公英、败酱草之用量;肿胀明显者加重龟板、鳖甲、夏枯草之用量;正气虚甚加重黄芪、生地、白芍、丹参之用量;疼痛甚时加元胡、川楝子、制乳没。伴明显外感证证候时加用麻黄桂枝合剂;咽干、咽痛时加用裴氏养阴清肺汤;甲状腺肿痛明显者加用五味消毒饮;全身关节疼痛者用复方桑枝汤。

(三) 诊疗特色

"西医诊断,中医辨证,中药为主,西药为辅",是裴教授在30年前提出的中西医结合学术观点,已取得国内中西医结合界广泛认可,被誉为十六字方针。亚甲炎初期合并感染以抗生素治疗为首选。裴教授认为抗生素的应用在控制感染方面,辅佐了中药疗法。

(四) 验案举例

患者,女,36岁,因"双侧颈部肿痛六天"于2010年3月门诊就诊。就诊时自述颈部疼痛明显,有烧灼感;查体:双侧颈部成Ⅱ°肿大,局部皮肤色红。实验室检查:血常规WBC:12.1×10^9/L,中性粒细胞比率85%,血沉(ESR):12mm/h,促甲状腺素(TSH):0.65mIU/L,游离三碘甲腺原氨酸(FT$_3$):3.5pmol/L,游离四碘甲腺原氨酸(FT$_4$):12.5pmol/L,^{131}I摄取率降低,诊断为亚急性甲状腺炎(SAT)。予龟板15g,山药10g,香附6g,甘草6g,鳖甲15g,白芍15g,何首乌10g,生地黄12g,黄芪30g,丹参10g,金银花15g,连翘15g,蒲公英15g,败酱草15g,中药7付,同时给予消风二号每次2粒,每日3次口服。并给予头孢哌酮/舒巴坦2.0g,静脉点滴,每日2次。

二诊:治疗7天后,患者颈部疼痛明显减轻,已无烧灼感,但自觉周身关节困痛、疲乏,加用复方桑枝汤:龟板15g,山药10g,香附6g,甘草6g,鳖甲15g,白芍15g,何首乌10g,生地黄12g,黄芪30g,丹参10g,桑枝10g,豨莶草10g,威灵仙10g,秦艽10g,羌独活各10g,防风12g,青风藤15g,海风藤15g,7剂,并继续口服消风二号。

三诊:见甲状腺仍肿,但不痛;周身关节疼痛减轻。裴教授原方基础上减桑枝、防风、威灵仙、海风藤;加用复方消瘰丸,即三棱10g,莪术10g,海藻10g,昆布10g,山慈菇10g,黄药子10g等药物以加强散肿消瘀之功。中药7付,同时给予消风二号每次2粒,每日3次口服。患者服药1周后自觉甲状腺肿消失、关节恢复如常,再次复查ESR、TSH、FT$_3$、FT$_4$、^{131}I摄取率等指标均正常。嘱:停药后定期复查ESR、TSH、FT$_3$、FT$_4$及甲状腺B超。随访6个月,未复发。

十一、冯志海治疗亚急性甲状腺炎经验概要

(一) 病因病机

亚甲炎以发热、疼痛为主症,属瘿病范畴,风热邪毒内结,阻于瘿络。

本病目前认为属于自限性疾病,一般认为本病的预后良好,可以自然缓解。但在临床过程中往往有许多患者症状较重,特别在急性期患者症状较重,生活质量明显下降,且在缓解后数月内还可能再次或多次复发,而且本病早期起病多急骤,呈发热,伴以怕冷、寒战、疲乏无力和食欲不振。应用激素及非类固醇抗炎药亦不能缓解。

(二) 辨证论治

亚急性甲状腺炎虽属瘿病,但其临床表现属于温病范畴,在辨证之时,应考虑甲亢期、过渡期、甲减期、恢复期病机之不同,根据临床表现及舌脉征象综合分析,可以达到良好的临床效果。

初期治疗以辛凉表散,辅以清热解毒,以银翘散辛凉透表,清热解毒为主方。若毒瘀内蕴,仅银翘散之力尚微薄,可配以生石膏、皂刺、浙贝、蒲公英解毒化瘀。

如因误诊及疾病迁延日久,耗气伤阴,应银翘散为底方,配凉血生津之品,如热毒炽盛,可加野菊花、地丁、蒲公英、黄芩、玄参、麦冬、赤芍、丹皮、夏枯草凉血解毒生津。

(三) 验案举例

患者甲,女,36 岁,医生,2010 年 10 月 8 日初诊,患者面红目赤,情绪急躁,颈前疼痛,曾被某医院诊断为亚甲炎,经泼尼松、阿司匹林治疗后缓解,2 天前突然发热、怕冷、乏力、失眠、不思饮食,患者自服抗生素及小剂量激素无效,遂来就诊,实验室检查:FT$_4$ 104.5pmol/L,FT$_3$ 10.4pmol/L,TSH 0.03IU/ml,吸碘率降低,血沉:25mm/h。颈前疼痛、发热、怕冷、乏力。舌质红,苔薄黄,脉浮数。

根据症状脉舌表现属中医学瘿病,辨证风温初起,热毒内盛。治以:辛凉解表,清热解毒,予以银翘散加减。处方:连翘 20g,双花 20g,桔梗 15g,甘草 12g,牛蒡子 12g,薄荷 10g,芦根 20g,野菊花 20g,地丁 20g,蒲公英 20g,黄芩 15g,玄参 15g,麦冬 15g,赤芍 10g,丹皮 12g,夏枯草 15g。服上方 7 剂后,颈前疼痛、发热、怕冷、乏力,烦躁易怒,失眠多梦基本消失。守上方继服 14 剂,上述不适症状消失,患者陆续复诊 3 次,随症加减,2 个月后痊愈。

十二、冯建华治疗亚急性甲状腺炎经验概要

(一) 病因病机

冯教授认为,本病多属于中医之"瘿病"、"瘿痈"等范畴。其发病与外感风温、疫毒之邪和内伤七情有关。风温疫毒之邪夹痰夹瘀,侵入肺卫,壅滞于颈前,日久化火,耗气伤阴。由于风温、疫毒之邪侵入肺卫,致卫表不和,肺失宣肃而见发热、恶寒、咳嗽、咽喉肿痛、汗出、头痛、周身酸楚。风温夹痰结毒,壅滞于颈前,则见瘿肿而痛,结聚日久以致气血阻滞而不畅,痰瘀毒邪互结,则见瘿肿坚硬而痛。情志内伤,肝气郁结,气郁化火,肝火上炎,扰乱心神,可见心悸、心烦、失眠。肝阳上亢,肝风内动可见双手颤抖、急躁易怒等。肝失疏泄,冲任失调。故女子可见月经不调、经量稀少等。若反复不愈,病程日久者,可出现阴盛阳衰之证,如怕冷、神疲懒动、多寐、声低懒言、虚浮等症。

(二) 辨证论治

本病可分为以下 5 型:

1. **风温犯表型**　症见发热,微恶风寒,咽干而痛,口渴喜冷饮,咳嗽,痰黏而少,头痛,周身酸楚,倦怠乏力,舌红、苔薄黄,脉浮数。治以疏风清热,辛凉解表。方用银翘散加减:金银花 30g,连翘 15g,板蓝根 20g,蒲公英 30g,牛蒡子 10g,薄荷 9g,芦根 30g,竹叶 9g,杏仁(炒)10g,桔梗 12g,甘草 6g。无汗加荆芥、防风;高热不退、舌红、苔黄、便秘加石膏、黄芩、知母、大黄;口渴、咽干痛甚加玄参、生地黄、麦冬、赤芍;甲状腺肿痛加玄参、浙贝母、全蝎、牡丹皮、赤芍、皂角刺。

2. **热毒炽盛型**　症见高热不退,汗出而热不解,恶寒甚或寒战,头身疼痛,咳嗽,吐黄黏痰,咽喉肿痛,吞咽困难,颈前肿痛,转侧不利,口渴喜饮,舌红或红绛、少津、苔黄或黄燥,脉弦而数。治宜清热解毒,散结消瘿。方用牛蒡解肌汤、清瘟败毒饮加减:牛蒡子 15g,黄连 12g,板蓝根 30g,蒲公英 15g,石膏 30g,连翘 15g,薄荷 9g,牡丹皮 9g,生地黄 30g,玄参 15g,栀子 9g,石斛 15g,夏枯草 20g,桔梗 12g,竹叶 9g,浙贝母 12g,马勃 10g,全蝎 9g,甘草 9g。

3. **肝郁化火型**　症见颈前肿痛,结块较硬,咽喉干痛,咳嗽痰少,心悸心烦,失眠多梦,头目眩晕,双手细颤,遇恼怒而诸症加重,大便或干,舌红少苔或苔薄黄,脉弦数。治宜疏肝清热,化痰消肿。方用柴胡清肝汤、龙胆泻肝汤加减:柴胡 12~15g,薄荷 9g,白芍 12g,当归 15g,川芎 12g,牛蒡子 10g,栀子 9g,黄连 9g,龙胆 9g,连翘 15g,生地黄 15g,天花粉 30g,玄参

15g,浙贝母 12g,夏枯草 20g,白蒺藜 12g,龙骨、牡蛎各 30g,甘草 9g。

4. 气阴两虚型　症见咽干或声音嘶哑,干咳,气短,瘿肿坚硬,触痛,倦怠乏力,自汗,舌淡红、苔薄,脉细或细数。治宜益气养阴,通络散结。方用生脉散加味:党参 15~20g,黄芪 30g,麦冬 30g,青果 9g,胖大海 10g,玄参 15g,白芍 15g,五味子 9g,茯苓 15g,当归 15g,浙贝母 12g,海藻 30g,昆布 30g,夏枯草 20g,牡蛎 30g,山慈菇 12g。

5. 脾肾阳虚型　症见瘿肿痛减,或只肿不痛,倦怠乏力,喜静多寐,声音低沉,懒言,畏寒肢冷,食纳减少,毛发干枯或稀疏,肢体虚浮,性欲减退,女子月经稀少或闭经,男子阳痿,舌体胖大质淡、苔薄或薄腻,脉沉细。治宜健脾益气、温肾助阳。方用金匮肾气丸、真武汤加减:(熟)附子 9g,桂枝 9g,干姜 9g,黄芪 30g,白术 30g,山药 15g,茯苓、茯苓皮 30g,泽泻 9g,山茱萸 12g,鹿角胶 15g,五味子 9g,熟地黄 15g,当归 15g,丹参 30g,炙甘草 9g。

除以上五型之外,在亚甲炎整个疾病发展过程中,由于风温疫毒壅肺,肺气失宣,炼液为痰;情志郁结,气滞络阻,瘀血阻滞,故痰瘀交阻可出现在疾病的任何一型中。临床可表现为:颈前肿痛,颈前或颌下淋巴结肿大,甚至瘿肿坚硬不消,苔腻,脉滑等。在治疗中可适当加入化痰活血散结的药物,如牛蒡子、连翘、蒲公英、桔梗、半夏、夏枯草、海藻、浙贝母、玄参、牡蛎、皂角刺、山慈菇、赤芍、桃仁、红花、牡丹皮等。

(三) 诊疗特色

冯教授重视验方和成药的运用。临证时根据患者的证型和病情需要,应用消瘰丸解毒散结;丹栀逍遥丸疏肝理脾兼清郁热。同时擅长内治与外治相结合,如在用内服药治疗的同时,常配合外治方法以增强消瘿散结之功,以如意金黄散、大青膏、消瘿膏等外敷于肿大的甲状腺处。

(四) 验案举例

刘某,女,45 岁,2010 年 11 月 14 日初诊。低热、咽痛、甲状腺肿痛 3 天。每日下午低热,体温波动在 37.5℃左右,伴心慌,胸闷,眠差,大便偏干、每日 1 次,舌淡、苔薄黄,脉弦数。查体:双甲状腺Ⅱ度肿大、有压痛,咽部充血,双扁桃体无肿大,综合血常规、甲状腺 B 超、甲状腺 ^{131}I 试验、甲状腺功能检查、血沉等结果,西医诊断:亚甲炎。中医辨证:风温犯表。治法:清热解毒,疏风散结。方用银翘散加味:金银花 30g,连翘 15g,板蓝根 30g,蒲公英 30g,生地黄 20g,玄参 15g,竹叶 12g,牛蒡子 10g,薄荷 9g,芦根 30g,甘草 9g,牡蛎 30g,全蝎 9g。7 剂,每日 1 剂,水煎服。

二诊:药后低热消退,甲状腺疼痛减轻,仍有肿大,心慌、胸闷好转,血沉较前下降。近期情绪有波动,腹胀,口苦,乳房胀痛,舌苔转为薄白,脉细稍弦。此时,热毒减轻,肝郁化火明显。柴胡 12g,薄荷 9g,白芍 12g,当归 15g,牛蒡子 10g,栀子 9g,龙胆 9g,连翘 15g,生地黄 15g,玄参 15g,浙贝母 12g,夏枯草 20g,白蒺藜 15g,龙骨、牡蛎各 30g,甘草 9g,每日 1 剂,水煎分 2 次服,14 剂。

三诊:甲状腺无疼痛,无发热、咽痛症状,偶见胸闷、乏力,活动后汗出较多,大便偏干,舌淡、苔薄。风热毒已除,热病后期气阴两伤突出。方用生脉散加味:党参 15g,麦冬 30g,青果 9g,胖大海 10g,玄参 15g,五味子 9g,茯苓 15g,当归 15g,浙贝母 12g,海藻 30g,昆布 30g,夏枯草 20g,红花 10g。每日 1 剂,水煎分 2 次服,7 剂。药后胸闷、乏力缓解,多汗减轻。继用上方调理 4 周后,甲状腺肿消失,甲状腺疼痛一直未发作。甲状腺功能、血沉均正常,临床治愈。

参考文献

1. 高剑虹.方和谦治疗疑难杂症验案 4 则.北京中医,2004,4:206-207
2. 任志雄,李光善,倪青.林兰教授谈亚急性甲状腺炎的中医诊治.天津中医药,2013,8:453-454
3. 许芝银.甲状腺疾病中医治疗.南京:江苏科学技术出版社,2002
4. 叶蓓,叶少玲.许芝银教授治疗反复发作性亚急性甲状腺炎经验.湖南中医杂志,2012,6:14-15
5. 林鸿国,黄学阳,王建春,等.蔡炳勤教授治疗甲状腺疾病经验介绍.新中医,2011,12:157-158
6. 张广德,魏子孝.魏子孝辨治亚急性甲状腺炎的经验.北京中医药,2010,8:592-593
7. 赵璐.袁占盈教授辨证论治亚急性甲状腺炎经验.中医研究,2010,8:63-64
8. 张晓斌.冯建华治疗亚急性甲状腺炎的经验.中医杂志,2011,24:2086-2087
9. 单金姝,张红梅,杨中高.裴正学教授治疗亚急性甲状腺炎经验介绍.甘肃医药,2010,5:520-522
10. 王冰冰,亓鲁光.亓鲁光治疗亚急性甲状腺炎经验.山东中医杂志,2011,6:426-427
11. 潘研,张志伟.冯志海教授应用银翘散加减治疗亚甲炎举隅.中医临床研究,2011,13:92
12. 杨毅.姜兆俊诊治亚急性甲状腺炎经验.山东中医杂志,1999,7:30-31
13. 纪放,王旭.王旭教授治疗亚急性甲状腺炎经验总结.吉林中医药,2012,1:18-19

（高天舒　李姗　鞠鹏宇）

第四节　现代名老中医诊治桥本甲状腺炎的经验

一、张琪治疗桥本甲状腺炎经验概要

桥本甲状腺炎又被叫做慢性淋巴性甲状腺炎,为自身免疫性甲状腺疾病,临床多为甲亢、甲减交替出现的表现。张老通过对大量患者的观察发现,中医对于慢性淋巴性甲状腺炎的治疗,与西医单纯应用激素治疗有很大的不同,中医治疗不仅可以有效地缓解患者甲状腺肿大等症状,还能双向调节患者体内激素水平,从而双向调节人体免疫反应。

(一)强调脏腑辨证,重视调补肝肾

辨证必求于本,本于八纲,源于脏腑,不论疾病复杂或简单,都要分清阴阳、表里、寒热、虚实,以明确病性,辨清脏腑,找到病位。此病多见于女性患者,且有"肾为先天之本","女性以肝为先天"的理论,故从调补肝肾的角度可以取得较好的疗效。且通过对临床慢性淋巴性甲状腺炎的病例观察,并根据辨证与辨病结合分析,将桥本甲状腺炎归为中医学"瘿病"的范畴,此病多与情志内伤以及体质因素、饮食水土失宜、劳累过度等因素有关。

(二)辨证论治

1. 肾阳虚衰,寒凝经脉

主症:甲状腺弥漫性或结节性肿大,质地坚韧或硬,可伴有疼痛。畏寒肢冷,腰膝酸软,精神萎靡,动则气喘,小便困难或夜尿频数,脉沉弱等。

治法:温补肾阳,温经散寒。

常用药物:淫羊藿、仙茅、杜仲、当归、巴戟天、附子、牛膝、肉苁蓉、桃仁、川芎、黄芪、太子参、益母草、甘草。

2. 肝肾阴虚,肝郁血虚

主症:局部症状可见甲状腺弥漫性肿大,质地中等或较硬,可随吞咽上下移动。神疲乏力,怕热多汗,胸闷心悸,失眠多梦,口干咽痛,舌质红、苔黄或无苔脉弱无力。

治法:滋阴疏肝解郁,养心安神散结。

常用药物:生地黄、熟地黄、山茱萸、枸杞子、女贞子、太子参、白芍、当归、夏枯草、龟板、五味子、柏子仁、龙骨、牡蛎、海藻、青皮、柴胡。

(三) 典型案例

孟某,女,32 岁,公司职员,2010 年 2 月 10 日初诊。

病史:桥本甲状腺炎病史 3 年,口服优甲乐 1 年。2010 年 1 月 26 日查甲功:FT_4 23.52μmol/L,TGAb 508.8IU/ml,TPOAb 210.1IU/ml。患者自觉畏寒肢冷,腰膝酸软,胸闷心悸,女性月经量少,经期延长,舌质紫黯、苔白,脉沉。中医辨证为肾阳虚衰、寒凝经脉证,治以温肾阳、祛寒邪、益气活血调经,予以二仙汤加减。处方:淫羊藿 20g,仙茅 15g,杜仲 20g,当归 20g,巴戟天 15g,附子 10g,牛膝 20g,肉苁蓉 15g,桃仁 15g,川芎 15g,黄芪 30g,太子参 20g,益母草 30g,甘草 15g。14 剂。二诊(2010 年 2 月 4 日):服上方第一周,患者神疲乏力症状减轻,服药一周后自觉肢冷更重,服药第二周肢冷缓解,考虑是由内向外发散寒气所致,舌苔黯红,苔白干少津,脉沉。上方加熟地黄 20g,山茱萸 20g。三诊(2010 年 4 月 28 日):服上方 14 剂,月经量多,乏力、畏寒症状缓解,现症见手足不温,舌质黯红、苔白,脉沉。复查甲功:FT_3、FT_4 正常,TSH 7.24IU/ml。上方去益母草,太子参,加鸡血藤 30g,地龙 30g,红花 15g,党参 20g 以增活血舒筋之力。四诊(2010 年 6 月 14 日):服上方 28 剂后自觉乏力,肢寒缓解,自述乳房胀痛。舌质黯红,苔白,脉沉有力。上方加赤芍 15g,乌药 15g,泽兰 15g,香附 15g,郁金 10g,柴胡 15g。注意病情变化。五诊(2010 年 8 月 2 日):患者自述乏力畏寒、腰膝酸软、胸闷心悸症状消失,月经正常,乳房胀痛缓解,舌红润,苔白,脉沉有力。甲功五项正常,续前方加青皮 15g,益母草 30g 以巩固治疗。六诊(2010 年 8 月 23 日):服上方 21 剂,患者病情缓解,症状消失,自述能长时间从事体力劳动,偶感乏力。

按:张老根据辨证和辨病相结合分析:肾阳亏虚,阳虚则生内寒,则表现畏寒、肢凉;内寒凝结气血,则气血运行不畅,瘀血内生,月经量少,色黯;寒凝则心阳不振,瘀血则心血不足,可见心悸、胸闷;内寒困脾,脾阳不振,脾失健运,气血生化无源则可见乏力,倦怠,舌紫黯、苔白。治疗应以温补肾阳,温经散寒,益气活血调经。以二仙汤为基础方,应用仙茅、淫羊藿、巴戟天、肉苁蓉温肾之阳,附子祛阴寒之邪;当归、桃仁、川芎、益母草活血祛瘀,调理冲任。治疗月经过量,色黯有块的症状。牛膝、杜仲补肝肾、强腰膝,引药下行;黄芪、太子参补气健脾,使气血生化有源。随症加减中药,使患者甲状腺抗体滴度持续降低,减轻了甲状腺的自身免疫反应,提高患者自身免疫力,持续服用无明显副作用。

二、王晖治疗桥本甲状腺炎经验概要

(一) 病因病机

本病属"瘿病"之范畴,但不能等同而视之。该病甲状腺特征是质硬,且多有结节,描述可与石瘿相符。西医辨病,中医辨证,由病及证,病证相合,治从中医,对于桥本甲状腺炎的疗效颇佳。

（二）辨证施治

1. 甲亢期——阴虚阳旺期　中医认为，该病患者多因情志不畅致肝气郁结，气郁化火伤阴，而阴虚阳亢，表现为阴虚为本，阳亢为标之证。治拟滋阴潜阳为法，以杞菊地黄汤为基本方治疗。

如兼有心悸气短，恶热多汗，神倦乏力气阴两虚之证者，加太子参、北沙参、玉竹、黄精、麦冬益气养阴；如兼有咽干口苦，多食善饥阴虚胃热之证者，加知母、元参、石膏、淡竹叶等滋阴清热生津；如兼有烦躁易怒，寐少梦多肝气郁结之证者，加柴胡、山栀、玫瑰花、合欢花。

2. 甲状腺功能正常期——痰瘀互结期　长期精神抑郁、情志不畅，致肝气郁结，郁而化火，灼津为痰，痰瘀搏结于颈部，而致颈部肿胀。患者基本症状为颈前出现肿块，按之较硬或有结节，肿块经久未消，胸闷，纳差。舌质黯红，苔薄白，脉弦而涩。治拟化痰散瘀，软坚散结为法，自拟软坚散汤：夏枯草、三棱、莪术、浙贝母、猫爪草、山慈菇为基本方治疗。

本期又可根据症状分为三种证型：

（1）气虚痰瘀证：常伴神疲乏力，气短汗出，面色白，大便稀溏，舌质黯淡，苔薄白，脉弦滑。治以益气化痰散瘀，软坚散结为法，用基本方加黄芪、党参、麦冬、五味子。

（2）血虚痰瘀证：常伴面色无华，头晕眼花，心悸怔忡，失眠健忘，舌质黯淡，苔薄白，脉弦细涩。治以养血散瘀，化痰散结为法，用基本方加黄芪、当归。

（3）阴虚痰瘀证：常伴形体消瘦，腰膝酸软，夜间盗汗，手足心热，大便干燥，舌质红，苔少，脉细。治以养阴散瘀，化痰散结为法，用基本方加生地、玄参、知母、麦冬、鳖甲、功劳叶。

3. 甲减期——正虚邪实期　病久气阴双耗，气损及阳，而致脾肾阳虚，温化无力，气不化湿，湿聚痰盛，气虚无力行血而致血瘀，呈现阴阳两虚为本，痰瘀互结为标的正虚邪实证。治拟补益脾肾、调和气血阴阳，佐以软坚散结为法。自拟三和汤为基本方，三和汤由桂枝汤、小柴胡汤、玉屏风散三方组成。全方改善甲状腺功能，增加残存甲状腺组织的分泌功能，从病理上减轻甲状腺退行性变化。如颈部肿粗不适加三棱、莪术、浙贝母、夏枯草等软坚散结；畏寒肢冷、腰膝酸冷加鹿角片、仙茅、淫羊藿、补骨脂温肾壮阳；面浮肢肿甚者加茯苓、猪苓、车前草利水消肿；皮肤干燥加当归、制首乌养阴和血。

（三）验案举例

张某，女，40岁，2012年5月30日来院就诊。主诉：颈前出现肿块1年，按之较硬，形体消瘦，神疲乏力，四肢欠温，大便干燥，3日1行，舌质红，苔少，脉细。查体：双侧甲状腺弥漫性肿大。实验室检查：甲状腺功能：FT_3 2.51pg/ml，FT_4 7.23pmol/L，TSH 7.83μIU/ml，TgAb 237IU/ml，TPOAb>600IU/ml。彩超：甲状腺实质回声不均，显示少量血流信号，双侧颈部淋巴结轻度肿大。甲状腺病理：大量淋巴细胞及浆细胞，少量纤维组织增生。西医诊断：桥本甲状腺炎。中医辨证：气阴两虚，痰瘀搏结。治拟：益气养阴，软坚散结。方用：黄芪、绞股蓝各30g，夏枯草20g，三棱、莪术各10g，猫爪草15g，山慈菇10g，元参20g，浙贝母15g，生地20g，麦冬15g。

二诊：药用7剂后症状明显改善，用药1个月后复查甲状腺功能：FT_3 3.34pg/ml，FT_4 8.46pmol/L，TSH 4.86μIU/ml，TgAb 101.42IU/ml，TPOAb 492.24IU/ml。予以自拟三和汤：柴胡、黄芩各10g，太子参20g，半夏10g，甘草5g，桂枝6g，白芍15g，黄芪30g，白术、防风各10g，生姜3片，红枣6枚，加元参20g，象贝15g，夏枯草20g，以善其后。

三、许芝银治疗桥本甲状腺炎经验概要

(一) 病因病机

本病多因情志内伤或正气不足,加之外邪入侵等诱发,初、中期多由情志内伤,肝气郁结,导致气滞痰凝壅结于颈前,日久引起血脉瘀阻,气滞、痰凝、血瘀三者合而为患;疾病后期,病程迁延,耗伤正气,脾肾亏虚,出现虚寒见证。部分病例可见痰气郁结化火,火热伤阴,最终导致阴虚火旺的病理变化。

(二) 辨证论治

1. 痰气交阻型

症见:颈前肿胀,伴胸闷不适,烦躁易怒,舌红,苔薄白,脉细弦。查体见甲状腺弥漫性肿大,质软或韧。治以疏肝理气,化痰消肿,方用柴胡疏肝散加减。

药用:柴胡、郁金、青皮、陈皮、白芍、当归、法半夏、茯苓、甘草。

2. 痰瘀互结型

症见:颈前肿块,经久未消,伴胸闷,纳差,舌有紫气或瘀斑,苔薄白或白腻,脉弦或涩。查体见甲状腺肿大,质硬,表面欠光滑。治以破痰化瘀,方用桃红四物汤合二陈汤加减。

药用:桃仁、红花、丹皮、赤芍、姜黄、郁金、青皮、陈皮、法半夏、茯苓、山慈菇、皂角刺等。

3. 脾肾阳虚型

症见:病势缠绵,颈前肿胀质硬,伴神疲乏力,畏寒肢冷,少气懒言,面色少华,纳呆腹满,或面目浮肿,腰膝酸软,小便清长,舌淡胖有齿痕,苔薄白,脉沉细。治以温补脾肾,破瘀化痰。方用阳和汤加减。

药用:麻黄、桂枝、鹿角片、制附片、白芥子、制南星、党参、炙黄芪、熟地黄、当归、丹皮、丹参、赤芍、法半夏、茯苓、陈皮、甘草。

本病虽分为早、中、后三期,后期患者多见,兼证亦多见,不能拘泥于某种证型和治法,临证之时需通过详细的望闻问切,分清病证的表里寒热,虚实阴阳,随症加减,才可取得满意的治疗效果。

(三) 诊疗特色

许教授重视情志致病,提倡身体、心理俱医。七情本为人体正常的精神活动,如长期精神压抑或突遇刺激,亦可称为致病因素。本病的发生可由七情所致,情志的喜怒变化与疾病的转归也有着密切联系,因此治疗时当适当配合心理干预法,如采用宽慰、启发、解释与放松等疗法。医者要精神饱满,态度和蔼,同情、关心、安慰、体贴患者,与之交谈要耐心,多介绍治愈及好转的病例,以增强患者战胜疾病的信心,同时鼓励患者要面对现实,保持乐观的心态,积极配合治疗,这样方有利于疾病的早日康复。

(四) 病案举例

患者潘某,女,52岁,2011年6月22日初诊。主诉:颈项肿胀不适近半年,余无明显不适,未作诊治。查体见两侧甲状腺稍肿,右侧为甚,质地稍硬,无压痛,舌边尖稍红,苔稍黄,脉小弦。甲状腺功能查示:TT_3、TT_4略高,TSH略低,TGAb、TMAb明显升高。西医诊断为桥本甲状腺炎,中医诊断为瘿病,证属痰气交阻,治以疏肝理气,化痰散结。处方:当归10g,白

芍 10g,丹皮 10g,赤芍 10g,丹参 10g,郁金 10g,青皮 5g,法半夏 10g,茯苓 10g,陈皮 5g,桃仁 10g,红花 5g,雷公藤 5g,徐长卿 10g,甘草 5g,14 剂,每日 1 剂,水煎分 2 次服。2011 年 7 月 6 日二诊,服药后甲状腺尚肿硬,腰酸,大便 1 日 2 次,余无明显不适,苔薄白,脉平。前方加制附片 5g,桂枝 5g,14 剂继服。2011 年 7 月 20 日三诊时,复查甲功示 TGAb 已正常,TMAb 下降,原法再治(28 剂)。2011 年 8 月 17 日四诊时,患者颈部不胀,甲状腺已不肿,质地稍硬,舌边有紫气,苔薄黄,脉缓,原方加橘叶 10g,川厚朴 10g,夏枯草 10g,皂角刺 10g(28 剂)。2011 年 11 月 14 日五诊,见患者甲状腺不肿不痛,左侧稍硬,复查甲功 TT_3、TT_4、TSH、TGAb 正常,TMAb 继续下降,苔薄白,脉沉细,原法再法,前方加锁阳 10g(28 剂)。2012 年 3 月 14 日六诊,见患者甲状腺不肿,质软,复查甲功 TT_3、TT_4、TSH、TGAb、TMAb 均正常,嘱其巩固 1 个月后停药,临床治愈。

四、林兰治疗桥本甲状腺炎经验概要

(一) 病因病机

甲状腺,古谓之"靥",具有助肝疏泄,助肾生阳之功能。若肝木疏泄失调,克伐脾土,脾失健运,则致湿生痰,甲状腺助肝疏泄失调,则痰湿结于颈前而为瘿。若脾肾阳虚,甲状腺不能助肾生阳,则水湿不从正化,聚而为痰,结于颈部,阻滞气机,颈部瘿肿疼痛;阳气不足,则形寒肢冷,腰膝酸软,神疲乏力;阳虚水湿不得运化,水湿内停,则纳少便溏,全身浮肿,或见浮肿腰以下肿甚,男子性欲减退,甚至阳痿,女子宫寒不孕等。

(二) 辨证论治

1. 肝郁脾虚型　症见颈部肿大质韧,局部胀感不适,不痛或偶见疼痛,伴胸胁胀满,乳房胀痛,嗳气太息,体倦乏力,大便溏薄,舌质淡红,苔薄白或白腻,脉弦滑。治以疏肝理气,健脾化痰,通络消瘿,方用参苓白术散合四逆散加减:柴胡、白芍、枳实、太子参、白术、茯苓、夏枯草、黄药子、浙贝、半夏、陈皮、海藻、海蛤壳、丹皮、赤芍、白僵蚕。若有颈咽部不适可加牛蒡子、射干、薄荷;若有热盛风动者加炒山栀、钩藤、石决明;若有阴虚者加枸杞子、生地、二至丸;若气阴两虚者加生脉散和二至丸养阴益气;若有阴虚火旺者加知柏地黄丸,若颈部瘿肿大较硬者,可加穿山甲、生牡蛎、猫爪草、鳖甲、皂角刺;目睛突出者加谷精草、菊花;心悸、汗多、失眠加浮小麦、煅龙牡、远志、酸枣仁。

2. 脾肾阳虚型　症见颈下瘿肿,面色苍白,颜面四肢浮肿,纳少懒言,声音嘶哑,形寒肢冷,腰膝酸软,头晕目眩,男子阳痿,女子闭经,舌质淡胖、苔白、脉沉细。治以温补脾肾之阳,八味肾气丸合二仙汤甲减:桂枝、熟附子、熟地黄、山茱萸、茯苓、山药、丹皮、泽泻、黄芪、淫羊藿、仙茅、肉苁蓉、夏枯草、黄药子、浙贝、海藻。若有浮肿甚者加猪苓、车前草;头晕目眩者加当归补血汤。女子闭经可因血虚者加胶艾四物汤;若因瘀血明显者加桃仁、红花、当归、丹参;若有结节者加穿山甲、半夏、陈皮、海藻、海蛤壳。

(三) 诊疗特色

林教授群览古籍,结合自己五十载切身临床,由变达常,提出了甲状腺为"奇恒之腑,助肝疏泄,助肾生阳"说。认为甲状腺功能主要表现在两个方面,一是助肝疏泄、调畅气机;二是助肾生阳、推动阳气运行。因此提出了本病特点是肝郁脾虚、脾肾阳虚,病位在肝肾,治疗围绕疏肝健脾,温阳通络,佐以化痰消瘿之法,因人制宜,辨证施治。

五、夏少农治疗桥本甲状腺炎经验概要

(一) 病因病机

本病早期多因长期郁怒忧思致肝气失调,气机郁滞,郁热伤阴。有些患者可表现出甲亢的症状,但该阶段时间相对很短。继之虚邪郁而化热成火,火热炼液成痰,痰阻脉络,加之病久气血失和,血行不畅则血瘀于内,故桥本甲状腺炎患者中期证属气滞、痰凝、血瘀交杂。本病患者较长时间都处于该期,可症状不显或表现出颈部胀满不适、疲倦乏力、失眠烦躁等诸多免疫紊乱症状,血清 TPOAb、TGAb 可升高。桥本甲状腺炎患者晚期因病久,部分患者可有脾肾阳虚之证,西医理化指标可提示甲状腺功能减退。

(二) 辨证施治

病机的关键是正气亏虚,阴阳失和,随之产生水湿、痰浊、瘀血等病理产物留于局部而成瘿肿。故本虚加之颈前局部气郁、痰凝、血瘀为其主要的长期的病理基础,治疗时当辨证与辨病相结合,以理气、化痰、消瘀兼以扶正。

消瘿扶正方夏少农治疗桥本甲状腺病经验总结而成,具有理气、化痰、活血、消瘀兼扶正之功。药物组成:黄芪30g,夏枯草15g,香附10g,广郁金12g,党参15g,瓜蒌皮15g,浙贝母15g,丹参15g,沙参12g,甘草3g。水煎,每日1剂,早晚各1次口服。

临床将其与优甲乐对照治疗桥本甲状腺炎患者 30 例,结果显示总有效率70.0%,治疗效果明显优于对照组。

六、程益春治疗桥本甲状腺炎经验概要

(一) 病因病机

瘿之为病,皆源于肝火,而起于情志。肝郁化火,经脉气血失调,木旺乘土,脾不布津,津液凝聚成痰,气滞、痰凝、血瘀壅结颈前而为瘿。病初为实,久病致虚。病机多属正虚邪恋,病位乃任脉所主,督脉所系,肝肾经脉经过之处,故涉及肝、脾、肾等多个脏器的功能紊乱。

(二) 辨证论治

治疗主张西医辨病与中医辨证相结合治疗,既重诊病,又须审证。依据病程早、中、后三期,结合患者的临床表现灵活辨证施治。

1. 早期重视多疏肝行气,清热解毒 本病起病隐匿,患者多无明显临床表现,或仅有情志不畅,急躁易怒等情况。此时正气存内,尚能耐受攻伐,治疗当以肝经病变为主,以疏肝行气,清热解毒为治疗大法,兼以实脾益气,方选小柴胡汤加减,药物有柴胡、黄芩、郁金、金银花、连翘、白花蛇舌草、夏枯草、甘草、黄芪、党参。肝郁重者,加香附、川芎;咽喉不利者,加牛蒡子、板蓝根;阴虚火旺者,加生地黄、玄参、地骨皮等。

2. 中期着重健脾疏肝、化痰消瘿 病至中期,本期病变虚实夹杂,痰气交阻于颈前,临床以甲状腺肿大,善太息,易疲劳,胸胁胀满,纳呆腹胀,舌苔薄白腻,脉滑或涩为主症,病位在肝脾,多属肝郁脾虚。故以健脾疏肝、化痰消瘿为治疗大法,自拟桥本消瘿汤加减,药物有黄芪、太子参、柴胡、香附、夏枯草、浙贝母、白芥子、丹参、甘草。气阴两虚者加生脉散;血虚者加当归、鸡血藤;烦躁失眠者加炒酸枣仁、合欢皮;纳差者加砂仁、鸡内金、焦山楂、焦神曲、焦麦芽。

3. 后期当温补脾肾、软坚散结 本病后期常伴有甲状腺功能减低的情况,临床多表现

为精、气、神的虚衰,症见周身乏力、畏寒肢冷、腹胀纳呆、腰膝酸软、表情淡漠、面色萎黄、舌淡体胖、苔白腻、脉沉迟,以脾肾阳虚为本,局部痰瘀互结为标,可归于虚劳范畴。治疗以温补脾肾、软坚散结,方药常取桂附地黄汤加软坚散结之品。药物有熟附子、肉桂、熟地黄、山茱萸、淫羊藿、黄芪、白术、白芥子、浙贝母、牡蛎。甲状腺质地较韧伴有结节者加三棱、莪术;水肿者加猪苓、车前草;气血虚者加太子参、当归、制何首乌。

(三) 诊疗特色

程教授注重脏腑之间的关系,病变初期疏肝解郁不忘少佐太子参、党参、黄芪之类,健脾益气、祛邪而不伤正,正是"见肝治病,知肝传脾,当先实脾"的思想体现。后期温补脾肾时不忘滋补肾阴,少佐熟地黄、女贞子、枸杞子之类,使阳得阴助而生化无穷。

(四) 病案举例

女,42岁,桥本甲状腺炎病史2年,曾多方治疗效不显,现患者乏力,表情淡漠,畏寒肢冷,腰膝酸软,食欲不振,月经量少,舌淡胖,苔白腻,脉沉迟。实验室检查示:游离三碘甲状腺原氨酸(FT$_3$):2.40pmol/L,游离甲状腺素(FT$_4$):4.50pmol/L,促甲状腺素(TSH):20.65pmol/L,甲状腺球蛋白抗体(TgAb):>444.19IU/ml,抗甲状腺过氧化物酶抗体(TPOAb)>1087.0IU/ml。甲状腺超声示:腺体回声增粗,血流不丰富,甲状腺弥漫性肿大。甲状腺穿刺病理检查示:甲状腺大量淋巴细胞浸润。西医诊断:桥本甲状腺炎。中医诊断:瘿病(脾肾阳虚),治以温补脾肾、软坚散结之法,方选桂附地黄汤加减。药物:熟附子6g,肉桂6g,淫羊藿10g,熟地黄15g,山茱萸12g,黄芪30g,白芥子10g,浙贝母10g,牡蛎10g,当归15g,鸡内金10g,焦山楂、焦神曲、焦麦芽各10g。服15剂后症状显著改善,上方随症加减共服药60余剂,复查甲状腺功能恢复正常,精神振奋,全身无明显不适,唯有颈前肿大未能全消,遂改丸方以缓图,追访1年未复发。

七、史奎钧治疗桥本甲状腺炎经验概要

(一) 病因病机

桥本甲状腺炎是一种器官特异性自身免疫性疾病,其病因十分复杂,可由遗传因素、环境因素等相互作用而起病,治疗关键在于改善及修复甲状腺组织的内部结构,这样才能从根本上治愈本病。本病当属"瘿病"范畴,本病的病因主要是情志不畅,肝失疏泄所致;病机为气滞痰凝血瘀,而气滞为本病病机之关键。

(二) 辨证论治

1. 肝郁气滞,湿阻痰凝型　症见两侧甲状腺弥漫性肿大,质较软,无明显结节触及,甲状腺功能正常或略偏低,舌苔薄白腻,脉弦滑。本证治当理气化痰,散结消瘿。方用二陈汤合柴胡疏肝散加减:竹沥半夏、炒赤芍、炒白芍、炒丹参、夏枯草、浙贝母、马鞭草、漏芦、茯苓各15g,青皮、陈皮各9g,炒柴胡、郁金、制香附、王不留行各12g,甘草5g,红枣10g。若痰瘀壅盛者,可加胆南星、白芥子各9g,加强化痰之功;若见脾虚泄泻者,加党参、炒苍术、白术各15g,川朴9g,以健脾化湿。

2. 久病入络,气滞血瘀型　症见甲状腺弥漫性肿大,质地坚韧,兼有结节,功能常偏低,舌质偏紫、苔薄白,脉多弦细。本证治宜活血化瘀,理气散结,软坚消瘿。方用桃红四物汤合柴胡疏肝散加减:桃仁、红花、炙甲片各9g,王不留行、制川芎各12g,炒赤芍、炒白芍、全当归、炒丹参、郁金、夏枯草、浙贝母、地黄、马鞭草各15g,甘草5g,生牡蛎30g,红枣10g。若脾虚

乏力,纳少便溏者,加黄芪、炒党参、炒白术各 15g,以健脾益气;若阴血不足,时有咽痛烦热者,加炙龟板 15g,玄参 9g,以滋养阴血。

3. **阴虚火旺,痰瘀互结型** 症见两侧甲状腺弥漫性肿大,质较韧,症见性急易怒,心悸烦热,消瘦乏力,舌红苔薄白,脉细弦而数。治宜滋阴清火,软坚散结。方用生脉散合丹栀逍遥散加减:太子参、天冬、麦冬、焦山栀、夏枯草、浙贝母、炒丹皮、炒赤芍、炒白芍、炒丹参各 15g,炒柴胡 12g,五味子 9g,甘草 5g。若心肝火旺明显者,可加龙胆草、炒川连各 5g,黛蛤散 15g,野菊花 6g,清心肝之火;若症见心悸失眠,多梦易惊者,可酌加淮小麦、野百合各 20g,生牡蛎 30g,重镇宁心安神;若见甲状腺质地坚韧明显者,可加炙甲片 9g,王不留行、马鞭草各 15g,以加强理气化瘀散结之功;若见咽喉红肿不适,可酌加玄参 12g,蝉衣 9g,野荞麦根 15g,以滋阴清火利咽。

4. **脾肾两虚,血瘀痰凝型** 此证多伴甲状腺功能减退,两侧甲状腺弥漫性肿大,质坚韧,神疲乏力,畏寒肢冷,纳少便溏,全身浮肿,女子月经稀发,舌淡、苔薄白,脉沉细。本证治宜健脾滋肾,温阳散结。方用右归丸合柴胡疏肝散加减:淡附子、肉桂、鹿角霜、青皮、陈皮各 9g,制萸肉、巴戟天、炒柴胡各 12g,怀山药、泽泻、茯苓、生地、熟地、炒党参、炒白术、淫羊藿、郁金、炒赤芍、炒白芍、炒丹参各 15g,甘草 5g,红枣 10g。若气血不足明显者,可加黄芪 30g,炒当归 15g,以补气益血;若甲状腺质地坚硬明显者,可酌加红花 9g,马鞭草 15g,生牡蛎 30g,王不留行 12g,以加强理气化瘀,化痰散结之功;若周身浮肿甚者,可加黄芪、猪苓各 15g,防己、冬瓜子、冬瓜皮各 12g,以利水消肿。

(三)诊疗特色

史教授重视从肝论治甲状腺相关疾病,肝主疏泄,调畅全身之气机,肝为风木之脏,内寄相火,以血为本,以气为用。气为血之帅,气机不利则血行不畅,停而为瘀,可与痰凝共同阻络妨碍血运,致痰瘀互结。此即诸病源候论记载的"瘿者,由忧恚气结而生。"桥本甲状腺炎主要表现的甲状腺弥漫性肿大,单从理气化痰或活血祛瘀入手治疗,临床效果并不理想;治疗当以治肝为本,标本同治;治肝则以疏肝、清肝、养肝之法,以疏肝为主,以柴胡疏肝散为基础化裁,兼以理气、化痰、消瘀,标本兼治。

(四)典型病案

张某,女,45 岁。患者 9 年前曾患有甲状腺功能亢进症,服药后功能恢复正常,近几个月来出现神疲乏力,畏寒肢冷,周身轻度浮肿,触诊两侧甲状腺肿大,质地较硬,舌淡、苔薄白,脉沉细涩。查甲状腺功能:FT_3 1.96pmol/L,FT_4 6.61pmol/L,TSH 18.45mIU/L,TGAb 1729.20IU/ml,TPOAb 86.92IU/ml;B 超示双侧甲状腺体积增大,实质内回声欠均匀,未见明显结节。西医诊断:桥本甲状腺炎;中医诊断:瘿病,证属气滞痰凝,脾肾阳虚。治宜理气散结,健脾温肾。处方:炒柴胡、郁金、制川芎各 12g,炒赤芍、炒白芍、炒丹参、炒当归、茯苓、炒米仁、夏枯草、浙贝、冬瓜皮、炙淫羊藿、炒菟丝子各 15g,甲片粉 6g,红枣 10g。二诊:连服 28 剂后,触诊甲状腺较前略有减小,质地仍较硬,周身浮肿已渐退,去茯苓、冬瓜皮,加鹿角霜 9g。三诊:续服 28 剂后,触诊甲状腺肿大已不明显,质地亦较前稍软,前方去米仁,加青皮、陈皮各 9g,续服 2 个月,复查甲状腺功能:FT_3 3.26pmol/L,FT_4 9.31pmol/L,TSH 11.78mIU/L,此后服用中成药夏枯草膏及逍遥丸以巩固疗效。半年后复查甲状腺功能已正常,TGAb 50.54IU/ml,TPOAb 22.76IU/ml,B 超示双侧甲状腺大小正常,回声均匀。

八、冯建华治疗桥本甲状腺炎经验概要

(一) 病因病机

桥本甲状腺炎是一种器官特异性自身免疫性疾病,其病因十分复杂,可由遗传因素、环境因素等相互作用。冯教授认为桥本甲状腺炎属于中医"瘿病"范畴,发病多与情志因素、地域因素、体质因素有关。本病病机特点为本虚标实,正气亏虚为本,气、痰、瘀邪为标;发病多因正气亏虚,卫外不固,外感风热毒邪,与气痰搏结壅于颈前而发病,属正虚邪实;或患者素体阳气偏盛、肝郁火旺者,发病则易表现为心肝火旺之证;日久正气更衰,多以脏腑虚损、痰气瘀血内结为主,尤以脾肾阳虚为甚。气滞、痰凝、血瘀是贯穿本病病程的致病因素和病理产物,故治疗当以益气扶正为主,佐以理气化痰、活血解毒、散结。

(二) 分型论治

冯教授依据甲状腺功能将本病分为 3 型,以自拟扶正化瘿汤为基本方,随症加减治疗。扶正化瘿汤:炙黄芪 30~60g,党参 15~20g,玄参 15g,蒲公英 30g,夏枯草 15~20g,浙贝母 12g,牡蛎 30g,三棱 15g,鳖甲 15g,全蝎 9g,甘草 9g。

1. 单纯型 本型患者多无明显临床症状,多由体检或感冒后咽部不适就诊而发现,化验甲功指标(FT$_3$、FT$_4$、TSH)正常,TPOAb、TPAb 都增高或单一增高;主要表现为无痛性甲状腺肿大,多呈弥漫性甲状腺肿大,或为多结节性甲状腺肿大,质地硬韧,可随吞咽上下活动。肿大发展较慢,局部压迫症状和全身症状不明显,常有咽部不适感;舌多淡红或偏黯,苔薄或黄,脉弦数或弦滑。

辨证为痰气交阻,或夹风热外邪,多属早期,临床表现以邪实为主,治疗上以益气清热、化痰散结为法,以扶正化瘿汤为主方,酌情加莪术、当归、川芎等以活血,加昆布、海藻等以软坚散结,加薄荷、桔梗等引药上行。

2. 甲亢型 本型患者除具有甲状腺肿大等单纯型桥本甲状腺炎的表现外,还出现心烦急躁、心慌惊悸、失眠、心律失常、乏力、怕热、多汗、体重减轻、食欲亢进、大便次数增多或腹泻、突眼、手颤、周期性麻痹(男性)、女性月经稀少、重症肌无力等甲亢表现。化验甲功指标 FT$_3$、FT$_4$ 都增高或单一增高,TSH 正常或降低,TPOAb、TPAb 都增高或单一增高。舌脉:舌鲜红,苔薄或薄黄,脉多弦数。

本型多属于桥本甲状腺炎的早期或进展期,中医辨证属于心肝火旺证,治以清泻心肝之火,佐以扶正化痰散结。方以扶正化瘿汤为主,加龙胆草、栀子、黄芩、牡丹皮、白蒺藜等清泻心肝之火,余随症酌情加减。

3. 甲减型 本型患者除具有甲状腺肿大等单纯型桥本甲状腺炎的表现外,还出现疲劳、畏寒怕冷、出汗减少、皮肤干燥、萎黄虚肿、面容虚浮、声音嘶哑、毛发稀少干枯、乏力淡漠、少言嗜睡、反应迟钝、记忆力减退、纳差、便秘、腹胀等甲减症状,舌脉:舌淡红或有瘀斑,苔薄,脉弦沉或细。化验甲功指标 FT$_3$、FT$_4$ 都降低或单一降低,TSH 正常或升高,TPOAb、TPAb 都增高或单一增高。

本型多属于桥本甲状腺炎的后期,病久入脏,损伤机体阳气,辨证为脾肾阳虚证,治以扶正化瘿汤为主方,加肉苁蓉、淫羊藿、菟丝子、肉桂、附子、鹿茸等温补脾阳药物以助阳化气,加升麻、柴胡以升举阳气,余随症酌情加减。

(三) 诊疗特色

冯教授认为桥本甲状腺炎为自身免疫性疾病,属于中医正气亏虚,无论患者表现为甲减还是甲亢,在治疗中均重视扶助正气。适当采取中西医结合疗法,如桥本甲亢患者往往加用小剂量的抗甲状腺药物联合治疗,既缩短了疗程,又避免了药物性甲减以及抗甲状腺药物可能出现的其他毒副反应。

(四) 验案举例

患者,女,31岁,4个月前因查体发现甲功异常,诊断为"甲亢",服用抗甲药物治疗。患者自诉畏寒肢冷,倦怠乏力,不耐劳累,少腹冷感;夜寐安,纳可,二便调,月经正常;舌淡,苔薄白,脉沉细。近期复查甲功:FT_3 3.14pmol/L↓,FT_4 7.53pmol/L↓,TSH 61.34mIU/L↑,TGAb>4000.00IU/L↑,TPOAb 165.40IU/L↑。触诊:双侧甲状腺肿大,质韧,无压痛。甲状腺B超提示:双侧甲状腺肿大并血流信号增多,颈部多发淋巴结显示。西医诊断:桥本甲减;中医诊断:瘿病,辨证:脾肾阳虚证。嘱患者停服抗甲药物,予以扶正化瘿汤加减以温补脾肾、化痰软坚。药物组成:炙黄芪60g,党参20g,山药15g,夏枯草15g,浙贝母12g,牡蛎30g,川芎12g,桂枝9g,淫羊藿15g,肉苁蓉15g,干姜9g,山茱萸12g,炙甘草9g。每日1剂,水煎2次分服,连续服用14剂。

二诊:诉症状明显好转,少腹冷已消失,甲状腺肿大较前明显缩小,复查甲功指标 FT_3、FT_4正常,TSH 15.20mIU/L,TPO-Ab 102.38KIU/L,TG-Ab 3123.46IU/L。原方续服1个月,后以原方为基础方(炙黄芪300g,党参200g,玄参150g,夏枯草150g,浙贝母150g,牡蛎200g,蒲公英200g,淫羊藿150g,肉苁蓉150g,甘草60g),诸药共研为细末,水泛为丸,如梧桐子大,口服,每次9g,2次/日,连续服用半年后,复查甲功及抗体均正常。

九、汝丽娟治疗桥本甲状腺炎经验概要

(一) 病因病机

桥本甲状腺炎属中医瘿病和虚劳范畴。因人体正气不足,外邪乘虚直入少阴、厥阴之经络,造成阳气的生成和运行障碍。临床表现为阳气不足,气血运行不利,局部则表现为结喉部位肿大伴结节。桥本甲状腺炎继发甲减病本在于正虚邪犯,出现甲减是正不敌邪,造成命门火衰的结果。

(二) 辨证施治

强调治疗以补先、后天和疏肝解郁为主,辅以利水消肿、理气活血化痰,所谓标本兼顾。

1. 阳虚水泛　治法以利水活血。利水既可消除尿少、尿闭、全身浮肿等水湿泛滥的证候,又有助于阳气的温通。常用药物:淡渗利水药,如泽兰、泽泻、萆薢、车前草、益母草、冬瓜皮等;益气行水药,如黄芪、茯苓、米仁、白术;温阳利水药,如桂枝、牛膝等。

2. 痰瘀互结　桥本甲状腺炎伴有甲状腺肿大或伴有结节者,是由于气滞血瘀凝停于结喉部位而成,治法以活血化痰,常用药物有:当归、丹参、桃仁、莪术、延胡索、地鳖虫、八月札、石见穿、夏枯草、落得打、象贝母、白芥子等。

3. 外感温热　在桥本甲状腺炎再感风温之邪,反复发作或伴有颈前结喉部位自发疼痛、触痛、咽部不适时,治宜清热利咽。药用银花、板蓝根、蛇舌草、半边莲、蒲公英、牛蒡子等清热解毒。

此外,温补肾阳时不忘滋补肾阴。善用养阴药,如黄精、枸杞子、女贞子、旱莲草、生地黄、

熟地黄、当归等,从中随证择其一二味,阳得阴助而生化无穷;同时亦能针对女子月事不行,而调摄冲任。

(三) 诊疗特色

汝丽娟教授治疗本病强调益肾阳、疏肝、健脾。

温肾阳,使命门真阳充盛,一身阳气得以发挥正常的生理功能,阴邪泛滥之证自消,药物选用肉苁蓉、仙茅、淫羊藿、杜仲、巴戟天、菟丝子等。另加一味川桂枝,以温通十二经脉,使体内被水湿郁闭之阳气得以正常敷布。

结喉为肝之经脉所过部位,肝为将军之官,喜条达,肝气舒则一身气机得以条畅,有利于痰湿和瘀血的消散。疏肝解郁药物选用柴胡、郁金、香附、绿萼梅、玫瑰花等。

脾主运化水湿,脾气健,则一身水液得以正常敷布,脾失健运则水湿停聚为害,清气升则水谷精微得以濡养头目,髓海得充,则耳聪目明,补脾气、健脾运药物选用黄芪、太子参、白术、茯苓、白扁豆等。

(四) 验案举例

沈某,女性,27 岁,职员。主诉:发现颈部增粗 1 年,腿肿 1 个月。患者 1 年前发现颈部增粗,偶有隐隐不适感,未予治疗。近 1 个月来双下肢出现肿胀,在外院查尿常规、肝肾功能均正常。现自觉乏力、怕冷、全身酸痛,纳尚可,寐安,二便调。查体示:双侧甲状腺对称;呈 I° 肿大。边界清楚,质地韧,表面高低不平,稍有压痛,可随吞咽动作上下活动。舌淡,苔白腻,脉沉细。心率 70 次 / 分,律齐。甲状腺穿刺示:甲状腺上皮细胞和大量淋巴细胞。甲状腺功能检查提示:甲减。甲状腺球蛋白抗体(TGA)、甲状腺微粒体抗体(TMA)均显著高于正常。诊断为:桥本甲状腺炎继发甲减。辨证属阳虚水泛,治以补益正气,温阳利水。药用:黄芪 30g,太子参 30g,白术 12g,茯苓 12g,桂枝 9g,仙茅 9g,淫羊藿 12g,肉苁蓉 12g,当归 12g,泽兰 12g,熟地黄 12g,红枣 20g,甘草 3g;同时口服甲状腺片 2 片 / 天。

二诊:连续服药 1 个月后复诊。诉药后两腿肿胀减轻,怕冷好转,月经衍期 1 周未至。舌淡,苔白腻,脉沉细。守前法前方加益母草 12g,丹参 30g,继续服药 2 个月。

三诊:诉两腿肿胀消退,月经已临。舌淡,苔薄白,脉沉细。复查甲状腺功能已正常,唯 TGAb、TMAb 高于正常。治疗仍守前法,以初诊方加当归 12g,赤芍药 9g,蛇舌草 30g,半边莲 15g,口服甲状腺片 1 片 / 天。2 个月后,予复查甲状腺功能均正常范围,停服甲状腺片,仍守前法服中药以巩固疗效。随访 18 个月未复发。

十、唐汉钧治疗桥本甲状腺炎经验概要

(一) 病因病机

颈前是足太阴脾经和足厥阴肝经循行的部位,因此桥本甲状腺炎与肝、脾二脏关系最为密切。情志不畅,忧思郁怒,或操劳过度,或饮食不当,偏嗜其味,导致脾土失运,气血不能输布,湿痰内生,与体内瘀血痰浊互结,兼感外袭风温之邪,积蕴颈部而成。脾虚肝郁、痰凝瘀滞为本病的病机特点,肝郁脾虚为其本,痰瘀互结为其标。主张治疗以扶正消瘿为法,攻补兼施。

(二) 诊疗特色

唐教授认为本病的发病原因与脾虚和外邪两者关系紧密,所谓"邪气所凑,其气必虚",正邪交争于颈前,气滞痰凝血瘀而发甲状腺肿大。强调风湿之邪内侵为发病之条件,湿邪

伤人,多留恋不去,易与痰瘀聚犯颈部,因此,预防感冒、咽炎的发生对本病复发也很重要。

（三）典型案例

钱某,女,47 岁。2005 年 12 月 1 日初诊。工作操持,案牍劳形,颈背板滞不舒,易烦易躁、易疲乏,常患感冒,咽红咽炎咽部不适,喉旁常有紧压感,两侧甲状腺轻度肿大,质地韧,慢性咽炎时发,有经前乳胀,胃纳尚可,舌尖红苔薄腻脉濡。实验室检查:TT_3、TT_4、FT_3、FT_4、TSH 均正常,TGAb 64%,TPOAb 74.8%。B超、甲状腺细针穿刺提示:桥本甲状腺炎。分析其为过劳伤精,思虑伤神,肝郁脾虚,风邪易侵,痰浊结滞颈瘿部,治宜疏肝健脾,清化痰热,并瞩劳逸结合,惜养心体、忌辛辣饮食。

拟方:软柴胡 100g,广郁金 100g,制香附 100g,八月札 100g,夏枯草 100g,象贝 100g,海浮石 100g,莪术 200g,赤芍药 100g,广陈皮 100g,姜半夏 100g,黄芩 100g,银花 100g,婆婆针 100g,炙黄芪 300g,潞党参 200g,白术 200g,茯苓 200g,生熟地黄(各)200g,玄参 150g,天冬 200g,黄精 300g,山茱萸 200g,丹参 200g,白芍药 100g,天麻 200g,杜仲 200g,当归 300g,淫羊藿 200g,肉苁蓉 200g。上方一料。另加核桃肉 150g,红枣 100g,莲肉 100g,枸杞子 150g,阿胶 500g,西洋参 150g,生晒参 200g,饴糖 200g,冰糖 250g,依法制膏。每日晨起或睡前沸水冲饮 1~2 匙。

二诊(2006 年 11 月 30 日):去岁调治,自感精、气、神日渐恢复,感冒也很少发生。复查血清甲状腺自身抗体检测恢复正常。舌苔薄腻脉濡细。拟疏肝化痰,补益脾肾调理。拟方:软柴胡 50g,黄芩 100g,广郁金 100g,制香附 100g,八月札 100g,象贝 100g,海藻 100g,炙黄芪 300g,潞党参 200g,白术 200g,茯苓 200g,广陈皮 50g,姜半夏 50g,当归 300g,生熟地黄(各)200g,砂仁 50g,玄参 150g,天冬 200g,黄精 300g,山茱萸 200g,灵芝草 150g,淫羊藿 150g,肉苁蓉 200g,参三七 150g,莪术 300g,赤芍药 100g,白芍药 100g,天麻 200g,川芎 100g,杜仲 200g。上方一料。另加核桃肉 150g,红枣 150g,莲肉 100g,枸杞子 150g,阿胶 500g,西洋参 200g,生晒参 200g,饴糖 200g,锦纹冰糖 250g,依法制膏。每日晨起或睡前沸水冲饮 1~2 匙。

按:本患长年从事文字工作,伏案日久,气血欠畅,故用柴胡、郁金、香附、八月札以疏肝理气,冀肝气条达,升降有常,使人体气机调畅,肝气平则木不克土,脾土自安,水谷得以健运,而使气血生化功能正常,气血充盛,则邪气不能胜正矣。夏枯草辛以散结,象贝、海藻咸而软坚,莪术、赤芍药、参三七等活血散结,陈皮、半夏健脾化痰湿,诸药相伍共奏"坚者削之"之功;黄芩、银花、婆婆针疏风清热,既疏解外感风温之邪,又清化内生之痰浊。扶正以六君子汤加黄芪健脾益气,同时注重滋阴固本,采用地黄、玄参、天冬、黄精、山茱萸、枸杞、莲肉、丹参、白芍滋养五脏之元。另以天麻、杜仲治颈背不舒;当归、淫羊藿、肉苁蓉调冲任治经前乳胀。

十一、夏洪生治疗桥本甲状腺炎经验概要

（一）病因病机

夏教授认为,本病的发生主要由于内伤七情、饮食及水土失宜,致使肝气郁结,条达不畅,气滞、痰凝、血瘀交阻于颈部而成。气滞、痰凝、血瘀是桥本甲状腺炎的关键病机,而阴虚火旺、气滞痰瘀、脾肾阳虚这 3 种证型则代表了桥本甲状腺炎发展过程中的 3 个不同阶段,即桥本甲亢、功能正常的桥本甲状腺炎、桥本甲减。

(二) 辨证论治

1. 阴虚火旺型　早期多由于平素性情急躁易怒或忧思焦虑,致肝火旺,肝阳过亢,或痰气郁结化火,火热耗伤阴精,而致阴虚火热的病理变化。表现机体代谢功能亢进,产生心悸、手颤、心烦易怒、消谷善饥、消瘦等一系列证候,即甲亢的证候。此阶段以疏肝泻火为法,酌以软坚散结之品,以丹栀逍遥散加减治疗,并予软坚散结之品如海藻、夏枯草、炒王不留行、浙贝母、牡蛎等。

2. 气滞痰瘀型　若气机郁滞日久,津液不能正常循行及输布,易凝聚成痰;痰气凝滞日久,则血行受阻而致血瘀。临床除表现为颈肿、胸闷、喜叹息、吞咽有异物感,且病情的波动与情绪变化有关,苔薄白或白腻,脉弦或涩。此阶段治疗则要以疏肝理气化痰,活血散结为法,夏教授自拟逍遥香郁方加减治疗。药用:柴胡、薄荷、香附、郁金、木香、姜黄、当归、白芍、白术、茯苓、丹参、赤芍、莪术、三棱、牡蛎、夏枯草、海藻、浙贝母。

3. 脾肾阳虚型　气滞痰瘀日久,致肾气亏虚,气损及阳,致脾肾阳虚,产生机体代谢功能减低,表现有肢体肿胀、面色萎黄、肢体寒冷、厌食等一系列症状,苔薄白,脉沉缓,即甲减证候,此阶段要以温补脾肾为大法,以自拟方补肾1号方或真武汤加减,药用熟地黄20g,炒白术15g,当归10g,枸杞子15g,盐杜仲20g,制仙茅10g,淫羊藿15g,巴戟天20g,酒山茱萸15g,肉苁蓉20g,韭菜子10g,蛇床子10g,制首乌20g,陈皮10g,木香10g等。

上述3个证型,阴虚火旺证型较后2种少见,多为一过性的,甲亢症状也不典型。临床上以气滞痰瘀型、脾肾阳虚型为主,后者多为前者之渐。有的发病即以脾肾阳虚为主要证候,而气滞痰瘀型也非均向脾肾阳虚型转化,故临证要灵活。总之,临证时辨证施治,或以疏肝化瘀,散其滞,化其瘀;或以温补脾肾,健运水湿,温化其痰。

(三) 验案举例

夏某,男,31岁。2011年8月在广东省人民医院诊断为"桥本甲状腺炎",予"优甲乐"口服,但患者服该药后脸上出现白斑,并伴有蜕皮,遂停用。为求中药治疗而来就诊。2011年11月17日初诊时见面色晦黯,无华,周身乏力,怕冷,腰酸,性生活时早泄,颈前有异物感,大便1~2天1次,睡眠欠佳,胃纳可,脉沉略弦,舌略黯,苔薄白。查体:甲状腺Ⅱ度肿大,质韧无压痛。全身无浮肿。中医辨证为肾阳虚,拟温补肾阳,佐以软坚散结为法,方拟补肾1、2号方加夏枯草20g,海藻20g,王不留行15g,丹参30g,茯神30g,夜交藤40g,柏子仁15g,生地黄25g。8剂,水煎服。

复诊:诉上症有所改善,但大便难解,2天1次,上方加郁李仁15g,熟大黄5g,7剂。

三诊:诉性生活改善明显,勃起无障碍,继拟方去韭菜子、蛇床子。

四诊:患者自诉乏力、肾虚表现减轻,大便正常,睡眠仍欠佳。复查甲功示:TSH>100μIU/ml(0.34~5.6μIU/ml),TT$_4$ 30.34ng/ml(60.9~122ng/ml);TT$_3$ 0.93ng/ml(0.87~1.78ng/ml);FT$_4$ 5.78pmol/L(7.5~21.10pmol/L);FT$_3$ 2.69pg/ml(2.5~3.9pg/ml),提示甲状腺功能低下。继拟上方随症加减。

五诊:诉乏力、肾虚等症缓解明显,但觉颈部有异物感,再拟补肾1方加夏枯草20g,海藻30g,王不留行15g,牡蛎20g,丹参30g,赤芍15g,郁金15g,香附15g,柴胡10g以疏肝化郁,软坚散结。

六诊:诉现除颈部有少许异物感,余无明显不适,自觉颈肿较前减轻,睡眠、二便正常。拟逍遥香郁方,加桑椹子15g,山茱萸20g,煅牡蛎30g,夏枯草20g,海藻20g,王不留行15g,

丹参 30g,山药 30g。上方加减 1 个月余。

七诊:现无明显不适,颈部异物感消失,胃纳二便正常,脉较前有力。复查甲状腺彩超示:甲状腺双侧叶回声异常(考虑桥本甲状腺炎)。甲功示:TSH 7.114μIU/ml(0.34~5.6μIU/ml),TT$_4$ 72.5nmol/L(78.4~157.4nmol/L);TT$_3$ 1.62nmol/L(1.34~2.73nmol/L);FT$_4$ 10.89pmol/L(7.5~21.10pmol/L);FT$_3$ 4.98pmol/L(3.8~6pmol/L)。查颈前肿物较前缩小,质地较前变软,继拟前方疏肝解郁,软坚散结,并酌加丹参 30g,赤芍 15g,半枝莲 15g,白花蛇舌草 20g。该患者经 4 个月中药治疗,临床症状消失,实验室指标也基本恢复正常。另该患治疗期间妻子成功怀孕。

十二、高天舒治疗桥本甲状腺炎经验概要

(一)病因病机

高教授认为本病的病因病机与情志内伤,水土失宜,饮食不节,体质因素等皆有关系,但尤以情志内伤致肝脾功能失调最为重要。肝失疏泄、脾失健运,运化水液及水谷功能失调,使水谷不化精微而蓄积成痰,气滞痰凝壅结颈前,形成瘿病。同时痰饮、瘀血等病理产物又可作为致病因素,阻滞脉络,致肝失条达,或气机郁结化火,木克脾土,脾脏运化功能减弱,气血津液生化乏源,四肢肌肉缺少气血充养则倦怠乏力,见“虚劳”症状。此外,脾失健运亦可影响肝失疏泄,导致“土壅木郁”。因此强调肝脾在本病中的重要地位。

(二)辨证论治

甲功正常期的桥本甲状腺炎可分为两个证型。

1. 痰凝血瘀型　临床以甲状腺肿大,质地坚韧为主要临床表现,全身症状多不典型,可有胸闷,纳差症状,舌质黯红或紫,苔多白腻,脉弦或涩,治疗多以逍遥散为基础方进行化裁。

若结块较硬者,可配以莪术、鳖甲、牡蛎、夏枯草、决明子等软坚散结之品;若胸闷不舒,可配以半夏、陈皮、郁金等疏肝解郁之品;若郁久化热,见舌红、苔黄、脉数者,可加玄参、女贞子、墨旱莲、百合以滋阴清热;若伴有食欲不振,腹泻便溏症状,可加茯苓、白术等健脾益气之品。

2. 气郁痰阻型　临床以颈前喉结两旁无痛性结块肿大,质地较软,无发热,胁肋不舒,善太息,舌质淡红,苔薄白,脉弦,治疗多用半夏厚朴汤加减。

若胸闷、胁痛明显者可加柴胡、香附、陈皮等疏肝理气之品;若颈部不适明显者可加牛蒡子、桔梗、浙贝母等化痰散结之品。

(三)诊疗特色

高教授认为提早预防对于 HT 的治疗十分重要。一旦发现患者血清中自身抗体出现异常,而患者没有明显临床症状时,要尽早采取干预措施,根据患者的自身情况,改善生活及饮食习惯,如有必要可适当结合食疗。配以必要的心理疏导,以改善患者不良的情绪状态。

(四)验案举例

潘某某,男,62 岁,以“颈前肿大半年,加重伴胸闷半个月”为主诉就诊。自诉平素常情绪不畅,易生气,半年前自觉颈部不适,颈前出现肿块,触之较硬,于地方医院查甲状腺功能三项:FT$_3$ 4.5pmol/L(正常值 3.1~6.8pmol/L),FT$_4$ 13.50pmol/L(正常值 12~22pmol/L),TSH 2.68μIU/ml(正常值 0.27~4.2μIU/ml),未检查甲状腺相关抗体。甲状腺彩超示:甲状腺切面形态大小正常,轮廓清晰表面欠光滑,实质回声弥漫性增粗,呈细点状弱回声,分布不均匀。当地医生未予药物治疗。半个月前患者无明显诱因出现上述症状加重,遂来就诊。时症见:颈前肿大不适,纳差。查体:神色清明,双侧甲状腺 Ⅱ°大,质硬,有散在小结节,无压痛,心率

72 次 / 分,律齐。突眼征阴性,双手震颤阴性。舌质黯红,苔薄白,脉弦。化验查甲功三项及抗体回报示:FT$_3$ 4.50pmol/L,FT$_4$ 12.80pmol/L,TSH 2.26μIU/ml,TGAb >1000IU/ml,TPOAb 1680.00IU/ml。中医诊断:瘿病(痰凝血瘀型);西医诊断:桥本甲状腺炎(甲功正常期);治则:理气活血,化痰消瘿。予逍遥散为基方化裁,组方:柴胡 10g,郁金 15g,香附 20g,法半夏 12g,陈皮 15g,茯苓 15g,白术 20g,当归 10g,莪术 10g,浙贝母 25g,夏枯草 30g,鳖甲 30g,牡蛎 30g,甘草 6g,每日 1 剂,早、中、晚分 3 次服。

二诊:2 周后,患者自诉颈部不适症状有所缓解,夜间自觉发热,查肿块质地稍软,查舌质黯红,苔少,脉细数,前方去辛温之陈皮、半夏,加玄参 15g,知母 15g,女贞子 15g,墨旱莲 15g 以滋阴降火。

三诊:继服 2 周,自诉上述症状缓解明显,偶有便溏症状,舌质红,苔薄白,脉弦。复查甲功三项及抗体:FT$_3$ 4.31pmol/L,FT$_4$ 13.50pmol/L,TSH 1.94μIU/ml,TGAb 157.50IU/ml,TPOAb 1280.00IU/ml,将上方去寒凉之知母、玄参、鳖甲、牡蛎、莪术,加健脾补肾之党参 15g,炙黄芪 30g,山药 15g。继服 2 周后无不适症状,追踪 4 个月,症状未复发。

参 考 文 献

1. 张佩青.国医大师张琪.北京:中国医药科技出版社,2011
2. 高国宇.许芝银教授治疗桥本甲状腺炎经验.南京中医药大学学报,2005,05:321-322
3. 孟达理,许芝银.许芝银教授治疗自身免疫性甲状腺炎经验.江苏中医药,2007,05:18-19
4. 任志雄,李光善,倪青.林兰论治桥本甲状腺炎的学术思想.辽宁中医杂志,2013,04:681-682
5. 楼映,黄纲,刘晓鸫.唐汉钧治疗桥本甲状腺炎经验.中医杂志,2007,09:789
6. 黄纲,周敏.唐汉钧教授膏方调治甲状腺疾病经验撷菁.四川中医,2011,07:20-22
7. 周良军,孙丰雷.程益春治疗桥本甲状腺炎经验.山东中医杂志,2011,07:510-511
8. 金李君,林红,徐缨.史奎钧治疗桥本甲状腺炎的临床经验.浙江中医杂志,2011,06:416-417
9. 巩长进,司廷林,冯建华.冯建华教授治疗桥本甲状腺炎的临床经验.广西中医药,2013,01:37-38
10. 盖宇婷.高天舒教授从肝脾论治甲功正常期桥本甲状腺炎经验.辽宁中医药大学,2014
11. 高尚璞.汝丽娟教授治疗桥本甲状腺炎继发甲状腺功能减退症的经验.上海中医药杂志,2002,01:32-33
12. 范佳莹,王晖.王晖治疗桥本甲状腺炎临床经验.浙江中西医结合杂志,2013,07:520-522
13. 周绍荣,薛慈民."消瘿扶正方"治疗桥本甲状腺炎 30 例临床观察.江苏中医药,2013,09:38-39
14. 郑粤文,夏洪生.夏洪生教授治疗桥本病.长春中医药大学学报,2013,03:428-429

(高天舒　李姗　王艺杰)

第五节　现代名老中医诊治甲状腺结节的经验

一、陈慈煦治疗甲状腺结节的经验概要

(一)病因病机

陈慈煦教授认为本病初起多数由情志不遂,以致肝失疏泄条达;进而肝郁气滞,气滞则

人身之津液敷布失常,凝结为痰浊;另一方面气滞则血行障碍而导致血瘀,痰浊瘀血久而蕴结成毒。

(二) 以疏肝解郁、软坚化痰、活血化瘀、清热解毒为主要治法

在治疗上,陈慈煦赞赏程钟龄《医学心悟》中的消瘰丸,此方由玄参、牡蛎、贝母三味药组成,认为此方滋阴清热,软坚散结力强,且便于加减运用。陈教授常于此方中加柴胡、制香附、青皮以疏肝解郁,使其条达,气机畅行,痰凝血瘀可随之而减。加海藻、昆布、海浮石、海蛤粉、穿山甲、全蝎等以软坚化痰、促使结节包块消散,加桃仁、红花、丹参、当归之类以活血化瘀。如包块质地较坚硬者,陈慈煦教授认为活血化瘀药还可适当加大剂量;热毒甚者加紫草、连翘、夏枯草等以清热解毒,其中尚有黄药子一味药,陈慈煦认为其清热解毒力强,为治本病之专药,但在患者白细胞低于 4×10^9/L 时不用,因为本药可使白细胞更低。

据文献报道,海藻、昆布、海浮石、海蛤粉等药物中含丰富碘,能使血中甲状腺素的浓度适当提高,对下丘脑垂体起抑制作用,减少促甲状腺素的分泌从而使甲状腺结节得到控制。甲状腺结节的形成与肝郁气滞、痰凝血瘀、热毒结聚等各种因素有关,久病又多伤气阴、互相之间互为因果,故治疗上当重点突出,辨证准确。

二、陈熠治疗甲状腺结节经验概要

陈熠教授认为本病乃气、痰、瘀结聚而成,但其起因均在于郁,其治疗可参考使用以下八法。

(一) 软坚解郁

一般用于甲状腺结节,表面光滑能随吞咽上下移动,无疼痛和压痛,但按之较硬者。用解郁汤去甘草,加昆布、海藻、牡蛎、炙鳖甲、夏枯草、玄参、海浮石等软坚散结之品。解郁汤以逍遥散为解郁之主方,加越鞠丸中香附一味,故临床以柴胡、香附、白芍、白术、茯苓、当归、甘草为基本方,取名解郁汤。

(二) 化痰解郁

一般用于结节质软不痛,胸闷或有喉间梗塞感,痰多,一般无全身症状,苔薄腻,脉弦滑。用解郁汤加制川朴、制半夏、青皮、陈皮、苏梗、全瓜蒌、象贝母、夏枯草、山慈菇等化痰散结之品。临床因痰与湿常交缠在一起,故以化痰燥湿同用。

(三) 活血解郁

一般用于肿块按之较硬或有结节,时有胸闷,舌质紫黯或有瘀斑,脉弦或带涩。用解郁汤加三棱、莪术、川芎、丹参、山慈菇、守宫、夏枯草等化瘀散结之品。

(四) 利湿解郁

一般用于肿块质软不痛,神疲乏力,胸脘痞闷,大便溏薄,一日数行,舌苔白腻,脉濡或弦。用解郁汤加制川朴、防风、党参(或人参)、陈皮、薏苡仁、贝母、夏枯草、海浮石。

(五) 清热解郁

一般用于颈前肿块按之质地中等,急躁易怒,面部烘热,口干且苦,舌质红,苔薄黄,脉弦数。用解郁汤加龙胆草、栀子、丹皮、夏枯草、黄药子、玄参、贝母、赤芍、海浮石等清肝胆之火。

(六) 宁心解郁

一般用于颈前肿块按之质地中等,心慌心悸,夜寐不实,面色无华,舌淡苔少,脉结代或虚数。用解郁汤加麦冬、炒枣仁、制远志、石菖蒲、生地、人参以宁心安神。心悸、气促是甲状腺疾病常见症状之一,如伴胸闷可加全瓜蒌、薤白、制半夏、丹参、桂枝等温通心阳之品。

(七) 益气解郁

一般用于颈前肿块质地中等,懒言短气,神疲乏力,纳谷不馨,舌质淡而胖,脉迟弱。用解郁汤加党参、黄芪、青皮、陈皮、制半夏、夏枯草、山慈菇等益气行气,散结解郁。

(八) 滋阴解郁

一般用于腰膝酸软,眩晕,耳鸣,口渴喜饮,急躁易怒,甚者手足震颤,舌红,脉弦细数。用解郁汤加生熟地黄、怀山药、丹皮、南北沙参、玄参、夏枯草、炙鳖甲、生牡蛎、海浮石等滋阴软坚散结之品。

三、林兰治疗甲状腺结节经验概要

(一) 病因病机

林兰认为本病的病因正如隋代巢元方《诸病源候论》所说,主要是情志内伤及水土因素。谓"瘿者,由忧恚气结所生,亦曰饮沙水,沙随气入于脉,搏颈下而成之。"《圣济总录·瘿瘤门》指出,瘿病以山区发病较多,"山居多瘿颈,处险而瘿也。"从病因角度分为"石、泥、劳、忧、气共五瘿","石与泥则因山水饮食而得之,忧劳气则本于七情之所感"。其主要病理是气、痰、瘀壅结颈前所致,明代陈实功《外科正宗·瘿瘤论》认为"夫人生瘿瘤之症,非阴阳正气结肿,乃五脏瘀血、浊气、痰滞而成",采用的治法主要有"行散气血","行痰顺气"。

(二) 辨证纲要

本病以颈部肿大,或软或硬,痛或不痛,大小不一为基本临床特征。治疗以理气化痰,消瘿散结为基本治则。瘿肿质地较硬者,应配合活血化瘀。久郁阴伤而表现为阴虚火旺者,则参之以滋阴降火之法。

1. 气滞痰凝

证候:颈肿质软,性情急躁,胸闷不舒,咽部发憋,苔薄白微腻,脉细而弦。

治法:解郁化痰,软坚散结。

方药:四海舒郁丸加减。昆布、海藻、陈皮、香附、法半夏、川贝、海带各 12g,海蛤壳、海螵蛸各 15g,青木香、桔梗、牛蒡子各 10g,石菖蒲、全瓜蒌各 30g。胁痛者,加柴胡、枳壳各 12g;声音嘶哑者,加木蝴蝶、射干各 12g。

2. 痰结血瘀

证候:颈部肿块,质硬或疼痛,胸闷,纳差,舌质黯红或有瘀斑,脉细涩。

治法:理气化痰,活血消瘿。

方药:海藻玉壶汤加减。海藻、昆布、青皮、陈皮、连翘、当归、川芎、浙贝、法半夏、山药各 12g,茯苓 15g。烦热、舌红、苔黄、脉数者,加夏枯草 10g,玄参、丹皮各 12g;结块硬者,加黄药子 10g,三棱、莪术、穿山甲、半枝莲各 12g,丹参 30g;胸闷不舒者,加郁金、香附、枳壳各 12g。

(三) 结合其他疗法

1. 针刺

方法一:针刺定喘穴,隔日 1 次。亦可局部围针直刺。还可用左手将肿块提起,用粗毫针(26~28 号)快速刺入结节中心,迅速出针,注意不要刺伤动脉,每日 1 次,7 次为 1 个疗程。对于皮肤松弛的结节,可配合在颈部、肩胛部、前颈部均匀行皮针叩刺。

方法二:一般可采用局部取穴和邻近及远距离取穴的方法,隔日治疗 1 次。局部取穴:

皮肤常规消毒后,以左手拇指、食指固定肿物,在结节周边将针刺入皮下,然后针尖向内斜,一直刺到结节的基底部,根据结节的大小,共刺6~8针。另外在结节正中将1枚针直刺到结节的基底部。得气后轮流捻转、提插,共20分钟,然后出针。注意勿刺伤喉返神经。邻近及远距离取穴:取天柱、大杼、内关、曲骨穴,针刺得气后即出针。功效:疏肝解郁,通经活络,化痰散结。

2. 中药外敷

根据囊肿大小,取适量玄明粉装入纱布袋,约成1cm厚度。于晚间睡眠前敷于患处,以清水喷洒湿润纱布袋表面,上盖同样尺寸塑料薄膜,用胶布固定于皮肤,并加以热敷,留置过夜,晨起去药。每日1次,7日为1个疗程。

云南白药:先嘱患者用米酒(或白开水)冲服红色保险子1粒,继之将云南白药粉末与50~60度米酒调成糊状(可涂敷,且不流失)均匀涂于肿物上,然后用纱布覆盖,再以1层塑料薄膜及胶布固定。而后用米酒重新将干涸的药粉浸湿,每日浸润3~4次,每24~48小时重新换敷1次。有充血红肿者应同时抗感染治疗。

四、金国梁治疗甲状腺结节的经验概要

(一)病因病机

甲状腺结节,属中医学瘿病范畴,并与瘰疬等病关系密切,是临床常见病。金教授认为,该病病因在于先天禀赋不足或水土不服、情志不畅、饮食不节;病机则是脏腑功能失调,痰凝、气滞、血瘀交阻,搏结于颈前,病程日久,在颈部聚结成块,触之碍手,甚则视之有形。西医学认为,该病包括甲状腺良性腺瘤、甲状腺舌管囊肿、多结节性甲状腺肿的突出部分、单叶甲状腺发育不全导致的对侧叶增生、局灶性甲状腺炎、手术或治疗后甲状腺残余组织的瘢痕和增生等。应用高清晰度B超,在随机人群中,该病的检出率为19%~67%,其中女性和老年人群更为常见。

(二)提出"半夏厚朴汤"为治疗甲状腺结节的基本方药

金国梁认为,半夏厚朴汤所论病因、病机、病位与甲状腺结节病大致相仿,故可在半夏厚朴汤(半夏、厚朴、茯苓、紫苏、生姜)基础上,酌加化痰散结之浙贝、猫爪草,软坚消肿之生牡蛎、夏枯草、天葵子,活血化瘀之莪术,拟定为治疗甲状腺结节的基本方。

金国梁在临证之际常有以下加减:在监测肝功能的前提下,隔期加甲状腺定位治疗药物如黄药子等;瘀血明显者佐以破血逐瘀之炮穿山甲、三棱等;痰浊内阻明显者加化痰之胆南星、黄芩等;阴虚火旺者加养阴润燥之麦冬、鲜石斛、天花粉、北沙参等;结节明显者酌加软坚散结之皂角刺、山慈菇等;若来自缺碘地区(如直接饮用井水等),则可用含碘丰富之海藻、昆布等,但目前因含碘盐的普遍使用,一般人群不会缺碘,则不强调用这些含碘丰富的药物。而有甲状腺疾病遗传背景或潜在甲状腺疾病的个体,不宜使用含碘丰富的药物和加碘盐。有情绪激动、烦躁不安等情志症状者,加除烦之甘麦大枣汤、百合地黄汤或栀子豉汤等;颈部咽喉不适者,加清利咽喉之胖大海、桔梗等;颈部疼痛者,酌加行气止痛之延胡索、香附等;气虚明显者,酌加补气健脾之黄芪、怀山药、白术等;肝气郁结者,加疏肝解郁之柴胡、绿萼梅等。

金国梁运用经方治疗甲状腺结节疾病有着丰富的临床经验和独到见解。强调辨证和辨病相结合,以经方为基础,佐以个人用药经验而拟定的上述专病专方,获得了较为显著的临

床疗效。

五、程益春治疗甲状腺结节的经验概要

（一）病因病机

程益春认为本病的病因病机不仅与饮食水土失宜,情志不舒,脾失健运,痰瘀互结等有密切的联系,脾胃失于健运,肝气郁结,脾肾不足进而形成气滞、血瘀、痰浊等病理产物,结于颈前形成结节。瘿病位于颈前喉结两侧,是任脉和肝肾两经所系,其病因病机均与肝气郁结,脾湿,肾阴失养,气血瘀滞,冲任失调,痰浊壅阻有关,故与肝、脾、肾三脏有密切的关系。

（二）辨证论治

程益春认为,甲状腺结节的治疗在不同的发展阶段需要辨证论治,采取同病异治的治疗法则,才可以取得满意的疗效。本病属于本虚标实、虚实夹杂之证,治本的同时要结合消肿散结,对于同一病的不同的证要采取不同的治法,化痰散结常采用浙贝母、海藻、昆布等药物,解毒散结常采用连翘、山栀子、白花蛇舌草、夏枯草等药物,活血散结常采用莪术、川芎、红花、皂刺等药物,养阴散结用鳖甲、玄参等药物。本病可分为气滞痰凝型、气血瘀结型、痰瘀互结型三种类型。

1. 气滞痰凝型

主证:颈前瘿肿,可触及结节,质软不痛,颈部胀感,情志不舒时,症状加重,可随情志变化而变之,苔薄白,脉弦。

治则:疏肝理气,化痰散结。方选理气散结汤(自拟方)治疗。

方药组成:柴胡 12g,夏枯草 15g,鳖甲 10g,浙贝 10g,荔枝核 30g,赤芍 10g。

2. 气血瘀结型

主证:颈前喉结两旁结块肿大,按之较硬,肿块经久不消,胸闷,纳差,舌质黯或紫、苔薄白,脉弦或涩。

治则:理气散结,活血化瘀。方选活血消瘿汤(自拟方)治疗。

方药组成:柴胡 12g,夏枯草 30g,鳖甲 10g,当归 15g,全蝎 10g,川芎 10g,丹参 10g,水蛭 3g。

3. 痰瘀互结型

主证:颈前喉结两旁结节肿大,按之较软光滑,肿块经久不消,随吞咽而上下移动,胸闷,乏力,身重,纳差,舌质黯或紫、苔白腻,脉濡滑或弦。

治则:化痰散结,活血利水。方选痰瘀消安汤(自拟方)治疗。

方药组成:柴胡 12g,夏枯草 30g,鳖甲 10g,浙贝母 10g,白芥子 10g,皂刺 10g,赤芍 10g,泽泻 10g,石韦 15g,茯苓 15g,川芎 10g,刘寄奴 15g。

（三）典型病例

患者,38 岁,女,2010 年 3 月份体检时查出甲状腺结节,患者因无明显临床症状,故没有治疗,后发现颈部右侧逐渐增大,遂来我院就诊。初诊患者诉偶有烦躁,胸闷,无心慌气短,无纳差,入睡困难,睡后易醒,小便调,大便质干,2 日一行,舌红苔黄腻,脉弦滑。甲状腺 B超显示:甲状腺右侧多发性结节,其中最大者约 3.1cm×2.3cm×2.6cm,左侧单发性结节。甲状腺功能正常。程教授根据临床表现和辅助检查诊断为"良性甲状腺结节",并指出病机为痰瘀互结,郁而化热。处方如下:夏枯草 30g,柴胡 12g,鳖甲 10g,浙贝母 10g,玄参 10g,全蝎

10g,白芥子 10g,白花蛇舌草 10g,赤芍 10g,水蛭 3g,炒枣仁 30g,川芎 10g,红花 10g,柏子仁 10g。上方水煎服,每日 1 剂。连服 30 剂后再诊,患者诉无胸闷,烦躁症状,大便正常。上方去夏枯草、柴胡、柏子仁,加荔枝核 30g,继服 30 剂,再合用散结片,以加强疗效。4 个月后查 B 超显示甲状腺右侧多发结节,最大者已缩小为 0.6cm×0.4cm×0.3cm,左侧结节消失,随诊至今未复发。

六、余江毅治疗甲状腺结节经验概要

(一) 肝气郁滞、痰热互结、瘀血凝聚为病因病机核心

余江毅教授认为,情志不遂、烦躁易怒而致肝郁气滞常为始发因素。肝主疏泄,可以调畅气机,气机条畅则脏腑功能协调,气血津液输布正常,肝又主藏血;脾为后天之本,主运化,为气血生化之源,又主运化水湿,防止痰湿停聚。如情志不遂、烦躁易怒而致肝失疏泄,气机不利,郁而化火,炼液成痰,痰气交阻,血液运行不畅,凝而成瘀,痰、气、瘀三者交阻于颈前,壅结为瘿瘤。气滞、痰火、血瘀为其病理基础。

(二) 疏肝理气、清热化痰、活血散结为基本治疗大法

在治疗甲状腺结节过程中,余江毅确立了疏肝理气、清热化痰、活血散结的治疗大法,方药基本组成如下:法半夏 10g,连翘 10g,厚朴 9g,川楝子 9g,枳壳 15g,制香附 10g,虎杖 15g,郁金 10g,夏枯草 10g,半枝莲 30g,浙贝母 15g,竹茹 15g,莪术 10g。方中尤为重视疏肝理气,多用柔和不燥的制香附、郁金、川楝子、连翘等,其中连翘味淡微苦,性凉,具升浮宣散之力,流通气血,治十二经血凝气聚,张锡纯《医学衷中参西录》认为连翘善理肝气,既能疏肝气之郁,又可平肝气之盛,为理肝气之要药矣;余江毅尤为推崇川楝子,因"女子以肝为先天",因经期、孕产、哺乳、更年期等生理特点容易耗伤肝阴肝血,阴虚火旺,火炼成痰,加之肝气不舒,气不布津,聚而成痰,随冲气上逆,郁结颈前,而川楝子味微酸微苦,性凉,酸者入肝,苦者善降,能引肝胆之热从小便出,一般常用 6~12g,同时,根据查体和 B 超检查,决定化痰散结之品加减,如肿物质软,B 超提示为囊性,可多加散结药物,如煅牡蛎,因牡蛎之原质为碳酸钙化合而成,善消瘤赘瘰疬之药,因煅之则其质稍软,与脾胃相宜也;同时健脾利湿,酌加陈皮、茯苓等;如质地硬,B 超为囊实性(排除甲状腺恶性肿瘤),则加重化瘀之品,如皂角刺、石见穿,同时益气健脾,以免太过而伤正气。

(三) 病证结合,善用药对

余江毅教授在治疗甲状腺结节中重视病证结合,首先应明确结节的性质,根据局部触诊、病史,综合各项检查如甲状腺功能检测、甲状腺放射性核素扫描、甲状腺 B 超、局部穿刺、ECT 及疗效观察可判断出甲状腺结节属于肿瘤性、功能性、炎症性等,对于恶性结节应及早手术以免延误病情;甲状腺良性结节如甲状腺腺瘤、囊肿、结节性甲状腺肿等无明显自觉症状的患者应以疏肝解郁,健脾化痰,活血散结为基本治疗大法,若更年期伴月经不调的甲状腺肿块在此基础上酌加滋补肝肾之品,如二至丸;对于甲状腺肿、甲状腺腺瘤伴甲亢症状者应增强清肝泄热之力,如丹皮、栀子、黄连等;对于亚急性甲状腺炎、局部肿痛明显、发病急骤者应加用银花、连翘、蒲公英、牛蒡子等清热解毒之品;对于甲状腺肿块如甲状腺腺瘤、甲状腺囊肿、结节性甲状腺肿等质较硬久治不愈的患者应选用莪术、煅龙牡、皂角刺、石见穿等活血软坚散结之品。由于在甲状腺结节的发病中自身免疫因素参与其中,实验室检查中常能检测到甲状腺自身抗体如 TgAb、TPOAb,因此在治疗甲状腺结节的过程中常常选用调节免

疫的药对如夏枯草配半枝莲,且现代药理研究半枝莲具有抗癌功效,可防治癌变,其他如香附配川楝子,川楝子泻火清肝,化痰瘀,香附解郁,除湿热降郁火,两者合用理气疏肝,疏通经络;虎杖配郁金,虎杖具有清热解毒,活血化瘀,化痰散结之功,郁金行气解郁,凉血破瘀,两者合用疏肝理气,活血消肿;半夏配厚朴,半夏辛苦温,入肺、胃,化痰散结,厚朴苦辛性,味之辛者属金,且金能制木,又能入肝,平肝木之横恣,合半夏散结降逆;浙贝母配竹茹,《本草再新》中记载竹茹泻火除烦,润肺开郁,化痰凉血,止吐血,化瘀血,消痈痿肿毒;浙贝母在《本草正》中记载最降痰气,善开郁结,止疼痛,消胀满,清肝火,明耳目,除时气烦热,因此两者合用共奏清热化痰清肝之效。

余江毅教授不拘泥于单纯的中药治疗,若有适宜中西医结合治疗者,当一并用之。如结节伴有甲减或 TSH 增高者,就加用甲状腺制剂;若为囊肿且较大者,则配合穿刺抽液并注入无水乙醇行硬化治疗,如果 B 超提示甲状腺结节直径超过 3cm,则吃药效果差,建议手术治疗,如果服药 3 个月以上结节仍未缩小,仍建议手术治疗以免延误病情,因此,仔细审查病情,选择恰当治疗方法,灵活辨证,是治愈该病的关键所在。

七、李中南治疗甲状腺结节经验概要

(一) 病因病机

李中南教授认为目前临床常见的甲状腺结节属于中医"瘿病"、"瘿瘤"的范畴。是由于情志内伤,饮食及水土失宜,以致气滞痰凝血瘀结于颈前所致,尤以女性多见。由于长期忿郁恼怒或忧思忧虑,使气机郁滞,肝气失于条达。情志不畅则肝气郁结,木郁克土,脾气自虚,脾虚则水液运行失常,日久聚而为痰,痰阻气机,气滞痰凝,壅结颈前,则形成瘿病,日久导致血脉瘀阻,以气、痰、瘀三者合而为患。基本病机为脾肾亏虚为本,气滞、痰浊、血瘀为标。其次,与现代社会的生活、工作、环境等因素有关。随着社会的进步,工作压力增大,人与人之间沟通减少等导致机体内分泌紊乱,更易引起此病。

(二) 病证结合,重视肝脾,软坚散结为基础

李中南治疗甲状腺疾病认为各种证候之间存在着一定的内在联系,重视肝脾,并以软坚散结为基础。隋代巢元方《诸病源候论》云:"瘿者,由忧恚气结而生","动气增患"。宋代严用和《济生方·瘿瘤论治》曰:"夫瘿瘤者,多由喜怒不节,忧思过度,而成斯疾焉……气凝血滞,为瘿为瘤。"金代李东垣《内外伤辨惑论·饮食劳倦论》有云:"内伤脾胃,乃伤其气……伤内为不足,不足者补之。"可见此病与肝脾有着密切的联系。情志不畅则肝气郁结,木郁克土,脾气自虚。脾虚则痰生,更影响气机的运行,气行不畅,日久形成血瘀。气滞、痰浊、血瘀凝结与颈前,发为此病。因此疏肝理气,健脾化痰在甲状腺疾病的治疗中起着重要的作用。

李中南认为甲状腺结节多由甲状腺良性腺瘤、甲状腺囊肿、亚急性甲状腺炎、桥本甲状腺炎、Graves 病等引起。在具体的治疗过程中辨证需与辨病相结合,对于甲状腺结节无明显症状者辨证为肝郁气滞,脾虚痰凝;对于甲状腺结节伴甲状腺功能亢进症者辨证为阴虚内热,气滞痰凝;对于甲状腺结节伴甲状腺功能减退症者辨证为脾肾阳虚,痰凝血瘀;对于甲状腺结节伴月经不调者辨证为肝郁气滞,冲任失调;无论何种原因引起,最终导致气滞、痰浊、血瘀凝结,治疗时以活血行气,软坚散结为主方法。

(三) 辨证论治

李中南认为,对于甲状腺结节等无明显自觉症状的患者应以疏肝解郁、健脾化痰,佐以

软坚散结之剂;对于伴月经不调的甲状腺肿块应配以疏肝理气、调理冲任之法;甲状腺结节伴甲状腺功能亢进症者应以养阴清热、理气化痰、佐以软坚散结之品;伴甲状腺功能减退症者应以健脾化痰温肾、理气活血。对于亚急性甲状腺炎伴结节的患者应以清热解毒为主,佐以软坚散结之品。对于甲状腺结节伴有声音嘶哑、呼吸困难者、单发孤立结节触诊质硬且不均匀,形态不规则,界限不清且固定,吞咽时上下活动差,无触痛,伴有局部淋巴结肿大,固定或伴有周围组织结构如气管、喉返神经、颈丛等受侵的表现应考虑为恶性结节,应及时行手术治疗,以免延误病情。

在用药上,李中南认为对于甲状腺结节无明显自觉症状的患者,应以郁金、柴胡、芍药等理气疏肝,抑木扶土;健脾益气取法于六君子汤,用党参、白术、茯苓、黄芪等;配合化痰软坚散结药如浙贝母、半夏、牡蛎、白芥子、穿山甲、玄参等;诸药合用,攻补兼施,临证每收良效。如果患者兼有亚急性甲状腺炎者,在原方基础上加入黄芩、玄参、板蓝根、金银花、连翘等清热解毒之品。如果兼有甲状腺功能亢进者,在原方基础上加二至丸、生地黄、麦门冬、北沙参等养阴清热之品。如果兼有甲状腺功能减退者常加二仙汤、桂枝、附片等温肾阳之品。对于结节较硬者可加丹参、当归、红花等活血化瘀之品;若为弥漫性肿大,多为气滞痰凝,常配伍柴胡、槟榔、青皮、陈皮等疏肝理气之品;结节性肿大多为痰瘀之证,常加丹参、三棱、莪术;病久正气耗伤,出现消瘦乏力,常加黄芪、党参、当归、熟地黄等。李教授还强调甲状腺结节的外用治疗以软坚散结为基础,常取生半夏、生南星、乳香、没药、丹参、露蜂房,打成粉末,取适量蜜调外敷,内外同治,以加强软坚散结之功效。

八、阙华发治疗甲状腺结节经验概要

(一)提出阳气不足是致病本质

阙华发教授认为本病诸症皆因阳气不足所致。患者因素体阳虚、过劳或年老阳气渐衰,致阳气不足,失于气化,运化水液失司,遂成痰湿;气机失调,瘀血始生,痰浊瘀血停滞则形成结块;阳气虚失于温煦濡养四末则导致兼症。现代人体形丰腴不耐劳作,与东汉张仲景《金匮要略·血痹虚劳病脉证并治》记载的"夫尊荣人骨弱肌肤盛,重因疲劳汗出,卧不时动摇,加被微风,遂得之。但以脉自微涩在寸口,关上小紧,宜针引阳气,令脉和紧去则愈"颇为相似,用温阳益气法治疗则痰湿瘀血各行其道而消散。

(二)温阳益气,活血化痰为治疗大法

肾阳为一身阳气之根本,欲温阳益气当以补肾阳为先。阙教授临证喜用《伤寒论》甘草附子汤温阳散寒,配合肉桂、淫羊藿、鹿角片补命门之火,温运周身阳气,使其温煦气化功能恢复,瘀血痰浊在气机的推动下缓消。温阳法亦符合《金匮要略》中"病痰饮者,当以温药和之"的学术思想。同时佐加熟地黄、龟甲、山茱萸培补肾阴,以杜虚火上炎。

阙华发常重用附子,其味大辛,性大热,气雄烈,入心、脾、肾三经,为百药之长,乃温壮阳气之要药,其功兼通补。补者,温补阳气,有利于气血复原;通者,通阳散寒,可促使气血畅通。《神农本草经》载附子有活血化瘀作用,《名医别录》认为肉桂有通血脉作用;附子与肉桂配伍,温肾助阳,大补元阳,散寒活血通脉。同时兼用六君子汤以健脾益气化痰,脾肾同治,令温阳益气配以补血,防温散太过耗伤气血加重本虚。生南星、生半夏均为化痰峻药,化痰散结力大。阙教授将两者用于治疗甲状腺结节,配伍石斛、麦冬等清热养阴之品制其温燥,佐以生姜制其毒,疗效满意。

久病必瘀,瘀阻凝坚,肉瘿难以消散,活血能疏通脏腑气血,使血液畅通,气机升降有度,推动痰化湿除。阙教授常选用莪术、郁金、延胡索、川芎等血中之气药,香附、柴胡等气中之血药配伍,以理气活血散结。病程长者加用破血散结药,如红花、三棱等,或配合辛温通络之品,如桂枝、细辛,常能获效;缠绵难愈者可投以水蛭、蜈蚣、蜂房等虫类药,以搜剔络脉。

九、洪素兰治疗甲状腺结节病经验概要

(一) 病因病机

洪素兰教授认为,甲状腺结节病位虽在颈前结喉处,其发生与外受邪侵,内伤肝脾有关,但主要与内伤有着密切的关系,多由肝郁脾虚而致。随着现代社会的进步,人们生活工作的节奏越来越快,持续的生活压力及工作透支,导致了人体内环境紊乱,肝脾功能失调。肝郁津血失于正常输运,脾虚水湿不得转输,随聚湿生痰,阻碍血运,痰瘀互生互结;或气痰瘀血久而化火,进一步炼液为痰,痰气搏结日久则血行不畅,瘀血内生,与痰气相凝而生结节;邪侵日久,也易产生内热。气、痰、瘀、血结聚颈前则发为瘿。而"肝郁脾虚,痰瘀互结"乃甲状腺结节病的基本病机,肝郁脾虚为其本,痰瘀互结为其标。治疗该病主要从肝脾论治。健脾以杜绝生痰之源,疏肝以复津血正常输运,气顺痰消瘀化则结节自除。

(二) 辨证论治

洪素兰根据甲状腺功能改变分为单纯性甲状腺结节、甲状腺结节伴甲状腺功能亢进、甲状腺结节伴甲状腺功能低下、甲状腺结节伴桥本甲状腺炎。

1. 单纯性的甲状腺结节　可分为虚实两种病理变化,实证多由情志因素导致肝气失于条达,气机郁滞,津液不得正常输布,易于凝聚成痰,气滞痰凝,痰气交阻,血行不畅,气滞痰凝血瘀壅结于颈前形成结节。症见颈部觉胀,胸闷,善叹息,病情随情志波动,舌质黯,苔薄白,脉弦。治以理气化痰、活血化瘀散结,用小柴胡汤合桂枝茯苓丸加减。虚证为脾虚伴气滞、痰凝、血瘀。症见形体肥胖,神疲乏力,胸闷腹胀,纳食减少等,治以健脾益气,化痰消瘿,用六君子汤合小柴胡汤、桂枝茯苓丸加减。

2. 甲状腺结节伴甲状腺功能亢进　从实火和虚火辨证。肝火上炎,炼液为痰,痰瘀壅结于颈前而成结节,症见性情急躁易怒,烦热,面部烘热,易出汗,口苦,舌质红,苔黄,脉弦数。治以清肝泻火,化痰散结。药用夏枯草、黄芩、栀子、浙贝母、半夏等清热化痰散结。如心经有热,加黄连等清泻心火;肺胃有热,加石膏、知母;肝经有热,头晕目眩者加龙胆草、夏枯草等。在清热泻火的同时加利尿之品,如通草、淡竹叶、车前子等,使热邪随小便而出。实火内结日久,火热耗伤阴精,导致阴虚火旺,尤以心肝两脏多见,症见五心烦热,消谷善饥,虚烦少寐,眼干,目眩,手指颤动,舌质红,无苔或苔少,脉弦细数。洪教授认为此为病久由实转虚,治疗上一要养肝之体,使肝之疏泄通畅,气机条达;二要"壮水之主,以制阳光",滋肾水以上济心阴制心火、抑肝阳。药用柴胡、郁金、生地黄、熟地黄、玄参、麦冬、知母等。

3. 甲状腺结节伴甲状腺功能低下　多与脾肾阳虚、痰瘀互结有着密切的关系。症见畏寒怕冷,腰膝酸软,头晕耳鸣,倦怠乏力,女子多见月经后期,舌质淡胖,苔薄白,脉弱无力。治以温补脾肾,金匮肾气丸合桂枝茯苓丸加生牡蛎等。

4. 甲状腺结节伴桥本甲状腺炎　洪教授认为本病初期多由外感或情志内伤,肝胆郁热,痰瘀互结所致,常以小柴胡汤加夏枯草、浙贝母、生牡蛎等。若迁延日久,损及肝肾之阴则治以杞菊地黄汤或知柏地黄汤滋补肝肾,加夏枯草、浙贝母、生牡蛎等。若损及脾肾之阳,

则温补肾阳,用右归饮或金匮肾气丸合桂枝茯苓丸加橘核、生牡蛎等。

十、唐汉钧治疗甲状腺结节经验概要

(一) 病因病机

唐汉钧教授认为临床常见的甲状腺结节肿多属于中医瘿病、瘿瘤、瘿痈的范畴,其病因除与饮食水土失宜、情志不舒、脾失健运、瘀血痰浊互结等因素有关外,认为现代社会的生活、工作、环境等因素对甲状腺结节形成的影响也应该越来越得到重视。随着社会的进步,人们生活工作的节奏越来越快,工作透支引起人们体内环境紊乱,免疫平衡失调,脾肾不足,脾胃失于健运,肝气郁滞,进而形成气滞、血瘀、痰浊等病理产物,结于颈前形成结节。临床上常见瘿肿(结节性甲状腺肿)、瘿痈(亚急性甲状腺炎)疾患兼有乳癖、妇人癥瘕的患者,唐汉钧教授认为,看似不同的几种疾病,其实其病因相似。瘿疾位于颈前结喉两侧,是任脉与肝、肾两经所系,其病因均与肝郁失养,肾阴不足,气血瘀滞,冲任失调,痰浊壅阻有关,故其辨治原则有共同之处。

(二) 疏肝理气、化痰软坚为治疗基础

唐汉钧教授治疗甲状腺疾病多年,认为甲状腺良性结节的治疗应以疏肝理气化痰软坚为基础。但在具体的治疗过程中又需辨证辨病相结合。所以唐汉钧教授将甲状腺结节的论治分为5个类型:①对于甲状腺腺瘤、囊肿、结节性甲状腺肿等无明显自觉症状的患者辨证为气滞痰凝;②对于单纯性甲状腺肿、青春期甲状腺肿、更年期伴月经不调的甲状腺肿块患者辨证属肝郁气滞、冲任不调;③对于甲状腺肿、甲状腺腺瘤伴甲亢症状者辨证为气滞痰凝、阴虚内热型;④对于急性甲状腺炎、局部肿痛明显、发病急骤者辨证属火热内蕴、痰凝气滞证;⑤对于甲状腺肿块如甲状腺腺瘤、甲状腺囊肿、结节性甲状腺肿等质较硬久治不愈的患者证属血瘀气滞痰凝型。

(三) 重视脾胃

唐汉钧教授治疗甲状腺疾病时始终贯彻重视脾胃的学术思想,强调在治疗上重视扶助正气。金代李东垣《内外伤辨惑论·饮食劳倦论》有云:"内伤脾胃,乃伤其气……伤内为不足,不足者补之"。盖因"脾胃为后天之本,气血生化之源"。经云:"有胃气则生,无胃气则死"。唐汉钧教授认为本病多由饮食失宜,情志失调,思虑过度或劳逸失调,而致脾胃受损,脾为仓廪之官,饮食失宜最先伤脾。情志不畅则肝气郁结木郁克土,脾气自虚。脾虚则水液运行失常,日久聚而为痰,痰阻气机,气滞又引起血瘀,日久痰瘀焦灼,结于颈前而成结节。脾胃为气血生化之源,后天之本,当脾胃虚弱,正气不足,邪毒内生,从而易患甲状腺癌。或因正气不足而加重甲状腺结节病情,甚至发生癌变倾向。脾胃在甲状腺疾病的发生中占有重要地位,在治疗中应重视顾护脾胃。

(四) 病证结合,依证施治

唐汉钧教授认为,对于甲状腺腺瘤、囊肿、结节性甲状腺肿等无明显自觉症状的患者应以理气化痰软坚消瘿法治之;对于更年期伴月经不调的甲状腺肿块或青春期甲状腺肿应配以疏肝理气调摄冲任之法;甲状腺腺瘤伴甲状腺功能亢进症状者在化痰软坚的基础上配以养阴清热;伴甲状腺功能低下者软坚化痰配以健脾温肾;桥本甲状腺炎的病机为正虚邪恋,患者常于劳累后发作或加剧,应在健脾理气,化痰散结的基础上,又配合清热消肿、扶正清瘿法治疗桥本甲状腺炎;现代研究表明,益气健脾的中药具有调节免疫力,增加机体抗病能力

的功效。

在用药中,唐汉钧教授认为对于甲状腺腺瘤、囊肿、结节性甲状腺肿等无明显自觉症状的患者,应以香附、郁金、柴胡等理气疏肝,抑木扶土,海藻、贝母、婆婆针等软坚散结,健脾取法于四君子汤,用党参、白术、茯苓、黄芪、红枣等,山茱萸、淫羊藿等补肾扶正。诸药合用,攻补兼施。如果患者兼有桥本甲状腺炎者,在原方基础上加入黄芩、玄参、板蓝根等清热解毒之品。如果兼有甲状腺功能亢进者,在原方基础上加生地黄、麦门冬、沙参、玉竹等养阴清热之品。伴有甲状腺功能减退者加入升麻、肉苁蓉、苏梗、野赤小豆、防己、木香等温肾健脾、行气化湿之品。

十一、高天舒治疗甲状腺结节经验概要

(一) 详辨虚实

高天舒教授认为,甲状腺结节辨证首当辨虚实,初期多为实证,继则中期虚实夹杂,病情日久,迁延不愈,后期转为虚候。属于实者,多由气滞、痰凝、血瘀而作,颈部结节面积较大,质地较硬,多数患者首因情志内伤,比如平素性情急躁易怒或忧思抑郁,或社会生活,工作学习压力过大,导致肝失疏泄条达,肝气内郁,气机郁滞,木不疏土则脾不健运,津凝成痰,痰气互结,交阻于颈而发病。症见颈部一侧或两侧结块,柔韧而圆,随吞咽动作上下移动,按之不痛,同时伴见胸闷太息,胁肋胀满,烦躁郁怒,舌质淡红,苔薄腻,脉弦细。气机不畅,痰湿内聚,郁久则深入血分,导致血脉运行受阻,血滞为瘀,肝气夹痰,夹痰循厥阴之脉上逆,聚结于颈,留而不去,形成痰结血瘀之候。此时颈部结块质地较硬,舌质多紫黯或见瘀斑,脉沉涩。若病情失治误治或素体阴虚之人,气滞痰瘀日久,易于化火,耗伤阴津,导致阴虚火旺,气阴两虚证,其转为虚实夹杂或虚候。常伴有烦热盗汗、倦怠乏力、心悸短气、失眠多梦之症,舌质红,苔少,脉沉细无力。

(二) 辨气、辨血、辨痰

1. 辨气　根据甲状腺结节的质地,一般多为柔软不痛,皮色如常,结节随吞咽动作而上下移动或兼胸胁胀痛,病情常随情志波动,结合舌脉,舌质淡红,苔薄白,脉弦。

2. 辨血　根据甲状腺结节的质地,一般多较硬,偶伴有疼痛,结节经久未消,舌质黯或紫,苔薄白,脉弦涩。

3. 辨痰　根据甲状腺结节的质地,一般多为柔韧,如肉之团,随吞咽动作上下移动或伴胸闷纳差,结合舌脉,舌质淡红,苔薄腻,脉弦滑。

(三) 鉴别良恶

甲状腺结节临床十分常见,一般多为良性,恶性结节仅占甲状腺结节的 5% 左右,提示甲状腺恶性结节临床证据包括:①有颈部放射线检查治疗史;②有甲状腺髓样癌或 MEN2 型家族史;③年龄小于 20 岁或大于 70 岁;④男性;⑤结节增长迅速,且直径超过 2cm;⑥伴持续性声音嘶哑、发音困难、吞咽困难和呼吸困难;⑦结节质地硬、形状不规则、固定;⑧伴颈部淋巴结肿大。高清晰甲状腺超声检查是评价甲状腺结节最敏感的方法,提示结节恶性病变的特征有:①微小钙化;②结节边缘不规则;③结节内血流紊乱;三者提示恶性病变特异性高。

(四) 临床分型

1. 肝气郁结型　症见颈前一侧或两侧结块肿大,质软不痛,颈部觉胀,喜太息,或兼胸

胁胀痛,病情常随情志波动,舌质淡红,苔薄白,脉弦。治宜疏肝解郁,理气散结,方用逍遥散合消瘰丸加减。

2. 痰气互结型 症见颈前一侧或两侧结块肿大,质地柔韧,不红不热,随吞咽动作上下运动,胸闷纳差,舌质淡红,苔薄腻,脉弦滑。治宜理气化痰,软坚散结。方用半夏厚朴汤合消瘰丸加减。

3. 气滞血瘀型 症见颈前一侧或两侧结块肿大,按之较硬,肿块经久未消,舌质黯或紫,苔薄白,脉弦涩。治宜活血化瘀,理气消瘿。方用柴胡疏肝散合血府逐瘀汤加减。

4. 肝郁脾虚型 症见颈部结块肿大,口干口苦,胸胁不舒,食少纳呆,大便泄泻,舌质淡,苔白滑,舌边有齿痕,脉弦细。治宜泻肝实脾,软坚散结。方用小柴胡汤合四君子汤加减。

5. 阴虚火旺型 症见颈部结块质软,潮热盗汗,心悸不宁,眼干目眩,心烦不寐,舌质红,苔少或无苔,脉弦细数。治宜滋阴降火,软坚散结。方用天王补心丹合消瘰丸加减。

6. 气阴两虚型 症见颈部结块柔韧,倦怠乏力,心悸气短,失眠多梦,易汗出,舌质淡红,苔白,脉沉细无力。治宜益气养阴,软坚散结。方用生脉散合消瘰丸加减。

(五)病案举例

李某,女,39岁,职员主以"颈部不适1周"为主诉,于2009年7月16日就诊。患者1周前无明显诱因出现颈部不适,伴心烦胸闷,食欲不佳于当地医院就诊,查血、尿、便常规均正常,甲功正常,甲状腺彩超:甲状腺左叶内散在分布数个低回声结节,大者约13.5mm×10.2mm,小者约4.6mm×3.8mm,右叶内散在分布多个低回声结节,大者约为8.9mm×11.6mm提示甲状腺多发结节,诊断为甲状腺结节,为求中医治疗遂就诊于我院。

初诊:症见颈部不适,无疼痛,心烦胸闷,胃纳欠佳,二便正常,夜寐尚可,查体:甲状腺不大,双侧甲状腺可扪及多个小结节,质软,柔韧,无压痛,边界清楚,活动度良好,舌质淡红,苔薄腻,脉弦滑,中医辨证为痰气互结。治以理气化痰,软坚散结。处方以半夏厚朴汤合消瘰丸加减。药用夏枯草30g,玄参15g,生牡蛎30g,浙贝母30g,郁金10g,紫苏20g,厚朴10g,制鳖甲35g,陈皮15g,法半夏12g,柴胡10g,鸡内金10g,7剂,每日1剂,水煎分3次服。

二诊:服上方7剂后颈部不适感减轻,心烦胸闷稍缓解,食欲渐增,二便正常,夜眠可,舌质淡红,苔薄腻,脉弦滑,患者仍时有心烦胸闷症状,上方加川芎10g,7剂,煎服法同上,并嘱其调畅情志。

三诊:服上方7剂后无明显颈部不适感,心烦胸闷缓解,饮食正常,二便调,夜寐佳,舌质淡红,苔薄白,脉滑略弦,上方减鸡内金,制鳖甲改为30g,浙贝母改为20g,继服7剂。复查甲状腺彩超提示:甲状腺左叶内散在分布数个低回声结节,大者约10.5mm×9.7mm,右叶内散在分布多个低回声结节,大者约为8.3mm×9.9mm,双侧甲状腺内结节缩小。

体会:本例甲状腺结节,无甲功异常,根据临床症状,心烦胸闷,胃纳欠佳,结节质地柔韧,活动度好,舌质淡红,苔薄腻,脉弦滑,中医辨证为痰气互结,属实证。高天舒教授以半夏厚朴汤合消瘰丸加减。全方理气化痰,软坚散结,并配合调畅情志,疗效显著。高天舒教授认为对瘿病的治疗,应把握时机,尤其是甲状腺结节,初期多无明显全身症状,多在体检查甲状腺彩超时发现。中医讲究未病先防和既病防传,多数患者不够重视,病情由实转虚,虚实夹杂时已错过最佳治疗时期。此例患者诊疗及时,临床效果佳。

十二、梁苹茂治疗甲状腺结节经验概要

(一) 病因病机

《济生方·瘿瘤论治》曰:"夫瘿瘤者,多由喜怒不节,忧思过度,而成斯疾焉。大抵人之气血,循环一身,常欲无留滞之患,调摄失宜,气血凝滞,为瘿为瘤。"《医学入门·瘿瘤》载:"瘿……原因忧恚所生,故又曰因气,今之所谓影囊是也……总皆气血凝结成。"《杂病源流犀烛·瘿瘤》云:"瘿瘤者,气血凝滞、年数深远、渐长渐大之症。已成无痛无痒,或软或硬色白者,痰聚也,行痰顺气,已成色红坚硬,渐大微痒微疼者,补肾气、活血消坚。"梁苹茂认为本病多因禀赋不足,复因情志所伤、肝气郁滞、化热伤阴,又因气虚、气滞等导致血瘀痰凝于颈部而为此病。

(二) 经验方药

梁苹茂治疗此病以疏肝健脾法为主,配以化痰散结、行气活血法,并自拟"结节方"。方药组成:夏枯草 10g,鸡内金 20g,茯苓 20g,柴胡 20g,鳖甲 20g,连翘 20g,海浮石 20g,醋青皮 10g,延胡索 20g,陈皮 10g。方中以夏枯草清泻肝火、散结消肿为君;柴胡疏肝解郁为臣;茯苓健脾消痰,青皮、陈皮理气除痰,鸡内金、海浮石散结消瘿,连翘、延胡索清咽利喉共为佐使。梁教授善于使用对药。消痰以海浮石、猫爪草联合使用,海浮石可消积块、化老痰,猫爪草可治颈部瘰疬结核;理气多用花类药物,常将玫瑰花、代代花联合使用,一则质轻向上,理气兼有疏肝之功效,还可活血化瘀而不伤正。如确属瘀血实证则可应用三棱、莪术,体虚者不可使用。同时梁苹茂根据本虚标实理论,常在"结节方"基础上酌加麦冬、功劳叶等补益阴液。另外,传统认为海藻、昆布等具有化痰散结功效,但因其含碘量较高,不宜用于治疗甲状腺结节。

(三) 病案实录

病案1:马某,女,50岁。初诊日期:2012年10月21日。患者近期体检时查出甲状腺结节。甲状腺彩超显示:甲状腺右叶上极可见一个 1.23cm×0.7cm 囊性结节,边界清,性状规则,呈低回声,内部回声均匀,CDFI 未见明显血流信号;右叶下极可见片状回声减低区,界限不清,无明显包膜,形状不规则,范围约 0.6cm×0.4cm,甲状腺内血流信号丰富。自诉常因琐事烦恼,易激动。刻诊:嗳气明显,自觉咽部不适;舌红、苔薄白、边有齿痕,脉弦缓。中医诊断为瘿病,辨证为肝郁气滞,痰瘀内结。治法:疏肝理气,化痰散结;方以"结节方"合半夏厚朴汤加减。处方:夏枯草 10g,玫瑰花 12g,柴胡 20g,鳖甲 20g,茯苓 20g,青皮 10g,陈皮 10g,连翘 20g,猫爪草 10g,海浮石 20g,射干 10g,桔梗 20g,金果榄 20g,牛膝 10g,厚朴 10g。方中夏枯草清泻肝火、散结消肿;柴胡、玫瑰花疏肝理气;青皮、陈皮理气化痰;猫爪草、海浮石合用消散瘿结,同时加用射干、桔梗、金果榄以改善咽部不适症状。诸药合用,共奏疏肝散结之功。

二诊(10月28日):呼吸较前顺畅,咽部症状改善;舌红、苔薄白、脉弦。原方加梅花 10g。梅花可活血化痰、质轻向上,且无峻烈之性,为经验用药。嘱服药 2 个月后再行甲状腺彩超检查。

复诊(2013年1月13日):复查甲状腺彩超,显示甲状腺双叶回声均匀,包膜光滑,未见明显结节及肿物回声,血流信号分布稍丰富。甲状腺结节消失,自诉不适症状消失,精神佳。其舌脉亦恢复正常。嘱原方继续服用以巩固疗效,调畅情志,保持良好心情。

病案2:许某,女,56岁。初诊日期:2012年9月13日。患者自诉吞咽时咽喉部有异物

感,未诉其他明显症状。刻诊:舌红、苔白滑,脉弦。甲状腺超声检查提示:甲状腺右叶多发强回声。右叶探及多个略强回声,大者约1.2cm×0.7cm,CDFI未见异常血流信号。中医诊断:瘿病;辨证:肝郁气滞,痰气郁结;治法:疏肝理气,化痰散结;方以半夏厚朴汤合"结节方"。处方:半夏15g,厚朴20g,紫苏15g,柴胡20g,白芍20g,茯苓20g,龟甲20g,麦冬20g,功劳叶10g,当归20g,玫瑰花12g,代代花12g,鳖甲20g。嘱调畅情志。方中半夏化痰散结,降逆和胃;厚朴下气除满;茯苓渗湿健脾以消痰;紫苏芳香行气,疏肝理肺;柴胡合白芍,疏解在肝之郁结;玫瑰花、代代花疏肝,活血而不伤正;龟甲、鳖甲滋阴散结;功劳叶补虚赢。诸药合用,则郁气得疏,痰涩得化,瘿瘤得消。

　　二诊(9月19日):喉间异物感明显改善;舌红、苔薄白,脉弦。原方加鸡内金20g,海浮石20g,以增强化痰散结之功。嘱2个月后复查甲状腺彩超。

　　复诊(11月27日):咽喉部异物感消失,舌、脉正常。甲状腺结节已大部分消散,患者心情转佳。复查超声提示:甲状腺右叶回声增强,右叶可见边界不清回声增强区,CDFI未见异常血流信号。嘱原方继续服用,以巩固疗效。2个月后,患者甲状腺结节完全消失。

参 考 文 献

1. 陈继婷,傅汝林.陈慈煦副教授治疗甲状腺结节的经验介绍.贵阳中医学院学报,1981,02:8-11
2. 林兰.现代临床中西医临床内分泌学.北京:中国中医药出版社,2001
3. 张婷.洪素兰教授应用"治未病"理论防治甲状腺结节病经验.中医学报,2012,27(168):568-567
4. 武凤君.高天舒教授中西医结合治疗甲状腺结节临床经验总结.沈阳:辽宁中医药大学,2011
5. 郑继生,金国梁.金国梁运用半夏厚朴汤加味治疗甲状腺结节的经验.浙江中医杂志,2010,45(4):252-253
6. 何英.阙华发运用温阳法治疗甲状腺结节经验.上海中医药杂志,2011,45(5):5
7. 赵华.李中南治疗甲状腺结节经验.河南中医,2012,32(4):504
8. 肖秀丽,唐汉钧.唐汉钧教授治疗甲状腺结节经验撷菁.天津中医药,2009,26(3):180-181
9. 余江毅教授从肝论治甲状腺结节经验精萃.辽宁中医药大学学报,2010,12(10):124-125
10. 林兰.现代中西医临床内分泌学.北京:中国中医药出版社,2001
11. 孙世宁.程益春教授治疗良性多发性甲状腺结节的经验,广西中医药,2011,34(5):44-45
12. 侯献兵,梁苹茂.梁苹茂辨治甲状腺结节验案2则,上海中医药杂志,2014,48(9):20-21

(高天舒　李　姗　潘拓方)

第六节　现代名老中医诊治甲状腺肿瘤的经验

一、朱良春治疗甲状腺肿瘤的经验概要

(一) 病因病机

　　国医大师朱良春认为肿瘤的发生是内、外因共同作用的结果,正虚是肿瘤发生发展的重要内因,正气不足,气血虚弱,导致脏腑功能失调,出现气滞、血瘀、毒邪、湿聚、痰凝互结等一系列病理变化,最终形成肿瘤。

肿瘤的发生,朱老认为是不外内因、外因共同作用而致,以内因为基础。内因有先天不足、肾精亏虚、脾胃虚弱或功能失调、气血不足等体质状况,此体质之人,容易遭受外界不良因素刺激,致体内发生异常变化,导致肿瘤形成。而长期不良情绪、生活起居无规律等诱因,与肿瘤发病也有关。过激情绪的变化或精神压力太大,容易导致脏腑功能失调,气血逆乱,气滞血瘀,而成癥积(肿瘤)。

朱老指出外因是肿瘤重要致病因素,包括环境污染,如化学物品、辐射、水源污染等,经常进食不良食品如腌制及油煎烧烤食物、大量饮酒、吸烟,还有乙肝病毒感染,都与肿瘤发生有关。

(二) 辨证论治

朱老指出任何肿瘤,只要是早期,无手术禁忌证,就宜首先选择手术治疗。其他情况,如选择化放疗等方法和中医中药,还是单独选择中医中药,要视病情,医生与患者及家属交流沟通而定。但是,需要强调的是中医中药可以多阶段、多层次参与其中,为主或为次,都可起到不同程度的效果。

朱老强调一定要分阶段,视病情灵活辨治。中医药对于肿瘤防治具有预防作用:应用补益、调和等法,可达到扶正祛邪,提高免疫功能,控制肿瘤的发生、发展。中药对早期恶性肿瘤根治术及进行放、化疗等疗法的患者,可以抗转移、防复发。中药对中、晚期肿瘤可延长生存期,提高生存质量。对放、化疗较为敏感的肿瘤,配合中药可以增效减毒;中药一般没有太大毒副反应,所以在术后就服用中药,可以提高免疫力,防止复发,但需坚持较长时间服用。

朱老治疗多种肿瘤常常用自拟"扶正消癥汤"加减,即中医之"异病同治"思想,扶正消癥汤由八味药组成,具有益气扶正、消癥散结之功效。补助正气,滋阴养血常选珠儿参、生地黄、川石斛、天麦冬、白芍、西洋参、阿胶、枸杞子等。温阳益气常选人参、太子参、党参、黄芪、仙鹤草、附子、肉桂、白术、干姜等。补脾健脾常选山药、薏仁、鸡内金、红枣等。滋阴补肾常选熟地黄、山萸肉、女贞子、旱莲草等。清热解毒常选择冬凌草、白花蛇舌草、龙葵、石见穿、七叶一枝花、半枝莲、半边莲、金荞麦。涤痰散结常选半夏、白芥子、川贝、制南星、海藻、昆布、紫背天葵、夏枯草。软坚散结常选浙贝母、生牡蛎。活血化瘀常选三棱、莪术、丹参、红花、桃仁、水蛭、赤芍等。常用虫类药有蜂房、僵蚕、蟾皮、守宫、地龙、地鳖虫、九香虫、穿山甲、鼠妇、水蛭、全蝎、蜈蚣等。如蜂房是朱老最喜欢用虫类药之一,味甘、平,有小毒,具有祛风止痛、攻毒消肿、杀虫止痒的作用。常用于治疗甲状腺癌等。常用量为 10~15g,入煎剂。

(三) 诊疗特色

临床上,朱老特别重视扶正抗癌法则的应用。他认为正邪的消长决定了肿瘤发生和发展转归,正气虚弱是肿瘤产生的前提条件。特别是气血不足、脾肾两虚导致正气虚弱,阴阳失调,抵御外邪的能力低下,外界不良因素易侵入人体,如不能及时地祛邪外出,致使浊毒外邪长期停滞于体内时,易酿生肿瘤。如《医宗必读·积聚》云:"积之成也,正气不足,而后邪气踞之。"《景岳全书·积聚》亦说:"凡脾肾不足及虚弱失调之人,多有积聚之病。"《诸病源候论·积聚病诸候》说:"诸脏受邪,初未能成积聚,留滞不去,乃成积聚。"朱老治疗肿瘤大多必用虫类药,他认为虫类药在治疗肿瘤中有不可替代的优势。

二、何任治疗甲状腺肿瘤的经验概要

（一）病因病机

气瘿生于颈部，而皮色如常，大多柔软。现称甲状腺瘤。何老认为，本病多由情志抑郁或水土不宜而生。气郁及思虑过度，肝失条达，气机不畅，津液不得输布，聚而成痰，气滞痰凝壅滞于颈前，则可形成瘿病。如《诸病源候论·瘿候》中"由忧恚气结所生"，"动气增患"，而足厥阴肝经环绕过生殖器，至小腹，挟胃两旁，属肝络胆，向上通过横肠，分布于胁肋部，循喉咙之后，向上进入鼻咽部，连接目系，上行出于额部，与督脉交会于颠顶。其经气的循行也经过甲状腺。

（二）辨证论治

何老以理气、解郁、化痰、软坚、健脾、除湿立法。常用白头翁丸（白头翁、通草、昆布、海藻、白薇、桂心、连翘、玄参、蜜制成丸）、消瘿散（海马、海带、海藻、海蛤、海螵蛸、昆布、海燕）或海藻玉壶散（海带、昆布、海藻、雷丸、陈皮、青盐）等。初诊之时，则以《金匮要略》半夏厚朴汤（半夏、厚朴、茯苓、苏叶、生姜）行气开郁，降气化痰。复增加昆布、海藻以散瘿破结。郁金开郁，牡蛎软坚。土贝母性味凉苦，有解毒、散结、消肿、治瘰疬痰核之功效。合以当归调经。二诊则增加养阴、生津、润咽之品。通常经治三次，气瘿消除，余症亦解。

（三）典型病例

陶某，女，46岁，干部，1980年6月16日初诊。颈瘿见于右侧，大如胡桃，缘于情绪不稳，受气恼而起，已数月。月经错乱不定，苔白而黏，脉弦，宜理气解郁、化痰、祛湿（诊断甲状腺瘤）。处方：川朴9g，姜半夏9g，郁金9g，苏梗6g，茯苓15g，昆布9g，海藻9g，土贝母9g，生牡蛎12g，当归12g，生姜2片。14剂。

7月14日二诊：上方连进21剂。经行已正常，颈瘿柔软，缩小。惟多言语则咽燥口干，舌红苔干，脉弦。仍以理气、散结、润养为续。处方：川朴9g，旋复花9g，姜半夏9g，苏梗6g，土贝母9g，昆布9g，海藻9g，生牡蛎15g，天花粉9g，玄参9g，板蓝根9g，7剂。

8月1日三诊：上方连服14剂，气瘿渐小乃至消失，触摸未见，烦郁均解，再原方去天花粉、板蓝根，再服7剂，以期巩固。

（四）诊疗特色

何老用药大多取自经方经验，尤以仲景之方，因仲景用药久经实践验证，为经方用药精髓所在。用药均细致比较，以求得投用恰当，了解各家用药特色，治病重视培本，在用药方面独树一帜，在治疗瘿瘤方面，善于辨证，个体化治疗，故而药到病除。

三、王三虎治疗甲状腺肿瘤的经验概要

（一）病因病机

石瘿的根本病因病机在于郁怒难平，情绪不舒，日久而气郁化火，或素体肝火旺，而又少阳相火妄动，继而炼液为痰，痰气凝结在经络所行之处，成毒成块。进一步发展，则木火刑金，横克脾土，母病及子及痰热生风等出现，甚至五脏六腑失常，泛滥全身。要而言之，病因在气，病机在痰、毒，病位在少阳经，脏腑以肝胆为主。

（二）辨证论治

王教授针对甲状腺癌的病因病机，以小柴胡汤为基本方治疗。王教授认为，小柴胡汤寒

热并用,作为少阳病的主方,为治疗甲状腺癌的不二之选。王教授将解毒化痰的抗癌药山慈菇、黄药子作为甲状腺癌的最基本用药。王教授在此基础上加入夏枯草、连翘清热解毒消瘿;猫爪草、海浮石、土贝母、浙贝母、瓜蒌、瓦楞子化痰软坚抗癌;喉中有痰,咳吐不利者加牛蒡子、桔梗;喉中痰多,黏白如沫,舌体胖大,苔白,加干姜、细辛、射干;心悸失眠,咽干口渴者加石斛、生地、麦冬滋阴;胁肋疼痛加延胡索、川楝子;发生肺转移多为木火刑金,予黛蛤散;脑转移从痰热生风论治,加全蝎、僵蚕、蜈蚣、天麻、防风、露蜂房等。

(三) 诊疗特色

王三虎教授治疗甲状腺癌善以经方小柴胡汤为基本方进行加减治疗。其对方中人参的见解颇多,认为人参不仅能扶正气,又能直接杀伤癌细胞,又能解诸药之毒,一药三用,对恶性肿瘤且非常适用。

四、何秀明治疗甲状腺肿瘤的经验概要

(一) 病因病机

中医学认为其主要病因是与情志内伤、饮食和水土失宜有关。其病机则为肝郁气滞、脾土不运、或肝郁化火,伤阴灼津,炼液化痰,气血、痰浊互相胶结,留而不去而成。

(二) 辨证论治

治疗应以疏肝解郁,化痰祛瘀、软坚散结为主,以自拟消瘤汤临床应用于治疗甲状腺肿瘤。基础方组成:柴胡6g,白芍、生牡蛎、鳖甲各15g,夏枯草、海藻、昆布各12g,玄参、三棱、桃仁、浙贝母、炒穿山甲各10g,甘草3g。水煎服,每日1剂。30天为一个疗程,气虚加黄芪、太子参,胸胁不舒者加香附,经治疗后,肿块明显缩小者,去穿山甲、三棱,加丹参、桔梗。

(三) 诊疗特色

《诸病源候论》指出:"瘿者为忧恚气结所生。饮沙水,沙随气入与脉,搏颈而成立"。其病机则为肝郁气滞,脾土不适,或肝郁化火,伤阴灼津,炼液为痰,气、血、痰浊胶结,留而不去而成。瘿瘤既为停留形之物,治则应以疏肝解郁,化痰祛瘀,软坚散结为主。故自拟消瘤汤,取柴胡、白芍、夏枯草以疏肝解郁;浙贝母消痰结;海藻、昆布、生牡蛎、鳖甲、祛热软坚,善消颈项瘿瘤;三棱、桃仁、破积消肿;玄参滋阴泻火;穿山甲走窜攻坚,通络消肿;甘草调和诸药。

参 考 文 献

1. 吴坚,李靖,高想,等. 朱良春教授治疗肿瘤经验撷萃,四川中医,2012,30(07):9-11
2. 张袆,张鹏. 王三虎教授运用小柴胡汤治疗甲状腺癌的经验介绍,新中医,2011,43(2):164-165
3. 周丽娟,赵晓珍,王中奇. 甲状腺癌的中医药治疗,黑龙江中医药,2014,2:5-6
4. 消瘿汤治疗甲状腺肿瘤66例,光明中医,2006,21(7):85-86

(高天舒 李姗 武帅)

甲状腺疾病由于历史的原因,中医学至今仍以临床实践为主,实验科研相对不足,对甲状腺病的生理病理以及治疗方药作用机制缺乏深入研究。实验研究篇介绍了以中医学理论为指导,运用多学科、多途径及多层次的现代科学方法,采用各种不同的实验动物模型及细胞培养等方法,进行各种不同甲状腺病治疗方药的药理学作用机制的实验研究;探讨了甲状腺病中医基础理论以及有效方药的作用机制及其实质。推动中医药及中西医结合对甲状腺病的临床与实验研究的发展。

第十篇　实验研究篇

第一节 甲状腺疾病的动物模型

一、Graves 病动物模型

Graves 病（Graves disease，GD）又称毒性弥漫性甲状腺肿或 Basedow 病，是一种器官特异性自身免疫性疾病，其发病机制为机体产生了针对促甲状腺激素受体（thyroid stimulating hormone receptor，TSHR）的抗体（thyrotropin receptor antibody，TRAb）。该抗体分 TSHR 刺激性抗体（thyroid stimulating antibody，TSAb）和 TSHR 阻断抗体（thyroid stimulating blocking antibody，TSBAb）两种。其中 TSAb 与 TSHR 结合后可引起 TSHR 构型变化，产生类似促甲状腺激素的作用，导致甲状腺组织增生、甲状腺激素分泌过多和功能亢进。GD 动物模型有以下几种：

1. 用稳定表达 TSHR 的细胞免疫小鼠

（1）Shimoji 模型：该方法是第一个真正的 GD 动物模型，由 Shimojo 等报道。选用 AKR/N（H-2k）小鼠作为实验动物，RT4.15HP 作为免疫细胞，该细胞能够稳定表达主要组织相容性复合体 Ⅱ（major histo-compatibility complex Ⅱ，MHC-Ⅱ）类分子和人类 TSHR。小鼠腹腔注射稳定表达人 TSHR 的 RT4.15HP 细胞，2 周 1 次，共 6 次。结果显示，试验组中 90% 小鼠体内产生了 TSHR 抗体，15%~20% 的小鼠甲状腺激素水平升高、甲状腺呈弥漫性肿大，同时出现了甲状腺毒症。而对照组无一例产生 TSAb。Kita 等在 Shimojo 模型的基础上观察了加用佐剂对模型诱导的影响，一组联合使用 Th1 佐剂—完全弗氏佐剂（complete Freund's adjuvant，CFA），另一组联合使用 Th2 佐剂—组织毒素（pertussis toxin，PTX）。显示两种佐剂均有一定作用，Th1 佐剂的联合使用抑制模型的发生，Th2 佐剂的联合使用使甲状腺功能亢进的发病率达到 50%，远高于对照组的 25%，并且时间提早到第 9 周。Rao 等联合使用明矾和 PTX 佐剂进行诱导，GD 的发病率提高到了 70%。

（2）Hamster shimojo 模型：Ando 等选用远交系中国仓鼠为实验动物，选用表达 TSHR 的中国仓鼠卵巢细胞（CHO-TSHR）腹腔注射，辅以明矾和 PTX，2 周 1 次，共 6 次。9 周后结果显示 80% 小鼠产生了促甲状腺激素结合抑制免疫球蛋白（thyrotrophin binding inhibiting immunoglobulin，TBII），70% 的血清中检出有 TSAb，60% 有无淋巴细胞浸润的甲状腺肿大，而 10 只小鼠中仅有 1 只发展成甲状腺功能亢进。与近交系小鼠不同的是，每个仓鼠个体 MHC 分子各不相同，这点与人类相似。

（3）表达 TSHR 的 B 细胞或 HEK-293 细胞免疫：Kaithamana 等选取 6~8 周龄遗传背景为 H-2d 的雌性 BALB/c 小鼠作为实验动物，腹腔注射表达小鼠 TSHR 或人 TSHR 的 M12 细胞，或表达人 TSHR 的 HEK-293 细胞，辅以 Th2 佐剂 - 霍乱毒素 B 亚单位。结果显示，两种方法 100% 的小鼠均发展成为甲状腺功能亢进，体重明显下降，血清 TSAb、TBII 水平不同程度升高，伴有局灶性坏死和甲状腺淋巴细胞浸润。

2. 表达 TSHR 的质粒免疫小鼠

（1）核酸免疫：Costagliola 等选用 BALB/c 小鼠作为实验动物，将 TSHR cDNA 克隆到真核表达载体中,将载体肌内注射。结果显示,11 周后约 70%(10/14)的小鼠血清 TBII 水平升高,无一只小鼠血清游离甲状腺素(FT₄)水平升高。试验组小鼠甲状腺呈现严重的淋巴细胞浸润,实验表明小鼠只产生甲状腺炎。但 Barrett 等却发现给 BALB/c 小鼠皮内注射 TSHR-DNA 质粒后,4 只伴总 T₄(TT₄)升高,4 只甲状腺功能亢进小鼠中有 2 只检测到 TSAb。这说明不同的注射途径所引发的免疫反应有所差异。此后,Costagliola 等又选用远交系 NMRI 小鼠,肌内注射 TSHR 真核质粒。结果显示,5 雌 1 雄(5/29 和 1/30)不仅 TSAb 阳性,而且出现了血清 T₃、T₄ 升高等甲状腺功能亢进的表现。同时还伴有甲状腺炎和 GD 相关眼病的变化。但一些研究者没有复制出相同结果。张木勋等人使用基因枪免疫雌性 BALB/c 鼠,在免疫的第 2~4 周可以观察到 FT₄ 升高和自身抗体改变等理想的免疫效果。且基因枪免疫动物 4 周后血清 FT₄ 高于质粒肌内注射组以及基因枪免疫空质粒组。

(2) 电穿孔核酸免疫:Kaneda 等对核酸免疫改良,选用 TSHR 及 TSHR289(TSHR A 亚单位)cDNA 克隆到真核表达载体。在载体注射部位(股二头肌)两侧插入一对电极针,每次注射后给予 3 次脉冲及 3 次相反极性脉冲。结果显示,TSHR 实验组中有 12.0%~31.8% 的 BALB/c 小鼠被诱导出甲状腺功能亢进伴血清 T₄ 水平升高;TSHR289 实验组中 79.2%~95.7% 的小鼠被诱导出甲状腺功能亢进伴血清 T₄ 水平升高。更重要的是,TSHR 刺激性抗体在最后一次免疫后的小鼠体内持续存在达 8 个月。

(3) 表达 TSHR 的腺病毒免疫:Nagayama 等选用 BALB/c、C57BL/6、CBA/J、DBA/1J 和 SJL/J 品系小鼠为实验动物,以编码 TSHR 全长的腺病毒为载体,采用肌内注射,3 周免疫 1 次,共 3 次。8 周后 55% 雌性和 33% 雄性 BALB/c 小鼠和 25% 雌性 C57BL/6 小鼠诱导出甲状腺功能亢进,T₄ 水平明显高于对照组,所有 T₄ 升高的动物 TSAb 阳性,且 TSAb 值与 T₄ 水平呈明显正相关(r=0.89)。84% 的雌性和 56% 的雄性 BALB/c、75% 的 C57BL/6 甲状腺阻断性抗体阳性。而 CBA/J、DBA/1J 和 SJL/J 小鼠均未诱导出甲状腺功能亢进,除 SJL/J(H-2s)组 TBII 活性较高外,其余两组无 TSHR 抗体产生。所有品系小鼠在诱导过程中都没有出现甲状腺淋巴细胞浸润。BALB/c 小鼠为 GD 易感品系。TSHR- 腺病毒免疫与核酸免疫相比较,GD 发病率更高。后来的研究表明该动物模型易于复制。在此基础上,Chen 等通过表达 A 亚单位的腺病毒(Ad-TSHR289)及裂解 C 肽后具 A 和 B 亚单位 TSHR(Ad-TSHR-D1NET)的腺病毒免疫 BALB/c 小鼠。结果显示,Ad-TSHR289 组 8/10 的小鼠血 T₄ 水平增高,而 Ad-TSHR-D1NET 组仅 1/10 的小鼠血 T₄ 增高;Ad-TSHR289 组血 TSAb 活性明显高于 Ad-TSHR-D1NET 组,而甲状腺阻断性抗体活性在 Ad-TSHR289 组明显低于 Ad-TSHR-D1NET 组。这说明,TSHR A 亚单位具有更强的免疫源性,引起 GD 发病率更高。作者伍丽萍所在实验室于 2006 年报道了用表达 TSH 受体 A 亚单位(TSH289)的重组腺病毒免疫近交系 BALB/c 雌性小鼠制备 GD 动物模型的结果,实验组中 50% 的小鼠 TRAb 水平显著升高,21.4% 血清 T₄ 水平升高,T₄ 升高的小鼠甲状腺显著增生并有乳头状结构形成。施秉银等人以 Ad-TSHR289 肌内注射 BALB/c 小鼠,末次免疫后 4 周测血清 TRAb、TT₄ 水平,研究以相同方式诱导和人类基因背景最为接近的雌性恒河猴 Graves 甲亢模型,将 Ad-TSHR289 经双侧三角肌肌内注射雌性恒河猴,末次注射后 4 周取血测甲状腺激素及相关免疫学指标,造模组所有小鼠 TRAb 明显升高,甲亢发生率为 75%,流式检测 IFN-γ 分泌显著升高,Foxp3+CD4+CD25+/CD4+ 降低,恒河猴造模组的猴子平均体重逐渐下降,造模组 TRAb 水平从第 4 周开始升高,所有恒河猴在末次免疫后 4 周抗体水平均高于正常,在 3 次免疫后 2 周只有 16.7% 猴子出现甲亢,而在

5 次免疫后 4 周 50% 猴子发生了甲亢。其团队成功制备了 Graves 病动物模型,在国际上首次成功诱导了对 Graves 病的免疫耐受,在国际上首次成功制备恒河猴 Graves 病模型。

3. 小肠结肠炎耶尔森氏菌动物模型　1974 年,Bech 等发现小肠结肠炎耶尔森菌(Yersinia enterocolitica,YE)与甲状腺功能紊乱有关。1976 年 Shenkman 等发现 36 个 GD 患者中,24 个有高滴度的抗 YE 抗体(YEAb)。1986 年 Heyma 等发现该菌的质粒编码蛋白质和 TSH 受体存在同源性,这说明 YE 与甲状腺细胞存在交叉抗原。YE 是一种致病性革兰阴性杆菌,有五个生物型,血清型 O 抗原有 33 种,主要为血清型 O∶3、O∶8、O∶9。YE 感染人体可产生针对甲状腺上皮细胞的 TSH 受体的抗体。Wenzel 等的研究发现 YE 菌致病性与一种 46MDa 的质粒编码蛋白有关,进一步的研究表明 YE 菌表面存在 TSH 结合位点,而且标记 TSH 和 YE 菌的结合可被 GD 病患者的免疫球蛋白抑制。陈氏等的实验表明 YEAb 和 TRAb 既能识别 TSH 受体蛋白也能识别 YE 菌菌体蛋白,TSH 受体和 YE 菌菌体蛋白在结构上应存在相同或相似的抗原决定簇,YEAb 存在与 TSH 竞争性结合 TSH 受体同一位点可能。YEAb 与 TSHR 结合,刺激甲状腺细胞增生,并合成和分泌甲状腺激素增多,从而导致甲亢的发生。1987 年 Ingbar 等为了检验 YE 菌可致甲亢的理论,用其免疫 5 只兔,试图诱导出 GD 兔,但未成功。据查到文献,仅有上海采用 YE 菌免疫动物而制成 GD 的报道。

4. 转基因动物模型　Kim-Saijo 等从 GD 患者的外周血里提取表达 TSAb 的 B 细胞克隆 -B6B7,用 EB 病毒转染使其永生,分离制备出 TSAb 基因,将此 14.1kb 的片段微注射入 C57BL/6J 小鼠的受精卵中。结果显示,68% 的转基因小鼠在出生后 12~20 周自发出现血清 T_4 升高、TSH 降低,伴甲状腺组织锝摄取率增高。ELISA 法检测发现血清中 IgM 升高与 T_4 水平正相关,而甲状腺功能亢进是由 TSAb 浓度所决定的。TSAb 转基因动物模型发育过程中还伴随出现其他自身免疫现象,可进行传代。

5. 单克隆抗体被动免疫诱导的急慢性 GD 模型　用对 TSHR 有强烈刺激作用的单克隆抗体(monoclonal antibody,mAbs)被动免疫小鼠制备抗体介导的急慢性 GD 动物模型已有多篇报道。在急性动物模型中,静脉注射低剂量的具有 TSAb 活性的 mAbs,可使小鼠血清 T_4 水平在 12~24 小时快速升高,维持几天后降到正常水平。用具有 TSAb 活性的 mAbs 进行慢性刺激,2 周后出现免疫耐受,实验组小鼠和对照组小鼠血清 T_4 水平保持一致。但另一慢性动物模型,每周给小鼠静脉注射 10mg 具有 TSAb 活性的 IgG,9 周后实验组小鼠血清 T_4 水平逐渐升高,与对照组之间有显著性差异。

6. 甲亢突眼动物模型　第一个甲状腺突眼的动物模型是应用预先用 TSHR DNA 或者 TSHR 融合蛋白免疫的 BALB/c 和 NOD 小鼠的脾细胞处理而成的。细胞使用融合蛋白转染并注射进入非免疫受体,动物模型会出现甲状腺炎,同时仅仅有 BALB/c 小鼠模型才会出现炎细胞浸润、脂肪组织增生、大量黏多糖沉积导致肌纤维分隔等甲亢突眼的病理变化。Moshkelgosha 及其同事在 Endocrinolog 杂志上发表了他们的第一例真正的甲亢突眼动物模型。他们用人类的 TSHRA 亚组免疫雌性 BALB/c 小鼠,一部分受体产生免疫应答,他们使用电穿孔技术将质粒直接注入小鼠大腿部的肌肉,免疫小鼠出现甲亢突眼的病理变化。其后 Banga 及其同事也用类似方法成功造模。

二、实验性自身免疫性甲状腺炎动物模型

1956 年 Witsbky 和 Rose 发现家兔用另一家兔或自身的甲状腺组织浸出液加 Freund 氏

佐剂作免疫注射后,血清中出现甲状腺抗体,甲状腺组织发生特异性病变。1961 年 Miescher 研究豚鼠用同种属动物甲状腺组织提出的甲状腺球蛋白加上 Freund 氏佐剂注射于足掌,共 2 次,间隔 1 周,成功诱导出甲状腺自身抗体。但用血清作被动转移未获成功,而用淋巴细胞转移已有成功报道。1972 年 Felix-Daries 和 Waksman 用甲状腺抗原加佐剂单次注射于纯系豚鼠足掌,7 日后绝大部分发生极早期的甲状腺炎,这时候杀死动物,取脾或淋巴结制成细胞悬液,静脉注射于正常的同纯系豚鼠,又隔 7 日后剖验受体动物,证明甲状腺炎被动转移成功。Biorklund 报道纯系大鼠用甲状腺抗原加 Freund 氏佐剂致敏后,收集胸导管淋巴细胞作用于同纯系大鼠甲状腺的单层培养物,证实发病动物的淋巴细胞对培养中的甲状腺细胞有直接损伤作用。1985 年 Okayasu 等用致敏的 T 细胞转移给正常小鼠,引起自身免疫性甲状腺炎的相似症状,说明 T 细胞尤其是活化的自身反应 T 细胞在 HT 发病中的重要作用。1994 年,Costagliola 采用重组的促甲状腺激素受体(TSHR)膜外部分(TSHR-EDC)注入 BALB/c 小鼠体内,也诱导出实验性自身免疫性甲状腺炎(experimental autoimmune thyroiditis,EAT)。近年来,国内也逐渐开展此项研究,报道比较多的有天津医科大学应用不同的异源性甲状腺抗原包括人类甲状腺球蛋白(hTG)、人类甲状腺过氧化物酶(hTPO)以及豚鼠促甲状腺激素受体(gTSHR)与弗氏完全佐剂乳化后,行腹股沟皮内和腹腔多点注射,免疫诱导出 Wistar 大鼠产生 EAT。南京中医药大学介绍以纯化 TG 与弗氏完全佐剂乳化后形成的油包水乳剂抗原分次少量免疫的方法成功复制出小鼠 EAT。再研究得比较多的是镇江医学院,他们采用弗氏完全佐剂加甲状腺球蛋白多次免疫注射 CBA 小鼠,制备出了小鼠 EAT 模型。

三、甲状腺功能减退症动物模型

甲状腺功能减退症(甲减)是由多种原因引起的血清甲状腺激素(TH)合成、分泌或生物效应不足而表现的一组临床综合征。本病女性较男性多见,男:女为 1:4~5,且随年龄增加,其患病率逐渐上升。男性和女性每年临床甲减发病率分别为 0.60‰和 3.5‰。为更好地研究甲减的病因、发病机制、病理过程,许多甲减动物模型纷纷被建立。现结合有关文献,就近年甲减动物模型的研究进展做一回顾。

常用甲减模型根据造模方法及原理的不同可分为:低碘甲减模型、化学诱导甲减模型、先天性甲减模型、转基因甲减模型、甲状腺切除甲减模型 5 类,其中多数学者采用化学诱导甲减模型。现将各种方法综述如下。

1. 低碘甲减模型　国内外运用的较少。房辉等制作动物模型的方法为:Wistar 鼠食用重度缺碘地区粮食配制的饲料加去离子水,3 个月后即可成模。费伟华等人以猕猴作为研究对象,对低碘喂养 12 个月的猕猴进行血清激素测定,甲状腺重量及甲状腺形态学检查,发现低碘组猕猴血清激素水平明显低于对照组,甲状腺肿大,滤泡增生密集,滤泡腔变小,胶质减少,上皮细胞增生肥大呈高柱状,以猕猴成功造模。

2. 化学诱导甲减模型　经多年研究探索,已成功证实以下化学物质能诱发甲减:丙硫氧嘧啶(PTU)/碘番酸(IOP)、PTU、甲硫氧嘧啶(MTU)、甲巯咪唑(MZ)、甲状腺激素(TH)、^{131}I、过氯酸钠(NaClO$_4$)。现将各种化学物质诱导的甲减模型分述如下:

(1) PTU/IOP 法:PTU 抑制 TH 合成,还在外周组织抑制 5'-脱碘酶,从而抑制 T$_4$ 转化成 T$_3$。IOP 与 5'-脱碘酶竞争性抑制 T$_4$ 转化成 T$_3$。Lange 等取 250~300g Wistar 雄鼠,每天每

100g 体重腹腔注射 1mg PTU,共 2 周,同时每周每 100g 体重腹腔注射 6mg IOP 以制成甲减模型。

(2) PTU 法:此方法应用最多。可采用 PTU 腹腔注射、灌胃、溶入饮用水的方法导入大鼠体内。其中 PTU 溶入饮用水最常用,经 2~4 周制模成功。Pantos 等通过给 Wistar 大鼠喂养 0.05%PTU3 周后制模成功。同法通过给裸鼠 PTU 诱导甲减以研究异种肿瘤的生长情况。也有学者应用低碘饲料,其中混入 0.15% 的 PTU 喂养大鼠,4 周后模型成功。

(3) MTU 法:MTU 的作用机制主要是抑制 TH 合成。给鼠饮用含 MTU 水制成甲减模型。

(4) MZ 法:作用机制同 MTU。Isman 等给 SD 雄鼠饮用含 MZ 0.03% 的溶液,14 天模型成功。

(5) TH 法:投入 TH 使血浆 TH 一过性升高,反馈性抑制 TSH 分泌减少,一旦撤药后即诱发甲减。宫星等每天每 100g 体重给 Wistar 雄鼠灌胃 3mgTH,连续 6 天即可。

(6) ^{131}I 法:^{131}I 作用机制主要为发射 β 射线杀伤甲状腺细胞,使 TH 分泌减少。Re-bagliati 等取 240~280g Wistar 雄鼠,腹腔注射 ^{131}I 1 个月,造模成功。

(7) $NaClO_4$ 法:$NaClO_4$ 中 ClO_4^- 与 I 竞争结合甲状腺细胞的钠碘转运体(NIS)。有学者给 Wistar 雄鼠食用标准复合饲料和饮用含 $1\%NaClO_4$ 的自来水,连续 1 个月,制模成功。

3. 先天性甲减模型　既可以用低碘饲料,也可以用化学诱导剂来诱发。不同的是所选动物为怀孕雌鼠。分别介绍如下:

(1) 低碘先天性甲减模型:在妊娠前及妊娠期间给予土拨鼠低碘饮食以诱导先天性甲减模型,其胎儿甲状腺仅有轻度变化。

(2) 化学诱导先天甲减模型:取怀孕 18 天鼠服用 PTU 直至妊娠结束和整个喂乳期,PTU能明显降低甲状腺素水平,体重减轻。Dong 等给妊娠鼠饮用 0.1% 或 0.04% PTU 饮用水直至分娩后 13 天,即诱导先天性甲减模型。也有学者取怀孕 1 天的 Wistar 雌鼠,饮用 0.05%PTU饮用水,幼鼠断奶后,继续以上饮食,4 个月后模型成功。还有学者取怀孕 15 天 SD 雌鼠,饮含 MZ200mg/L 的饮用水,出生后 4 天即成。在土拨鼠妊娠 40 天给予皮下注射 100 或 200μCi^{131}I 诱导先天性甲减动物模型,与对照组比较,甲状腺只有轻度改变,幼鼠的骨骼在 X线上无甲减表现。而如果妊娠前 3 天或妊娠时即开始服用 0.1%PTU,甲状腺增大,被膜不完整,X 线发现骨骼发育不全。后者是一较好的先天性甲减动物模型。

(3) 先天性无甲状腺模型:Pax8 缺失鼠先天性无甲状腺,是研究先天性甲减的天然模型。喂给 TH,Pax8 缺失鼠在断奶后依然能生存,并且发育无明显缺陷,说明 Pax8 缺失能特异性影响甲状腺的发育。

(4) 先天突变性甲减模型:Rdw 鼠是 dwarf 鼠突变后的新品种,在发育过程中血 T_4、FT_3和 GH 浓度降低,TSH 浓度明显升高。是先天性甲减较好模型。

(5) 遗传性甲减模型:hyt/hyt 鼠提供一个非常有用的重症原发性甲减动物模型,为常染色体隐性遗传。这种鼠在受孕后 15 天后就成为先天性甲减动物模型。可能原因是这种鼠的甲状腺对 TSH 反应缺陷。

4. 转基因甲减模型　转基因甲减模型是近年来甲减模型研究的突破,是在基因技术日渐成熟的基础上发展起来的新兴技术。已有学者在表达 Δ337 苏氨酸 TRβ1 突变体的转基因鼠模型上,成功地诱发了甲减模型。TRβ 缺陷鼠是通过有目的突变删除 TRβ 基因部分的编码外显子,阻止功能性 TRβ1 或 TRβ2 的合成,为详细研究 TSH 表达的调节提供了较好的平台。通过同源重组技术使鼠 TRH-R1 基因缺失。TRH-R1 基因缺失鼠的垂体完全丧失 TRH 结合能力,表明 TRH-R1 是垂体 TRH 靶细胞的唯一受体。此模型的 T_3、T_4 及催乳素明显降低,而 TSH 水平不低。

5. 甲状腺切除甲减模型 甲状腺切除甲减模型是经典的甲减模型,切除绝大部分甲状腺必定造成甲减。

四、碘缺乏病动物模型

1. 缺碘性甲状腺肿模型 Wistar 大鼠适应饲养 1 周后,正常组给予正常饮食和双蒸馏水饲养,剩余三组大鼠均食用由缺碘地区粮食配制的低碘饲料及去离子水,碘摄入量控制在 $30\sim40\mu g/(kg \cdot d)$,喂养 3 个月。运用触诊结合甲状腺彩超确定造模成功。

2. 缺碘性甲状腺肿动物模型 给予 4 周龄 Wistar 大鼠低碘饲料和去离子水喂养 3 个月,全面观察甲状腺各项相关指标的变化,观察尿碘中位数、甲状腺组织碘和激素含量及血清总甲状腺素水平显著降低,甲状腺相对重量、吸碘率、蛋白水解酶活性和血清甲状腺刺激激素水平显著增加,甲状腺在光镜下呈增生性甲状腺肿的表现,表明成功建立了缺碘性甲状腺肿动物模型。

3. 碘缺乏致甲状腺肿动物模型 选用 4 周龄 Wistar 大鼠 200 只,体重 90~130g,雌雄各半,由中国医科大学实验动物中心提供。饲以实验专用的低碘饲料,同时喂 1% 高氯酸钠 19 天,续喂双蒸馏水 2 天,随机分组。给处理因素后仍饲以低碘饲料和双蒸馏水,直至实验结束。

4. 不同碘摄入水平对小鼠子二代鼠甲状腺功能和形态学的影响 将断乳 1 个月 Balb/c 小鼠随机分为 5 组:低碘组 LI、适碘组 NI、5 倍高碘组 5HI、10 倍高碘组 10HI、50 倍高碘组 50HI。给以不同浓度碘水[$<0.25\mu g(LI)$、$1.5\mu g(NI)$、$7.5\mu g(5HI)$、$15\mu g(10HI)$、$75\mu g(50HI)$]喂养 3 个月后,连续传 2 代。各组子二代鼠 20、40 日龄时处死,采用放射免疫法测定血清甲状腺激素水平,并做甲状腺形态学观察,用图文分析系统测定甲状腺滤泡的体视学参数:滤泡平均面积(SA)、滤泡腔平均面积(SB)、上皮细胞层厚度(L)和滤泡腔体积与滤泡体积之比(VA),以期为甲状腺结构改变提供定量依据。结果:20 日龄时,与 NI 组相比,LI 组与 50HI 组 T_4 明显降低;40 日龄时,与 NI 组相比,LI 组 T_4 明显降低。形态学观察,NI 组甲状腺多为中等大小滤泡,上皮细胞多为单层立方状;LI 组甲状腺呈明显的滤泡增生,上皮呈柱状多为复层;50HI 组甲状腺与 NI 组比较,上皮细胞变扁平,腔内蓄积大量胶质。体视学参数测定:LI:L、SA 均明显增大,VA 明显减低;5HI 组和 10HI 组与 NI 组比较各项指标之间均无统计学差异。50HI 组,L 明显减低,SA、SB、VA 均明显增大。结论发现碘缺乏及高剂量碘过量均可引起子二代鼠的甲状腺功能低下。碘缺乏时子二代小鼠发生了明显的滤泡增生性甲状腺肿;高碘摄入时子二代小鼠发生了胶质蓄积性甲状腺肿,但肿大程度远不及缺碘所致的肿大。子二代小鼠对碘过量有较强耐受性,当碘摄入量为正常 50 倍时,才会明显影响到甲状腺的形态。

五、结节性甲状腺肿实验动物模型

1. 基因突变模型 已经发现的可形成 PTC 的有 RET/PTC、TRK-T1、$BRAF^{V600E}$ 基因突变或者重排,形成 FTC 的有 $TR\beta^{PV/PV}$、$PTEN^{-/-}$ 等基因突变,PAX8/PPARG 基因突变可见于 PTC 和 FTC。

Russell JP 等和 Kim CS 等研究发现 23% 月龄 ≤ 7 个月和 78% 月龄 >7 个月的 TRK-T1 小鼠出现恶性甲状腺结节的特点,表现为滤泡上皮细胞含有很少的细胞质分裂和增殖,纤维血管呈乳头状。另外多项研究发现一个独立表达人 RET/PTC3 基因的转基因小鼠可发展为甲状腺实体癌,与在人类中观察到的由辐射诱发的癌的病理相似。

RET/PTC3 基因突变模型与 tg-e7 基因突变模型不同:RET/PTC3 模型在同一肿瘤或同一甲状腺叶中具有较大异质性,tg-e7 模型的异构性较差,以主导模式为主;在两种模型反映的增殖和凋亡与基因相关而与一般的肿瘤的发生过程不同;RET/PTC3 小鼠表现为局部和短暂的人类 PTC 模型,而 tg-e7 小鼠不属于通常的 PTC 型。

G.A. Thomas 等使用 C3H 雌性小鼠 20 只,gpdx 雌性小鼠 20 只,杂合子 c3hx-gpdx 雌性小鼠 48 只,总计 88 只小鼠用于制作模型。55 只 3 周龄小鼠给予腹腔注射 $3\mu Ci$ 的 ^{131}I,4 周时开始饮用 0.2%ATA,余下的给予高氯酸钠(与 1% 蔗糖配成 1% 的甜味剂),诱导甲状腺肿直至处死,通过 HE 染色切片观察病理类型及连续切片染色检测 G6PD 活性。结果发现结节多发生在高氯酸钠组,但由于动物种类的影响,尚不能得出关于诱发药物和病变类型之间的明确关系。

G.A. Thomas 等将 56 只 3 周龄雌性小鼠(18 只纯合子和 20 只杂合子,均缺乏 G6PD 活性,18 只正常雌性 C3H 小鼠)分别给予单次腹腔注射 0.1ml 生理盐水配制成 ^{131}I(具体剂量为 $6\sim20mCi/\mu$)注射液。每组中一半动物给予 $11mCi/\mu$ 剂量,另一半给予 $23mCi/\mu$ 剂量,1 周后饮用用于诱导甲状腺肿的饮水,饮水中含有 0.2% 氨基三唑、0.5% 高氯酸钠和 0.5% 的蔗糖,既甘甜可口,又可持续诱发甲状腺肿。46 周后处死一半动物,4 周后处死另一半。结果发现肿瘤类型与 ^{131}I 注射剂量无关,84 例出现腺瘤的形态学特征,14 例发现甲状腺癌,形态与腺瘤相似。

2. 异种移植模型 HenningDralle 等将 16 例甲状腺良性病变组织(10 个非毒性结节性胶体甲状腺肿,2 个滤泡状腺瘤,1 个高功能自主腺瘤,一个碘致甲状腺功能亢进症,2 例 Graves 病)和 18 例甲状腺恶性肿瘤组织[7 个乳头状癌,5 个滤泡癌,5 个未分化癌,1 个甲状腺髓样癌]异种移植在 124 只同源雌性 6 周龄 BALB/C 裸鼠的侧腹上。结果发现良性和恶性甲状腺组织在裸鼠中可保持完整的形态,重建 T_3、T_4 和 TG 的血清水平,并在移植术后最少 4 个月内能保持其功能的完整性。

StaffanSmeds 等发现移植细胞在正常甲状腺组织中能自然稳定生长,且具有遗传特质。细胞复制速度比上皮细胞生长的平均速度要快,呈现一种过度生长的趋势,由此推测他们可能是实验室诱发和自发性结节和腺瘤的真正起源。

人类良性甲状腺肿组织的所有变体均已被移植到裸鼠:从结节性和弥漫性甲状腺肿组织到热、冷结节或甲状腺结节等,甚至迅速生长的结节。正常甲状腺组织移植到裸鼠模型主要来自 4 个不同的物种(人、大鼠、猪、豚鼠),常用于对 TSH 和 TSAb 进行物种特异性作用的研究。虽然新的研究工具,例如转基因动物,现在越来越多地应用,但是异种器官移植为回答一些其他的实验模型尚不能回答的问题提供了可能性。即使许多科学问题可以由细胞培养或其他体外实验得以证实,动物模型仍然显得重要,但是当将其外推到人类时应该慎重,我们应该始终牢记,为了解人类疾病开展的人类实验模型才是金标准。

3. 抗甲状腺药物模型 大量临床研究也证实长期服用抗甲状腺药物会导致甲状腺结节的发生。研究人员采用长期抗甲状腺药物诱导结节性甲状腺肿的造模方法,选用 SD 大鼠作为实验对象。选用雄性大鼠造模以消除雌激素的影响,采用灌胃的方法分别给予 3 种不同剂量丙硫氧嘧啶溶液,并在不同的时间用彩超观察大鼠甲状腺的变化。结果表明 0.1% 浓度的丙硫氧嘧啶溶液比其他两个浓度(0.025%、0.05%)更为有效。试验证实,给予抗甲状腺药物 1 周时,彩超下可见模型组甲状腺体积较正常对照组显著增大,20 周时彩超下可见模型组出现甲状腺结节。

4. 自发性结节模型 患有甲亢的猫的甲状腺肿中含有单个或多个具有自主(即 TSH 独立)功能的甲状腺结节,在临床和组织学上与人类的毒性结节性甲状腺肿相似,其吸碘率高于周围的正常组织。在使用甲状腺素治疗小鼠增生性热结节的过程中发现,移植瘤保留原有的组织学模式,并继续保持强大的吸碘能力。放射自显影评估显示在自主增殖的滤泡细胞内出现增生灶,而不是在正常组织,但宿主猫的血清未能刺激移植到小鼠的结节的生长。

模型评价:从 2010—2011 年,甲状腺超声检查就用于检验 tg-trk-t1 转基因小鼠甲状腺癌模型的发生情况。

Marcello Mancini 等开展了一项关于高频超声(HFUS)对活体小鼠甲状腺无创成像的价值的研究。其通过对 10 只正常的 C57BL/6 小鼠,8 只 PTU 诱导小鼠,22 只 tg-trk-t1 转基因小鼠甲状腺和结节的情况进行了评价。结果所有动物成功地获得了甲状腺图像,正常甲状腺容积达到了 4.92μl(范围 2.11~4.92μl),PTU 致甲状腺肿表现为弥漫性甲状腺肿大;22 例 tg-trk-t1 小鼠(86%)中发现结节 19 个(最小可检测结节直径 0.46mm),其中 11 个结节为恶性,8 个为良性,与组织学分析比较发现高频超声对甲状腺结节的检测灵敏度为 100%,特异性为 60%,在预测甲状腺结节恶性病变的敏感性和特异性分别为 83% 和 91%。因此,这是一种可取代侵入性检查的准确的成像方式,可用于小鼠甲状腺癌模型的评价。

参 考 文 献

1. Shimojo N, Kohno Y, Yamaguchi K, et al.Induction of graves-like disease in mice by immunization with fibroblasts transfected with the thyrotropin repector and a class Ⅱ molecule.Proc Natl Acad Sci U S A, 1996, 93 (20): 11074-11079

2. Ando T, Imaizumi M, Graves P, et al.Induction of thyroid-stimulating hormone receptor autoimmunity in hamsters. Endocrinology, 2003, 144 (2): 671-680

3. Kaithamana S, Fan J, Osuga Y, et al.Induction of experimental au-toimmune Graves'disease in BALB / c mice.J Immunol, 1999, 163 (9): 5157-5164

4. Costagliola S, Rodien P, Many MC, et al.Genetic immunization against the human thyrotropin receptor causes thyroiditis and allowsproduction of monoclonal antibodies recognizing the native receptor.J Immunol, 1998, 160 (3): 1458-1465

5. Barrett K, Liakata E, Rao PV, et al.Induction of hyperthyroidism in mice by intradermal immunization with DNA encoding the thyrotro-pin receptor.Clin Exp Immunol, 2004, 136 (3): 413-422

6. Costagliola S, Many MC, Denef JF, et al.Genetic immunization of outbred mice with thyrotropin receptor cDNA provides a model of Graves' disease.J Clin Invest, 2000, 105 (6): 803-811

7. Pichurin P, Yan XM, Farilla L, et al.Naked TSH receptor DNA vaccination: A TH1 T cell response in which interferon-gamma production, rather than antibody, dominates the immune response in mice.Endocrinology, 2001, 142 (8): 3530-3536

8. Baker G, Mazziotti G, von Ruhland C, et al.Reevaluating thyrotropin receptor-induced mouse models of

Graves'disease and ophthal-mopathy.Endocrinology,2005,146(2):835-844

9. Kaneda T,Honda A,Hakozaki A,et al.An improved Graves'disease model established by using in vivo electroporation exhibited long-term immunity to hyperthyroidism in BALB/c mice.Endo-crinology,2007,148(5):2335-2344

10. Nagayama Y,Kita FuruyamaM,Ando T,et al.A novel murine mod-el of Graves'hyperthyroidism with intramuscular injection of adeno-virus expressing the thyrotropin receptor.J Immunol,2002,168(6):2789-2794

11. Chen CR,Pichurin P,Nagayama Y,et al.The thyrotropin receptor autoantigen in graves disease is the culprit as well as the victim.Clin Invest,2003,111(12):1897-1904

12. 伍丽萍,施秉银,郭丽英,等.在雌性小鼠制备 Graves 病动物模型.中华内分泌代谢杂志,2006,22(4):388-391

13. Kim-Saijo M,Akamizu T,Lkuta K,et al.Generation of a transgenicanimal model of hyperthyroid Graves'disease.Eur Immunol,2003,33(9):2531-2538

14. Gilbert JA,Gianoukakis AG,Salehi S,et al.Monoclonal pathogenic antibodies to the TSH receptor in Graves'disease with potent thyroid stimulating activity,but differential blocking activity activate multiple signaling pathways.J Immunol,2006,176(8):5084-5092

15. Flynn JC,Gilbert JA,Meroueh C,et al.Chronic exposure in vivo to thyrotropin receptor stimulating monoclonal antibodies sustains highthyroxine levels and thyroid hyperplasia in thyroid autoimmunity-prone HLA-DRB1*0301 transgenic mice.Immunology,2007,122(2):261-267

16. 房辉,阎玉芹,陈祖培.缺碘与高碘大鼠甲状腺对氧化能力的实验研究.中国地方病学杂志,2001,20(1):11-13

17. Lange P,Lanni A,Beneduce L.Uncou-pling protein-3 is a molecular determinantfor the regulation of resting metabolic rate bythyroid hormone. Endocrinology,2001,142(8):3414-3420

18. Tohei A,Imai A,Watanabe G,et al.Influence ofthiouracil-induced hypothyroidismon adrenal and gonadal functions in adult fe-male rats. J Vet Med Sci,1998,60(4):439-46

19. Isman CA,Yegen BC,Alican I.Methima-zole-induced hypothyroidism in rats amelio-rates oxidative injury in experimental colitis. J Endocrinol,2003,177(3):471-476.

20. Rebagliati I,Raices M,Ricci C,et al.Effects of zinc on brown fat thermal responseto cold in normal and triiodothyronine-treated hypothyroid rats. Bull Environ ContamToxicol,2001,67(5):641-648

21. 白秀珍,庄晓燕,张咏梅,等.甲状腺功能低下及亢进大鼠 ALP 及 BALP 含量变化的研究.中国地方病学杂志,2002,21(3):182-184

（高明松 谭燚 曾明星）

第二节 清肝泻火方对 Graves 病大鼠炎性因子及相关蛋白的实验研究

一、Graves 病肝火致病的立论依据

中医学认为肝主疏泄,性喜条达,为风木之脏,内寄相火,以血为本,以气为用。由于长期持久或突然强烈的情志刺激,可导致脏腑功能失常,肝失疏泄、肝气郁滞,郁久化热化火,即"气有余便是火"。肝火引动心火,则心火上炎,临床症见烦躁易怒、心悸失眠,怕热汗出;

肝郁化火,肝火旺盛,横逆犯胃,则消谷善饥;患者多素体肾阴不足,使火无所制,并促使疾病进一步发展:一则直接犯脾,使脾失健运,大便溏泄,脾为后天之本,主四肢肌肉,脾气虚弱,运化无权则肌肉无以充养,故消瘦乏力,脾之运化失司,水湿停积,聚湿生痰;一则因气郁使津液气血运行不畅,凝滞为痰。痰随气行,无处不到,随气逆上扰,痰气交阻,气滞痰凝,壅结颈前则成本病。正如《外科正宗》曰:"夫人生瘿瘤之症,非阴阳正气结肿,乃五脏瘀血、浊气痰滞而成。"瘿气不消与瘀血相搏则瘿肿而硬,肝气郁久化火,肝阳上扰,而见急躁、易怒、面赤、怕热、口苦、目赤、脉弦数等症。肝火夹湿上逆,凝集于目而使眼睛外突。肝火上灼心阴,母病及子,而致心阴亏损,心神失养故见心悸怔忡,烦躁不寐,多汗,舌红、脉细数等症。又肝火过盛,阳亢风动,则见手足震颤;肝藏血,与冲脉相连,冲脉主月经,肝郁气滞,则月经不调,经少,经闭。以上种种病变,非肝火莫属。正如清代沈金鳌《杂病源流犀烛·颈项病源流》指出:"瘿之为病,其证皆隶五脏,其原皆由肝火"。

Graves 病(GD)病程长,病机复杂,病理因素较多,目前临床证型繁多。我们认为临床众多分型实际是 GD 不同阶段的不同表现。根据 GD 病机的演变过程,GD 肝火证演变的三个阶段:①早期:邪盛症重阶段。脏腑气机紊乱,心肝火旺,热盛为毒,临床表现一派火热之象。故初期以热毒为主,兼夹痰瘀,辨证属阳热尤盛之实证。②中期:毒邪深入脏腑、血分,正不胜邪的阶段。热毒、痰毒、瘀毒交互为患,互为病理因素,兼有气阴不足。此时,临床热象不明显,而以睛突,瘿肿等痰瘀胶结为主要表现,辨证属虚实夹杂。③晚期:毒邪蕴伏于内,正不胜邪,虽无明显外候,实属隐患阶段。久病入络,痰瘀热毒,耗伤气阴,使疾病迁延难已,反复发作。临床表现以气阴不足之虚象为主。辨证属本虚标实,以虚为主。因此 GD 总的病机演变过程为:情志不畅,脏腑功能失调,肝气郁结,气郁化火,肝火热盛煎熬津液,凝聚成痰;灼血为瘀,阻滞脉络热。痰、毒、瘀交互为患,聚于颈部,又能伤阴耗气,损伤机体正气,其结果促使甲亢病的发生,其中肝火热毒是甲亢发病的始动因素。

西医学认为,GD 即是由于自身免疫功能紊乱,导致血中甲状腺激素过多,超出生理所需,引起的一系列临床综合征。过量的甲状腺激素当属中医"内火"范畴。因为根据中医"审证求因",GD 患者基础代谢率增加,产热量增多,多伴有体温升高、怕热、多汗、烦躁、食欲亢进等"火热"之征象,故其内火当为火毒。目前尚未见从火热立论甲亢的报道,但从火热立论甲亢(瘿病),古代医籍曾有论述,《临证指南医案·疮疡》曰:"躁急善怒,气火结瘿。"本病形成与肝的关系十分密切,古代医籍曾有论述,《圣济总录·瘿瘤门·五瘿》言:"忧劳气则本于七情,情之所至,气则随之,或上而下,或结而不散是也。"《诸病源候论·瘿瘤等病诸候·瘿候》曰:"瘿者,由忧患气结所生"由此可见,甲亢的发生多与忧思、郁怒等情志内伤有关。现代周仲瑛教授也提出,内伤瘀热相搏证多见于自身免疫性疾病。现代学者虽然未明确提出GD 肝火论,但在治疗 GD 的许多有效方剂中均包含有清热解毒中药,如刘渡舟采用泻火解毒的三黄泻心汤加玄参治疗火热之甲亢。上海市中医院罗春光,采用龙胆泻肝汤合用凉膈散治疗甲亢。郭宝荣等对证属心肝火郁者予愈瘿片口服,药有黄连,连翘,栀子等清热解毒之品,疗效显著,总有效率达 89%。同时现代药理的研究也证明了单味清热解毒,清肝泻火药在治疗 GD 中的作用机制。亦有学者对肝主疏泄与甲亢病机的关系进行研究,认为肝主疏泄的功能在 GD 的发病机制中,对维持血清甲状腺激素水平和防止甲亢的发生起着一定的作用。我们在临床上以清肝泻火法为主,配合使用小剂量的抗甲状腺药物治疗 GD 取得了理想的效果,故而渐悟 GD 从肝火论治的思路。

现代医学认为肝火证的产生与体质、性格因素密切相关。体质是人群中的个体在其生长发育过程形成的代谢,功能与结构上的特殊性,这种特殊性往往决定着他对某种致病因子的易感性及其所产生的病变类型的倾向性,异病同证或同病异证的原因,可能与不同体质因素有关。中医认为肝脏对情志活动的调节有着重要意义。肝之病证的发生、演变与心理因素的关系极为密切,而肝火证又系肝之病证中情绪变化比较明显者。肝火证的突出特点是内因致病为主,其实质包括机体对致病因素有感受性与防御致病因素的能力,肝火证的内因应包括微观上的代谢、功能、结构以及个体心理因素的特殊性,亦即体质与性格的特异性。肝火证的突出特点是内因致病为主,其实质包括机体对致病因素的感受性与防御致病因素的能力。肝火证时,机体发生以下病理生理改变:①机体处于应激状态。②炎症介质释放增加。血中前列腺素 E2(PGE2)、前列腺素 F2a(PGF2a)、肿瘤坏死因子均升高,呈组织炎症反应。③调节血管平滑肌舒缩功能的活性物质含量变化和环核苷酸代谢失调。由此认为,肝火证以内源性神经 - 体液代谢失调和炎症反应为特征。

二、清肝泻火方方解

清肝泻火是肝火证的基本治法。肝火为病,治当清肝泻火,由于肝火起于肝气郁结,或肝阴不足,兼之肝火为病,病机复杂,而且为害广泛,因而必须把握清肝泻火法制方的内在规律。清肝泻火的制方大法:实火宜清疏并用,下行外达。清肝泻火法处方以苦寒清泻肝火为主,同时必须结合肝火产生的原因以及肝的生理与肝火的病理特点:肝火内盛其证属实,因此,清肝泻火药必用苦寒降泻之品,寒以泻火,苦降火势。火起于郁,火盛于里,肝气亦不疏达,因此,配伍辛散疏达之品,以疏肝郁,调畅气机以断化火之机。

陈如泉教授提出的清肝泻火方治疗 GD,在临床上取得较好的疗效。清肝泻火方由夏枯草、栀子、黄芩、黄连、生地等药物组成。方中夏枯草苦寒主入肝经,清肝泻火,味辛散结,标本兼顾为君药。夏枯草其性苦寒、辛以散结,功能清泄肝火,肝火得清,则阴血上荣,又兼有养肝明目之效。《神农本草经百种录·夏枯草》:"味苦、辛,寒。主寒热瘰疬,鼠瘘头疮。火气所发,破癥散瘿结气。火气所结。脚肿湿痹,湿热之在下者。轻身。湿火退则身健也。此以物禀之气候为治,又一义也。凡物皆生于春、长于夏,惟此草至夏而枯。盖其性禀纯阴,得少阳之气勃然兴发。一交盛阳,阴气将尽,即成熟枯槁。故凡盛阳留结之病,用此为治,亦即枯灭,此天地感应之妙理也。凡药之以时候荣枯为治者,俱可类推。"《本草药性备要》:"去痰消脓。治瘰疬,清上补下,去眼膜,止痛。"《本草通玄》:"夏枯草,补养厥阴血脉,又能疏通结气。目痛、瘰疬皆系肝症,故建神功。"《本草求真》:"夏枯草……证知气虽寒而味则辛,凡结得辛散,其气虽寒犹温,故云能补血也。是以一切热郁肝经等证,得此治无不效,以其得藉解散之功耳。"《本草纲目》中指出夏枯草为:"禀纯阳之气,补厥阴血脉"。《重庆堂随笔》:"夏枯草,微辛而甘,故散结之中,兼有和阳养阴之功,失血后不寐者服之即寐,其性可见矣。陈久者尤甘,入药为胜。"夏枯草从甲亢之本出发,软坚散结,又清肝泻火,防止疾病发展,还能针对甲亢之标以散结,可谓一举多用,阻断了疾病的传变。

栀子、黄芩、黄连三药为臣,清热除烦,解毒散结。栀子味苦,性寒。归心、肝、肺、胃、三焦经。功效主治:泻火除烦,清热利湿,凉血解毒。其清心除烦之效甚优,《本草衍义补遗》:"治热厥心痛,解热郁,行结气。"《丹溪心法》:"山栀子仁,大能降火,从小便泄去。其性能屈曲下降,人所不知,亦治痞块中火邪。"黄芩味苦、性寒。归肺、心、肝、胆、大肠经。功效主治:清热泻火,燥湿解毒,止血安胎。黄芩苦寒,既有清热燥湿之功又有泻火解毒之用。正如《滇南本草》所言:"上行泻肺火,下行泻膀胱火。"黄连泻火解毒,尤善清心经之火。《珍珠囊》曰:"去中焦湿热泻心火。"栀子长于清三焦之火,还能凉血止血,三药共用,共奏清心除烦,凉血解毒之功。旨在治 GD 之标,缓解患者心烦、心悸之不适,消除气凝痰结之肿块。生地为佐,能入心肝两经,具有清热凉血,养阴生津之用。《本草纲目》载:"地黄生则大寒,而凉血,血热者需用之,熟则微温,而补肾,血衰者需用之。"汪如《神龙本草经百种录》所说:"盖地黄专取其性凉而滑利流通。"《本草正义》:"尤为流动活泼,所以积聚痹皆除,次以补养为磨积之汁,乃正气旺而病自退,非谓地黄滋补之药,竟能通积痹也。"《珍珠囊》谓其"凉血,生血,补肾水真阴"。生地可以很好地改善患者的盗汗、潮热、手足心汗出等阴虚症状。

纵观全方,所选药物精而力专,各司其职,配伍严谨,互为补充,共为清肝泻火之功。既可治疗疾病之本,又可治疗其标,既治已病,又可防止疾病的传变,是治疗 GD 的有效方剂。

三、实验研究

GD 是器官特异性的自身免疫性疾病,免疫反应的发生和发展需要免疫介质的参与,细胞因子和细胞黏附因子是两种重要的免疫介质,在甲状腺自身免疫反应中起着不可忽视的作用。

细胞炎性因子是一类由活化的免疫细胞和某些基质细胞分泌的小分子多肽,各种急、慢性疾病,多种原因均可导致机体细胞因子的产生。细胞因子本是机体正常防御反应的重要参与成分,但当刺激过于强烈,细胞因子产生过度时,它们又可产生广泛的损伤作用。根据细胞因子在宿主防御反应中的功能不同,可将其分为两类:促炎症细胞因子和抗炎症细胞因子。前者主要有 TNF-α、IL-6 等,后者主要有 IL-4、IL-10。促炎症细胞因子可以促进 NO、花生四烯酸代谢产物、缓激肽和组织胺等血管活性物质的产生,激活补体、中性粒细胞和内皮细胞,同时它们还可相互作用形成许多正反馈环,导致所谓"炎症级联效应"的发生。这些反应的结果是炎症反应的持续和加重。抗炎症细胞因子可抑制促炎症细胞因子的产生,还可影响单核细胞的功能,降低其抗原提呈的能力,同时有些抗炎症细胞因子还可抑制 T 细胞、B 细胞的活性,抑制抗原特异性的 T 细胞增殖。这些反应的结果是广泛的免疫抑制。采用血清型小肠结肠炎耶尔森氏菌免疫纯种 Wistar 大鼠建立 GD 模型,再将造模后 GD 大鼠随机等分为五组:①模型组;②中药低剂量组;③中药中剂量组;④中药高剂量组;⑤甲巯咪唑组以及生理对照组。分别应用清肝泻火方大、中、小剂量组和西药组干预治疗,并运用放射免疫分析法检测甲状腺激素、免疫组化法检测核因子 -kB、逆转录多聚酶链法(RT-PCR)等方法检测细胞因子、用 ELISA 法检测血清 C- 反应蛋白(CRP)、细胞间黏附分子和肿瘤坏死因子。

1. GD 大鼠甲状腺激素的实验结果　模型组的大鼠的血清 TSH 明显降低,FT_3、FT_4 明显升高并与正常组有显著性差异($P<0.01$),提示造模成功。经过治疗后,西药组和各中药治疗组 TSH、FT_3、FT_4 与造模组有显著性差异($P<0.01$),提示各治疗组治疗效果较好,具有明显的抗甲状腺作用。小剂量、中剂量中药组和西药组之间无显著性差异($P>0.05$),大剂量中药组与之存在着显著性差异。其小剂量、中剂量中药组疗效与西药基本相当,而大剂量组明显好于其他各组($P<0.01$)。

2. GD 大鼠血清 C- 反应蛋白表达的实验结果　模型组大鼠血清 CRP 明显升高、与正常组相比有显著性差异($P<0.01$)，提示 GD 的发生、发展与炎症密切相关。小剂量、中剂量、大剂量中药治疗组 CRP 含量与模型组有显著性差异($P<0.01$)。中剂量中药组与小剂量、大剂量中药组也存在显著性差异($P<0.01$)，中剂量组优于大剂量组和西药组($P<0.01$)，这一结果提示，中药中剂量组治疗效果较好，优于中药大剂量组和西药组。中药大、中、小剂量组的甲状腺激素水平的变化与其相应的血清 CRP 含量变化不同步，提示 CRP 含量与甲状腺激素水平无相关性，CRP 是否为 GD 病发生发展的独立因素还有待于进一步研究。

3. GD 大鼠细胞间黏附分子(ICAM-1)表达的实验结果　造模组大鼠的血清 ICAM-1 含量明显升高、与正常组相比有显著性差异($P<0.01$)。小剂量、中剂量、大剂量中药治疗组 ICAM-1 含量与造模组有显著性差异($P<0.01$)。各中药治疗组之间无明显差异($P>0.05$)，与西药组亦无明显差异($P>0.05$)，提示各治疗组治疗效果无差异。

4. GD 大鼠甲状腺 NF-KB 表达的实验结果　造模组大鼠甲状腺上皮细胞 NF-KB 表达明显升高、与正常组有显著性差异($P<0.01$)。病理结果显示造模组大鼠甲状腺细胞光密度显著增强，多数阳性信号同时出现于胞浆和胞核中，细胞胞浆内棕黄色颗粒堆积较多，呈片状分布。表明 NF-KB 在甲状腺小剂量、中剂量、大剂量中药治疗组含量与造模组有显著性差异($P<0.01$)。各治疗组胞浆内棕黄色颗粒堆积较分散，呈点状分布，提示中药组各个剂量组治疗效果较明显。其大剂量中药组与小剂量、中剂量中药组存在显著性差异($P<0.01$)，与西药组无差异($P>0.05$)大剂量组疗效优于小、中剂量组。

5. GD 大鼠血清 IL-6mRNA，IL-10mRNA 表达的实验结果　造模组大鼠血清 IL-6mRNA 表达明显升高、光带最亮，其平均光密度 OD 值与正常组有显著性差异($P<0.01$)。各个治疗组的 OD 值均显著下降，与模型组有显著性差异($P<0.01$)，中剂量组与西药组、小、大剂量组有显著性差异($P<0.01$)，说明中剂量组疗效优于大剂量组和西药组。

模型组大鼠血清 IL-10mRNA、光密度值显著降低，与正常组相比有显著性差异($P<0.01$)，中药大、中、小剂量组与模型组相比有显著性差异($P<0.01$)，中药大剂量组与小剂量组、中剂量组、西药组之间存在显著性差异($P<0.01$)，中药大剂量组疗效最好。

6. GD 大鼠血清 TNF-a 表达的实验结果　造模组大鼠血清 TNF-a 明显升高、与正常组有显著性差异($P<0.01$)。小剂量、中剂量、大剂量中药治疗组 TNF-a 含量与模型组有显著性差异($P<0.01$)。各治疗组之间无显著性差异($P>0.05$)，与正常组有显著性差异($P<0.01$)。这一结果直接证实 TNF-a 参与 GD 免疫反应过程，随着疾病的控制，其含量也显著性的下降。

四、实验结果的作用机制

1. 清肝泻火方对甲状腺激素的影响　从实验一可知造模组的大鼠的血清 TSH 明显降低，FT_3、FT_4 明显升高并与正常组有显著性差异($P<0.01$)，造模大鼠 TSH、FT_3、FT_4 的含量变化符合人类 GD 患者的变化规律，提示 GD 大鼠造摸成功。各中药治疗组 TSH、FT_3、FT_4 与造模组有显著性差异($P<0.01$)，提示各治疗组治疗效果较好，具有明显的抗甲状腺作用。小剂量、中剂量中药组之间以及和西药组之间无显著性差异($P>0.05$)，大剂量中药组与之存在着显著性差异。提示各中药治疗组在该指标上具有相当好的疗效，且与剂量呈正相关性，其小剂量、中剂量中药组疗效与西药基本相当，而大剂量组明显好于西药组。这一结果说明中药清肝泻火方能够改善甲状腺激素水平，具有抗甲状腺作用。并且中药大剂量组疗效优于西药组。

2. 清肝泻火方对炎性网络因子的调控　本实验结果显示:模型组 NF-KB、ICAM-1、TNF-α、IL-6 均呈高表达状态,明显高于正常组,而中药清肝泻火大、中、小剂量组均可降低上述指标的表达,使之恢复或接近正常水平。其机制可能为:清肝泻火能够降低 NF-KB 活性,从而阻止活化的 NF-KB 启动和调节众多参与炎症反应、免疫反应有关基因的转录,调控肿瘤坏死因子 TNF-α、白细胞介素 IL-6、IL-10 等致炎因子和抑炎因子以及细胞间黏附因子 -1 的表达。

IL-10 在自身免疫动物模型中的保护作用远远大于其损伤作用,可能与 Th1/Th2 间的平衡有关。Th1 与 Th2 细胞因子具有反向调节作用,两者在功能及分化上相互制约。Th1/Th2 间的平衡维持着正常的免疫反应。两者之间在表达量上的比值反映了机体总的免疫趋向。IL-6/IL-10 比值的变化在一定程度上反映了机体免疫反应的发生和转化,可能对免疫反应的强度和方向起调节作用,其具体机制待于进一步研究。

3. 清肝泻火方对 CRP 蛋白的影响　从实验结果知:模型组大鼠的血清 CRP 水平明显高于正常组,提示 GD 存在炎症反应,各治疗组血清 CRP 水平明显降低,提示清肝泻火方能够显著降低血清 CRP 含量,抑制炎症反应。我们推测清肝泻火方能够抑制巨噬细胞的活化,内皮细胞、平滑肌细胞的增生,降低各种细胞因子的释放与补体激活,同时抑制甲状腺细胞间黏附分子 -1 的表达,减少淋巴细胞在甲状腺淋巴组织的浸润、定位及活化从而减轻甲状腺自身组织的损伤和功能障碍。笔者还发现 CRP 的含量变化与甲状腺激素水平无明显相关性,中药大、中、小剂量组的甲状腺激素水平的变化与其相应的血清 CRP 含量变化不同步,提示 CRP 含量与甲状腺激素水平无相关性,CRP 是否为 GD 病发生发展的独立因素还有待于进一步研究。

综上所述,GD 不仅是一个自身免疫的疾病,还是一种炎症性疾病。生物体中,炎症反应、免疫系统激活以及相应的代谢变化均受到神经系统和内分泌激素的调节,并同时影响它们的功能,构成复杂的神经 - 内分泌 - 免疫网络。免疫系统激活产生的各种炎症因子,如 TNF-a、IL-6、CRP 等均能导致 GD 的发生。大量的流行病学和临床研究也证实了慢性炎症参与了甲状腺抗体的产生。但关于炎症因子究竟是内分泌代谢的诱因还是结果仍然不清楚,与 GD 形成及转归具体分子机制尚不清楚,有待于进一步的研究。早期检测炎症因子不仅能够及早发现 GD,而且能够指导临床采取相应的"抗炎"措施,通过降低上述炎性因子、蛋白水平而阻断 GD 的发生、发展,为 GD 的防治提供了新的策略。

五、结论

1. 采用大鼠尾静脉注射小肠结肠炎耶尔森氏菌制作的 GD 模型表达出动物 GD 主要特征,用其进行药物及病理等方面的研究具有实用性。

2. 中药清肝泻火方能够改善甲状腺激素水平,具有抗甲状腺作用。

3. GD 大鼠模型存在炎性蛋白和炎性因子的高表达,显示 GD 与炎症的密不可分性。

4. 中药清肝泻火方具有调控和改善炎性蛋白和炎性因子表达的作用。

参考文献

1. 陈如泉 . 甲状腺疾病的中西医诊断与治疗 . 北京 : 中国医药科技出版社 ,2001

2. 张木勋,吴亚群.甲状腺疾病诊疗学.北京:中国医药科技出版社,2006

3. 白耀.甲状腺病学——基础与临床.北京:科技技术文献出版社,2003

4. 倪晓燕.HLA 等位基因多态性与自身免疫性甲状腺病.《国外医学》内分泌学分册,1998,18(3):113-116

5. 廖二元,超楚生.内分泌学.北京:人民卫生出版社,2001

6. 刘泽林,王玉磷,李路,等.Graves 病患者血中细胞因子的变化.暨南大学学报.2007,28(2):176-178

7. Ishikawa N. Expression of adhesion molecules on infiltrating Tcells in thyroid glands from patients with Graves' disease. ClinExp Immunol ,1993,94:363

8. 崔向阳.中医肝火证与 A 型性格关系探讨.空军总医院学报,1989,5(3):154-155

9. 魏有仁.C- 反应蛋白:方法学与应用的进展.当代医学,2001,7(10):27-30

10. 蒋岩,尹建豪.夏枯草对动物胸腺、脾脏和肾上腺的影响.甘肃医药,1988,7(4):4

11. 姚全胜,周国林,朱延勤,等.栀子抗炎、治疗软组织损伤有效部位的筛选研究.中国中药杂志,1991,16(8):486

12. 蔡仙德、穆维同.黄芩苷对小鼠细胞免疫功能的影响.南京铁道医学院学报,1994,13(2):65-8

13. 王新慧,蔡仙德.黄芩苷对小鼠细胞免疫黏附功能的促进作用.中国实验临床免疫学杂志,1992,4(3):41-43

14. 国家中医药管理局《中华本草》编委会.中华本草.上海:上海科技出版社,1999

15. 何金森,金舒白,严华,等.甲亢虚火旺证与气阴两虚证的初步探讨.中医杂志,1983,14(9):67

16. 钟永亮,唐荣德.肝主疏泄与甲亢病机关系初探.湖南中医学院学报,1994,14(3):14-16

17. PAL S M,WHERRY J C,GRINT P. Interleukin-10;potential benefits and possible risk in clinical infection diseases,Clin Infect Dis. 1998. 27(6):1495-1500

（陈如泉　杨 平）

第三节　雷公藤甲素对 IFN-γ 刺激后人眼球后成纤维细胞的影响

一、目的

Graves 眼病(Gravesophthalmopathy,GO)是以球后组织为靶器官的器官特异性自身免疫性疾病。GO 患者球后组织内存在 T 细胞、巨噬细胞浸润,糖胺聚糖(包括透明质酸)堆积以及眼眶内容积的增大,导致突眼、复视、眶周水肿等临床症状。眼球后浸润的 T 细胞通过分泌多种细胞因子,刺激球后成纤维细胞(retroocular fibroblasts,RFs)的增生、糖胺聚糖的合成和免疫调节分子如细胞黏附分子 -1(intercellular adhesion molecule 1,ICAM-1)、人类白细胞抗原(human leukocyte antigen,HLA)-DR、CD40 等的表达。以上这些提示 RFs 在 GO 的发展过程中起着重要的作用。雷公藤系卫茅科雷公藤属植物,是一种具有免疫抑制作用的中药,现已被广泛用于自身免疫性疾病和过敏性疾病的治疗,并且取得了良好疗效。在治疗 GO 方面,也取得了较好的治疗效果,但其机制尚未明了。我们在成功培养 RFs 的基础上,观察了雷公藤的主要活性成分——雷公藤甲素(triptolide,TL)对 RFs 表达 ICAM-1、HLA-DR 的影响。本研究我们观察雷公藤甲素对 RFs 分泌 HA、I 型胶原蛋白以及 CD40 的表达影响,进一步探讨雷公藤治疗 GO 的机制。

二、方法

1. RFs 的培养　　球后结缔组织取自一名因外伤而眼球摘除的患者(男性,37 岁)和一名斜视矫正的患者(男性,24 岁),均征得患者及其亲属同意。组织无菌取材后立即送实验室,剪去脂肪组织后用 PBS(0.01mol/L,pH7.4)冲洗 3 次,剪成 1mm × 1mm × 1mm 大小的组织块,以间距 0.5cm 均匀接种于 6 孔培养板中,37℃、体积分数 5% CO_2 的培养箱中倒置 2 小时后,加入少量含有体积分数 20% FBS 的 DMEM 培养液(含青霉素 $100 × 10^3$U/L,链霉素 $100 × 10^3$U/L)。48 小时后加足培养液继续培养。此后每 3~4 天更换培养液。3~4 周细胞铺成单层后用 1g/L 胰酶、0.2g/LEDTA 进行消化,每 1~2 周传代 1 次。传代后的细胞以含有体积分数 10% FBS 的 DMEM 作培养液。实验所用细胞在 2~8 代间,细胞形态和性能在各代间均无显著差异。

2. MTT 比色法检测 TL 对 RFs 增生的影响　　将 RFs 以 $5 × 10^3$/ 孔的浓度接种于 96 孔板中,培养 72 小时细胞接近融合后,用 PBS(pH7.4,0.01mol/L)冲洗各孔 3 次;换用含体积分数 0.1% BSA 的 DMEM 培养液继续培养 24 小时,以排除血清对细胞代谢增生的影响。加入浓度分别为 0.01、0.1、1、10、100μg/L 的 TL,并设空白对照组;刺激 48 小时后从各孔中取出 100μl 上清液,加入 10μlMTT(MTT5g/L 溶于 PBS 中),37℃继续孵育 5 小时,最后吸尽培养液,每孔加入 DMSO 各 100μl,振荡至紫色结晶完全溶解,10 分钟内用酶标仪测定每孔的光密度(A 值),检测波长为 492nm。抑制率(%)=(对照组 A 值—实验组 A 值)/ 对照组 A 值 × 100%。

3. 放免法检测 TL 对 HA 和Ⅰ型胶原蛋白合成的影响　　将 RFs 以 $50 × 10^3$/ 孔的浓度接种于 24 孔板中,培养 72 小时,细胞融合后用 PBS(pH7.4,0.01mol/L)冲洗各孔 3 次;换用含体积分数 0.1% BSA、维生素 C 50mg/L 的 DMEM 培养液继续培养 48 小时,以减少基础 HA 和胶原蛋白的合成量。加入 IFN-γ($100 × 10^3$U/L)以及 IFN-γ($100 × 10^3$U/L)和不同浓度的 TL(0.01、0.1、1、10μg/L)进行干预,并设空白对照组。48 小时后收集上清液于 eppendoff 管,−20℃冻存待测。按放射免疫试剂盒说明检测 HA 和Ⅰ型胶原蛋白浓度。

4. 流式细胞仪检测雷公藤甲素对 CD40 表达的影响　　将以 $50 × 10^3$/ 孔的浓度接种于 24 孔板中,培养 72 小时,细胞融合后用 PBS 冲洗各孔 3 次;换用含 0.1% 牛血清白蛋白的 DMEM 培养液继续培养 24 小时;加入 IFN-γ($100 × 10^3$U/L)以及 IFN-γ($100 × 10^3$U/L)和不同浓度的 TL(0.01、0.1、1、10μg/L)进行干预,并设空白对照组。48 小时后用 10mmol/L 的 HEPES 和 2g/L 的 EDTA(PBS 配制,pH7.4)进行消化,经机械吹打成单细胞悬液,并调细胞密度为 $300 × 10^6$/L,移入专门用于流式染色的小试管中,离心去上清;用含体积分数 1% 新生小牛血清及体积分数 0.1% 叠氮钠的 PBS 洗涤 1 次,弃上清留约 100μl,分别加入 FITC 标记的鼠抗人 CD40 单克隆抗体(工作浓度 1∶50),或 FITC 标记的小鼠 IgG_1(工作浓度 1∶25),混匀后 4℃避光反应 30 分钟,冷 PBS 2ml/ 管洗涤 1 次后,以少量冷 PBS 重悬细胞并调细胞浓度在 $2 × 10^8$/L 左右,4℃避光保存,4 小时内应用流式细胞仪(FacScan BD,USA)进行检测。进入 Macintosh 操作系统,使用 Cellquest 多功能分析软件。每管样品分析 10 000 个细胞,观察阳性百分率和平均荧光强度。

5. 统计学分析　　数据以 $\bar{X} ± S$ 表示,采用两样本均数 t 检验,$P < 0.05$ 表明差异有统计学意义。

三、结果

1. 雷公藤甲素对 RFs 增生的影响　　结果显示:TL 对 RFs 的增生有明显抑制作用,并随剂量增大而抑制作用加强,而且较小的剂量增加(0.01~0.1μg/L)即可明显提高抑制效率(抑制效率由 12.47% 升到 47.01%);当 TL 剂量分别为 1,10μg/L 时,抑制率分别为 63.38% 和 79.74%;当 TL 剂量增至 100μg/L 时,RFs 的增殖受到完全抑制。

2. 雷公藤甲素对 RFs 分泌 HA 和 I 型胶原蛋白的影响　雷公藤甲素对 RFs 分泌 HA 和 I 型胶原蛋白的影响见表 1。表 1 结果表明:与对照组比较,IFN-γ 能明显刺激 HA、I 型胶原蛋白的合成($P<0.05$),分别为(1.64 ± 0.12)和(1.72 ± 0.11)。而 TL 能明显抑制 HA、I 型胶原蛋白的合成,且随着剂量增大抑制效应加强。当 TL 剂量为 10μg/L 时,HA、I 型胶原蛋白的合成分别为(0.62 ± 0.04)和(0.60 ± 0.09)。

表1　雷公藤甲素对 RFs 分泌 HA 和 I 型胶原蛋白的影响($\bar{X} \pm S$)

组别	IFN-γ(U/ml)	TL(μg/L)	HA	I 型胶原蛋白
IFN-γ	100		1.64 ± 0.12[*1]	1.72 ± 0.11[*1]
TL+IFN-γ	100	0.01	1.43 ± 0.05	1.38 ± 0.08
	100	0.1	0.94 ± 0.07[*2]	0.98 ± 0.13[*2]
	100	1	0.77 ± 0.11[*2]	0.69 ± 0.05[*2]
	100	10	0.62 ± 0.04[*2]	0.60 ± 0.09[*2]

注:与对照组相比,[*1]$P<0.05$;与 IFN-γ 组相比,[*2]$P<0.01$

3. 雷公藤甲素对 RFs 表面 CD40 表达的影响　雷公藤甲素对 RFs 表面 CD40 表达的影响见表 2。表 2 结果显示在基础条件下,体外培养的正常人 RFs 表面 CD40 的表达率极低,阳性细胞表达率为(3.89 ± 2.23)%;IFN-γ 能显著刺激 CD40 的表达,阳性细胞百分率达到对照组的 13.27 倍,但平均荧光强度无明显变化。TL 以剂量依赖方式抑制 IFN-γ 诱导的 CD40 的表达,当 TL 剂量为 10μg/L 时,阳性细胞表达率仅为最低。

表2　雷公藤甲素对 RFs 表达 CD40 的影响($\bar{X} \pm S$)

组别	IFN-γ(U/ml)	TL(μg/L)	阳性细胞表达率	平均荧光强度
正常组			3.89 ± 2.23*	28.65 ± 7.23
IFN-γ	100		78.25 ± 13.61	39.34 ± 9.21
TL+IFN-γ	100	0.01	64.1 ± 0.12	38.96 ± 8.43
	100	0.1	42.73 ± 8.18*	21.06 ± 9.41
	100	1	23.05 ± 8.24[△]	26.38 ± 6.18
	100	10	10.25 ± 6.21[△]	22.52 ± 7.54

注:与 IFN-γ 组相比,*$P<0.05$,[△]$P<0.01$

结论:近来研究证实在 GO 患者 RFs 上存在 CD40(肿瘤坏死因子受体超家族成员之一)的异常表达,并且介导了 RFs 和表达 CD40 配体(CD40L)的细胞如 T 淋巴细胞和肥大细胞之间相互作用的通路。通过 CD40-CD40L 途径,使眶内 RF 与浸润的 T 细胞相互作用,导致 T 淋巴细胞和 RFs 活化,增加透明质酸合成,最终导致眶内组织的重构。雷公藤甲素是雷公藤最具代表性的成分之一,也是其主要活性成分之一。在本研究中,我们观察到细胞因子 IFN-γ 能够增加 HA 和 I 型胶原蛋白的分泌合成,刺激免疫调控分子 CD40 的过度表达,雷公藤甲素能够抑制 RFs 的增殖,抑制 IFN-γ 刺激后 HA 和 Ⅰ 型胶原蛋白的合成以及 CD40 的过度表达。

(燕树勋 潘 研)

第四节 半硫丸治疗实验性甲状腺功能减退症大鼠的作用及其机制和毒理研究

本节就开展半硫丸对甲减阳虚治疗作用相关实验及临床研究进行收集整理,并集中介绍如下。

一、研究目的

甲状腺功能减退症是内分泌系统的常见病、多发病,其致病原因尚不十分清楚,多为甲状腺激素分泌缺乏或不足引起的一种综合征,临床上较为难治。西医治疗主要为替代治疗,并非病因治疗,故需长期治疗。

为充分发挥中医药对内分泌系统疾病治疗特色与优势,不少学者就半硫丸对甲减阳虚治疗作用的相关实验及临床研究较为系统,探讨了半硫丸治疗作用和机制,为减轻患者病痛,加强了临床中医药用药安全,提高中医药临床疗效具有较大社会价值。

二、研究方法

研究以中医理论为指导,制作甲减肾阳虚动物模型,运用现代科学的实验及检测评价方法,开展相关研究:

1. 通过制作甲减肾阳虚动物模型,运用甲状腺功能测定、免疫学、超微病理、分子生物学等多学科、多靶点检测方法,观察甲状腺功能、免疫功能、脑神经功能、细胞凋亡、甲状腺细胞与基因表达方面的变化,进行实验研究,阐明疗效机制。

2. 根据古代医家记载硫黄毒性,进行有关基因毒理学试验,研究该方药物配伍的毒性关系。

三、药效学实验研究

选用目前运用最多、较为肯定的抗甲状腺药物硫脲类及咪唑类药物诱发甲减肾阳虚动物模型。用抗甲状腺药物复制的甲减动物模型不仅具备甲减及中医阳虚的症状,而且动物血中甲状腺激素减低,其脑垂体、甲状腺、性腺等内脏器官均有实质细胞功能降低的组织学改变,而从胸腺萎缩、脾脏变小及组织学改变和血清可溶性白细胞介素 -2 受体(SIL-2R)降低等病理变化的结果显示甲减动物模型存在着免疫功能低下的表现,与人类甲减有相似之处。且该方法成熟,操作简单,成功率高,重复性好,便于观察。

1. 半硫丸对甲状腺功能减退症大鼠甲状腺功能的影响 采用放射免疫技术、病理形态观察等技术与方法,对半硫丸治疗甲状腺功能减退症大鼠前后的甲状腺功能及甲状腺组织病理变化等进行观察,研究结果显示:半硫丸不仅能改善甲减大鼠的甲减症状,明显升高 T_3、

T_4、FT_3、FT_4，降低 TSH 水平，并且对甲减大鼠甲状腺组织的增生有抑制作用。其作用呈剂量依从性，大剂量组优于小剂量组。

甲状腺功能主要由血液甲状腺激素来维持。半硫丸调节甲状腺功能的机制可能是：①改善甲减动物残存甲状腺组织分泌功能，使其分泌激素量增加；②通过 TBG（甲状腺结合球蛋白）等的结合容量增加内源性甲状腺激素，使 FT_3 的浓度增高；③使 TGAb（抗甲状腺球蛋白自身抗体）及 TMAb（抗甲状腺微粒体自身抗体）这两种破坏性甲状腺自身抗体的浓度偏低；④促进肝肾等外周组织 T_4 脱碘代谢，使转变成 T_3 和反 T_3(rT_3)；⑤改善了甲状腺组织的退行性病理变化，使甲状腺滤泡上皮细胞代谢和功能变得活跃。

2. 半硫丸对甲状腺功能减退症大鼠甲状腺超微结构的影响 采用了透射电镜技术，系统观察了各实验组大鼠甲状腺组织超微结构，进一步阐明了半硫丸对甲减的作用机制。

根据实验观察，半硫丸能够改善实验性甲状腺功能减退症大鼠甲状腺的超微病理结构。模型组动物造模成功后在电镜下可观察到甲状腺滤泡上皮细胞肿胀，内质网扩张，线粒体肿胀等病理变化，这可能是一种代偿性的改变，由于甲状腺球蛋白合成障碍所致。半硫丸对甲状腺功能减退症大鼠甲状腺的超微病理结构确有影响，给甲减大鼠灌服半硫丸后，其组织结构明显改善，尤其是半硫丸大剂量组病理变化尤为明显，其具体表现为细胞形状缩小，溶酶体增多，高尔基器不肿胀，粗面内质网扩张程度较治疗前明显减轻。研究结果表明半硫丸对甲减模型动物甲状腺组织具有一定的作用，可以减轻甲减动物甲状腺所出现的退行性病理改变，从而促进了甲状腺滤泡上皮细胞的代谢和功能。

3. 半硫丸对甲状腺功能减退症大鼠免疫功能的影响

（1）半硫丸对甲状腺功能减退肾阳虚大鼠血清 SIL-2R 水平影响的实验研究：本研究通过对实验动物用药前后血清 SIL-2R 水平的测定，探讨半硫丸的具体作用机制。

白细胞介素 2 受体（IL-2R）因其在 IL-2 介导的免疫反应中的重要作用，已成为国内外在免疫学领域研究的热点之一。SIL-2R 是活化淋巴细胞膜 IL-2R 的 α 链成分，由细胞膜脱落进入循环，是一种低亲和性免疫抑制剂。SIL-2R 具有与抗 Tac（激活 T 细胞）单克隆抗体结合的位点，也具有结合 IL-2 的位点，正常人活化的 PBMC（外周血单核细胞）产生的 SIL-2R 可与 IL-2 结合不需任何辅助因子，这在免疫调节的研究中具有重要意义。

研究结果表明，甲减时血清 SIL-2R 水平明显低于正常（$P<0.01$），经半硫丸治疗后明显升高（$P<0.01$）。半硫丸升高血清 SIL-2R 水平的作用机制可能是：①半硫丸可以升高血清甲状腺激素，刺激 T 淋巴细胞活化和增殖；②半硫丸可能增加胸腺等免疫器官的内分泌活性，胸腺激素可以在体外通过 T 细胞刺激 SIL-2R 表达；③可能使 T 淋巴细胞膜转化增加，从而升高血清 SIL-2R 水平。从半硫丸的治疗反应来看，支持甲状腺功能状态对调节甲状腺疾病患者血清 SIL-2R 水平起主要作用的观点。

（2）半硫丸对甲状腺功能减退肾阳虚大鼠血清红细胞免疫功能的影响：本实验主要通过测定甲状腺功能减退肾阳虚大鼠血清 RBC-C3bRR（红细胞 C3b 受体花环率）及 RBC-IcR（红细胞免疫复合物花环率）来检测红细胞免疫功能。

红细胞免疫系统是机体免疫功能的最重要组成部分。红细胞膜上具有免疫黏附活性的 C3b 受体，由于红细胞免疫黏附作用，红细胞得以发挥多种免疫功能。实验结果发现，甲减模型组动物 RBC-C3bRR 明显低于正常组（$P<0.01$），RBC-IcR 明显高于正常组（$P<0.05$）；经半硫丸治疗后，RBC-C3bRR 明显升高（$P<0.05$），RBC-IcR 明显下降（小剂量组 $P<0.05$，大剂量

组 $P<0.01$)。说明半硫丸可使受损的红细胞膜上的 C3b 受体得到修复或 C3b 受体再生能力得到提高,而且对于消除免疫复合物能力方面有明显的增强作用。

半硫丸在调整红细胞免疫方面的作用机制可能为:①甲减患者红细胞免疫控制失调,可能导致红细胞免疫功能低下,经半硫丸治疗后,提高甲状激素的水平,从而调整红细胞免疫功能;②红细胞免疫功能异常的原因可能是网状内皮系统中吞噬细胞活性下降,以及红细胞抗原呈功能低下,致 T 细胞功能相对受到抑制,造成与红细胞黏附的 CIC 不能被及时有效的处理;体内大量免疫复合物形成,占据 CR1 空位;红细胞反复运送 CIC 后,CR1 活性下降,甚至丧失等。在甲减时,中枢免疫器官如胸腺及周围免疫器官如脾脏萎缩,半硫丸可以调整免疫器官,从而调整红细胞免疫功能。

4. 半硫丸对甲状腺功能减退大鼠微量元素的影响 本实验通过检测治疗前后与肾阳虚关系密切的锌、铜、锰三种微量元素的变化,揭示半硫丸的作用机制。

实验结果显示:"肾阳虚"大鼠免疫功能低下,血清锌、锰含量降低,铜含量升高,锌/铜比值下降。且造模前后,锌值下降明显($P<0.01$)。铜升高,锰下降不明显($P>0.05$),治疗前后比较,锌值除合用组升高明显外($P<0.01$),其他实验组均无显著性变化($P>0.05$),铜值下降、锰值升高均有显著性意义,尤以锌/铜比值升高最为显著($P<0.01$)。这一结果证明了,造模及用药前后机体内的微量元素平衡系统,确实经过了"平衡—失衡—再平衡"这样两次量和结果上的动态变化过程。同时说明了,半硫丸的补虚作用不是单纯补充机体缺少的微量元素,而是通过调整机体微量元素的代谢,提高其效价和活性,维持体内各种微量元素的浓度平衡,以纠正虚损的。

5. 半硫丸对甲状腺功能减退症大鼠生殖系统的影响

(1)半硫丸对甲状腺功能减退症大鼠性激素水平的影响:甲减患者循环甲状腺激素缺乏,可使性激素水平降低,引起性欲减退、性功能障碍甚至不孕或不育。采用放射免疫法对各实验组大鼠血浆促黄体生成素(LH)、促卵泡激素(FSH)、雌二醇(E2)、睾酮(T)、孕酮(P)等性激素的水平变化进行了测定,以观察半硫丸对甲减大鼠生殖功能的影响。

实验结果显示:甲状腺功能减退症大鼠血清性激素雄性大鼠 FSH、LH、T,雌性大鼠 FSH、LH、E_2、P 均较正常大鼠明显降低。目前认为促性腺激素分泌的调节依赖于甲状腺的状态,甲状腺功能状态与下丘脑 - 垂体 - 性腺轴之间有密切关系,从而提示甲减状态时可能涉及存在异常的下丘脑 - 垂体功能。经半硫丸治疗后雄性大鼠 FSH、LH、T,雌性大鼠 FSH、LH、E_2、P 水平均明显升高,表明半硫丸通过调节性激素水平,而提高甲减大鼠的生殖功能,增强性功能。

半硫丸对甲状腺功能减退症性激素水平的调节作用,可能与改善甲状腺的功能,通过对下丘脑、垂体的反馈调节有关,其具体机制有待进一步研究。

(2)半硫丸对甲状腺功能减退症大鼠生殖器官的影响:为了进一步研究半硫丸对甲减大鼠生殖系统的作用及其机制,我们对半硫丸治疗后甲减大鼠子宫、卵巢、睾丸等生殖器官的形态结构进行了观察。

实验结果显示,甲减雄性大鼠睾丸体积缩小。光镜下曲细精管各层生精细胞明显减少,精子瘦小而细长,数量减少。甚至上皮细胞变性、萎缩,胞浆呈网状,精子缺如,间质细胞萎缩变小,间质水肿;甲减雌性大鼠卵巢体积缩小,子宫萎缩,其长度和直径均明显缩小。光镜下子宫内膜上皮细胞体积增大,胞浆变空,淡染,内膜菲薄,间质水肿。上述组织学的变化可能是与甲减动物合成甲状腺激素障碍、循环甲状腺激素缺乏、体内代谢过程降低有关。半硫丸尤其是大剂量半硫丸治疗后,睾丸组织基本恢复、子宫内膜黏膜上皮、子宫内膜腺上皮细胞排列规则,为单层立方,胞浆内空泡减少,部分腺腔圆,稍带椭圆形,趋向于正常。其生殖器官的病理变化得到明显改善。

半硫丸对甲状腺功能减退症生殖器官病变的作用机制尚不清楚,但我们推测与下列两种途径有关:①改善甲状腺的功能,通过对下丘脑—垂体的反馈作用,促进性激素的分泌,从而影响性器官的发育;②直接作用于生殖器官,以某种作用方式促进细胞的代谢增强,修复器官的病理改变。

本研究再一次在形态学上证实了甲减机体存在着多个脏器的病理改变,半硫丸对甲减体内许多系统病变具有广泛的治疗作用。

6. 半硫丸对甲状腺功能减退症大鼠脑损伤的实验研究

(1) 半硫丸对甲减大鼠脑组织抗氧化能力的实验研究:本研究通过测定实验性甲减大鼠脑组织超氧化物歧化酶(SOD)、谷胱甘肽过氧化物酶(GSH-Px)、脂质过氧化物丙二醛(MDA)、一氧化氮(NO)的活性,观察半硫丸对甲减大鼠脑组织抗氧化能力的影响。

实验结果表明,甲减大鼠脑组织SOD、GSH-Px活性明显下降,MDA和NO含量明显上升,提示甲减状态下,脑组织脂质过氧化物生成增加,抗氧化剂SOD、GSH-Px的活性下降,机体过氧化损伤与抗氧化系统之间平衡被破坏,进而造成脑细胞的损伤,这可能是导致甲减性脑损害的病理机制之一。治疗研究发现,半硫丸可通过清除自由基,抑制脂质过氧化,改善甲减性脑损害的预后。

(2) 半硫丸对甲减大鼠海马生长抑素(SS)及其mRNA表达影响的实验研究:采用免疫组织化学方法,通过研究半硫丸对甲减大鼠的SS及其mRNA表达的影响,以求进一步探讨半硫丸的作用机制。

SS是一组广泛分布于中枢神经系统、周围神经系统及消化系统的多肽类物质。在体内既可作为激素又可作为神经递质发挥作用,具有抑制激素和消化液分泌、抑制神经元的活动、调控机体免疫功能等抑制性介质的活性。SS对人体的甲状腺具有内调节作用,对促甲状腺激素有抑制分泌的作用。

本研究发现,甲减状态下鼠脑海马组织中具有抑制作用的SS及其前体mRNA基因表达水平明显升高,这很可能是引起甲减性神经、精神症状的原因之一。治疗结果显示,半硫丸能显著降低甲减鼠脑SS及其mRNA表达水平,提示半硫丸很有可能是通过下调SS前体mRNA基因表达,减少SS的合成,解除其对生长激素及多种神经肽和神经递质释放的过度抑制,增加神经营养,促进神经元功能的恢复,进而改善甲减所导致的脑损伤。

(3) 半硫丸对甲减模型大鼠海马T_3核受体mRNA表达的影响:T_3核受体(T3NR)是一种核内蛋白质,甲状腺激素(TH)就是通过在核内与之特异性结合,调控其靶基因转录而发挥其生理效应。采用逆转录-聚合酶链反应等实验技术结合图像分析观察实验大鼠海马组织$T_3NR\alpha_1mRNA$和$T_3NR\beta_1mRNA$的表达变化,进一步探讨半硫丸治疗甲减的分子生物学机制。

实验结果显示,甲减大鼠海马组织$T_3NR\alpha_1mRNA$和$T_3NR\beta_1mRNA$的表达水平较正常对照组大鼠明显降低,说明甲减脑组织TH的生物效应的降低,可能与其受体基因转录水平减弱有关。我们推测:脑组织$T_3NRmRNA$表达水平下调,T_3NR的合成减少,进而引起T_3受体复合物的减少,T_3 生物效应降低,致使神经细胞受损,这可能是甲减性脑损伤的主要病理机制之一。

半硫丸治疗后,甲减大鼠海马组织 $T_3NR\alpha_1mRNA$ 和 $T_3NR\beta_1mRNA$ 的表达明显增强,表明半硫丸能提高甲减 $T_3NRmRNA$ 的表达,其作用机制可能是:当甲减状态时,半硫丸可通过增强 $T_3NRmRNA$ 的表达,使 T_3NR 数目增加,提高了脑组织的甲状腺激素结合水平,加强了对中枢神经系统的神经营养,从而促进了甲减性脑功能的恢复。

(4)甲减大鼠海马 G 蛋白 α 亚基含量的变化及半硫丸对其的调整作用:本研究从 G 蛋白介导的信号转导途径探讨半硫丸对甲减性脑损伤的保护机制,采用蛋白免疫印迹技术,对半硫丸治疗前后甲减大鼠海马 Gs、Gi、Go 的含量进行了分析。

神经细胞膜信号转导系统包括特异性受体、鸟苷酸结合蛋白(又称 G 蛋白),生成第二信使的酶系等部分。G 蛋白介导的信号系统在甲状腺激素调节神经细胞发育过程及功能维持中具有特殊的作用。

本研究发现,甲状腺功能减退症大鼠海马抑制性 G 蛋白 $Go\alpha$ 含量水平升高,提示 G 蛋白介导的信号转导系统在甲状腺功能减退症脑损害的发病过程中有着特殊的作用。甲减时脑的抑制性 G 蛋白水平的增加抑制了生长锥的功能及脑的功能再组,同时由于生长锥的过度破坏使神经突起和突触的改建和塑形发生障碍,这可能是甲减引起脑发育及功能异常的原因之一。

半硫丸能降低甲减大鼠海马 $Gi\alpha$、$Go\alpha$ 水平,从而解除了生长锥的过度抑制,恢复了正常的神经突起和突触的改建和塑形,这可能是半硫丸治疗甲减性脑损害的机制之一。

(5)甲减大鼠海马 G 蛋白 a 亚基 mRNA 表达及半硫丸对其的影响:本研究运用 Northern blotting 法对半硫丸治疗前后甲状腺功能减退症时大鼠脑海马组织主要抑制性 G 蛋白 $Go\alpha$ 的 mRNA 的表达进行了研究。

本研究发现甲状腺功能减退可引起海马中具有抑制性作用的 $Go\alpha mRNA$ 表达增强,从而提高了 $Go\alpha$ 水平,这可能是引起甲减性神经、精神症状的重要病理环节。

半硫丸能够显著下调 $Go\alpha mRNA$ 表达,并且其作用与半硫丸的剂量呈依从性。这一治疗效应是直接作用于 $Go\alpha$ 基因的结果抑或是间接作用,我们尚不清楚,但我们认为甲状腺功能减退时 $Go\alpha$ 水平的升高是与脑 $Go\alpha mRNA$ 表达增强密切相关,半硫丸可通过下调甲状腺功能减退大鼠脑的 $Go\alpha mRNA$ 表达水平,降低 $Go\alpha$ 的含量,从而影响脑发育过程及维持正常的脑功能。

四、毒理学实验研究

半硫丸出自宋代《太平惠民和剂局方》,由半夏、硫黄等量研细末,加生姜汁适量,制成为丸,具有温肾助阳,通阳泄浊之功。本方在临床治疗方面具有好的应用前景。为了把该方更好地应用于临床,我们进行了深入的毒理学研究,对它进行客观全面的安全性评价。

1. 半硫丸及硫黄、硫黄半夏、硫黄姜汁半数致死量的测定　半数致死量(LD_{50})是指能引起实验动物半数死亡的药物剂量,也就是药物致死量的平均值,因此也称为平均致死量,以 mg/kg 表示。半数致死量愈小,毒性愈大。根据半硫丸中硫黄毒性较大的特点,我们围绕硫黄对该方进行拆方组合,以明确各药物在引起半硫丸毒性中的具体作用。

本实验对 200 只健康昆明种小鼠进行观测,结果表明:四组的 LD_{50} 的数值从大到小依次为：硫黄姜汁组、硫黄组、半硫丸组、硫黄半夏组，说明该毒性的大小亦依次逆排，从结果我们可以看出：①硫黄与半夏均有毒性，两者的同时使用导致毒性的增加；②姜汁不仅可减缓半夏的毒性，同时还减轻硫黄的毒性；③炮制并不能完全除去半硫丸中半夏与硫黄的毒性，经制后的半夏与硫黄仍具有一定的毒性；④半硫丸药物组成的毒性主要源于硫黄与半夏的共同作用，姜汁在其中具有重要的解毒作用。

2. 半硫丸及硫黄、硫黄半夏、硫黄姜汁一般毒性的实验研究　通过上述实验测出半硫丸的半数致死量（LD_{50}），分别给大鼠以 1/10,1/50,1/100 的 LD_{50} 剂量注射，持续 3 个月，每日 1 次。对血常规（血红蛋白、红细胞、白细胞、血小板）和肝功能（谷丙转氨酶、谷草转氨酶）、肾功能（尿素氮、肌酐）等生化指标以及肝、肾、心、脑、甲状腺病理组织学的检查，探讨其具体毒性作用的机制。

实验结果表明，半硫丸对大鼠血红蛋白、白细胞总数、红细胞总数、血小板总数无显著性差异（$P>0.05$），说明半硫丸的毒性对血常规的影响并不大；至于心、脑、甲状腺病理切片的各组的实验数据在正常范围之内，说明了半硫丸的毒性作用点不在这些器官。半硫丸的毒性随着剂量的增大，毒性也呈增长趋势；药物毒性作用的主要靶器官在肝脏上，虽然大剂量半硫丸对肾脏也有轻微损害，但程度远远不及肝脏的损害。

3. 利用毒理基因芯片分析半硫丸对大鼠肝脏毒性的作用机制　利用基因芯片，以肝脏作为毒性研究的靶点，采用正向毒理基因组学的研究策略，分析半硫丸对人体基因表达的影响，并对发生改变的基因做更深入的生物信息学分析。

本实验利用毒理基因研究半硫丸的毒性机制，基因谱分析结果显示实验组细胞在细胞周期相关基因的表达方面明显下调，与生长抑制、衰老相关的基因明显上调，提示半硫丸造成了大鼠肝细胞生命活动的下降。同时，实验组的与细胞凋亡相关基因明显上调，进一步提示半硫丸可诱导肝细胞凋亡，说明半硫丸的毒性作用可能是通过诱发细胞凋亡引起的。同时参与药物和毒物转化的氧化和代谢应激的相关基因也显著下调，说明半硫丸对机体药物与毒物的清除作用有影响，可以导致毒物不能及时排出，蓄积于体内，从而起到间接的毒性作用。

五、研究结果

经系统地对硫黄、半硫丸、甲减阳虚等方面实验研究，得到以下结果：

1. 半硫丸不仅能改善甲减大鼠的甲减症状，而且能明显升高甲状腺激素，明显升高 T_3、T_4、FT_3、FT_4，降低 TSH 水平，改善实验性甲减大鼠甲状腺组织的病理结构，调节甲状腺功能。

2. 半硫丸能提高可溶性白介素 -2 受体（SIL-2R）水平、升高红细胞 C3b 受体花环率（RBC-C3bRR），具有免疫调节作用。

3. 半硫丸对肾阳虚证中，微量元素锌、锰含量下降，铜升高，锌 / 铜比值下降，机体微量元素处于失衡状态得到明显的纠正。半硫丸的补虚作用不是单纯补充机体缺少的微量元素，而是通过调整机体微量元素的代谢，提高其效价和活性，维持体内各种微量元素的浓度平衡，以纠正虚损。

4. 半硫丸能明显升高性激水平，改善甲状腺的超微病理结构。其对甲状腺功能减退症性激素水平的调节和改善生殖器官的病理结构的作用机制，可能与甲状腺功能的改善，通过对下丘脑、垂体的反馈调节作用等有关。

5. 半硫丸对甲状腺功能减退大鼠 Gi 蛋白 α 亚基、Go 蛋白 α 亚基水平及 Goα mRNA、T_3NRmRNA、SS 表达具有一定的调整作用。其作用机制可能是通过增加内源性甲状腺激素分泌，减轻有害信号转导对机体的损害，调整机体神经内分泌功能紊乱，从而改善神经细胞的功能。说明半硫丸可以从第一信使、跨膜转导 G 蛋白、第三信使等方面多靶点、多环节地调整甲减脑的信号转导机制，不同于单纯的甲状腺激素直接替代作用。

6. 半硫丸的毒性在于硫黄与半夏，炮制后的半夏与硫黄仍具有一定的毒性，同时硫黄与半夏的联合使半硫丸的毒性叠加；半硫丸毒性作用的主要靶器官在于肝脏；姜汁在半硫丸中具有重要的解毒作用。

7. 半硫丸配合小剂量左甲状腺素钠片，对证属肾阳虚的甲状腺功能减退症有明显疗效，能够明显改善患者畏寒，面色无华，神疲乏力，记忆力下降，腹胀，便秘等症状，升高 FT_3、FT_4，降低 TSH，降低血清中 TGAb、TPOAb 滴度，减少左甲状腺素钠片的替代剂量。

六、研究结论

半硫丸对证属肾阳虚的甲状腺功能减退症有明显疗效，能够明显改善临床症状。

总之，半硫丸各药物组成在毒性方面的作用主要是：半硫丸的毒性在于硫黄与半夏。虽经过炮制，半夏与硫黄仍具有一定的毒性，同时硫黄与半夏的联合使半硫丸的毒性叠加；姜汁在半硫丸中具有重要的解毒作用；半硫丸毒性作用的主要靶器官在于肝脏。

通过半硫丸毒性作用的基因水平分析可以得出：半硫丸的毒性作用可能是细胞凋亡引起的；也可能与毒性清除机制的功能下降有关。

参 考 文 献

1. 张宏伟,陈如泉.半硫丸对家兔实验性甲减的治疗作用.中医药研究,1993,(3):43-44
2. 高晓山,王旭华.半硫丸与半硫丸加乌头对老年小鼠体温、体重和脏器指数的影响.中成药,1994,16(11):30-32
3. 李文静,陈如泉.半硫丸对甲状腺机能减退肾阳虚大鼠血清 SIL-2R 水平影响的实验研究,2002,4(1):59-61
4. 方邦江,周爽,黄建华,等.半硫丸对甲减大鼠生殖机能改善作用的实验研究.湖北中医杂志,2005,27(1):10-12
5. 方邦江,季学清,李炯,等.半硫丸对"甲减"模型大鼠海马 T3 核受体 mRNA 表达的影响.上海中医药杂志,2005,39(2):46-48
6. 方邦江,周爽,张荣华.甲状腺功能减退大鼠脑海马组织 T3 核受体基因表达.中国地方病学杂志,2005,24(3):262-263
7. 方邦江,高炬,黄建华.半硫丸对甲减大鼠脑组织抗氧化能力的实验研究.湖北中医杂志,2005,27(6):3-4
8. 方邦江,高炬,黄建华.半硫丸对甲减大鼠海马 SS 与 SSmRNA 表达影响的实验研究.江苏中医药,2005,26(6):47-49
9. 方邦江,高炬,黄建华.甲状腺功能减退大鼠海马 Gs、Gi 蛋白 α 亚基蛋白表达及半硫丸对其的调节作用.四川中医,2005,23(7):15-16
10. 陈煜辉,方邦江,周爽.温肾方药对甲状腺功能减退症大鼠甲状腺素代谢和性激素水平的调节.中国临床康复,2006,10(19):152-154
11. 贾春蓉,陈如泉.半硫丸毒性实验研究.浙江中医杂志,2007,42(8):486-487

（陈如泉　闵晓俊　贾春蓉）

第五节　温肾方对甲状腺功能减退症大鼠脑神经细胞凋亡及基因表达的影响

甲状腺功能减退脑损害系由甲状腺激素合成、分泌或生物效应不足所致脑实质与脑功能受损害。甲减性脑损害可始于人体生命过程的所有年龄期，但以胚胎与新生儿期的损害为最，轻则影响正常的生活和工作，重则丧失劳动能力、生活自理能力甚至死亡。目前临床对甲减性脑损害并无专门的治疗，现代医学仅是针对甲状腺功能减退本身，采用甲状腺素替代治疗，忽视对脑功能损害自身的治疗，疗效不尽如人意。发挥中医优势，运用中医药治疗甲减合并症，有利于提高本病的疗效。温肾方临床效果良好，不仅可改善甲减本身的症状，而且对神经精神症状改善明显。我们在温肾方治疗甲减性脑损害的临床基础上，以甲状腺功能减退症动物模型为实验对象，运用现代医学的理论和试验方法，对温肾方治疗甲减性脑损害的作用及其机制进行了研究，从而为临床提供了理论与实验依据。

一、实验方法

将受试大鼠随机分为五组：正常对照组、模型组、甲状腺片组、中药小剂量组、中药大剂量组。后四组予以造模，模型大鼠按 40mg/kg 的剂量，每日灌服丙硫氧嘧啶，共计造模 21 天。造模完成后开始灌服相应药物，连续 15 天，然后各实验组分别进行如下指标的检测：采用放射免疫法测定血清 T_3、T_4、FT_3、FT_4、TSH 水平；选用水迷宫法、穿梭箱法观察药物对模型大鼠行为学障碍的影响；运用电镜观察超微结构的变化；TUNEL 法检测细胞凋亡；逆转录 - 多聚酶联反应（RT-PCR）检测模型大鼠脑神经细胞 bcl-2 基因的表达情况。

二、实验结果

1. 甲减性脑病模型大鼠具有显著的行为学障碍；温肾方对甲减性脑病大鼠行为学障碍有不同程度的改善作用，并且中药大剂量组优于甲状腺片组。

（1）训练测试：结果显示，模型组大鼠在游泳训练阶段平均逃避潜伏期和路径明显比正常组延长，经统计学处理有非常显著性差别（$P<0.01$）；甲状腺片组、中药大剂量组和小剂量组则比模型组显著缩短，经统计学处理均有统计学意义（$P<0.01$，$P<0.05$），以大剂量组为优，与正常组接近（$P>0.05$）；而甲状腺片组和小剂量组次之，与正常组比较仍有差距（$P<0.05$），各组比较见表1。

表 1　各组训练期大鼠平均逃避潜伏期及路径比较（$\bar{x}+s$）

组别	N	逃避潜伏期（s）	路径长度（cm）
正常对照组	10	53.16 ± 16.22	431.31 ± 110.41
模型组	10	88.24 ± 19.35◇◇	762.5 ± 142.50◇◇
甲状腺片组	10	56.47 ± 15.31♦♦◇	564.21 ± 154.44♦♦◇
中药小剂量组	10	61.37 ± 15.32♦◇	596.34 ± 156.82♦◇
中药大剂量组	10	53.64 ± 14.32♦♦	436.55 ± 142.52♦♦

注：与正常组比较，◇$P<0.05$，◇◇$P<0.01$；与模型组比较，♦$P<0.05$，♦♦$P<0.01$

各组大鼠训练阶段每天平均逃避潜伏期前后比较,从表1中可见,各组大鼠逃避潜伏期随训练时间延长均有一定的缩短,正常组及用药各组大鼠自身前后比较均有显著性差异($P<0.05$),而模型组无显著性差异($P>0.05$),提示:模型组大鼠学习能力明显降低;于第7天分别与模型组比较,正常组和大剂量组有非常显著性差异($P<0.01$),西药组(甲状腺片组)和小剂量组有显著性差异($P<0.05$)。

(2) 甲减性脑病模型大鼠的 FT_3、FT_4 含量明显下降,TSH 含量明显上升;温肾方大剂量与甲状腺片对此有明显改善作用;温肾方小剂量仅对 FT_4 有明显改善。

结果显示,不同时段模型组大鼠逃避潜伏期比正常组延长,经统计学处理有显著性差异($P<0.01$,$P<0.05$),提示模型大鼠学习记忆障碍;用药前1天各用药组与模型组无显著性差异($P>0.05$),经用药第7天以后各组与模型组则有显著性差异($P<0.01$ 或 $P<0.05$),而以大剂量组最优,接近于正常组($P>0.05$),且优于甲状腺片组($P<0.05$),其比较见表2。

表2　不同时段大鼠逃避潜伏期比较($\bar{x}+s$)

组别	N	用药前	第 7 天	第 14 天
正常对照组	10	57.35 ± 13.56◆◆	36.45 ± 12.28◆	47.35 ± 15.3◆◆
模型组	10	91.54 ± 14.36	75.95 ± 15.61	87.25 ± 15.31
甲状腺片组	10	79.65 ± 15.86	65.57 ± 19.41◆	65.60 ± 12.66◆
中药小剂量组	10	90.45 ± 18.43	59.54 ± 14.75◆	67.24 ± 20.11◆
中药大剂量组	10	89.23 ± 12.04	47.34 ± 15.35◆◆	44.65 ± 16.34◆◆

注:与模型组比较◆$P<0.05$,◆◆$P<0.01$

(3) 游泳平均路径长度:不同时段的模型大鼠游泳平均路径比正常组延长($P<0.01$)。与模型组比较,用药前1天各用药组无显著性差异($P>0.05$);用药后第7天大剂量组有显著性差异($P<0.05$);第14天各用药组均有显著性差异($P<0.05$,$P<0.01$)。比较见表3。

表3　不同时段大鼠游泳平均路径长度比较(cm,$\bar{x}+s$)

组别	N	用药前	第 7 天	第 14 天
正常对照组	10	774.32 ± 161.32◆◆	453.65 ± 164.54◆◆	332.70 ± 154.24◆◆
模型组	9	918.45 ± 172.54	794.23 ± 146.81	785.54 ± 134.67
甲状腺片组	9	985.74 ± 142.43	662.53 ± 165.77	586.42 ± 140.42◆
中药小剂量组	10	991.78 ± 125.70	647.97 ± 122.45	567.76 ± 135.15◆
中药大剂量组	9	912.23 ± 175.45	574.34 ± 134.60◆	524.47 ± 157.74◆

注:与模型组比较◆$P<0.05$,◆◆$P<0.01$

2. 对大鼠空间记忆力(记忆再现过程)的影响

(1) 在原平台象限游泳时间结果与正常组比较,模型大鼠不同时段在原平台象限游泳时间明显减少($P<0.01$)。经用药后各用药组均有一定的改善,与模型组比较,各用药组与模型组第14天有显著性差异($P<0.05$,$P<0.01$);尤以大剂量组为优,于第7天就有显著性差异($P<0.05$),比较见表4。

表4　不同时段大鼠在原平台象限游泳时间比较(s,$\bar{x}+s$)

组别	N	用药前	第7天	第14天
正常对照组	10	48.54 ± 14.30♦♦	59.75 ± 13.22♦♦	77.75 ± 21.10♦♦
模型组	9	34.23 ± 12.35	35.24 ± 11.50	35.32 ± 18.36
甲状腺片组	9	36.20 ± 24.85	44.25 ± 15.24	52.36 ± 14.02♦
中药小剂量组	10	39.24 ± 18.51	44.25 ± 17.56	58.52 ± 16.24♦
中药大剂量组	9	38.27 ± 22.56	52.94 ± 15.58♦	65.78 ± 17.53♦♦

注:与模型组比较,♦♦$P<0.01$,♦$P<0.05$

(2) 在原平台象限游泳路径百分比比较,模型组大鼠不同时段在原平台游泳路径所占百分比显著低于正常组($P<0.01$,$P<0.05$)。用药后用药各组所占的百分比则有明显增加,与模型组比较,大剂量组于第7天有显著性差别($P<0.05$),于第14天有非常显著性差异($P<0.01$),甲状腺片组和中药小剂量组于第7天无统计学意义($P>0.05$),于第14天有显著性差异($P<0.05$)(表5)。

表5　不同时段在原平台象限游泳路径百分比比较(%,$\bar{x}+s$)

组别	N	用药前	第7天	第14天
正常对照组	10	53.43 ± 11.53♦	59.37 ± 10.83♦♦	65.72 ± 21.18♦♦
模型组	10	36.57 ± 13.34	35.87 ± 13.82	35.23 ± 18.24
甲状腺片组	10	35.98 ± 10.93	46.45 ± 13.57	56.56 ± 12.18♦
中药小剂量组	10	36.86 ± 11.35	45.67 ± 12.76	55.45 ± 15.19♦
中药大剂量组	10	35.99 ± 11.72	56.98 ± 13.98♦	63.25 ± 22.12♦♦

注:与模型组比较,♦$P<0.05$,♦♦$P<0.01$

3. 在脑神经细胞超微结构的观察中,模型组可见高尔基体增多肥大,线粒体减少、凋亡小体形成,线粒体气泡化或变形,光面内质网扩张增多。中药治疗后细胞质空泡化,线粒体减少。温肾方大剂量组细胞结构基本正常,小剂量组细胞基质稍减少,结构基本正常。

细胞凋亡的形态学特征有:细胞核内染色质密度增高,并凝聚于核膜周边,核仁解体,其临近核孔消失,而在常染色质区核孔数目增加,细胞质和细胞膜也发生改变,胞质浓缩,内质网高尔基复合体及核膜膨大,形成泡状结构与细胞膜融合,同时细胞膜收缩变圆,与邻近细胞脱离,失去微绒毛,进而细胞内陷,将细胞分割成多个有膜包被的凋亡小体,被巨噬细胞吞噬。

电镜结果显示,模型组大鼠皮质神经元可见高尔基体增多肥大,线粒体减少、凋亡小体形成,线粒体气泡化或变形,光面内质网扩张增多。各用药组对大鼠皮质神经元凋亡都有不同程度的改善,以中药大剂量组最为明显,高剂量组细胞基本正常。实验结果表明,中药温肾方对模型大鼠皮质神经元细胞凋亡形态学改变具有明显改善作用,疗效优于甲状腺片组。

4. 甲减性脑病大鼠脑神经细胞凋亡数量明显增加。中药治疗后鼠脑神经细胞凋亡数量明显减少。

模型组脑神经细胞凋亡明显高于正常对照组、西药组、中药小剂量组细胞凋亡率与模型组比较有显著差异($P<0.05$),而中药高剂量组与模型组比较有非常显著性差异($P<0.01$),且体现了一定的量效关系(表6)。

表6　温肾方对大鼠脑神经细胞凋亡的影响($\bar{x}+s$)

组别	N	神经细胞凋亡百分数(%)	组别	N	神经细胞凋亡百分数(%)
正常组	10	7.22 ± 2.8**	中药小剂量组	10	34.1 ± 6.4*
模型组	10	39.1 ± 7.1	中药大剂量组	10	29.5 ± 5.9**
西药组	10	33.5 ± 5.4*			

注:与模型组比较,*$P<0.05$;与模型组比较,**$P<0.01$

5. 甲减性脑病大鼠模型组脑神经细胞 bcl-2 基因表达明显降低,中药治疗后 bcl-2 基因表达明显增加,且剂量增加,效果更明显。

模型组脑神经细胞 bcl-2 基因表达明显低于正常对照组($P<0.01$),而中药高剂量组 bcl-2 基因表达与模型组比较有显著性差异($P<0.05$)(表7)。

表7　温肾益智方对大鼠脑神经细胞 bcl-2 基因表达的影响($\bar{x}+s$)

组别	n	荧光强度	组别	n	荧光强度
正常组	10	36.14 ± 10.17	中药小剂量组	10	15.14 ± 4.97
模型组	10	12.19 ± 3.14 ▲▲	中药大剂量组	10	19.55 ± 4.46*
西药组	10	13.58 ± 2.52			

注:与模型组比较,*$P<0.05$;与正常组比较,▲▲$P<0.01$

三、实验结果分析

细胞凋亡受多种基因的调控。在哺乳动物中 bcl-2 基因及其相关蛋白在细胞凋亡调控过程中起着重要作用,bcl-2 基因位于人的第 18 号染色体,它编码 26KD 及 22KD 的 bcl-2β 蛋白质,定位于线粒体内膜,能在各种条件不同的正常组织和细胞激活过程表达。本研究通过快速竞争性逆转录-聚合酶链反应(RT-PCR)技术,研究了温肾方对大鼠脑 bcl-2 表达的影响,以期阐明温肾方对甲减性大鼠脑损害治疗作用的可能机制。

bcl-2 基因及其相关蛋白在细胞凋亡调控过程中起着重要作用。不同的干预和刺激,通过 bcl-2 的表达及其蛋白增加的机制能抑制凋亡,转基因小鼠 bcl-2 的过表达对缺氧缺血性脑损伤具有保护作用。缺氧缺血后脑组织 bcl-2 的表达增加。

四、实验结论

甲减模型大鼠学习能力显著降低、空间记忆搜索能力明显下降、记忆力的明显下降;血清学的改变、脑神经细胞凋亡数量增加、超微结构改变、脑神经细胞 bcl-2 基因表达明显低于正常对照组的模型。温肾方不含有甲状腺激素的成分,但能改善甲减模型大鼠的智力、记忆力。从血清生化检测、细胞学、分子生物学的不同方面,观察了温肾方对甲减性大鼠脑损伤的疗效,初步探讨了其治疗机制。

参 考 文 献

1. 陈如泉.甲状腺疾病的中西医诊断与治疗.北京:中国医药科技出版社,2001
2. 王慕逖.儿科学.第4版.北京:人民卫生出版社,1996
3. 曹其湘.新生儿筛查发现的非典型甲状腺功能减退症7例报告.临床儿科杂志,1993;(11):301
4. 朱铁虹.甲状腺疾病的神经并发症.国外医学内分泌学分册,1994;14(1):26-28
5. 何学友.老年甲状腺功能减退症36例临床分析.华北煤炭医学院学报,2004;6(1):45
6. 史轶蘩.协和内分泌和代谢学.北京:科学出版社,1999
7. 郑景晨,钟学礼.甲状腺功能减退症某些特殊表现.国外医学内科学分册,2001,13(11):494
8. 尹从琦,张然.原发性甲状腺功能减退治疗后精神异常1例.云南医药,1997;18(1):61
9. 彭远莹.甲状腺功能减退昏迷2例报告.新医学,1997,28(2):82-83
10. 白耀.黏液性水肿昏迷的诊断治疗及进展.中级医刊,1997,32(8):11-13
11. 张铺.碘及甲状腺激素对神经系统的影响.中级医刊,1996,31(2):13-16
12. 耿小茵.参芪附桂汤治疗甲状腺功能减退性心脏病45例.湖南中医药学报,2000,8(8):56
13. 梁军,张洁玉.补肾填精方治疗甲状腺功能减退症126例.中国中医药科技,2001,8(4):45
14. 田世英,伍锐敏.中西结合治疗甲状腺机能减退症.中日友好医院学报,1998,12(1):35
15. 潘文奎,从肾阴肾阳论治甲状腺功能减退症.中医药研究,1990,(2):20
16. 惠宏襄,赵小宁,金明,等.自由基与细胞凋亡.生物化学与生物物理进展,1996,23(1):12-16
17. 高燕勤,陈吉庆,何祖蕙,等.胰岛素样生长因子、生长抑素在新生儿缺氧缺血性脑病中水平变化的研究.中华围产医学杂志,2000,3:92-94
18. 李秋贵,等.中医治疗甲状腺功能减退症,中医杂志,1993,34(9):542
19. 贺建华,张苗,李舜伟.中老年甲减的神经精神系统表现.脑与神经疾病杂志,2000,8(4):239
20. 朱健,蔡文纬,陈朝婷,等.丹参对衰老鼠脑海马神经细胞凋亡作用的研究.中国老年学杂志,2001,21(1):46-48
21. 祝湛予.甲状腺功能减退症辨治.中医药研究,1989,(4):2

(陈如泉 刘祖发)

第六节 芪箭消瘿汤对实验性自身免疫性甲状腺炎小鼠的实验研究

自身免疫性甲状腺炎(autoimmune thyroiditis,AT)是各种甲状腺炎中最常见的一种,也是内分泌系统的常见病、多发病之一。它是一种典型的器官特异性自身免疫性疾病,由日本桥本策(Hashimoto)于1912年最先报道,因此也称桥本病或桥本甲状腺炎(Hashimoto's thyroiditis,HT)。又因其甲状腺的组织学特征主要表现为弥漫性淋巴细胞浸润,也称为慢性淋巴细胞性甲状腺炎(chronic lymphocytic thyroiditis,CLT)。国外报道发病率逐年上升,我国近来HT的发病率也明显提高,已从每年2.1/10万人增至4.1/10万人。

西医学认为,HT的发生是由于药物、病毒、遗传、妊娠、环境等因素使患者的免疫功能发生紊乱,产生一系列针对甲状腺组织的自身抗体,使甲状腺组织发生免疫损伤。治疗上主要采用甲状腺制剂,必要时合用肾上腺皮质激素。但均存在药物剂量不易掌握,停药后容易复发,可诱发心脏不适及肾上腺皮质萎缩等不良反应。

近年来,中医药治疗 HT 的文献报道逐渐增多,疗效也得到肯定,但缺乏有说服力的实验依据。我们在临床实践中认识到 HT 属病因不明的难治性疾病,不仅临床发病率高,而且由于抗体持续阳性,极易复发,运用中医药治疗本病不仅在提高疗效,降低复发率上有一定科学价值,也是对自身免疫性疾病治疗途径的一种创新与发现。同时,只要我们善于总结经验,摸索规律,对创造经济效益也不无裨益。陈如泉教授集数十年临床经验善以益气活血,化痰解毒之法辨证治疗此疾,疗效明显,为中医药治疗免疫性疾病提供了新的思路。本着继承祖国医学遗产,发掘祖国医学宝库,弘扬祖国医学思想的宗旨,深入探讨此法此方治疗自身免疫性甲状腺炎的作用机制及其临床意义很有必要。本课题即以此为基点,对陈教授以益气活血,化痰解毒为主法的经验方芪箭消瘿汤进行了实验研究,从而为临床应用中医药治疗 HT 提供相应的实验基础,同时也为治疗本病的中医基础理论研究提供一种新的思路。

一、中医学对自身免疫性甲状腺炎的认识

自身免疫性甲状腺炎在中医学中没有该病名的记载,根据其主要的临床表现,如甲状腺无痛性肿大,弥漫或不对称,质地韧硬等特点,大多属于中医"瘿病"的范畴,分别类似于"气瘿"、"肉瘿"或"石瘿"。《三因极一病证方论·瘿瘤证治》载曰:"坚硬不可移者,名石瘿;皮色不变,即名肉瘿……随忧愁消长者,名气瘿"。但它与瘿病所包括的地方性甲状腺肿、单纯性甲状腺肿、甲状腺功能亢进症、甲状腺肿瘤及亚急性甲状腺炎等不同,其病因病机、辨证论治亦不可混同于一般瘿病。

中医的发病学说既强调人体正气是疾病发生的内在基础,又不排除外界致病因素的重要作用,这种具有辩证观点的发病理论是符合临床实际的。在我们的临床实践过程中体会到 HT 的病因病机与如下几个方面关系较为密切:

1. 素体因素　先天禀赋不足之人,遇有情志、饮食、等致病因素刺激,较旁人易罹患此病,因此正气不足是本病发生的内在依据。妇女由于经、孕、产、乳等生理特点与肝经气血关系密切,在致病因素作用下,容易形成气郁痰结、气滞血瘀的病理变化而患上瘿病。

2. 情志因素　若长期忿郁恼怒或忧思郁虑,则肝失条达,气机不畅,而津液的正常循行及输布均有赖气的统率,气机郁滞,则津液易于凝聚成痰,气滞痰凝,壅结颈前,形成瘿病。正如《诸病源候论·瘿瘤等病诸侯·瘿候》云:"瘿者,由忧恚气结所生"。宋代的《三因极一病证方论·痈疽叙论》亦载:"此乃因喜怒忧思所郁而成也"。

3. 六淫因素　中医文献关于本病的六淫致病学说记载甚少,却也不乏其人,如《广济方》谓:"冷气筑咽喉,噎塞兼瘿气"。《三因极一病证方论》云"此乃外因寒、热、风、湿所成也"。明代陈实功在《外科正宗·瘿瘤论》中也指出瘿瘤之症与"浊气"相关。气滞痰阻,瘀结颈前,外邪侵袭易诱发此疾。

由于素体相关、内伤七情、外感邪毒等因素均影响到气血的正常运行,伤气动血,水湿不化聚而生痰,痰气凝滞日久,使血液的运行受到障碍而产生血行瘀滞,痰血瘀阻日久易于化成火毒,形成以气滞、痰凝、血瘀、毒结为主的基本病理改变。

综合本病的病因病机特点及临床表现,陈教授认为,中医治病强调审因论治,恰合病机。

本病有虚实夹杂之象,治宜标本兼治,单一的扶正或祛邪往往很难奏效。只用益气扶正,则有形之邪难消;单用活血化痰之药仅为治标之法,难收正本清源之效。因此陈教授主张益气活血,化痰解毒联合应用,通过诸法之间的巧妙配合,协同作用,才能比较全面地照顾到每个病理环节,使病因消失,病理产物清除,达到正复邪祛,机体功能全面恢复。

二、芪箭消瘿汤的组方用药特点

现代病因学研究表明,HT 的发病与遗传、感染、环境、精神因素密切相关。在 HT 患者的家族成员中,自身免疫性疾病患者较多,甲状腺疾病发病率和甲状腺抗体阳性率都高于普通人群,此类患者感染病毒后可以间接诱发甲状腺细胞出现 HLA-DR,某些革兰阴性球菌感染也会伴有甲状腺自身抗体产生。环境因素对 HT 形成的作用也日益重要,物理(冷、热、电离辐射)、化学(试剂、药品)、生物因素接触可改变组织的抗原性;而煤等有机物污染(包括酚、硫氰酸盐、间苯二酚),使接触这些污染物的人群常出现甲状腺自身抗体明显升高。而在工业区和碘缺乏国家,则表现为对碘敏感而发生临床 HT 流行性上升。同时各种精神刺激和创伤也都有可能成为本病的诱发因素。

HT 的发病机制,可能是由于免疫检测系统的遗传性缺陷,同时存在着细胞免疫和体液免疫的异常,T、B 淋巴细胞作为两类重要的效应细胞,当针对甲状腺匀浆的 T 细胞有缺陷,使直接针对甲状腺的 T 细胞"禁株"复活,T 淋巴细胞"控制器"功能普遍丧失,亚群比例失调,Th 细胞群和甲状腺细胞的抗原作用导致甲状腺局部的细胞介导的免疫反应,Ts 细胞群再与对应的 B 细胞群相互作用,不能正常抑制 B 淋巴细胞形成抗体,使被禁忌的能分泌自身抗体的 B 细胞克隆发展,产生针对甲状腺抗原的特异性抗体 TGAb、TPOAb,与抗原结合形成抗原 - 抗体复合物沉着于细胞基底膜上,激活补体、抗体依赖细胞介导的细胞毒作用(ADCC)和 K 细胞直接杀伤作用导致甲状腺滤泡的损伤。

根据本病临床表现及病机特点,选方用药时必须谨守病机,用药精当,才能达到较满意效果。陈教授根据临床经验及参考国内外有关研究进展,重用炙黄芪益气扶正为君药,鬼箭羽、王不留行活血行气使气顺血行为臣药,猫爪草解毒消瘿,白芥子化痰散结,板蓝根解毒为佐药,柴胡疏肝解郁,领诸药行肝经而为使药。

黄芪,甘,微温,归脾肺经。《本草求真》载:"入肺补气,入表实卫,为补气诸药之最,是以有耆之称"。主要作用是补气固表,托毒生肌。除含多糖、皂苷外,丰富的氨基酸、微量元素如硒等,也是补益作用的主要成分。而且黄芪具有双向免疫调节作用,其中黄芪多糖能提高非特异性免疫功能;对体液免疫、细胞免疫等均有增强作用;能明显增强小鼠腹腔巨噬细胞吞噬功能及增加小鼠腹腔巨噬细胞计数;对正常人与肿瘤患者外周单个核细胞在体外分泌 TNF 有增强作用,而且在 LAK 细胞的诱导中与 IL-2 有协同作用。黄芪皂苷甲可使巨噬细胞体积增大,适当浓度可使 LPS 诱生 TNF 的强度增加 4~5 倍。黄芪煎液诱导小鼠脾脏细胞产生影响 IFN-γ,提高细胞对其敏感性;能使 IL-2 产生增加;明显提高 B 细胞生长因子和 IL-6。

鬼箭羽本名新疆卫矛或卫矛,载于《神农本草经》,为卫矛科植物卫矛 Euonymusalatus (Thunb.)sieb. 的具翅状物的枝条或翅状附属物。性味苦寒,归肝经,有破血通经杀虫之效,多用于癥瘕积聚、血瘀经闭、产后瘀滞腹痛等症。药理研究表明,鬼箭羽能双向调节血脂,降低高密度脂蛋白、总胆固醇;又能使高密度脂蛋白升高。报道还有降血糖、抗癌、强心、抗血栓等作用,能显著延缓动脉粥样硬化性(AS)病变。

王不留行取自石竹科植物麦蓝菜 Vaccaria pyramidata Medic 的种子。《本草纲目》载"王不留行能走血分……其性行而不住也"。言其行而不住,走而不守,故有活血之功。善于通利血脉,有活血通经下乳的功效。主要成分是皂苷和糖类,药理研究证实王不留行能调节生理功能,影响体内代谢,使小鼠血浆及子宫组织的环磷酸腺苷(cAMP)明显升高。

猫爪草异名三散草,别名小毛莨,为毛莨科植物小毛莨 Ranunculus ternatus Thunb. 的干燥块根。《全国中草药汇编》载"有小毒"。辛温微甘,入肝、肺二经,功能解毒散结消肿,内服外敷均可,主治瘰疬瘿核。对肺结核、淋巴结核、淋巴结炎、咽喉炎等有一定疗效。

白芥子味辛性温,入肺、肝、肾经,功能温肺祛痰,利气散结,通络止痛。免疫药理研究表明白芥子也能增强吞噬细胞的吞噬功能,增强机体细胞免疫和体液免疫功能。还具有抗菌、促进消化液分泌、调节血压之功效;所含芥子碱有抗脂质氧化,防止老化之功。

板蓝根始载《神农本草经》,是十字花科植物菘苔 Isatrs tinctorial 的干燥根。性味苦寒,归心肾经,有清热解毒,凉血利咽之效。主要成分有吲哚苷、针状结晶物等。实验表明它在免疫方面主要能增强单核巨噬细胞吞噬功能;显著升高脾指数,增强脾细胞的自然杀伤活性;促进淋细胞转化及数量增加;增强迟发型超敏反应(DTH)。其多糖成分能显著促进小鼠免疫功能,增强抗体形成细胞功能。此外板蓝根还有较好的抗病原微生物、抗内毒素分泌、抑制血小板聚集及抗癌功效。

柴胡苦辛,微寒,归肝、胆经。《名医别录》称其"五脏间游气"。功能和解退热,疏肝解郁,升举阳气。动物实验发现,柴胡煎剂及皂苷、多糖可使胸腺萎缩;柴胡注射液增强小鼠腹腔巨噬细胞吞噬百分数和吞噬指数,促进 ConA 诱导的小鼠脾淋巴细胞转化,并可增强 NK 细胞活性;经酸处理后的柴胡皂苷 b1、b2 有抑制 1 型超敏反应的局部被动过敏反应(PCA)以及 3 型超敏反应的 Arthus 反应的作用。

因此治疗自身免疫性甲状腺疾病可用扶正固本来增强细胞免疫,恢复 T 辅助细胞与抑制细胞的协调;祛邪(化瘀)以抑制体液免疫亢进,抑制病理性自身抗体的产生和免疫复合物的形成。

三、芪箭消瘿汤的实验研究

采用抗原加佐剂分次少量免疫的方法制作小鼠 EAT 模型,从行为学、生化学、免疫学、常规病理学、超微病理学、组织学等方面系统观察了中药芪箭消瘿汤不同剂量对 EAT 小鼠的影响,并与雷公藤片及 EAT 模型小鼠进行了比较。

1. 综合有关文献及自己的初步实验结果,成功复制出小鼠 EAT,并从两个方面得到证实:一是小鼠血清中高滴度甲状腺自身抗体 TGAb、TPOAb 的检出;二是甲状腺组织的淋巴细胞浸润。可能是由于实验时间的因素,EAT 小鼠甲状腺组织中未见明显的淋巴滤泡形成与 Askanzy 细胞。

2. 应用芪箭消瘿汤与雷公藤片对照治疗小鼠 EAT,发现各治疗组 TGAb、TPOAb 滴度均低于模型组,芪箭大量组与雷公藤片组差异无统计学意义;淋巴细胞浸润都好于模型对照组,芪箭大量组尤其明显($P<0.01$),芪箭小量组与雷公藤片组无显著性差异。

3. 小鼠腹腔巨噬细胞诱生细胞因子情况,模型组 TNF 含量明显高于正常组($P<0.01$),雷公藤片组与模型组有显著性差异,与芪箭大量组无明显差异;EAT 小鼠组诱生 IL-6 显著高于正常组,芪箭小量组与模型组有显著性差异($P<0.01$),雷公藤片组低于模型组,但无统计学意义($P>0.05$)。芪箭大量组显著高于模型组($P<0.01$)。

4. EAT 小鼠甲状腺滤泡上皮 EGFR 数目多于正常组($P<0.05$),而治疗组中芪箭大量组又明显好于模型组($P<0.05$),小量组与模型组无明显差异,与雷公藤片组差异不明显。

5. TdT 末端标记法发现 EAT 小鼠甲状腺细胞凋亡受抑制($P<0.01$),芪箭大量组甲状腺细胞凋亡显著增加($P<0.01$),雷公藤片组细胞凋亡数较模型组有差异($P<0.05$)。

6. 超微病理研究表明,芪箭大量组能减轻 EAT 小鼠甲状腺滤泡上皮的损害,修复或帮助修复病变甲状腺组织,雷公藤片的修复能力不及芪箭消瘿汤。

可见芪箭消瘿汤降低抗体滴度的能力与雷公藤片一致,而减少淋巴细胞浸润及修复受损的甲状腺组织则强于雷公藤片。小量组促进甲状腺上皮细胞 EGFR 表达与雷公藤片组无明显差异,诱导甲状腺细胞凋亡则不及。实验中,芪箭大量组与芪箭小量组对细胞因子及 EGFR 的作用并不完全同步,在小鼠腹腔巨噬细胞诱生 IL-6 的实验中,小量组体现了良好的治疗作用,大量组则显著高于模型组($P<0.01$),表明中医药的双向调节作用,其具体机制应有赖于中药药理学的分子作用机制的研究。

由于雷公藤虽已被证明对自身免疫性疾病有确切的疗效,但长期用药可产生各种毒性作用(如引起血糖升高,皮疹,肝、肾功能损害,白细胞下降等),限制了更广泛的应用。芪箭消瘿汤在临床应用多年尚未发现明显的毒副反应,对降低甲状腺自身抗体,缩小肿大的甲状腺,延迟甲减的发生等均有疗效,实验也从免疫学、分子生物学角度证明了芪箭消瘿汤的临床价值。据此实验研究可以认为,芪箭消瘿汤方治疗 HT 疗效确切,是合理可行的。

参 考 文 献

1. 高慧,朱英英.人类甲状腺球蛋白的提纯和临床应用.陕西新医药,1985,14(7):15-16
2. 陈广洁,席晔斌,王保国.人甲状腺球蛋白的纯化和鉴定.免疫学杂志,1999,15(1):6l-63
3. 武建国.实用临床免疫学检验.南京:江苏科学技术出版社,1993
4. Utiger Rd.The Pathogenesis of autoimmune thyrold disease. N Eng J Med.,1991,325:278-283
5. 江昌新,谭郁彬,方佩华,等.自身免疫性甲状腺疾病免疫活性细胞的病理学研究.中华内分泌代谢杂志,1998,14(6):151-154
6. 程如林,高寅香,叶正宝,等雷公藤多甙片和甲状腺片治疗慢性淋巴细胞性甲状腺炎疗效观察.中西医结合杂志,1988,8(11):676
7. 陈广洁,席晔斌,王保国.人甲状腺球蛋白的纯化和鉴定.免疫学杂志,1999,15(1):61-63
8. 苏敏,牛恕森.自身免疫性甲状腺炎和甲亢原位免疫电镜研究.西安医科大学学报,1991,12(3):214-216
9. 唐素恩,张烨,周淑云,等.桥本氏病的针吸活检细胞学及其超微结构基础.北京医科大学学报,1988,20(3):167-169
10. 王和平.消瘿膏治疗甲状腺肿的实验研究.中国中医药信息杂志,1999,6(11):37-39

(华 川 陈如泉)

第七节　散结消瘿方及温肾健脾方对自身免疫性甲状腺炎大鼠免疫学机制的研究

本课题通过观察散结消瘿方及温肾健脾方对自身免疫性甲状腺炎大鼠模型进行干预、治疗,深入探讨散结消瘿方及温肾健脾方对自身免疫性甲状腺炎的治疗作用,从细胞凋亡及免疫应答、细胞炎性因子方面进一步明确其发病机制,并从中医"痰瘀"及"脾肾亏虚"的角度来探讨自身免疫性甲状腺炎的中医病机,进一步加深对自身免疫性甲状腺炎免疫学发病机制及中医病机的认识,为其治疗提供新的思路。

一、方法

将健康的雌性 Wistar 大鼠 90 只,体重约 120±20g,购回后适应性饲养 1 周,随机分为 6 组:正常组(G1):15 只;模型组(G2):15 只;雷公藤组(G3):15 只;散结消瘿方组(G4):15 只;温肾健脾方组(G5):15 只;散结消瘿方及温肾健脾方联合治疗组(G6):15 只。G1 组给予普通饲料饲养;G2-G6 组造模:将甲状腺球蛋白 100mg 完全溶解于双蒸水 50ml 中,取 10ml 与等体积完全弗化剂充分混合成油包水状,0.5ml 在背、腹腔、腿、颈全身等多点皮下注射作为初次免疫,第 2 周取甲状腺球蛋白 10ml 与不完全弗化剂 10ml 充分混合后作为加强免疫,以后每周一次,至第 5 周,期间配合高碘水(1L 水中加入 0.64g 碘化钠配制)饮水喂养;第 6 周开始,G2 组给予普通饲料及饮水饲养至 9 周;G3 组给予雷公藤片 1.08mg/(kg·d)灌胃至 10 周;G4 组给予散结消瘿汤 20g/(kg·d)灌胃至 10 周;G5 组给予温肾健脾方组 20g/(kg·d)灌胃至 10 周;G6 组给予散结消瘿汤及温肾健脾联合方 20g/(kg·d)灌胃至 10 周。第 11 周将大鼠处死,取血并取出甲状腺组织,做 HE 染色光镜下观察;TGAb、TPOAb、FT_3、FT_4、TSH 按照试剂盒要求检测;肝功能、肾功能、血液分析做生化及计数分析;TNF-α、IL-6 用 ELISA 法检测;甲状腺上皮细胞 CD40、Fas、FasL 表达用免疫组化法检测。

二、结果

1. 模型组血清 TGAb 和 TPOAb 较正常组升高,具有显著性差异($P<0.01$)。雷公藤治疗组 TGAb 和 TPOAb 较模型组降低,有显著性差异($P<0.05$);散结消瘿方组及联合方治疗组 TGAb 和 TPOAb 较模型组降低,有显著性差异($P<0.01$);散结消瘿方组及联合方治疗组 TGAb 和 TPOAb 较雷公藤治疗组比较无统计学差异($P>0.05$);温肾健脾方组 TGAb 和 TPOAb 较模型组差异无统计学意义($P>0.05$);散结消瘿方及联合方治疗组组间 TGAb 和 TPOAb 比较无统计学意义($P>0.05$)。光镜结构:正常组见完整滤泡上皮细胞,背景胶质丰富,呈浓稠片状分布,滤泡间血管丰富,未见巨噬细胞和淋巴细胞,上皮细胞未见嗜酸性变。模型组甲状腺组织间质内可见广泛的淋巴细胞浸润,甲状腺上皮细胞呈明显的嗜酸性改变,并见淋巴组织分布于小叶内及小叶周边,形成具有生发中心的淋巴滤泡。雷公藤组、散结消瘿方组、温肾健脾方组及联合治疗组甲状腺组织间质内淋巴浸润较模型组明显减少,小叶内及小叶周边形成具有生发中心的淋巴滤泡较模型组也明显减少。淋巴细胞主要浸润范围及程度较模型组也有所减少,散结消瘿方组及联合方治疗组淋巴细胞浸润程度较雷公藤组及温肾健脾方组明显减少,范围也明显变小,滤泡上皮细胞嗜酸性变较雷公藤组及温肾健脾方组变浅,未见明显淋巴细胞形成的生发中心。

2. 模型组淋巴细胞浸润程度较正常组明显增多,具有显著性差异($P<0.05$)。雷公藤治疗组、温肾健脾方组淋巴细胞浸润程度较模型组显著降低,范围明显缩小,有显著性差异($P<0.05$);散结消瘿方组及联合方治疗组淋巴细胞浸润程度较模型组显著降低,范围明显缩小,有显著性差异($P<0.01$);散结消瘿方组、联合方治疗组较雷公藤治疗组淋巴细胞浸润程度有所减少,有显著性差异($P<0.05$)。温肾健脾方组治疗组淋巴细胞浸润程度较雷公藤治疗组差异无统计学意义($P>0.05$)。

3. 甲状腺功能 TSH 含量正常组、模型组、雷公藤治疗组、散结消瘿方组、温肾健脾方组及联合方治疗组间无显著性差异($P>0.05$);FT_3、FT_4 含量正常组、模型组、雷公藤治疗组、散结消瘿方组间无差异($P>0.05$);温肾健脾方组及联合方治疗组 FT_3、FT_4 较模型组有显著性差异($P<0.05$)。

4. 造模前 2 周模型组与正常组体重、进食量及排泄量无明显差异,从第三周起,模型组大鼠体重增加较正常组明显减缓,进食量相对减少,活动减少,精神欠佳,大便干结,体重、进食量及排泄量明显减少,差异有统计学意义($P<0.05$)。

用药干预后可见温肾健脾方组较模型组、雷公藤治疗组、散结消瘿方组及联合方治疗组大鼠体重增幅明显增大,饮食量、大便量明显增多,活动较其他组频繁。可以看到雷公藤治疗组大鼠食欲减退、活动量少考虑与其胃肠系统副作用有关。模型组体温较正常组明显降低,具有显著性差异($P<0.01$)。雷公藤治疗组、散结消瘿方组体温较模型组无统计学差异($P>0.05$);温肾健脾方组、联合方治疗组较其他组体温有所上升,差异有统计学意义($P<0.05$)。同时我们可以明显观察到温肾健脾方组、散结消瘿方组及联合方治疗组大鼠活动及精神状态明显好于模型组。

5. 模型组与正常组肝功能、血白细胞、红细胞、血红蛋白及血小板、肌酐、尿素氮无统计学差异($P>0.05$);雷公藤治疗组 AST、肾功能、血白细胞、红细胞较正常组有显著性差异($P<0.05$);散结消瘿方组、温肾健脾方组及联合方治疗组 AST、肾功能、血白细胞、红细胞较雷公藤治疗组有显著性差异($P<0.05$);散结消瘿方组、温肾健脾方组及联合方治疗组间无统计学差异($P>0.05$)。

6. 正常组甲状腺组织 Fas 和 FasL 免疫阳性物呈浅棕色,在甲状腺上皮细胞表达很少,范围很小,颜色较浅;模型组甲状腺上皮细胞表达 Fas 和 FasL 免疫阳性物呈深棕色,表达范围广,颜色深,其 OD 值与正常组相比有统计学差异($P<0.01$)。散节消瘿方组、联合方治疗组较雷公藤治疗组甲状腺上皮细胞表达 Fas 和 FasL 颜色显著变浅,OD 值有显著性差异($P<0.05$)。温肾健脾方组较雷公藤治疗组 OD 值无统计学差异($P>0.05$);散结消瘿方组、联合方治疗组间甲状腺上皮细胞表达 Fas 和 FasL 差异无统计学意义($P>0.05$)。

7. 正常组甲状腺上皮细胞表达 CD40 免疫阳性物呈浅棕红色,表达范围很小;模型组甲状腺上皮细胞表达 CD40 免疫阳性物呈棕红色,表达范围广,颜色深,其 OD 值与正常组相比有统计学差异($P<0.01$);散结消瘿方组、联合方治疗组甲状腺上皮细胞表达 CD40 较雷公藤治疗组颜色明显变浅,OD 值有显著性差异($P<0.05$)。温肾健脾方组较雷公藤治疗组甲状腺

上皮细胞表达 CD40 无统计学差异（$P>0.05$）。散结消瘿方组、联合方治疗组间甲状腺上皮细胞表达 CD40 差异无统计学意义（$P>0.05$）。

8. 模型组血清 TNF-α 含量较正常组升高，具有显著性差异（$P<0.01$）。雷公藤治疗组、散结消瘿方组、联合方治疗组及温肾健脾方组血清 TNF-α 较模型组降低，有显著性差异（$P<0.01$）；散结消瘿方组及联合方治疗组血清 TNF-α 含量较雷公藤治疗组及温肾健脾方组降低，具有显著性差异（$P<0.01$）；散结消瘿方组、联合方治疗组间血清 TNF-α，差异无统计学意义（$P>0.05$）。

9. 模型组血清 IL-6 含量较正常组升高，具有显著性差异（$P<0.01$）。雷公藤治疗组、散结消瘿方组、联合方治疗组及温肾健脾方组血清 IL-6 较模型组降低，有显著性差异（$P<0.01$）；散结消瘿方组及联合方治疗组血清 IL-6 含量较雷公藤治疗组及温肾健脾方组降低，具有显著性差异（$P<0.01$）；散结消瘿方组、联合方治疗组间血清 IL-6，差异无统计学意义（$P>0.05$）。

三、结论

1. 散结消瘿方可以减少自身免疫性甲状腺炎自身抗体 TGAb 和 TPOAb 的形成，减少自身抗体对甲状腺组织的损伤。

2. 散结消瘿方及温肾健脾方都能减少自身免疫性甲状腺炎淋巴细胞的浸润，减轻其炎性反应，可以缩小肿大的甲状腺，但散结消瘿方疗效尤其显著，优于雷公藤及温肾健脾方。

3. 温肾健脾方可以增加大鼠食欲，进食量及排泄量增大，升高大鼠基础体温，增强甲状腺功能，并使自身免疫性甲状腺炎大鼠基础代谢增加，温肾健脾方与雷公藤相比较，可避免其胃肠反应，有效改善桥本甲状腺炎的临床症状。对改善自身免疫性甲状腺炎表现出的甲状腺功能减退症状及调节甲状腺功能效果明显。治疗效果优于雷公藤片及散结消瘿方。

4. 散结消瘿方、温肾健脾方对大鼠肝、肾功能及血液系统有保护作用，优于雷公藤。

5. 散结消瘿方、温肾健脾方都能抑制 TNF-α、IL-6 过度分泌，减轻炎性因子对甲状腺的损伤，但散结消瘿方效果更为明显，优于雷公藤片及温肾健脾方。

6. 作为第二活化信号的共刺激分子 CD40 在自身免疫性甲状腺炎中有异常表达，说明 CD40 与自身免疫性甲状腺炎的发病有关，可以通过 Th2 途径致病，同时散结消瘿方、温肾健脾方通过减少 CD40 的表达，减少 T 细胞的过度活化，减轻免疫应答。

7. 甲状腺上皮细胞凋亡机制是引起自身免疫性甲状腺炎发病的机制之一。散结消瘿方、温肾健脾方能有效抑制甲状腺上皮细胞的凋亡，逆转甲状腺炎的发生。

参 考 文 献

1. 陈如泉. 甲状腺疾病的中西医诊断与治疗. 北京：中国医药科技出版社，2001
2. 白耀. 甲状腺病学. 北京：科学技术文献出版社，2004
3. 潘春宇，张兰. 软坚消瘿汤对实验性自身免疫性甲状腺炎的影响. 光明中医，2007，7（22）：77-79
4. 刘建文. 药理实验方法学. 北京：化学工业出版社，2007
5. 唐伟，贾悦. 实验性自身免疫性甲状腺炎动物模型的建立. 国外医学·免疫学分册，2003，26（4）：21-24

6. 杨煜,黄国良.自身免疫性甲状腺炎的实验动物模型研究进展.国外医学·内分泌学分册,2002,22(6):366-369

7. 王坚,王扬天.自身免疫性甲状腺疾病发病机制研究进展.医学研究生学报,2001,14(5):441-443

8. 谢培凤,商学征,赵翠芳,等.中西医结合治疗桥本甲状腺肿的临床研究.中国临床保健杂志,2005,8(3):198-200

9. 黄庆仪,谌剑飞,沈晶.五加双参片对自身免疫性甲状腺炎 TGAb、TMA 的影响.甘肃中医,2001,14(3):86-88

10. 高国宇.许之银教授治疗桥本甲状腺炎经验.南京中医药大学学报,2005,9(21):320-322

11. 潘春宇,张兰.桥本甲状腺炎辨证治疗探悉.中国中医药信息杂志,2007,14(8):88-89

12. 蔡东升,刘超.细胞因子与甲状腺.国外医学·内分泌学分册,1997,17:7

13. 华川.芪箭消瘿汤对自身免疫性甲状腺炎 TNF、IL-6 的影响.湖北中医学院学报,2004,6(1):12-14

14. Papanas N,Papazoglou D. Thyroxine replacement dose in patients with Hashimoto disease：a potential role for interleukin-6.Cytokine,2006,35(3-4):166-170

15. 陆召麟,宁光.内分泌内科学.北京：人民卫生出版社,2009

16. 白耀.甲状腺病学.北京：科学技术文献出版,2004

17. 金伯泉,熊思东.医学免疫学.北京：人民卫生出版社,2008

18. Borgerson KL,Bretz JD,Baker JR Jr.The role of Fas-mediated apoptosis in thyroid autoimmune disease. Autoimmunity,1999,30(4):251-264

19. Vlaeminck-Guillem V.Apoptosis and the thyroid：the Fas pathway.Presse Med,2001,30(2):74-80

（陈如泉　张维丽）

第八节　温肾方对亚临床甲减大鼠模型的实验研究

本课题以中医古籍理论为基础,结合陈如泉教授的临证经验,采用"甲状腺全切术＋术后皮下注射 L-T₄"的方法制备亚临床甲状腺功能减退大鼠模型,观察亚临床甲状腺功能减退对心脏结构及功能的影响,探讨温肾方对亚临床甲状腺功能减退大鼠模型心脏损害的防治作用及其相关作用机制。为中药治疗亚临床甲状腺功能减退提供实验依据,提出用温阳补虚法治疗亚临床甲状腺功能减退的理论。

一、温肾方对亚临床甲减大鼠模型心脏损害的影响的实验研究

采用"甲状腺全切术＋术后皮下注射 L-T₄"法制备亚临床甲状腺功能减退大鼠模型,设定空白对照组、模型组、中药低剂量组、西药组、中＋西药组及中药高剂量组,空白对照组和模型组每日灌服蒸馏水 5ml/kg,中药低剂量组每日按中药低剂量组予以温肾方药液,用量为 11.25g/(kg·d);西药组予以 L-T₄ 片混悬液,用量为 4.5μg/(kg·d);中＋西药组予以温肾方药液[11.25g/(kg·d)]和小量 L-T₄ 混悬液[(2.25μg/(kg·d)];中药高剂量组予以温肾方药液[6.88g/(kg·d),即中药低剂量组的 1.5 倍]。共灌胃 30 天。灌胃期大鼠饲料及饮用水,L-T₄ 针剂处理同前。灌胃期间观察大鼠体重、活动、皮色及大便等情况。第 31 天处死大鼠,处理方法如下：腹主动脉取血用化学发光法测定血清 FT₃、FT₄ 及 TSH 水平,剖胸取心脏组织用 ELISA 法参照组织 T₃ 试剂盒说明测定心肌组织 T₃ 水平、甲状腺激素受体表达水平、心肌肌

球蛋白重链基因表达、心肌细胞内钙离子浓度及细胞凋亡,观察心肌组织病理形态学变化,同时观察温肾方对其指标的干预情况。

1. 与空白对照组比较,各治疗组体重均有增加($P<0.01$);与模型组比较,西药组、中 + 西药组及中药高剂量组体重增加较多,具有显著意义($P<0.01$);与中药低剂量组比较,西药组及中药高剂量组体重有所增加($P<0.05$),中 + 西药组体重变化则具有显著意义($P<0.01$)。各治疗组中 FT_3 及 FT_4 较空白对照组变化无统计学意义($P>0.05$);与模型组比较,各治疗组 TSH 均有所降低,具有显著意义($P<0.01$),与空白对照组比较无统计学意义($P>0.05$)。

2. 与空白对照组比较,模型组心肌组织 T_3 显著降低($P<0.01$);与模型组比较,中药高剂量组心肌组织 T_4 水平显著升高($P<0.05$);中药高剂量组心肌组织 T_3 水平接近于空白对照组($P>0.05$)。与空白对照组比较,模型组大鼠心肌组织中甲状腺激素受体亚型 $T\alpha_1$、$T\beta_1$ 表达显著降低,$T\alpha_2$ 表达显著增加,($P<0.01$);与模型组比较,中 + 西药组大鼠心肌组织中甲状腺激素受体亚型 $T\alpha_1$、$T\beta_1$ 表达增加($P<0.05$);$T\alpha_2$ 表达降低($P<0.05$);中药高剂量组在下调 $T\alpha_2$ 表达,上调 $T\beta_1$ 表达方面有效($P<0.05$);中 + 西药组及中药高剂量组心肌甲状腺激素受体 $T\alpha_2$、$T\beta_1$ 表达水平接近于空白对照组($P>0.05$),中 + 西药组在 $T\alpha_1$ 表达调节上优于中药高剂量组。

3. 与空白对照组比较,模型组大鼠心肌肌球蛋白重链 α-MHCmRNA 表达降低($P<0.05$),β-MHCmRNA 表达显著增加($P<0.01$);与模型组比较,中 + 西药组和中药高剂量组在上调大鼠心肌 α-MHCmRNA 表达,下调大鼠心肌 β-MHCmRNA 表达方面效果明显($P<0.05$);中 + 西药组及中药高剂量组心肌 α-MHCmRNA、β-MHCmRNA 表达水平接近于空白对照($P>0.05$)。

4. 与空白对照组比较,模型组大鼠心肌羟脯氨酸、胶原蛋白含量降低($P<0.01$);与模型组比较,西药组、中 + 西药组和中药高剂量组心肌羟脯氨酸、胶原蛋白含量明显增高($P<0.01$);中药高剂量组心肌羟脯氨酸及胶原蛋白水平接近于空白对照组($P>0.05$)。大鼠心肌组织在 ×400 放大后,HE 染色后显示空白对照组心肌细胞排列整齐,横纹清楚。与空白对照组相比较模型组大鼠心肌细胞排列紊乱,部分细胞肿胀明显;中药低剂量组大鼠心肌细胞病理变化介于两者之间,可见少量肿胀肌细胞;西药组、中 + 西药组及中药高剂量组大鼠心肌病理变化接近空白对照组。空白对照组大鼠心肌组织在透射电镜下可见细胞核未见明显改变,胞质中胶原纤维排列良好,肌节中各带明显,线粒体不肿胀,肌质网不扩张;模型组大鼠心肌组织中心肌细胞核不规则,染色质边集,胞质中线粒体明显肿胀,线粒体嵴损伤、断裂,形成不规则的增大的间隙,线粒体基质溶解,肌质网肿胀,可见肌节,但肌节中各带不明显;中药低剂量组大鼠心肌组织中细胞核轻度不规则收缩,核周间隙增大,细胞质中肌原纤维未见明显改变,部分线粒体轻度肿胀,嵴间隙增宽,糖原减少或消失,肌质网轻度扩张;西药组、中 + 西药组及中药高剂量组大鼠心肌组织中细胞核不规则,核周间隙局部增大。胞质中肌原纤维排列良好,肌节尚明显,肌节中各带不明显,线粒体不肿胀,肌质网轻度扩张。

5. 与空白对照组比较,模型组心肌细胞 Ca^{2+} 浓度显著升高($P<0.01$);与模型组比较,中药高剂量组心肌细胞 Ca^{2+} 浓度降低($P<0.05$);中药高剂量组心肌细胞 Ca^{2+} 浓度接近于空白对照组($P>0.05$)。大鼠心肌组织切片,染色标记后在 ×400 放大后,模型组可见棕黄色细胞核明显增多,空白对照组偶见,中药低剂量组及西药组颗粒低、中 + 西药组及中药高剂量组均较少。

结论是肾阳虚是亚临床甲状腺功能减退的病理基础,因此应用温阳补肾药物能够治疗亚临床甲状腺功能减退。从陈如泉教授临床辨治亚临床甲状腺功能减退角度进一步证实温阳补肾药物能够治疗亚临床甲状腺功能减退。实验研究证明亚临床甲状腺功能减退引起心肌组织 T_3 水平的降低和甲状腺激素受体基因的异常表达,影响心肌肌球蛋白重链基因表达,改变心肌组织胶原含量及心肌细胞内钙离子浓度,从而影响心肌组织结构及舒缩功能。温肾方能够在一定程度上逆转这些变化,在治疗亚临床甲状腺功能减退的基础上温肾方能显著改善亚临床甲状腺功能减退模型大鼠的体重、活动等一般状况,还能在不升高血清 FT_3 及 FT_4 的基础上,降低 TSH 至正常水平,达到其有效治疗亚临床甲状腺功能减退的作用;温肾方能提高心肌组织 T_4 水平,调整大鼠心肌组织中甲状腺激素受体各亚型的表达;逆转心肌肌球蛋白基因的异常表达;能提高心肌胶原蛋白含量,改善心肌细胞病理变化;能减轻心肌细胞钙超载,减少心肌细胞凋亡,从而起到预防心肌损害、保护心脏的作用,为中药治疗亚临床甲状腺功能减退防治并发症提供实验依据,温阳补虚法可能为有效治疗亚临床甲状腺功能减退的方法之一。

二、温肾方对亚临床甲减大鼠血管损伤的影响的实验研究

目的是观察温肾方对亚临床甲减大鼠血管损伤的影响并探讨造成这种影响的机制。

(一) 方法

将健康 6 周龄 SPF 级 Wistar 大鼠 50 只随机抽取 8 只设为正常对照组。而将正常对照组以外的大鼠行"甲状腺全切 + 术后皮下注射 L-T₄"法制备亚临床甲减大鼠模型,造模成功后将这些大鼠随机分为模型组,中药小剂量组,西药组,中药大剂量组。然后对此四组的大鼠行连续 30 天的灌胃治疗,然后:

1. 采用化学发光法检测大鼠血清甲功三项的含量,采用 Elisa 法检测肝脏组织 TT_3 的含量。

2. 运用东芝 DBA-120 型全自动生化分析仪对所有实验大鼠的血脂四项(TC、TG、LDL-C、HDL-C)的浓度进行检测。

3. 对大鼠的肝组织中 HMG-CoA 还原酶及血清中 MCP-1,ET-1 的水平采用 Elisa 法进行检测。

4. 取出大鼠胸主动脉 2cm,匀浆,取其上清液,提取总 RNA,利用 RT-PCR 技术进行基因片段的体外扩增,扩增产物通过电泳后,通过对其电泳照片上灰度值进行检测,比较其 LOX-1mRNA 的相对含量。

5. 于灌胃结束后的第二天在实验大鼠身上取材,取出大鼠胸主动脉标本,制备病理标本,通过光镜和电镜观察实验大鼠胸主动脉显微结构与超微结构。

(二) 结果

1. 与正常组比较,模型组大鼠血清 TSH 水平明显升高($P<0.01$)。与模型组比较,中药小剂量组 TSH 水平较明显降低($P<0.05$);西药组 TSH 水平明显降低($P<0.05$);中药大剂量组 TSH 水平明显降低($P<0.05$)。各组之间 FT_3、FT_4 水平无明显差异($P>0.05$)。模型组肝脏 TT_3 含量,与正常组比较,有明显降低($P<0.05$);中药大剂量组、中药小剂量组、西药组肝脏 TT_3 含量均较模型组明显提高($P<0.05$),而其中尤以中药大剂量组的提高最

为明显。

2. 中药大剂量组与对照组比较,血浆 TC、TG、LDL-C、HDL-C 水平没有明显差异($P>0.05$);与中药小剂量组比较,血脂四项的水平没有明显差异($P>0.05$);与西药组比较,没有明显差异($P>0.05$);与模型组比较,则 TC、TG、LDL-C 水平明显降低($P<0.05$),HDL-C 水平明显提高($P<0.05$)。模型组与对照组比较,TC、TG、LDL-C 水平明显升高($P<0.05$),而 HDL-C 水平明显降低($P<0.05$);

3. 实验结果通过统计学处理之后,发现中药大剂量组,与对照组比较,肝脏 HMG-CR 以及血清 MCP-I、ET-I 的水平没有明显差异($P>0.05$);与中药小剂量组比较,肝脏 HMG-CR 以及血清 MCP-I、ET-I 的水平没有明显差异($P>0.05$);与西药组比较,则没有明显差异($P>0.05$);与模型组比较,则肝脏 HMG-CR 以及血清 MCP-I、ET-I 水平明显降低,有明显差异($P<0.05$)。

4. 对空白对照组、中药大剂量组、西药组、中药小剂量组、模型组的大鼠血管 LOX-1 的 mRNA 的 RT-PCR 产物进行电泳后,通过对其中心区域的灰度值进行扫描分析,然后分别将对应组别自己的 LOX-1 的 mRNA 的电泳产物与自己所属的组别的 beta-Actin 的 mRNA 的电泳产物的灰度值进行比较,计算两者之间数值的比值。结果显示,与正常对照组比较,模型组的 LOX-1 的 mRNA 的相对含量明显上升($P<0.05$);与模型组的 LOX-1 的 mRNA 的相对含量比较,中药大剂量组、西药组、中药小剂量组的 LOX-1 的相对含量均下降明显($P<0.05$),而特别是以中药大剂量组的下降最为明显。

5. 显微结构方面主要表现在动脉内膜失去光滑状态,内皮细胞受到损伤,排列失去正常的秩序,内皮细胞间隙增宽,单核巨噬细胞的浸润,泡沫细胞的形成,平滑肌细胞的变形、增生;在超微结构层面则表现为内皮细胞的损伤,结构异常,胞膜失去光滑平整的状态,细胞内线粒体肿胀,粗面内质网减少,细胞胞质显清稀,内皮细胞间隙扩大,可见单核巨噬细胞浸润等异常表现;通过中药小剂量干预后,大鼠血管病变的程度可见明显变轻,且随着温肾方剂量的提高,亚临床甲减大鼠血管病变的情形明显减轻,而且较之西药治疗组而言,还能够体现出其对于纠正亚临床甲减大鼠血管病变的优势。

(三) 结论

采取"甲状腺全切 + 每日皮下注射 L-T$_4$"这种造模方法可以成功制备 SCH 模型大鼠。运用这种方法制备的 SCH 模型大鼠,外周组织处于低 T$_3$ 的组织甲减状态,而肝组织中的 HMG-CoA 还原酶的含量偏高,由于肝脏高 HMG-CoA 还原酶水平以及组织低 T$_3$,状态导致 SCH 模型大鼠的高 TC,LDL-C 尤其是高 OX-LDL 水平的血脂紊乱状态,从而发生对于血管内皮的脂毒性作用,即对于血管内皮细胞的直接损伤;而这种损伤引起的 ET-1,MCP-1 等又反过来加重血管病变,形成较为严重的血管病变;通过温肾方干预 SCH 大鼠后,发现温肾方确实能够改善实验大鼠的 SCH 状态,提高外周组织 T$_3$ 的利用率,调整血脂紊乱状态,尤其是降低 OX-LDL 的水平,从而缓解对于血管内皮的直接损伤以及由之引起的继发性血管病变,这种疗效是明显的,而且相较于西药组在改善血管内皮损伤,减轻血管病变方面,中药组尤其是中药大剂量组效果更加突出。这就为在临床上推广运用温肾方提供了动物实验的证据和基础。

参 考 文 献

1. 朱帅俊．亚临床甲状腺功能减退症动物模型的建立．沈阳：中国医科大学，2008

2. Escobar-Morreale HF，Obregdn MJ，Escobar Del Rey F，MorrealeDeEs-cobar G 1995 Replacement therapy for hypothyroidism with thyroxine alone does not ensure euthyroidism in all tissues，as studied in thyroidectomized rats.J Clin Invest，96：2828-2838

3. Anionio C.Bianco，JEnrique Silva.Intracellular Conversion of Thyroxine to Triiodothyronine Is Required for the Optimal Thermogenic Function of Brown Adipose Tissue.J Clin invest，1987，79（1）：295-300

4. 刘迪杰．妊娠期母体亚临床甲状腺功能减退对后代智力和脑发育相关基因表达影响的动物实验研究．沈阳：中国医科大学，2009

5. 李素梅．微营养素与健康．北京：化学工业出版社，2004

6. 倪红梅．用基因芯片技术研究青少年肾阳虚体质差异表达基因．上海中医药杂志，2004；38（6）：3

7. 秦路平，张汉明，张卫东，等．蛇床子素和蛇床子总香豆素对肾阳虚大鼠血清中甲状腺激素和促甲状腺激素的影响．中国中西医结合杂志，1996；16（9）：552

8. Juan J，Die Z，Pedro I，et al.Spontaneous normalization of thyrotropin concentrations in patients with subclinical hypothyroidism.J Clin Endocrinol Metab，2005，90（7）：124-4127

9. Vanderpump MPJ，Ahlquist JAO，Franklyn JA，et al.Consensus statement for good practice and audit measures in the management of hypothyroidism and hyperthyroidism.BMJ，1996，313（7056）：530-544

10. Kahad UM，Kumar SP.Pericardial effusion in hypothyroidism.Am Heart J，1990，120：1393-1395

11. Fraichard A，Chassande O，PlaterotiM，et al.The T_3R alpha gene encoding a thyroid hormone receptor is essential for post-natal development and thyroid hormone production.EMBO J，1997，16：4412-4420

12. Johansson C，Vennstrom B，Thoren P.Evidence that decreased heart rate in thyroid hormone receptor-alpha1-deficent mice is an intrinsic defect.Am J Physiol，1998，275：R640

13. Macchia PE，Takeuchi Y，Kawai T，et al.Increased sensitivity to thyroid hormone in mice with complete deficiency of thyroid hormone receptor alpha.Proc Natl Acad Sci USA，2001，98：349-354

14. Salto C，Kindblom JM，Johansson C，et al.Ablation of TRalpha2 and a concomitant overexpression of alpha1 yields a mixed hypo-and hyperthyroid phenotype in mice.Mol Endocrinol，2001，15：2115-2128

15. Acchia PE，Takeuchi Y，Kawai T，et al. Increased sensitivity to thyroid hormone inmicewith complete deficiency of thyroid hormone receptor alpha.ProcNatlAcadScUSA，2001，98：349-354

16. SaltoC，Kindblom JM，Johansson C，et al. Ablation ofTRalpha2 and a concomitantover expression of alpha1 yield amixed hypo and hyper thyroid phenotype inmice.MolEndocrino l，2001，15：2115-2128

17. 于立成，闻静，刘俊琪，等．老年人亚临床甲状腺功能减退症患者血脂水平与左室结构及功能．中国老年学杂志，2008，28（11）：2143-2145

18. Hashimoto T，Sugiyama A，Taguchi S.Myosin heavy chain isoforms expression and cyclic AMP concentrations in hypoxia-induced hypertrophied right ventricle in rats.Comp Biochem Physiol Biochem Mol Biol，2004，138（4）：365-370

19. 李言川，赵连友，王士雯，等．肺部感染衰老大鼠血浆血管加压素浓度变化与心脏胶原蛋白的关系．第四军医大学学报，2004，25（8）：680-682

20. 张培育．双苯氟嗪对压力超负荷大鼠心肌肥厚的治疗作用及其机制研究．石家庄：河北医科大学，2005

21. 赵建民．甲状腺机能减退症伴发2型糖尿病2例治验．山西中医，2002，18（1）：33-34

22. 冯鑫．李赛美辨治内分泌疾病经验．辽宁中医杂志，2003，30（9）：699

23. Biondi B，Fazio S，Palmieri EA，et al.Left ventricular diastolic dysfunction in patients with subclinical hypothyroidism.J Clin Endocrinol Metab，1999，84（6）：2064-2067

24. Thoms CV，Coker ML，Zellner JL，et al.Increased matrix metallo proteinase activity and selective upregulation

in LVmyocardiam from patients with end-stage dilated cardio-myopathy.Circulation,1998,97(17):1708

25. Peter MK,Seigol.Apoptosis and heart failure:acritical review of the literature.CircRes,2000,86:1107-1113

（陈如泉　潘立文）

第九节　活血消瘿方对大鼠结节性甲状腺肿的作用及其机制研究

　　本实验的目的是探索实验性大鼠结节性甲状腺肿模型的建立；探讨大鼠结节性甲状腺肿的发病机制及观察活血消瘿方对实验性大鼠结节性甲状腺肿的作用；分别从活血消瘿方对实验性结节性甲状腺肿大鼠甲状腺细胞凋亡、甲状腺细胞增殖、甲状腺血管生成、甲状腺细胞趋化的影响等角度，探讨活血消瘿方对实验性大鼠结节性甲状腺肿的作用机制。

一、方法

　　1. 实验性大鼠结节性甲状腺肿模型的制备和实验分组处理　SD 雄性大鼠 60 只，体重 120~140g。大鼠编号后随机分为 6 组，即正常组、模型对照组、L-T$_4$ 组、低剂量活血消瘿方组、中剂量活血消瘿方组、高剂量活血消瘿方组，每组 10 只。正常组（按 1ml/100g 体重）灌服给予生理盐水，其余各组均分别（按 1ml/100g 体重）灌服给予浓度为 0.1% 的丙硫氧嘧啶（PTU）溶液，各组连续灌服 8 周。第 9 周起，L-T$_4$ 组（按 1ml/100g 体重）灌服给予浓度为 0.1mg/L 的左甲状腺素钠（L-T$_4$）溶液，低、中、高剂量活血消瘿方组分别（按 1ml/100g 体重）灌服给予浓度为 449/L、889/L、1769/L 的活血消瘿方溶液，模型对照组（按 1ml/100g 体重）灌服给予蒸馏水，各组连续灌服 8 周，于造模结束后利用彩色多普勒判断模型均制备成功。于第 17 周将大鼠麻醉后处死，颈动脉采血 2ml，分离血清以备 ELISA 检测；完整分离两侧甲状腺，分别将各只大鼠左侧甲状腺分成两部分：一部分用 4% 多聚甲醛固定，制作组织切片，用于免疫组化分析；一部分用 2.5% 戊二醛固定，制作超薄组织切片，用于电镜观察；分别将各只大鼠右侧甲状腺切开分成两部分，均 -20℃冻存，一部分用于蛋白印迹分析，一部分用于流式细胞仪检测。

　　2. 形态学观察　超薄组织切片标本经染色后采用电镜观察。

　　3. 蛋白印迹法　检测大鼠甲状腺组织中 PCNA 的表达。

　　4. Annexin-V 法结合流式细胞仪　检测大鼠甲状腺细胞的凋亡。

　　5. ELISA 法　检测大鼠血清中 VEGF 的浓度。

　　6. 免疫组织化学法　检测大鼠甲状腺组织中 FGF-2、CXCR-4 的表达，并用 Image-Pro Plus6.0 软件对结果进行定量分析。

二、结果

　　1. 电镜下观察超薄组织切片　正常组大鼠的甲状腺组织细胞质内有较多的溶酶体，各处可见粗面内质网，粗面内质网表面可见密布的核糖体小颗粒，细胞间的交界复合体清晰可见，滤泡腔内充满大小较为均匀一致的细小颗粒状物质，滤泡腔边缘存在较多的微绒毛。模型对照组大鼠甲状腺组织的滤泡上皮细胞高度肿胀,内质网扩张,内质网的表面核糖体分布密集。与正常组相比,L-T$_4$组及低、中、高剂量活血消瘰方组溶酶体较少;与模型对照组相比,L-T$_4$组及低、中、高剂量活血消瘰方组大鼠甲状腺组织的滤泡腔可见,内质网的扩张较小,细胞质内多见游离的核糖体小颗粒。

2. 蛋白印迹法检测 PCNA 表达　与正常组相比,模型组大鼠甲状腺组织 PCNA 的表达显著增多($P<0.01$);与模型对照组相比,L-T$_4$及低、中、高剂量活血消瘰方组大 1 鼠甲状腺细胞 PCNA 的表达均显著减少($P<0.01$);与 L-T$_4$ 组相比,中、低剂量活血消瘰方组大鼠甲状腺细胞 PCNA 的表达均有显著差异($P<0.01$),而高剂量活血消瘰方组大鼠甲状腺细胞 PCNA 的表达无显著差异;与低剂量活血消瘰方组相比,中、高剂量活血消瘰方组大鼠甲状腺细胞 PCNA 的表达均有显著差异($P<0.01$);与低剂量活血消瘰方组相比,高剂量活血消瘰方组大鼠甲状腺细胞 PCNA 的表达有显著差异($P<0.01$)。随活血消瘰方的浓度增大而 PCNA 的表达降低更为明显,即高剂量活血消瘰方对大鼠甲状腺组织 PCNA 表达的抑制作用最为显著。

3. Annexin-V 法结合流式细胞仪检测细胞凋亡　与正常组 II 相比,模型对照组大鼠甲状腺细胞的凋亡率显著减少($P<0.01$);与模型对照组相比,L-T$_4$及低、中、高剂量活血消瘰方组大鼠甲状腺细胞的凋亡率均显著增大($P<0.01$);与低剂量活血消瘰方组相比,中剂量活血消瘰方组大鼠甲状腺细胞的凋亡率增大($P<0.05$),高剂量活血消瘰方组大鼠甲状腺细胞的凋亡率显著增大($P<0.01$);与中剂量活血消瘰方组相比,高剂量活血消瘰方组大鼠甲状腺细胞的凋亡率有显著差异($P<0.01$)。

4. ELISA 法检测血清中 VEGF 浓度　与正常组相比,模型对照组大鼠血清中 VEGF 的浓度显著增大($P<0.01$);与模型对照组相比,低剂量活血消瘰方组大鼠血清中 VEGF 的浓度降低($P<0.05$),L-T$_4$及中、高剂量活血消瘰方组大鼠血清中 VEGF 的浓度均显著降低($P<0.01$);与低剂量活血消瘰方组相比,高剂量活血消瘰方组大鼠血清中 VEGF 的浓度有明显差异($P<0.05$),而中剂量活血消瘰方组无显著差异;与中剂量活血消瘰方组相比,高剂量活血消瘰方组大鼠血清中 VEGF 的浓度无明显差异。

5. 免疫组织化学法检测 FGF-2 表达　与正常组相比,模型对照组大鼠的甲状腺组织可见到 FGF-2 表达呈强阳性;与模型对照组相比,L-T$_4$组及低、中、高剂量活血消瘰方组大鼠甲状腺组织 FGF-2 表达较少。定量的形态学分析结果显示,与正常组相比,模型对照组大鼠甲状腺组织的 FGF-2 阳性表达面积和累积光密度显著增大($P<0.01$);与模型对照组相比,L-T$_4$组及低、中、高剂量活血消瘰方组大鼠甲状腺组织的 FGF-2 阳性表达面积和累积光密度均显著降低($P<0.01$);与 L-T$_4$ 组相比,低剂量活血消瘰方组大鼠甲状腺组织的 FGF-2 阳性表达的面积和累积光密度有显著差异($P<0.01$),中、高剂量活血消瘰方组无显著差异;与低剂量活血消瘰方组相比,中、高剂量活血消瘰方组大鼠甲状腺组织的 FGF-2 阳性表达面积和累积光密度均显著降低($P<0.01$);与中剂量活血消瘰方组相比,高剂量活血消瘰方组大鼠甲状腺组织的 FGF-2 阳性表达面积和累积光密度无显著差异。

6. 免疫组化三步法检测在各组大鼠甲状腺组织中 CXCR-4 表达水平　与正常组相比,模型对照组大鼠的甲状腺组织可见到 CXCR-4 表达呈强阳性;与模型对照组相比,L-T$_4$ 组及低、中、高剂量活血消瘰方组大鼠甲状腺组织 CXCR-4 表达较少。定量的形态学分析结果显示,与正常组相比,模型对照组大鼠甲状腺组织的 CXCR-4 阳性表达面积和累积光密度显著增大($P<0.01$);与模型对照组相比,L-T$_4$组及低、中、高剂量活血消瘰方组大鼠甲状腺组织的

CXCR-4 阳性表达面积和累积光密度均明显降低（$P<0.01$）；与 L-T$_4$ 组相比，低、中剂量活血消瘿方组 CXCR-4 阳性表达的面积和累积光密度有显著差异（$P<0.01$），高剂量活血消瘿方组 CXCR-4 阳性表达的面积和累积光密度无显著差异；与低剂量活血消瘿方组相比，中、高剂量活血消瘿方组 CXCR-4 阳性表达的面积和累积光密度有显著差异（$P<0.01$）；与中剂量活血消瘿方组相比，高剂量活血消瘿方组大鼠甲状腺组织的 CXCR-4 阳性表达面积和累积光密度无显著变化。

三、结论

活血消瘿方可改善结节性甲状腺肿模型大鼠甲状腺的微观形态及结构。活血消瘿方可通过抑制结节性甲状腺肿模型大鼠甲状腺细胞的增殖、促进结节性甲状腺肿模型大鼠甲状腺细胞的凋亡、抑制结节性甲状腺肿模型大鼠甲状腺血管生成、抑制结节性甲状腺肿模型大鼠甲状腺细胞的趋化等途径对大鼠结节性甲状腺肿发挥作用。

参 考 文 献

1. 陈如泉.结节性甲状腺肿诊治的几个问题.中西医结合研究,2011,3(1):36
2. 邹汉青,金涛,朱旬.左旋甲状腺素抑制老年女性结节性甲状腺肿术后复发的观察.中国老年学杂志,2012,14(51):3019-3020
3. Bonnema SJ,Fast S,Hegedüs L.Non-surgical approach to the benign nodular goiter:new opportunities by recombinant human TSH-stimulated 131I-therapy.Endocrine.2011,40(3):344-353
4. 吴淑琼,左新河,陈如泉,等.活血消瘿片治疗结节性甲状腺肿的临床价值.武汉大学学报(医学版),2010,31(3):394-397
5. 胡俊杰.活血消瘿片的制备工艺及质量标准研究.湖北:湖北中医药大学,2011
6. 高天舒,齐腾澈.海藻玉壶汤及其拆方对大鼠碘缺乏致甲状腺肿的干预作用.中医杂志,2012,19(53):1671-1676
7. 齐腾澈,高天舒.碘与海藻玉壶汤对碘缺乏致甲状腺肿干预机制的比较研究.中华中医药学刊,2012,6(30):1211-1214
8. 张洪海.内消连翘丸治疗结节性甲状腺肿的临床及作用机理研究.北京:北京中医药大学,2006
9. 赵明,杜宏,王坚,等.非毒性结节性甲状腺肿与细胞凋亡关系的探讨.天津医药,2001,29(9):553-554
10. 邹文远,刘源源,李胜,等.不同性质甲状腺结节与微血管密度关系的研究.现代生物医学进展,2012,34(12):6702-6703
11. Eggo,Margaret C.Angiogenesis in goitrogenesis.Current opinion in Endocrinology & Diabetes,2003,10(5):341-346
12. 钟霞,赵家军,戴晓华,等.VEGF、IGF-1 与 Graves 病患者甲状腺内血管形成的关系.中华内分泌代谢杂志,2006,22(2):119-120
13. Murphy PM. Chemokines and the molecular basis of cancer metastasis.N Eng J Med,2001,345(11):833-835
14. 王传强.细胞黏附分子 CXCR4 等在不同类型甲状腺肿瘤组织中的表达及意义.山东:青岛大学,2012
15. 王明华,惠震,王耕,等.趋化因子受体 CXCR-4 在甲状腺良性疾病中的表达.中国全科医学,2009,12(10A):1769-1770
16. 李晓曦,王深明,常光其.结节性甲状腺肿合并甲状腺癌 25 例.中国现代普通外科进展,2001,3(4):173-174
17. 刘池拽,师天雄,邓建伟,等.结节性甲状腺肿和甲状腺癌关系的临床研究.中华普通外科学文献(电子

版).2011,2(5):137-142

18. 刘楠楠,董志恒,刘絮,等.结节性甲状腺肿与甲状腺癌关系的探讨.中国地方病防治杂志,2009,3(24):173-175

19. 苟志林,华桦,邓治文,等.解毒散结方对丙基硫氧嘧啶致大鼠甲状腺肿的作用研究.中药药理与临床,2012,10(5):46-47

20. 吴淑琼.活血消瘿片治疗结节性甲状腺肿的临床疗效及其作用机制研究.湖北:湖北中医药大学,2010

（陈如泉　涂晓坤）